本 书 获

2017年贵州省出版传媒事业发展专项资金

2018年贵州省出版传媒事业发展专项资金

资　助

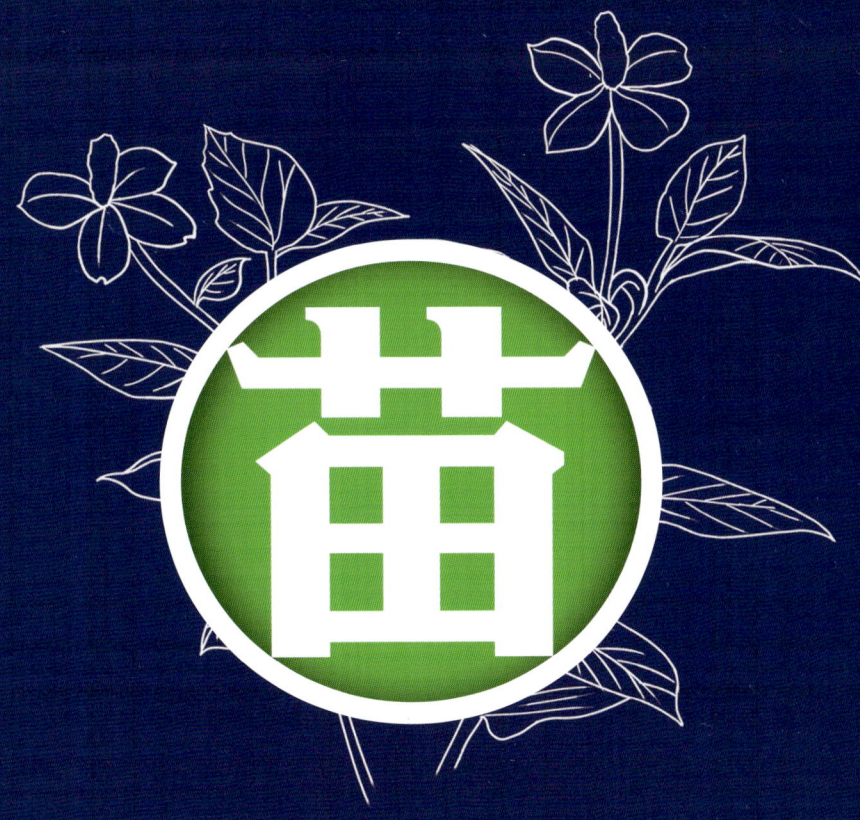

中国苗药全集彩色图谱

中卷

张厚良 黄仁健 主编

"十三五"国家重点图书出版规划项目

国家民文出版项目库入库项目

贵州出版集团
贵州科技出版社

图书在版编目（CIP）数据

中国苗药全集彩色图谱 . 中卷：汉文、苗文 / 张厚良，黄仁健主编 . -- 贵阳：贵州科技出版社，2022.1
ISBN 978-7-5532-1022-3

Ⅰ . ①中… Ⅱ . ①张… ②黄… Ⅲ . ①苗族－中草药－图谱 Ⅳ . ① R291.6-64

中国版本图书馆 CIP 数据核字（2021）第 256611 号

中国苗药全集彩色图谱（中卷）
ZHONGGUO MIAOYAO QUANJI CAISE TUPU（ZHONGJUAN）

出版发行	贵州出版集团　贵州科技出版社
地　　址	贵阳市中天会展城会展东路 A 座（邮政编码：550081）
网　　址	http：//www.gzstph.com
出 版 人	朱文迅
经　　销	全国新华书店
印　　刷	深圳市新联美术印刷有限公司
版　　次	2022 年 1 月第 1 版
印　　次	2022 年 1 月第 1 次
字　　数	1200 千字
印　　张	48.25 印张
开　　本	889 mm×1194 mm　1/16
书　　号	ISBN 978-7-5532-1022-3
定　　价	398.00 元

天猫旗舰店：http://gzkjcbs.tmall.com
京东专营店：http://mall.jd.com/index-10293347.html

《中国苗药全集彩色图谱（中卷）》
编辑委员会

主　　任：高贵龙
副 主 任：张厚良　黄仁健
委　　员：陆科闵　金鸣昌　龙运光　金旭虎　夏同珩
　　　　　贺定翔　陈跃州　杨光荣　张佐权

主　　编：张厚良　黄仁健
副 主 编：陆科闵　夏同珩　杨光荣　张佐权
照片提供：王明川　汪　毅　魏升华　夏同珩
　　　　　张久磊　魏怡冰

前　言

　　苗族是中国最早发展农耕和实现定居的、勤劳勇敢而又聪慧睿智的民族。据史料记载，苗族先祖早期发源、繁衍于土地肥沃的黄河中下游与黄海、渤海的沿海平原地区，伏羲时代开始逐渐发展成为九黎部落，首领为蚩尤。传说中，九黎部落与炎、黄二帝部落为争夺土地而爆发战争，蚩尤在著名的涿鹿之战中为黄帝所杀，后来九黎部落逐渐退出中原区域，被迫进行大规模、远距离、长时期的迁徙。现在苗族人民主要分布于黔、湘、滇等地。

　　巴甫洛夫曾说："有了人类，就有了医疗活动。"苗族人民在长期与疾病作斗争的过程中，特别是在开辟疆土、征战杀伐、部落迁徙时，逐步发展出自己的医药，形成了独具特色的民族医药体系。西汉刘向所编的《说苑》一书中指出："吾闻上古之为医者曰苗父。"由此观之，苗医药见诸中国史籍的时间是很早的。在流传的苗族古歌谣中，也有"一个药王，身在四方""三千苗药，八百单方""千年苗医，万年苗药"等唱词。苗族传统医药是一朵应用历史悠久、种类繁多、剂型多样、疗效独特的民族医药奇葩，是我国传统医药瑰宝的重要组成部分。通过几千年的使用、研究、总结，苗医药创立了独树一帜的医学理论和实践经验，形成了阴阳五行和两纲（冷病、热病）、五经（冷经、热经、快经、慢经、半边经）、三十六大症、七十二疾、一百零八小症、四十九翻的以纲、经、症、疾为脉络的医学理论模式和疾病诊治方法。2005年10月联合国教科文组织将中国贵州苗药列入"促进可持续发展最佳文化实践和谐名录"，授予"促进可持续发展最佳文化实践奖"，并在其评价中说"苗药文化追求人的自身整体阴阳平衡、标本兼治、师法自然的基本理念……苗药所追求的文化理念应该成为构建当今和谐社会的一个最佳借鉴，它代表了一种古老而又先进的社会经济发展观，应该受到高度重视和弘扬"，充分肯定了苗医药文化及其产业对世界文化做出的贡献。

　　苗药因具有简、便、效、廉、奇等特点而备受世人关注。通过长期的应用和实践经验的积累，苗药划分为冷药、热药两大类，并在用药原则上确立了"冷病用热药、热病用冷药"的治则。凡药味为甘、麻、香、辛者属热药，归属冷经；药味为酸、苦、涩者属冷药，归属热经。香、辛的药物又归属快经、半边经。依据这些治则用药，苗药逐渐形成了众多疗效显著的祖传秘方、单方、偏方和经验方，也形成了苗族民众几乎家家都掌握一两个验方的景况。苗药在使用中有一药治一病、一药治多病、多药治一病，以及药物的不同部位治疗不同疾病的治疗方法和经验。例如枫树，其树叶用于治疗疔疮，果实用于治疗风湿，树浆用于治疗淋巴结炎等。又如杉树，其树叶用于治疗毒蛇咬伤，树皮用于治疗骨折，杉木白浆用于治疗遗精，杉树皮内层白皮用于治疗高血压等。苗药组方简便，剂型多样，其使用方法主要分为外用和内服两大类。外用时生药、干药均用，但多选用生药（鲜品）。内服时也是干药、生药均用，但却多选用干药；其剂型有水剂、汤剂、原汁剂、酒剂、粉剂、醋剂、膏剂等 20 余种。

  苗族人口分布很广，从中国到世界，遍及亚洲、欧洲、美洲、大洋洲，因而语种繁多。其中，国内的苗族语言就有黔东方言（又称中部方言）、川黔滇方言（又称西部方言）、湘西方言（又称东部方言）等三大方言，以及七个次方言和十八种土语，因而同一种药物的药名称谓差别甚大。例如，紫金牛科植物朱砂根 *Ardisia crenata* Sims，中药名八爪金龙，贵州省黔东南地区称其为 Jab bib lil jib（音：佳别莉机），贵州省松桃苗族自治县称其为 Reib hlat hlot（音：锐拉老），湖南省城步苗族自治县称其为 Yenxl qenb ngaof（音：野青熬），广西壮族自治区罗城仫佬族自治县称其为 Ndut ghob nenl（音：都柴乌）。本书使用的苗文，统一为国家民族事务委员会批准推行的苗语黔东方言区拉丁拼音苗文。

  本书在实施贵州省中药现代化研发项目调查研究，以及我们多年在黔、滇、湘、川、桂收集到的 2900 余味苗药的基础上编写而成。全书收载了近 400 个科的 2000 多种苗药，按照俗名、基源、生长环境、性味属经、功能主治、用法用量 6 个板块来编写，药物命名采用苗语、汉语双语对照，并附有 2000 余幅彩色生境图片及标本图片。同时，在本书下卷中收录了苗族曾经广泛用于治疗疾病的动物类苗药，其中不乏现今法律法规明令禁止捕捉的野生保护动物。本书将其收录入内，是出于完整记录苗族用药种类的考虑。需要注意的是，这些野生保护动物已不作药用。

  本书的编写和出版，得到了贵州省科学技术厅中药现代化科技产业研究与开发项目（黔科合农字〔2006〕5030 号）、贵州省科学技术出版基金和贵州省黔东南苗族侗族自治州人民政府的支持，得到了贵州省出版传媒事业发展专项资金、贵州省科学技术协会、贵州省民族宗教事务委员会、华东医药股份有限公司、华东医药集团贵州发展有限公司的资助。苗族民间医师龙道元、杨秀奎、张传青、姚辉、文胜德、金子祥、杨华等参与了苗药调查，共调查走访苗族民间医生 630 余人次，收集了大量的基础资料。苗族语言专家莫启明等同志，帮助完成了本书的苗语译文。在此一并致谢！本书卷帙浩繁，难免存在错漏之处，敬请读者批评、指正。

编 者

2019 年 8 月

目 录

豆 科

Zend git nangb 土栾儿 …… 1	Det hfib jeex hlieb 大叶千斤拔 …… 29
Zend vib lit 地八角 …… 2	Det hfib jeex mif 大苞叶千斤拔 …… 30
Zend def eb 田皂角 …… 3	Det hfib jeex mif 紫藤 …… 31
Vob dox lix 紫云英 …… 4	Def dos nail 中南鱼藤 …… 32
Def dab 落花生 …… 5	Det dos nail 黄檀 …… 33
Det def bud 香须树 …… 6	Det lax vangl yeb 滇黔黄檀 …… 34
Det das gheib 合欢 …… 7	Bas lax vangl 藤黄檀 …… 35
Det das gheib vud 山合欢 …… 8	Def ghob gud 假地豆 …… 36
Def hxab hxongt vud 马棘 …… 9	Def gaib deid vud 假木豆 …… 37
Det langx xed dlub 山豆花 …… 10	Dliangb dliek 饿蚂蝗 …… 38
Det def mongl 美丽胡枝子 …… 10	Dliangb dliek vit 山蚂蝗 …… 39
Det def longf 大叶胡枝子 …… 11	Dliangb dliek vud 四川山蚂蝗 …… 40
Det def nox 绿叶胡枝子 …… 12	Dliangb dliek def 小槐花 …… 41
Def gib liod 百脉根 …… 13	Dliangb dliek yut 波叶山蚂蝗 …… 42
Def zeuk yeed yut 细叶百脉根 …… 14	Nangx yex bob 舞草 …… 43
Hlat ghad hlet 异果崖豆藤 …… 15	Vob fab send bix 响铃豆 …… 44
Hlat ghad hlet ib 香花崖豆藤 …… 16	Vob nangx jit 假地蓝 …… 45
Hlat ghad hlet yut 贵州崖豆藤 …… 17	Hlat ak pieeb 南蛇簕 …… 46
Hlat ghad hlet mif vud 密花崖豆藤 …… 18	Bangx beb wuk 三叶蝴蝶花豆 …… 47
Hlat ghad hlet mif zat 牛大力藤 …… 19	Det def nangl 三棱枝杭子梢 …… 48
Hlat ghad hlet dlub 昆明鸡血藤 …… 20	Det def dul 西南杭子梢 …… 49
Zend ghad hlet dab liut 厚果鸡血藤 …… 21	Def jenl dab 野百合 …… 49
Hlat hmongb hxangt 常春油麻藤 …… 22	Det def nox 决明 …… 50
Nangx meif did 草木犀 …… 23	Det def vud yeb 野决明 …… 51
Nangx mal keb 印度草木犀 …… 24	Det def vud eb 豆茶决明 …… 51
Nangx mal dlub 白香草木犀 …… 25	Vob jab niangl 锦鸡儿 …… 52
Def dab vud 天蓝苜蓿 …… 26	Vob jab niangl bel 云南锦鸡儿 …… 53
Vob hnab khad 含羞草 …… 27	Bel jit fis 云实 …… 54
Det hfib jeex 蔓性千斤拔 …… 28	Det ghab dens nix 木蓝 …… 55
	Det dens nix xok 茸毛木蓝 …… 56

Det vob gif gek 苏木蓝 ················ 57	Det yangf huaif 槐 ··················· 93
Det vob gif gek yut 宜昌木蓝 ·········· 57	Det yangf huaif vud 西南槐树 ·········· 94
Det vob gif gek mongl 铁扫帚 ·········· 58	Det yangf huaif yut 香槐 ·············· 95
Vob qeb did 截叶铁扫帚 ················ 59	Det hlat box 黔羊蹄甲 ················· 96
Det dlongx bel 刺木通 ················· 60	Hlat nif dlad 多脉叶羊蹄甲 ············ 97
Det dlongx 刺桐 ······················ 61	Hlat sab yux 龙须藤 ··················· 98
Det bel dlub 白刺花 ··················· 62	Det def xux 仪花 ····················· 99
Jab gongx saib 苦参 ··················· 63	Det zod guf 皂角树 ··················· 100

酢浆草科

Def nangb ib 广豆根 ··················· 64	Vob jaf hxub 酢浆草 ·················· 101
Vob mais gheib 鸡眼草 ················· 65	Vob jaf hxub vud 山酢浆草 ············ 102
Det zend kax niul 花榈木 ··············· 66	Vob jaf hxub hlieb 铜锤草 ············· 103

牻牛儿苗科

Det gheid liod 红豆树 ················· 67	
Hlat hfib 食用葛藤 ···················· 68	Jab sul nox 牻牛儿苗 ················· 104
Hlat hfib gad 甘葛藤 ·················· 69	Vob ghab ngenx 老鹳草 ··············· 105
Hlat hfib vud 葛 ····················· 70	Vob ghab ngenx yut 尼泊尔老鹳草 ······ 106
Hlat hfib yeb 三裂叶野葛 ·············· 71	Vob ghad ngenx mongl 纤细老鹳草 ······ 107
Hlat hfib ib 云南葛藤 ················· 72	Vob ghad ngenx mongl 鼠掌老鹳草 ······ 108

亚麻科

Det def nail 鹿藿 ···················· 73	
Zend ghab dab 豆薯 ··················· 74	Gad yux mangx 亚麻 ·················· 109

芸香科

Def ghab hxab hxongt 绿豆 ············· 75	
Def gad xok 赤豆 ····················· 76	Det sob ib 三丫苦 ···················· 110
Def gad 赤小豆 ······················· 77	Sob gaf vud 飞龙掌血 ················· 111
Def bend 大豆 ························ 78	Det hsub lid 日本常山 ················ 112
Def dangd 刀豆 ······················· 79	Zend sob ghad 臭节草 ················· 113
Def nail bangl 扁豆 ··················· 80	Zend naf vud 大管 ···················· 114
Def ghob nail dab 菜豆 ················ 81	Zend gheik lis vud 山油柑 ············· 115
Def ghob 豇豆 ························ 82	Zend gheik lis vud 枸橘 ··············· 116
Def nangl diel 蚕豆 ··················· 83	Zend gheik lis vud 山橘 ··············· 117
Def xux 豌豆 ························· 84	Zend gheik lis 柑橘 ··················· 118
Def dliangb 野豌豆 ··················· 85	Zend ghab nangs hxub 酸橙 ············ 119
Def dliangb fangx 大巢菜 ·············· 86	Zend ghab nangs bongk 甜橙 ··········· 120
Def dliangb hseik 歪头菜 ··············· 87	Zend ghab nangs yut 香橙 ············· 121
Vob lul faib dlub 白车轴草 ············· 88	Zend gheik lis mal 柚 ················· 122
Def nail bangl vud 山扁豆 ············· 89	Sob hsub lid 白鲜 ···················· 123
Det ghab liux ved 紫荆 ················ 90	Sob gaf bat bel nex 两面针 ············ 124
Def bit vud 葫芦茶 ··················· 91	Sob gaf bat 花椒 ····················· 125
Nangx beib jeed 小叶三点金草 ·········· 92	

Det sob zat 岩花椒	126
Sob gaf bel 刺异叶花椒	127
Sob gaf dlad 竹叶椒	128
Det sob mongb 樗叶花椒	129
Vob hangt sob 石椒草	130
Zend ghut khob 茵芋	131
Det zend ghut khob 乔木茵芋	132
Det kax eb 吴茱萸	133
Det kax eb mongb 小果吴茱萸	134
Det kax eb bix 楝叶吴茱萸	135
Det kax eb vud 石虎	136
Det kax eb yut 臭辣树	136
Det gaix lib lab 秃叶黄皮树	136
Det gaix lib fangf 黄皮树	137
Det gaix lib vud 齿叶黄皮	138
Det gangx luit 黄檗	139

苦木科

Det xenb ib 苦树	140
Det wus 臭椿	141

槭树科

Det dod 中华槭	142
Det dod hlieb 五裂槭	142
Det dod yut 毛果槭	143

楝　科

Det vob yangl 香椿	144
Det vob yangl vub 鹧鸪花	145
Zend jangb veeb 川楝	146
Zend jangb veeb 苦楝	147
Det jangb veeb niul 灰毛浆果楝	148
Vob gof zenk 滇黔地黄连	149

远志科

Vob lix nios 瓜子金	150
Vob ngaib mik 金不换	151
Vob ghab daib xok 尾叶远志	152
Vob ghab daib hlieb 宽叶远志	153
Vob ghab daib dles 小远志	154
Vob ghab daib mes 侧生花远志	154

Vob ghab daib fangx 黄花远志	155
Nangx xeed ghaib 齿果草	155
Vob ghab daib fangx 黄花倒水莲	156

大戟科

Vob veb 大戟	157
Vob veb wel 乳浆大戟	158
Vob geef lol 千根草	159
Vob guk ghab qaangb 地锦	160
Vob dix bens 泽漆	161
Vob gangb qef 甘遂	162
Bel bud nios 铁海棠	163
Vob liax lios eb 水柳仔	164
Det bas menb 石岩枫	165
Vob ghad xangb 叶下珠	166
Vob ghad xangb 蜜甘草	167
Zend meif langl 余甘子	167
Jab def dlongx 巴豆	168
Det hseib gheib 鸡骨香	169
Det diaib nox 黑面神	170
Det tongf xok 重阳木	171
Vob jul diel 地构叶	172
Zend gangb hseik liod 蓖麻	173
Det zend yux 油桐	174
Det bed dlief 毛桐	175
Det bed dlief vud 野桐	176
Det bed dlief mongl 尼泊尔野桐	177
Det bed dlief xok 血桐	178
Bel tiongd dlub 白楸	179
Det yux vud 麻风树	180
Det yangl dlub 白树	180
Det diangx gheib 乌桕	181
Det diangx gheib xok 山乌桕	182
Zend mil gheil 算盘子	183
Zend mil gheil yut 毛果算盘子	184
Vob gis bat vud 铁苋菜	185
Jab caf yenb 草沉香	186
Jab liongx 水黄花	187

Vob wof lad 续随子	188
Det gad dlub 白饭树	189

黄杨科

Det gad dlub 野扇花	190
Det pot 黄杨	191
Det pot yut 匙叶黄杨	192
Det pot vud 桃叶黄杨	193
Det pot vud 山板凳	194

马桑科

Det wik ak 马桑	195

漆树科

Det hseik 漆树	196
Det hseik bix 山漆树	197
Det hseik vud 野漆树	198
Zend pab 五倍子	199
Det zend pab 盐肤木	200
Det pab xok 红麸杨	201
Det pab nox 青麸杨	202
Det pab bat 滨盐肤木	203
Det bad xib 木蜡树	204
Det git gheib bil 南酸枣	205
Det mait nangx 黄连木	206

冬青科

Det nex yib 冬青	207
Det nex yib yeb 四川冬青	208
Det nex yib bix 尾叶冬青	209
Det nex yib leix 小果冬青	210
Det nax yib zat 珊瑚冬青	211
Det nax yib gek 铁冬青	212
Bel gent yof 枸骨	213
Jenl ghaid 毛冬青	214
Det hsat gheib yeb 老鼠刺	215

卫矛科

Sub bix diek 卫矛	216
Sub bix diek mongl 疏花卫矛	217
Sub bix diek niul 冬青卫矛	218
Sub bix diek zat 刺果卫矛	219
Sub bix diek vub 棱枝卫矛	220
Det zaid linx 大花卫矛	221
Det zaid linx hlieb 常春卫矛	222
Sub bix diek bel 长刺卫矛	222
Det pit diek 哥兰叶	223
Hlat ngangl dangb 苦皮藤	224
Hlat ab pid 南蛇藤	225
Hlat ab pid nios 灰叶南蛇藤	226
Hlat ab pid nios 粉背南蛇藤	227
Hlad hsongd hab vud 独子藤	227
Hlat ab pid yut 短梗南蛇藤	228
Jab hxut 雷公藤	229
Hlad beed hxangd 昆明山海棠	230
Hlat xangx yangl 扶芳藤	231
Det jit hsaib dlub 丝棉木	232
Det jit hsaib vud 核子木	233

省沽油科

Det guk naib 野鸦椿	234

七叶树科

Det xongb nox 天师栗	235
Det xongb nox mik 云南七叶树	236

无患子科

Det bangx tiongd dlaib 栾树	237
Det bangx tiongd 复羽叶栾树	238
Det jend luf 无患子	239

清风藤科

Hlat hmongb lil 清风藤	240
Hlat hmongb lil yut 四川清风藤	241
Hlat hmongb lil yut 阔叶清风藤	241
Det baix ged 笔罗子	242
Det laob liut 暖木	243
Det gab lib dail 香皮树	243
Det bend mongl 泡花树	244
Det bend mongl hlieb 山楝叶泡花树	244
Det bend mongl yut 垂枝泡花树	245

凤仙花科

Bangx qangb 凤仙花	246

Bangx qangb vud 野凤仙花	247
Bangx qangb dles 窄萼凤仙花	248
Bangx qangb yeb 齿萼凤仙花	249
Bangx qangb zat 牯岭凤仙花	250
Vob biaob xeef eb 水金凤	250
Vob biaob xeef 黄金凤	251
Zend biaob xeef bil 串玲	252

鼠李科

Det ghad lid 鼠李	253
Det ghad lid mongl nex 薄叶鼠李	254
Det ghad lid dlenx nex 圆叶鼠李	255
Det gek gend 冻绿	256
Det gek gend yut 小冻绿树	257
Det gek gend dad nex 长叶冻绿	258
Det gek lix bas 勾儿茶	259
Det gek lix nex 云南勾儿茶	260
Bas zend mik 下果藤	261
Zend gheik lif jif 拐枣	262
Zend git gheib 枣	263
Det nis dles 崖枣树	263
Zend git gheib hxub 酸枣	264
Det nangl lid 铁包金	265
Bel benb jad 马甲子	266
Det gek lix bat 苞叶木	267
Det bel dal 雀梅藤	268

葡萄科

Zend gheid nangb 蛇葡萄	269
Zend gheid nox tiab nex 三裂叶蛇葡萄	270
Zend gheid vud zat 小叶蛇葡萄	271
Zend gheid nox 闪光蛇葡萄	272
Jab ghab bas lab 显齿蛇葡萄	272
Zend ghcid dlaib 复叶葡萄	273
Zend gheid dlub 白蔹	274
Zend gheid 葡萄	275
Zend gheid vud yut 小果野葡萄	276
Zend gheid bas bel 刺葡萄	277
Zend gheid leib 毛葡萄	278
Zend gheib dlaib vud 秋葡萄	279
Zend gheib dlub yut 桑叶葡萄	280
Zend gheid nox yut 网脉葡萄	281
Zend gheid nangl 蘡薁	282
Zend geib bix 葛藟	283
Hlat jeex bix zat 崖爬藤	284
Hlat jeex bix zat yet 三叶崖爬藤	285
Hlat jik zat bab 狭叶崖爬藤	286
Hlat jik zat xok 无毛崖爬藤	286
Hlat jik zat nangl 毛枝崖爬藤	287
Hlat jik zat leib 毛叶崖爬藤	288
Hlat jil jenb vongx 扁担藤	288
Hlat gheid meid 白粉藤	289
Hlat dlob gib 翼茎白粉藤	290
Hlat geix ged mongl 粉叶爬山虎	290
Hlat geix ged leib 三叶爬山虎	291
Hlat geix ged maox 大叶爬山虎	292
Hlat geix ged leix 地锦	293
Zend gud bat 乌蔹莓	294
Zend gud bat hlieb 大叶乌蔹莓	295
Zend gud bat lab 毛叶乌蔹莓	296
Zend gud bat zaid 角花乌蔹莓	297
Zend gud bat yut 樱叶乌蔹莓	298
Zend gheid fangx 母猪藤	298

锦葵科

Vob tab hxenb 锦葵	299
Vob luf lox 冬葵	300
Bangx hxend ed 蜀葵	301
Bangx hxend fangx 黄蜀葵	302
Vob sob gheib 黄葵	303
Det nenl wud 梵天花	303
Det nenl wud yut 地桃花	304
Vob tab hxend 野西瓜苗	305
Det bangx nangl 木芙蓉	306
Det bangx niat 木槿	307
Det bangx niat xok 朱槿	308
Det bait mux 白背黄花稔	309

Det bait mux yut 小叶黄花稔 …… 310
Mais hsenb 草棉 …… 311
Det nos vud 苘麻 …… 312
Det bangx hxab 磨盘草 …… 313

梧桐科
Det hxob nox 梧桐 …… 314
Det hlat pot 火绳树 …… 315
Det hlat pot vud 苹婆 …… 316

猕猴桃科
Zenb gheik baif 中华猕猴桃 …… 317
Zenb gheik baif dles 紫果猕猴桃 …… 318
Zenb ghof baif leib 毛花猕猴桃 …… 319
Zenb gheik baif dlub 绵毛猕猴桃 …… 320
Zend gheik mongl leib 软枣猕猴桃 …… 321
Zend gheik mongl mik 多花猕猴桃 …… 322
Zend gheik mongl gek 硬毛猕猴桃 …… 323
Zend gheik mong niul 革叶猕猴桃 …… 324
Zend gheik mongs bas 京梨猕猴桃 …… 325
Det dlox jel bat 尼泊尔水东哥 …… 326
Det dlox jel vub 澜沧水东哥 …… 326
Hlat bel diel 藤山柳 …… 327
Hlat bel diel mongl 杨叶藤山柳 …… 327

茶茱萸科
Hlat bel diel mongl 定心藤 …… 328

山茶科
Det zend jenl vud 山茶 …… 329
Det zend jenl 油茶 …… 330
Det ghab nex jenl 茶 …… 331
Det diangs nex 茶梨 …… 332
Det dangx bif 粗毛杨桐 …… 333
Det dlul bas 亮叶杨桐 …… 333
Det jel 木荷 …… 334
Det jel bix 中华木荷 …… 335
Det sab lul 米碎花 …… 336
Det longf lod 毛果柃 …… 336
Det laox fangx 钝叶柃 …… 337
Det ghad hseik 厚皮香 …… 338

藤黄科
Vob nil lios yut 小连翘 …… 339
Vob nil lios bat 扬子小连翘 …… 340
Vob nil lios 贯叶连翘 …… 341
Senx lox vob 元宝草 …… 342
Nangx dail zok 地耳草 …… 343
Zend baob hlat 金丝桃 …… 344
Zend baob hlat niul 贵州金丝桃 …… 345
Zend baob yeex 金丝梅 …… 346
Det qud wub 赶山鞭 …… 347
Det jib hlod mif 木竹子 …… 348
Det jib hlod 岭南山竹子 …… 349
Det dliof hxangt 黄牛木 …… 350

堇菜科
Vob eb feib 堇菜 …… 351
Vob eb feib leib 球果堇菜 …… 352
Vob eb feib hlieb 长萼堇菜 …… 353
Vob eb feib yut 柔毛堇菜 …… 354
Vob eb feib bil 戟叶堇菜 …… 355
Vob eb feib dles 紫花堇菜 …… 356
Bas vob eb feib 七星莲 …… 357
Vob niux kab 犁头草 …… 358
Vob niux kab mif 萱 …… 359
Vob niux kab bat 地草果 …… 360
Vob niux kab dlub 白花地丁 …… 360
Vob niux kab xok 紫花地丁 …… 361

大风子科
Zend yux vud 山桐子 …… 362
Det bel xongb 柞木 …… 363

旌节花科
Det wik zat 中国旌节花 …… 364
Det wik zat mongl 柳叶旌节花 …… 365
Det wik zat vud 西域旌节花 …… 366

西番莲科
Det zaid ted 杯叶西番莲 …… 367
Det zaid ted baib 月叶西番莲 …… 368

番荔枝科
Hlat hmub dlaib 黑风藤 ……………… 369
Hlat hmub dlaib dlub nex 白叶瓜馥木 ……… 370
秋海棠科
Vob wus zat 秋海棠 ……………………… 371
Vob wus zat dlenx 心叶秋海棠 ………… 372
Vob wus zat vud 云南秋海棠 …………… 373
Vob wus zat dab 盾叶秋海棠 …………… 374
Vob wus zat xok 掌裂叶秋海棠 ………… 375
Vob wus zat mif 裂叶秋海棠 …………… 376
Vob wus zat dad 长柄秋海棠 …………… 377
Vob wus zat xux 四季秋海棠 …………… 378
Vob dles dab 紫背天葵 …………………… 379
仙人掌科
Det pab bil bel 仙人掌 …………………… 380
Det ghab lail 蟹爪兰 ……………………… 381
Det ghab lail bob 仙人球 ………………… 382
Bangx lind jeed 昙花 ……………………… 383
瑞香科
Jab fangx bil 了哥王 ……………………… 384
Vob veb 狼毒 ……………………………… 385
Vob ghab diangb hsenb 芫花 …………… 386
Bangx nax xid 荛花 ……………………… 387
Bangx nax xid vub 北江荛花 …………… 388
Bangx lind zongd vub 毛瑞香 ………… 389
Bangx lind zongd dlub 白瑞香 ………… 390
Bangx dliangx bok 结香 ………………… 391
胡颓子科
Zend diuf liangs 胡颓子 ………………… 392
Zend diuf liangs yut 披针叶胡颓子 …… 393
Zend diuf liangs dad 长叶胡颓子 ……… 394
Zend diuf liangs fangx 铜色胡颓子 …… 395
Zend diuf liangs bas 蔓胡颓子 ………… 396
Zend wel lid 牛奶子 ……………………… 397
Zend jul yel 木半夏 ……………………… 398
千屈菜科
Vob xangb niul 千屈菜 …………………… 399

Vob gis eb 水苋菜 ………………………… 400
Vob gis eb yut 圆叶节节菜 ……………… 401
Det bangx dles 紫薇 ……………………… 402
石榴科
Zend lot ongt 石榴 ………………………… 403
Zend ongt xongf 重瓣石榴 ……………… 404
珙桐科
Det def dlongx 珙桐 ……………………… 405
Det lef hlieb 喜树 ………………………… 406
八角枫科
Det diel bad 八角枫 ……………………… 407
Det diel bad yut 小花八角枫 …………… 408
Det wid jenl 瓜木 ………………………… 408
使君子科
Det dib gangb 使君子 …………………… 409
桃金娘科
Det hfab hxangt 赤楠 …………………… 410
Det xeed ninx 桃金娘 …………………… 411
Det ngais 桉 ……………………………… 412
Det ngais yut 蓝桉 ……………………… 413
野牡丹科
Vob qend niel 野牡丹 …………………… 414
Vob qend niel mif 多花野牡丹 ………… 415
Vob qend niel yut 展毛野牡丹 ………… 416
Zend qangx nos 地菍 …………………… 417
Jab ax mal 尖子木 ……………………… 418
Vob bangx tok 金锦香 ………………… 419
Vob naix xed 锦香草 …………………… 420
Jab gent 异药花 ………………………… 421
Vob bal dinl 肉穗草 …………………… 422
Det bal jod 少花柏拉木 ………………… 422
Vab jab tok 楮头红 …………………… 423
Jab tok xok 朝天罐 …………………… 424
柳叶菜科
Vob deid yenb 柳叶菜 ………………… 425
Vob deid yenb bat 长籽柳叶菜 ……… 426
Vob gangb bangx 丁香蓼 …………… 427

Vob geef lix bab 露珠草	428
Nangx pet longd 倒挂金钟	429
Bangx diongb mongl 黄花月见草	430

小二仙草科

Nangx vob yof 小二仙草	431

五加科

Det bel tiongd 五加	432
Vob bel diangd 刺五加	433
Vob bel diangd 蜀五加	434
Det bel diangd bad 糙叶五加	434
Det bel diangd naf 吴茱萸五加	434
Bas bel diangd 藤五加	435
Det bel diangd dlub 白簕	436
Det bel tongb 楤木	437
Vob bel tongd 食用土当归	438
Det bel tongd xed 虎刺楤木	439
Det bel xongb fangx 黄毛楤木	440
Det bel tongd xok 棘茎楤木	441
Bas hsod vongl 鹅掌藤	441
Det lob gas 鹅掌柴	442
Det lob gas hlieb 穗序鹅掌柴	443
Det lob gas dlenx 球序鹅掌柴	444
Det bil xed 通脱木	445
Det bil xed bad 假通草	446
Ad det jib 树参	447
Ad det jib dlib 变叶树参	448
Det bel muf 刺通草	449
Jab hxent yof 常春藤	450
Jab hxent yof mif 多枝常春藤	451
Det bil jif vud 异叶梁王茶	452
Det bil jif 掌叶梁王茶	453
Det bel tiongd 刺楸	454
Det yongb lif 大参	455
Det yongb lif yut 短梗大参	456
Hlod hsat jif 竹节参	457
Det yongb lif bix 波缘大参	458
Bod hsat jif 珠子七	458

Det bel zek 多蕊木	458
Hsat jif hlieb 大叶三七	459
Jab det dlongx 罗伞	460
Det lux hsangb 星毛鸭脚木	461
Det lux zangd 锈毛掌叶树	462

伞形科

Vob jex bil 当归	463
Vob jex bil vud 毛当归	464
Vob qangk niel 防风	465
Vob qangk niel yut 杏叶茴芹	466
Vob qangk niel zat 石防风	467
Vob genk dend 糙独活	468
Vob genk dend mongl 狭叶当归	468
Vob det dlaib 川芎	468
Vob yangx hot 宽叶羌活	469
Vob nex diuk 小柴胡	470
Vob nex diuk bad 竹叶柴胡	471
Vob saif mongx 天胡荽	472
Vob saif mongx hlieb 中华天胡荽	473
Vob gangb yat 芫荽	474
Vob xangb qenf 旱芹	475
Vob jex 水芹	476
Vob jex gongx 中华水芹	477
Vob jex yut 少花水芹	478
Vob jex gongx bil 鸭儿芹	479
Vob jex jab 囊瓣芹	480
Vob jex jab lab 光滑囊瓣芹	481
Vob jex jab yut 江西囊瓣芹	482
Vob mongx bat dlub 异叶茴芹	483
Vob mongx bat 革叶茴芹	483
Vob mongx bat yut 锐叶茴芹	484
Vob lol hsaib yut 薄片变豆菜	484
Vob lol hsaib 变豆菜	485
Vob lol hsaib bel 直刺变豆菜	486
Vob sux nail 小窃衣	487
Vob jex bib bad 朝鲜当归	488
Vob jex bib dlub 白亮独活	489

Vob jex bib dad 独活 ………………………… 490
Vob lob gas 前胡 …………………………… 491
Vob lob gas xok 紫花前胡 ………………… 492
Vob bangf fangx 胡萝卜 …………………… 493
Vob bangf fangx vud 野胡萝卜 …………… 494
Xongx hxangb 茴香 ………………………… 495
Xongx hxangb vud 莳萝 …………………… 496
Vob het nas 蛇床 …………………………… 497
Vob baix nangx 积雪草 …………………… 498
Vob wid xib vud 藁本 ……………………… 499
Vob bab lal mangl 短片藁本 ……………… 500
Vob nis mongl 心肺草 ……………………… 500
Vob bix seix bil xok 红马蹄草 …………… 501

山茱萸科
Det qangd qangt 桃叶珊瑚 ………………… 502
Det qangd qangt zos 喜马拉雅珊瑚 ……… 503
Det ghab nex bangx 青荚叶 ……………… 504
Det nex bangx hlieb 中华青荚叶 ………… 505
Det nex bangx yut 西域青荚叶 …………… 506
Zend nex niangb 尖叶四照花 …………… 507
Zend nex niangb 头状四照花 …………… 508
Det yangk denb 椋子木 …………………… 509
Det ghab nex diel 鞘柄木 ………………… 510
Det ghab nex diel hlieb 角叶鞘柄木 …… 511
Det deis 有齿鞘柄木 ……………………… 512

岩梅科
Vob dlub zat 华岩扇 ………………………… 513

山柳科
Det wik lieef 城口桤叶树 ………………… 514
Det wik lieef yut 南岭山柳 ……………… 515

鹿蹄草科
Vob yangx gis 鹿蹄草 ……………………… 515
Vob yangx gis dles 紫背鹿蹄草 ………… 516
Vob yangx gis vud 贵阳鹿蹄草 ………… 516
Vob yangx gis mongl 普通鹿蹄草 ……… 517
Bangx dlub dab 水晶兰 …………………… 518

杜鹃花科
Bangx liangx lil 杜鹃 ……………………… 519
Bangx liangx lil bil 马缨杜鹃 …………… 520
Bangx liangx lil dlub 白花杜鹃 ………… 521
Bangx liangx lil leib 毛果杜鹃 ………… 522
Bangx liangx lil gheib 丁香杜鹃 ……… 523
Bangx liangx lil fangx 羊踯躅 ………… 524
Det gad xent 珍珠花 ……………………… 525
Det gad xent nix 毛叶南烛 ……………… 526
Zend ghad liod 白珠树 …………………… 527
Det zend kongt 滇白珠树 ………………… 528
Det lias khxaid 地檀香 …………………… 529
Det bangx gad 米饭花 …………………… 529
Det zend ghad dlaib 乌鸦果 …………… 530
Det dangx pot 马醉木 …………………… 531
Bangx gad senb 缤木 …………………… 532
Vob bangf det 树萝卜 …………………… 532
Det hangd bix xok 红花越橘 …………… 533

紫金牛科
Jab lol lies jif 紫金牛 …………………… 534
Jab lol lies jif leix 毛茎紫金牛 ………… 535
Jab lol lies jif yut 莲座紫金牛 ………… 536
Jenl ghut yut 雪下红 …………………… 537
Jenl ghut vud 月月红 …………………… 538
Jab lol lies jif xok 虎舌红 ……………… 539
Jab bib lil jib 朱砂根 …………………… 540
Jab bib lil jib yut 九管血 ……………… 541
Det dlaib lob 罗伞树 …………………… 541
Jab ot dos xok 红凉伞 ………………… 542
Jab ot dos 百两金 ……………………… 543
Jab ot dos yut 铁仔 …………………… 544
Jenl ghut bat 山血丹 …………………… 545
Det ghob bil 杜茎山 …………………… 546
Bas hxub gab 酸藤子 ………………… 547
Jab nios tot bas 当归藤 ……………… 548

报春花科
Vob bend los 点地梅 …………………… 549

Vob lix niel 过路黄	550
Vob lix niel hlieb 临时救	551
Vob lix niel yut 点腺过路黄	551
Vob lix niel jenb 广西过路黄	552
Vob lix niel yut 巴东过路黄	553
Vob gad langl 灵香草	554
Vob hxed fangf 小茄	555
Vob daib ghaib yut 小叶珍珠菜	555
Vob jub maix yut 延叶珍珠菜	555
Vob jub maix nail 腺药珍珠菜	556
Vob jub maix hlieb 长蕊珍珠菜	557
Vob jub maix xok 叶头过路黄	558
Vob jub maix dad 虎尾珍珠菜	559
Vob liaox bib eb 泽珍珠菜	560
Vob hxub ib 金爪儿	561
Nix vob yangx 细梗香草	562
Vob hfib eb hxangt 轮叶排草	563
Vob hfib eb yut 伞叶排草	564
Vob hfib eb hlieb 落地梅	565
Vob nik sab 滇北球花报春	566

柿 科
Zend mil 柿	567
Zend mil leib 君迁子	568

山矾科
Bangx kuif yaix 山矾	569
Det yef leix dliet 羊舌树	569
Det bel nangl 老鼠矢	570
Det mongl nix 黄牛奶树	571

安息香科
Det vit hxangb 栓叶安息香	572
Det bangx dlenx 垂珠花	573

木犀科
Det bangx geid 木犀	574
Det gent yof 柊树	575
Det nex yib 女贞	576
Jenl khab 日本女贞	577
Det nex gangt 小蜡	578
Det nex gangt lal 光叶小蜡	578
Det nex gangt hlieb 华南小蜡	579
Deb jenb kob 白蜡树	580
Det bad xib ib 苦枥木	581
Bas daib mongs 清香藤	582
Bas daib mongs mif 华素馨	583
Bas gheik nox 丛林素馨	584
Hlat bangx jenl 扭肚藤	585
Bangx maox lid 茉莉花	586
Bangx dlangd yix 迎春花	587

马钱科
Jab dos nail 醉鱼草	588
Jab dos nail hlieb 大叶醉鱼草	589
Jab dos nail yut 巴东醉鱼草	590
Det jab hxet 密蒙花	591
Hlat bangx qet 蓬莱葛	592
Hlat bangx qet yut 狭叶蓬莱葛	592
Bas liangl ghad 钩吻	593

龙胆科
Jab jat sait 龙胆	594
Jab jat sait yut 滇龙胆草	595
Jab jat sait gef 头花龙胆	596
Jab jat sait xok 红花龙胆	597
Vob zail wenx 睡菜	598
Vob deid dlongx vud 翼萼蔓	599
Nangx ib eb 北方獐牙菜	599
Vob ghent yenb 獐牙菜	600
Vob ghent yenb xok 美丽獐牙菜	601
Vob ghab nangx bat xok 匙叶草	602
Nangx tiub fangb 穿心草	603
Vob xed gib 椭圆叶花锚	604
Vob ceib baif 双蝴蝶	605

夹竹桃科
Det dix hsaid 夹竹桃	606
Bangx duf hniut 长春花	607
Hlat al pid 络石	608
Hlat al pid dles 紫花络石	609

Bas gheik yex 帘子藤 ······ 609
Hlat jit hsaib 毛杜仲藤 ······ 610
Jab ob nix yut 羊角棉 ······ 611
Det dangf zal 止泻木 ······ 611
Det zend naf 萝芙木 ······ 612

萝藦科

Bangx zab gib 萝藦 ······ 613
Bas eb wel yut 华萝藦 ······ 614
Hlat guaib mil 通光散 ······ 615
Det bax lit 马利筋 ······ 616
Bas yend 娃儿藤 ······ 617
Bas yend mif 云南娃儿藤 ······ 618
Vob nings jit 大叶牛奶菜 ······ 618
Bas yend yut 圆叶娃儿藤 ······ 619
Vob ghab ghut 白薇 ······ 620
Jab liuf qongb 柳叶白前 ······ 621
Jab liuf qongb mif 轮叶白前 ······ 622
Hlat gib liod lul 古钩藤 ······ 623
Bas eb wel vud 铰剪藤 ······ 624
Bas gib lid 须药藤 ······ 624
Hlat hmongb ninx 贵州醉魂藤 ······ 624
Bas ad mangl 马莲鞍 ······ 625
Hlat dlaib hongl 青蛇藤 ······ 626
Bas kob yongs 球兰 ······ 627
Bas kob yongs mif 香花球兰 ······ 628
Bas ghab nex gik 长叶吊灯花 ······ 629
Bas ghab nex bongl 西藏吊灯花 ······ 630
Bas ghab nex laid 短序吊灯花 ······ 630
Ghab det fub lenf 竹灵消 ······ 631
Jab ghab nex gix 徐长卿 ······ 632
Gangb dul dab 青羊参 ······ 633
Bas yex xok 朱砂藤 ······ 634
Bas jongb hsab 昆明杯冠藤 ······ 634
Vob bod teb 牛皮消 ······ 635
Hlat hxab 杠柳 ······ 636
Hlat hxab lios 西南杠柳 ······ 637

旋花科

Bas ghab hxangb nix 白鹤藤 ······ 638
Bas hniub fab 金瓜核 ······ 638
Bas liangl ghab 菟丝子 ······ 639
Bas liangl ghab 日本菟丝子 ······ 640
Vob bas nangs 牵牛 ······ 641
Vob bas nangs dles 圆叶牵牛 ······ 642
Bas benx laob 飞蛾藤 ······ 643
Vob diongx bas 蕹菜 ······ 644
Nax eb 番薯 ······ 645
Bas mat nax 旋花 ······ 646
Bas mat nax yut 打碗花 ······ 647

紫草科

Jab hsob 紫草 ······ 648
Jab hsob yut 滇紫草 ······ 649
Bil ghad hsab 琉璃草 ······ 650
Vob bangf vud 倒提壶 ······ 651
Vob zux jangb 附地菜 ······ 652
Vob jid jix 盾果草 ······ 653
Vob dlaib ghangb 长蕊斑种草 ······ 654
Vob dlaib ghangb mad 柔弱斑种草 ······ 654

马鞭草科

Jab lob gheib 马鞭草 ······ 655
Det jid mof 蔓荆 ······ 656
Det mal jenb 黄荆 ······ 657
Det mal jenb nox 牡荆 ······ 658
Det mal jenb bil 山牡荆 ······ 659
Det dad nex 大青 ······ 660
Det od lit 三对节 ······ 661
Det ghad hxab 红紫珠 ······ 662
Det ghad hxab hlieb 大叶紫珠 ······ 663
Det ghad hxab vud 杜虹花 ······ 664
Det dongb xenb 老鸦糊 ······ 665
Vob qif yal 兰香草 ······ 666
Vob hniangk 紫珠 ······ 667
Bangx mof lid bat 臭茉莉 ······ 668
Det dob nex 豆腐柴 ······ 669

Det hxub hangt hseib 臭黄荆	670
Det hxub hangt hseib dad 狐臭柴	671
Det dlongx xok 赪桐	672
Vob jab daib 臭牡丹	673
Zend yex vud 臭梧桐	674
Bas maob gub 过江藤	675

唇形科

Jab vob jox mib 藿香	676
Jab hsenk hsongd 金疮小草	677
Vob bangx ged xok 尖头花	678
Vob mongl leif 防风草	679
Jab got xot 风轮菜	680
Jab got xot sot 细风轮菜	681
Ghad nangd vud 天人草	682
Vob nix ngol 活血丹	683
Vob khok vud 香薷	684
Gad hnangd bat 四方蒿	685
Vob bongt kid 姜味草	685
Jab got xot dut 灯笼草	686
Vob dol hxangt 鸡骨柴	687
Jab vob jox mib vud 冠唇花	688
Vob khok eb 薄荷	689
Vob khok eb dlenx 圆叶薄荷	690
Vob khok eb nox 留兰香	691
Vob maob gub ndox 石香薷	691
Vob khok xok 野草香	692
Vob maob yend yut 小鱼仙草	693
Vob maob yend lad 石荠苎	694
Nangx fud yongx 龙头草	695
Vob dlaid fat 夏至草	695
Vob dongs sangx bangx 益母草	696
Nangx xangf senx 宝盖草	697
Vob yax wex 地笋	698
Vob sangx sangl 罗勒	699
Vob khok eb vud 牛至	700
Vob sof gongb 韩信草	701
Vob bit jit nex 半枝莲	702
Jab ngif ghad dles 紫背黄芩	703
Vob sait niul 荆芥	704
Vob gob eb 西南水苏	705
Gad hniangd vud 针筒菜	706
Vob jongx gangb 甘露子	707
Vob niex xok 血盆草	708
Jab xok jongx 丹参	709
Vob jongx xok 云南鼠尾草	710
Vob jongx xok yut 地埂鼠尾草	711
Vob bob zangx 佛光草	711
Vob bongf qat 荔枝草	712
Gad hnangd eb dib 紫苏	713
Gad hnangd ngil vud yut 皱紫苏	714
Vob bad nangl 夏枯草	715
Vob kof duf 糙苏	716
Vob baid gaid 碎米桠	717
Vob dib mongb 鸡脚参	717
Jab gad hniangd vud 细锥香茶菜	717
Jab vob gax nix 三叶香茶菜	718
Jab gad hniangd lad 线纹香茶菜	719
Vob hmix dlad 穗花香科科	720
Nangx vut gek 铁轴草	721
Vob jox mib bil 血见愁	722

中文名索引	723
苗文名索引	729
拉丁文名索引	741

豆 科

Zend git nangb 土栾儿

【Bit hsenb 俗名】九连珠、三叶青、土鸡蛋、土晾薯、地栗子。

【Dios kob deis 基源】为豆科植物土栾儿 *Apios fortunei* Maxim. 的块根。

【Niangb bet deis 生长环境】生于阴湿的山凹、灌木丛中、田埂上。分布于部分苗乡。

【Jox hsub 性味属经】性平，味甘苦，属冷热两经药，入两经。

【Qet diel xid 功能主治】功能：hxub kib tat jab 清热解毒，qet bongt zangl bod 理气散结。主治：yens jent seil ait ngol 风寒咳嗽，ghab diux ghongd angt mongb 咽喉肿痛，ngol yenx hnaib 百日咳，hsot ud mongb qub 痛经，los ghad ghof 疝气，niangb hsab pob mongb 无名肿毒。

【Ed not xus 用法用量】内服，煎汤，15～25 g。外用，捣烂敷或磨汁涂。

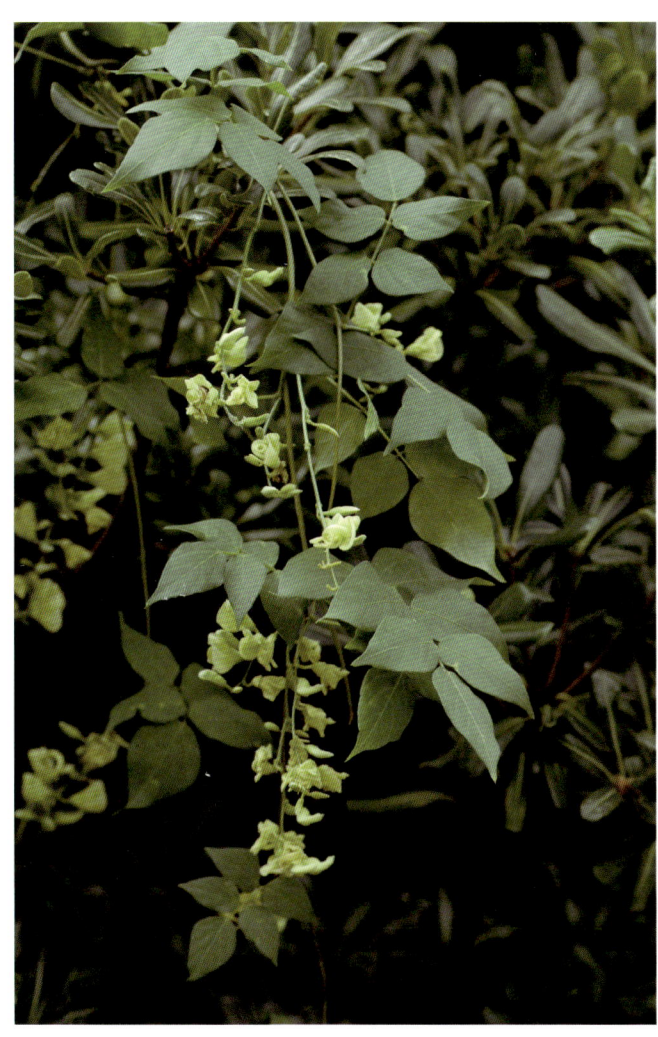
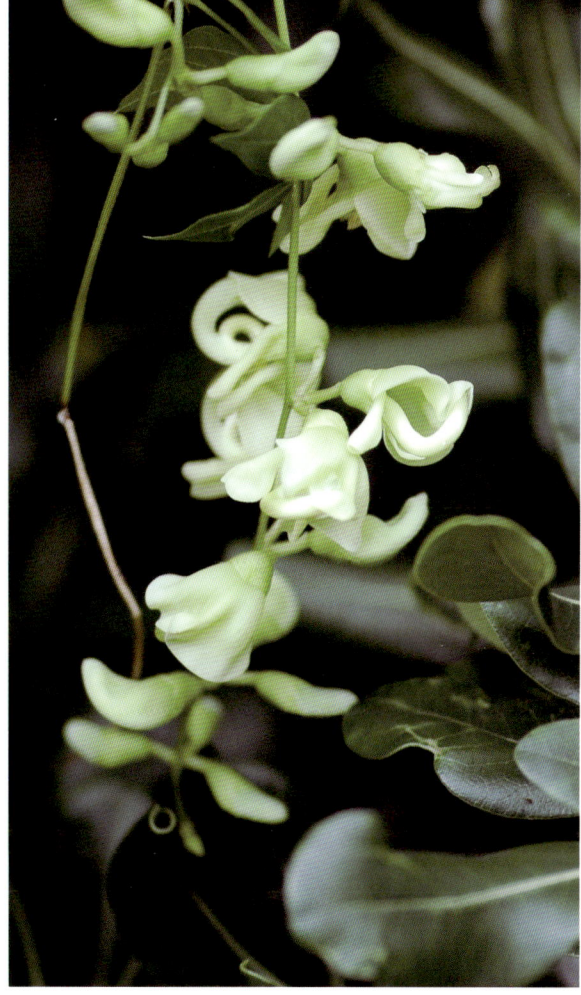

Zend vib lit 地八角

【Bit hsenb 俗名】假八角、藤八角、黑八角。

【Dios kob deis 基源】为豆科植物地八角 *Astragalus bhotanensis* Baker 的全草。

【Niangb bet deis 生长环境】生于低海拔地区山坡草丛中、路旁。分布于各地苗乡。

【Jox hsub 性味属经】性冷，味苦涩，属冷药，入热经。

【Qet diel xid 功能主治】功能：hxub kib tat jab 清热解毒，tongb wal zangx yangx 利尿通淋。主治：pob wox 浮肿，ait gheb 麻疹，los link ghongd 吊小舌，mongb hmid 牙痛，lol hxangd nais 鼻衄。

【Ed not xus 用法用量】内服，煎汤，15～25 g。

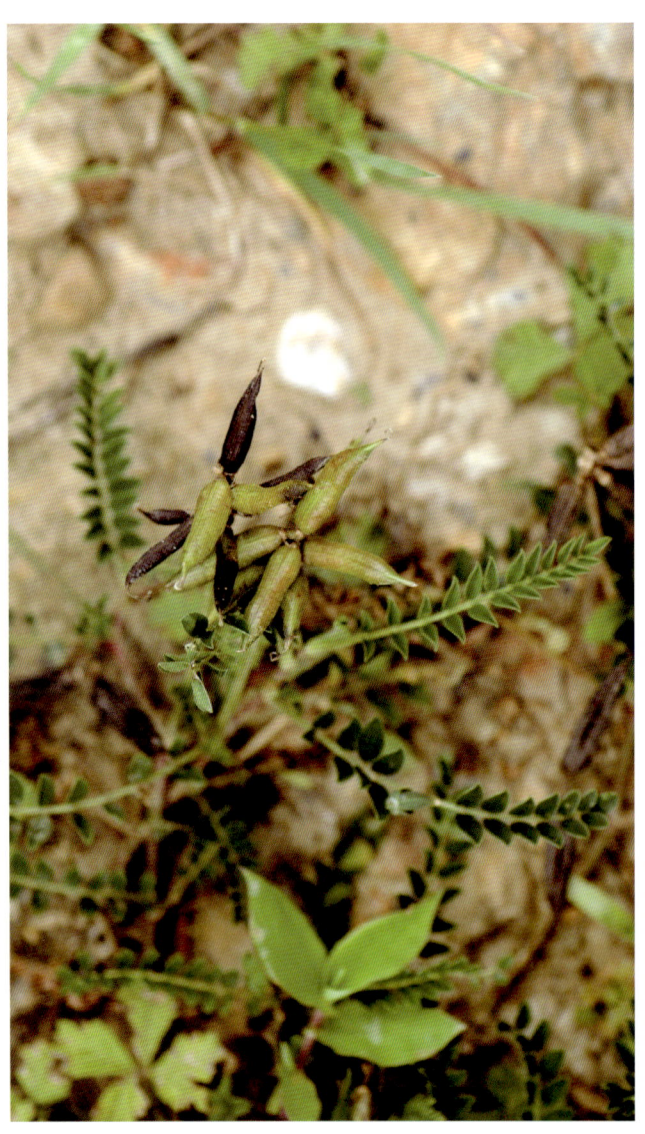
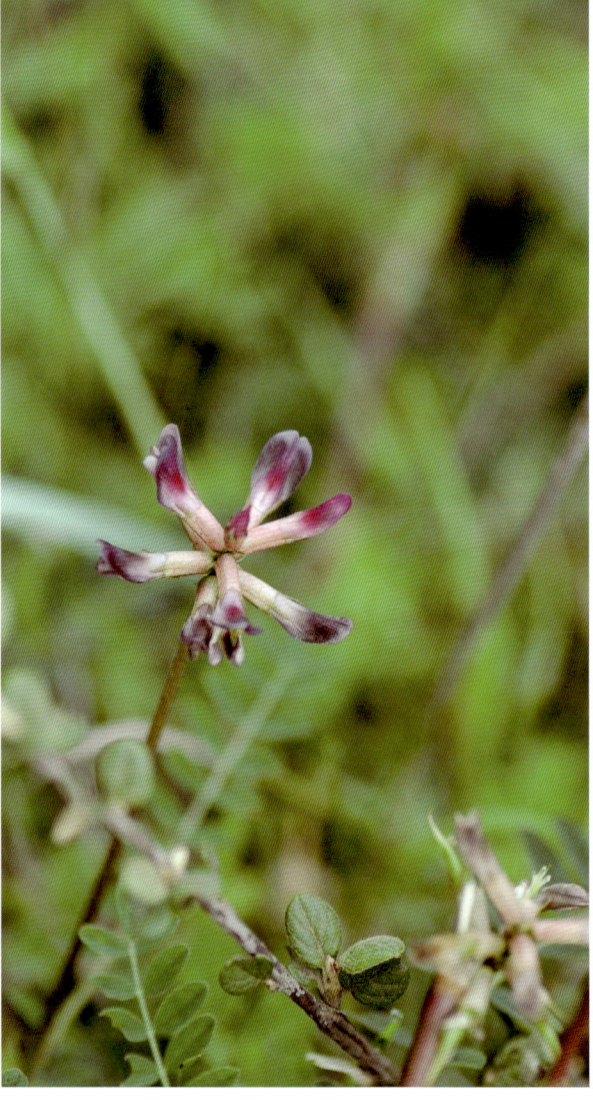

Zend def eb 田皂角

【Bit hsenb 俗名】水皂角、水茸角、合明草、气通草、野豆萁、野含羞草。

【Dios kob deis 基源】为豆科植物田皂角 *Aeschynomene indica* Linn. 的全草或叶、根。

【Niangb bet deis 生长环境】生于低海拔地区潮湿地或水边。分布于各地苗乡。

【Jox hsub 性味属经】性平，味淡，属冷热两经药，入两经。

【Qet diel xid 功能主治】功能：hxenk angt dangf mongb 消肿止痛，hxub kib los xuf 清热利湿。主治：mangb hfud seil 风寒感冒，fangx mais fangx jid 黄疸，mongb daif gad 胃痛（胸口痛），dit qub 腹胀，yens xit lol hxangd 刀伤出血，xenb od nul 胆囊炎，gangb daid eb 湿疹。

【Ed not xus 用法用量】内服，煎汤，15～25 g；或入丸、散剂。外用，捣烂敷或煎水洗。

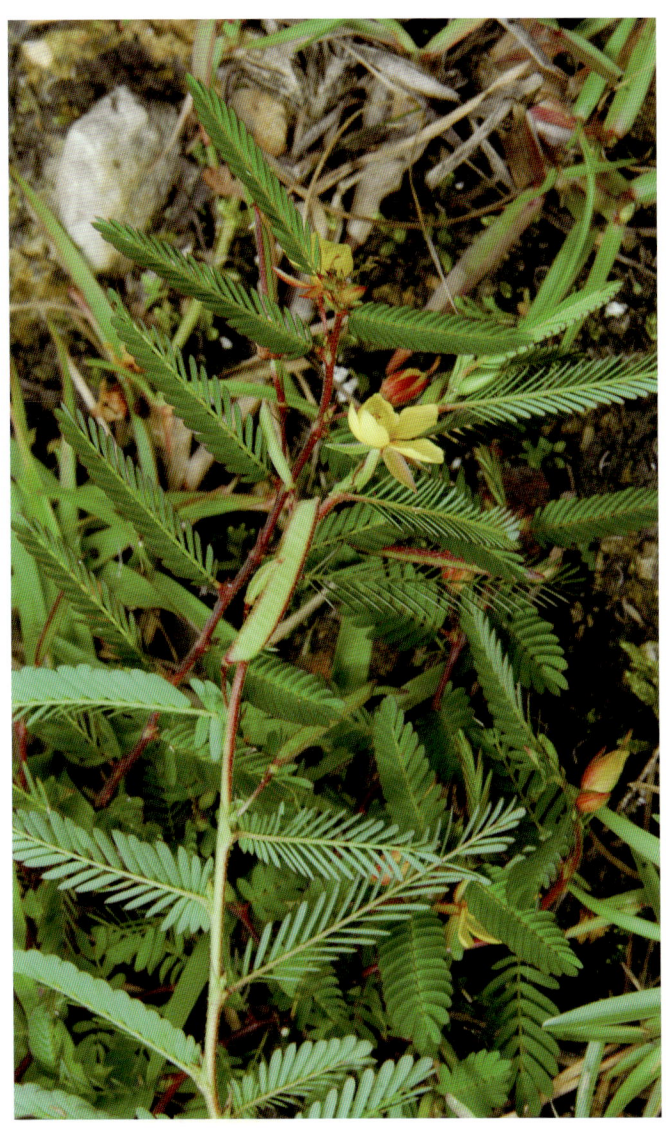
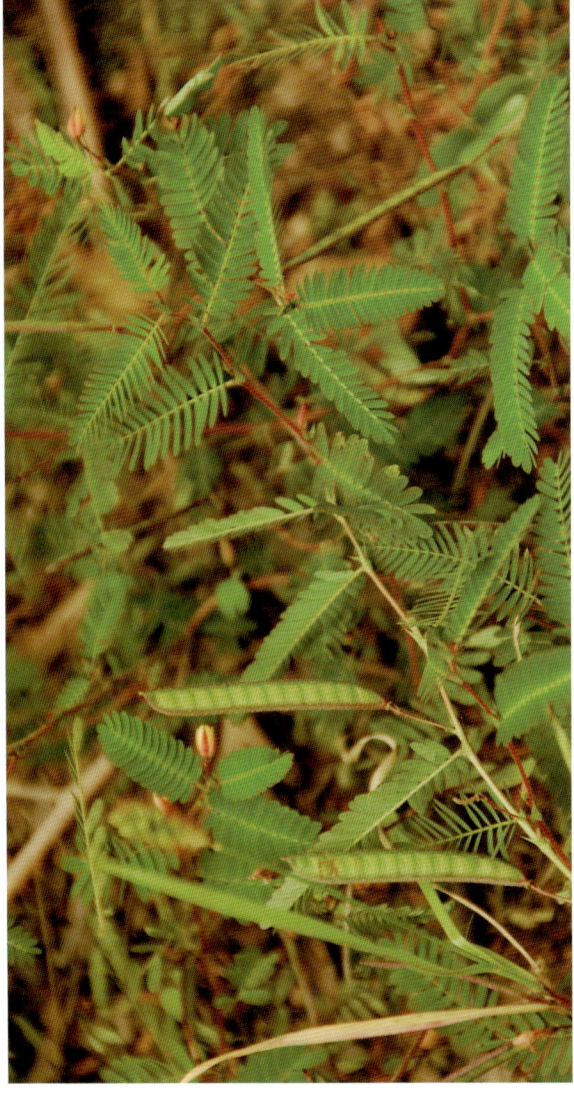

Vob dox lix 紫云英

【Bit hsenb 俗名】 马荁子、米伞花、荷花郎、斑鸠花、摇摇花、野鸭草、螃蟹花。

【Dios kob deis 基源】 为豆科植物紫云英 *Astragalus sinicus* L. 的全草。

【Niangb bet deis 生长环境】生于荒地上、田园中，有栽培。分布于各地苗乡。

【Jox hsub 性味属经】性冷，味苦涩，属冷药，入热经。

【Qet diel xid 功能主治】功能：hxub kib hxenk ongd hsongd 清热消炎，vuk gangb liangs ngix 敛疮生肌。主治：yens xit lol hxangd 刀伤出血，ait ngol heik bongt 咳嗽痰喘，mongb ghongd niangs 咽喉痛，mongb ghad nial mais 火眼，gangb xent 疥疮，gangb vas 癣，jangx gangb nangb 带状疱疹。

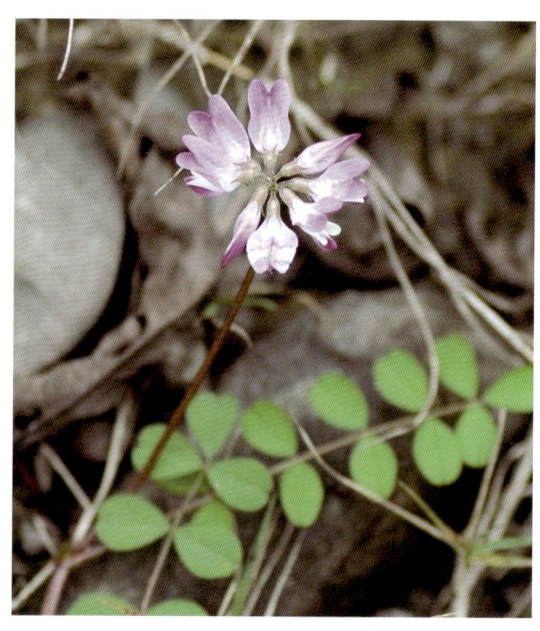

【Ed not xus 用法用量】内服，煎汤，25～30 g；或捣汁服用。外用，捣烂敷或研末调敷。

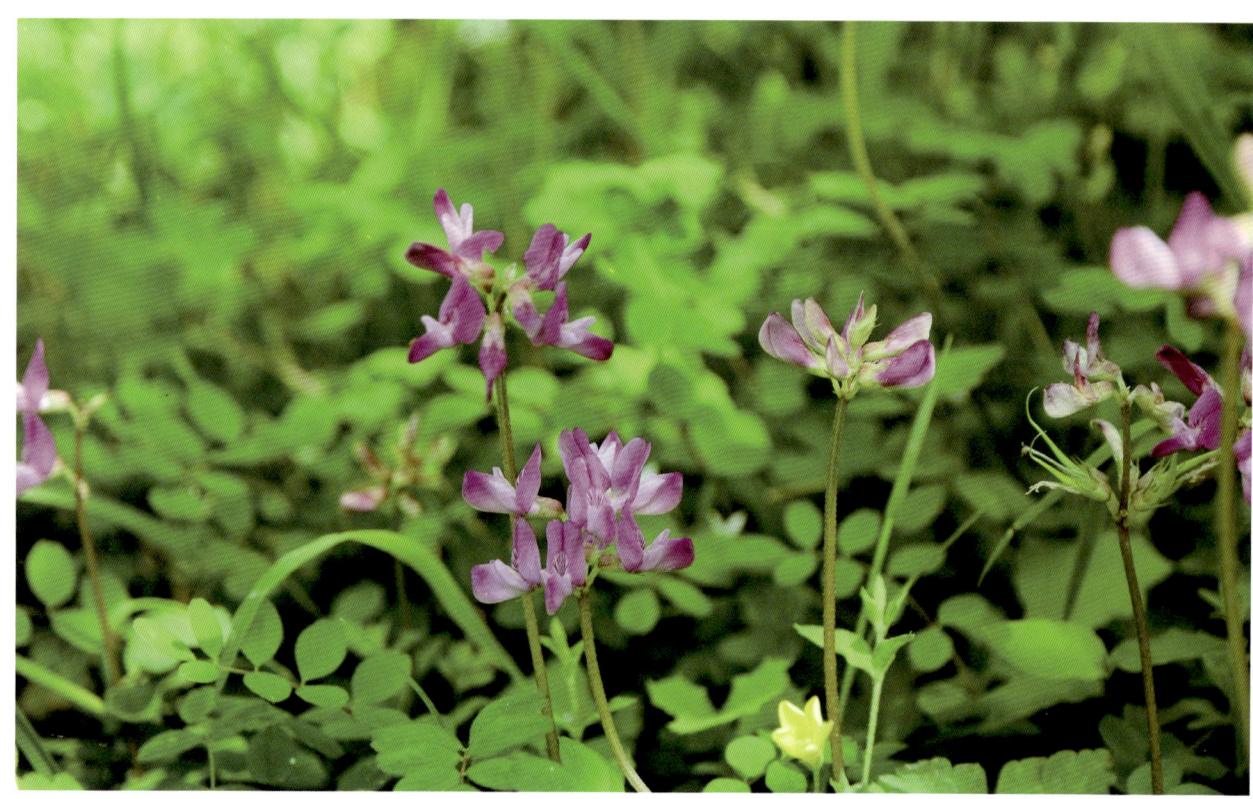

4

Def dab 落花生

【Bit hsenb 俗名】土豆、花生、地豆、番豆、及地果、长生果、落花参、落地生。

【Dios kob deis 基源】为豆科植物落花生 Arachis hypogaea Linn. 的全草或根、种子。

【Niangb bet deis 生长环境】属油料作物，多为人工栽培。分布于部分苗乡。

【Jox hsub 性味属经】性平，味甘，属冷热两经药，入两经。

【Qet diel xid 功能主治】功能：yis nat net nais pot 补脾润肺，mangs qub yangx gad 和胃化食。主治：ax maix wel lol 缺乳，jib daib ngol yenx hnaib 小儿百日咳，nais pot yens jab 肺结核，hxud hxangd od 反胃。

【Ed not xus 用法用量】内服，煎汤，25～35 g；治缺乳时炖猪脚食。

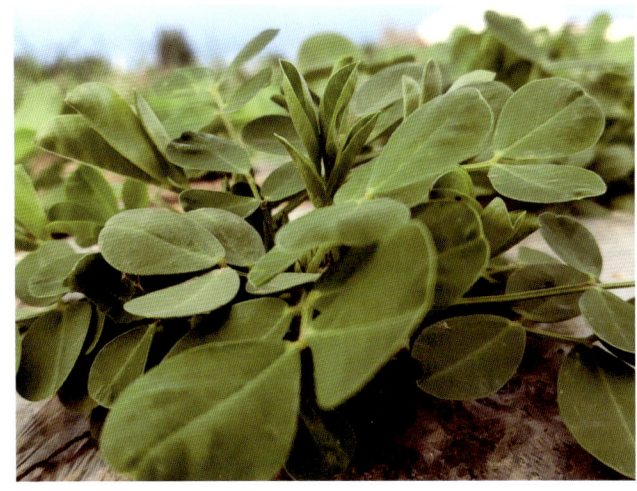

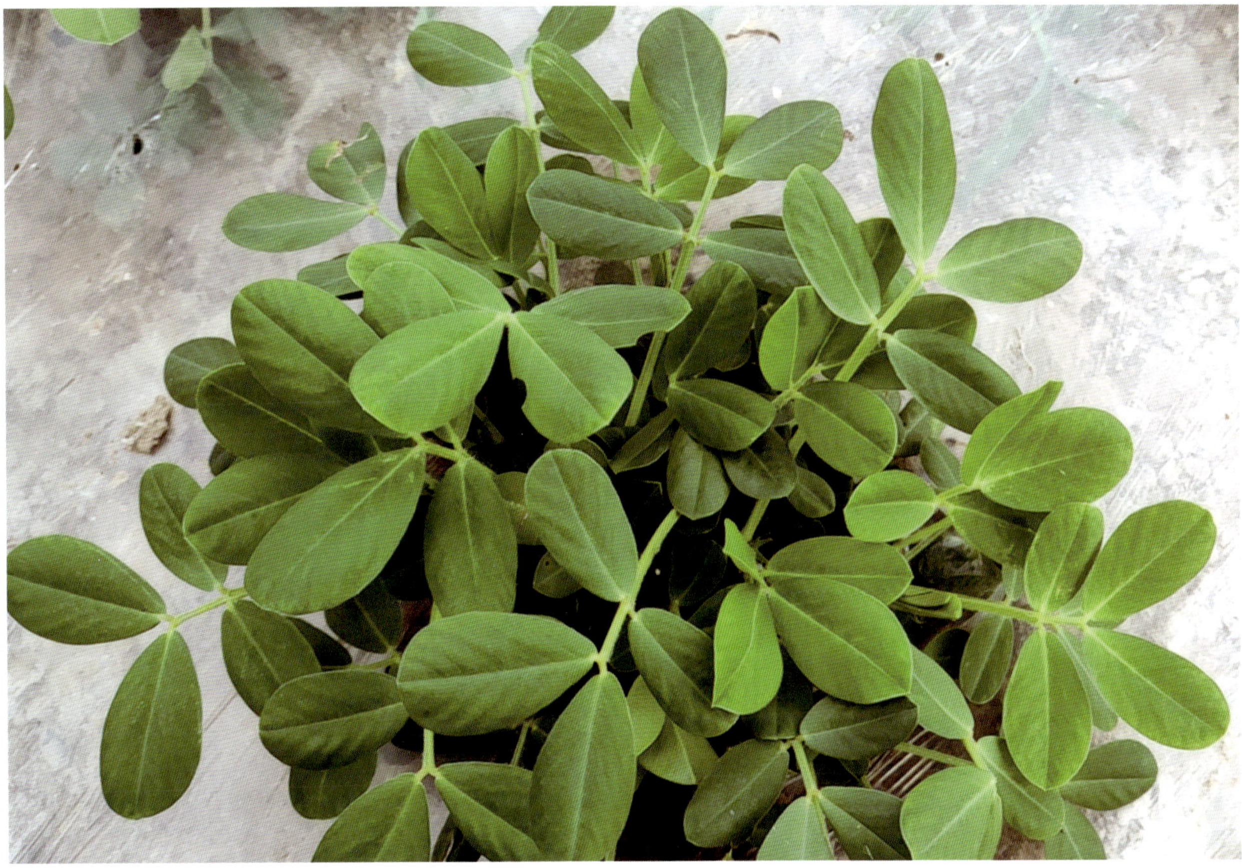

Det def bud 香须树

【Bit hsenb 俗名】黄豆树。

【Dios kob deis 基源】为豆科植物香须树 *Albizia odoratissima*（Linn. f.）Benth. 的树皮。

【Niangb bet deis 生长环境】生于山坡林中、路旁或河湾。分布于部分苗乡。

【Jox hsub 性味属经】性冷，味酸，属冷药，入热经。

【Qet diel xid 功能主治】功能：fangx hvib vut nais pot 开郁利肺，xongf hxend tiod hsongd 强筋壮骨。主治：nais pot lax bus 肺痈，lod hsongd 骨折，mongb ghut hsongd 关节痛。

【Ed not xus 用法用量】内服，煎汤，8～15 g；或入散剂。外用，研末调敷。

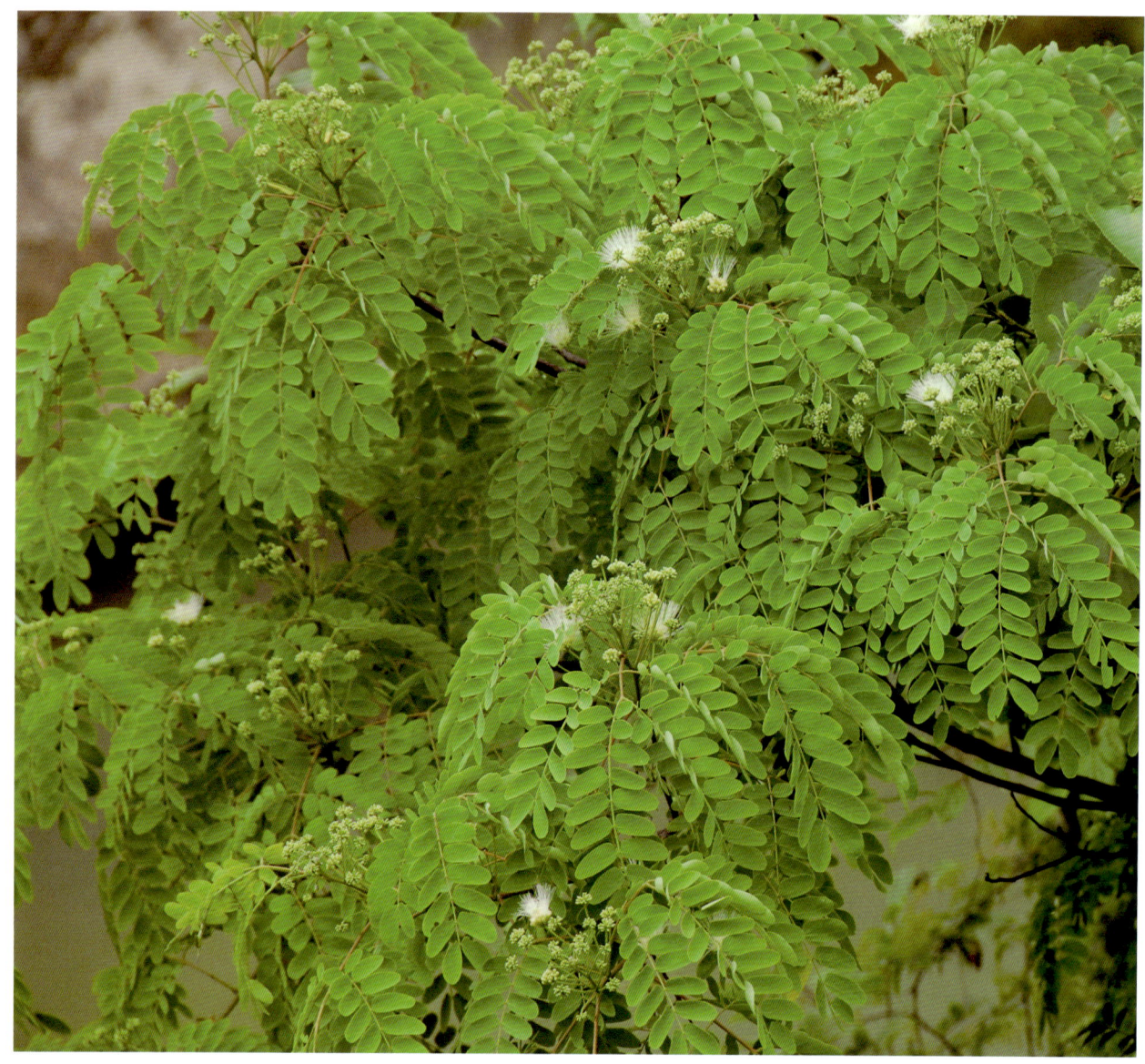

Det das gheib 合欢

【Bit hsenb 俗名】乌树、乌绒树、夜关门、合欢树、夜合树、绒花树、夜合槐。

【Dios kob deis 基源】为豆科植物合欢 *Albizia julibrissin* Durazz. 的树皮。

【Niangb bet deis 生长环境】生于低山地区山谷中、路旁，有作观赏花栽培。分布于各地苗乡。

【Jox hsub 性味属经】性平，味甘，属冷热两经药，入两经。

【Qet diel xid 功能主治】功能：xongf hxend tiod hsongd 强筋壮骨，dangf hvib dangf hnind 宁心安神，vuk gangb hxenk dix bus 敛疮消痈。主治：xad hvib bit ax dangx 抑郁失眠，lod hsongd 骨折，dliangd bil dib sangb 跌打损伤，nais pot lax bus 肺痈，hxongb nangl 瘰疬，dix bus angt 痈肿，yens gangb vas bal gik 蜘蛛咬伤。

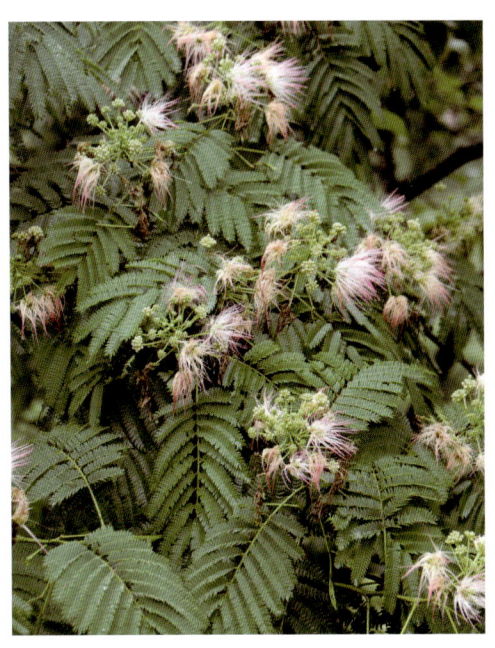

【Ed not xus 用法用量】内服，煎汤，15～25 g。外用，捣烂敷或研末调敷。

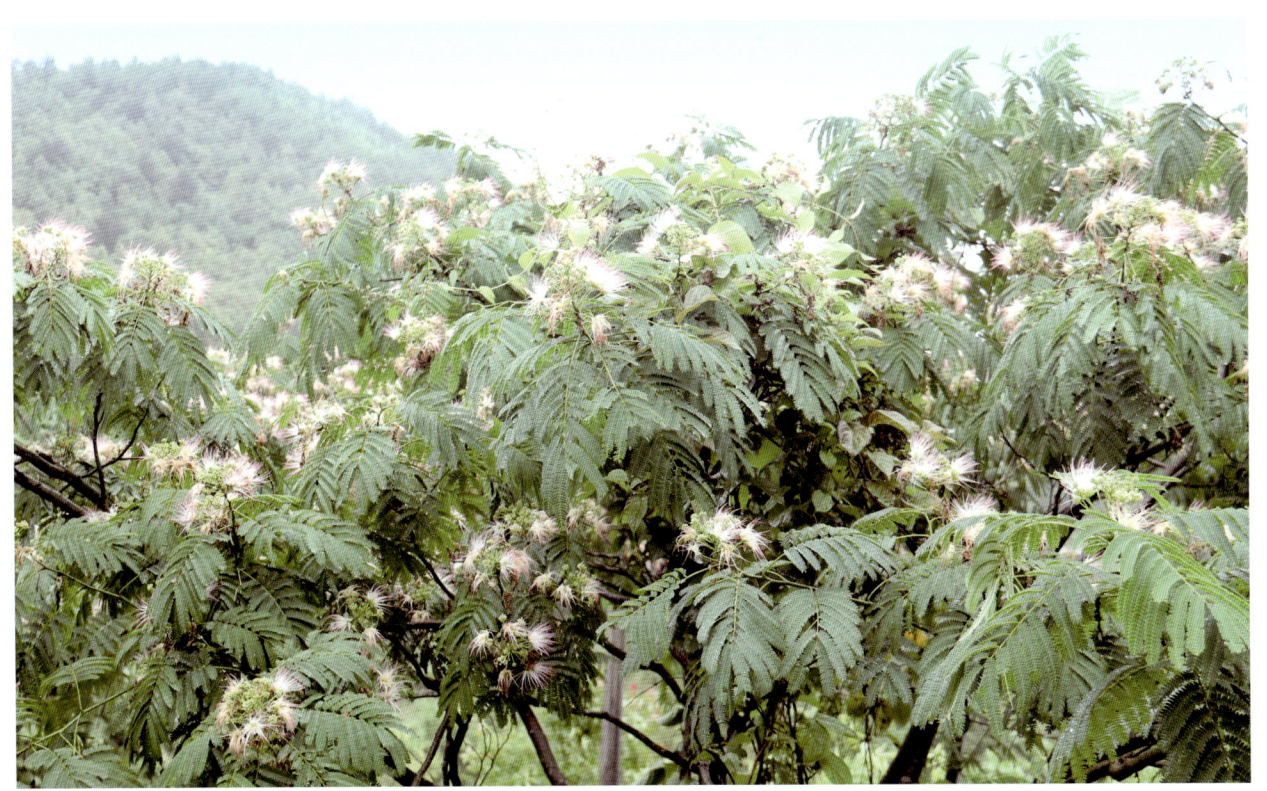

Det das gheib vud 山合欢

【Bit hsenb 俗名】夜合、合欢木、乌绒树、茸花枝、夜关门。

【Dios kob deis 基源】为豆科植物山合欢 *Albizia kalkora*（Roxb.）Prain 的根皮或花。

【Niangb bet deis 生长环境】生于低海拔地区山谷中、路旁。分布于各地苗乡。

【Jox hsub 性味属经】性热，味麻，属热药，入冷经。

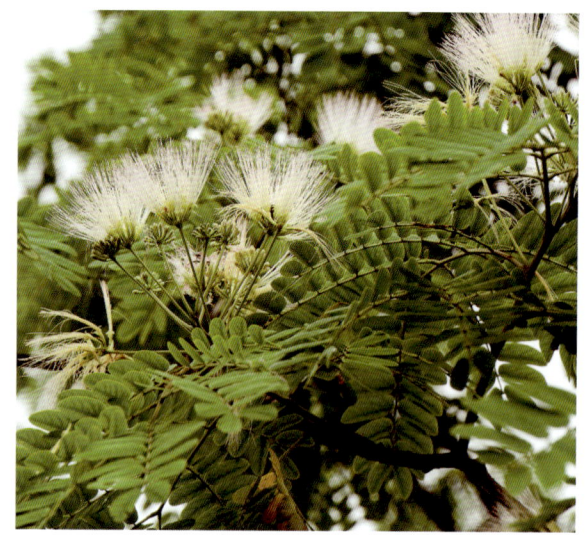

【Qet diel xid 功能主治】功能：dangf hvib ves hxangd 安神活血，hxenk angt tad jab 消肿解毒。主治：dliangd bil dib sangb 跌打损伤，mongb ghab dlad mongb bab 腰腿疼痛，nais pot lax bus 肺痈，xad hvib 抑郁，qangt hvib bit ax dangx 心悸失眠，hnongb hfud hnongb ghangb 健忘，mongb ghad nial mais 火眼。

【Ed not xus 用法用量】内服，煎汤，10～25 g；或入丸、散剂。外用，研末调敷。

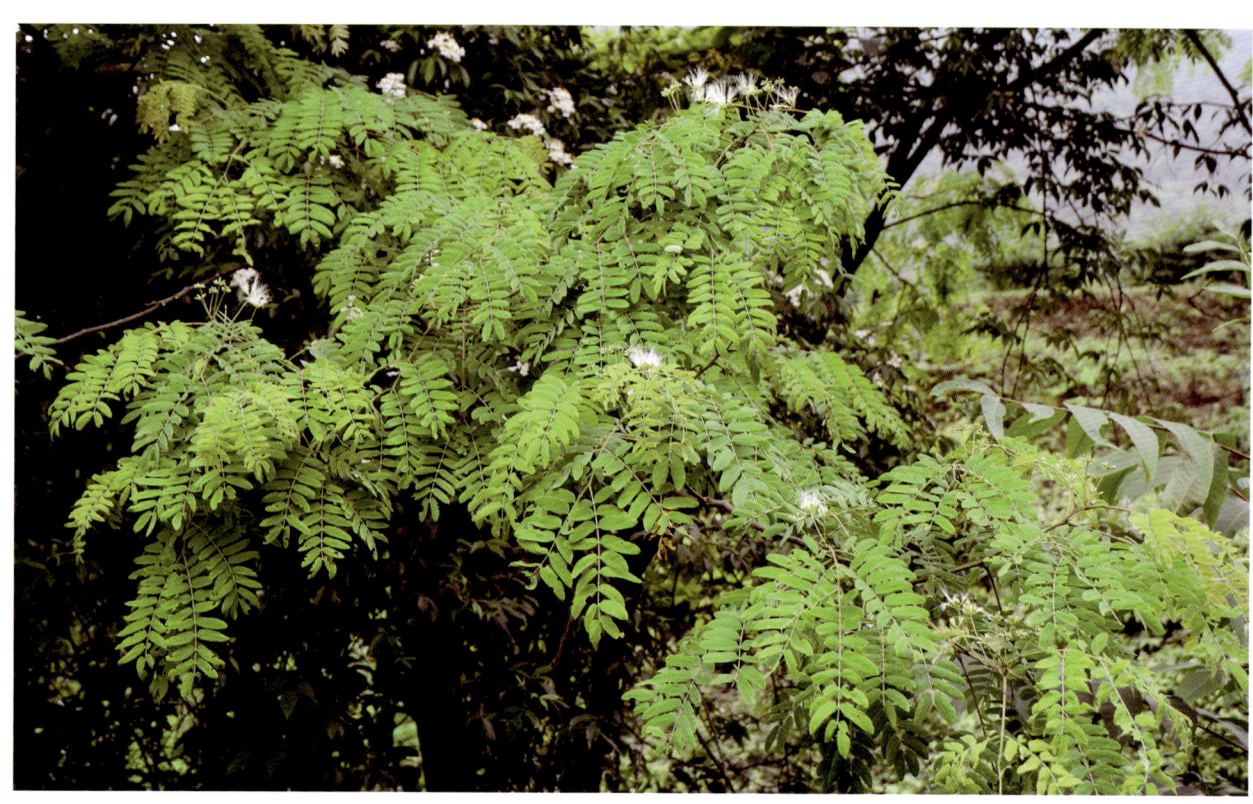

Def hxab hxongt vud 马棘

【Bit hsenb 俗名】一味药、小豆柴、山绿豆、岩豆柴、铁扫把、野绿豆、野蓝枝子。

【Dios kob deis 基源】为豆科植物马棘 *Indigofera pseudotinctoria* Matsum. 的全株。

【Niangb bet deis 生长环境】生于低山地区坡塝林缘、灌木丛中、竹林中。分布于部分苗乡。

【Jox hsub 性味属经】性冷，味苦涩，属冷药，入热经。

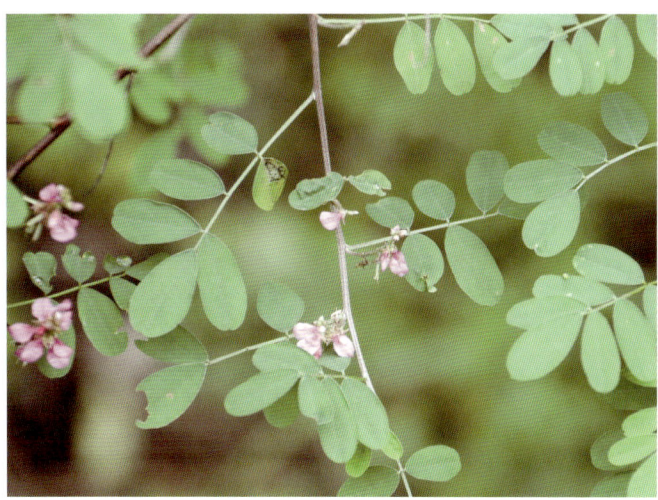

【Qet diel xid 功能主治】功能：zangl seil dangf ngol 散寒止咳，yangx gad los gangd 消食化积，vuk gangb hxenk dix bus 敛疮消痈。主治：jib daib gad ax los 小儿食积，mangb hfud ait ngol 感冒咳嗽，los link ghongd 吊小舌，hxongb nangl 瘰疬，dix khangd ghad 痔疮，lax gangb liax 脚湿气（脚癣）。

【Ed not xus 用法用量】内服，煎汤，15～30 g。外用，捣烂敷。

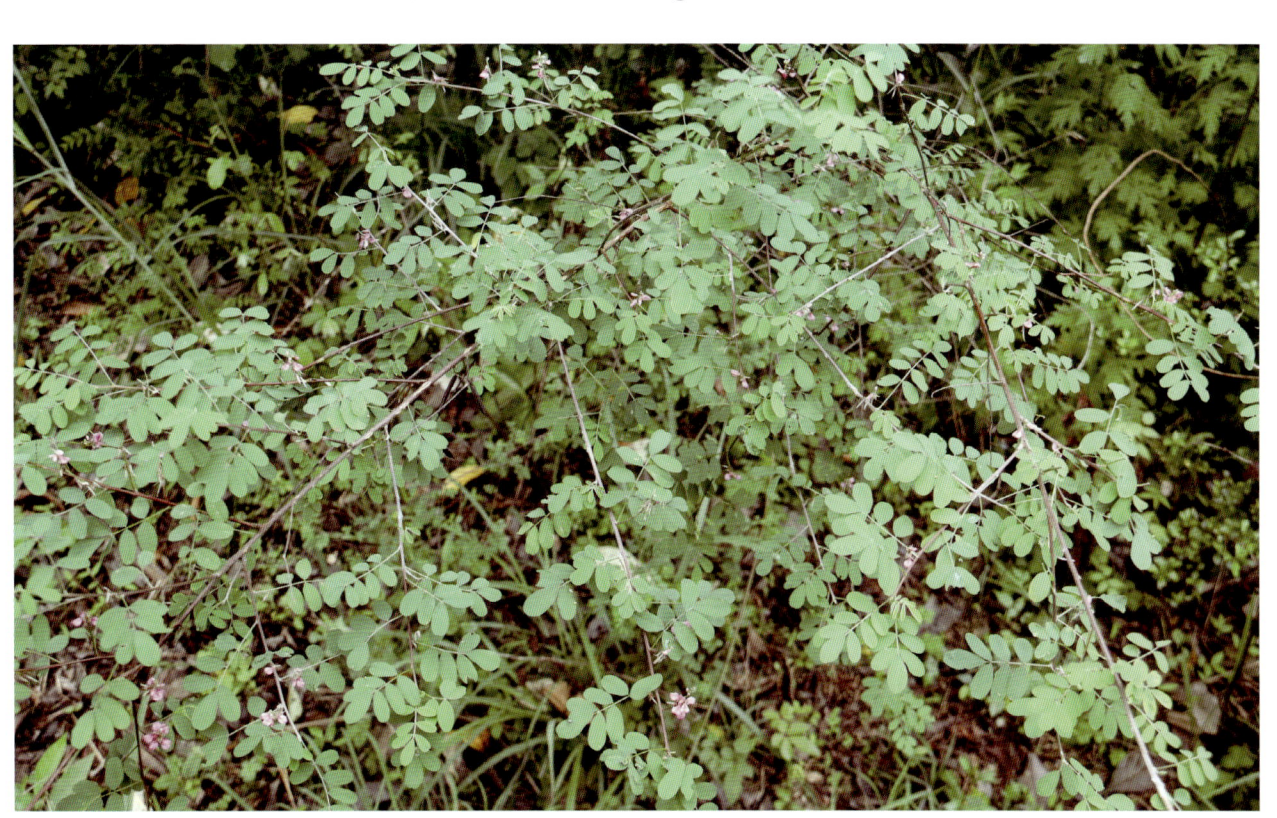

Det langx xed dlub 山豆花

【Bit hsenb 俗名】山豆子、白土子、小雪人参、白胡枝子。

【Dios kob deis 基源】为豆科植物山豆花 *Lespedeza tomentosa*（Thunb.）Sieb. ex Maxim. 的根。

【Niangb bet deis 生长环境】生于中山地区坡塝杂木林中。分布于部分苗乡。

【Jox hsub 性味属经】性平，味甘，属冷热两经药，入两经。

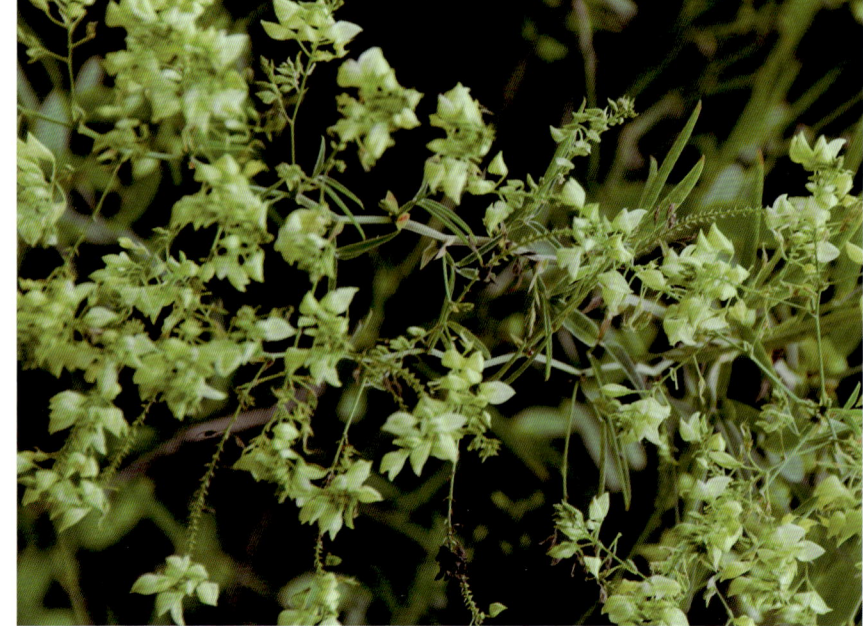

【Qet diel xid 功能主治】功能：tiod nat yis dliangl ves 健脾补虚，yis diuf 补肾。主治：bal ves 虚劳，diuf xus dlial ves mongb diub 肾虚腰痛，ax hsot ud 闭经，pob wox 浮肿。

【Ed not xus 用法用量】内服，煎汤，25～35 g；或炖肉吃。

Det def mongl 美丽胡枝子

【Bit hsenb 俗名】活血丹、大叶乌梢、大叶胡枝子、大叶马料梢。

【Dios kob deis 基源】为豆科植物美丽胡枝子 *Lespedeza formosa*（Vog.）Koehne 的枝叶、花、根。

【Niangb bet deis 生长环境】生于坡塝森林边、草地上。分布于各地苗乡。

【Jox hsub 性味属经】性平，味苦，属冷热两经药，入两经。

【Qet diel xid 功能主治】功能：hxub kid seil hxangd 清热凉血，hxub jent hxenk net 祛风除湿，vut eb wal 利尿。主治：wus ghut hsongd 关节脱臼，lod hsongd 骨折，neit lis 扭伤，yens jent xuf mongb 风湿疼痛，nais pot kib ngol hxangd 肺热咳血，xud wal lol ax hvit 小便不利。

【Ed not xus 用法用量】内服，煎汤，15～25 g。外用，捣烂敷。

Det def longf 大叶胡枝子

【Bit hsenb 俗名】白盲荚、活血丹、胡枝子、大叶乌梢、大叶马料梢、大叶野花花。

【Dios kob deis 基源】为豆科植物大叶胡枝子 *Lespedeza davidii* Franch. 的根或全株。

【Niangb bet deis 生长环境】生于坡塝疏林下、林缘、荒山草丛。分布于部分苗乡。

【Jox hsub 性味属经】性热，味香，属热药，入冷经。

【Qet diel xid 功能主治】功能：hxub kib los xuf 清热利湿，dus hxangd tat jit hxangd 破血散瘀。主治：dib yens jit hxangd angt mongb 跌打瘀血肿痛，mongb ghut hsongd 关节痛，niel khob sab 闷头痧。

【Ed not xus 用法用量】内服，煎汤，25～30 g。

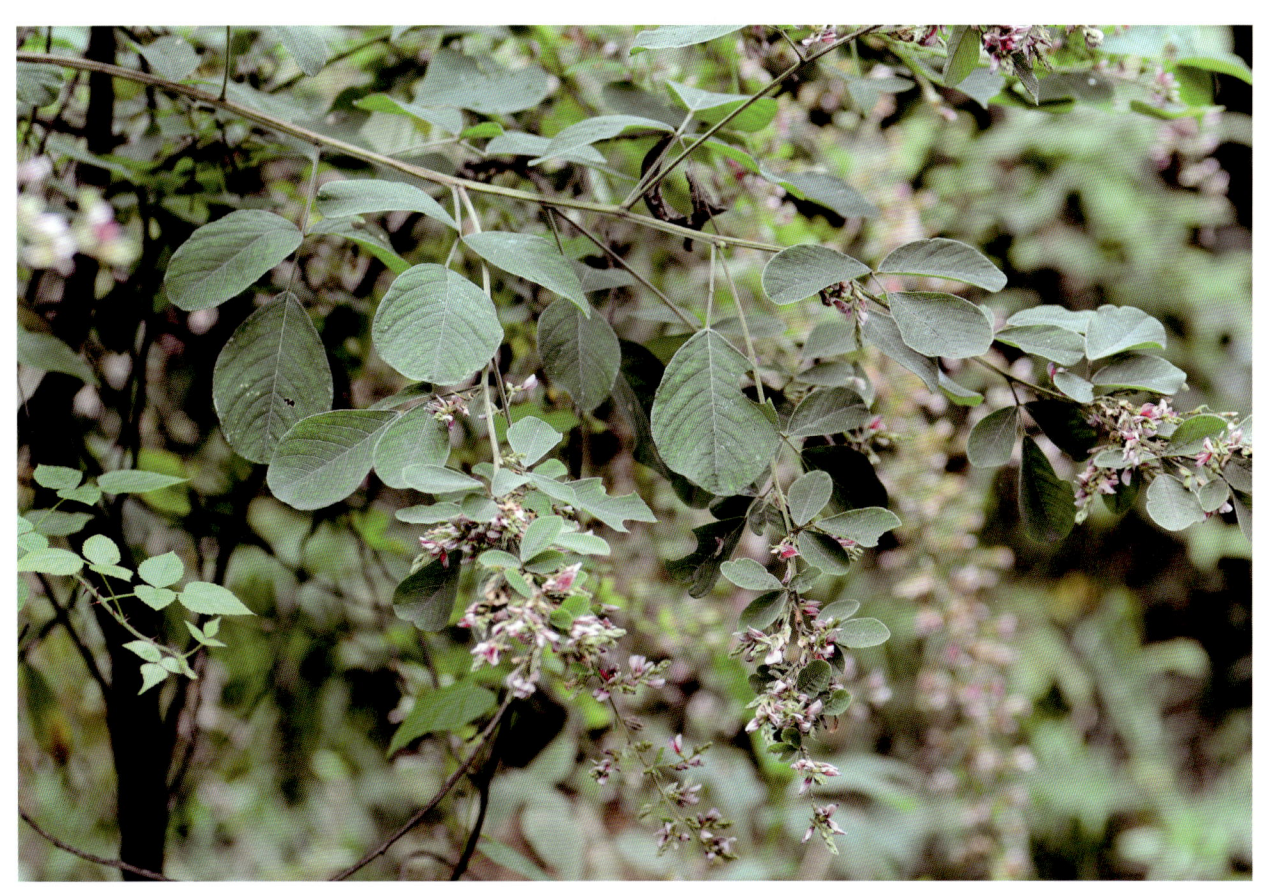

Det def nox 绿叶胡枝子

【Bit hsenb 俗名】三头草、三叶青、山乌豆、女金丹、血人参、粘衣草。

【Dios kob deis 基源】为豆科植物绿叶胡枝子 *Lespedeza buergeri* Miq. 的根部。

【Niangb bet deis 生长环境】喜生于山野树林下、灌木丛中。分布于部分苗乡。

【Jox hsub 性味属经】性热，味辛微苦，属热药，入冷经。

【Qet diel xid 功能主治】功能：vut xuf yangx ghad ngol 利湿化痰，ves hxangd dangf hxangd 活血止血。主治：yens seil mongb

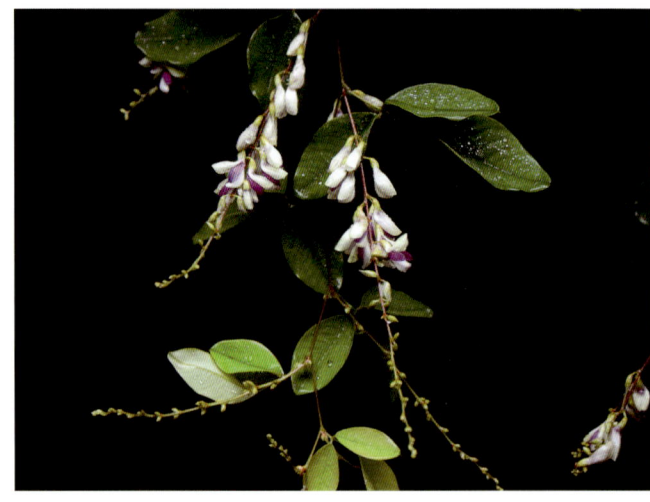

hfud kib jid 伤风发烧，jib daib bet ngol 小儿痰喘，jox jid liut dud fangx 全身发黄，nais pot lax bus 肺痈，khangd hfak jit hxangd mongb qub 妇人血瘀腹痛。

【Ed not xus 用法用量】内服，煎汤，15～25 g；或炖肉吃。外用，捣烂敷患处。

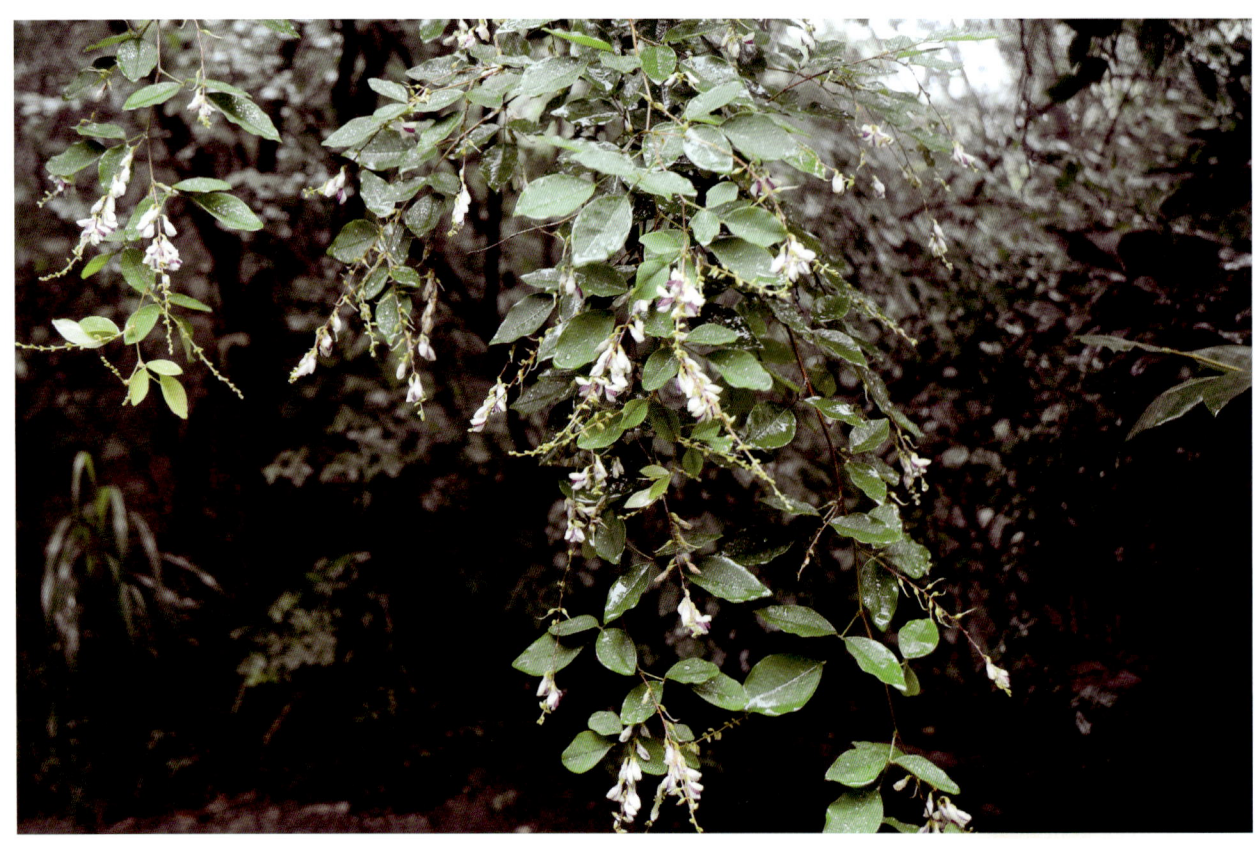

Def gib liod 百脉根

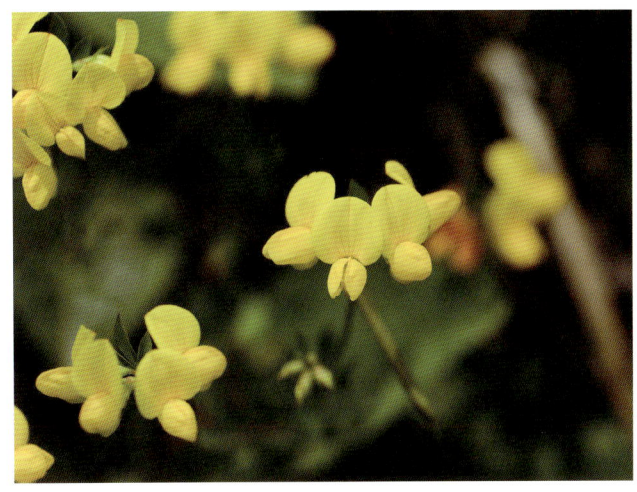

【Bit hsenb 俗名】牛角花、牛角豆、五叶草、鸟距草、假花生、黄金花。

【Dios kob deis 基源】为豆科植物百脉根 Lotus corniculatus Linn. 的根、花或全草。

【Niangb bet deis 生长环境】生于山坡草地上、田园间、溪沟边。分布于各地苗乡。

【Jox hsub 性味属经】性冷，味甘苦，属冷药，入热经。

【Qet diel xid 功能主治】功能：vut eb niangs dangf khak 生津止渴，net nais pot yangx ghad ngol 润肺化痰。主治：bal ves 虚劳，kib xuf ngol hvuk 湿热咳嗽，ngol hsab 干咳，ax maix wel lol 缺乳，buk dux mongb 胃炎，dix khangd ghad 痔疮。

【Ed not xus 用法用量】内服，煎汤，15～30 g。外用，捣烂敷患处。

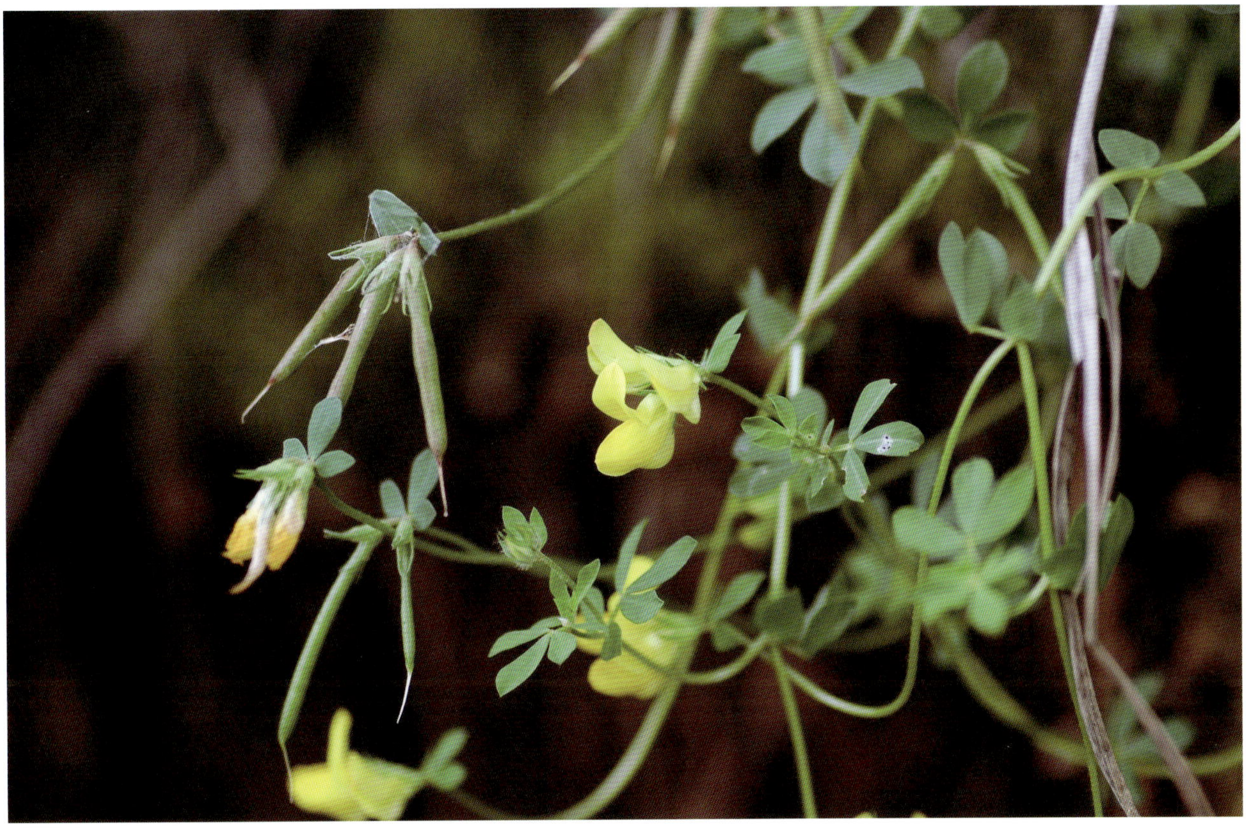

Def zeuk yeed yut 细叶百脉根

【Bit hsenb 俗名】百脉根、金花菜、金花柒。

【Dios kob deis 基源】为豆科植物细叶百脉根 *Lotus tenuis* Kitag. 的全草。

【Niangb bet deis 生长环境】生于山坡草地上、田间、溪沟边。分布于部分苗乡。

【Jox hsub 性味属经】性冷，味苦涩，属冷药，入热经。

【Qet diel xid 功能主治】功能：hxub kib los xuf 清热利湿，seil hxangd dangf hxangd 凉血止血。主治：kib jid 发烧，hvuk hxid 抽筋，ghab ghof lol hxangd 肠出血，dix khangd ghad 痔疮。

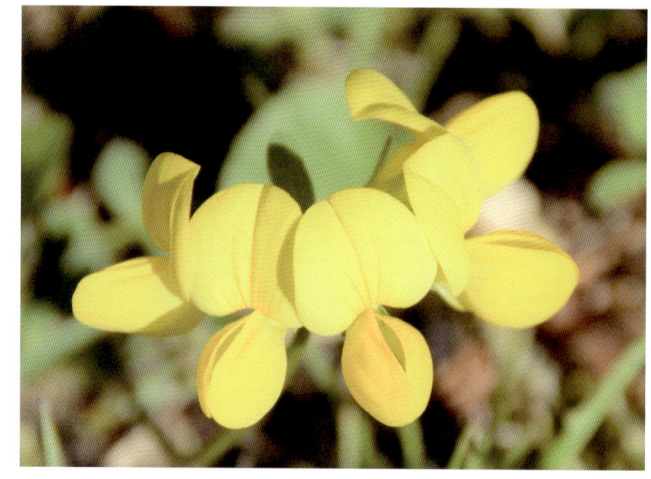

【Ed not xus 用法用量】内服，煎汤，15～25 g。

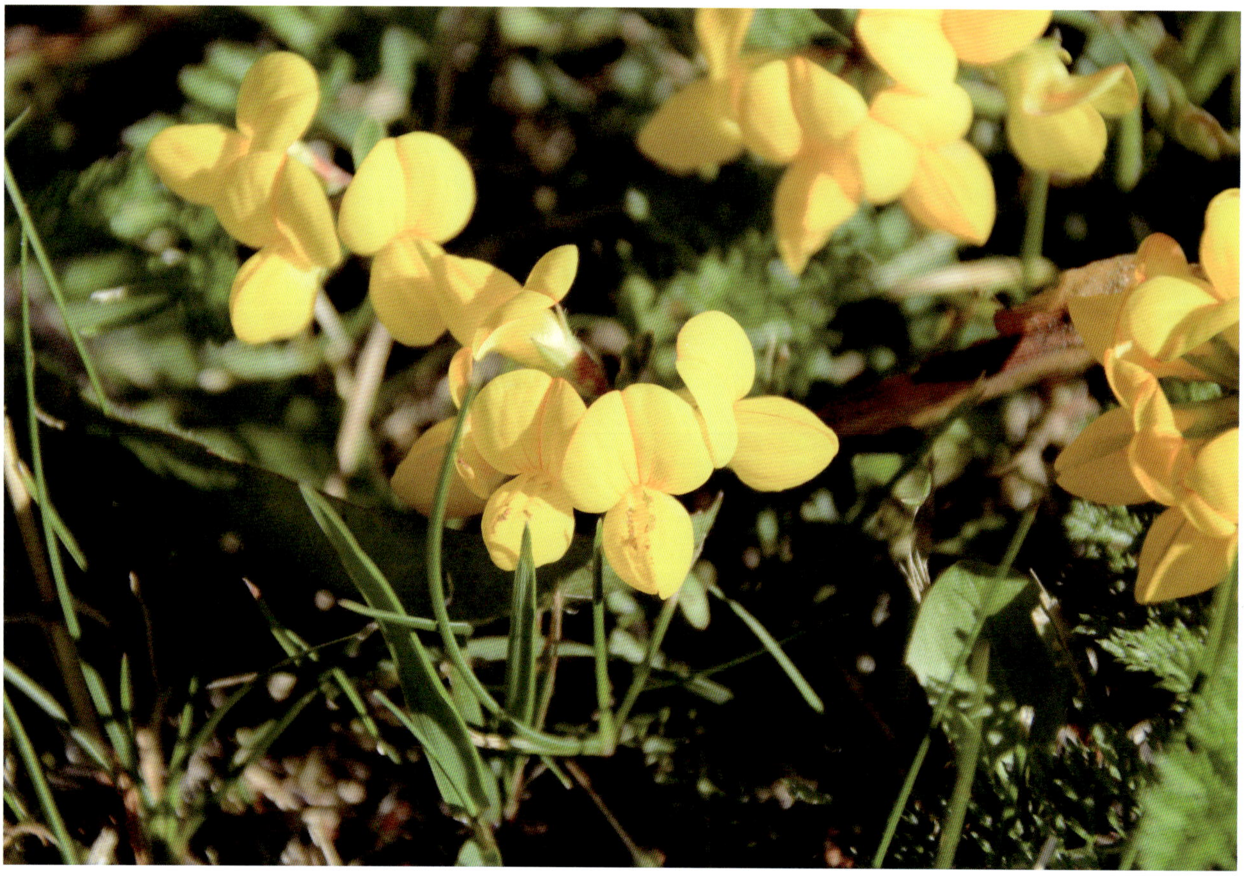

Hlat ghad hlet 异果崖豆藤

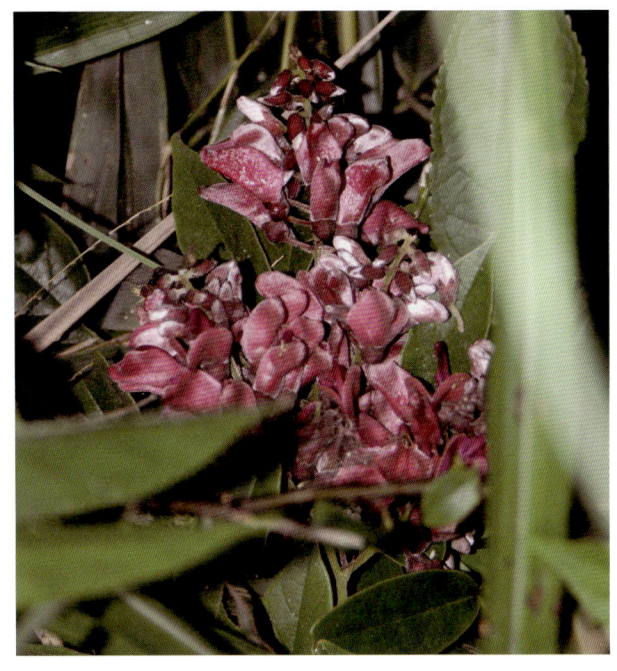

【Bit hsenb 俗名】崖豆藤、爬山豆。

【Dios kob deis 基源】为豆科植物异果崖豆藤 *Millettia heterocarpa* Chum. 的根茎。

【Niangb bet deis 生长环境】生于中山地区坡塝荫蔽处、灌木丛中。分布于部分苗乡。

【Jox hsub 性味属经】性冷，味苦，属冷药，入热经。

【Qet diel xid 功能主治】功能：ves hxangd tongb hxud 活血通络，yis hxangd vut bongt 补血益气。主治：fal sab 发痧症，dlad jus hxub mongb 腰膝酸痛，hsot ud ax jangx hxib 月经不调，ax hsot ud 闭经。

【Ed not xus 用法用量】内服，煎汤，15～25 g；或浸酒饮。

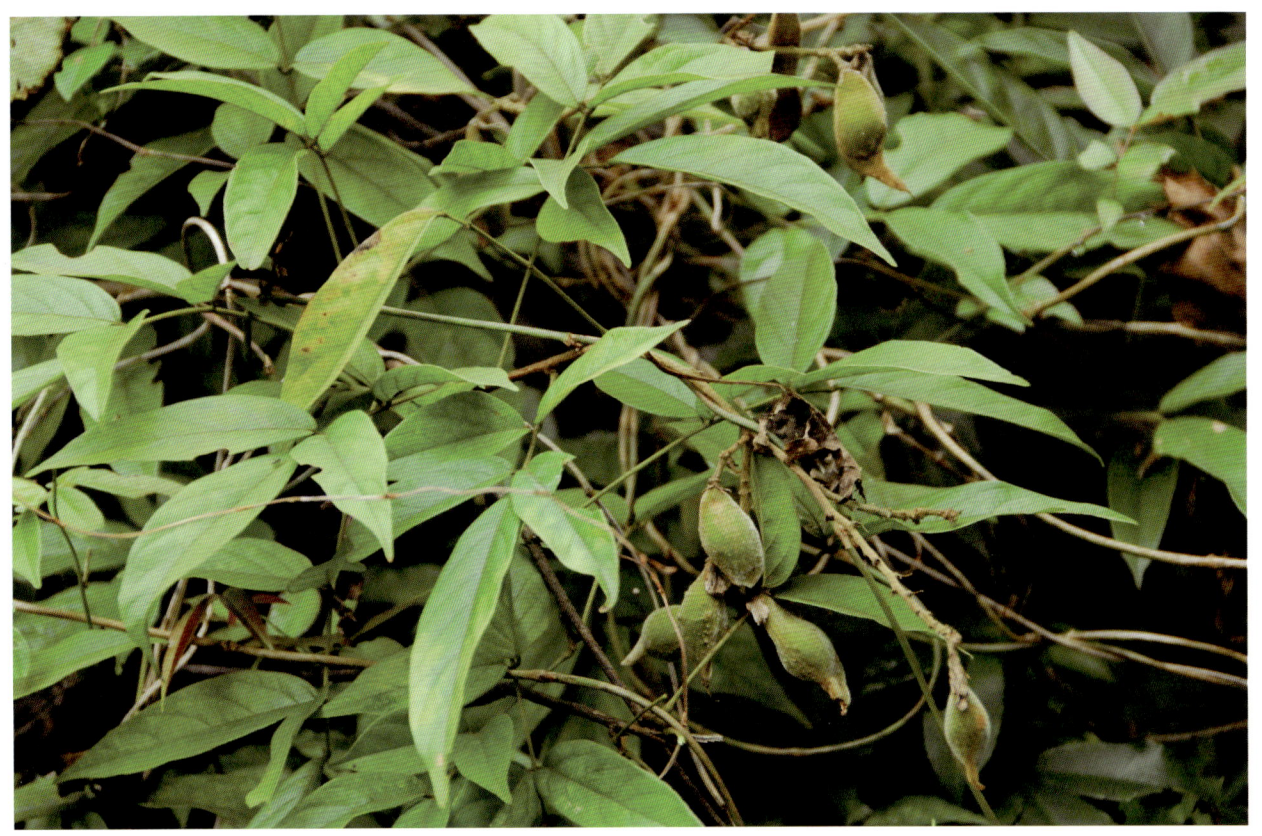

Hlat ghad hlet ib 香花崖豆藤

【Bit hsenb 俗名】苦藤、大巴豆、大活血、过山龙、血风藤、密花豆、猪婆藤。

【Dios kob deis 基源】为豆科植物香花崖豆藤 Millettia dielsiana Harms. ex Diels. 的根。

【Niangb bet deis 生长环境】生于山坡灌木丛中。分布于部分苗乡。

【Jox hsub 性味属经】性热，味苦甘，属热药，入冷经。

【Qet diel xid 功能主治】功能：tad hxid dlongs lis 舒筋活络，ves hxangd dangf hxangd 活血止血。主治：dlad jus hxub mongb 腰膝酸痛，fal sab 发痧症，zeib ghangb 瘫痪，juk jik 麻木，hsot ud ax jangx hxib 月经不调，ax hsot ud 闭经。

【Ed not xus 用法用量】内服，煎汤，15～25 g；或浸酒饮。

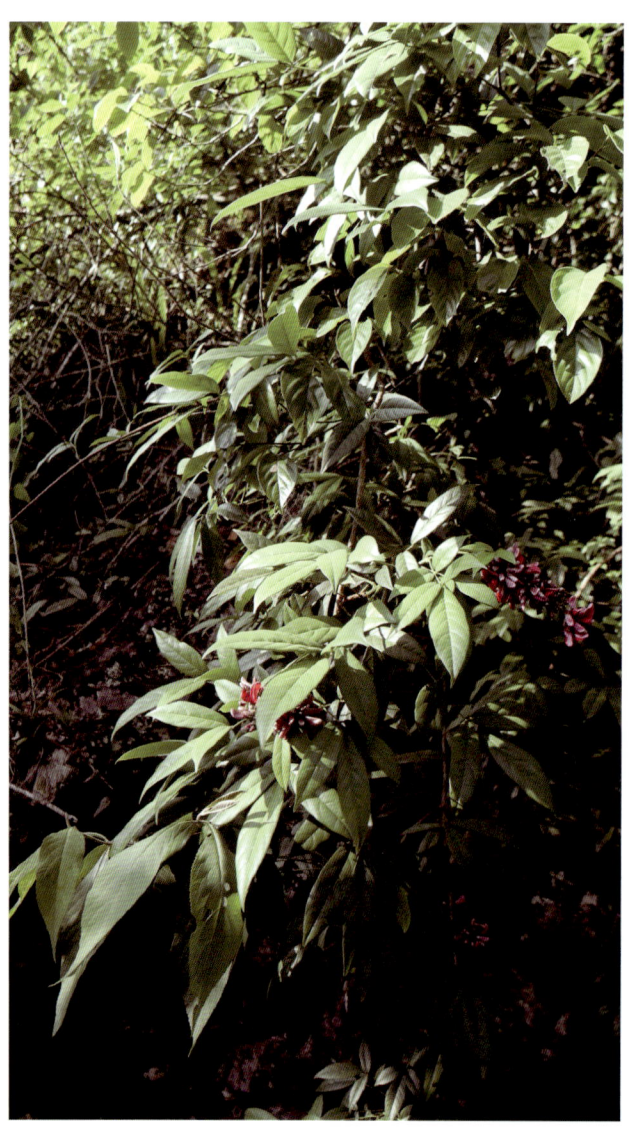
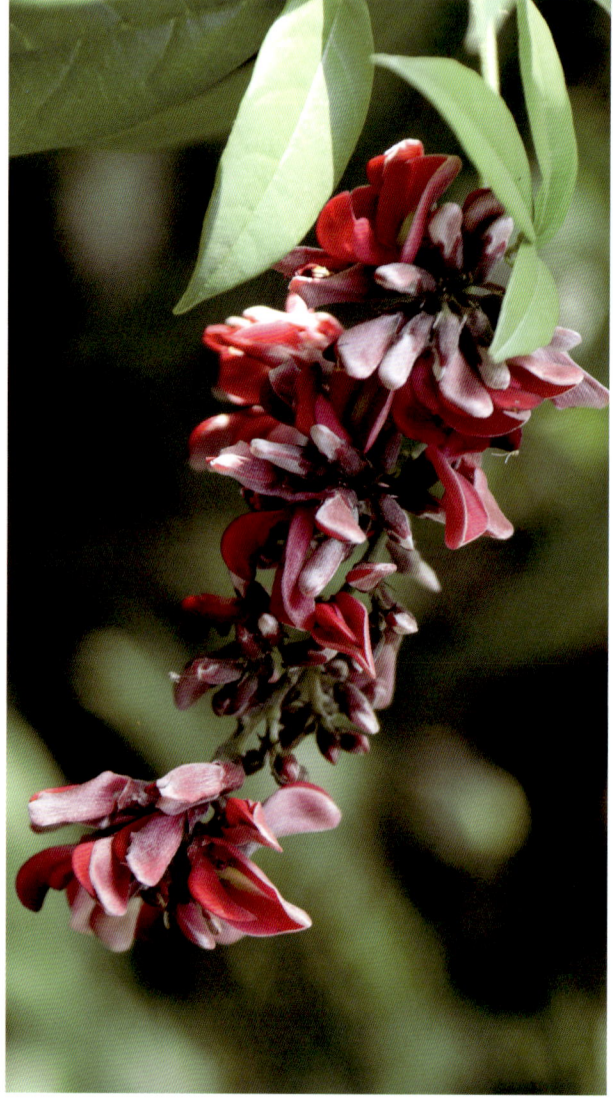

Hlat ghad hlet yut 贵州崖豆藤

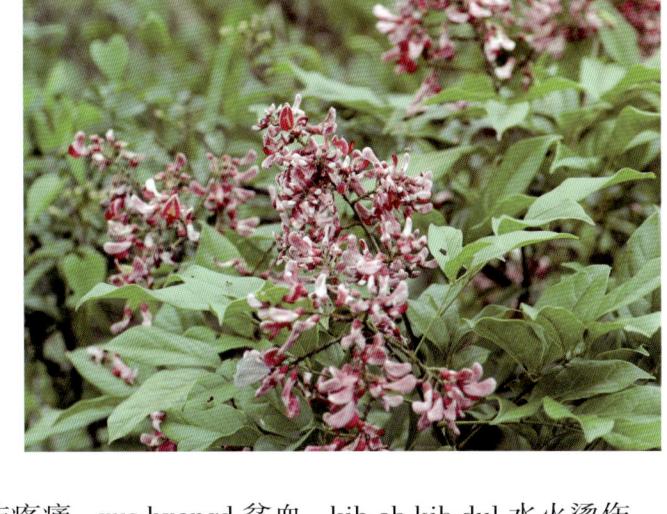

【Bit hsenb 俗名】岩豆藤、血贯肠、老鸦藤、小鸡血藤、老豌豆藤。

【Dios kob deis 基源】为豆科植物贵州崖豆藤 Millettia kweichowensis Hu. 的根。

【Niangb bet deis 生长环境】生于低海拔地区溪沟岩石上或灌木丛旁。分布于部分苗乡。

【Jox hsub 性味属经】性平，味甘涩，属冷热两经药，入两经。

【Qet diel xid 功能主治】功能：tat jent zangl kib 疏风散热，seil hxangd ves hxangd 凉血活血。主治：ait gheb bal jid mongb 劳伤疼痛，xus hxangd 贫血，kib eb kib dul 水火烫伤，zal ghad dongk 痢疾。

【Ed not xus 用法用量】内服，煎汤，15～30 g；或泡酒饮；或炖肉服。

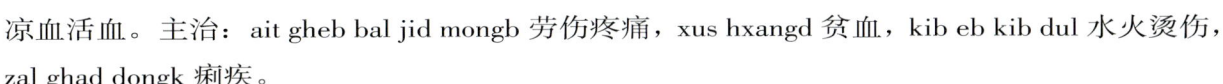

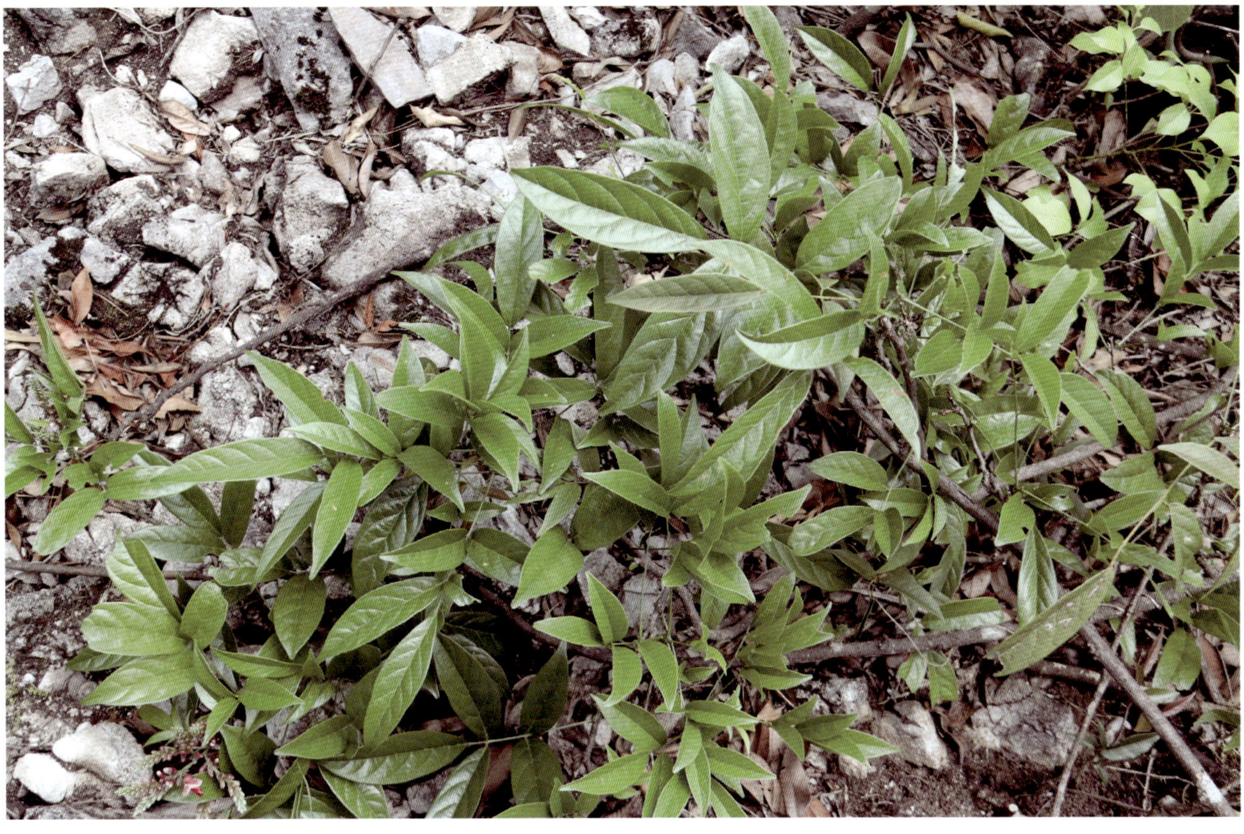

Hlat ghad hlet mif vud 密花崖豆藤

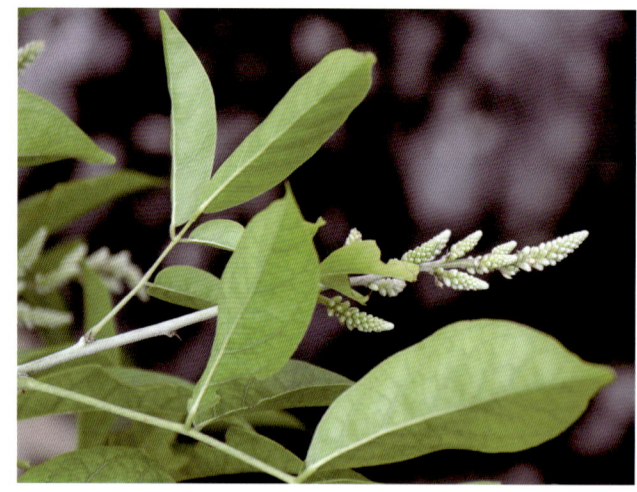

【Bit hsenb 俗名】岩豆藤、鸡血藤、崖豆藤。

【Dios kob deis 基源】为豆科植物密花崖豆藤 Millettia congestiflora T. G. Chin. 的根。

【Niangb bet deis 生长环境】生于山坡阴处、灌木丛中。分布于各地苗乡。

【Jox hsub 性味属经】性热，味甘苦，属热药，入冷经。

【Qet diel xid 功能主治】功能：tad hxid dlongs lis 舒筋活络，ves hxangd hsot ud vut 活血调经。主治：dlad jus hxub mongb 腰膝酸痛，lob bil juk jik 四肢麻木，hsot ud ax jangx hxib 月经不调，ax hsot ud 闭经。

【Ed not xus 用法用量】内服，煎汤，25～30 g；或浸酒饮。

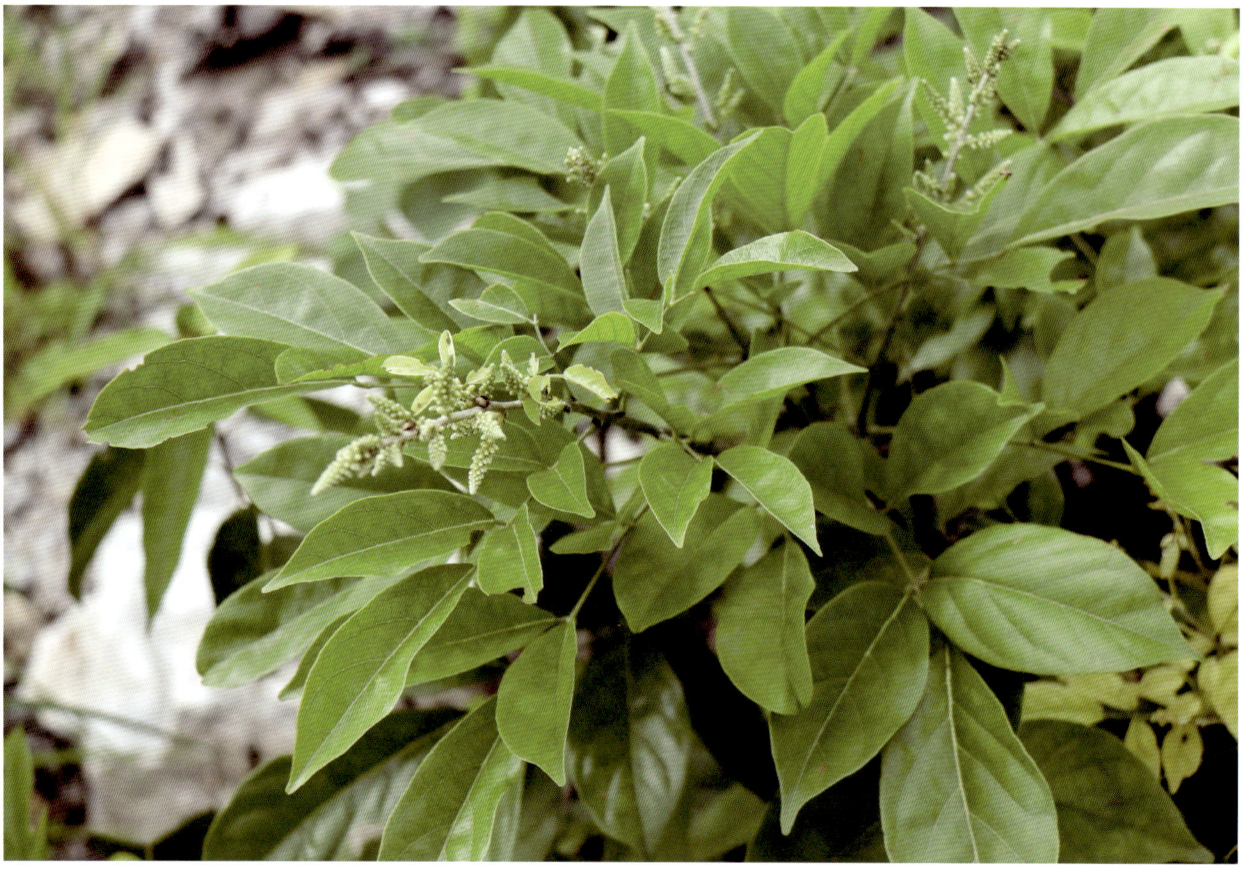

Hlat ghad hlet mif zat 牛大力藤

【Bit hsenb 俗名】山豆藤、老鸦藤、血贯肠、鸡血藤、老豌豆藤、美丽崖豆藤。

【Dios kob deis 基源】为豆科植物牛大力藤 *Millettia speciosa* Champ. 的根或果实。

【Niangb bet deis 生长环境】生于岩石山地区，攀附岩崖。分布于各地苗乡。

【Jox hsub 性味属经】性平，味甘微涩，属冷热两经药，入两经。

【Qet diel xid 功能主治】功能：hxub kib tat jab 清热解毒，net nais pot dangf ngol 润肺止咳。主治：ait gheb bal jid mongb 劳伤疼痛，dliangd bil dib sangb 跌打损伤，ngol hvuk 喘咳，zal ghad dongk 痢疾。

【Ed not xus 用法用量】内服，煎汤，15～25 g。外用，捣烂敷患处。

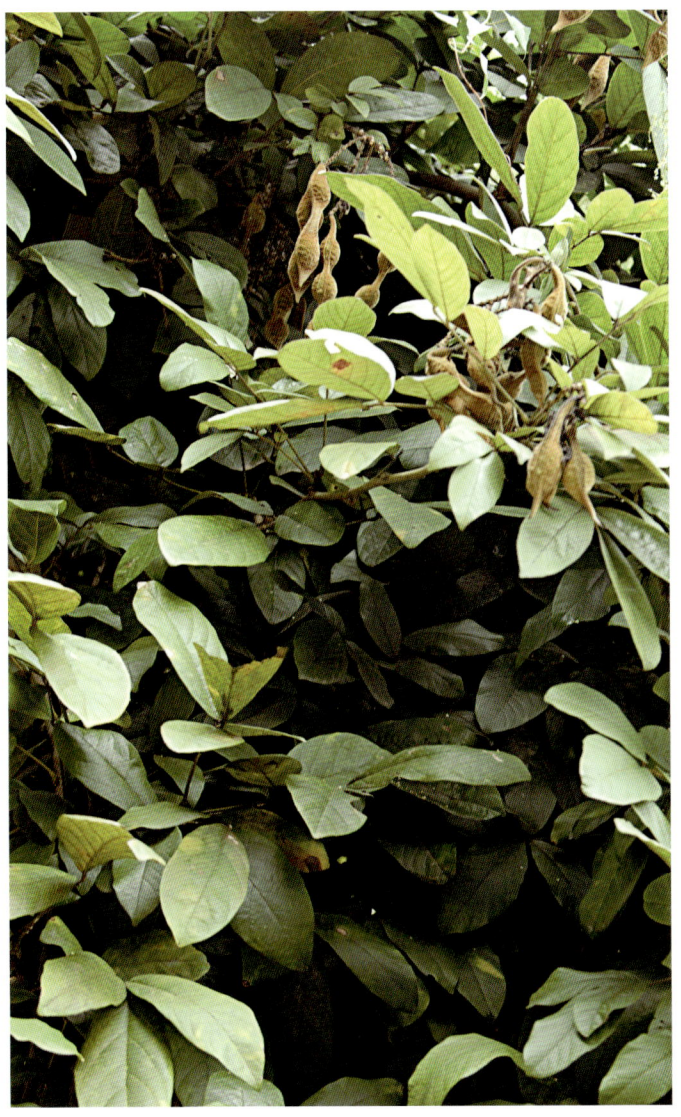
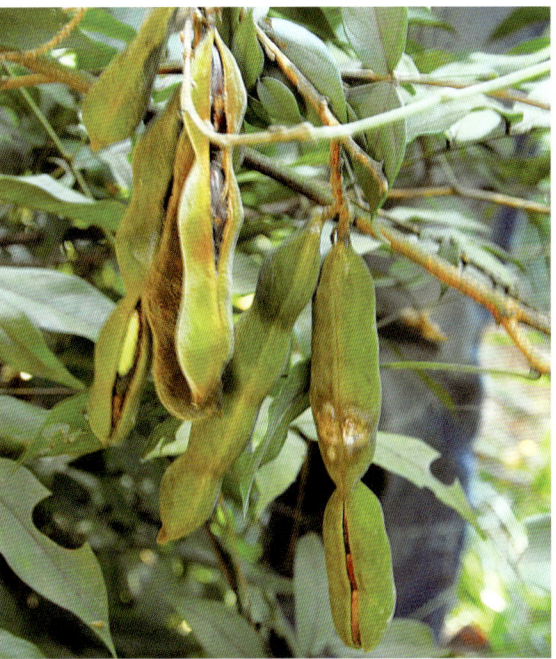
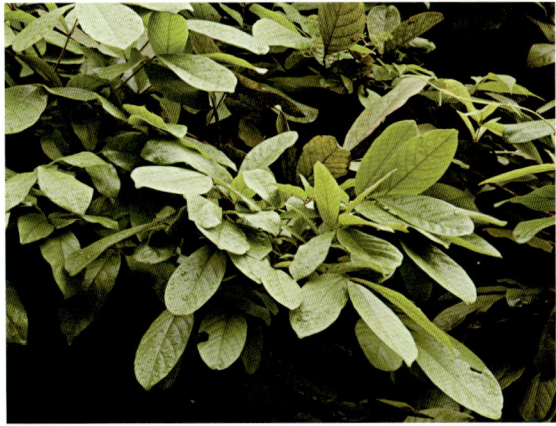

Hlat ghad hlet dlub 昆明鸡血藤

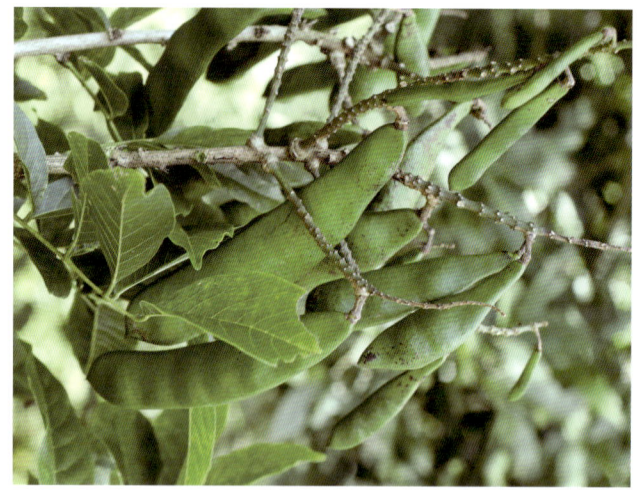

【Bit hsenb 俗名】黄藤、大肠藤、白骨藤、白血藤、石柱藤、硬壳藤。

【Dios kob deis 基源】为豆科植物昆明鸡血藤 Millettia reticulata Benth. 的藤茎或根。

【Niangb bet deis 生长环境】生于坡塝灌木丛中、疏林边。分布于各地苗乡。

【Jox hsub 性味属经】性冷，味苦，属冷药，入热经。有大毒。

【Qet diel xid 功能主治】功能：hxub jent dlongs hxud lis 祛风活络，ves hxangd tongb hxud 活血通经。主治：dliangd bil dib sangb 跌打损伤，mongb ghut hsongd 关节痛，dlad jus hxub mongb 腰膝酸痛，juk jik 麻木，mongb lob mongb bil 四肢疼痛，bit dangx lol hniangk 体虚盗汗，ax hsot ud 闭经。

【Ed not xus 用法用量】内服，煎汤，15～25 g；或浸酒饮。

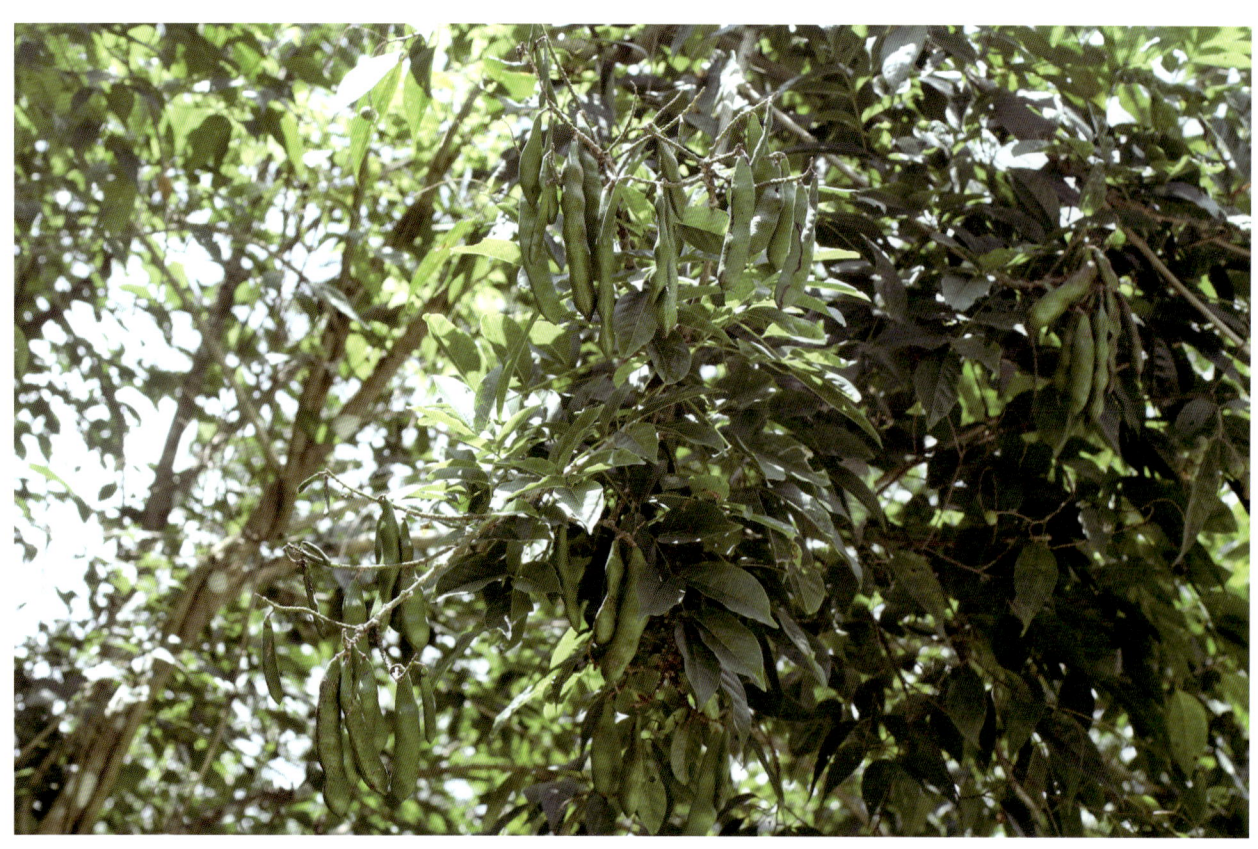

Zend ghad hlet dab liut 厚果鸡血藤

【Bit hsenb 俗名】日头鸡、冲天子、苦蚕子、猪腰子、毒鱼藤、少果鸡血藤。

【Dios kob deis 基源】为豆科植物厚果鸡血藤 Millettia pachycarpa Benth. 的果实、种子、叶。

【Niangb bet deis 生长环境】生于沟谷溪涧灌木丛中、疏林下。分布于部分苗乡。

【Jox hsub 性味属经】性热，味苦辛，属热药，入冷经。有毒。

【Qet diel xid 功能主治】功能：hxub kib tat jab 清热解毒，dib gangb 杀虫。主治：jib daib ngas naix mais 小儿疳积，fal sab mongb qub 痧症腹痛，juk jik 麻木，gangb xent 疥疮，gangb vas 癣。

【Ed not xus 用法用量】内服，3～6 g 研末或煅存性研末或研汁服。外用，取叶捣烂敷或涂搽。

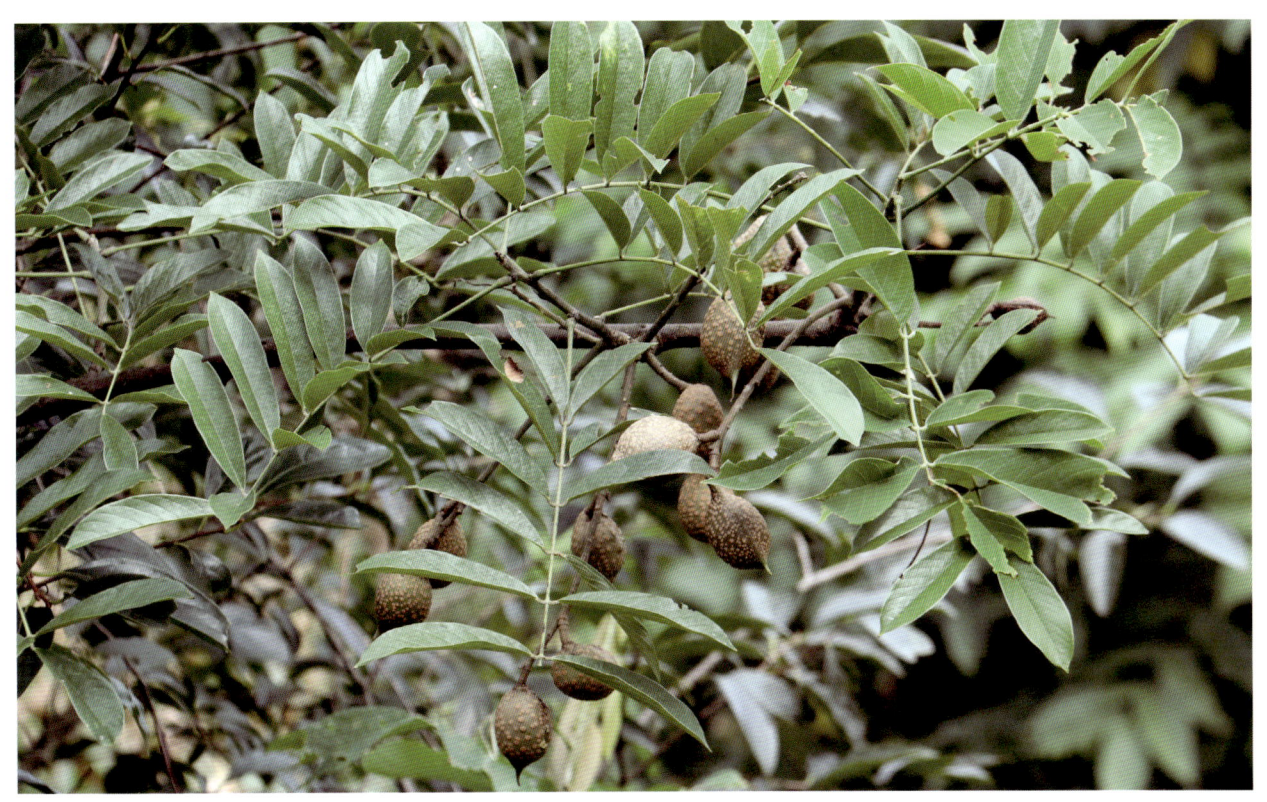

Hlat hmongb hxangt 常春油麻藤

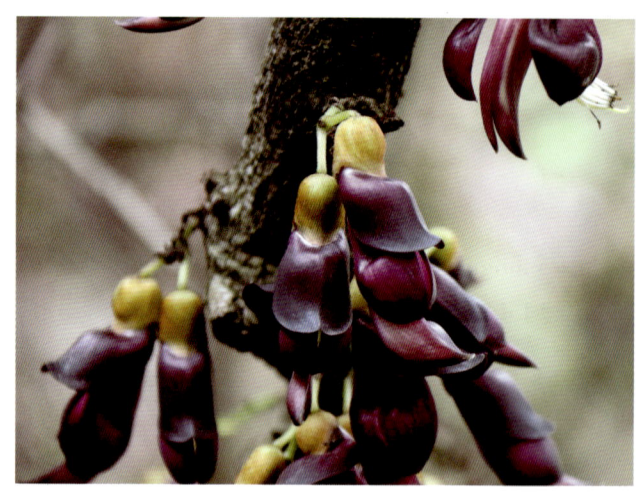

【Bit hsenb 俗名】牛马藤、过山龙、棉麻藤、油麻血藤、常绿黎豆、常绿油麻藤。

【Dios kob deis 基源】为豆科植物常春油麻藤 Mucuna sempervirens Hemsl. 的全株。

【Niangb bet deis 生长环境】生于山坡灌木丛中。分布于各地苗乡。

【Jox hsub 性味属经】性热，味辛，属热药，入冷经。

【Qet diel xid 功能主治】功能：tongb hxend dlongs lis 通经活络，hangb hxangd yis hxangd 行血补血。主治：yens jent xuf mongb 风湿疼痛，lob bil juk jik 四肢麻木，xus hxangd 贫血，ax hsot ud 闭经。

【Ed not xus 用法用量】内服，煎汤，25～30 g；或浸酒饮。

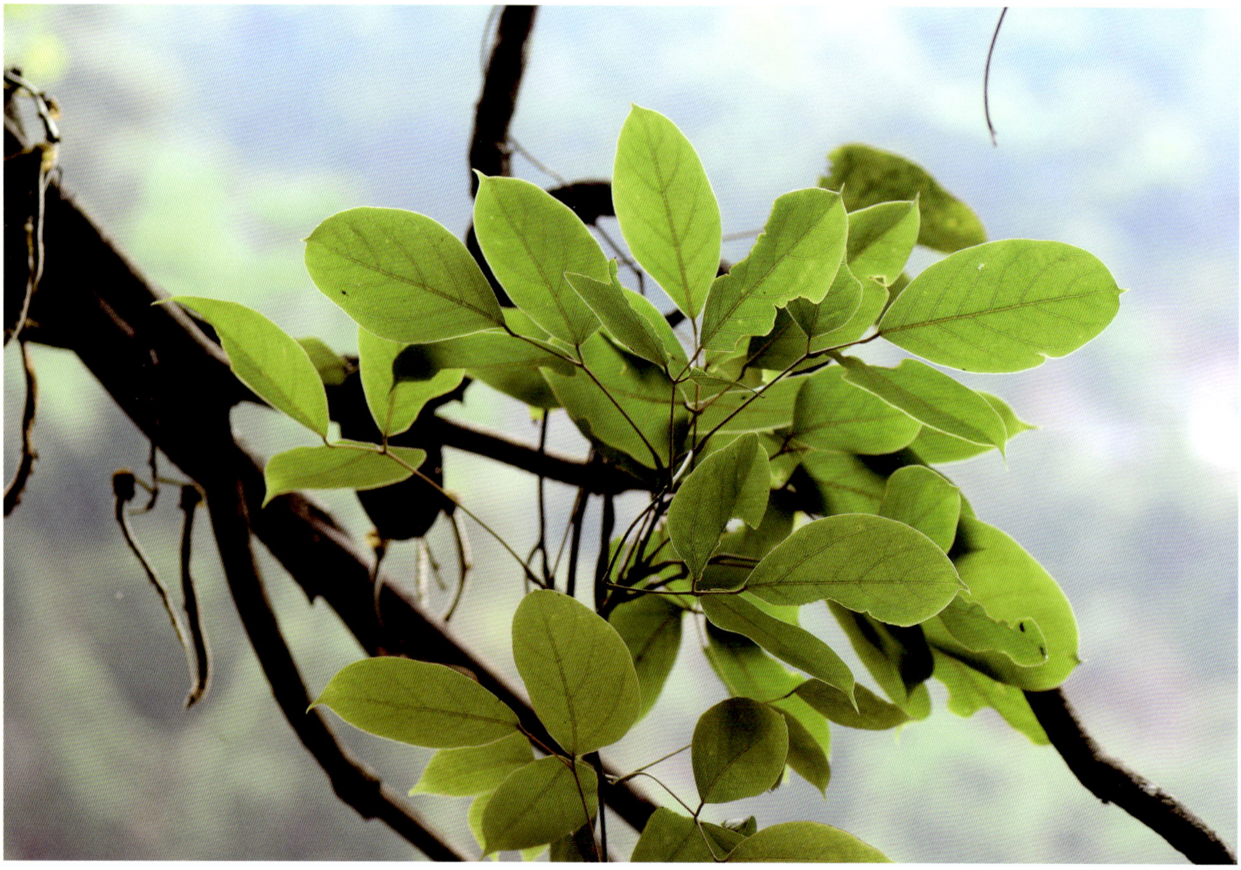

Nangx meif did 草木犀

【Bit hsenb 俗名】品川荻、败毒草、香马料、铁扫把、散血草、野苜蓿、黄花草木犀。

【Dios kob deis 基源】为豆科植物草木犀 *Melilotus suaveolens* Ledeb. 的全草。

【Niangb bet deis 生长环境】生于荒山上、草丛中。分布于部分苗乡。

【Jox hsub 性味属经】性冷，味苦辛，属冷药，入热经。

【Qet diel xid 功能主治】功能：hxub kib tat jab 清热解毒，dib gangb 杀虫。主治：kib seil 疟疾，mongb khob 头痛，hangt lot 口臭，dix eb bus 脓疱疮，ghab hsangb hlet mongb 金疮疼痛，xud wal lol bus 淋病，zal ghad dongk 痢疾。

【Ed not xus 用法用量】内服，煎汤，15～25 g。外用，捣烂敷或烧烟熏。

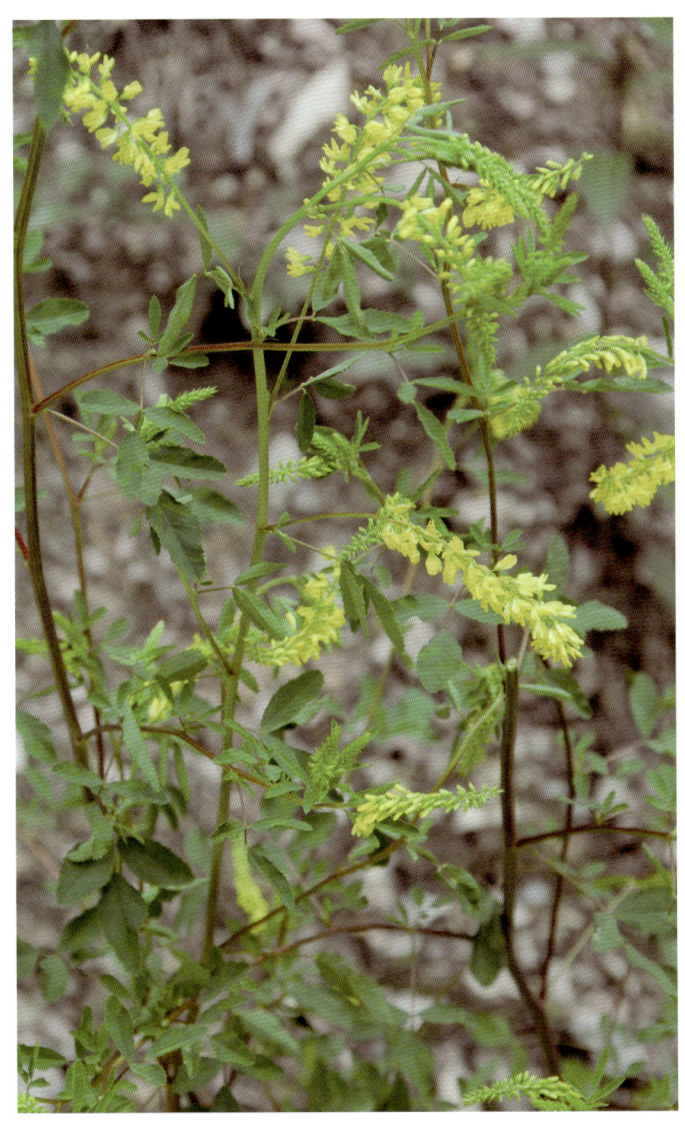
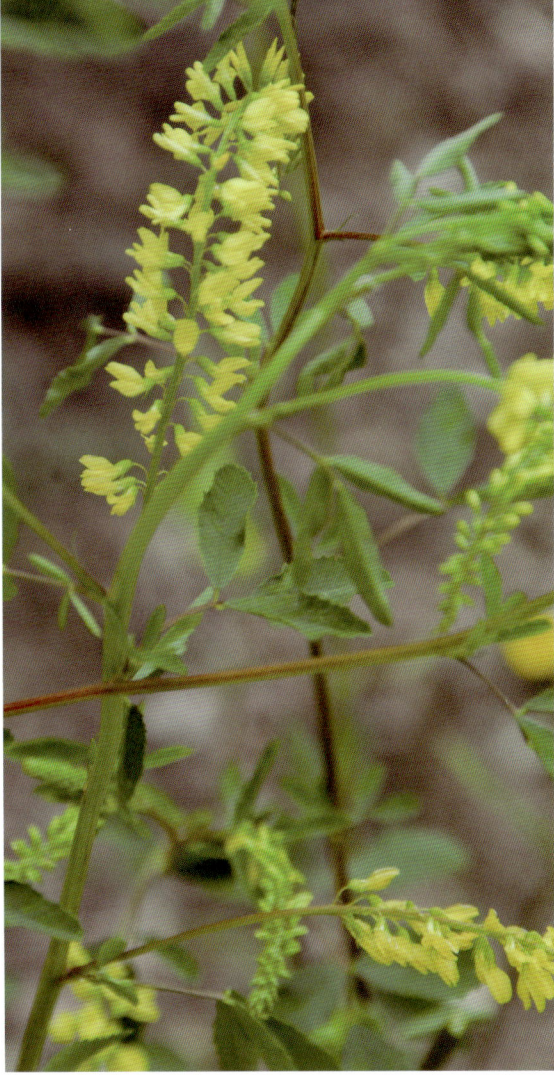

Nangx mal keb 印度草木犀

【Bit hsenb 俗名】蛇退草、辟汗草、蛇蜕草、草木犀、野苜蓿。

【Dios kob deis 基源】为豆科植物印度草木犀 *Melilotus indicus*（L.）All. 的全草。

【Niangb bet deis 生长环境】生于沙丘、山坡、草地上。分布于部分苗乡。

【Jox hsub 性味属经】性冷，味苦辛，属冷药，入热经。

【Qet diel xid 功能主治】功能：hxub kib tat jab 清热解毒，dib gangb 杀虫。主治：mongb khob dit khob 头痛头胀，kib seil 疟疾，hangt lot 口臭，dix eb bus 脓疱疮，xud wal lol bus 淋病，zal ghad dongk 痢疾。

【Ed not xus 用法用量】内服，煎汤，15～25 g。外用，捣烂敷或烧烟熏。

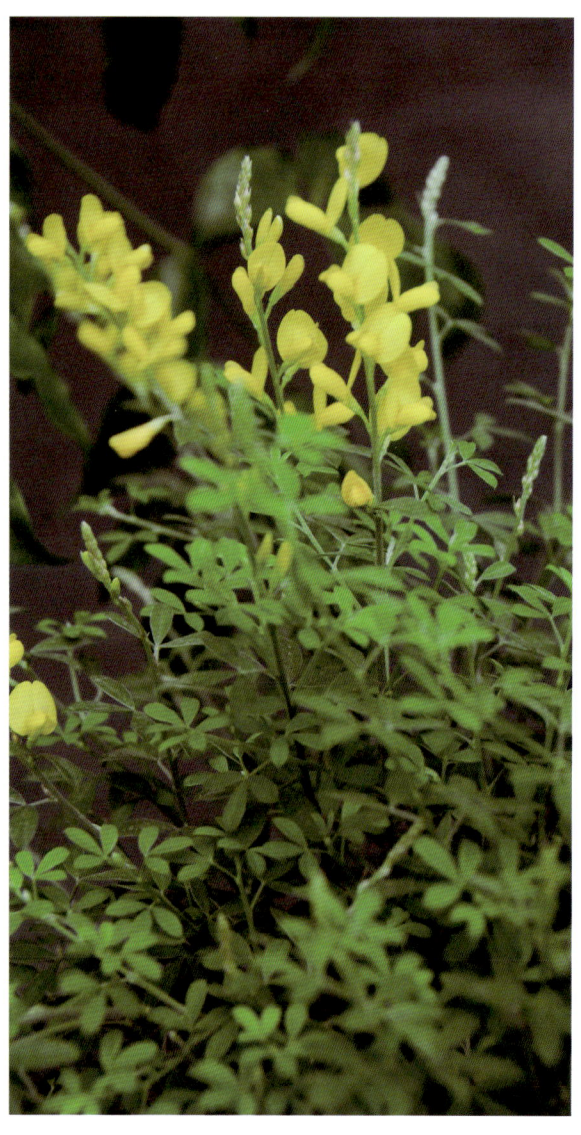
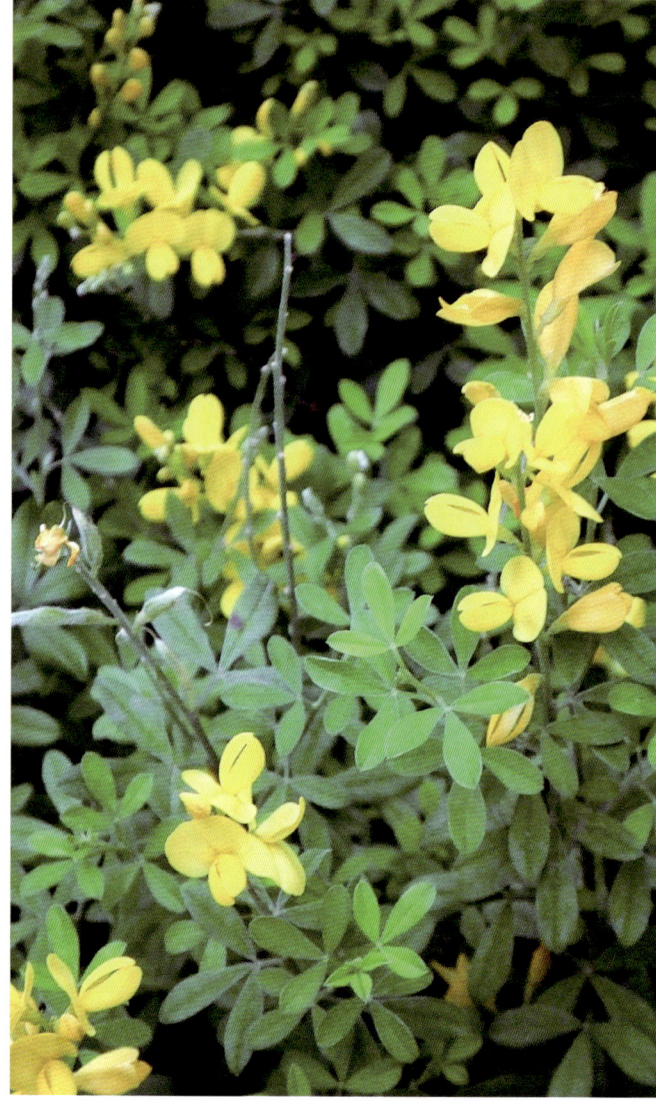

Nangx mal dlub 白香草木犀

【Bit hsenb 俗名】䒟萩、散血草、品川萩、败毒草、香马料、白花草木犀、白甜车轴草。

【Dios kob deis 基源】为豆科植物白香草木犀 *Melilotus albus* Desr. 的全草。

【Niangb bet deis 生长环境】生于湿润沙地上、山坡草丛中。分布于各地苗乡。

【Jox hsub 性味属经】性冷，味苦辛，属冷药，入热经。

【Qet diel xid 功能主治】功能：hxub kib tat jab 清热解毒，dib gangb 杀虫。主治：mongb khob dit khob 头痛头胀，kib seil 疟疾，hangt lot 口臭，dix eb bus 脓疱疮，xud wal lol bus 淋病，zal ghad dongk 痢疾。

【Ed not xus 用法用量】内服，煎汤，15～25 g。外用，捣烂敷或烧烟熏。

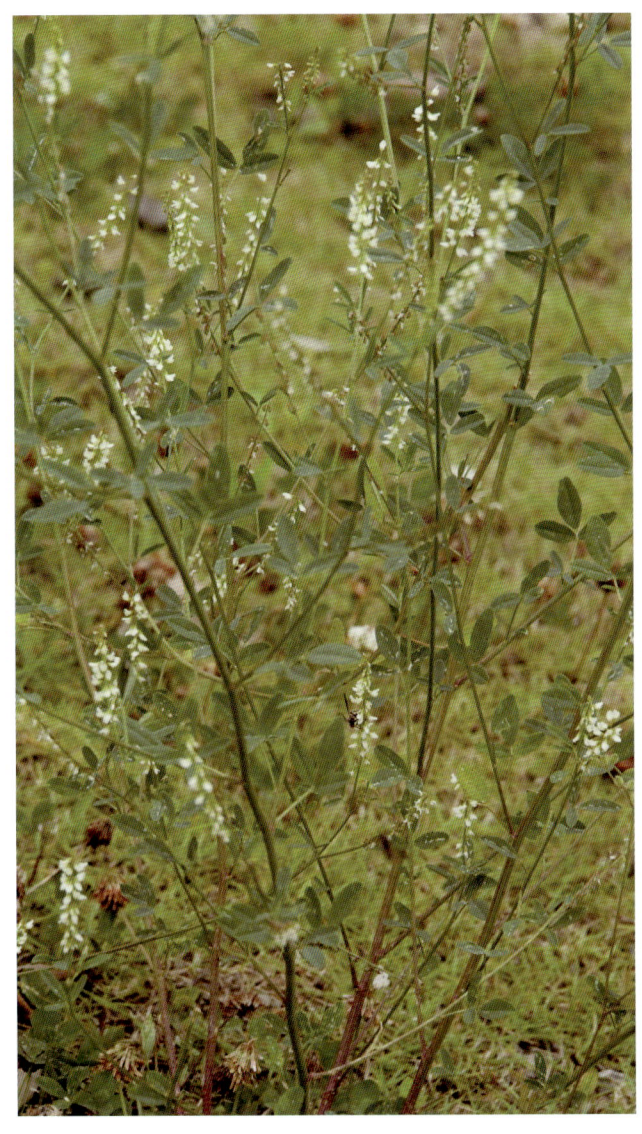
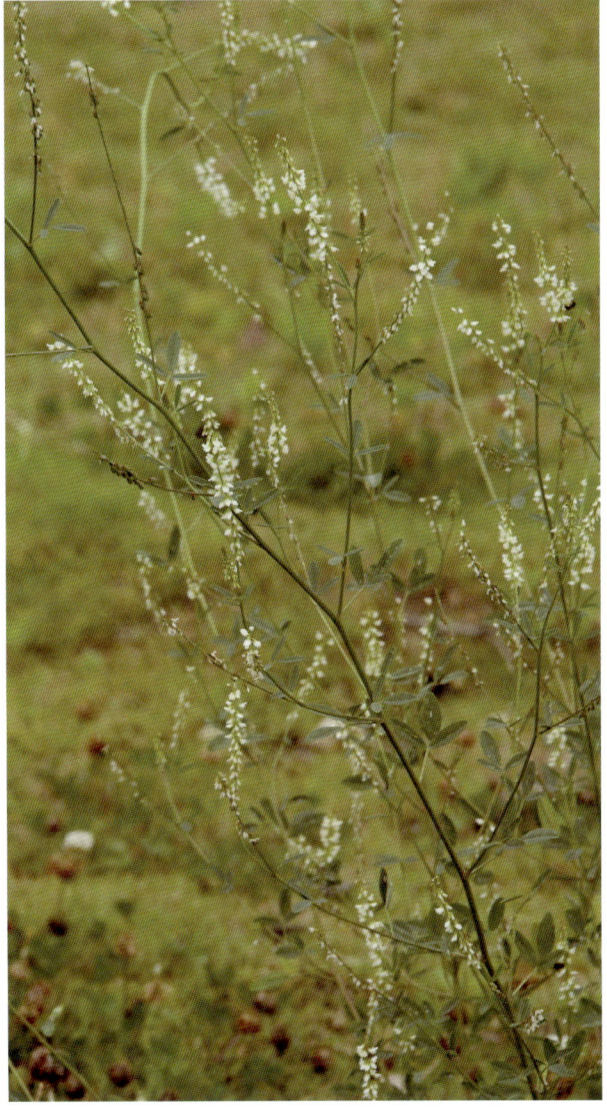

Def dab vud 天蓝苜蓿

【Bit hsenb 俗名】地梭罗、接筋草、清酒缸、野花生、杂花苜蓿、黑荚苜蓿。

【Dios kob deis 基源】为豆科植物天蓝苜蓿 *Medicago lupulina* L. 的全草。

【Niangb bet deis 生长环境】生于荒坡草丛中。分布于各地苗乡。

【Jox hsub 性味属经】性平，味甘涩，属冷热两经药，入两经。

【Qet diel xid 功能主治】功能：hxub kib los xuf 清热利湿，tad hxid dlongs lis 舒筋活络，net nais pot dangf ngol 润肺止咳。主治：yens jent mongb hsongd hxend 风湿筋骨痛，ait gheb bal jid mongb diub 劳伤腰痛，nais jongt od nul fangx jid 黄疸型肝炎，mongd hxud bob ghangb 坐骨神经痛，ngol hvuk 喘咳，yens nangb gik 毒蛇咬伤，yens gangb kuk gik 蜈蚣咬伤。

【Ed not xus 用法用量】内服，煎汤，15～35 g。外用，捣烂敷、捣烂汁涂或煎水洗。

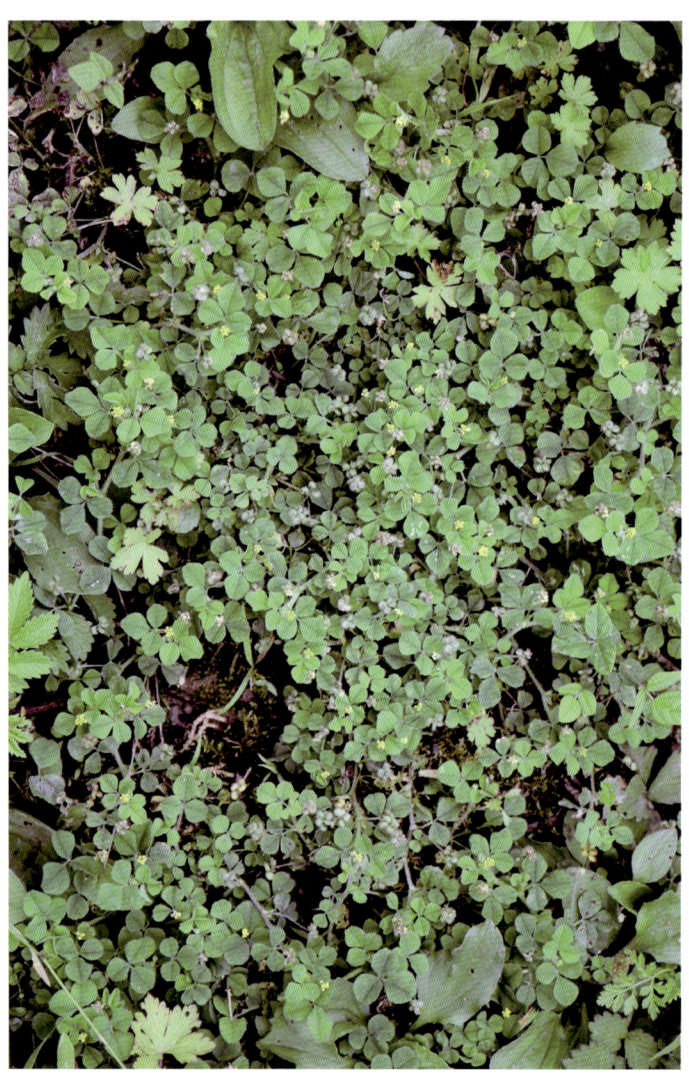
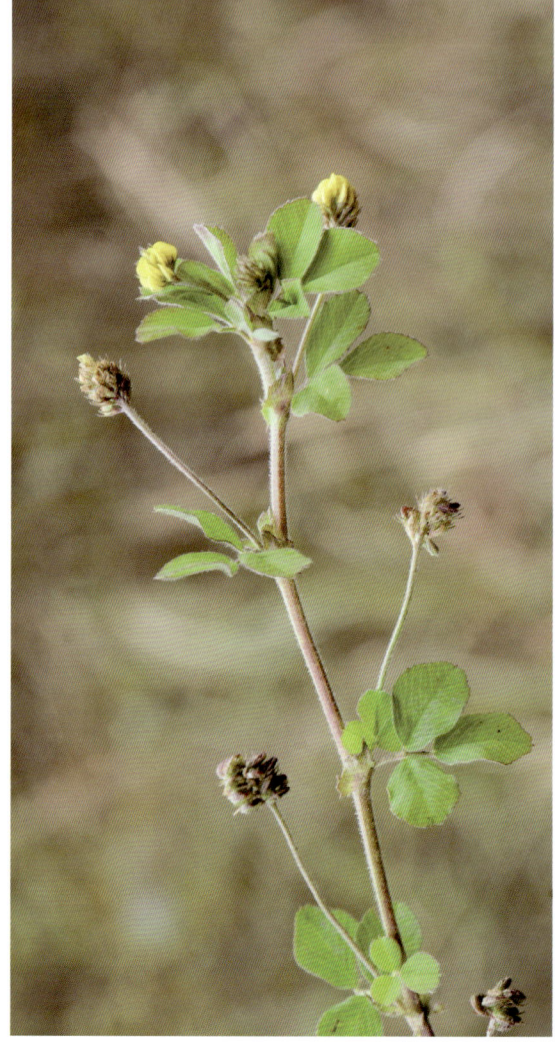

Vob hnab khad 含羞草

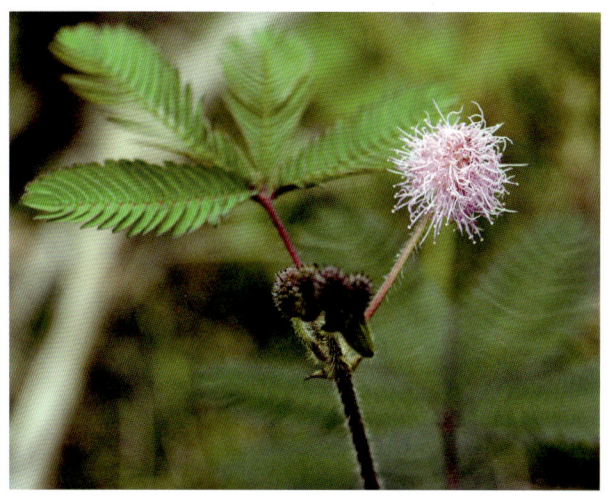

【Bit hsenb 俗名】怕羞草、怕丑草、知羞草、望江南、喝呼草。

【Dios kob deis 基源】为豆科植物含羞草 Mimosa pudica Linn. 的全草或根。

【Niangb bet deis 生长环境】生于山野荒地上、路旁潮湿处，有栽培。分布于各地苗乡。

【Jox hsub 性味属经】性冷，味甘，属冷药，入热经。

【Qet diel xid 功能主治】功能：hxub kib tat jab 清热解毒，dangf hvib dangf hnind 宁心安神，yangx gad los gangd 消食化积。主治：lal ghad bit ax dangx 神经衰弱，bit ax dangx 失眠，buk dux mongb dad ghangb 慢性胃炎，jib daib ngas naix mais 小儿疳积，jib daib hot ax yangx gad 小儿消化不良，jangx gangb nangb 带状疱疹。

【Ed not xus 用法用量】内服，煎汤，15～30 g；或炖肉食。外用，捣烂敷患处。

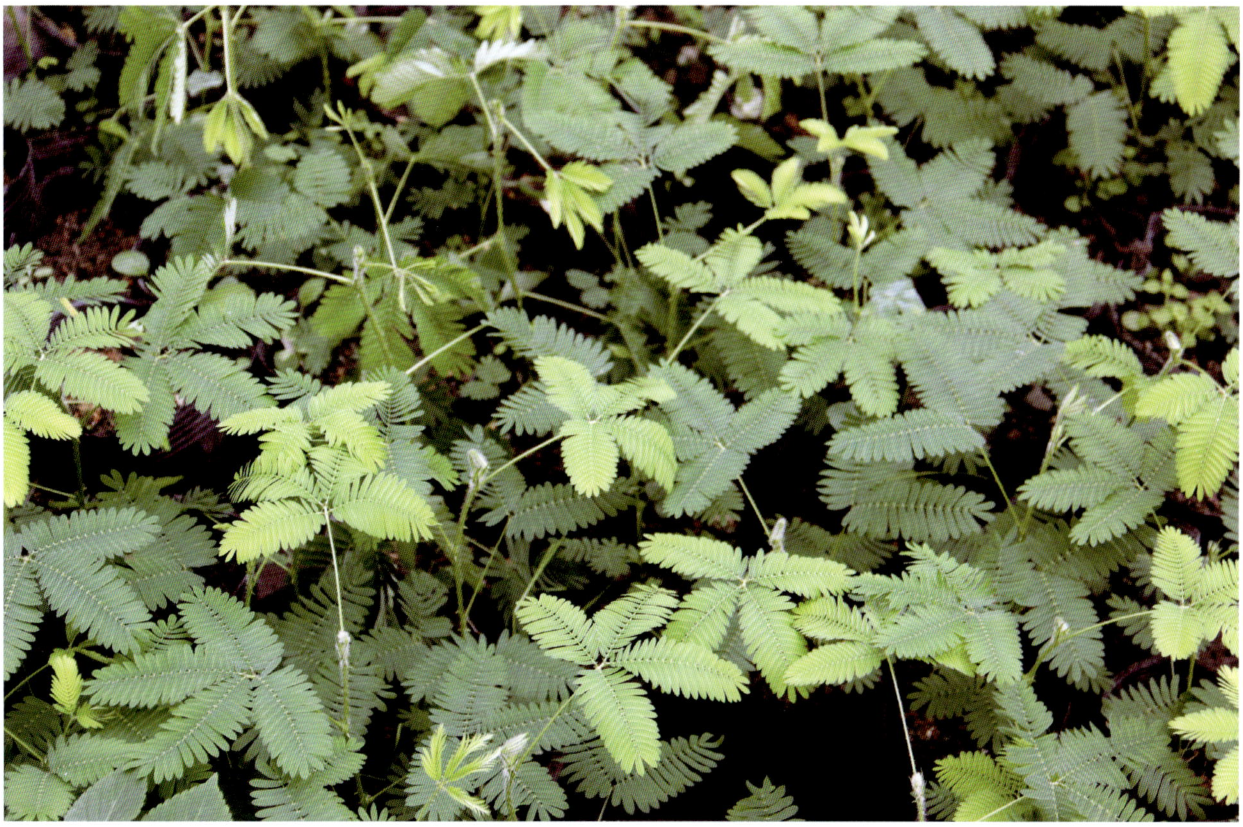

Det hfib jeex 蔓性千斤拔

【Bit hsenb 俗名】一条根、土黄鸡、牛尾荡、千斤吊、大力黄、单根守。

【Dios kob deis 基源】为豆科植物蔓性千斤拔 Moghania philippinensis（Merr. et Rolfe）H. L. Li 的根。

【Niangb bet deis 生长环境】生于山坡草丛中及疏林边缘、路旁。分布于各地苗乡。

【Jox hsub 性味属经】性冷，味苦涩，属冷药，入热经。

【Qet diel xid 功能主治】功能：tat jit hxangd tat jab 消瘀解毒，hxub jent hxenk net 祛风除湿。主治：dliangd bil dib sangb 跌打损伤，yens jent mongb 风湿痛，diuf od nul lax 慢性肾炎，los link ghongd 吊小舌，mongb hmid 牙痛，gangb lax bus pob mongb 疮痈肿毒。

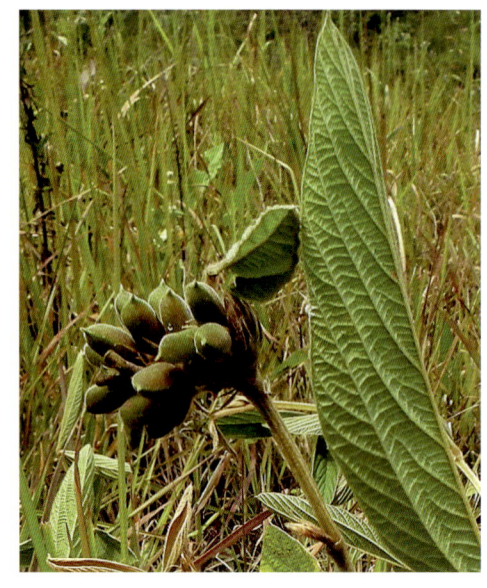

【Ed not xus 用法用量】内服，煎汤，15～25 g；或入丸、散剂。外用，捣烂敷患处。

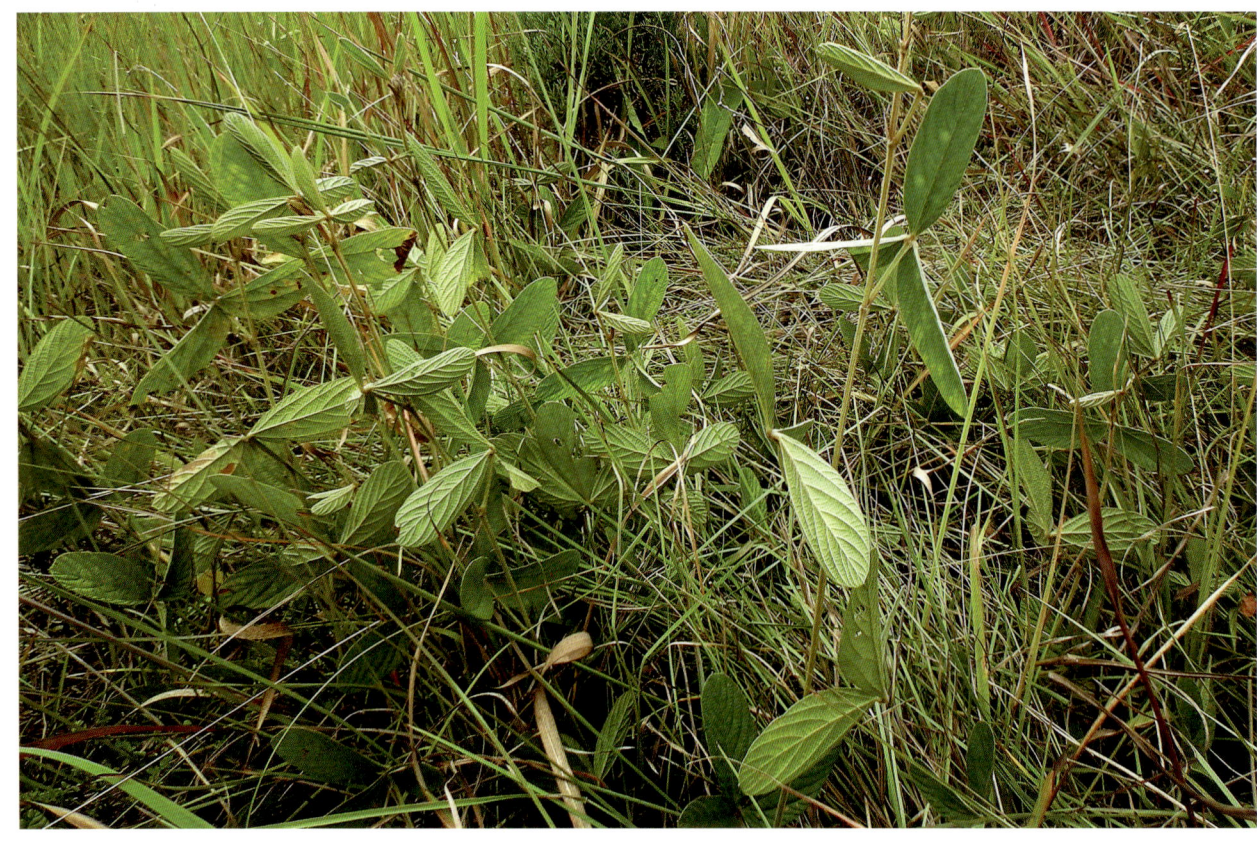

Det hfib jeex hlieb 大叶千斤拔

【Bit hsenb 俗名】千斤红、皱面树、天根不倒、假乌豆草。

【Dios kob deis 基源】为豆科植物大叶千斤拔 *Flemingia macrophylla* (Willd.) Prain 的根、叶。

【Niangb bet deis 生长环境】喜生于山坡草地上、疏林下、灌木丛中。分布于部分苗乡。

【Jox hsub 性味属经】性热，味甘，属热药，入冷经。

【Qet diel xid 功能主治】功能：hxub kib tat jab 清热解毒，xongf hxend tiod hsongd 强筋壮骨，yis dliangl yis ves 补虚损。主治：hvangb jid zeib ghangb 偏瘫，bal ghab dlad ngix 腰肌劳损，yens jent mongb hsongd 风湿骨痛，ait gheb bal jid ngol lax 劳伤久咳，ghab diux ghongd angt mongb 咽喉肿痛，got ax gek 阳痿。

【Ed not xus 用法用量】内服，煎汤，15～30 g。外用，捣烂敷患处或煮水洗。

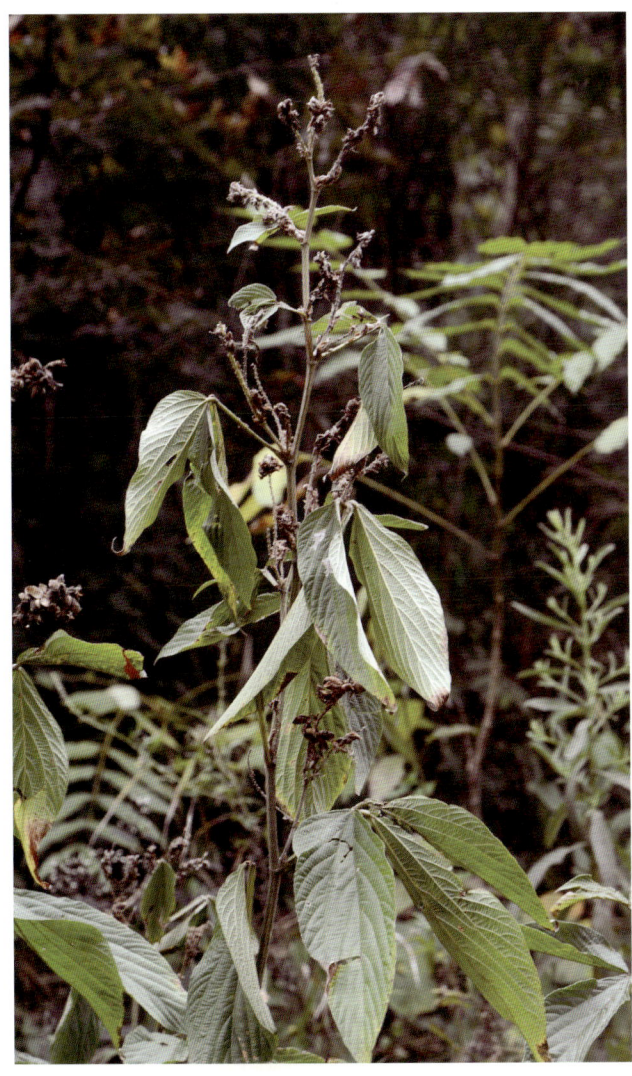
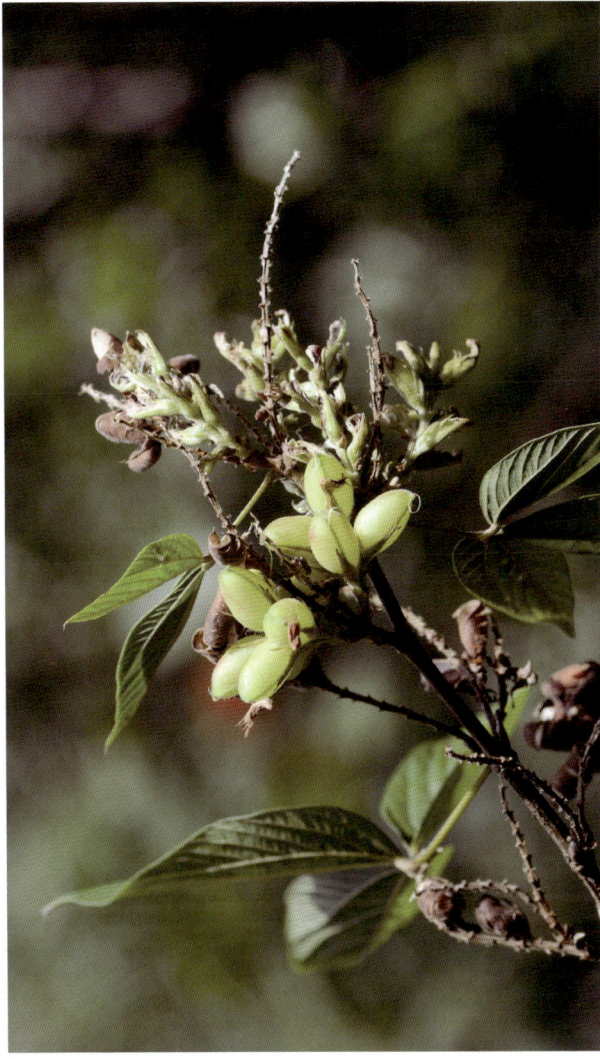

Det hfib jeex mif 大苞叶千斤拔

【Bit hsenb 俗名】山萝卜、千斤拔、麒麟尾。

【Dios kob deis 基源】为豆科植物大苞叶千斤拔 Moghania bracteata（Roxb.）Li. 的根、叶。

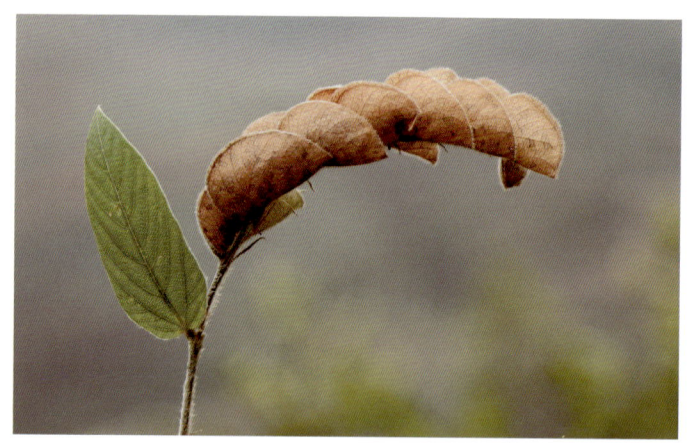

【Niangb bet deis 生长环境】喜生于山坡草地上、荒山上、疏林下。分布于部分苗乡。

【Jox hsub 性味属经】性冷，味苦辛，属冷药，入热经。

【Qet diel xid 功能主治】功能：hxub kib tat jab 清热解毒，yis dliangl yis ves 补虚损。主治：yens xit 刀伤，niangb hsab pob mongb 无名肿毒，zal ghad dongk xok 细菌性痢疾，zal ghad dongk dlub 阿米巴痢疾。

【Ed not xus 用法用量】内服，煎汤，15～30 g。外用，捣烂敷患处或煮水洗。

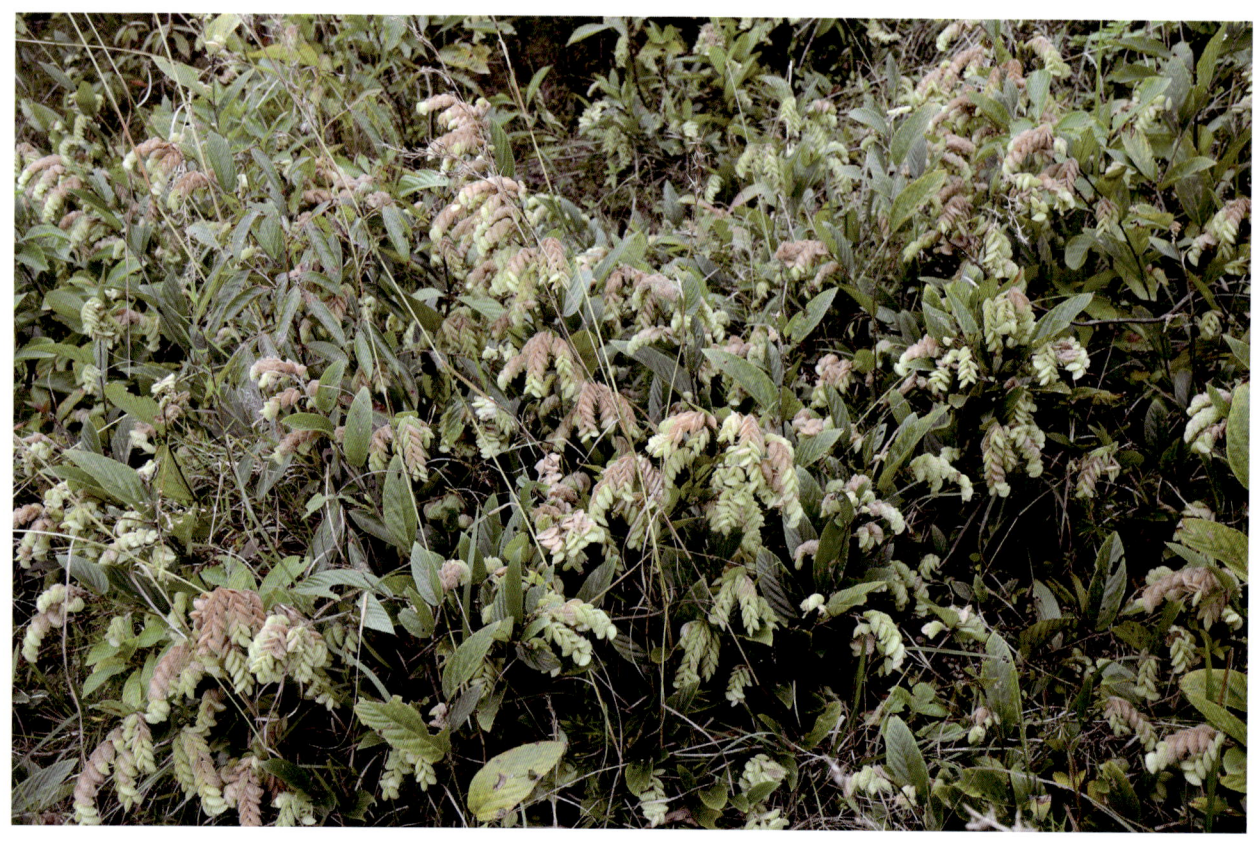

Det hfib jeex mif 紫藤

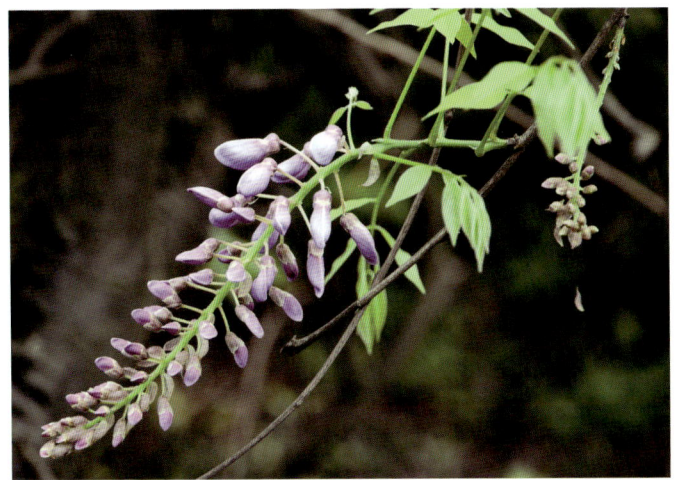

【Bit hsenb 俗名】朱藤、豆藤、葛花、小黄藤、招豆藤、紫金藤、黄纤藤、藤萝树。

【Dios kob deis 基源】为豆科植物紫藤 Wisteria sinensis（Sims）Sweet 的茎叶。

【Niangb bet deis 生长环境】生于村边土地肥沃处，有作景观栽培。分布于部分苗乡。

【Jox hsub 性味属经】性热，味甘，属热药，入冷经。有小毒。

【Qet diel xid 功能主治】功能：tongb eb dlax xuf 利水渗湿，seil hxangd tat jab 凉血解毒。主治：pob lob pob bil 手脚水肿，jangx gangb qut qat 疮痒，niad jud 酒精中毒。

【Ed not xus 用法用量】内服，煎汤，15～25 g；其花可解酒毒。外用，捣汁搽。

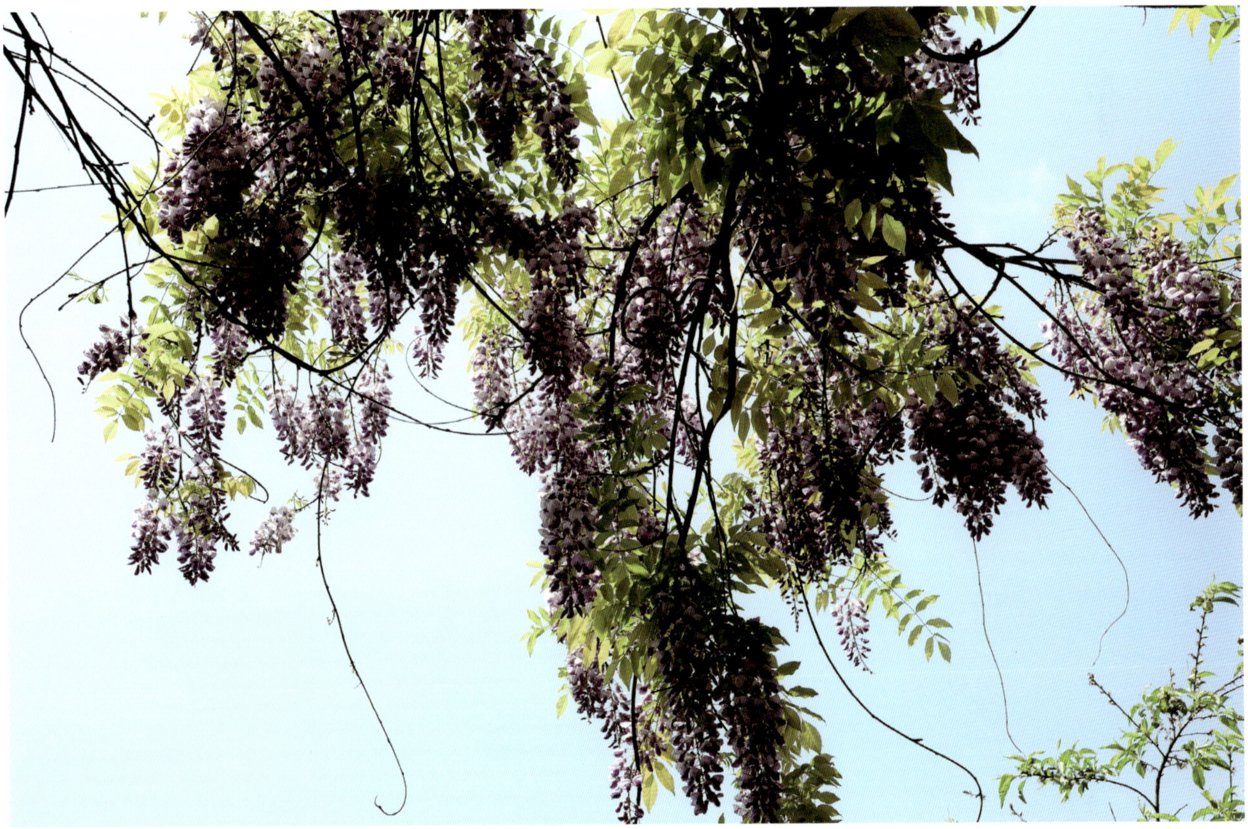

Def dos nail 中南鱼藤

【Bit hsenb 俗名】鱼腾、毒鱼藤。

【Dios kob deis 基源】为豆科植物中南鱼藤 Derris fordii Oliv. 的茎叶。

【Niangb bet deis 生长环境】生于山谷溪边或灌木丛中。分布于部分苗乡。

【Jox hsub 性味属经】性热，味苦辛，属热药，入冷经。有毒。

【Qet diel xid 功能主治】功能：hxenk angt dangf mongb 消肿止痛，vuk gangb hxenk dix bus 敛疮消痈。主治：dliangd bil dib yens pot mongb 跌打肿痛，jangx ghab dliax gangb 毒疮，gangb xent 疥疮，lax gangb liax 脚湿气（脚癣）。

【Ed not xus 用法用量】外用，捣烂敷患处，或研末调敷，或煎水洗患处。

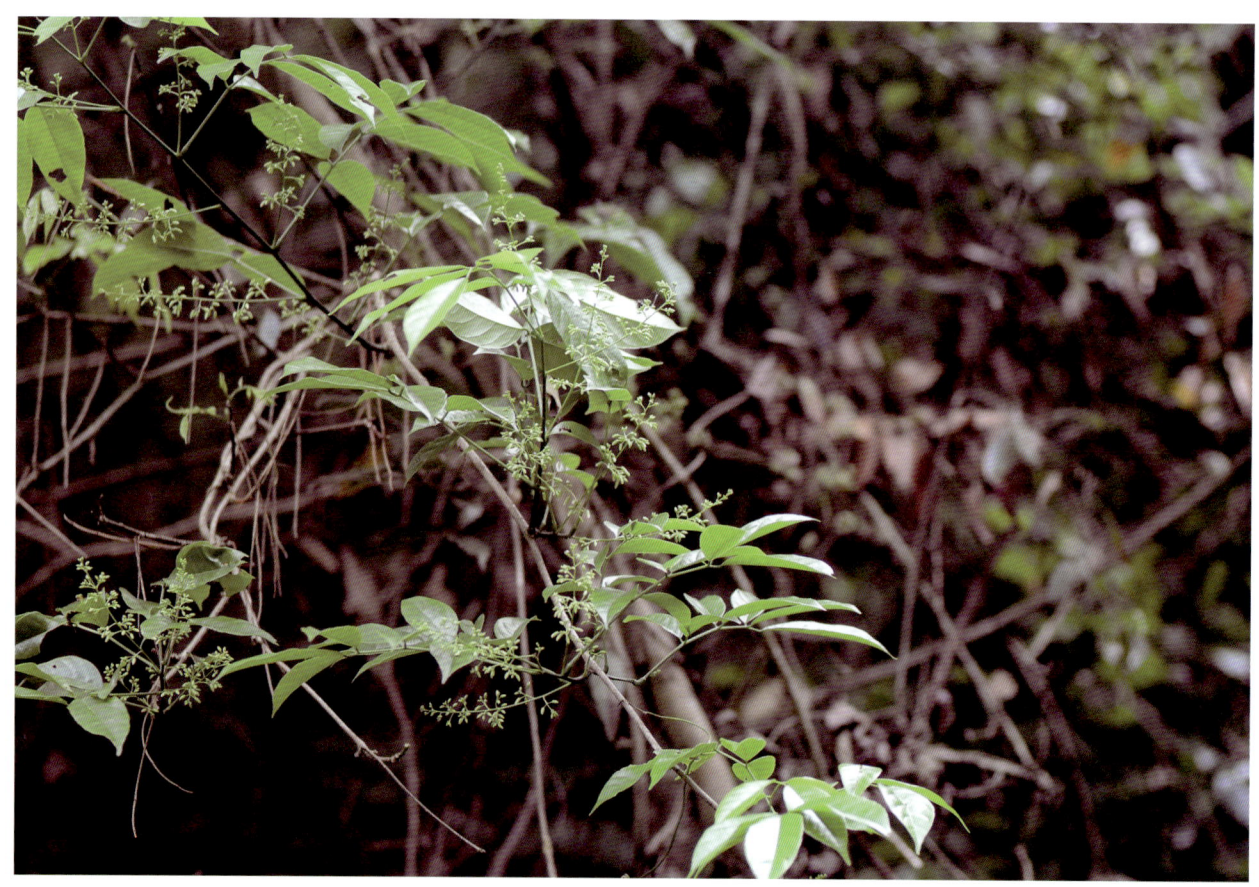

Det dos nail 黄檀

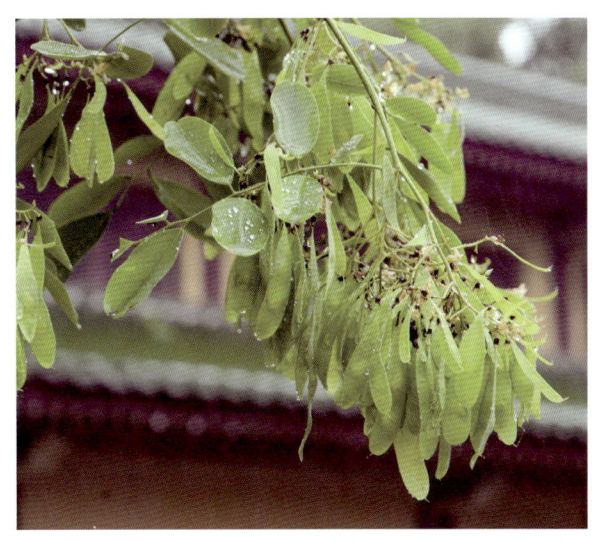

【Bit hsenb 俗名】水檀、白檀、檀根、檀木、不知春、望水檀。

【Dios kob deis 基源】为豆科植物黄檀 *Dalbergia hupeana* Hance 的根皮。

【Niangb bet deis 生长环境】生于坡塝上、溪边、沟谷林地中。分布于部分苗乡。

【Jox hsub 性味属经】性平，味辛，属冷热两经药，入两经。有小毒。

【Qet diel xid 功能主治】功能：dib gangb dangf qut qat 杀虫止痒，hxub kib tat jab 清热解毒。主治：gangb xent 疥疮，yens nangb gik 毒蛇咬伤，mongb diub 腰痛。

【Ed not xus 用法用量】内服，煎汤，15～25 g。外用，捣烂敷或煎水洗。

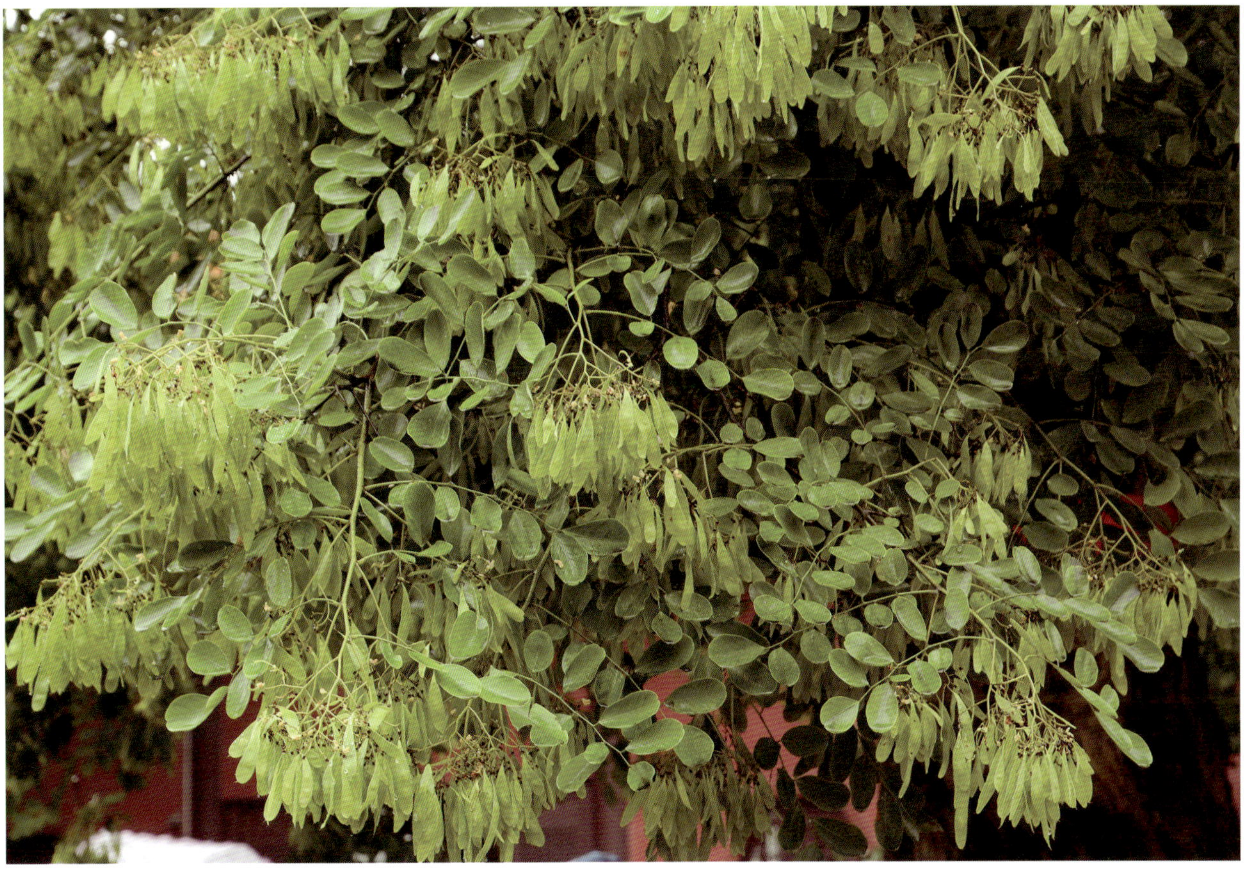

Det lax vangl yeb 滇黔黄檀

【Bit hsenb 俗名】秧青、虹香藤、黄檀藤。

【Dios kob deis 基源】为豆科植物滇黔黄檀 *Dalbergia yunnanensis* Franch. 的根。

【Niangb bet deis 生长环境】生于山坡路旁、灌木丛中、山溪边。分布于部分苗乡。

【Jox hsub 性味属经】性热，味淡辛，属热药，入冷经。

【Qet diel xid 功能主治】功能：tad dud tat seil 解表散寒，tiod nat mangs buk dux 健脾和胃。主治：mangb hfud kib jid mongb khob 感冒发烧头痛，dinx gad xangd dit 食积饱胀，mongb qub 腹痛，kib jid 发烧，lol hxangd nais 鼻衄。

【Ed not xus 用法用量】内服，煎汤，15～25 g。

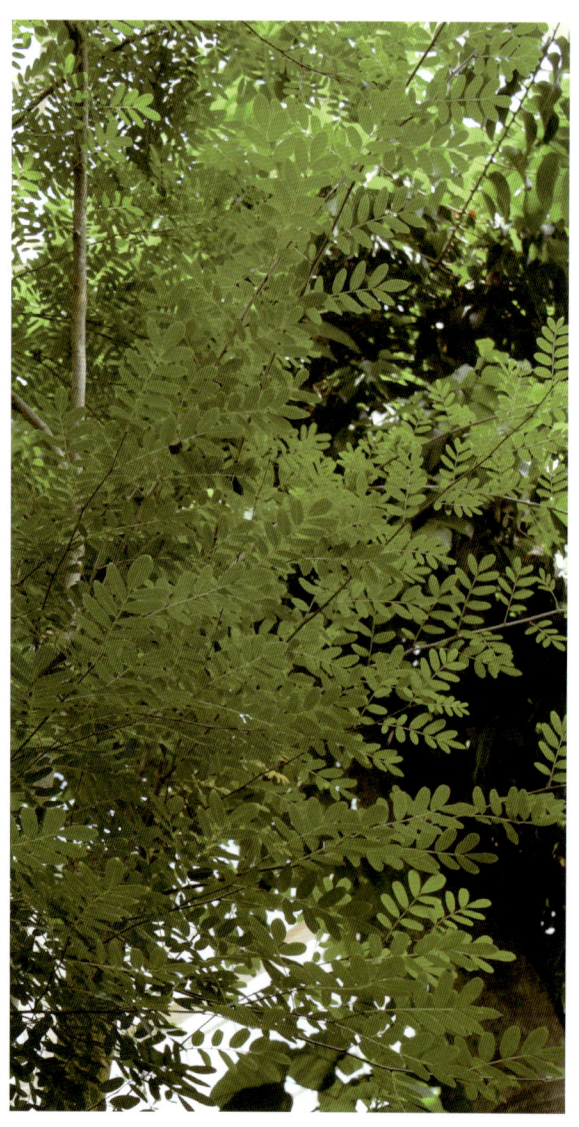
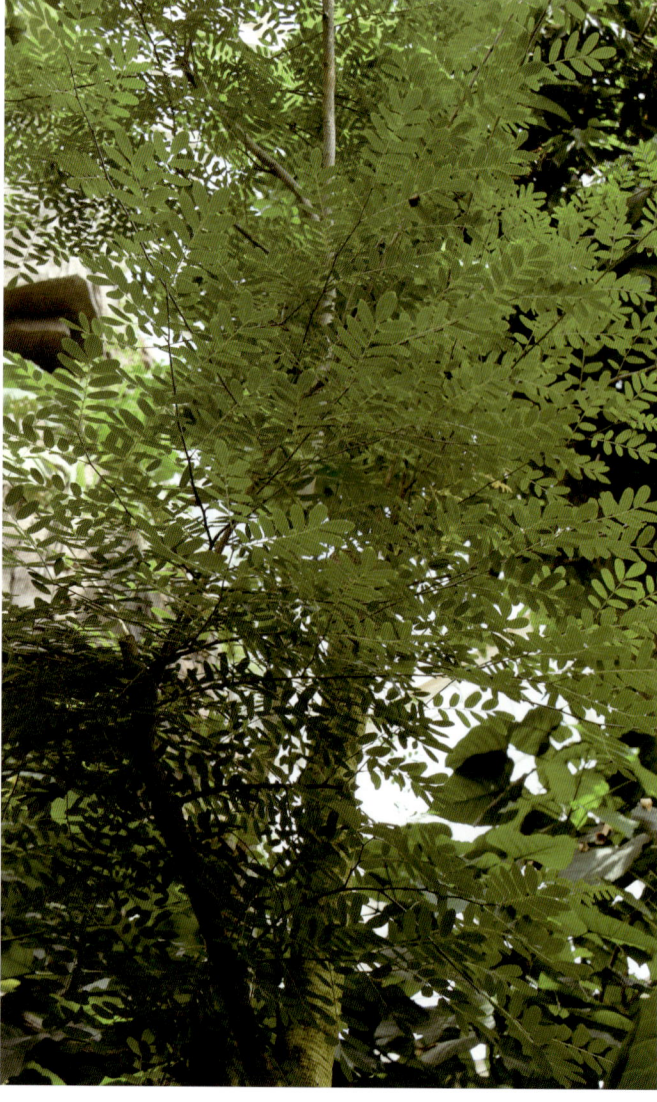

Bas lax vangl 藤黄檀

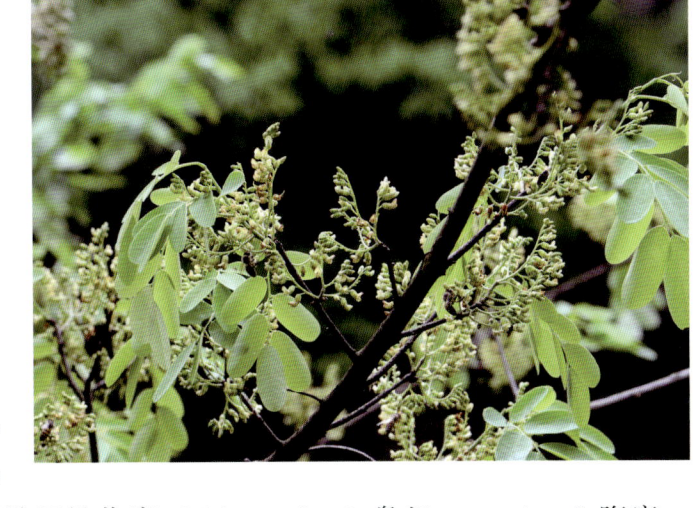

【Bit hsenb 俗名】丁香柴、大香藤、红香藤、屈叶藤、梣果藤、黄金藤。

【Dios kob deis 基源】为豆科植物藤黄檀 *Dalbergia hancei* Benth. 的根或茎。

【Niangb bet deis 生长环境】多生于沟谷灌木丛中或阔叶疏林中。分布于部分苗乡。

【Jox hsub 性味属经】性热，味辛涩，属热药，入冷经。

【Qet diel xid 功能主治】功能：hangb bongt dangf mongb 行气止痛，tad hxend tongb hxud 舒筋通络。主治：dib yens mongb lax 陈旧性伤痛，lol hxangd nais 鼻衄，mongb qub 腹痛，hfud qub dit mongb 胃脘胀痛，hek vuk bongt 气喘。

【Ed not xus 用法用量】内服，煎汤，15～25 g。外用，捣烂敷患处或塞鼻。

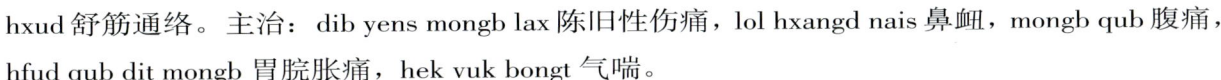

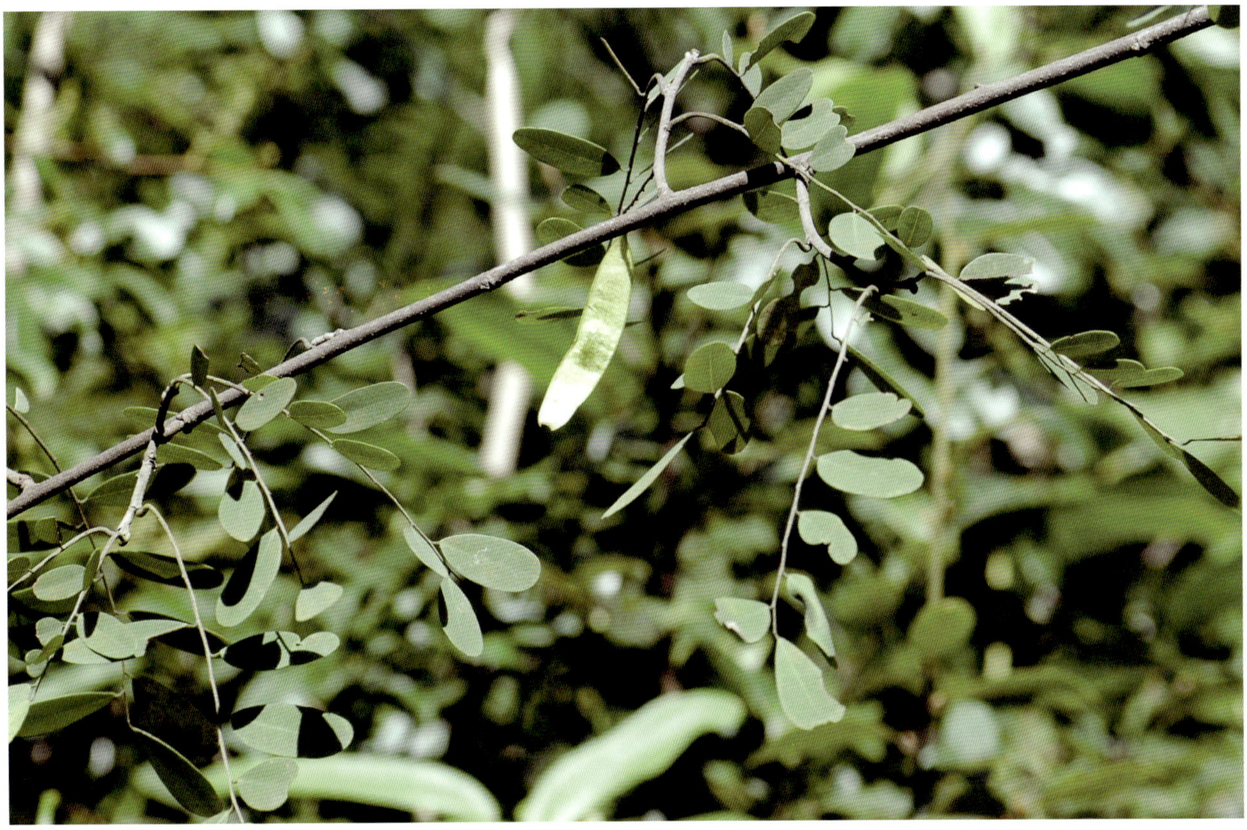

Def ghob gud 假地豆

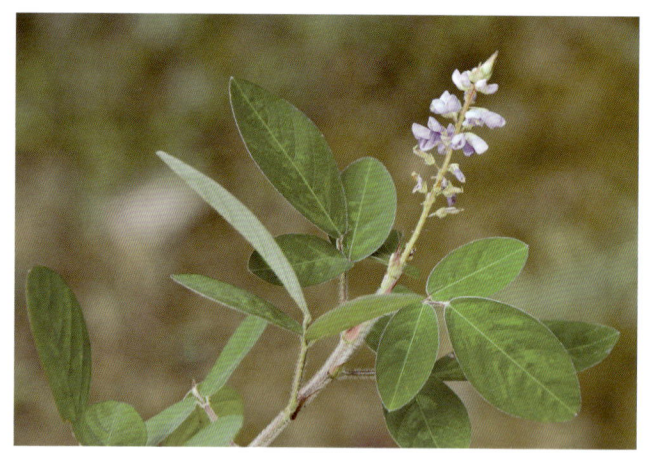

【Bit hsenb 俗名】稗豆、大叶青、山道根、地毛豆、通乳草、异叶山绿豆、细叶假花生。

【Dios kob deis 基源】为豆科植物假地豆 *Desmodium heterocarpon*（L.）DC.的种子。

【Niangb bet deis 生长环境】生于中海拔地区山谷灌木丛或杂木林中。分布于部分苗乡。

【Jox hsub 性味属经】性平，味甘涩，属冷热两经药，入两经。

【Qet diel xid 功能主治】功能：hxenk dix tat jab 消痈解毒，yangx ghad ngol dangf khangk 化痰止咳。主治：mongb khob mangs 乙型脑炎，xuf seil ait ngol 寒湿咳嗽，dliangd bil dib sangb 跌打损伤，jib daib ngas naix mais 小儿疳积，mongb git ghab naix 腮腺炎，gangb lax ongd hsongd 疮烂发炎。

【Ed not xus 用法用量】内服，煎汤，15～25 g。外用，捣烂敷患处或煮水洗。

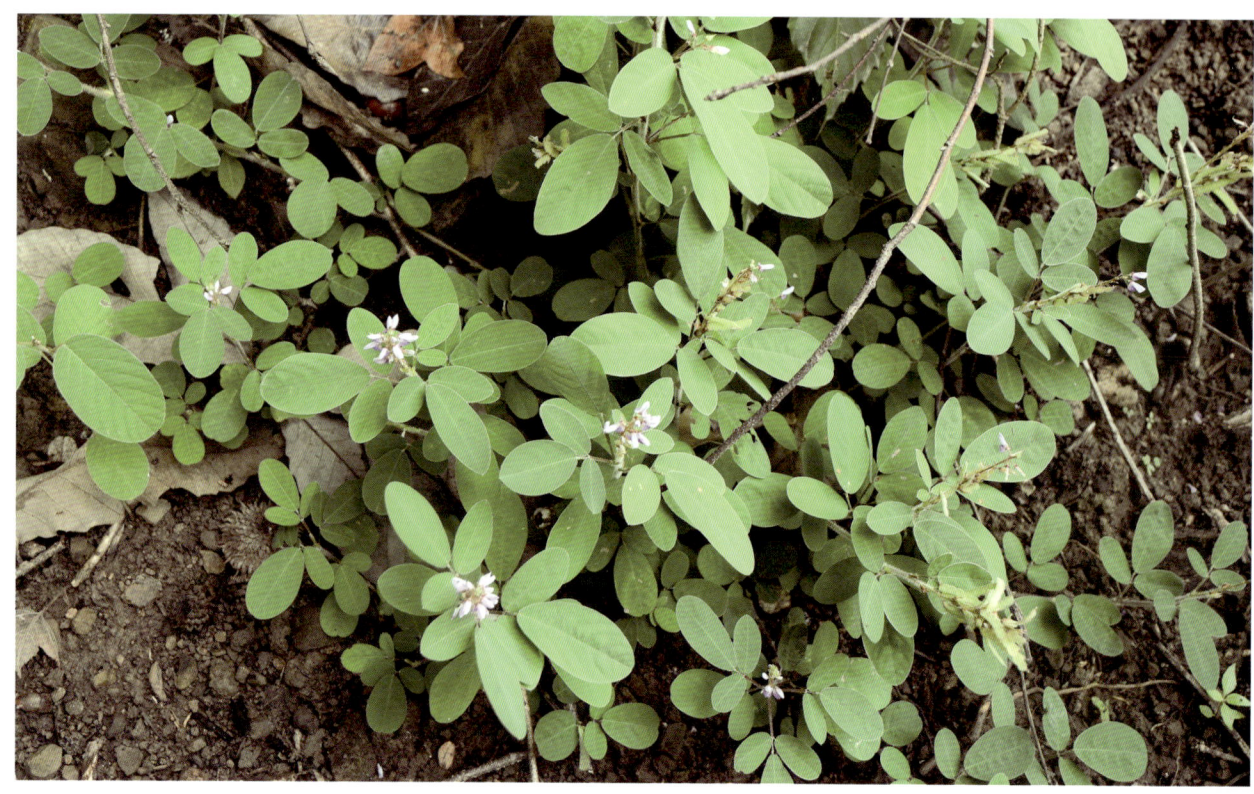

Def gaib deid vud 假木豆

【Bit hsenb 俗名】千斤拔、野蚂蝗、野木豆、千金不藤。

【Dios kob deis 基源】为豆科植物假木豆 *Desmodium triangulare* (Retz.) Merr. 的全株。

【Niangb bet deis 生长环境】生于山坡灌木林中、荒地边。分布于部分苗乡。

【Jox hsub 性味属经】性冷，味苦，属冷药，入热经。

【Qet diel xid 功能主治】功能：hxub jent hxenk net 祛风除湿，xongf hxend tiod hsongd 强筋壮骨。主治：zeib ghangb 瘫痪，dliangd bil bal jid niangs 跌摔内伤，lod hsongd 骨折，yens jent mongb hsongd 风湿骨痛，ngol lol hxangd 咳血，od hxangd 吐血，jib daib ngas naix mais 小儿疳积。

【Ed not xus 用法用量】内服，煎汤，15～25 g。外用，捣烂敷患处。

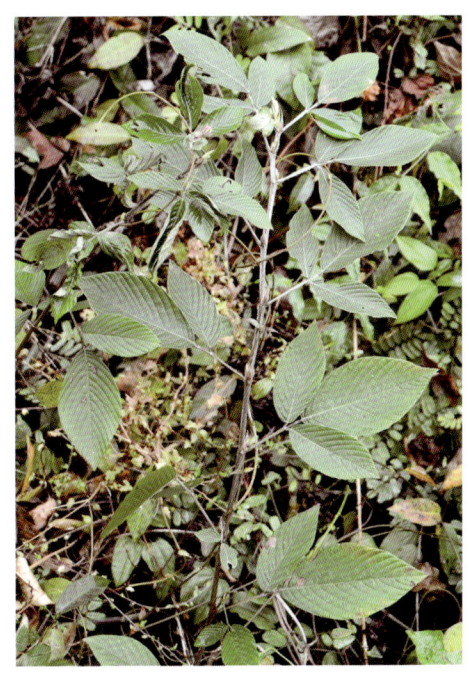

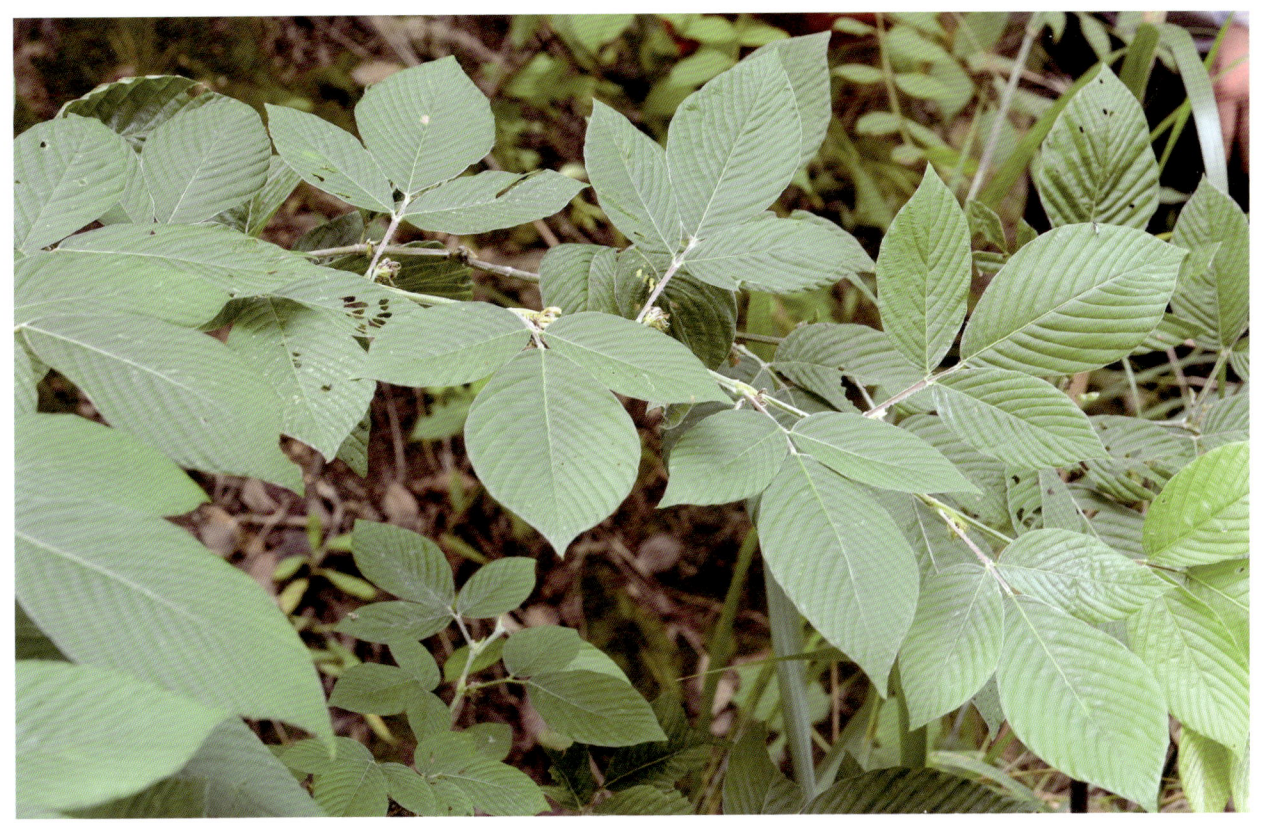

Dliangb dliek 饿蚂蝗

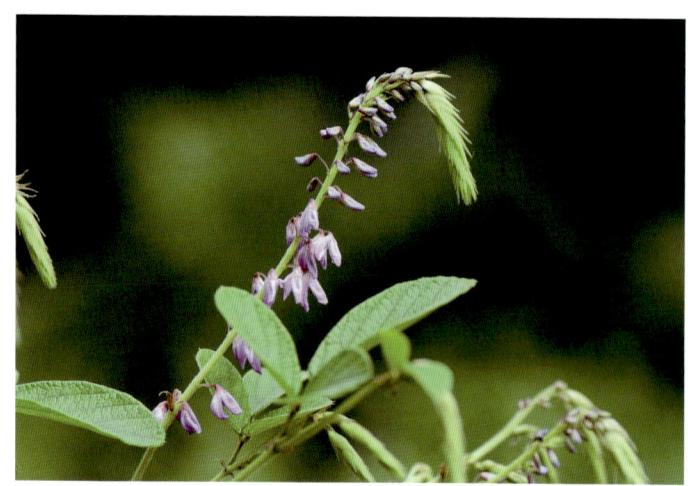

【Bit hsenb 俗名】大红袍、山蚂蝗、山豆根、红掌草、粘人花、烂玉树、黄粘粑草。

【Dios kob deis 基源】为豆科植物饿蚂蝗 Desmodium multiflorum DC. 的全株。

【Niangb bet deis 生长环境】生于坡塝草地上、森林边。分布于各地苗乡。

【Jox hsub 性味属经】性冷，味苦，属冷药，入热经。

【Qet diel xid 功能主治】功能：yis dliangl yis ves 补虚损，ves hxangd 活血，dangf mongb 止痛。主治：mongb daif gad 胃痛（胸口痛），mongb qub 腹痛，jib daib ngas naix mais 小儿疳积。

【Ed not xus 用法用量】内服，煎汤，25～35 g。

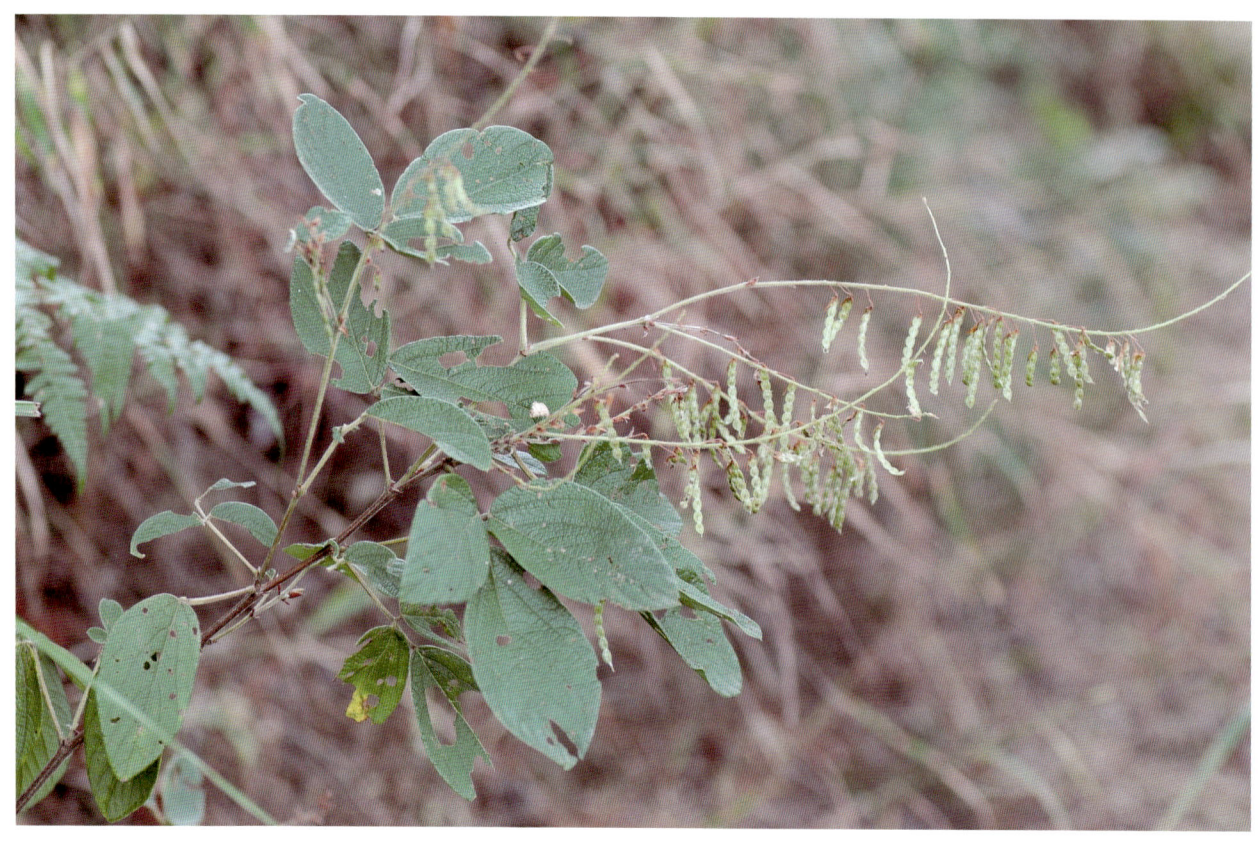

Dliangb dliek vit 山蚂蝗

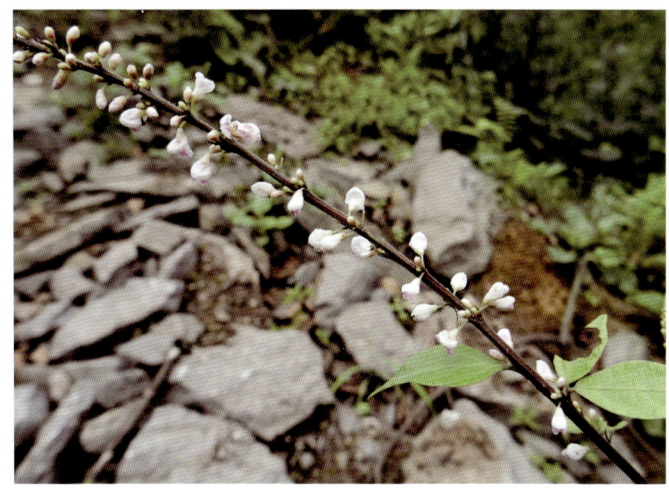

【Bit hsenb 俗名】粘人豆、粘人毛豆、粘身木蚂蝗。

【Dios kob deis 基源】为豆科植物山蚂蝗 *Desmodium racemosum*（Thunb.）DC. 的全草。

【Niangb bet deis 生长环境】生于荒地草坡或林缘、河边。分布于各地苗乡。

【Jox hsub 性味属经】性冷，味苦，属冷药，入热经。

【Qet diel xid 功能主治】功能：tat jit hxangd hxenk angt 散瘀消肿，hxub jent hxenk net 祛风除湿。主治：ait gheb 麻疹，jib daib ngas naix mais 小儿疳积，hek bongt ngol 哮喘，dliangd bil dib sangb 跌打损伤，nongx vob gad yens jab 食物中毒，zaid wel jangx dix bus 乳痈。

【Ed not xus 用法用量】内服，煎汤，15～25 g。外用，捣烂敷或煮水洗。

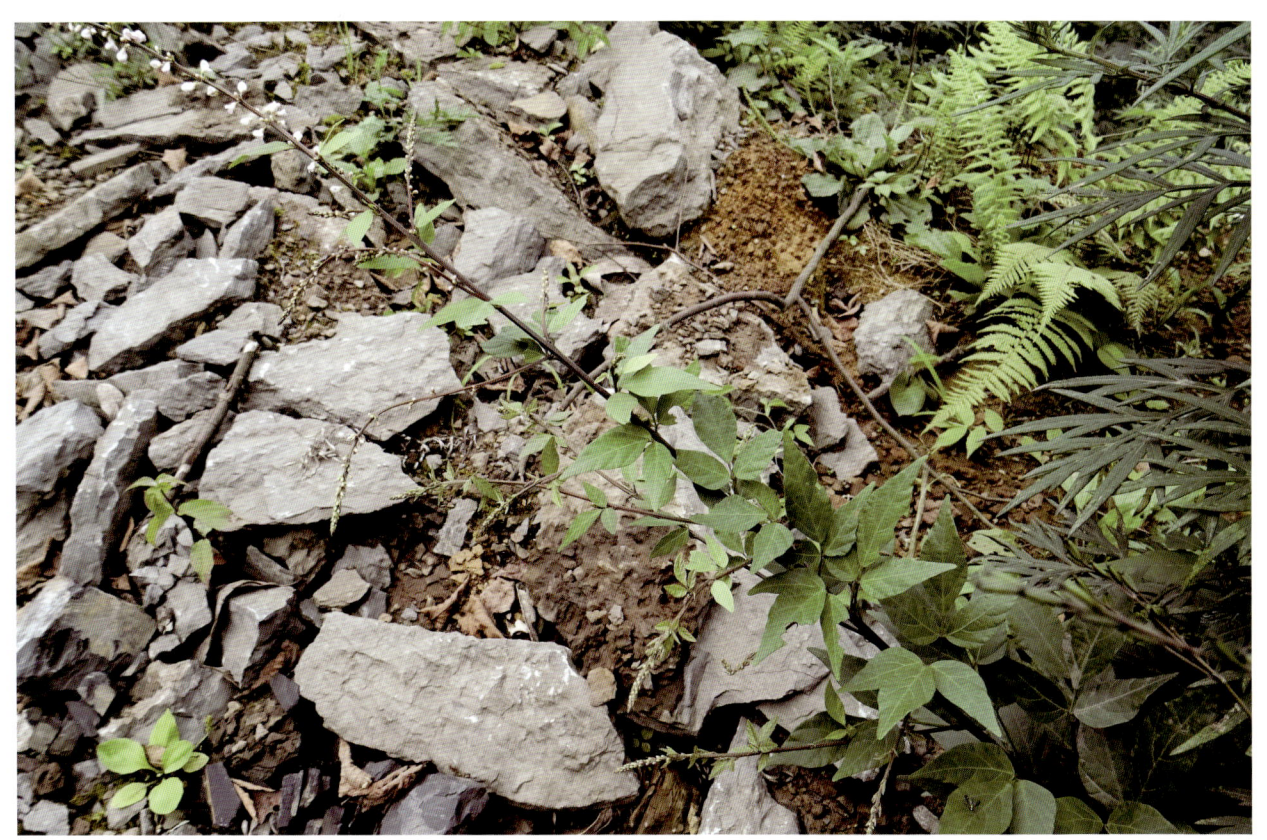

Dliangb dliek vud 四川山蚂蝗

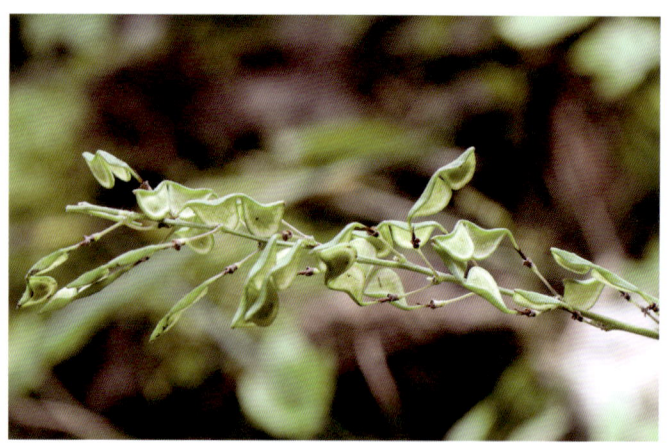

【Bit hsenb 俗名】比子草、红土子、过路清、路边消、红土子草。

【Dios kob deis 基源】为豆科植物四川山蚂蝗 *Desmodium szechuenese* (Craib) Schindl. 的全草、根皮。

【Niangb bet deis 生长环境】生于山野草地上、灌木林中、疏林缘。分布于各地苗乡。

【Jox hsub 性味属经】性冷，味苦涩，属冷药，入热经。

【Qet diel xid 功能主治】功能：hxub kib tat jab 清热解毒，dait kib seil 截疟。主治：kib seil 疟疾，kib jid 发烧，mongb ghongd gus 气管炎，mongb ghongd niangs 咽喉痛，jib daib ngas naix mais 小儿疳积。

【Ed not xus 用法用量】内服，煎汤，15～25 g；治疟捣烂调面粉蒸饼服。

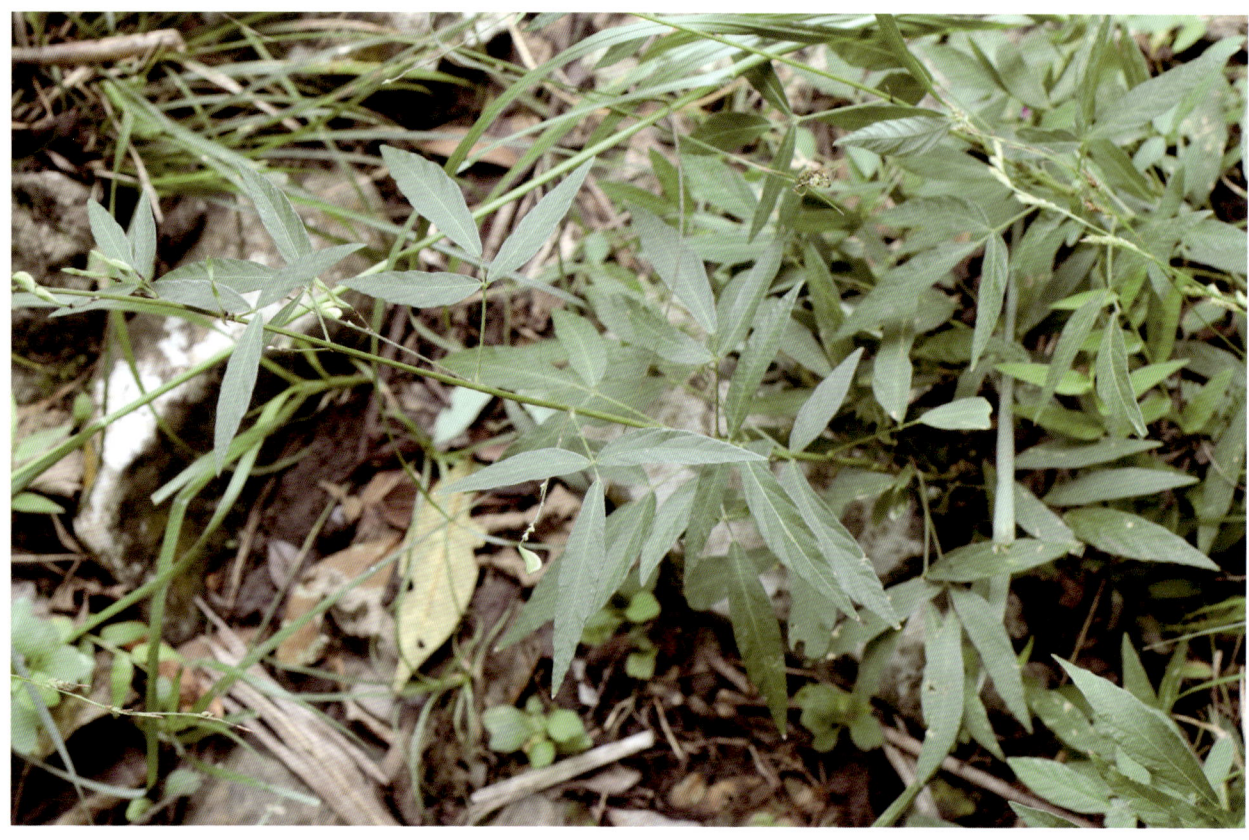

Dliangb dliek def 小槐花

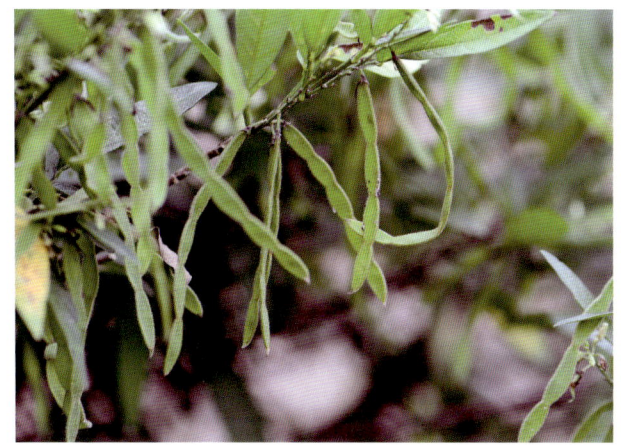

【Bit hsenb 俗名】蛆草、山蚂蝗、化痰精、巴人草、蚂蝗草、拿身草、长叶粘巴草。

【Dios kob deis 基源】为豆科植物小槐花 *Desmodium caudatum*（Thunb.）DC. 的全株。

【Niangb bet deis 生长环境】生于坡塝草地上、树林边。分布于各地苗乡。

【Jox hsub 性味属经】性冷，味苦，属冷药，入热经。

【Qet diel xid 功能主治】功能：hxub kib los xuf 清热利湿，tat jit hxangd dangf mongb 散瘀止痛。主治：dliangd bil dib sangb 跌打损伤，ait gheb bal jid ait ngol 劳伤咳嗽，jib daib ngas naix mais 小儿疳积，yens hseik 漆疮，kib eb kib dul 水火烫伤，dix gangb lax bus 痈疽疮疡。

【Ed not xus 用法用量】内服，煎汤，15～25 g。外用，捣烂敷或煮水洗。

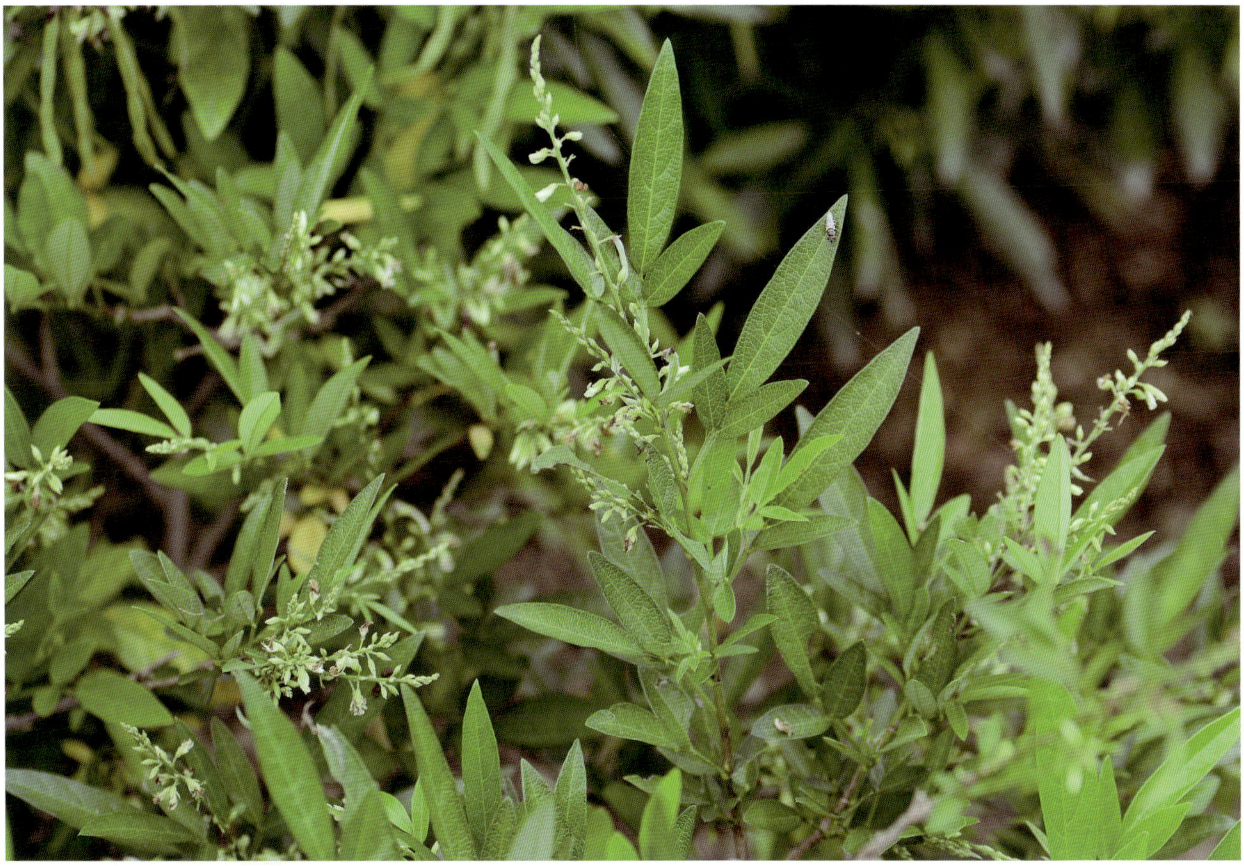

Dliangb dliek yut 波叶山蚂蝗

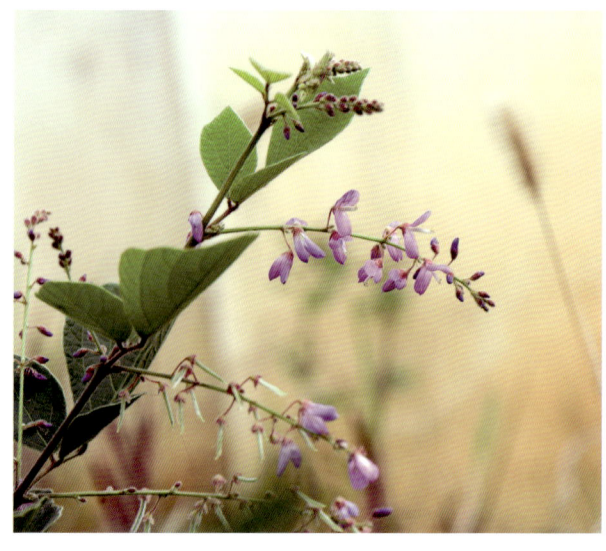

【Bit hsenb 俗名】山蚂蝗、瓦子草、牛巴嘴、粘人花、粘粑草、野豆子、黄粘粑草。

【Dios kob deis 基源】为豆科植物波叶山蚂蝗 *Desmodium sinuatum* Bl. 的根。

【Niangb bet deis 生长环境】生于低山地区荒山草地上、疏林边缘。分布于各地苗乡。

【Jox hsub 性味属经】性冷，味苦，属冷药，入热经。

【Qet diel xid 功能主治】功能：dangf ngol vut bongt 止咳平喘，dangf hxangd hxenk ongd hsongd 止血消炎。主治：yens niangs lol hxangd 内伤出血，ngol hvuk 喘咳，bit dangx lol hniangk 体虚盗汗，mongb ghad nial mais 火眼，vangl dail ongd hsongd 子宫炎，ud niak ax lol 胎衣不下，niangb gangb hsob 蛲虫病。

【Ed not xus 用法用量】内服，煎汤，25～35 g。外用，捣烂敷或煮水洗。

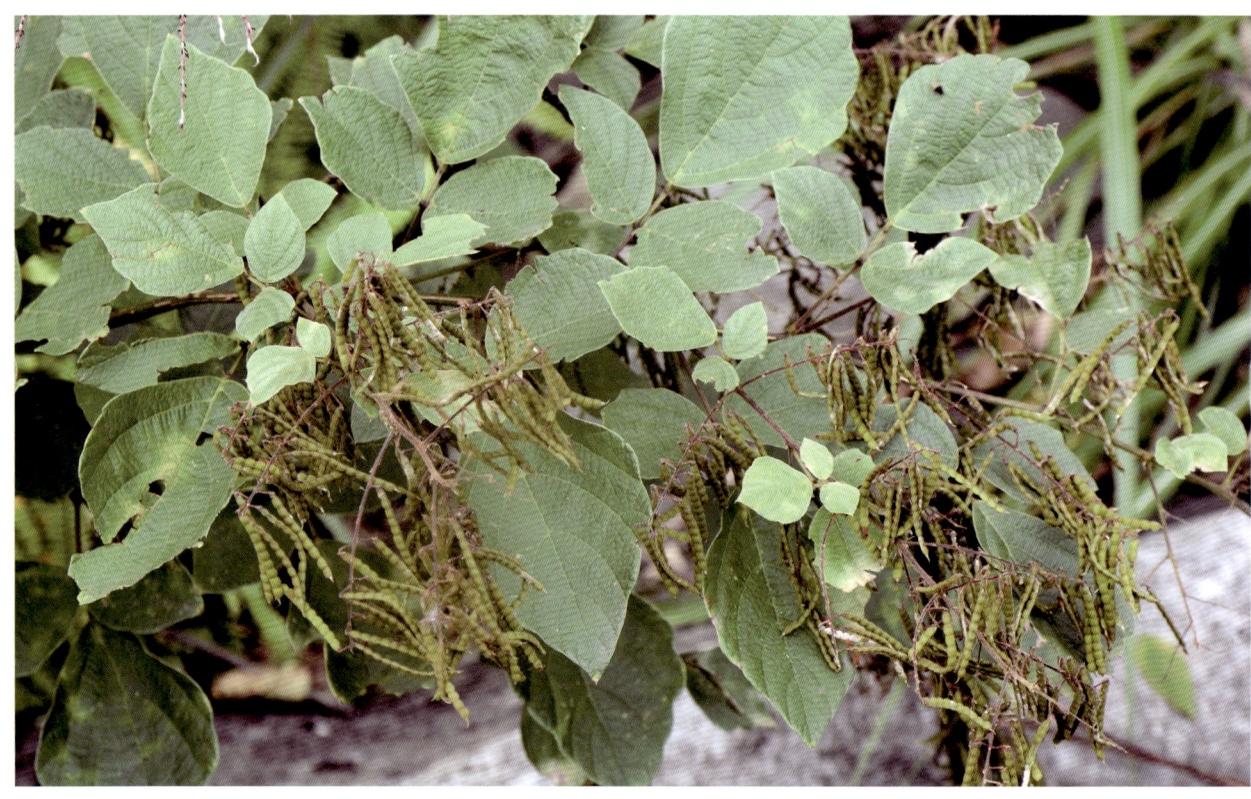

Nangx yex bob 舞草

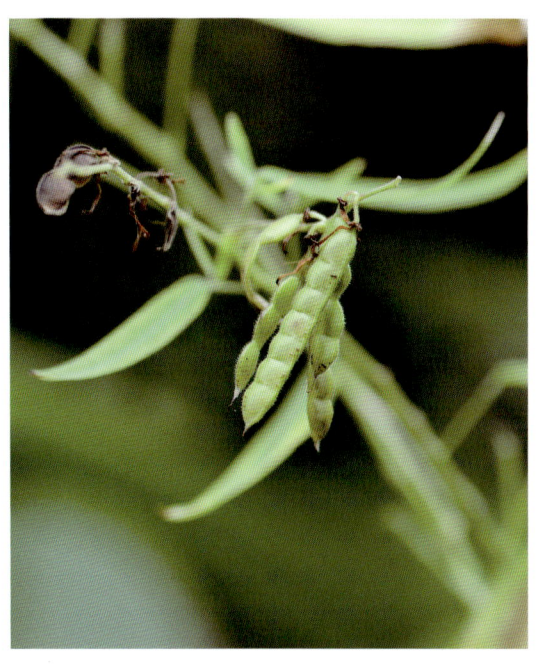

【Bit hsenb 俗名】壮阳草、接骨草、红母鸡药、红毛母鸡。

【Dios kob deis 基源】为豆科植物舞草 *Codoriocalyx motorius* (Houttuyn) H. Ohashi 的全株。

【Niangb bet deis 生长环境】生于坡塝林边、灌木丛中。分布于部分苗乡。

【Jox hsub 性味属经】性平，味苦，属冷热两经药，入两经。

【Qet diel xid 功能主治】功能：tad hxid dlongs lis 舒筋活络，tat jit hxangd liangs hvib 祛瘀生新。主治：dliangd bil dib sangb 跌打损伤，jit hxangd 瘀血，lod hsongd 骨折，yens jent mongb hsongd 风湿骨痛。

【Ed not xus 用法用量】内服，煎汤，25～30 g；或浸酒饮。

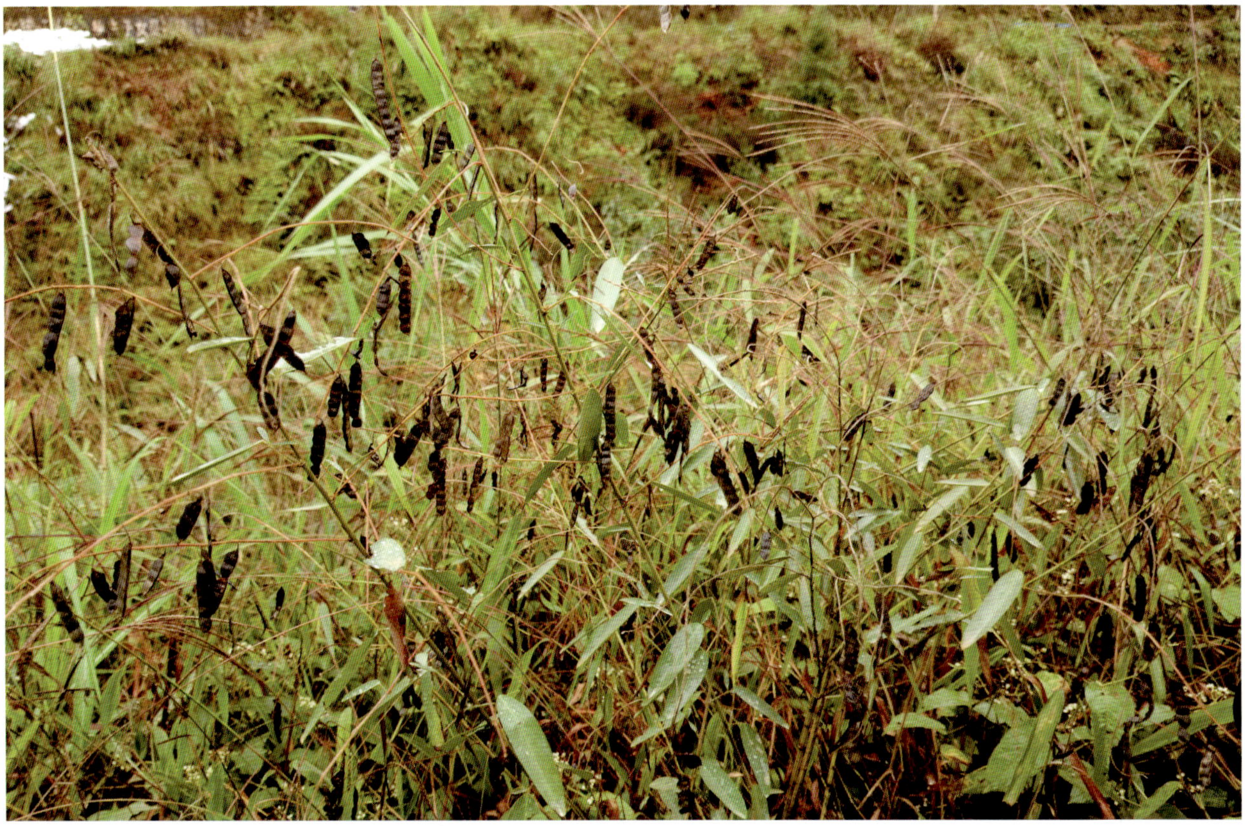

Vob fab send bix 响铃豆

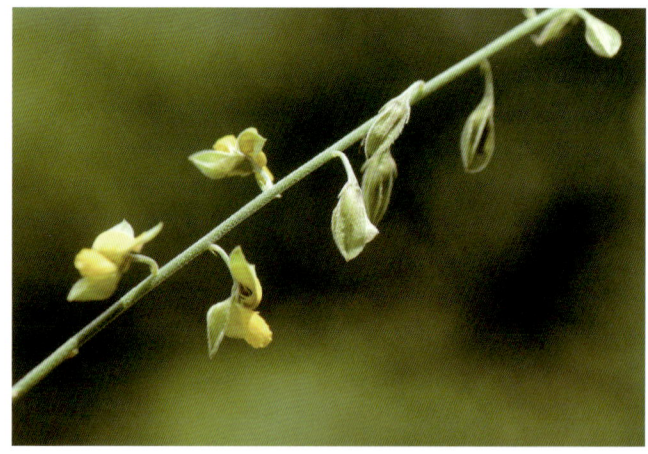

【Bit hsenb 俗名】马口铃、狗响铃、野豌豆、猴丝草、小响铃草、黄花地丁。

【Dios kob deis 基源】为豆科植物响铃豆 Crotalaria albida Heyne ex Roth 的全草。

【Niangb bet deis 生长环境】生于山坡荒地上。分布于各地苗乡。

【Jox hsub 性味属经】性冷，味苦，属冷药，入热经。

【Qet diel xid 功能主治】功能：hxub kib tat jab 清热解毒，tongb wal zangx yangx 利尿通淋。主治：ait ngol heik bongt 咳嗽痰喘，jib daib ngas naix mais 小儿疳积，jil wel jangx gangb 乳房生疮，diongx wal od nul 尿道炎，cad wal od nul 膀胱炎。

【Ed not xus 用法用量】内服，煎汤，15～25 g。外用，捣烂敷。

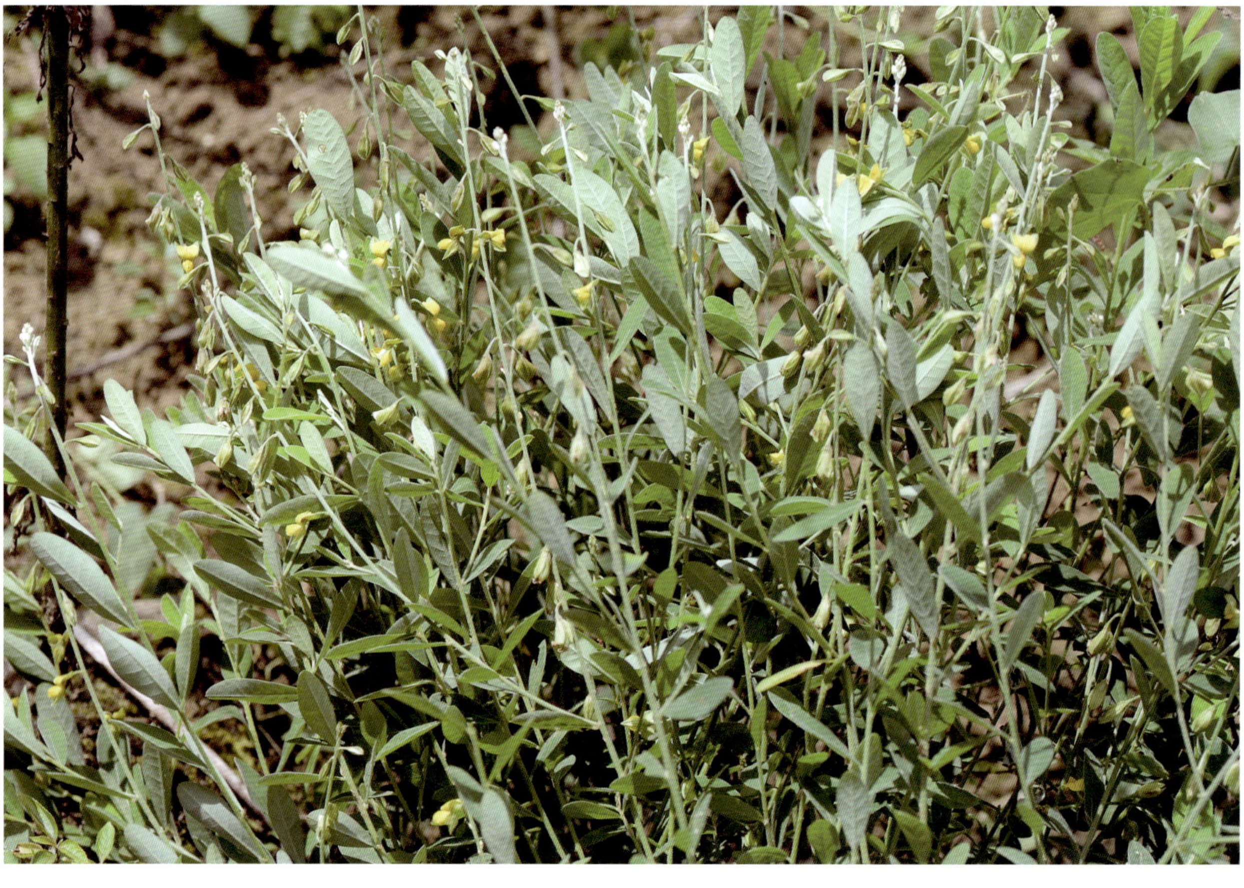

Vob nangx jit 假地蓝

【Bit hsenb 俗名】响铃草、马响铃、铃铃草、肾气草、野花生、黄花野百合。

【Dios kob deis 基源】为豆科植物假地蓝 *Crotalaria ferruginea* Grah. ex Benth. 的全草或带根全草。

【Niangb bet deis 生长环境】生于中山地区坡塝荒地、路边。分布于各地苗乡。

【Jox hsub 性味属经】性冷，味苦酸，属冷药，入热经。

【Qet diel xid 功能主治】功能：tongb los eb wal 通利小便，yis hfud nais yis diuf 补肝补肾。主治：ait ngol heik bongt 咳嗽痰喘，but ghab naix dlongx naix 耳鸣耳聋，diuf od nul 肾炎，los link ghongd 吊小舌，jangx gangb yangf 疗疮。

【Ed not xus 用法用量】内服，煎汤，25～30 g；或炖肉食。外用，捣烂敷患处。

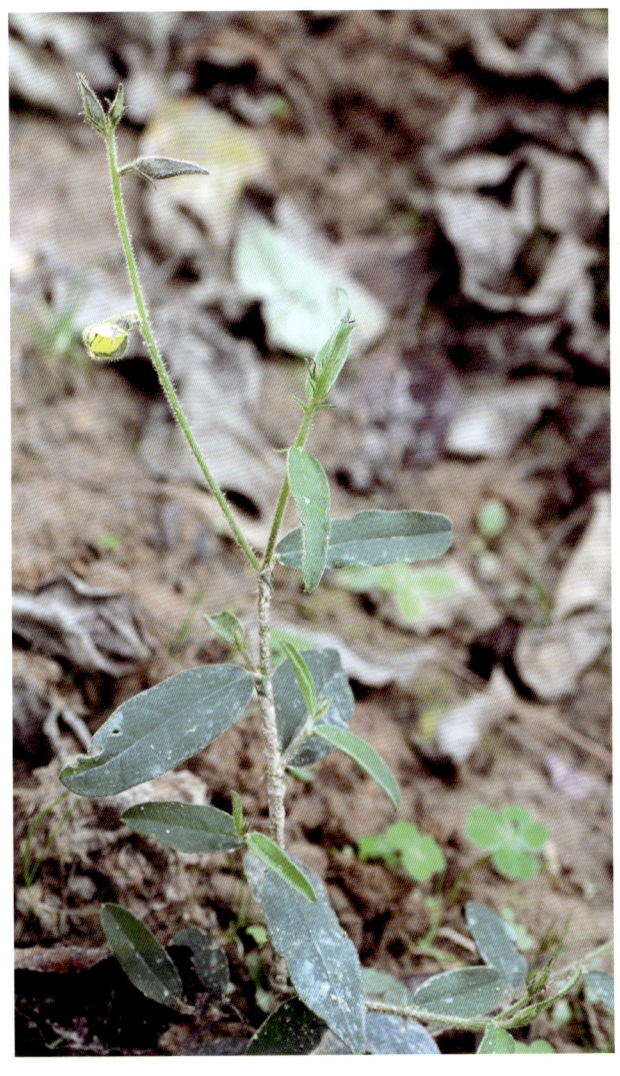
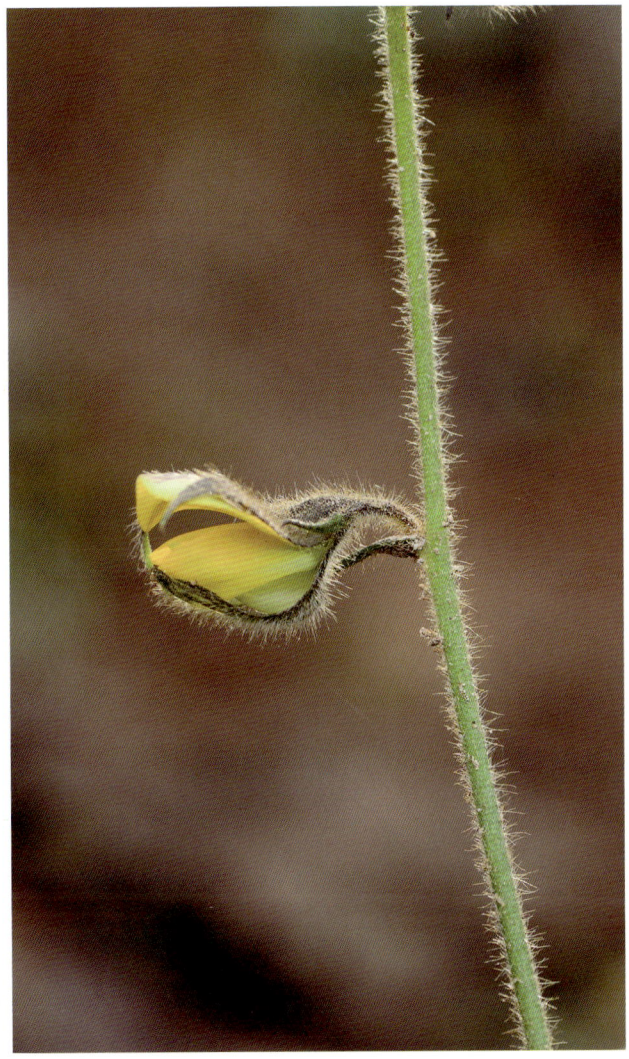

Hlat ak pieeb 南蛇簕

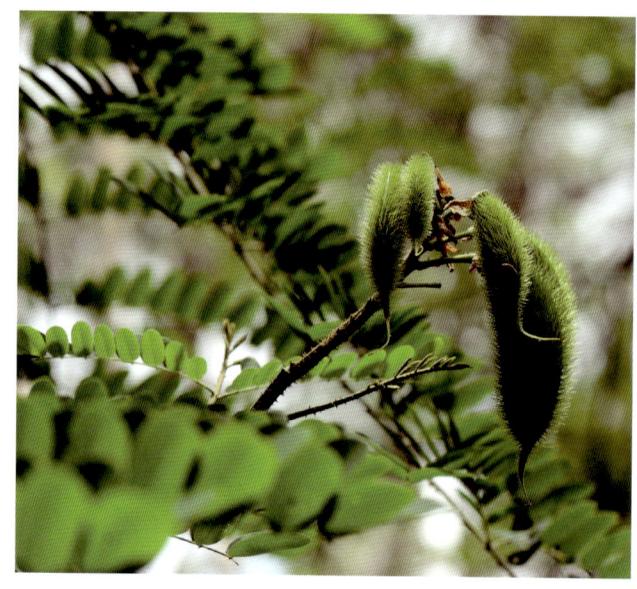

【Bit hsenb 俗名】石莲子、石莲藤、飞天龙、雀不站、南蛇茸、青蛇子、青蛇勒。

【Dios kob deis 基源】为豆科植物南蛇簕 *Caesalpinia minax* Hance 的种仁、根及树皮。

【Niangb bet deis 生长环境】生于山坡疏林中、沟谷两侧。分布于部分苗乡。

【Jox hsub 性味属经】性冷，味苦，属冷药，入热经。

【Qet diel xid 功能主治】功能：hxub kib tat jab 清热解毒，tat jit hxangd dangf mongb 散瘀止痛。主治：mangb hfud kib jid 感冒发烧，fal sab 发痧症，dliangd bil dib sangb 跌打损伤，yens jent mongb hsongd 风湿骨痛，hxud hxangd langk ghangk 反胃噎嗝，bod hsongd fis ghongd 诸骨鲠喉，niangb hsab pob mongb 无名肿毒，xud wal hxangd 尿血。

【Ed not xus 用法用量】外用，捣蓉敷患处或煎水洗。

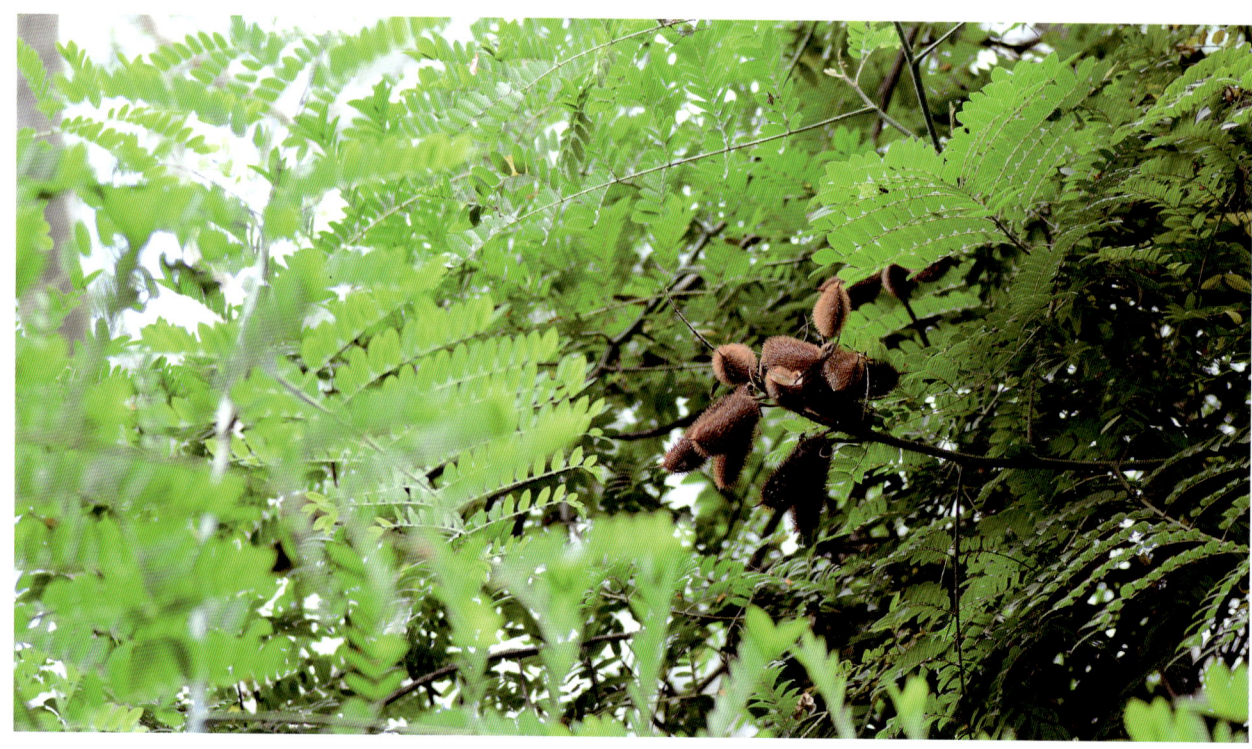

Bangx beb wuk 三叶蝴蝶花豆

【Bit hsenb 俗名】蝴蝶花、蝴蝶花豆。

【Dios kob deis 基源】为豆科植物三叶蝴蝶花豆 Clitoria mariana Linn. 的荚角、根。

【Niangb bet deis 生长环境】生于坡塝杂木林中。分布于部分苗乡。

【Jox hsub 性味属经】性冷，味苦，属冷药，入热经。

【Qet diel xid 功能主治】功能：seil hxangd dangf hxangd 凉血止血，yis diuf 补肾。主治：mongb diub 腰痛，diuf xus dliangl ves wab naix 肾虚耳鸣，mongb hsongd hxend 筋骨疼痛，zal ghad 腹泻。

【Ed not xus 用法用量】内服，煎汤，15～20 g；或浸酒饮。

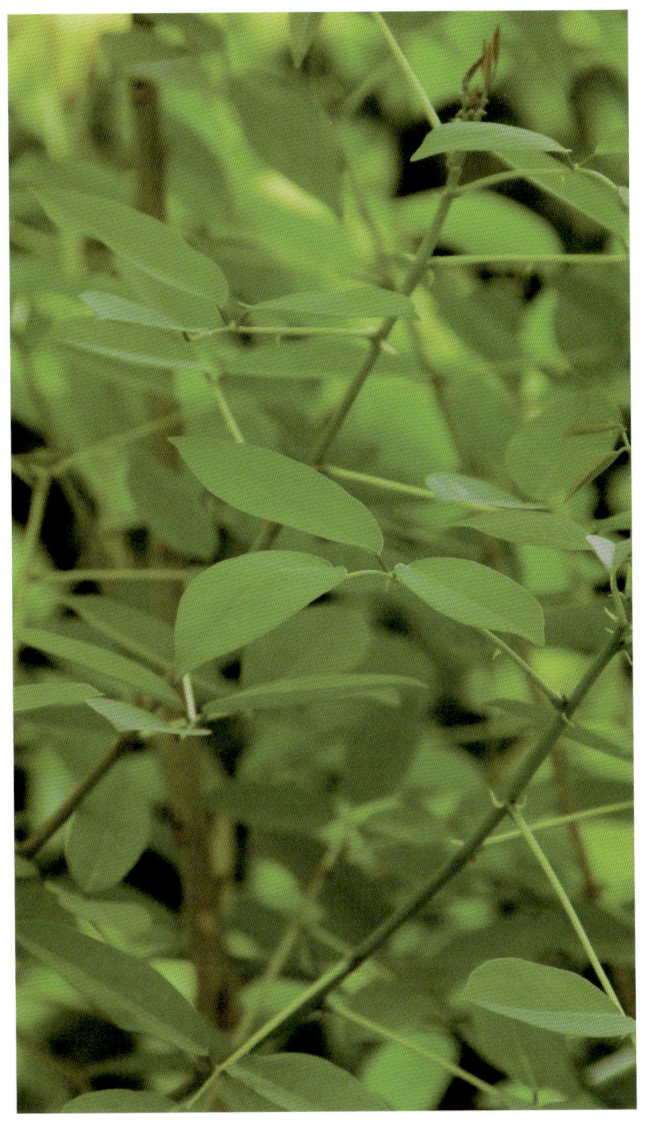
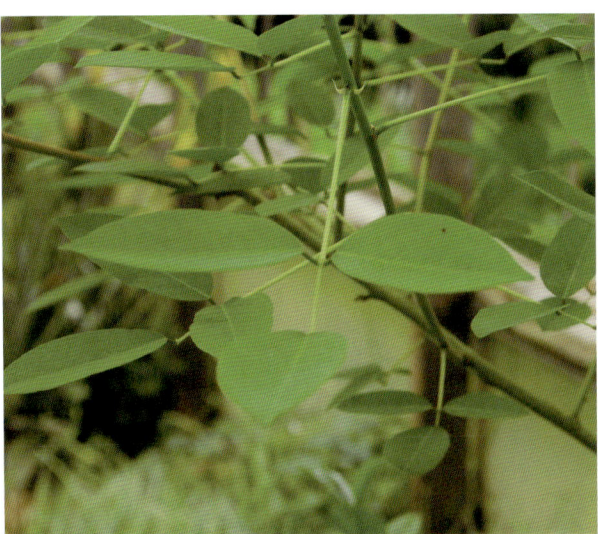
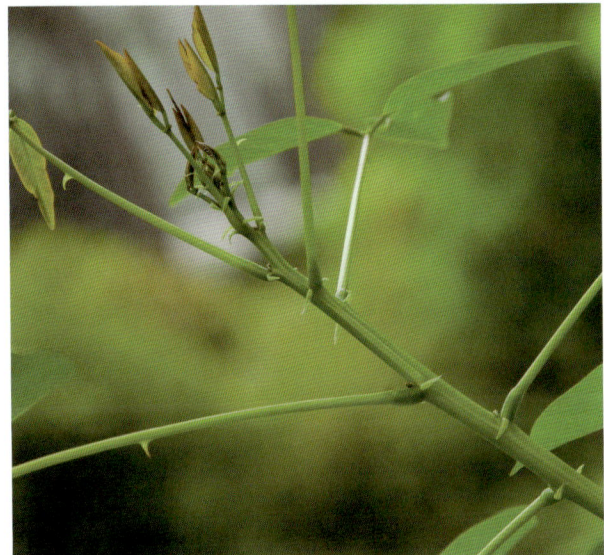

Det def nangl 三棱枝杭子梢

【Bit hsenb 俗名】三棱草、大发表、爬山豆、野蚕豆、野花生、山落花生。

【Dios kob deis 基源】为豆科植物三棱枝杭子梢 *Campylotropis trigonoclada*（Franch.）Schindl. 的根。

【Niangb bet deis 生长环境】生于灌木丛中或疏林下。分布于各地苗乡。

【Jox hsub 性味属经】性平，味苦甘，属冷热两经药，入两经。

【Qet diel xid 功能主治】功能：hxub kib tat jab 清热解毒，hxub jent hxenk net 祛风除湿，hxub hvuk dangf zal 收敛止泻。主治：mangb hfud kib jid 感冒发烧，dliangd bil dib sangb 跌打损伤，yens jent mongb ghut hsongd 风湿性关节炎，vangl dail ongd hsongd 子宫炎，diuf od nul 肾炎。

【Ed not xus 用法用量】内服，煎汤，15～30 g；或浸酒饮。外用，捣烂敷患处。

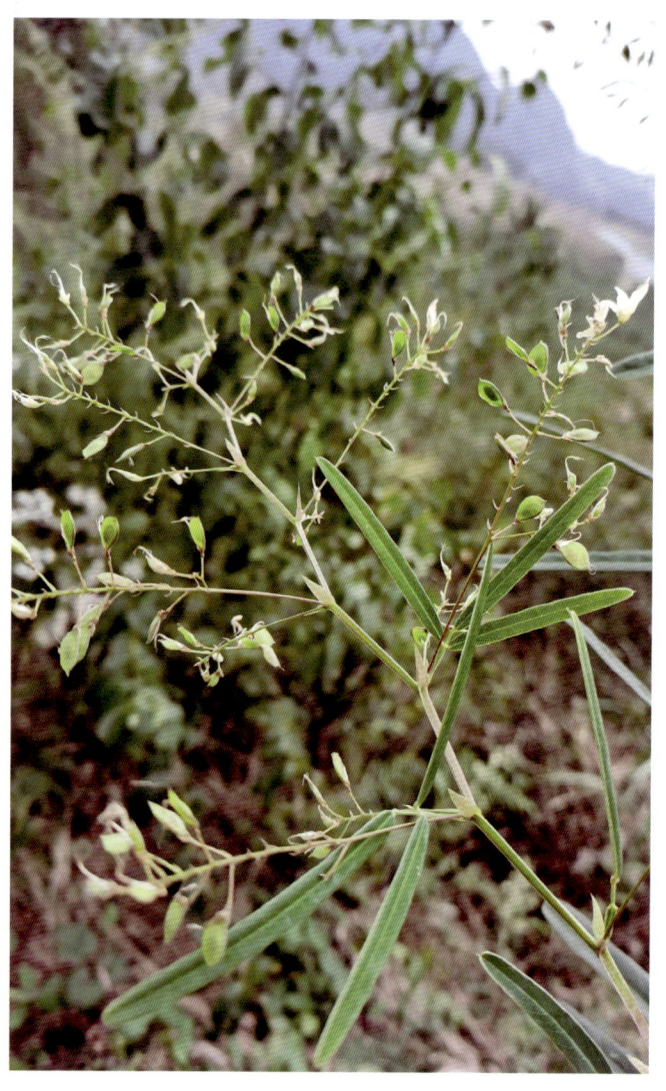
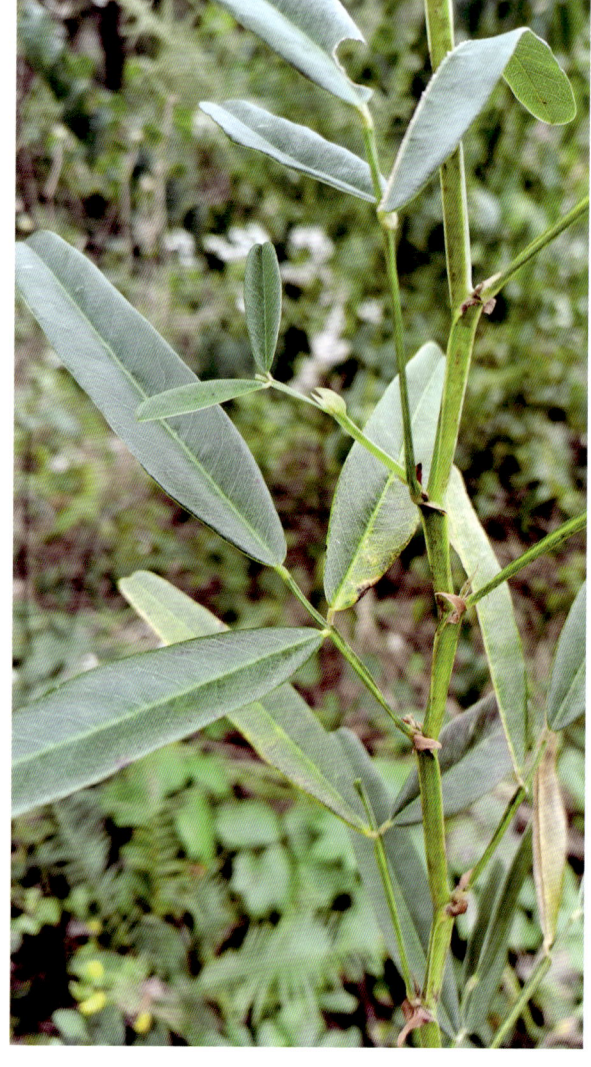

Det def dul 西南杭子梢

【Bit hsenb 俗名】三叶豆、豆豆柴、干枝柳、豆皮柴。

【Dios kob deis 基源】为豆科植物西南杭子梢 *Campylotropis delavayi*（Franch.）Schindl. 的根茎。

【Niangb bet deis 生长环境】生于疏林下、灌木丛中、荒地上。分布于各地苗乡。

【Jox hsub 性味属经】性冷，味苦辛，属冷药，入热经。

【Qet diel xid 功能主治】功能：tad dud zangl kib 解表散热，hxub hvuk dangf zal 收敛止泻。主治：mangb hfud kib jid mongb khob 感冒发烧头痛，zal ghad dongk xok 细菌性痢疾，mongb qub zal ghad 腹痛腹泻。

【Ed not xus 用法用量】内服，煎汤，15～30 g。

Def jenl dab 野百合

【Bit hsenb 俗名】狸豆、山油麻、佛指甲、狗铃草、野芝麻、芝麻响铃、兰花野百合。

【Dios kob deis 基源】为豆科植物野百合 *Crotalaria sessiliflora* L. 的全草。

【Niangb bet deis 生长环境】生于荒坡杂草丛中、灌木林边。分布于各地苗乡。

【Jox hsub 性味属经】性冷，味苦，属冷药，入热经。有毒。

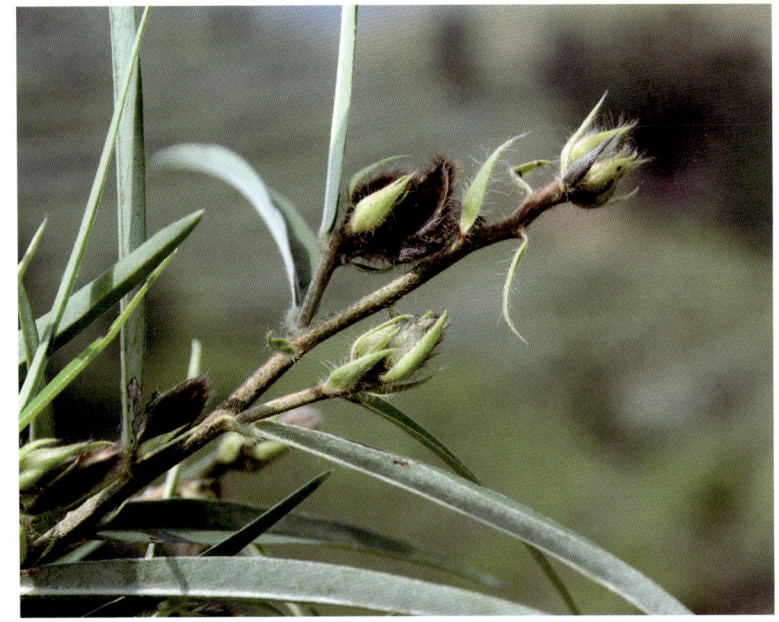

【Qet diel xid 功能主治】功能：hxub kib tat jab 清热解毒，lal eb lol xuf 行水利湿。主治：jib daib fangx jid 小儿黄疸，jib daib ngas naix mais 小儿疳积，gangb dix 疮疖，yens nangb gik 毒蛇咬伤，zal ghad dongk xok 细菌性痢疾。

【Ed not xus 用法用量】内服，煎汤，15～20 g。外用，捣烂敷。

Det def nox 决明

【Bit hsenb 俗名】蓝豆、羊屎豆、夜合草、野青豆、草决明、假绿豆、假花生。

【Dios kob deis 基源】为豆科植物决明 Cassia tora Linn. 的成熟种子。

【Niangb bet deis 生长环境】生于坡塝荒山草丛中、路旁湿地。分布于各地苗乡。

【Jox hsub 性味属经】性冷，味苦甘，属冷药，入热经。

【Qet diel xid 功能主治】功能：hxub kib tat jab 清热解毒，lal nais jongt xend mais 清肝明目。主治：nit diongx hxangd 高血压，hniub mais pob xok mongb 目赤肿痛，diongb hmangt ait mais gheib 夜盲症，jib daib ngas naix mais 小儿疳积，ghad nial mais 结膜炎，gangb vas 癣。

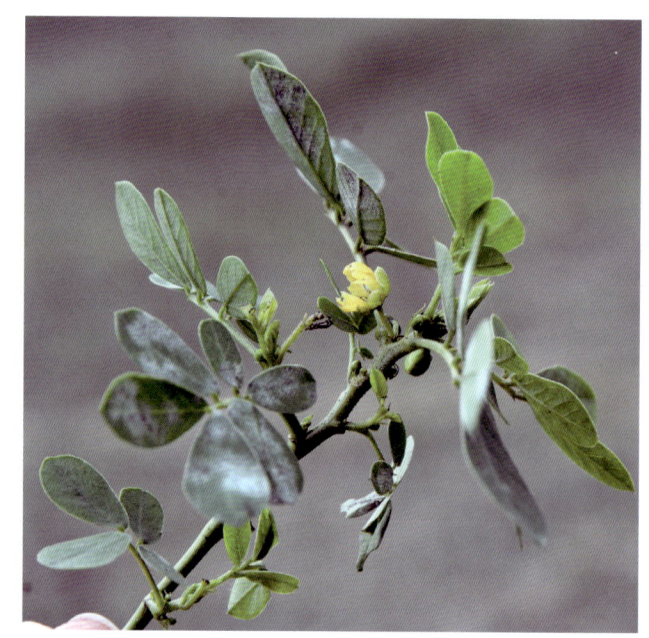

【Ed not xus 用法用量】内服，煎汤，15～30 g。外用，捣烂敷或煮水洗。

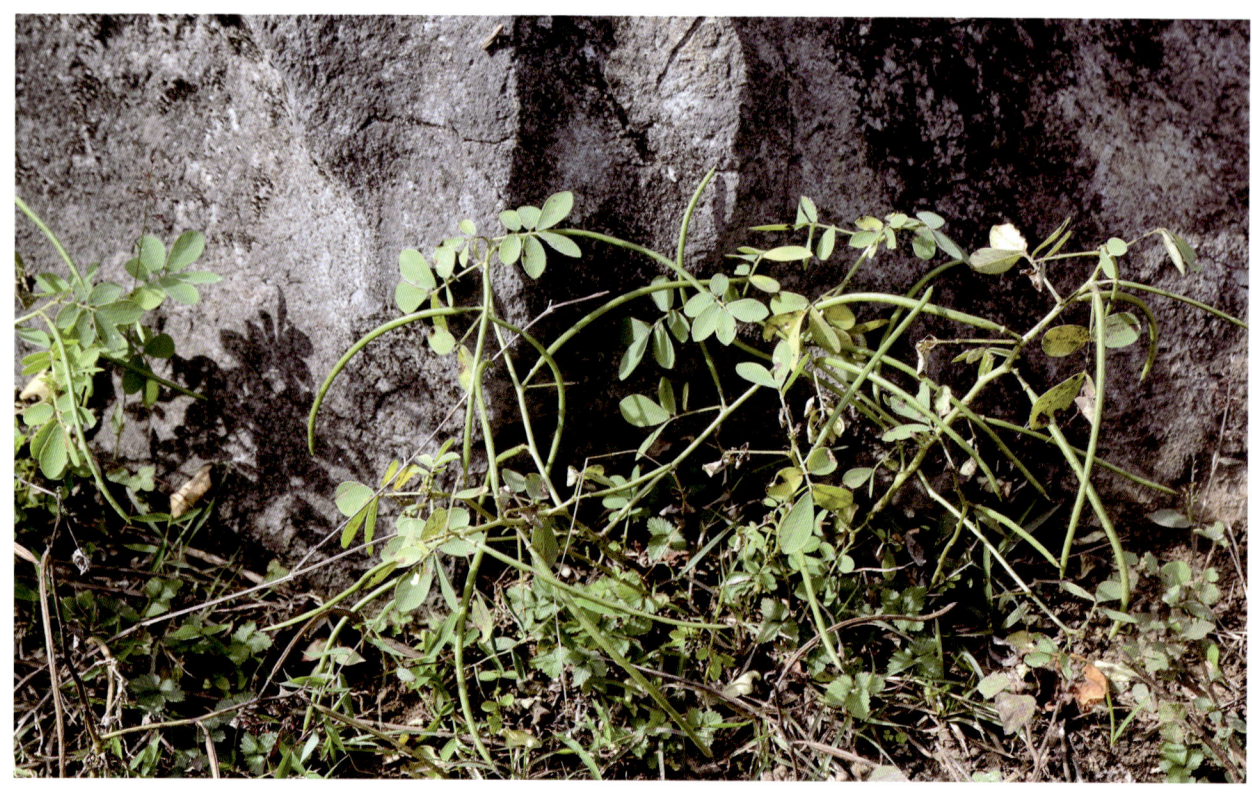

Det def vud yeb 野决明

【Bit hsenb 俗名】决明、决明草、决明豆、望江南。

【Dios kob deis 基源】为豆科植物野决明 *Thermopsis lupinoides*（L.）Link 的茎、叶及种子。

【Niangb bet deis 生长环境】生于坡塝草丛中、路旁湿地。分布于各地苗乡。

【Jox hsub 性味属经】性冷，味苦，属冷药，入热经。有毒。

【Qet diel xid 功能主治】功能：tat jab hxenk angt 解毒消肿，vuk gangb hxenk dix bus 敛疮消痈。主治：niangb hsab pob mongb 无名肿毒，jangx ghab dliax gangb 毒疮，gangb xent 疥疮。

【Ed not xus 用法用量】内服，煎汤，10～15 g。外用，捣烂敷，或煮水洗，或研末调茶油搽。

Det def vud eb 豆茶决明

【Bit hsenb 俗名】水通、水皂角、山扁豆、关门草、草决明、金豆子。

【Dios kob deis 基源】为豆科植物豆茶决明 *Cassia nomame*（Sieb.）Kitagawa 的全草。

【Niangb bet deis 生长环境】生于荒山草地上、冲沟边、农地边。分布于各地苗乡。

【Jox hsub 性味属经】性冷，味甜涩，属冷药，入热经。

【Qet diel xid 功能主治】功能：lal nais jongt xend mais 清肝明目，tongb eb dlax xuf 利水渗湿。主治：fangx mais fangx jid 黄疸，mongb pit khob 偏头痛，diongb hmangt ait mais gheib 夜盲症，dul mais 眼花，diuf od nul 肾炎，pob lob pob bil 手脚水肿。

【Ed not xus 用法用量】内服，煎汤，15～25 g。

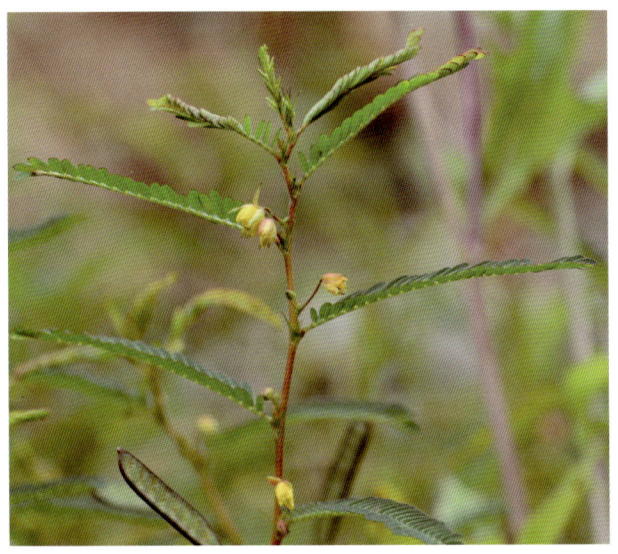
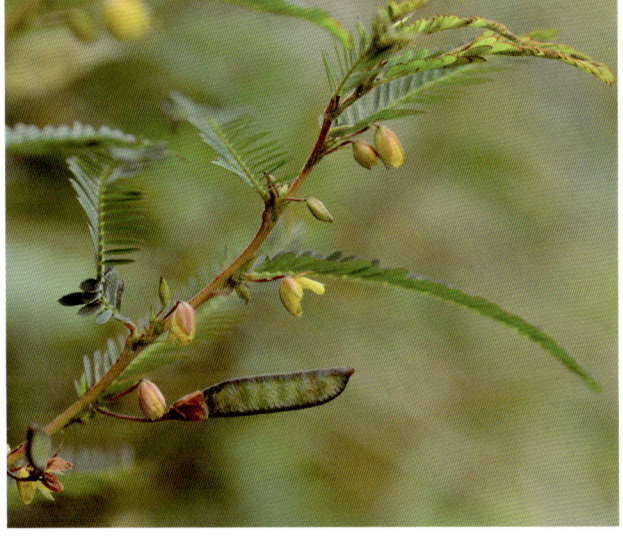

Vob jab niangl 锦鸡儿

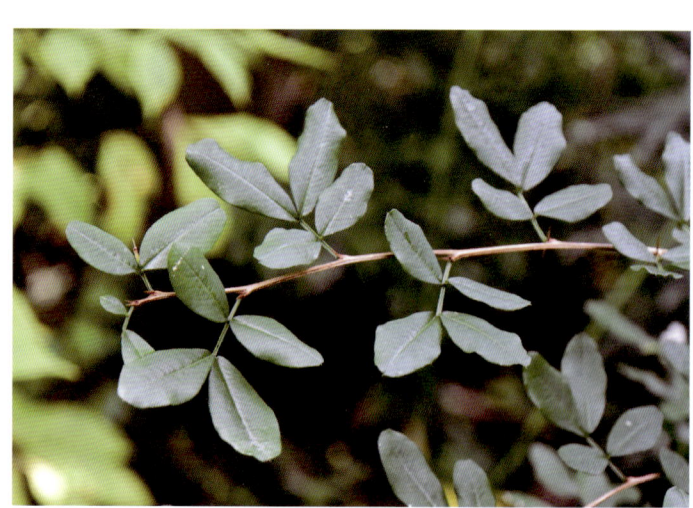

【Bit hsenb 俗名】一颗血、大蛇叶、阳雀花、金雀花、黄雀花。

【Dios kob deis 基源】为豆科植物锦鸡儿 Caragana sinica（Buc' hoz）Rehd. 的花及根。

【Niangb bet deis 生长环境】生于低山地区山丘荒地上、耕地边。分布于部分苗乡。

【Jox hsub 性味属经】性平，味甘，属冷热两经药，入两经。

【Qet diel xid 功能主治】功能：tiod nat hangb bongt 健脾行气，yis dliangl yis hxangd 滋养精血。主治：dliangd bil dib sangb 跌打损伤，dlad jus hxub mongb 腰膝酸痛，nit diongx hxangd 高血压，niel khob mongb khob 头晕头痛，jib daib ngas naix mais 小儿疳积，ax maix wel lol 缺乳，hsot ud ax jangx hxib 月经不调。

【Ed not xus 用法用量】内服，煎汤，15～25 g；或浸酒饮；治缺乳用花煮甜酒服。

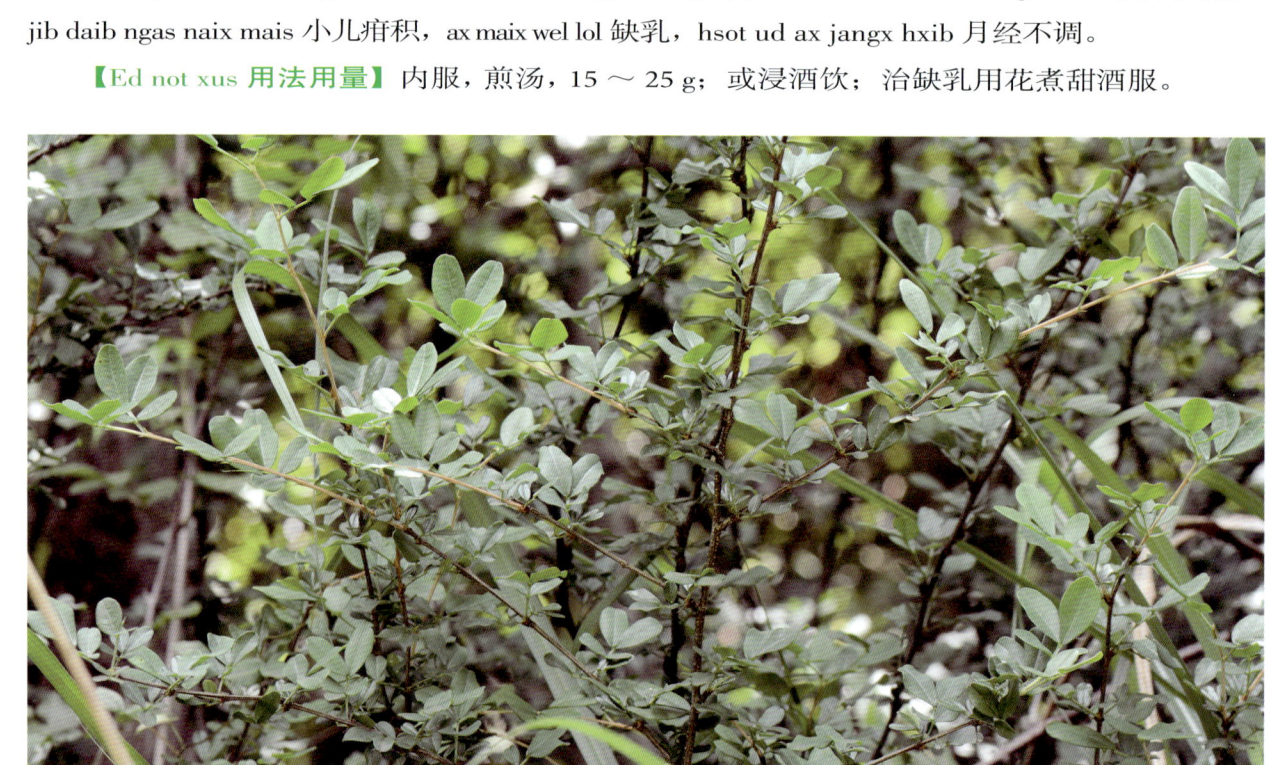

Vob jab niangl bel 云南锦鸡儿

【Bit hsenb 俗名】白藓皮、阳雀花、阳豆子、金雀花、斧头花、锦鸡儿。

【Dios kob deis 基源】为豆科植物云南锦鸡儿 *Caragana franchetiana* Kom. 的根、皮、花。

【Niangb bet deis 生长环境】生于山地灌木林边、耕地边、路旁。分布于部分苗乡。

【Jox hsub 性味属经】性平，味甘，属冷热两经药，入两经。

【Qet diel xid 功能主治】功能：tiod nat hangb bongt 健脾行气，yis dliangl yis hxangd 滋养精血。主治：dlad jus hxub mongb 腰膝酸痛，niel khob mongb khob 头晕头痛，jib daib ngas naix mais 小儿疳积，but ghab naix dlongx naix 耳鸣耳聋，nais pot yens jab ait ngol 肺痨咳嗽，ax maix wel lol 缺乳。

【Ed not xus 用法用量】内服，煎汤，15～25 g；或浸酒饮；治缺乳用花煮甜酒服。

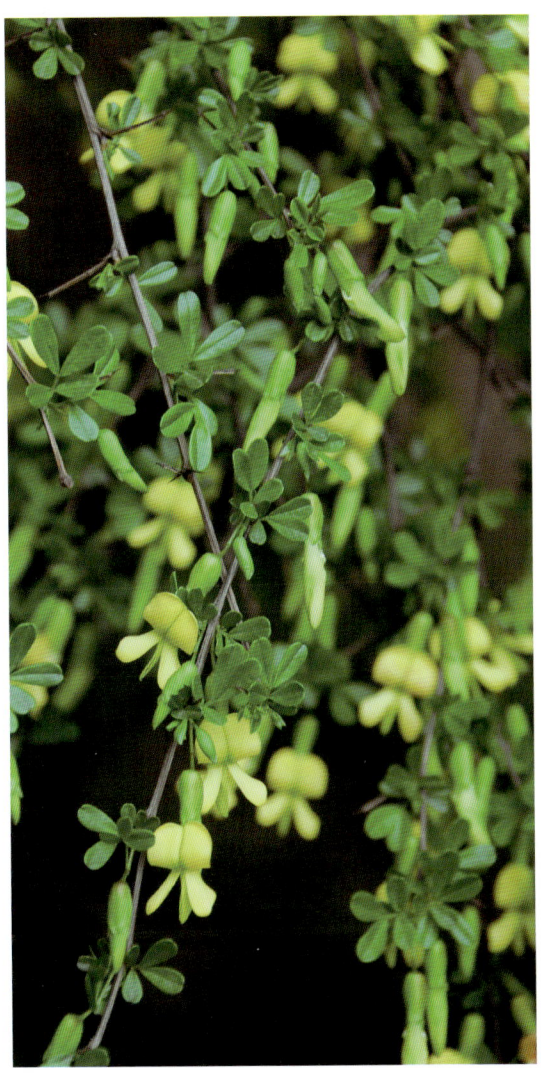
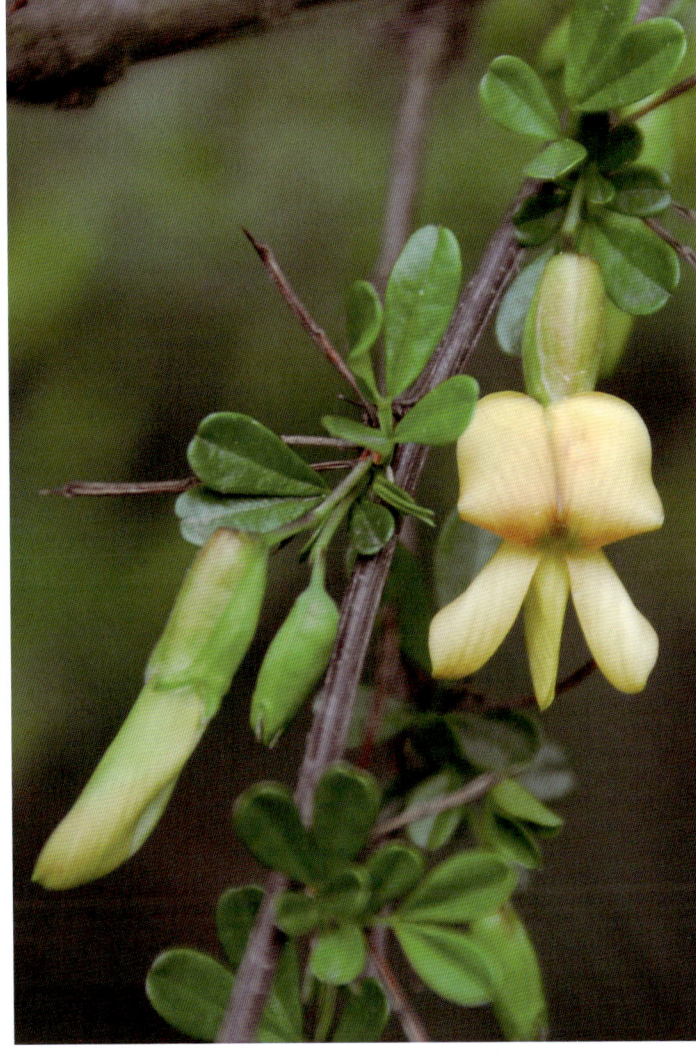

Bel jit fis 云实

【Bit hsenb 俗名】小霸王、栏蛇刺、雀不踏、阎王刺、药王子、黄花刺、翻天云。

【Dios kob deis 基源】为豆科植物云实 *Caesalpinia sepiaria* Roxb. 的根、果实。

【Niangb bet deis 生长环境】生于低山地区山丘上、山谷中、河岸边。分布于各地苗乡。

【Jox hsub 性味属经】性热，味辛，属热药，入冷经。

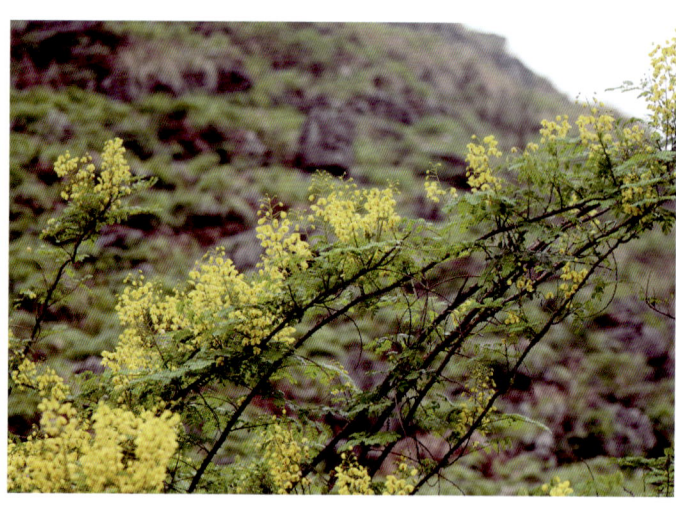

【Qet diel xid 功能主治】功能：hxub kib los xuf 清热利湿，dib gangb 杀虫。主治：mongb jox ghab jid 浑身疼痛，kib seil 疟疾，ait gheb ax bongx 麻疹不透，jib daib ngas naix mais 小儿疳积，zal ghad dongk xok 细菌性痢疾，yens nangb gik 毒蛇咬伤。

【Ed not xus 用法用量】内服，煎汤，15～25 g；或入丸剂。

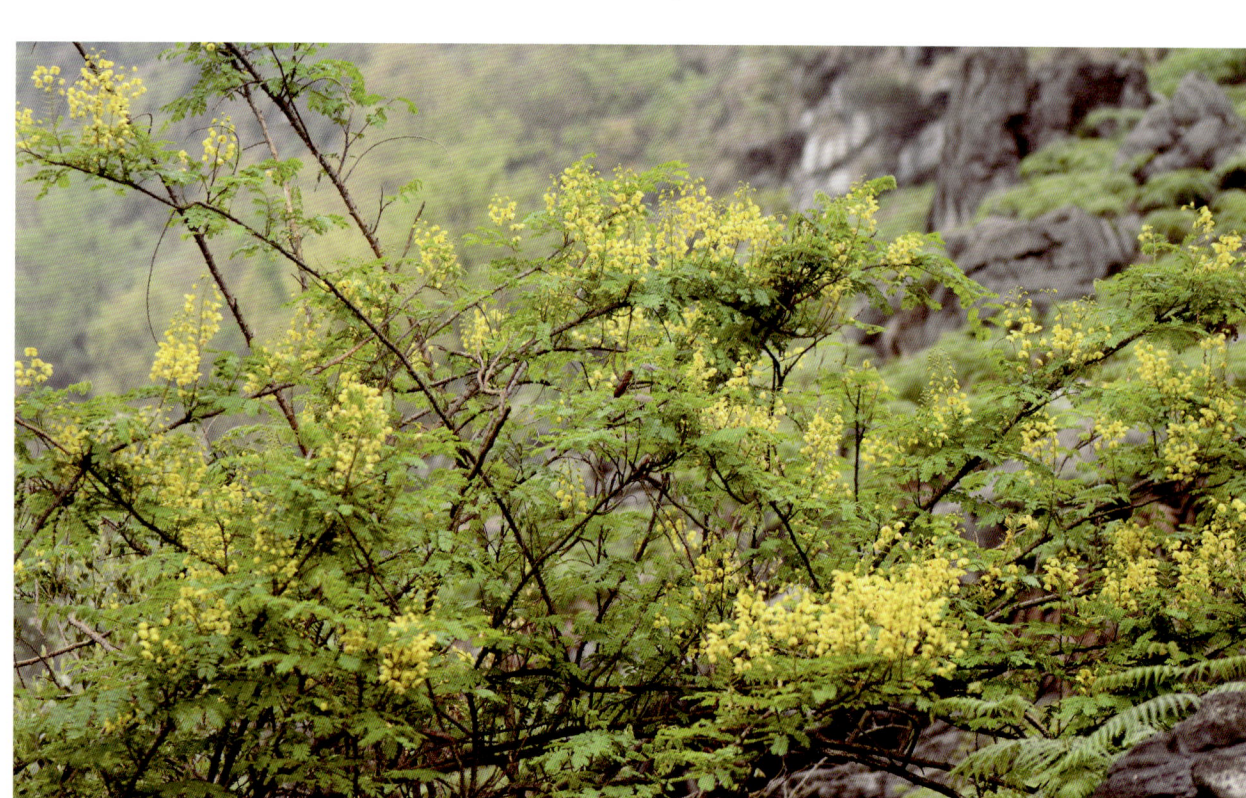

Det ghab dens nix 木蓝

【Bit hsenb 俗名】小青、大蓝、水蓝、槐蓝、大蓝青、印度蓝、青子兰、野青靛。

【Dios kob deis 基源】为豆科植物木蓝 *Indigofera tinctoria* Linn. 的叶及枝。

【Niangb bet deis 生长环境】生于低海拔地区杂木林中，有栽培。分布于部分苗乡。

【Jox hsub 性味属经】性冷，味苦，属冷药，入热经。

【Qet diel xid 功能主治】功能：tat jit hxangd dangf hxangd 散瘀止血，hxub kib tat jab 清热解毒。主治：od hxangd 吐血，mongb khob mangs 乙型脑炎，xok hniub mais 目赤，mongb git ghab naix 腮腺炎，niangb hsab pob mongb 无名肿毒。

【Ed not xus 用法用量】内服，煎汤，15～30 g。外用，捣烂敷或煎水洗。

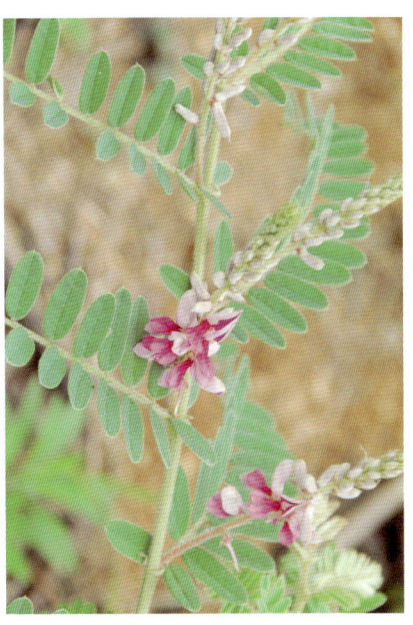

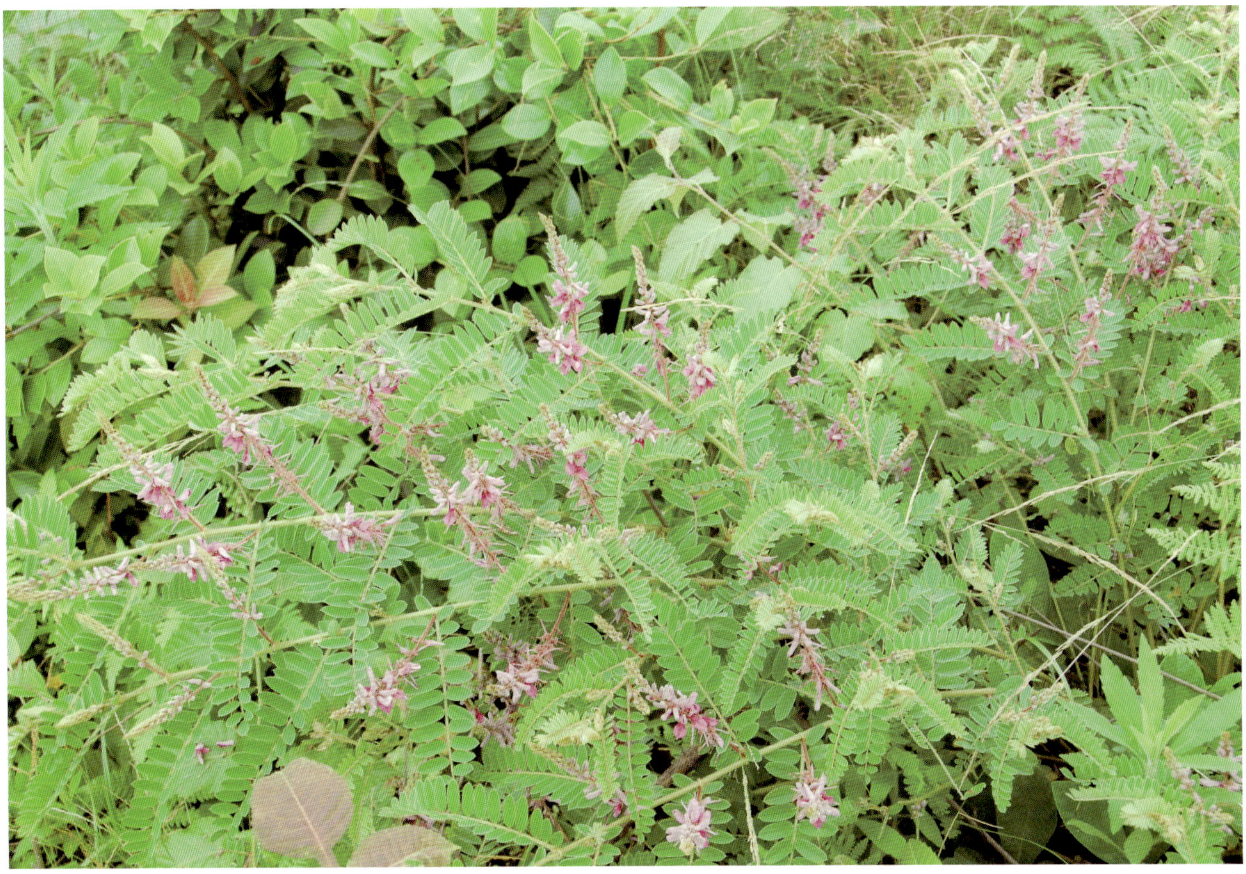

Det dens nix xok 茸毛木蓝

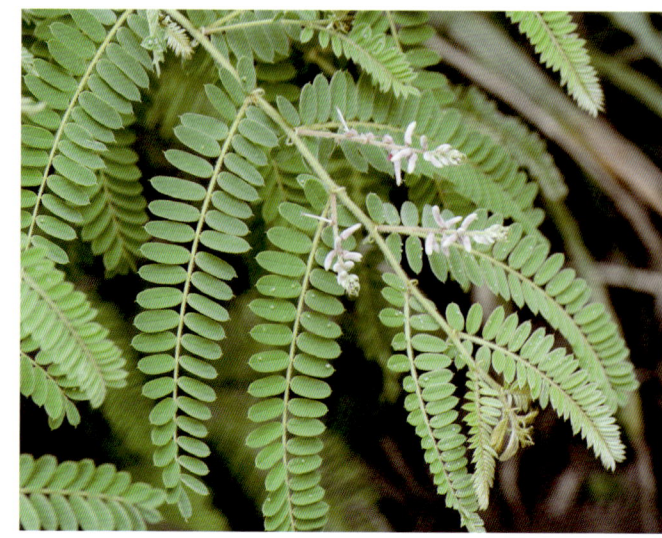

【Bit hsenb 俗名】木蓝、山红花、雪人参、血人参、红苦刺、铁刷子。

【Dios kob deis 基源】为豆科植物茸毛木蓝 Indigofera stachyodes Lindl. 的根。

【Niangb bet deis 生长环境】生于坡塝灌木丛、山地林缘。分布于各地苗乡。

【Jox hsub 性味属经】性冷，味苦，属冷药，入热经。

【Qet diel xid 功能主治】功能：ves hxangd yis lal ves 活血补虚，tad hxid dlongs lis 舒筋活络。主治：nais jongt gek gab 肝硬化，dliangd bil dib sangb 跌打损伤，yens jent mongb 风湿痛，heb ves 体虚，hfak bangb hxangd 血崩。

【Ed not xus 用法用量】内服，煎汤，15～25 g；或炖肉吃。外用，捣烂加少量醋调敷。

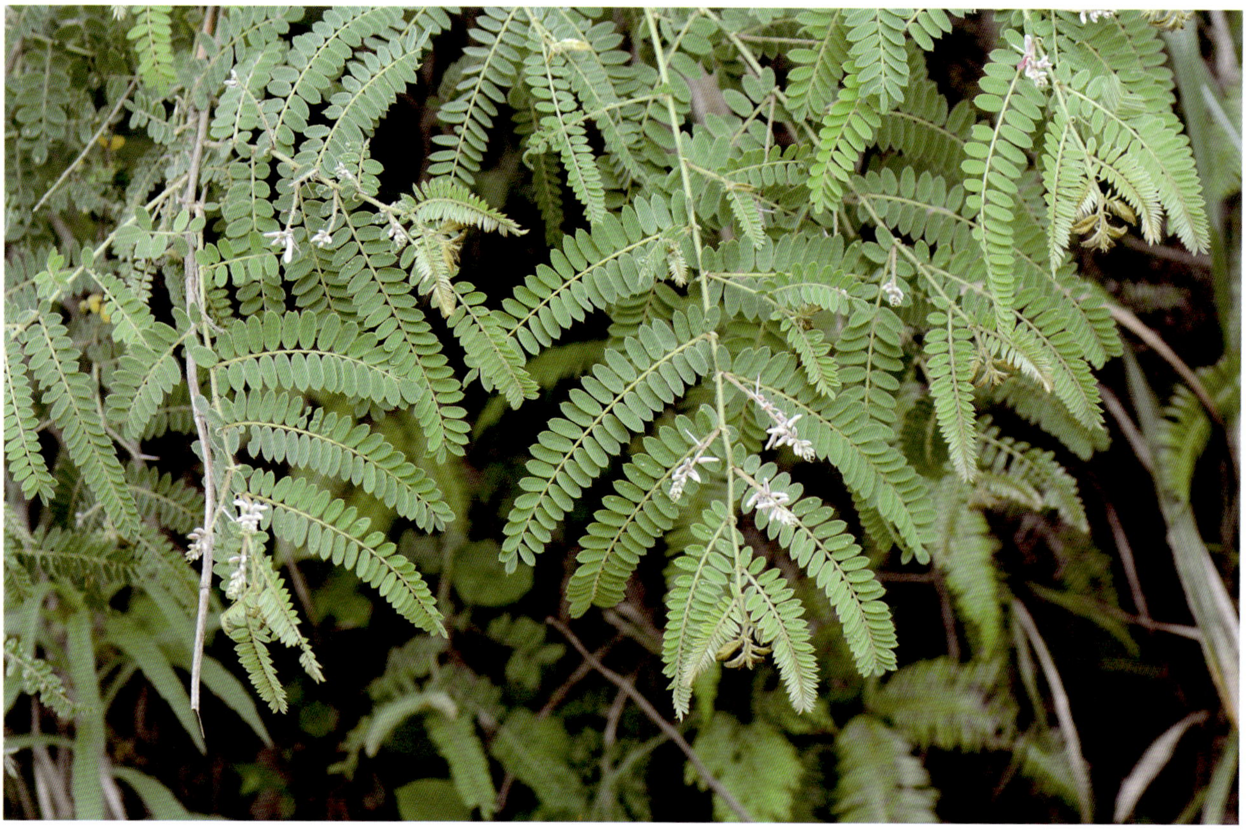

Det vob gif gek 苏木蓝

【Bit hsenb 俗名】山豆根、木蓝叉、苦豆根。
【Dios kob deis 基源】为豆科植物苏木蓝 *Indigofera carlesii* Craib 的根。
【Niangb bet deis 生长环境】多生于岩石山、乱石堆、荒闲地等处。分布于部分苗乡。
【Jox hsub 性味属经】性平，味苦微甘，属冷热两经药，入两经。
【Qet diel xid 功能主治】功能：hxub kib 清热，yis dliangl yis ves 补虚损，dangf hxangd 止血。主治：yens xit lol hxangd 刀伤出血，ghab ghongd xit gis ngol 喉痒咳嗽，mongb ghongd niangs 咽喉痛，mongb qub 腹痛，nongf lol hniangk 虚汗。
【Ed not xus 用法用量】内服，煎汤，15～25 g。外用，捣烂敷患处。

Det vob gif gek yut 宜昌木蓝

【Bit hsenb 俗名】木蓝、苦豆根、大蓝青、铁豆柴、大叶狼豆柴。
【Dios kob deis 基源】为豆科植物宜昌木蓝 *Indigofera ichangensis* Craib 的根。
【Niangb bet deis 生长环境】生于山地上、路旁。分布于部分苗乡。
【Jox hsub 性味属经】性冷，味苦，属冷药，入热经。
【Qet diel xid 功能主治】功能：hxub kib tat jab 清热解毒，hxenk bod dangf mongb 消痞止痛。主治：jangx bod 痞块，mongb ghongd niangs 咽喉痛，mongb hmid 牙痛，mongb git ghab naix 腮腺炎，jangx gangb dliangt khob 秃疮，ghab dlot khob 头屑，yens dlad zeb nex gik 狂犬咬伤。
【Ed not xus 用法用量】内服，煎汤，15～30 g。外用，捣烂加少量醋调敷。

Det vob gif gek mongl 铁扫帚

【Bit hsenb 俗名】木蓝乔、女儿红、鸡骨柴、铁扫竹、野绿豆、野蓝枝子。

【Dios kob deis 基源】为豆科植物铁扫帚 Indigofera bungeana Walp. 的根。

【Niangb bet deis 生长环境】生于坡塝疏林地上、杂木林中。分布于各地苗乡。

【Jox hsub 性味属经】性冷，味苦，属冷药，入热经。

【Qet diel xid 功能主治】功能：seil hxangd dangf hxangd 凉血止血，vuk gangb liangs ngix 敛疮生肌。主治：ghab hsangb ax hvit hsuk 伤口久不愈合，yens xit 刀伤，yens pot bangd 枪伤，niangb hsab pob mongb 无名肿毒，zel ghad 腹泻。

【Ed not xus 用法用量】内服，煎汤，15～25 g。外用，捣烂加少量醋调敷。

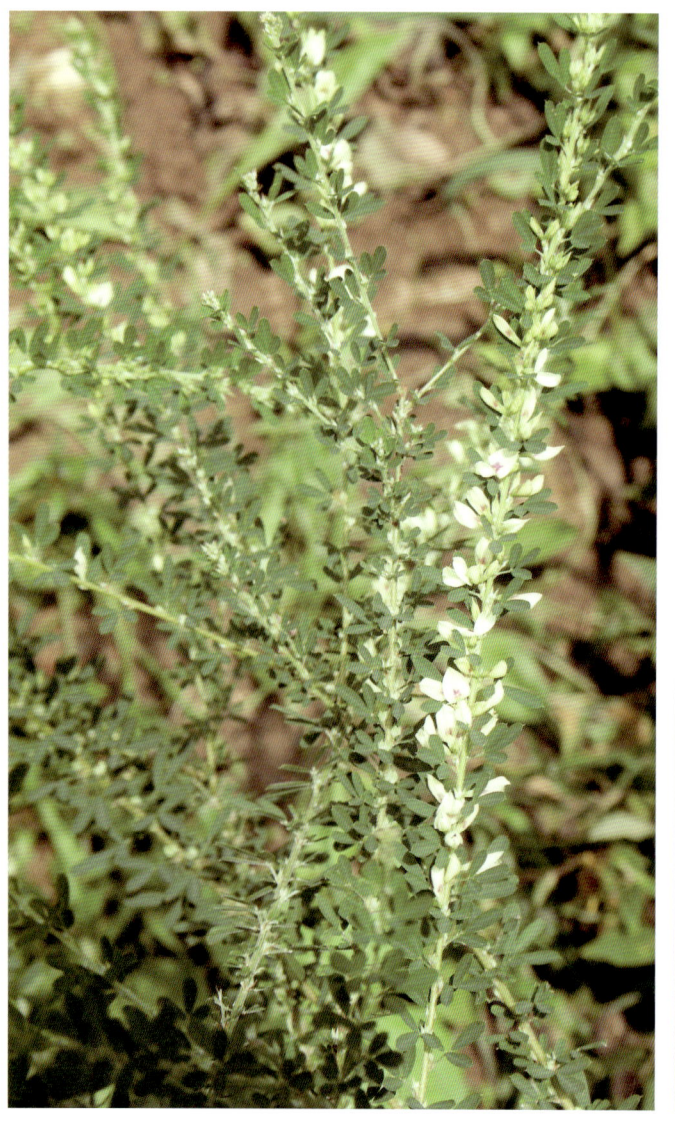
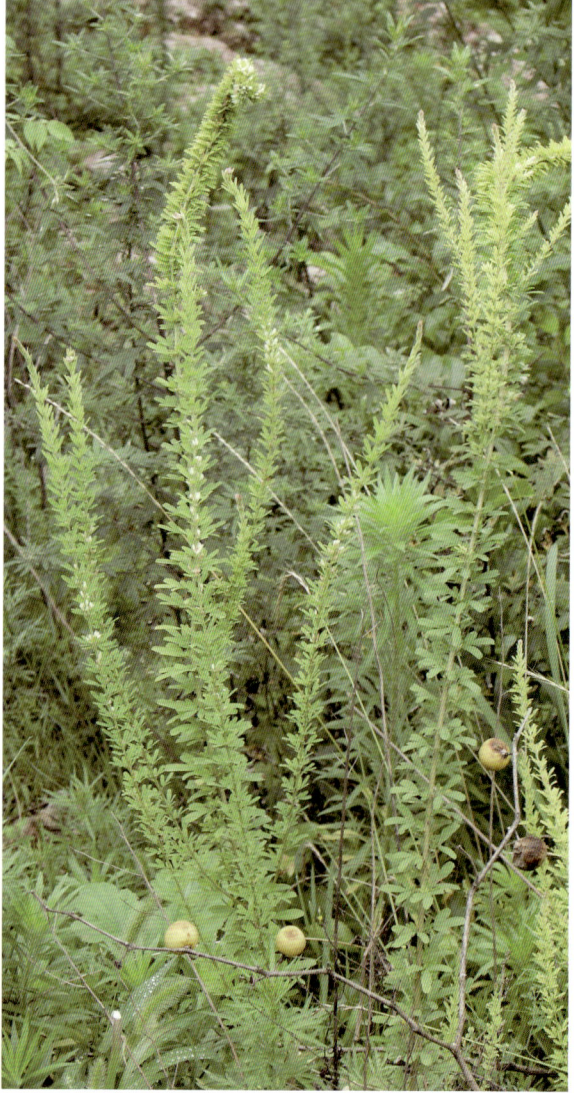

Vob qeb did 截叶铁扫帚

【Bit hsenb 俗名】一炷香、大力草、公母草、串鱼草、退烧草、夜关门、铁扫帚。

【Dios kob deis 基源】为豆科植物截叶铁扫帚 Lespedeza cuneata（Dum.-Cours）G. Don 的全株或带根全株。

【Niangb bet deis 生长环境】生于坡塝上、荒地中、路边、农地边。分布于各地苗乡。

【Jox hsub 性味属经】性冷，味苦辛，属冷药，入热经。

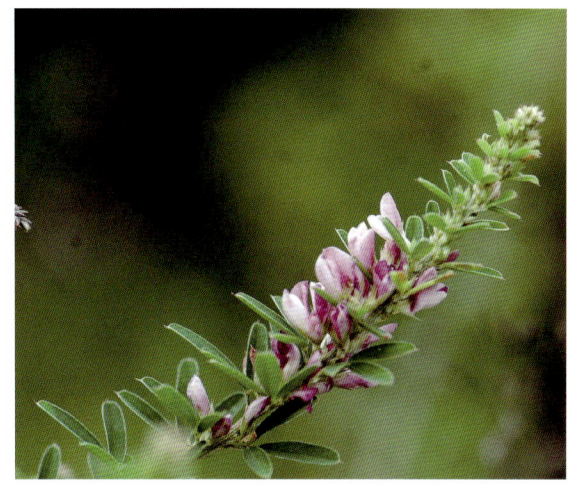

【Qet diel xid 功能主治】功能：tat hxend ves hxangd 舒筋活血，tat jit hxangd hxenk angt 散瘀消肿。主治：dliangd bil dib sangb 跌打损伤，yens xit 刀伤，ait gheb bal jid yangx ves 劳伤脱力，mongb daif gad 胃痛（胸口痛），jib daib ngas naix mais 小儿疳积，diuf od nul pob jid 肾炎水肿，dal ghad got 遗精症，khak eb bus jid 糖尿病。

【Ed not xus 用法用量】内服，煎汤，25～30 g；或炖肉食。外用，捣烂敷或煎水熏洗。

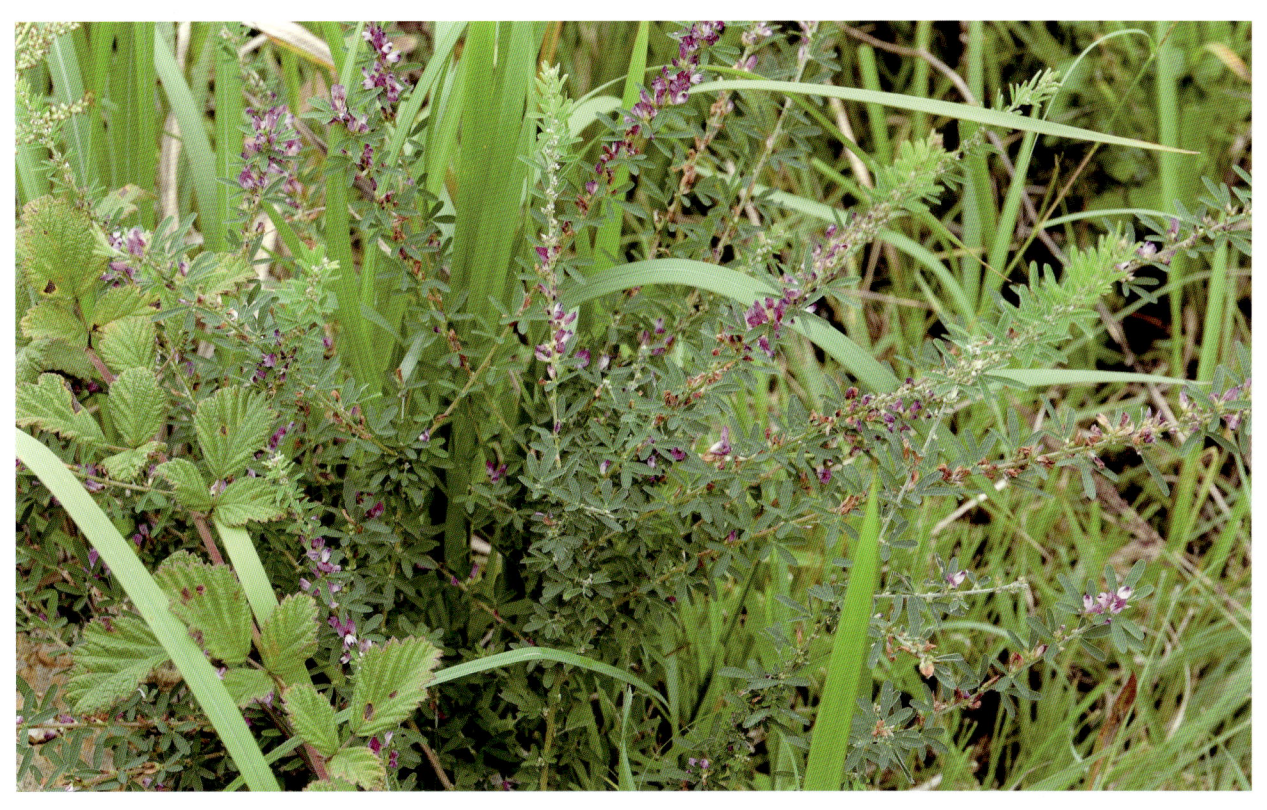

Det dlongx bel 刺木通

【Bit hsenb 俗名】刺桐、痢必清、鹦哥花、鹦哥叶、乔木刺桐。

【Dios kob deis 基源】为豆科植物刺木通 *Erythrina arborescens* Roxb. 的根或叶。

【Niangb bet deis 生长环境】生于低山地区沟谷内、杂木林间、路旁。分布于各地苗乡。

【Jox hsub 性味属经】性平，味苦辛，属冷热两经药，入两经。

【Qet diel xid 功能主治】功能：hxub kib dias jent 清热祛风，vut buk dux los xuf 健胃利湿。主治：khob nix mongb 头胀痛，dlif ghab neib ghangb 脱肛，zal ghad dongk xok 细菌性痢疾。

【Ed not xus 用法用量】内服，煎汤，10～25 g。外用，研末调敷。

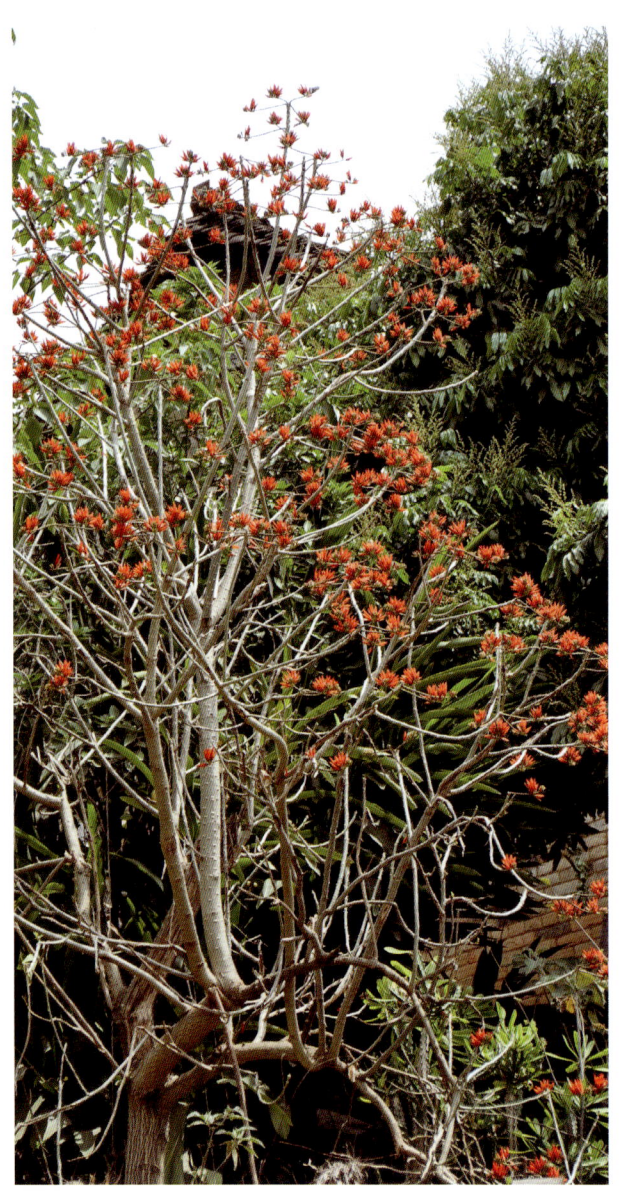
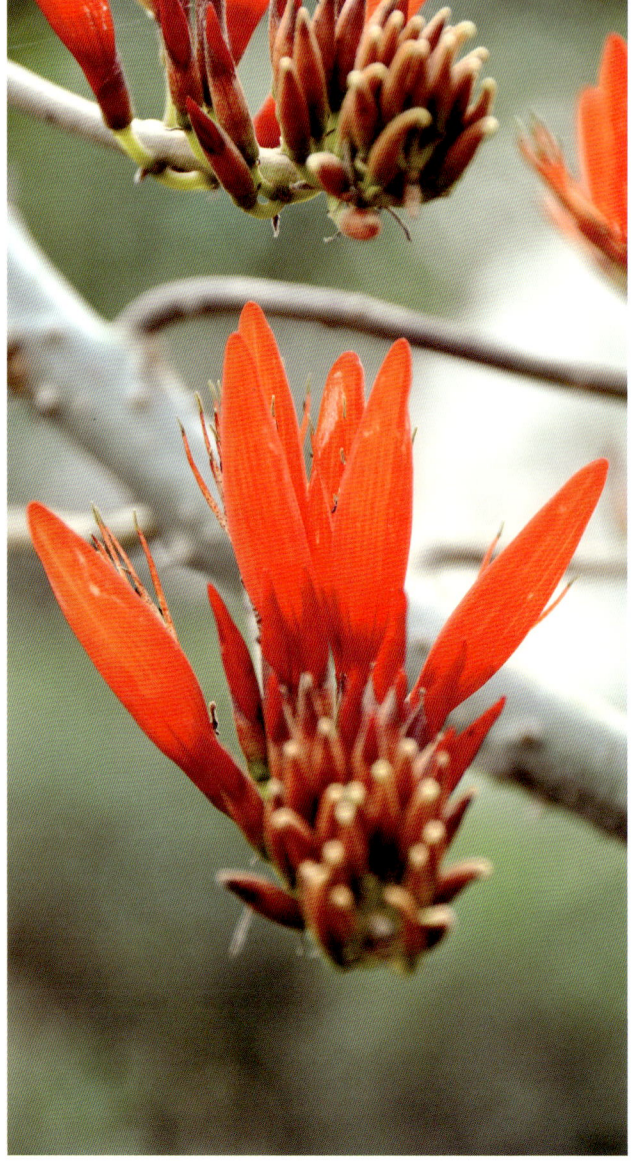

Det dlongx 刺桐

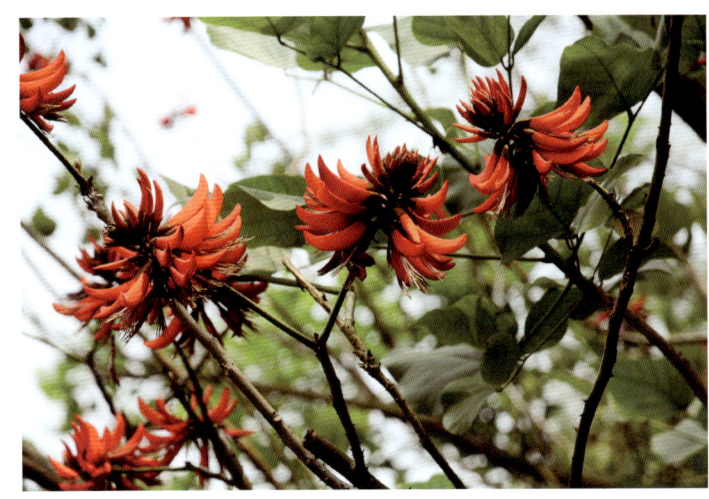

【Bit hsenb 俗名】丁皮、刺通、山芙蓉、空桐树、刺桐皮、钉桐皮、接骨药、海桐皮。

【Dios kob deis 基源】为豆科植物刺桐 *Erythrina variegata* Linn. var. *orientalis*（Linn.）Merr. 的皮或根。

【Niangb bet deis 生长环境】生于坡塝杂木林中、沟谷两侧，有栽培。分布于部分苗乡。

【Jox hsub 性味属经】性平，味苦辛，属冷热两经药，入两经。

【Qet diel xid 功能主治】功能：hxub jent hxenk net 祛风除湿，tat jab liangs ngix 解毒生肌。主治：yens jent pob mongb 风湿肿痛，mongb ghab dlad hfud jus 腰膝疼痛，lod hsongd mongb 骨折疼痛，xok hniub mais 目赤，mongb gangb hmid 虫牙痛，xit daib jit hxangd mongb qub 产后瘀血腹痛。

【Ed not xus 用法用量】内服，煎汤，15～25 g。外用，捣烂敷或煮水洗。

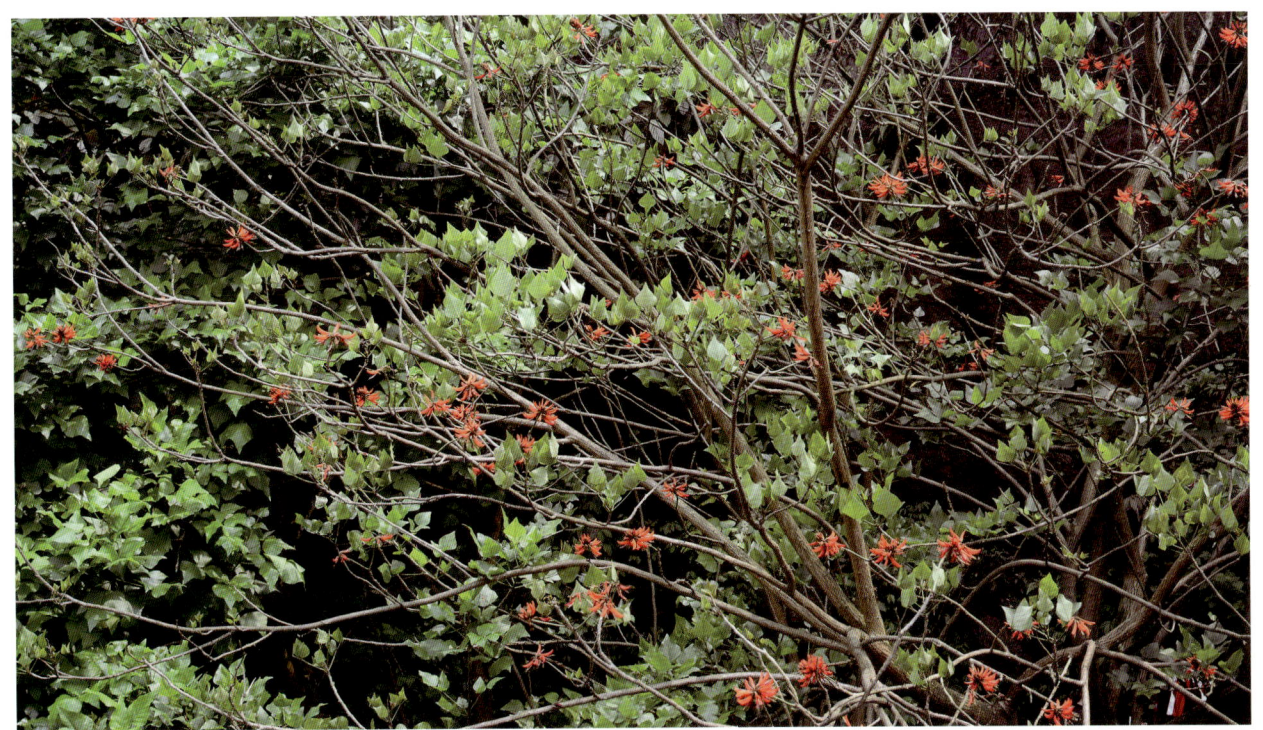

Det bel dlub 白刺花

【Bit hsenb 俗名】苦刺、白花刺、白刺刺、苦刺花、狼牙刺、铁马胡烧。

【Dios kob deis 基源】为豆科植物白刺花 *Sophora viciifolia* Hance 的根或果。

【Niangb bet deis 生长环境】生于草坡上、疏林下、灌木丛中。分布于各地苗乡。

【Jox hsub 性味属经】性平，味苦涩，属冷热两经药，入两经。

【Qet diel xid 功能主治】功能：hxub kib tat jab 清热解毒，seil hxangd dangf hxangd 凉血止血。主治：pob lob pob bil 手脚水肿，bit ax dangx 失眠，lol hxangd nais 鼻衄，xud wal hxangd 尿血，cad wal od nul 膀胱炎，xud ghad hxangd 便血。

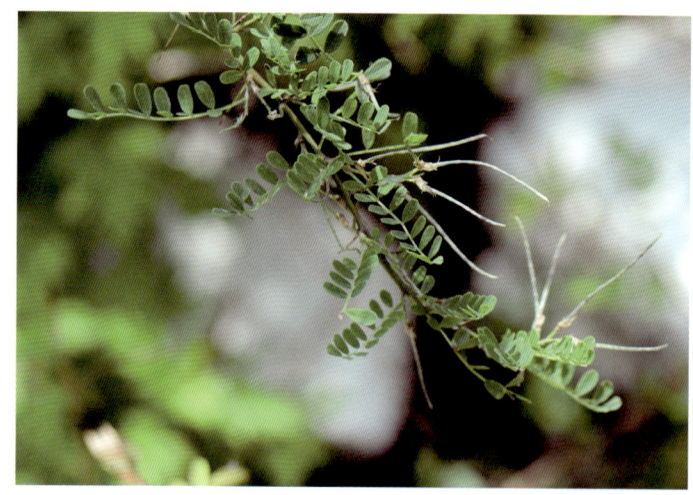

【Ed not xus 用法用量】内服，煎汤，20～30 g；或浸酒饮；或研末吃。外用，捣烂敷或煎水洗。

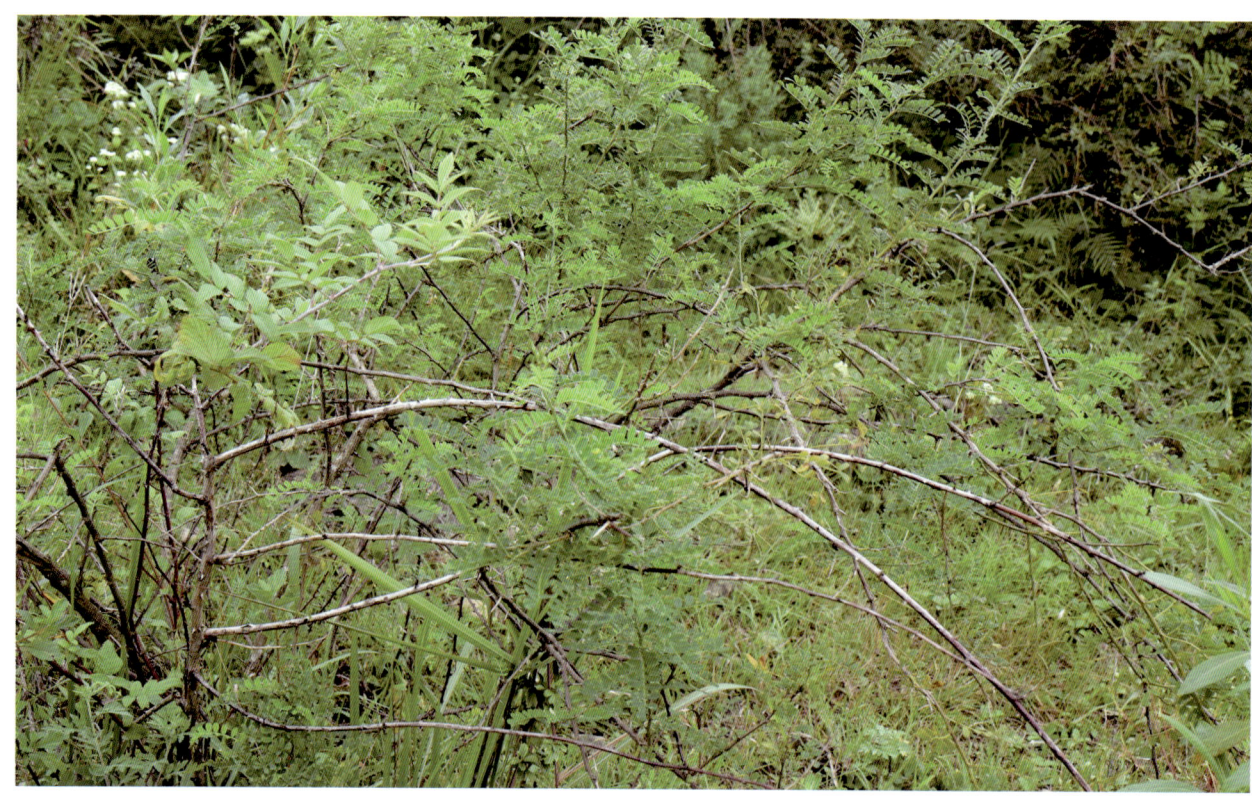

Jab gongx saib 苦参

【Bit hsenb 俗名】川参、牛参、白萼、地骨、地槐、苦骨、苦识、野槐、凤凰爪。

【Dios kob deis 基源】为豆科植物苦参 *Sophora flavescens* Alt. 的根。

【Niangb bet deis 生长环境】生于山坡草地上、路旁、坡塝沙质地。分布于各地苗乡。

【Jox hsub 性味属经】性冷，味苦，属冷药，入热经。

【Qet diel xid 功能主治】功能：hxub kib gangt xuf 清热燥湿，dib gangb 杀虫。主治：los link ghongd 吊小舌，jib daib nais pot od nul 小儿肺炎，jib daib ngas naix mais 小儿疳积，kib eb kib dul 水火烫伤，hfak qut qat 妇人阴痒，dlif ghab neib ghangb 脱肛。

【Ed not xus 用法用量】内服，煎汤，8～15 g；或入丸、散剂。外用，煎水洗。

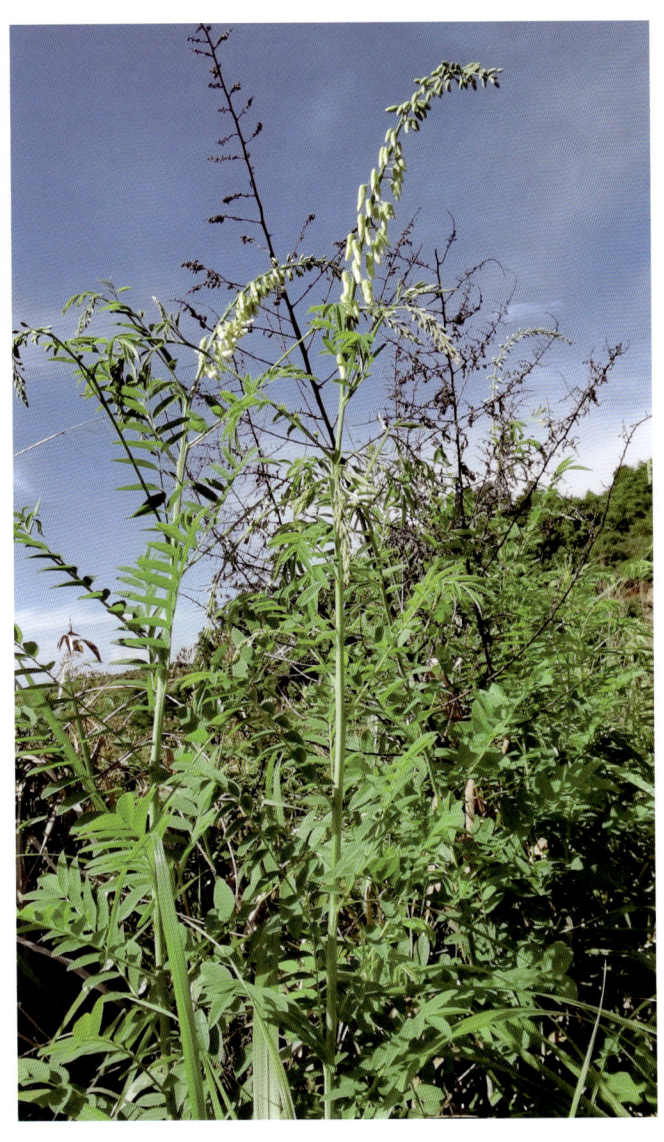
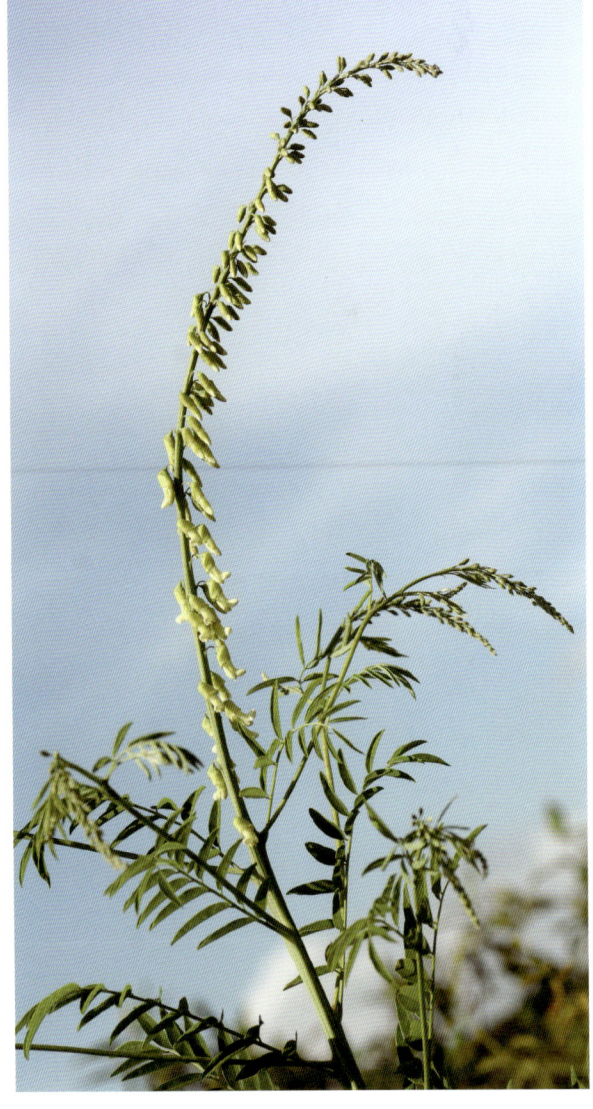

Def nangb ib 广豆根

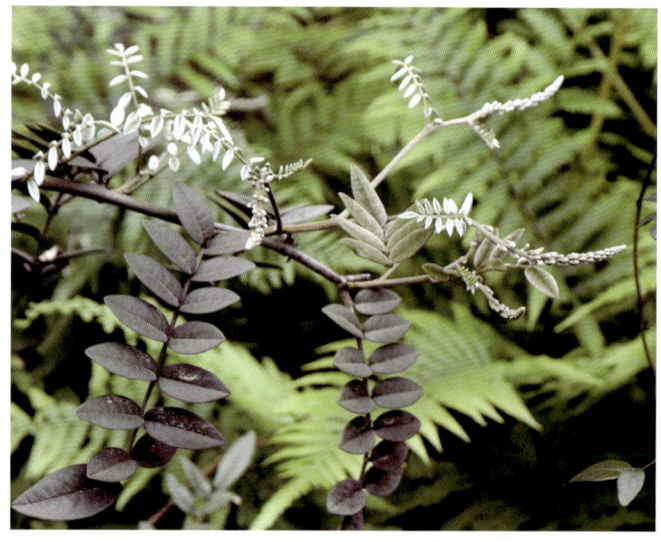

【Bit hsenb 俗名】季豆、苦草、苦豆根、胡芦巴、芸香草、香苜蓿、柔枝槐。

【Dios kob deis 基源】为豆科植物广豆根 *Sophora subprostrata* Chun et T. C. Chen. 的根。

【Niangb bet deis 生长环境】生于岩石山脚下、岩石缝中。分布于部分苗乡。

【Jox hsub 性味属经】性冷，味苦，属冷药，入热经。

【Qet diel xid 功能主治】功能：hxub kib tat jab 清热解毒，hxenk angt dangf mongb 消肿止痛。主治：mongb ghongd niangs 咽喉痛，ngol hvuk 喘咳，mongb gangb hmid 虫牙痛，dix khangd ghad 痔疮，yens nangb gik 毒蛇咬伤，gangb xent 疥疮。

【Ed not xus 用法用量】内服，煎汤，15～25 g；或捣汁饮。外用，含漱或捣烂敷。

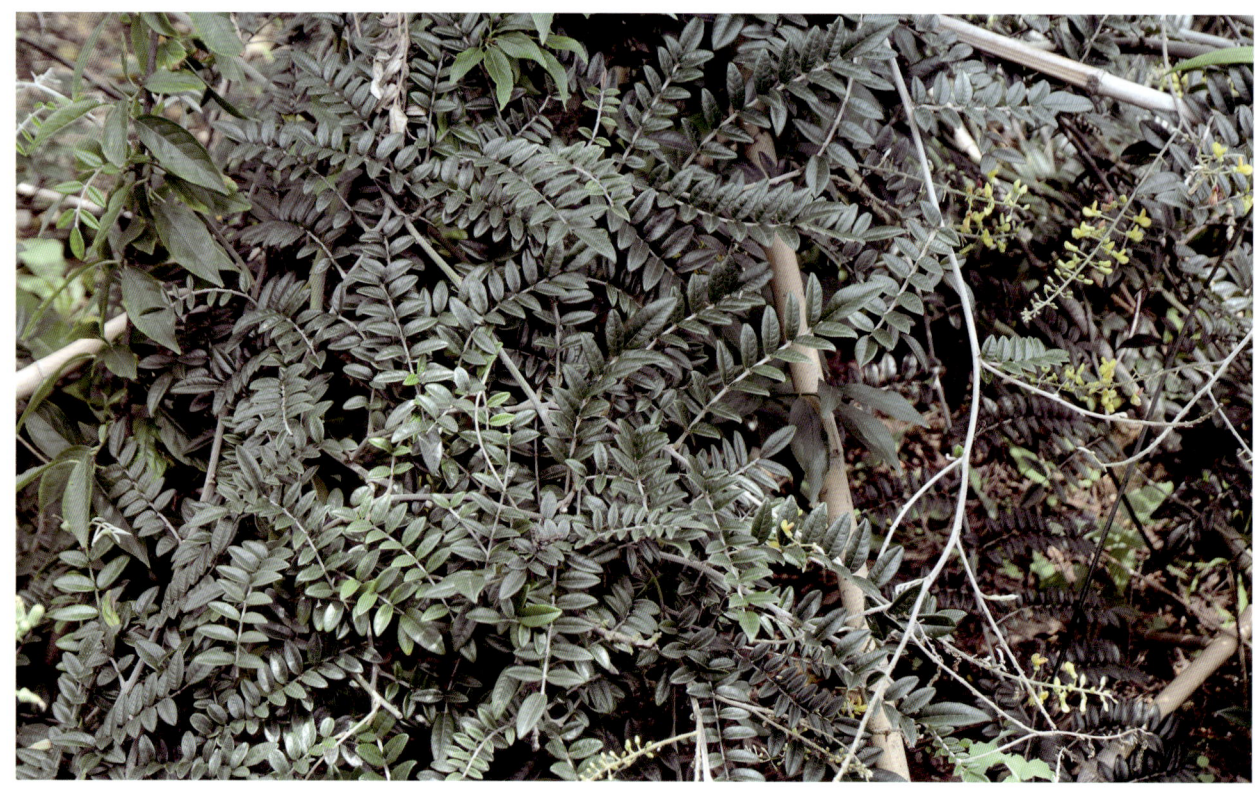

Vob mais gheib 鸡眼草

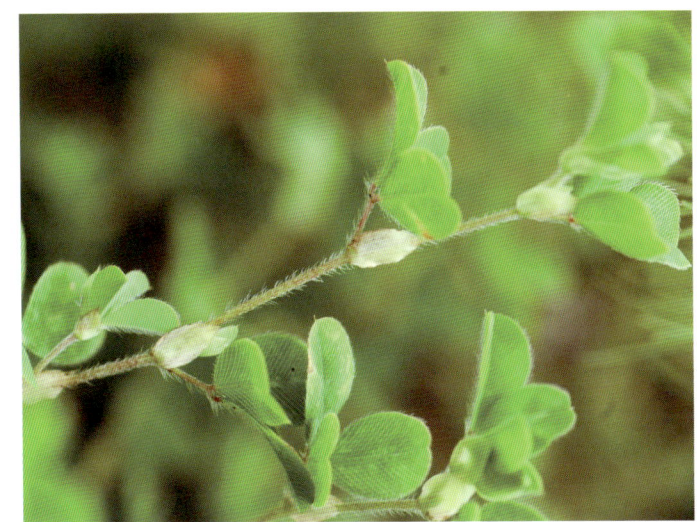

【Bit hsenb 俗名】人字草、土文花、公母草、鸳鸯草、细花草、满路金鸡。

【Dios kob deis 基源】为豆科植物鸡眼草 Kummerowia striata（Thunb.）Schindl. 的全草。

【Niangb bet deis 生长环境】生于坡塝草地上、疏林中、路旁、田边。分布于部分苗乡。

【Jox hsub 性味属经】性平，味甘辛，属冷热两经药，入两经。

【Qet diel xid 功能主治】功能：hxub kib tat jab 清热解毒，tiod nat los net 健脾利湿。主治：nais jongt od nul 肝炎，dliangd bil dib sangb 跌打损伤，mangb hfud kib jid 感冒发烧，zal ghad dongk xok 细菌性痢疾，mongb qub zal ghad 腹痛腹泻。

【Ed not xus 用法用量】内服，煎汤，15～25 g。外用，捣烂敷或捣汁涂。

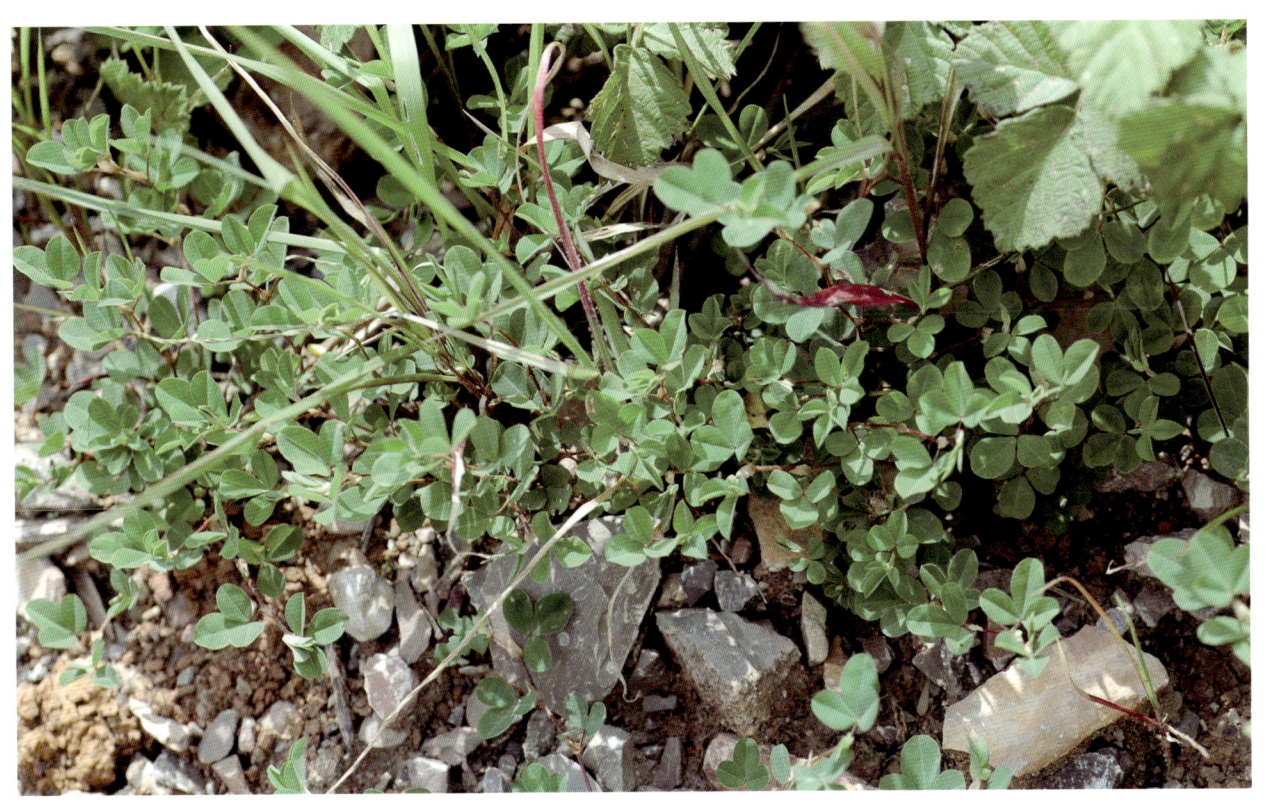

Det zend kax niul 花桐木

【Bit hsenb 俗名】桐木、三钱三、相思树、鸭公青、青豆柴、青皮树、青龙捆地。

【Dios kob deis 基源】为豆科植物花桐木 Ormosia henryi Prain 的根或枝。

【Niangb bet deis 生长环境】喜生于杂木林中。分布于部分苗乡。

【Jox hsub 性味属经】性热，味辛，属热药，入冷经。

【Qet diel xid 功能主治】功能：hxub jent hxenk net 祛风除湿，ves hxangd tat jit hxangd 活血化瘀，langl hniangb hniub 避孕。主治：dliangd bil dib sangb 跌打损伤，mongb ghongd dlub 白喉，xit daib jit hxangd mongb qub 产后瘀血腹痛，gangb vas 癣。

【Ed not xus 用法用量】内服，煎汤，15～25 g。外用，捣烂敷或捣汁涂。

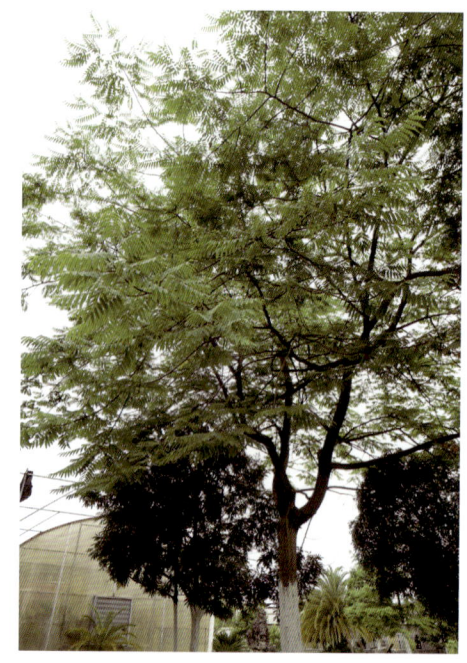

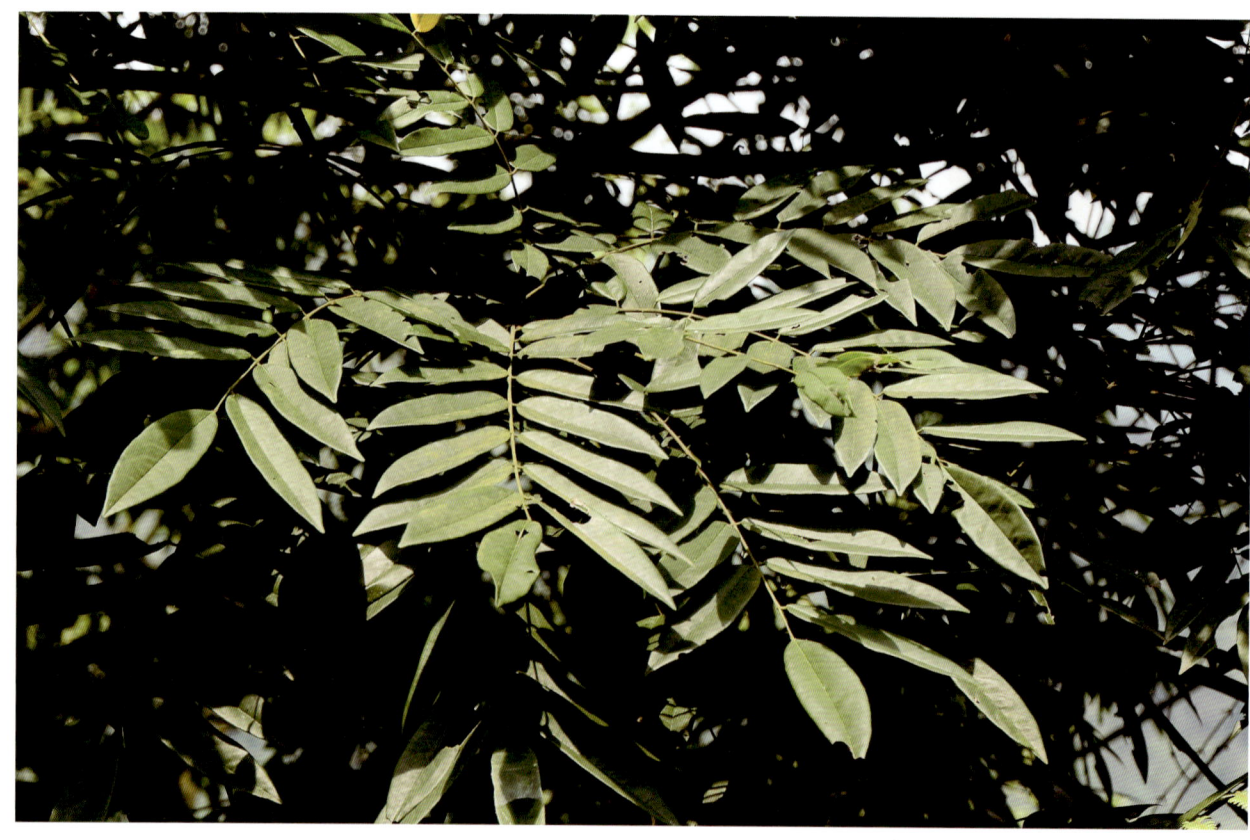

Det gheid liod 红豆树

【Bit hsenb 俗名】红豆、假相思豆、江阴红豆树、鄂西红豆树。

【Dios kob deis 基源】为豆科植物红豆树 *Ormosia hosiei* Hemsl. et Wils. 的种子。

【Niangb bet deis 生长环境】生于杂木林边、山谷河岸。分布于部分苗乡。

【Jox hsub 性味属经】性平，味苦，属冷热两经药，入两经。有小毒。

【Qet diel xid 功能主治】功能：qet bongt 理气。主治：mongb qub 腹痛，ax hsot ud 闭经，los ghad ghof 疝气。

【Ed not xus 用法用量】内服，煎汤，15～25 g。

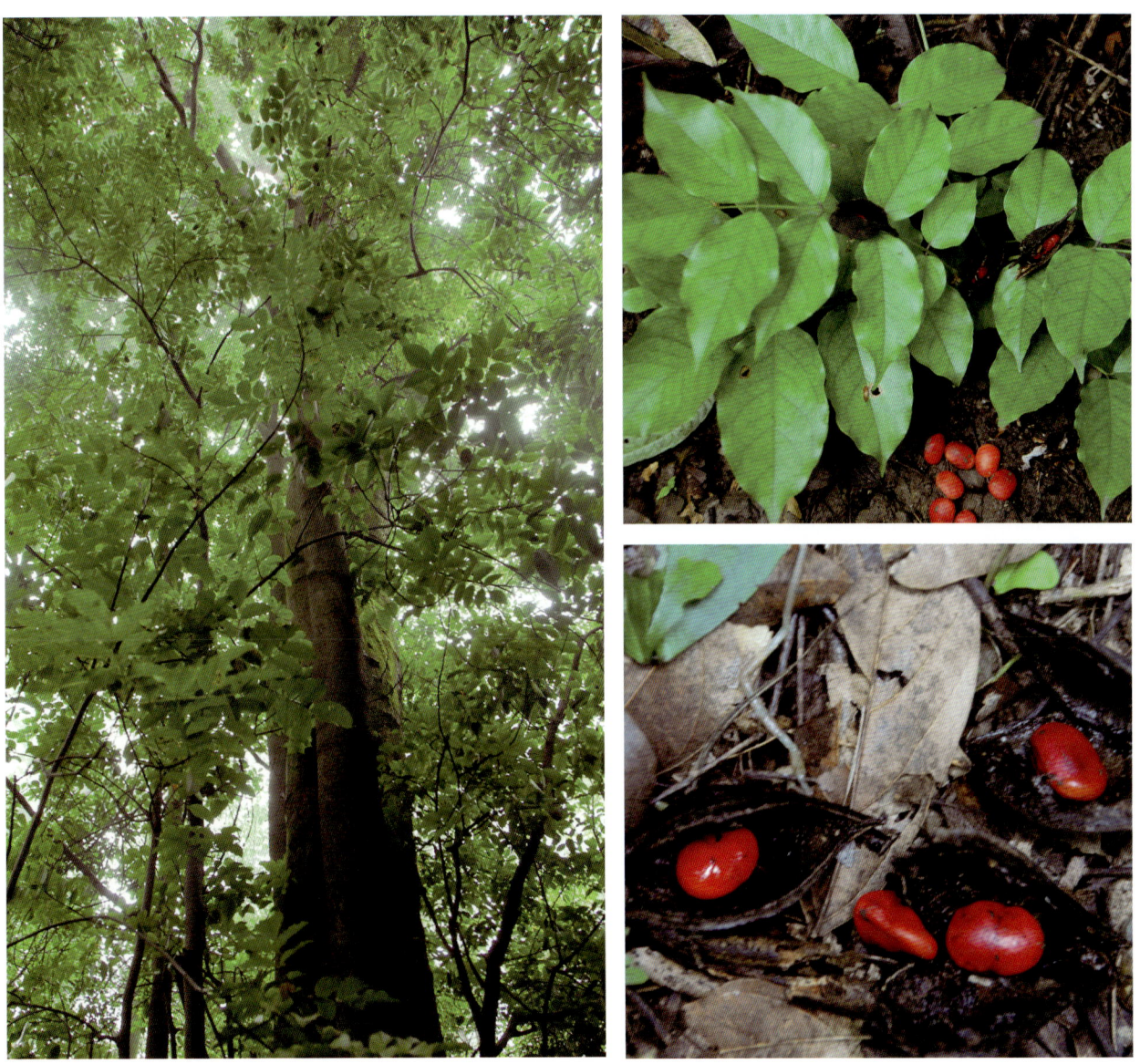

Hlat hfib 食用葛藤

【Bit hsenb 俗名】米葛、甘葛、粉葛、鸡齐、甜葛、黄葛根、鲜汤葛、葛麻藤。

【Dios kob deis 基源】为豆科植物食用葛藤 *Pueraria edulis* Pamp. 的块根。

【Niangb bet deis 生长环境】生于山坡草丛中、路旁潮湿地，有栽培。分布于各地苗乡。

【Jox hsub 性味属经】性平，味甘辛，属冷热两经药，入两经。

【Qet diel xid 功能主治】功能：hxub kib tad dud kib 清热解表，niox angt hvib dangf ngas ghongd 除烦止渴，xend jud 解酒毒。主治：seil kib mongb khob 伤寒头痛，niad jud 酒精中毒，gos kib 中暑，jangd juk ghad ghof 急性肠梗阻，nongx jab not xad hvib 吃药过度烦躁，lol hxangd nais ax dangf 鼻衄不止。

【Ed not xus 用法用量】内服，煎汤，15～35 g；或入丸、散剂；或捣汁饮；或生嚼。

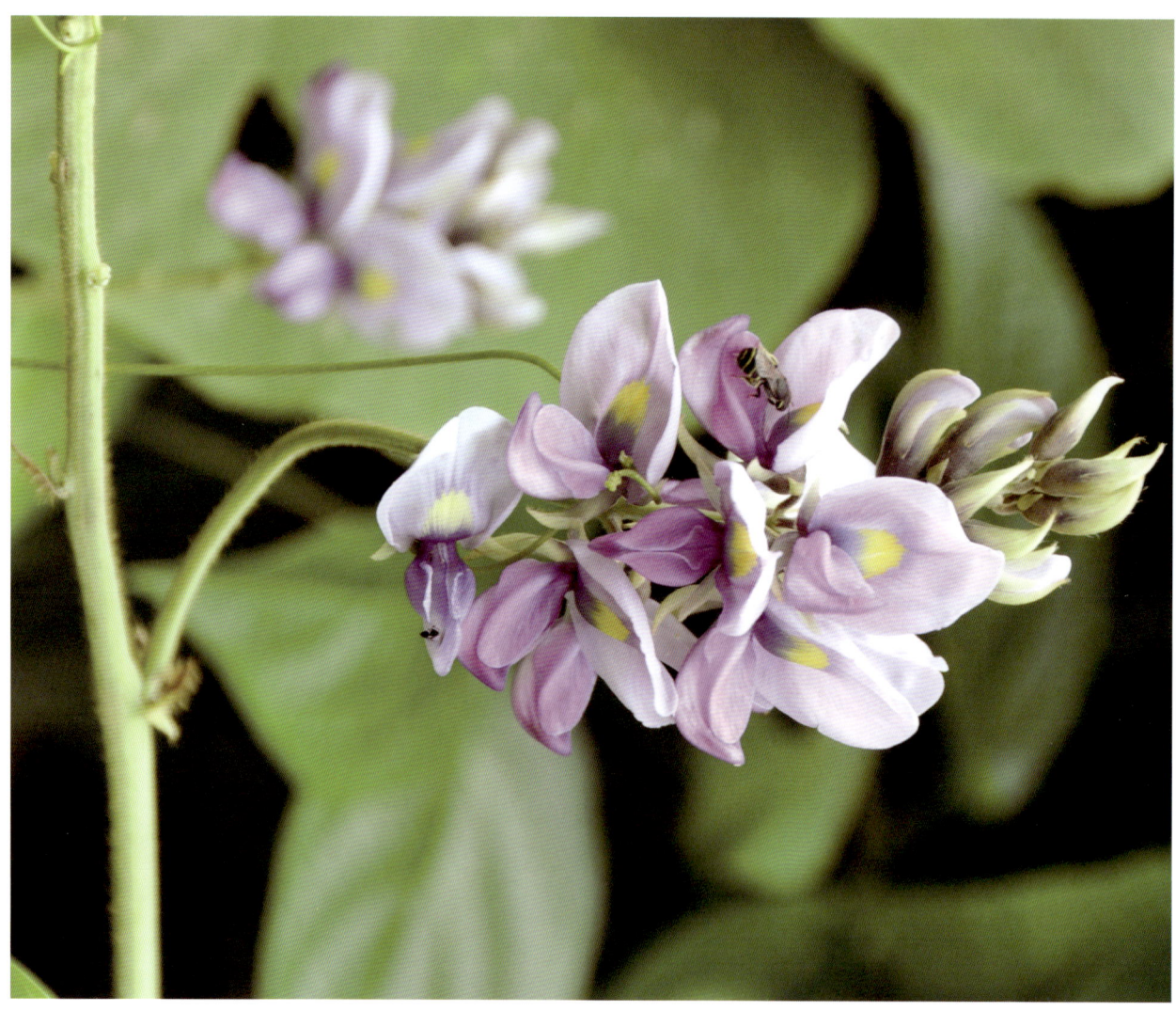

Hlat hfib gad 甘葛藤

【Bit hsenb 俗名】甘葛、粉葛、葛麻茹、甜葛根、黄葛根、野扁葛。

【Dios kob deis 基源】为豆科植物甘葛藤 *Pueraria thomsonii* Benth. 的块根。

【Niangb bet deis 生长环境】生于荒地上、草丛中、灌木丛中，有栽培。分布于各地苗乡。

【Jox hsub 性味属经】性平，味甘辛，属冷热两经药，入两经。

【Qet diel xid 功能主治】功能：hxub kib tad dud kib 清热解表，niox angt hvib dangf ngas ghongd 除烦止渴，xend jud 解酒毒。主治：jangd juk ghad ghof 急性肠梗阻，nongx jab not xad hvib 吃药过度烦躁，gos kib 中暑，kib dliud od hxangd ax dangf 心热吐血不止，lol hxangd nais ax dangf 鼻衄不止，niad jud 酒精中毒。

【Ed not xus 用法用量】内服，煎汤，15～35 g；或入丸、散剂；或捣汁饮。

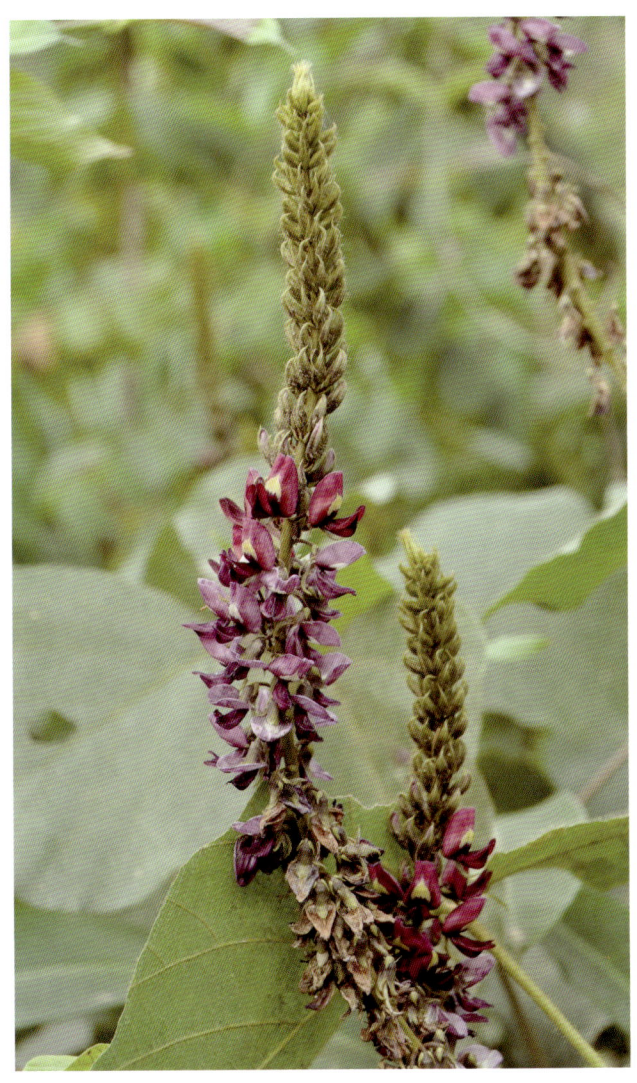
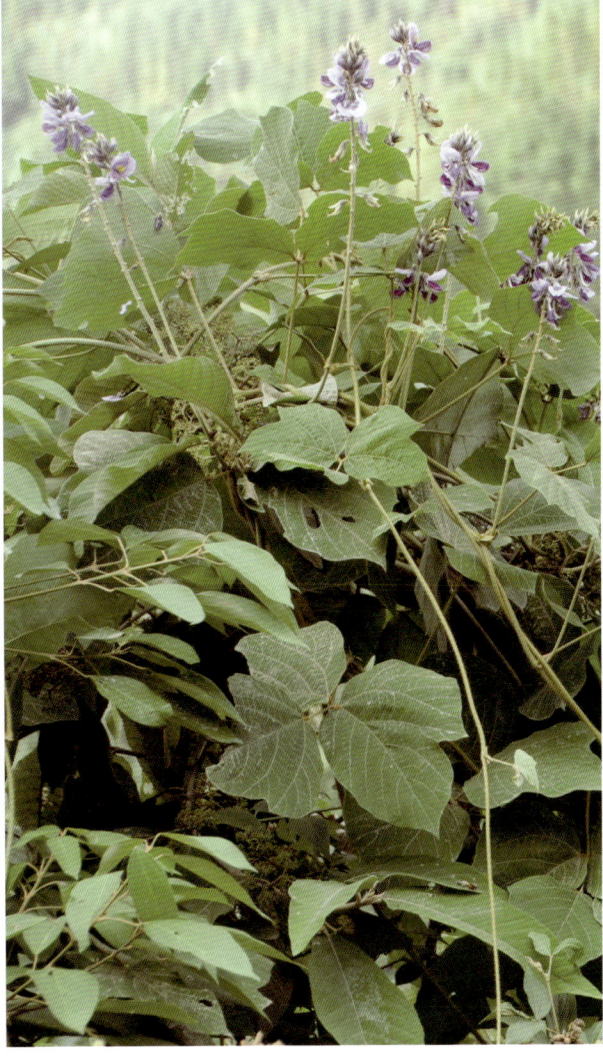

Hlat hfib vud 葛

【Bit hsenb 俗名】葛根、黄葛根、葛麻藤、甘葛、干葛、葛花。

【Dios kob deis 基源】为豆科植物葛 *Pueraria lobata*（Willd.）Ohwi 的块根、花、叶。

【Niangb bet deis 生长环境】生于坡塝草丛中、路旁、冲沟阴湿地。分布于各地苗乡。

【Jox hsub 性味属经】性平，味甘辛，属冷热两经药，入两经。

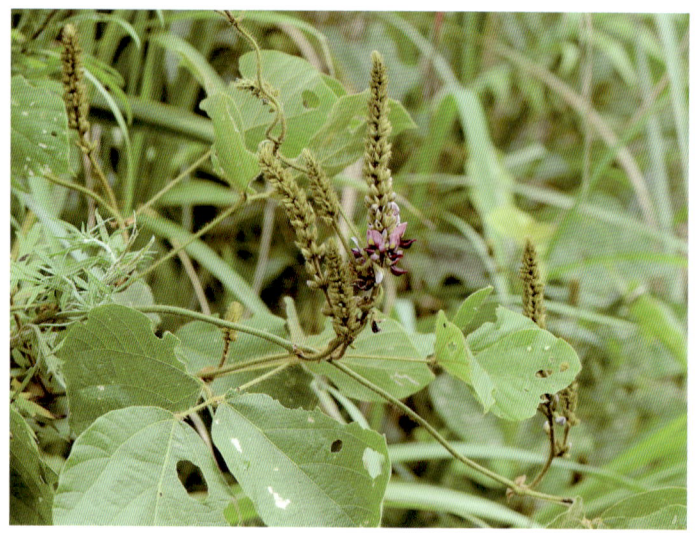

【Qet diel xid 功能主治】功能：niox angt hvib dangf ngas ghongd 除烦止渴，hxub kib tad dud kib 清热解表。主治：nit diongx hxangd 高血压，gos kib 中暑，mongb dliud 心绞痛，jangd juk ghad ghof 急性肠梗阻，nongx jab not xad hvib 吃药过度烦躁，kib dliud od hxangd ax dangf 心热吐血不止。

【Ed not xus 用法用量】内服，煎汤，15～35 g；或入丸、散剂；或捣汁饮。

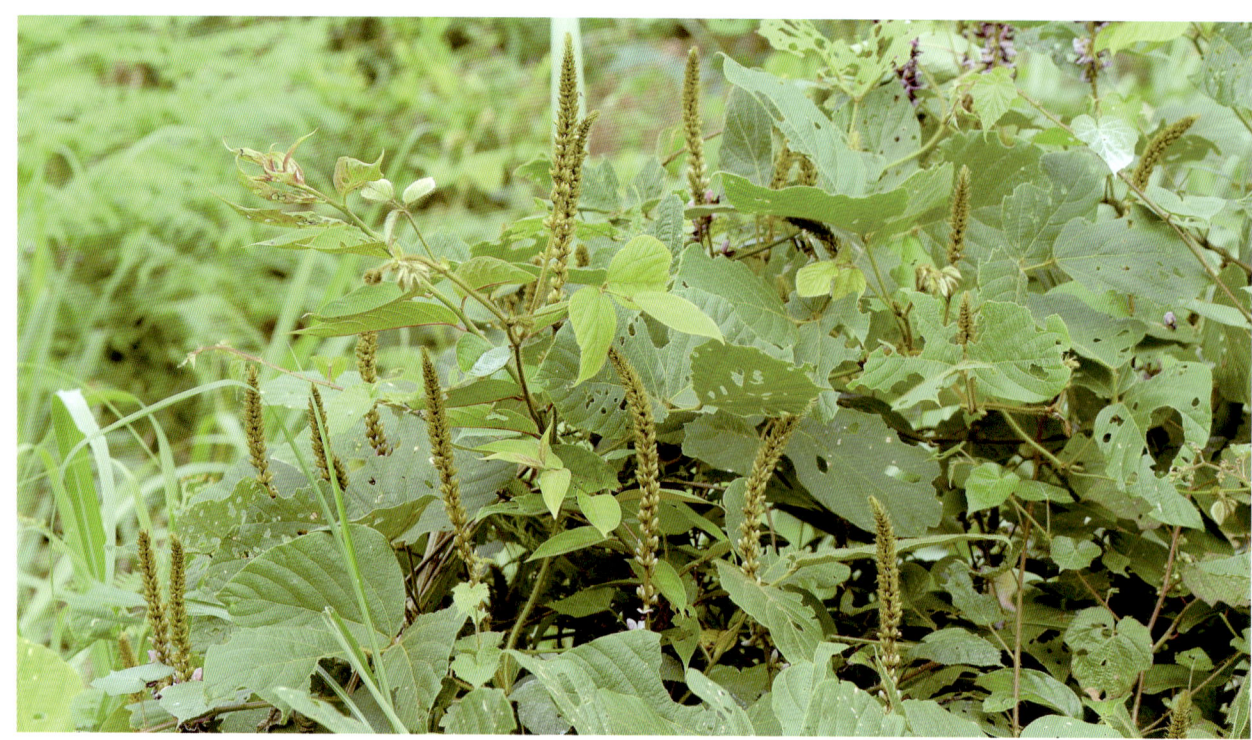

Hlat hfib yeb 三裂叶野葛

【Bit hsenb 俗名】野葛藤、山葛麻。

【Dios kob deis 基源】为豆科植物三裂叶野葛 *Pueraria phaseoloides*（Roxb.）Benth. 的叶、花、根。

【Niangb bet deis 生长环境】生于山坡草丛中、路旁荫蔽处。分布于各地苗乡。

【Jox hsub 性味属经】性平，味甘辛，属冷热两经药，入两经。

【Qet diel xid 功能主治】功能：niox angt hvib dangf ngas ghongd 除烦止渴，hxub kib tad dud kib 清热解表。主治：mongd seil kib jid 伤寒发烧，nit diongx hxangd 高血压，mongb dliud 心绞痛，dlongx naix 耳聋，kib dliud od hxangd ax dangf 心热吐血不止，ait gheb ax bongx 麻疹不透。

【Ed not xus 用法用量】内服，煎汤，15～35 g；或入丸、散剂；或捣汁饮。

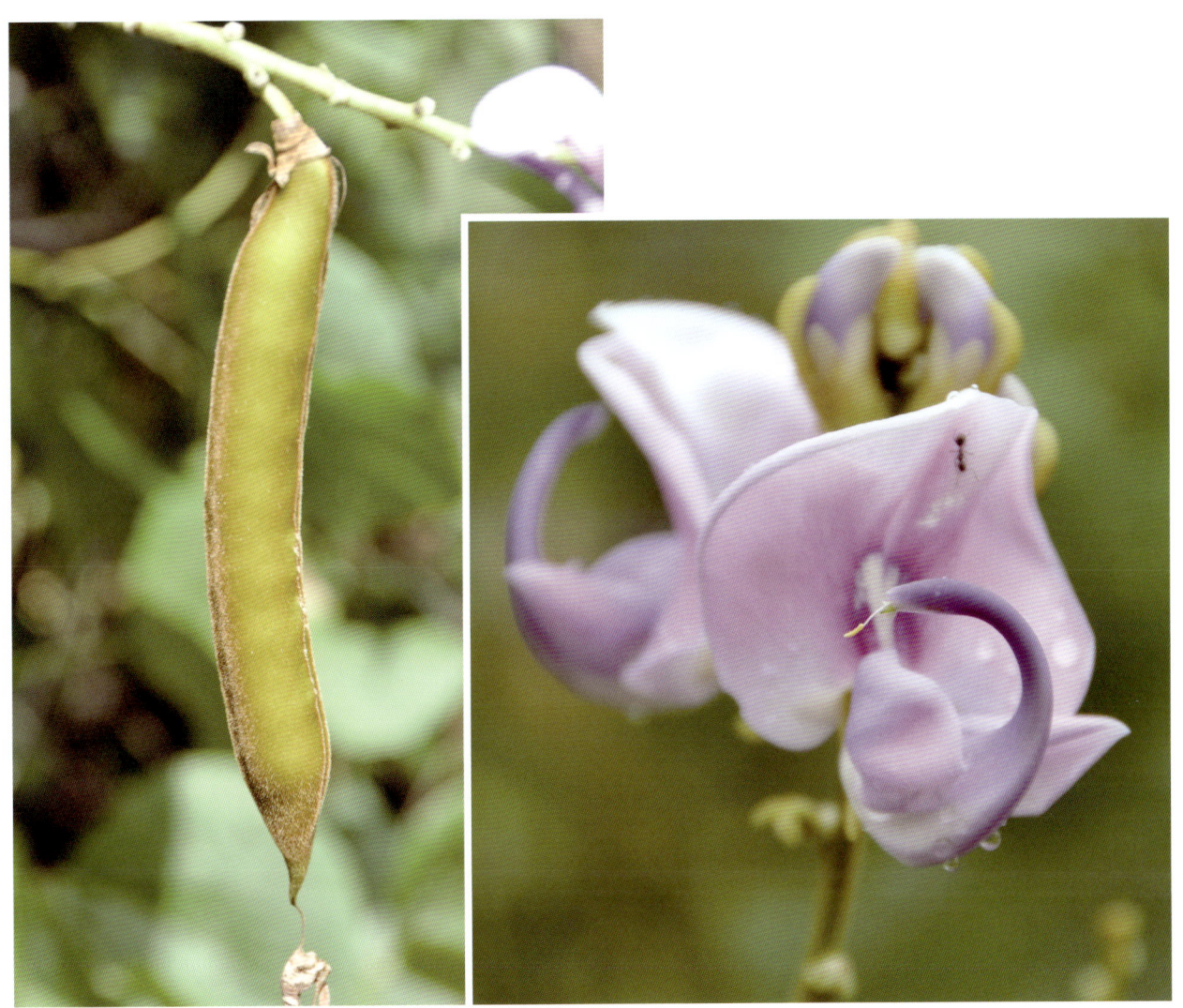

Hlat hfib ib 云南葛藤

【Bit hsenb 俗名】苦葛、山葛草、苦葛藤、毒鱼葛、野扁葛。

【Dios kob deis 基源】为豆科植物云南葛藤 Puerraria peduncularis Grah. 的根茎。

【Niangb bet deis 生长环境】生于山野灌木丛中、山沟乱石处。分布于各地苗乡。

【Jox hsub 性味属经】性平，味甘辛，属冷热两经药，入两经。

【Qet diel xid 功能主治】功能：niox angt hvib dangf ngas ghongd 除烦止渴，hxub kib tad dud kib 清热解表。主治：mongd

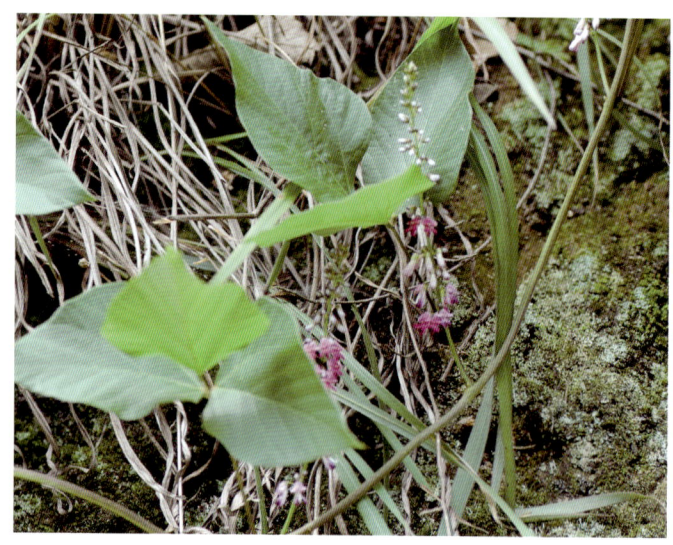

seil kib jid 伤寒发烧，mongb diux ghongd hsangd ghongd 喉痹失音，mongb dliud 心绞痛，dlongx naix 耳聋，ait gheb ax bongx 麻疹不透，jib daib ghongd nings jangx gangb 小儿喉疮。

【Ed not xus 用法用量】内服，煎汤，15～35 g；或入丸、散剂；或捣汁饮。

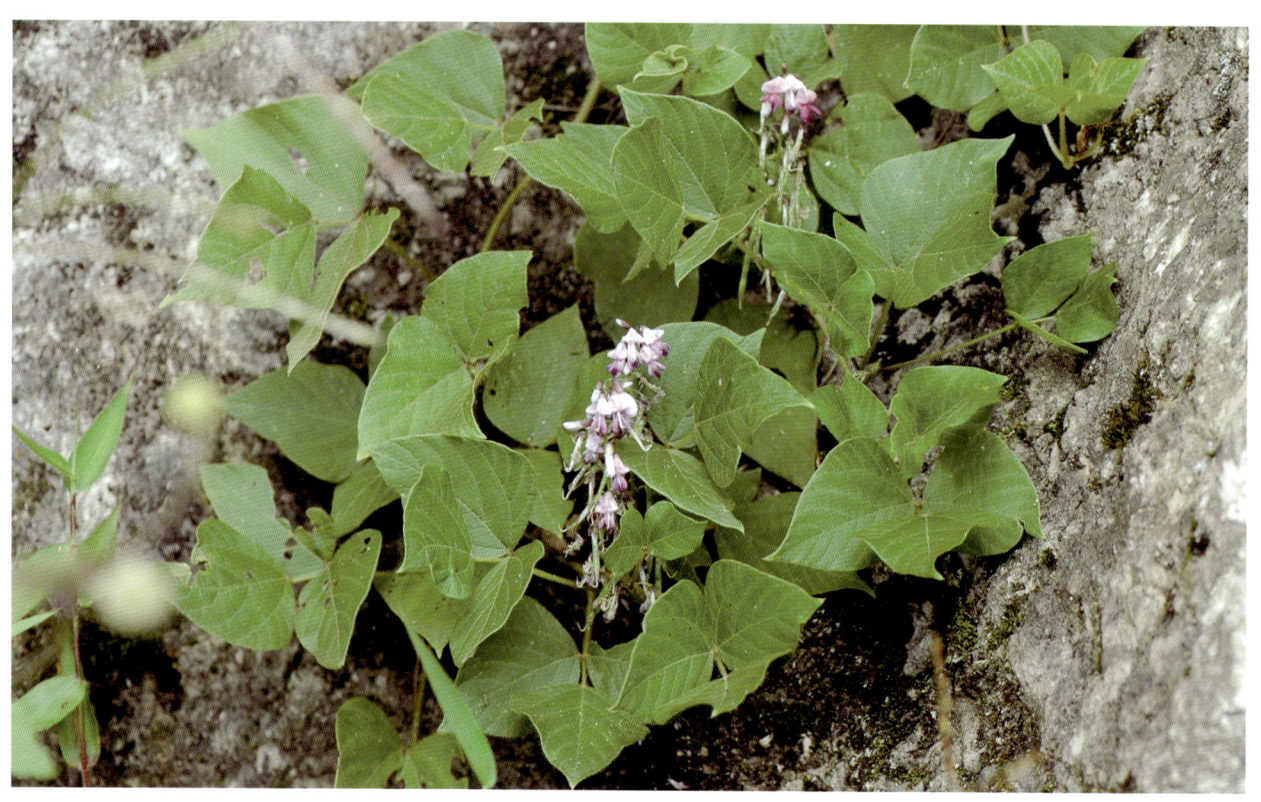

Det def nail 鹿藿

【Bit hsenb 俗名】老鼠豆、老鼠眼、酒壶藤、野黄豆、野绿豆、乌眼睛豆。

【Dios kob deis 基源】为豆科植物鹿藿 Rhynchosia volubilis Lour. 的茎、叶。

【Niangb bet deis 生长环境】生于坡塝杂草中或攀附灌木丛他树上。分布于部分苗乡。

【Jox hsub 性味属经】性冷，味苦，属冷药，入热经。

【Qet diel xid 功能主治】功能：hxub kib tat jab 清热解毒，seil hxangd 凉血。

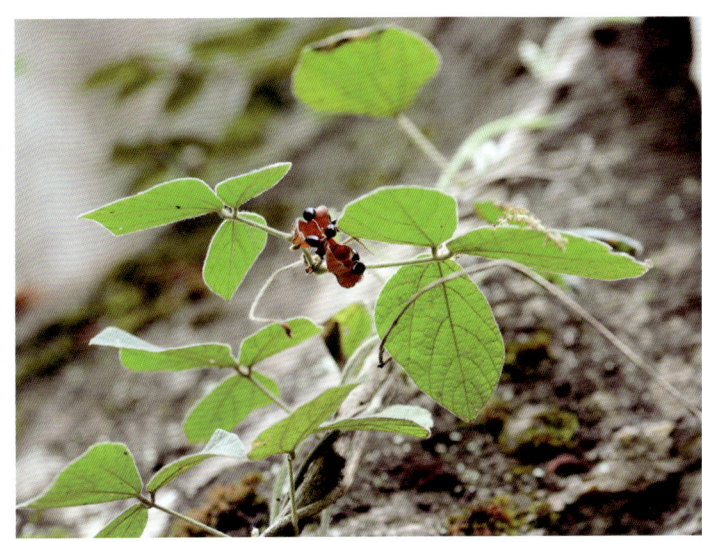

主治：mongb khob 头痛，jib niangb ghab dlad qub mongb 妇人腰腹疼痛，xit daib mongb kib mongb 妇人产褥热，hxongb nangl 瘰疬，dix bus angt 痈肿。

【Ed not xus 用法用量】内服，煎汤，15～25 g。外用，捣烂敷患处。

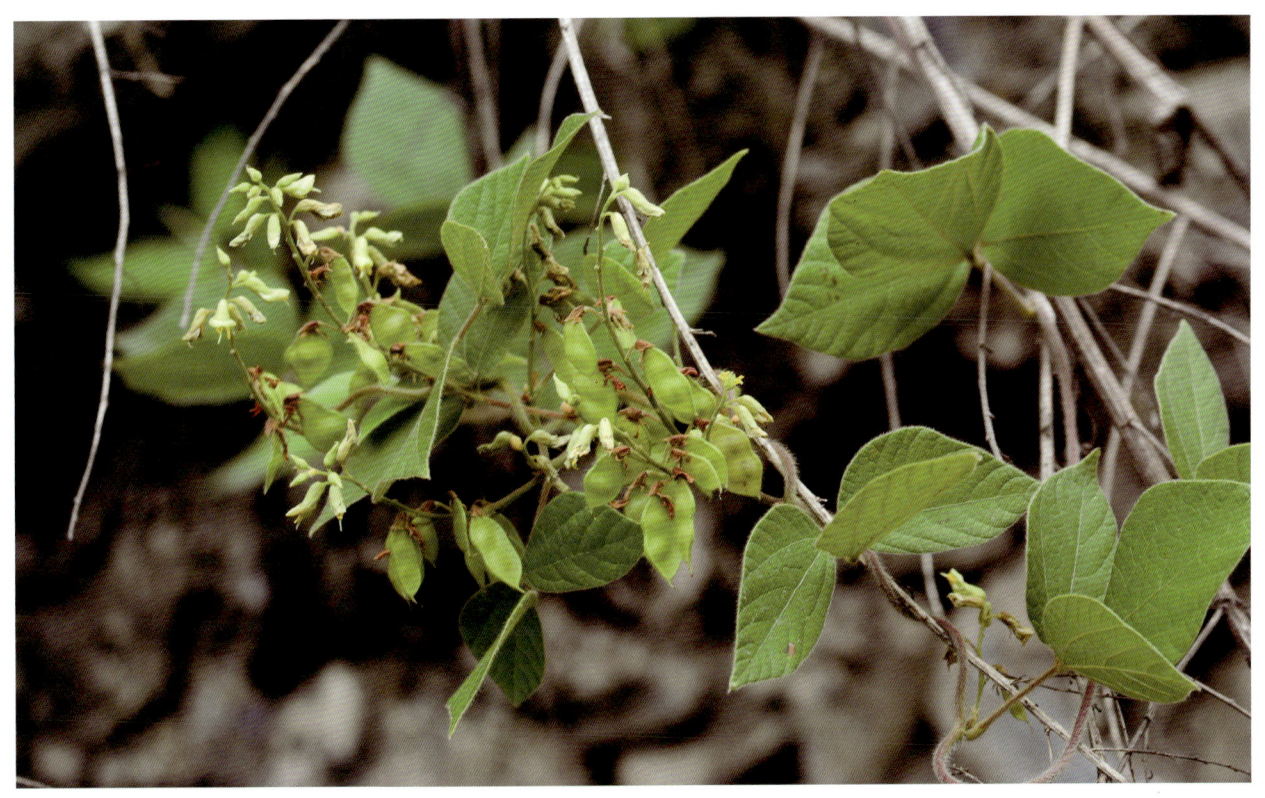

Zend ghab dab 豆薯

【Bit hsenb 俗名】地瓜、凉薯、葛苕、葛瓜、地萝卜、草瓜茹。

【Dios kob deis 基源】为豆科植物豆薯 *Pachyrhizus erosus*（Linn.）Urb. 的块根、种子。

【Niangb bet deis 生长环境】属蔬菜、水果作物，有栽培。分布于部分苗乡。

【Jox hsub 性味属经】性热，味甘辛，属热药，入冷经。种子有大毒。

【Qet diel xid 功能主治】功能：hxub kib vut eb niangs 解暑生津，dib gangb 杀虫。主治：kib jid ngas ghongd 发烧口渴，naid jud 酒精中毒，gangb xent 疥疮。

【Ed not xus 用法用量】内服，生吃或煮食。外用，种子研末调敷。

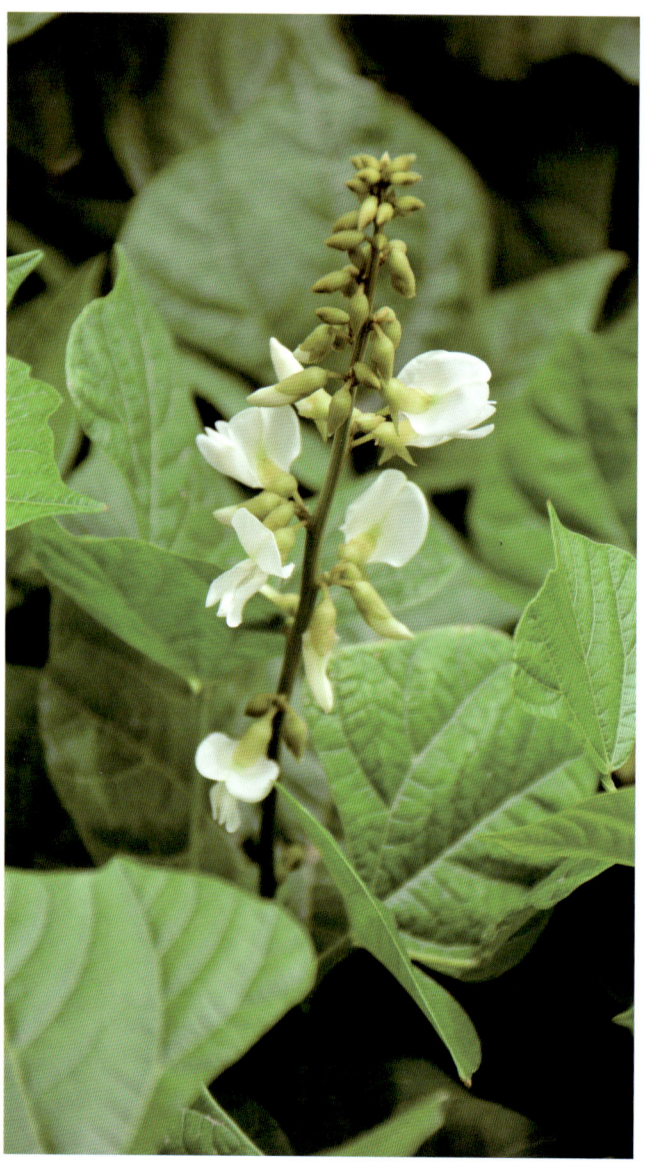
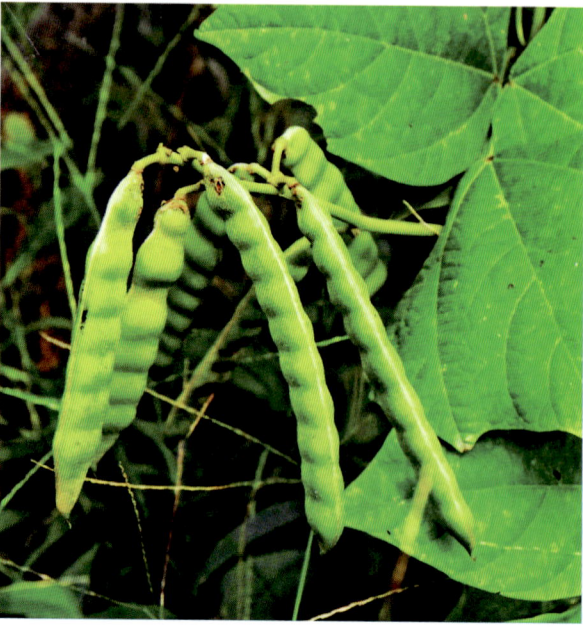
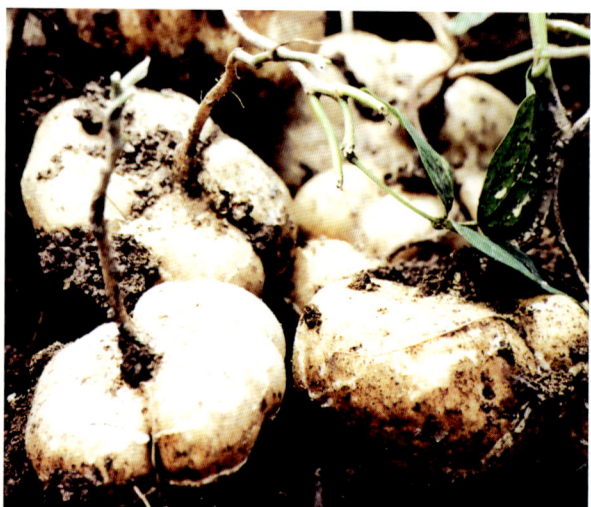

Def ghab hxab hxongt 绿豆

【Bit hsenb 俗名】小绿豆、青小豆、绿豆壳、绿豆衣、绿小豆。

【Dios kob deis 基源】为豆科植物绿豆 *Phaseolus radiatus* L. 的种子、花、叶。

【Niangb bet deis 生长环境】属农作物之一，有栽培。分布于部分苗乡。

【Jox hsub 性味属经】性热，味甘，属热药，入冷经。

【Qet diel xid 功能主治】功能：tongb eb dlax xuf 利水渗湿，hxub kib tat jab 清热解毒。主治：niad jud 酒精中毒，gos jab hfud nangl 乌头中毒，laib got jangx gangb xent 阴茎生疮，fal gangb xok 丹毒，xud wal ax lol 小便不通。

【Ed not xus 用法用量】内服，煎汤，25～35 g；研末或生研绞汁。外用，研末敷。

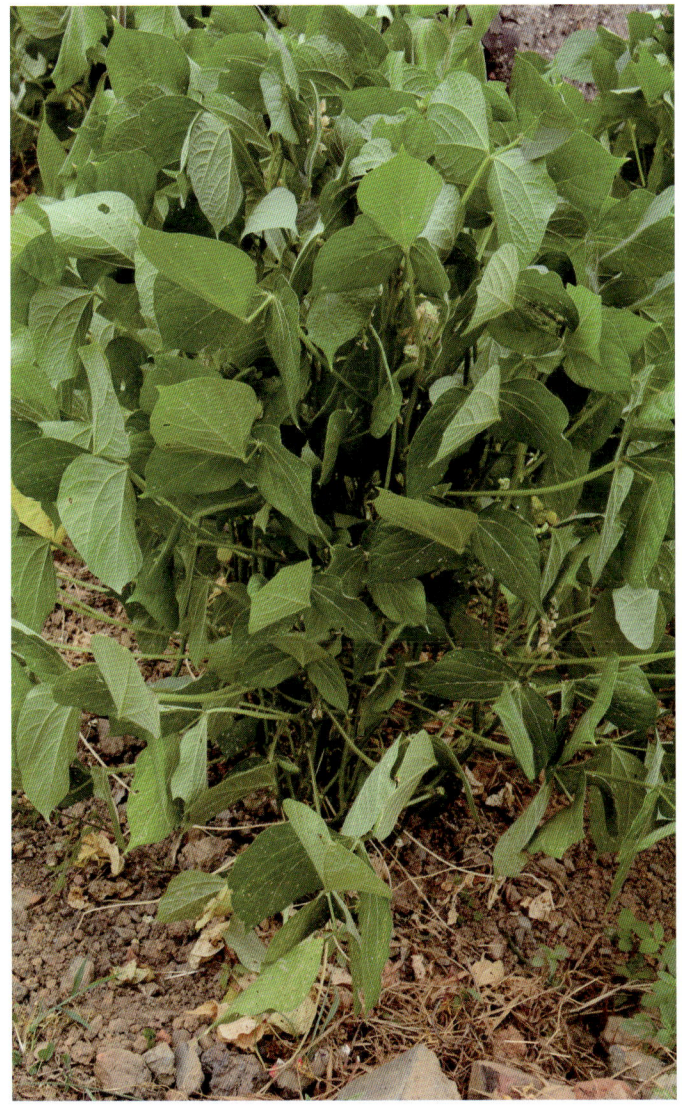
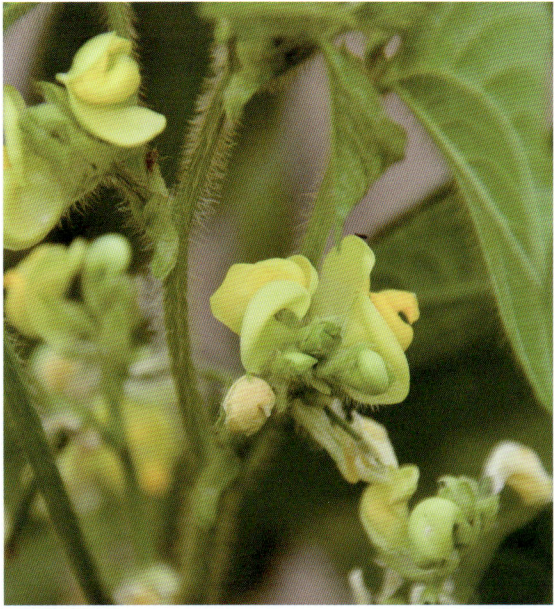
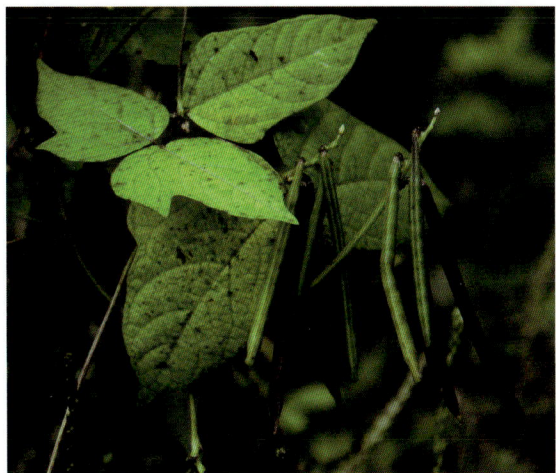

Def gad xok 赤豆

【Bit hsenb 俗名】红小豆、赤小豆、红饭豆、朱小豆、杜赤豆、米赤豆。

【Dios kob deis 基源】为豆科植物赤豆 *Phaseolus angularis*（Wild.）W. Wight 的种子、叶、花、豆芽。

【Niangb bet deis 生长环境】属农作物之一，有栽培。分布于各地苗乡。

【Jox hsub 性味属经】性平，味甘酸，属冷热两经药，入两经。

【Qet diel xid 功能主治】功能：tongb eb dlax xuf 利水渗湿，hxenk angt dangf mongb 消肿止痛，dias bus tat jab 排脓解毒。主治：pob wux qub 水臌病，pob lob pob bil 手脚水肿，fangx mais fangx jid 黄疸，xus eb wel 少乳，nongx ngix yens jab 吃六畜肉中毒，xud wal not dias 尿频，dal wal 遗尿。

【Ed not xus 用法用量】内服，煎汤，15～35 g。外用，生研调敷或捣烂敷。

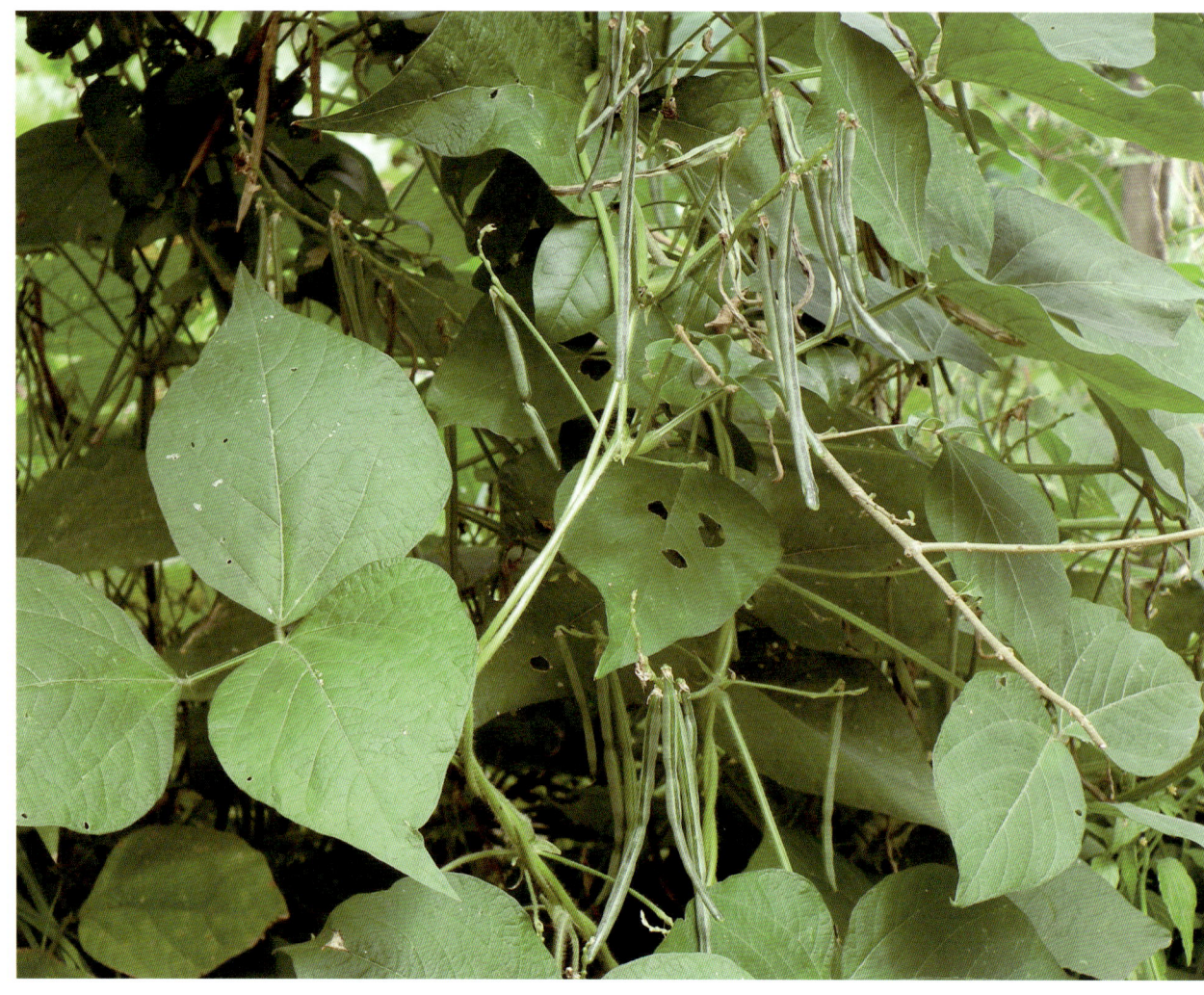

Def gad 赤小豆

【Bit hsenb 俗名】甘豆、角豆、饭豆、赤豆、眉豆、白小豆、饭豇豆、红饭豆。

【Dios kob deis 基源】为豆科植物赤小豆 *Phaseolus calearatus* Roxb. 的种子、叶、花、豆芽。

【Niangb bet deis 生长环境】属农作物之一，有栽培。分布于部分苗乡。

【Jox hsub 性味属经】性冷，味酸，属冷药，入热经。

【Qet diel xid 功能主治】功能：tat jab hxenk angt 解毒消肿，tongb wal zangx yangx 利尿通淋。主治：pob wux qub 水臌病，pob lob pob bil 手脚水肿，xud ghad hxangd 便血，fangx mais fangx jid 黄疸，xus eb wel 少乳，nongx ngix yens jab 吃六畜肉中毒，xud wal not dias 尿频。

【Ed not xus 用法用量】内服，煎汤，15～35 g。外用，生研末调敷。

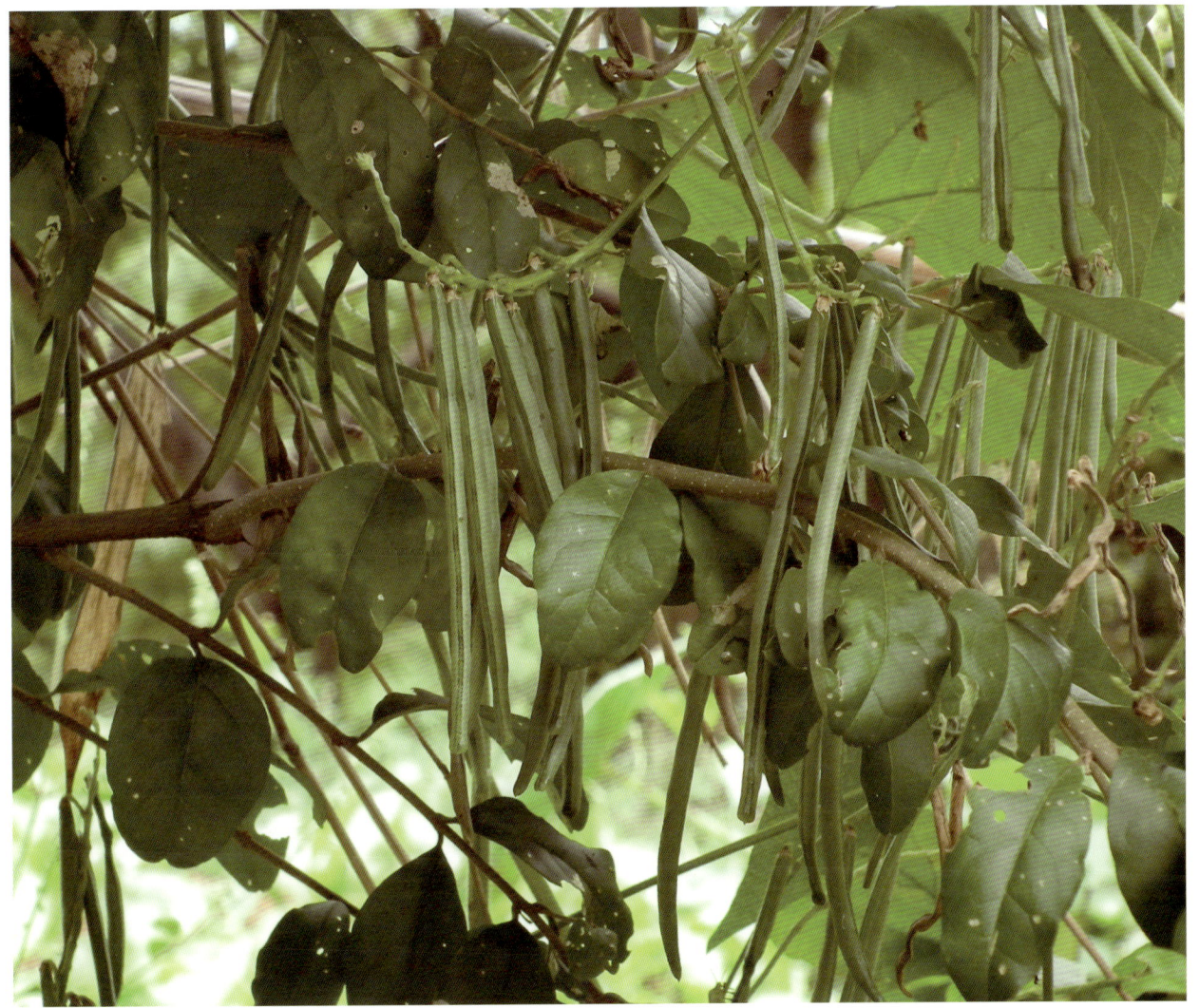

Def bend 大豆

【Bit hsenb 俗名】乌豆、黄豆、黑豆、黑大豆。

【Dios kob deis 基源】为豆科植物大豆 *Glycine max*（Linn.）Merr. 的种子。

【Niangb bet deis 生长环境】主要农作物之一，有栽培。分布于部分苗乡。

【Jox hsub 性味属经】性平，味甘，属冷热两经药，入两经。

【Qet diel xid 功能主治】功能：ves hxangd tongb hxud 活血通络，los eb jul xuf 利水除湿。主治：pob wux qub 水臌病，pob wox 浮肿，jib daib yens dul kib 小儿烧伤，hvuk hxid 抽筋，khak eb bus jid 糖尿病，lax gangb def 痘疮溃烂。

【Ed not xus 用法用量】内服，煎汤，10～30 g。外用，捣烂敷患处。

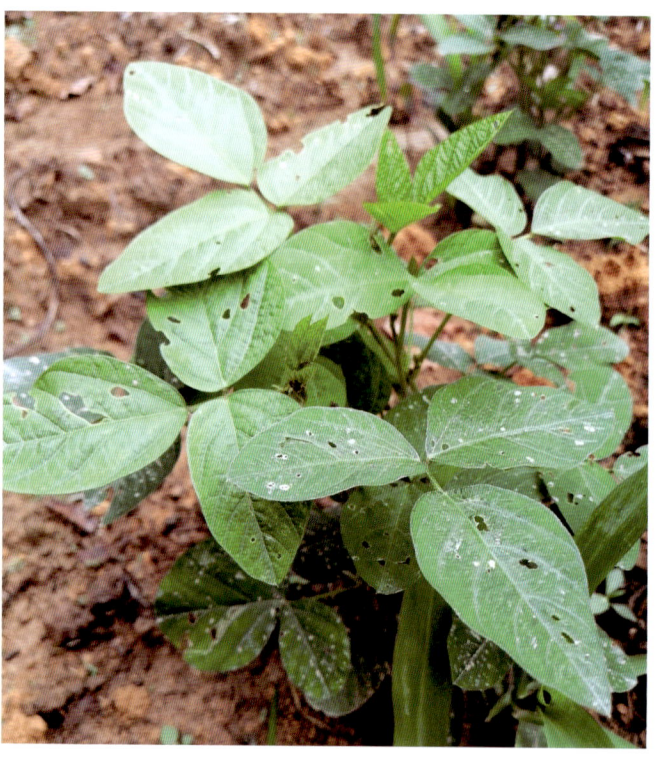

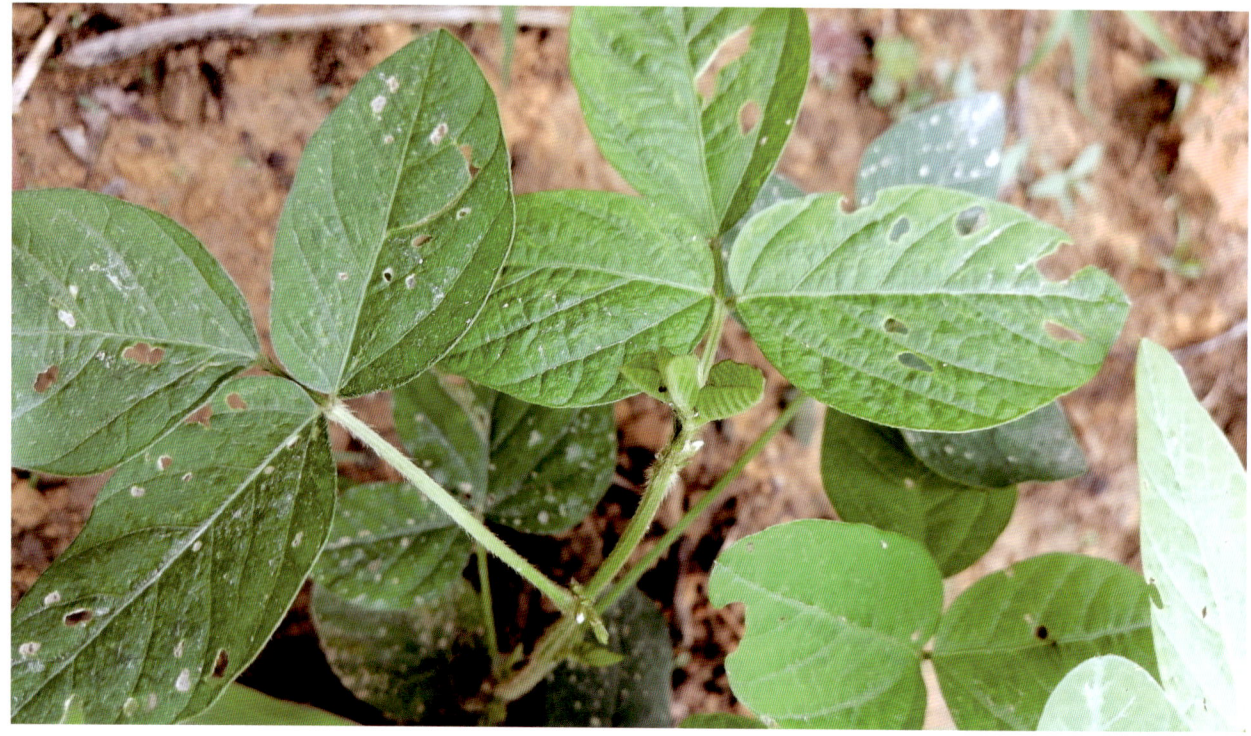

Def dangd 刀豆

【Bit hsenb 俗名】刀巴豆、刀鞘豆、马刀豆、大刀豆、大戈豆、挟剑豆。

【Dios kob deis 基源】为豆科植物刀豆 *Canavalia gladiata*（Jacq.）DC. 的种子、壳、根。

【Niangb bet deis 生长环境】生于园地边、篱笆上，有栽培。分布于部分苗乡。

【Jox hsub 性味属经】性热，味甘，属热药，入冷经。

【Qet diel xid 功能主治】功能：zangl bod hangb hxangd 散结行瘀，yis diuf nol bongt 益肾补气。主治：mongb diub 腰痛，dliangd dib yens hxend 跌打伤筋，dinx gad od gad 嗝食呕吐，hxud hxangd od 反胃，jif hxongb 淋巴结结核，jib daib los ghad ghof 小儿疝气。

【Ed not xus 用法用量】内服，煎汤，15～25 g；或烧存性研末服。外用，捣烂敷或烧存性研末撒。

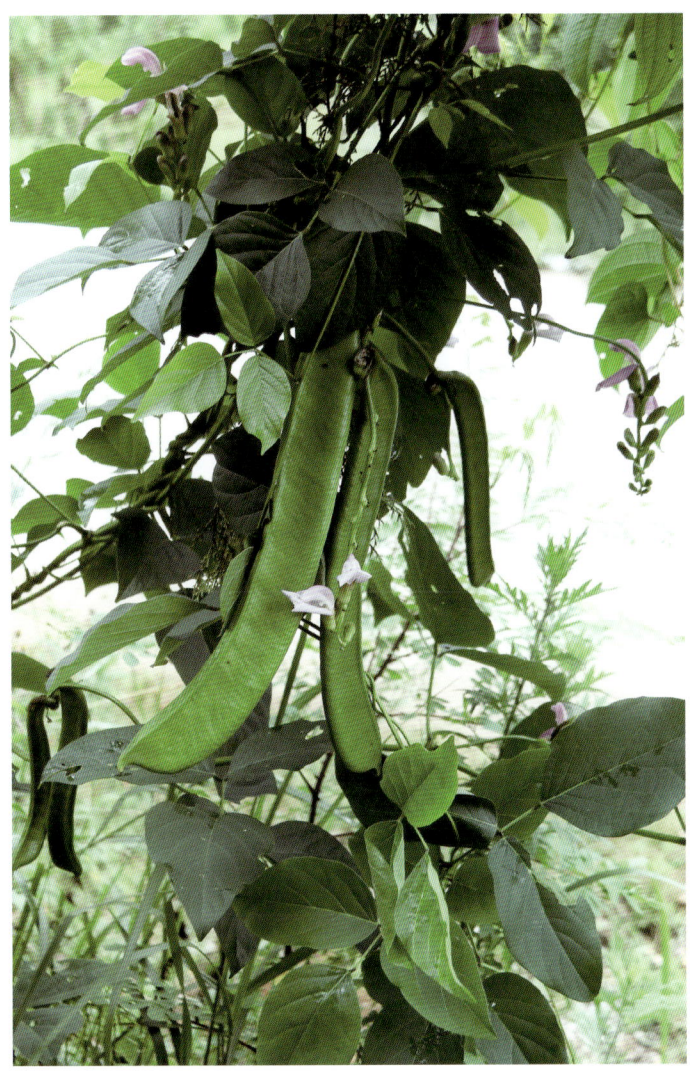
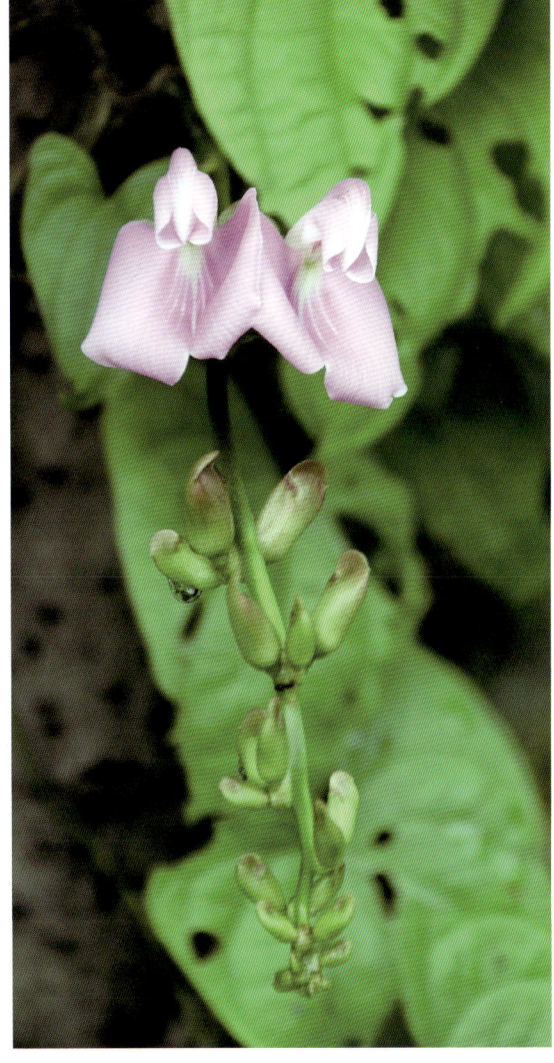

Def nail bangl 扁豆

【Bit hsenb 俗名】藤豆、树豆、小刀豆、羊眼豆、沿篱豆、南扁豆。

【Dios kob deis 基源】为豆科植物扁豆 Dolichos lablab L. 的种子、壳、根。

【Niangb bet deis 生长环境】生于园地边或篱笆上，有栽培。分布于各地苗乡。

【Jox hsub 性味属经】性平，味甘，属冷热两经药，入两经。

【Qet diel xid 功能主治】功能：zangl bod hangb hxangd 散结行瘀，yis diuf nol bongt 益肾补气。主治：yens jent mongb diub 风湿腰痛，dinx gad od gad 嗝食呕吐，hxud hxangd od 反胃，ngol yenx hnaib 百日咳，jif hxongb 淋巴结结核，pob lob pob bil 手脚水肿。

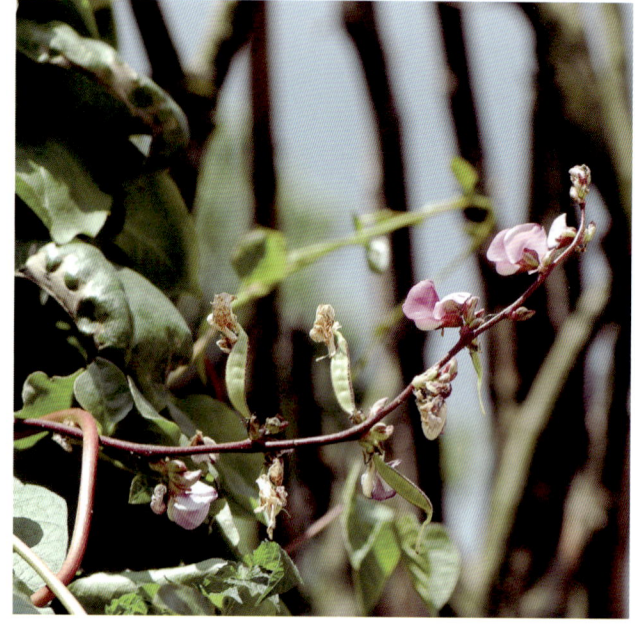

【Ed not xus 用法用量】内服，煎汤，15～25 g；或烧存性研末服。外用，捣烂敷或烧存性研末撒。

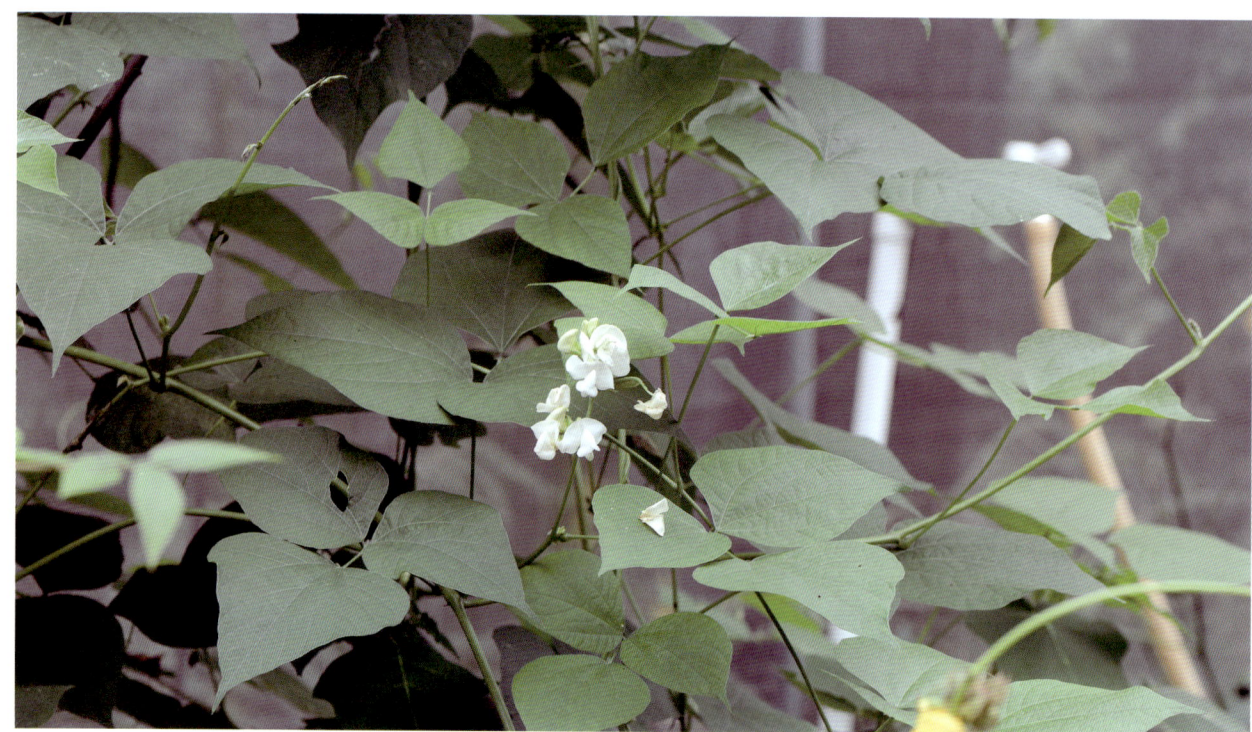

Def ghob nail dab 菜豆

【Bit hsenb 俗名】白豆、豆角、三生豆、龙骨豆、芸扁豆、四季豆、龙爪豆、白饭豆。

【Dios kob deis 基源】为豆科植物菜豆 *Phaseolus vulgaris* Linn. 的种子。

【Niangb bet deis 生长环境】属农作物之一，有栽培。分布于各地苗乡。

【Jox hsub 性味属经】性平，味甘淡，属冷热两经药，入两经。

【Qet diel xid 功能主治】功能：hxub kib vut eb wel 清热利尿，los eb hxenk angt 利水消肿。主治：pob lob pob bil 手脚水肿，lax gangb liax 脚湿气（脚癣），jangx ghab dliax gangb 毒疮。

【Ed not xus 用法用量】内服，煎汤，15～50 g；或入丸、散剂。外用，研末搽或煮汁涂。

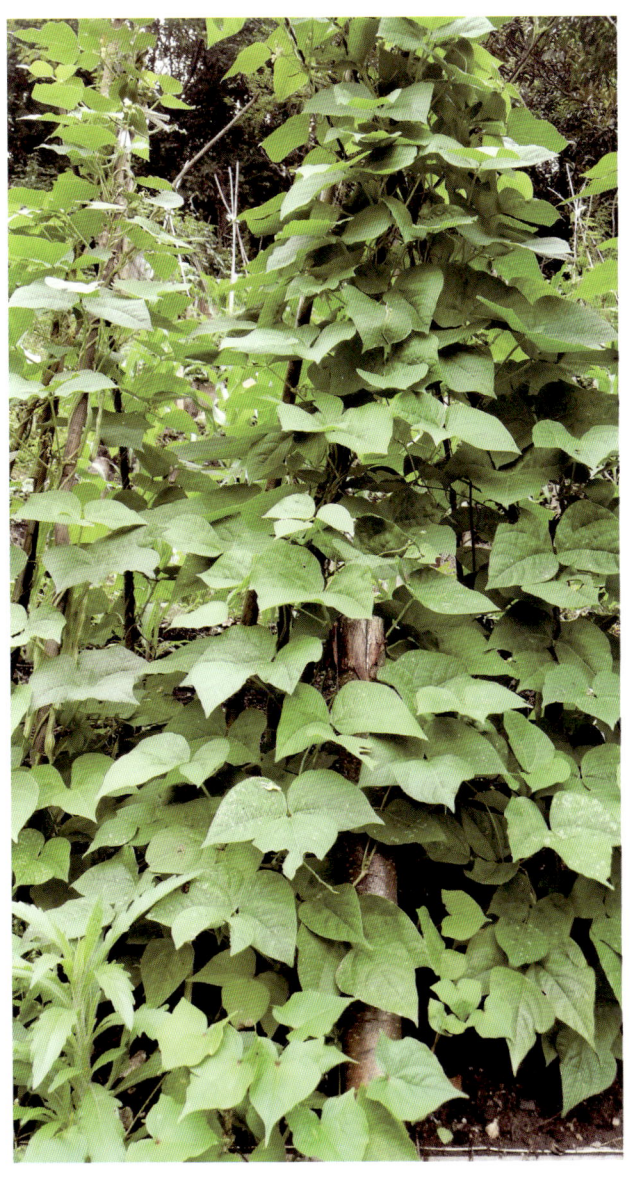 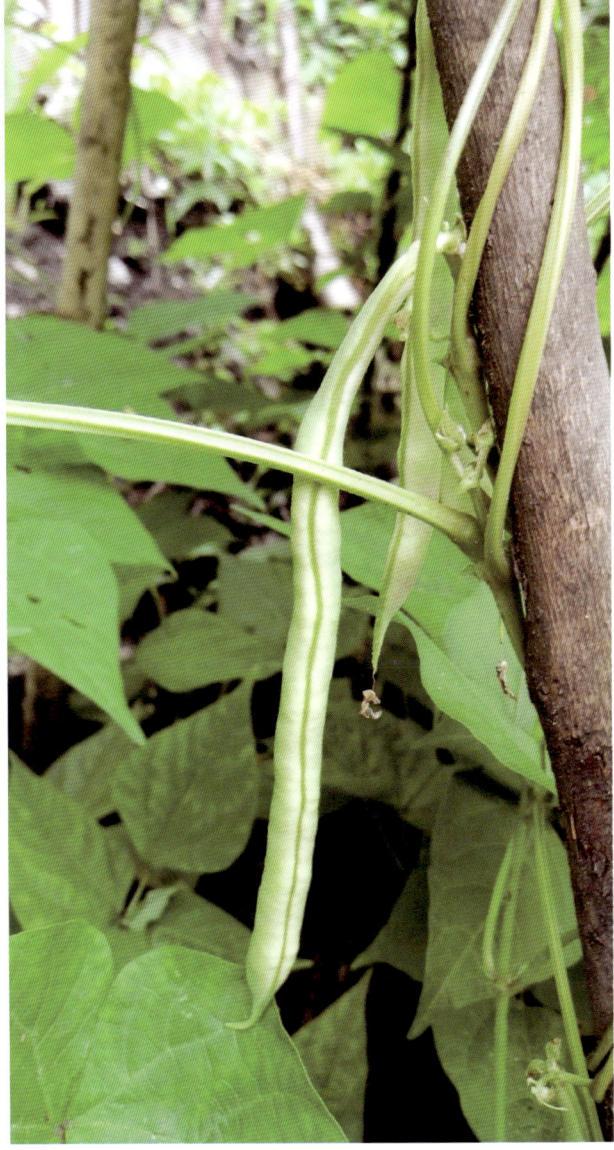

Def ghob 豇豆

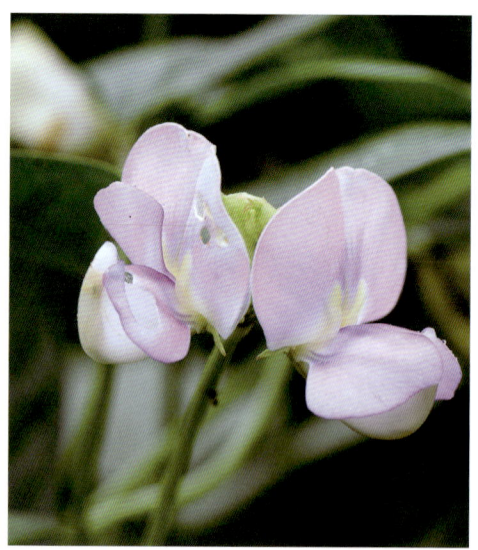

【Bit hsenb 俗名】长豆、角豆、豆角、浆豆、小羊角、裙带豆。

【Dios kob deis 基源】为豆科植物豇豆 *Vigna sinensis*（L.）Endl. ex Hassk. 的种子、叶、根。

【Niangb bet deis 生长环境】属蔬菜作物品种之一，有栽培。分布于各地苗乡。

【Jox hsub 性味属经】性热，味甜，属热药，入冷经。

【Qet diel xid 功能主治】功能：tiod nat yis diuf 健脾补肾，hxenk angt tad jab 消肿解毒。主治：dinx gad xangd dit 食积饱胀，ax ghangb lot gad 食欲不振，dal ghad got 遗精症，xud wal lol ax hvit 小便不利，zaid wel jangx dix bus 乳痈。

【Ed not xus 用法用量】内服，40～50 g，煮食。

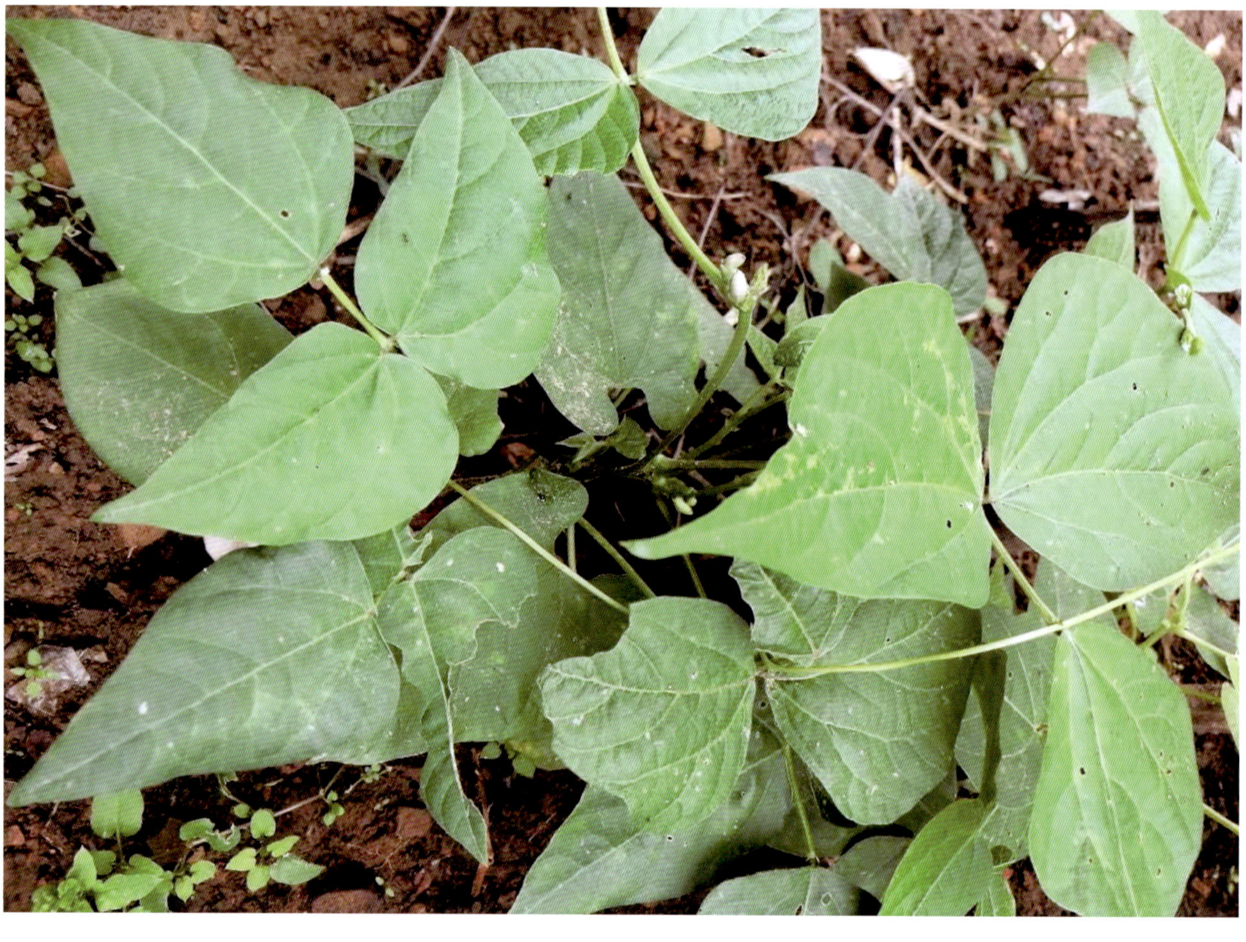

Def nangl diel 蚕豆

【Bit hsenb 俗名】仙豆、胡豆、夏豆、寒豆、柜豆、罗泛豆。

【Dios kob deis 基源】为豆科植物蚕豆 Vigna faba L. 的种子、花、壳。

【Niangb bet deis 生长环境】属蔬菜、粮食作物之一，有栽培。分布于各地苗乡。

【Jox hsub 性味属经】性平，味甘，属冷热两经药，入两经。

【Qet diel xid 功能主治】功能：seil hxangd dangf hxangd 凉血止血，tongb eb vut wal 利水利尿。主治：pob lob pob bil 手脚水肿，dinx gad 嗝食，lol hxangd nais 鼻衄，od hxangd 吐血，jid niangs lol hxangd 内出血，ax lol wal not hnaib 尿闭日久。

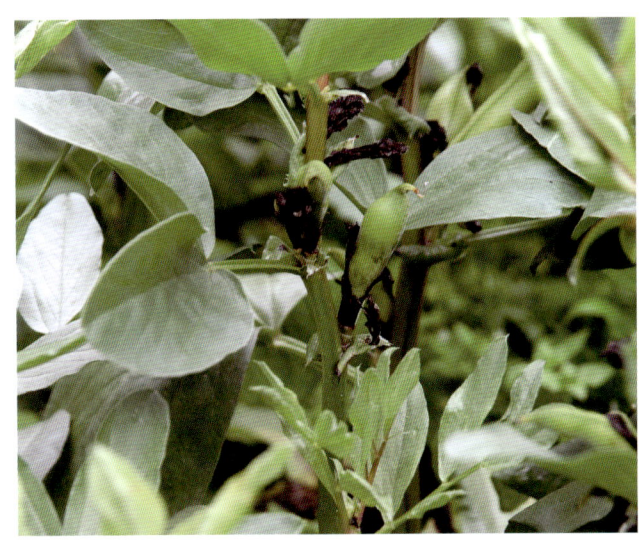

【Ed not xus 用法用量】内服，30～50 g，煮食；治内出血取花或叶 15～25 g 煎水服。

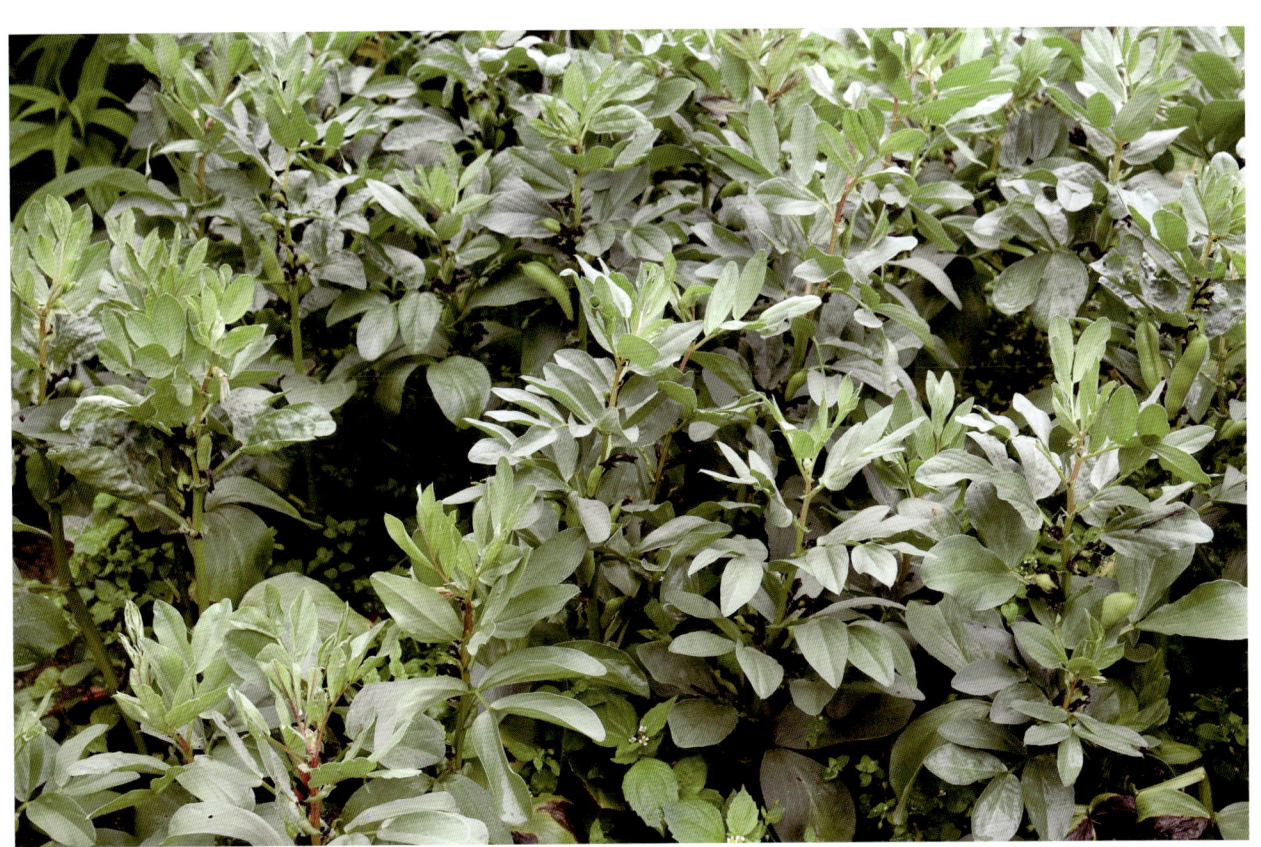

Def xux 豌豆

【Bit hsenb 俗名】雪豆、寒豆、弯豆、米豌豆。

【Dios kob deis 基源】为豆科植物豌豆 *Pisum sativum* Linn. 的种子。

【Niangb bet deis 生长环境】属农作物之一，有栽培。分布于各地苗乡。

【Jox hsub 性味属经】性热，味甜，属热药，入冷经。

【Qet diel xid 功能主治】功能：hxub kib tat jab 清热解毒，tongb los eb wal 通利小便。主治：hxuk hvub lob 脚转筋，lax gangb liax 脚湿气（脚癣），dix bus angt 痈肿，gangb def 痘疮。

【Ed not xus 用法用量】内服，煎汤，25～50 g。

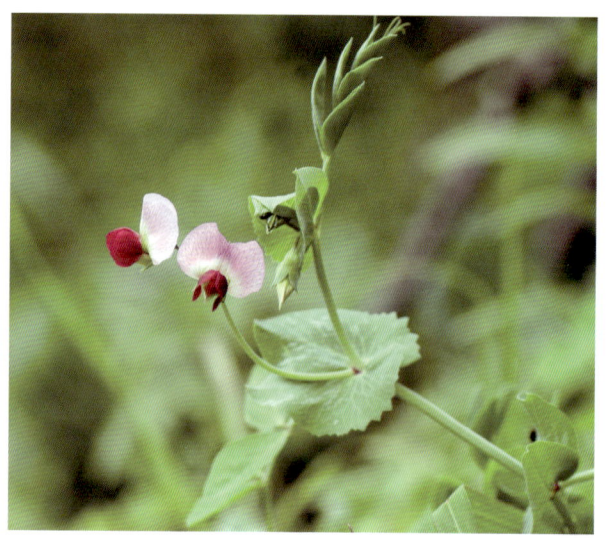

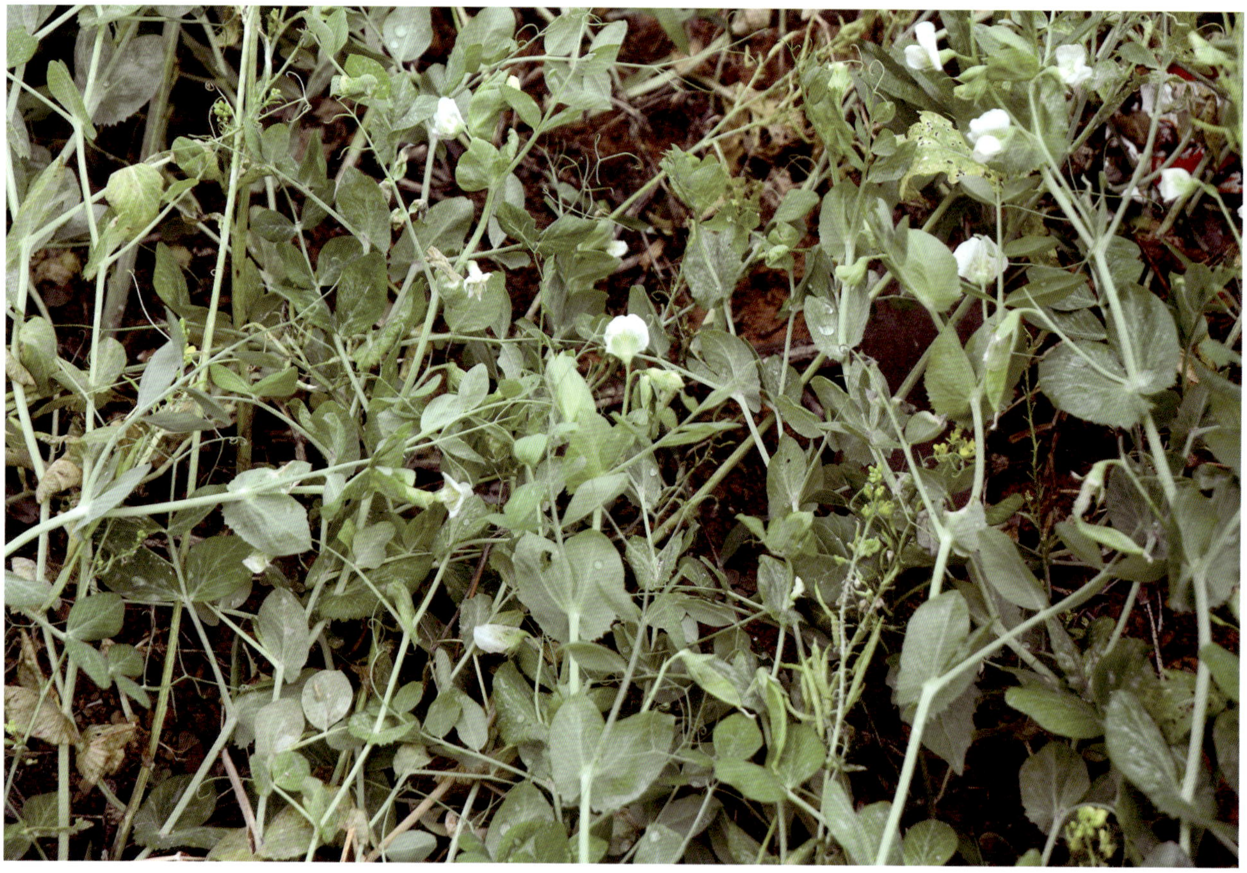

Def dliangb 野豌豆

【Bit hsenb 俗名】苕子、小巢菜、白翘摇、野蚕豆、白花苕菜。

【Dios kob deis 基源】为豆科植物野豌豆 *Vicia sepium* L. 的全草。

【Niangb bet deis 生长环境】生于小麦田等农地、荒地上。分布于各地苗乡。

【Jox hsub 性味属经】性热，味甜，属热药，入冷经。

【Qet diel xid 功能主治】功能：seil hxangd dangf hxangd 凉血止血，tad dud yux zangl 解表发散。主治：kib seil ax tok 疟热不退，pob lob pob bil 手脚水肿，lol hxangd nais 鼻衄，dix gangb 疔疮。

【Ed not xus 用法用量】内服，煎汤，30～35 g。外用，捣烂敷。

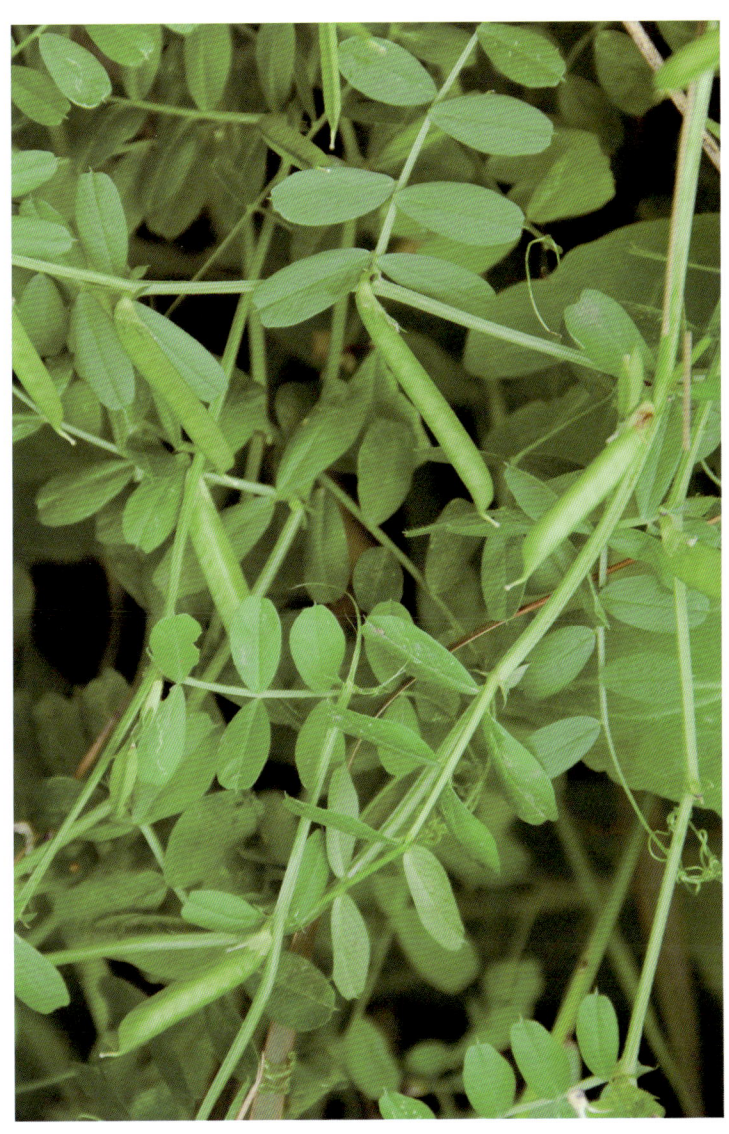
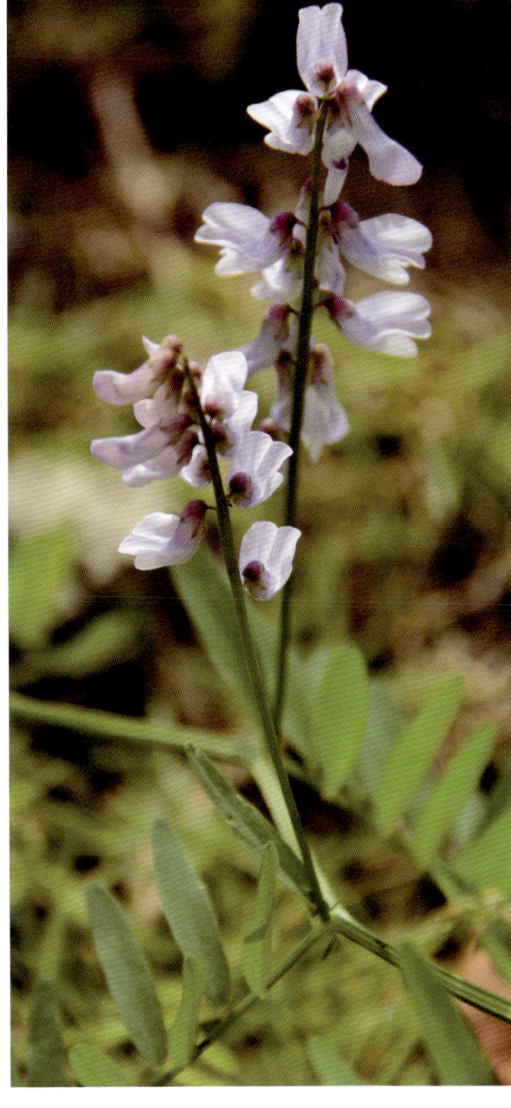

Def dliangb fangx 大巢菜

【Bit hsenb 俗名】苕子、肥田草、春巢菜、野绿豆、黄藤子、救荒野豌豆。

【Dios kob deis 基源】为豆科植物大巢菜 Vicia sativa L. 的全草或种子。

【Niangb bet deis 生长环境】生于荒地上、路旁草丛中、农地上。分布于各地苗乡。

【Jox hsub 性味属经】性热，味甜，属热药，入冷经。

【Qet diel xid 功能主治】功能：hxub kib los xuf 清热利湿，ves hxangd tat jit hxangd 活血化瘀。主治：kib seil 疟疾，pob lob pob bil 手脚水肿，lol hxangd nais 鼻衄，hsot ud ax jangx hxib 月经不调，dal eb ghad got 梦遗，dix gangb 疔疮。

【Ed not xus 用法用量】内服，煎汤，25～30 g。外用，捣烂敷。

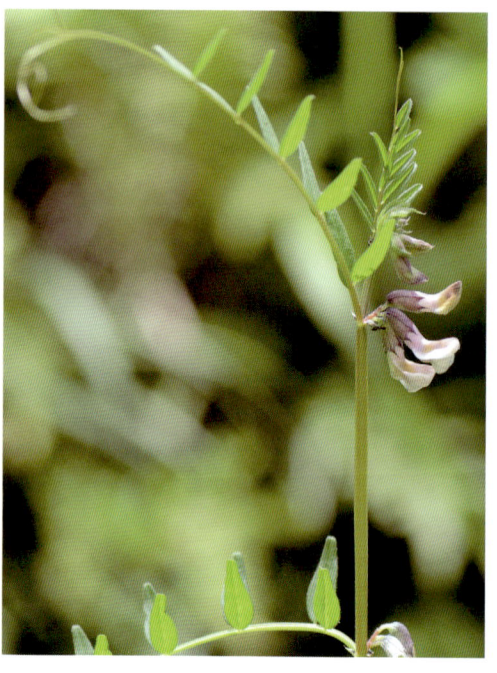

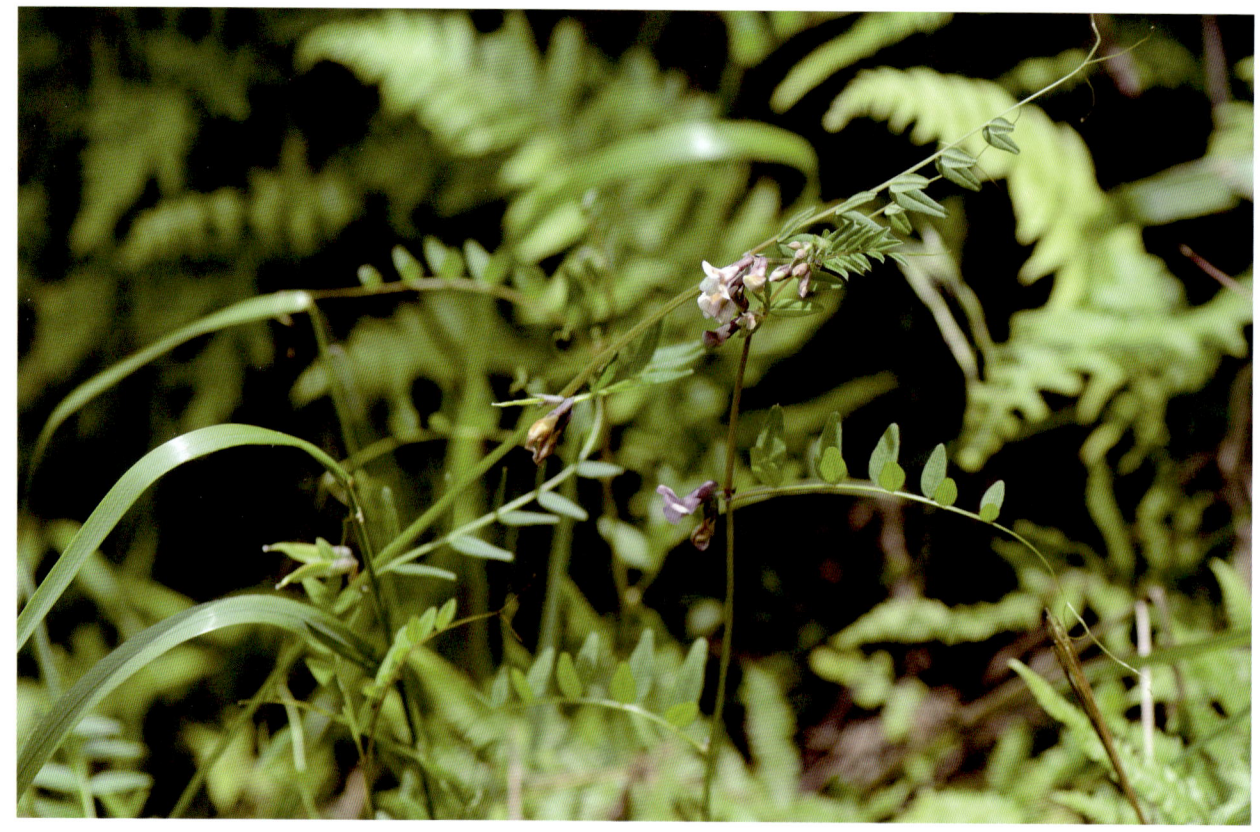

Def dliangb hseik 歪头菜

【Bit hsenb 俗名】草豆、豆菜、三铃子、菜豆子、野毛豆、野豌豆。

【Dios kob deis 基源】为豆科植物歪头菜 *Vicia unijuga* A. Br. 的全草或豆荚。

【Niangb bet deis 生长环境】生于荒坡上、土坎上、林缘。分布于部分苗乡。

【Jox hsub 性味属经】性平，味甘，属冷热两经药，入两经。

【Qet diel xid 功能主治】功能：yis dliangl yis ves 补虚损，qet bongt hxed jid 理气温中。主治：mongb daif gad 胃痛（胸口痛），ait gheb bal jid 劳伤，niel khob 头晕。

【Ed not xus 用法用量】内服，煎汤，20～35 g。

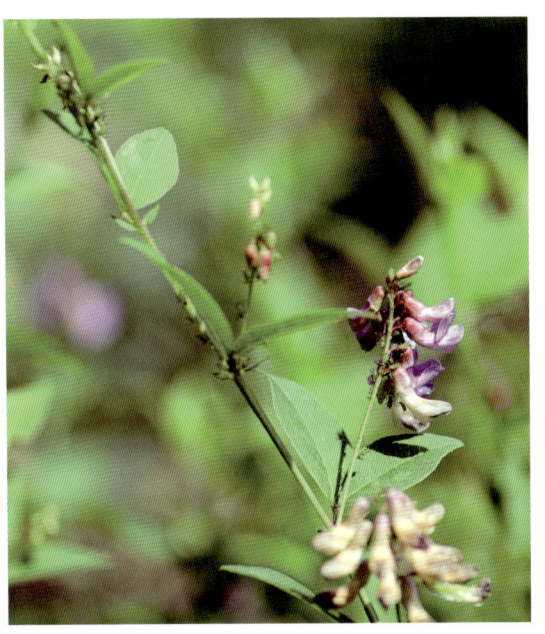

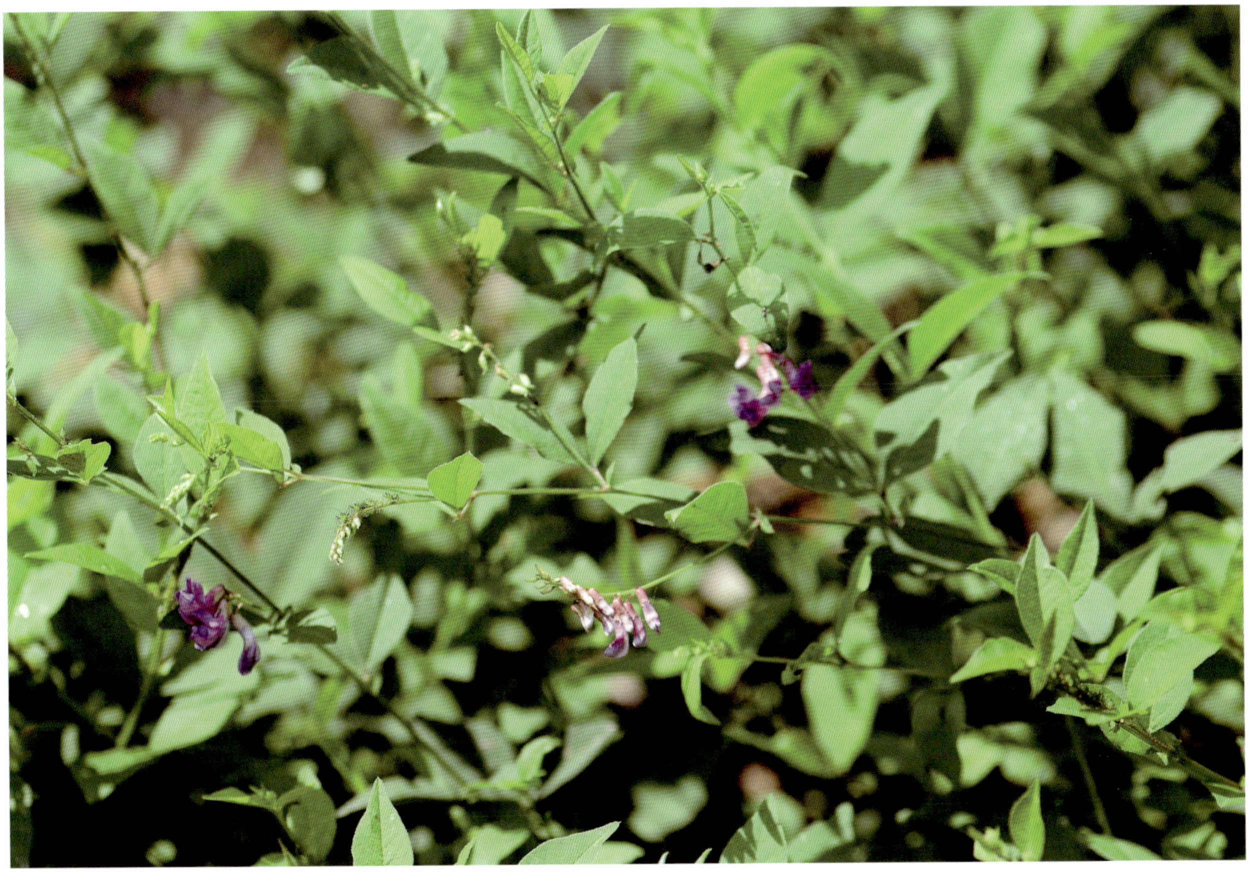

Vob lul faib dlub 白车轴草

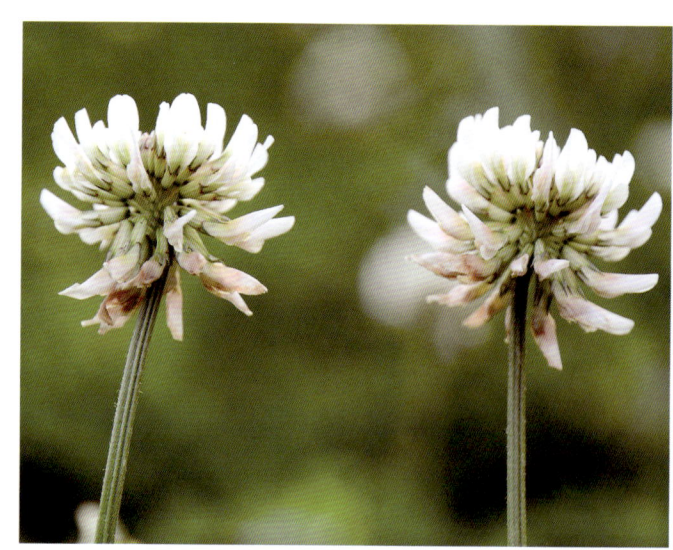

【Bit hsenb 俗名】三消草、车轴草、翘摇花、螃蟹花、白三叶草。

【Dios kob deis 基源】为豆科植物白车轴草 *Trifolium repens* L. 的全草。

【Niangb bet deis 生长环境】生于草坡上、村边、田边、园地边，有栽培。分布于部分苗乡。

【Jox hsub 性味属经】性平，味微甘，属冷热两经药，入两经。

【Qet diel xid 功能主治】功能：hxub kib tat jab 清热解毒，seil hxangd ves hxangd 凉血活血。主治：zenb dongb 精神失常，lol hxangd nais 鼻衄，dix khangd ghad lol hxangd 痔疮出血。

【Ed not xus 用法用量】内服，煎汤，25～30 g。外用，鲜品捣蓉包额上。

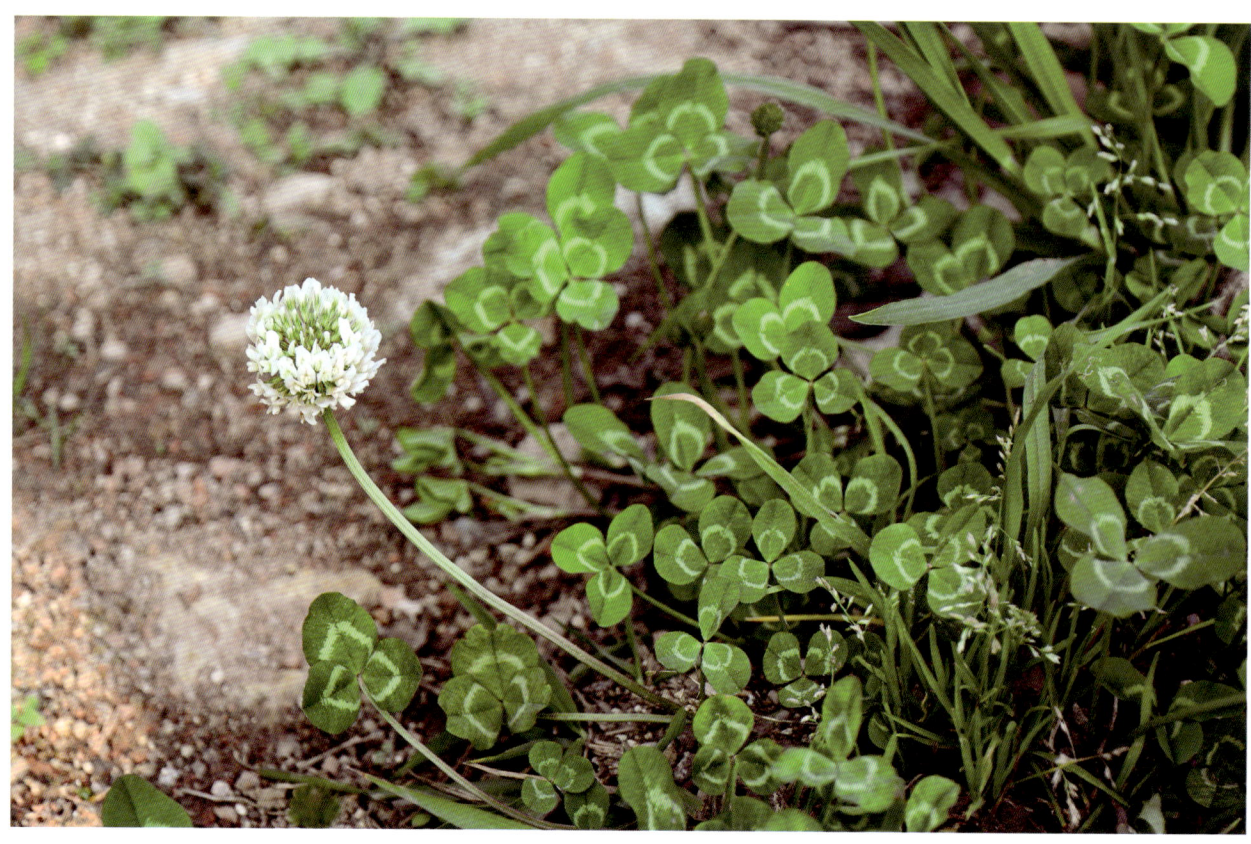

Def nail bangl vud 山扁豆

【Bit hsenb 俗名】下通草、水皂角、山扁豆、红霜石、关门草、黄瓜香。

【Dios kob deis 基源】为豆科植物山扁豆 *Cassia mimosoides* Linn. 的全株。

【Niangb bet deis 生长环境】生于山坡疏林下、田园边、路旁。分布于部分苗乡。

【Jox hsub 性味属经】性平，味淡，属冷热两经药，入两经。

【Qet diel xid 功能主治】功能：hxub hfud nais los xuf 清肝利湿，tat jit hxangd yangx nius 散瘀化积。主治：diongb hmangt ait mais gheib 夜盲症，fangx mais fangx jid 黄疸，pob lob pob bil 手脚水肿，nais pot lax bus 肺痈，yens hseik 漆疮，dix gangb 疔疮。

【Ed not xus 用法用量】内服，煎汤，15～25 g。外用，捣烂敷或煎水洗。

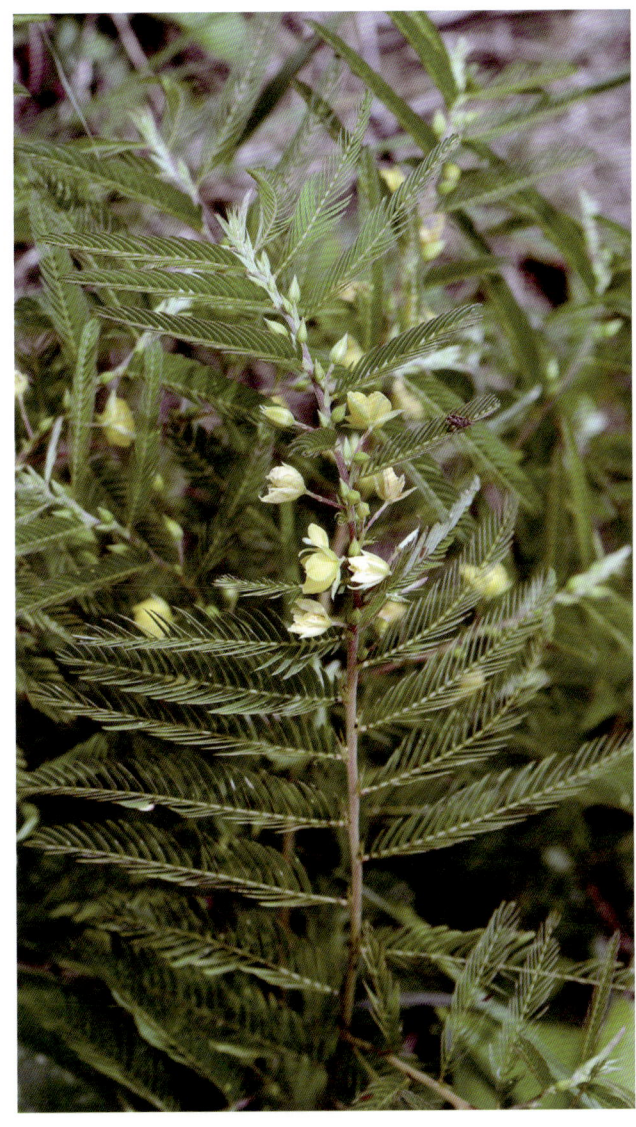
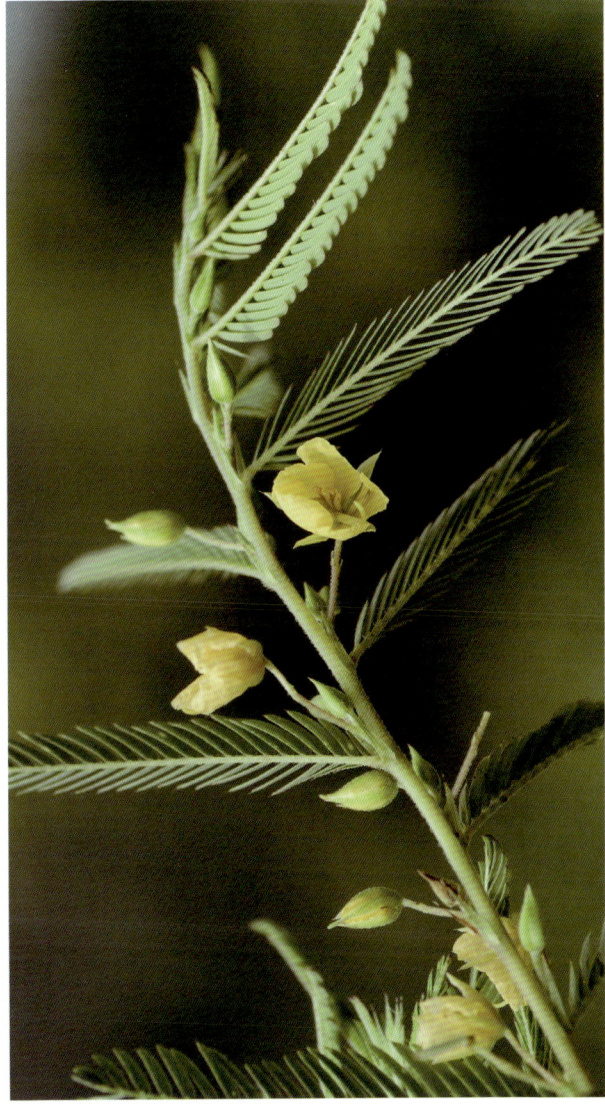

Det ghab liux ved 紫荆

【Bit hsenb 俗名】乌桑、白林皮、扁头翁、满条红、箩筐树、紫金花、裸枝树。

【Dios kob deis 基源】为豆科植物紫荆 *Cercis chinensis* Bunge 的花、树皮。

【Niangb bet deis 生长环境】生于山野疏林下、路旁，有栽培。分布于部分苗乡。

【Jox hsub 性味属经】性平，味苦，属冷热两经药，入两经。

【Qet diel xid 功能主治】功能：hxenk angt dangf mongb 消肿止痛，ves hxangd tongb hxud 活血通经。主治：dliangd bil dib sangb 跌打损伤，ghab liut mais yens dib pob dles

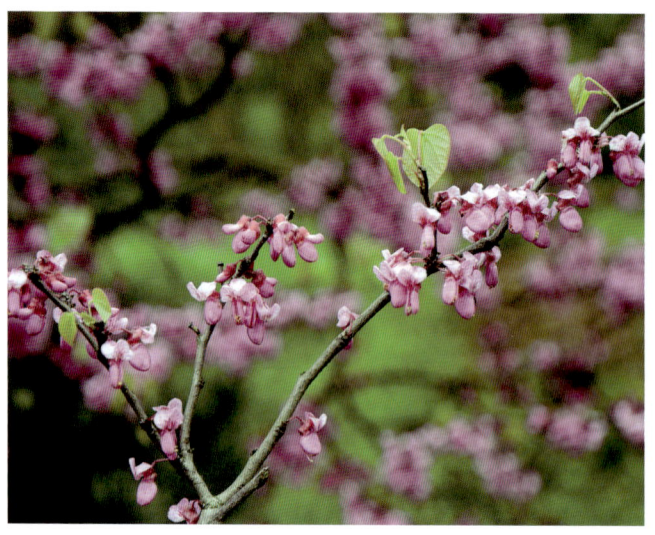

眼皮受伤青肿，dix guk 背痛，ax hsot ud 闭经，xit daib diox eb wal lol eb bus 妇人产后淋证，yens nangb gik 毒蛇咬伤。

【Ed not xus 用法用量】内服，煎汤，10～25 g；或入丸、散剂；或浸酒饮。外用，研末调敷。

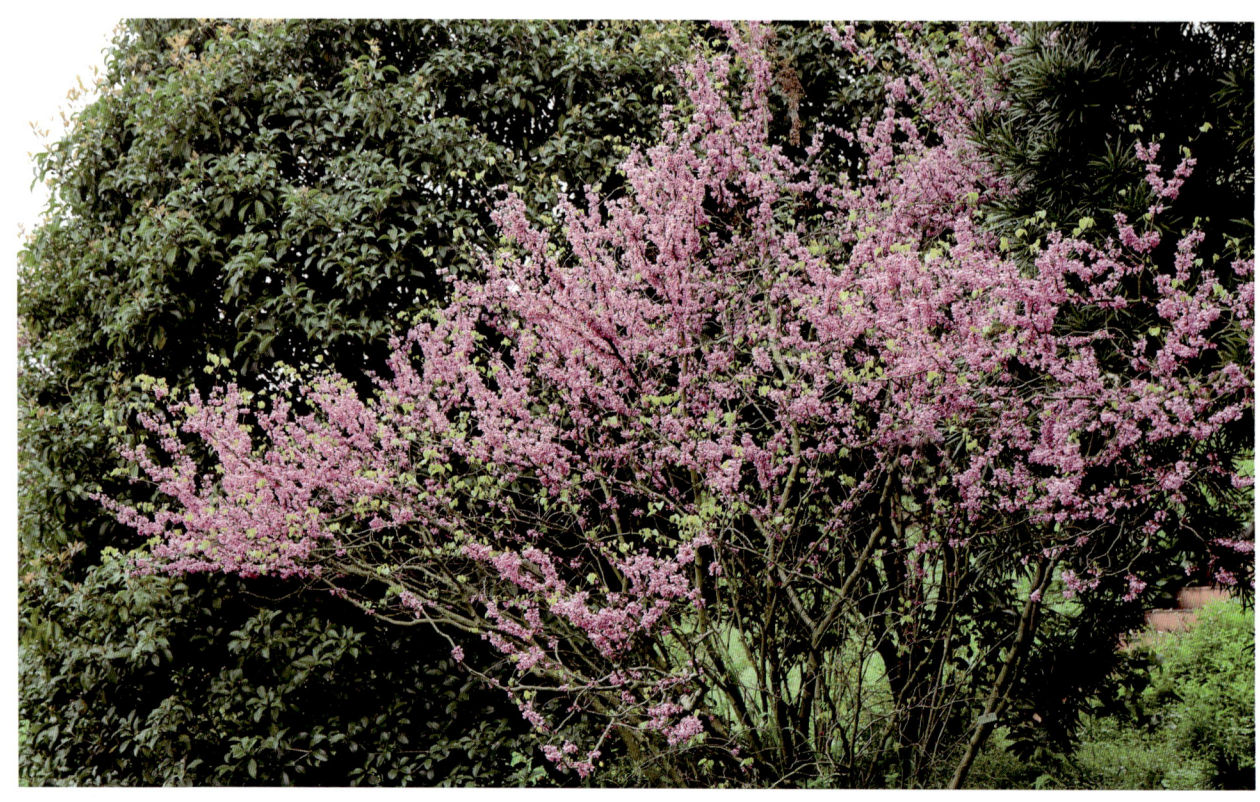

Def bit vud 葫芦茶

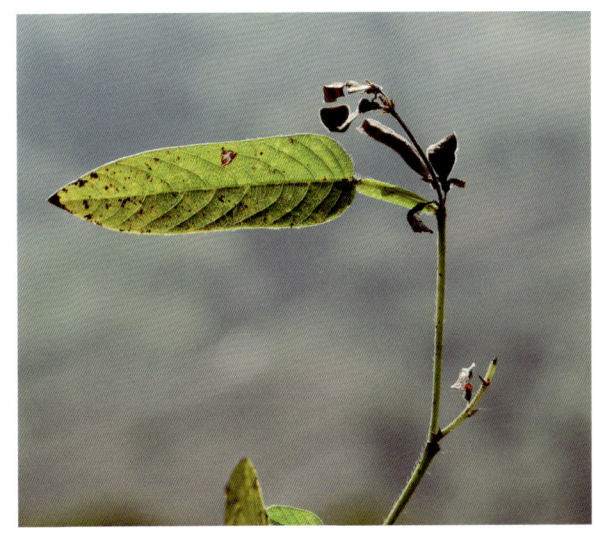

【Bit hsenb 俗名】土豆、麻草、地马庄、牛虫草、剑板茶、金剑草、螳螂草。

【Dios kob deis 基源】为豆科植物葫芦茶 *Desmodium triquetrum*（L.）DC. 的根或全株。

【Niangb bet deis 生长环境】生于山坡草地草丛中。分布于各地苗乡。

【Jox hsub 性味属经】性冷，味苦涩，属冷药，入热经。

【Qet diel xid 功能主治】功能：hxub kib tad dud kib 清热解表，gangt xuf dib gangb 燥湿杀虫。主治：yens jent ghut hsongd hxub mongb 风湿性关节酸痛，kib jid bongt 高烧，ghab diux ghongd angt mongb 咽喉肿痛，dliangb dul ghab hfat 荨麻疹，fangx mais fangx jid 黄疸。

【Ed not xus 用法用量】内服，煎汤，20～30 g。外用，鲜品捣烂塞鼻或煮水洗。

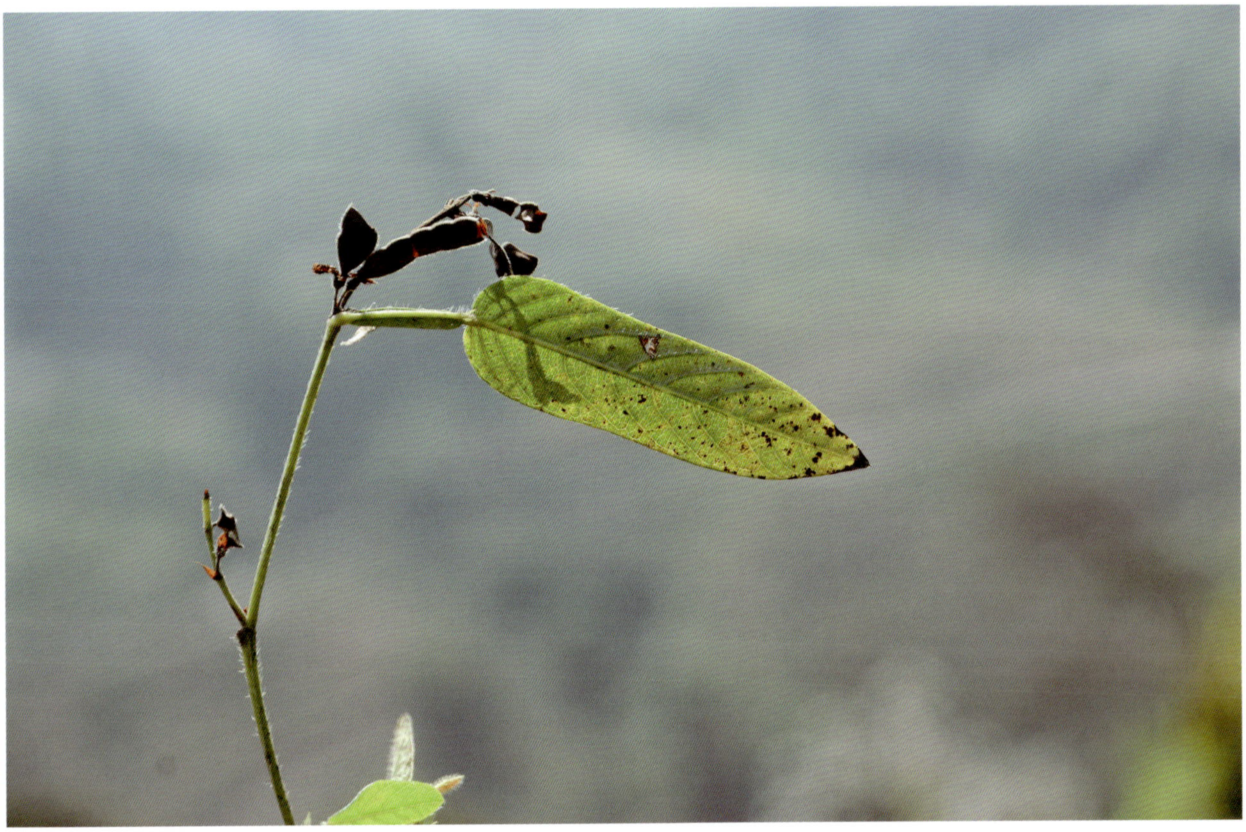

Nangx beib jeed 小叶三点金草

【Bit hsenb 俗名】八字草、太阳草、马尾藤、红梗草、消毒草、辫子草、哮灵药。

【Dios kob deis 基源】为豆科植物小叶三点金草 Desmodium microphyllum（Thunb.）DC. 的全草。

【Niangb bet deis 生长环境】生于山坡草丛中、灌木林中。分布于部分苗乡。

【Jox hsub 性味属经】性平，味淡，属冷热两经药，入两经。

【Qet diel xid 功能主治】功能：los xuf hangb eb 利湿行水，hxub kib tat jab 清热解毒。主治：mongb ghongd gus 气管炎，nais pot yens jab ait ngol 肺痨咳嗽，jib daib ngas naix mais 小儿疳积，yens hseik 漆疮，kib eb kib dul 水火烫伤，dix khangd ghad 痔疮。

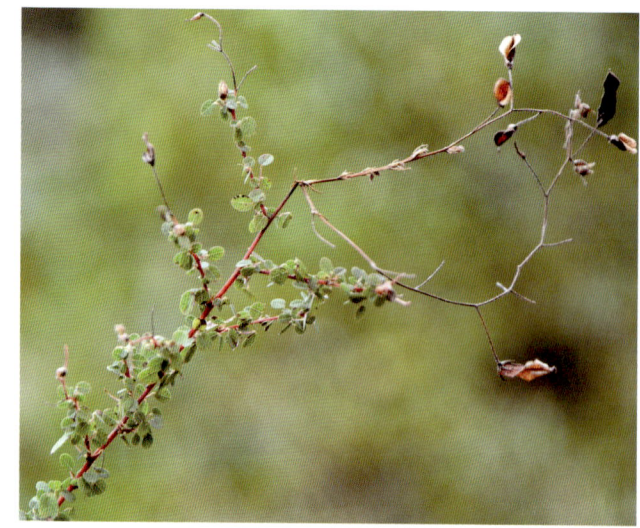

【Ed not xus 用法用量】内服，煎汤，15～25 g。外用，捣烂敷或煮水洗。

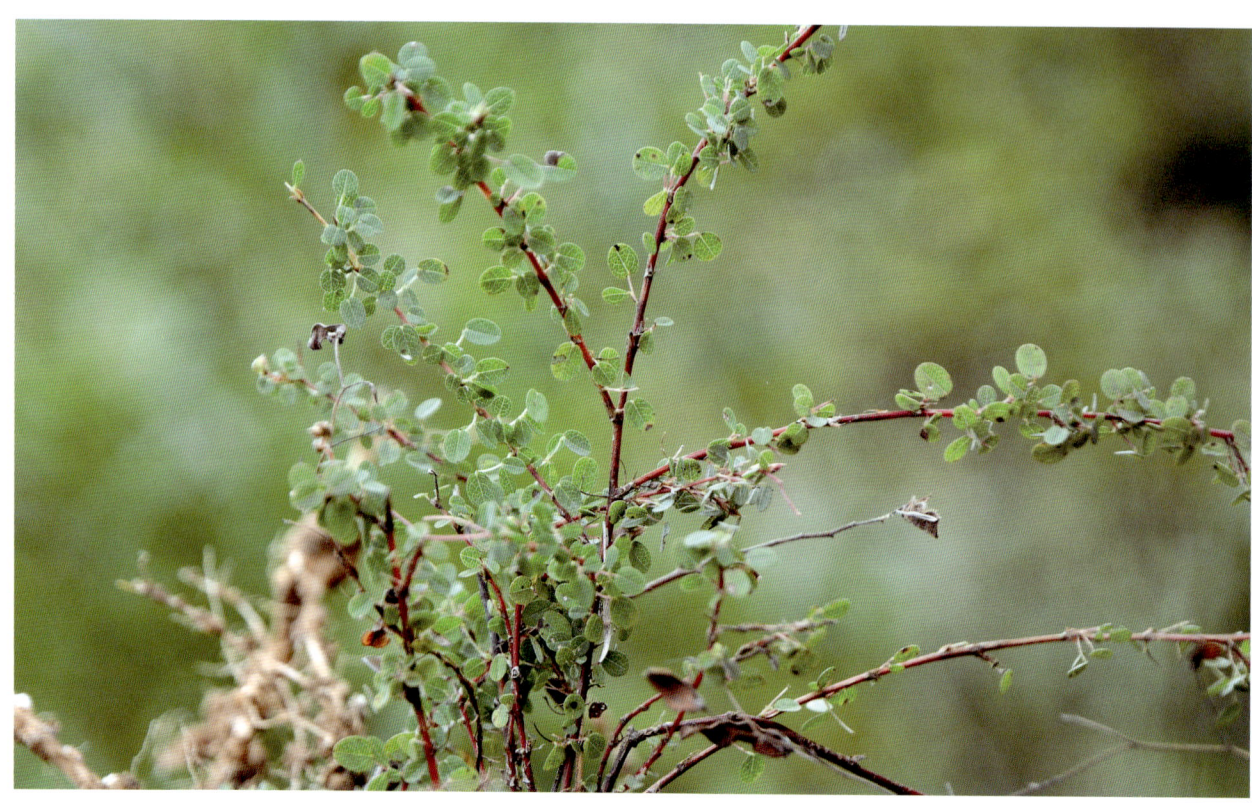

Det yangf huaif 槐

【Bit hsenb 俗名】豆槐、槐角、槐花、紫槐、细叶槐、金药树、护房树。
【Dios kob deis 基源】为豆科植物槐 *Sophora japonica* Linn. 的花蕾、果实、根。
【Niangb bet deis 生长环境】生于山坡上，多作风景树栽植于道旁、村边。分布于各地苗乡。
【Jox hsub 性味属经】性冷，味苦，属冷药，入热经。
【Qet diel xid 功能主治】功能：seil hxangd dangf hxangd 凉血止血，hxub jent hxenk net 祛风除湿。主治：lol hxangd nais 鼻衄，xud wal hxangd 尿血，hfak bangb hxangd 血崩，dix khangd ghad lol hxangd 痔疮出血，dlif ghab neib ghangb 脱肛，ghab hsangb yens jent od nul 破伤风。
【Ed not xus 用法用量】内服，煎汤，15～25 g；或入丸、散剂。外用，煎水熏洗或研末撒。

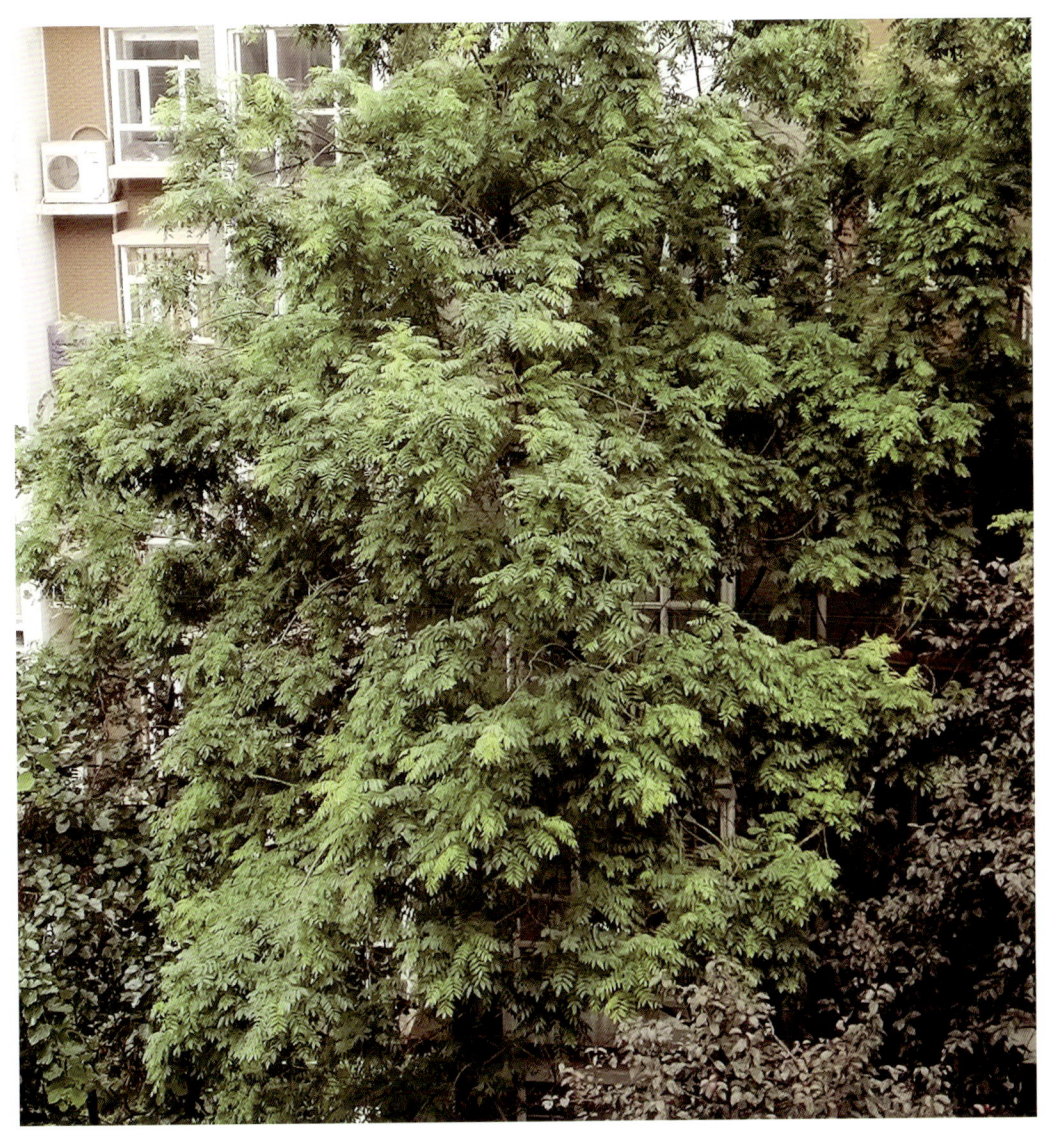

Det yangf huaif vud 西南槐树

【Bit hsenb 俗名】乌豆根、山豆根、土槐树。

【Dios kob deis 基源】为豆科植物西南槐树 *Sophora maieri* Pamp. 的花、根。

【Niangb bet deis 生长环境】生于多岩石灌木林中或灌木丛中。分布于各地苗乡。

【Jox hsub 性味属经】性冷，味苦涩，属冷药，入热经。

【Qet diel xid 功能主治】功能：hxub kib zangl xuf 清热除湿，ves hxangd 活血。主治：ait gheb bal jid 劳伤，jit hxangd 瘀血，kib eb kib dul 水火烫伤，zal ghad 腹泻。

【Ed not xus 用法用量】治劳伤，50 g，泡酒服；治腹泻，3 g，磨水服；治瘀血，取花适量泡开水服。

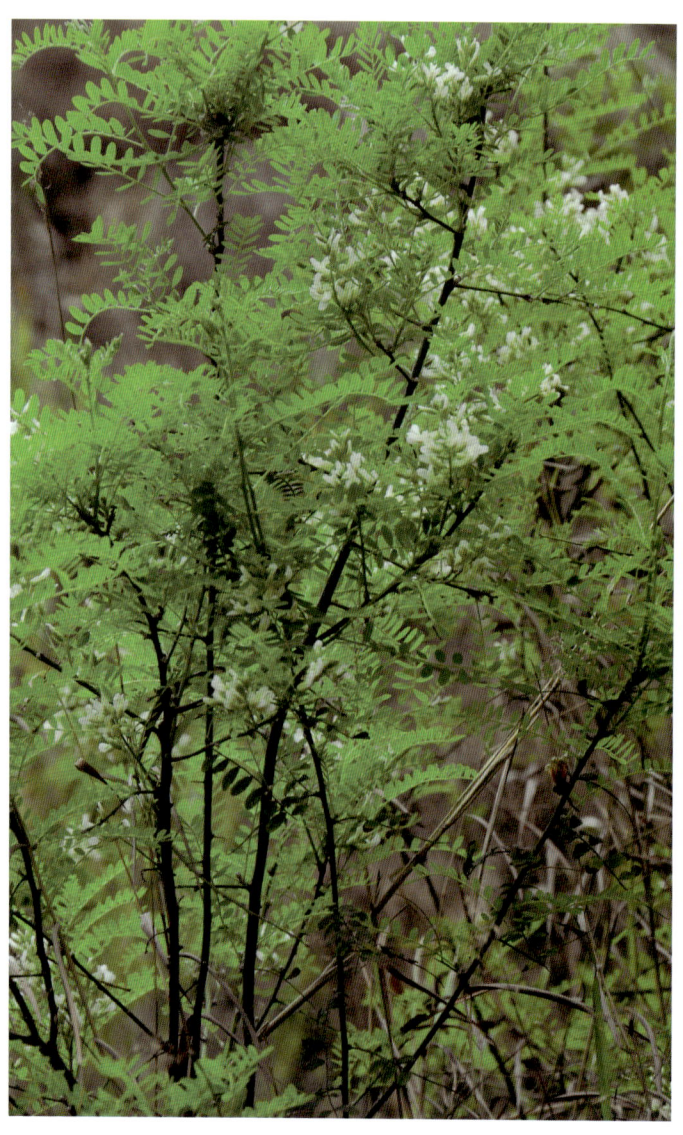
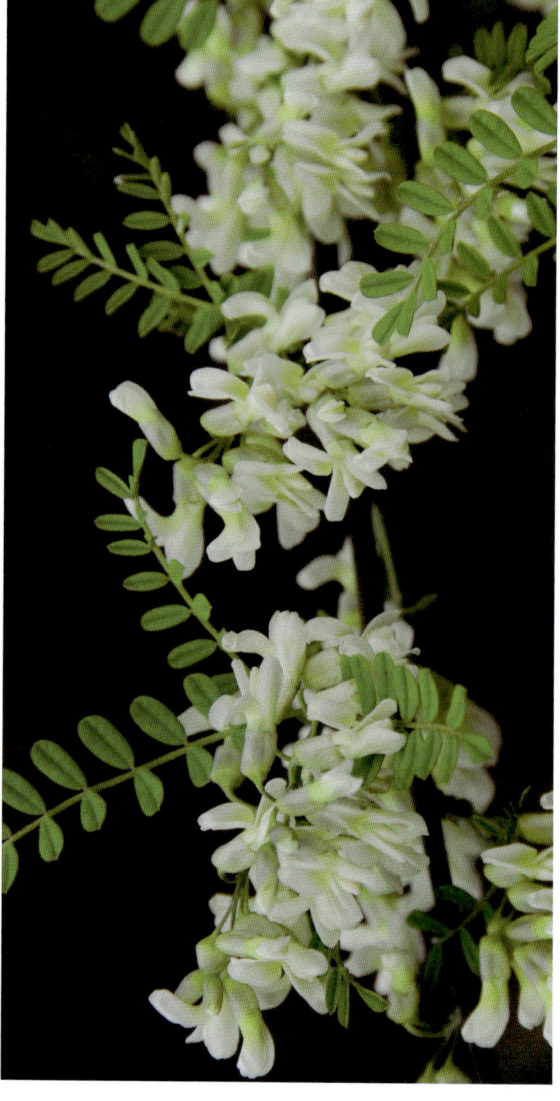

Det yangf huaif yut 香槐

【Bit hsenb 俗名】山荆、香花槐、小花香槐。

【Dios kob deis 基源】为豆科植物香槐 *Cladrastis wilsonii* Takeda 的根及果。

【Niangb bet deis 生长环境】喜生于灌木林或杂木林中。分布于部分苗乡。

【Jox hsub 性味属经】性热，味甜，属热药，入冷经。

【Qet diel xid 功能主治】功能：hxub kib los xuf 清热利湿，tiod nat mangs buk dux 健脾和胃。主治：mongb ghut hsongd 关节痛，lol hxangd nais 鼻衄，nongx wat niat mongb qub 饮食不洁腹痛。

【Ed not xus 用法用量】内服，煎汤，15～30 g；或入丸、散剂。

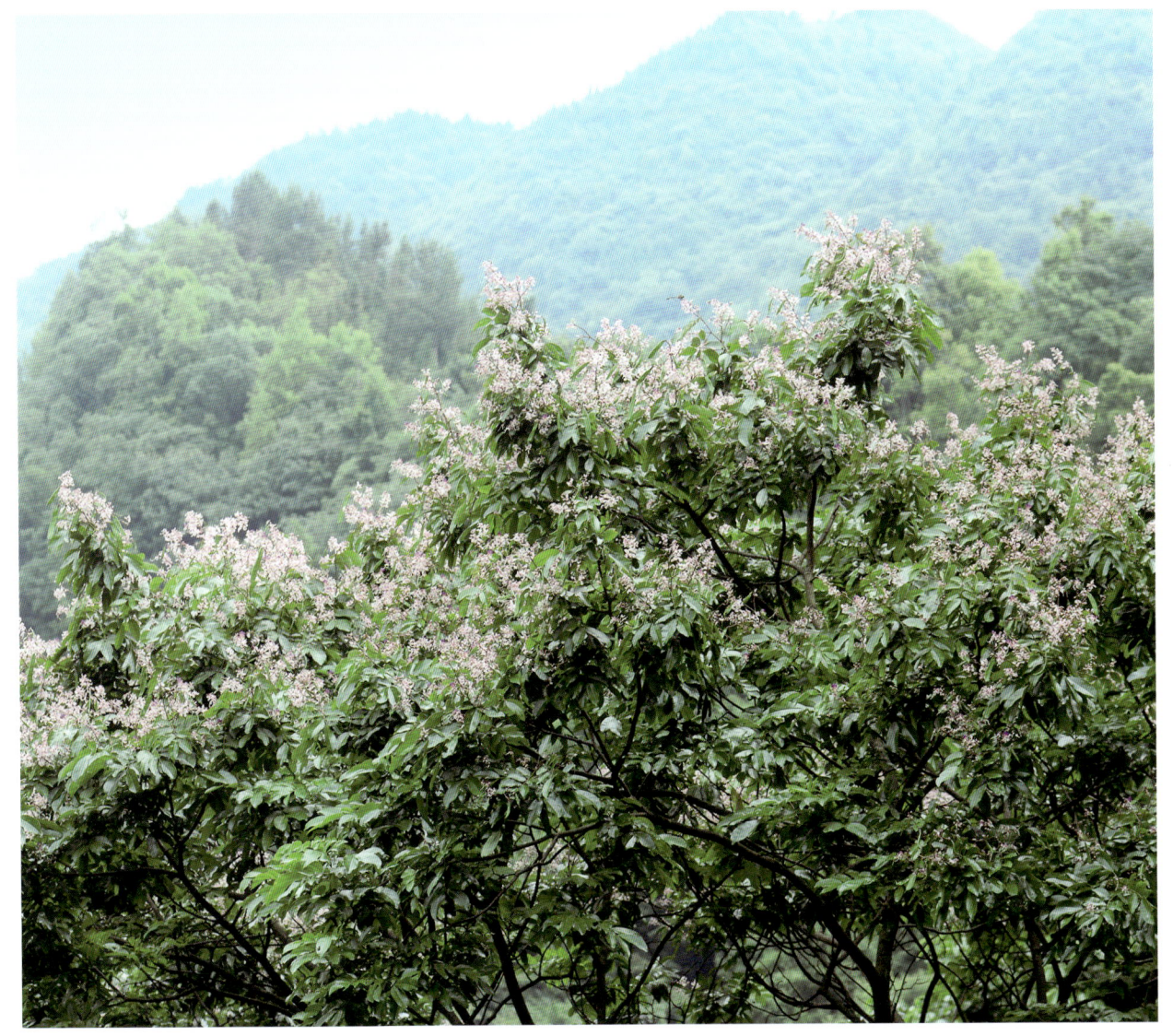

Det hlat box 黔羊蹄甲

【Bit hsenb 俗名】马蹄叶、羊蹄风、夜合叶、猪腰藤、大夜关门。

【Dios kob deis 基源】为豆科植物黔羊蹄甲 *Bauhinia lecomtei* Gagnep. 的根或叶。

【Niangb bet deis 生长环境】生于沟谷两侧、坡塝灌木丛。分布于各地苗乡。

【Jox hsub 性味属经】性热，味甘涩，属热药，入冷经。

【Qet diel xid 功能主治】功能：tat jit hxangd hxenk angt 散瘀消肿，qet bongt dangf mongb 理气止痛，vut eb wal 利尿。主治：ait gheb bal jid mongb diub 劳伤腰痛，yens xit 刀伤，pob lob pob bil 手脚水肿，ud niak ax lol 胎衣不下，dlif ghab neib ghangb 脱肛，xud wal lol ax hvit 小便不利。

【Ed not xus 用法用量】内服，煎汤，25～30 g。外用，捣烂敷患处或煮水洗。

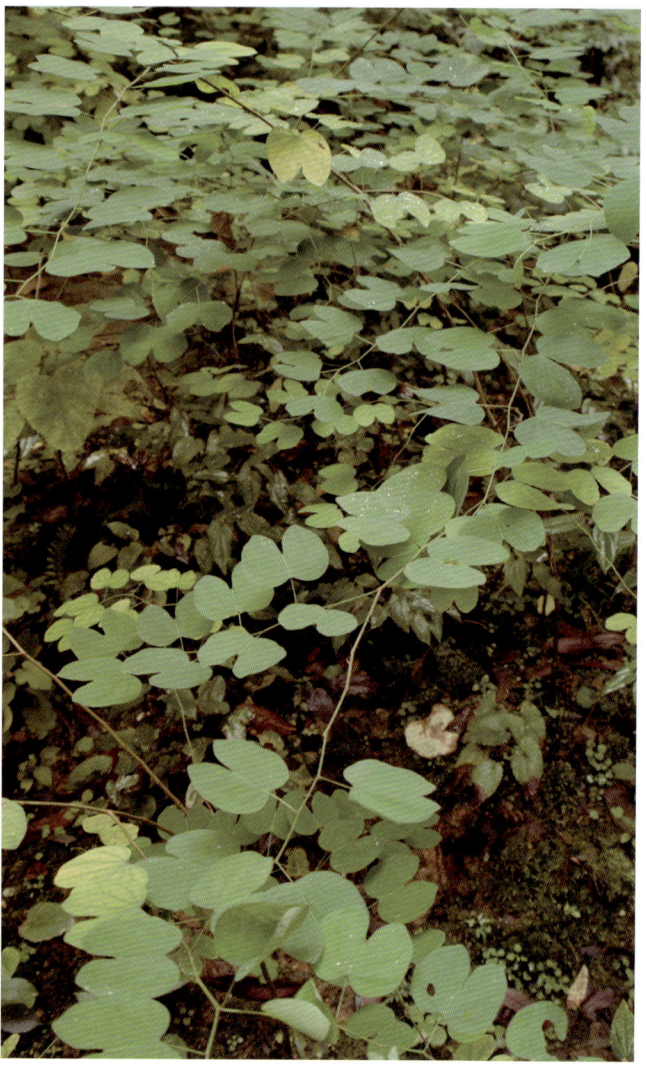
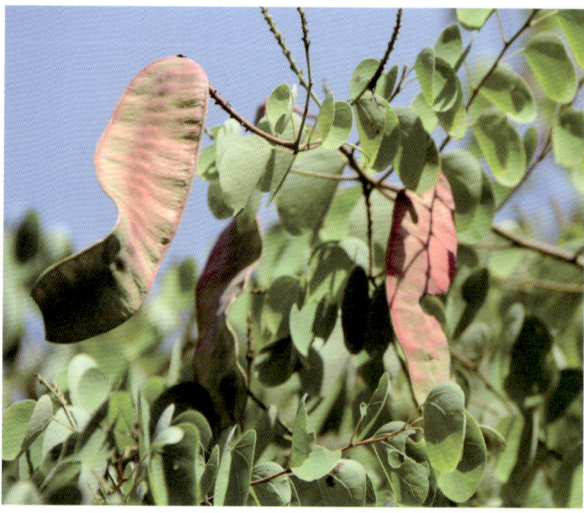
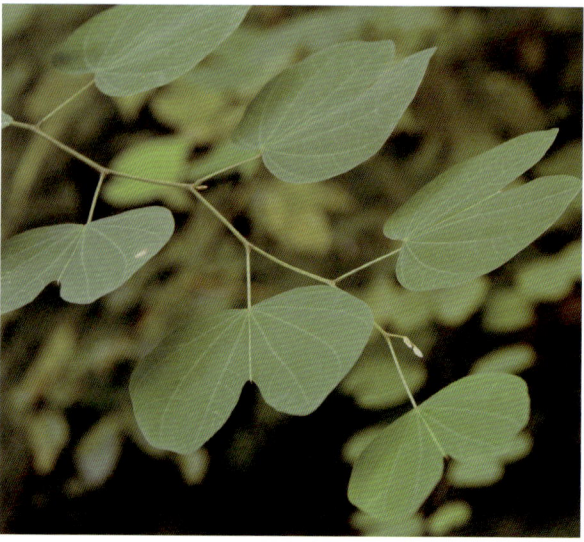

Hlat nif dlad 多脉叶羊蹄甲

【Bit hsenb 俗名】羊蹄风、关门草、狗舌条、猪腰藤、蝴蝶藤、大夜关门。

【Dios kob deis 基源】为豆科植物多脉叶羊蹄甲 *Bauhinia pernervosa* L. Chen 的根或叶。

【Niangb bet deis 生长环境】生于低山地区杂木林、灌木丛中。分布于部分苗乡。

【Jox hsub 性味属经】性冷，味苦涩，属冷药，入热经。

【Qet diel xid 功能主治】功能：ves hxangd dangf hxangd 活血止血，yis diuf 补肾，dangf ngol 止咳。主治：ait ngol 咳嗽，hfak bangb hxangd 血崩，dal ghad got 遗精症，dlif ghab neib ghangb 脱肛，dlif ghab jed vangl daib 子宫脱垂。

【Ed not xus 用法用量】内服，煎汤，15～25 g。外用，捣烂敷患处或煮水洗。

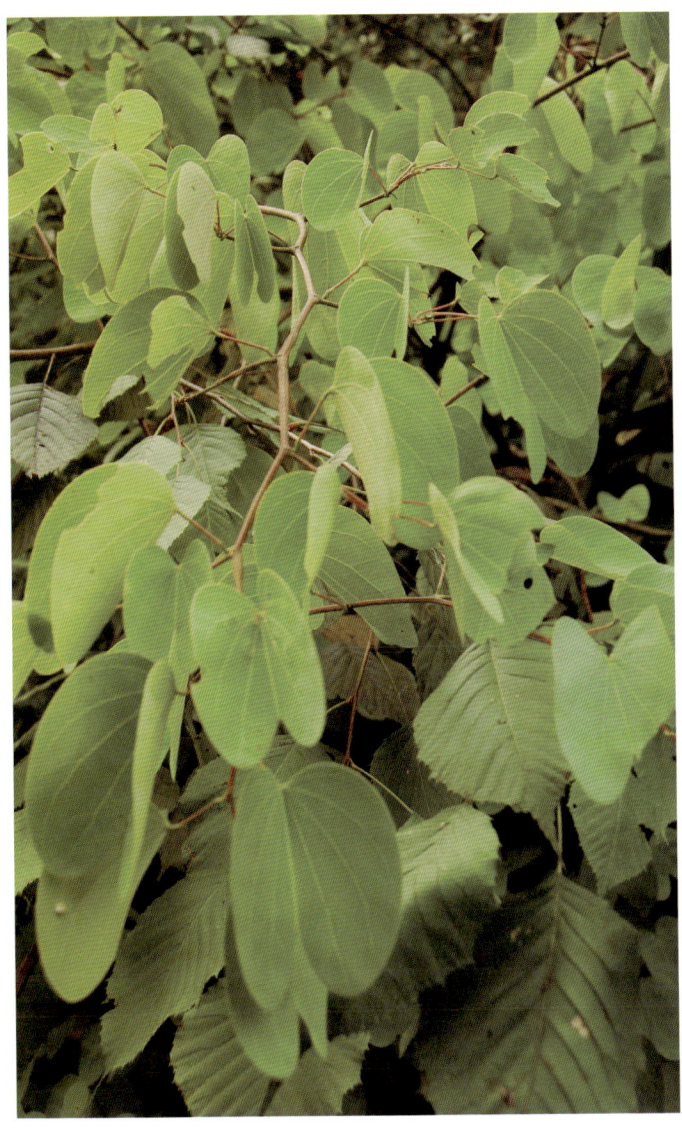
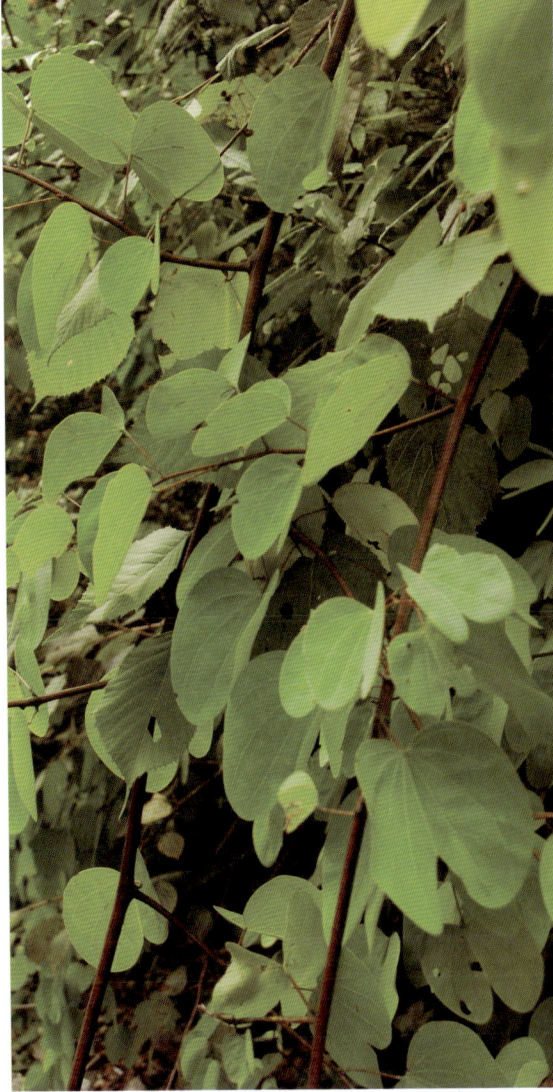

Hlat sab yux 龙须藤

【Bit hsenb 俗名】马脚藤、飞扬藤、过岗龙、羊蹄叉、夜合草、燕子尾、黄开口。

【Dios kob deis 基源】为豆科植物龙须藤 *Bauhinia championii*（Benth.）Benth. 的茎或根。

【Niangb bet deis 生长环境】喜生于沟谷两旁、溪涧边。分布于各地苗乡。

【Jox hsub 性味属经】性冷，味苦涩，属冷药，入热经。

【Qet diel xid 功能主治】功能：hxub jent hxenk net 祛风除湿，ves hxangd dangf mongb 活血止痛。主治：lod hsongd 骨折，fangx mais fangx jid 黄疸，yens jent mongb 风湿痛，jit hxangd 瘀血。

【Ed not xus 用法用量】内服，煎汤，15～25 g；或泡酒饮。外用，捣烂敷或煎水熏洗。

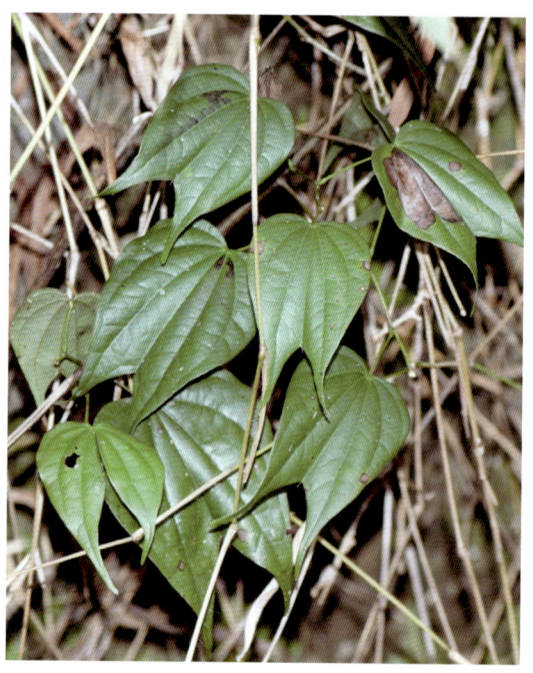

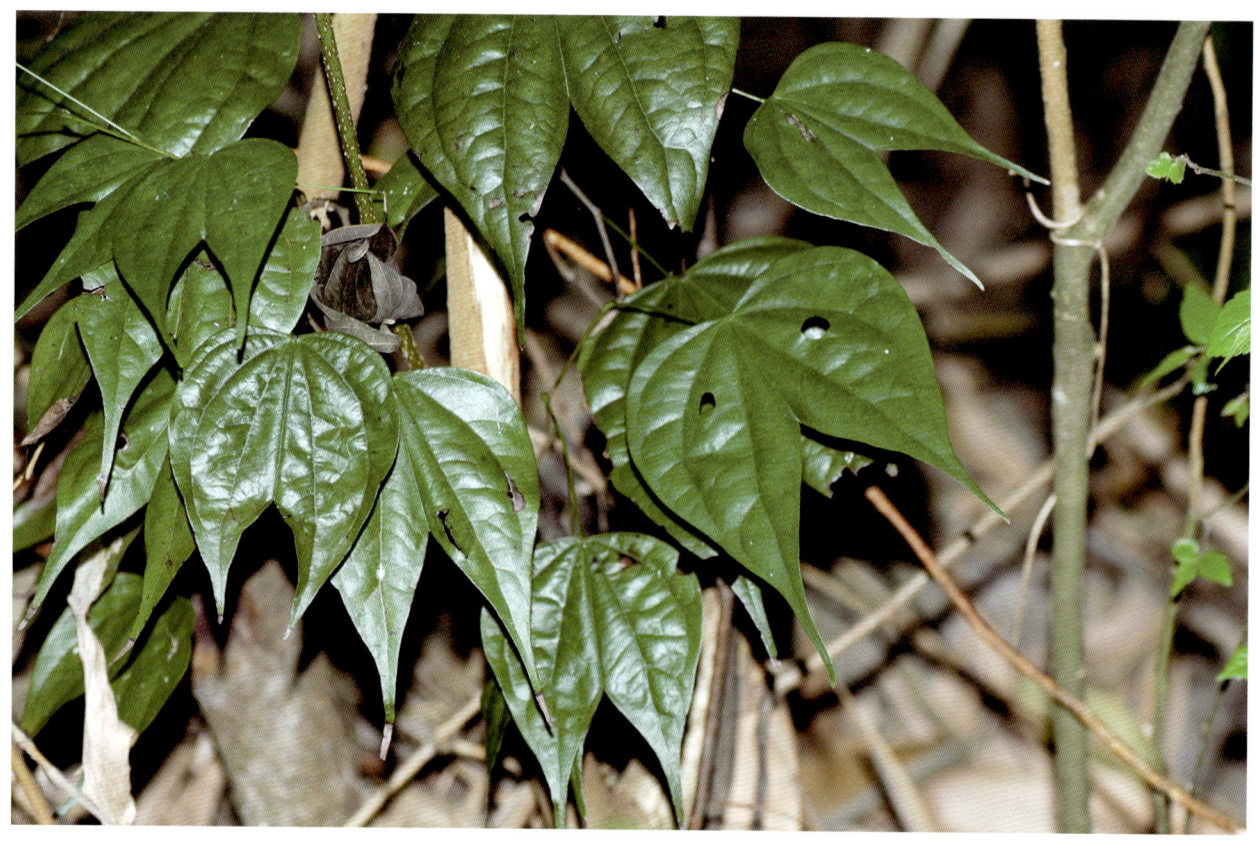

Det def xux 仪花

【Bit hsenb 俗名】龙眼参、广檀木、铁罗伞、单刀根、麻札木。

【Dios kob deis 基源】为豆科植物仪花 *Lysidice rhodostegia* Hance 的种子。

【Niangb bet deis 生长环境】喜生于河边、灌木丛、杂木林中。分布于部分苗乡。

【Jox hsub 性味属经】性热，味苦辛，属热药，入冷经。有毒。

【Qet diel xid 功能主治】功能：tat jit hxangd dangf mongb 散瘀止痛，dangf hxangd 止血。主治：dliangd bil dib sangb 跌打损伤，yens xit lol hxangd 刀伤出血，yens jent mongb hsongd 风湿骨痛，pob lob pob bil 手脚水肿。

【Ed not xus 用法用量】内服，煎汤，25～30 g；或研末服。外用，捣烂敷。

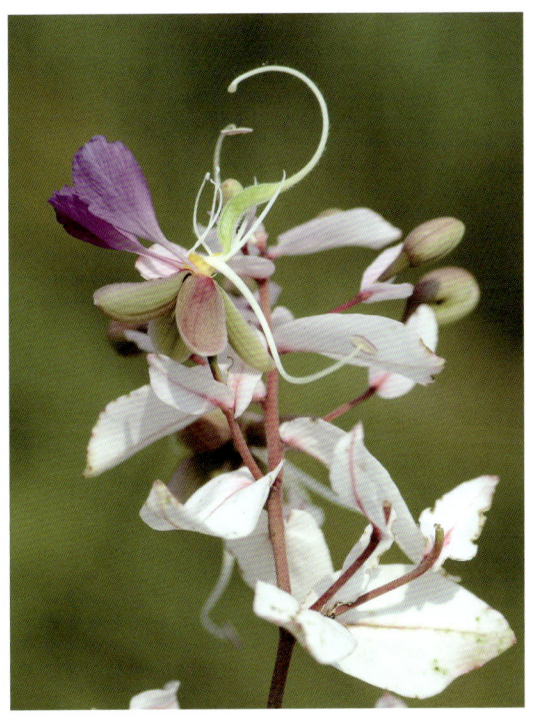

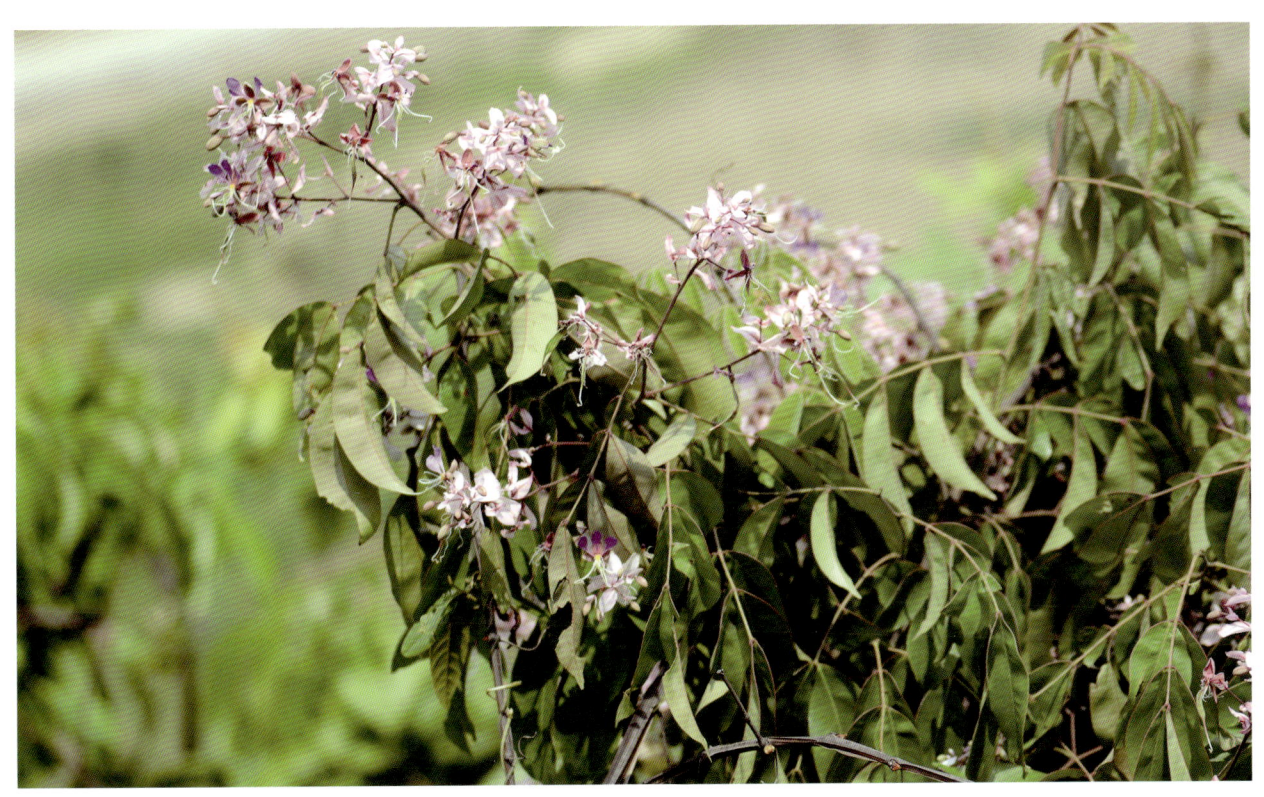

Det zod guf 皂角树

【Bit hsenb 俗名】皂角、大皂角、长皂荚、悬刀子、鸡栖子。

【Dios kob deis 基源】为豆科植物皂角树 *Gleditsia sinensis* Lam. 的果实、根皮、刺。

【Niangb bet deis 生长环境】生于村寨边、路旁、杂木林中。分布于各地苗乡。

【Jox hsub 性味属经】性热，味辛，属热药，入冷经。

【Qet diel xid 功能主治】功能：hxub jent yangx ghad ngol 祛风化痰，dex jab hxenk angt 拔毒消肿，dib gangb 杀虫。主治：mongb khob bongt 头剧痛，ait ngol heik bongt 咳嗽痰喘，zal ghad hxangd 泻血，zaid wel jangx dix bus 乳痈，ud niak ax lol 胎衣不下，dlif ghab jed vangl daib 子宫脱垂。

【Ed not xus 用法用量】内服，煎汤，10～15 g；研末入丸、散剂。外用，煎水洗，或捣烂敷，或烧存性研末撒。

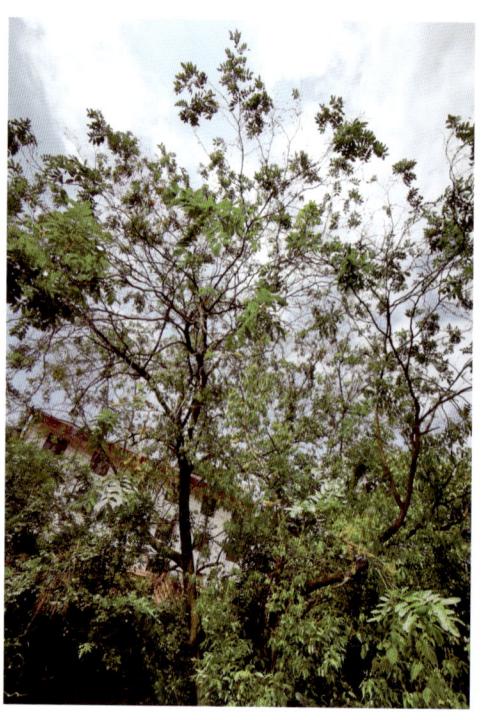

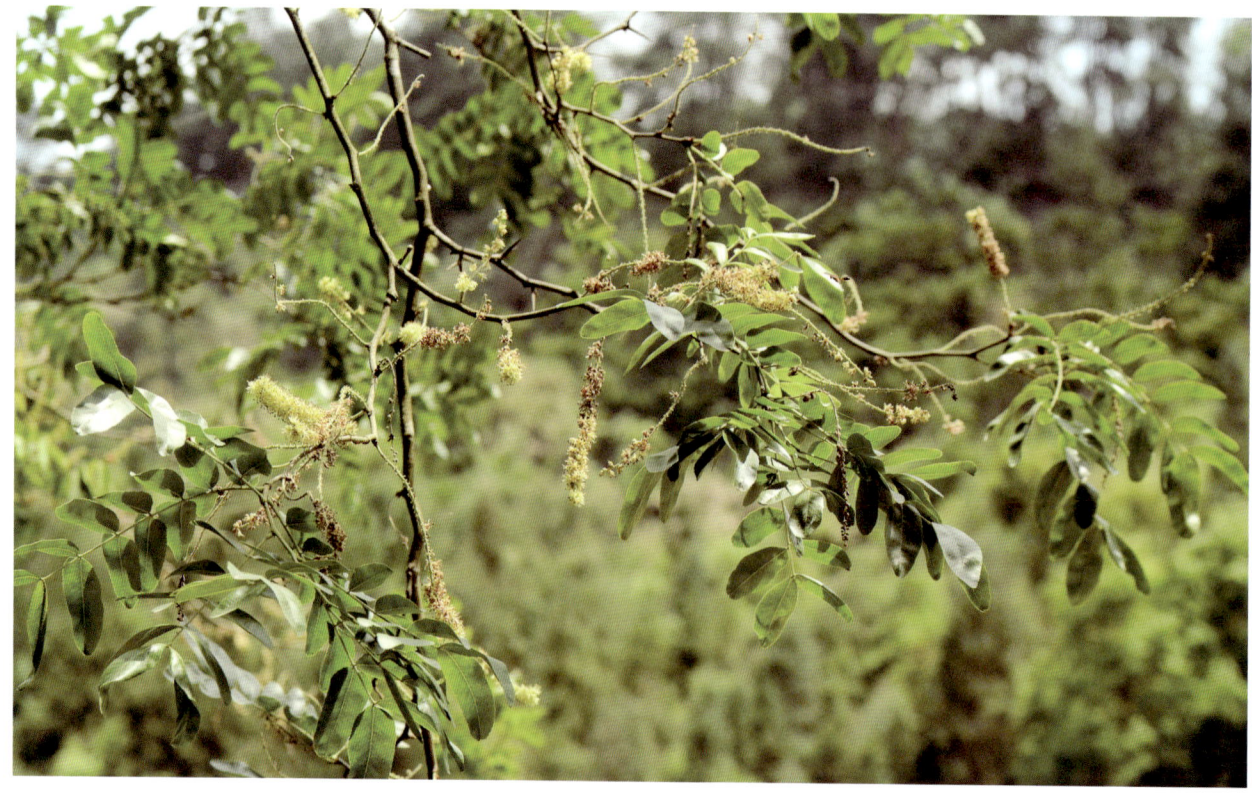

酢浆草科

Vob jaf hxub 酢浆草

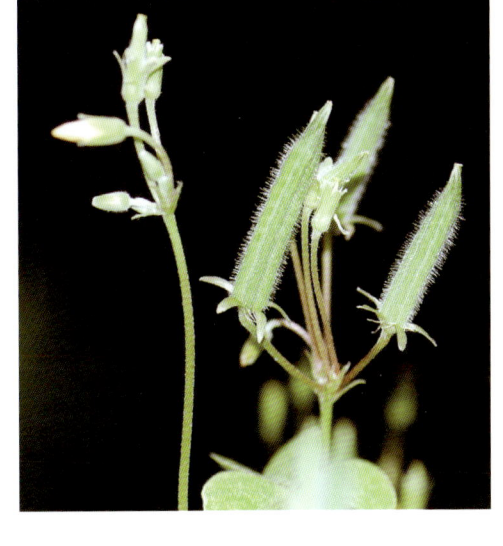

【Bit hsenb 俗名】醋母、老鸭嘴、六叶莲、雀儿酸、满天星、黄瓜酸、酸酸草、酸咪咪。

【Dios kob deis 基源】为酢浆草科植物酢浆草 *Oxalis corniculata* L. 的全草。

【Niangb bet deis 生长环境】喜生于荒地与耕地上、路旁、寨边岩坎上。分布于各地苗乡。

【Jox hsub 性味属经】性冷，味酸，属冷药，入热经。

【Qet diel xid 功能主治】功能：hxub kib los xuf 清热利湿，hxenk angt tad jab 消肿解毒。主治：lol hxangd nais 鼻衄，kib seil 疟疾，ait gheb 麻疹，dix gangb 疔疮，zal ghad dongk xok 细菌性痢疾。

【Ed not xus 用法用量】内服，煎汤，25～30 g（鲜品 50～100 g）。外用，捣烂敷患处、煎水洗患处、口含漱、鲜品捣汁涂等。

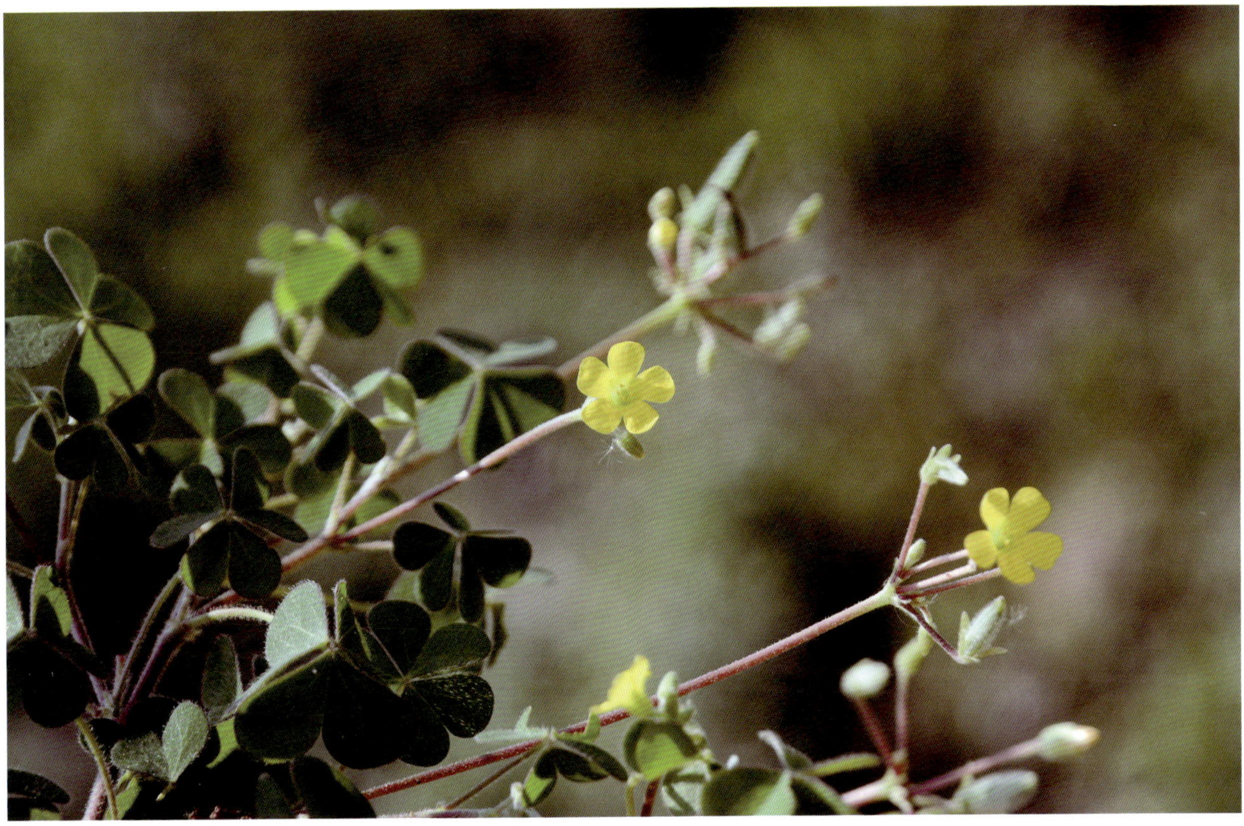

Vob jaf hxub vud 山酢浆草

【Bit hsenb 俗名】三叶酸、三块瓦、老鸦酸、酸酢浆、酸咪咪。

【Dios kob deis 基源】为酢浆草科植物山酢浆草 *Oxalis griffithii* Edgeworth et Hook. f. 的全草。

【Niangb bet deis 生长环境】生于荒地较阴湿处或荒芜耕地上。分布于各地苗乡。

【Jox hsub 性味属经】性平，味辛，属冷热两经药，入两经。

【Qet diel xid 功能主治】功能：hxub kib tongb eb wal 清热利尿，tat jit hxangd hxenk angt 散瘀消肿。主治：diuf od nul 肾炎，dliangd bil dib sangb 跌打损伤，jib daib jangx gangb lot 小儿口疮，jangx dix gangb 疖肿，xud wal hxangd 尿血。

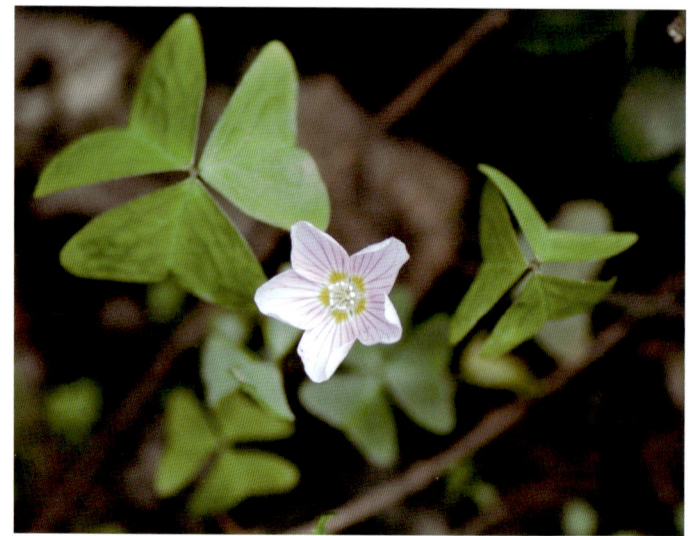

【Ed not xus 用法用量】内服，煎汤，15～20 g。外用，捣烂敷或浸酒搽。

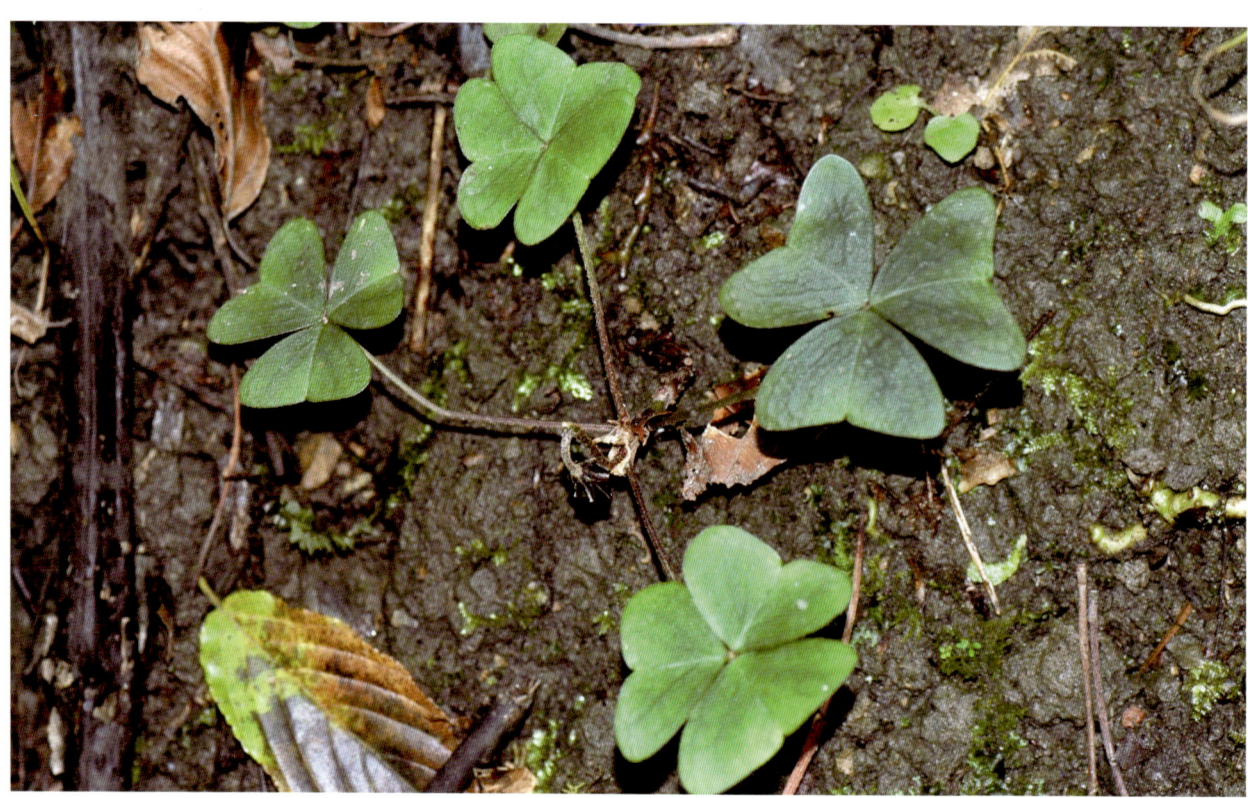

Vob jaf hxub hlieb 铜锤草

【Bit hsenb 俗名】水酸芝、地麦子、酸酸草、大老鸦酸、紫酢浆草、红花酢浆草。

【Dios kob deis 基源】为酢浆草科植物铜锤草 *Oxalis corymbosa* DC. 的全草或根。

【Niangb bet deis 生长环境】生于耕地边、荒地上、林下荫蔽处、路旁。分布于各地苗乡。

【Jox hsub 性味属经】性冷，味酸，属冷药，入热经。

【Qet diel xid 功能主治】功能：hxub kib tat jab 清热解毒，tat jit hxangd hxenk angt 散瘀消肿。主治：diuf od nul 肾炎，dliangd bil dib sangb 跌打损伤，ghab diux ghongd angt mongb 咽喉肿痛，mongb hmid 牙痛，dix guk 背痛，kib eb kib dul 水火烫伤。

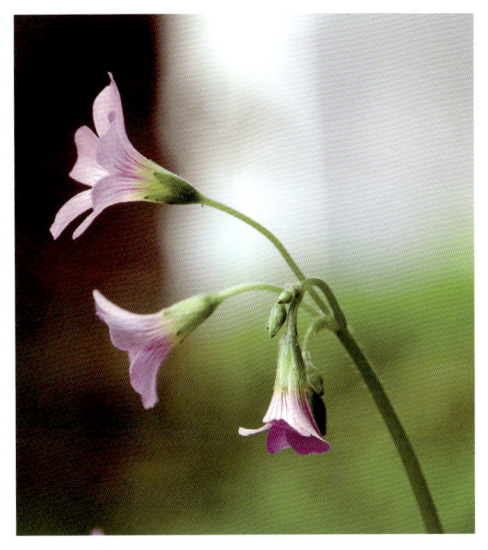

【Ed not xus 用法用量】内服，煎汤，15～25 g。外用，煎水洗或捣汁涂。

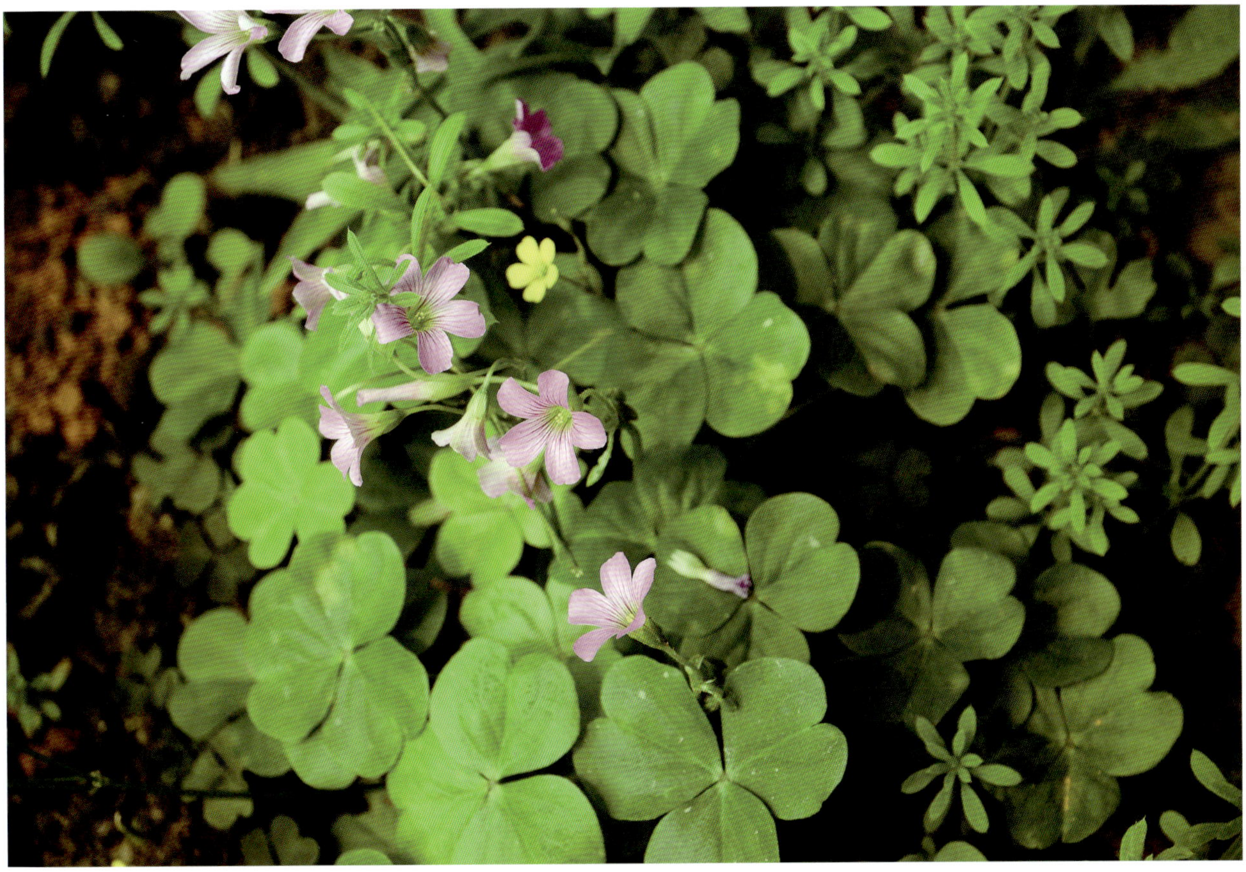

牻牛儿苗科

Jab sul nox 牻牛儿苗

【Bit hsenb 俗名】土列列、牛苗草、太阳花、老鸦嘴、牵巴巴、狼巴巴草。

【Dios kob deis 基源】为牻牛儿苗科植物牻牛儿苗 *Erodium stephanianum* Willd. 的全草。

【Niangb bet deis 生长环境】生于荒山草坡上、山沟边。分布于部分苗乡。

【Jox hsub 性味属经】性冷，味苦辛，属冷药，入热经。

【Qet diel xid 功能主治】功能：hxub jent hxenk net 祛风除湿，yis hsongd tiod hxend 补骨强筋。主治：yens jent mongb ghut hsongd 风湿性关节炎，zeib ghangb 瘫痪，neit ghab dlad 腰扭伤，hsot ud ax jangx hxib 月经不调。

【Ed not xus 用法用量】内服，煎汤，15～25 g；或浸酒饮。

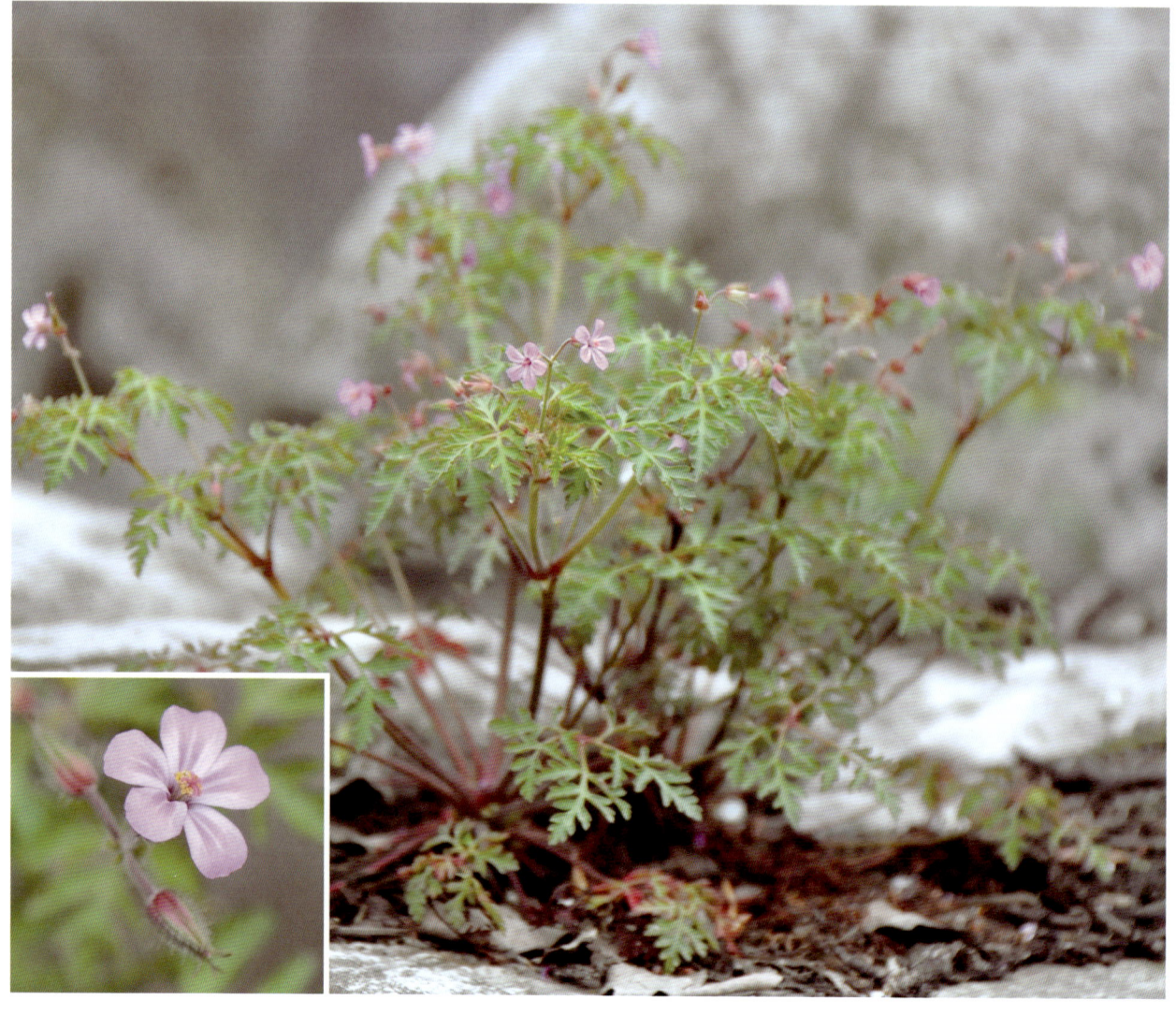

Vob ghab ngenx 老鹳草

【Bit hsenb 俗名】天罡草、五叶联、生扯拢、老鸹嘴、贯筋、破铜钱、野脚老鹳草。

【Dios kob deis 基源】为牻牛儿苗科植物老鹳草 *Geranium wilfordii* Maxim. 的全草。

【Niangb bet deis 生长环境】生于中山地区荒地上、农地边、路旁。分布于部分苗乡。

【Jox hsub 性味属经】性冷，味苦辛，属冷药，入热经。

【Qet diel xid 功能主治】功能：hxub kib tat jab 清热解毒，hxub jent hxenk net 祛风除湿，yis hsongd tiod hxend 补骨强筋。主治：dliangd bil dib sangb 跌打损伤，yens xit lol hxangd 刀伤出血，zeib ghangb 瘫痪，neit ghab dlad 腰扭伤，mongb ghad nial mais 角膜炎，mongb qub zal ghad 腹痛腹泻。

【Ed not xus 用法用量】内服，煎汤，15～30 g；或入丸、散剂。外用，捣汁涂或捣烂敷。

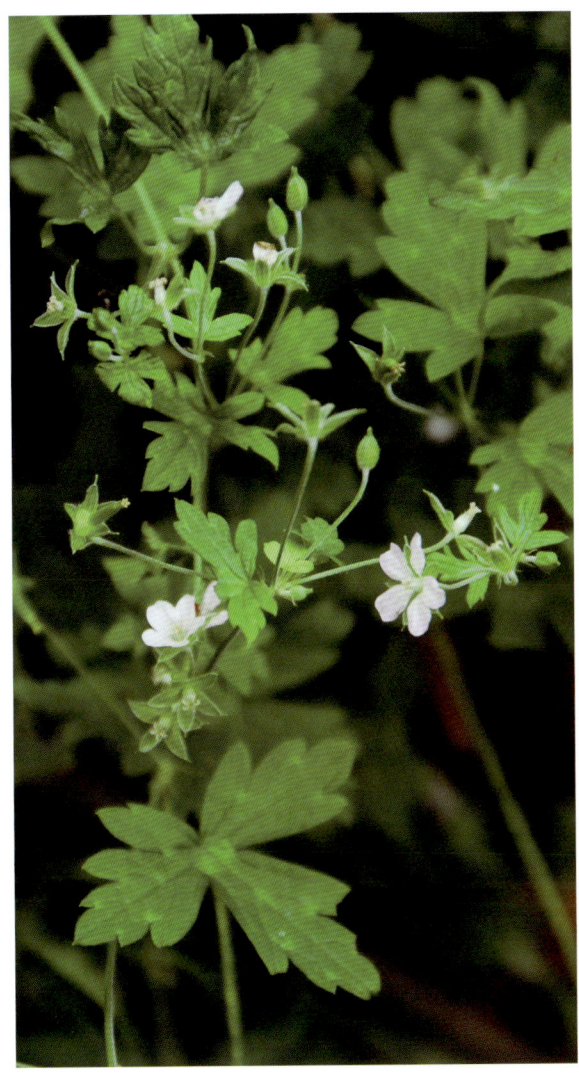
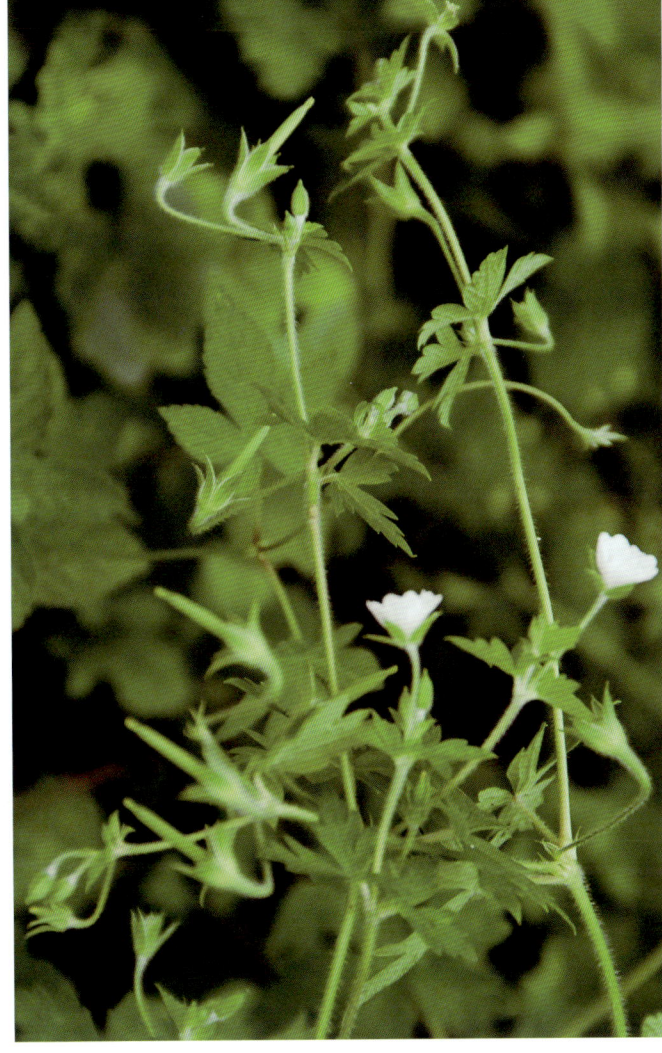

Vob ghab ngenx yut 尼泊尔老鹳草

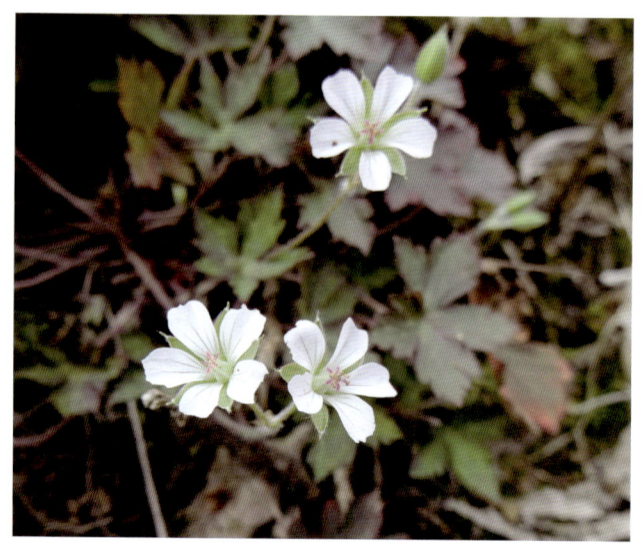

【Bit hsenb 俗名】生扯拢、老鹳草、破铜钱、紫地榆、五瓣草。

【Dios kob deis 基源】为牻牛儿苗科植物尼泊尔老鹳草 Geranium nepalense Sweet 的全草。

【Niangb bet deis 生长环境】生于中山地区阴湿山坡上、田野杂草丛中。分布于各地苗乡。

【Jox hsub 性味属经】性平，味苦辛，属冷热两经药，入两经。

【Qet diel xid 功能主治】功能：hxub kib tat jab 清热解毒，hxub jent hxenk net 祛风除湿，ves hxangd 活血。主治：yens jent xuf mongb 风湿疼痛，mongb hsongd hxend 筋骨疼痛，zeib ghangb 瘫痪，neit ghab dlad 腰扭伤，zal ghad dongk xok 细菌性痢疾。

【Ed not xus 用法用量】内服，煎汤，15～25 g；或浸酒饮。外用，捣汁涂或捣烂敷。

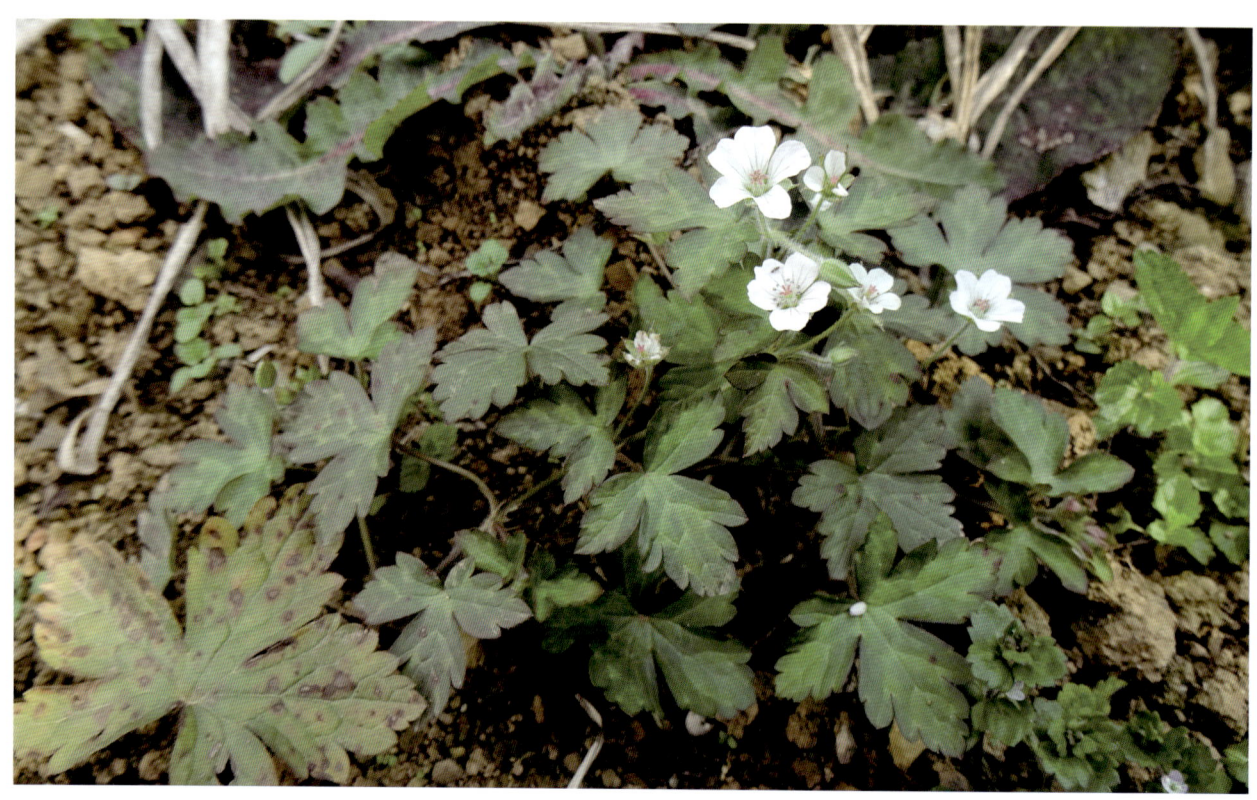

Vob ghad ngenx mongl 纤细老鹳草

【Bit hsenb 俗名】水药、野麻、满山红、狗脚血竭、岩石酸饺草。

【Dios kob deis 基源】为牻牛儿苗科植物纤细老鹳草 *Geranium robertianum* L. 的根或全草。

【Niangb bet deis 生长环境】生于中山地区林缘、山坡草地上、灌木丛中。分布于部分苗乡。

【Jox hsub 性味属经】性平，味苦辛，属冷热两经药，入两经。

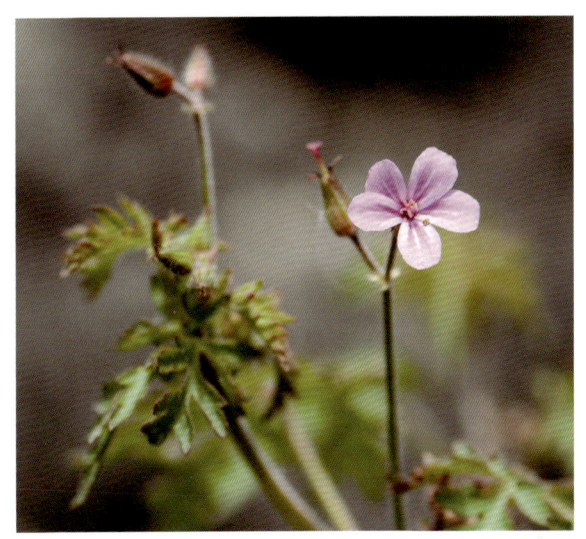

【Qet diel xid 功能主治】功能：hxub jent hxenk net 祛风除湿，hxub kib tat jab 清热解毒。主治：yens jent mongb ghut hsongd 风湿性关节炎，yens xit 刀伤，yens pot bangd 枪伤，dlif ghab jed vangl daib 子宫脱垂，yens dlad zeb nex gik 狂犬咬伤，gangb dix 疮疖。

【Ed not xus 用法用量】内服，煎汤，25～30 g；或入丸、散剂。外用，捣汁涂或捣烂敷。

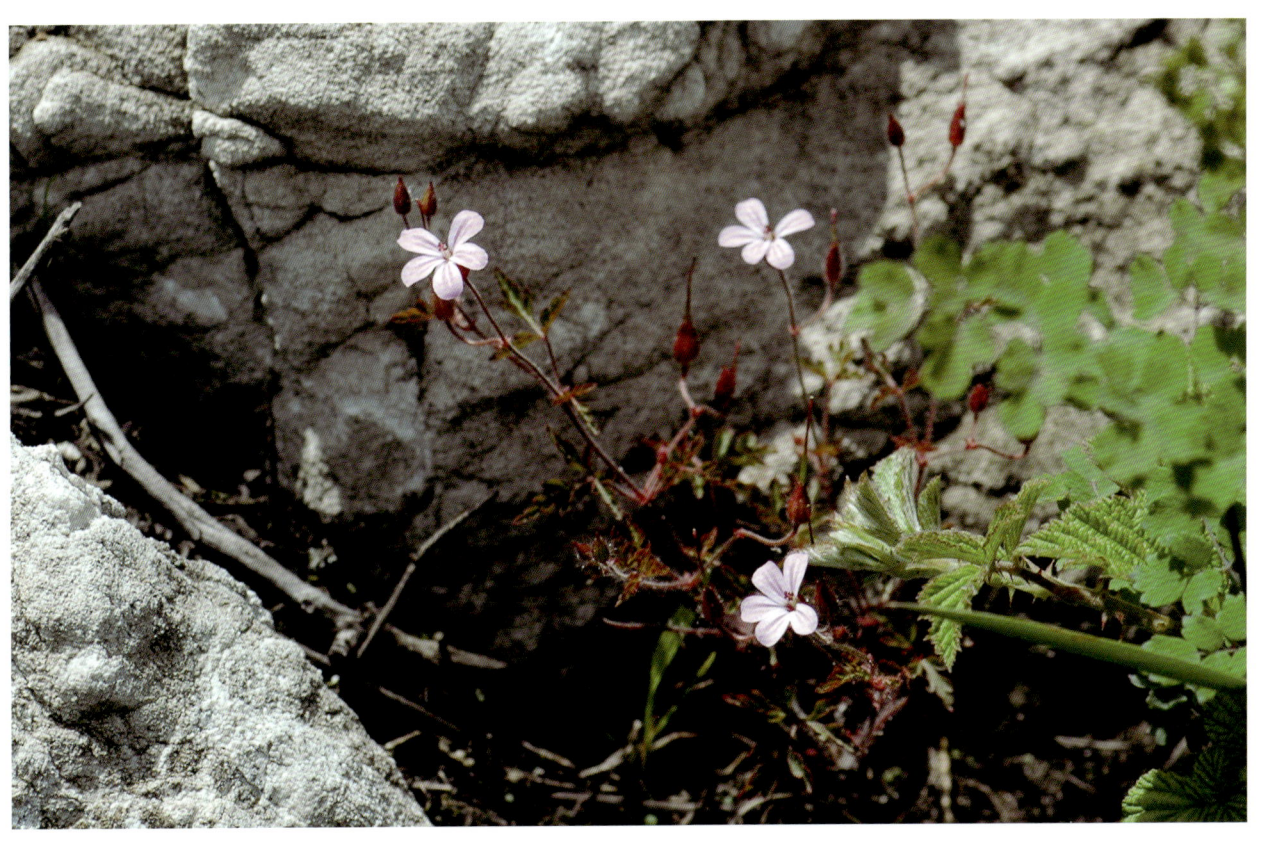

Vob ghad ngenx mongl 鼠掌老鹳草

【Bit hsenb 俗名】老鸹筋、五齿耙、老鸹嘴、贯筋、西伯利亚老鹳草。

【Dios kob deis 基源】为牻牛儿苗科植物鼠掌老鹳草 *Geranium sibiricum* L. 的全草。

【Niangb bet deis 生长环境】生于中海拔地区山坡荒地上、农田边、路旁。分布于部分苗乡。

【Jox hsub 性味属经】性冷，味酸，属冷药，入热经。

【Qet diel xid 功能主治】功能：hxub kib tat jab 清热解毒，hxub jent hxenk net 祛风除湿。主治：yens jent mongb ghut hsongd 风湿性关节炎，neit ghab dlad 腰扭伤，gangb dix 疮疖，mongb qub zal ghad 腹痛腹泻。

【Ed not xus 用法用量】内服，煎汤，25～30 g；或浸酒饮。外用，捣汁涂或捣烂敷。

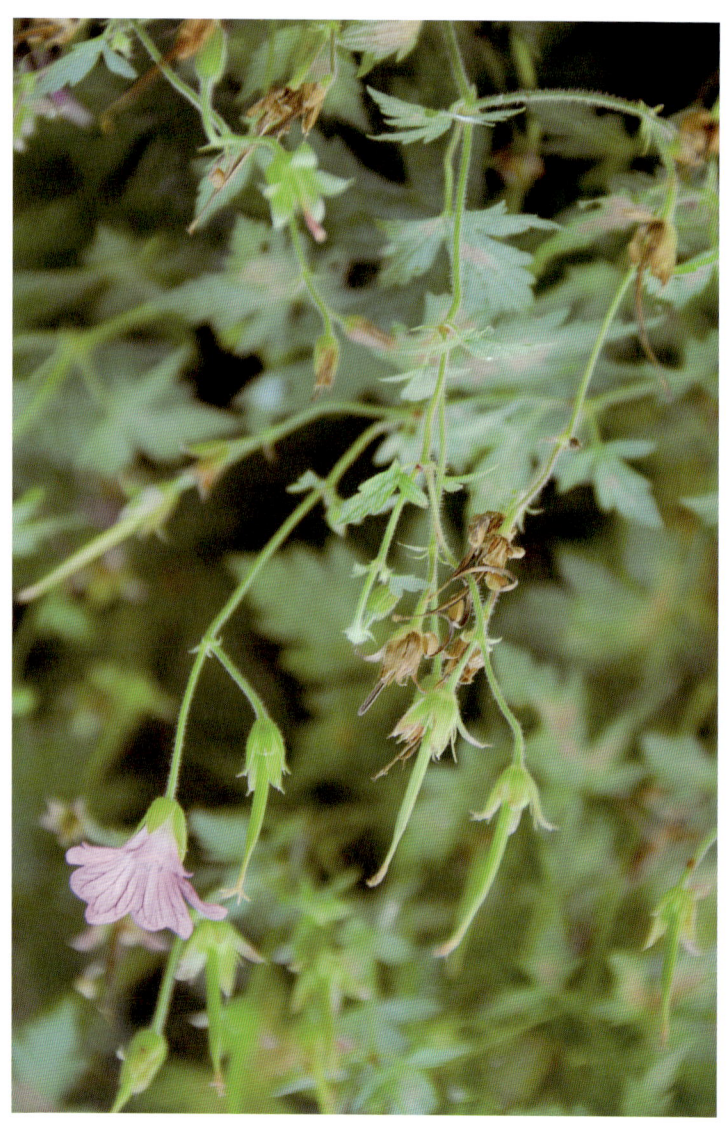 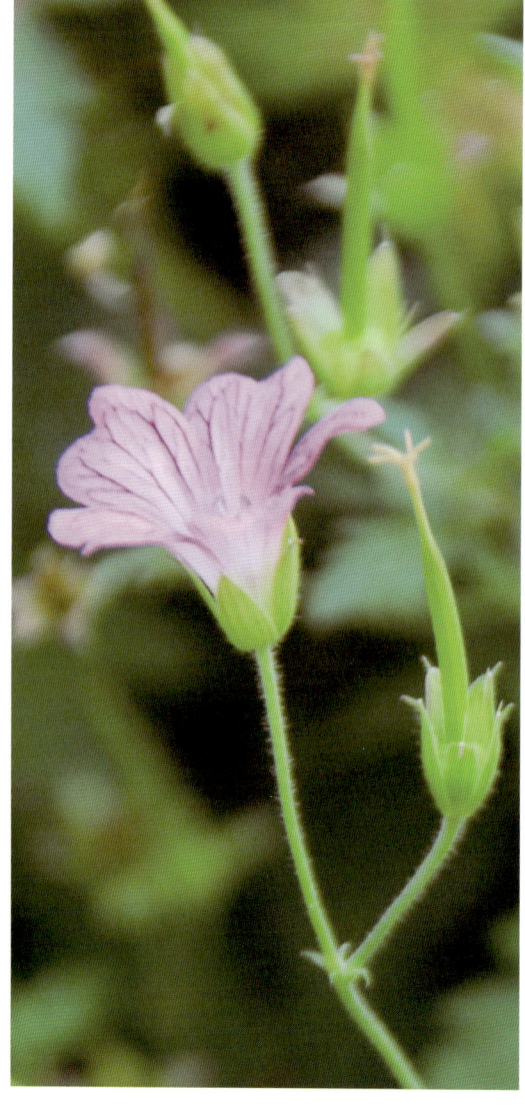

亚麻科

Gad yux mangx 亚麻

【Bit hsenb 俗名】胡麻、山脂麻、胡脂麻、胡麻饭。

【Dios kob deis 基源】为亚麻科植物亚麻 Linum usitatissimum L. 的根、茎、种子。

【Niangb bet deis 生长环境】生于荒山上、灌木丛、路边，有栽培。分布于部分苗乡。

【Jox hsub 性味属经】性冷，味苦，属冷药，入热经。

【Qet diel xid 功能主治】功能：seil hxangd dangf hxangd 凉血止血，hxub kib tad dud kib 清热解表。主治：nais jongt od nul 肝炎，dliangd bil dib sangb 跌打损伤，yens xit lol hxangd 刀伤出血，mongb khob 头痛，ait ngol heik bongt 咳嗽痰喘，jib ghad 便秘。

【Ed not xus 用法用量】内服，煎汤，25～50 g。外用，捣烂敷或研末调敷。

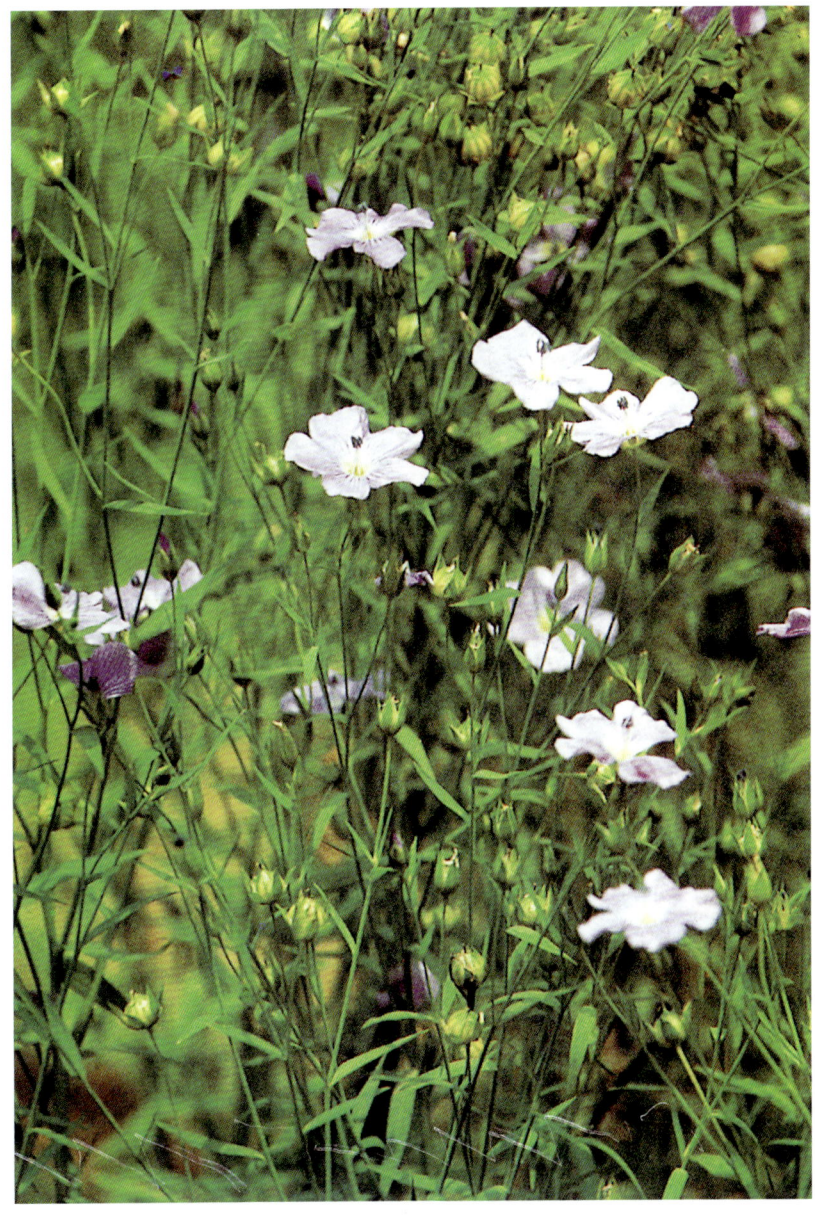

芸香科

Det sob ib 三丫苦

【Bit hsenb 俗名】三丫虎、三叉苦、三桠苦、苦叉头、消癀散、斑鸠花。

【Dios kob deis 基源】为芸香科植物三丫苦 *Evodia lepta*（Spreng.）Merr. 的根或叶。

【Niangb bet deis 生长环境】生于山野树林下、灌木丛中、石灰岩山坡上。分布于各地苗乡。

【Jox hsub 性味属经】性冷，味苦涩，属冷药，入热经。

【Qet diel xid 功能主治】功能：hxub kib tat jab 清热解毒，hxub jent hxenk net 祛风除湿。主治：yens jent mongb hsongd 风湿骨痛，fal sab 发痧症，mongb ghongd gus ait ngol 急性气管炎，yens xit lol hxangd 刀伤出血，yens nangb gik 毒蛇咬伤，dix khangd ghad 痔疮。

【Ed not xus 用法用量】内服，煎汤，15～25 g。外用，捣烂敷或研末调敷。

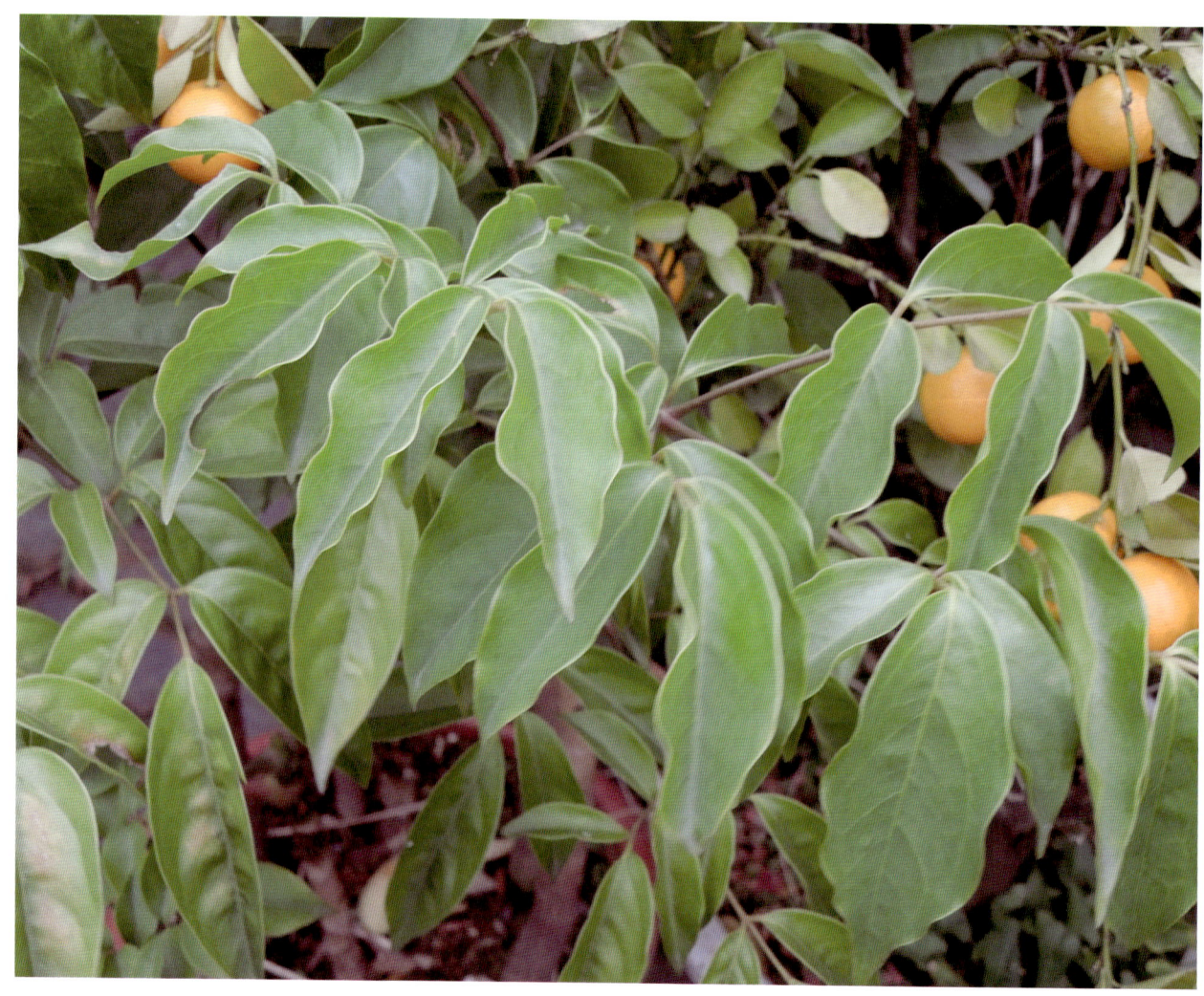

Sob gaf vud 飞龙掌血

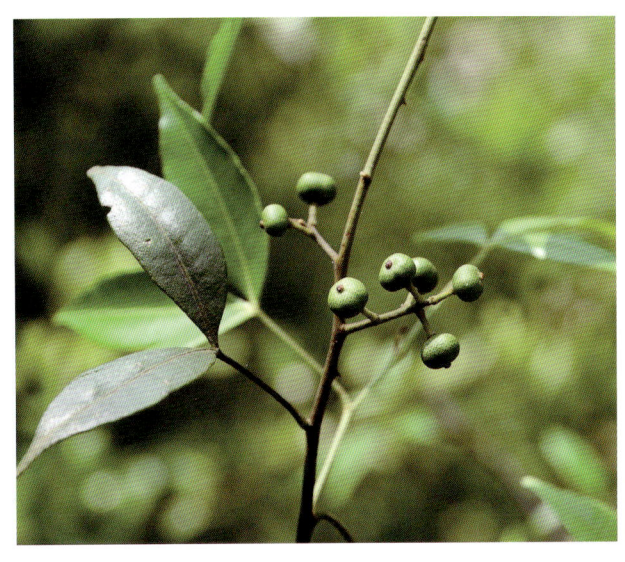

【Bit hsenb 俗名】黄椒、三百棒、小金藤、见血飞、大救驾、血见愁、散血丹。

【Dios kob deis 基源】为芸香科植物飞龙掌血 Toddalia asiatica（L.）Lam. 的根或根皮。

【Niangb bet deis 生长环境】生于山坡灌木丛、杂木林中。分布于部分苗乡。

【Jox hsub 性味属经】性热，味苦辛，属热药，入冷经。

【Qet diel xid 功能主治】功能：tat jit hxangd dangf mongb 散瘀止痛，seil hxangd dangf hxangd 凉血止血，hxub jent 祛风。主治：yens jent pob mongb 风湿肿痛，mongb daif gad 胃痛（胸口痛），dliangd bil dib sangb 跌打损伤，yens xit mongb 伤口疼痛，od hxangd 吐血，ax hsot ud 闭经。

【Ed not xus 用法用量】内服，煎汤，15～30 g；或浸酒饮；或研末服。外用，研末撒敷或调敷。

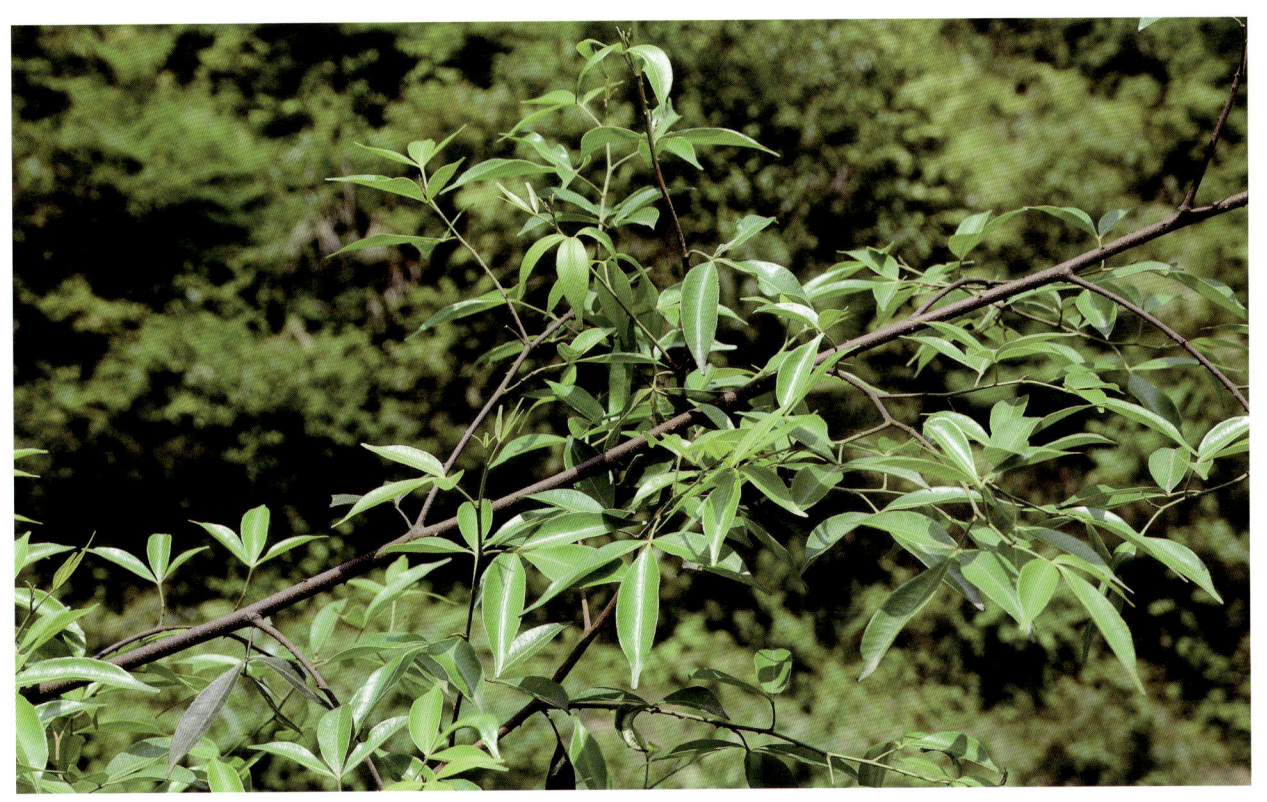

Det hsub lid 日本常山

【Bit hsenb 俗名】大骚羊、大素药、白胡椒、地栀子、臭山羊、臭常山。

【Dios kob deis 基源】为芸香科植物日本常山 *Orixa japonica* Thunb. 的根。

【Niangb bet deis 生长环境】生于低中山地区丛林中。分布于部分苗乡。

【Jox hsub 性味属经】性冷，味苦辛，属冷药，入热经。

【Qet diel xid 功能主治】功能：hangb bongt dangf mongb 行气止痛，hxub jent hxenk net 祛风除湿，hxub kib tat jab 清热解毒。主治：pob wox 浮肿，ait ngol 咳嗽，mongb ghongd niangs 咽喉痛，mongb hmid 牙痛，mongb daif gad 胃痛（胸口痛），yens jent ghut hsongd pob mongb 风湿关节肿痛，niangb hsab pob mongb 无名肿毒。

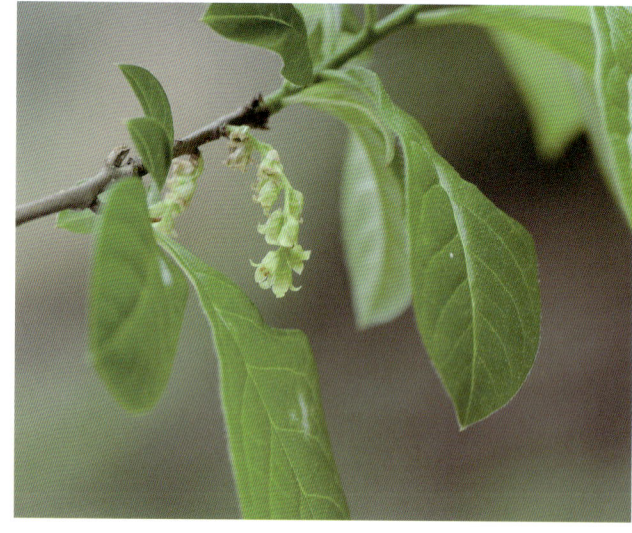

【Ed not xus 用法用量】内服，煎汤，15～25 g；或研末服。外用，研末调敷。

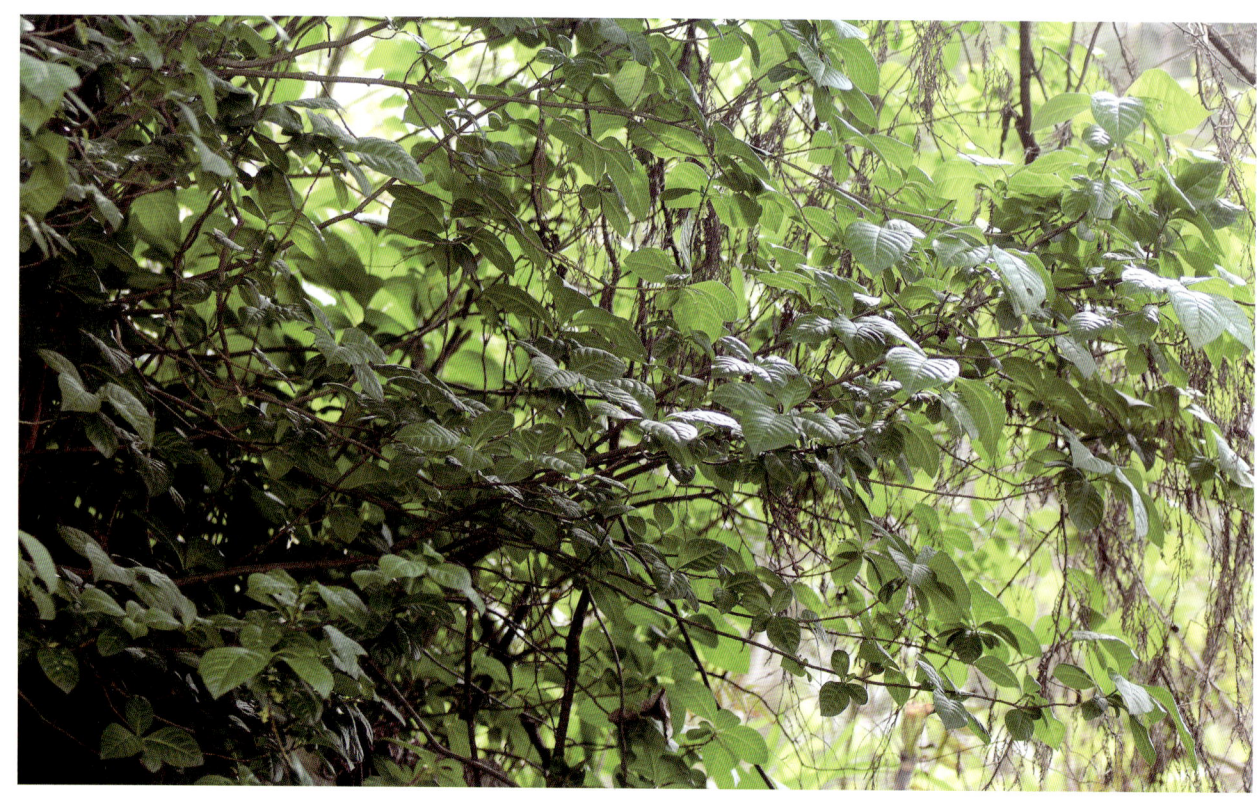

Zend sob ghad 臭节草

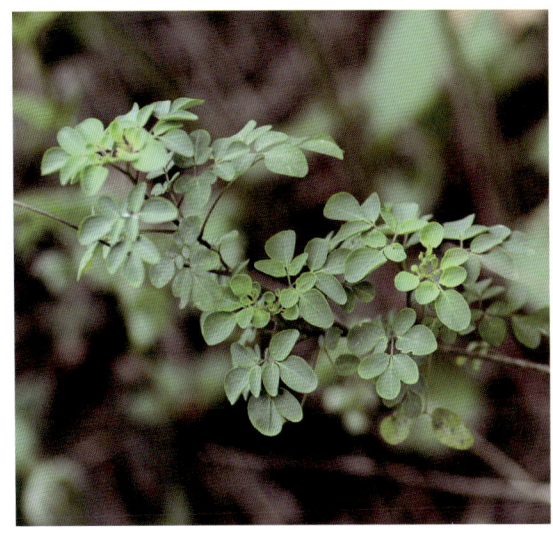

【Bit hsenb 俗名】山羊草、石胡椒、蛇皮草、苦黄草、烫伤草、臭沙子、锈臭草。

【Dios kob deis 基源】为芸香科植物臭节草 *Boenninghausenia albiflora*（Hook.）Reichb. ex Meisn. 的全草。

【Niangb bet deis 生长环境】生于山野灌木丛中、疏林下。分布于各地苗乡。

【Jox hsub 性味属经】性热，味麻，属热药，入冷经。

【Qet diel xid 功能主治】功能：hxub ghad kid seil hxangd 清热凉血，hxenk od nul dangf mongb 消炎止痛，ves hxangd tongb hxud 活血通络。主治：mangb hfud seil 风寒感冒，dliangd bil dib sangb 跌打损伤，mongb diub 腰痛，diux ghongd od nul 咽喉炎，ngol lol hxangd 咳血，od hxangd 吐血。

【Ed not xus 用法用量】内服，煎汤，15～30 g；或泡酒饮；或烧存性研末服。外用，捣烂敷。

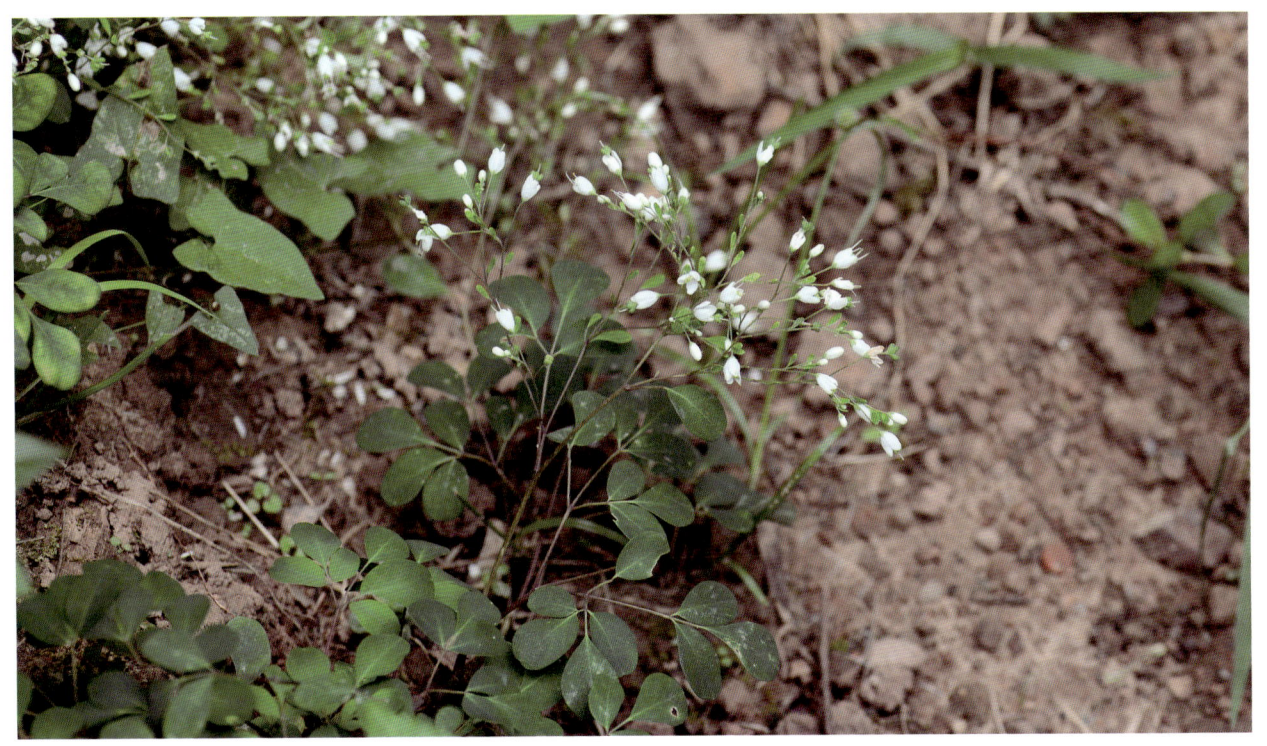

Zend naf vud 大管

【Bit hsenb 俗名】小柑、白木、鸡卵黄、野黄皮、野辣椒。

【Dios kob deis 基源】为芸香科植物大管 *Micromelum falcatum*（Lour.）Tanaka 的根。

【Niangb bet deis 生长环境】生于疏林下、丛林中。分布于部分苗乡。

【Jox hsub 性味属经】性冷，味苦辛，属冷药，入热经。

【Qet diel xid 功能主治】功能：hangb bongt dangf mongb 行气止痛，ves hxangd tat jit hxangd 活血化瘀。主治：mangb hfud seil 风寒感冒，yens jent mongb 风湿痛，dib yens pob mongb 跌打伤肿痛，dliangd bil bal jid niangs 跌摔内伤，neit lis 扭伤，yens nangb gik 毒蛇咬伤。

【Ed not xus 用法用量】内服，煎汤，3～8 g；或泡酒饮；或烧存性研末。外用，捣烂敷或研末调敷。

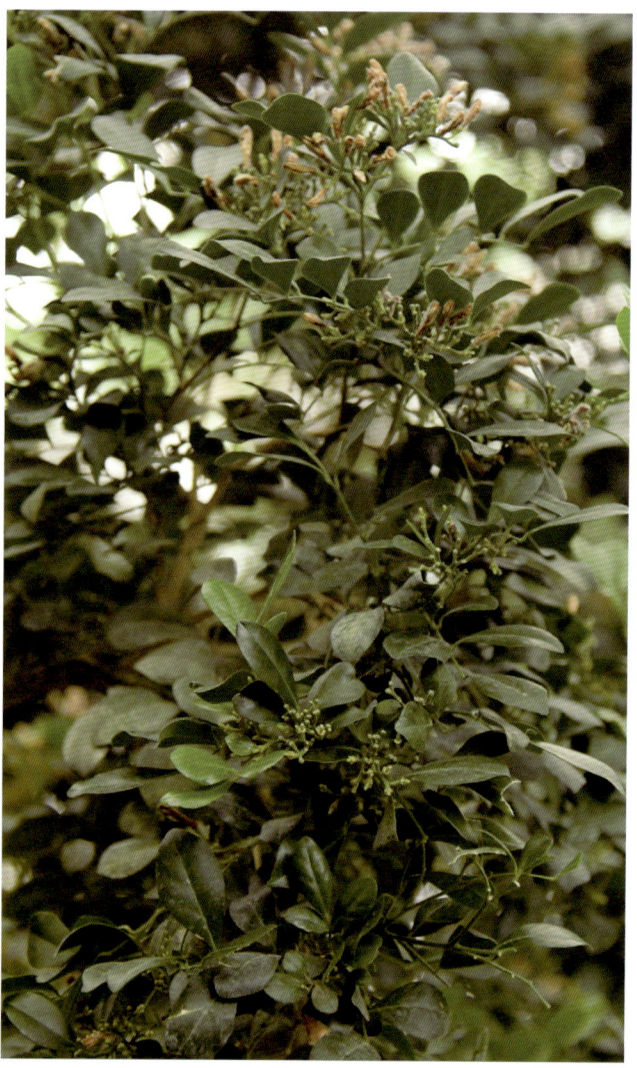
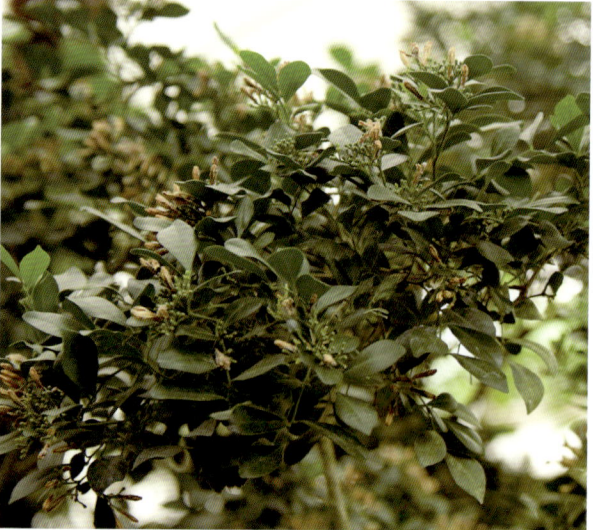
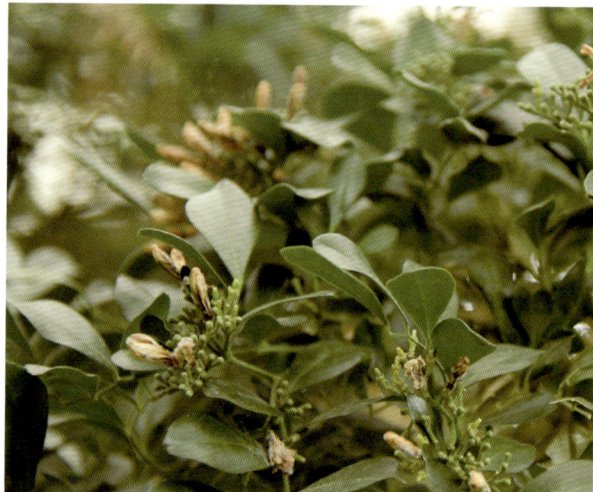

Zend gheik lis vud 山油柑

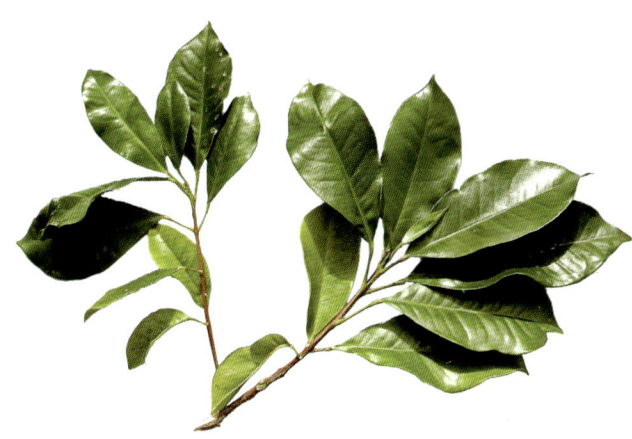

【Bit hsenb 俗名】山橘、水浓叶、沙糖橘、甜山橘。

【Dios kob deis 基源】为芸香科植物山油柑 Acronychia pedunculata（L.）Miq. 的根或果皮。

【Niangb bet deis 生长环境】生于山坡与路边灌木丛中。分布于部分苗乡。

【Jox hsub 性味属经】性平，味甘，属冷热两经药，入两经。

【Qet diel xid 功能主治】功能：hangb bongt ves hxangd 行气活血，tiod nat mangs buk dux 健脾和胃。主治：mangb hfud seil 风寒感冒，yens jent mongb ghab dlad ghab bab 风湿腰腿痛，dib yens jit hxangd mongb 跌打瘀血疼痛，mongb daif gad 胃痛（胸口痛），ghab jed diongx hfud nais pob od nul 支气管炎。

【Ed not xus 用法用量】内服，煎汤，15～30 g；或浸酒饮。

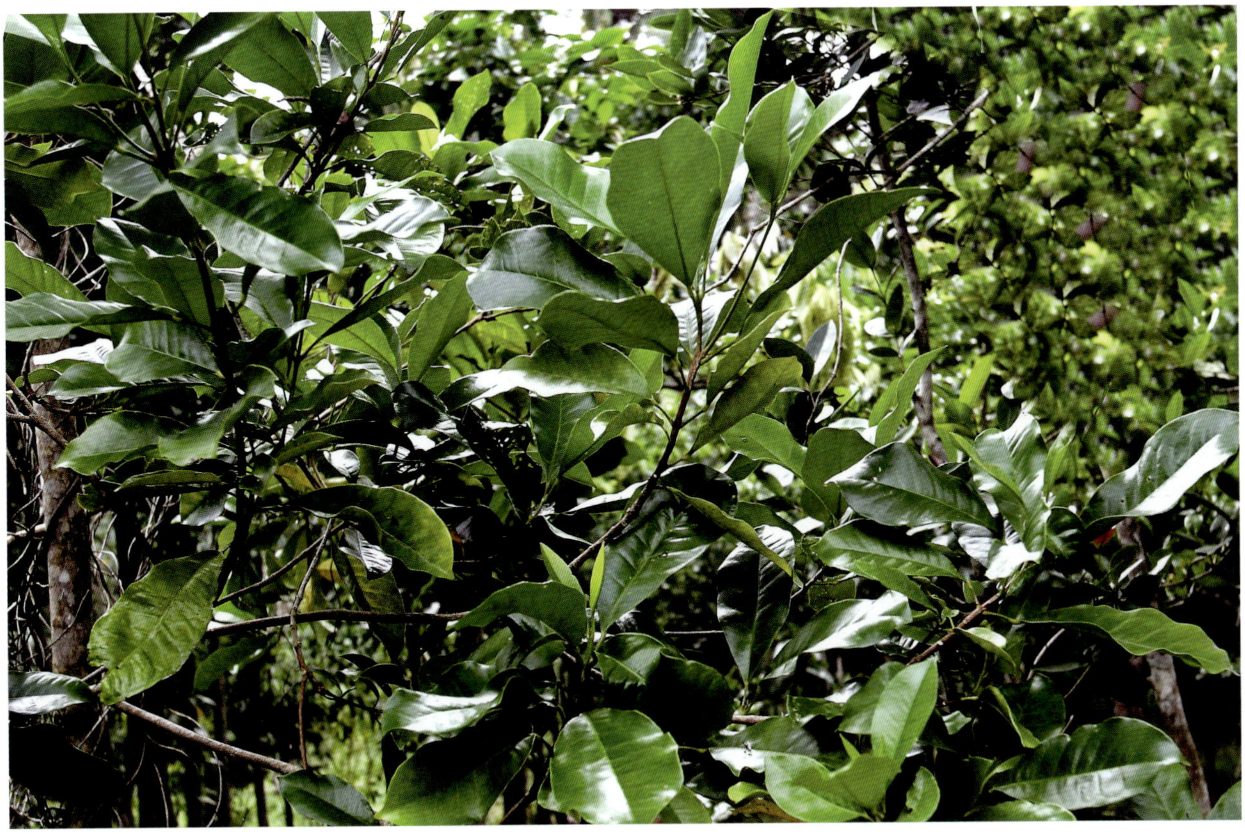

Zend gheik lis vud 枸橘

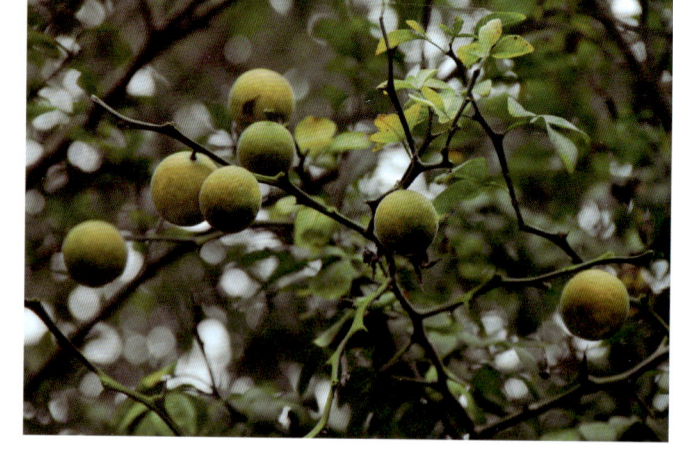

【Bit hsenb 俗名】枳壳、臭杞、唐橘、枸棘子、钢橘子、铁篱笆、臭橘、野橙子。

【Dios kob deis 基源】为芸香科植物枸橘 *Poncirus trifoliata*（L.）Raf. 未成熟的果实。

【Niangb bet deis 生长环境】为橘类果树嫁接用砧木，有栽培。分布于部分苗乡。

【Jox hsub 性味属经】性冷，味苦，属冷药，入热经。

【Qet diel xid 功能主治】功能：hxenk bod dangf mongb 消痞止痛，yangx gad hangb bongb 消积行气。主治：mongb qub 腹痛，zal ghad 腹泻，dlif ghab neib ghangb 脱肛。

【Ed not xus 用法用量】内服，煎汤，15～25 g。外用，研末调敷或煎水洗。

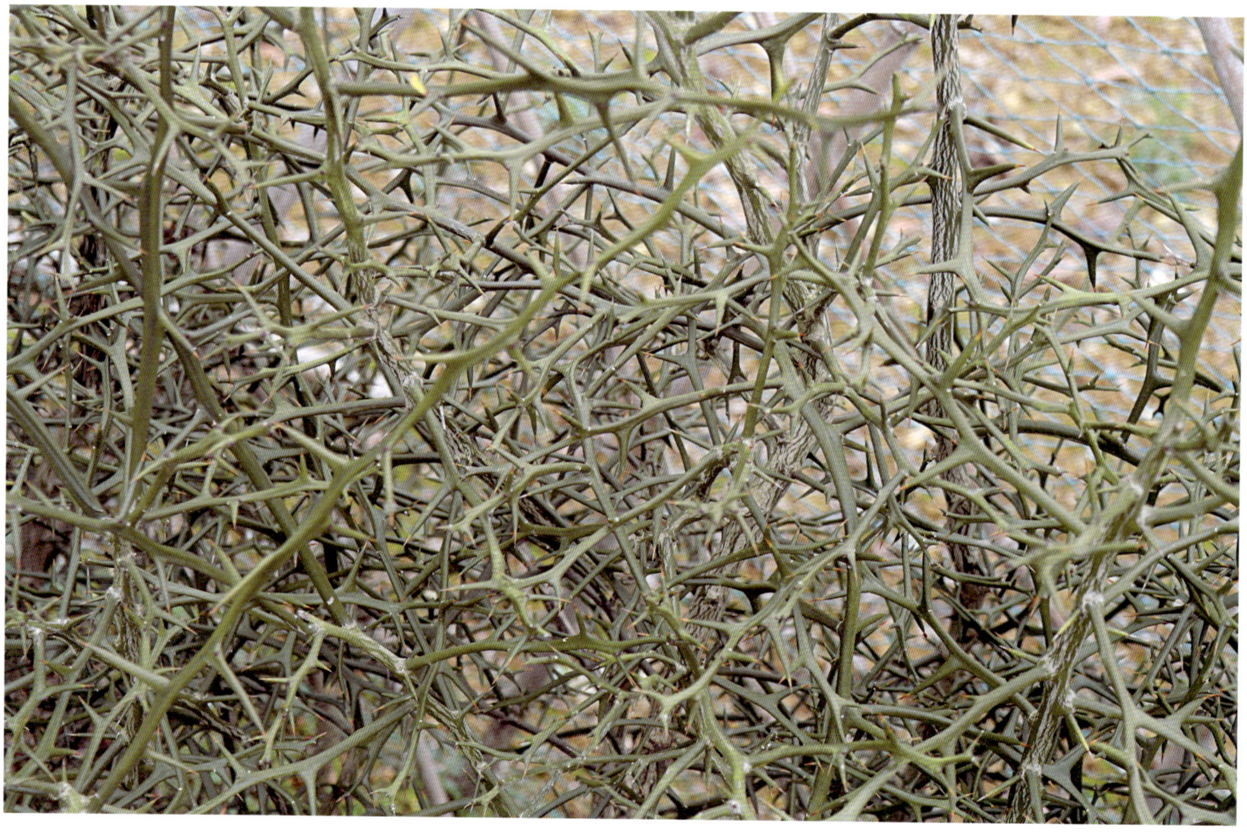

Zend gheik lis vud 山橘

【Bit hsenb 俗名】金橘、山金橘、山油柑、沙糖木、金豆树、甜糖橘、降真香。

【Dios kob deis 基源】为芸香科植物山橘 *Fortunella hindsii*（Champ. ex Benth.）Swingle 的叶或根。

【Niangb bet deis 生长环境】生于低山地区杂木林缘、灌木丛侧。分布于部分苗乡。

【Jox hsub 性味属经】性热，味辛，属热药，入冷经。

【Qet diel xid 功能主治】功能：zangl bod hangb hxangd 散结行瘀，hxub jent tongb hxud 祛风通络。主治：mangb hfud ait ngol 感冒咳嗽，ngol yenx hnaib 百日咳，dliangd bil dib sangb 跌打损伤。

【Ed not xus 用法用量】内服，煎汤，15～25 g。外用，捣烂敷患处。

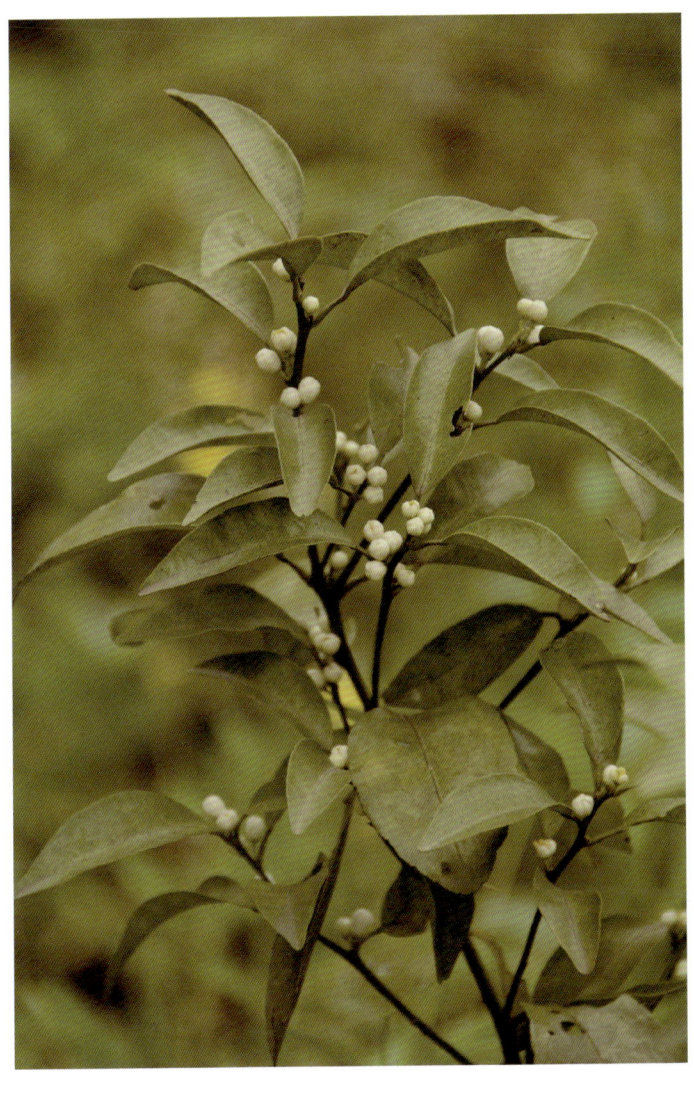
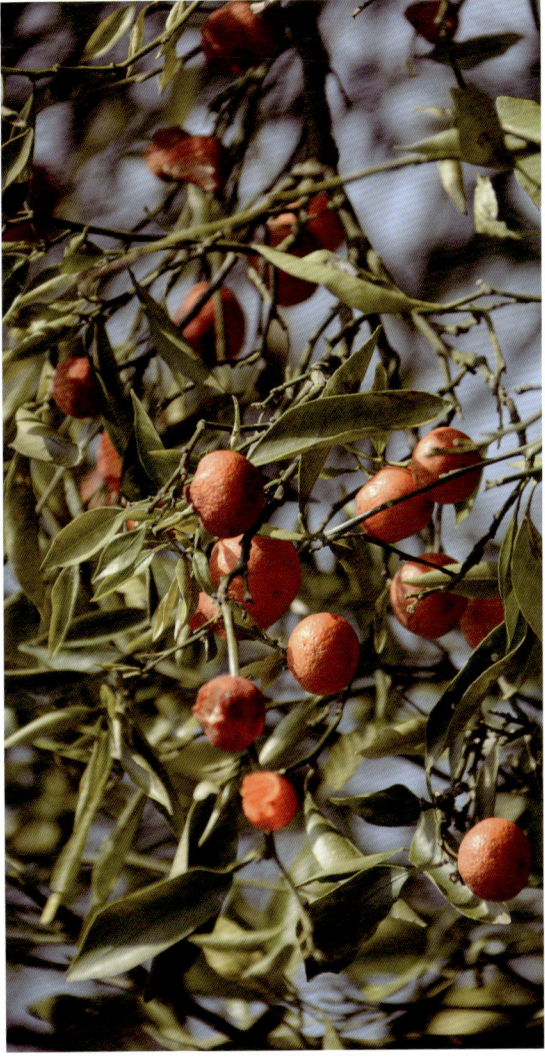

Zend gheik lis 柑橘

【Bit hsenb 俗名】陈皮、橘皮、橘子皮、橘子干。

【Dios kob deis 基源】为芸香科植物柑橘 *Citrus reticulata* Blanco 的叶、果皮、果内筋络。

【Niangb bet deis 生长环境】属水果作物，有栽培。分布于各地苗乡。

【Jox hsub 性味属经】性冷，味甘酸，属冷药，入热经。

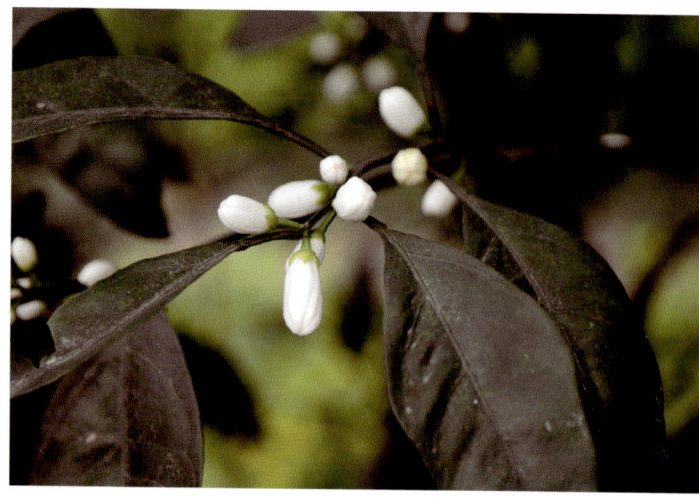

【Qet diel xid 功能主治】功能：net nais pot yangx ghad ngol 润肺化痰，qet nais jongt qet bongt 疏肝理气。主治：mangb hfud ait ngol 感冒咳嗽，hxud hxangd od gad 反胃吐食，hfud qub dit mongb 胃脘胀痛，dinx ghongd 噎喉，bod hsongd fis ghongd 诸骨鲠喉，niangb gangb hsob 蛲虫病，gangb jongb jangx 蛔虫病。

【Ed not xus 用法用量】内服，煎汤，15～25 g；取其鲜叶煮水喝可驱虫。

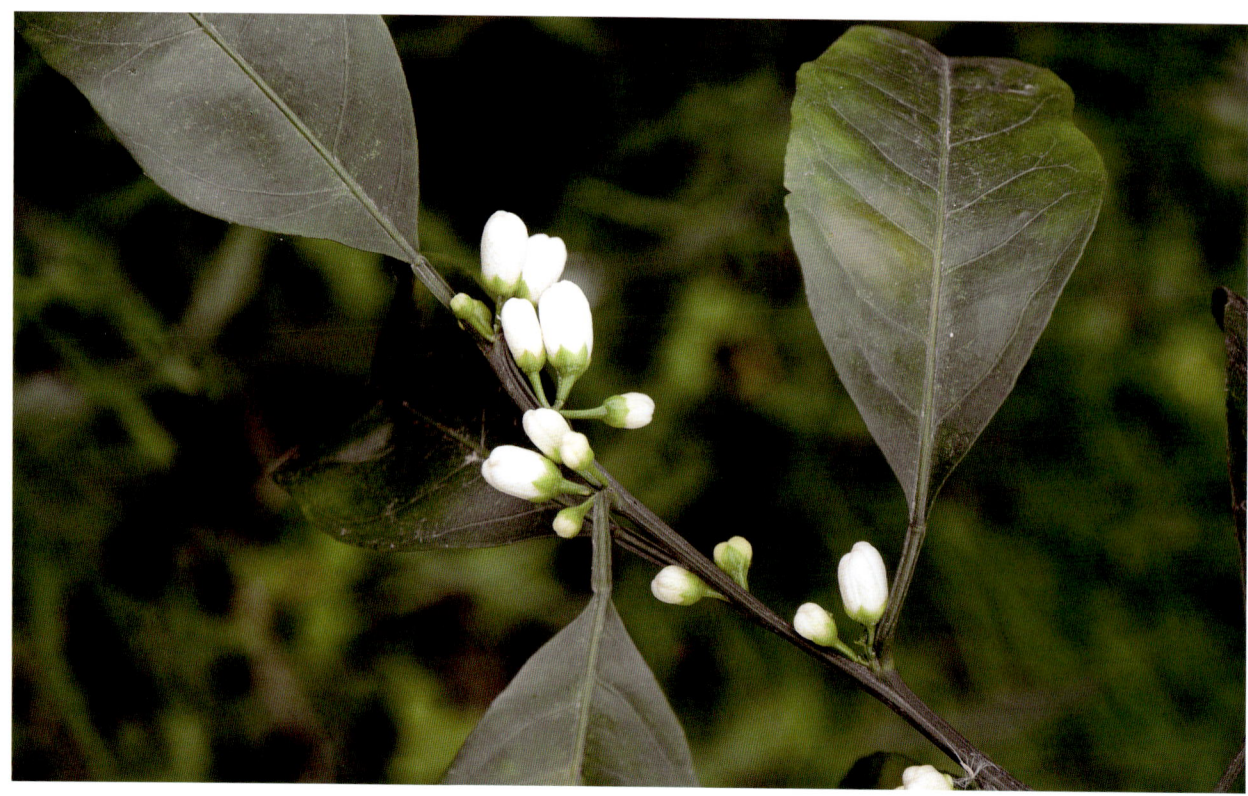

Zend ghab nangs hxub 酸橙

【Bit hsenb 俗名】枳壳、枳实、酸橙子、玳玳花。

【Dios kob deis 基源】为芸香科植物酸橙 *Citrus aurantium* L. 即将成熟的果实。

【Niangb bet deis 生长环境】生于村边荒地上、园地篱笆中，有栽培。分布于部分苗乡。

【Jox hsub 性味属经】性冷，味苦，属冷药，入热经。

【Qet diel xid 功能主治】功能：yangx gad los gangd 消食化积，zangl ghab bod 散痞。主治：dinx gad xangd dit 食积饱胀，hfak pob angt mongb 阴肿疼痛，jib ghad 便秘，xud ghad hxangd 便血，dlif ghab neib ghangb 脱肛。

【Ed not xus 用法用量】内服，煎汤，15～25 g。外用，煮水洗患处。

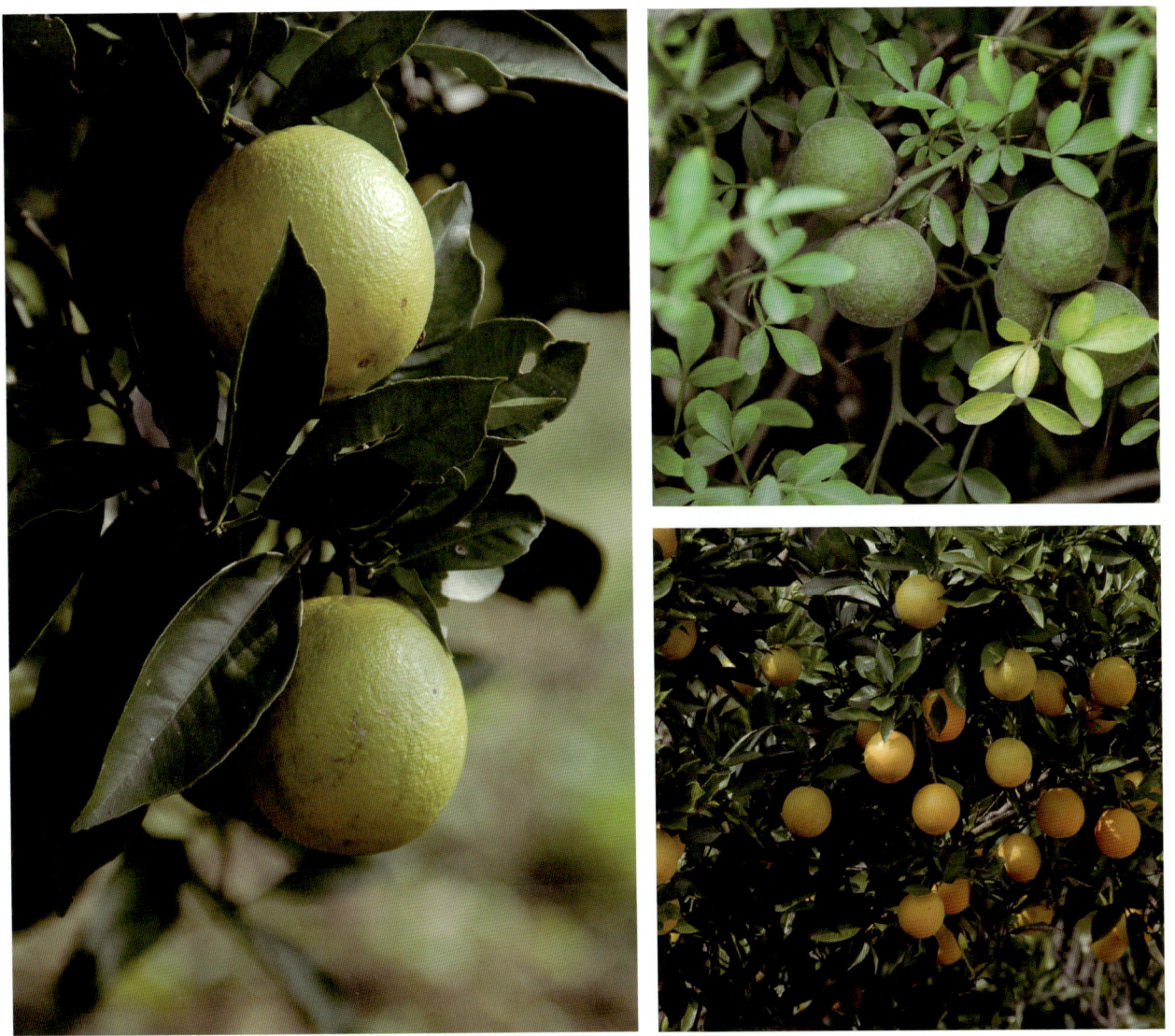

Zend ghab nangs bongk 甜橙

【Bit hsenb 俗名】广橘、广柑、雪柑、橙子、印子柑、新会橙、黄果皮。
【Dios kob deis 基源】为芸香科植物甜橙 *Citrus sinensis*（L.）Osbeck 的果皮。
【Niangb bet deis 生长环境】属水果作物，有栽培。分布于部分苗乡。
【Jox hsub 性味属经】性热，味辛苦，属热药，入冷经。
【Qet diel xid 功能主治】功能：qet bongt hxed jid 理气温中，yangx ghab ngol vas ghab ghongd 化痰利咽。主治：mangb hfud ait ngol 感冒咳嗽，dit qub 腹胀，jil wel angt mongb 乳房胀痛。
【Ed not xus 用法用量】内服，煎汤，15～25 g。外用，煎水熏洗。

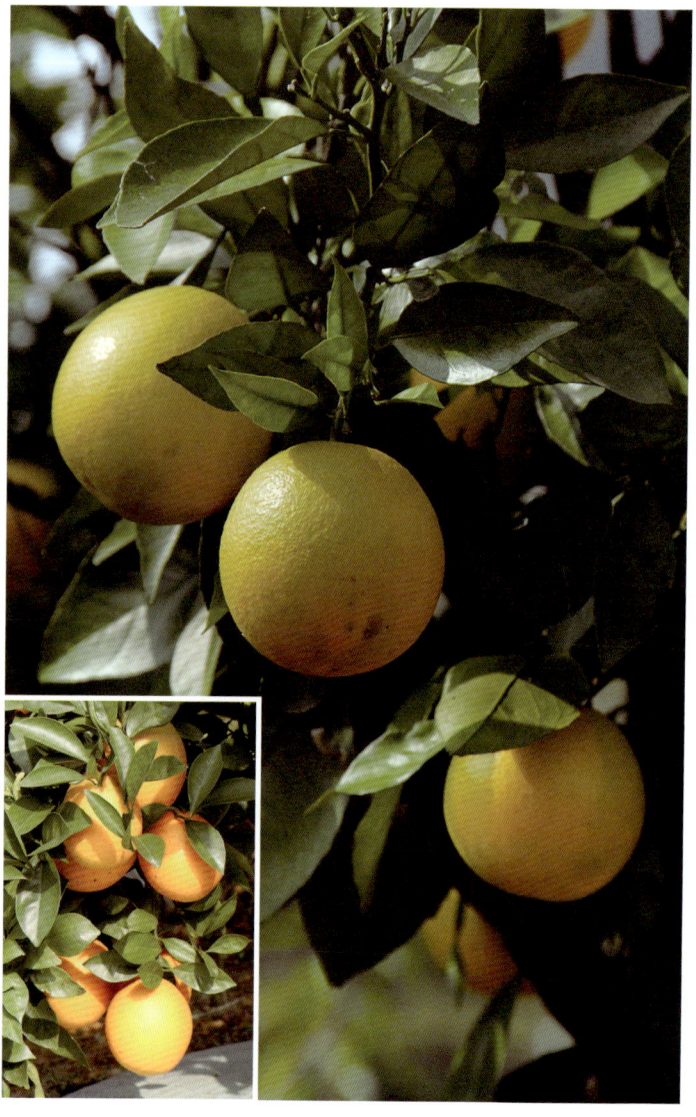
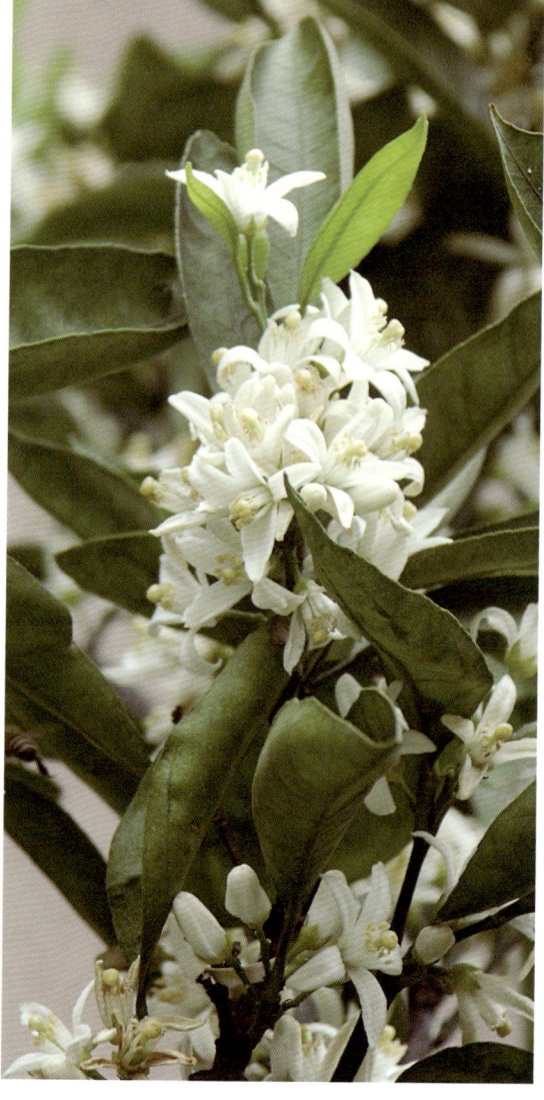

Zend ghab nangs yut 香橙

【Bit hsenb 俗名】香橼、香橼柑、香泡树、钩缘子。

【Dios kob deis 基源】为芸香科植物香橙 *Citrus junos* Sieb. ex Tanaka 的果实、果皮、果核。

【Niangb bet deis 生长环境】属于水果作物，有栽培。分布于部分苗乡。

【Jox hsub 性味属经】性冷，味酸，属冷药，入热经。

【Qet diel xid 功能主治】功能：yangx gad los gangd 消食化积，dangf od hxub jud 止呕解酒。主治：dinx gad xangd dit 食积饱胀，niad jud 酒精中毒，ghab dlad neit yens mongb 腰闪伤疼痛，dix khangd ghad angt mongb 痔疮肿痛。

【Ed not xus 用法用量】内服，煎汤，15～25 g。外用，捣烂敷或煮水洗患处。

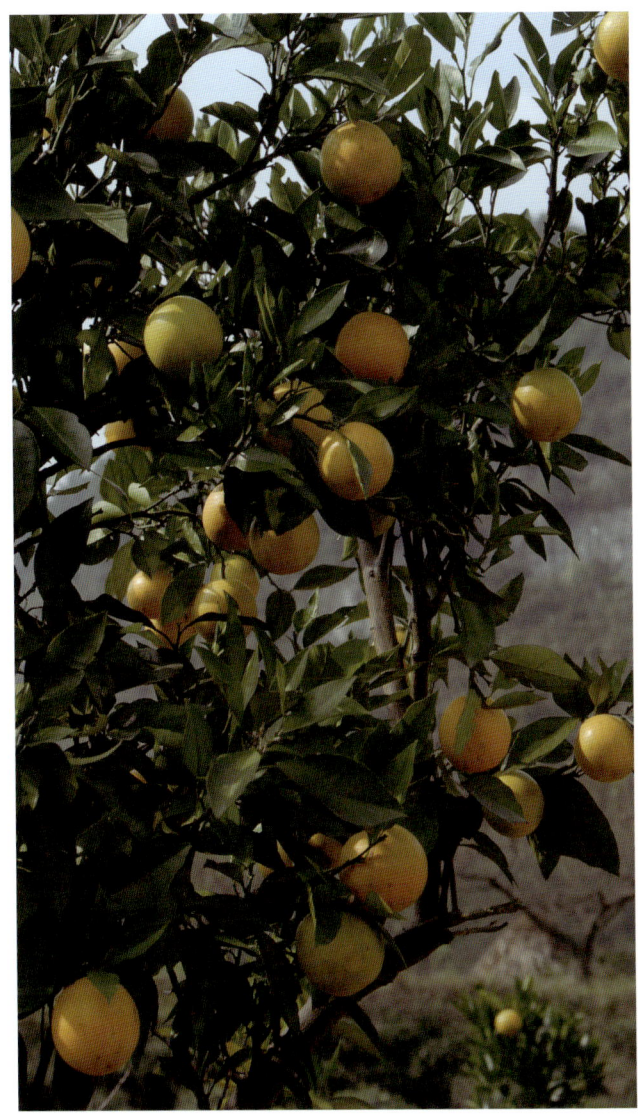
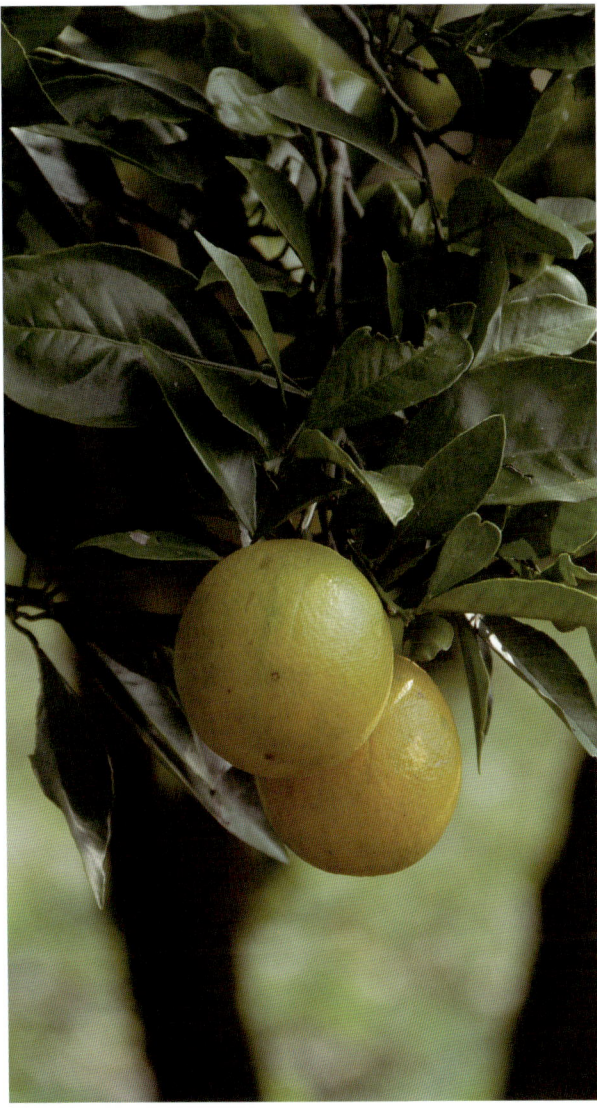

Zend gheik lis mal 柚

【Bit hsenb 俗名】文旦、香栾、柚子、胡柑、雷柚、臭柚、酸橙、酸柚。

【Dios kob deis 基源】为芸香科植物柚 *Citrus grandi* (L.) Osbeck 的根、果核、皮、浆。

【Niangb bet deis 生长环境】属水果作物,有栽培。分布于部分苗乡。

【Jox hsub 性味属经】性冷,味甘酸,属冷药,入热经。

【Qet diel xid 功能主治】功能:qet bongt dangf mongb 理气止痛,yangx gad los gangd 消食化积。主治:mongb ghut hsongd 关节痛,dinx gad xangd dit 食积饱胀,mongb daif gad 胃痛(胸口痛),mongb khob 头痛,dit bongt mongb qub 胀气腹痛,zaid wel jangx dix bus 乳痈,los ghad ghof 疝气。

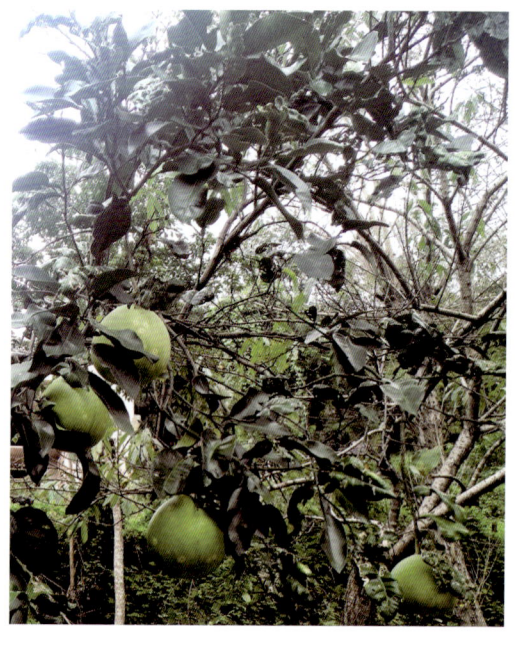

【Ed not xus 用法用量】内服,煎汤,15～25 g。外用,捣烂敷或煮水洗患处。

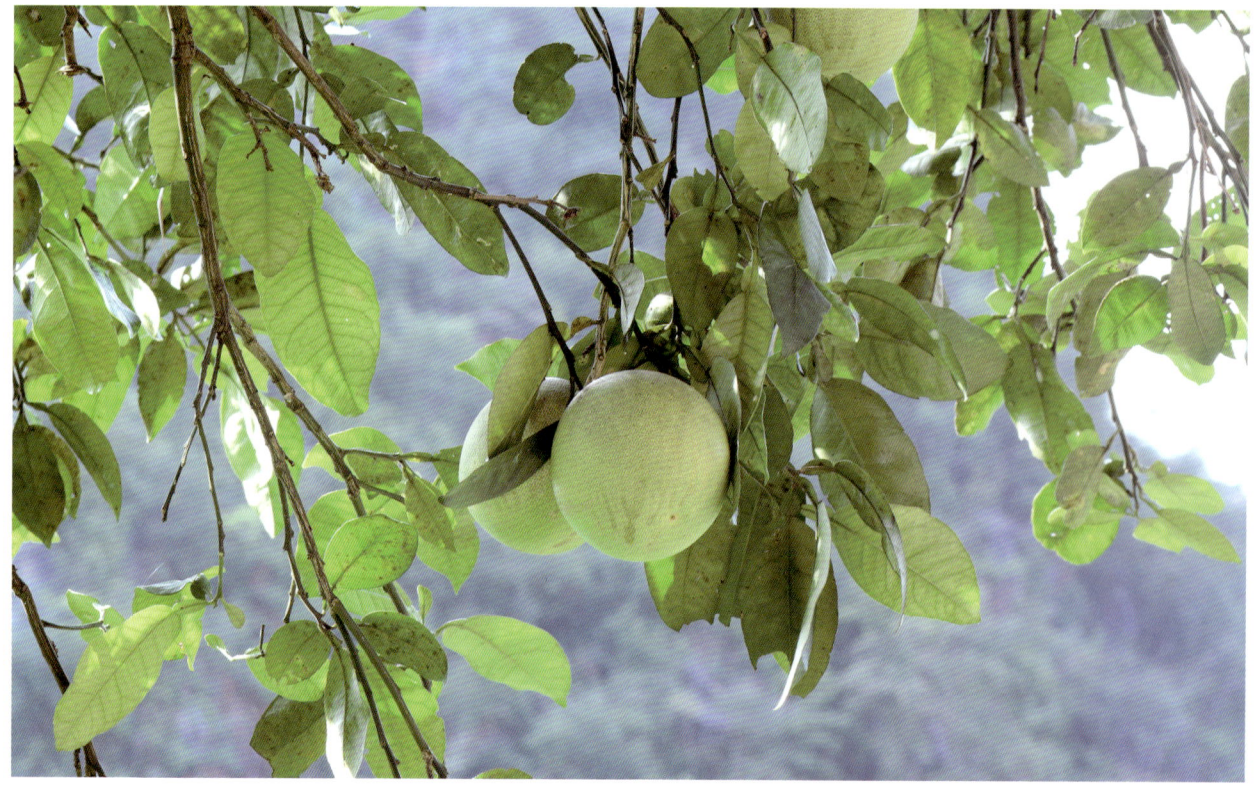

Sob hsub lid 白鲜

【Bit hsenb 俗名】北鲜、白膻、八股牛、白羊膻、金雀椒、野花椒。

【Dios kob deis 基源】为芸香科植物白鲜 *Dictamnus dasycarpus* Turcz. 的根或根皮。

【Niangb bet deis 生长环境】生于坡塝丛林中。分布于部分苗乡。

【Jox hsub 性味属经】性冷，味苦咸，属冷药，入热经。

【Qet diel xid 功能主治】功能：hxub kib tad dud kib 清热解表，hxub jent hxenk net 祛风除湿。主治：mongb khob 头痛，mongb hsongd dangd 胁痛，mongb daif gad 胃痛（胸口痛），dix khangd ghad 痔疮，xit daib lol yens jent bal hvangb jid 产后中风，ghab liut dud qut qat 皮肤瘙痒。

【Ed not xus 用法用量】内服，煎汤，15～20 g。外用，煎水洗。

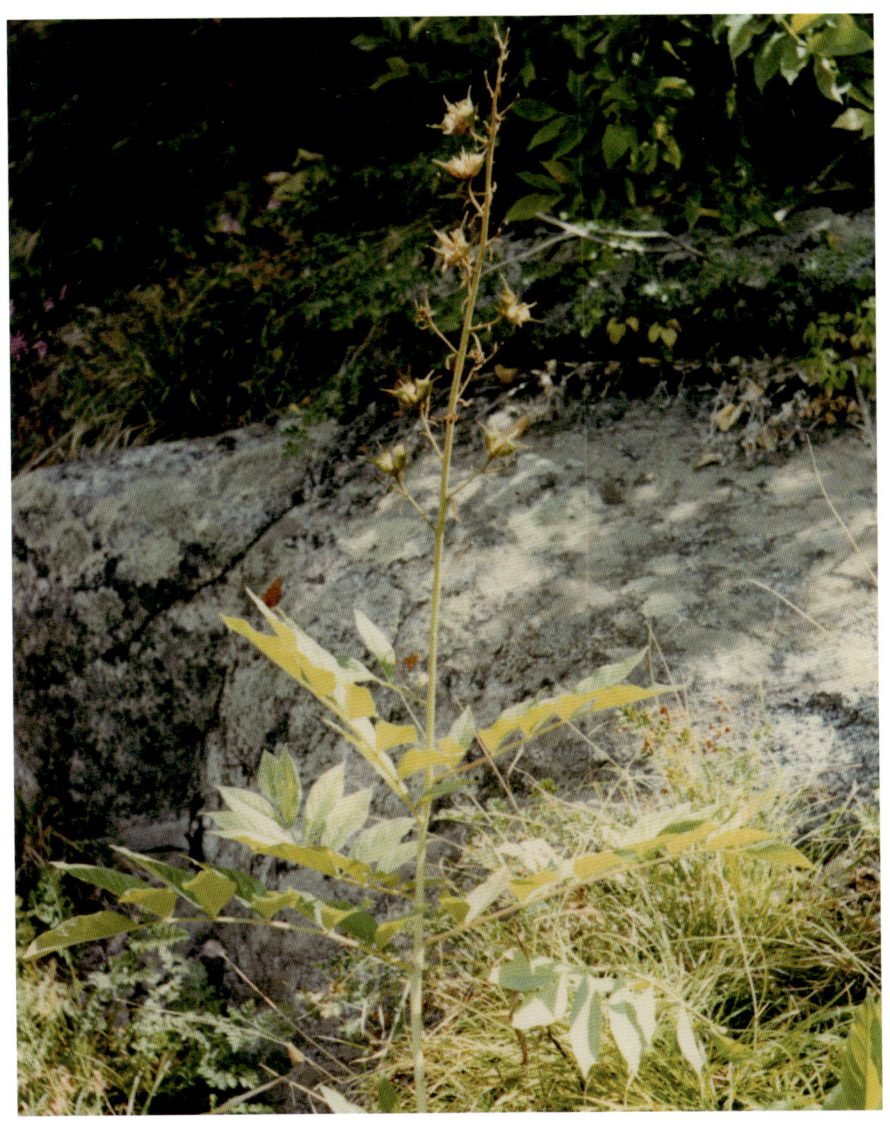

Sob gaf bat bel nex 两面针

【Bit hsenb 俗名】金椒、猪椒、出山虎、花椒刺、入地金牛、光叶花椒。

【Dios kob deis 基源】为芸香科植物两面针 *Zanthoxylum nitidum*（Roxb.）DC. 的根、枝或叶。

【Niangb bet deis 生长环境】生于小山丘灌木丛中、丛林缘。分布于部分苗乡。

【Jox hsub 性味属经】性热，味辛苦，属热药，入冷经。

【Qet diel xid 功能主治】功能：hxenk angt dangf mongb 消肿止痛，hxub jent tongb hxud 祛风通络。主治：yens jent mongb hsongd 风湿骨痛，ait gheb bal jid 劳伤，dliangd bil dib sangb 跌打损伤，mongb gangb hmid 虫牙痛，kib eb kib dul 水火烫伤，yens nangb gik 毒蛇咬伤。

【Ed not xus 用法用量】内服，煎汤，15～25 g；或研末浸酒服。外用，煎水洗或捣烂敷。

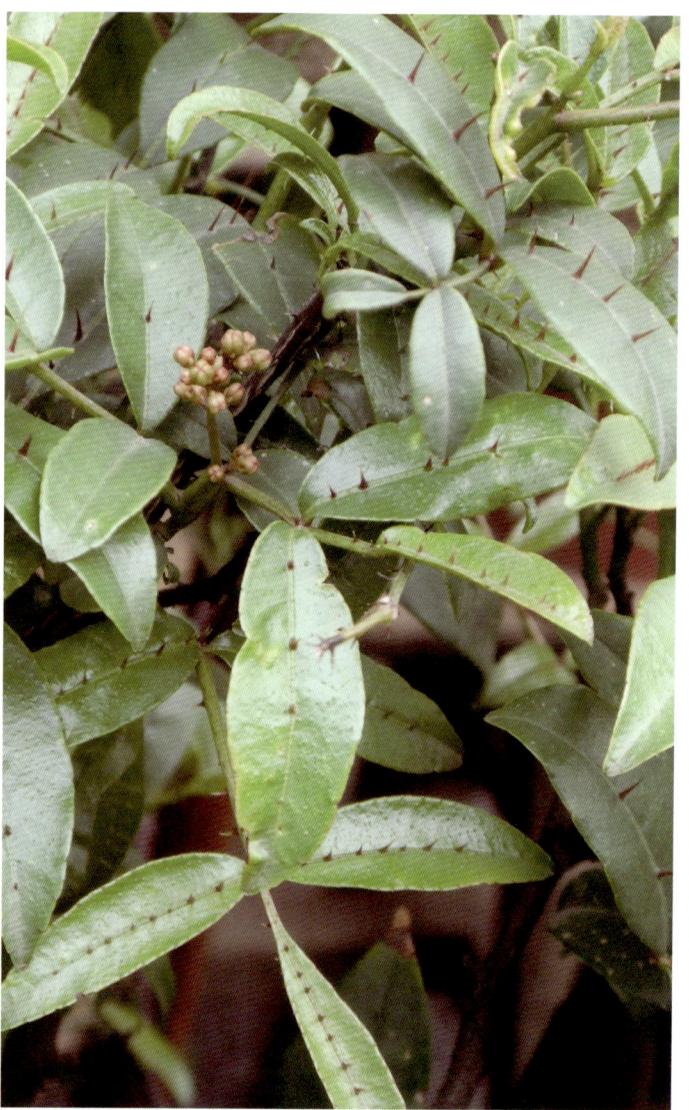
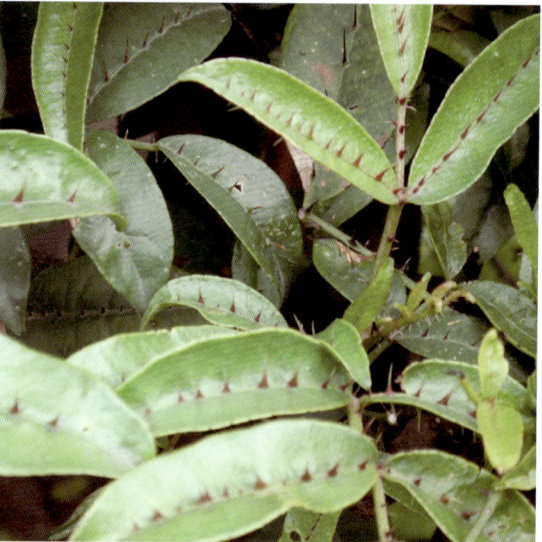
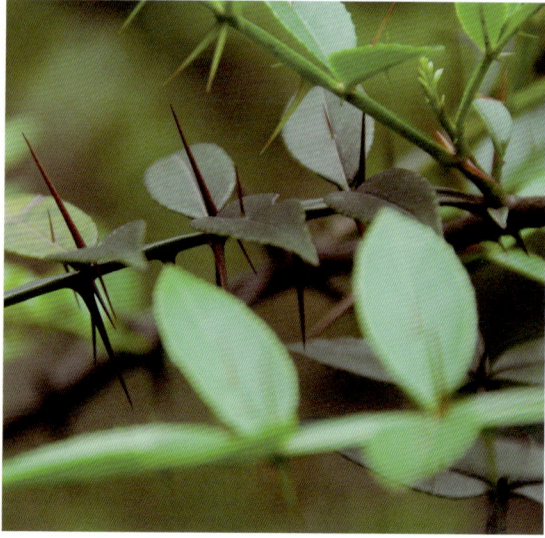

Sob gaf bat 花椒

【Bit hsenb 俗名】大椒、川椒、点椒、汗椒、香椒、蜀椒。

【Dios kob deis 基源】为芸香科植物花椒 *Zanthoxylum bungeanum* Maxim. 的果皮、叶、根。

【Niangb bet deis 生长环境】生于山坡上、路旁、灌木丛中，有栽培。分布于各地苗乡。

【Jox hsub 性味属经】性热，味辛，属热药，入冷经。

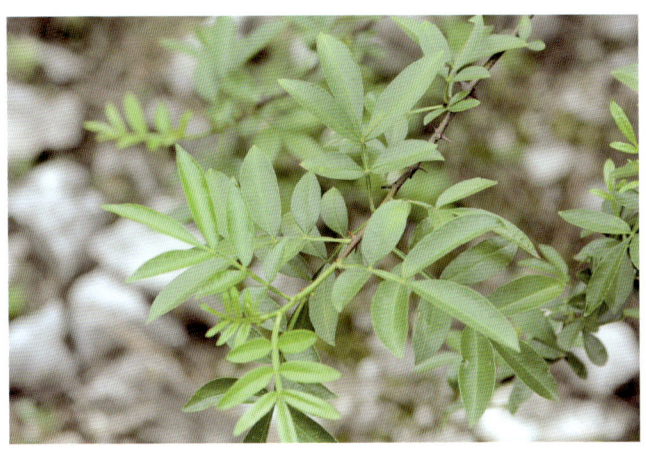

【Qet diel xid 功能主治】功能：hxed diongb zangl seil 温中散寒，dib gangb dangf qut qat 杀虫止痒，dias xuf 除湿。主治：mongb qub 腹痛，od 呕吐，yens jent mongb 风湿痛，mongb gangb hmid 虫牙痛，gangb jongb jangx 蛔虫病，hfak qut qat 妇人阴痒，gangb xent 疥疮。

【Ed not xus 用法用量】内服，煎汤，5～8 g；或入丸、散剂。外用，研末调敷或煎水洗。

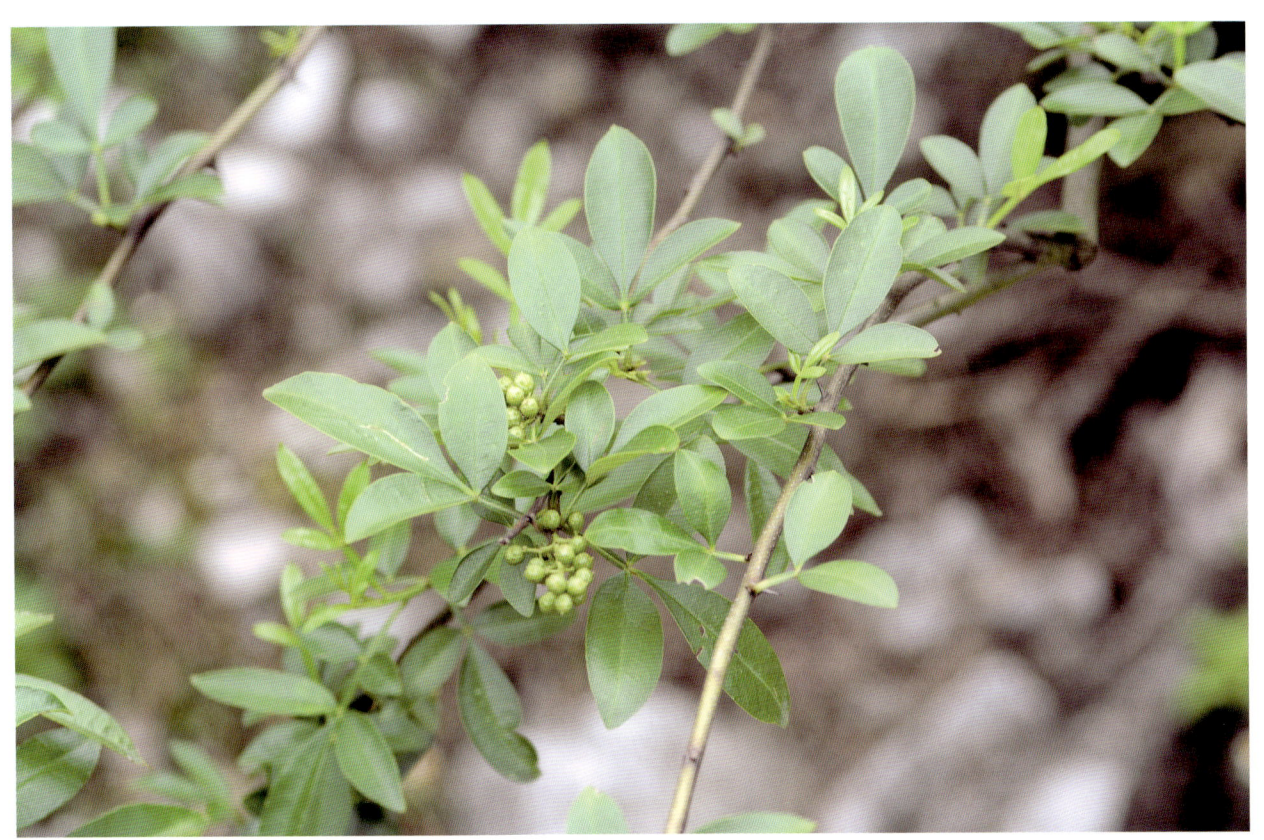

Det sob zat 岩花椒

【Bit hsenb 俗名】岩椒、见血飞、山枇杷、铁杆椒、大牛王刺。

【Dios kob deis 基源】为芸香科植物岩花椒 *Zanthoxylum espuirolii* Levl 的果实、根皮。

【Niangb bet deis 生长环境】生于中山地区多岩石处、灌木丛中。分布于部分苗乡。

【Jox hsub 性味属经】性热，味辛涩，属热药，入冷经。

【Qet diel xid 功能主治】功能：tat seil dangf mongb 散寒止痛，dib gangb 杀虫。主治：mongb hmid 牙痛，od 呕吐，ait gheb bal jid od hxangd 劳伤吐血，ait gheb bal jid ait ngol 劳伤咳嗽，hsot ud bongt 月经过多，hsot ud mongb qub 痛经，gangb jongb jangx 蛔虫病。

【Ed not xus 用法用量】内服，煎汤，5～8 g；或入丸、散剂。外用，研末调敷或煎水含漱。

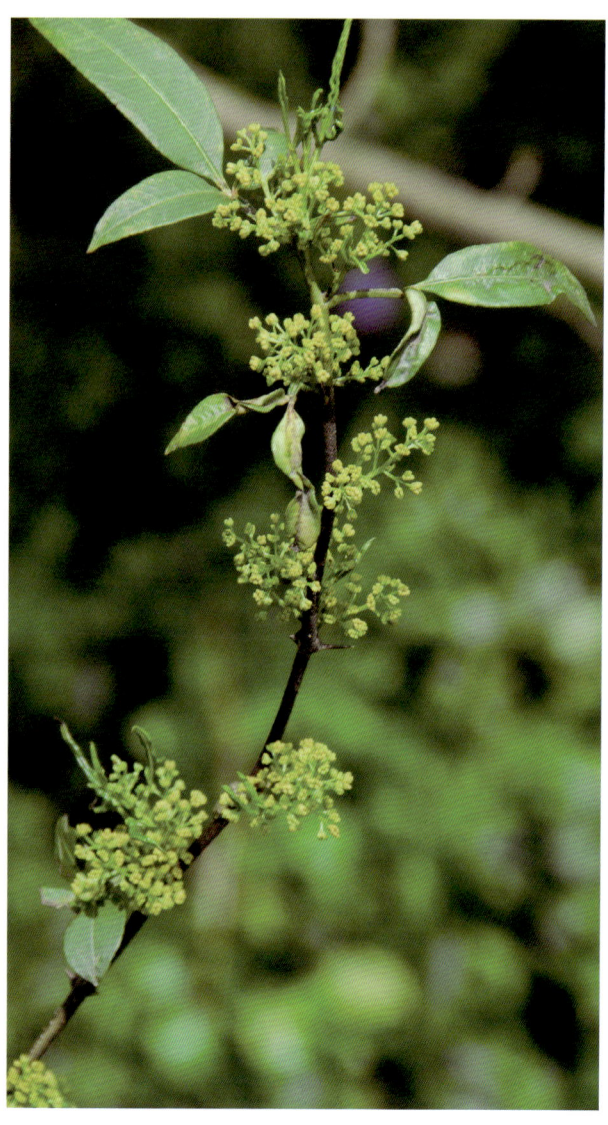 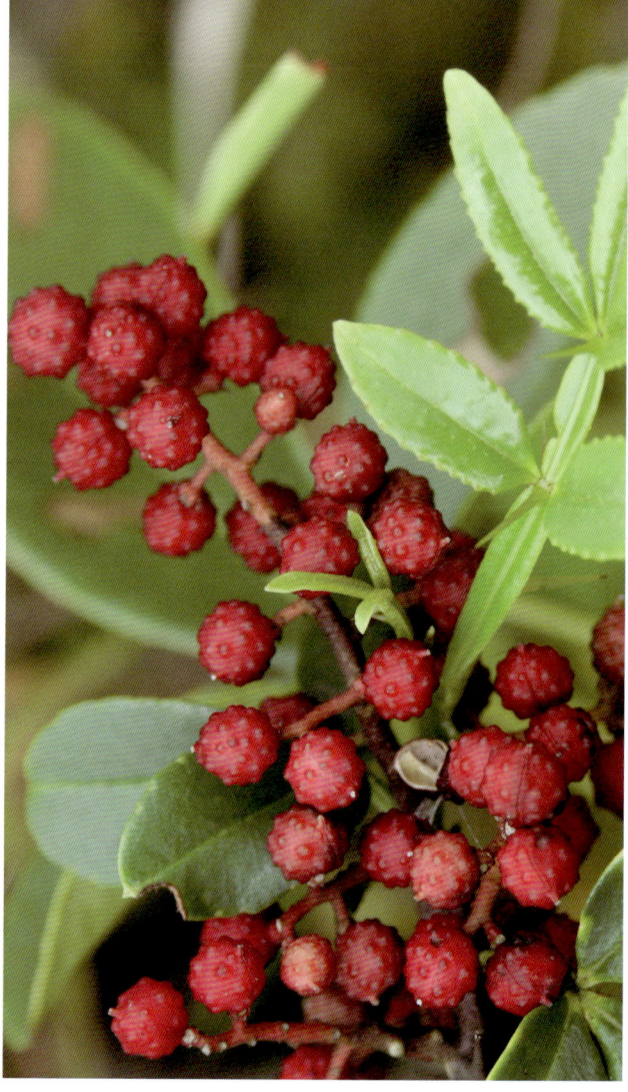

Sob gaf bel 刺异叶花椒

【Bit hsenb 俗名】见血飞、刺三加、散血丹、黄野椒、红三百棒。

【Dios kob deis 基源】为芸香科植物刺异叶花椒 Zanthoxylum dimorphophyllum var. spinifolium Rehd. et Wils. 的根或根皮。

【Niangb bet deis 生长环境】生于丛林中多岩石处。分布于部分苗乡。

【Jox hsub 性味属经】性热，味麻，属热药，入冷经。

【Qet diel xid 功能主治】功能：hxub jent zangl seil 祛风散寒，tat hxend ves hxangd 舒筋活血，hxub jent 祛风。主治：mangb hfud ait ngol 感冒咳嗽，dliangd bil dib sangb 跌打损伤，yens xit lol hxangd 刀伤出血，yens jent juk jik 风湿麻木，pob jangx ves 肿瘤，jib ghad 便秘。

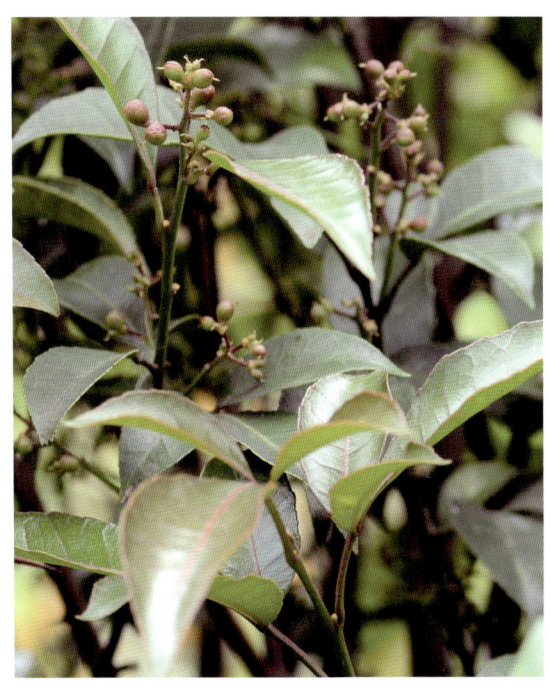

【Ed not xus 用法用量】内服，煎汤，15～25 g；或研末冲服。外用，捣烂敷或研末撒。

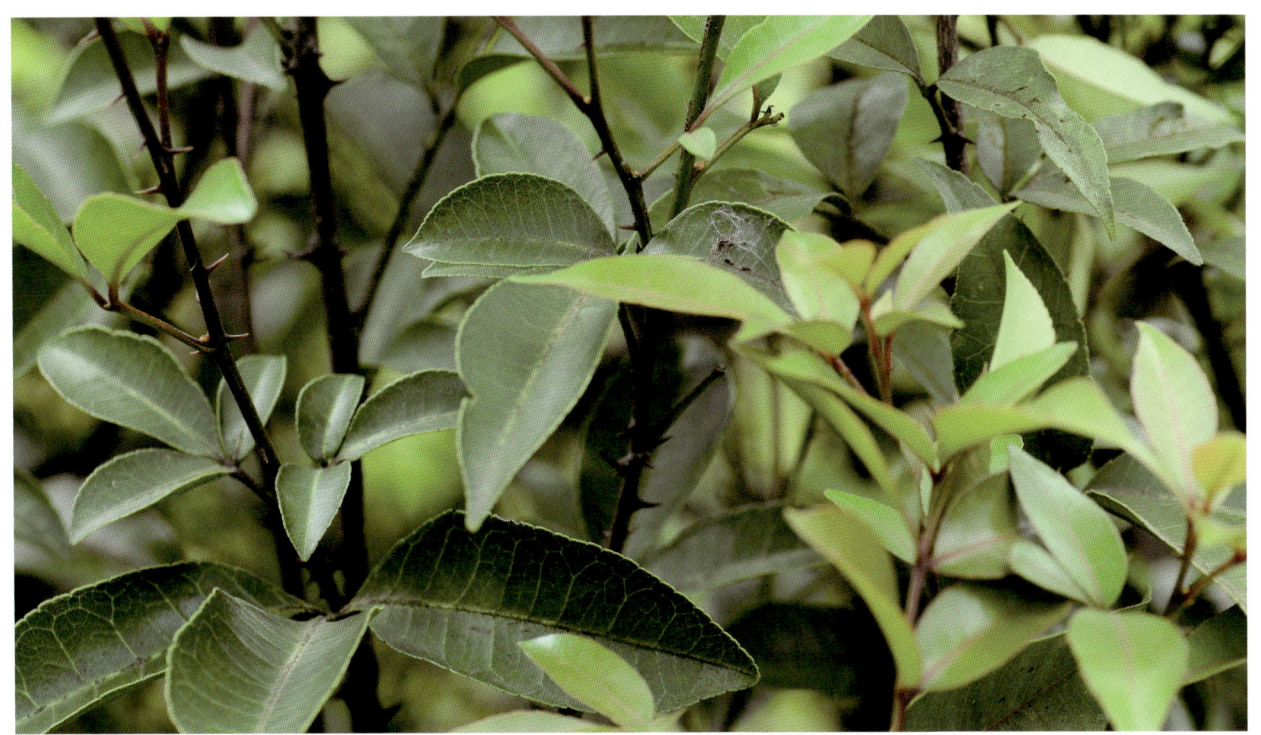

Sob gaf dlad 竹叶椒

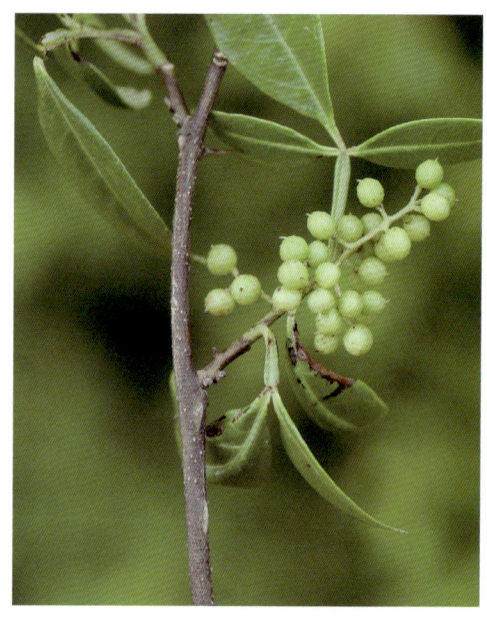

【Bit hsenb 俗名】岩椒、狗花椒、散血飞、打狗棒、臭花椒、野花椒。

【Dios kob deis 基源】为芸香科植物竹叶椒 *Zanthoxylum planispinum* Sieb. et Zucc. 的果实。

【Niangb bet deis 生长环境】生于山坡上、路旁、灌木丛中。分布于各地苗乡。

【Jox hsub 性味属经】性热，味辛，属热药，入冷经。

【Qet diel xid 功能主治】功能：tat seil dangf mongb 散寒止痛，dib gangb 杀虫。主治：fal sab mongb qub 痧症腹痛，mongb daif gad 胃痛（胸口痛），mongb hmid 牙痛，gangb jongb jangx 蛔虫病，gangb daid eb 湿疹。

【Ed not xus 用法用量】内服，煎汤，10～15 g；或 3～5 g 研末服。外用，捣烂敷或煎水洗。

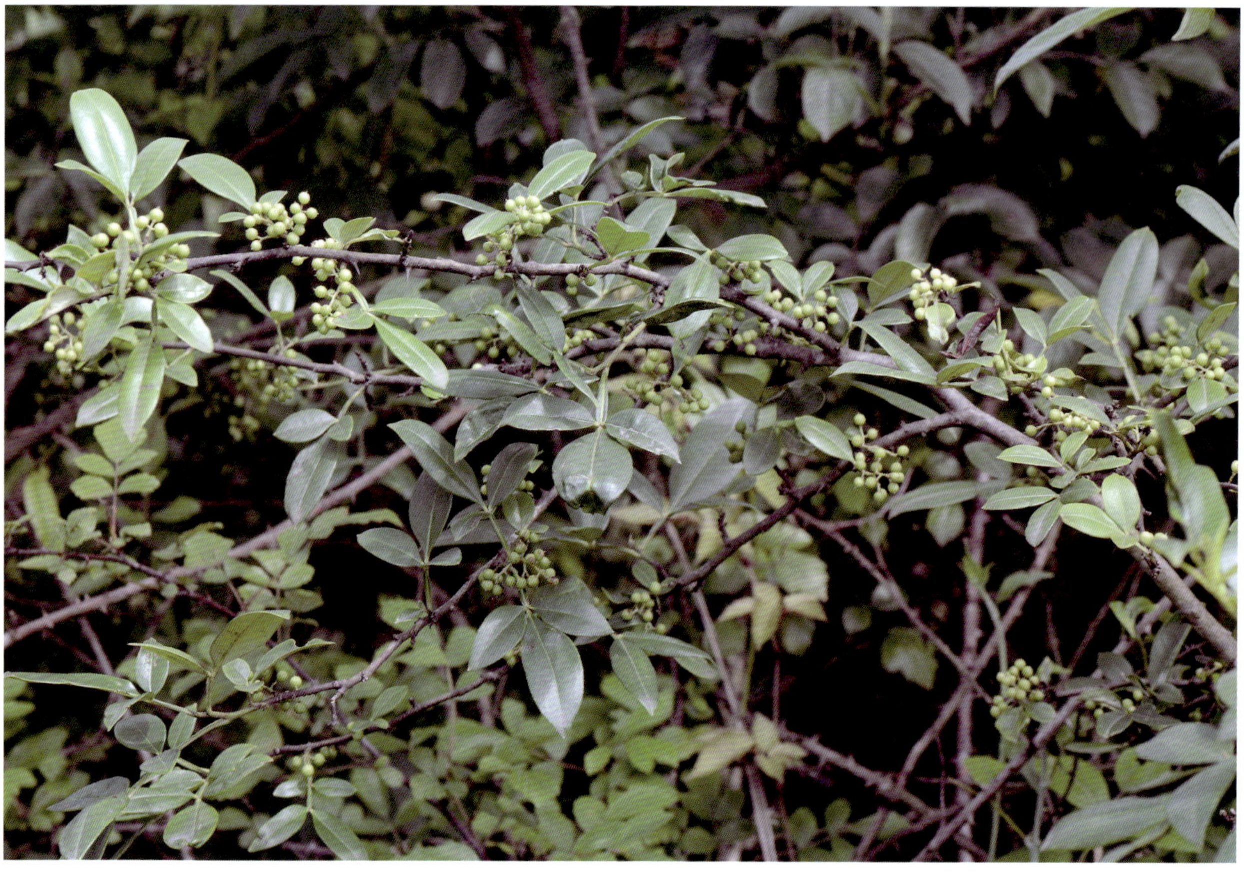

Det sob mongb 樗叶花椒

【Bit hsenb 俗名】猪椒、野花椒。

【Dios kob deis 基源】为芸香科植物樗叶花椒 *Zanthoxylum ailanthoides* Sieb. et Zucc. 的果实、树皮。

【Niangb bet deis 生长环境】生于杂木林与灌木林中、山谷两旁。分布于部分苗乡。

【Jox hsub 性味属经】性热，味辛，属热药，入冷经。

【Qet diel xid 功能主治】功能：dib gangb dangf qut qat 杀虫止痒，los xuf hangb eb 利湿行水。主治：mongb gangb hmid 虫牙痛，mongb qub 腹痛，ghad eb dlub lol not 白带过多，niangb gangb hsob 蛲虫病，gangb jongb jangx 蛔虫病，yens nangb gik 毒蛇咬伤。

【Ed not xus 用法用量】内服，煎汤，10～15 g；或入丸、散剂。外用，捣烂敷或煎水洗。

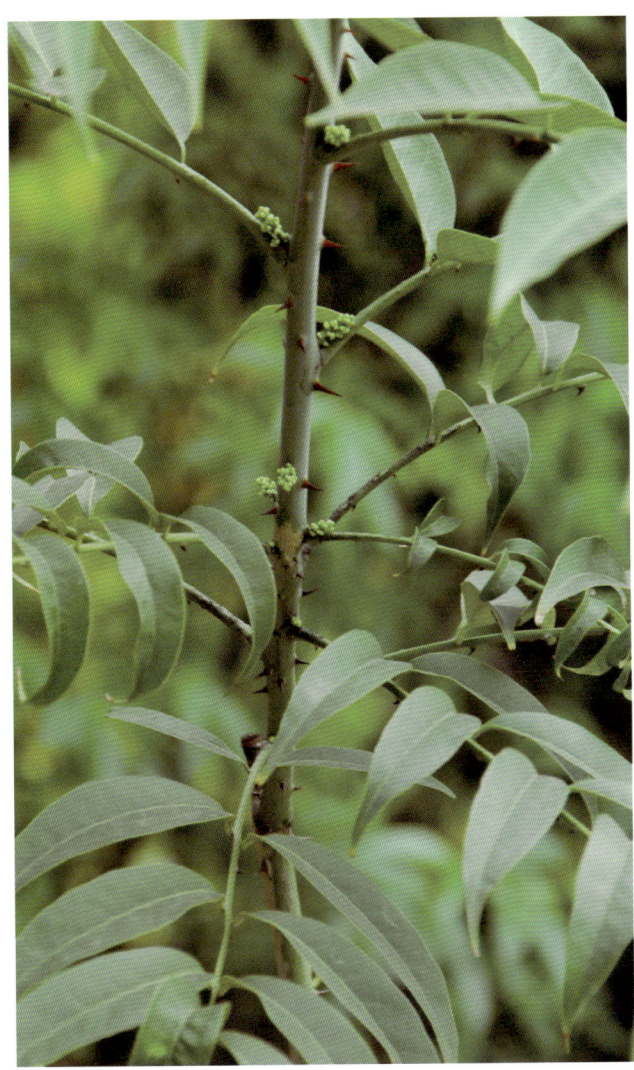
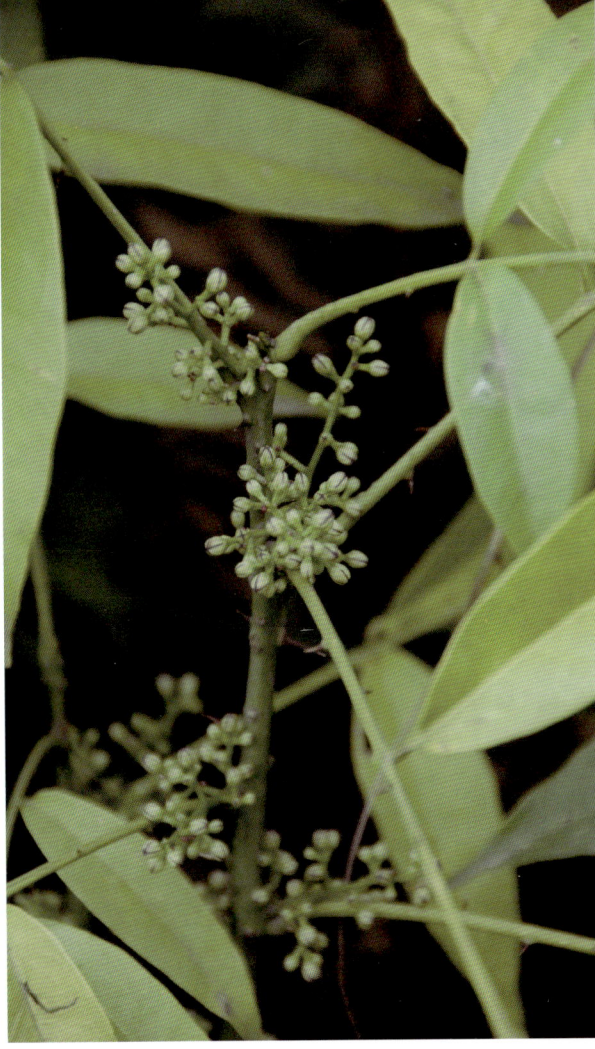

Vob hangt sob 石椒草

【Bit hsenb 俗名】石交、石胡椒、花椒草、羊膻草、羊不吃、风摇扫。

【Dios kob deis 基源】为芸香科植物石椒草 *Boenninghausenia sessilicarpa* Levl. 的全草。

【Niangb bet deis 生长环境】喜生于荒山灌木丛中、杂木林林缘。分布于部分苗乡。

【Jox hsub 性味属经】性热，味苦辣，属热药，入冷经。有小毒。

【Qet diel xid 功能主治】功能：hxed jid zangl seil 温通散寒，hxenk od nul 消炎。主治：mangb hfud seil 风寒感冒，kib seil 疟疾，los link ghongd 吊小舌，mongb git ghab naix 腮腺炎，ghab jed diongx hfud nais pob od nul 支气管炎。

【Ed not xus 用法用量】内服，煎汤，5～8 g；或入丸、散剂。外用，煎水洗或研末调敷。

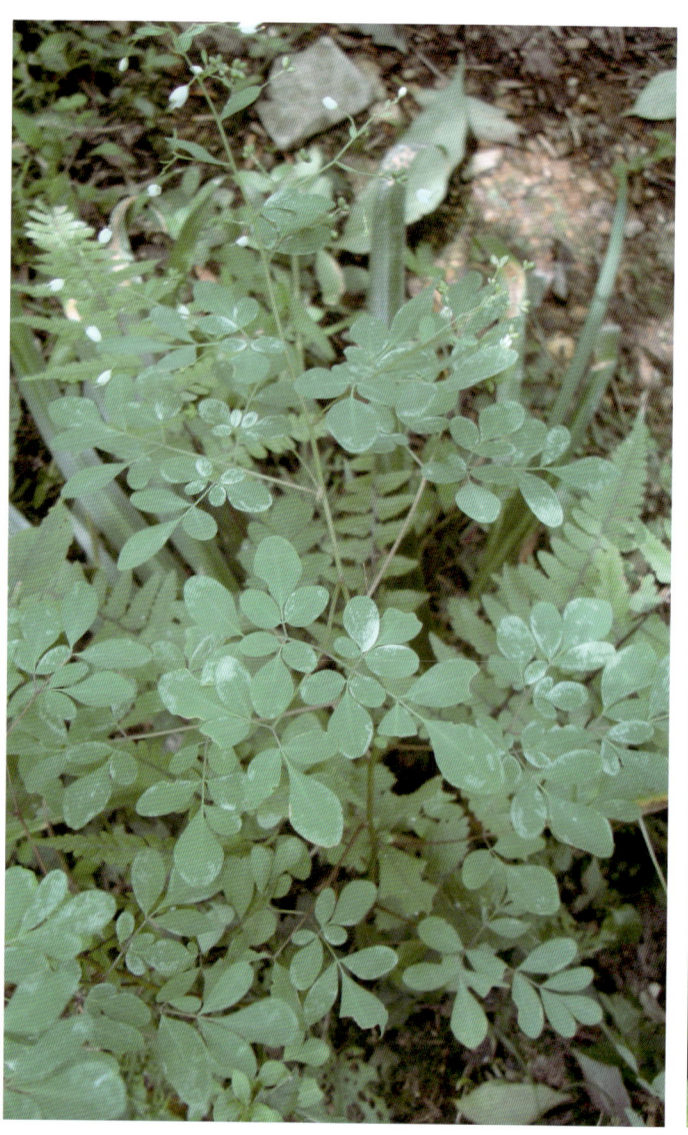
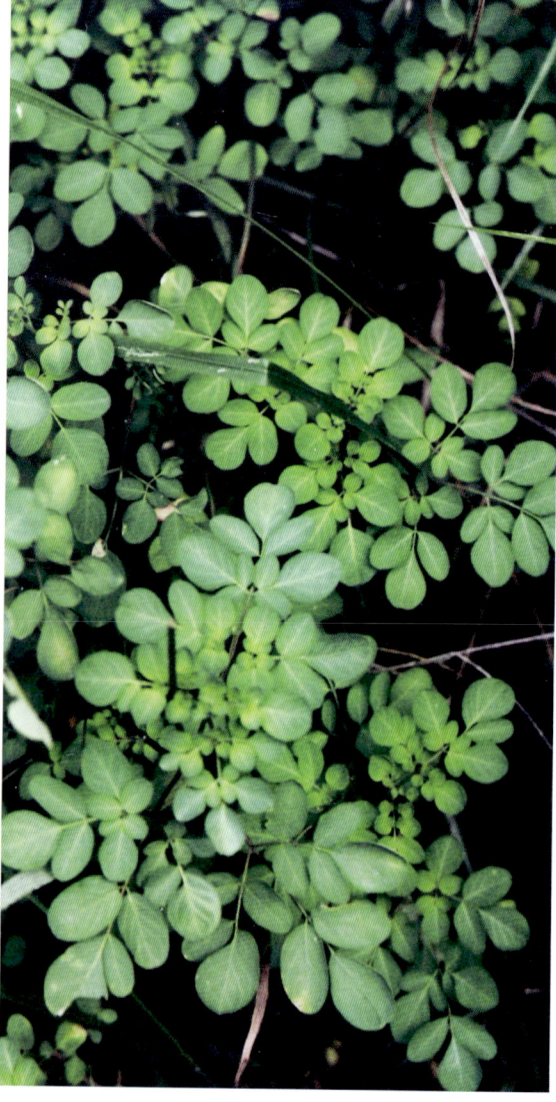

Zend ghut khob 茵芋

【Bit hsenb 俗名】因预、莞草、茵蒉、黄山桂。

【Dios kob deis 基源】为芸香科植物茵芋 *Skimmia reevesiana* Fort. 的枝、叶。

【Niangb bet deis 生长环境】喜生于杂木林树荫下、沟谷两侧。分布于部分苗乡。

【Jox hsub 性味属经】性热，味苦辛，属热药，入冷经。有毒。

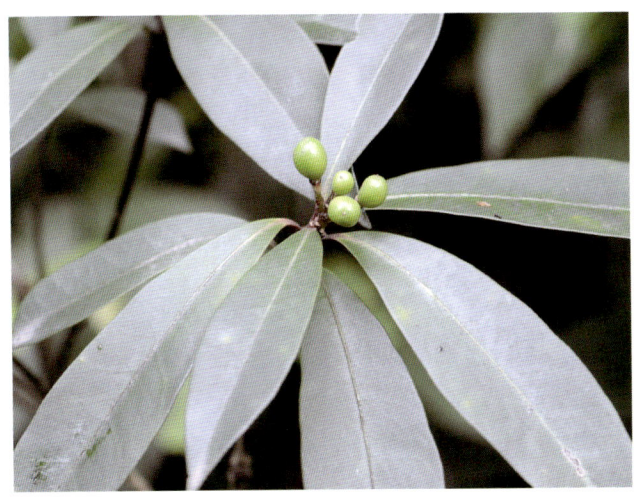

【Qet diel xid 功能主治】功能：hxub jent hxenk net 祛风除湿，ves hxangd dangf mongb 活血止痛。主治：yens jent mongb 风湿痛，yens jent mongb ghut hsongb 风湿性关节炎，lob mais ghad 足软无力。

【Ed not xus 用法用量】内服，煎汤，15～20 g。外用，捣烂敷或煎水熏洗。

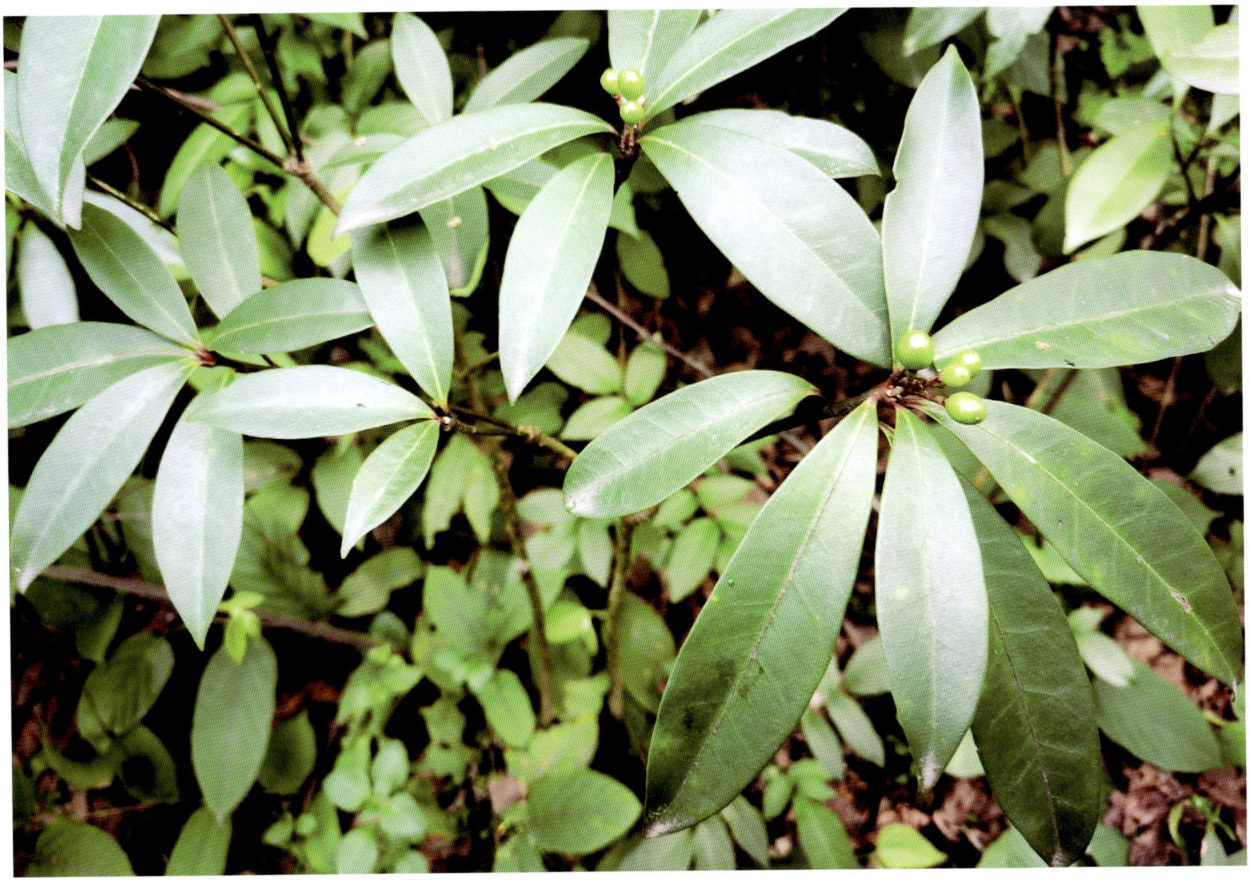

Det zend ghut khob 乔木茵芋

【Bit hsenb 俗名】茵芋、茵芋树、树茵芋。

【Dios kob deis 基源】为芸香科植物乔木茵芋 *Skimmia arborescens* Anders. Ap. Camble 的叶或根。

【Niangb bet deis 生长环境】喜生于深山密林中。分布于部分苗乡。

【Jox hsub 性味属经】性热，味苦辛，属热药，入冷经。

【Qet diel xid 功能主治】功能：hxub jent hxenk net 祛风除湿，hangb bongt 行气。主治：yens jent mongb 风湿痛，hvuk hxid 抽筋，gangb lax bus pob mongb 疮痈肿毒，jib ghad 便秘。

【Ed not xus 用法用量】内服，水煎，10～15 g。外用，捣烂敷或煎水熏洗。

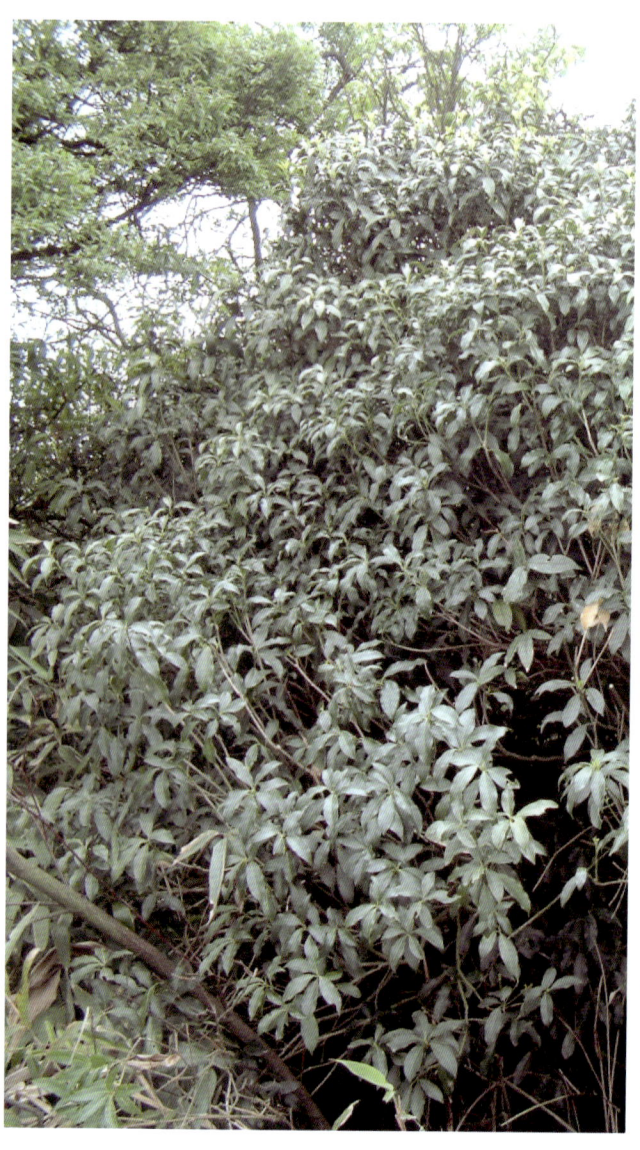
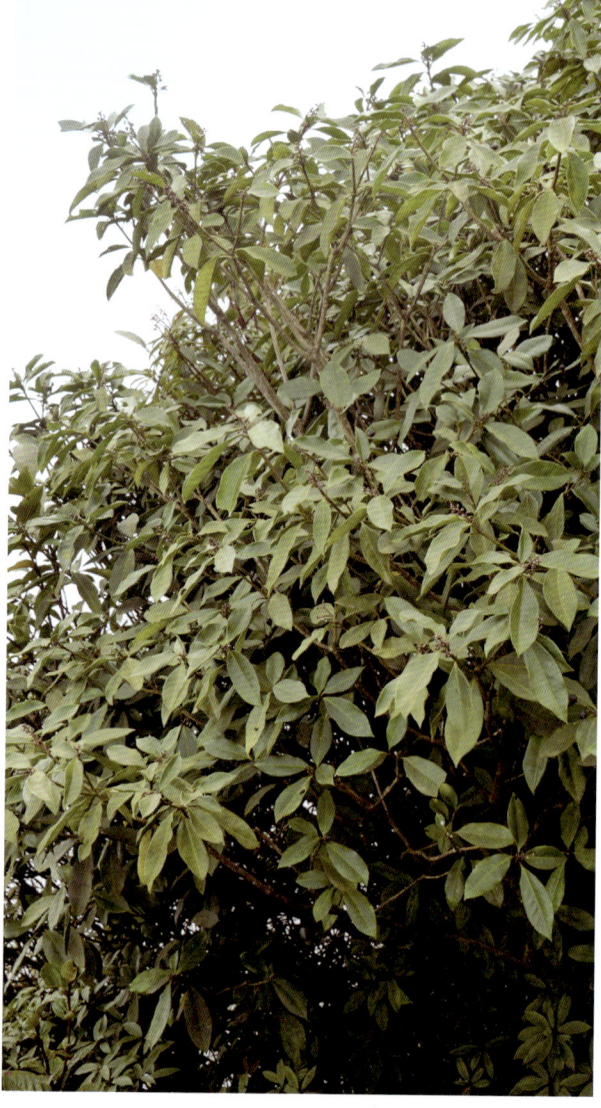

Det kax eb 吴茱萸

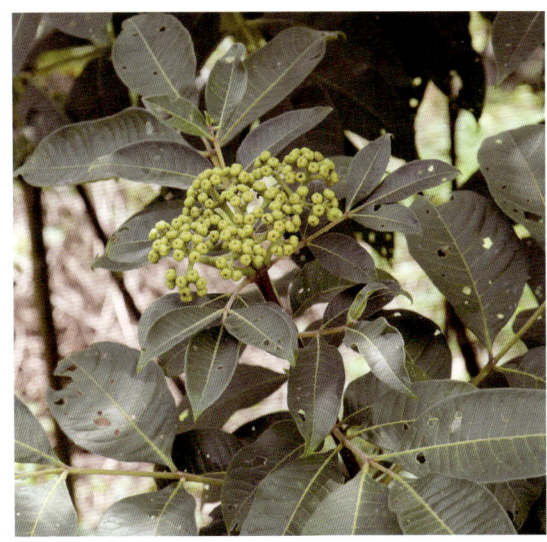

【Bit hsenb 俗名】吴芋、茶辣、气辣子、曲药子、臭辣子树。

【Dios kob deis 基源】为芸香科植物吴茱萸 *Evodia rutaecarpa*（Juss.）Benth. 未成熟的果实、叶、根。

【Niangb bet deis 生长环境】生于村寨边灌木丛中、农地边、路旁，有栽培。分布于部分苗乡。

【Jox hsub 性味属经】性热，味辛麻，属热药，入冷经。

【Qet diel xid 功能主治】功能：hxed diongb gangt xuf 温中燥湿，qet bongt dangf mongb 理气止痛。主治：od 呕吐，mongb khob 头痛，lax lot niangs 口腔溃疡，mongb gangb hmid 虫牙痛，hsot ud mongb qub 痛经，mongb qub zal ghad 腹痛腹泻，gangb daid eb 湿疹。

【Ed not xus 用法用量】内服，煎汤，3～10 g；或入丸、散剂。外用，研末调敷或煎水洗。

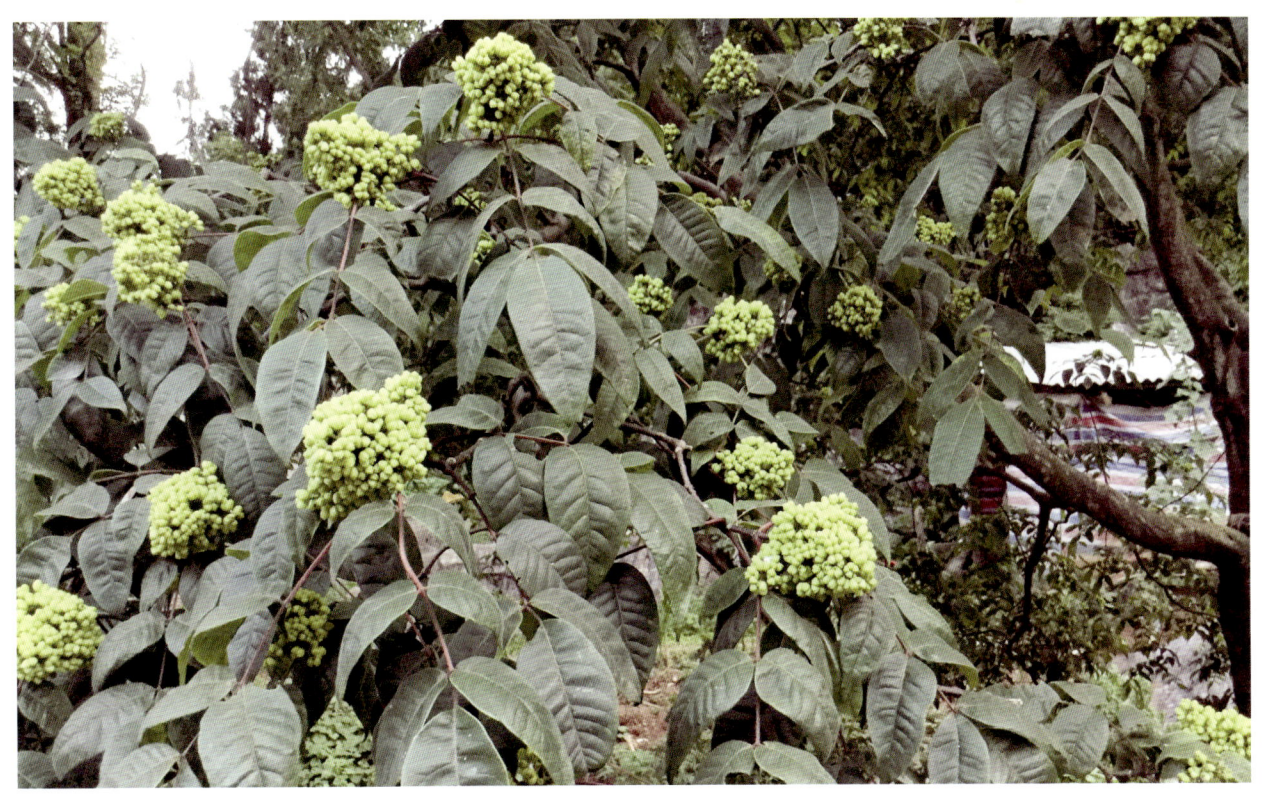

Det kax eb mongb 小果吴茱萸

【Bit hsenb 俗名】吴茱萸、野吴萸、野除莠、臭辣子树。

【Dios kob deis 基源】为芸香科植物小果吴茱萸 *Evodia rutaecarpa* var. *bodinieri*（Dode）Huang 的未成熟果实。

【Niangb bet deis 生长环境】生于灌木丛内、路旁、疏林中，有栽培。分布于部分苗乡。

【Jox hsub 性味属经】性热，味辛麻，属热药，入冷经。

【Qet diel xid 功能主治】功能：qet bongt dangf mongb 理气止痛，dangf od 止呕，dib gangb 杀虫。主治：yens jent mongb ghut hsongd 风湿性关节炎，od 呕吐，dit qub 腹胀，lax gangb liax 脚湿气（脚癣）。

【Ed not xus 用法用量】内服，煎汤，3～8 g。

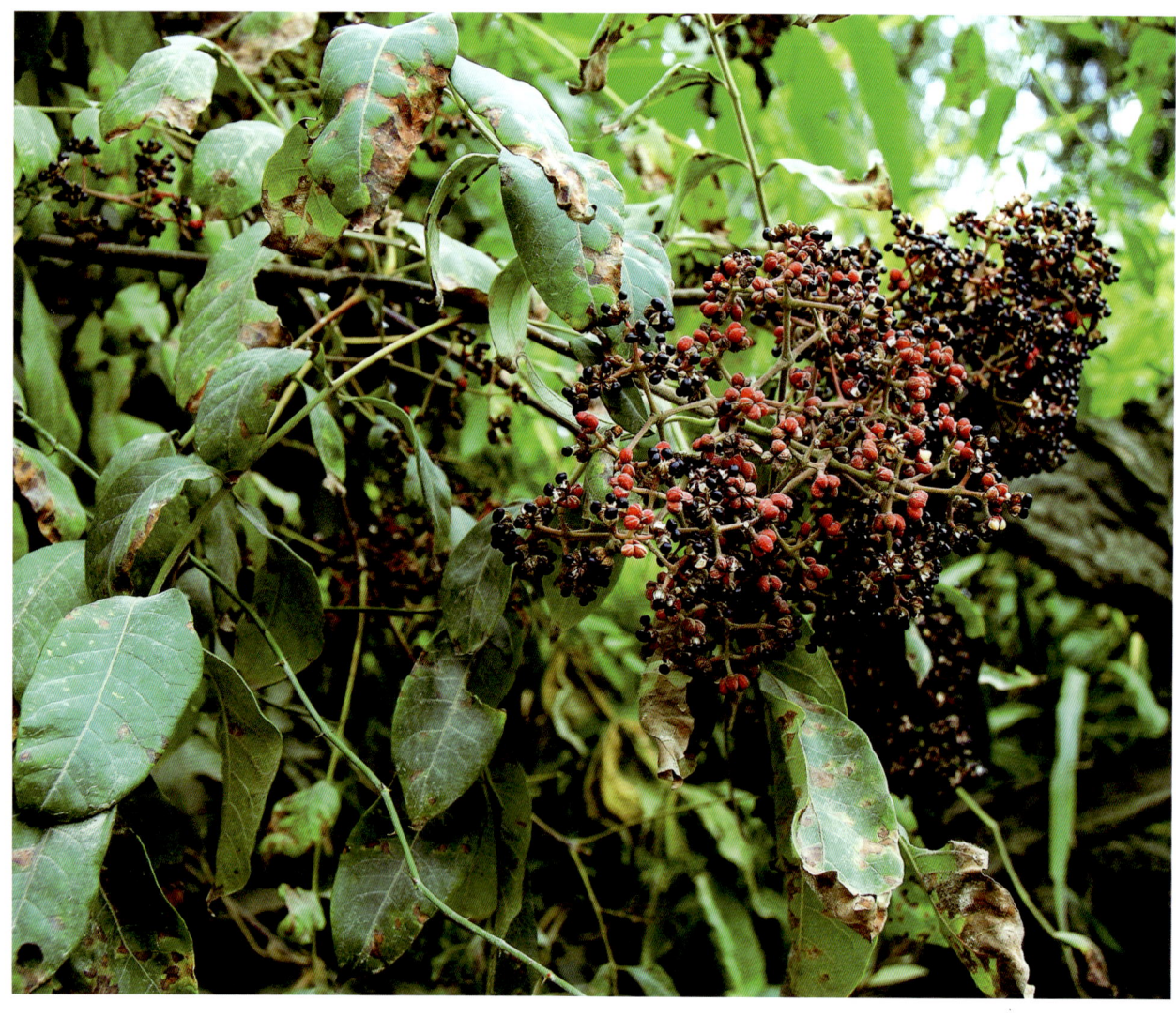

Det kax eb bix 楝叶吴茱萸

【Bit hsenb 俗名】辣树、红花树、臭油林、野吴萸、野米辣。

【Dios kob deis 基源】为芸香科植物楝叶吴茱萸 *Evodia meliifolia* Benth. 的果实或根、叶。

【Niangb bet deis 生长环境】生于杂木林与灌木丛中、农地边。分布于部分苗乡。

【Jox hsub 性味属经】性热，味辛，属热药，入冷经。

【Qet diel xid 功能主治】功能：qet bongt dangf mongb 理气止痛，hxed diongb zangl seil 温中散寒。主治：mongb dliud 心绞痛，od 呕吐，mongb khob 头痛，mongb daif gad 胃痛（胸口痛），lax gangb liax 脚湿气（脚癣）。

【Ed not xus 用法用量】内服，煎汤，3～10 g。外用，研末调敷或煎水洗。

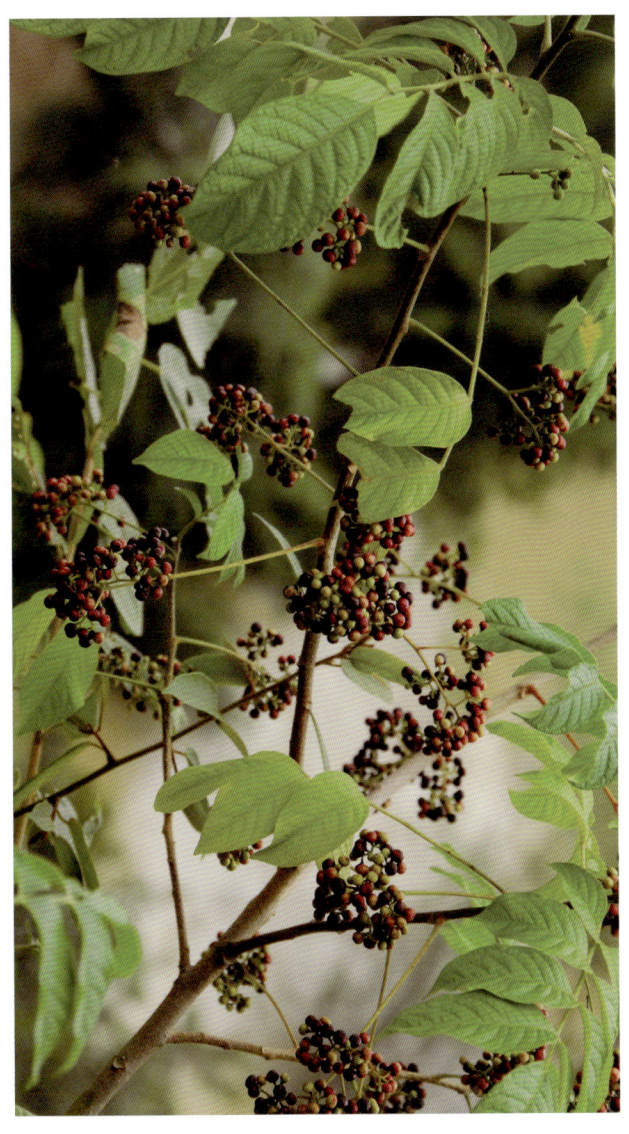
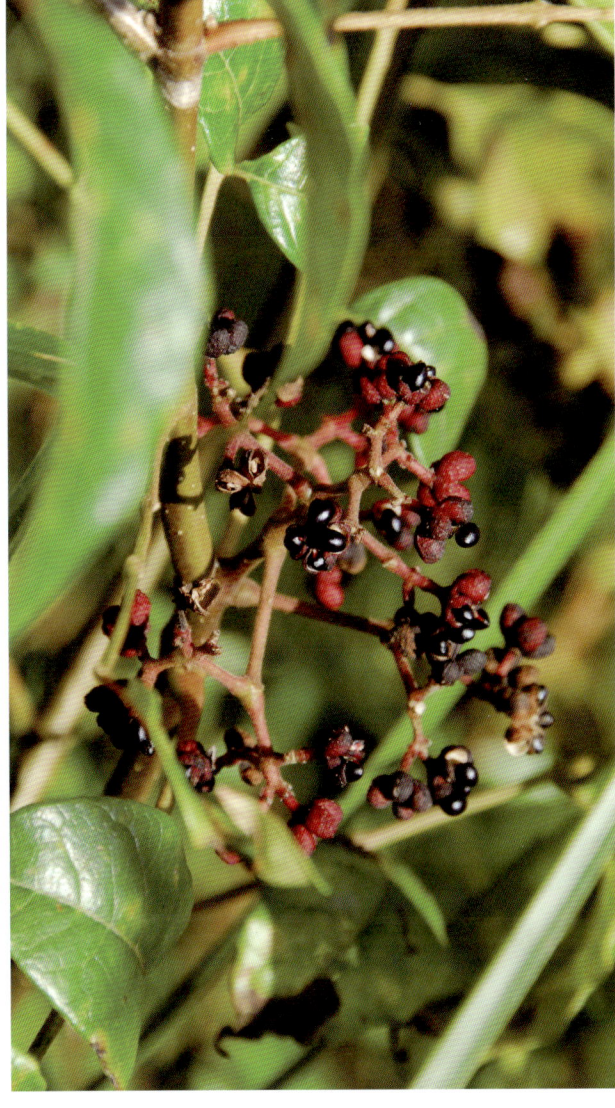

Det kax eb vud 石虎

【Bit hsenb 俗名】辣树、山吴萸、野吴萸、野蜀萸、野茮子、野除茮。

【Dios kob deis 基源】为芸香科植物石虎 *Evodia rutaecarpa*（Juss.）Benth. var. *officinalis*（Dode）Huang 的未成熟果实。

【Niangb bet deis 生长环境】生于坡塝丛林中或灌木丛中。分布于部分苗乡。

【Jox hsub 性味属经】性热，味辛麻，属热药，入冷经。

【Qet diel xid 功能主治】功能：hxed diongb gangt xuf 温中燥湿，qet bongt dangf mongb 理气止痛。主治：mongb khob jent 头风痛，mongb gangb hmid 虫牙痛，od 呕吐，lax lot niangs 口腔溃疡，ax hsot ud mongb qub 闭经腹痛，mongb qub zal ghad 腹痛腹泻，gangb eb fangx 黄水疮。

【Ed not xus 用法用量】内服，煎汤，3～10 g；或入丸、散剂。外用，研末调敷或煎水洗。

Det kax eb yut 臭辣树

【Bit hsenb 俗名】刁近树、米辣子、野米辣、野米辣子、臭桐子树。

【Dios kob deis 基源】为芸香科植物臭辣树 *Evodia fargesii* Dode 的果实。

【Niangb bet deis 生长环境】生于坡塝杂木林下、灌木林中。分布于各地苗乡。

【Jox hsub 性味属经】性热，味辛辣，属热药，入冷经。

【Qet diel xid 功能主治】功能：hangb bongt dangf mongb 行气止痛。主治：mongb qub 腹痛，mongb khob jent 头风痛，mongb gangb hmid 虫牙痛，ait gheb ait ngol 麻疹后咳嗽。

【Ed not xus 用法用量】内服，煎汤，5～10 g。外用，煎水洗或含漱。

Det gaix lib lab 秃叶黄皮树

【Bit hsenb 俗名】灰皮柏、华黄柏、黄波罗、镰刀叶黄皮树。

【Dios kob deis 基源】为芸香科植物秃叶黄皮树 *Phellodendron chinense* Schneid. var. *glabriusculum* Schneid. 的树皮。

【Niangb bet deis 生长环境】生于山野杂木林中。分布于部分苗乡。

【Jox hsub 性味属经】性冷，味苦，属冷药，入热经。

【Qet diel xid 功能主治】功能：hxub kib tat jab 清热解毒，zal kib gangt xuf 泻火燥湿。主治：mongd seil kib jid 伤寒发烧，fangx mais fangx jid 黄疸，jib daib kib jid 小儿高烧，lot nif jangx gangb 口舌生疮，ghad eb dlub lol not 白带过多，dal eb ghad got 梦遗。

【Ed not xus 用法用量】内服，煎汤，8～15 g；或入丸、散剂。外用，研末调涂或煎水洗。

Det gaix lib fangf 黄皮树

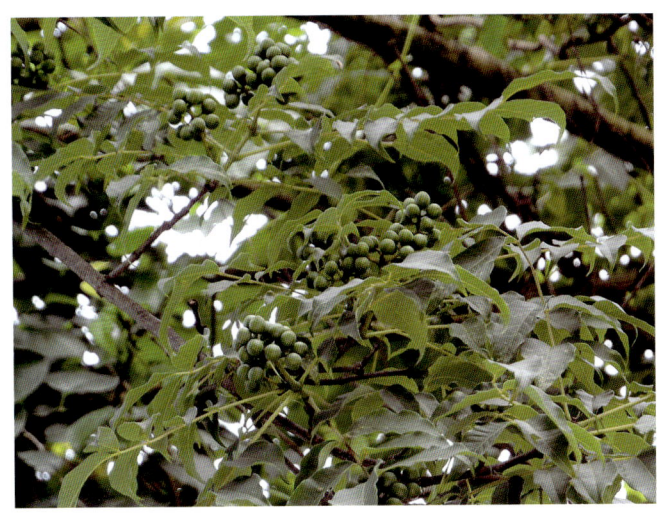

【Bit hsenb 俗名】黄檗、华黄柏、黄伯粟、黄波萝、黄皮树。

【Dios kob deis 基源】为芸香科植物黄皮树 *Phellodendron chinense* Schneid. 的树皮。

【Niangb bet deis 生长环境】生于坡塝杂木林中。分布于部分苗乡。

【Jox hsub 性味属经】性冷，味苦，属冷药，入热经。

【Qet diel xid 功能主治】功能：hxub kib tat jab 清热解毒，zal kib gangt xuf 泻火燥湿。主治：mangb hfud kib jid 感冒发烧，seil kib 伤寒，lot nif jangx gangb 口舌生疮，dal eb ghad got 梦遗，dix khangd ghad 痔疮，zal ghad dongk xok 细菌性痢疾。

【Ed not xus 用法用量】内服，煎汤，10～25 g；或入丸、散剂。外用，煎水含漱。

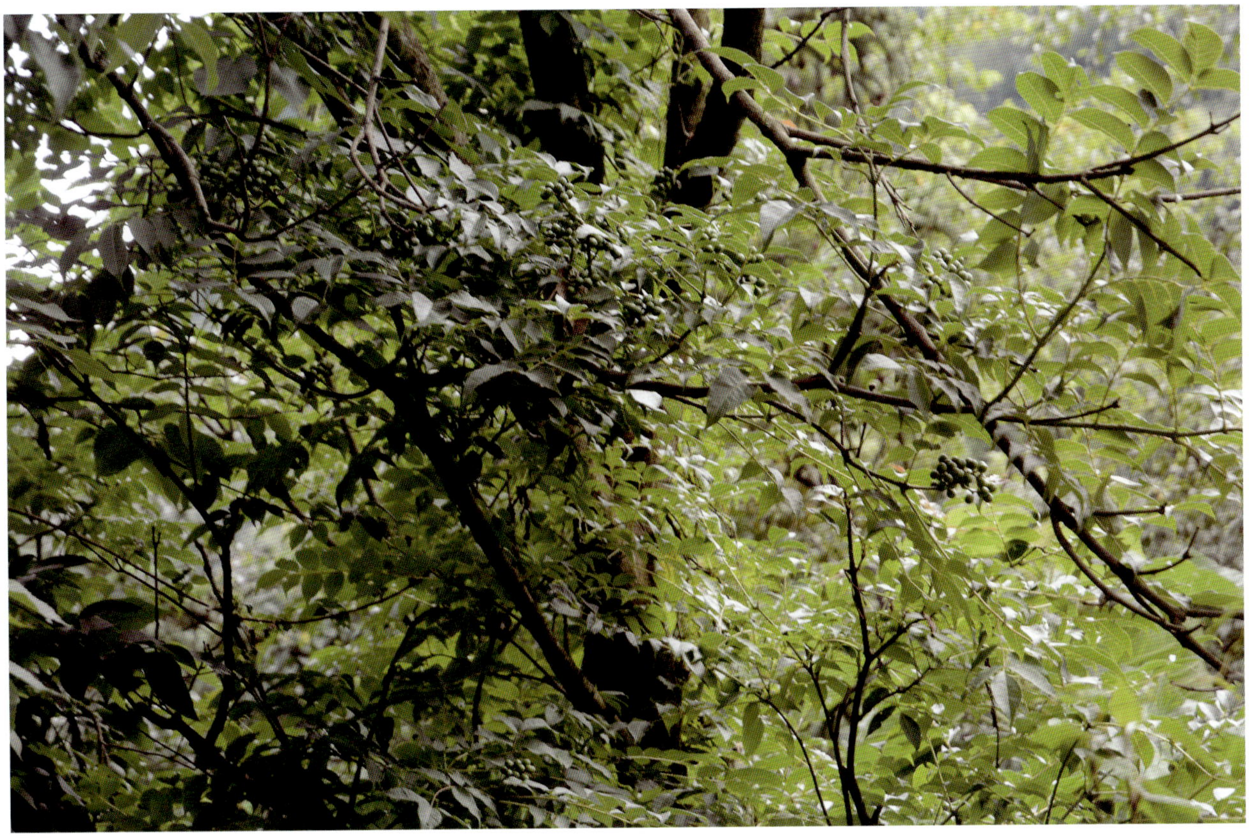

Det gaix lib vud 齿叶黄皮

【Bit hsenb 俗名】山茴香、山黄皮、接骨木、接骨柴、野黄皮。

【Dios kob deis 基源】为芸香科植物齿叶黄皮 Clausena dentata（Willd.）Roem. 的树皮。

【Niangb bet deis 生长环境】生于坡塝杂木林中。分布于部分苗乡。

【Jox hsub 性味属经】性冷，味苦辛，属冷药，入热经。

【Qet diel xid 功能主治】功能：hxub kib zangl xuf 清热除湿，tad dud tat seil 解表散寒。主治：mangb hfud kib jid 感冒发烧，kib seil 疟疾，ait gheb 麻疹，fangx mais fangx jid 黄疸，mongb ghut hsongd 关节痛，pob lob pob bil 手脚水肿。

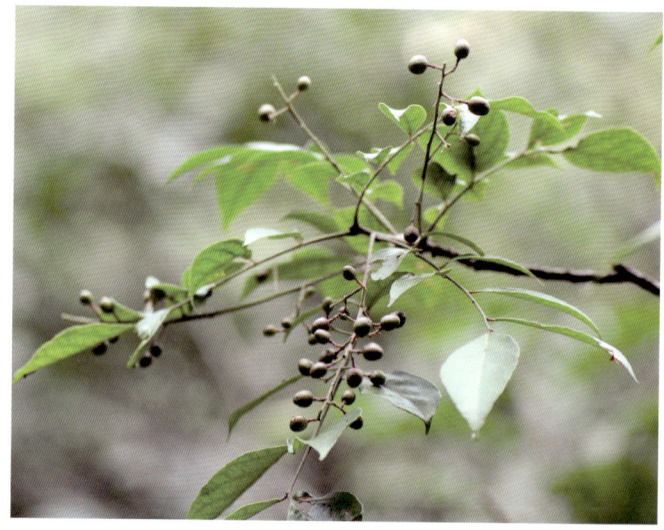

【Ed not xus 用法用量】内服，煎汤，8～15 g；或入丸、散剂。外用，研末调敷或煎水洗。

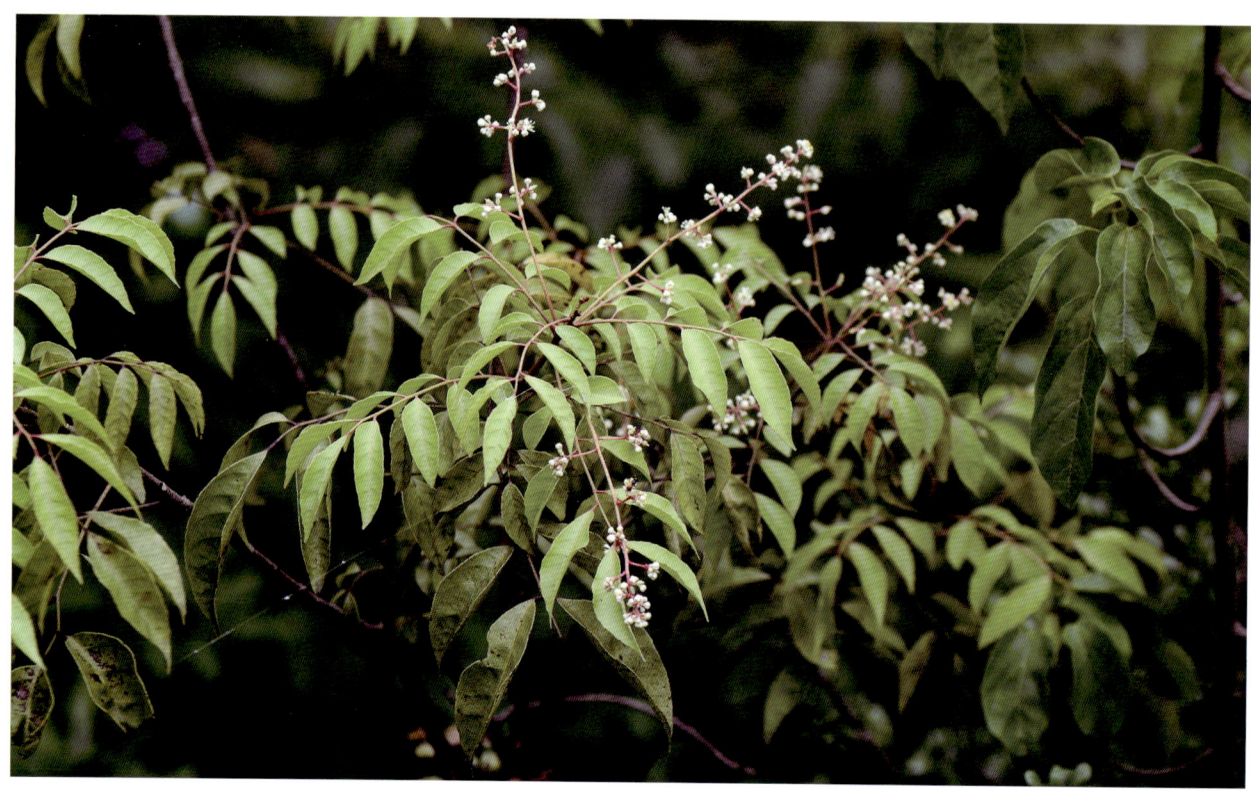

Det gangx luit 黄檗

【Bit hsenb 俗名】黄皮、黄柏、华黄柏、黄药皮、黄伯粟。

【Dios kob deis 基源】为芸香科植物黄檗 *Phellodendron amurense* Rupr. 的树皮。

【Niangb bet deis 生长环境】生于中山地区杂木林中，有栽培。分布于部分苗乡。

【Jox hsub 性味属经】性冷，味苦，属冷药，入热经。

【Qet diel xid 功能主治】功能：hxub kib tat jab 清热解毒，zal kib gangt xuf 泻火燥湿。主治：mongd seil kib jid 伤寒发烧，fangx mais fangx jid 黄疸，xok hniub mais 目赤，lot nif jangx gangb 口舌生疮，dal eb ghad got 梦遗，dix eb bus 脓疱疮，zal ghad dongk xok 细菌性痢疾。

【Ed not xus 用法用量】内服，煎汤，15～25 g；或入丸、散剂。外用，研末调敷或煎水浸洗。

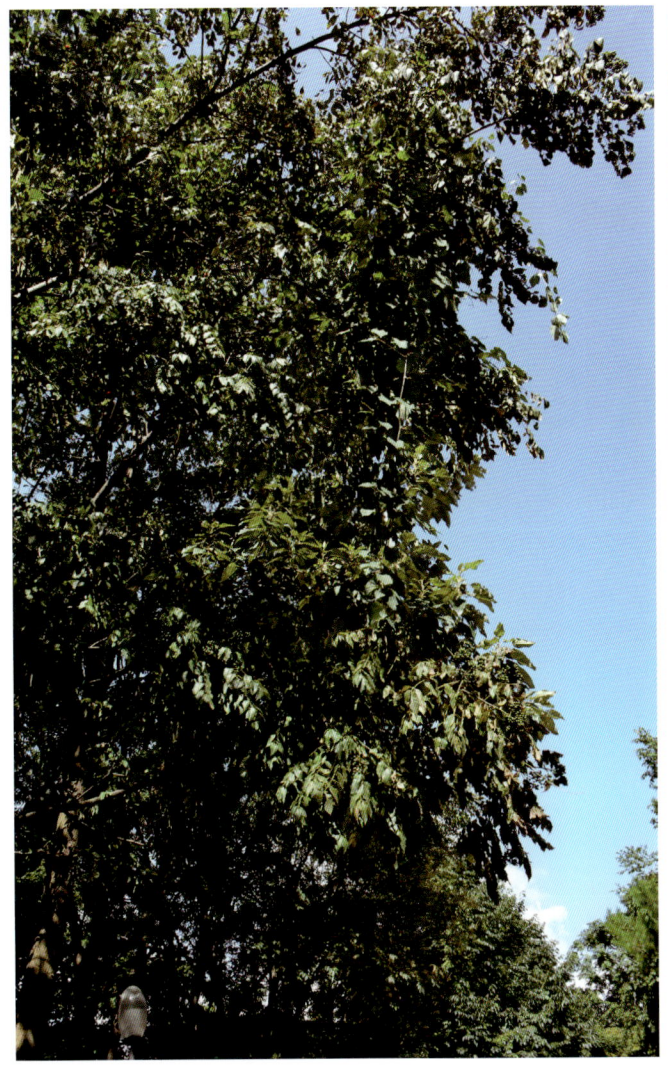
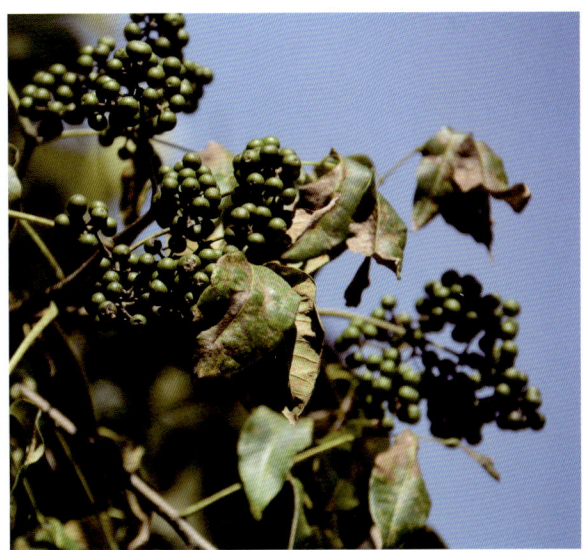
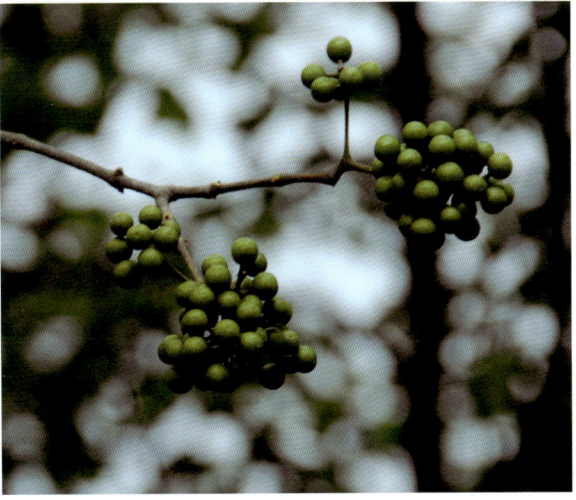

苦木科

Det xenb ib 苦树

【Bit hsenb 俗名】金条子、苦胆木、苦檀木、苦皮树、崖漆树、黄楝树。

【Dios kob deis 基源】为苦木科植物苦树 Picrasma quassioides（D. Don）Benn. 的树皮、叶。

【Niangb bet deis 生长环境】生于深山多岩石地区灌木林中。分布于部分苗乡。

【Jox hsub 性味属经】性冷，味苦，属冷药，入热经。有小毒。

【Qet diel xid 功能主治】功能：hxub kib tat jab 清热解毒，hxub jent hxenk net 祛风除湿。主治：fal sab 发痧症，nais pot od nul 肺炎，xenb od nul 胆囊炎，mongb qub zal ghad 腹痛腹泻，yens dul kib 烧伤。

【Ed not xus 用法用量】内服，水煎，10～15 g。外用，捣烂敷或煎水浸洗。

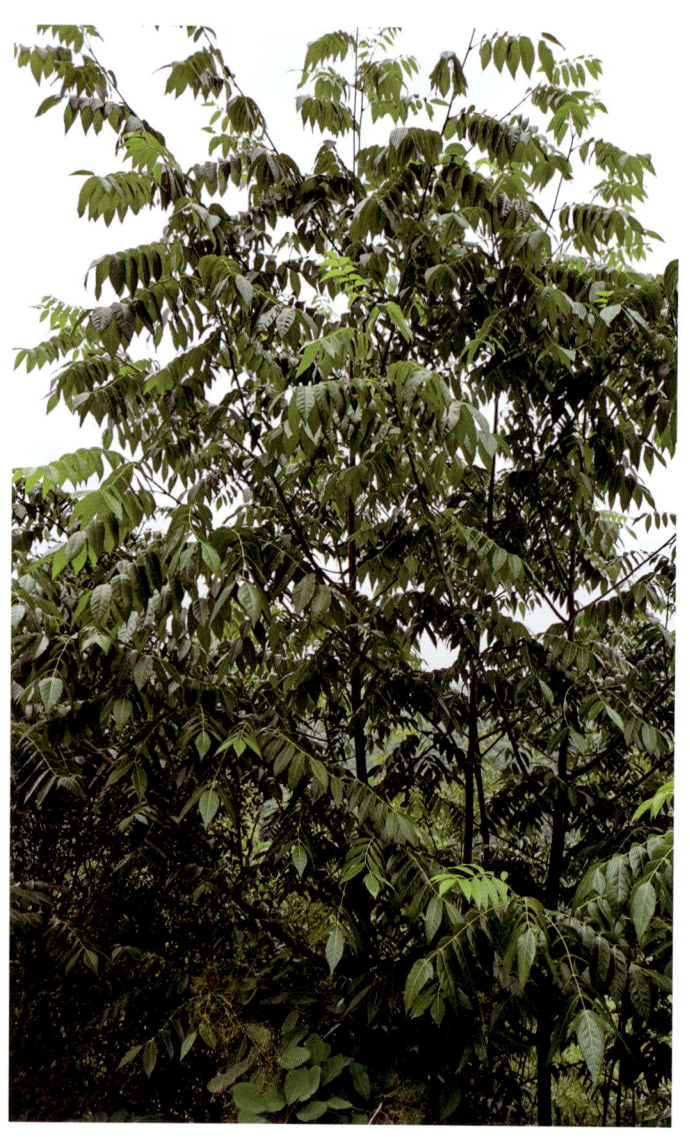 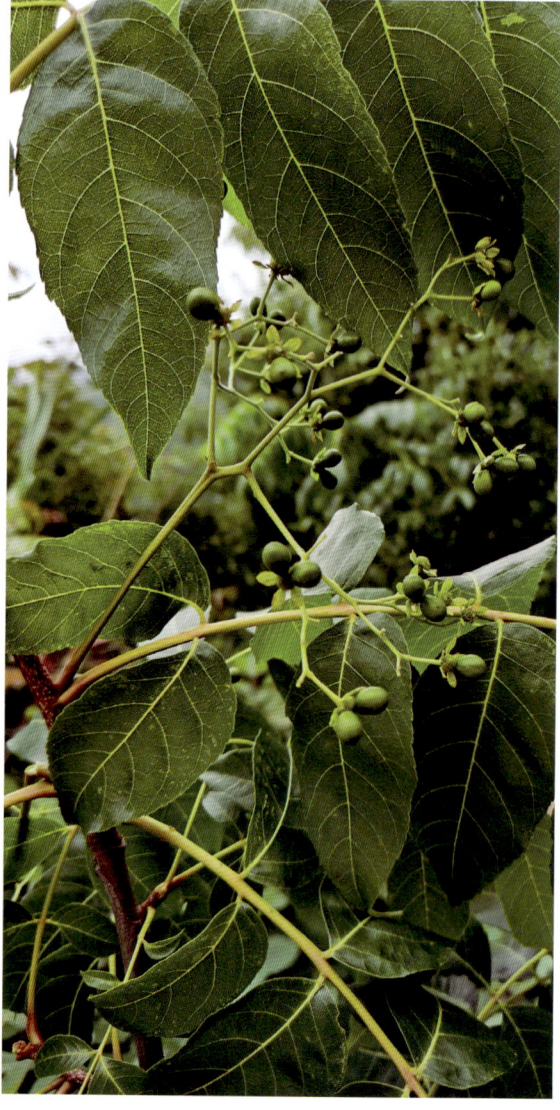

Det wus 臭椿

【Bit hsenb 俗名】山椿、白椿树、虎眼树、苦椿皮、樗白皮。

【Dios kob deis 基源】为苦木科植物臭椿 *Ailanthus altissima*（Mill.）Swingle 的树皮、根皮。

【Niangb bet deis 生长环境】生于阔叶林中。分布于各地苗乡。

【Jox hsub 性味属经】性冷，味苦涩，属冷药，入热经。

【Qet diel xid 功能主治】功能：hxub kib gangt xuf 清热燥湿，hxub hvuk dangf ghad dongk 收敛止痢。主治：ghab ghof lol hxangd 肠出血，dal eb ghad got 梦遗，ghad eb dlub lol not 白带过多，dix khangd ghad 痔疮，zal ghad dongk xok 细菌性痢疾，xud ghad hxangd 便血。

【Ed not xus 用法用量】内服，煎汤，15～25 g。

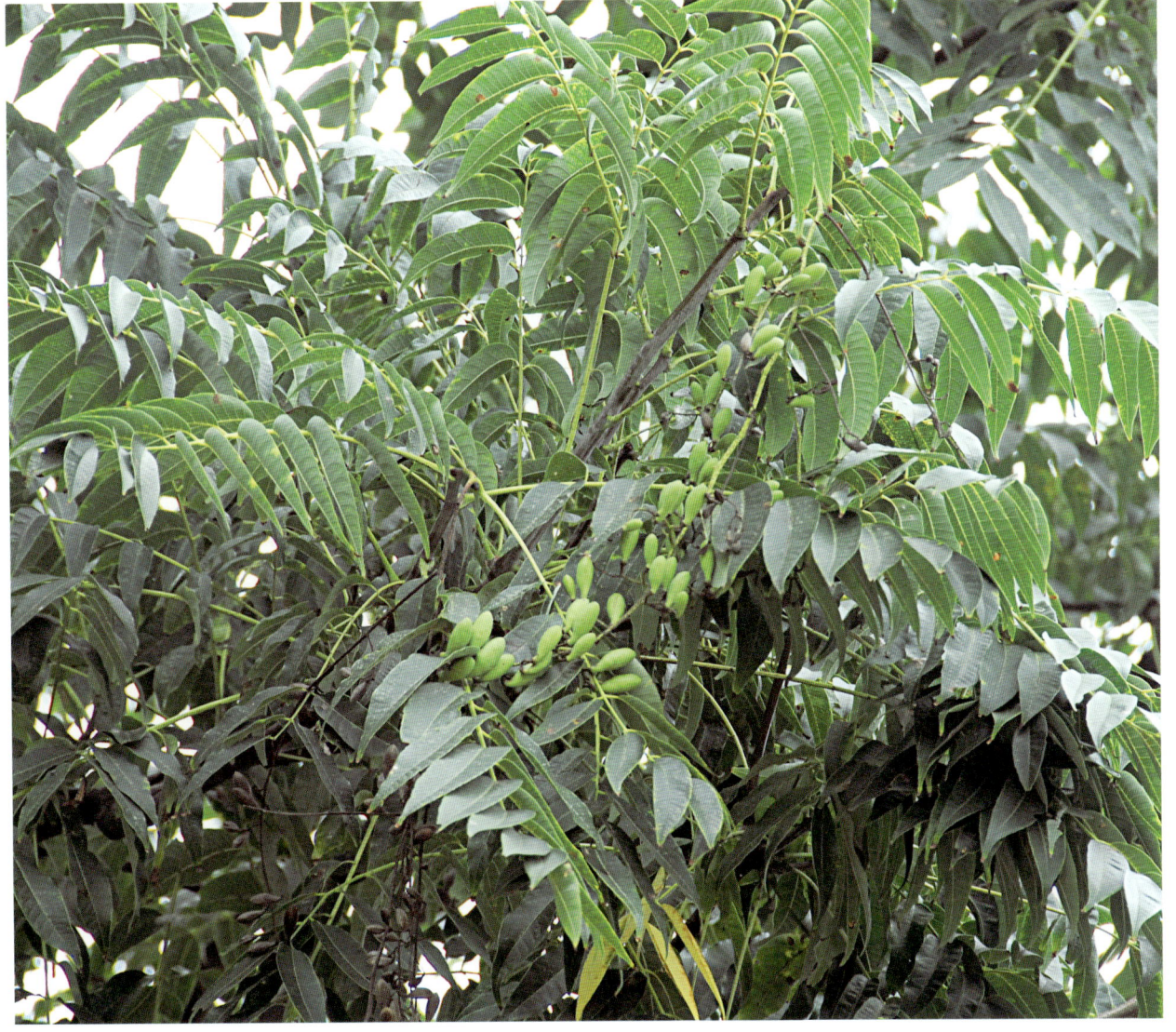

槭树科

Det dod 中华槭

【Bit hsenb 俗名】五角枫、红枫叶、鸡爪槭、五角枫根。
【Dios kob deis 基源】为槭树科植物中华槭 Acer sinense Pax. 的根或皮。
【Niangb bet deis 生长环境】生于山坡杂木林间、灌木丛中。分布于部分苗乡。
【Jox hsub 性味属经】性热，味苦，属热药，入冷经。
【Qet diel xid 功能主治】功能：dangf mongb liangs ngix 镇痛生新，hxub jent hxenk net 祛风除湿。主治：lod hsongd 骨折，ghut hsongd mongb bongt 关节剧烈疼痛。
【Ed not xus 用法用量】内服，煎汤，25～30 g；或泡酒饮。

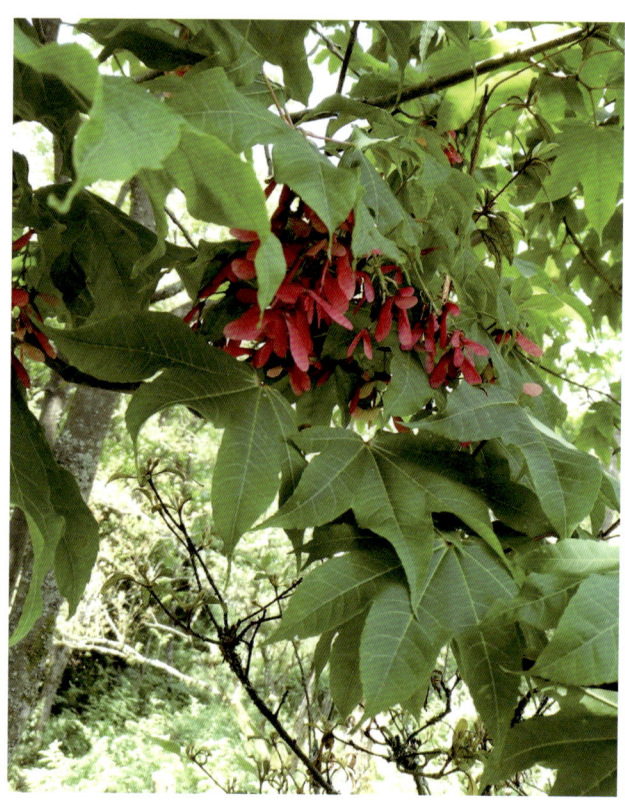 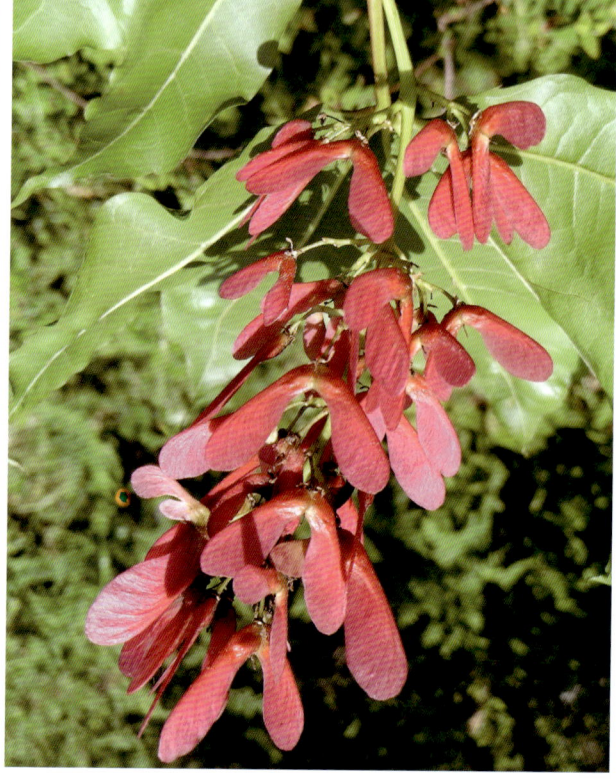

Det dod hlieb 五裂槭

【Bit hsenb 俗名】槭树、五角枫。
【Dios kob deis 基源】为槭树科植物五裂槭 Acer oliverianum Pax. 的根或根皮。

【Niangb bet deis 生长环境】喜生于灌木丛中、杂木林间。分布于部分苗乡。

【Jox hsub 性味属经】性热，味苦涩，属热药，入冷经。

【Qet diel xid 功能主治】功能：dangf mongb liangs ngix 镇痛生新，hxub jent hxenk net 祛风除湿。主治：lod hsongd 骨折，mongb ghut hsongd 关节痛，mongb qub 腹痛。

【Ed not xus 用法用量】内服，煎汤，25～30 g；或泡酒饮。

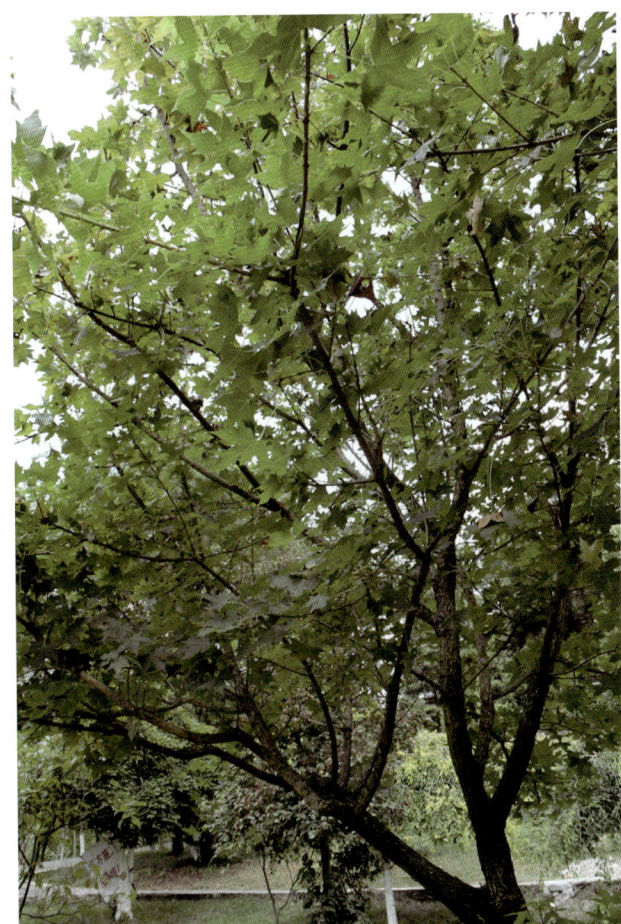
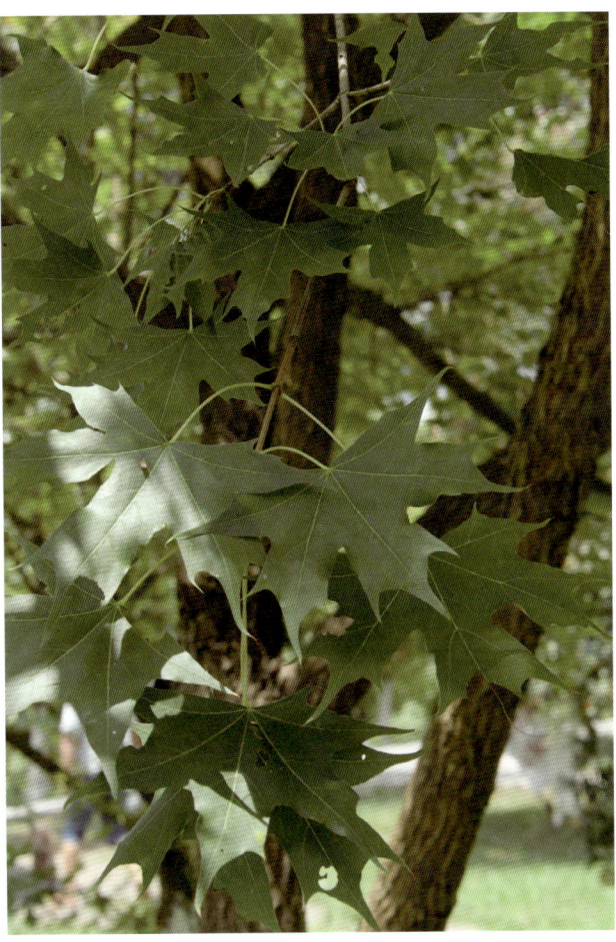

Det dod yut 毛果槭

【Bit hsenb 俗名】槭树、毛果槭树、紫果槭树。

【Dios kob deis 基源】为槭树科植物毛果槭 Acer nikoense Maxim. 的根。

【Niangb bet deis 生长环境】喜生于混交林中。分布于部分苗乡。

【Jox hsub 性味属经】性热，味苦，属热药，入冷经。

【Qet diel xid 功能主治】功能：dangf mongb liangs ngix 镇痛生新，hxub jent hxenk net 祛风除湿。主治：lod hsongd 骨折，ghut hsongd mongb bongt 关节剧烈疼痛。

【Ed not xus 用法用量】内服，煎汤，25～30 g；或泡酒饮。

楝 科

Det vob yangl 香椿

【Bit hsenb 俗名】红椿、春菜树、春阳树、香椿树、椿芽树、椿白皮。

【Dios kob deis 基源】为楝科植物香椿 *Toona sinensis*（A. Juss.）Roem. 的皮或根皮韧部。

【Niangb bet deis 生长环境】生于村寨边、园地边，有栽培。分布于各地苗乡。

【Jox hsub 性味属经】性冷，味苦涩，属冷药，入热经。

【Qet diel xid 功能主治】功能：hxeb ghad ghof tongb ghad 温肠通便，seil hxangd dangf hxangd 凉血止血。主治：daif gad lax lol hxangd 胃溃疡出血，jib daib ngas naix mais 小儿疳积，ghad eb dlub lol not 白带过多，zal ghad dongk xok 细菌性痢疾，xud ghad hxangd 便血。

【Ed not xus 用法用量】内服，煎汤，15～25 g。外用，煎水洗或制膏涂。

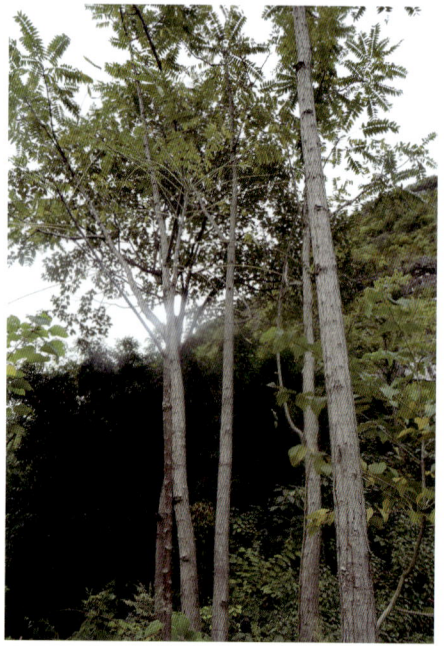

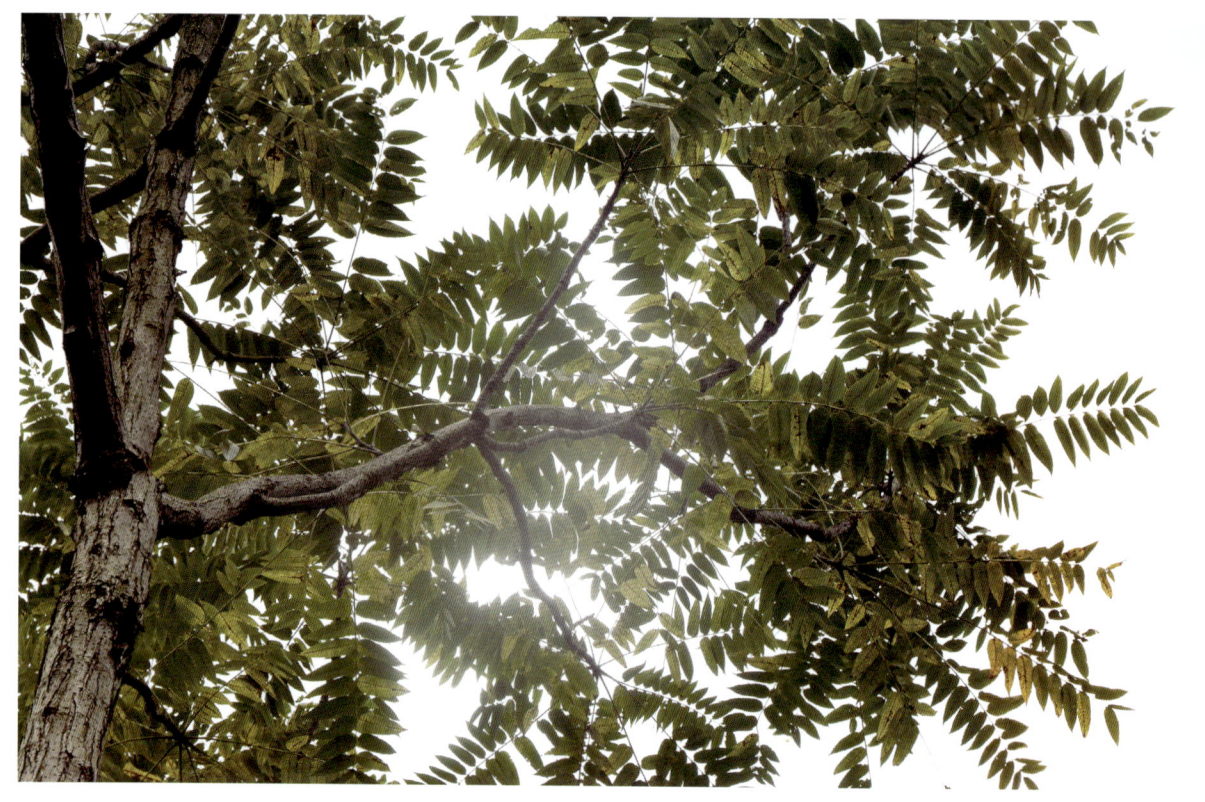

Det vob yangl vub 鹧鸪花

【Bit hsenb 俗名】白椿、真椿、春颠皮、野春芽树。

【Dios kob deis 基源】为楝科植物鹧鸪花 *Heynea trijuga* Roxb. 的根、叶。

【Niangb bet deis 生长环境】生于杂木林中或灌木丛中。分布于部分苗乡。

【Jox hsub 性味属经】性冷，味苦，属冷药，入热经。

【Qet diel xid 功能主治】功能：hxub kib tat jab 清热解毒，hxub jent hxenk net 祛风除湿。主治：yens jent mongb ghab dlad ghab bab 风湿腰腿痛，yens jent mongb ghut hsongd 风湿性关节炎，diux ghongd od nul 咽喉炎，los link ghongd 吊小舌。

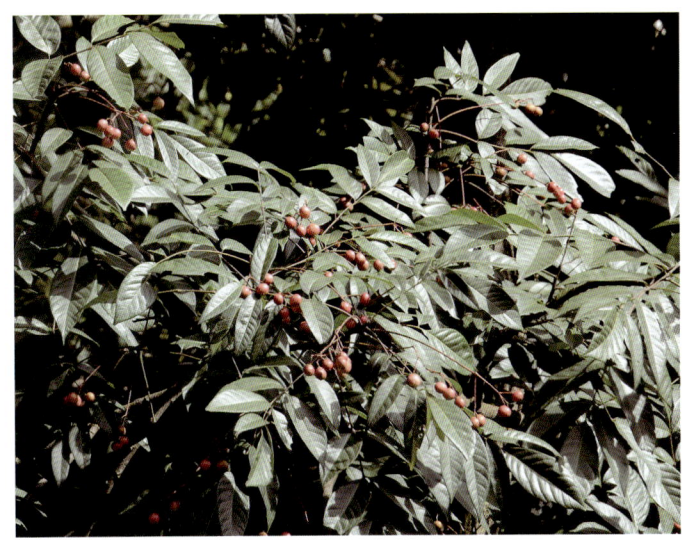

【Ed not xus 用法用量】内服，煎汤，15～25 g；或浸酒饮。外用，煮水含漱。

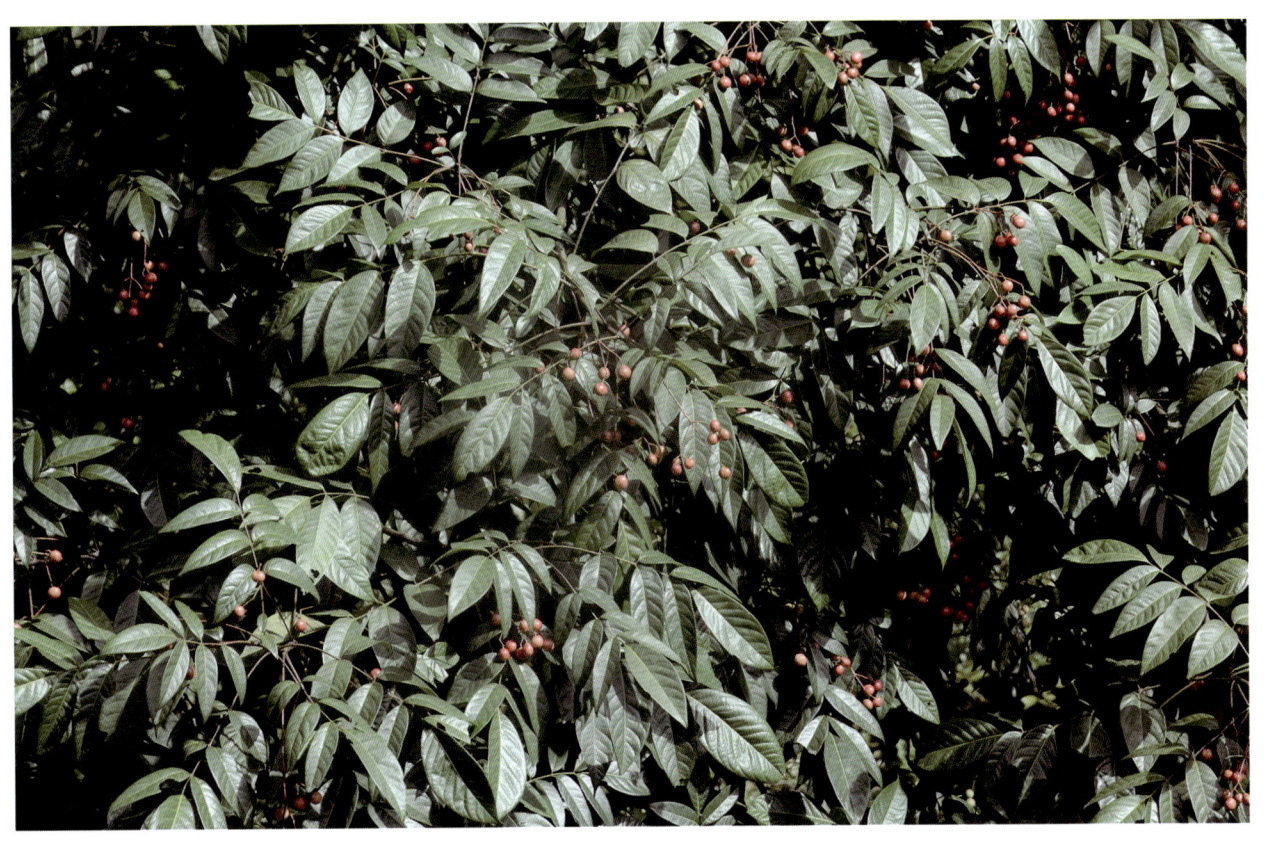

Zend jangb veeb 川楝

【Bit hsenb 俗名】仁枣、练实、楝实、川楝子、苦楝子、金铃子。

【Dios kob deis 基源】为楝科植物川楝 *Melia toosendan* Sieb. et Zucc. 的果实。

【Niangb bet deis 生长环境】生于中海拔地区疏林中或杂木林下。分布于部分苗乡。

【Jox hsub 性味属经】性冷，味苦，属冷药，入热经。有小毒。

【Qet diel xid 功能主治】功能：dib gangb dangf mongb 杀虫止痛，hxub kib zangl xuf 清热除湿。主治：gangb not mongb qub 虫积腹痛，zaid wel ongd hsongd bongt 急性乳腺炎，jib daib ngas naix mais 小儿疳积，los ghad ghof 疝气，mongb bid daif got 阴囊疼痛，khob jangx gangb xongx 头癣。

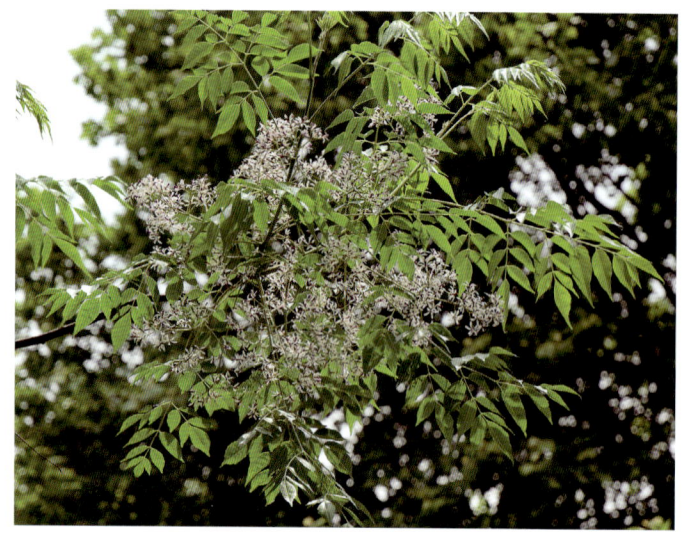

【Ed not xus 用法用量】内服，煎汤，8～15 g；或入丸、散剂。外用，煎水洗或研末调敷。

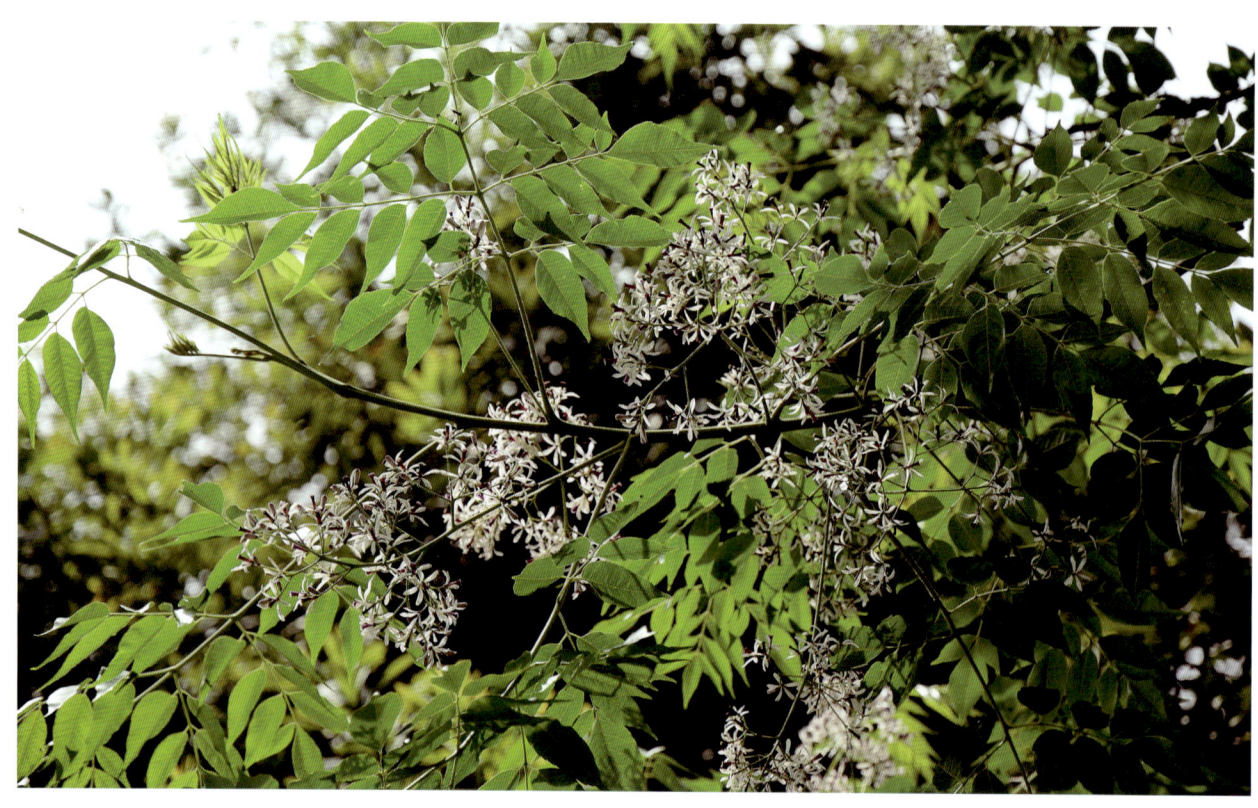

Zend jangb veeb 苦楝

【Bit hsenb 俗名】川楝、苦辣树、花心树、苦楝皮、苦楝子、紫花树、火棯树、双白皮。

【Dios kob deis 基源】为楝科植物苦楝 *Melia azedarach* L. 的根皮或干皮。

【Niangb bet deis 生长环境】生于低海拔地区路旁、坡脚、园地边，有栽培。分布于部分苗乡。

【Jox hsub 性味属经】性冷，味苦，属冷药，入热经。有小毒。

【Qet diel xid 功能主治】功能：dib gangb dangf mongb 杀虫止痛，hxub kib zangl xuf 清热除湿。主治：jib daib ngas naix mais 小儿疳积，gangb not mongb qub 虫积腹痛，zaid wel ongd hsongd bongt 急性乳腺炎，los ghad ghof 疝气，khob jangx gangb xongx 头癣。

【Ed not xus 用法用量】内服，煎汤，8～15 g；或入丸、散剂。外用，煎水洗或研末调敷。

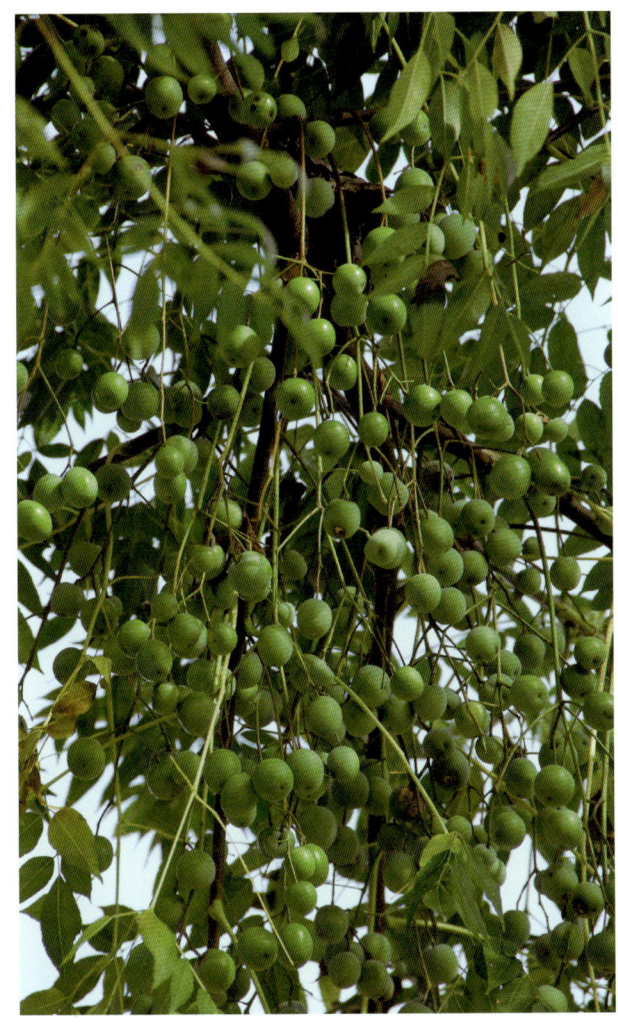
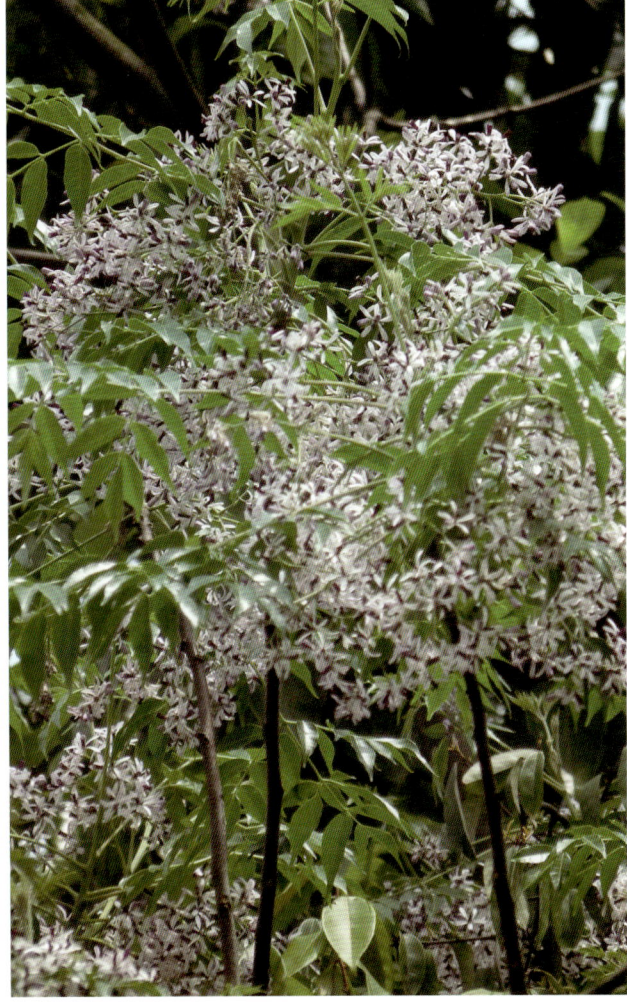

Det jangb veeb niul 灰毛浆果楝

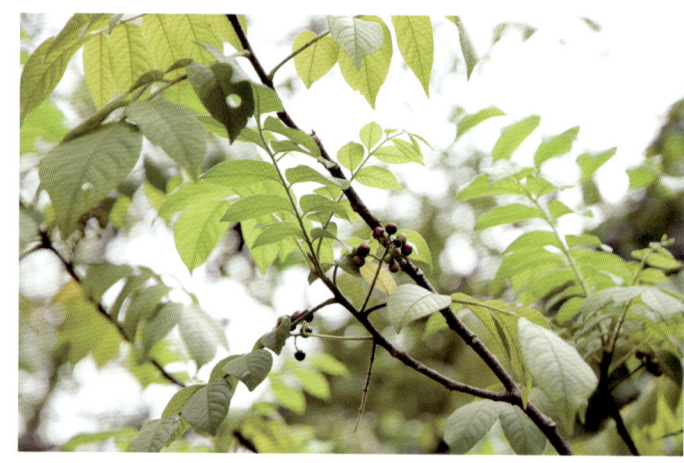

【Bit hsenb 俗名】臭子、苦楝树、野桐椒。

【Dios kob deis 基源】为楝科植物灰毛浆果楝 *Cipadessa cinerascens*（Pellegr.）Hand.-Mazz. 的树皮、果实。

【Niangb bet deis 生长环境】生于疏林地区或杂木林中。分布于部分苗乡。

【Jox hsub 性味属经】性热，味苦，属热药，入冷经。

【Qet diel xid 功能主治】功能：hxub kib tad dud kib 清热解表，hangb bongt dangf mongb 行气止痛，did gangb 杀虫。主治：mangb hfud kib jid 感冒发烧，kib jid ax khad 高烧不退，fal sab mongb gad ghof 绞肠痧，kib seil 疟疾，gangb jongb jangx 蛔虫病，kib eb kib dul 水火烫伤。

【Ed not xus 用法用量】内服，煎汤，15～25 g；或入丸、散剂。外用，煎水洗。

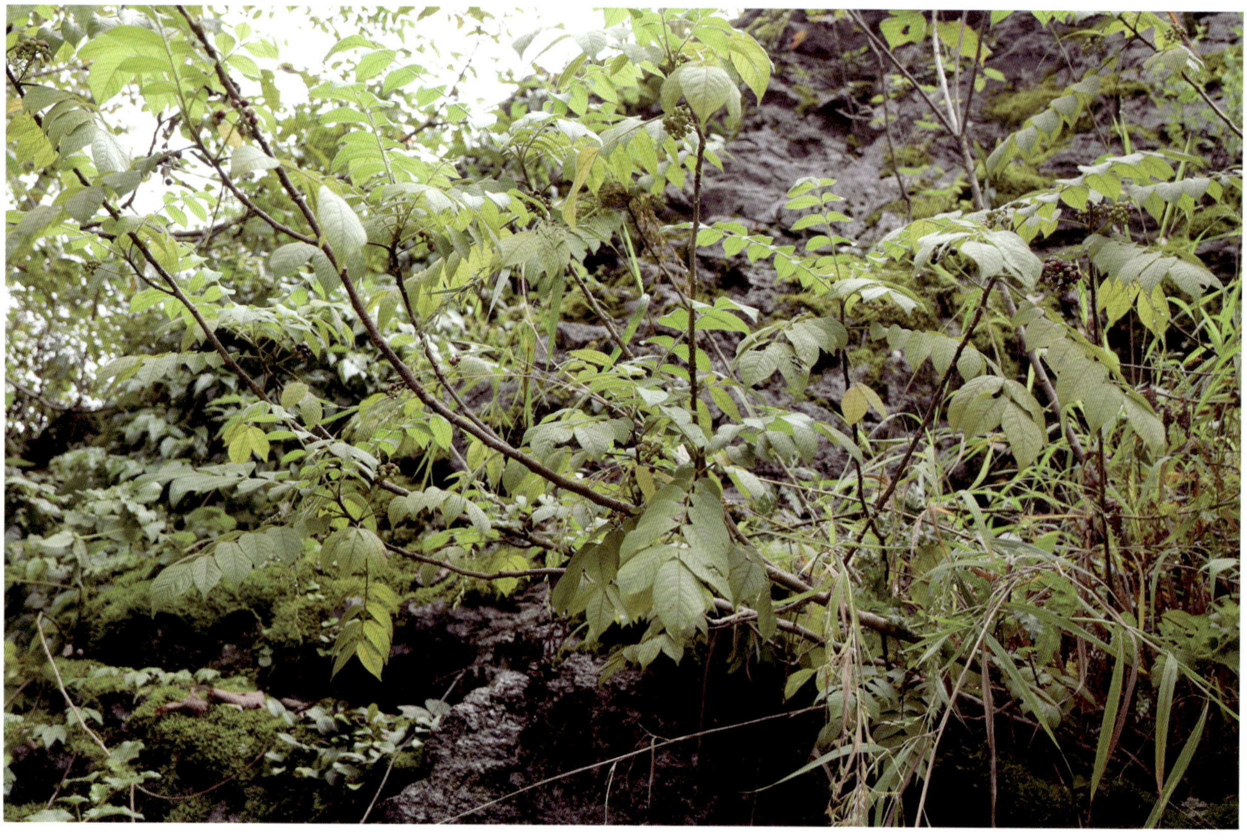

Vob gof zenk 滇黔地黄连

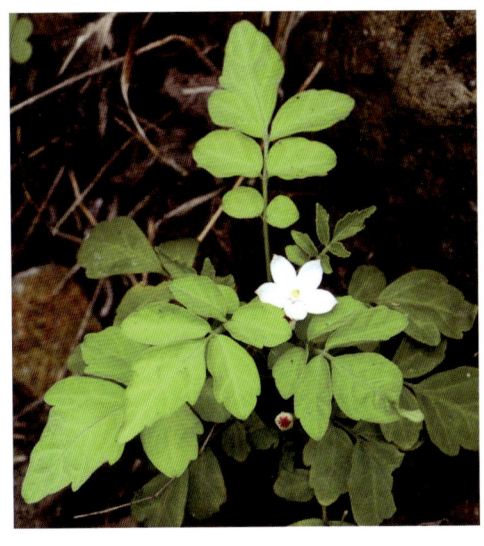

【Bit hsenb 俗名】七匹散、土黄连、地黄连、铁冬青、假苦楝、白花矮陀陀。

【Dios kob deis 基源】为楝科植物滇黔地黄连 Munronia henryi Harms 的全草。

【Niangb bet deis 生长环境】生于山谷林下或岩石缝中。分布于部分苗乡。

【Jox hsub 性味属经】性冷，味苦，属冷药，入热经。有毒。

【Qet diel xid 功能主治】功能：hxub kib tad dud kib 清热解表，ves hxangd dangf mongb 活血止痛，hxub jent hxenk net 祛风除湿。主治：mangb hfud kib jid 感冒发烧，kib seil 疟疾，dliangd bil dib sangb 跌打损伤，yens jent mongb ghut hsongd 风湿性关节炎，mongb daif gad 胃痛（胸口痛），gangb lax bus 疮痈。

【Ed not xus 用法用量】内服，煎汤，10～30 g。外用，煎水洗或研末调敷。

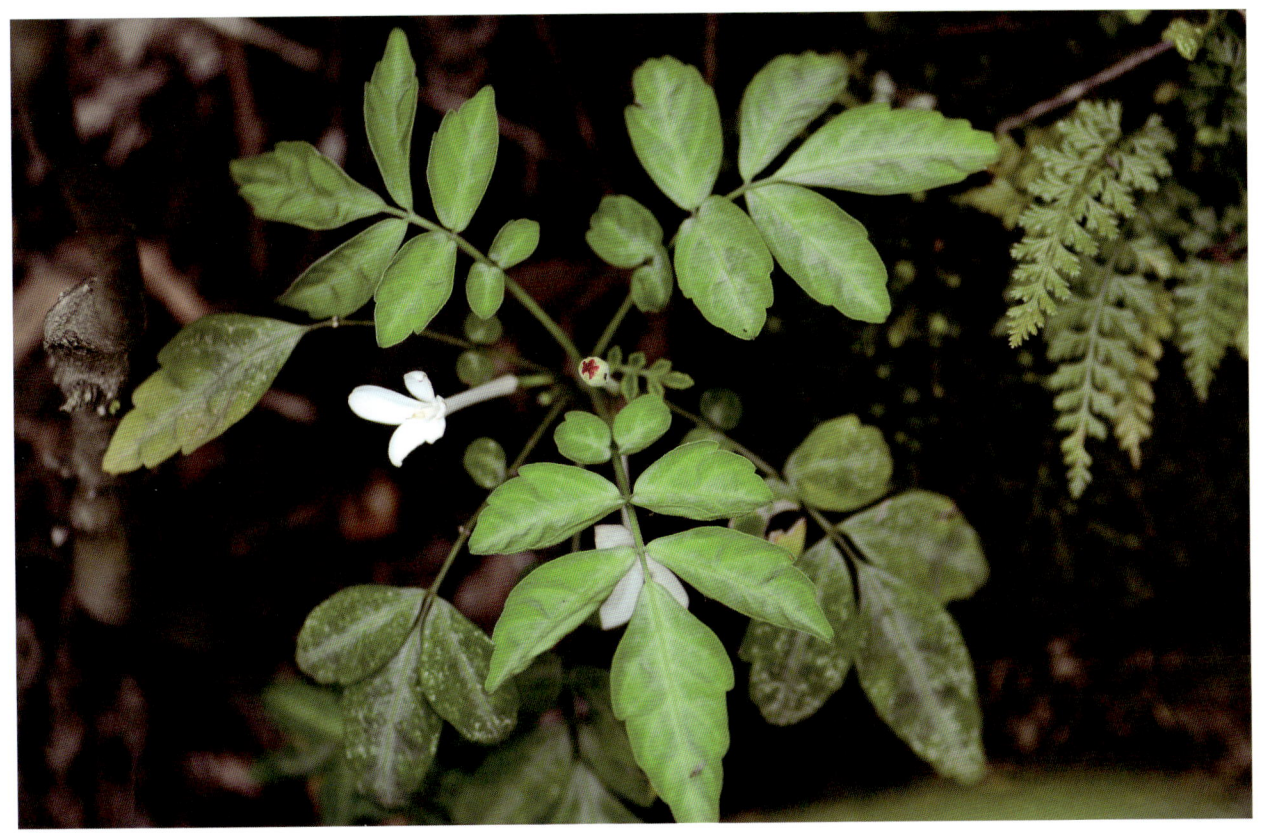

远志科

Vob lix nios 瓜子金

【Bit hsenb 俗名】二月花、辰砂草、鱼胆草、铁箭风、接骨红、散血丹。

【Dios kob deis 基源】为远志科植物瓜子金 *Polygala japonica* Houtt. 的全草或根。

【Niangb bet deis 生长环境】生于坡塝草地上、荒野草丛中。分布于部分苗乡。

【Jox hsub 性味属经】性平，味苦辛，属冷热两经药，入两经。

【Qet diel xid 功能主治】功能：ves hxangd dangf hxangd 活血止血，hxub kib tat jab 清热解毒，dins hvib dangf hnind 镇静安神。主治：kib seil 疟疾，bit ax dangx 失眠，los link ghongd 吊小舌，mongb ghut hsongd 关节痛，bus diangd 骨髓炎，yens nangb gik 毒蛇咬伤。

【Ed not xus 用法用量】内服，煎汤，15～25 g；捣汁或研末服。外用，捣烂敷。

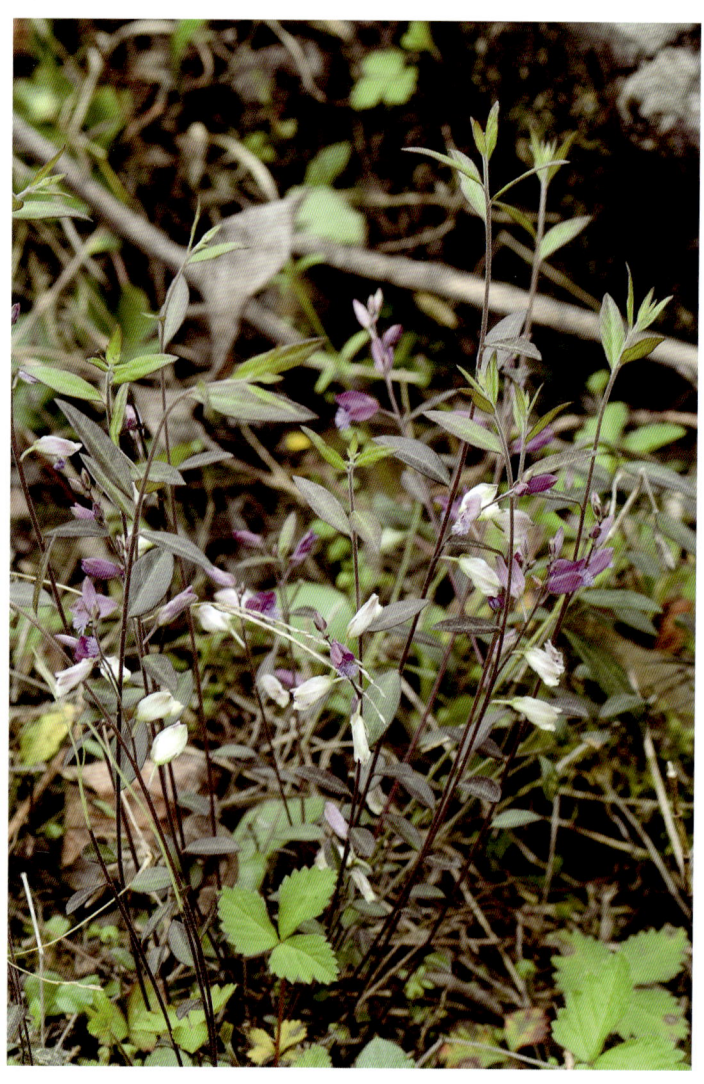
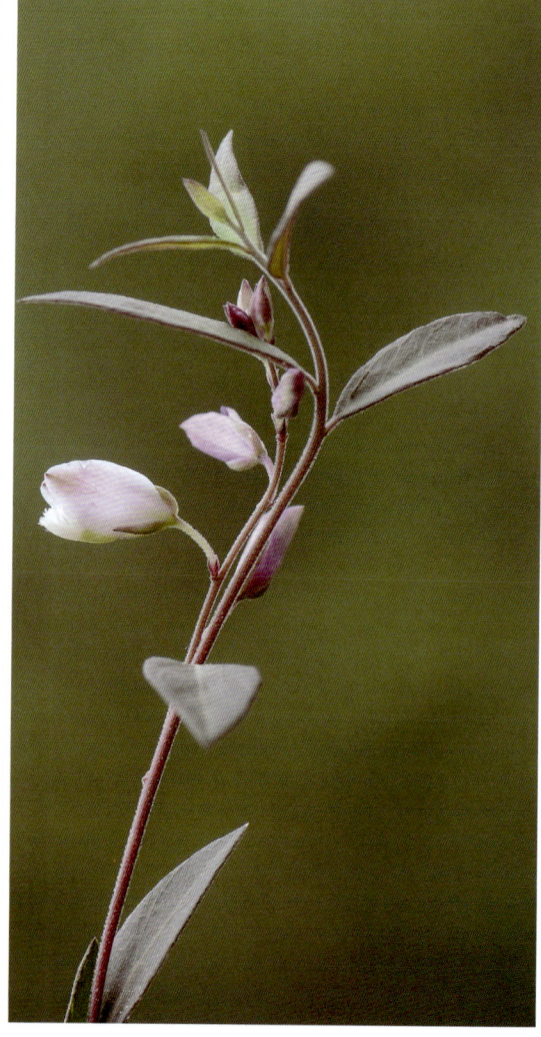

Vob ngaib mik 金不换

【Bit hsenb 俗名】大金草、午时合、疳积草、厚皮柑、金牛远志、紫背金牛。

【Dios kob deis 基源】为远志科植物金不换 *Polygala chinensis* L. 的根或全草。

【Niangb bet deis 生长环境】生于山野荒地、草坡上。分布于各地苗乡。

【Jox hsub 性味属经】性平，味甘，属冷热两经药，入两经。

【Qet diel xid 功能主治】功能：ves hxangd tat jit hxangd 活血化瘀，dangf ngol yangx ghad ngol 止咳化痰。主治：dliangd bil dib sangb 跌打损伤，jib daib ngas naix mais 小儿疳积，mongb ghad nial mais 火眼，ait ngol 咳嗽，jangf hxib 惊悸，bit ax dangx 失眠。

【Ed not xus 用法用量】内服，水煎，15～25 g。

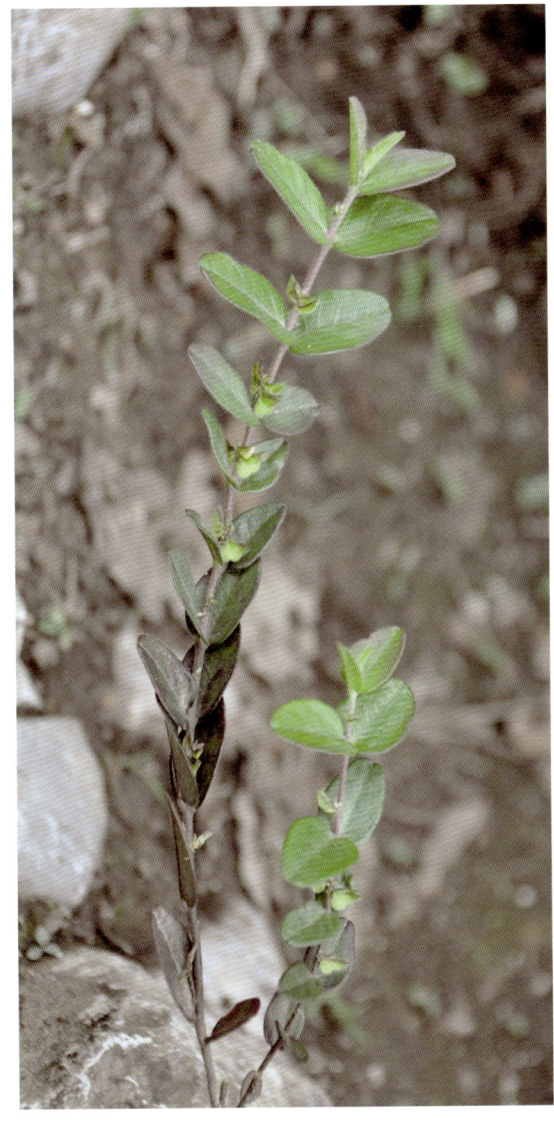
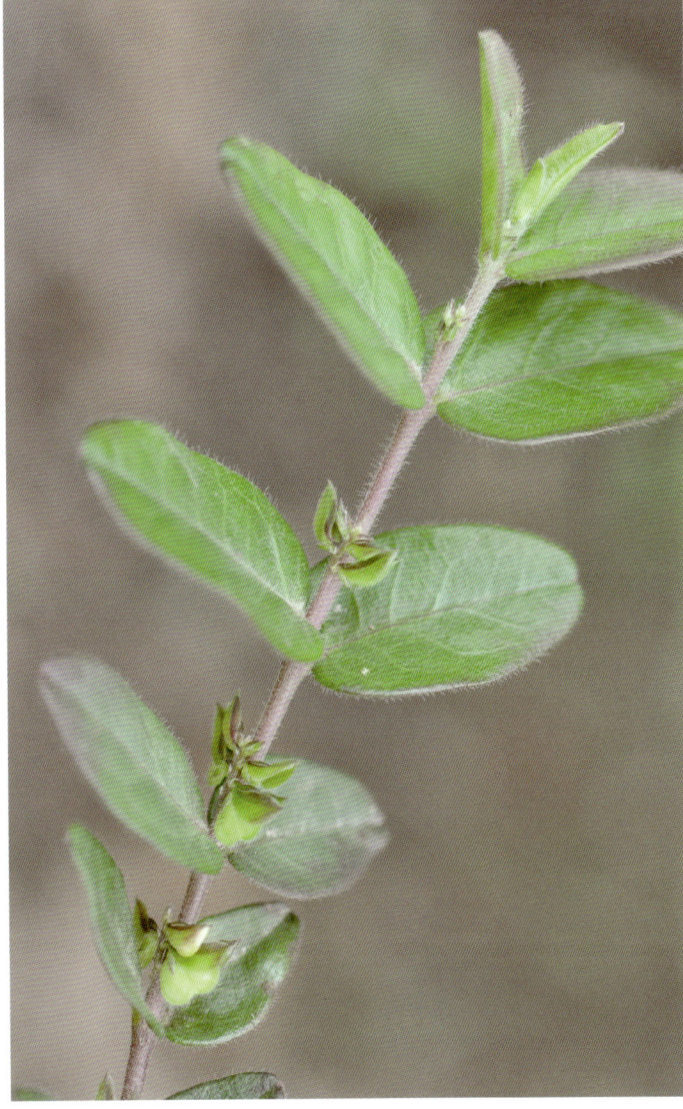

Vob ghab daib xok 尾叶远志

【Bit hsenb 俗名】大远志、女儿红、乌棒子、水黄杨木。

【Dios kob deis 基源】为远志科植物尾叶远志 *Polygala caudata* Rehd. et Wils. 的根。

【Niangb bet deis 生长环境】生于沟谷荒地上、溪涧两侧。分布于部分苗乡。

【Jox hsub 性味属经】性平，味甘，属冷药，入热经。

【Qet diel xid 功能主治】功能：hxub kib los xuf 清热利湿，tongb wal zangx yangx 利尿通淋，yangx ghad ngol dangf khangk 化痰止咳。主治：mongb ghongd gus 气管炎，hek bongt ngol 哮喘，nais jongt od nul fangx jid 黄疸型肝炎，xud wal hxangd 尿血。

【Ed not xus 用法用量】内服，煎汤，15～25 g。

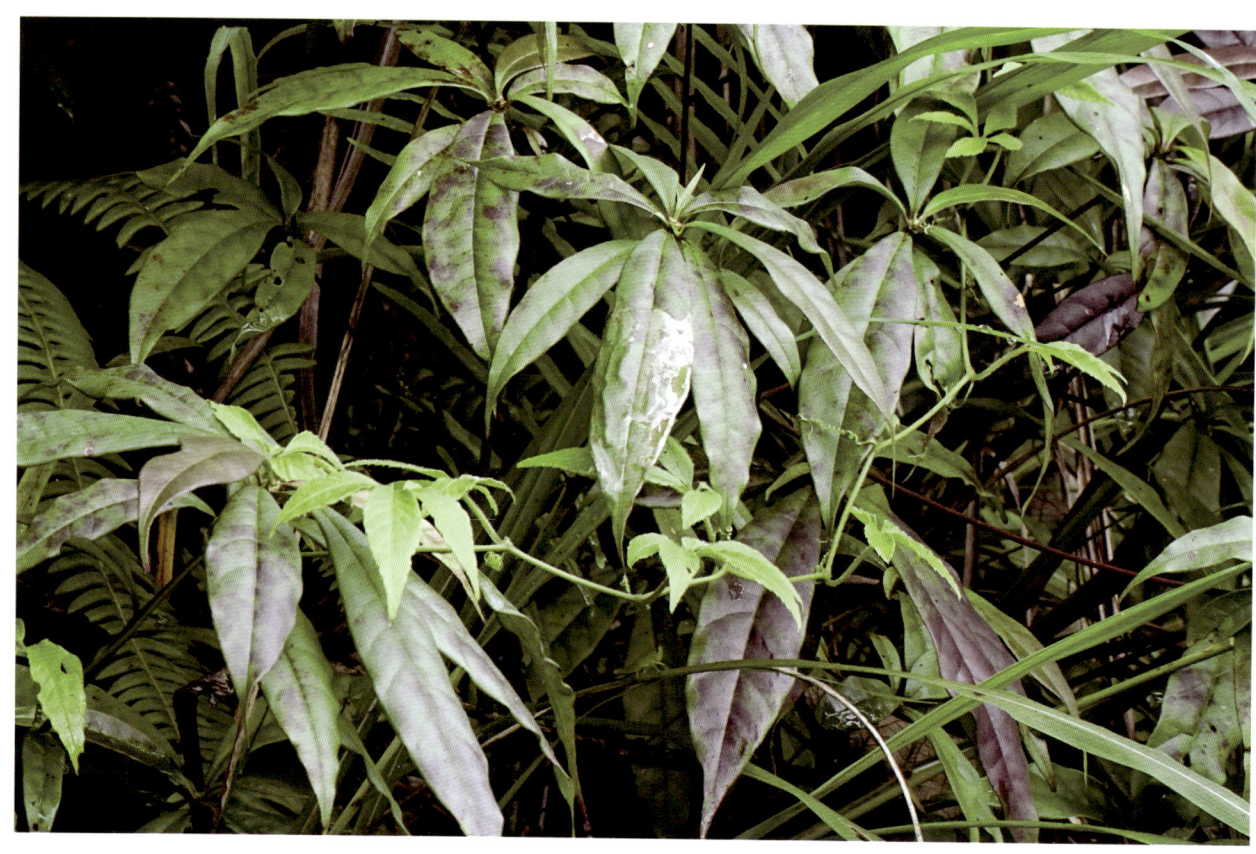

Vob ghab daib hlieb 宽叶远志

【Bit hsenb 俗名】小丁香、大远志、女儿红、神砂草、青玉丹草、蓝花地丁。

【Dios kob deis 基源】为远志科植物宽叶远志 *Polygala sibirica* L. 的根或全草。

【Niangb bet deis 生长环境】生于坡塝荒地、河岸沙地上。分布于部分苗乡。

【Jox hsub 性味属经】性冷，味甘辛，属冷药，入热经。

【Qet diel xid 功能主治】功能：hxub kib tat jab 清热解毒，yis dliangl net nais pot 滋阴润肺。主治：mongb daif gad 胃痛（胸口痛），nais pot kib ait ngol 肺热咳嗽，dliangd bil dib sangb 跌打损伤，yens jent xuf mongb 风湿疼痛，diub hxub lob mais ghad 腰酸腿软，jib daib nais pot od nul 小儿肺炎。

【Ed not xus 用法用量】内服，煎汤，15～25 g；或泡酒饮。外用，捣烂敷患处。

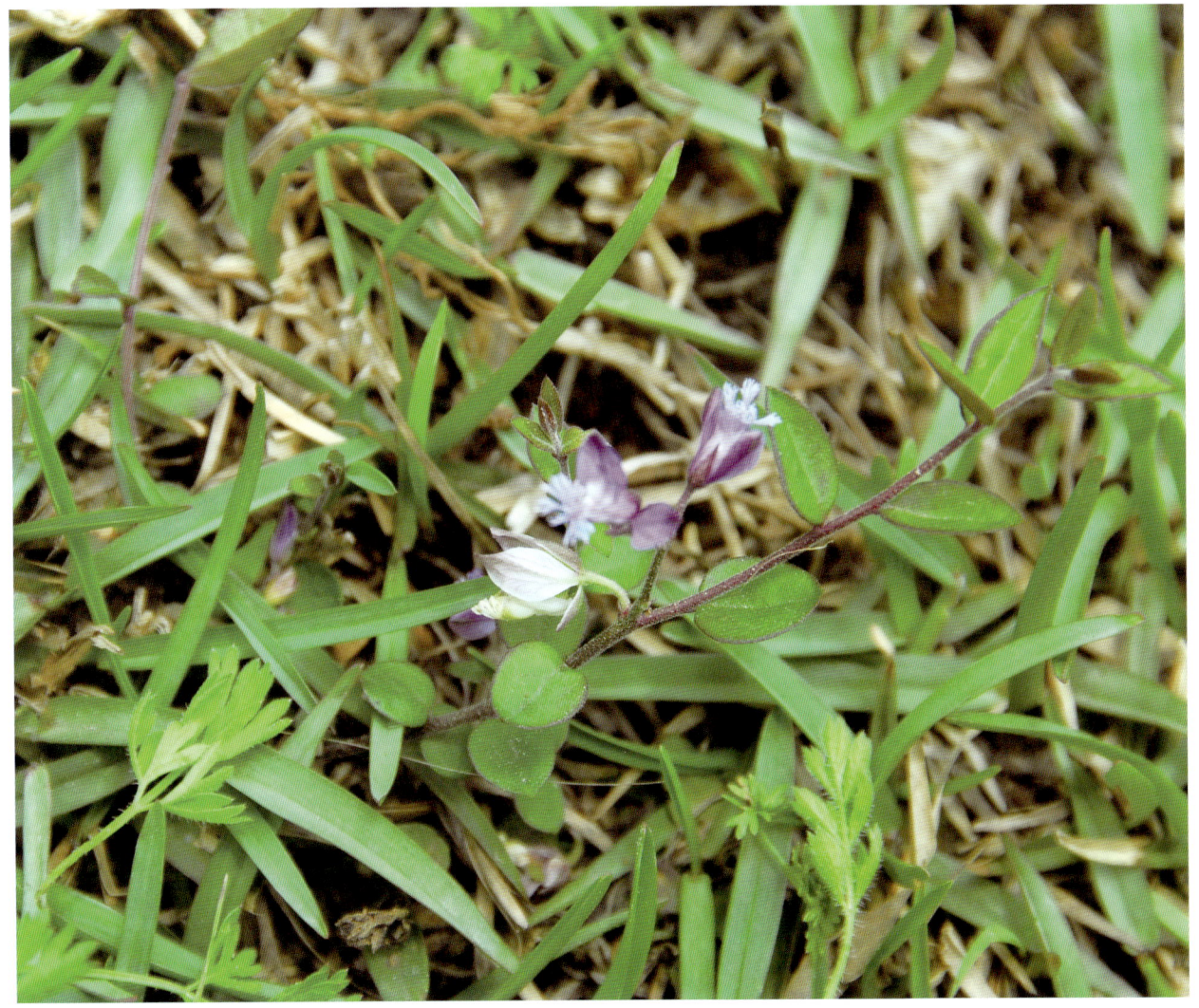

Vob ghab daib dles 小远志

【Bit hsenb 俗名】小丁香、小万年青、紫花地丁、蓝花地丁。

【Dios kob deis 基源】为远志科植物小远志 *Polygala sibirca* var. *megalopha* Franch. 的全草。

【Niangb bet deis 生长环境】生于山坡荒地上、溪河岸畔。分布于部分苗乡。

【Jox hsub 性味属经】性冷，味苦，属冷药，入热经。

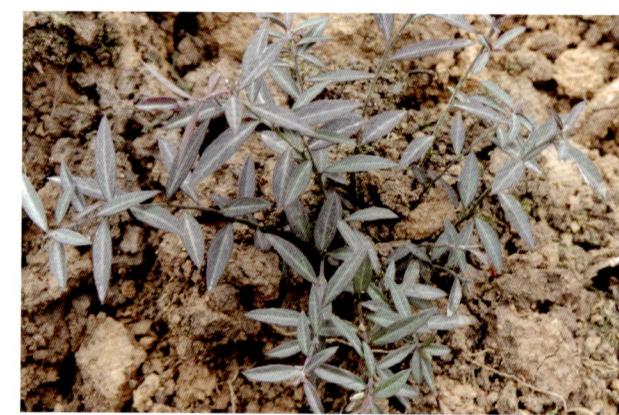

【Qet diel xid 功能主治】功能：hxub kib tat jab 清热解毒，hxub jent dangf mongb 祛风止痛。主治：diux ghongd od nul 咽喉炎，los link ghongd 吊小舌，jif od nul 淋巴结炎，jib daib mongb ghongd gus 小儿气管炎，mongb daif gad 胃痛（胸口痛），dliangd bil dib sangb 跌打损伤。

【Ed not xus 用法用量】内服，煎汤，15～25 g；或泡酒饮。外用，捣烂敷患处。

Vob ghab daib mes 侧生花远志

【Bit hsenb 俗名】合掌草、午时合、接骨丹、对时接骨草。

【Dios kob deis 基源】为远志科植物侧生花远志 *Polygala lateriflora* Y. K. Yang et al. 的全草。

【Niangb bet deis 生长环境】生于低坡疏林地中、草地上。分布于部分苗乡。

【Jox hsub 性味属经】性冷，味苦涩，属冷药，入热经。

【Qet diel xid 功能主治】功能：nef dlangl hvuk hniangk 滋阴敛汗，hxub kib tat jab 清热解毒。主治：mangb hfud kib jid 感冒发烧，mongb daif gad 胃痛（胸口痛），lod hsongd 骨折，diux ghongd od nul 咽喉炎，los link ghongd 吊小舌，bit dangx lol hniangk 体虚盗汗，jif od nul 淋巴结炎。

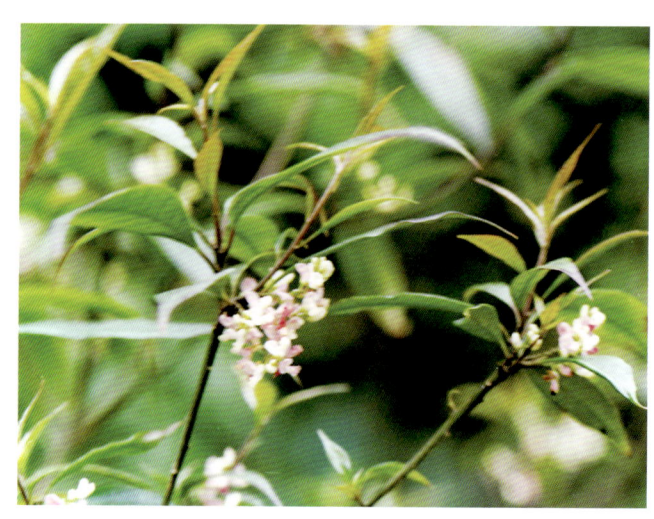

【Ed not xus 用法用量】内服，煎汤，15～25 g。外用，鲜品捣烂敷患处。

Vob ghab daib fangx 黄花远志

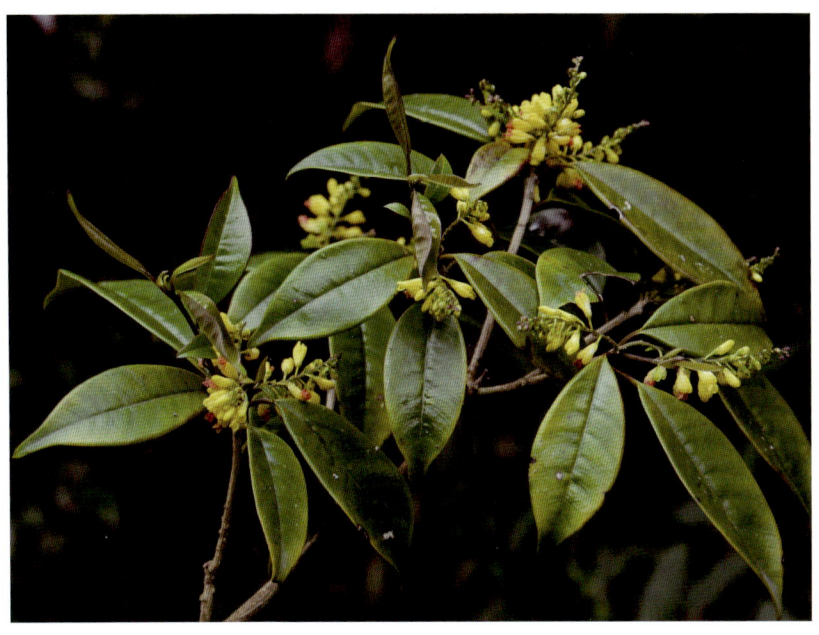

【Bit hsenb 俗名】鸡根、山桂花、小荷苞、吊吊黄、黄金卵、黄花鸡骨。

【Dios kob deis 基源】为远志科植物黄花远志 *Polygala arillata* Buch.-Ham. 的根。

【Niangb bet deis 生长环境】生于荒坡地上、农地边、土坎上。分布于各地苗乡。

【Jox hsub 性味属经】性热，味甘苦，属热药，入冷经。

【Qet diel xid 功能主治】功能：hxub jent hxenk net 祛风除湿，ves hxangd hsot ud vut 活血调经。主治：mangd hfub seil 风寒感冒，hfud nais pot yens jab 肺痨，hfud nais jongt hxangd bus 肝脓肿，pob lob pob bil 手脚水肿，dliangd bil dib sangb 跌打损伤，hsot ud ax jangx hxib 月经不调。

【Ed not xus 用法用量】内服，煎汤，15～25 g。外用，鲜品捣烂敷患处。

Nangx xeed ghaib 齿果草

【Bit hsenb 俗名】一碗泡、公儿草、过山蛇、斩蛇剑、莎萝莽、路边青。

【Dios kob deis 基源】为远志科植物齿果草 *Salomonia cantoniensis* Lour. 的全草。

【Niangb bet deis 生长环境】生于山野草地上、疏林下。分布于部分苗乡。

【Jox hsub 性味属经】性热，味辛辣，属热药，入冷经。

【Qet diel xid 功能主治】功能：hxub kib tat jab 清热解毒，hxenk angt dangf mongb 消肿止痛。主治：mongb hmid 牙痛，los ghab hlat mais dlub 眼翳，niangb hsab pob mongb 无名肿毒，yens nangb gik 毒蛇咬伤，yens gangb gik 毒虫咬伤。

【Ed not xus 用法用量】外用，煎汤含漱或熏洗，或捣烂敷。

Vob ghab daib fangx 黄花倒水莲

【Bit hsenb 俗名】吊吊黄、观音串、鸡仔树、黄花参、黄花吊水莲。

【Dios kob deis 基源】为远志科植物黄花倒水莲 *Polygala aureocauda* Dunn 的根或全株。

【Niangb bet deis 生长环境】生于沟谷两侧、溪涧边阴湿处。分布于部分苗乡。

【Jox hsub 性味属经】性热，味甘，属热药，入冷经。

【Qet diel xid 功能主治】功能：yis dliangl tiod jid 滋补强壮，ves hxangd tat jit hxangd 活血化瘀。主治：dliangd bil dib sangb 跌打损伤，xus hxangd 贫血，nais jongt od nul 肝炎，yens xit lol hxangd 刀伤出血，pob lob pob bil 手脚水肿。

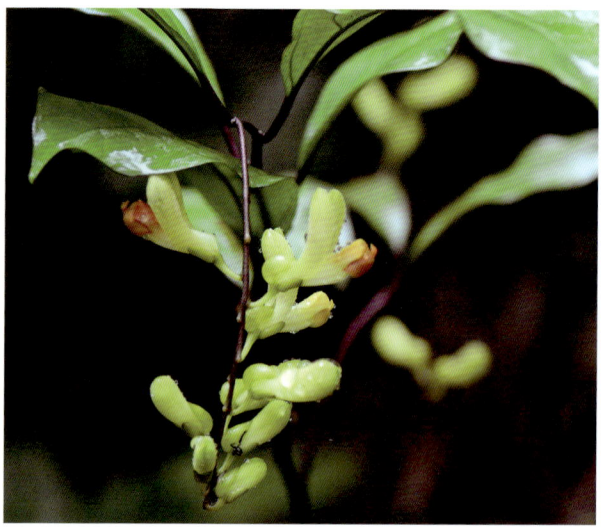

【Ed not xus 用法用量】内服，煎汤，25～30 g。

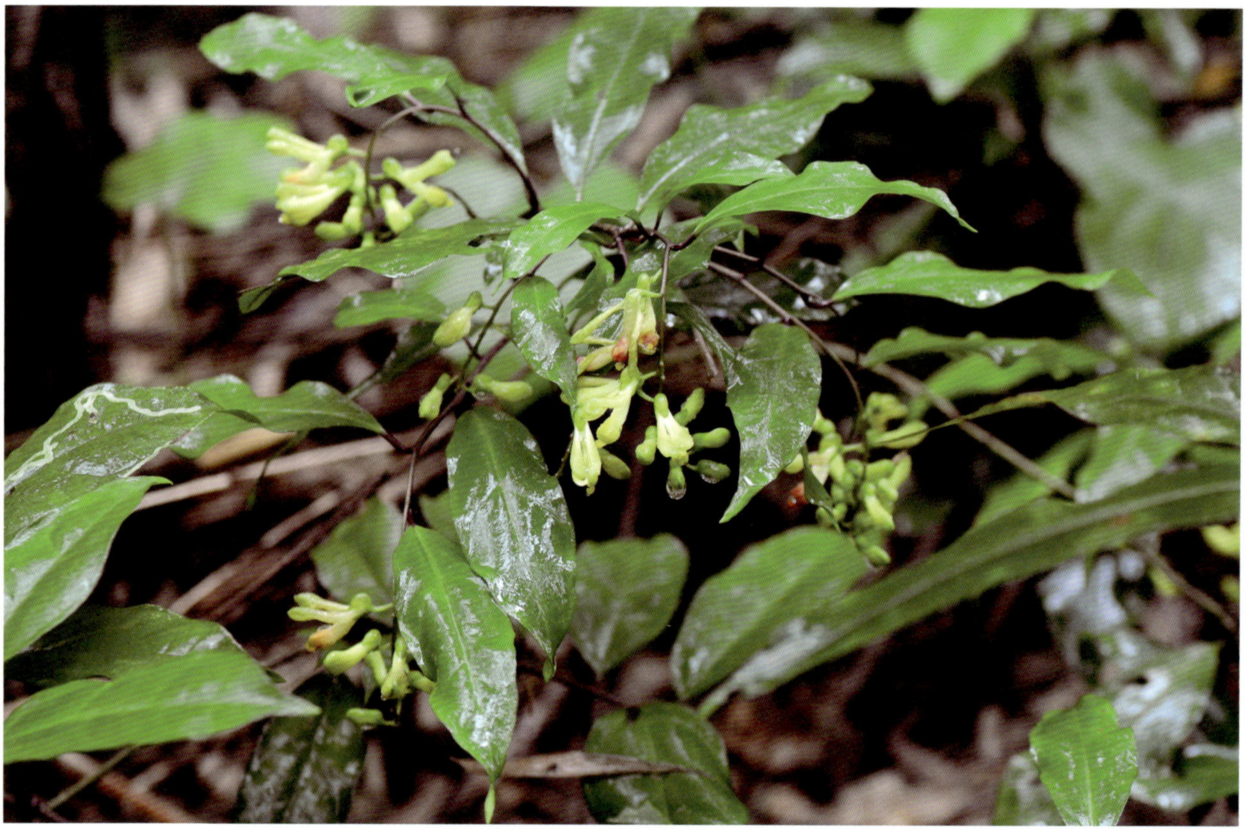

大戟科

Vob veb 大戟

【Bit hsenb 俗名】千层塔、龙虎草、搜山虎、猫眼草、臌胀草、九头狮子草。

【Dios kob deis 基源】为大戟科植物大戟 *Euphorbia pekinensis* Rupr. 的根。

【Niangb bet deis 生长环境】喜生于山野草地上、荒山草坡上、疏林下。分布于各地苗乡。

【Jox hsub 性味属经】性冷，味苦辛，属冷药，入热经。有大毒。

【Qet diel xid 功能主治】功能：tongb ghad zal eb 通便泻水，tongb eb dlax xuf 利水渗湿。主治：pob wux qub 水臌病，pob lob pob bil 手脚水肿，los link ghongd 吊小舌，fangx mais fangx jid 黄疸，hmid dlongs mongb 牙齿松痛，jif hxongb 淋巴结结核，xud ax lol ghad wal 大小便不通。

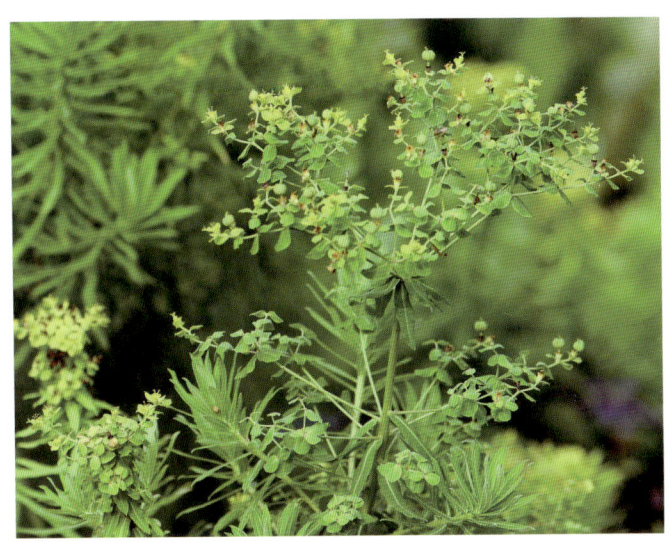

【Ed not xus 用法用量】内服，煎汤，5～15 g。外用，捣烂敷或浸液搽。

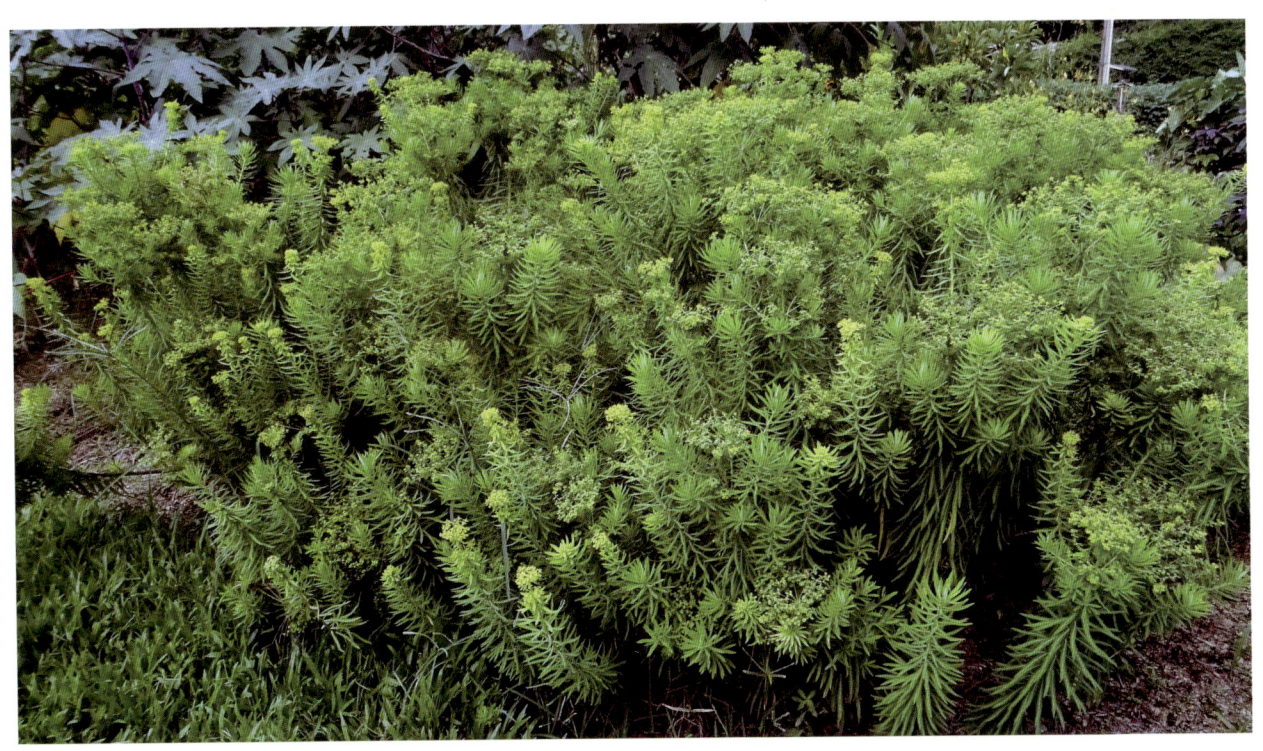

Vob veb wel 乳浆大戟

【Bit hsenb 俗名】洋漆、顺水龙、烂疤眼、奶浆草、倒毒草、鸡肠狼毒。

【Dios kob deis 基源】为大戟科植物乳浆大戟 *Euphorbia esula* L. 的根。

【Niangb bet deis 生长环境】生于山岗上、山沟中、草地上。分布于部分苗乡。

【Jox hsub 性味属经】性冷，味苦辣，属冷药，入热经。

【Qet diel xid 功能主治】功能：tongb eb dlax xuf 利水渗湿，dib gangb 杀虫，hxenk angt dangf mongb 消肿止痛。主治：hfud qub dit mongb 胃脘胀痛，los link ghongd 吊小舌，pob lob pob bil 手脚水肿，hot ax yangx gad 消化不良，dinx gad xangd dit 食积饱胀。

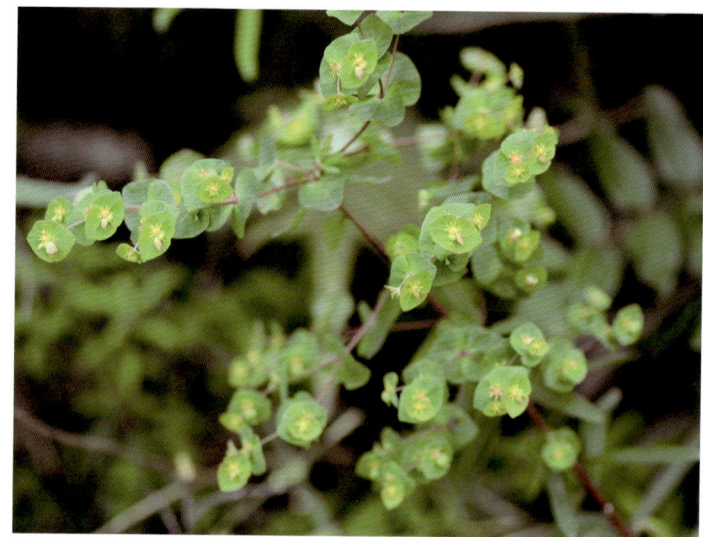

【Ed not xus 用法用量】内服，煎汤，5～15 g。

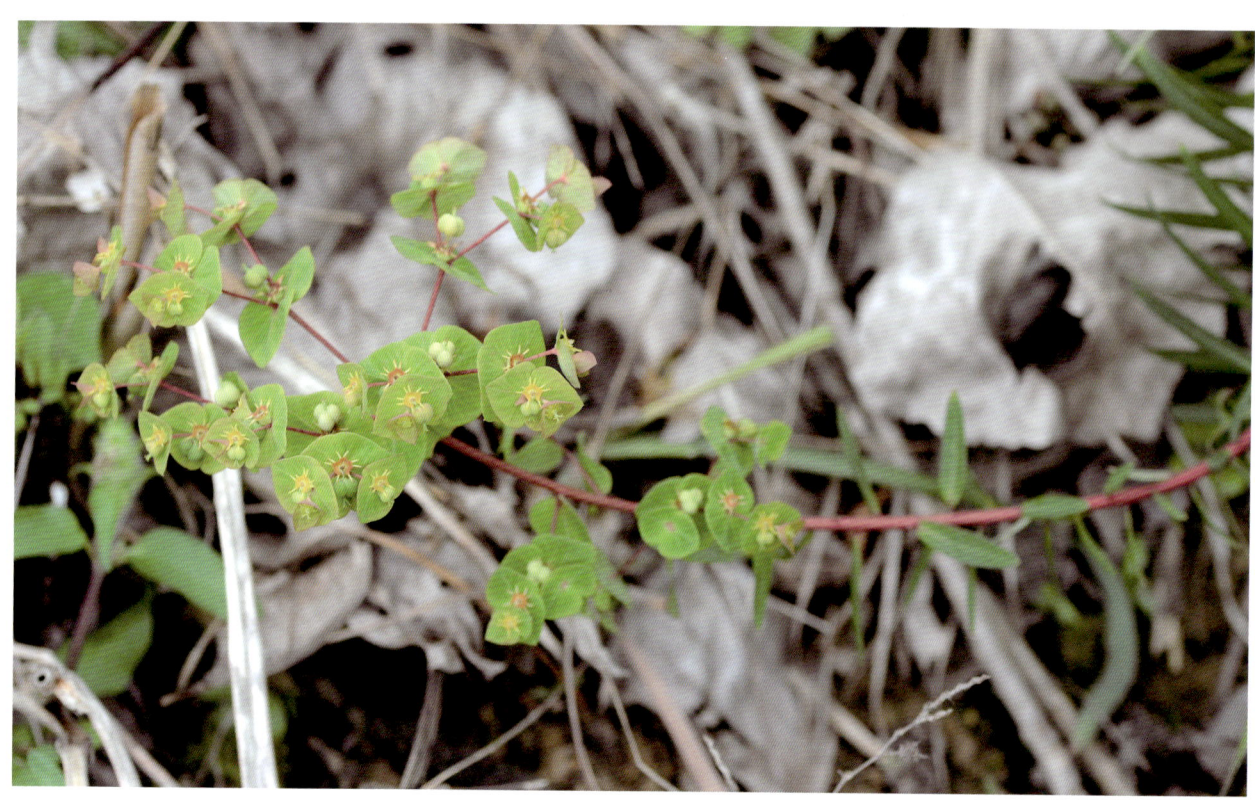

Vob geef lol 千根草

【Bit hsenb 俗名】飞杨草、乳汁草、痢疾草、痢子草、细叶飞杨草。

【Dios kob deis 基源】为大戟科植物千根草 *Euphorbia thymifolia* L. 的全草。

【Niangb bet deis 生长环境】生于坡岭草地上、疏林下。分布于部分苗乡。

【Jox hsub 性味属经】性冷，味酸涩，属冷药，入热经。

【Qet diel xid 功能主治】功能：hxenk angt dangf mongb 消肿止痛，hxub kib tat jab 清热解毒。主治：jangx gangb nangb 带状疱疹，zaid wel jangx dix bus 乳痈，dix khangd ghad lol hxangd 痔疮出血，ghab liut dud qut qat 皮肤瘙痒，mongb qub zal ghad 腹痛腹泻。

【Ed not xus 用法用量】内服，煎汤，25～30 g；或捣汁煎服。外用，捣烂敷或煎水洗。

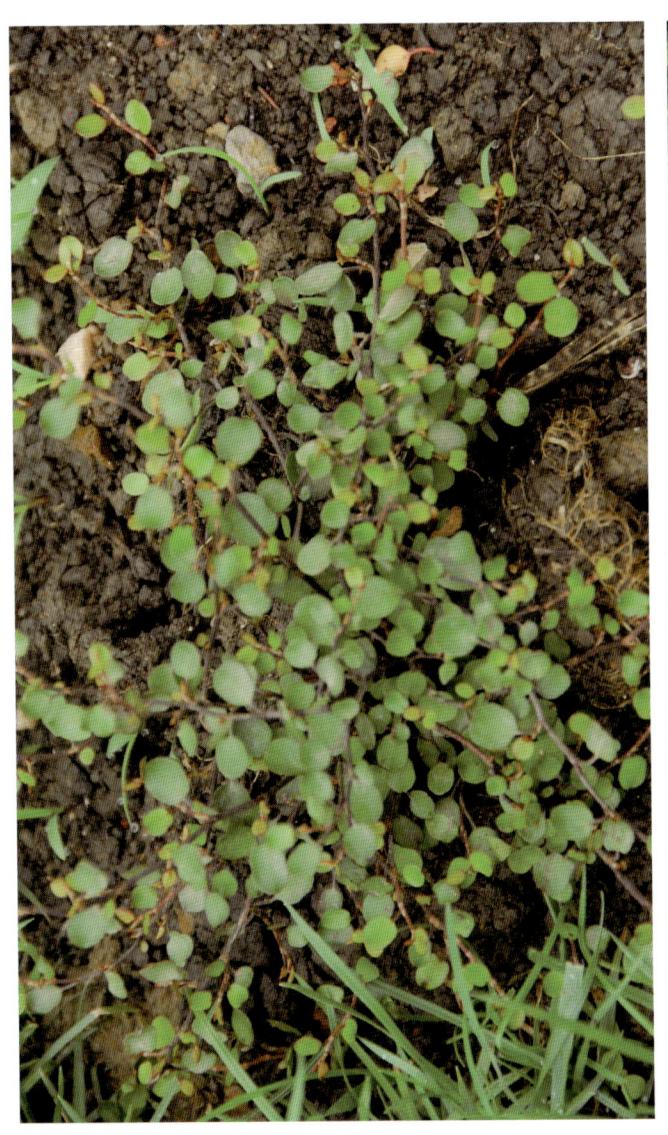
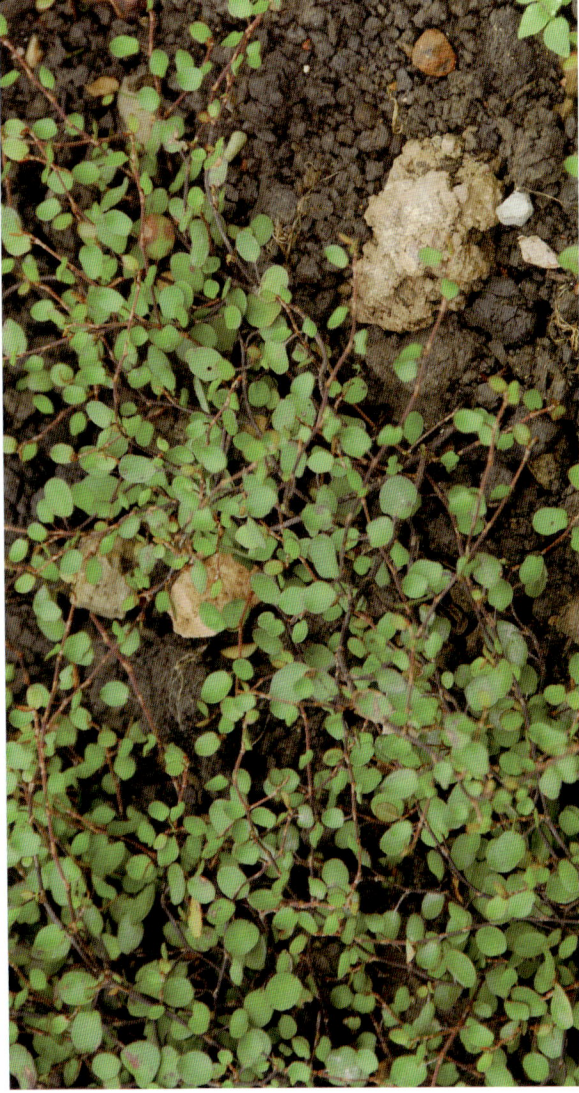

Vob guk ghab qaangb 地锦

【Bit hsenb 俗名】扑地锦、地锦草、地丝草、奶花草、血见愁、地马桑、花被单。

【Dios kob deis 基源】为大戟科植物地锦 *Euphorbia humifusa* Willd. ex Schlecht. 的全株。

【Niangb bet deis 生长环境】生于山野荒地上、路旁、村寨周围。分布于各地苗乡。

【Jox hsub 性味属经】性平，味苦辛，属冷热两经药，入两经。

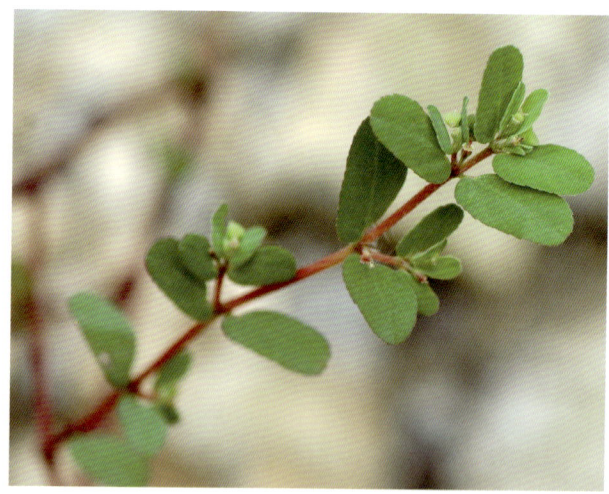

【Qet diel xid 功能主治】功能：tongb eb dlax xuf 利水渗湿，ves hxangd dangf hxangd 活血止血，hxub kib tat jab 清热解毒。主治：dliangd bil dib yens pot mongb 跌打肿痛，fangx mais fangx jid 黄疸，ax lol eb wel 乳汁不通，hfak bangb hxangd 血崩，dix khangd ghad lol hxangd 痔疮出血，mongb qub zal ghad 腹痛腹泻。

【Ed not xus 用法用量】内服，煎汤，15～25 g。外用，捣烂敷或研末调敷。

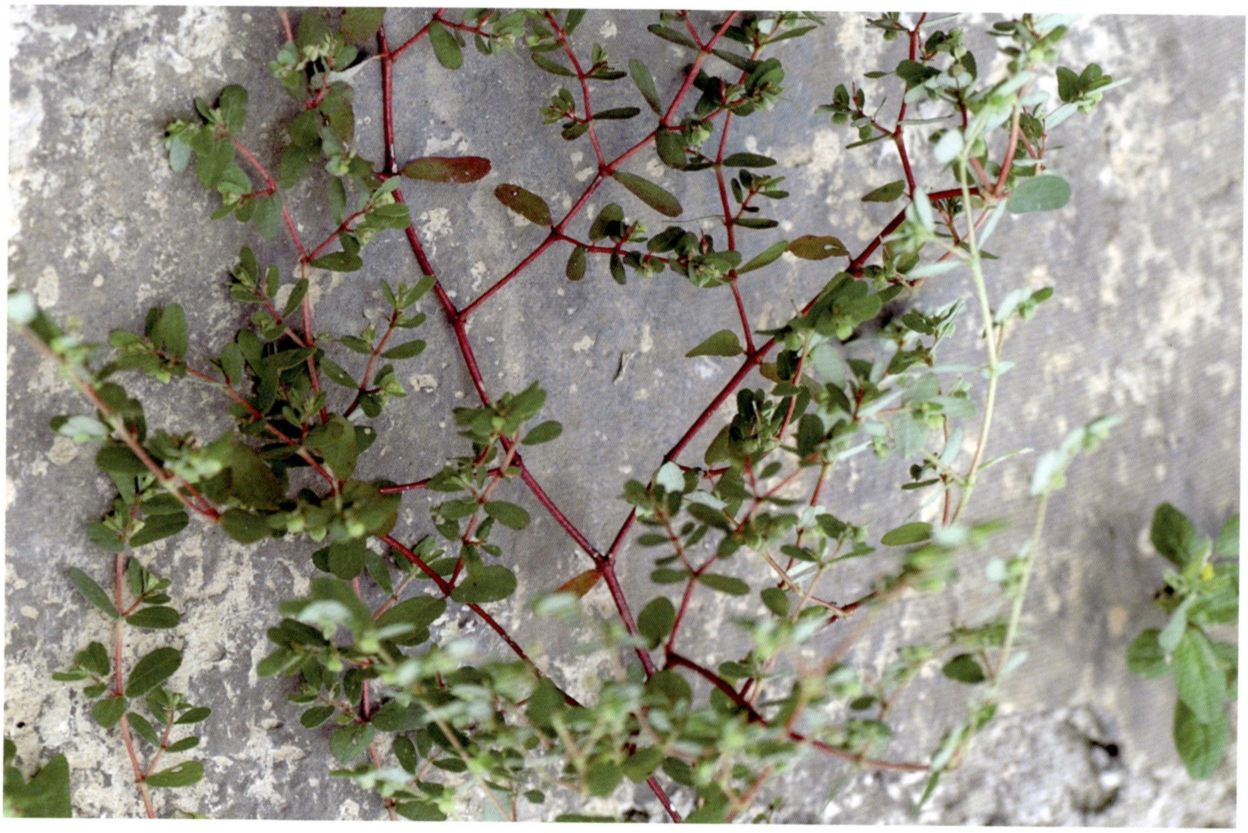

Vob dix bens 泽漆

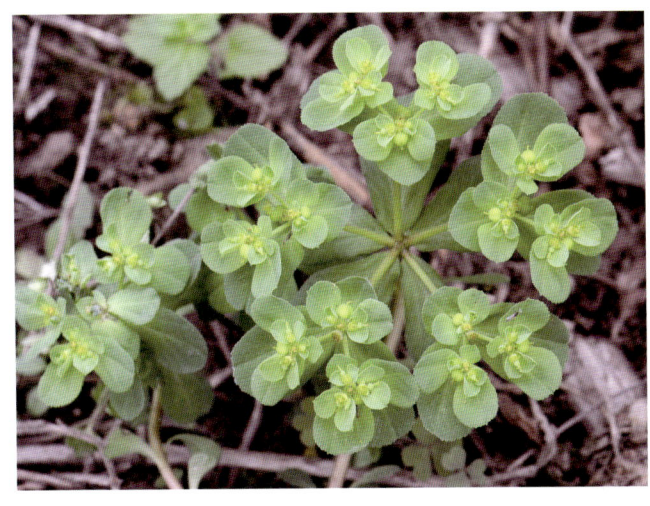

【Bit hsenb 俗名】一把伞、五朵云、凉伞草、乳浆草、铁骨伞、猫眼草。

【Dios kob deis 基源】为大戟科植物泽漆 *Euphorbia helioscopia* L. 的全草。

【Niangb bet deis 生长环境】生于荒野山沟中、路旁、湿地上。分布于各地苗乡。

【Jox hsub 性味属经】性冷，味苦辛，属冷药，入热经。

【Qet diel xid 功能主治】功能：dib gangb 杀虫，hangb eb dias jab 行水排毒。主治：pob lob pob bil 手脚水肿，bus diangd 骨髓炎，ghab liut dud qut qat 皮肤瘙痒，gangb xent 疥疮，gangb vas 癣，zal ghad 腹泻。

【Ed not xus 用法用量】内服，煎汤，15～25 g；或熬膏；或入丸、散剂。外用，煎水洗或研末调敷。

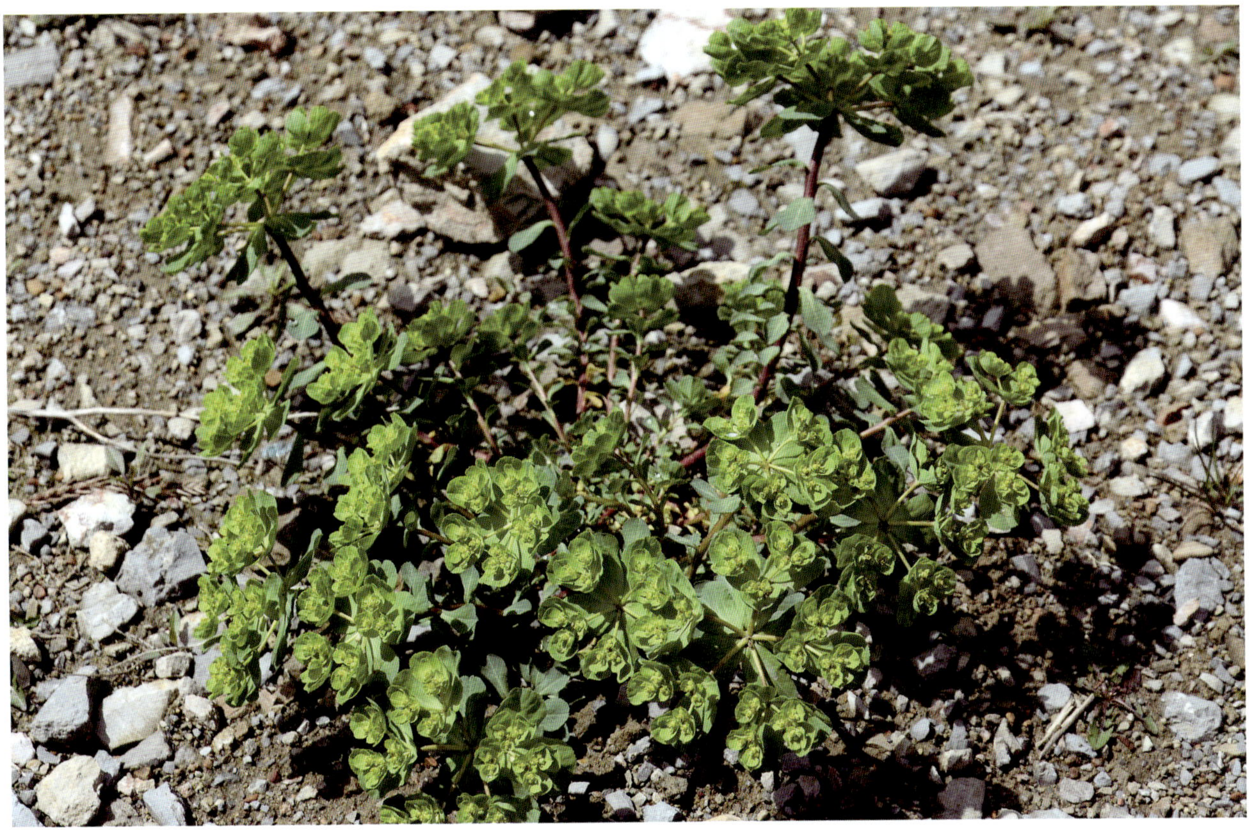

Vob gangb qef 甘遂

【Bit hsenb 俗名】主田、苦泽、鬼丑、重泽、陵藁、陵泽、肿手花根。

【Dios kob deis 基源】为大戟科植物甘遂 *Euphorbia kansui* Liou 的根。

【Niangb bet deis 生长环境】生于山野荒地上、草地上。分布于部分苗乡。

【Jox hsub 性味属经】性冷，味苦甘，属冷药，入热经。有毒。

【Qet diel xid 功能主治】功能：tongb ghad zal eb 通便泻水。主治：kib hnaib mongb khob 中暑头痛，pob wux qub 水臌病，pob wox 浮肿，juk jik mongb 麻木疼痛，gos dliangb bil 癫痫，xud ax lol ghad wal 大小便不通。

【Ed not xus 用法用量】内服，水煎，10～15 g。

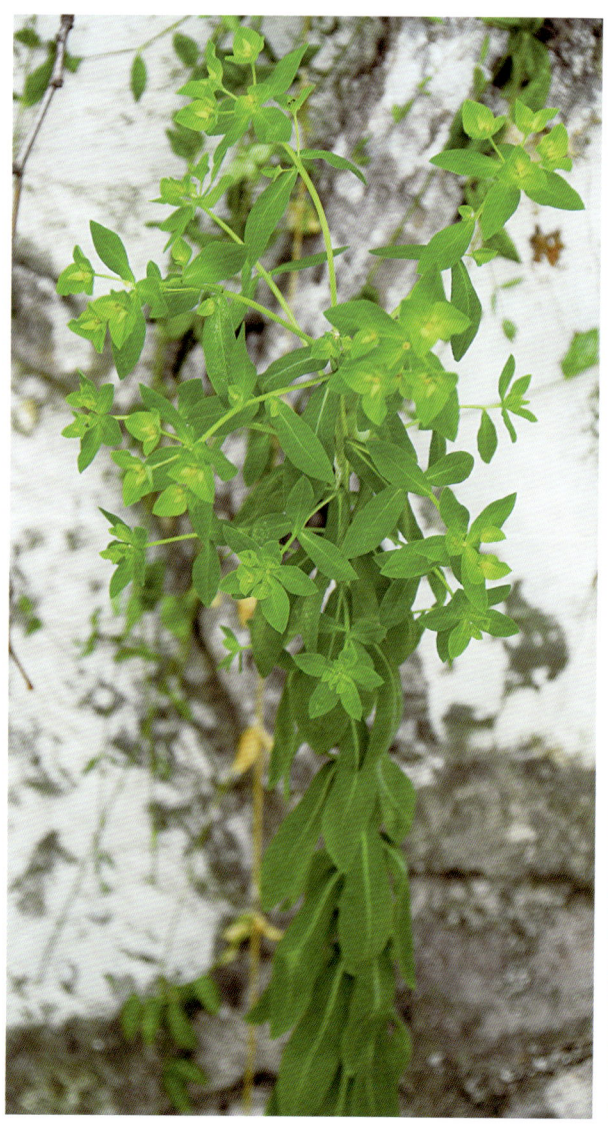
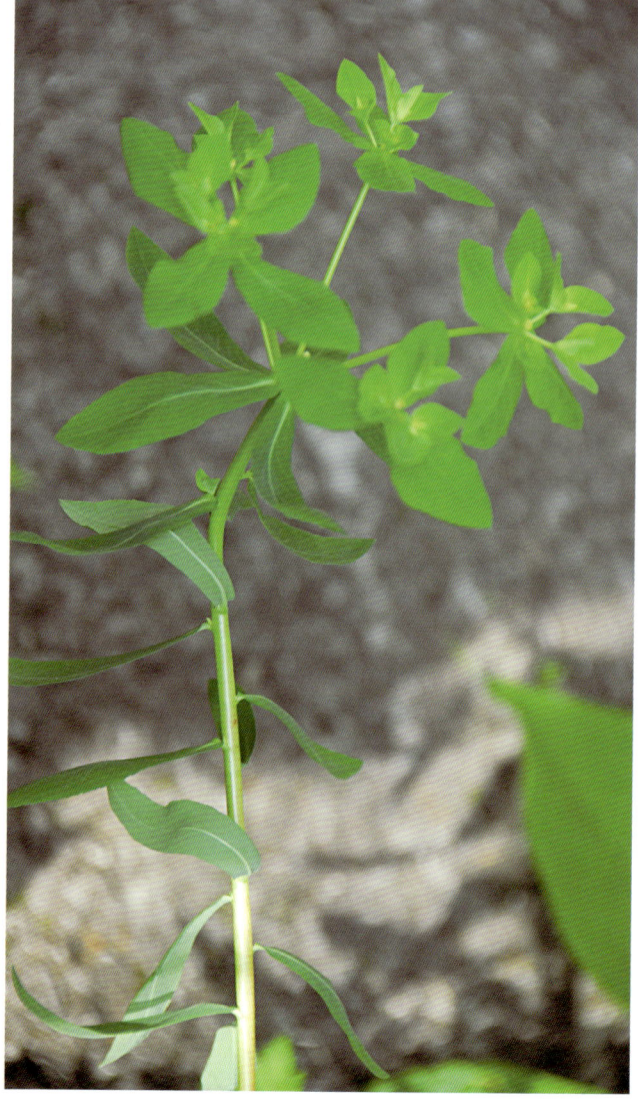

Bel bud nios 铁海棠

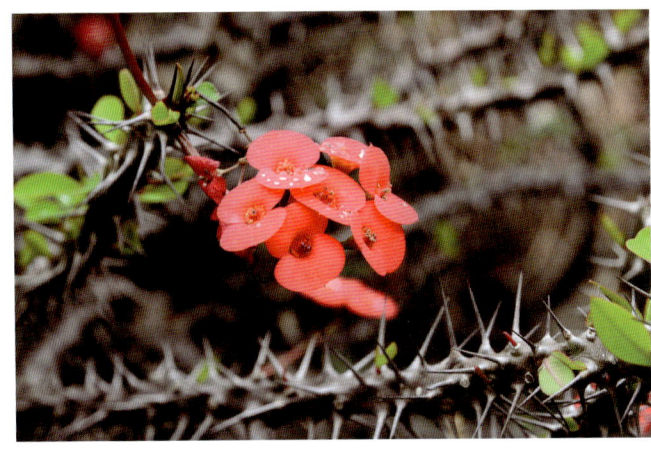

【Bit hsenb 俗名】万年刺、玉麒麟、霸王鞭、刺蓬花、麒麟花。

【Dios kob deis 基源】为大戟科植物铁海棠 *Euphorbia milii* Ch. Des Moulins 的枝、花、乳浆。

【Niangb bet deis 生长环境】生于土壤较肥沃地区园地边、寨边，多为栽培。分布于部分苗乡。

【Jox hsub 性味属经】性冷，味苦，属冷药，入热经。有小毒。

【Qet diel xid 功能主治】功能：hxub kib tongb eb 清热利水，dias bus hxenk dix 排脓消痈，dangf hxangd 止血。主治：nais pot od nul 肺炎，pob lob pob bil 手脚水肿，det hlod qangb ngix 竹木刺入肉，ghab liut dud lax 皮肤溃烂，jangx gangb lot 口疮，niangb hsab pob mongb 无名肿毒。

【Ed not xus 用法用量】内服，水煎，10～15 g。外用，花或叶适量捣烂敷患处，或取汁涂搽。

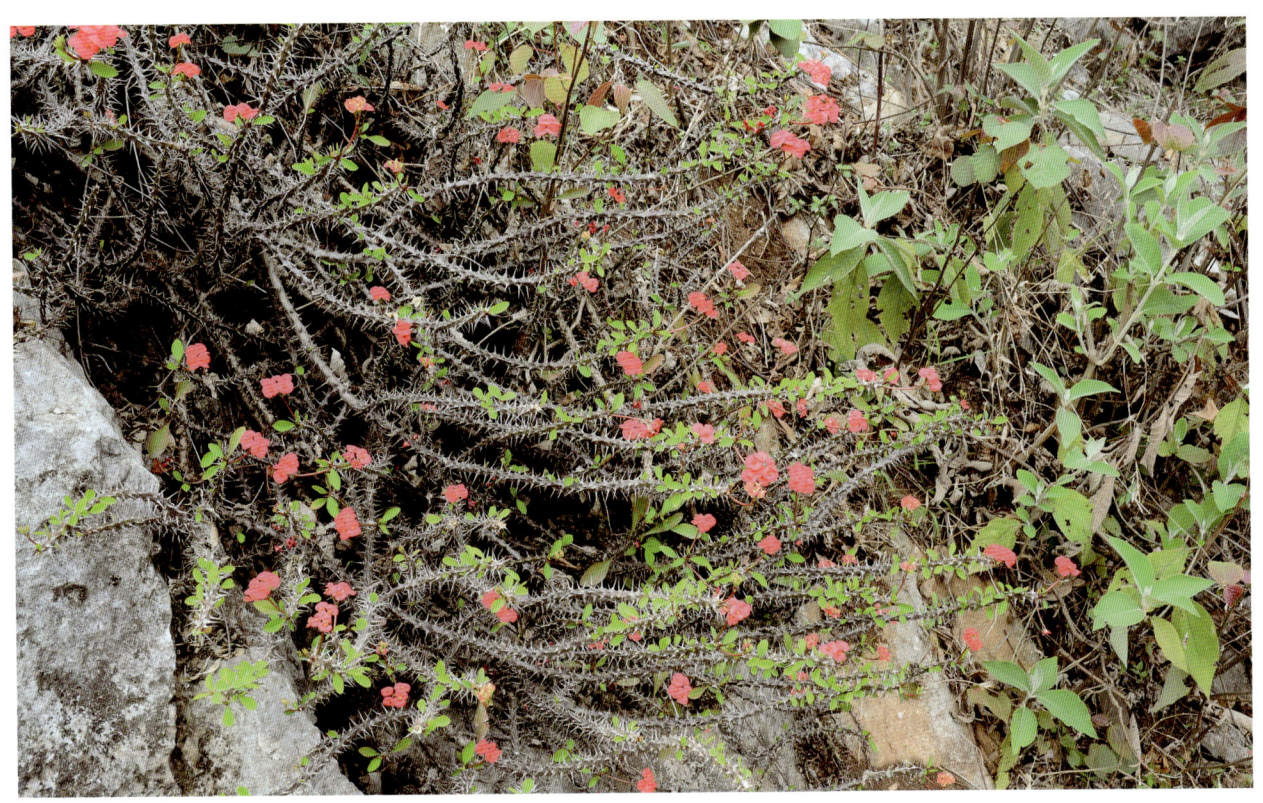

Vob liax lios eb 水柳仔

【Bit hsenb 俗名】水柳、水杨梅、细杨柳、假水麻。

【Dios kob deis 基源】为大戟科植物水柳仔 *Homonoia riparia* Lour. Fl. 的根。

【Niangb bet deis 生长环境】生于河湾积沙处、小溪沙堆上、沟谷灌木丛中。分布于各地苗乡。

【Jox hsub 性味属经】性冷，味苦，属冷药，入热经。

【Qet diel xid 功能主治】功能：hxub kib tat jab 清热解毒，hxenk od nul tongb xend 消炎利胆，dias vib 排石。主治：dliangd bil dib sangb 跌打损伤，nais jongt od nul bongt 急性肝炎，xenb od nul 胆囊炎，xenb nies vib 胆囊结石，cad wal nies vib 膀胱结石。

【Ed not xus 用法用量】内服，煎汤，15～25 g。外用，捣烂敷患处或取汁涂搽。

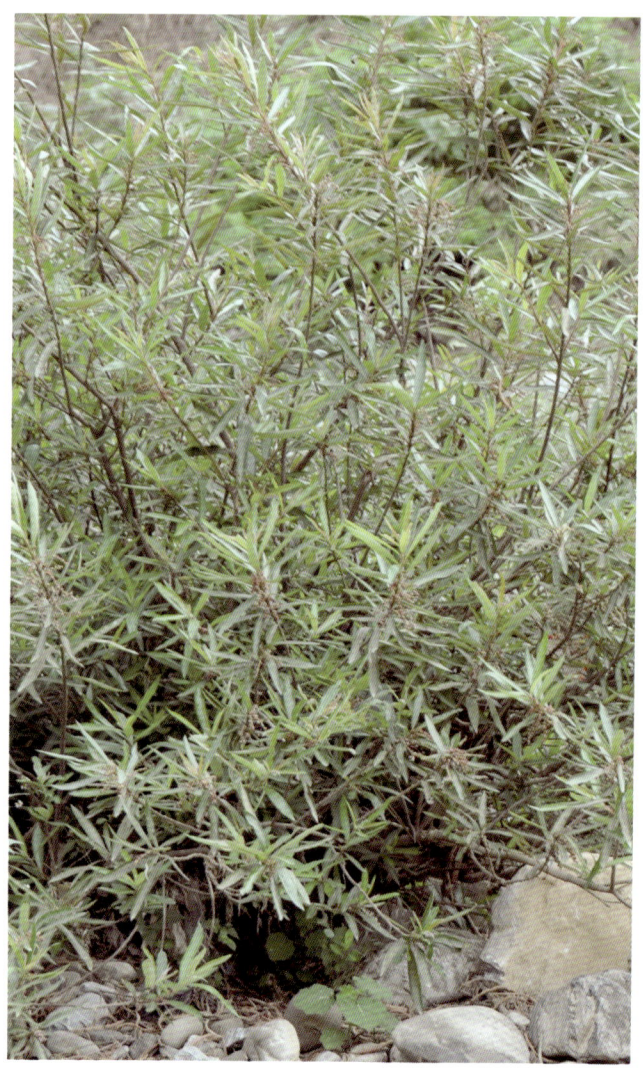
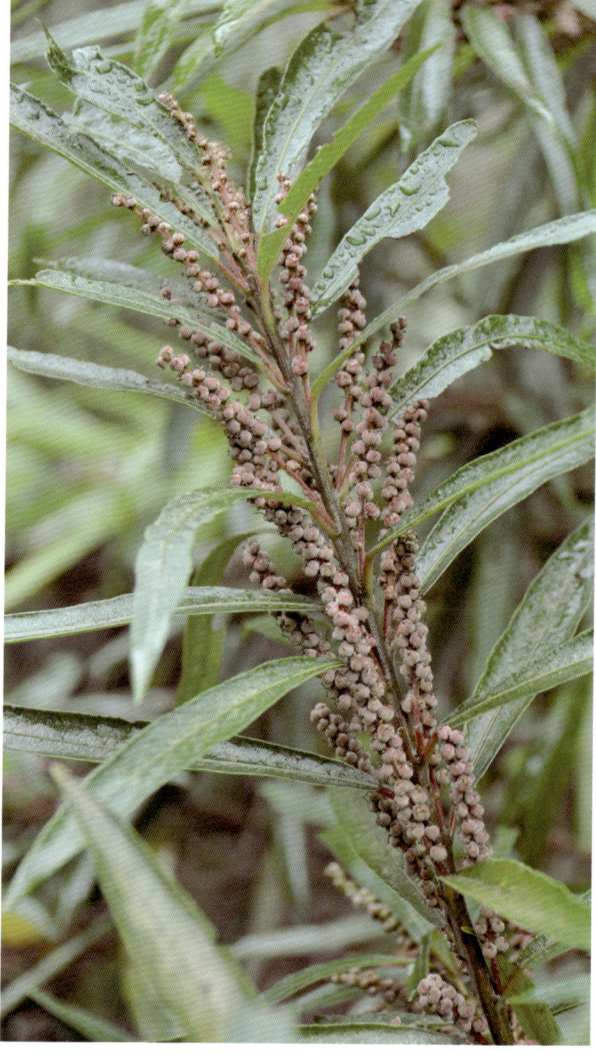

Det bas menb 石岩枫

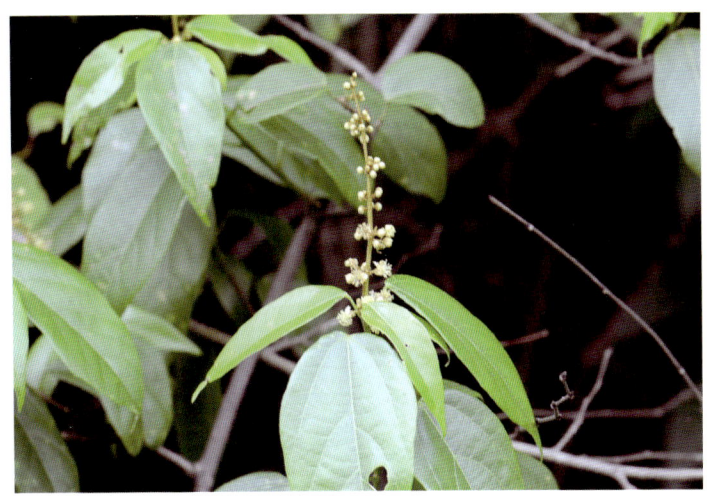

【Bit hsenb 俗名】万子藤、万刺藤、杠香藤、犁头枫、黄豆树、木贼枫藤。

【Dios kob deis 基源】为大戟科植物石岩枫 *Mallotus repandus*（Willd.）Muell. Arg. 的根、枝、叶。

【Niangb bet deis 生长环境】生于山坡裸岩旁、石灰质土上。分布于部分苗乡。

【Jox hsub 性味属经】性冷，味苦涩，属冷药，入热经。

【Qet diel xid 功能主治】功能：hxub kib tat jab 清热解毒，hxub jent hxenk net 祛风除湿。主治：yens jent mongb 风湿痛，mongb ghut hsongd 关节痛，yens nangb gik 毒蛇咬伤。

【Ed not xus 用法用量】内服，煎汤，15～25 g。外用，捣烂敷患处。

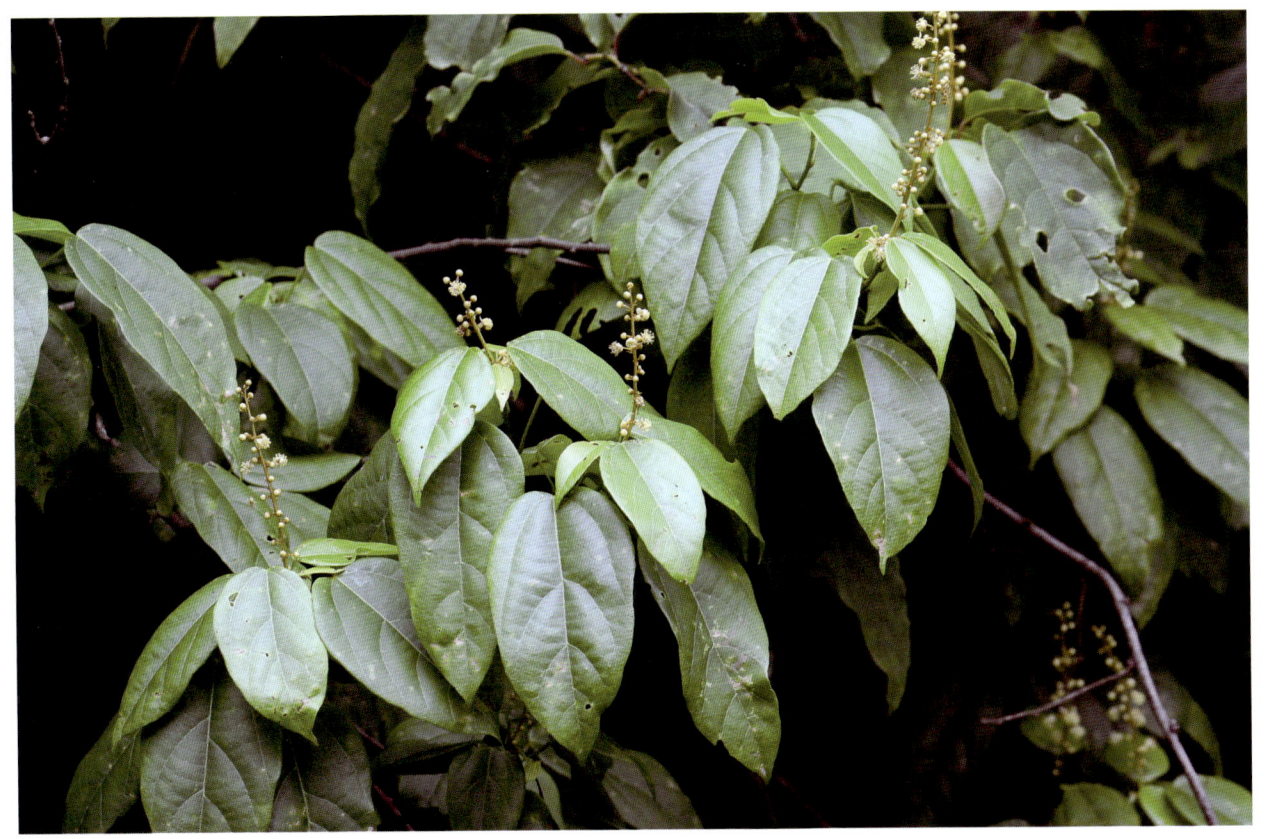

Vob ghad xangb 叶下珠

【Bit hsenb 俗名】一叶荻、山皂角、小刺柑、叶后珠、鱼鳞草、珍珠草、日开夜闭草。

【Dios kob deis 基源】为大戟科植物叶下珠 *Phyllanthus urinaria* L. 的全草。

【Niangb bet deis 生长环境】生于山坡荒地上、农地边、路旁。分布于各地苗乡。

【Jox hsub 性味属经】性冷，味甘苦，属冷药，入热经。

【Qet diel xid 功能主治】功能：mangs nais jongt zal kib 平肝泻火，tongb eb dlax xuf 利水渗湿。主治：nais jongt od nul duk naix 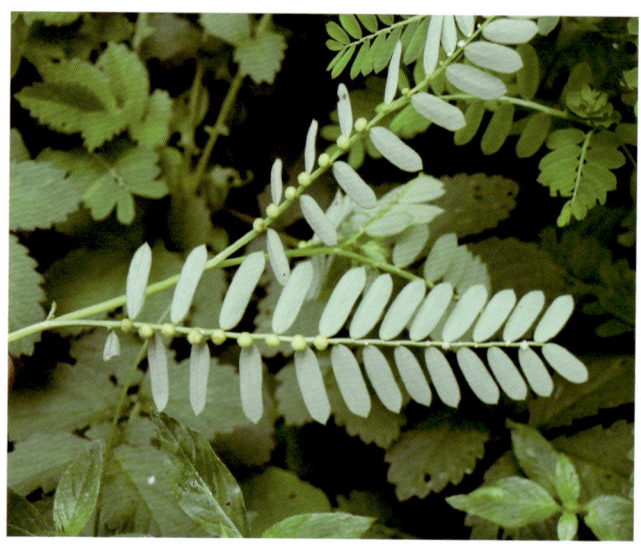 传染性肝炎，diuf od nul pob jid 肾炎水肿，jib daib ngas naix mais 小儿疳积，niangb hsab pob mongb 无名肿毒，mongb qub zal ghad 腹痛腹泻。

【Ed not xus 用法用量】内服，煎汤，25～30 g；或捣汁服。外用，捣烂敷。

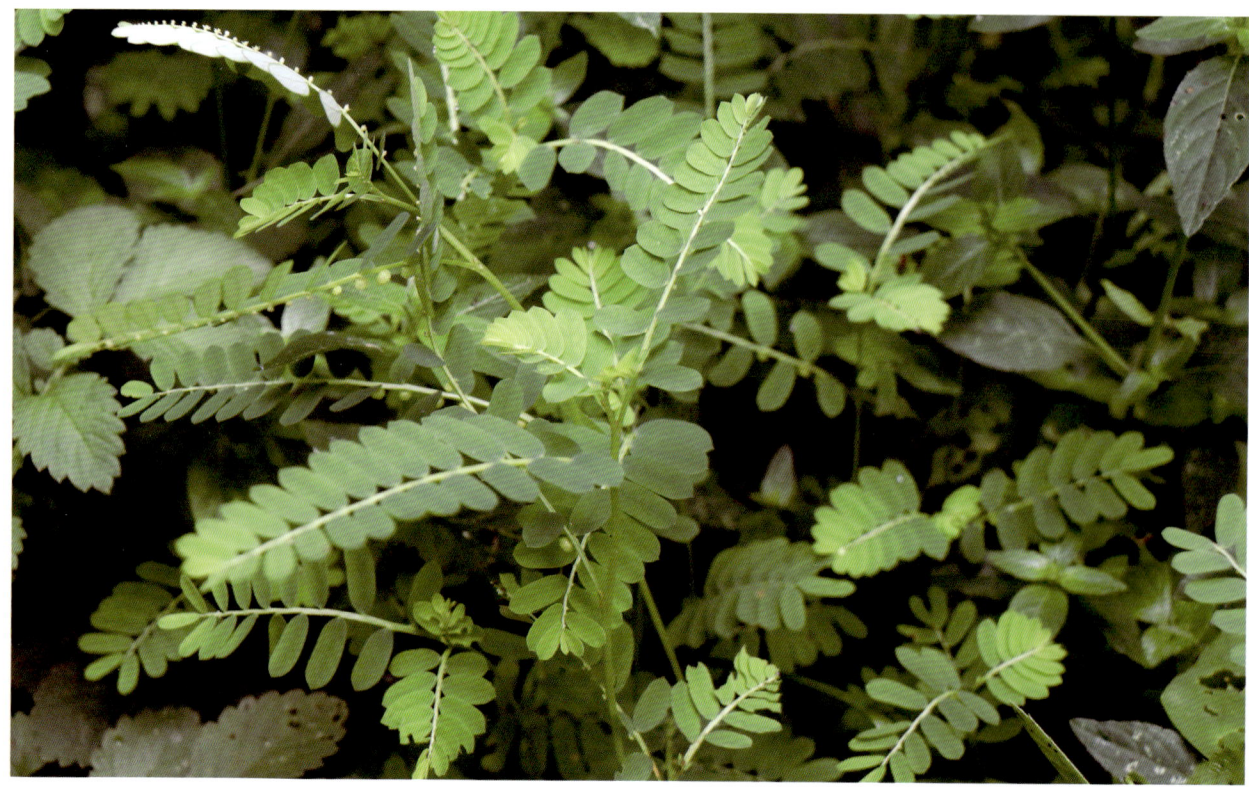

Vob ghad xangb 蜜甘草

【Bit hsenb 俗名】地莲子、蜜柑子。
【Dios kob deis 基源】为大戟科植物蜜甘草 *Phyllanthus ussuriensis* Rupr. et Maxim. 的全草。
【Niangb bet deis 生长环境】生于山坡上、路旁。分布于部分苗乡。
【Jox hsub 性味属经】性冷，味苦，属冷药，入热经。
【Qet diel xid 功能主治】功能：lal nais jongt xend mais 清肝明目，bend ghad dangf zal 涩肠止泻。主治：mangd hfud seil 风寒感冒，jib daib ngas naix mais 小儿疳积，diuf od nul pob jid 肾炎水肿，mongb ghad nial mais 火眼，mongb qub zal ghad 腹痛腹泻，zal ghad dongk xok 细菌性痢疾。
【Ed not xus 用法用量】内服，煎汤，15～30 g。外用，煮水洗患处。

Zend meif langl 余甘子

【Bit hsenb 俗名】望果、牛柑子、油柑子、鱼木果、野橄榄、喉甘子、滇橄榄。
【Dios kob deis 基源】为大戟科植物余甘子 *Phyllanthus emblica* Linn. 的果实、根。
【Niangb bet deis 生长环境】生于低山地区山谷杂木林中、灌木丛中、林缘。分布于部分苗乡。
【Jox hsub 性味属经】性冷，味甘微苦，属冷药，入热经。
【Qet diel xid 功能主治】功能：hxub kib tad dud kib 清热解表，dangf ngol yangx ghad ngol 止咳化痰。主治：mangb hfud kib jid 感冒发烧，ait ngol 咳嗽，ghab diux ghongd angt mongb 咽喉肿痛，mongb ghongd dlub 白喉，diongx ghongd fis hsongd nail 鱼骨鲠喉。
【Ed not xus 用法用量】内服，煎汤，15～30 g。

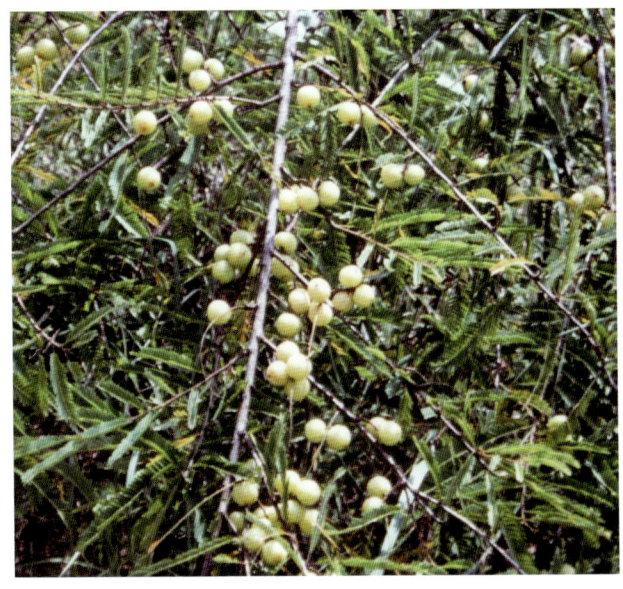
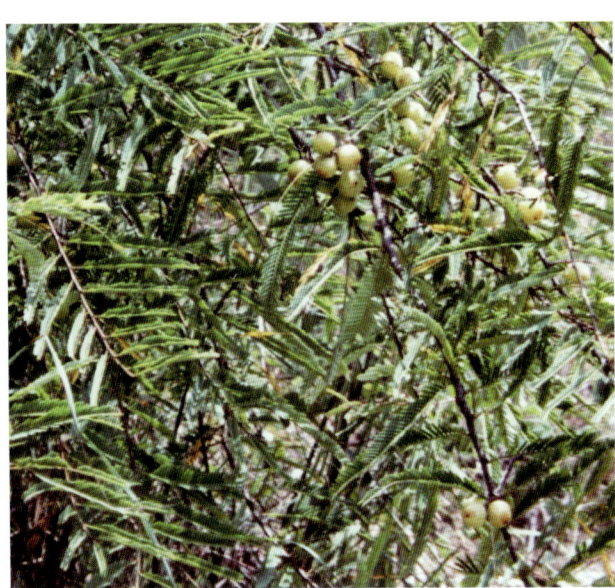

Jab def dlongx 巴豆

【Bit hsenb 俗名】巴果、贡子、八百力、双眼虾、毒鱼子、猛子仁、大叶双眼龙。

【Dios kob deis 基源】为大戟科植物巴豆 *Croton tiglium* L. 的种仁、果壳及叶。

【Niangb bet deis 生长环境】生于沟谷内、丛林中，有栽培。分布于部分苗乡。

【Jox hsub 性味属经】性热，味辛苦，属热药，入冷经。有毒。

【Qet diel xid 功能主治】功能：hangb eb hxenk angt 行水消肿，tat seil dias ghad ngol 驱寒逐痰。主治：mongb ghongd dlub 白喉，mongb gangb hmid 虫牙痛，mos dliangb vongx 肝硬化腹水，jib daib bet ngol 小儿痰喘，jangx ghab dliax gangb 毒疮，dix gangb lax bus 痈疽疮疡，jib ghad 便秘。

【Ed not xus 用法用量】内服，煎汤，5～15 g。外用，捣烂敷患处。

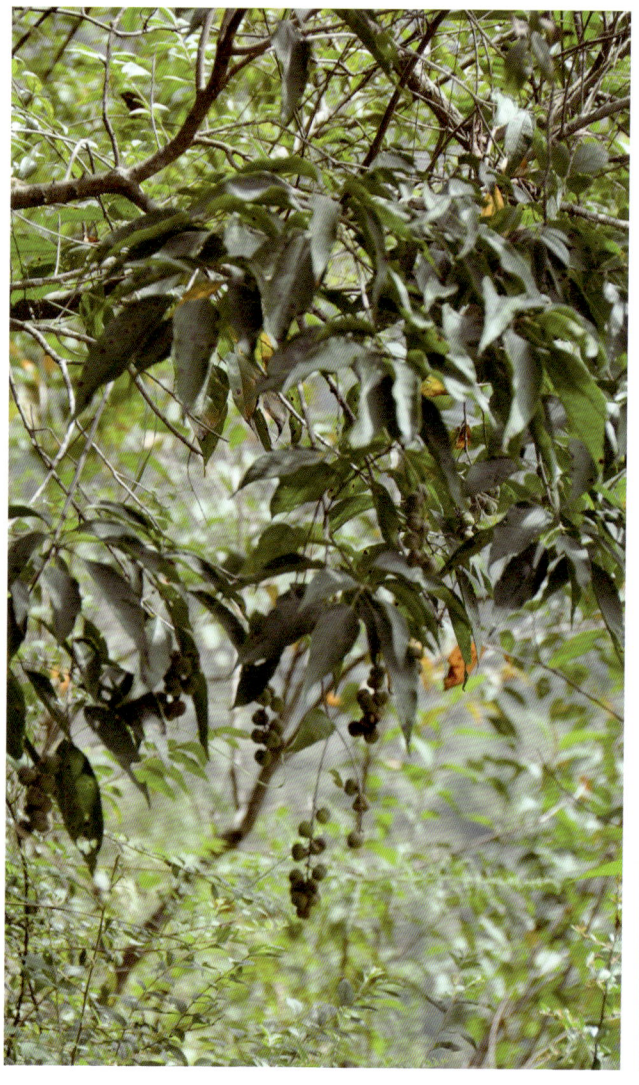
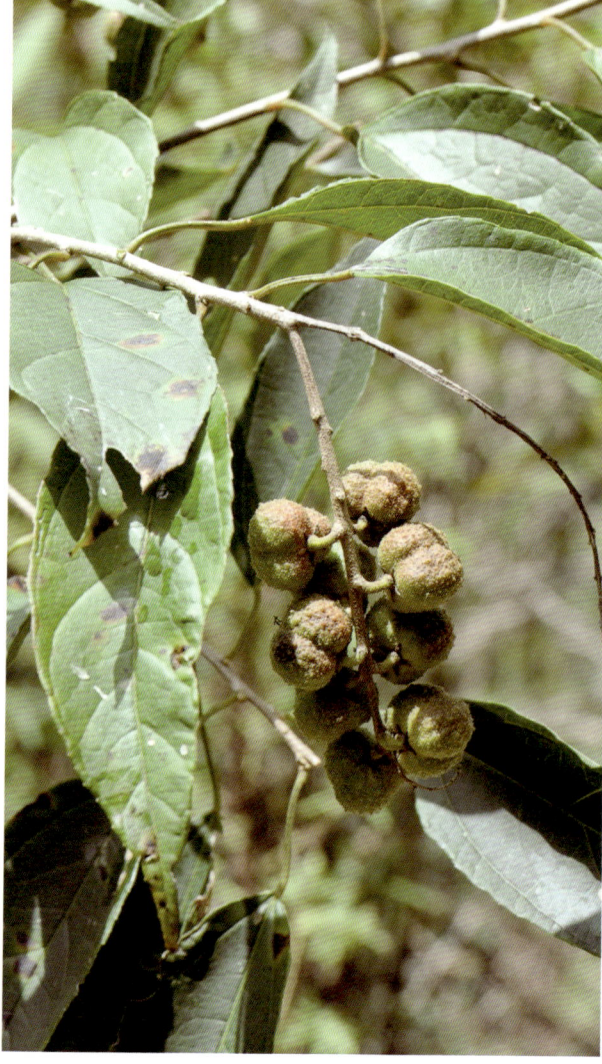

Det hseib gheib 鸡骨香

【Bit hsenb 俗名】土沉香、过山香、山豆根、驳骨消、黄牛香。

【Dios kob deis 基源】为大戟科植物鸡骨香 *Croton crassifolius* Geisel. 的根或树皮。

【Niangb bet deis 生长环境】生于杂木林下、灌木丛中。分布于部分苗乡。

【Jox hsub 性味属经】性热，味苦辛，属热药，入冷经。

【Qet diel xid 功能主治】功能：hxub jent hxenk net 祛风除湿，tiod nat mangs buk dux 健脾和胃。主治：yens jent mongb ghut hsongd 风湿性关节炎，ghab diux ghongd angt mongb 咽喉肿痛，ghab qub dit bongt 胃肠胀气，buk dux seil mongb 胃寒疼痛，buk dux ghad ghof lax nial 胃及十二指肠溃疡。

【Ed not xus 用法用量】内服，煎汤，15～25 g；或浸酒饮。外用，捣烂敷。

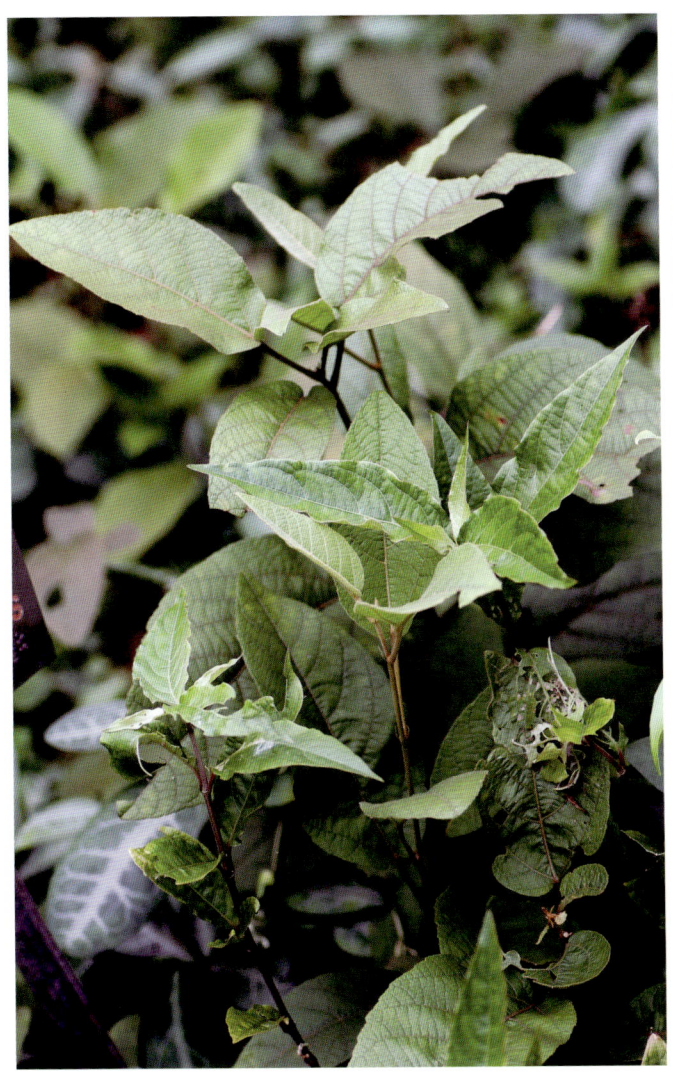
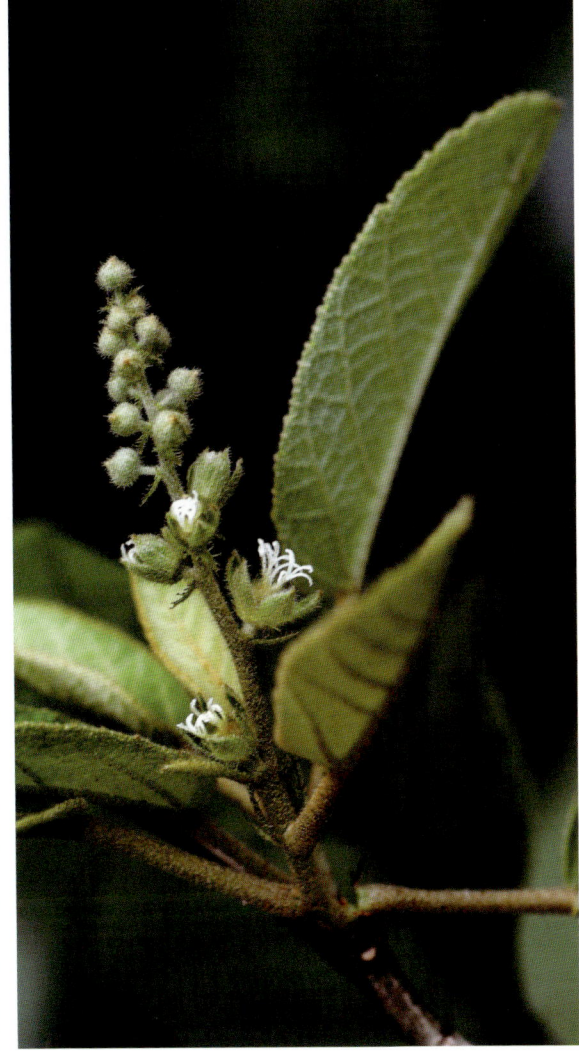

Det diaib nox 黑面神

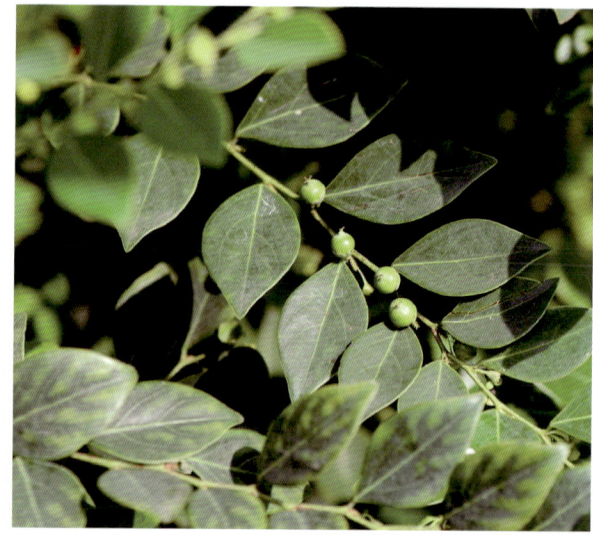

【Bit hsenb 俗名】四眼草、青凡木、夜兰茶、黑面叶、蚊惊树、鬼画符、鸡肾叶。

【Dios kob deis 基源】为大戟科植物黑面神 *Breynia fruticosa*（Linn.）Hook. f. 的嫩叶或根。

【Niangb bet deis 生长环境】生于灌木林中、丛林中多岩石处。分布于部分苗乡。

【Jox hsub 性味属经】性冷，味甘苦，属冷药，入热经。有毒。

【Qet diel xid 功能主治】功能：hxub kib tat jab 清热解毒，dangf hxangd tat jit hxangd 止血散瘀。主治：yens xit lol hxangd 刀伤出血，pob lob pob bil 手脚水肿，liut dud duf ongd hsongd 过敏性皮炎，dix gangb 疔疮，ghab liut dud qut qat 皮肤瘙痒，xub wal dlub 小便白浊。

【Ed not xus 用法用量】内服，水煎，10～20 g。外用，捣烂敷或煮水洗浴。

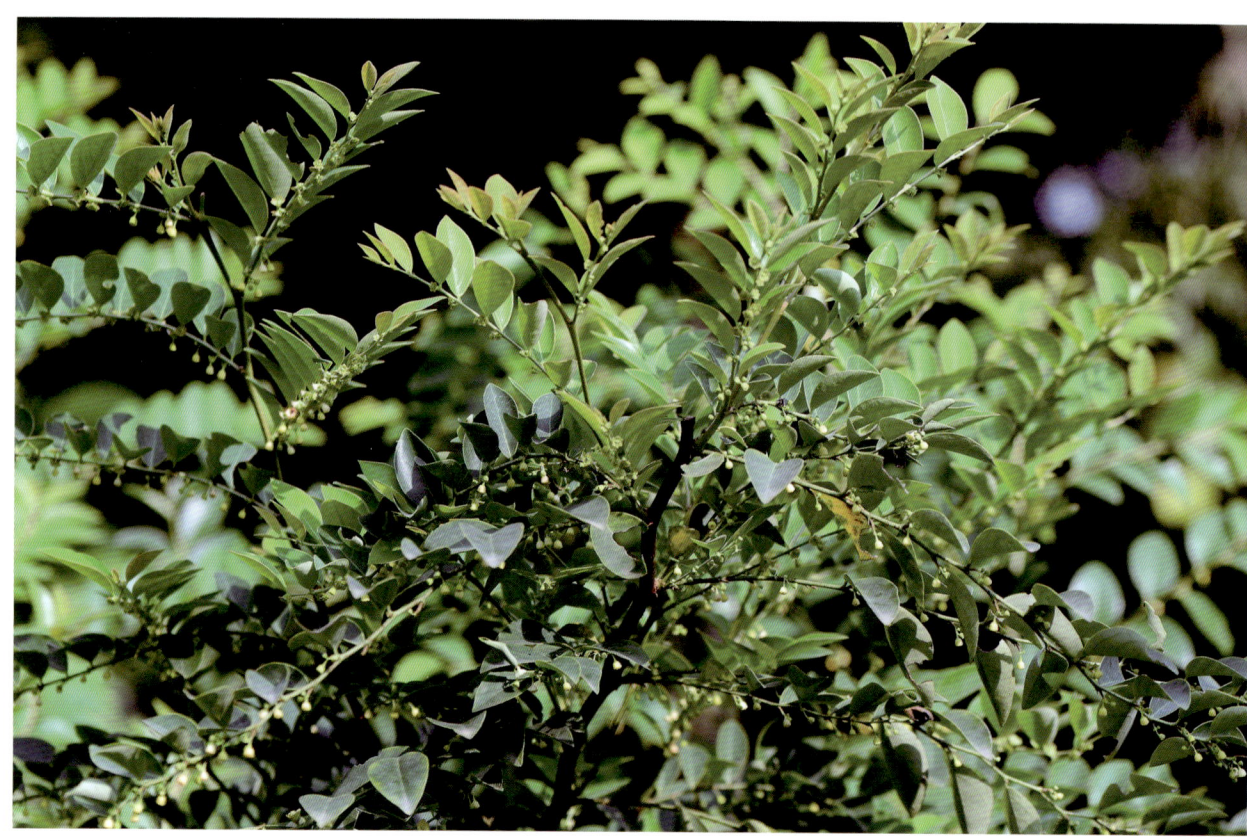

Det tongf xok 重阳木

【Bit hsenb 俗名】红桐、赤木、胡杨、三叶红、秋枫木、鸭脚枫、千金不倒树。

【Dios kob deis 基源】为大戟科植物重阳木 *Bischofia javanica* Bl. 的根、叶、树皮。

【Niangb bet deis 生长环境】生于山谷中、河岸边。分布于部分苗乡。

【Jox hsub 性味属经】性热，味辛苦，属热药，入冷经。

【Qet diel xid 功能主治】功能：hxub jent hxenk net 祛风除湿，hxenk dix tat jab 消痈解毒。主治：yens jent mongb hsongd hxend 风湿筋骨痛，langk ghangk 噎嗝，niangb hsab pob mongb 无名肿毒，dix gangb lax bus 痈疽疮疡，zal ghad dongk xok 细菌性痢疾。

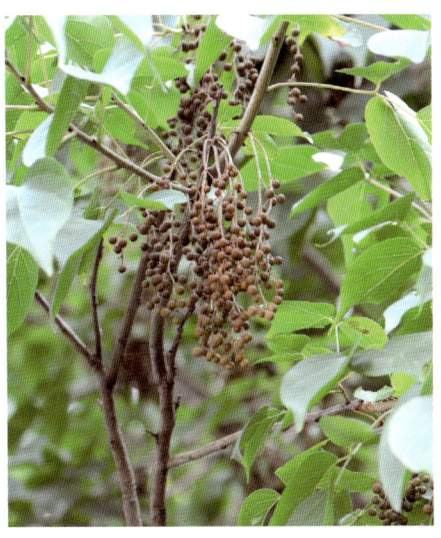

【Ed not xus 用法用量】内服，水煎，15～25 g。外用，捣烂敷或煮水洗浴。

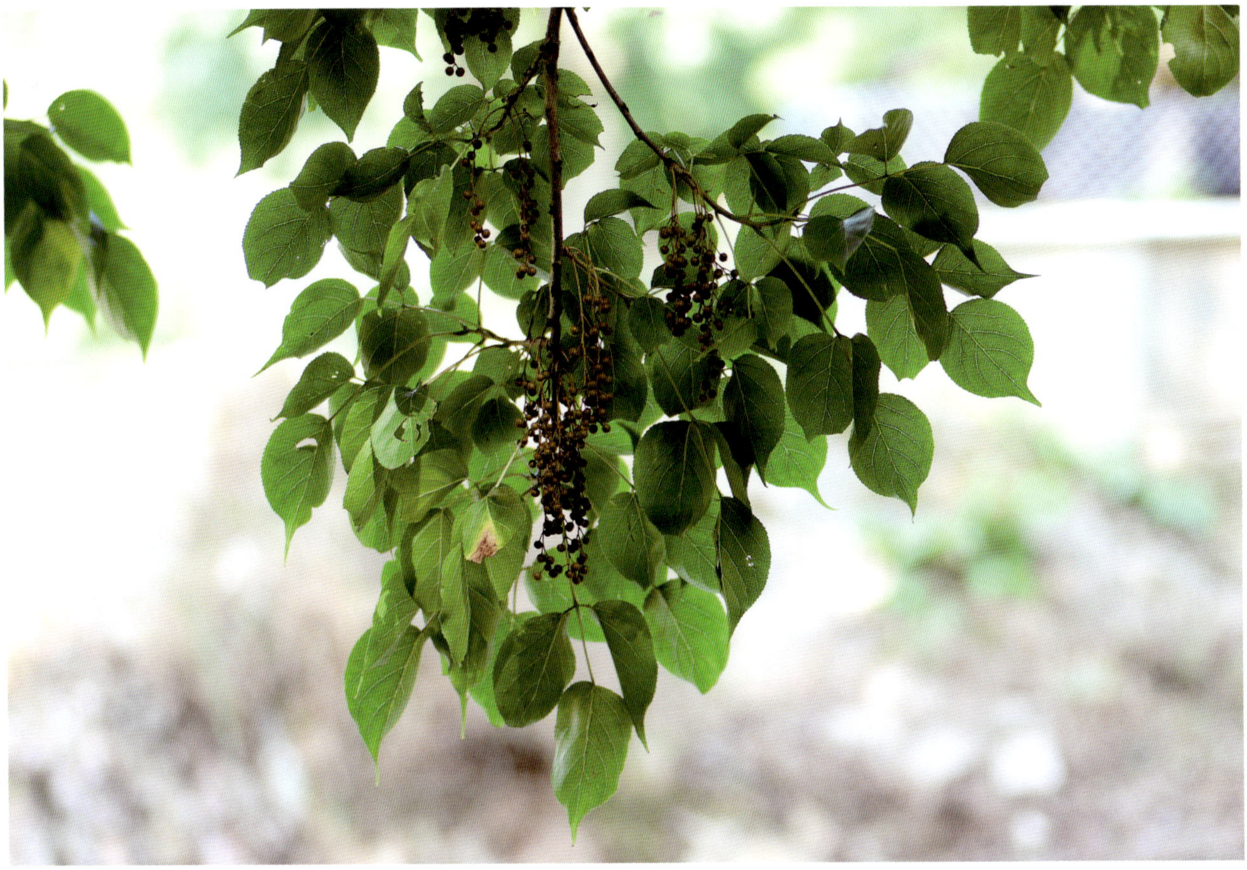

Vob jul diel 地构叶

【Bit hsenb 俗名】地构菜、地构草、透骨草、珍珠透骨草。

【Dios kob deis 基源】为大戟科植物地构叶 Speranskia tuberculata（Bunge）Baill. 的全草。

【Niangb bet deis 生长环境】喜生于草地上、荒地上、草丛中。分布于部分苗乡。

【Jox hsub 性味属经】性热，味辛，属热药，入冷经。

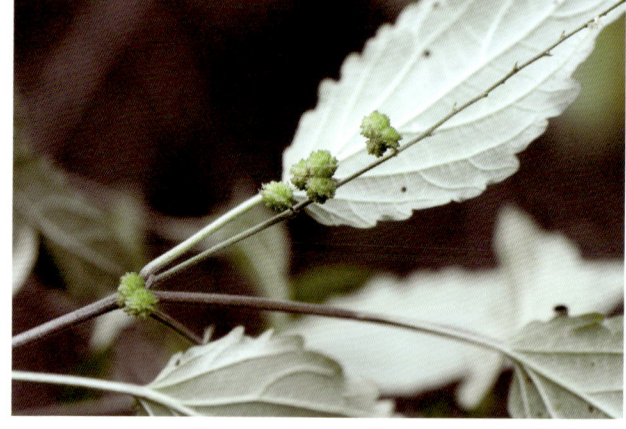

【Qet diel xid 功能主治】功能：hxub jent hxenk net 祛风除湿，tat hxend ves hxangd 舒筋活血。主治：yens jent mongb 风湿痛，jit hxangd 瘀血，nios dles 瘀斑，bid daif got jangx gangb daid eb 阴囊湿疹，niangb hsab pob mongb 无名肿毒，jib ghad 便秘。

【Ed not xus 用法用量】内服，水煎，15～25 g。外用，捣烂敷患处或取汁涂搽。

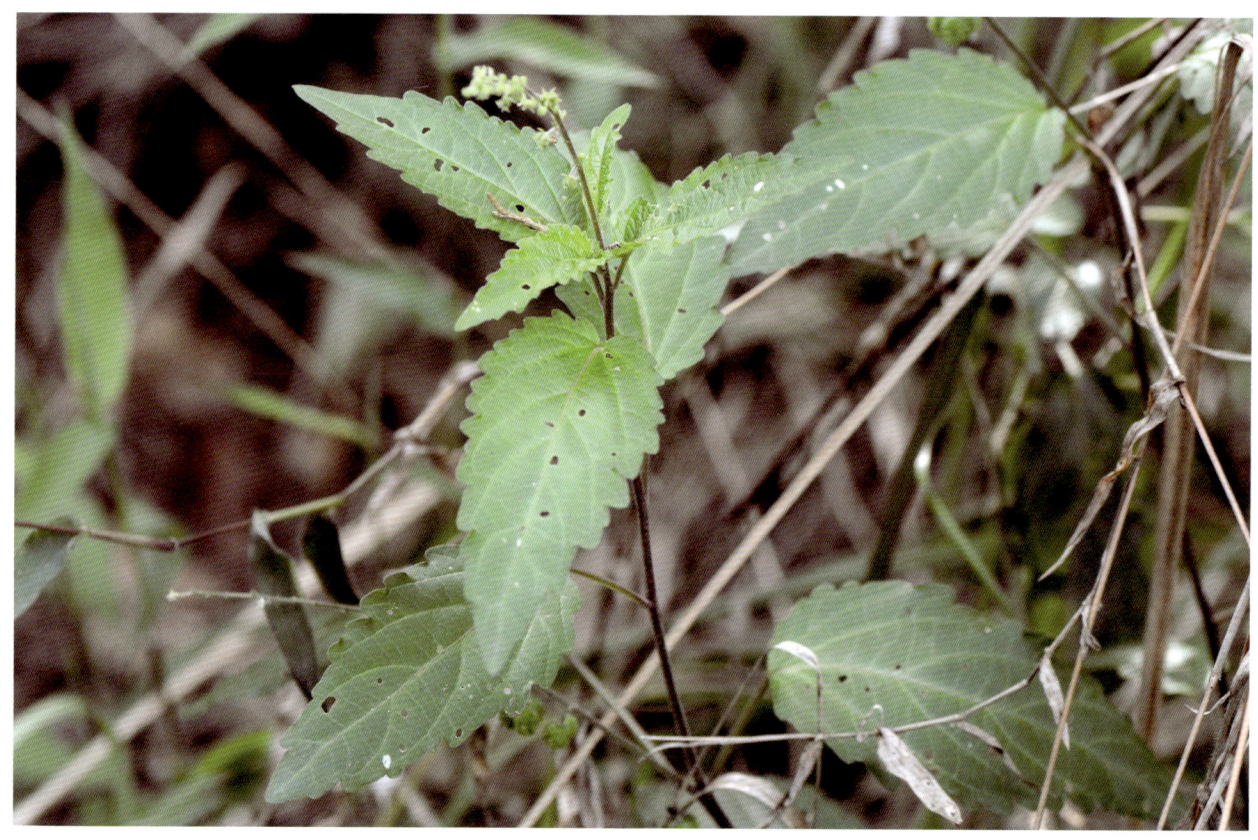

Zend gangb hseik liod 蓖麻

【Bit hsenb 俗名】杜麻、草麻、勒菜、红蓖麻、蓖麻仁、红大麻子、牛蓖子草。

【Dios kob deis 基源】为大戟科植物蓖麻 *Ricinus communis* L. 的种子、叶、根。

【Niangb bet deis 生长环境】喜生于村寨边土壤较肥沃地区，有栽培。分布于部分苗乡。

【Jox hsub 性味属经】性热，味甘辛，属热药，入冷经。

【Qet diel xid 功能主治】功能：dex jab hxenk angt 拔毒消肿，tat jit hxangd dangf mongb 散瘀止痛。主治：yens jent mongb hsongd 风湿骨痛，dib yens jit hxangd angt mongb 跌打瘀血肿痛，diongx ghongd fis hsongd nail 鱼骨鲠喉，ud niak ax lol 胎衣不下，dlif ghab jed vangl daib 子宫脱垂，dlif ghab neib ghangb 脱肛，yens dlad zeb nex gik 狂犬咬伤。

【Ed not xus 用法用量】内服，煎汤，根 25～30 g；或炖肉食。外用，煎水洗、热熨或捣烂敷。

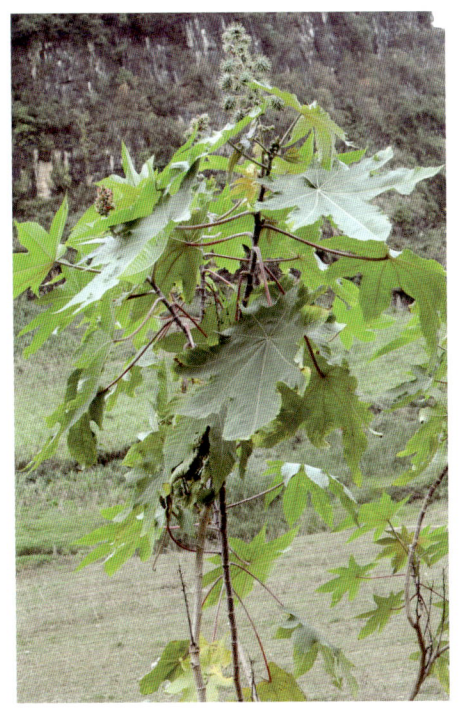

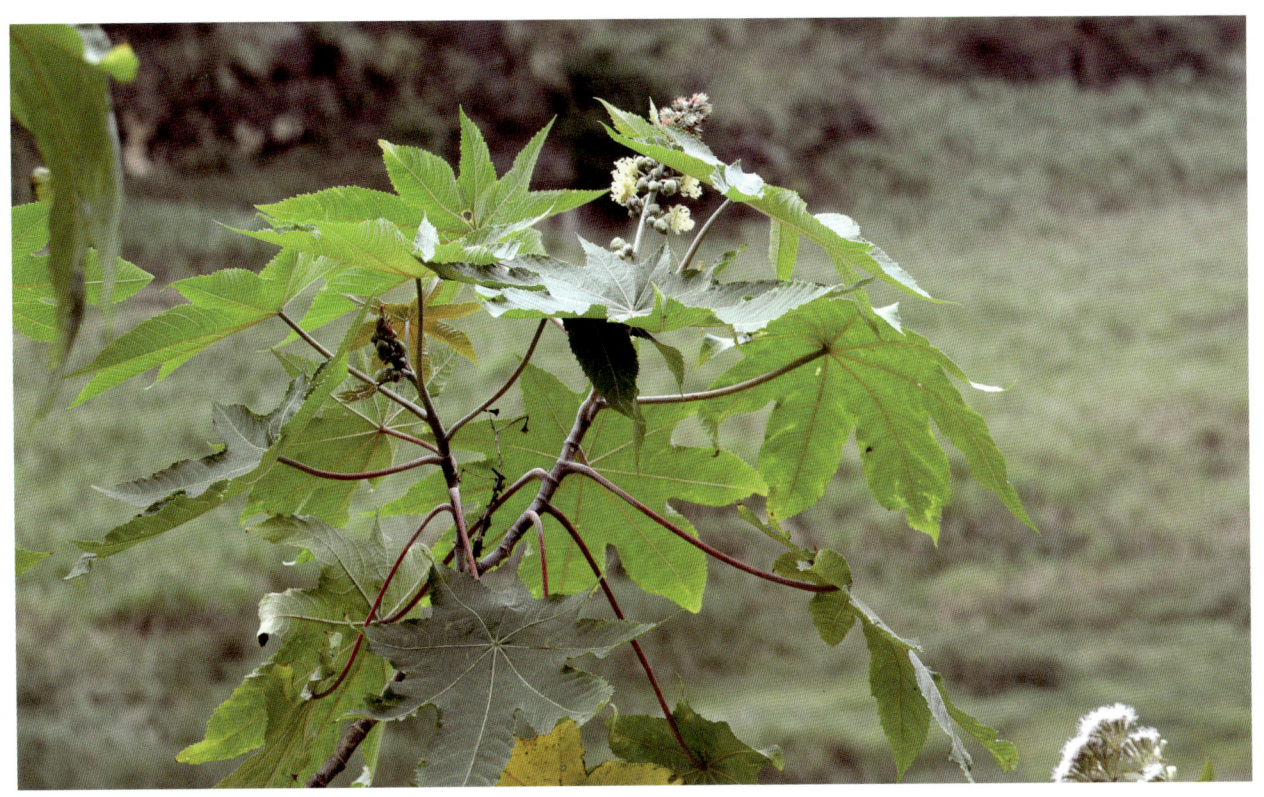

Det zend yux 油桐

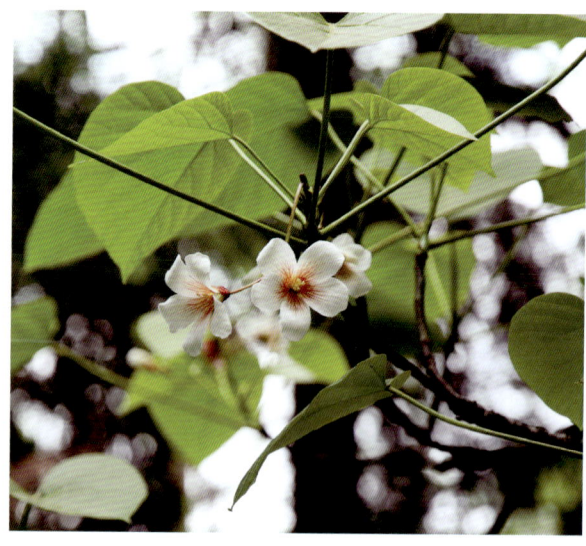

【Bit hsenb 俗名】 荏桐、桐子、光面桐、油桐子、桐油树。

【Dios kob deis 基源】 为大戟科植物油桐 *Aleurites fordii* Hemsl. 的种子、根、叶。

【Niangb bet deis 生长环境】 生于坡塝上、沟谷两旁、农地边，有栽培。分布于各地苗乡。

【Jox hsub 性味属经】 性热，味辛甘，属热药，入冷经。

【Qet diel xid 功能主治】 功能：hxenk angt tad jab 消肿解毒，tongb eb dlax xuf 利水渗湿，vut eb wal tongb ghad 利尿通便。主治：dinx vob gad dit qub 食积腹胀，ghab naix hmid pob mongb 牙龈肿痛，zenb dongb 精神病，kib eb kib dul 水火烫伤，pob wux qub 水臌病，gangb jongb jangx 蛔虫病，yens hseik 漆疮，xud ax lol ghad wal 大小便不通。

【Ed not xus 用法用量】 内服，煎汤，种子1～2粒，叶20～30 g，根20～30 g；或研末服；或浸酒饮。外用，捣烂敷患处。

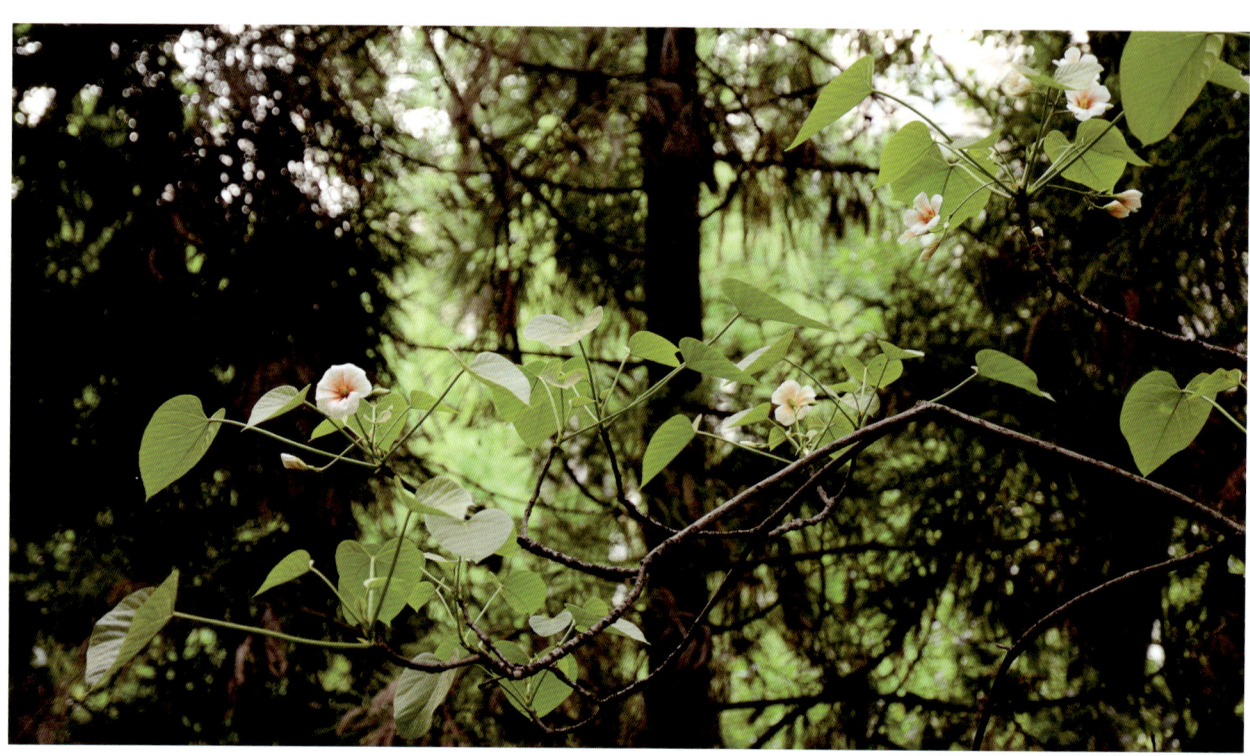

Det bed dlief 毛桐

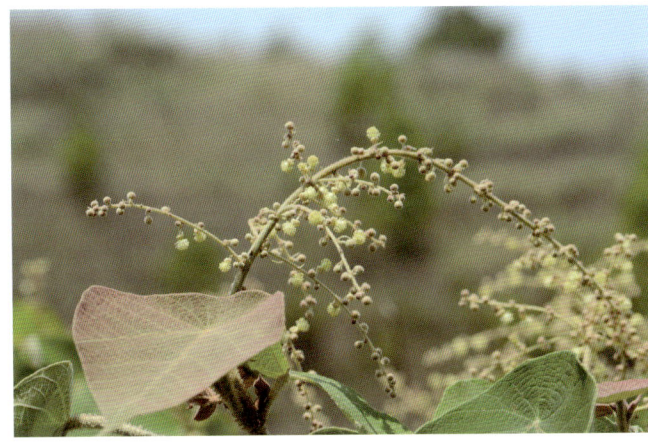

【Bit hsenb 俗名】毛桐根、沉沙木、红吊福、黄花叶、紫糠木、红毛桐子。

【Dios kob deis 基源】为大戟科植物毛桐 *Mallotus barbatus*（Wall.）Muell. Arg. 的根、叶。

【Niangb bet deis 生长环境】生于坡塝杂木林下、灌木丛中。分布于部分苗乡。

【Jox hsub 性味属经】性平，味苦甘，属冷热两经药，入两经。

【Qet diel xid 功能主治】功能：seil hxangd dangf hxangd 凉血止血，hxub kib net nais pot 清热润肺。主治：yens xit lol hxangd 刀伤出血，od hxangd 吐血，nais pot yens jab khangk hxangd 肺结核咯血，ait gheb bal jid 劳伤，dlif ghab jed vangl daib 子宫脱垂，gangb daid eb 湿疹。

【Ed not xus 用法用量】内服，煎汤，50～100 g。

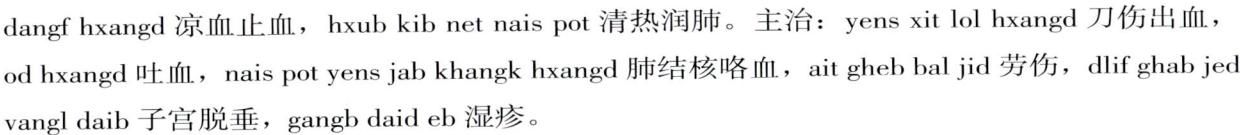

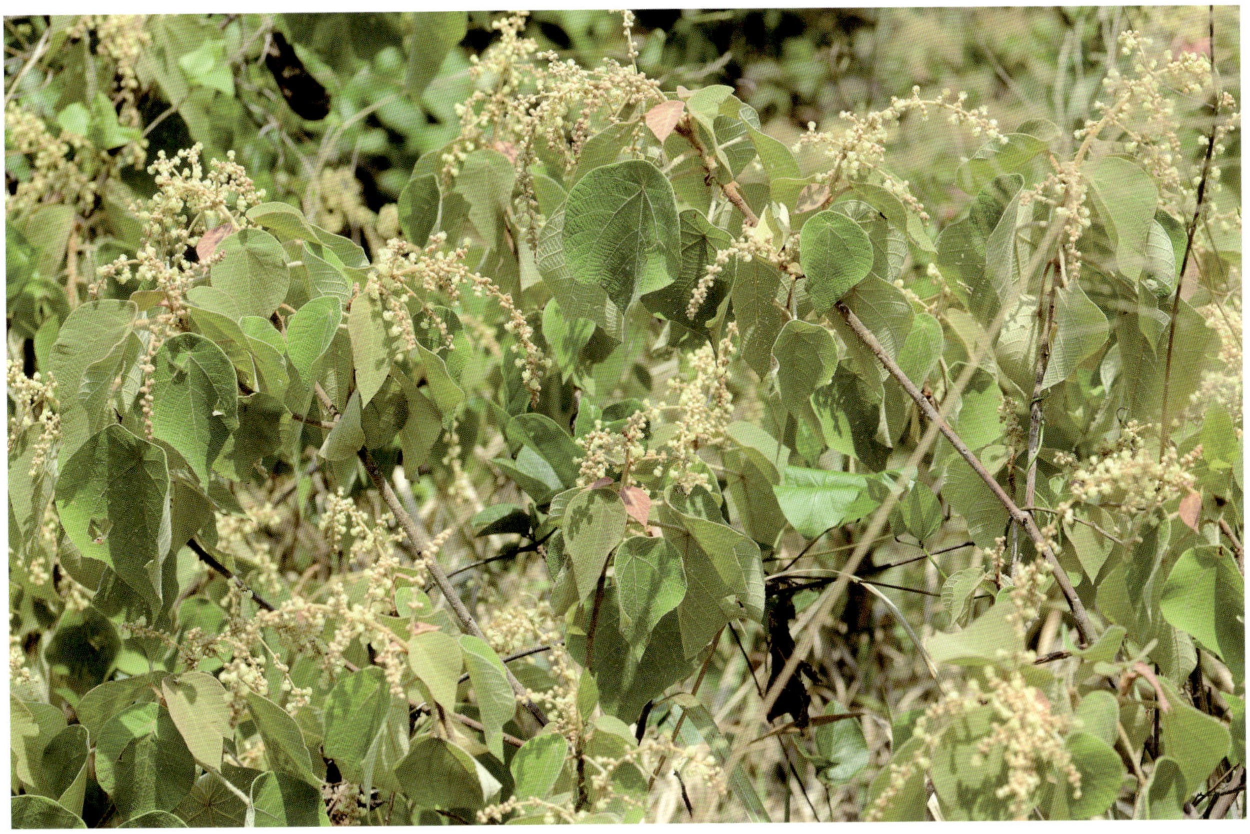

Det bed dlief vud 野桐

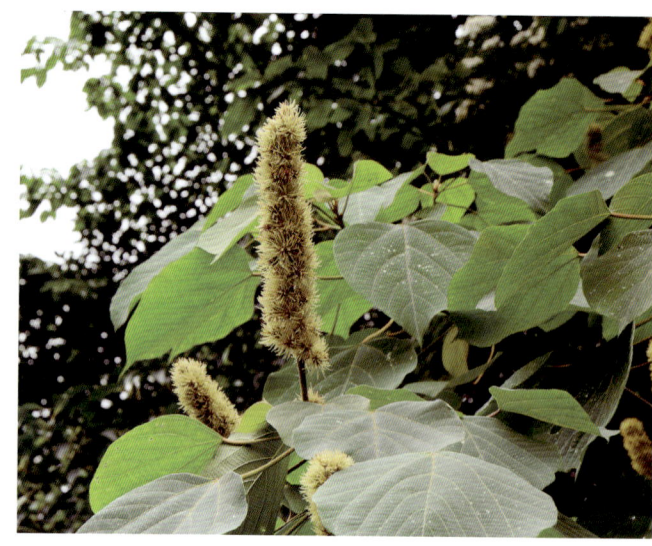

【Bit hsenb 俗名】赤芽、白楸、白毛树、白背木、赤芽楸、黄栗树、木梗天青地白。

【Dios kob deis 基源】为大戟科植物野桐 *Mallotus tenufiolius* Pax. 的树皮。

【Niangb bet deis 生长环境】生于山间阔叶林中。分布于部分苗乡。

【Jox hsub 性味属经】性冷，味苦涩，属冷药，入热经。

【Qet diel xid 功能主治】功能：dangf hxangd dangf mongb 止血止痛，hxub kib tat jab 清热解毒。主治：dliangd bil neit mongb 跌打扭伤，yens xit lol hxangd 刀伤出血，mongb daif gad 胃痛（胸口痛），dix khangd ghad 痔疮，ghab liut dud qut qat 皮肤瘙痒，lax nial 溃疡，yens nangb gik 毒蛇咬伤。

【Ed not xus 用法用量】内服，煎汤，15～20 g。外用，捣烂敷或煎水含漱。

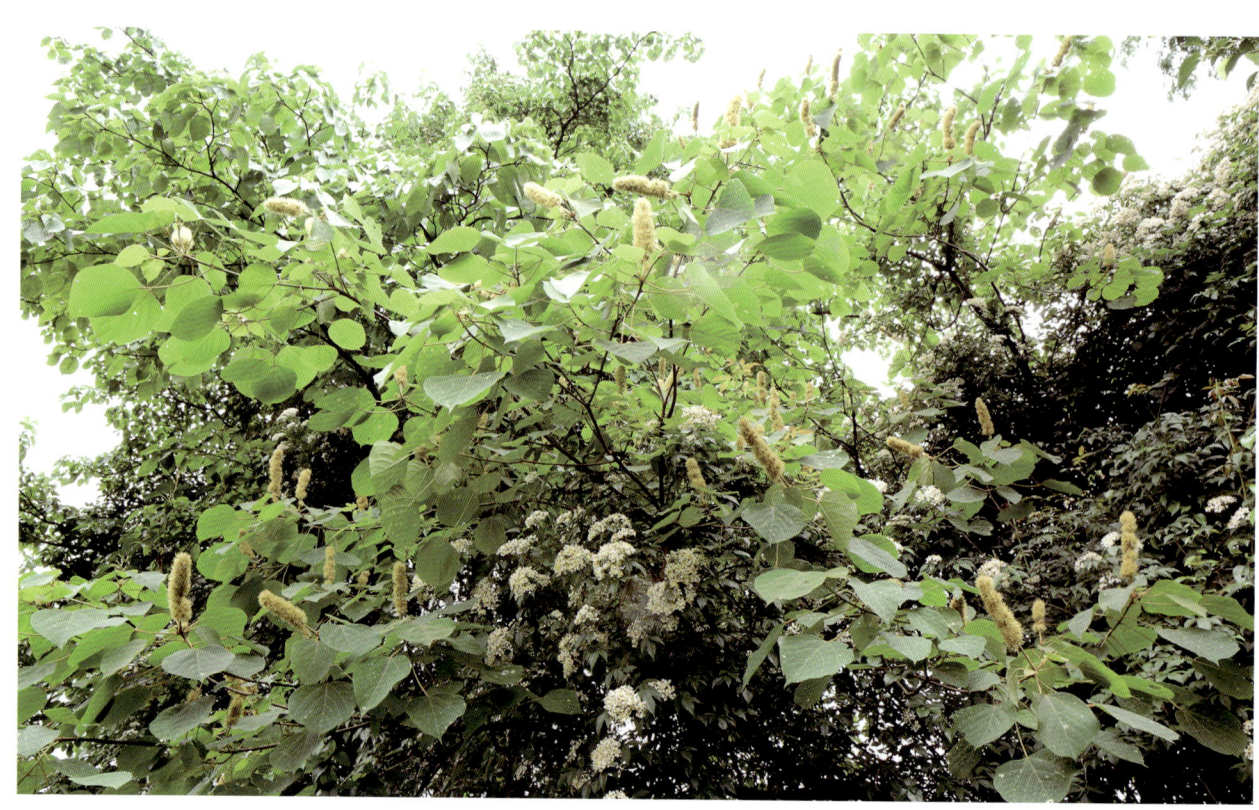

Det bed dlief mongl 尼泊尔野桐

【Bit hsenb 俗名】毛桐、山桐子、臭樟木、大马桑叶。

【Dios kob deis 基源】为大戟科植物尼泊尔野桐 *Mallotus nepalensis* Muell. Arg. 的根或树皮。

【Niangb bet deis 生长环境】生于山间阔叶林中。分布于部分苗乡。

【Jox hsub 性味属经】性平，味辛，属冷热两经药，入两经。

【Qet diel xid 功能主治】功能：hxenk od nul dangf mongb 消炎止痛，hxub kib tat jab 清热解毒。主治：hsongd yens jab 骨结核，lod hsongd 骨折，dix khangd ghad 痔疮，yens dlad zeb nex gik 狂犬咬伤。

【Ed not xus 用法用量】内服，煎汤，15～30 g；取树皮煮糯米粥食治狂犬咬伤。外用，捣烂敷。

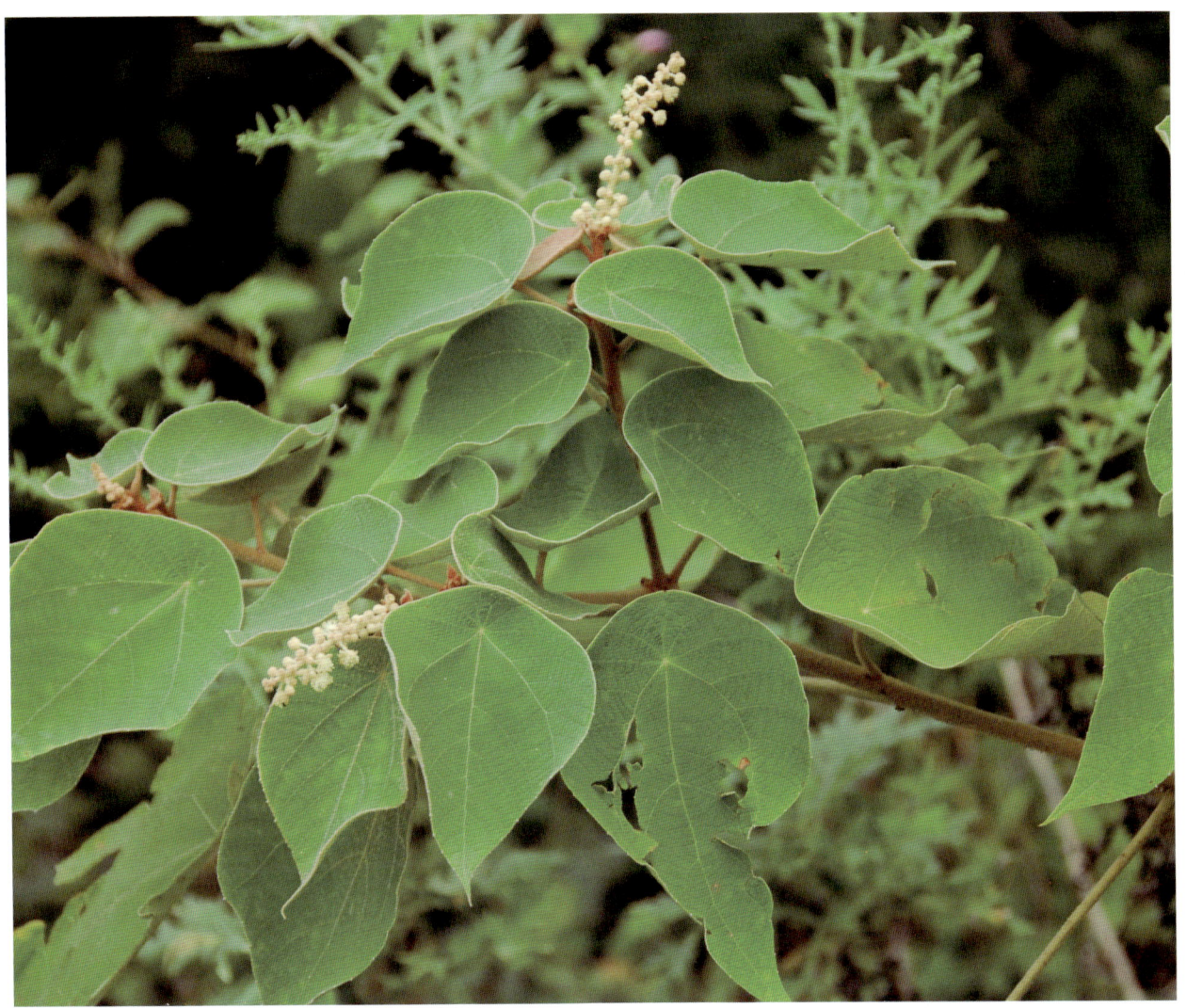

Det bed dlief xok 血桐

【Bit hsenb 俗名】糠皮树、野桐树、粗皮树。

【Dios kob deis 基源】为大戟科植物血桐 *Macaranga tanarius*（L.）Muell. Arg. 的树皮、种子。

【Niangb bet deis 生长环境】生于山间杂木林下、灌木丛中。分布于部分苗乡。

【Jox hsub 性味属经】性冷，味苦涩，属冷药，入热经。

【Qet diel xid 功能主治】功能：hxenk od nul dangf mongb 消炎止痛，hxub kib los xuf 清热利湿。主治：dliangd bil dib sangb 跌打损伤，xit daib jit hxangd 产后瘀血，xongl yens 挫伤。

【Ed not xus 用法用量】内服，煎汤，15～30 g。外用，捣烂敷或煎水洗。

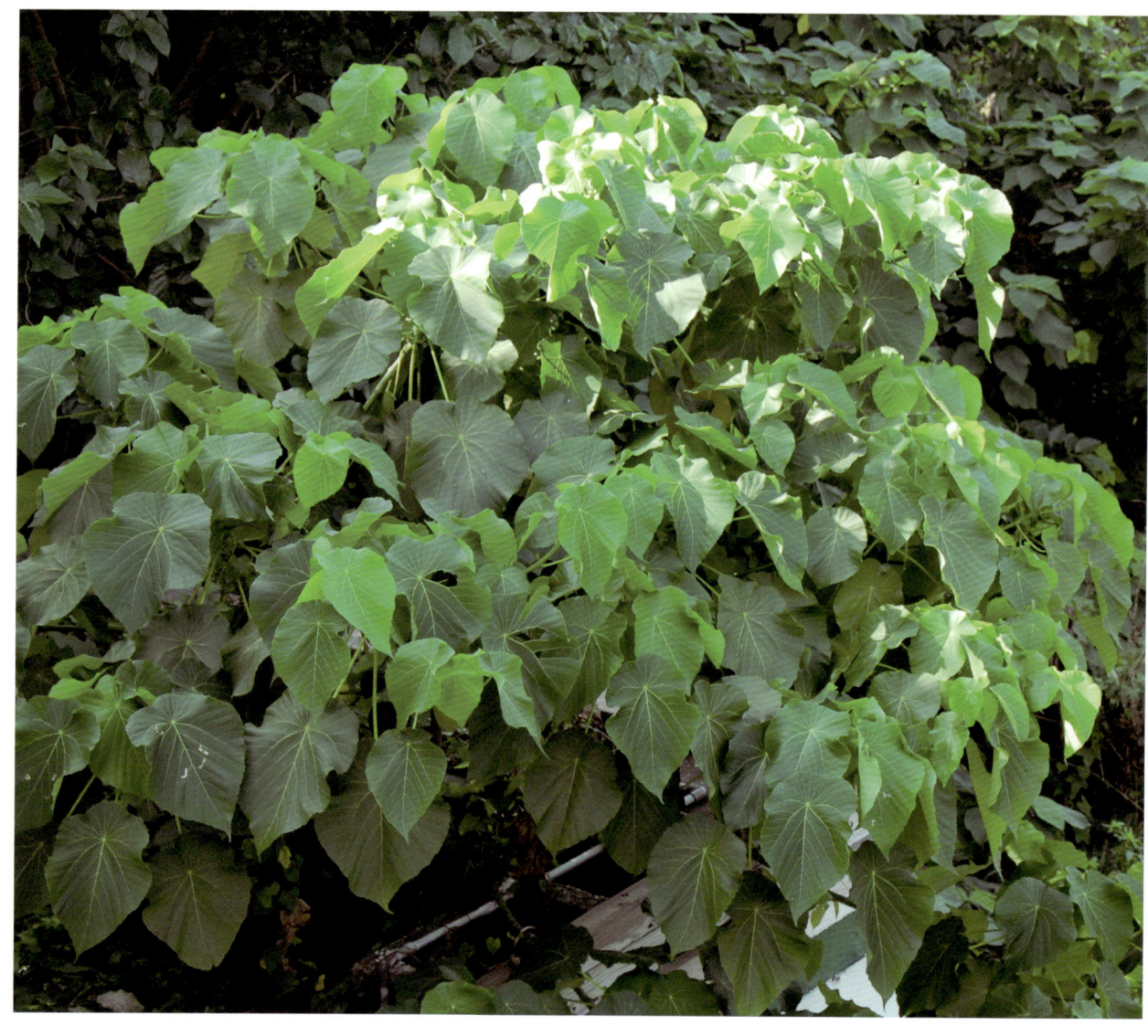

Bel tiongd dlub 白楸

【Bit hsenb 俗名】白背桐、白膜叶、白鹤树、粗糠柴、野芙蓉、木梗天青地白。

【Dios kob deis 基源】为大戟科植物白楸 *Mallotus paniculatus* (Lam.) Muell. Arg. 的叶、根。

【Niangb bet deis 生长环境】生于山谷内、路旁、灌木丛中。分布于部分苗乡。

【Jox hsub 性味属经】性冷,味苦,属冷药,入热经。

【Qet diel xid 功能主治】功能:hxub kib los xuf 清热利湿,dangf hxangd dangf mongb 止血止痛。主治:dliangd bil dib sangb 跌打损伤,mongb daif gad 胃痛(胸口痛),yens xit lol hxangd 刀伤出血,xongl yens 挫伤,ghab hsangb lax nial 伤口溃疡,zal ghad dongk xok 细菌性痢疾。

【Ed not xus 用法用量】内服,煎汤,15~25 g。外用,捣烂敷或煎水洗。

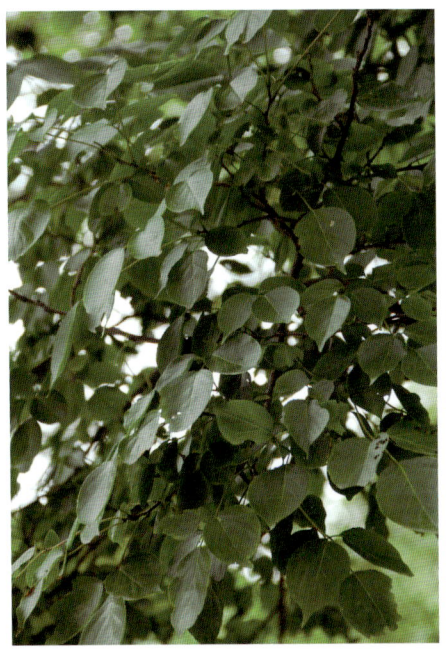

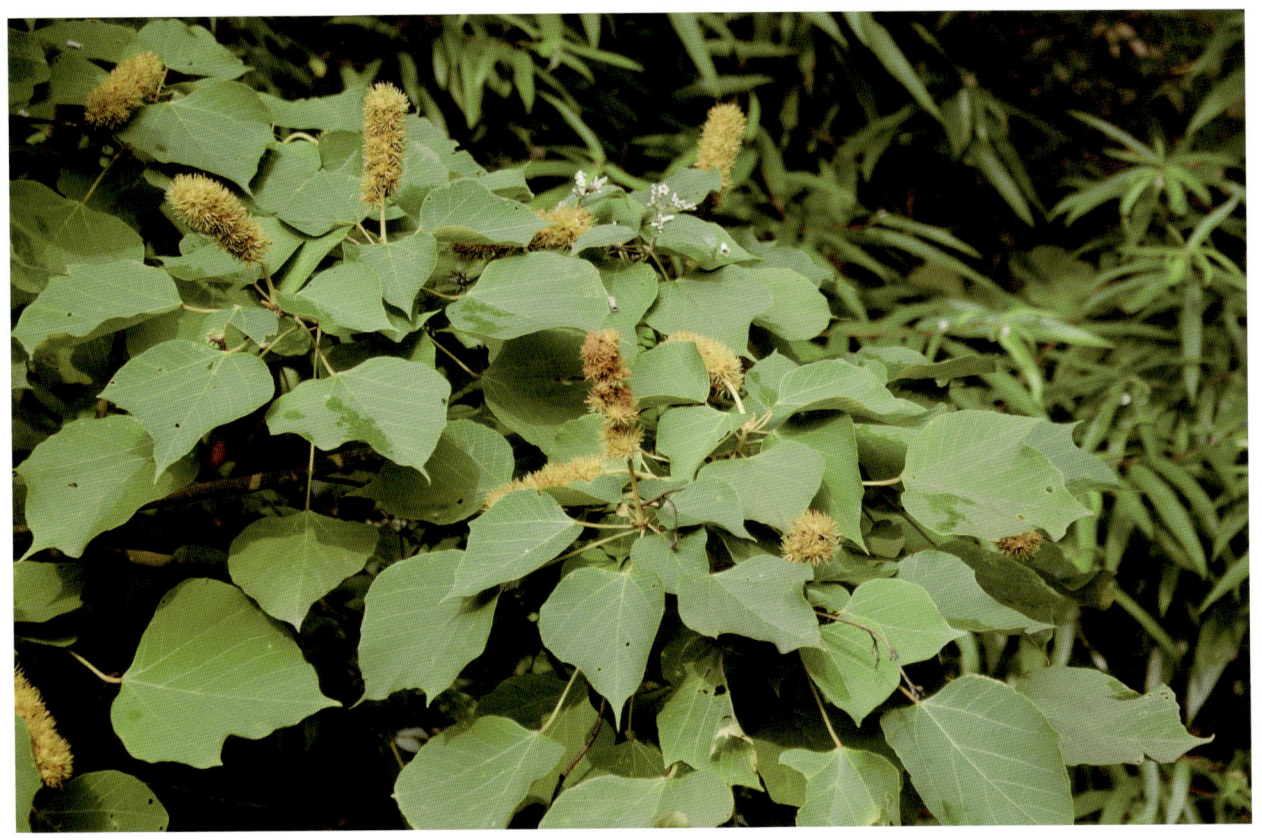

Det yux vud 麻风树

【Bit hsenb 俗名】小桐子、芙蓉树、青桐木、假花生、臭油桐、野桐油树。

【Dios kob deis 基源】为大戟科植物麻风树 *Jatropha curcas* L. 的叶。

【Niangb bet deis 生长环境】生于较温热地区林间、河谷中,有栽培。分布于部分苗乡。

【Jox hsub 性味属经】性冷,味涩,属冷药,入热经。有毒。

【Qet diel xid 功能主治】功能:tat jit hxangd hxenk angt 散瘀消肿,dib gangb dangf qut qat 杀虫止痒。主治:dib yens jit hxangd angt mongb 跌打瘀血肿痛,lod hsongd 骨折,yens xit lol hxangd 刀伤出血,ghab hsangb hxangd bus 伤口化脓,ghab liut dud qub qad 皮肤瘙痒,mongb qub zal ghad 腹痛腹泻。

【Ed not xus 用法用量】内服,煎汤,15～25 g。外用,捣烂敷患处或煮水洗。

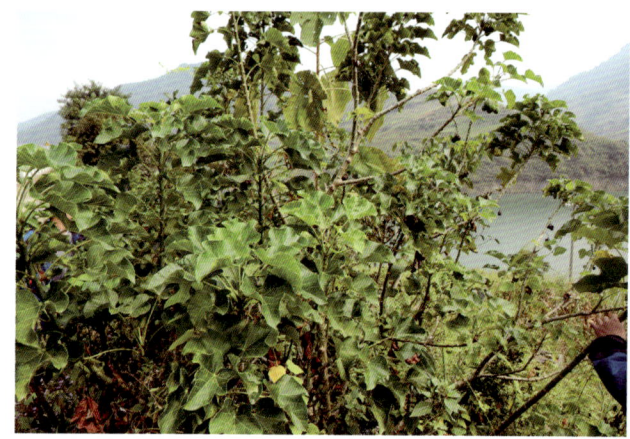
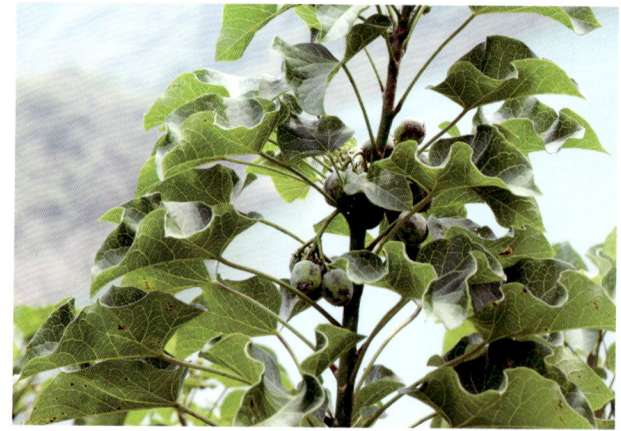

Det yangl dlub 白树

【Bit hsenb 俗名】白泡果、白火炭、鱼眼木、鱼骨菜、金柑藤、薏米强。

【Dios kob deis 基源】为大戟科植物白树 *Gelonium glomeralatum*(Bl.)Hassk 的根或叶。

【Niangb bet deis 生长环境】生于山野林间、灌木丛中。分布于各地苗乡。

【Jox hsub 性味属经】性冷,味苦涩,属冷药,入热经。

【Qet diel xid 功能主治】功能:hxub kib tat jab 清热解毒,hxub jent hxenk net 祛风除湿。主治:yens jent mongb ghut hsongd 风湿性关节炎,xangt hlet bus ngix ax lol gux 铁钉入肉不出,xongl yens 挫伤,dix eb bus 脓疱疮,mongb qub zal ghad 腹痛腹泻,yens nangb gik 毒蛇咬伤。

【Ed not xus 用法用量】内服,煎汤,15～25 g;或研末服。外用,捣汁涂或捣烂敷。

Det diangx gheib 乌桕

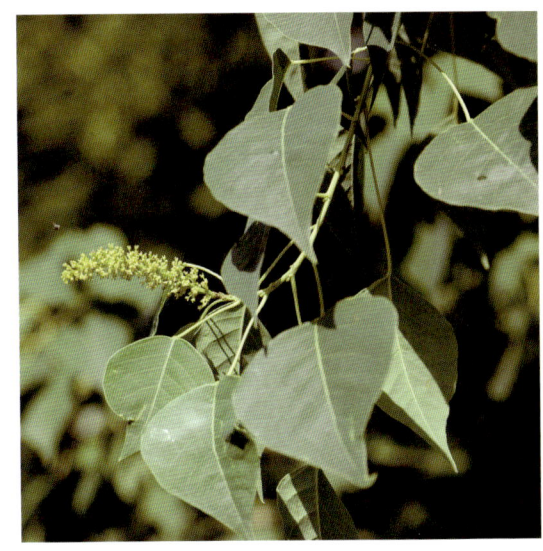

【Bit hsenb 俗名】木油树、木蜡树、乌桕木、乌桕子、桊子树。

【Dios kob deis 基源】为大戟科植物乌桕 *Sapium sebiferum*（L.）Roxb. 的树皮、根皮、种子。

【Niangb bet deis 生长环境】生于山坡上、农地边、路旁，有栽培。分布于部分苗乡。

【Jox hsub 性味属经】性热，味苦，属热药，入冷经。有毒。

【Qet diel xid 功能主治】功能：los eb hxenk angt 利水消肿，dib gangb 杀虫，tongb ghad zal eb 通便泻水。主治：pob wux qub 水臌病，pob lob pob bil 手脚水肿，dliangd bil dib mongb bongt 跌打损伤剧痛，ud niak ax lol 胎衣不下，yens nangb gik 毒蛇咬伤，xud ax lol ghad wal 大小便不通。

【Ed not xus 用法用量】内服，煎汤，15～25 g；或入丸、散剂。外用，煎水洗或研末调敷。

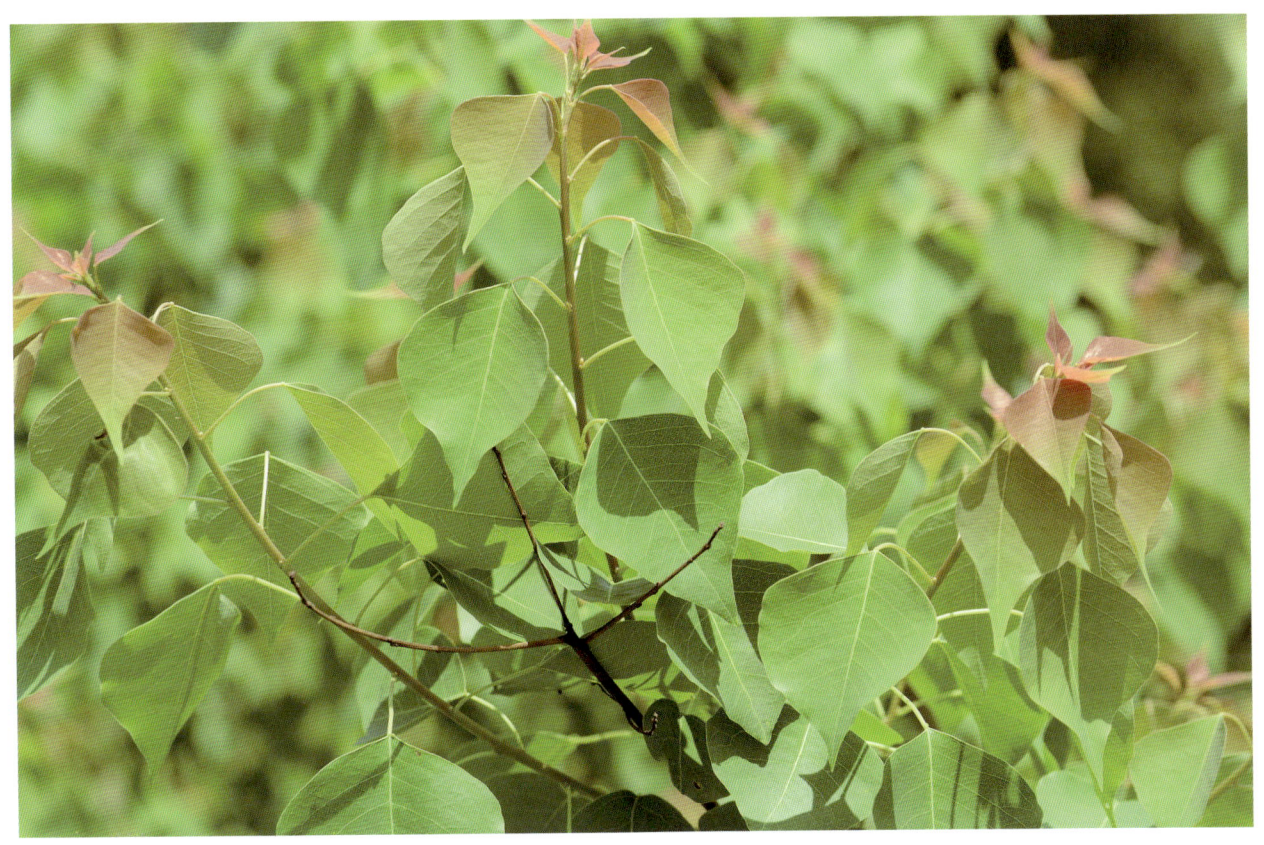

Det diangx gheib xok 山乌桕

【Bit hsenb 俗名】虹树、虹木臭、鸦臼、卷子根、柏子树、野卷子。

【Dios kob deis 基源】为大戟科植物山乌桕 *Sapium discolor*（Champ. ex Benth.）Muell. Arg. 的根、叶。

【Niangb bet deis 生长环境】生于坡塝疏林内、灌木丛中。分布于部分苗乡。

【Jox hsub 性味属经】性冷，味苦，属冷药，入热经。有小毒。

【Qet diel xid 功能主治】功能：tongb eb tongb ghad 利水通便，tat jit hxangd hxenk angt 散瘀消肿。主治：dliangd bil dib sangb 跌打损伤，yens jab 中毒，ghab liut dud qut qat 皮肤瘙痒，gangb daid eb qut qat mongb 湿疹瘙痒，yens nangb gik 毒蛇咬伤，dix khangd ghad 痔疮，jib ghad 便秘。

【Ed not xus 用法用量】内服，煎汤，15～20 g；或捣汁饮。外用，捣烂敷或煎水洗。

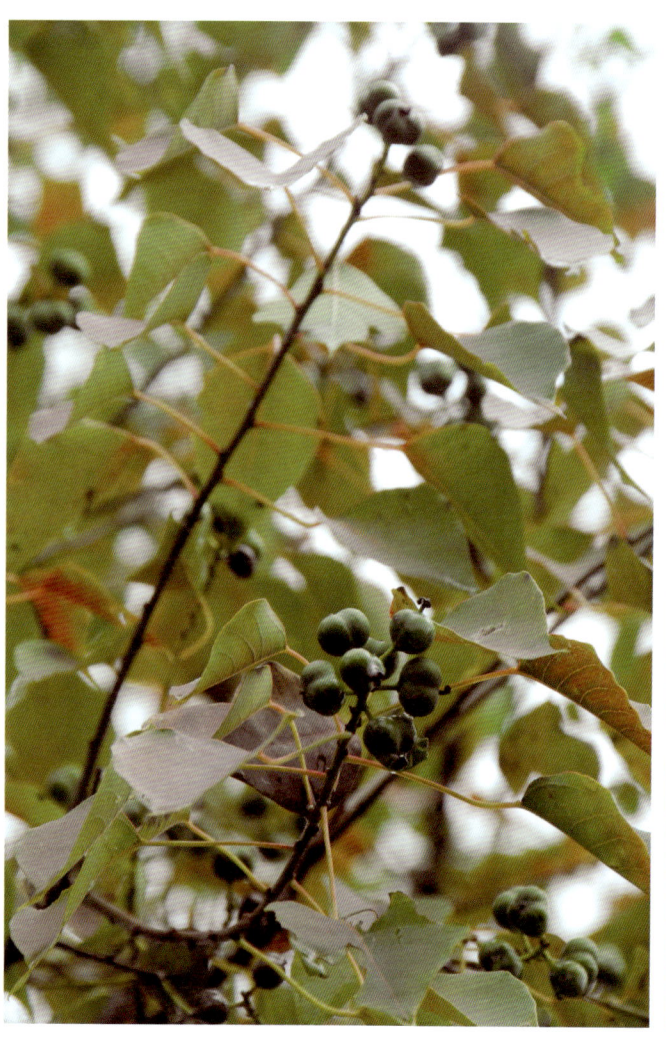
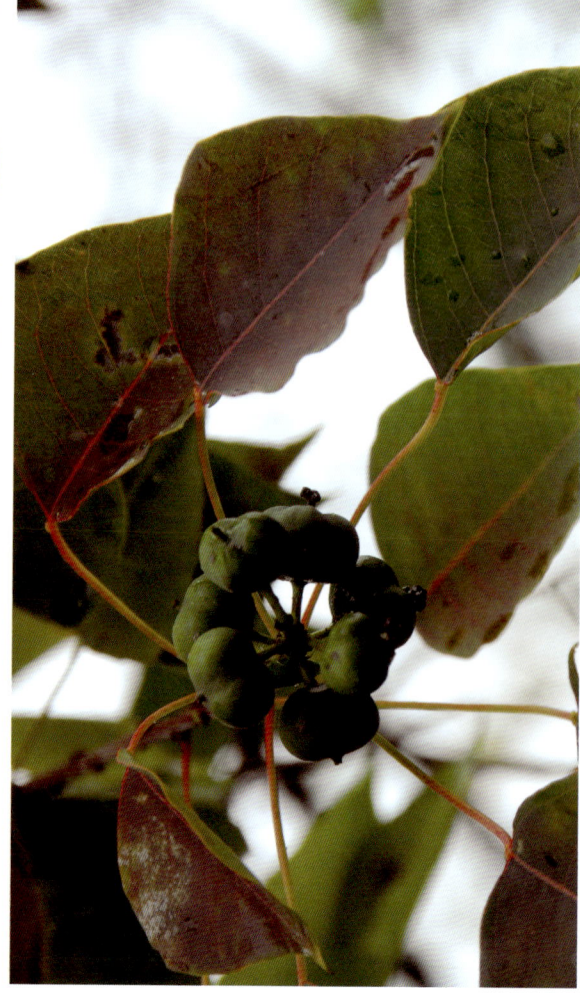

Zend mil gheil 算盘子

【Bit hsenb 俗名】山金瓜、山馒头、血泡木、西瓜树、果合草、金骨风、野南瓜。

【Dios kob deis 基源】为大戟科植物算盘子 Glochidion puberum (L.) Hutch. 的根、果、叶。

【Niangb bet deis 生长环境】生于荒山上、路旁、灌木丛中。分布于各地苗乡。

【Jox hsub 性味属经】性冷，味苦，属冷药，入热经。

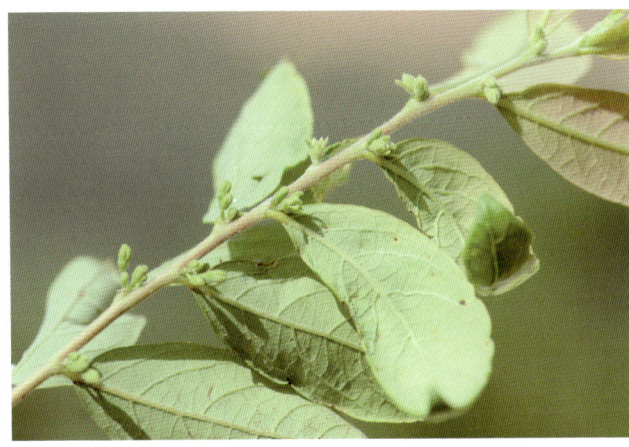

【Qet diel xid 功能主治】功能：ves hxangd tat jab 活血解毒，hxub kib los xuf 清热利湿。主治：lob bil ghut hsongb mongb 四肢关节疼痛，mongb pit khob 偏头痛，ngol lax ax dangf 久咳不止，ghab diux ghongd angt mongb 咽喉肿痛，git got ongd hsongd 睾丸炎，diongx wal od nul 尿道炎，yens nangb gik 毒蛇咬伤。

【Ed not xus 用法用量】内服，煎汤，15～30 g。外用，煎水洗或捣烂敷患处。

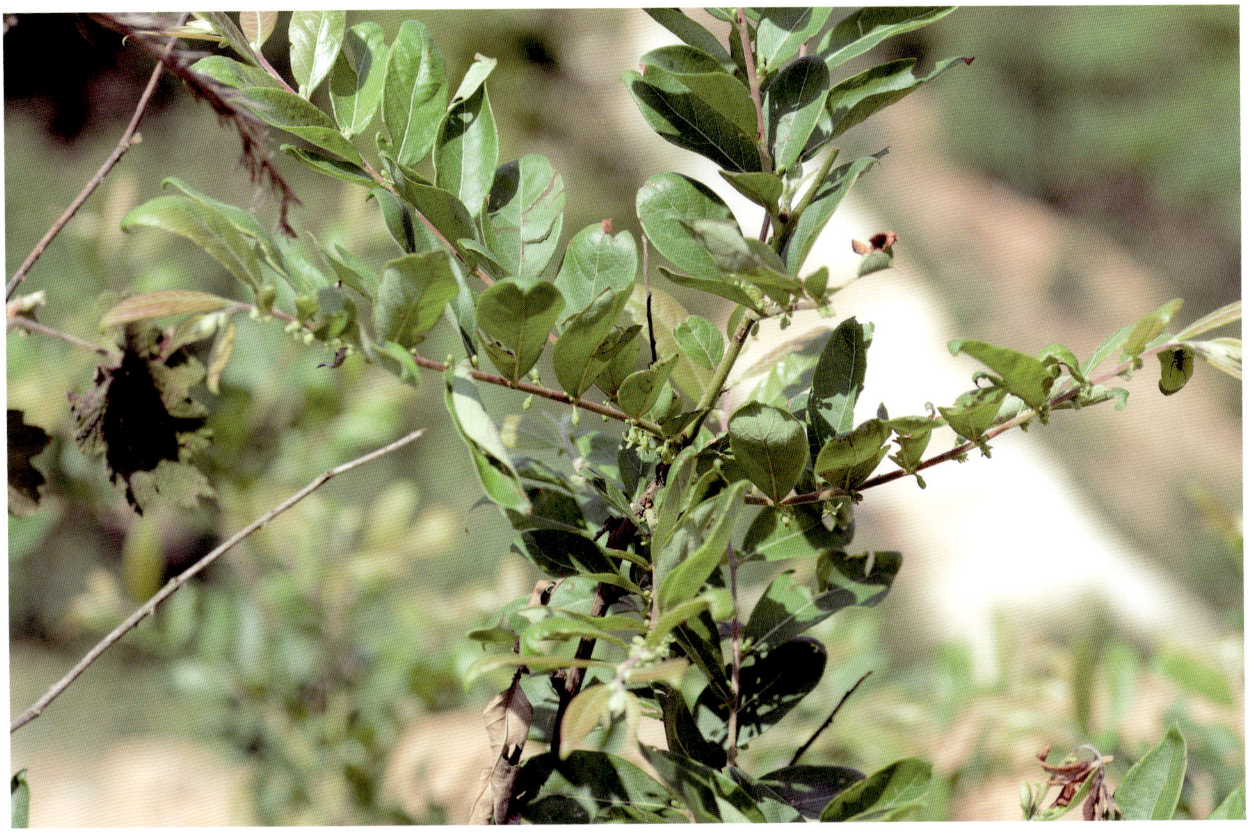

Zend mil gheil yut 毛果算盘子

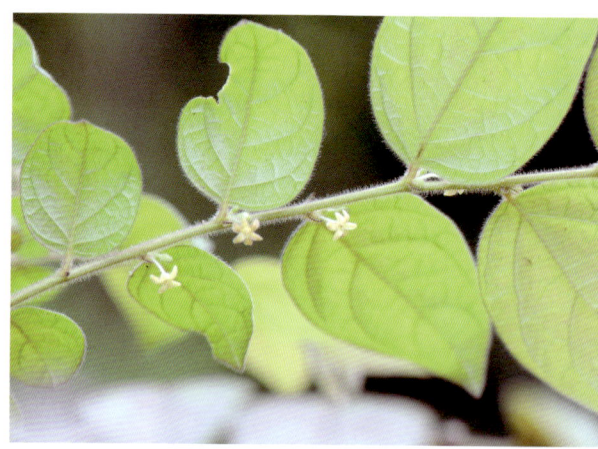

【Bit hsenb 俗名】大毛七、漆姑婆、西瓜树、蚂蚁树、痒树棵、野南瓜、藤蓝果。

【Dios kob deis 基源】为大戟科植物毛果算盘子 Glochidion eriocarpum Champ. ex Benth. 的根、枝叶。

【Niangb bet deis 生长环境】生于荒坡上、路旁、灌木丛中。分布于各地苗乡。

【Jox hsub 性味属经】性冷，味辛，属冷药，入热经。

【Qet diel xid 功能主治】功能：dangf hxangd tat jit hxangd 止血散瘀，hxenk angt dangf mongb 消肿止痛。主治：dliangd bil dib sangb 跌打损伤，yens xit lol hxangd 刀伤出血，yens jent mongb ghut hsongd 风湿性关节炎，yens hseik 漆疮，yens dul kib 烧伤，ghab liut dud qut qat 皮肤瘙痒，dliangb dul ghab hfat 荨麻疹，mongb qub zal ghad 腹痛腹泻。

【Ed not xus 用法用量】内服，煎汤，15～30 g。外用，煎水洗或捣烂敷患处。

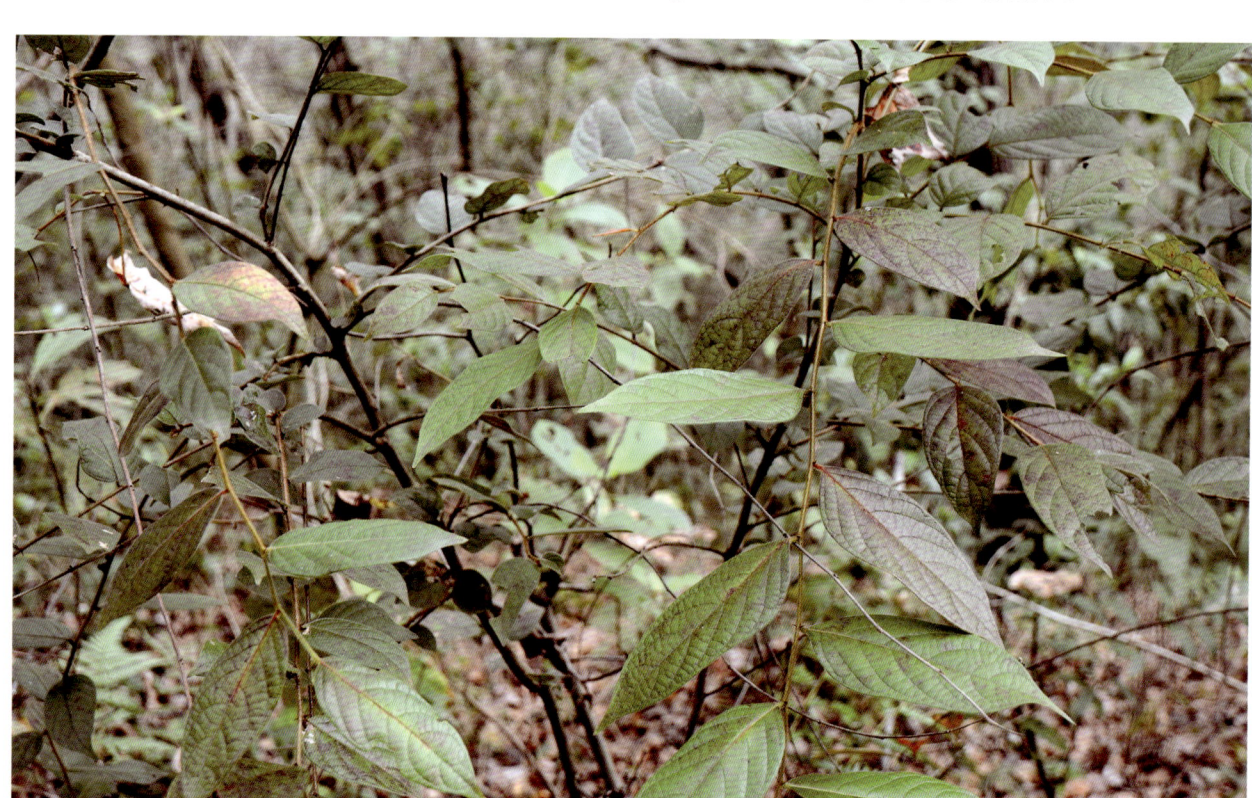

Vob gis bat vud 铁苋菜

【Bit hsenb 俗名】七盏灯、血见愁、田螺草、猫眼草、野棉花、野黄麻、海蚌含珠。

【Dios kob deis 基源】为大戟科植物铁苋菜 *Acalypha australis* L. 的全草。

【Niangb bet deis 生长环境】生于杂木林中、密林湿地上。分布于各地苗乡。

【Jox hsub 性味属经】性平，味苦涩，属冷热两经药，入两经。

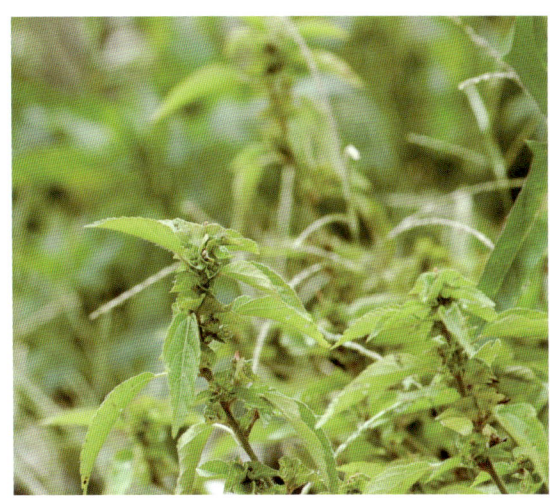

【Qet diel xid 功能主治】功能：hxub kib los xuf 清热利湿，ves hxangd dangf hxangd 活血止血。主治：dliangd bil dib sangb 跌打损伤，yens xit lol hxangd 刀伤出血，ngol lol hxangd 咳血，ax maix wel lol 欷乳，jib daib ghab qub dit bongt 小儿腹胀，yens nangb gik 毒蛇咬伤，mongb qub zal ghad 腹痛腹泻。

【Ed not xus 用法用量】内服，煎汤，15～25 g。外用，捣烂敷。

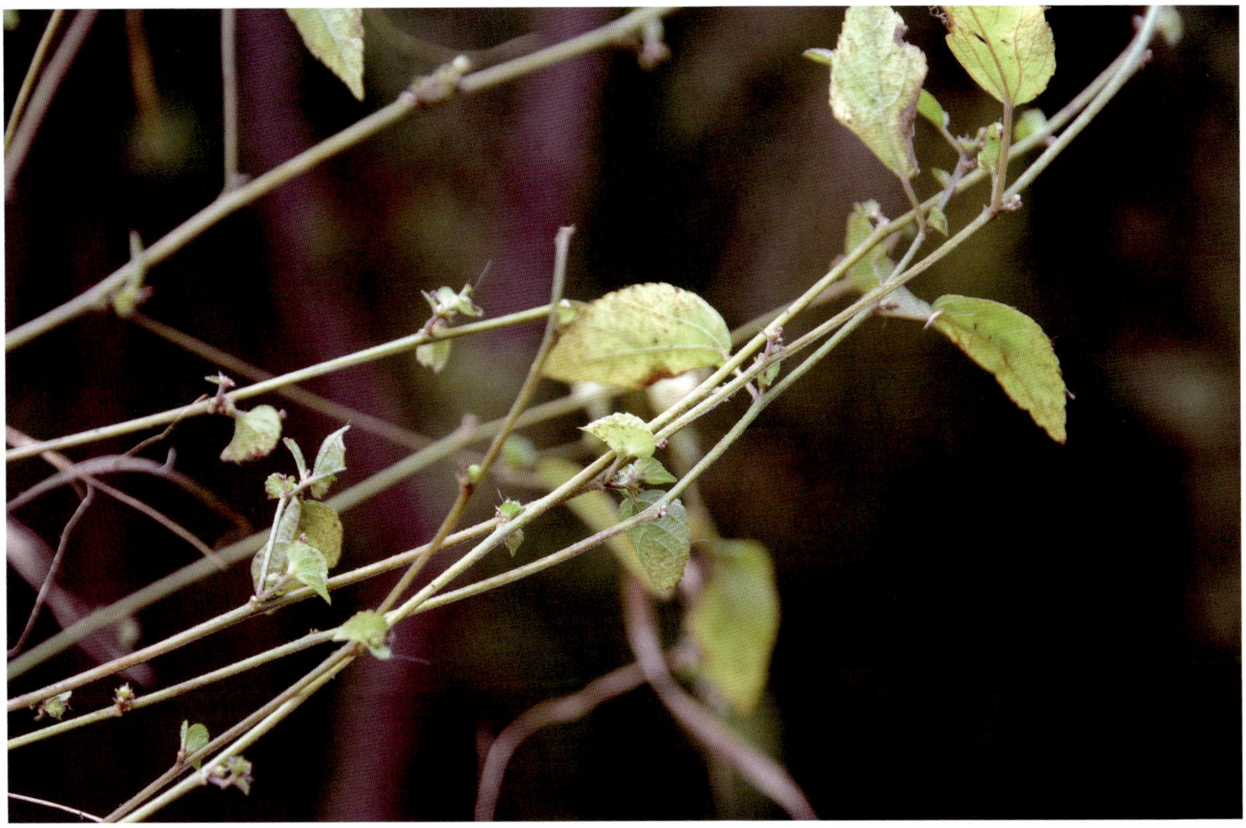

Jab caf yenb 草沉香

【Bit hsenb 俗名】走马胎、刮筋板、刮金械、云南土沉香。

【Dios kob deis 基源】为大戟科植物草沉香 *Excoecaria acerifolia* F. Didr. 的全株。

【Niangb bet deis 生长环境】生于山坡灌木丛中、河谷两岸。分布于部分苗乡。

【Jox hsub 性味属经】性热，味苦辛，属热药，入冷经。

【Qet diel xid 功能主治】功能：hangb bongt ves hxangd 行气活血，yangx gad los gangd 消食化积。主治：fangx mais fangx jid 黄疸，od hxangd 吐血，dit qub 腹胀，dinx gad xangd dit 食积饱胀，yens dlad zeb nex gik 狂犬咬伤。

【Ed not xus 用法用量】内服，煎汤，15～25 g。

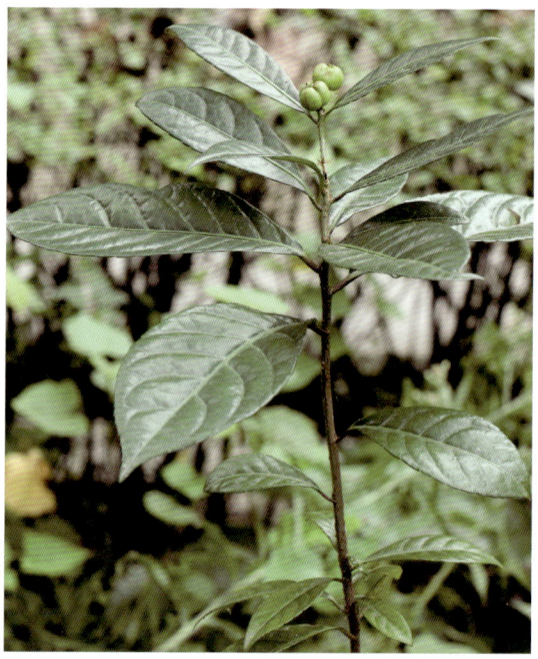

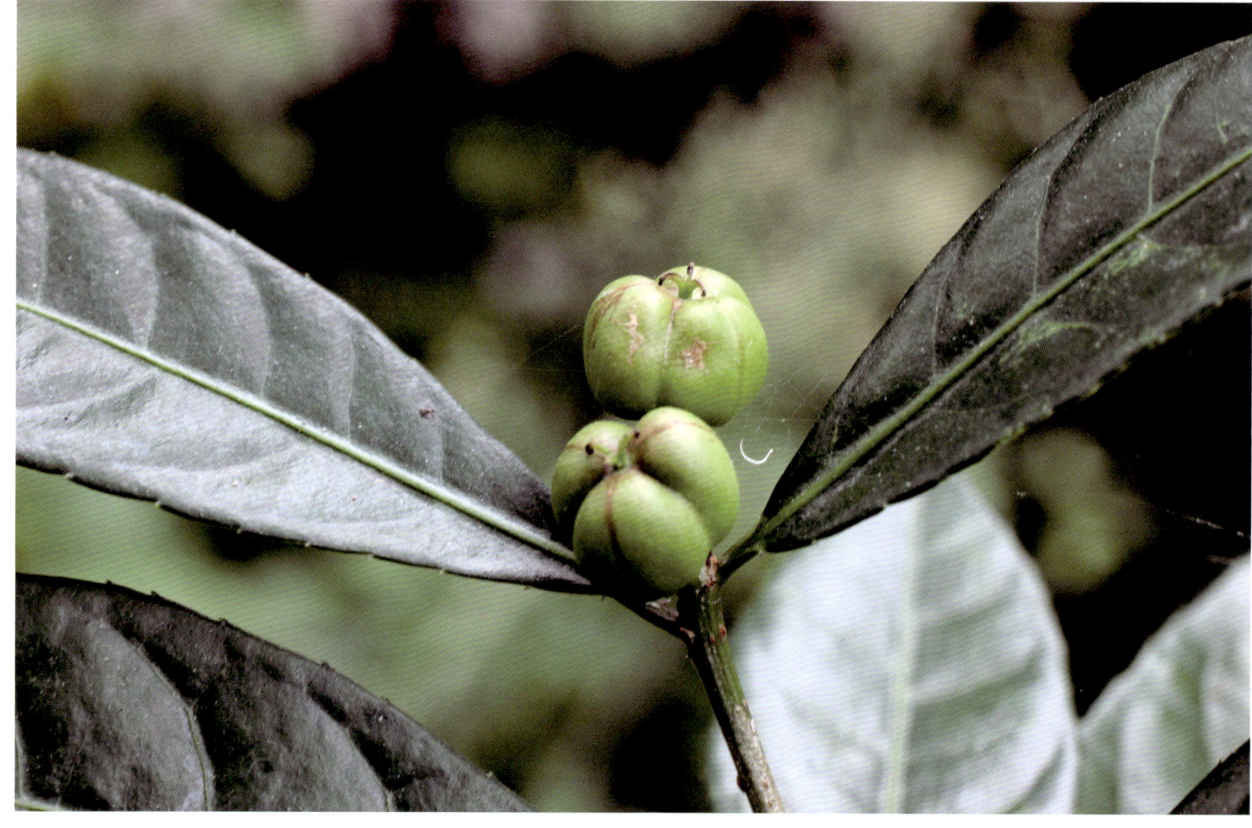

Jab liongx 水黄花

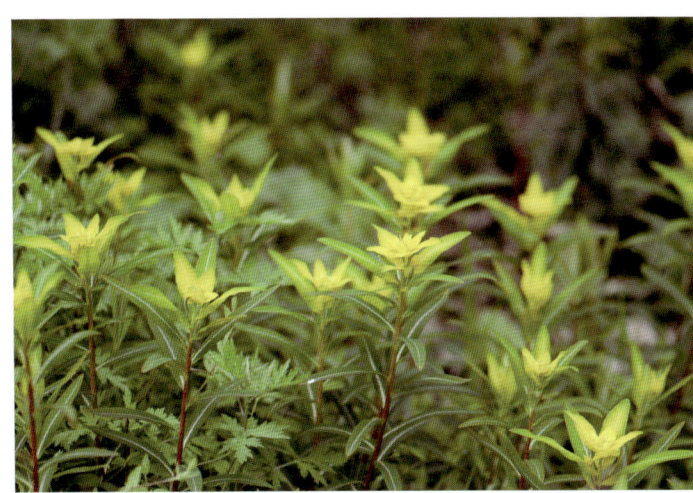

【Bit hsenb 俗名】水杨柳、括金板、草蔺茹。

【Dios kob deis 基源】为大戟科植物水黄花 *Euphorbia chrysocoma* Levl. et Vant. 的根皮、叶。

【Niangb bet deis 生长环境】生于溪河沿岸、水沟边、深山老林潮湿处。分布于部分苗乡。

【Jox hsub 性味属经】性冷，味苦，属冷药，入热经。有毒。

【Qet diel xid 功能主治】功能：hxub kib tat jab 清热解毒，los eb jul xuf 利水除湿。主治：pob wux qub 水臌病，pob lob pob bil 手脚水肿，gangb xent qut qat 疥疮瘙痒，niangb hsab pob mongb 无名肿毒。

【Ed not xus 用法用量】内服，煎汤，10～15 g；或研末入丸、散剂。外用，捣烂敷或煮水洗。

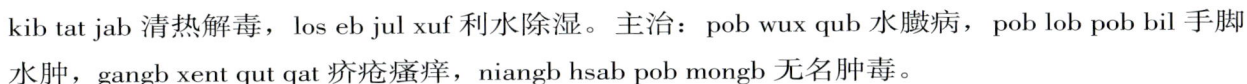

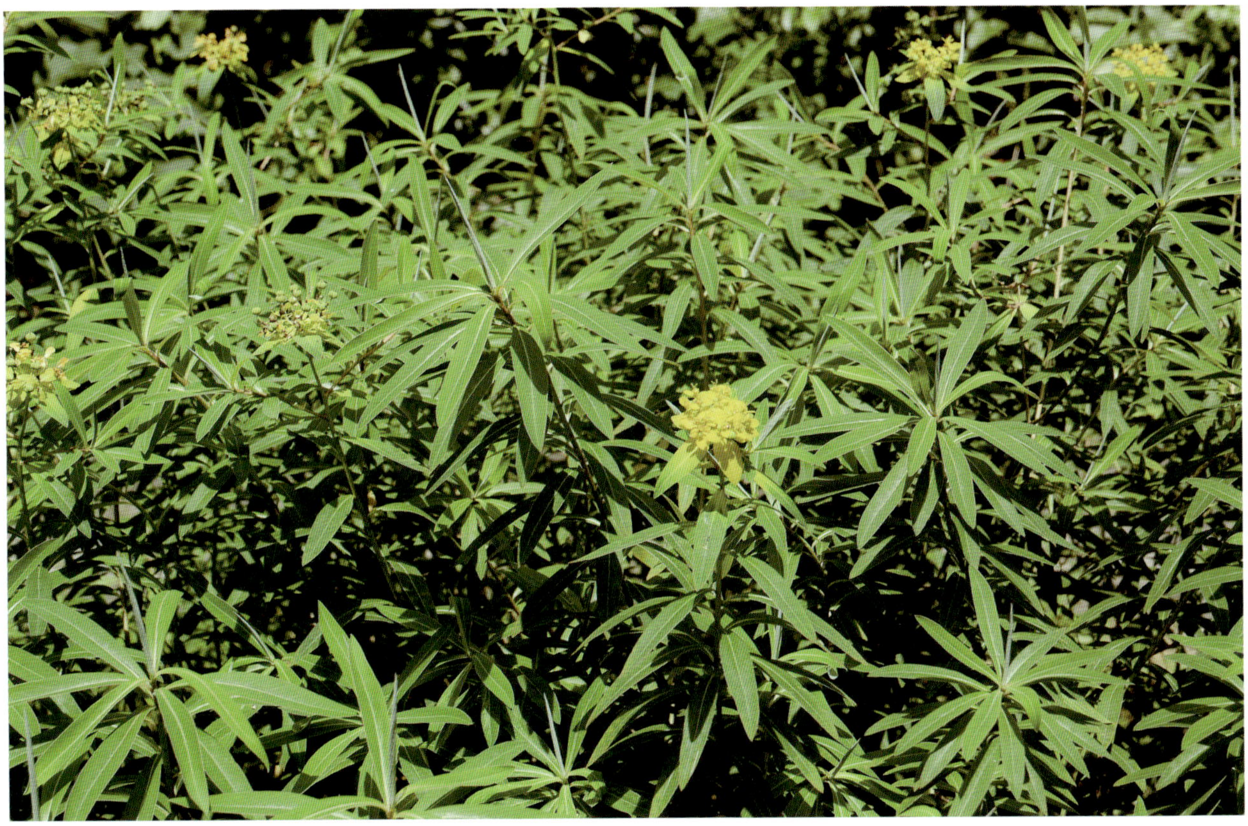

Vob wof lad 续随子

【Bit hsenb 俗名】千金子、千两金、千层楼、半枝莲、菩萨豆、铁蜈蚣。

【Dios kob deis 基源】为大戟科植物续随子 *Euphorbia lathylris* L. 的种子。

【Niangb bet deis 生长环境】生于荒山荒地上，有栽培。分布于部分苗乡。

【Jox hsub 性味属经】性热，味辛苦，属热药，入冷经。有毒。

【Qet diel xid 功能主治】功能：dias eb hxenk angt 逐水消肿，ves hxangd tongb hxud 活血通经，tat jab 解毒。主治：pob lob pob bil 手脚水肿，ax hsot ud 闭经，nongx jib yens jab 食菌中毒，hek jab yens jab 吃药中毒，yens nangb gik 毒蛇咬伤，ax lol wal 尿闭。

【Ed not xus 用法用量】内服，2～5 g 入丸、散剂。外用，研末敷。

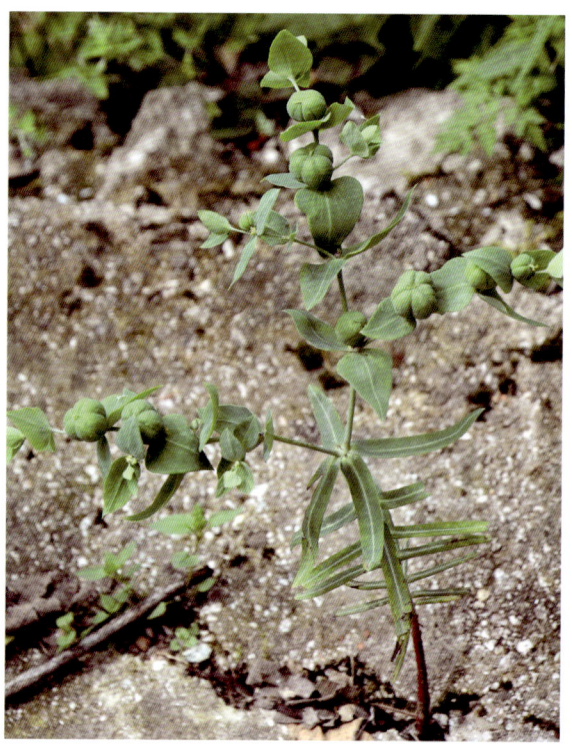

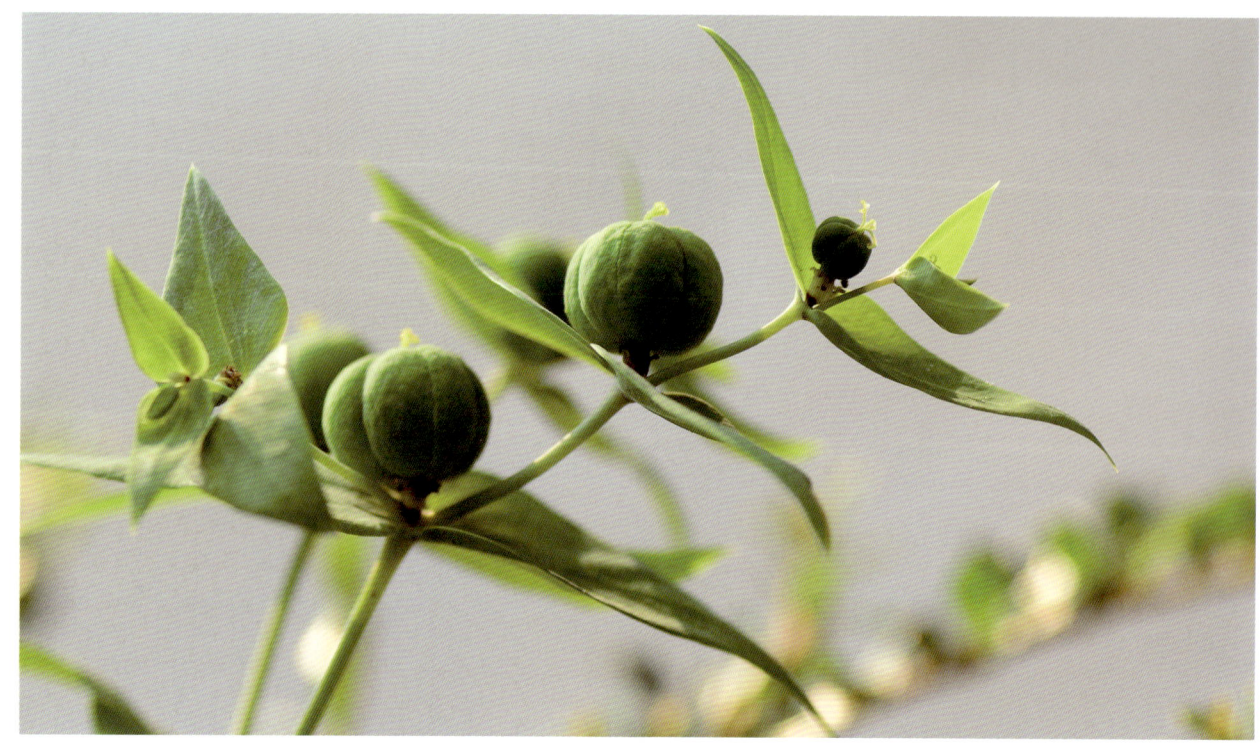

Det gad dlub 白饭树

【Bit hsenb 俗名】白火炭、白鱼眼、白泡果、白眼木、金柑藤。

【Dios kob deis 基源】为大戟科植物白饭树 *Flueggea virosa*（Roxb. ex Willd.）Voigt 的根、枝叶。

【Niangb bet deis 生长环境】生于坡塝灌木丛中、溪沟边、山路边。分布于各地苗乡。

【Jox hsub 性味属经】性冷，味苦涩，属冷药，入热经。有小毒。

【Qet diel xid 功能主治】功能：hxub jent hxenk net 祛风除湿，dias bus hvuk gangb 排脓敛疮。主治：ait ngol 咳嗽，naix lul ait ngol 老年咳嗽，xangt hlet bus ngix ax lol gux 铁钉入肉不出，yens jent mongb ghut hsongd 风湿性关节炎，gangb daid eb 湿疹，dix eb bus 脓疱疮。

【Ed not xus 用法用量】内服，煎汤，15～20 g。外用，捣烂敷。

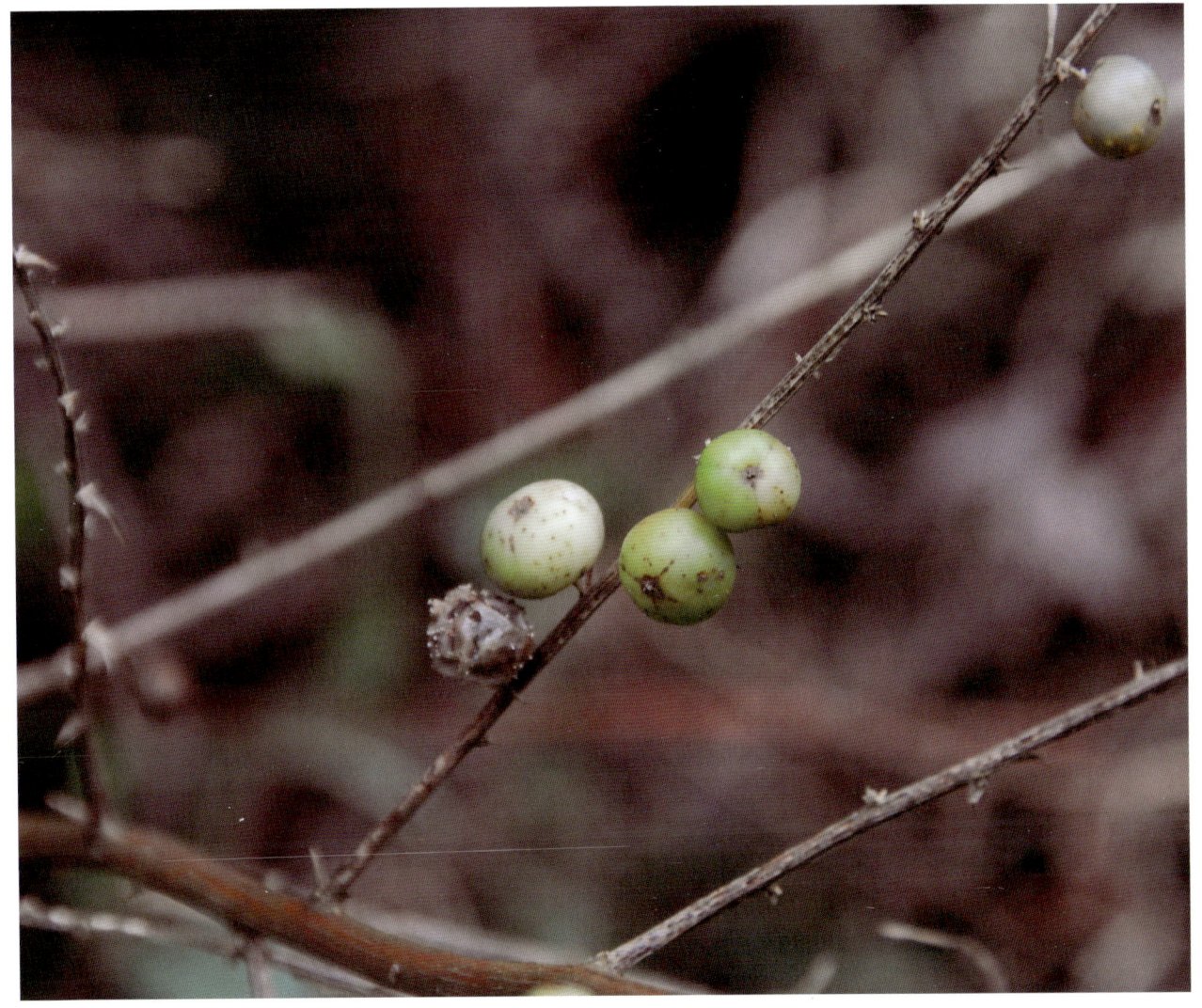

> 黄杨科

Det gad dlub 野扇花

【Bit hsenb 俗名】万年青、千年矮、叶上花、青龙胆、癞药子、野樱桃、清香桂。

【Dios kob deis 基源】为黄杨科植物野扇花 *Sarcococca ruscifolia* Stapf 的根。

【Niangb bet deis 生长环境】生于低山地区坡塝疏林中、沟溪边，有栽培。分布于部分苗乡。

【Jox hsub 性味属经】性平，味苦辛，属冷热两经药，入两经。

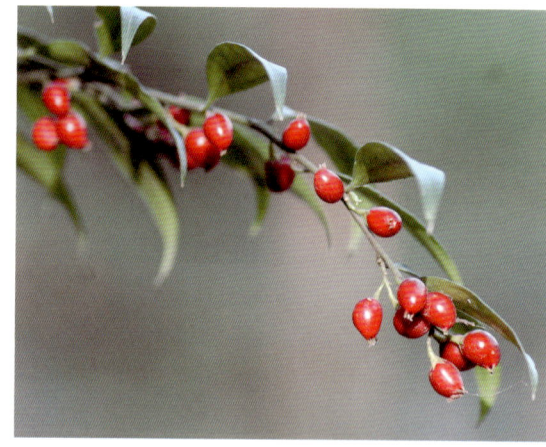

【Qet diel xid 功能主治】功能：ves hxangd tongb hxud 活血通络，hxub jent dangf mongb 祛风止痛。主治：mongb daif gad 胃痛（胸口痛），dliangd bil dib sangb 跌打损伤，pob wox 浮肿，mongb ghab hsangb ghot 旧伤复发疼痛。

【Ed not xus 用法用量】内服，煎汤，15～25 g；或研末 2～3 g 温开水吞服。

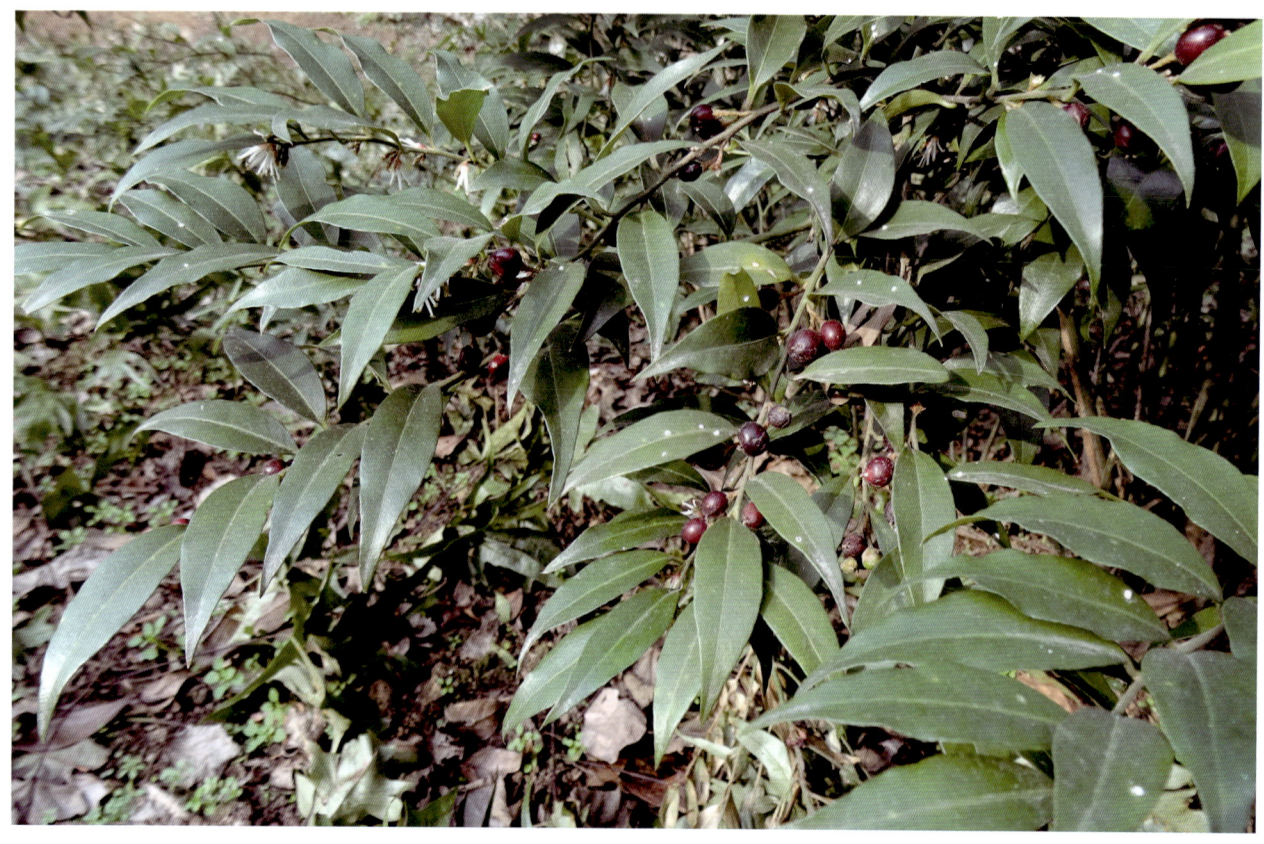

Det pot 黄杨

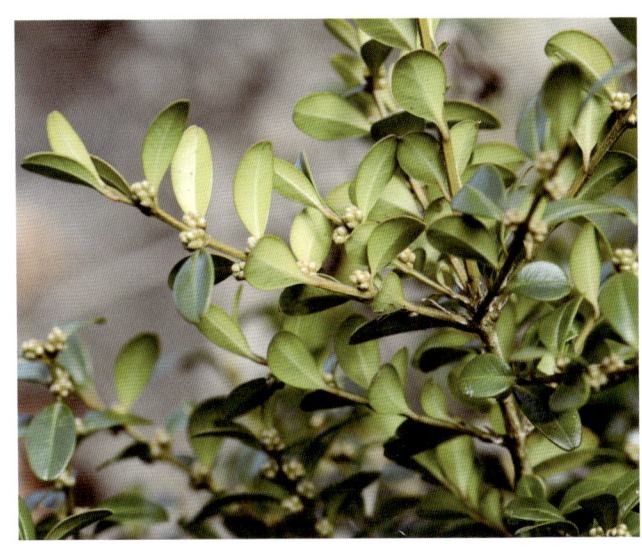

【Bit hsenb 俗名】小黄杨、山黄杨、千年矮、万年青、百日红、瓜子黄杨。

【Dios kob deis 基源】为黄杨科植物黄杨 *Buxus microphylla* Sieb. et Zucc. 的根、枝。

【Niangb bet deis 生长环境】生于多石荒山上,有栽培。分布于部分苗乡。

【Jox hsub 性味属经】性平,味苦,属冷热两经药,入两经。

【Qet diel xid 功能主治】功能:qet bongt dangf mongb 理气止痛,hxub jent hxenk net 祛风除湿。主治:yens jent mongb 风湿痛,dliangd bil dib sangb 跌打损伤,mongb diub 腰痛,mongb khob 头痛,mongb hmid 牙痛,kangt ghongd 声音嘶哑,hniub mais pob xok mongb 目赤肿痛,deik ghongd daib 难产。

【Ed not xus 用法用量】内服,煎汤,25～30 g;或浸酒饮。外用,捣烂敷。

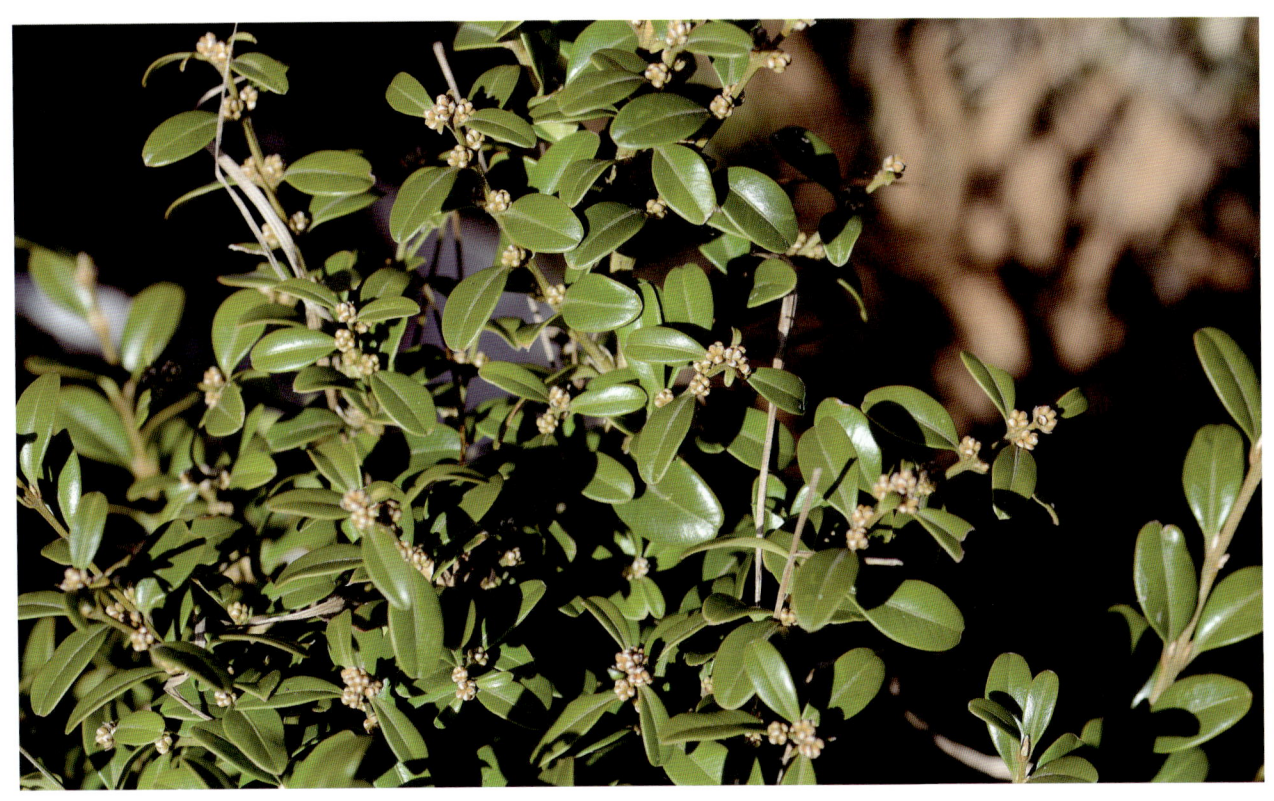

Det pot yut 匙叶黄杨

【Bit hsenb 俗名】小黄杨、万年青、黄杨子、大千年矮、瓜子黄杨、雀舌黄杨。

【Dios kob deis 基源】为黄杨科植物匙叶黄杨 *Buxus harlandii* Hance 的枝。

【Niangb bet deis 生长环境】生于山地多岩石处，有栽培。分布于部分苗乡。

【Jox hsub 性味属经】性平，味苦，属冷热两经药，入两经。

【Qet diel xid 功能主治】功能：qet bongt dangf mongb 理气止痛，hxub jent hxenk net 祛风除湿。主治：dliangd bil dib sangb 跌打损伤，yens jent mongb 风湿痛，mongb hsongd hxend 筋骨疼痛，mongb khob 头痛，od hxangd 吐血，kangt ghongd 声音嘶哑，hniub mais pob xok mongb 目赤肿痛，deik ghongd daib 难产。

【Ed not xus 用法用量】内服，煎汤，25～30 g；或浸酒饮。外用，捣烂敷。

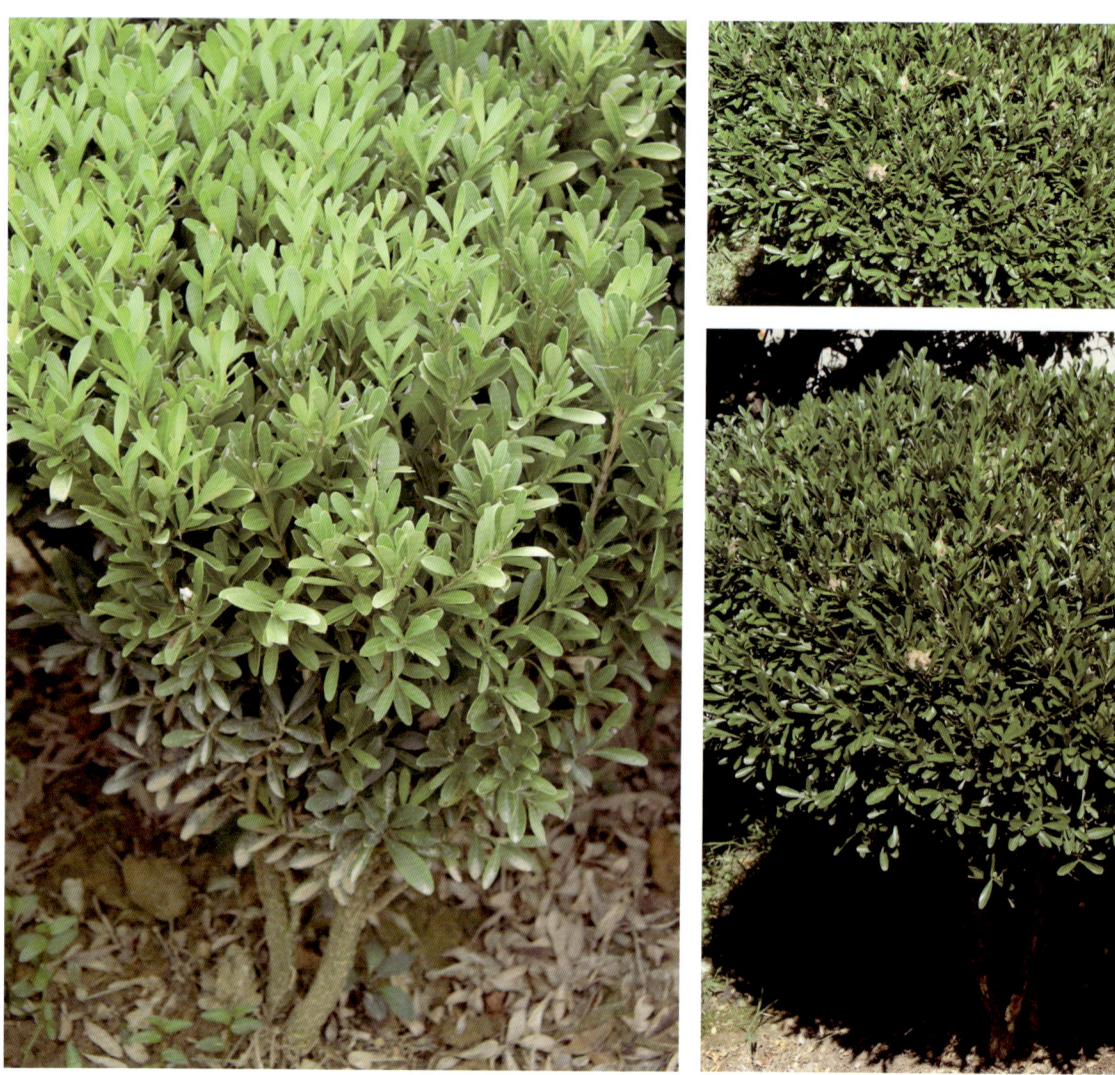

Det pot vud 桃叶黄杨

【Bit hsenb 俗名】黄杨、矮黄杨、小万年青、小叶黄杨、野千年矮。

【Dios kob deis 基源】为黄杨科植物桃叶黄杨 *Buxus henryi* Mayr. 的枝、叶。

【Niangb bet deis 生长环境】生于山谷岩石上、河岸两边，有栽培。分布于各地苗乡。

【Jox hsub 性味属经】性热，味苦，属热药，入冷经。

【Qet diel xid 功能主治】功能：hxub kib tat jab 清热解毒，hxenk angt dangf mongb 消肿止痛。主治：mongb hsongd hxend 筋骨疼痛，dliangd bil dib sangb 跌打损伤，od hxangd 吐血，mongb khob 头痛，kangt ghongd 声音嘶哑，ghad nial mais 结膜炎。

【Ed not xus 用法用量】内服，煎汤，25～30 g；或浸酒饮。外用，捣烂敷。

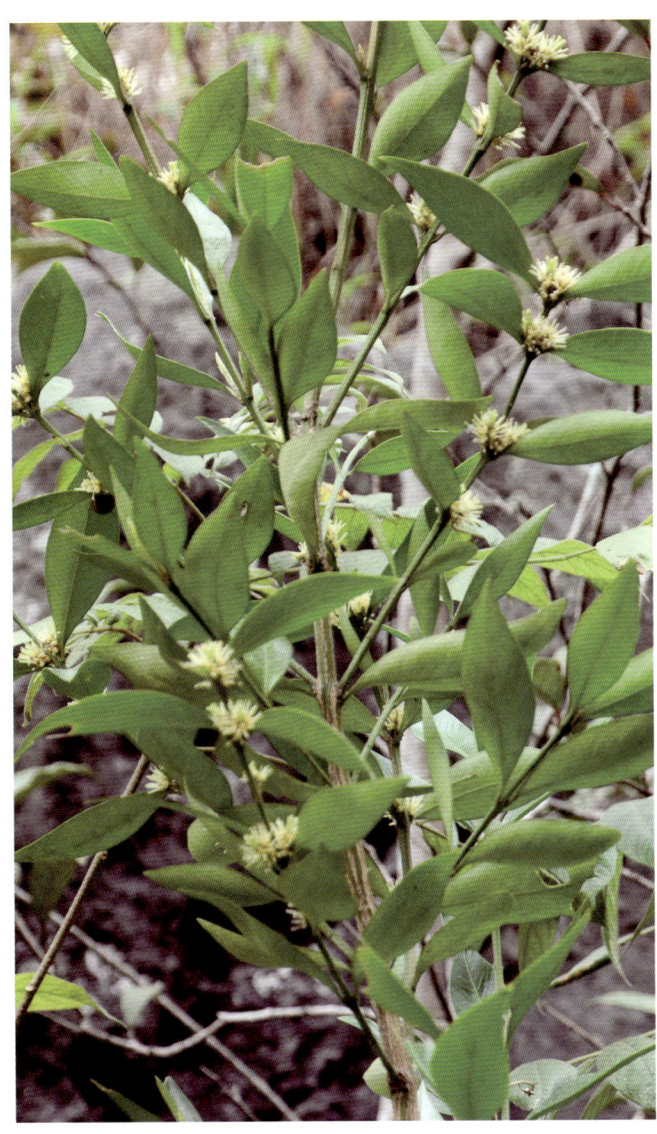
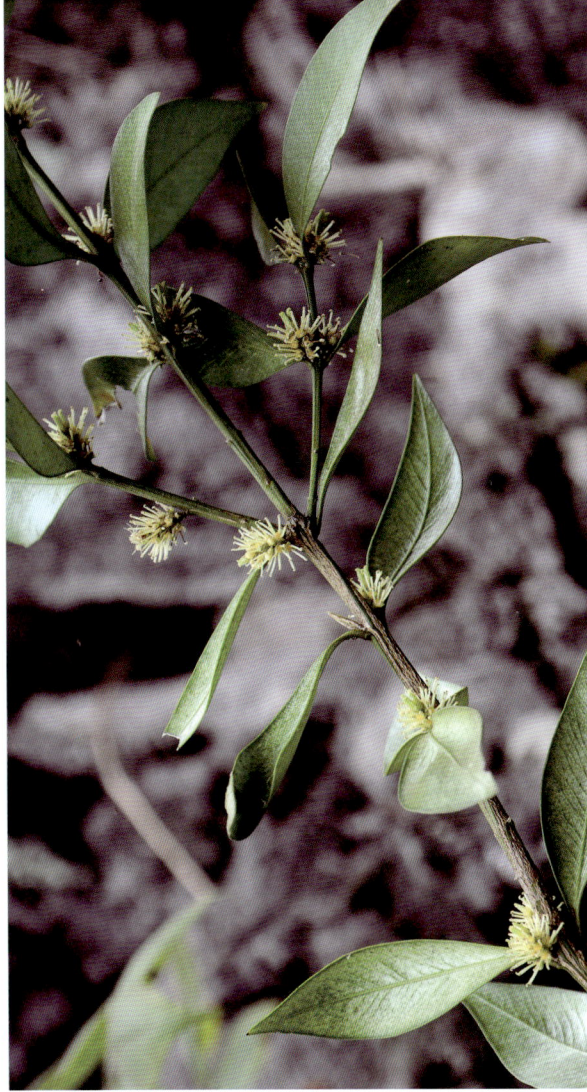

Det pot vud 山板凳

【Bit hsenb 俗名】三角咪、小板凳、板凳果、宿柱三角咪。

【Dios kob deis 基源】为黄杨科植物山板凳 *Pachysandra axillaris* Franch. 的全株。

【Niangb bet deis 生长环境】生于山野林下、岩石上、山谷溪边。分布于部分苗乡。

【Jox hsub 性味属经】性热，味苦辛，属热药，入冷经。

【Qet diel xid 功能主治】功能：hxub jent hxenk net 祛风除湿，ves hxangd dangf mongb 活血止痛。主治：mongb pit khob 偏头痛，dliangd bil dib sangb 跌打损伤，lod hsongd 骨折，yens jent mongb 风湿痛，ait gheb bal jid mongb diub 劳伤腰痛，mongb qub 腹痛。

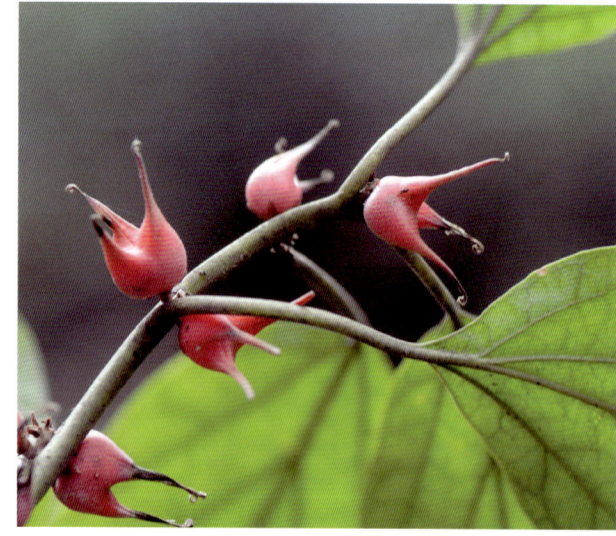

【Ed not xus 用法用量】内服，煎汤，25～30 g；或浸酒饮。外用，捣烂敷。

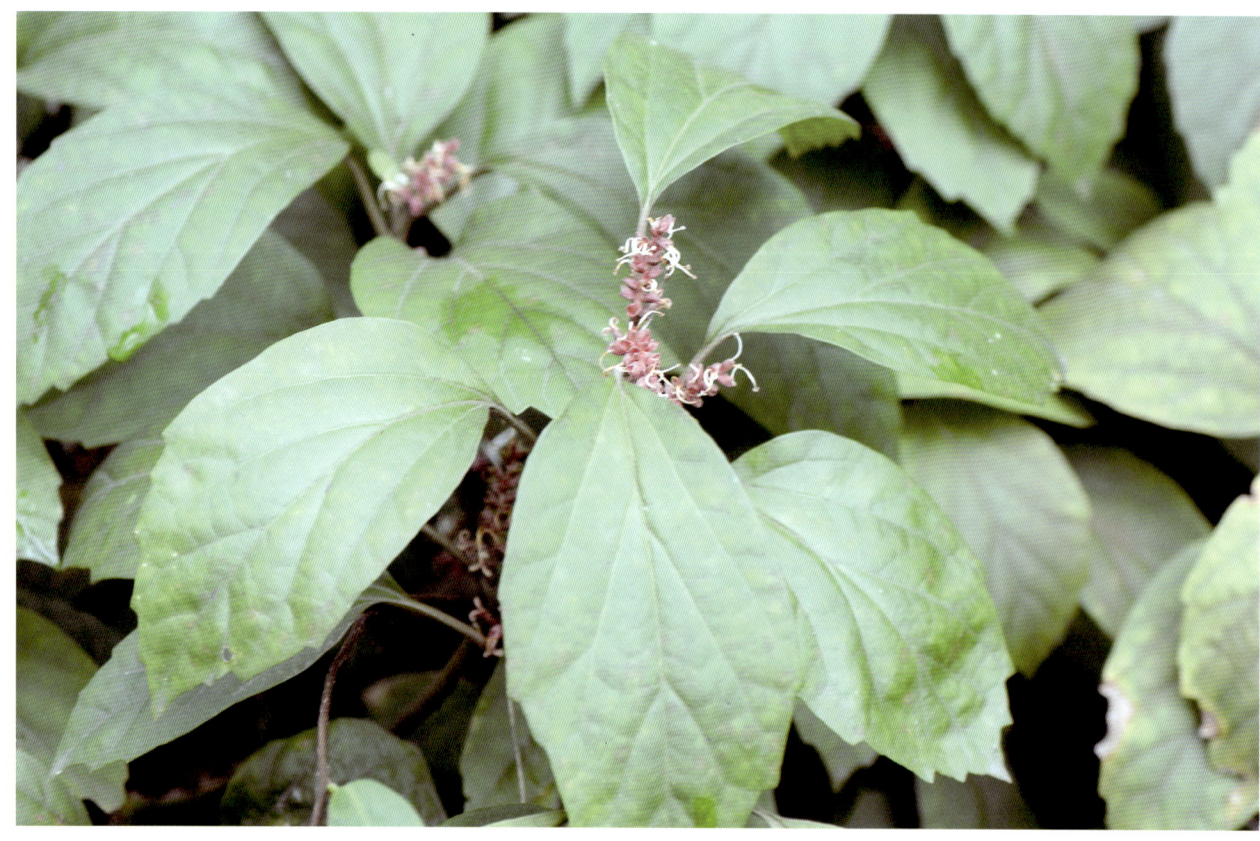

马桑科

Det wik ak 马桑

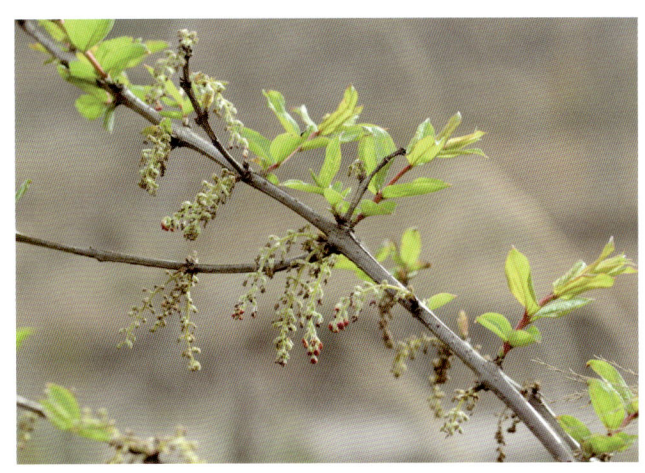

【Bit hsenb 俗名】扶桑、千年红、上天梯、马鞍子、鱼尾草、醉鱼草、蓝蛇风。

【Dios kob deis 基源】为马桑科植物马桑 *Coriaria sinica* Maxim. 的叶、根。

【Niangb bet deis 生长环境】生于山沟灌木丛中、杂木林下。分布于各地苗乡。

【Jox hsub 性味属经】性冷，味辛苦，属冷药，入热经。有毒。

【Qet diel xid 功能主治】功能：hxub kib tat jab 清热解毒，hxenk angt dangf mongb 消肿止痛。主治：juk jik 麻木，kib eb kib dul 水火烫伤，gangb xent 疥疮，mongb hmid 牙痛，dix khangd ghad 痔疮，yens dlad zeb nex gik 狂犬咬伤。

【Ed not xus 用法用量】内服，煎汤，10～20 g；或炖肉食。外用，捣烂敷、研末调敷、煎水洗。

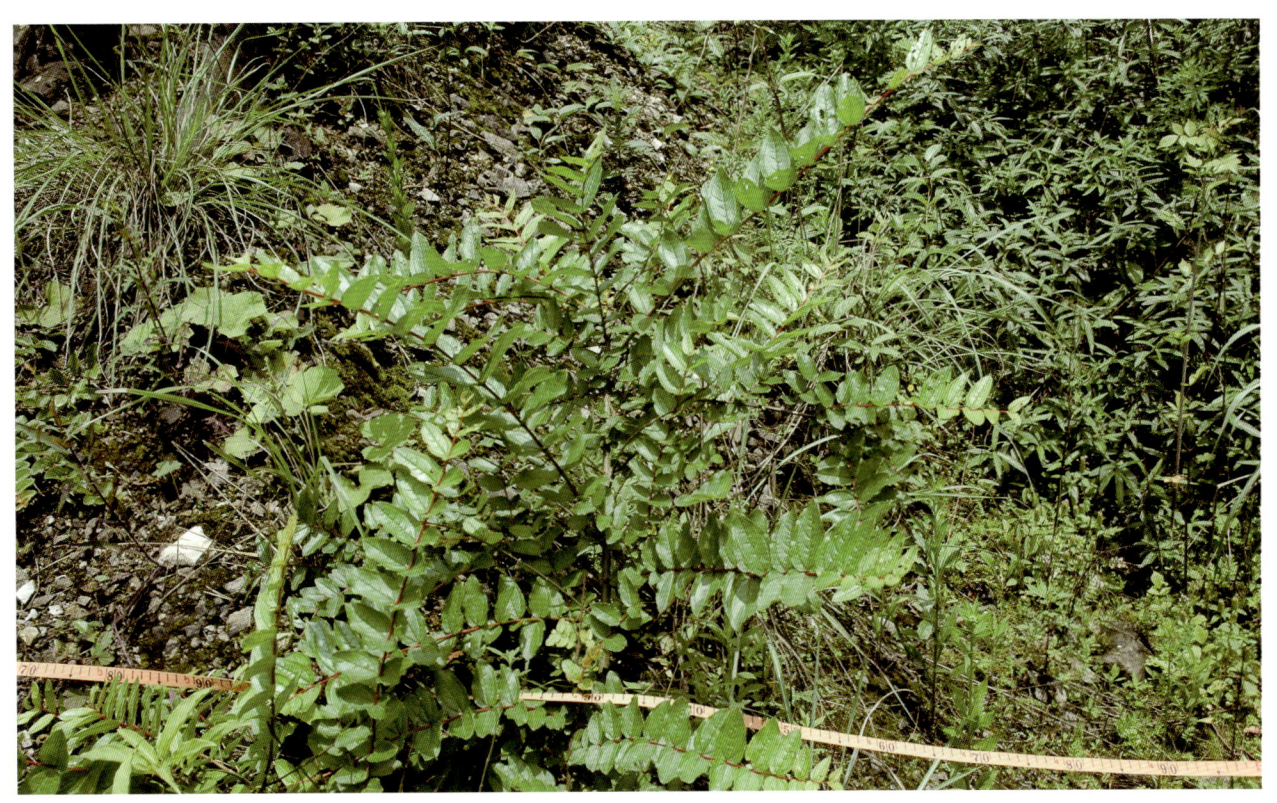

漆树科

Det hseik 漆树

【Bit hsenb 俗名】干漆、木漆、山漆、生漆、漆脚、底漆、漆渣、生漆树。

【Dios kob deis 基源】为漆树科植物漆树 *Rhus verniciflua* Stokes 的根、树皮，以及其树脂经加工后的漆干燥品。

【Niangb bet deis 生长环境】生于杂木林中、山凹内，有栽培。分布于各地苗乡。

【Jox hsub 性味属经】性热，味辛，属热药，入冷经。有毒，接触后可引起皮肤过敏。

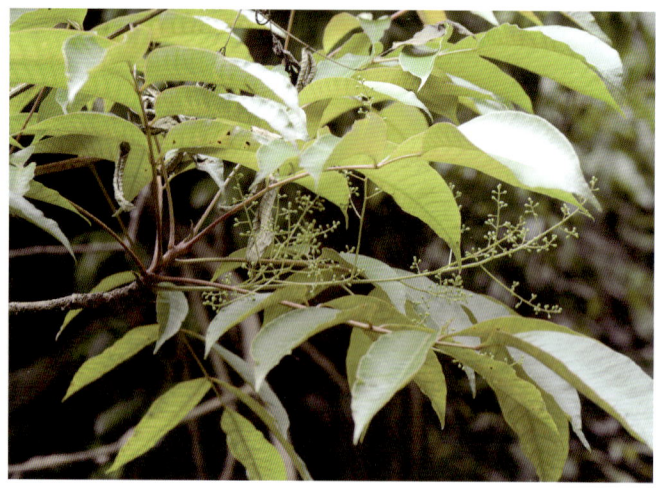

【Qet diel xid 功能主治】功能：ves hxangd tat jit hxangd 活血化瘀，hsenk hsongd hsenk hxend 续筋接骨，dib gangb 杀虫。主治：lod hsongd 骨折，ait gheb bal jid 劳伤，mongb dliud 心绞痛，mongb diux ghongd hsangd ghongd 喉痹失音，ax hsot ud 闭经，gangb not mongb qub 虫积腹痛，ud niak ax lol 胎衣不下。

【Ed not xus 用法用量】内服，入丸、散剂，5～10 g。外用，烧烟熏喉。

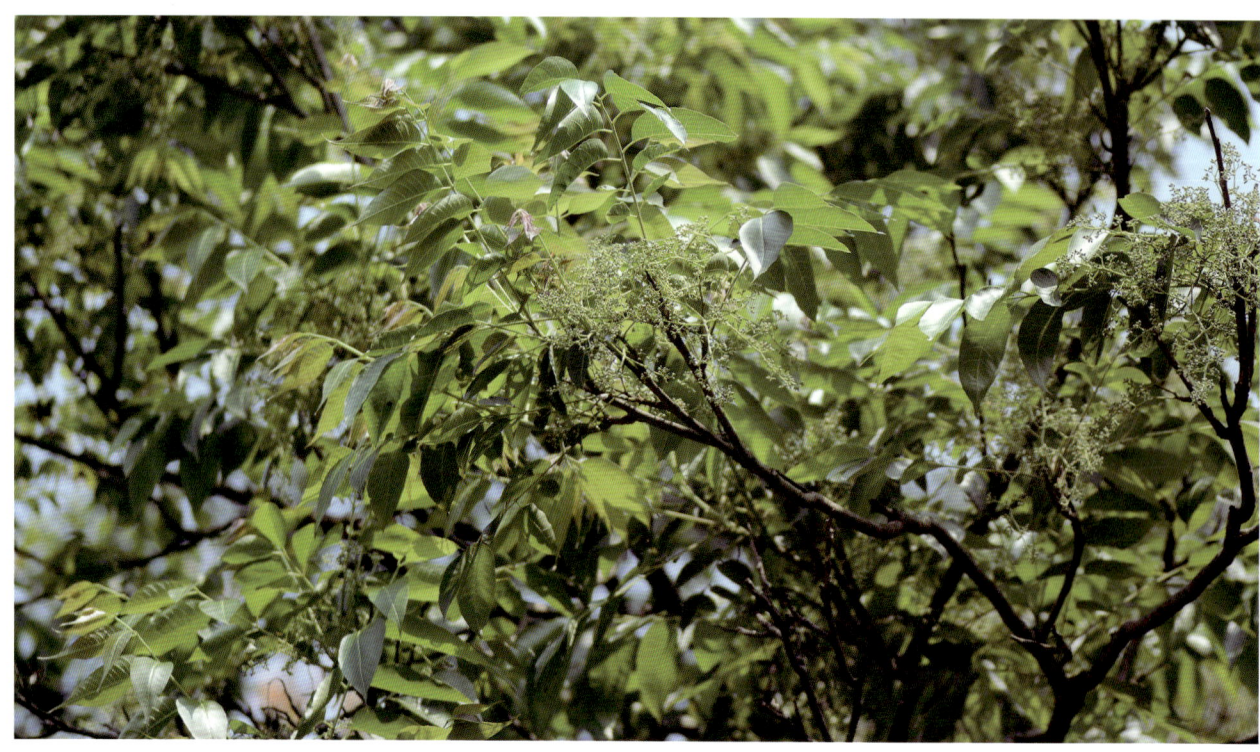

Det hseik bix 山漆树

【Bit hsenb 俗名】铁象杆、秋红叶、野漆树。

【Dios kob deis 基源】为漆树科植物山漆树 *Rhus delavayi* Franch. 的根、叶。

【Niangb bet deis 生长环境】生于混交林间、灌木林中。分布于各地苗乡。

【Jox hsub 性味属经】性冷，味苦，属冷药，入热经。

【Qet diel xid 功能主治】功能：hxub jent hxenk net 祛风除湿，hxenk angt dangf mongb 消肿止痛。主治：yens jent mongb 风湿痛，neit lis 扭伤，niangb hsab pob mongb 无名肿毒。

【Ed not xus 用法用量】内服，煎汤，15～25 g；或浸酒饮。外用，煎水熏洗患处。

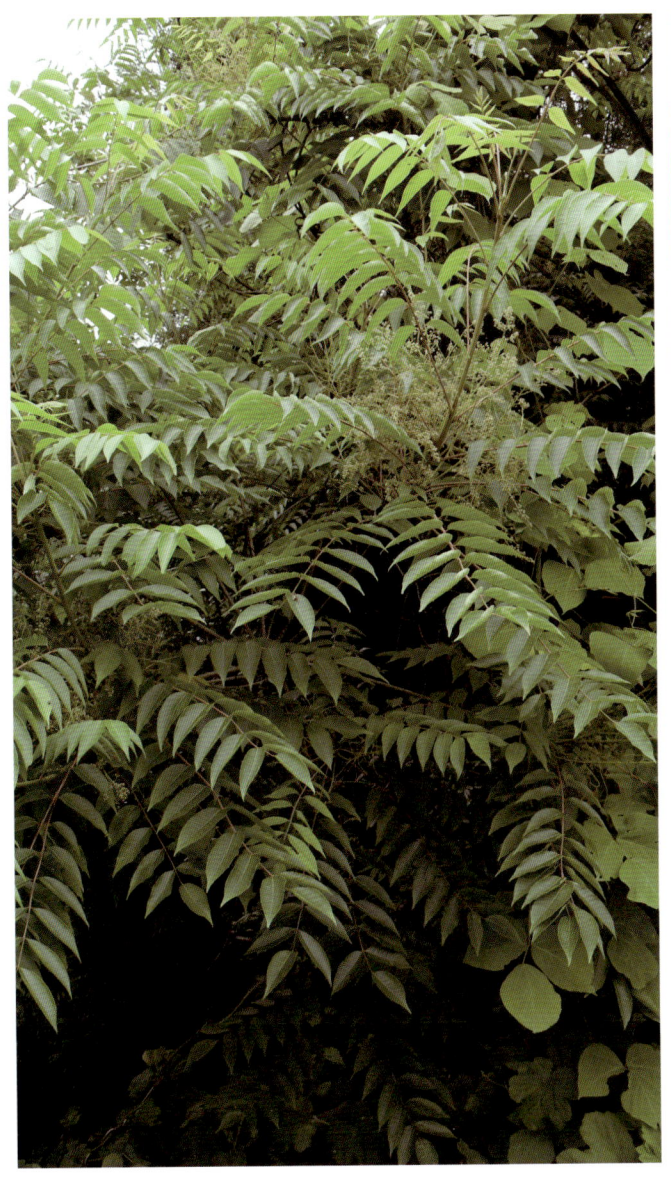
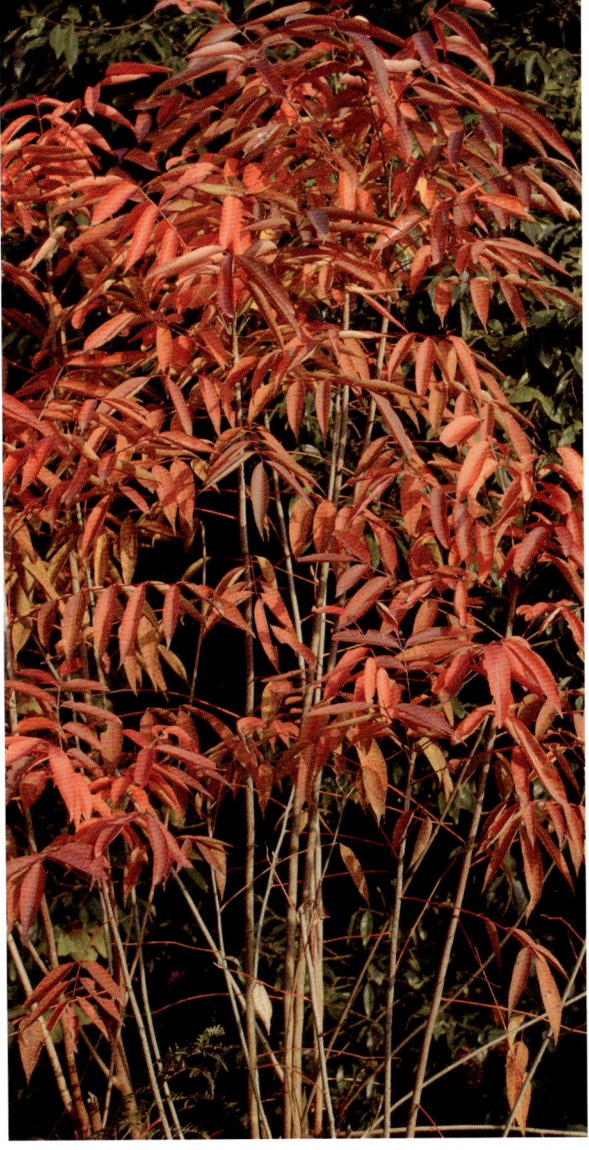

Det hseik vud 野漆树

【Bit hsenb 俗名】漆柴、山漆树、木蜡树、毛叶漆、洋漆树、染山红、铁象杆。

【Dios kob deis 基源】为漆树科植物野漆树 Rhus succedanea L. 的叶、根。

【Niangb bet deis 生长环境】生于山野疏林间、杂木林中。分布于各地苗乡。

【Jox hsub 性味属经】性冷，味苦，属冷药，入热经。有毒，接触后可引起皮肤过敏。

【Qet diel xid 功能主治】功能：seil hxangd dangf hxangd 凉血止血，dib gangb 杀虫。主治：gangb niangs yens xit lol hxangd bongt 胸内受伤大出血，yens xit lol hxangd 刀伤出血，gangb jongb jangx 蛔虫病，meif duf 梅毒。

【Ed not xus 用法用量】内服，煎汤，15～25 g。外用，研末撒、捣烂敷、煮水洗。

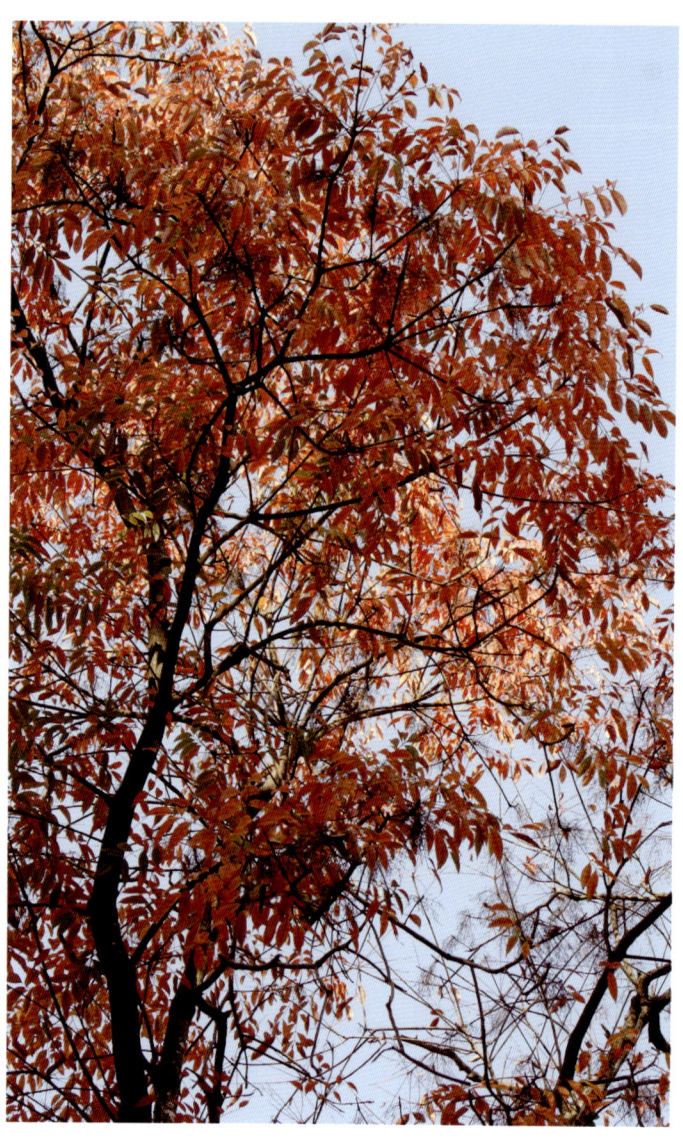
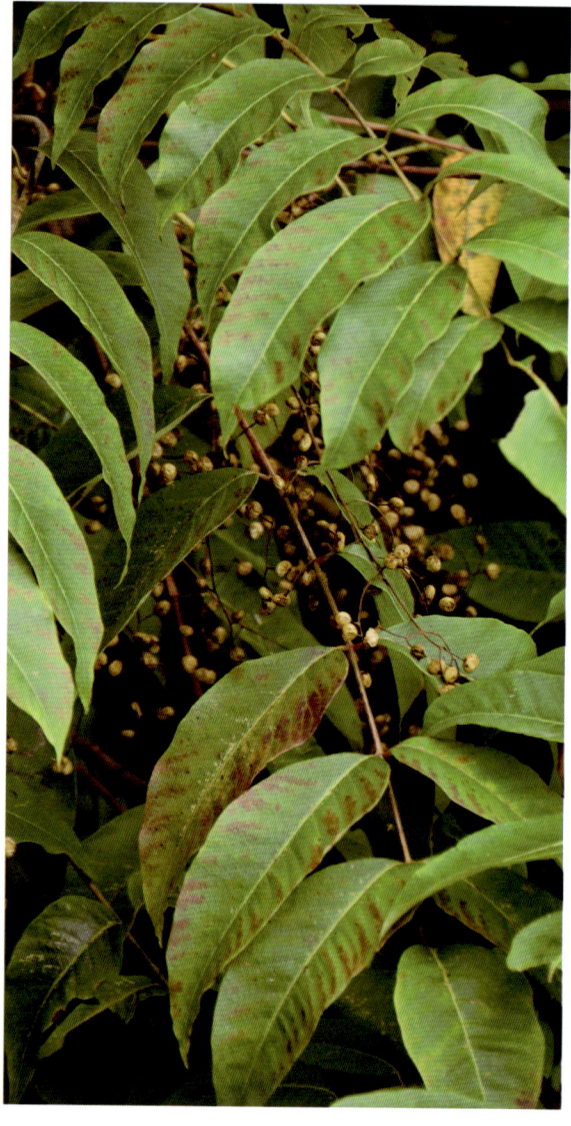

Zend pab 五倍子

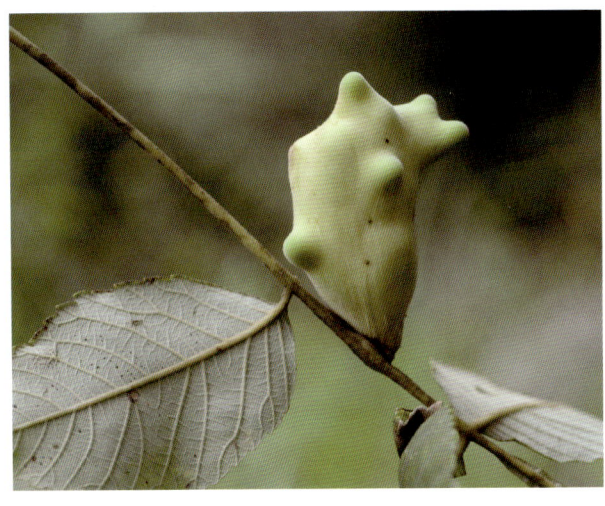

【Bit hsenb 俗名】倍子、肚倍、木附子、百虫仓、独角倍、铁倍子。

【Dios kob deis 基源】为漆树科植物盐肤木 *Rhus chinensis* Mill. 的虫瘿。

【Niangb bet deis 生长环境】生于杂木林间、疏林中、灌木丛中。分布于各地苗乡。

【Jox hsub 性味属经】性平，味酸，属冷热两经药，入两经。

【Qet diel xid 功能主治】功能：seil hxangd dangf hxangd 凉血止血，nef dlangl hvuk hniangk 滋阴敛汗，hxenk dix tat jab 消痈解毒。主治：bit dangx lol hniangk 体虚盗汗，ghab nangx hmid lol hxangd 牙龈出血，dlif ghab jed vangl daib 子宫脱垂，dlif ghab neib ghangb 脱肛，niangb hsab pob mongb 无名肿毒。

【Ed not xus 用法用量】内服，研末，5～10 g；或入丸、散剂。外用，研末调敷或煮水熏洗。

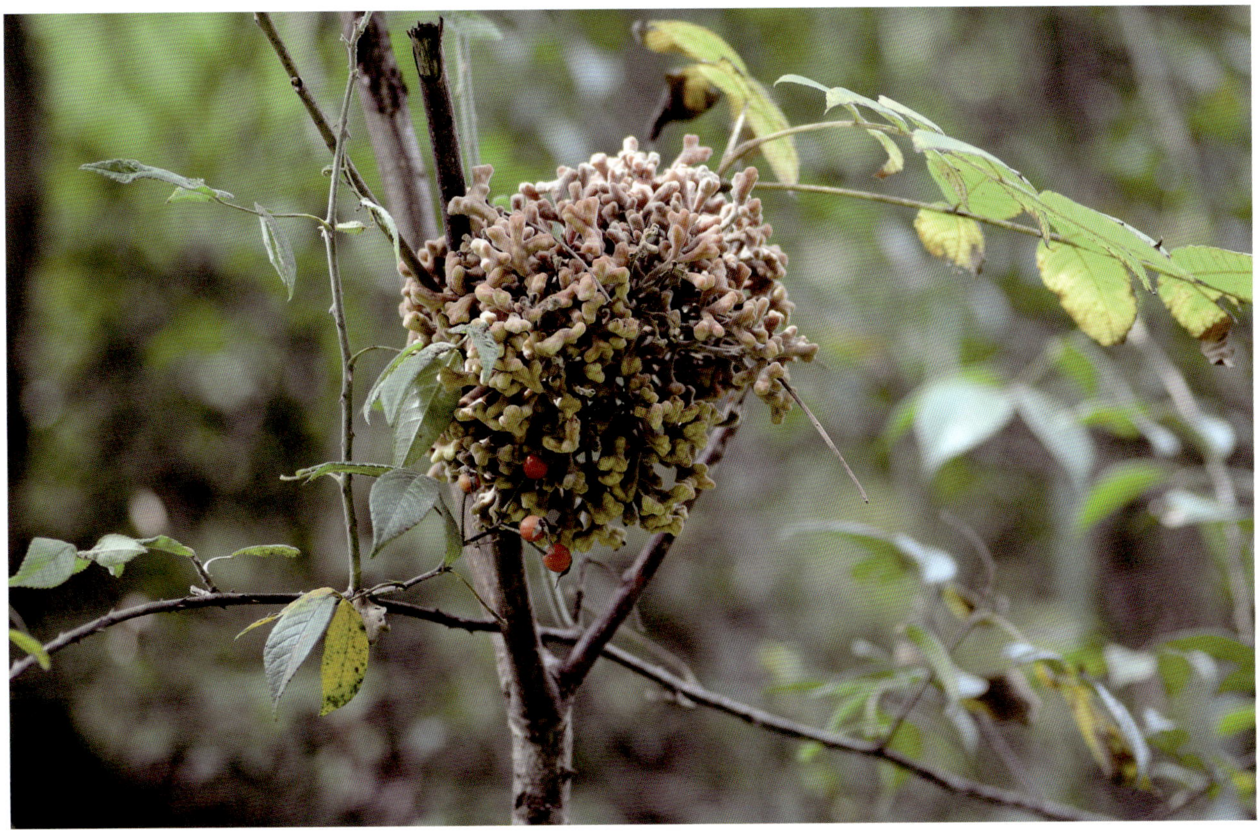

Det zend pab 盐肤木

【Bit hsenb 俗名】女木、天盐木、盐霜树、盐子树、蓓子树、泡木树、五倍子树。

【Dios kob deis 基源】为漆树科植物盐肤木 *Rhus chinensis* Mill. 的根、根白皮、叶、树皮。

【Niangb bet deis 生长环境】生于杂木林间、疏林中、灌木丛中。分布于各地苗乡。

【Jox hsub 性味属经】性冷，味酸，属冷药，入热经。

【Qet diel xid 功能主治】功能：vut eb niangs net nais pot 生津润肺，tat jit hxangd hxenk angt 散瘀消肿。主治：mongb ghongd gus 气管炎，ngol lax mongb hfud gangb 久咳胸痛，ghab dlad hsongd hxub mongb 腰骨酸痛，dliangd bil dib sangb 跌打损伤，lod hsongd 骨折。

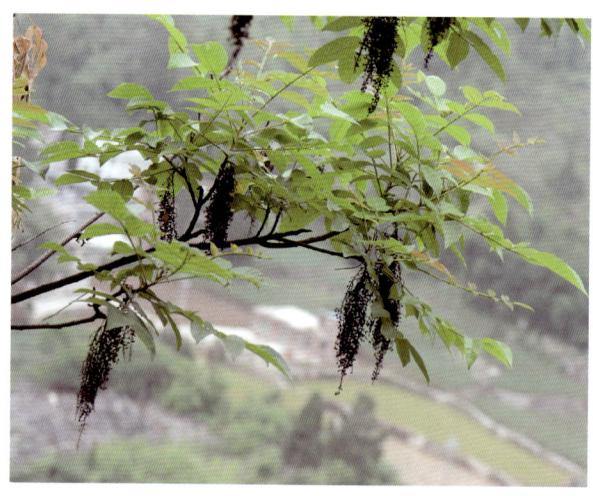

【Ed not xus 用法用量】内服，煎汤，取树皮、根白皮、叶 15～30 g；或入丸、散剂。外用，捣烂敷、煎水洗或捣汁涂。

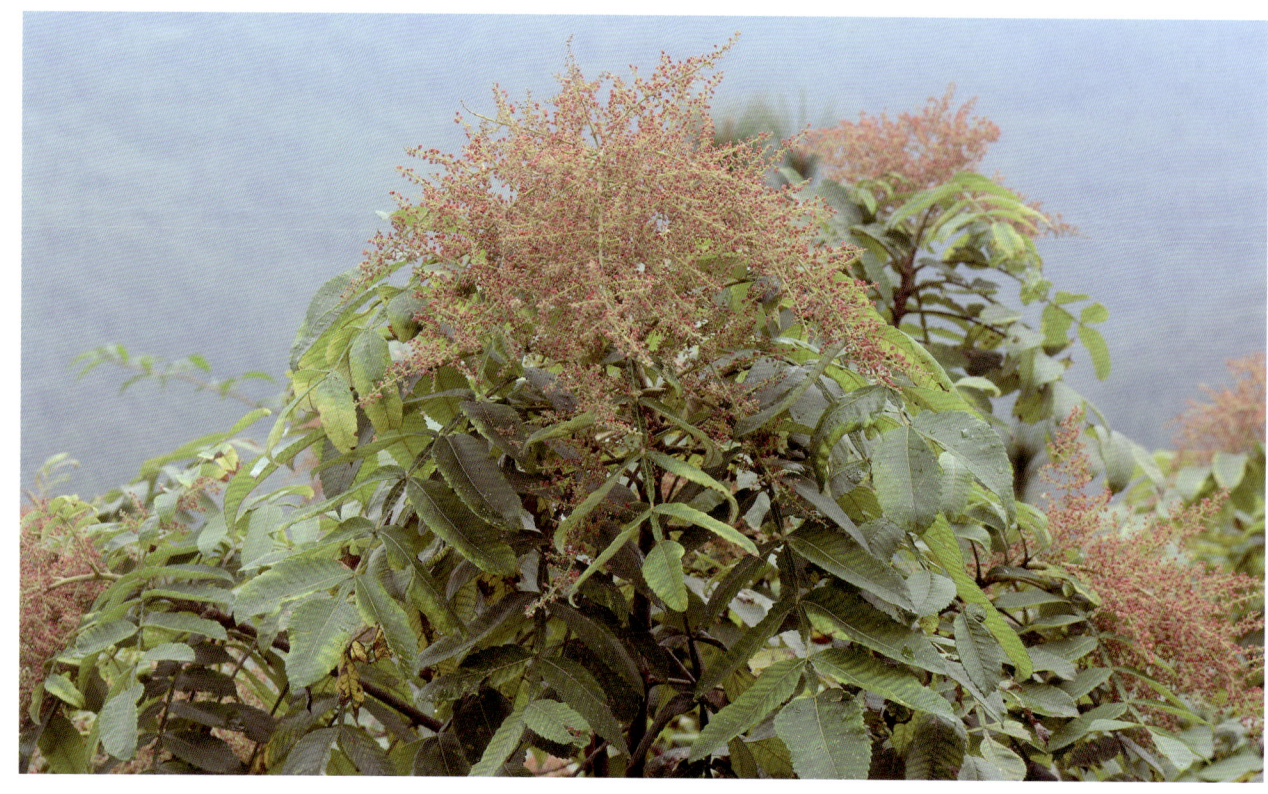

Det pab xok 红麸杨

【Bit hsenb 俗名】泡木树、红肤杨、油盐果、漆蓓树、红蓓子树、早蓓子树。

【Dios kob deis 基源】为漆树科植物红麸杨 Rhus punjabensis var. sinica（Diels）Rehd. et Wils. 的根、根白皮、树皮。

【Niangb bet deis 生长环境】生于低山地区疏林下、灌木丛中。分布于各地苗乡。

【Jox hsub 性味属经】性冷，味苦涩，属冷药，入热经。

【Qet diel xid 功能主治】功能：hxed ghab ghof dangf zal 温肠止泻。主治：yens jent mongb hsongd 风湿骨痛，jib daib ngas naix mais 小儿疳积，niangb hsab pob mongb 无名肿毒，zal ghad dongk xok 细菌性痢疾，zal ghad 腹泻。

【Ed not xus 用法用量】内服，煎汤，15～25 g。外用，捣烂敷。

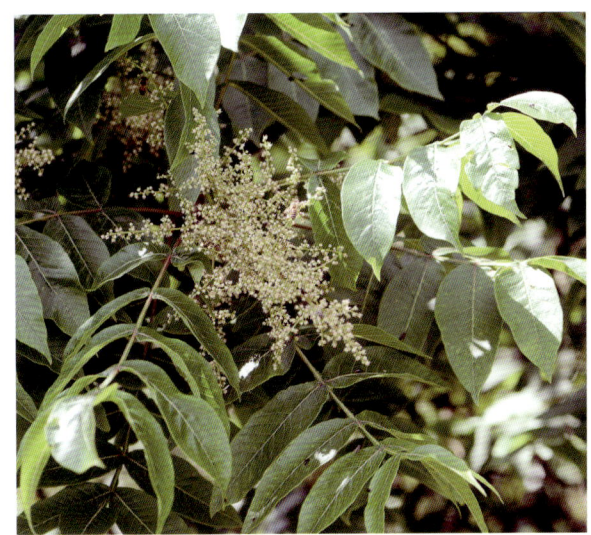

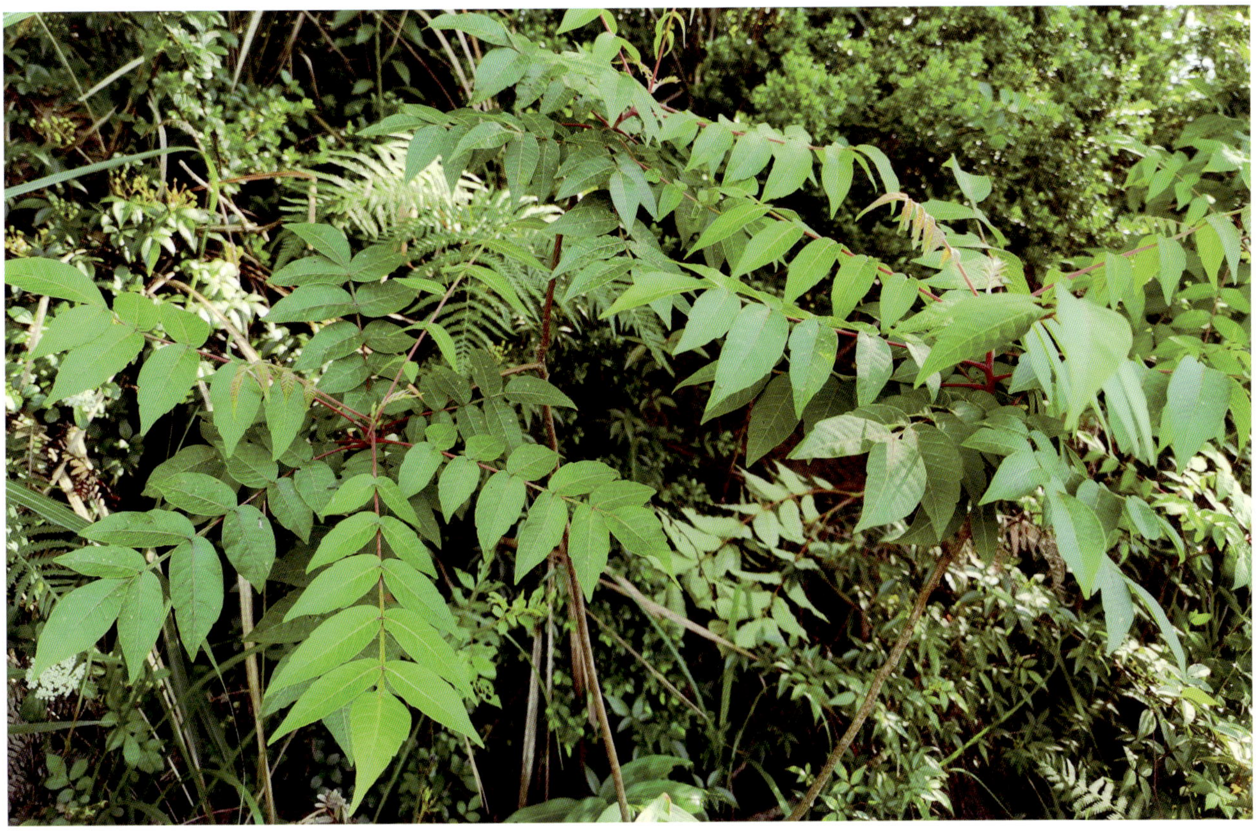

Det pab nox 青麸杨

【Bit hsenb 俗名】乌蓓子、铁蓓树、蓓子木、盐灰木、猴盐柴、芙连树。

【Dios kob deis 基源】为漆树科植物青麸杨 *Rhus potaninii* Maxim. 的树根、根白皮、树皮。

【Niangb bet deis 生长环境】生于坡塝疏林下、灌木丛中。分布于各地苗乡。

【Jox hsub 性味属经】性冷，味苦，属冷药，入热经。

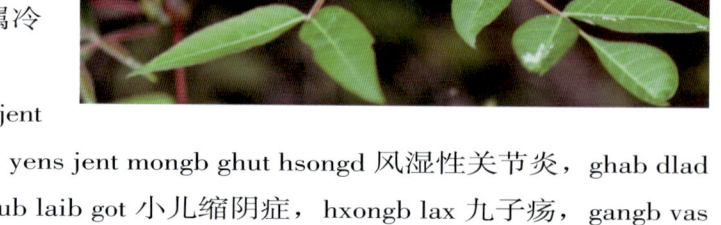

【Qet diel xid 功能主治】功能：hxub jent hxenk net 祛风除湿，tat jab 解毒。主治：yens jent mongb ghut hsongd 风湿性关节炎，ghab dlad hsongd hxub mongb 腰骨酸痛，jib daib hvub laib got 小儿缩阴症，hxongb lax 九子疡，gangb vas 癣，niangb hsab pob mongb 无名肿毒，gangb lax bus 疮痈。

【Ed not xus 用法用量】内服，煎汤，15～25 g。外用，捣烂敷或研末调敷。

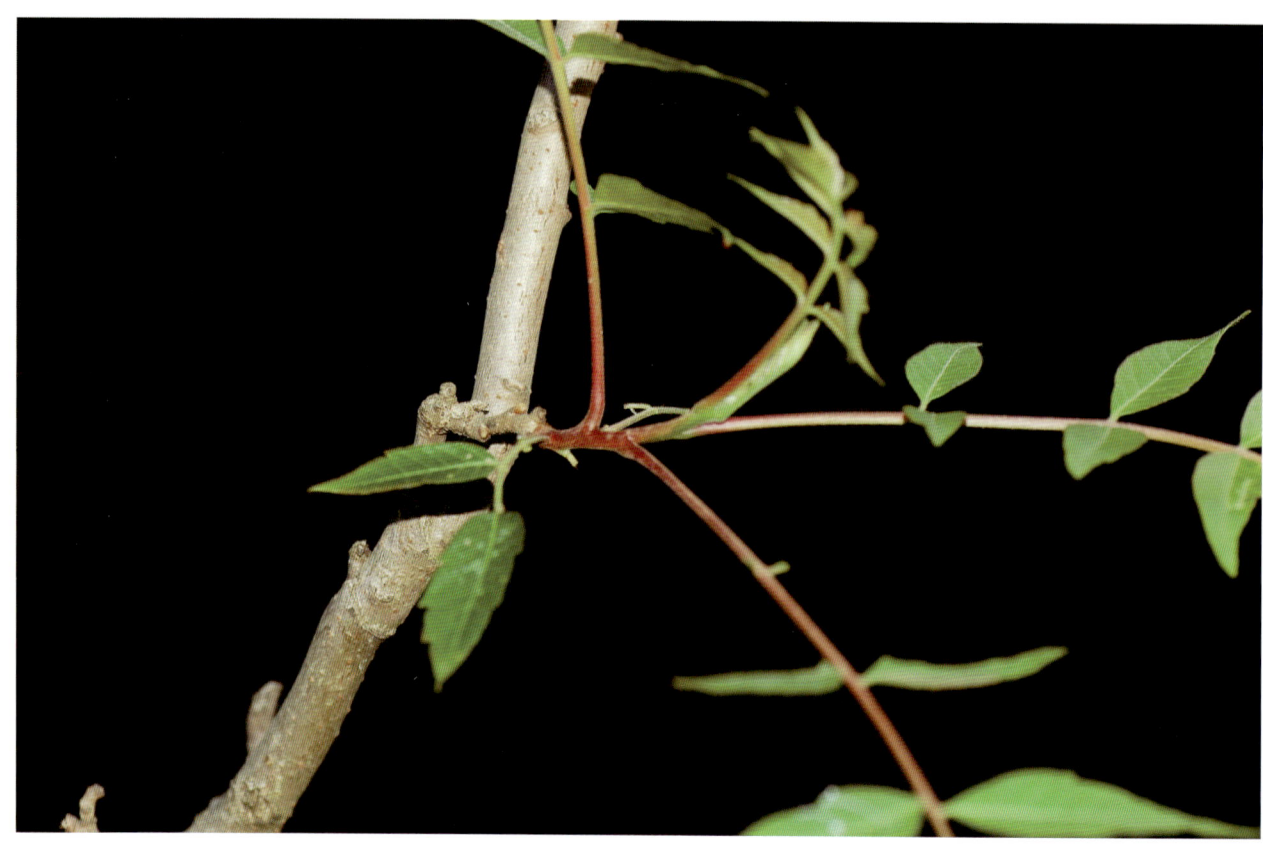

Det pab bat 滨盐肤木

【Bit hsenb 俗名】五倍柴、泡木树、芙莲树、盐白木、破凉伞、铺林盐、猴盐柴。

【Dios kob deis 基源】为漆树科植物滨盐肤木 *Rhus chinensis* var. *roxburghii*（DC.）Rehd. 的根、叶。

【Niangb bet deis 生长环境】生于沟谷疏林下、灌木丛中。分布于各地苗乡。

【Jox hsub 性味属经】性冷，味苦涩，属冷药，入热经。

【Qet diel xid 功能主治】功能：vut eb niangs net nais pot 生津润肺，seil hxangd dangf hxangd 凉血止血，tat jab 解毒。主治：kib seil 疟疾，bit dangx lol hniangk 体虚盗汗，ngol lol hxangd 咳血，xud ghad hxangd 便血，zal ghad 腹泻。

【Ed not xus 用法用量】内服，煎汤，15～25 g。外用，捣烂敷、捣汁涂、煎水洗。

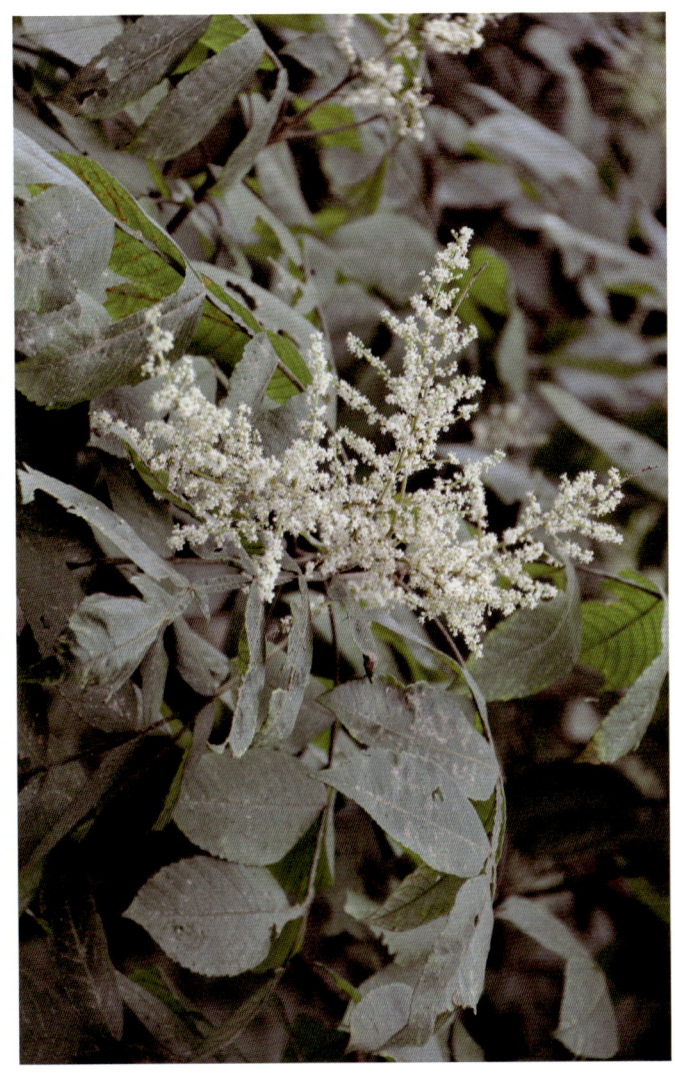
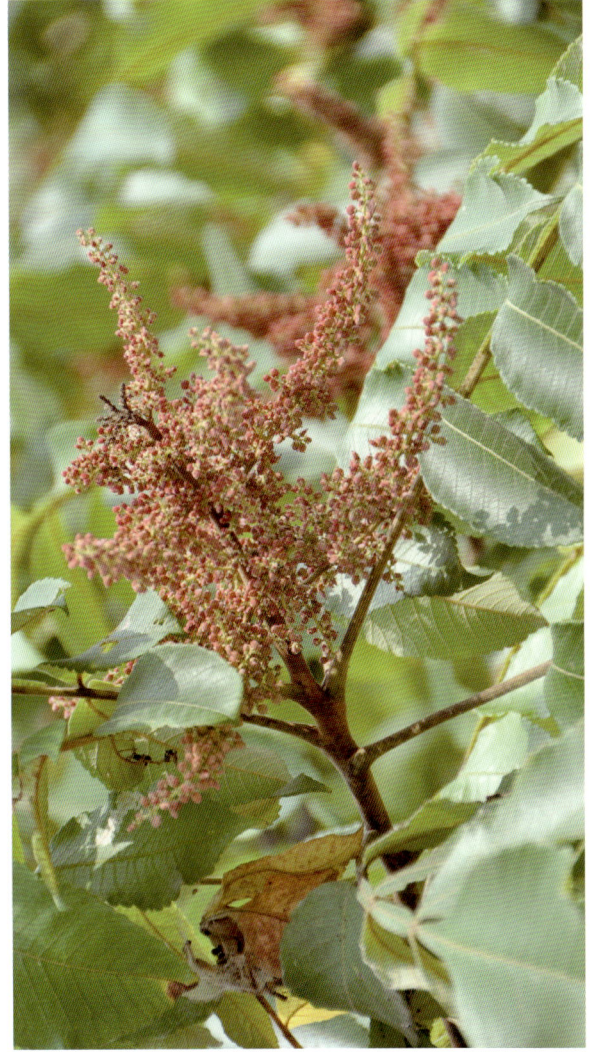

Det bad xib 木蜡树

【Bit hsenb 俗名】林背子、根木树、野蜡树、野毛漆、假漆树。

【Dios kob deis 基源】为漆树科植物木蜡树 *Rhus sylvstris* Sieb. et Zucc. 的根或根皮。

【Niangb bet deis 生长环境】生于坡塝林中、沟谷灌木林中。分布于各地苗乡。

【Jox hsub 性味属经】性平，味酸涩，属冷热两经药，入两经。

【Qet diel xid 功能主治】功能：seil hxangd dangf hxangd 凉血止血，hxub kib tat jab 清热解毒。主治：ghab nangx hmid lol hxangd 牙龈出血，hfak bangb hxangd 血崩，ghad eb dlub lol not 白带过多，gangb xent 疥疮，xud wal hxangd 尿血。

【Ed not xus 用法用量】内服，煎汤，25～30 g。外用，捣烂敷或研末调敷。

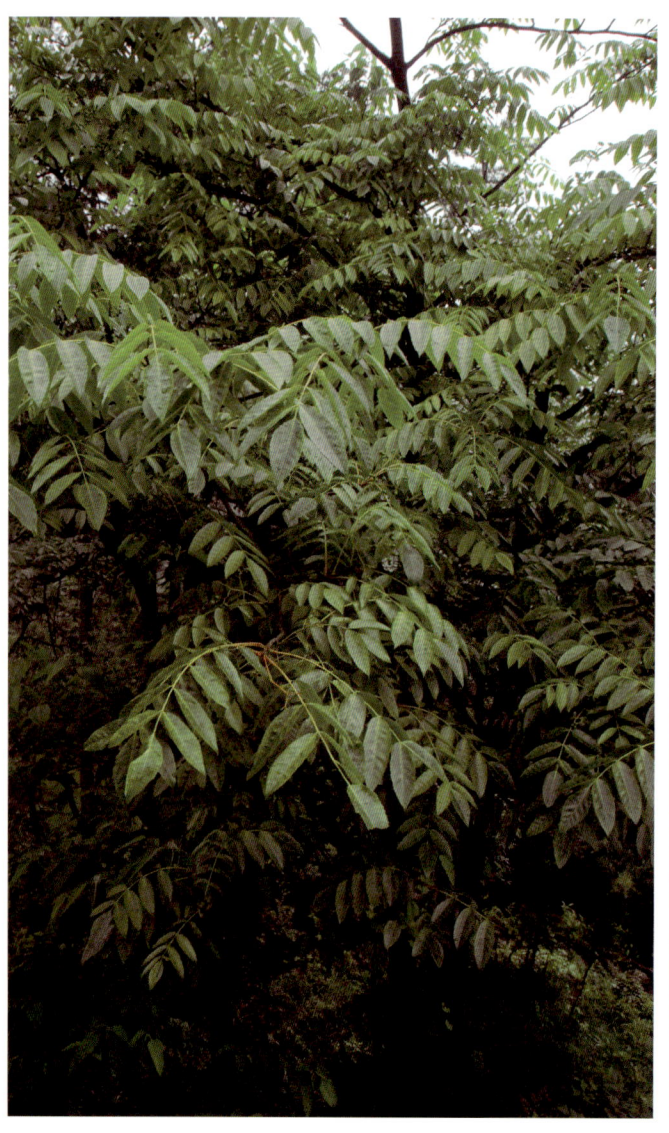
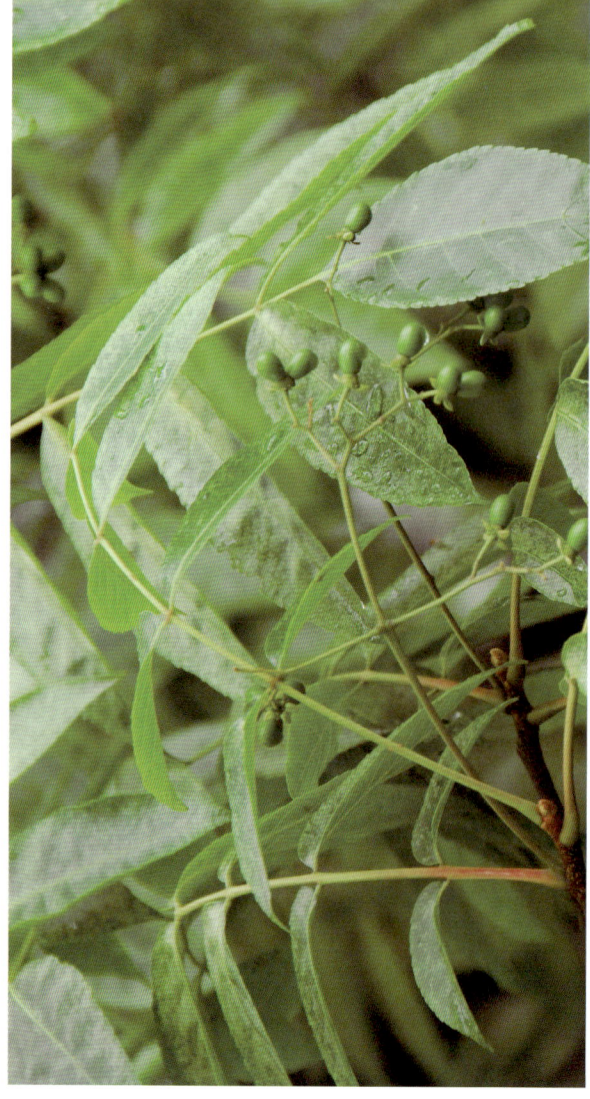

Det git gheib bil 南酸枣

【Bit hsenb 俗名】山枣、山枣子、人面果、五眼果、多眼果、五眼果树。

【Dios kob deis 基源】为漆树科植物南酸枣 *Choerospondias axillaris*（Roxb.）Burtt et Hill 的根及果。

【Niangb bet deis 生长环境】生于坡塝疏林下、灌木丛中。分布于部分苗乡。

【Jox hsub 性味属经】性冷，味酸，属冷药，入热经。

【Qet diel xid 功能主治】功能：hxenk od nul dangf mongb 消炎止痛，hxub kib los xuf 清热利湿。主治：dinx vob gad 食积，niad jud 酒精中毒，kib eb kib dul 水火烫伤，bid daif got jangx gangb daid eb 阴囊湿疹，zal ghad dongk 痢疾。

【Ed not xus 用法用量】内服，煎汤，15～25 g。外用，煎水洗或煅灰熬膏涂敷。

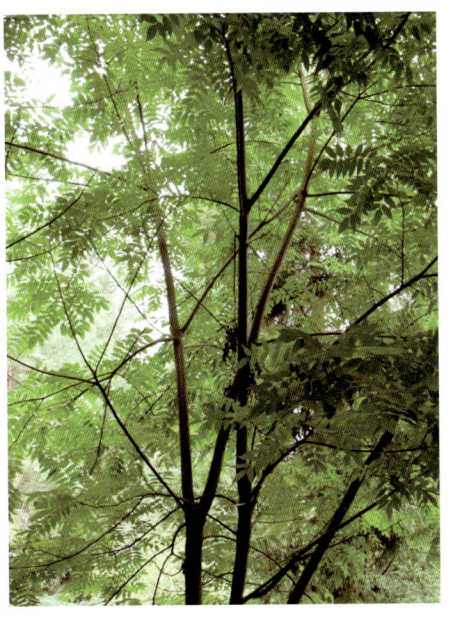

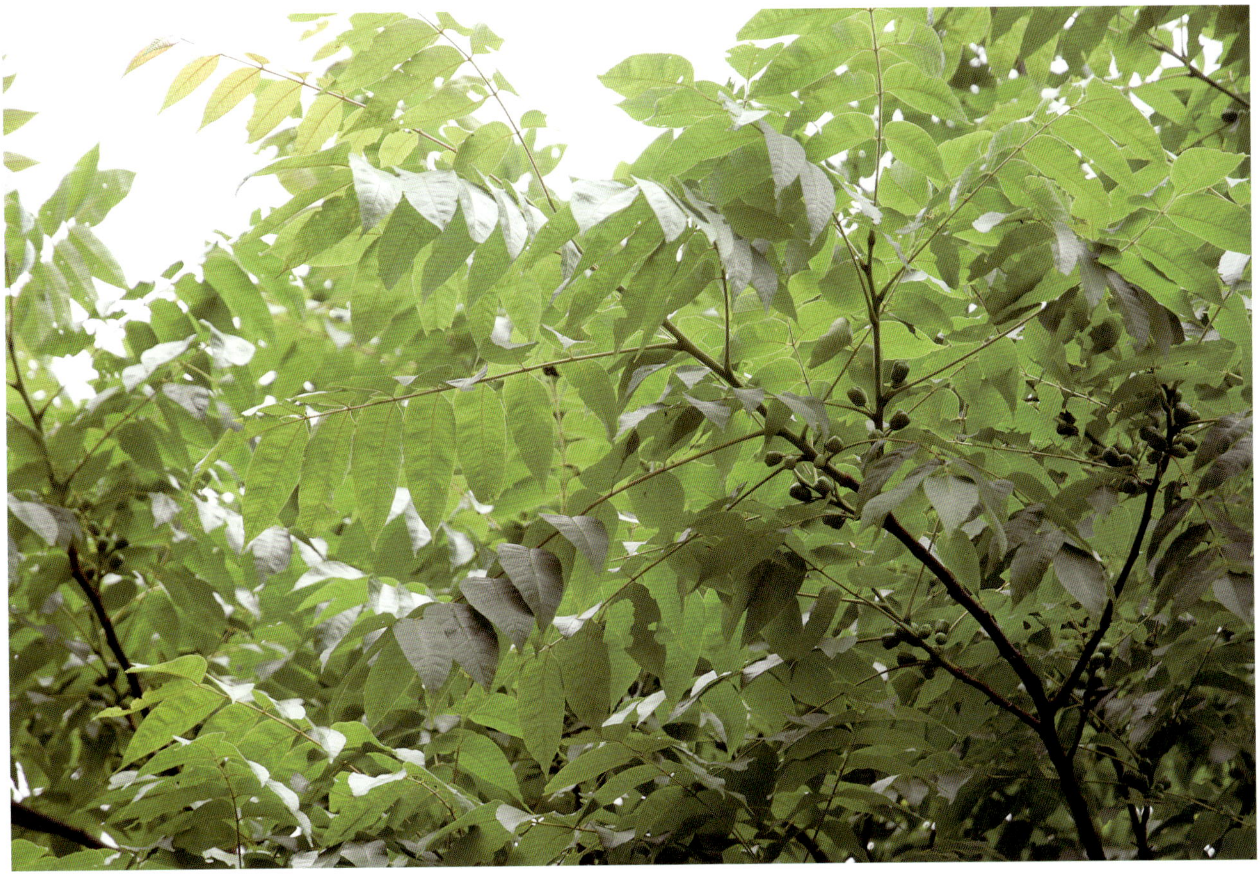

Det mait nangx 黄连木

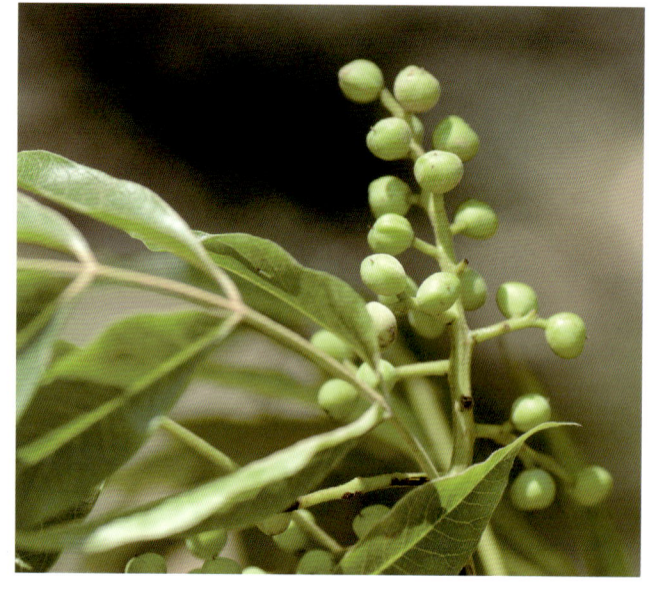

【Bit hsenb 俗名】蓝香、凉茶树、鸡冠木、烂心木、黄儿茶、黄鹂芽、黄楝树。

【Dios kob deis 基源】为漆树科植物黄连木 *Pistacia chinensis* Bunge 的叶芽。

【Niangb bet deis 生长环境】生于低山丘陵地区杂木林中、林缘。分布于部分苗乡。

【Jox hsub 性味属经】性冷，味苦涩，属冷药，入热经。

【Qet diel xid 功能主治】功能：hxub kib tat jab 清热解毒，vut eb niangs dangf khak 生津止渴。主治：mongb ghongd niangs 咽喉痛，lax lot nif 口舌糜烂，yens hseik 漆疮，gangb daid eb 湿疹，zal ghad 腹泻。

【Ed not xus 用法用量】内服，煎汤，15～25 g；或含服。外用，捣汁涂或煎水洗。

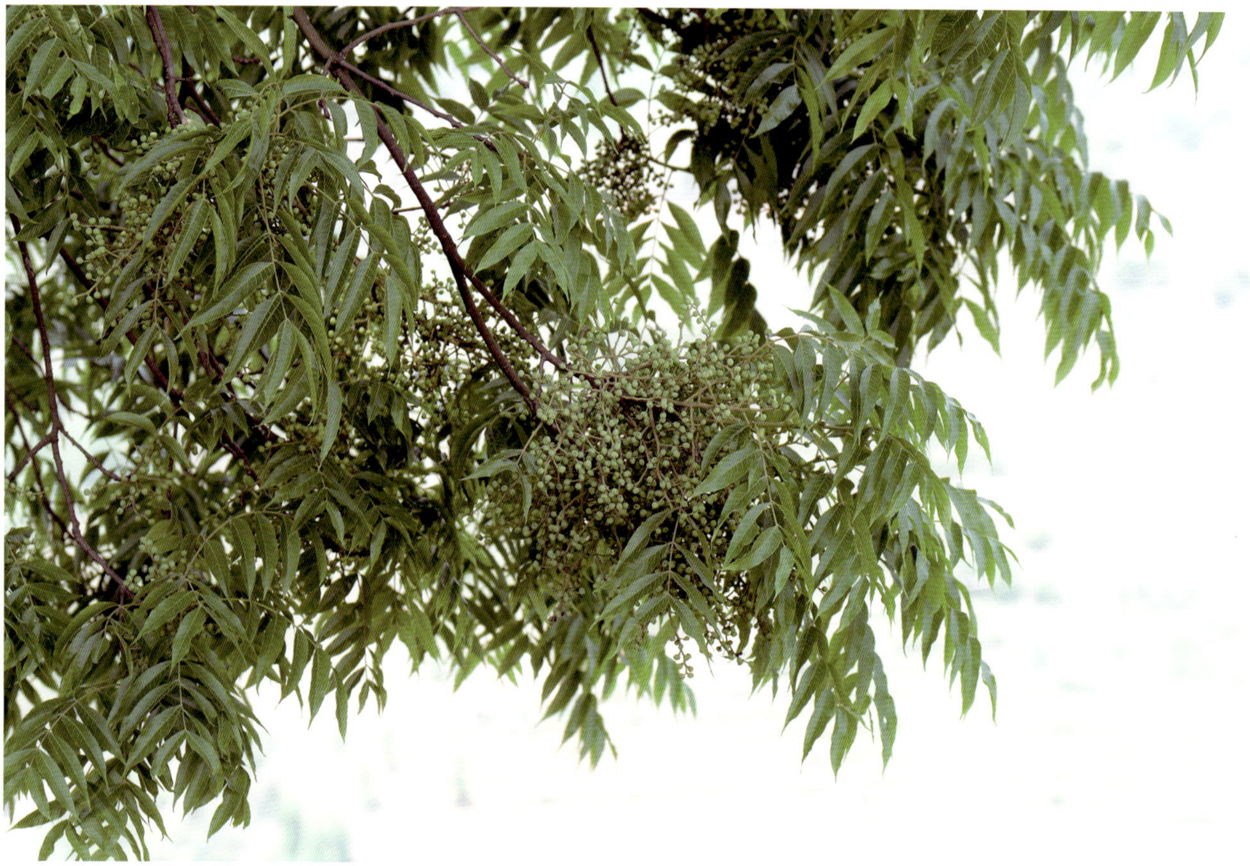

冬青科

Det nex yib 冬青

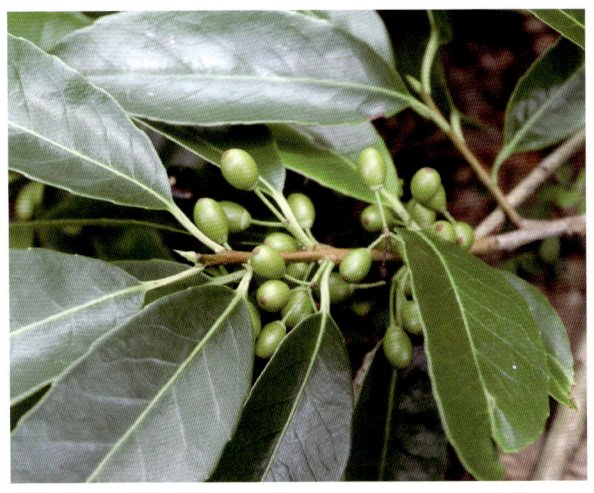

【Bit hsenb 俗名】冻青、女贞子、冬青子、冬青木、四季青、冻青树、爆格蚤。

【Dios kob deis 基源】为冬青科植物冬青 *Ilex chinensis* Sims 的子实、叶、树皮。

【Niangb bet deis 生长环境】生于疏林中、灌木丛中，有栽培。分布于各地苗乡。

【Jox hsub 性味属经】性冷，味甘苦，属冷药，入热经。

【Qet diel xid 功能主治】功能：hxub jent dangf mongb 祛风止痛，seil hxangd dangf hxangd 凉血止血。主治：yens xit lol hxangd 刀伤出血，nais pot od nul 肺炎，mongb ghongd gus 气管炎，kib eb kib dul 水火烫伤，dait ceit 皲裂，zaid ghend wal od nud 泌尿系感染，dix khangd ghad 痔疮。

【Ed not xus 用法用量】内服，煎汤，15～25 g；或浓煎成流浸膏服用。外用，捣烂敷。

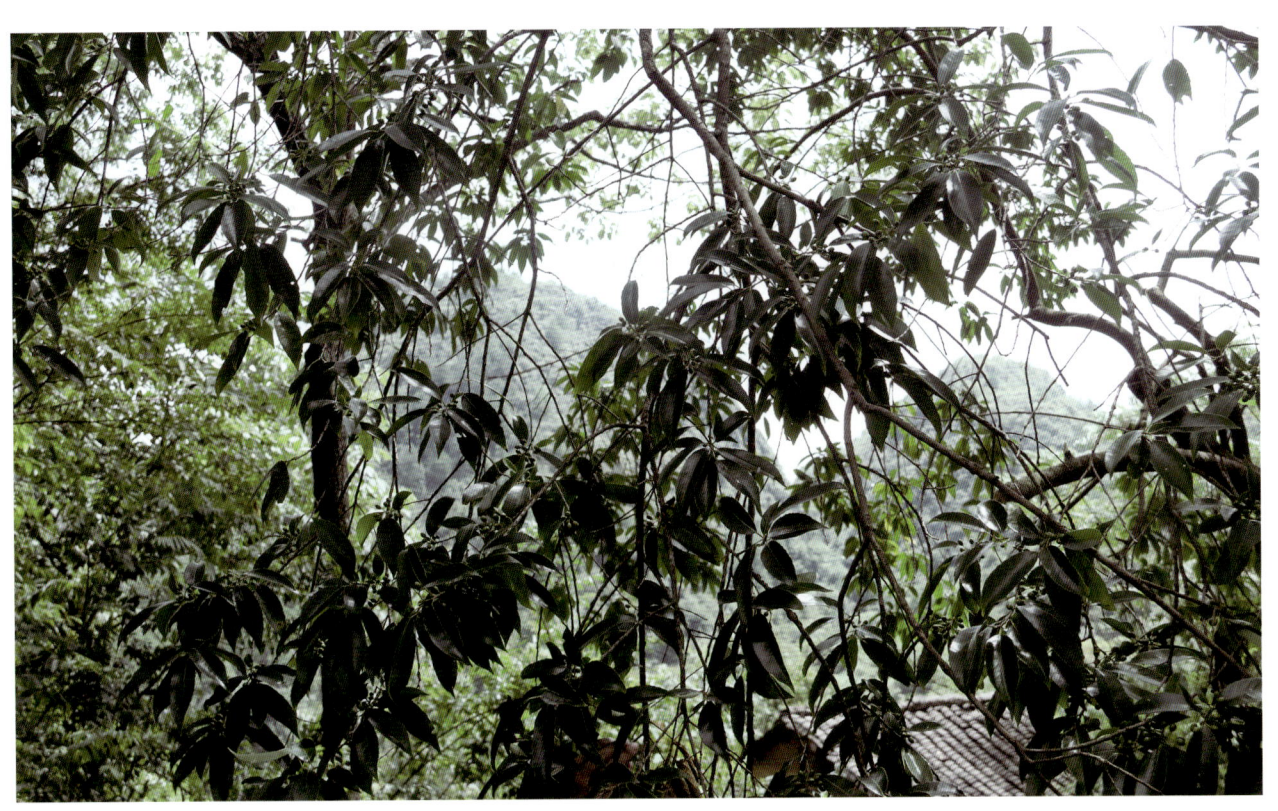

Det nex yib yeb 四川冬青

【Bit hsenb 俗名】山冬青、小冬青、灰皮冬青。

【Dios kob deis 基源】为冬青科植物四川冬青 *Ilex szechwanensis* Loes. 的叶、树皮。

【Niangb bet deis 生长环境】生于杂木树林或灌木丛中。分布于各地苗乡。

【Jox hsub 性味属经】性冷，味苦，属冷药，入热经。

【Qet diel xid 功能主治】功能：hxub kib los xuf 清热利湿，seil hxangd tat jit hxangd 凉血化瘀。主治：ait gheb bal jid mongb 劳伤疼痛，yens xit lol hxangd 刀伤出血，ait ngol 咳嗽，kib eb kib dul 水火烫伤，jib daib jangx gangb khob 小儿头疮，dait ceit 皲裂。

【Ed not xus 用法用量】内服，煎汤，15～25 g。外用，捣烂敷或捣汁涂。

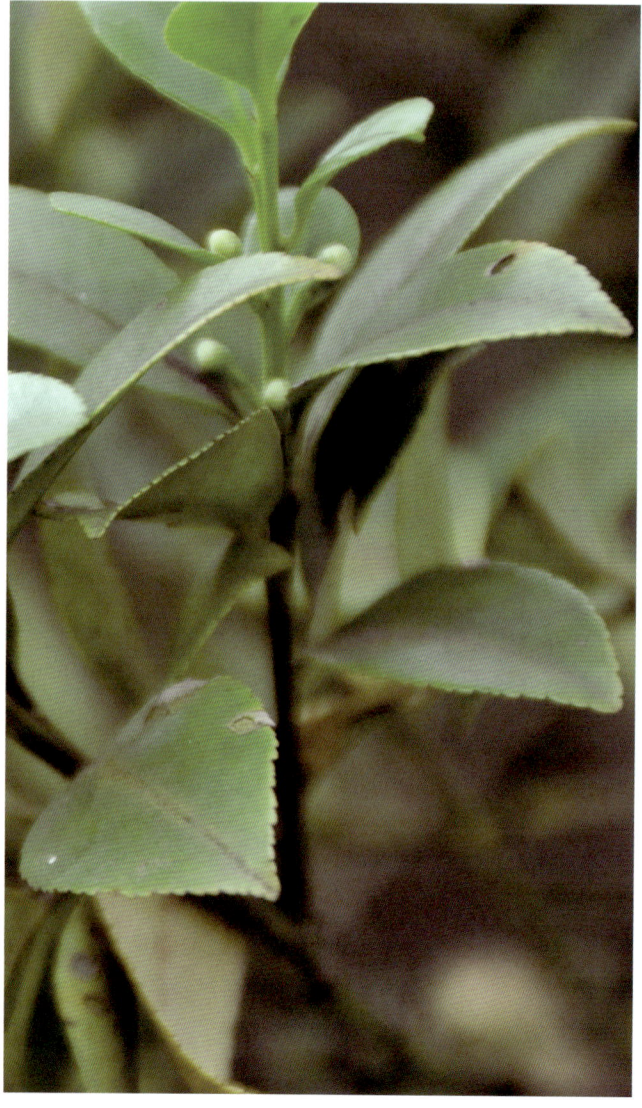
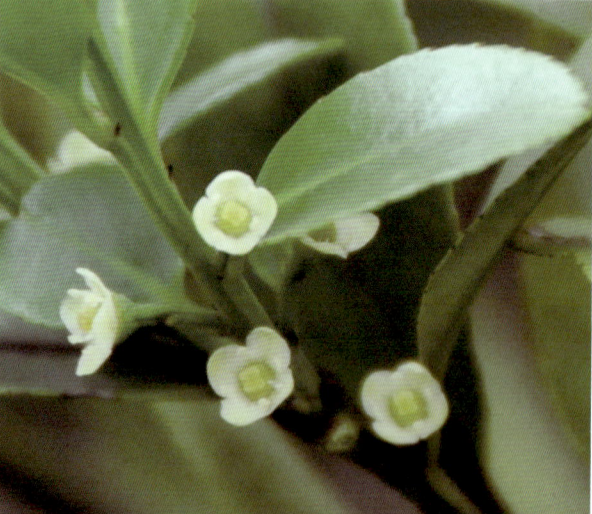
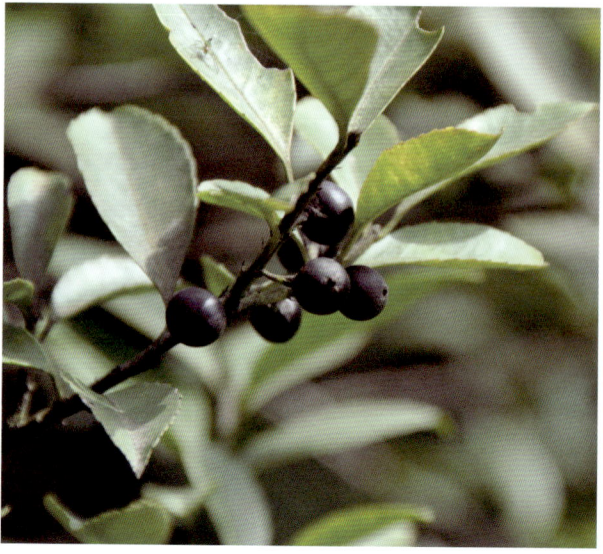

Det nex yib bix 尾叶冬青

【Bit hsenb 俗名】冬青、冬青树、尖叶冬青。

【Dios kob deis 基源】为冬青科植物尾叶冬青 *Ilex wilsonii* Loes. 的叶、树皮。

【Niangb bet deis 生长环境】生于山沟边、疏林中、灌木丛中。分布于部分苗乡。

【Jox hsub 性味属经】性冷，味苦，属冷药，入热经。

【Qet diel xid 功能主治】功能：hxub kib los xuf 清热利湿，seil hxangd tat jit hxangd 凉血化瘀。主治：ait gheb bal jid mongb 劳伤疼痛，yens xit lol hxangd 刀伤出血，ait ngol 咳嗽，kib eb kib dul 水火烫伤，jib daib jangx gangb khob 小儿头疮，dait ceit 皲裂。

【Ed not xus 用法用量】内服，煎汤，15～25 g。外用，捣烂敷或捣汁涂。

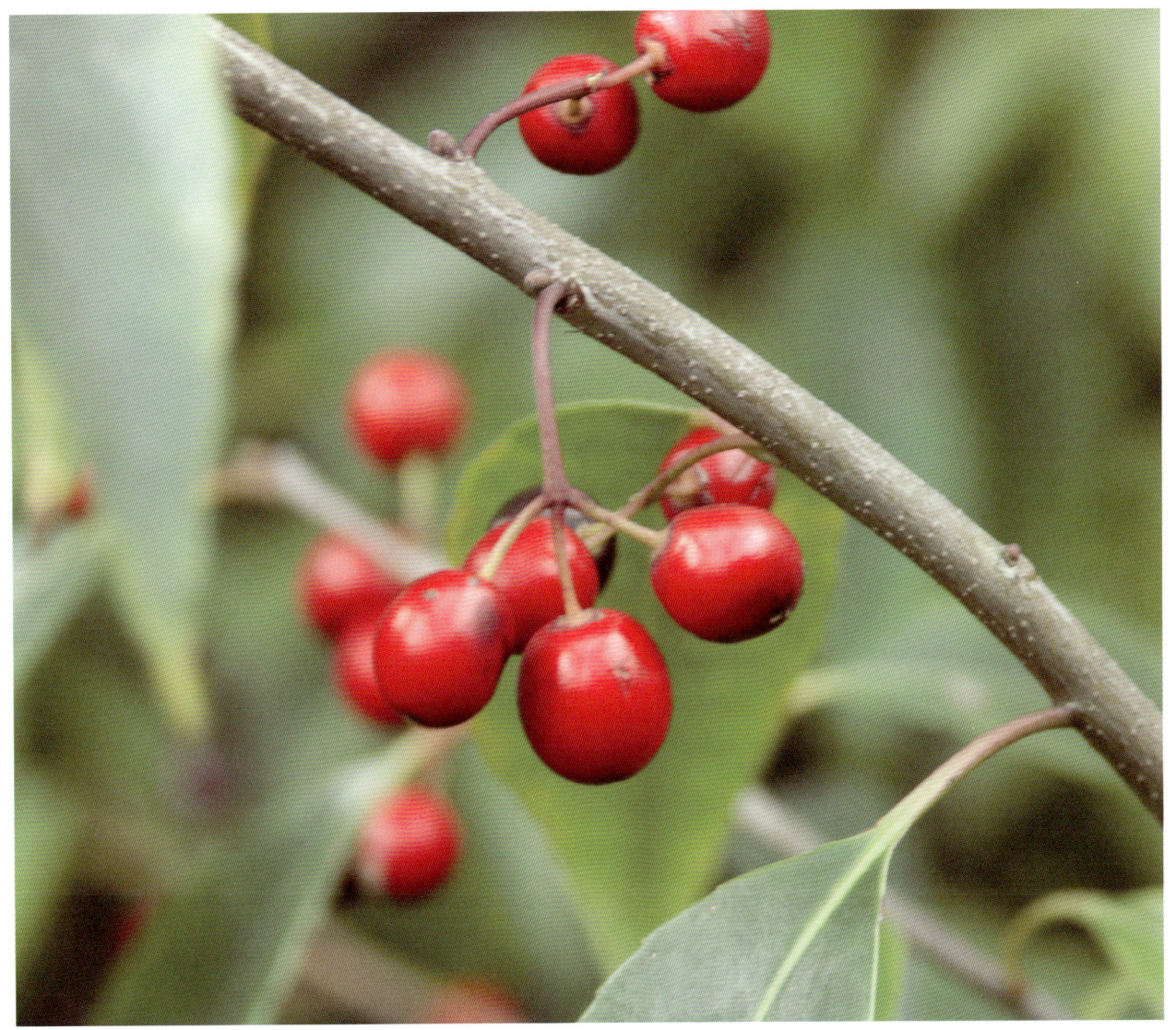

Det nex yib leix 小果冬青

【Bit hsenb 俗名】冬青、痈树、毛披树、喉毒药、茶叶冬青、细叶冬青。

【Dios kob deis 基源】为冬青科植物小果冬青 *Ilex micrococca* Maxim. 的根。

【Niangb bet deis 生长环境】生于山野坡地、山谷灌木丛中。分布于部分苗乡。

【Jox hsub 性味属经】性冷，味苦，属冷药，入热经。

【Qet diel xid 功能主治】功能：dias jent dangf mongb 追风镇痛，dangf hxangd hxenk ongd hsongd 止血消炎。主治：yens xit lol hxangd 刀伤出血，kib eb kib dul 水火烫伤，nais pot od nul 肺炎，pob lob pob bil 手脚水肿，zal ghad dongk xok 细菌性痢疾，dix khangd ghad 痔疮。

【Ed not xus 用法用量】内服，煎汤，20～30 g。外用，捣烂敷或捣汁涂。

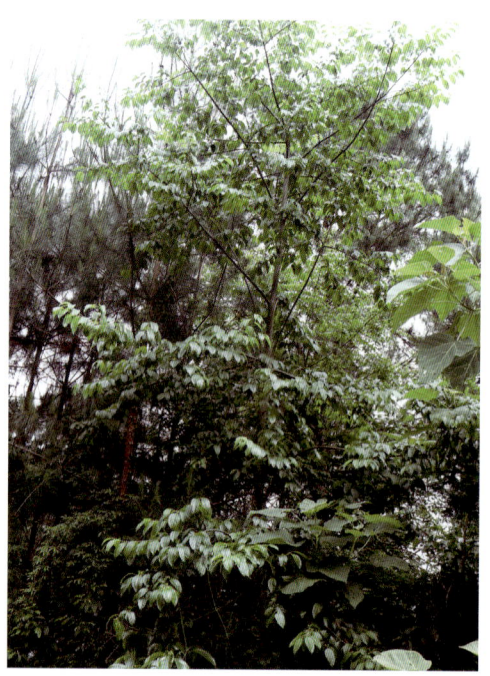

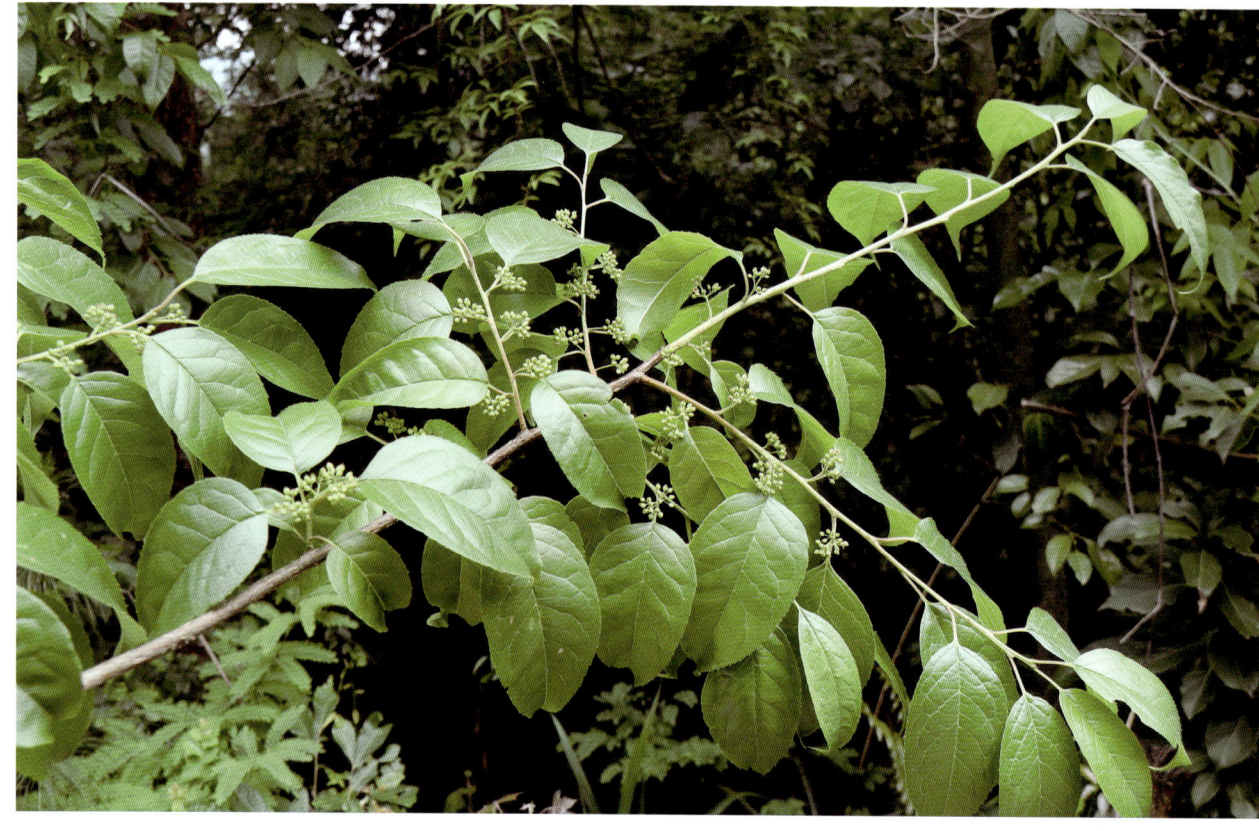

Det nax yib zat 珊瑚冬青

【Bit hsenb 俗名】小叶冬青、矮子冬青。

【Dios kob deis 基源】为冬青科植物珊瑚冬青 *Ilex corallina* Franch. 的根、叶。

【Niangb bet deis 生长环境】生于杂木林中。分布于部分苗乡。

【Jox hsub 性味属经】性冷，味苦，属冷药，入热经。

【Qet diel xid 功能主治】功能：hxenk angt dangf mongb 消肿止痛，hxub kib tat jab 清热解毒。主治：mongb ghongd niangs 咽喉痛，yens xit lol hxangd 刀伤出血，kib eb kib dul 水火烫伤，hnongb hfud hnongb ghangb 健忘。

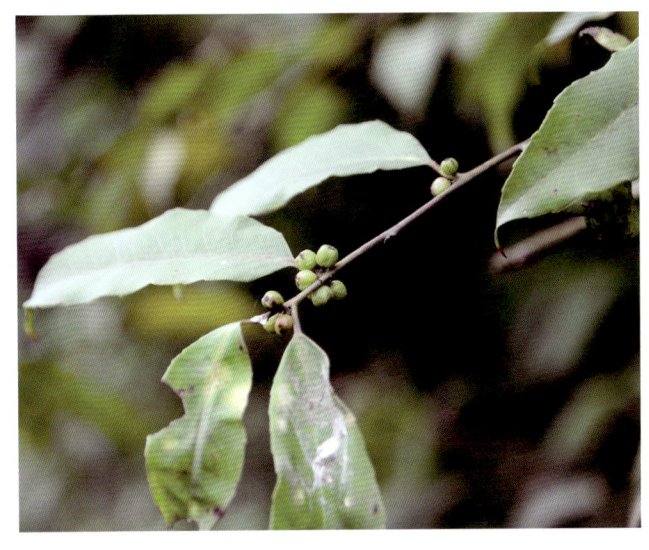

【Ed not xus 用法用量】内服，煎汤，15～25 g。外用，捣烂敷或捣汁涂。

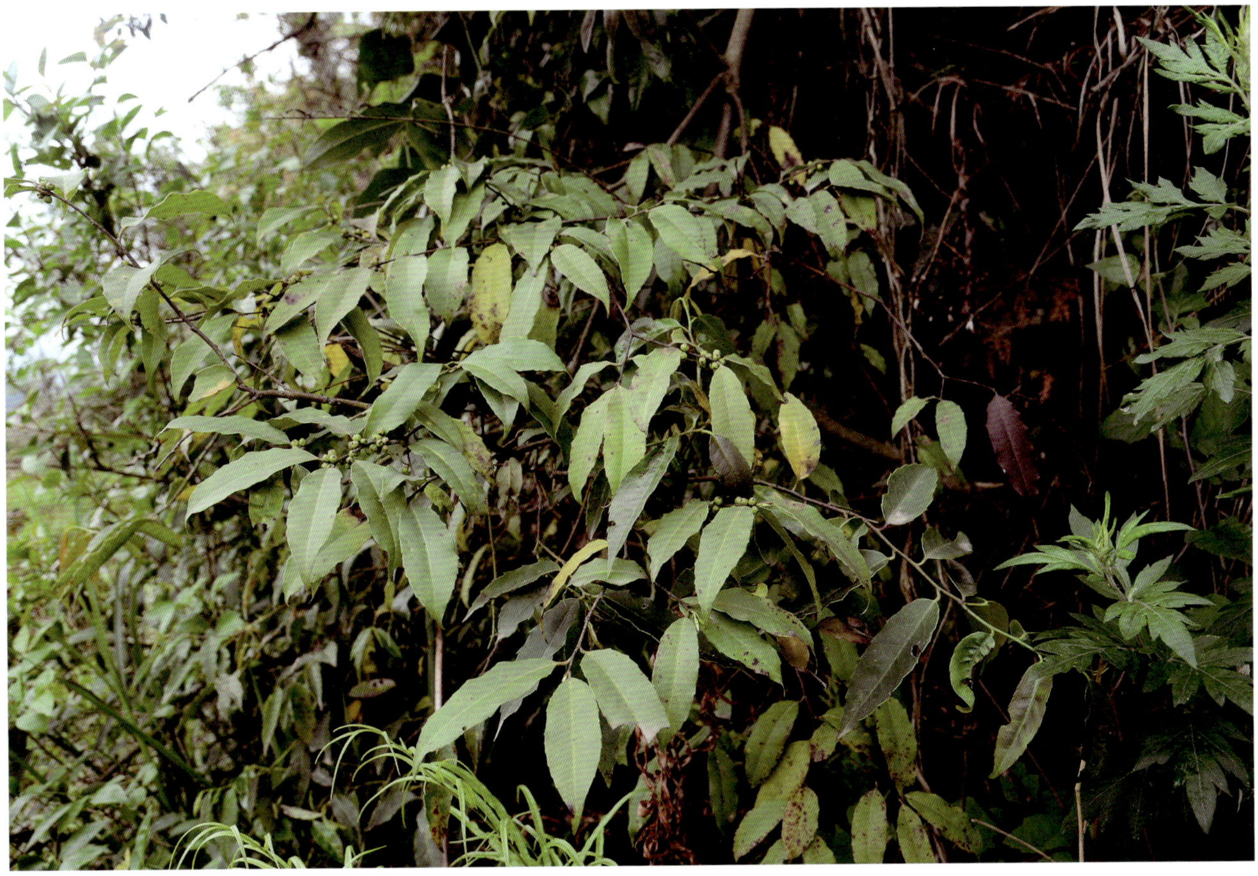

Det nax yib gek 铁冬青

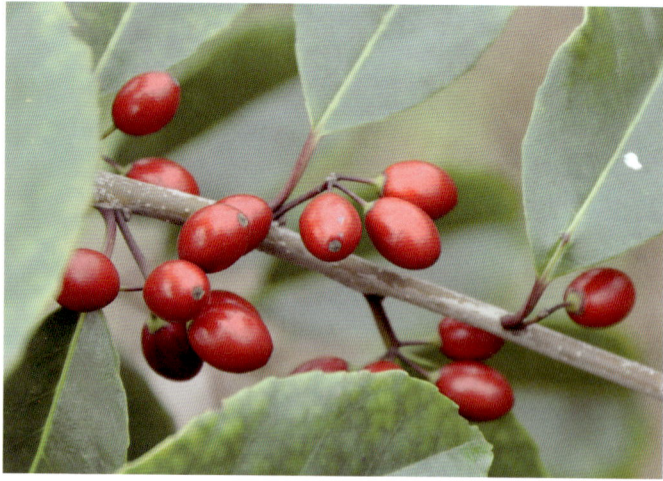

【Bit hsenb 俗名】小风藤、白银香、白木香、碎骨木、熊胆木、救必应、大叶冬青。

【Dios kob deis 基源】为冬青科植物铁冬青 *Ilex rotunda* Thunb. 的树皮或根皮。

【Niangb bet deis 生长环境】生于中山地区疏林中、溪边。分布于部分苗乡。

【Jox hsub 性味属经】性冷，味苦，属冷药，入热经。

【Qet diel xid 功能主治】功能：hxub kib tat jab 清热解毒，vut diux ghongd dangf mongb 利咽止痛。主治：mangb hfud mongb khob 感冒头痛，mongb ghongd niangs 咽喉痛，los link ghongd 吊小舌，nais jongt od nul 肝炎，buk dux lax nial 胃溃疡，dliangd bil dib yens pot mongb 跌打肿痛，kib eb kib dul 水火烫伤。

【Ed not xus 用法用量】内服，煎汤，15～35 g。外用，捣烂敷或熬膏涂。

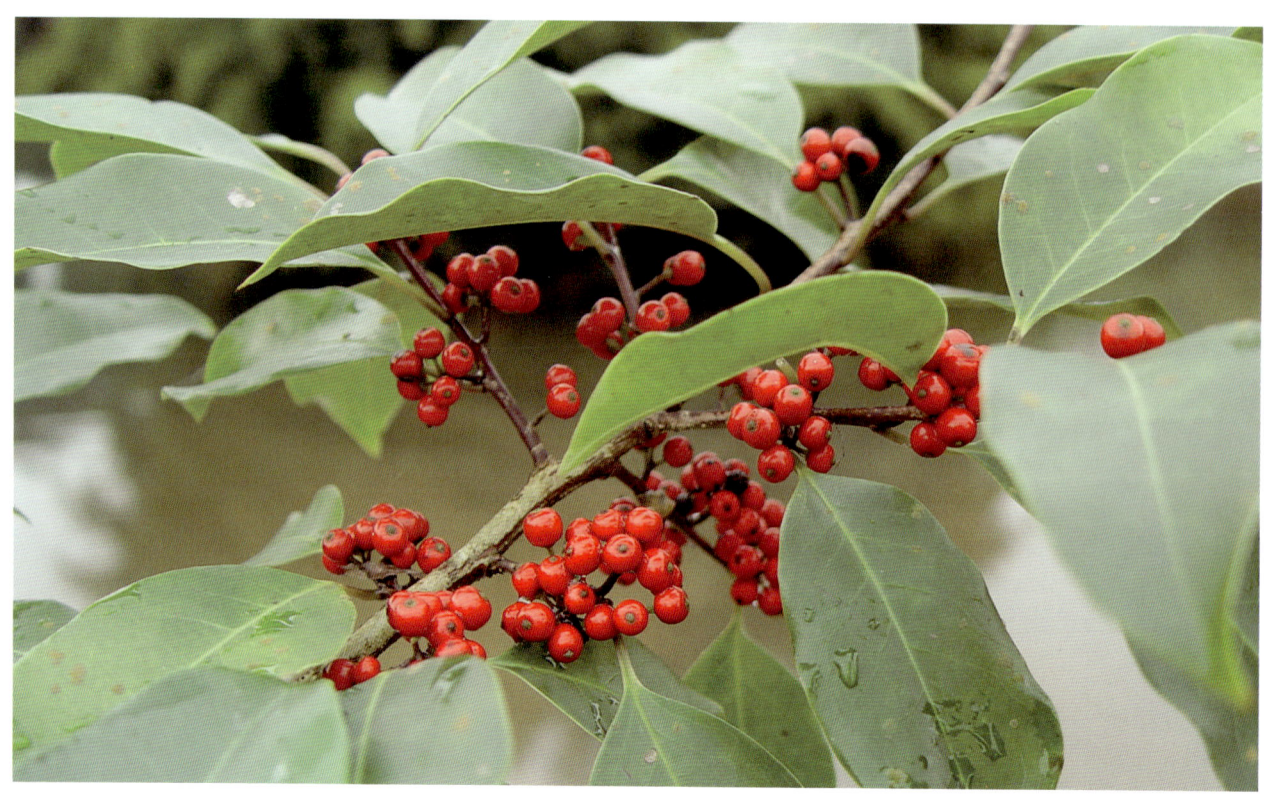

Bel gent yof 枸骨

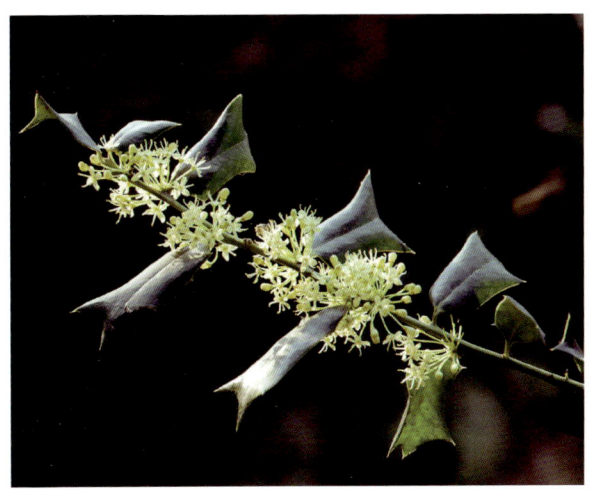

【Bit hsenb 俗名】木蜜、八角刺、羊角刺、猫儿刺、散血丹、十大功劳。

【Dios kob deis 基源】为冬青科植物枸骨 *Ilex cornuta* Lindl. et Paxt. 的叶、根、果实。

【Niangb bet deis 生长环境】生于山谷杂木林间、路旁灌木丛中，有栽培。分布于部分苗乡。

【Jox hsub 性味属经】性冷，味苦，属冷药，入热经。

【Qet diel xid 功能主治】功能：hxub jent hxenk net 祛风除湿，yis hxangd vut bongt ait gheb 养血益气。主治：hfud nais pot yens jab 肺痨，yens jent xuf mongb 风湿疼痛，ait gheb bal jid mongb 劳伤疼痛，dlad jus hxub mongb 腰膝酸痛，dliangd bil dib sangb 跌打损伤，xok hniub mais 红眼病。

【Ed not xus 用法用量】内服，煎汤，15～25 g；或浸酒饮；或熬膏服。外用，捣烂敷或捣汁滴。

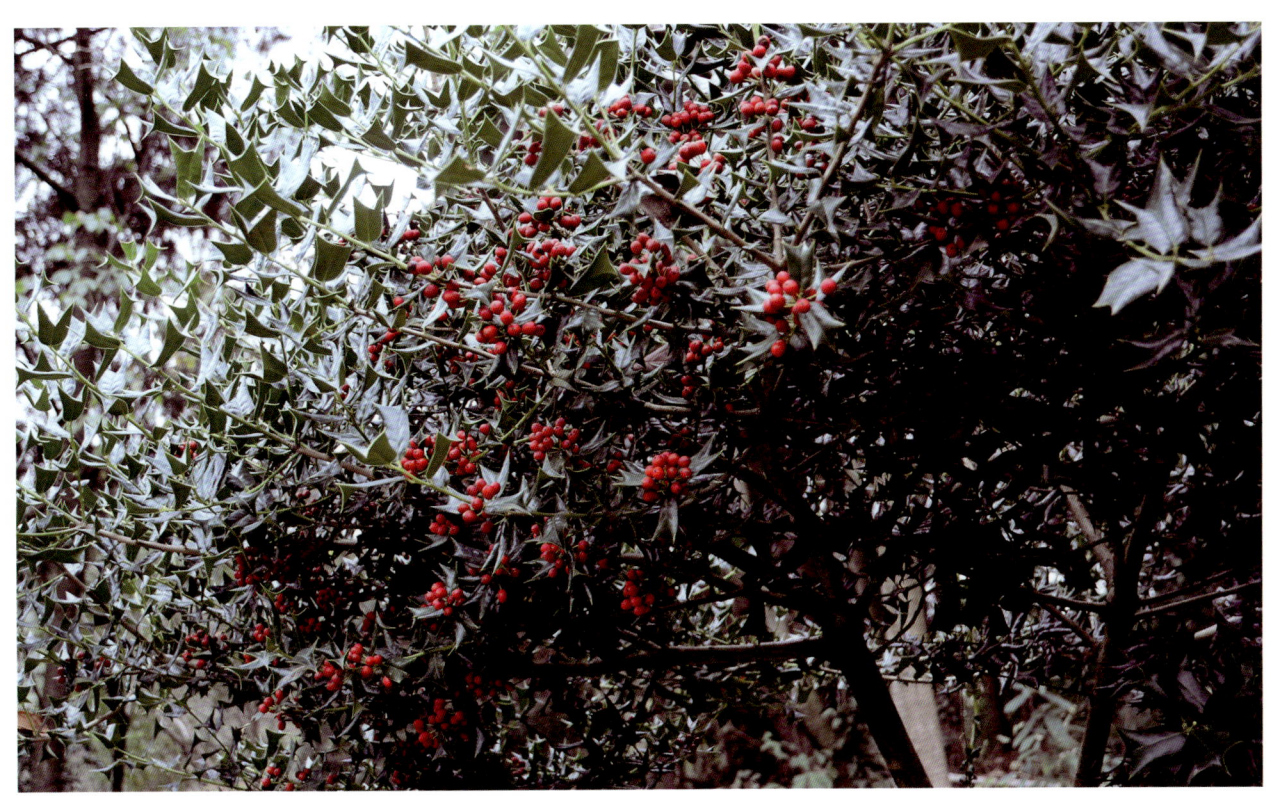

Jenl ghaid 毛冬青

【Bit hsenb 俗名】大叶茶、菠萝树、茶叶冬青、日本毛女贞。

【Dios kob deis 基源】为冬青科植物毛冬青 *Ilex pubescens* Hook. et Arn. 的叶子。

【Niangb bet deis 生长环境】生于山地灌木丛中、杂木林间。分布于部分苗乡。

【Jox hsub 性味属经】性冷，味苦甘，属冷药，入热经。

【Qet diel xid 功能主治】功能：lios angt hvib dangf ngas ghongd 除烦渴，hxub kib tat jab 清热解毒。主治：mongb khob 头痛，xok hniub mais 目赤，mongb hmid 牙痛，ngas ghongd 干渴，zal ghad dongk xok 细菌性痢疾。

【Ed not xus 用法用量】内服，煎汤，25～30 g。外用，捣烂敷、煎水洗、捣汁涂。

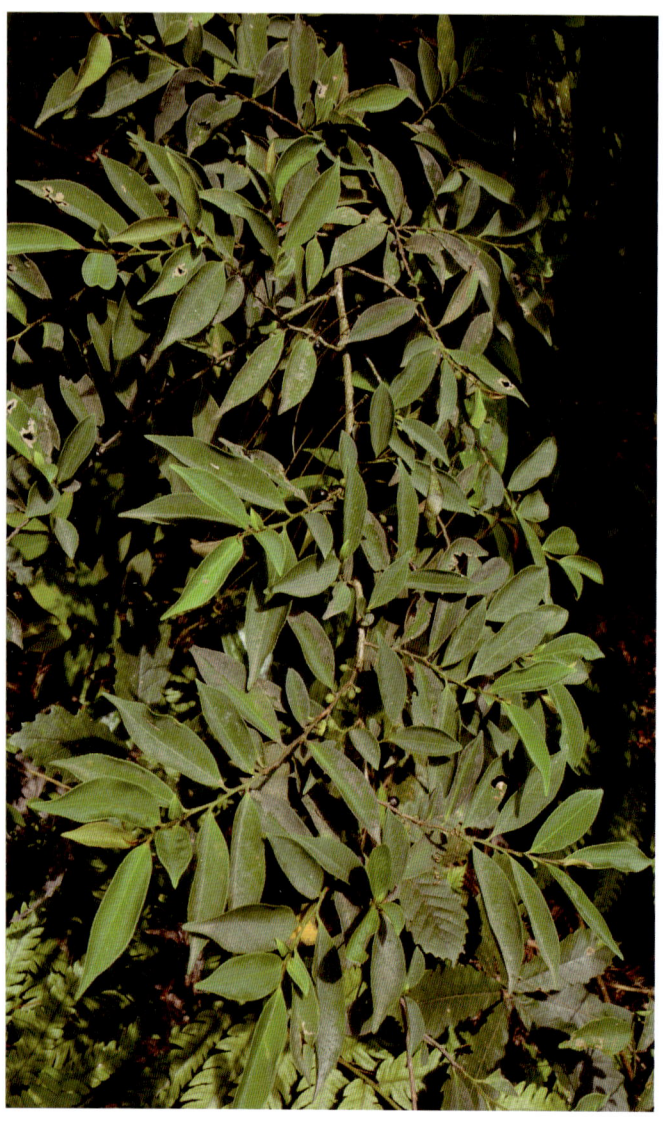
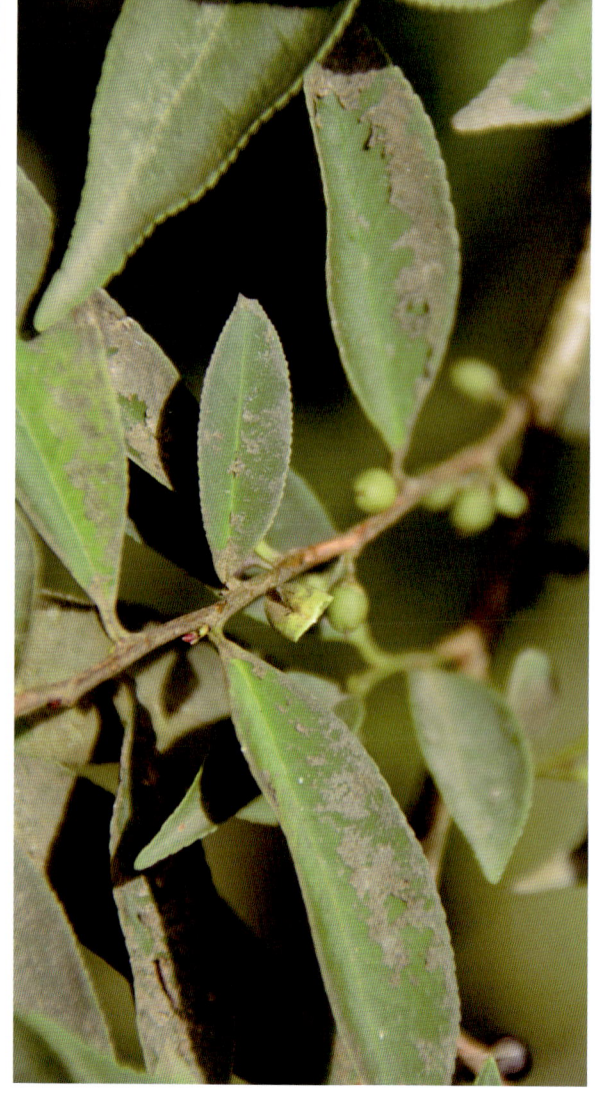

Det hsat gheib yeb 老鼠刺

【Bit hsenb 俗名】有点苦、刺黄苓、刺黄连。

【Dios kob deis 基源】为冬青科植物老鼠刺 *Ilex pernyi* Franch. 的树皮。

【Niangb bet deis 生长环境】生于疏林中或水沟边。分布于部分苗乡。

【Jox hsub 性味属经】性冷，味苦，属冷药，入热经。

【Qet diel xid 功能主治】功能：hxub kib tat jab 清热解毒，net nais pot dangf ngol 润肺止咳。主治：los ghab hlat mais dlub 眼翳，nais pot kib ait ngol 肺热咳嗽，ghab diux ghongd angt mongb 咽喉肿痛，mongb hmid 牙痛，ghad eb dlub lol not 白带过多。

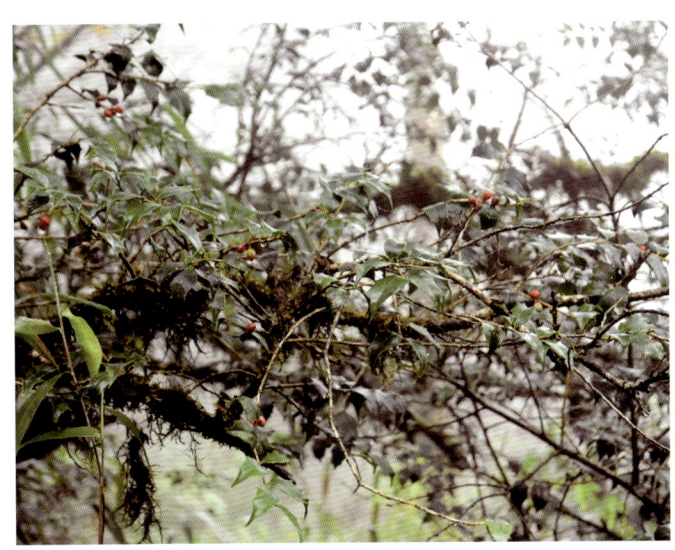

【Ed not xus 用法用量】内服，煎汤，25～50 g。外用，捣烂敷或捣汁涂。

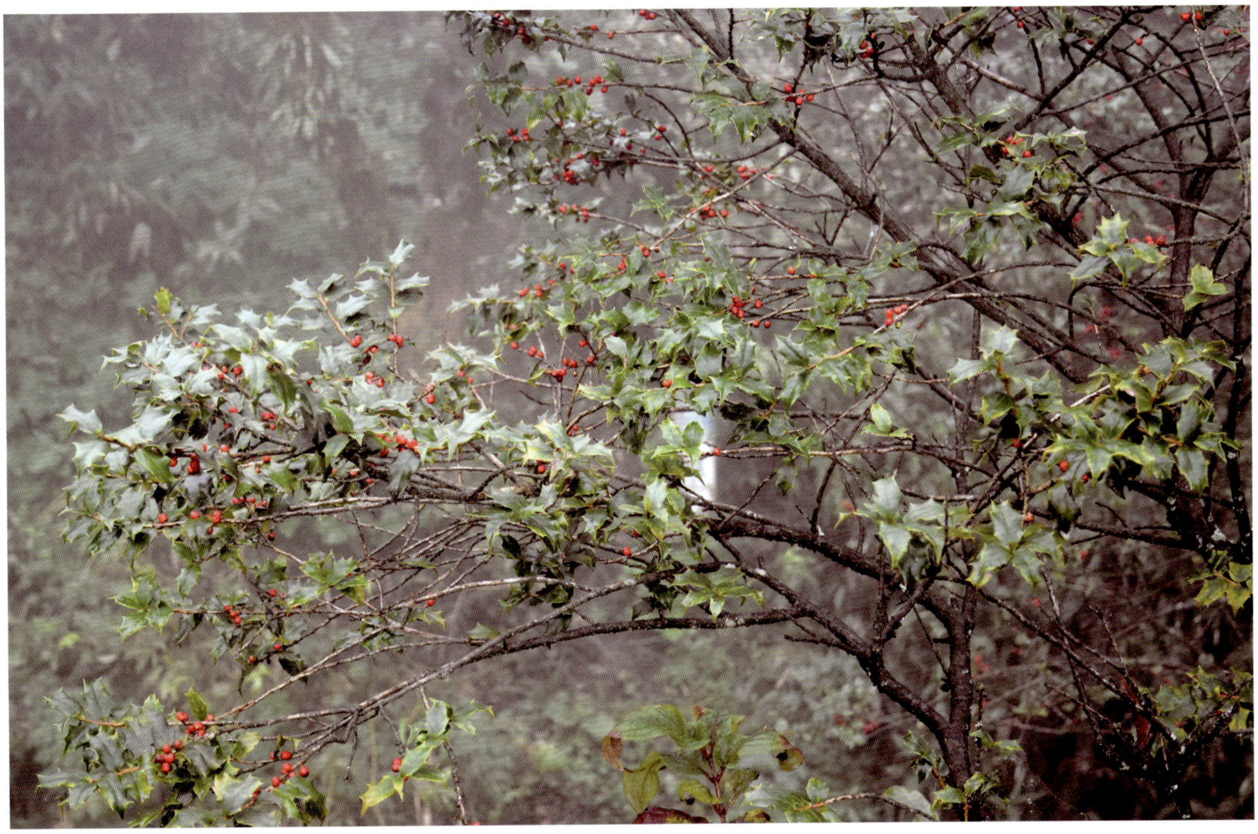

卫矛科

Sub bix diek 卫矛

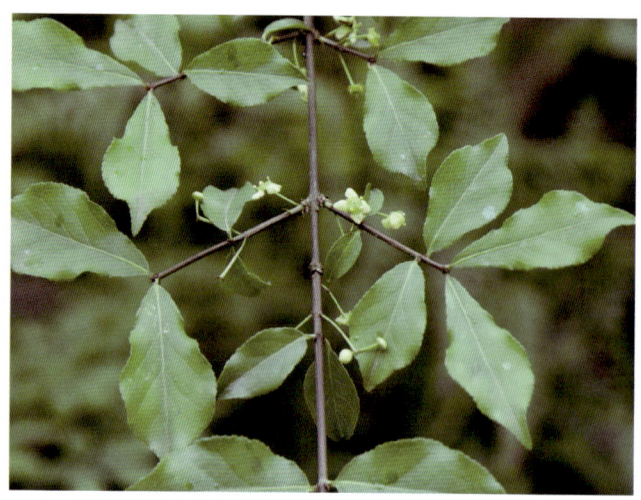

【Bit hsenb 俗名】八树、千层皮、四面戈、鬼见愁、见血止、四棱锋、鬼箭羽。

【Dios kob deis 基源】为卫矛科植物卫矛 Euonymus alatus（Thunb.）Sieb. 的带翅枝。

【Niangb bet deis 生长环境】生于灌木丛中、混交林内。分布于各地苗乡。

【Jox hsub 性味属经】性冷，味苦，属冷药，入热经。有小毒。

【Qet diel xid 功能主治】功能：ves hxangd tongb hxud 活血通经，seil hxangd dangf hxangd 凉血止血。主治：kib seil 疟疾，ax lol eb wel 乳汁不通，ax hsot ud 闭经，xit daib bangb hxangd 产后血崩，xit daib jit hxangd mongb qub 产后瘀血腹痛，xit daib lol hxangd bal ax lol 产后污血不下。

【Ed not xus 用法用量】内服，水煎，15～25 g；或泡酒饮；治缺乳取其煮甜酒吃。

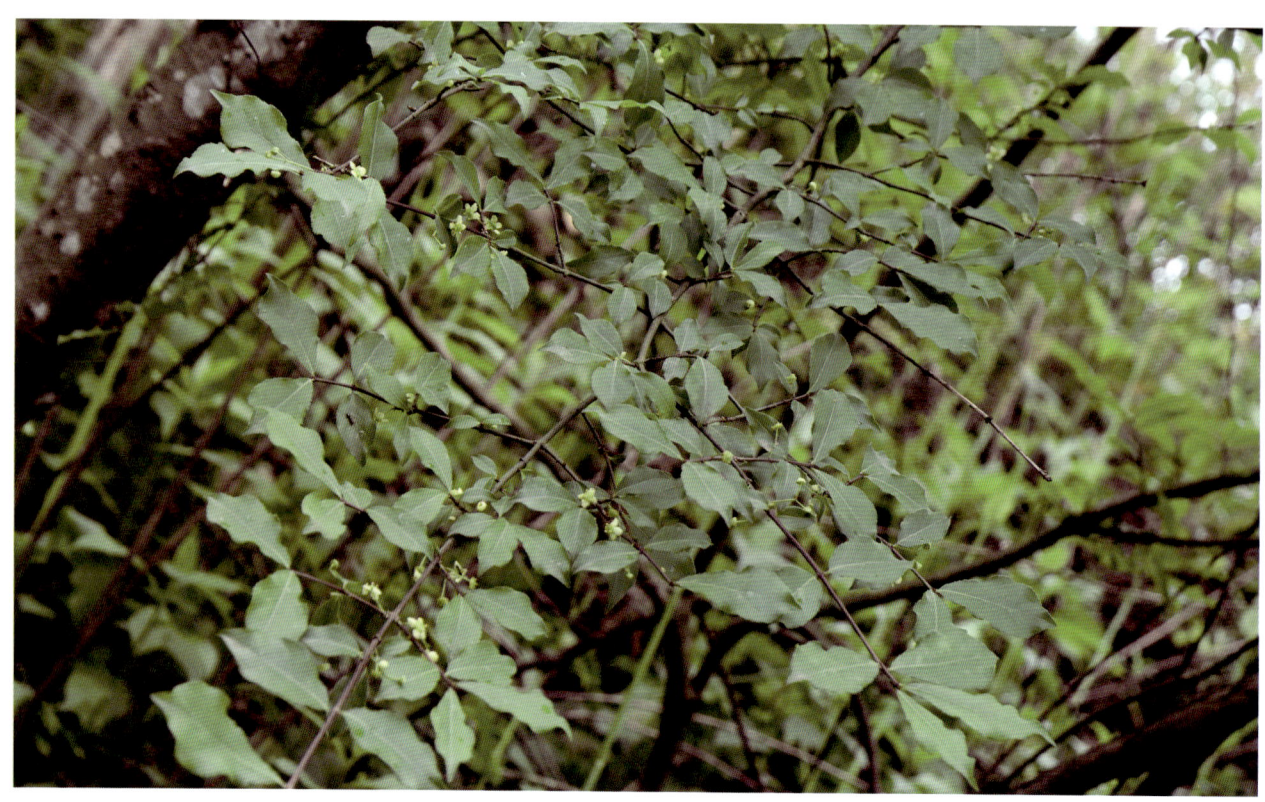

Sub bix diek mongl 疏花卫矛

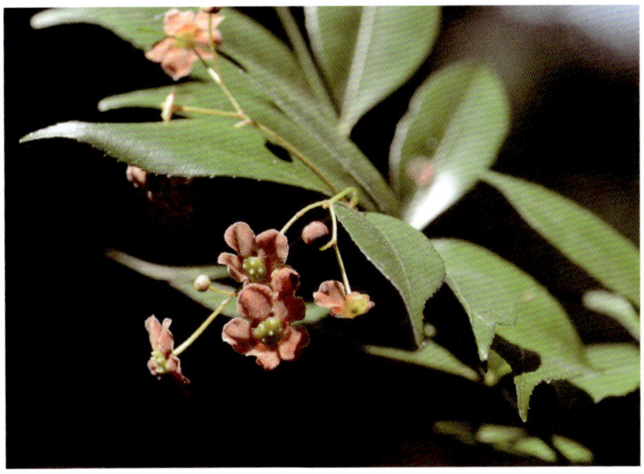

【Bit hsenb 俗名】白皮、神箭、刀尖茶、四方林、五稔子、风枪林、笸箕柴、山鸡条子。

【Dios kob deis 基源】为卫矛科植物疏花卫矛 *Euonymus laxiflorus* Cheng ex Benth. 的根皮、枝、叶。

【Niangb bet deis 生长环境】生于灌木丛中、疏林间。分布于部分苗乡。

【Jox hsub 性味属经】性冷，味苦涩，属冷药，入热经。

【Qet diel xid 功能主治】功能：hxub jent hxenk net 祛风除湿，tad hxid dlongs lis 舒筋活络。主治：mongb ghab dlad mongb bab 腰腿疼痛，yens xit lol hxangd 刀伤出血，dliangd bil dib sangb 跌打损伤，ax maix wel lol 缺乳，hsot ud mongb qub 痛经。

【Ed not xus 用法用量】内服，煎汤，15～25 g；或入丸、散剂。外用，捣烂敷。

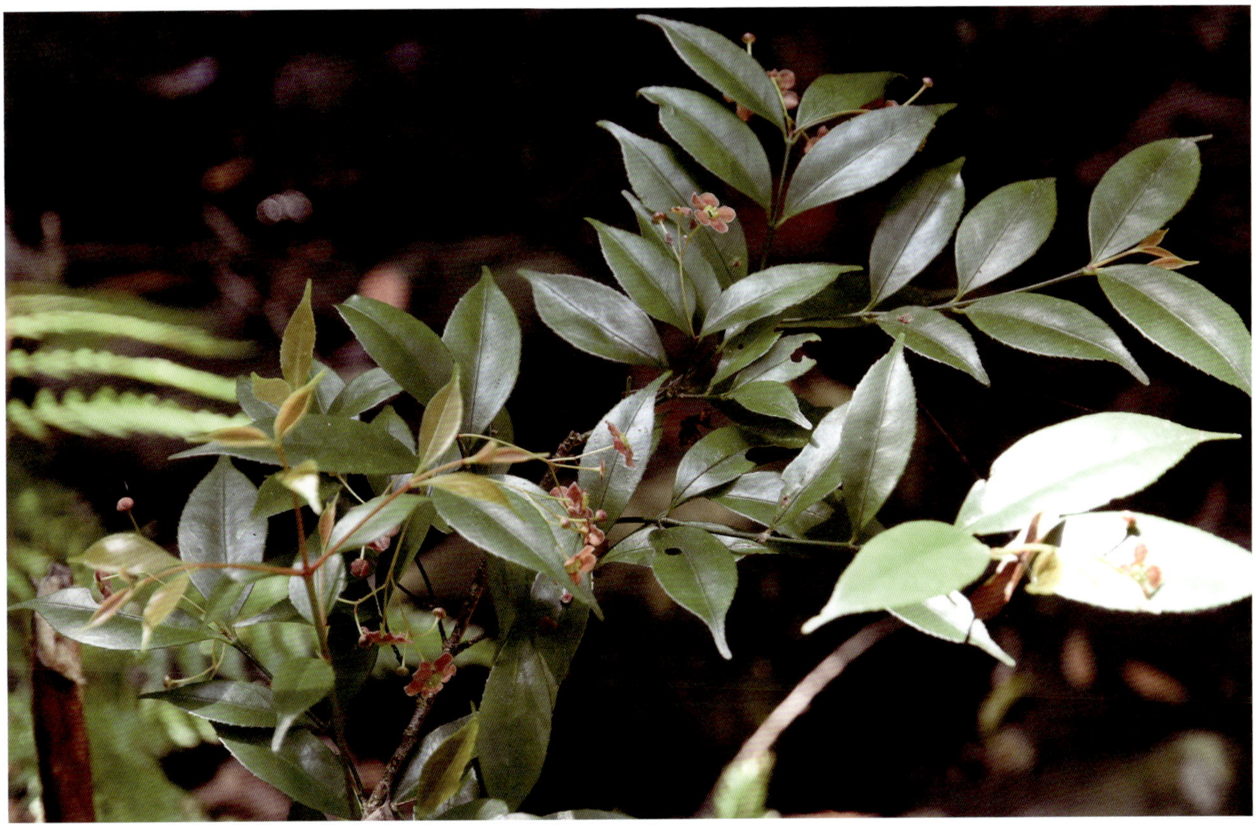

Sub bix diek niul 冬青卫矛

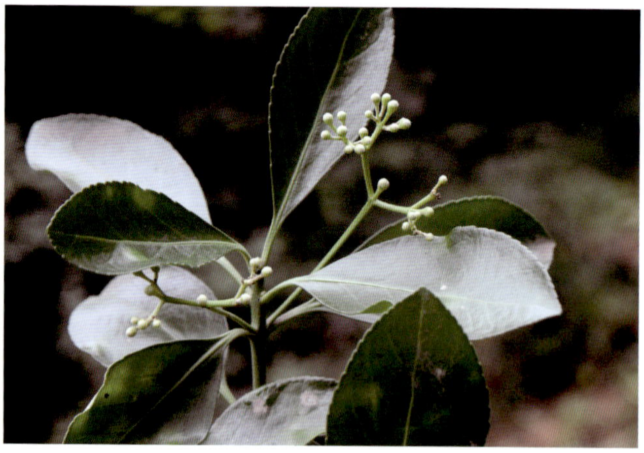

【Bit hsenb 俗名】八木、正木、万年青、调经草、大叶黄杨。

【Dios kob deis 基源】为卫矛科植物冬青卫矛 *Euonymus japonicus* Thunb. 的枝、叶或根。

【Niangb bet deis 生长环境】生于山坡灌木丛中或疏林下。分布于部分苗乡。

【Jox hsub 性味属经】性热，味辛，属热药，入冷经。

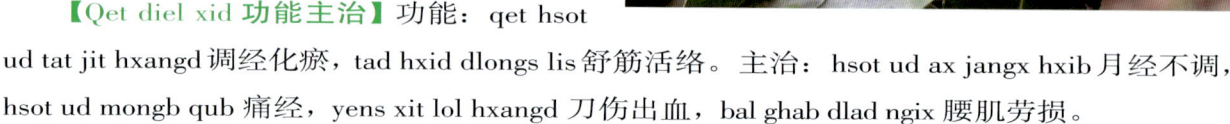

【Qet diel xid 功能主治】功能：qet hsot ud tat jit hxangd 调经化瘀，tad hxid dlongs lis 舒筋活络。主治：hsot ud ax jangx hxib 月经不调，hsot ud mongb qub 痛经，yens xit lol hxangd 刀伤出血，bal ghab dlad ngix 腰肌劳损。

【Ed not xus 用法用量】内服，煎汤，15～25 g；或浸酒饮。外用，捣烂敷。

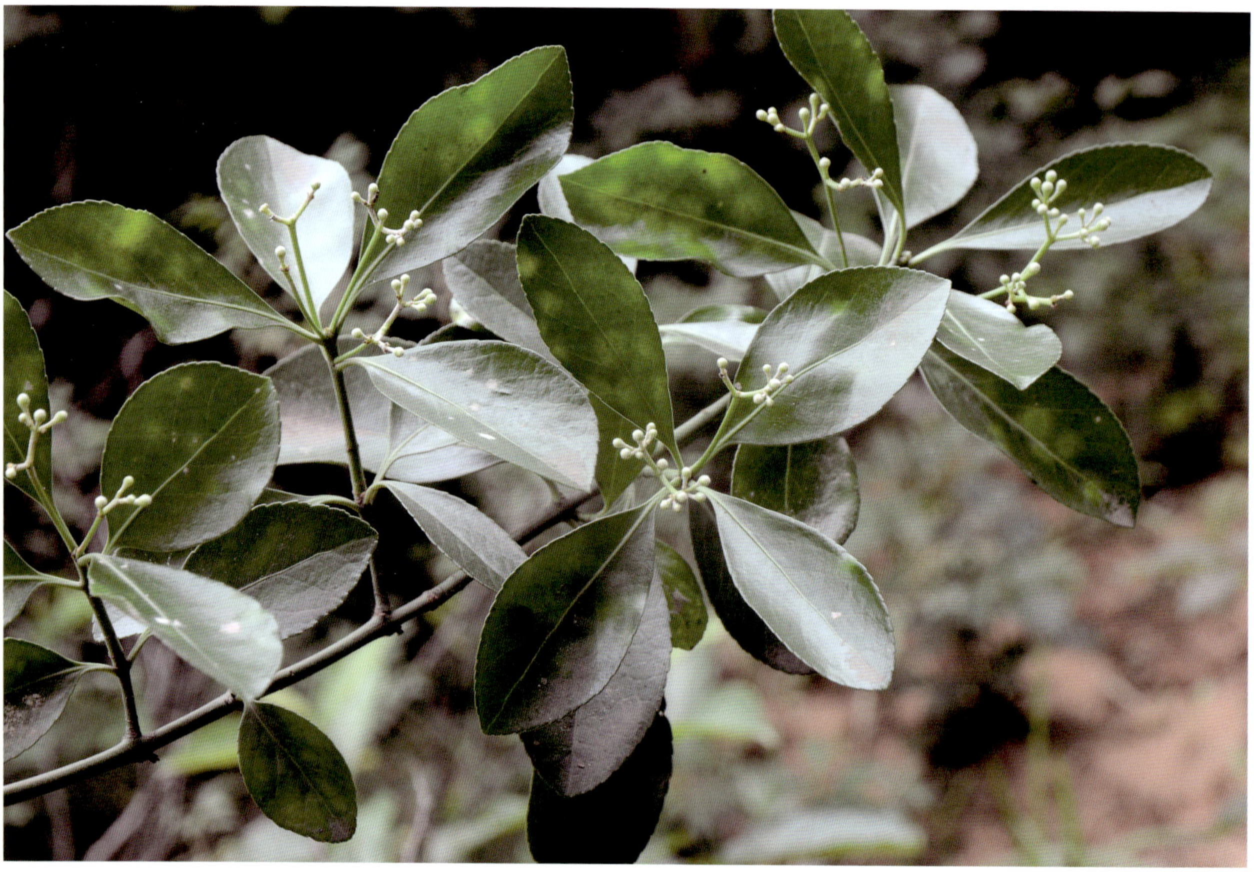

Sub bix diek zat 刺果卫矛

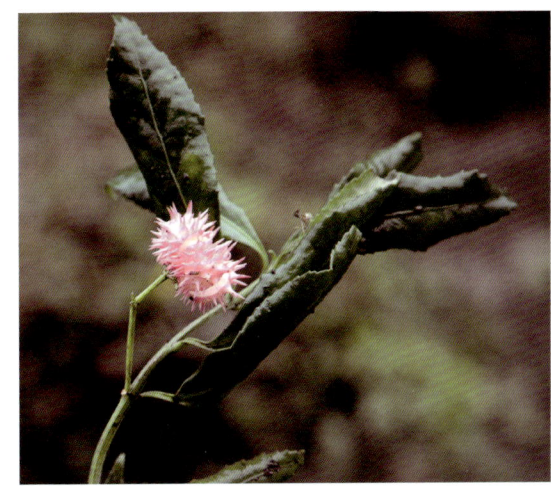

【Bit hsenb 俗名】岩风、芸杨、小千金、扣子花、卫茅草、雁翎茶。

【Dios kob deis 基源】为卫矛科植物刺果卫矛 *Euonymus acanthocarpus* Franch. 的根。

【Niangb bet deis 生长环境】生于森林中多岩石地区岩上。分布于各地苗乡。

【Jox hsub 性味属经】性热，味辛，属热药，入冷经。

【Qet diel xid 功能主治】功能：tad hxid dlongs lis 舒筋活络，hxub jent hxenk net 祛风除湿。主治：ait gheb bal jid 劳伤，yens jent mongb ghut hsongd 风湿性关节炎，dlad jus hxub mongb 腰膝酸痛，hsot ud ax jangx hxib 月经不调。

【Ed not xus 用法用量】内服，煎汤，25～30 g；或泡酒饮。外用，捣烂敷。

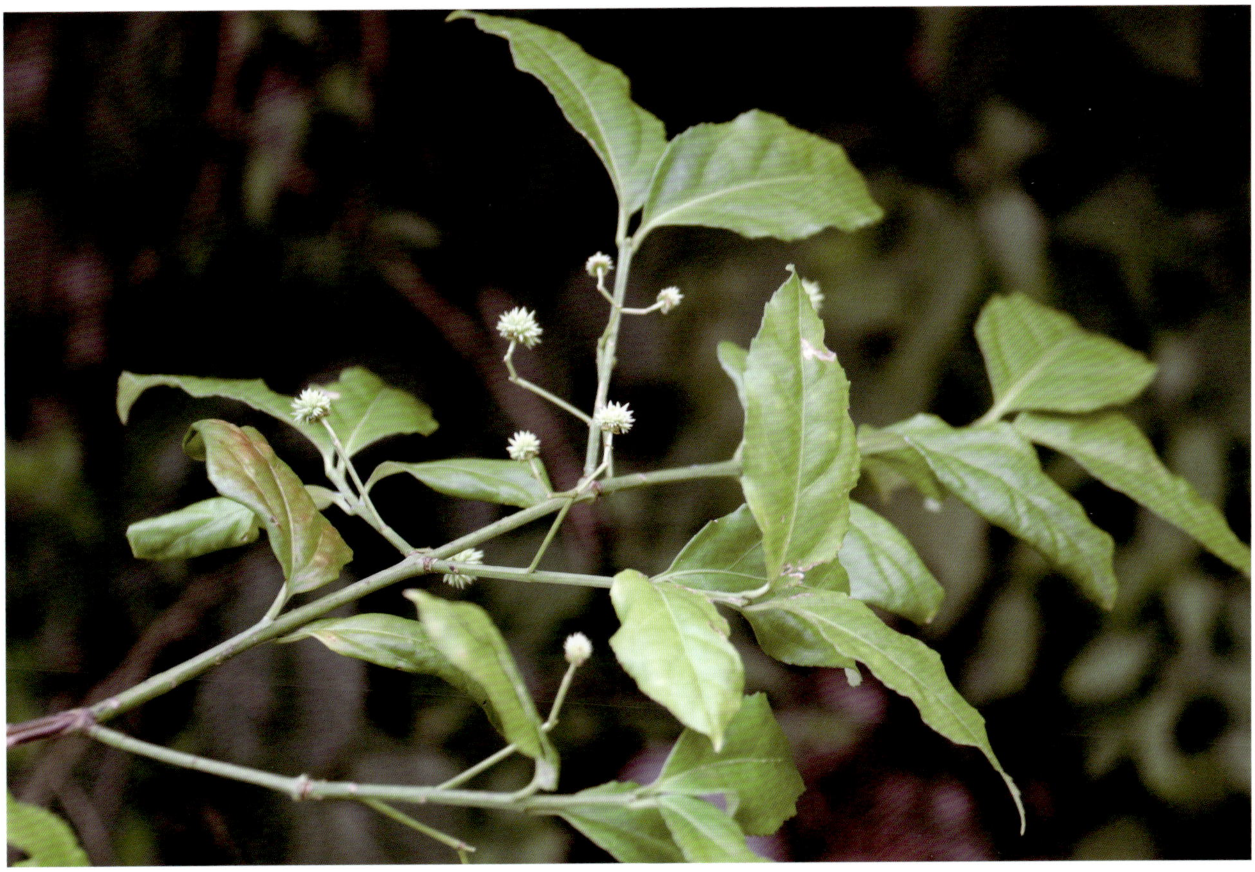

Sub bix diek vub 棱枝卫矛

【Bit hsenb 俗名】小千金、四棱矛、硬筋藤、棱矛柴。

【Dios kob deis 基源】为卫矛科植物棱枝卫矛 *Euonymus angustatus* Wight. 的根。

【Niangb bet deis 生长环境】生于山地灌木丛中、林缘。分布于各地苗乡。

【Jox hsub 性味属经】性热，味麻，属热药，入冷经。

【Qet diel xid 功能主治】功能：tad hxid dlongs lis 舒筋活络，hxub jent hxenk net 祛风除湿。主治：kib seil 疟疾，yens jent mongb 风湿痛，dlad jus hxub mongb 腰膝酸痛，hvuk hxud lob 脚转筋。

【Ed not xus 用法用量】内服，煎汤，25～30 g；或泡酒饮。外用，捣烂敷。

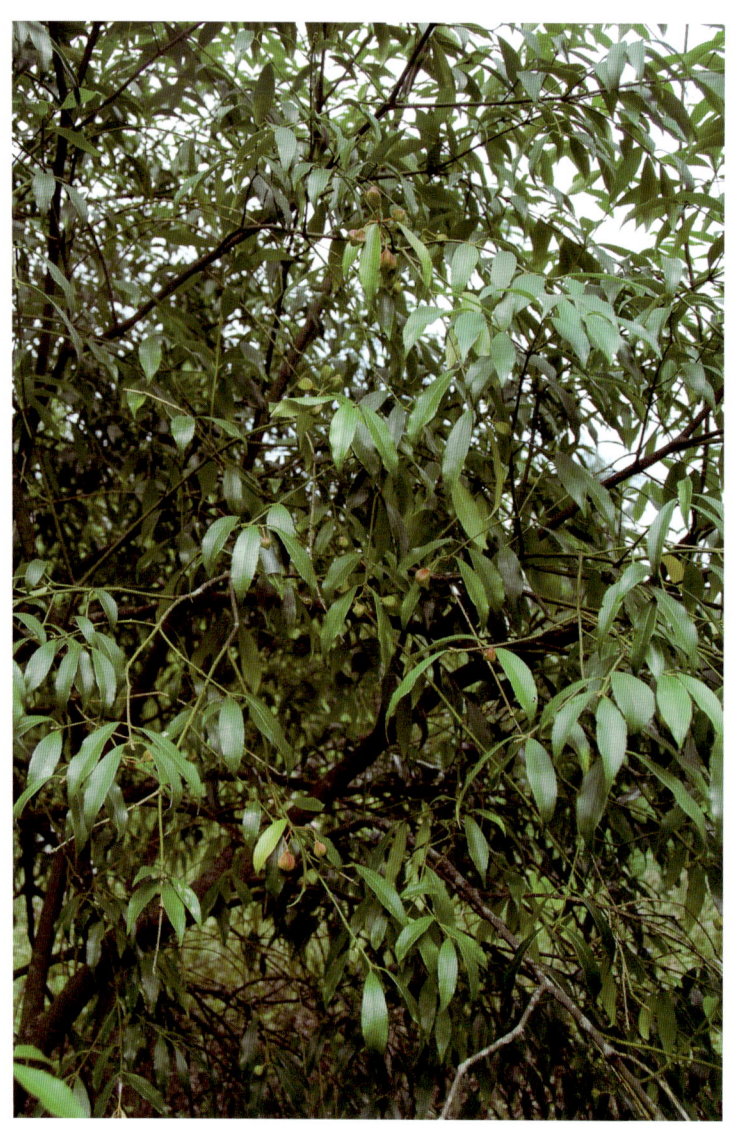
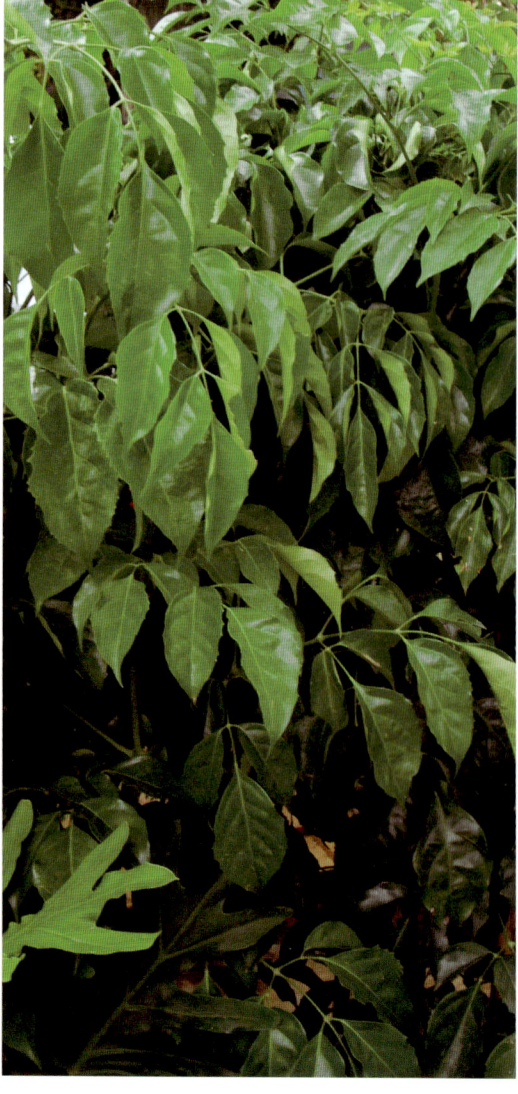

Det zaid linx 大花卫矛

【Bit hsenb 俗名】神箭、六月棱、四棱子、箭矛木、野杜仲、黑杜仲。

【Dios kob deis 基源】为卫矛科植物大花卫矛 *Euonymus grandiflorus* Wall. 的根皮、根、树皮。

【Niangb bet deis 生长环境】生于杂木林缘、灌木丛中。分布于部分苗乡。

【Jox hsub 性味属经】性冷，味苦涩，属冷药，入热经。

【Qet diel xid 功能主治】功能：yis hsongd tiod hxend 补骨强筋，hsot ud vut dangf mongb 调经止痛。主治：dlad jus hxub mongb 腰膝酸痛，mongb diub 腰痛，hsot ud mongb qub 痛经，ax hsot ud 闭经。

【Ed not xus 用法用量】内服，煎汤，8～15 g。外用，捣烂敷。

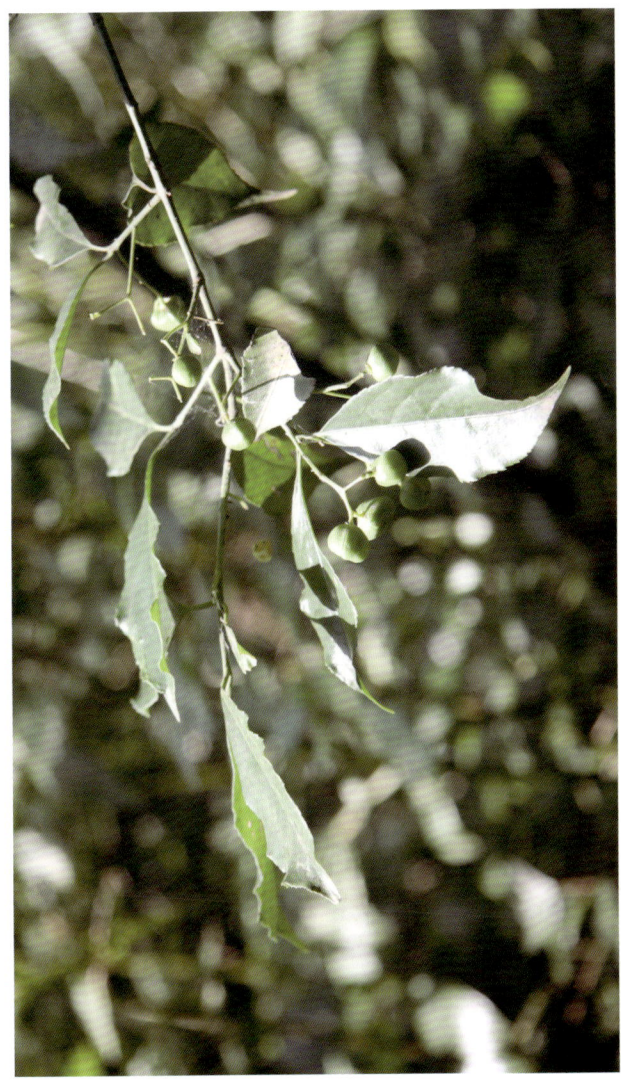
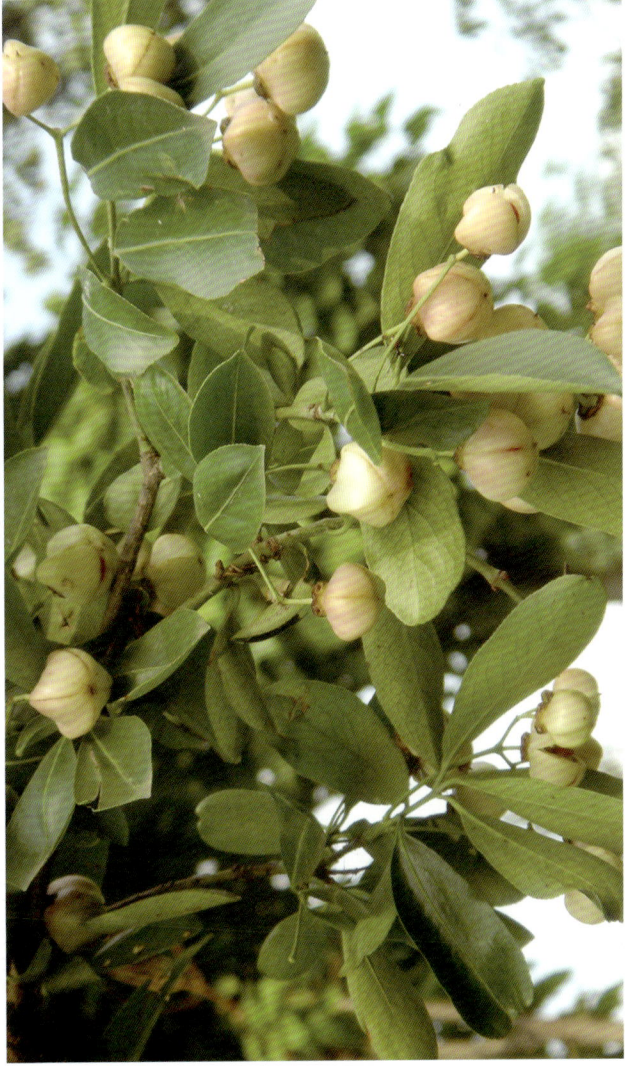

Det zaid linx hlieb 常春卫矛

【Bit hsenb 俗名】四方柴、风车草、风枪林、硬四面剑。

【Dios kob deis 基源】为卫矛科植物常春卫矛 *Euonymus hederaceus* Champ. ex Benth. 的根、树皮。

【Niangb bet deis 生长环境】生于高山疏林间、灌木丛中。分布于部分苗乡。

【Jox hsub 性味属经】性热，味麻，属热药，入冷经。

【Qet diel xid 功能主治】功能：hxenk od nul dangf mongb 消炎止痛，hxub jent ves hxangd 祛风活血。主治：mongb ghut hsongd 关节痛，yens jent mongb ghut hsongd 风湿性关节炎，hsot ud mongb qub 痛经。

【Ed not xus 用法用量】内服，煎汤，25～30 g；或浸酒饮。外用，捣烂敷。

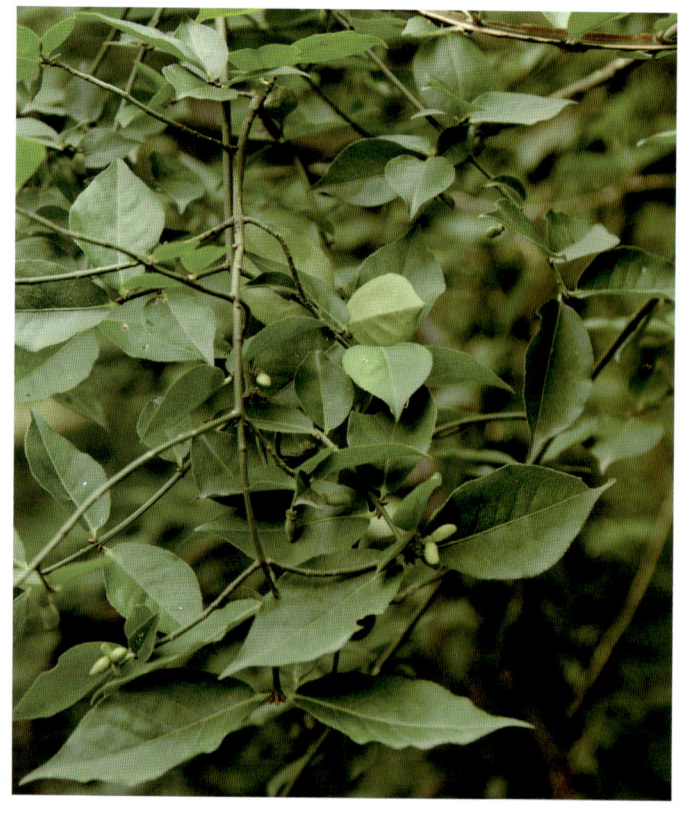

Sub bix diek bel 长刺卫矛

【Bit hsenb 俗名】岩枫、六月棱、扣子花、刺棱木、刺骨卫矛。

【Dios kob deis 基源】为卫矛科植物长刺卫矛 *Euonymus wilsonii* Sprague 的根、花。

【Niangb bet deis 生长环境】生于深山密林中阴湿岩石山地区。分布于部分苗乡。

【Jox hsub 性味属经】性热，味辛，属热药，入冷经。

【Qet diel xid 功能主治】功能：hxub jent gangt xuf 祛风燥湿，tat jit hxangd dangf mongb 散瘀止痛。主治：ax maix wel lol 缺乳，ait gheb bal jid 劳伤，dliangd bil dib sangb 跌打损伤，yens jent xuf mongb 风湿疼痛，hsot ud mongb qub 痛经，xit dail lol mongb qub 产后腹痛。

【Ed not xus 用法用量】内服，水煎，15～25 g；或取其花 50 g，泡酒服。

Det pit diek 哥兰叶

【Bit hsenb 俗名】八树、有齿花、胎小科。

【Dios kob deis 基源】为卫矛科植物哥兰叶 *Celastrus gemmatus* Loes. 的枝、叶。

【Niangb bet deis 生长环境】生于中山地区杂木林间、灌木丛中。分布于部分苗乡。

【Jox hsub 性味属经】性冷，味苦，属冷药，入热经。

【Qet diel xid 功能主治】功能：hxenk angt dangf mongb 消肿止痛，hxub jent qet hxid lis 祛风舒经。主治：ax ghangb lot gad 食欲不振，ax hsot ud 闭经，dlif ghab jed vangl daib 子宫脱垂，dlif ghab neib ghangb 脱肛。

【Ed not xus 用法用量】内服，煎汤，15～25 g；或入丸、散剂。外用，捣烂敷或捣汁涂。

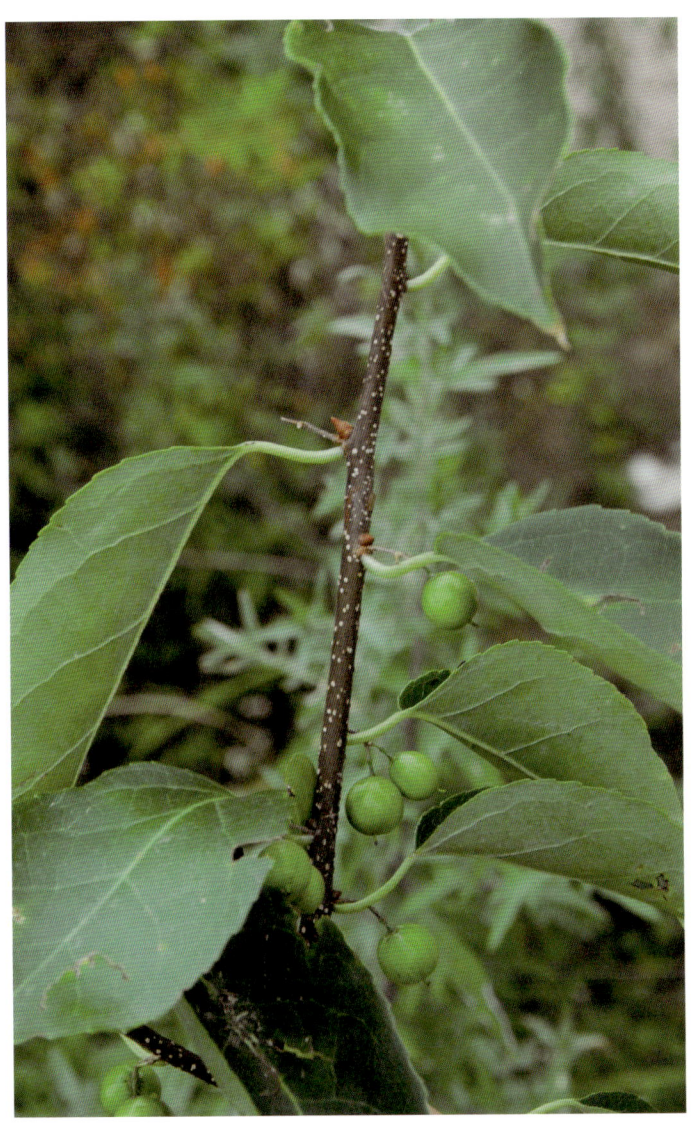
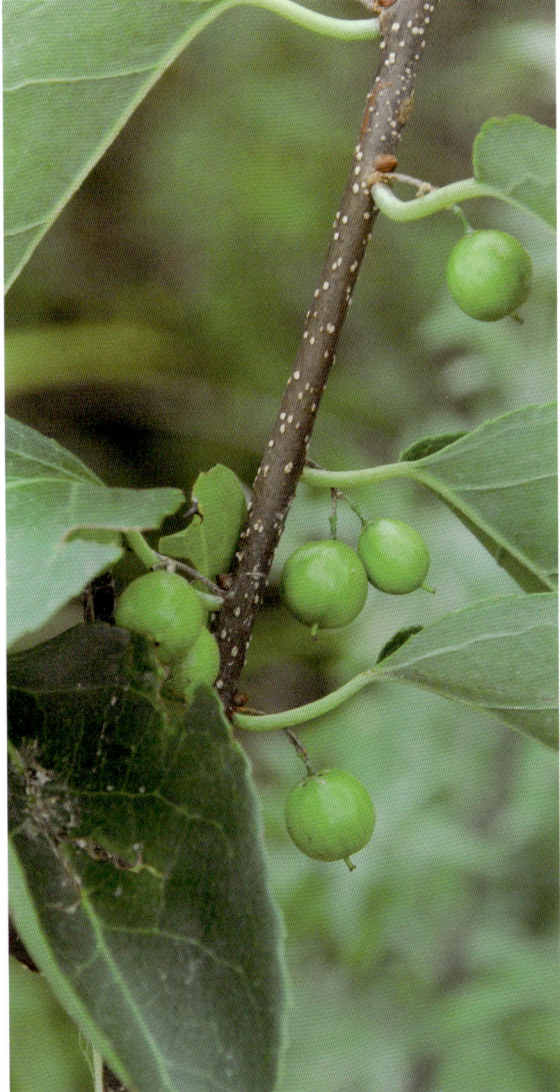

Hlat nangl dangb 苦皮藤

【Bit hsenb 俗名】大马桑、马断肠、老虎麻、吊干麻、苦树皮、萝卜药、酸枣子藤。

【Dios kob deis 基源】为卫矛科植物苦皮藤 *Celastrus angulatus* Maxim. 的根或根皮。

【Niangb bet deis 生长环境】生于坡塝丛林中。分布于部分苗乡。

【Jox hsub 性味属经】性冷，味苦辛，属冷药，入热经。有小毒。

【Qet diel xid 功能主治】功能：hxub kib bongx gheb def 清热透疹，tad hxid dlongs lis 舒筋活络，qet hsot ud 调经。主治：ait gheb bal jid 劳伤，mongb ghut hsongd 关节痛，yens jent mongb 风湿痛，ait gheb ax bongx 麻疹不透，ax hsot ud 闭经，khangd hfak qut qat 阴道瘙痒，gangb eb fangx 黄水疮。

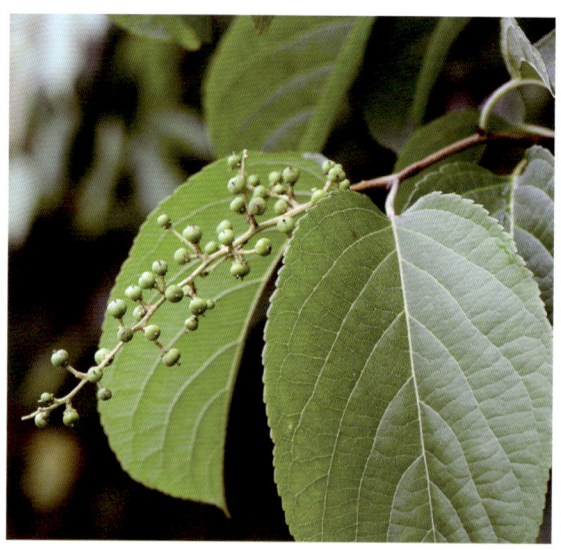

【Ed not xus 用法用量】内服，煎汤，25～30 g。外用，煎水洗或研末撒。

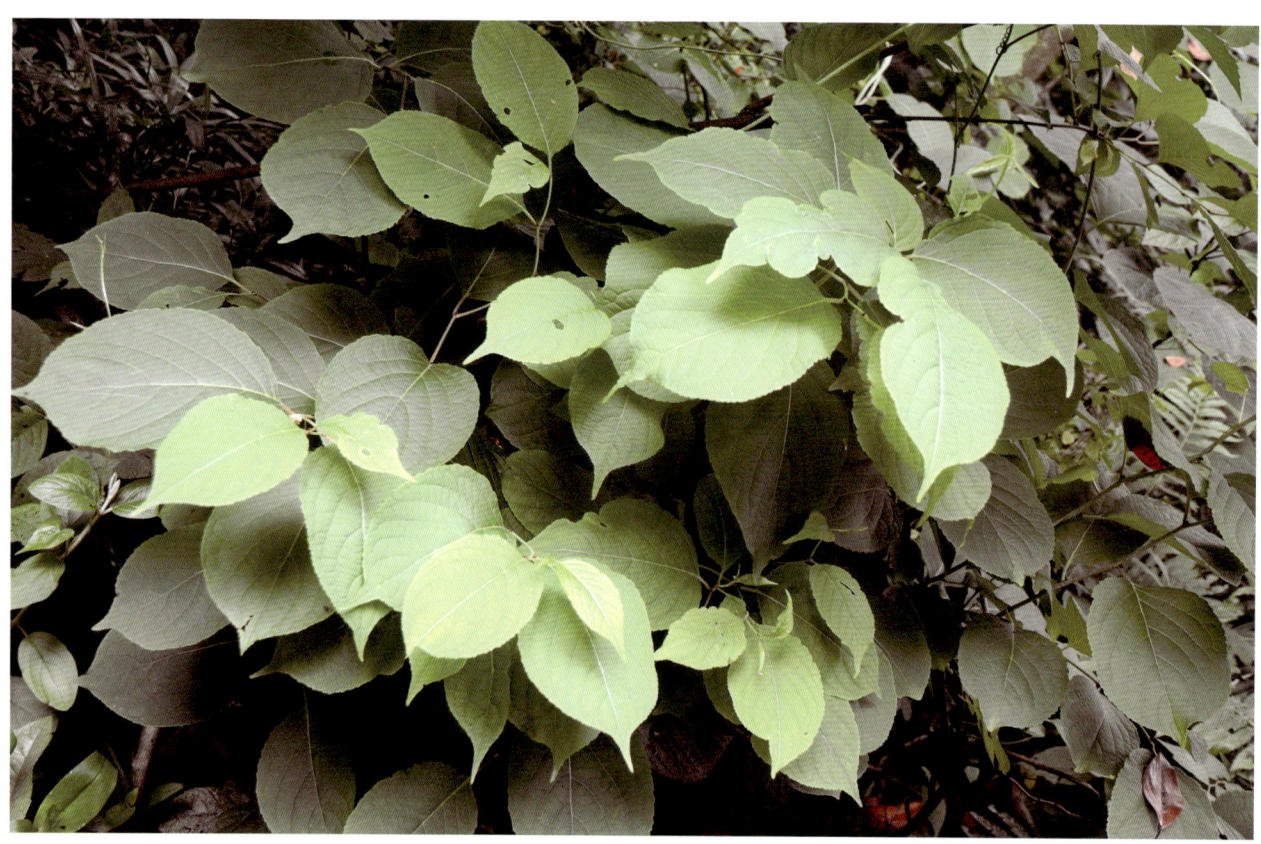

Hlat ab pid 南蛇藤

【Bit hsenb 俗名】大南蛇、香龙草、金红树、臭花椒、穿山龙、蔓性落霜红。

【Dios kob deis 基源】为卫矛科植物南蛇藤 Celastrus orbiculatus Thunb. 的藤茎。

【Niangb bet deis 生长环境】生于山沟灌木丛、山坡灌木林中。分布于部分苗乡。

【Jox hsub 性味属经】性热，味辛，属热药，入冷经。

【Qet diel xid 功能主治】功能：ves hxangd tongb hxud 活血通络，hxub jent hxenk net 祛风除湿。主治：mongb hsongd hxend 筋骨疼痛，yens jent mongb ghut hsongd 风湿性关节炎，fal sab 发痧症，jib daib hxib jent 小儿惊风，ax hsot ud 闭经。

【Ed not xus 用法用量】内服，煎汤，15～25 g。

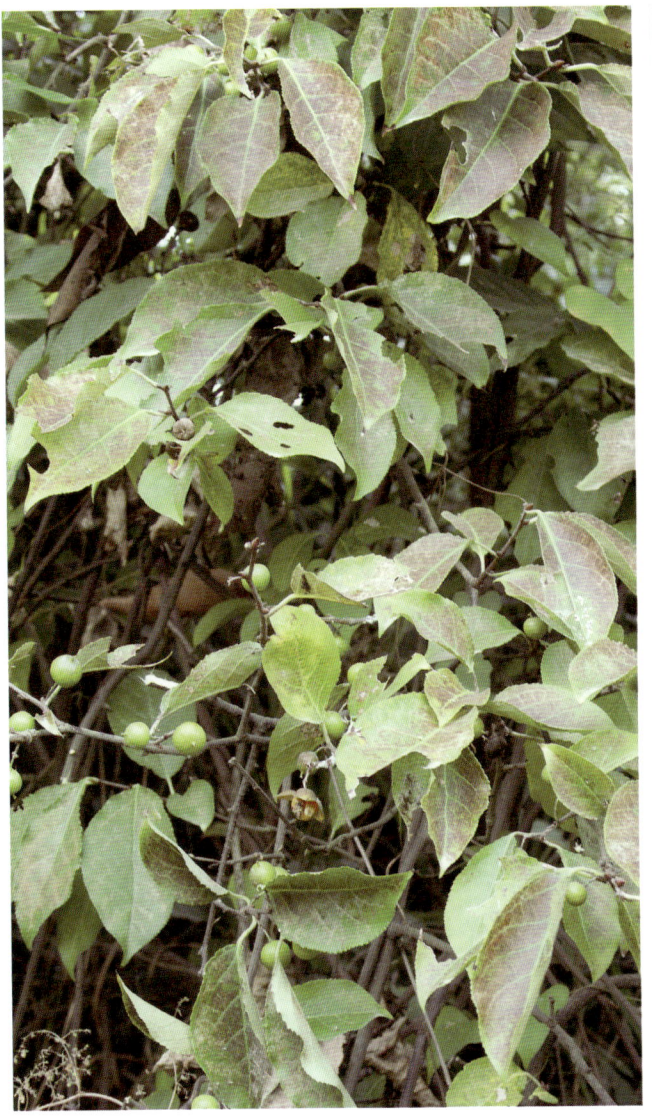
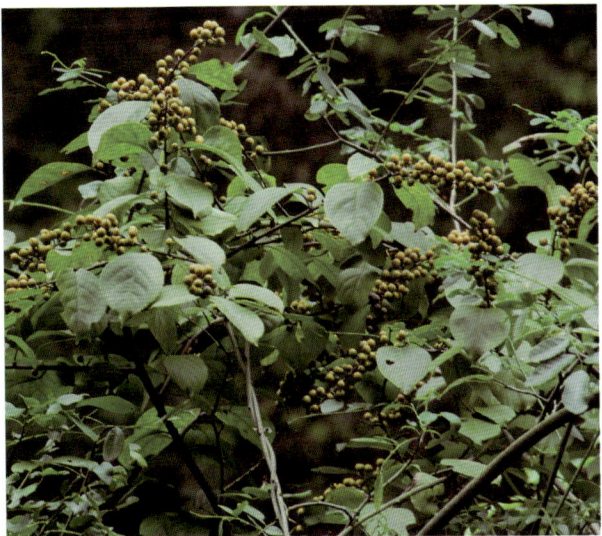
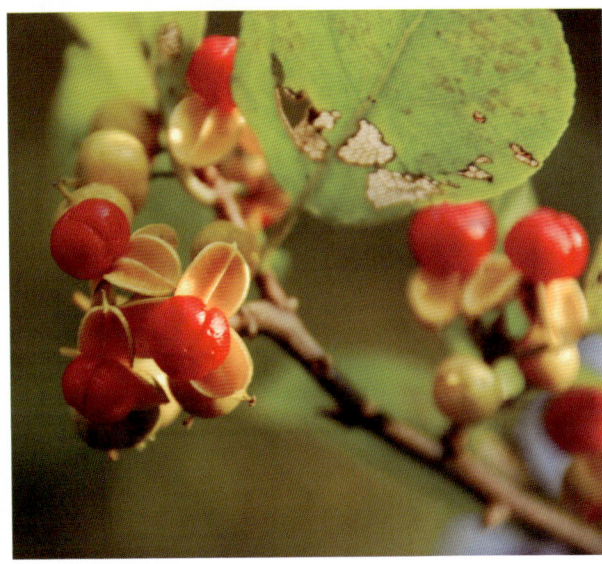

Hlat ab pid nios 灰叶南蛇藤

【Bit hsenb 俗名】白龙、麻妹条、黄果藤、狗药旦子、蔓性落霜红。

【Dios kob deis 基源】为卫矛科植物灰叶南蛇藤 Celastrus glaucophyllus Rehd. et Wils. 的根。

【Niangb bet deis 生长环境】生于山坡灌木丛中或杂木林下。分布于部分苗乡。

【Jox hsub 性味属经】性冷，味苦涩，属冷药，入热经。

【Qet diel xid 功能主治】功能：dangf hxangd liangs ngix 止血生肌，tat jit hxangd hxenk angt 散瘀消肿。主治：dliangd bil dib sangb 跌打损伤，yens xit lol hxangd 刀伤出血，mongb hsongd hxend 筋骨疼痛，fal sab 发痧症。

【Ed not xus 用法用量】内服，煎汤，15～25 g。外用，捣烂包患处。

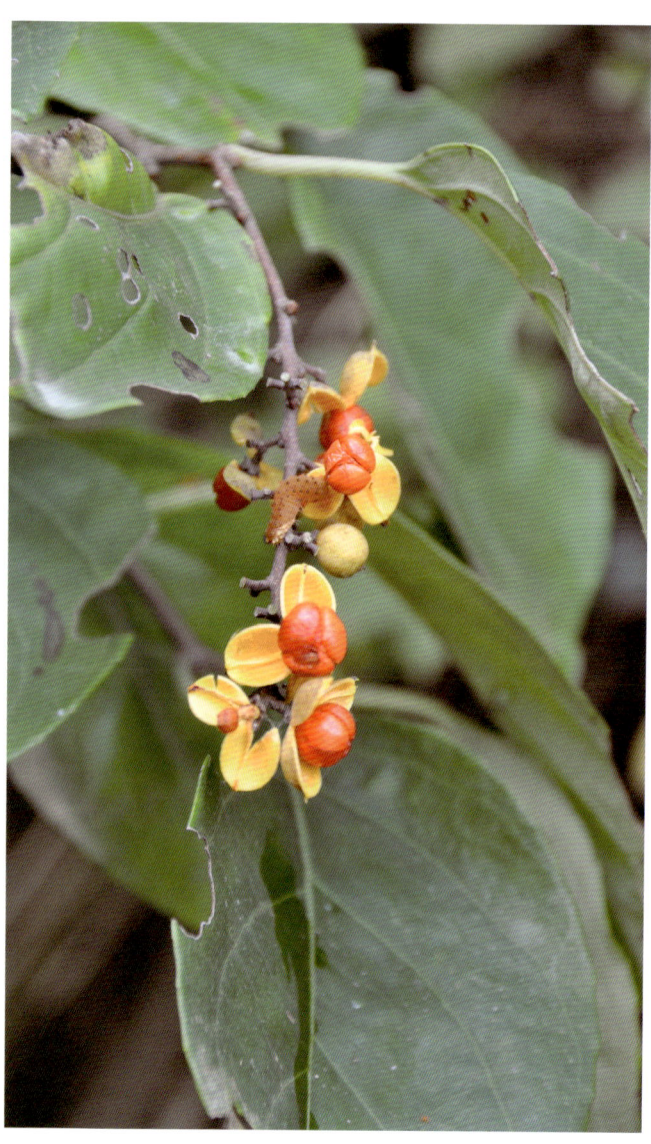
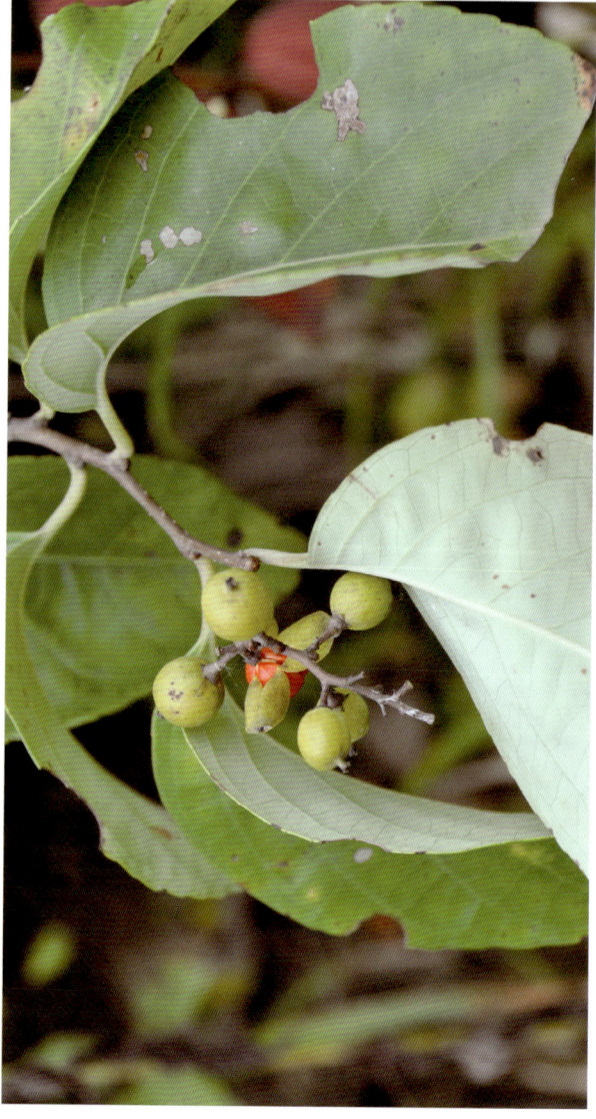

Hlat ab pid nios 粉背南蛇藤

【Bit hsenb 俗名】锦藤、地南蛇、麻妹条、博根藤、老石棵子、药狗旦子。

【Dios kob deis 基源】为卫矛科植物粉背南蛇藤 Celastrus hypoleucus（Oliv.）Warb. ex Loes. 的藤茎或根。

【Niangb bet deis 生长环境】生于深山丛林中。分布于部分苗乡。

【Jox hsub 性味属经】性平，味辛，属冷热两经药，入两经。

【Qet diel xid 功能主治】功能：hxub jent hxenk net 祛风除湿，tat jit hxangd hxenk angt 散瘀消肿。主治：yens jent mongb ghut hsongd 风湿性关节炎，dib yens pob xok 跌打红肿，lob bil juk jik 四肢麻木，ax hsot ud 闭经，dix khangd ghad 痔疮。

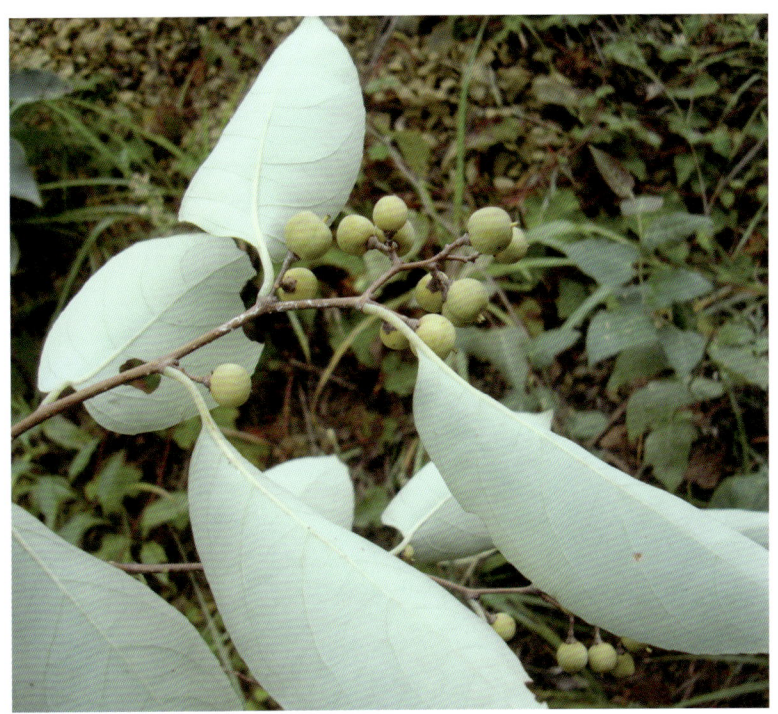

【Ed not xus 用法用量】内服，煎汤，15～25 g。外用，煨水洗患处。

Hlad hsongd hab vud 独子藤

【Bit hsenb 俗名】小千斤、千斤藤、硬筋藤、大样红藤。

【Dios kob deis 基源】为卫矛科植物独子藤 Monocelastrus monospermus（Roxb.）Wang et Tang. 的根。

【Niangb bet deis 生长环境】生于灌木丛中或杂木林中。分布于各地苗乡。

【Jox hsub 性味属经】性冷，味苦涩，属冷药，入热经。

【Qet diel xid 功能主治】功能：hxub jent hxenk net 祛风除湿，tad hxid dlongs lis 舒筋活络。主治：mongb hsongd hxend 筋骨疼痛，yens jent mongb hsongd 风湿骨痛，dliangd bil dib sangb 跌打损伤。

【Ed not xus 用法用量】内服，煎汤，15～20 g；或浸酒饮。外用，捣烂敷。

Hlat ab pid yut 短梗南蛇藤

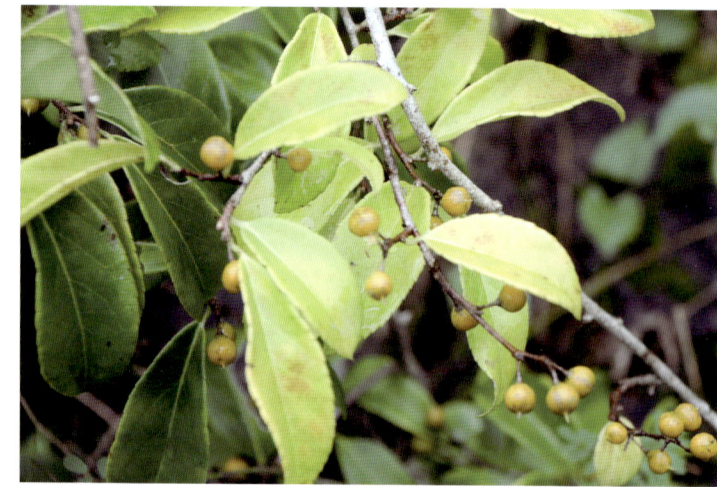

【Bit hsenb 俗名】大仓藤、黄绳儿、南蛇藤、果山藤、药狗旦子。

【Dios kob deis 基源】为卫矛科植物短梗南蛇藤 Celastrus rosthornianus Loes. 的根皮。

【Niangb bet deis 生长环境】生于深山间丛林或灌木丛中。分布于各地苗乡。

【Jox hsub 性味属经】性冷，味苦涩，属冷药，入热经。

【Qet diel xid 功能主治】功能：seil hxangd dangf hxangd 凉血止血，tad hxid dlongs lis 舒筋活络。主治：yens jent mongb hsongd 风湿骨痛，fal sab 发痧症，jib daib hxib jent 小儿惊风，dix khangd ghad 痔疮，yens nangb gik 毒蛇咬伤。

【Ed not xus 用法用量】内服，煎汤，15～25 g。外用，捣烂敷或煎水洗。

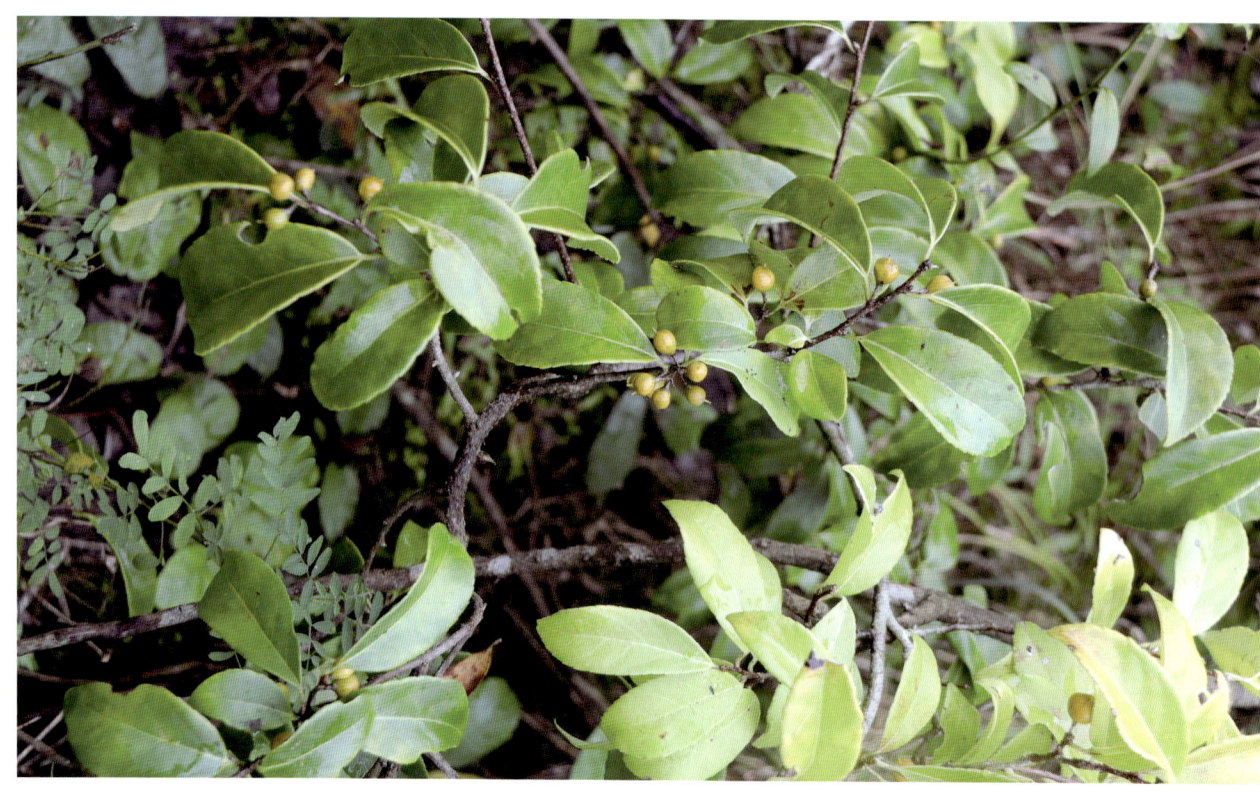

Jab hxut 雷公藤

【Bit hsenb 俗名】红药、黄药、红紫根、菜虫药、黄腊藤、断肠草。

【Dios kob deis 基源】为卫矛科植物雷公藤 Tripterygium wilfordii Hook. f. 的根和藤。

【Niangb bet deis 生长环境】生于高山地区杂木林中。分布于部分苗乡。

【Jox hsub 性味属经】性冷，味苦，属冷药，入热经。有大毒。

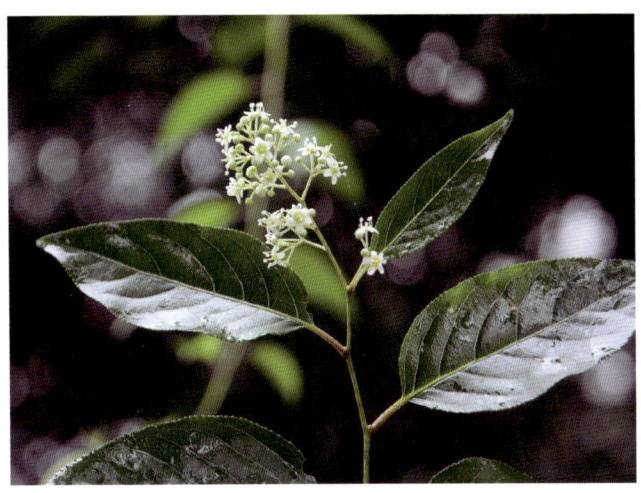

【Qet diel xid 功能主治】功能：dias xuf tat jab 除湿解毒，hxenk od nul dangf mongb 消炎止痛。主治：yens jent mongb ghut hsongd 风湿性关节炎，gangb vas ghid dlot 银屑病，gangb vas pob mongb 顽癣肿毒，jangx gangb nangb 带状疱疹，ghab liut dud qut qat 皮肤瘙痒。

【Ed not xus 用法用量】内服，煎汤，10～13 g；或泡酒饮。外用，捣烂敷、榨汁搽或煎水洗。

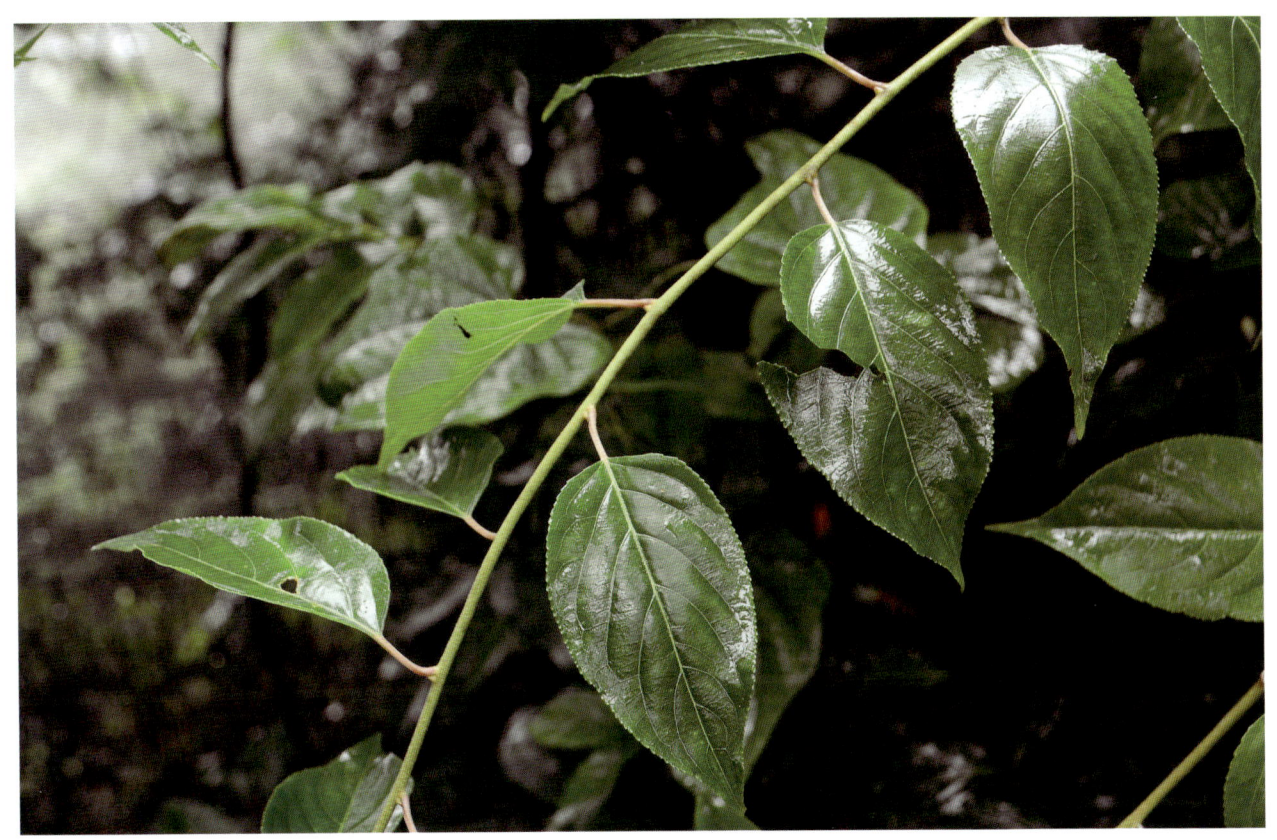

Hlad beed hxangd 昆明山海棠

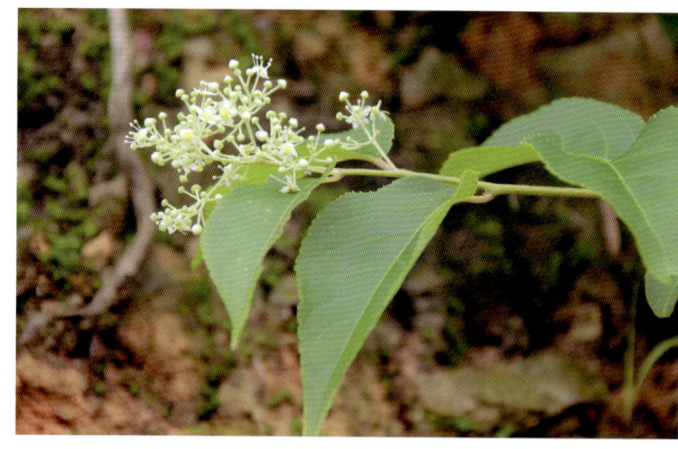

【Bit hsenb 俗名】火把花、胖关藤、掉毛草、黄藤根、紫金皮、紫金藤。

【Dios kob deis 基源】为卫矛科植物昆明山海棠 Tripterygium hypoglaucum（Lévl.）Hutch 的全株或根皮。

【Niangb bet deis 生长环境】生于坡塝灌木丛中、疏林间。分布于部分苗乡。

【Jox hsub 性味属经】性热，味苦涩，属热药，入冷经。有剧毒。

【Qet diel xid 功能主治】功能：tat jit hxangd tongb hxid lis 散瘀通络，hsenk hsongd hsenk hxend 续筋接骨。主治：lod hsongd 骨折，yens jent mongb hsongd 风湿骨痛，dliangd bil dib sangb 跌打损伤。

【Ed not xus 用法用量】内服，煎汤，根皮 8～15 g；或泡酒饮。外用，捣烂敷。

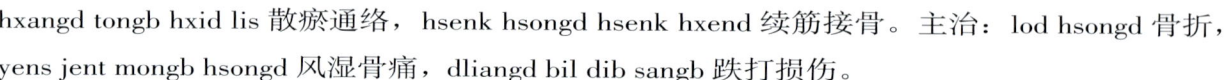

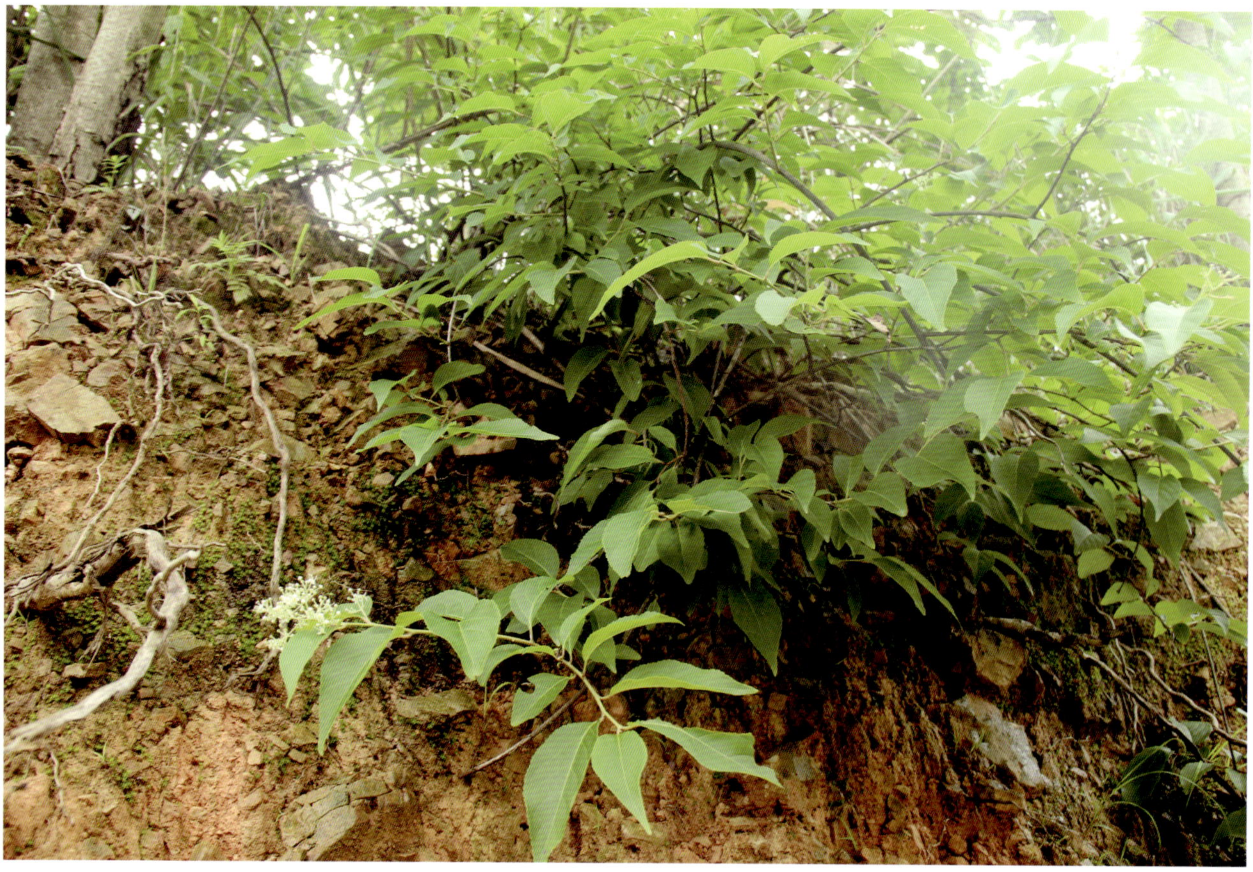

Hlat xangx yangl 扶芳藤

【Bit hsenb 俗名】小杜仲、万年青、岩青杠、岩青藤、软筋藤、尖叶爬行卫矛。

【Dios kob deis 基源】为卫矛科植物扶芳藤 *Euonymus fortunei*（Turcz.）Hand.-Mazz. 的茎、叶、根。

【Niangb bet deis 生长环境】生于深山林中，攀缘于岩崖或他树，有栽培。分布于各地苗乡。

【Jox hsub 性味属经】性热，味苦，属热药，入冷经。

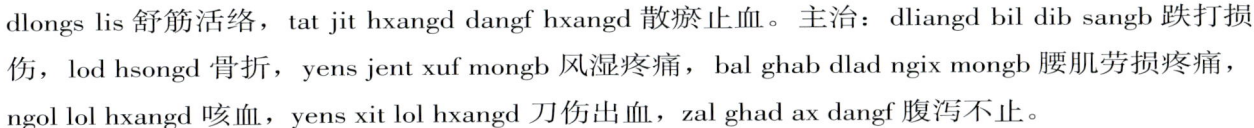

【Qet diel xid 功能主治】功能：tad hxid dlongs lis 舒筋活络，tat jit hxangd dangf hxangd 散瘀止血。主治：dliangd bil dib sangb 跌打损伤，lod hsongd 骨折，yens jent xuf mongb 风湿疼痛，bal ghab dlad ngix mongb 腰肌劳损疼痛，ngol lol hxangd 咳血，yens xit lol hxangd 刀伤出血，zal ghad ax dangf 腹泻不止。

【Ed not xus 用法用量】内服，煎汤，10～20 g；或浸酒饮。外用，捣烂敷。

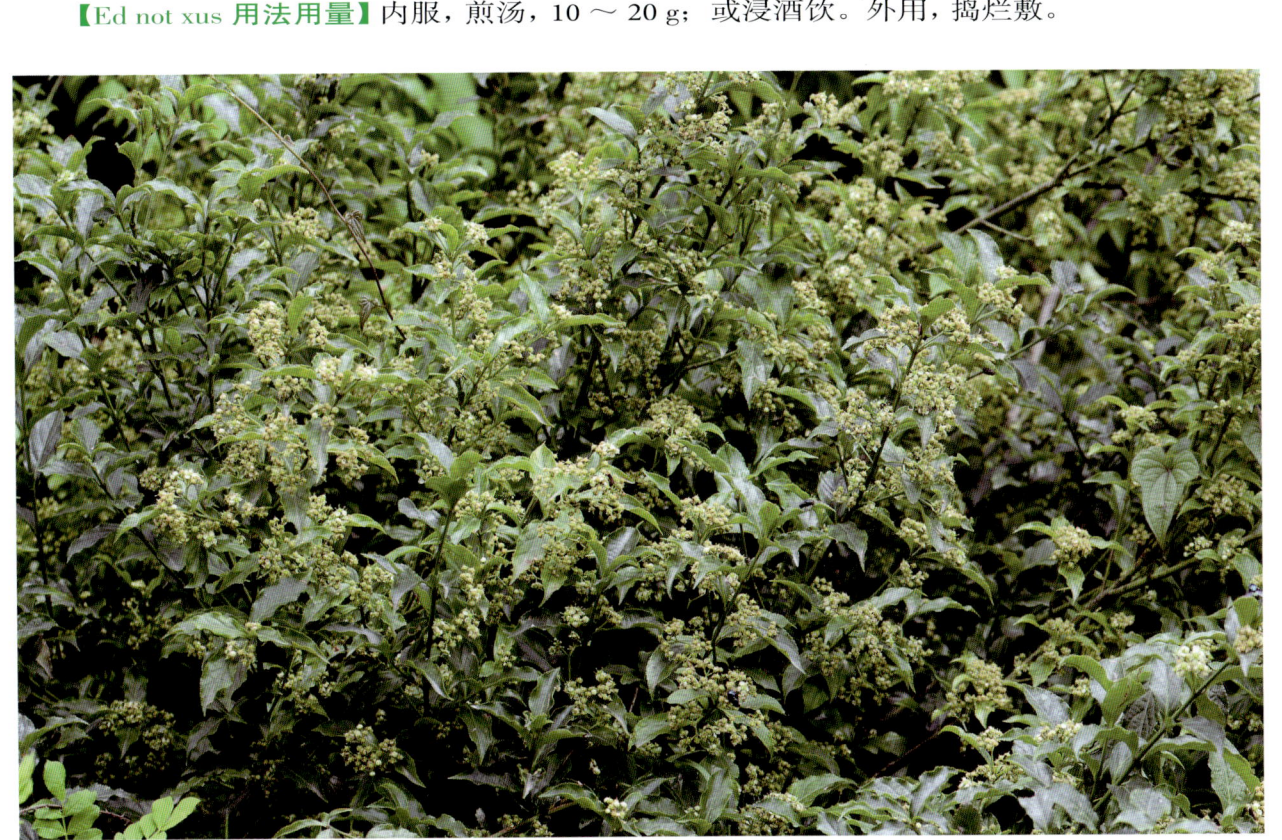

Det jit hsaib dlub 丝棉木

【Bit hsenb 俗名】白桃树、白樟树、白棉木、鸡血兰、野杜仲、日开夜合、桃叶卫矛。

【Dios kob deis 基源】为卫矛科植物白杜 *Euonymus bungeanus* Maxim. 的树皮、根、枝叶、果实。

【Niangb bet deis 生长环境】生于深山杂木林中、沟谷溪旁。分布于部分苗乡。

【Jox hsub 性味属经】性冷，味苦涩，属冷药，入热经。有小毒。

【Qet diel xid 功能主治】功能：ves hxangd dangf hxangd 活血止血，hxub jent hxenk net 祛风除湿。主治：neit lis 扭伤，yens xit lol hxangd 刀伤出血，mongb diub 腰痛，yens jent mongb ghut hsongd 风湿性关节炎，hfud jus hxub mongb 膝关节酸痛，yens hseik 漆疮。

【Ed not xus 用法用量】内服，煎汤，15～20 g；或浸酒饮。外用，捣烂敷、研末调敷、煎水洗。

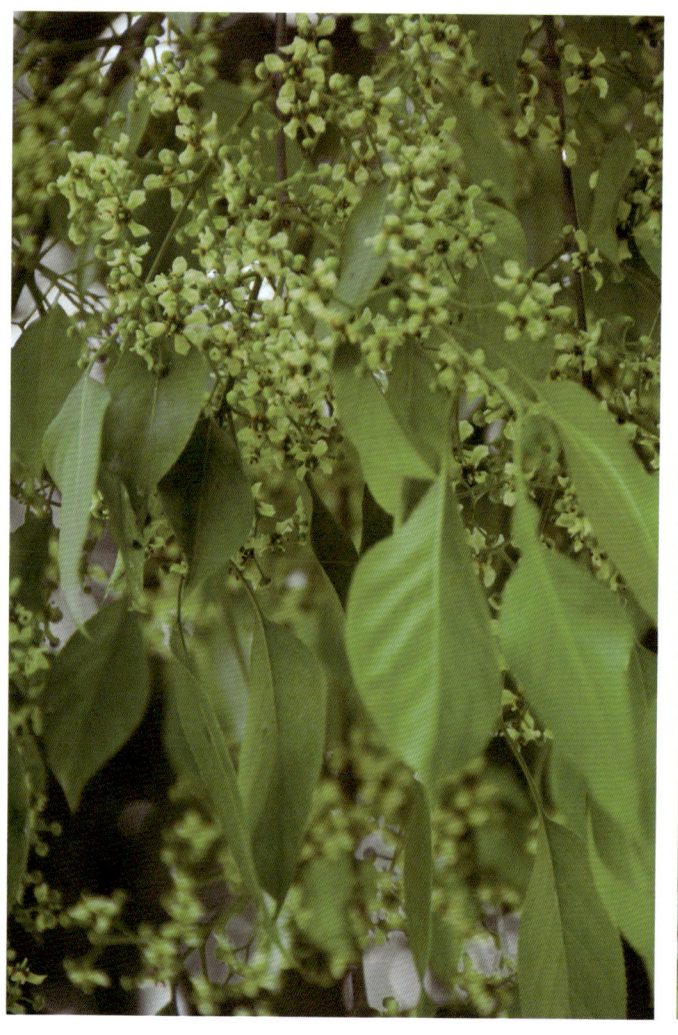
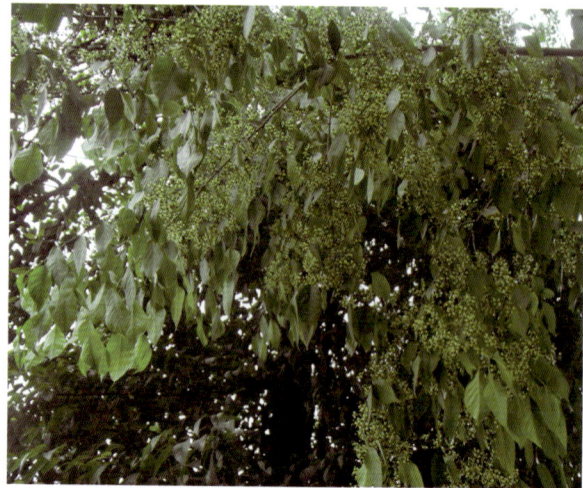
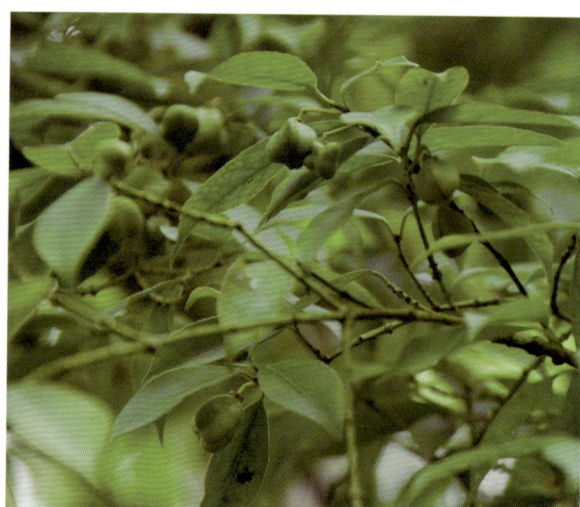

Det jit hsaib vud 核子木

【Bit hsenb 俗名】四棱子、野杜仲、黑杜仲、金丝杜仲。

【Dios kob deis 基源】为卫矛科植物核子木 *Perrottetia racemosa*（Oliv.）Loes. 的根皮或树皮。

【Niangb bet deis 生长环境】生于高山杂木林间、多岩石山灌木林中。分布于部分苗乡。

【Jox hsub 性味属经】性冷，味苦涩，属冷药，入热经。

【Qet diel xid 功能主治】功能：qet hsot ud dangf ghad eb 调经止带，hxub jent qet hxid lis 祛风舒经。主治：mongb diub 腰痛，jit hxangd 瘀血，ax hsot ud 闭经，hsot ud mongb qub 痛经。

【Ed not xus 用法用量】内服，煎汤，15～20 g。

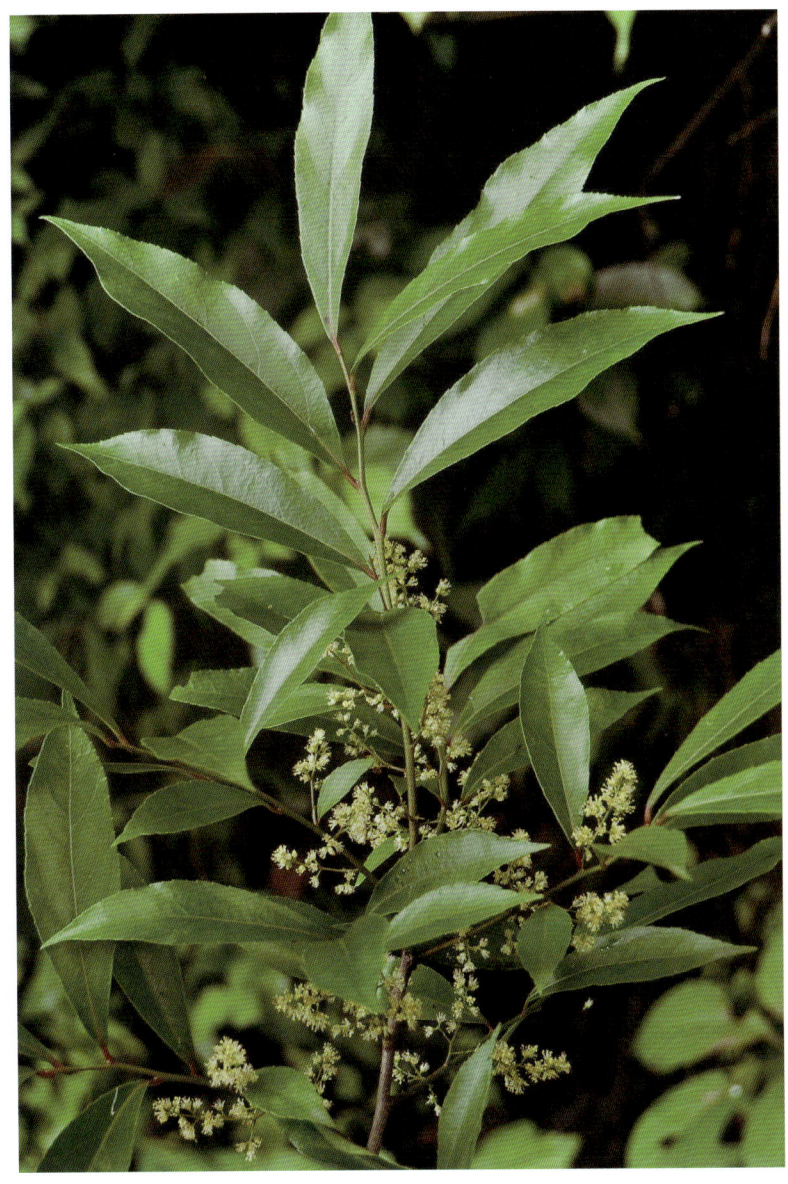
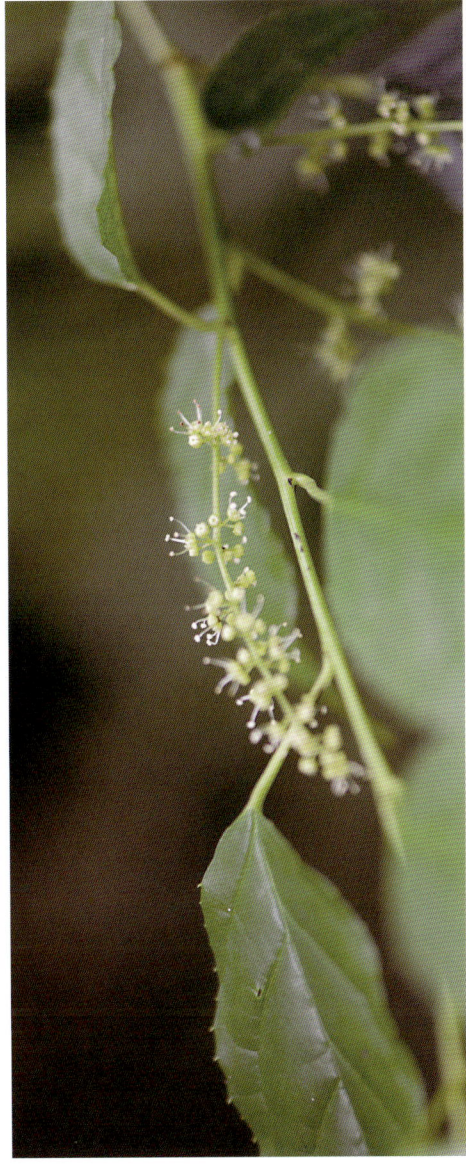

省沽油科

Det guk naib 野鸦椿

【Bit hsenb 俗名】木鱼柴、花臭木、鸡眼椒、红果桊、野山漆、秤杆木。

【Dios kob deis 基源】为省沽油科植物野鸦椿 Euscaphis japonica（Thunb.）Dippel 的根或种子。

【Niangb bet deis 生长环境】生于丛林、山谷、河边灌木丛中。分布于各地苗乡。

【Jox hsub 性味属经】性热，味苦，属热药，入冷经。

【Qet diel xid 功能主治】功能：tat jit hxangd hxenk angt 散瘀消肿，qet bongt hxed jid 理气温中。主治：yens jent mongb diub 风湿腰痛，mongb daif gad 胃痛（胸口痛），git got pob mongb 睾丸肿痛，hsot ud ax jangx hxib 月经不调，dlif ghab jed vangl daib 子宫脱垂，dlif ghab neib ghangb 脱肛。

【Ed not xus 用法用量】内服，煎汤，15～25 g。外用，煮水洗。

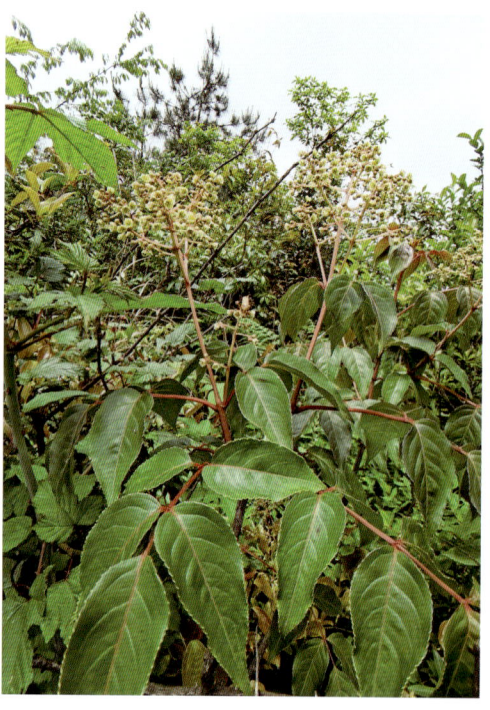

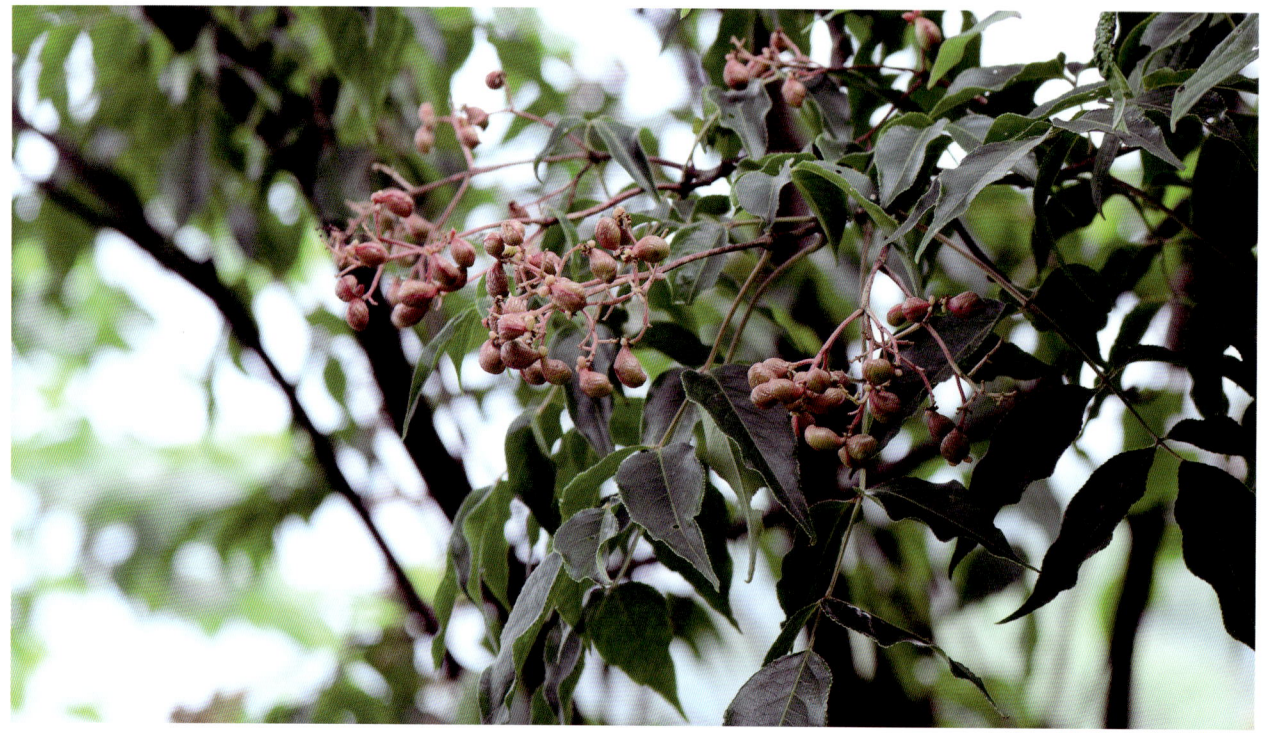

七叶树科

Det xongb nox 天师栗

【Bit hsenb 俗名】开心果、马抱子、刺五加、娑罗子、莎婆子、猴板栗、梭椤子。

【Dios kob deis 基源】为七叶树科植物天师栗 *Aesculus wilsonii* Rehd. 的果实或种子。

【Niangb bet deis 生长环境】生于低山地区坡塝杂木林、灌木丛中，有栽培。分布于部分苗乡。

【Jox hsub 性味属经】性热，味甜，属热药，入冷经。

【Qet diel xid 功能主治】功能：qet bongt hxed jid 理气温中，dib gangb dangf mongb 杀虫止痛。主治：kib seil 疟疾，mongb daif gad 胃痛（胸口痛），mongb dliud 心绞痛，jib daib ngas naix mais 小儿疳积，dit qub 腹胀。

【Ed not xus 用法用量】内服，煎汤，15～20 g；或烧存性研末服。

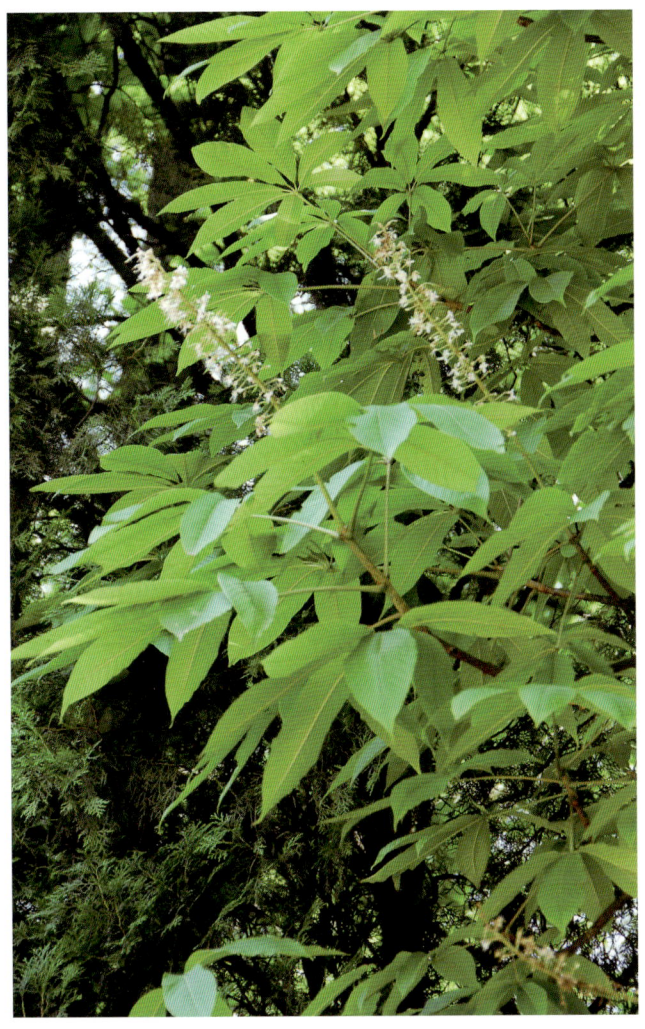

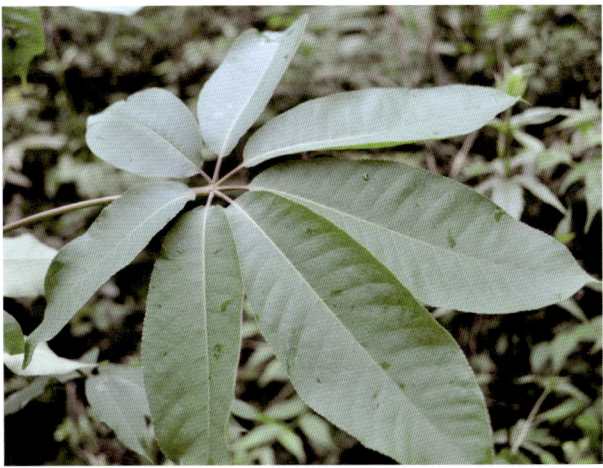

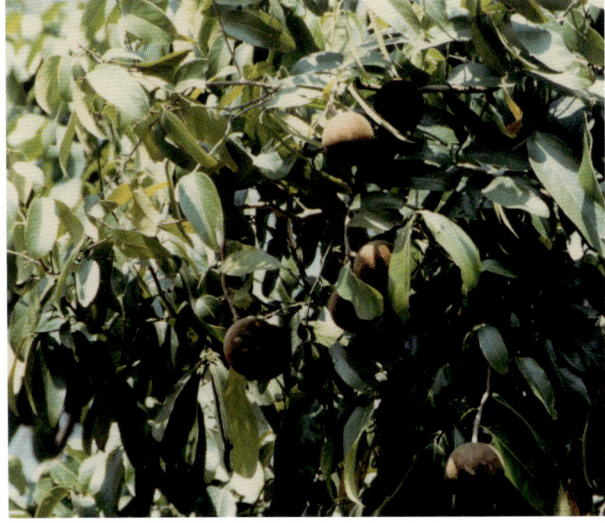

Det xongb nox mik 云南七叶树

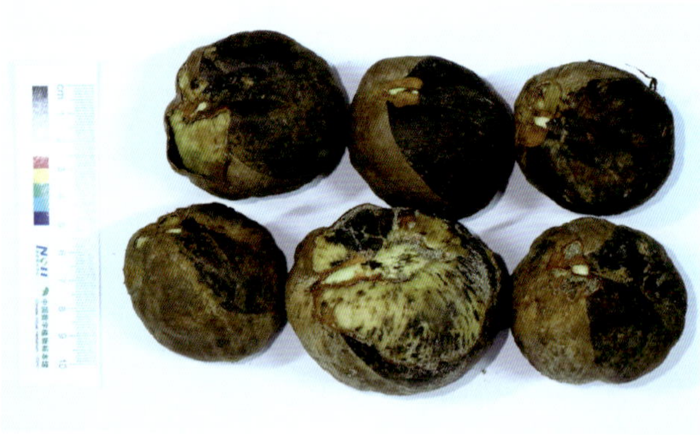

【Bit hsenb 俗名】七叶树、开心果、苏罗子、娑罗树、婆罗树、梭椤子。

【Dios kob deis 基源】为七叶树科植物云南七叶树 *Aesculus wangii* Hu 的果实、种子。

【Niangb bet deis 生长环境】生于山坡树林中,有栽培。分布于各地苗乡。

【Jox hsub 性味属经】性热,味麻,属热药,入冷经。

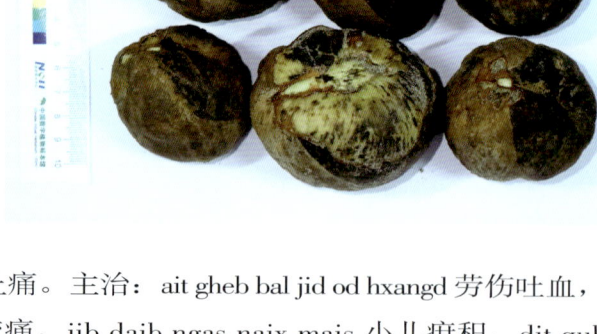

【Qet diel xid 功能主治】功能:hangb bongt ves hxangd 行气活血,dib gangb dangf mongb 杀虫止痛。主治:ait gheb bal jid od hxangd 劳伤吐血,mongb daif gad 胃痛(胸口痛),mongb dliud 心绞痛,jib daib ngas naix mais 小儿疳积,dit qub 腹胀。

【Ed not xus 用法用量】内服,煎汤,5～15 g;或烧存性研末入丸、散剂。

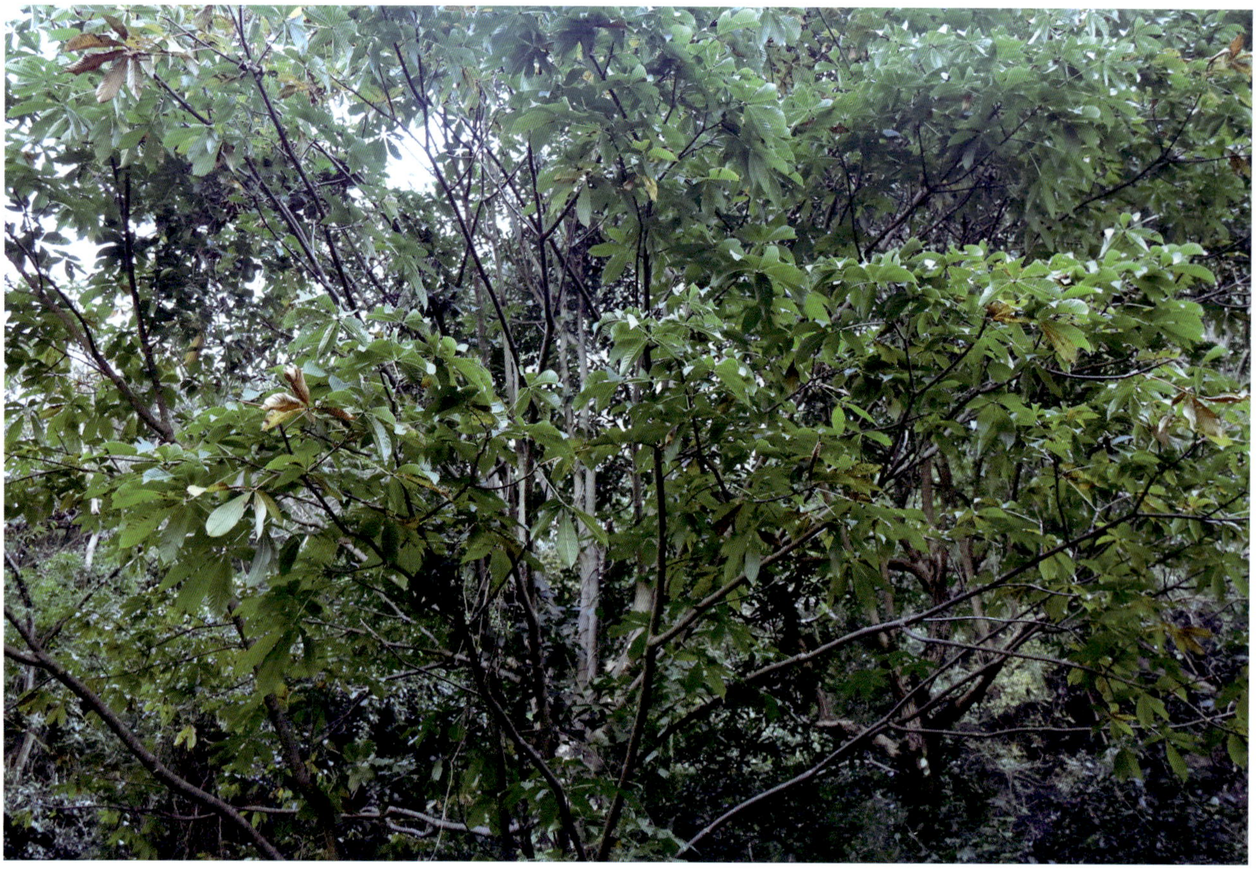

无患子科

Det bangx tiongd dlaib 栾树

【Bit hsenb 俗名】木栾、栾华、软棒、石栾树、山茶叶、木拉牙、黑叶树。

【Dios kob deis 基源】为无患子科植物栾树 *Koelreuteria paniculata* Laxm. 的花或根皮。

【Niangb bet deis 生长环境】生于杂木林间、阔叶林中。分布于部分苗乡。

【Jox hsub 性味属经】性冷，味苦，属冷药，入热经。

【Qet diel xid 功能主治】功能：lal nais jongt xend mais 清肝明目。主治：lax ghad nial mais 目赤烂，mongb hniub mais lol eb mais 目痛流泪，hniub mais pob mongb 眼肿痛。

【Ed not xus 用法用量】外用，煎水洗。

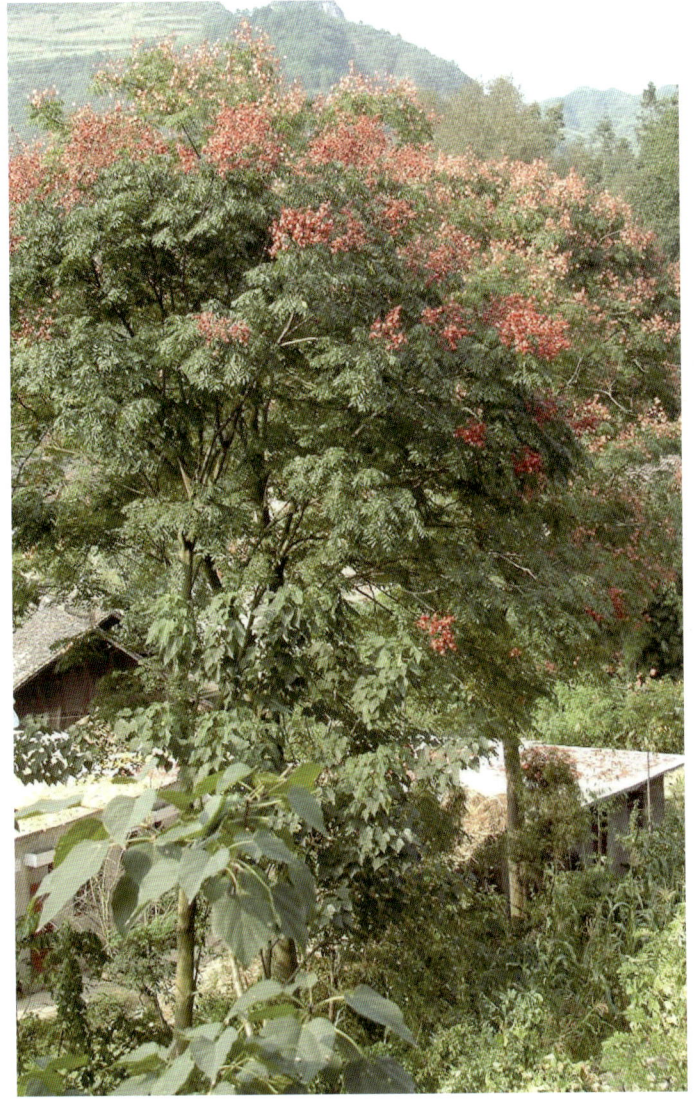
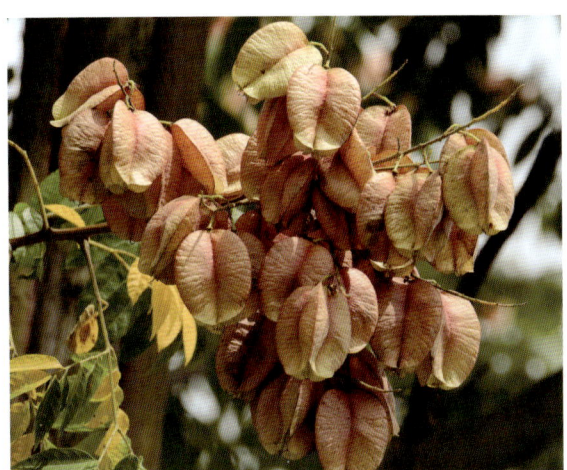
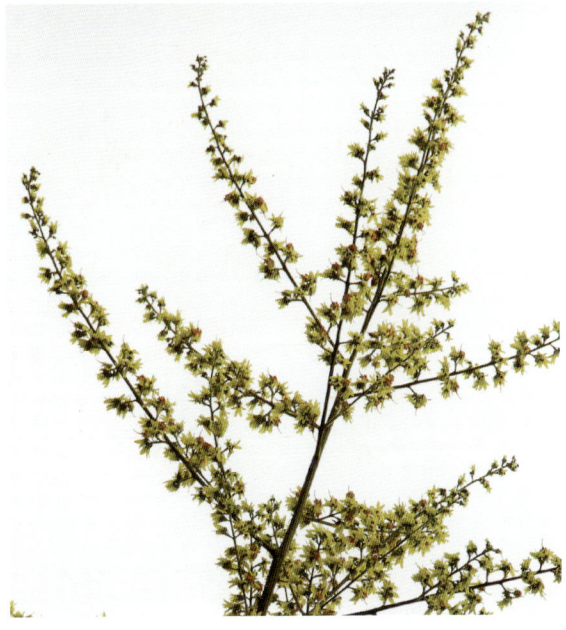

Det bangx tiongd 复羽叶栾树

【Bit hsenb 俗名】马鞍树、灯笼花、灯笼草、花楸树、泡花树、摇钱树。

【Dios kob deis 基源】为无患子科植物复羽叶栾树 *Koelreuteria bipinnata* Franch. 的根皮或花。

【Niangb bet deis 生长环境】生于山坡疏林中。分布于部分苗乡。

【Jox hsub 性味属经】性冷，味苦，属冷药，入热经。

【Qet diel xid 功能主治】功能：tat jent zangl kib 疏风散热，dangf ngol yangx ghad ngol 止咳化痰，dib gangb 杀虫。主治：yens jent kib ait ngol 风热咳嗽，gangb jongb jangx 蛔虫病，lax ghad nial mais 目赤烂。

【Ed not xus 用法用量】内服，煎汤，15～25 g。

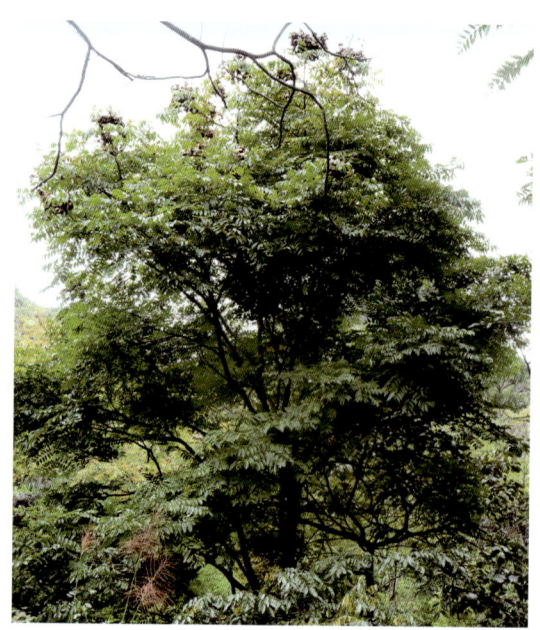

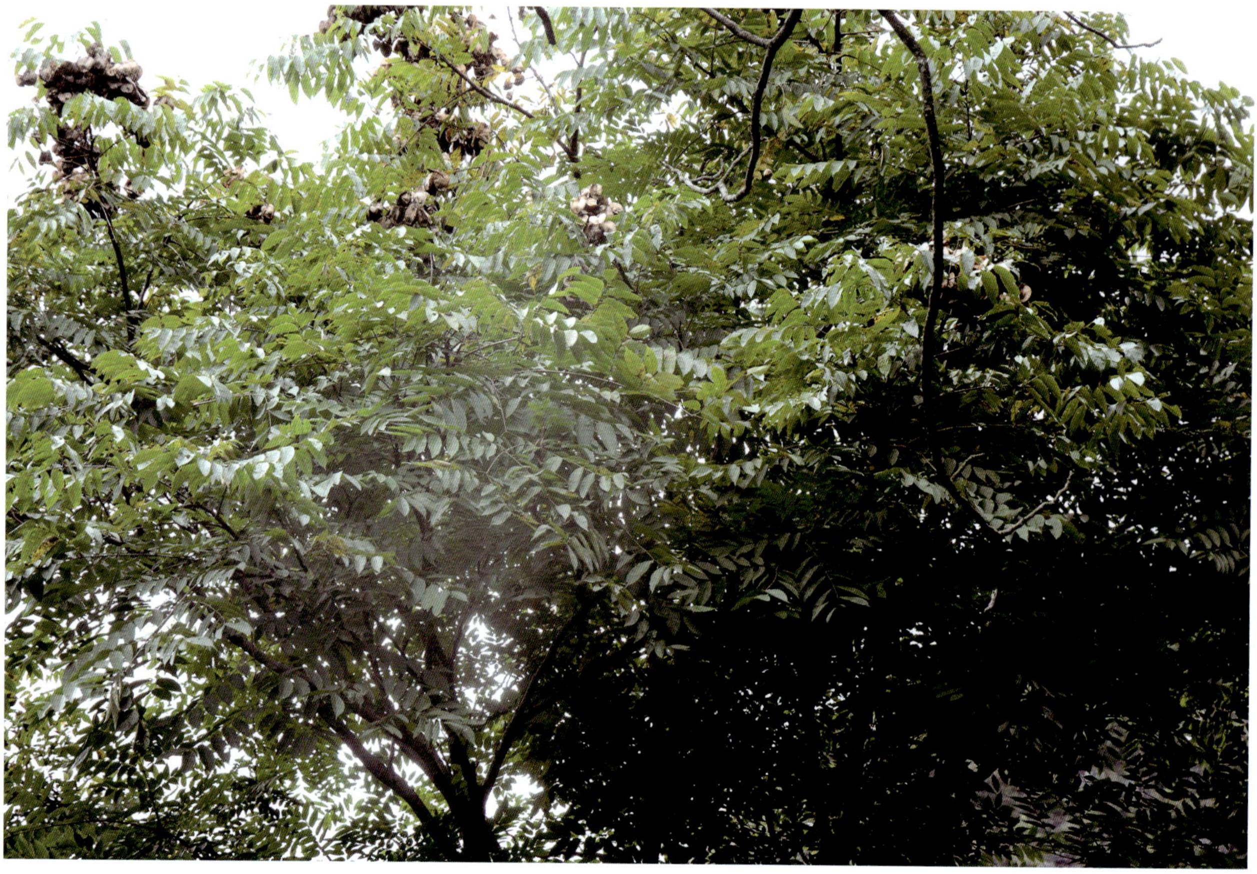

Det jend luf 无患子

【Bit hsenb 俗名】栌木、木挽子、油患子、圆肥皂、洗手果、油珠子。

【Dios kob deis 基源】为无患子科植物无患子 *Sapindus saponaria* L. 的果仁、根。

【Niangb bet deis 生长环境】生于深山密林中。分布于部分苗乡。

【Jox hsub 性味属经】性平，味苦，属冷热两经药，入两经。有小毒。

【Qet diel xid 功能主治】功能：hxub kib yangx ngol 清热化痰，hxenk od nul dangf mongb 消炎止痛。主治：hek bongt ngol 哮喘，ghab naix hmid pob mongb 牙龈肿痛，diux ghongd od nul hsangd ghongd 咽喉炎失音，los link ghongd 吊小舌，gangb vas ghed dlot 牛皮癣。

【Ed not xus 用法用量】内服，煎汤，5～15 g；或研末服。外用，研末调敷或煮水含漱。

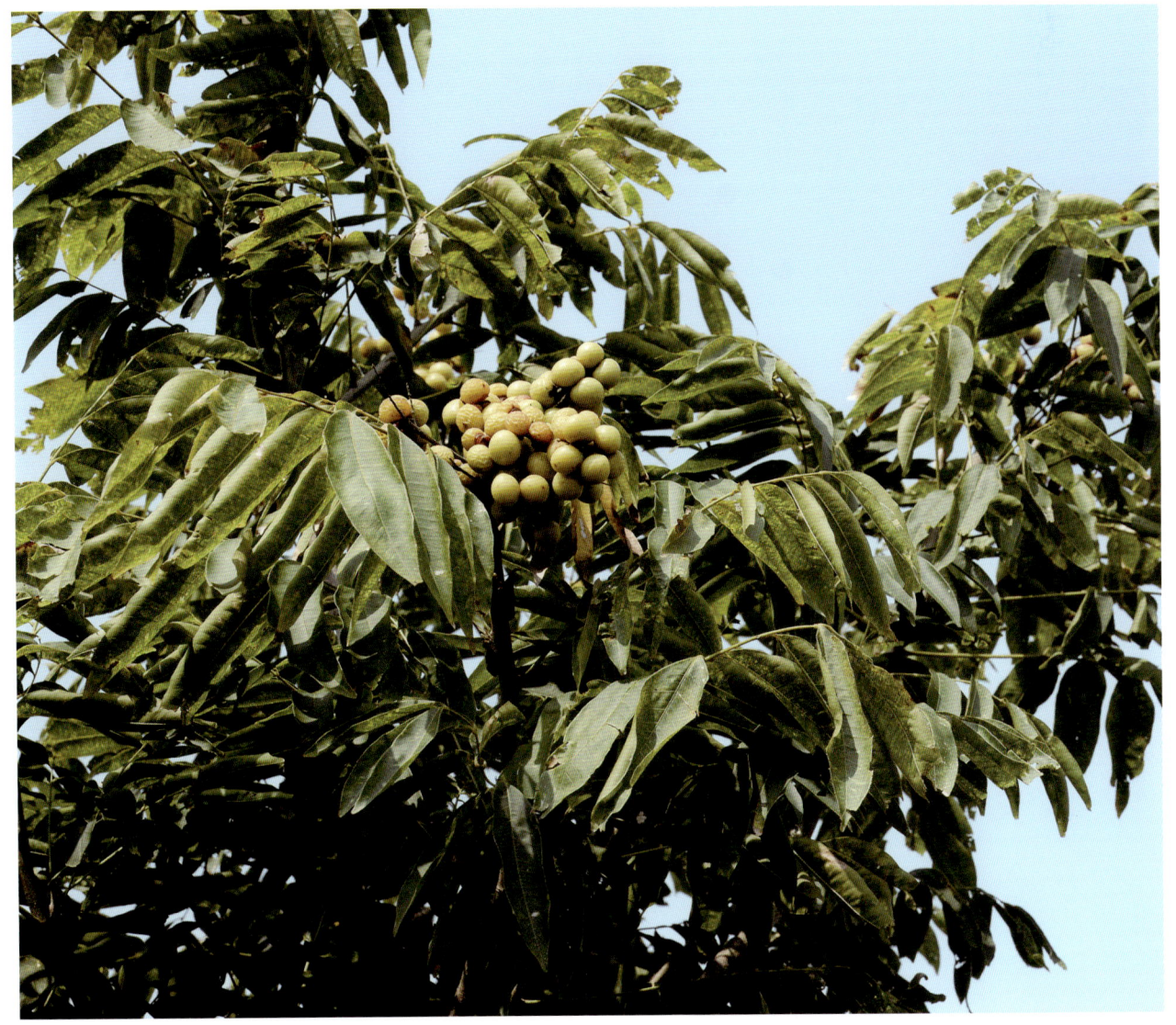

清风藤科

Hlat hmongb lil 清风藤

【Bit hsenb 俗名】云石、女儿藤、石钻子、钻石风、清木香。

【Dios kob deis 基源】为清风藤科植物清风藤 *Sabia japonica* Maxim. 的茎。

【Niangb bet deis 生长环境】喜生于山坡丛林、山谷灌木丛中。分布于各地苗乡。

【Jox hsub 性味属经】性冷，味苦，属冷药，入热经。

【Qet diel xid 功能主治】功能：hxub jent ves hxangd 祛风活血，dangf ngol yangx ghad ngol 止咳化痰。主治：dliangd bil dib sangb 跌打损伤，yens jent mongb ghut hsongd 风湿性关节炎，mongb diub 腰痛，mongb ghongd gus 气管炎，hek bongt ngol 哮喘。

【Ed not xus 用法用量】内服，煎汤，15～25 g；或泡酒饮。

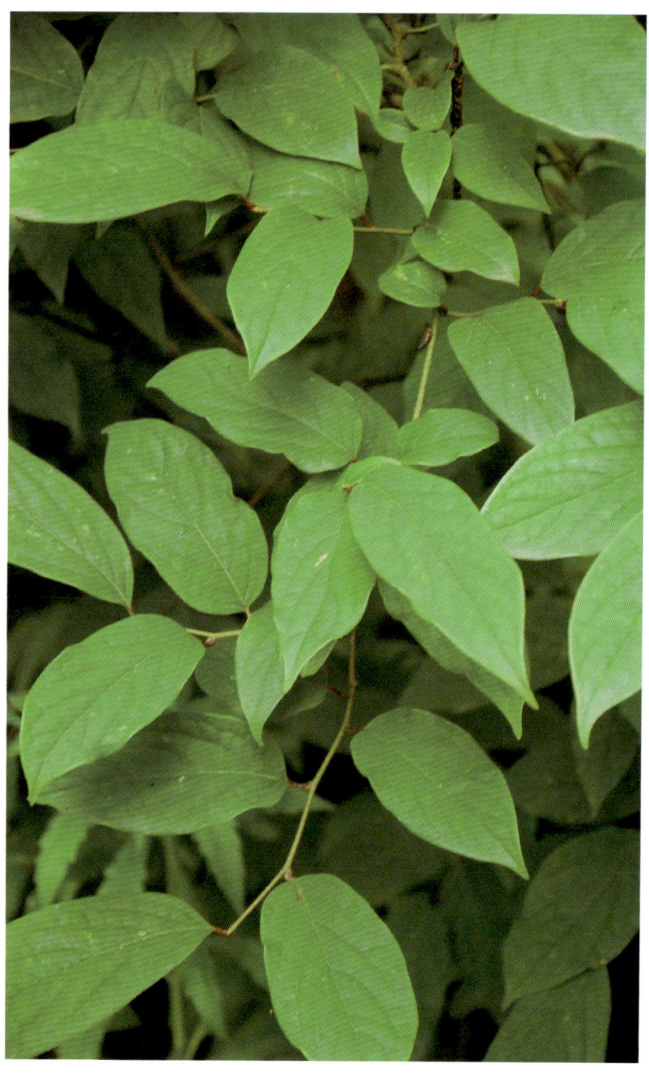
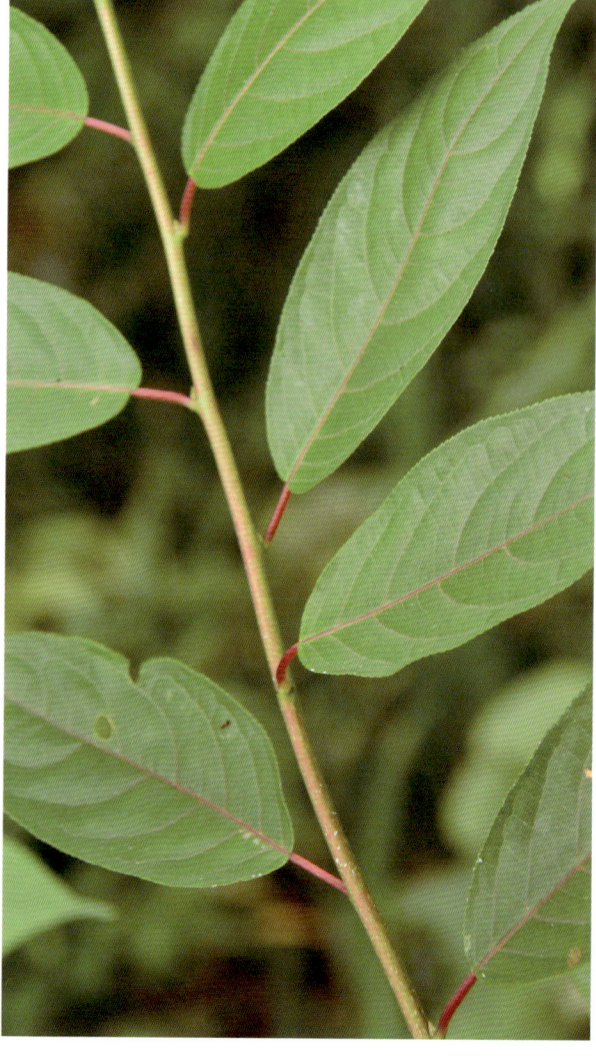

Hlat hmongb lil yut 四川清风藤

【Bit hsenb 俗名】铁牛、女儿藤、石钻子、钻石风、清木香、清风藤。

【Dios kob deis 基源】为清风藤科植物四川清风藤 Sabia schumanniana Diels 的根或茎。

【Niangb bet deis 生长环境】生于山坡丛林中多岩崖处。分布于部分苗乡。

【Jox hsub 性味属经】性热，味香，属热药，入冷经。

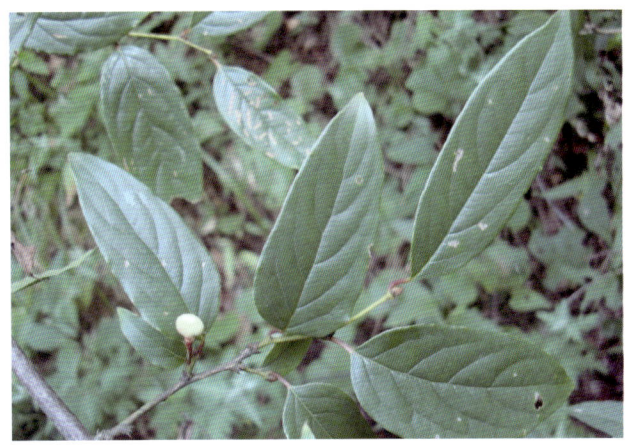

【Qet diel xid 功能主治】功能：hxub jent ves hxangd 祛风活血，dangf ngol yangx ghad ngol 止咳化痰。主治：dliangd bil dib sangb 跌打损伤，yens jent mongb ghut hsongd 风湿性关节炎，mongb diub 腰痛，mongb ghongd gus 气管炎，hek bongt ngol 哮喘。

【Ed not xus 用法用量】内服，煎汤，15～25 g；或浸酒饮。

Hlat hmongb lil yut 阔叶清风藤

【Bit hsenb 俗名】钻石风、岩石风、清风藤。

【Dios kob deis 基源】为清风藤科植物阔叶清风藤 Sabia latifolia Rehd. et Wils. 的茎或根。

【Niangb bet deis 生长环境】喜生于山坡丛林中间、河谷灌木丛。分布于各地苗乡。

【Jox hsub 性味属经】性冷，味苦，属冷药，入热经。

【Qet diel xid 功能主治】功能：hxub jent hxenk net 祛风除湿，tongb hxud dangf mongb 通络止痛。主治：yens jent mongb 风湿痛，mongb ghab dlad mongb bab 腰腿疼痛，juk jik 麻木，ghongd gus od nul ngol 上呼吸道感染，ghab liut dud qut qat 皮肤瘙痒，jangx ghab dliax gangb 毒疮。

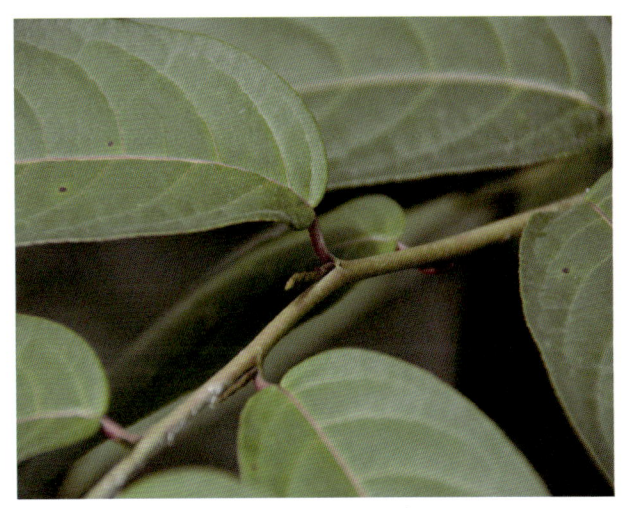

【Ed not xus 用法用量】内服，煎汤，15～20 g；或泡酒饮。外用，煮水洗。

Det baix ged 笔罗子

【Bit hsenb 俗名】山枇杷、毛鼻良、花木香、粗糠柴、野枇杷。

【Dios kob deis 基源】为清风藤科植物笔罗子 *Meliosma rigida* Sieb. et Zucc. 的果实。

【Niangb bet deis 生长环境】生于低山地区溪边、林缘、杂木林中。分布于部分苗乡。

【Jox hsub 性味属经】性热，味香，属热药，入冷经。

【Qet diel xid 功能主治】功能：dangf ngol yangx ghad ngol 止咳化痰，hxenk od nul dangf mongb 消炎止痛。主治：mangb hfud 感冒，ait ngol 咳嗽，dliangd bil dliangd bil dib yens pot mongb 跌打肿痛。

【Ed not xus 用法用量】内服，煎汤，10～15 g；或泡酒饮。外用，捣烂敷。

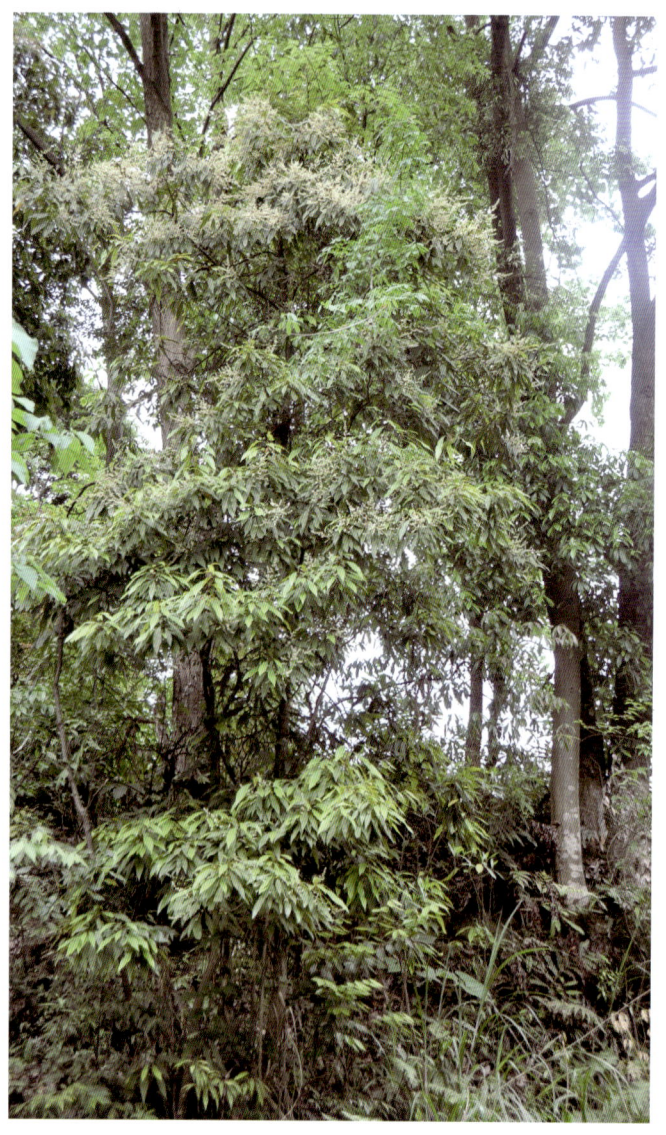
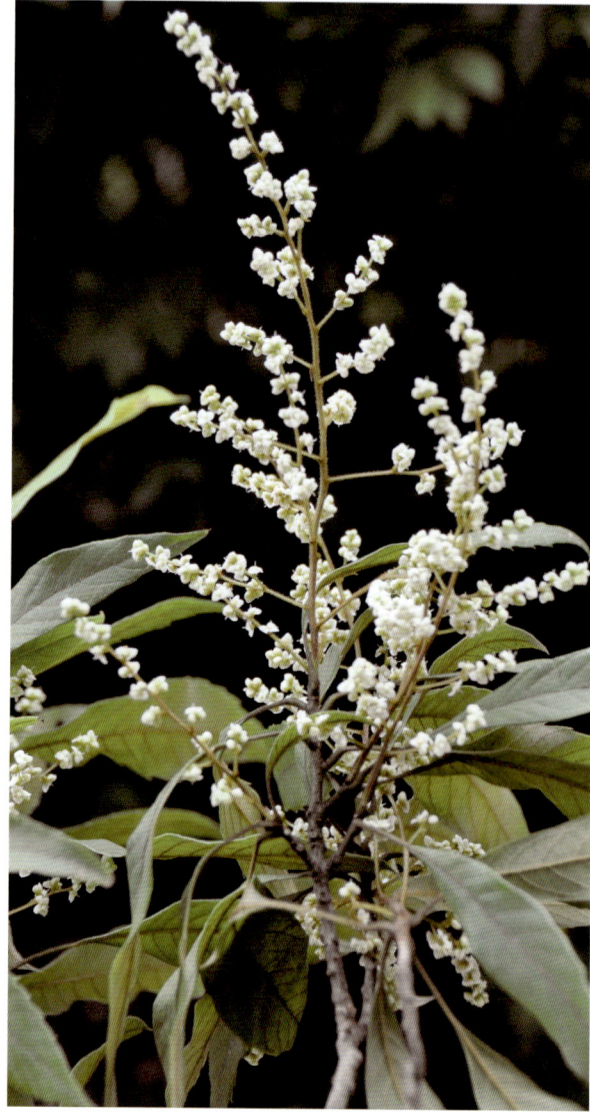

Det laob liut 暖木

【Bit hsenb 俗名】小米饭、青皮树、丑棱子、垂丝卫茅。

【Dios kob deis 基源】为清风藤科植物暖木 *Meliosma veitchiorum* Hemsl. 的枝或根。

【Niangb bet deis 生长环境】生于丛林间林木茂密地区。分布于部分苗乡。

【Jox hsub 性味属经】性热，味苦辛，属热药，入冷经。

【Qet diel xid 功能主治】功能：ves hxangd tat jit hxangd 活血化瘀，hsot ud vut dias eb 调经逐水。主治：ghut hsongb hxub mongb 关节酸痛，dliangd bil dib sangb 跌打损伤，jit hxangd mongb 瘀血疼痛，lod hsongd 骨折，bid daif got qut qat bongt 阴囊奇痒。

【Ed not xus 用法用量】内服，煎汤，10～15 g。外用，煎水洗或捣烂敷。

Det gab lib dail 香皮树

【Bit hsenb 俗名】香皮子、香树子。

【Dios kob deis 基源】为清风藤科植物香皮树 *Meliosma fordii* Hemsl. 的枝、叶或根。

【Niangb bet deis 生长环境】生于深山阴凉地带。分布于部分苗乡。

【Jox hsub 性味属经】性冷，味苦，属冷药，入热经。

【Qet diel xid 功能主治】功能：hxub jent dangf mongb 祛风止痛，hxub kib tat jab 清热解毒。主治：yens jent mongb hsongd 风湿骨痛，dit qub 腹胀，ait gheb ax bongx 麻疹不透。

【Ed not xus 用法用量】内服，煎汤，10～15 g。外用，煎水洗。

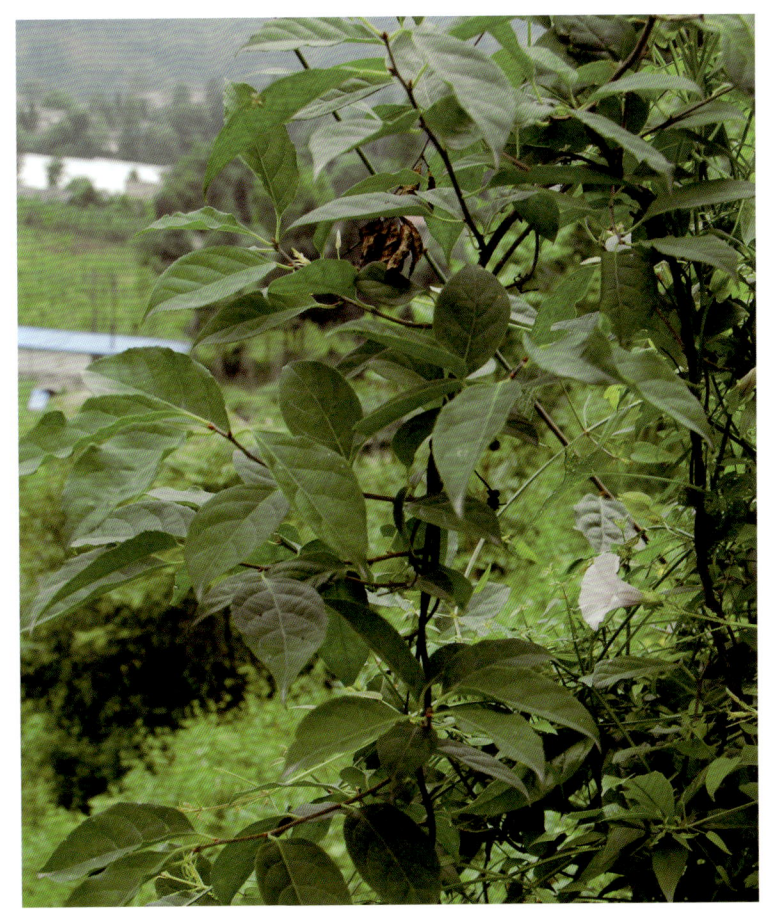

Det bend mongl 泡花树

【Bit hsenb 俗名】龙须木、灵寿茨、降龙木、黑果木。

【Dios kob deis 基源】为清风藤科植物泡花树 *Meliosma cuneifolia* Franch. 的根皮。

【Niangb bet deis 生长环境】生于中山林间、沟谷杂木林中。分布于部分苗乡。

【Jox hsub 性味属经】性热，味甘辛，属热药，入冷经。

【Qet diel xid 功能主治】功能：hxub kib tat jab 清热解毒，hxenk angt dangf mongb 消肿止痛。主治：pob wux qub 水臌病，niangb hsab pob mongb 无名肿毒，dit qub 腹胀。

【Ed not xus 用法用量】内服，煎汤，10～15 g。外用，捣烂敷。

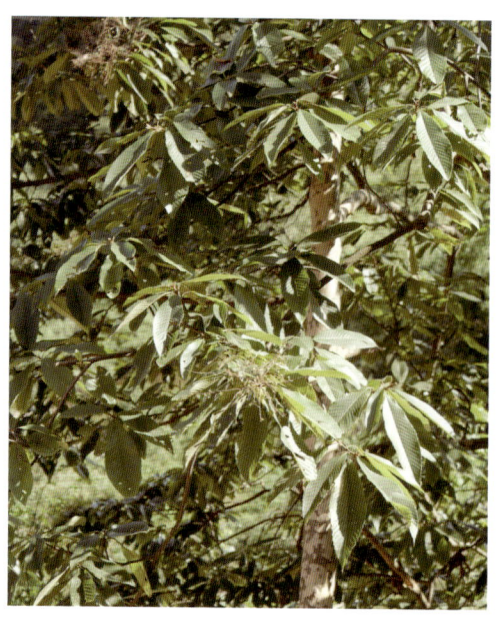

Det bend mongl hlieb 山檨叶泡花树

【Bit hsenb 俗名】龙须木、灵寿茨、降龙木、黑果木。

【Dios kob deis 基源】为清风藤科植物山檨叶泡花树 *Meliosma buchananifolia* Merr. 的枝、叶。

【Niangb bet deis 生长环境】生于湿润的深山密林中。分布于部分苗乡。

【Jox hsub 性味属经】性冷，味甘辛，属冷药，入热经。

【Qet diel xid 功能主治】功能：hxub kib tat jab 清热解毒，tongb eb dlax xuf 利水渗湿。主治：neit ngix neit hxid 软组织损伤，pob lob pob bil 手脚水肿，ghab qub dit bongt 腹部胀气。

【Ed not xus 用法用量】内服，煎汤，15～25 g。

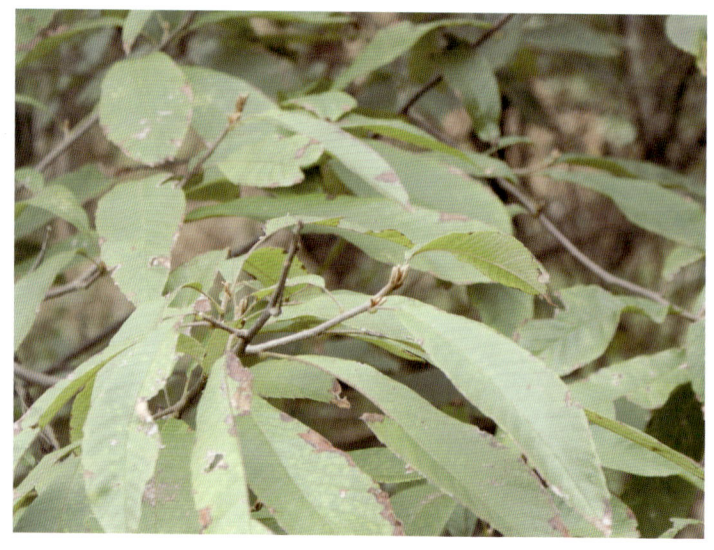

Det bend mongl yut 垂枝泡花树

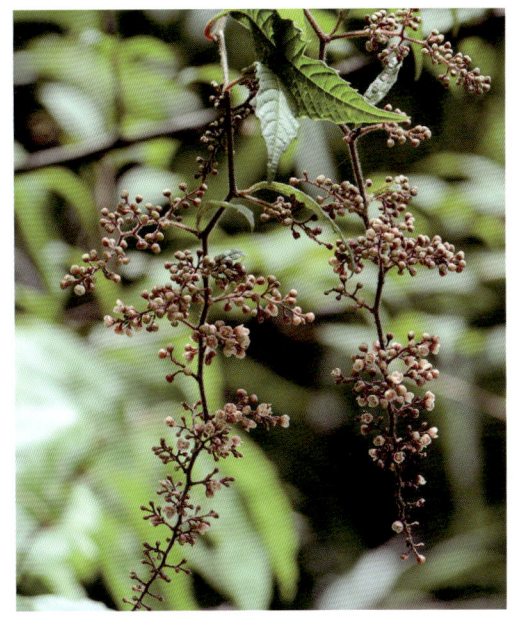

【Bit hsenb 俗名】泡花木、降龙木、灯笼花、龙须木、小泡花木。

【Dios kob deis 基源】为清风藤科植物垂枝泡花树 *Meliosma flexuosa* Pamp. 的根皮、叶。

【Niangb bet deis 生长环境】生于山坡林间、沟谷杂木林中。分布于各地苗乡。

【Jox hsub 性味属经】性热，味香，属热药，入冷经。

【Qet diel xid 功能主治】功能：tongb eb dlax xuf 利水渗湿，hxub hvuk dangf ghad dongk 收敛止痢。主治：nais pot kib ait ngol 肺热咳嗽，dit qub baid bongt 腹胀气滞，zal ghad dongk xok 细菌性痢疾。

【Ed not xus 用法用量】内服，煎汤，10～15 g。

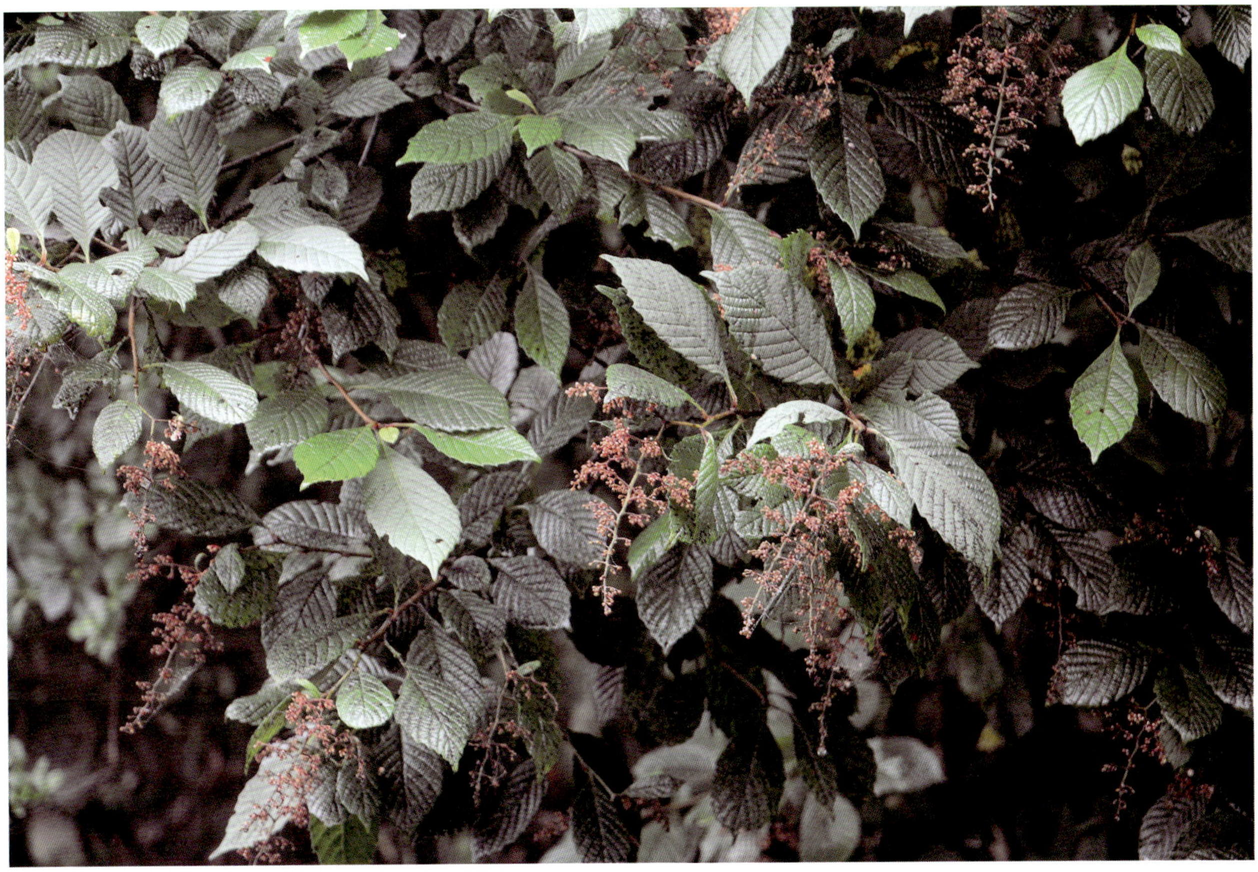

凤仙花科

Bangx qangb 凤仙花

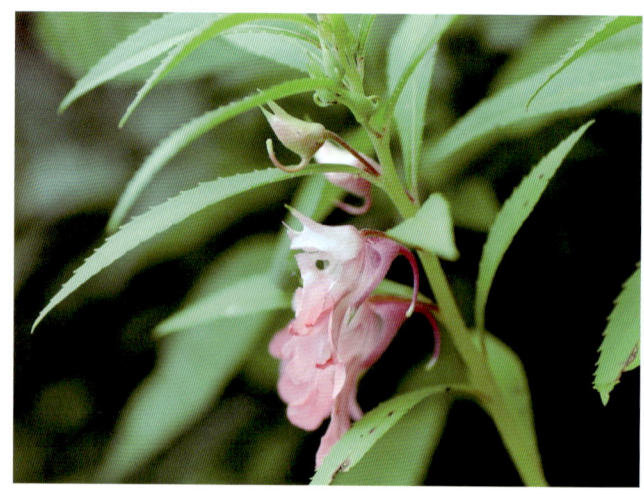

【Bit hsenb 俗名】水指甲、指甲花、急性子、旱珍珠、金凤花。

【Dios kob deis 基源】为凤仙花科植物凤仙花 Impatiens balsamina L. 的全草。

【Niangb bet deis 生长环境】生于村寨边,多为观赏花卉栽培。分布于各地苗乡。

【Jox hsub 性味属经】性冷,味酸,属冷药,入热经。

【Qet diel xid 功能主治】功能:hxenk angt dangf mongb 消肿止痛,tat jit hxangd hsot ud vut 散瘀调经。主治:yens jent mongb ghut hsongd 风湿性关节炎,dliangd bil dib sangb 跌打损伤,lod hsongd 骨折,diongx ghongd fis hsongd nail 鱼骨鲠喉,ax hsot ud 闭经。

【Ed not xus 用法用量】内服,煎汤,15～25 g（鲜品50～100 g）。外用,捣烂敷患处。

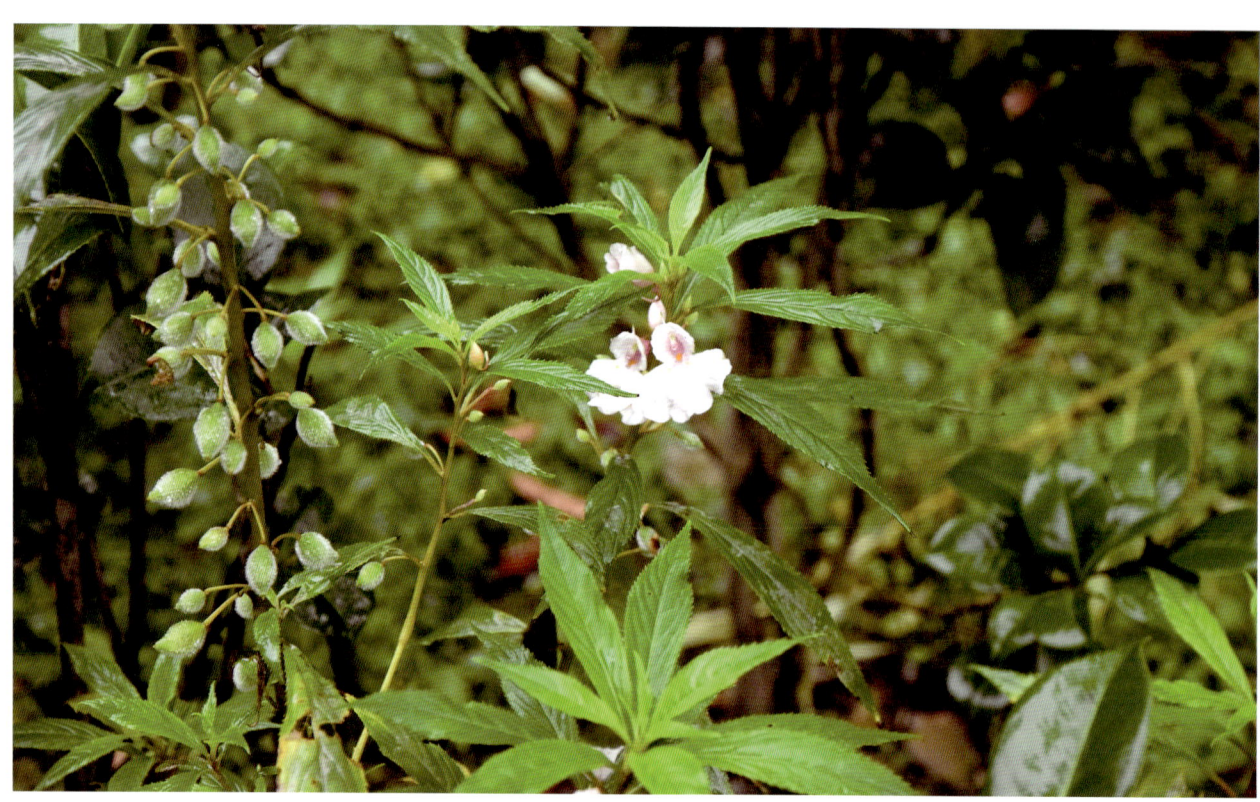

Bangx qangb vud 野凤仙花

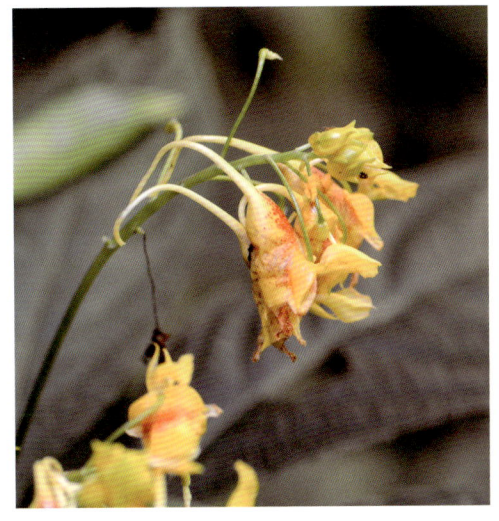

【Bit hsenb 俗名】野凤仙、山指甲花、假凤仙花。

【Dios kob deis 基源】为凤仙花科植物野凤仙花 *Impatiens apalophylla* Hook. f. 的全草。

【Niangb bet deis 生长环境】生于山坡草丛中、林下阴湿处。分布于部分苗乡。

【Jox hsub 性味属经】性冷，味苦，属冷药，入热经。

【Qet diel xid 功能主治】功能：hxub kib tat jab 清热解毒，dias lax 祛腐。主治：ghab hsangb ongd hsongd hxangd bus 伤口感染有脓，dix yangf lax nial 恶疮溃疡，niangb hsab pob mongb 无名肿毒。

【Ed not xus 用法用量】外用，捣烂敷患处或煎水洗。

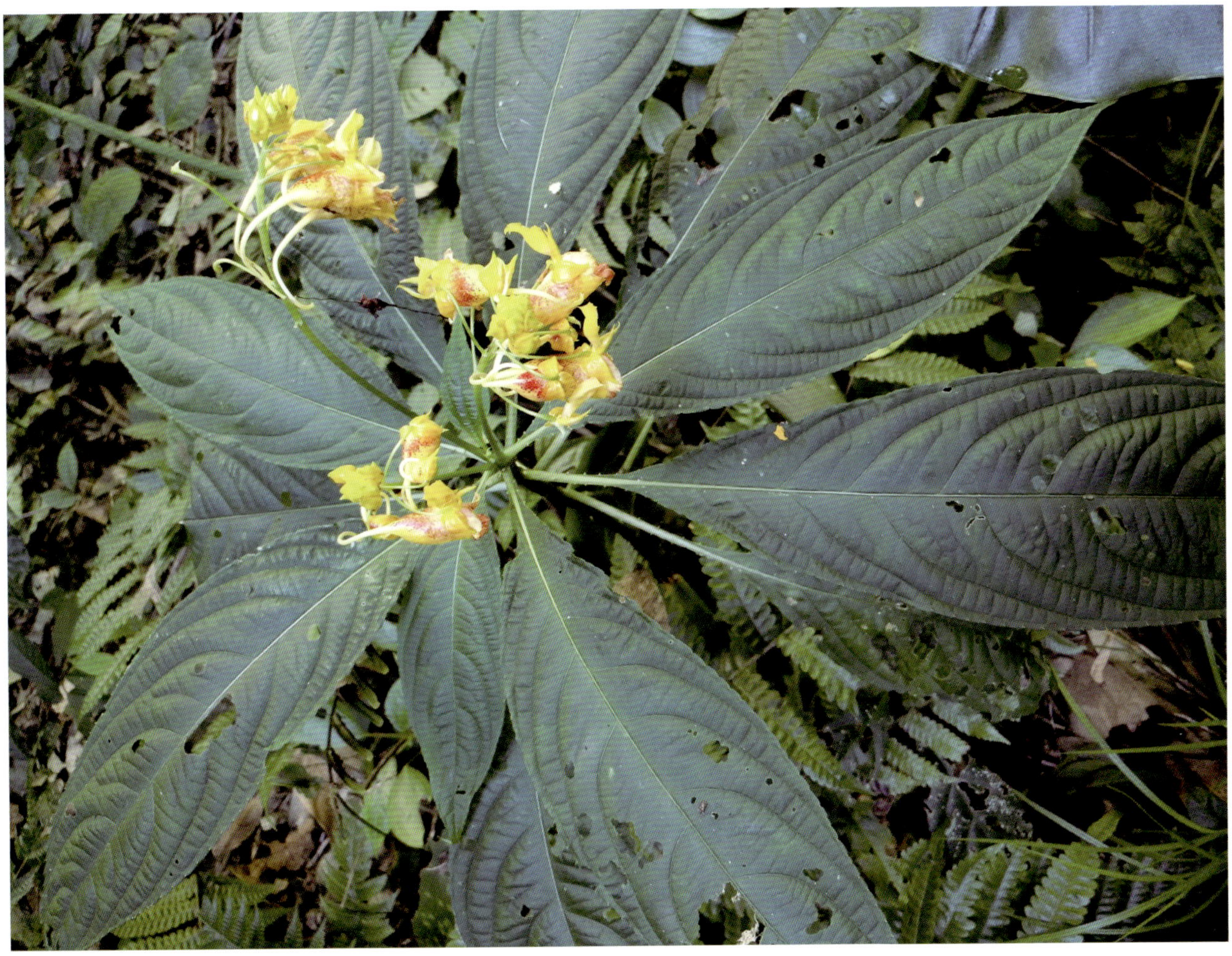

Bangx qangb dles 窄萼凤仙花

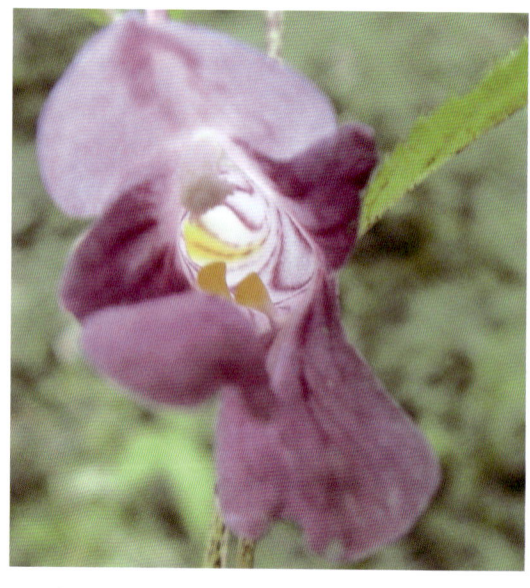

【Bit hsenb 俗名】凤仙草、香凤仙、凤仙花。

【Dios kob deis 基源】为凤仙花科植物窄萼凤仙花 Impatiens stenosepala Pritz. ex Diels 的全草。

【Niangb bet deis 生长环境】生于山谷阴湿灌木丛中、草丛中。分布于部分苗乡。

【Jox hsub 性味属经】性冷，味酸，属冷药，入热经。

【Qet diel xid 功能主治】功能：hxenk angt dangf mongb 消肿止痛，tat jit hxangd hsot ud vut 散瘀调经。主治：dib yens jit hxangd angt mongb 跌打瘀血肿痛，ax hsot ud 闭经，jangx ghab dliax gangb 毒疮。

【Ed not xus 用法用量】内服，煎汤，10～15 g。外用，捣烂敷、煎水洗或捣汁涂。

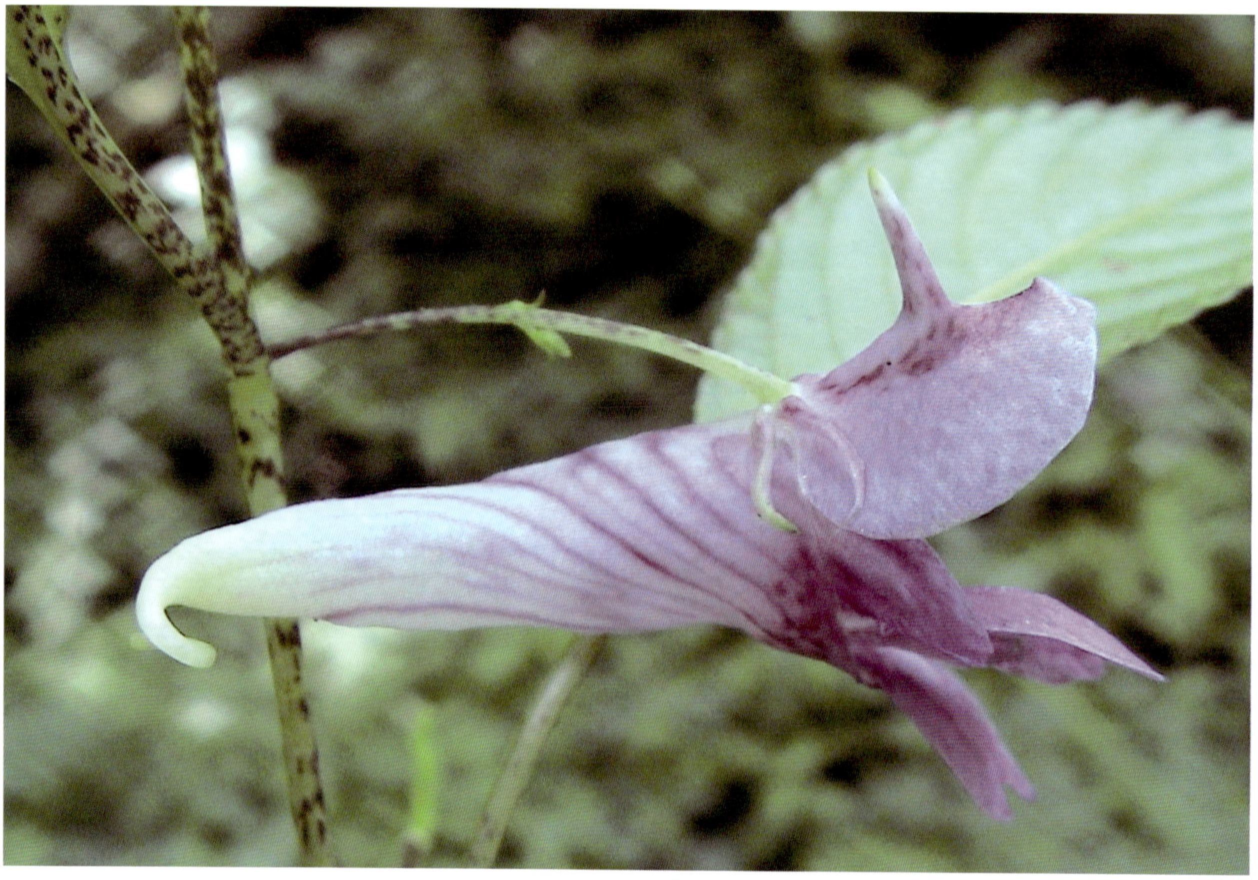

Bangx qangb yeb 齿萼凤仙花

【Bit hsenb 俗名】小粉团、水指甲、透骨草、海莲花、满堂红、锐齿凤仙花。

【Dios kob deis 基源】为凤仙花科植物齿萼凤仙花 Impatiens dicentra Franch. ex Hook. f. 的全草。

【Niangb bet deis 生长环境】生于溪沟水边。分布于部分苗乡。

【Jox hsub 性味属经】性冷，味酸，属冷药，入热经。

【Qet diel xid 功能主治】功能：tat jit hxangd hxenk angt 散瘀消肿，tongb eb dlax xuf 利水渗湿。主治：pob lob pob bil 手脚水肿，dliangd bil dib sangb 跌打损伤，diongx ghongd fis hsongd nail 鱼骨鲠喉，gent lob gent bil jangx gangb 灰指甲。

【Ed not xus 用法用量】内服，煎汤，10～15 g。外用，捣烂敷或煎水泡洗。

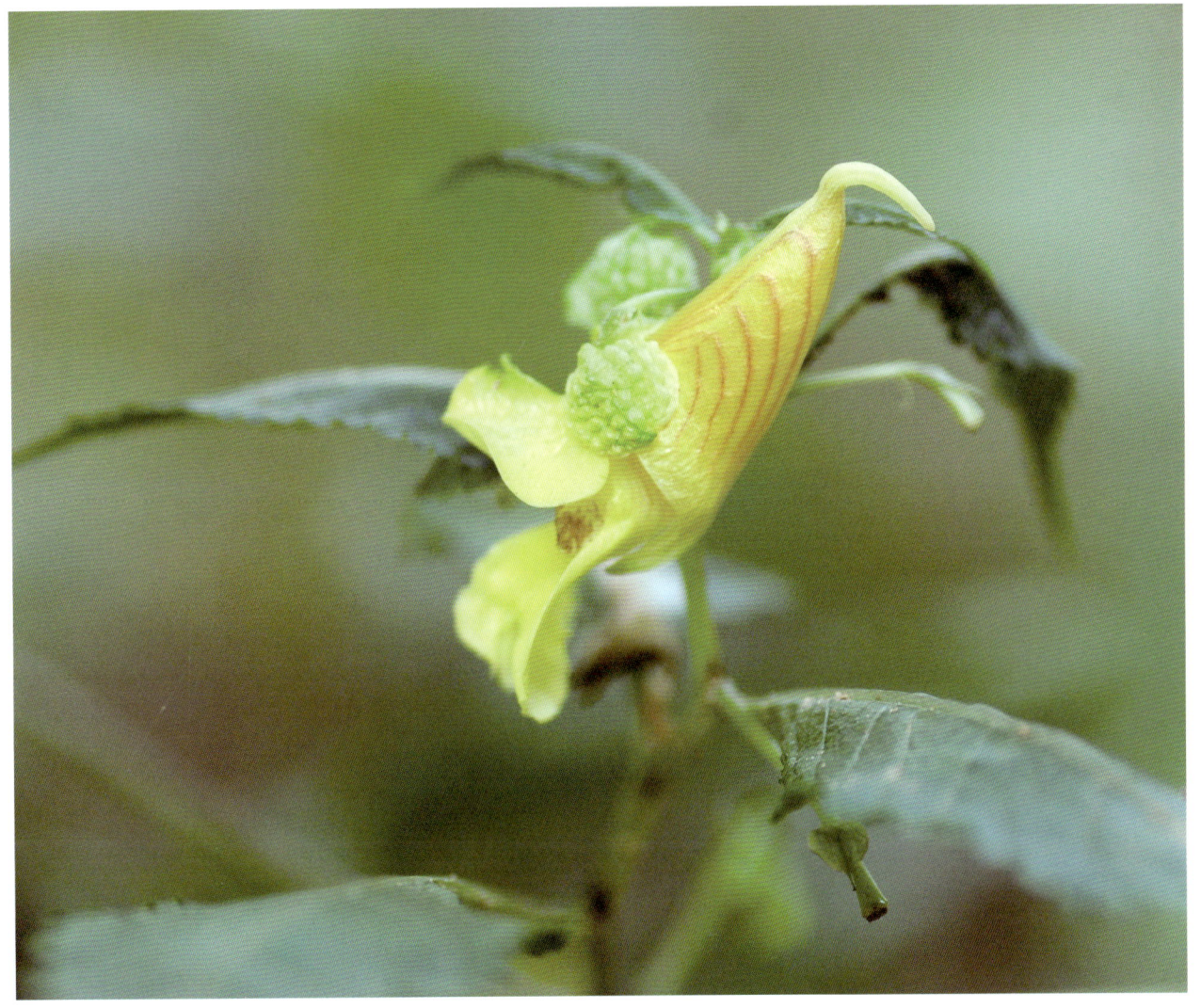

Bangx qangb zat 牯岭凤仙花

【Bit hsenb 俗名】山凤仙花、岩指甲花、黄凤仙花、野凤仙花。

【Dios kob deis 基源】为凤仙花科植物牯岭凤仙花 *Impatiens davidi* Franch. 的全草。

【Niangb bet deis 生长环境】多生于沟谷岩石山湿地。分布于部分苗乡。

【Jox hsub 性味属经】性热，味辛，属热药，入冷经。

【Qet diel xid 功能主治】功能：hxub kib tat jab 清热解毒，tat jit hxangd hxenk angt 散瘀消肿。主治：dliangd bil dib sangb 跌打损伤，jib daib ngas naix mais 小儿疳积，mongb qub 腹痛，ghad eb dlub lol not 白带过多，niangb hsab pob mongb 无名肿毒。

【Ed not xus 用法用量】内服，煎汤，10～15 g。外用，煎水洗或捣烂敷。

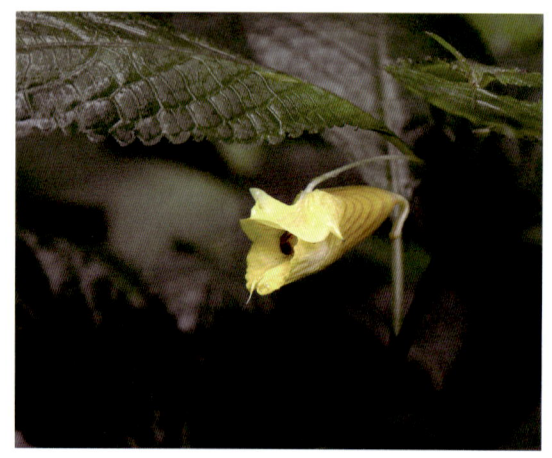
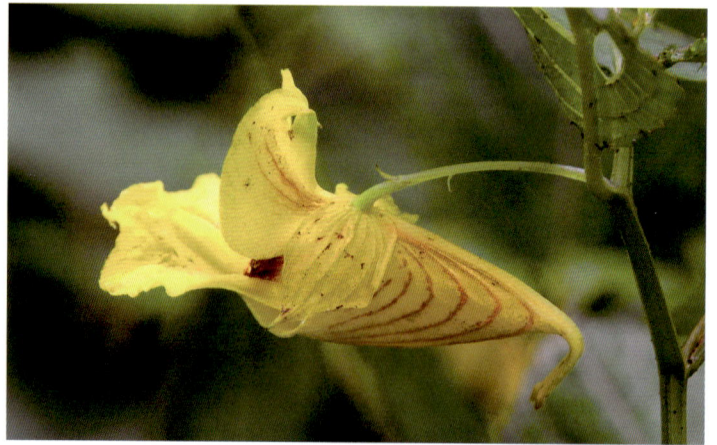

Vob biaob xeef eb 水金凤

【Bit hsenb 俗名】水凤仙、辉菜花、大黄花、金凤花、海纳花。

【Dios kob deis 基源】为凤仙花科植物水金凤 *Impatiens noli-tangere* Linn. 的花或根。

【Niangb bet deis 生长环境】喜生于水边湿地。分布于各地苗乡。

【Jox hsub 性味属经】性冷，味辛，属冷药，入热经。

【Qet diel xid 功能主治】功能：tat jit hxangd hxenk angt 散瘀消肿，yis hsongd tiod hxend 补骨强筋。主治：yens jent mongb hsongd hxend 风湿筋骨痛，dib yens jit hxangd angt mongb 跌打瘀血肿痛，bid daif got jangx gangb daid eb 阴囊湿疹，gangb xent 疥疮，yens nangb gik 毒蛇咬伤。

【Ed not xus 用法用量】内服，煎汤，10～15 g。外用，捣烂敷患处或煎水洗。

Vob biaob xeef 黄金凤

【Bit hsenb 俗名】竹黄花、金凤花。

【Dios kob deis 基源】为凤仙花科植物黄金凤 *Impatiens siculifer* Hook. f. 的全草。

【Niangb bet deis 生长环境】生于中山地区溪河边草丛中、林下阴湿处。分布于部分苗乡。

【Jox hsub 性味属经】性冷，味酸，属冷药，入热经。

【Qet diel xid 功能主治】功能：hxub kib tat jab 清热解毒，hxenk angt dangf mongb 消肿止痛。主治：dib yens jit hxangd angt mongb 跌打瘀血肿痛，yens jent mongb ghut hsongd 风湿性关节炎，ax hsot ud 闭经，niangb hsab pob mongb 无名肿毒。

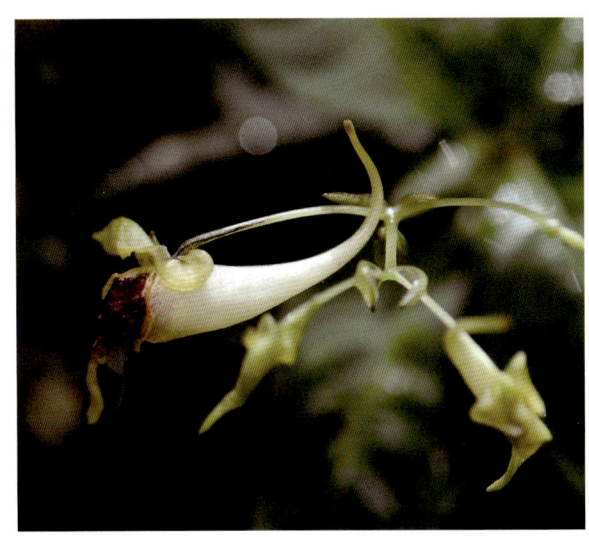

【Ed not xus 用法用量】内服，煎汤，10～15 g。外用，捣烂敷或煎水洗。

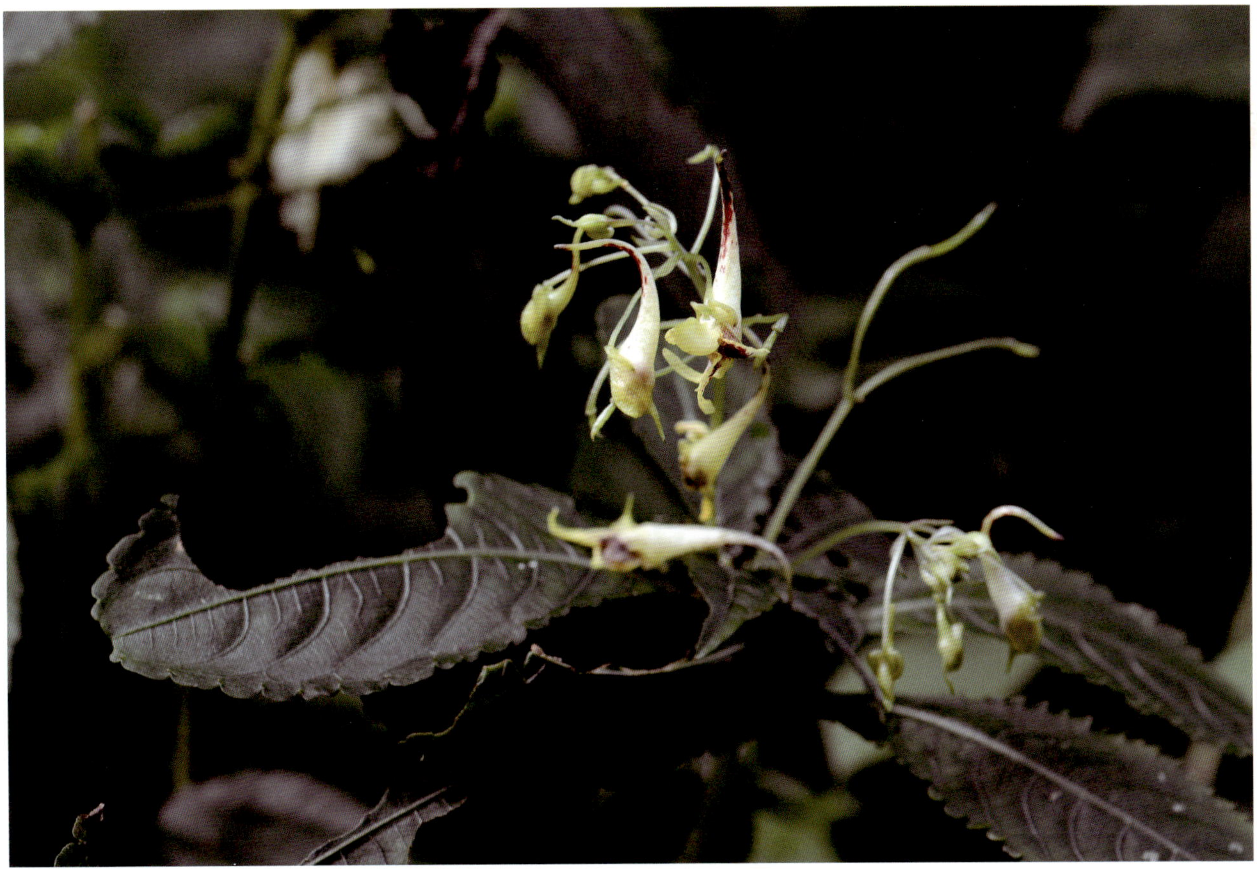

Zend biaob xeef bil 串玲

【Bit hsenb 俗名】万年杷、小洋芋、搜山虎、猪管道。

【Dios kob deis 基源】为凤仙花科植物串玲 *Impatiens pinfanensis* Hook. f. 的全草。

【Niangb bet deis 生长环境】生于中海拔地区溪边林下湿地。分布于部分苗乡。

【Jox hsub 性味属经】性冷，味酸，属冷药，入热经。

【Qet diel xid 功能主治】功能：hxub jent hxenk net 祛风除湿，hxub kib tat jab 清热解毒，hxenk angt dangf mongb 消肿止痛。主治：mangb hfud seil 风寒感冒，mongb diub 腰痛，mongb gangb hmid 虫牙痛，los link ghongd 吊小舌，pob wox 浮肿，ax hsot ud 闭经，zangs lol hxangd lot hxangd wal 飞疗。

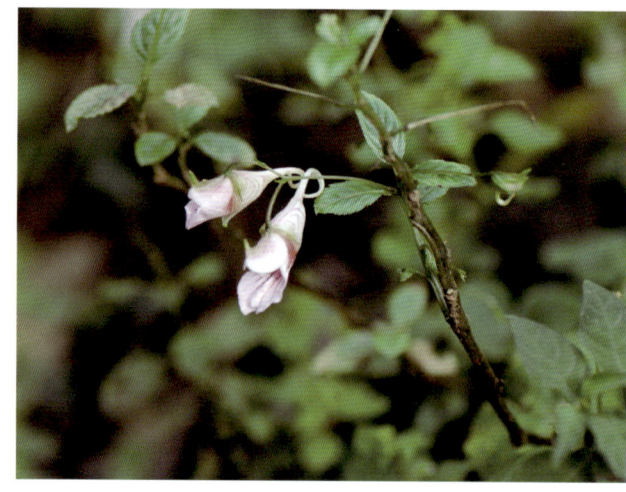

【Ed not xus 用法用量】内服，煎汤，10 ～ 15 g。外用，捣烂敷患处或煎水洗。

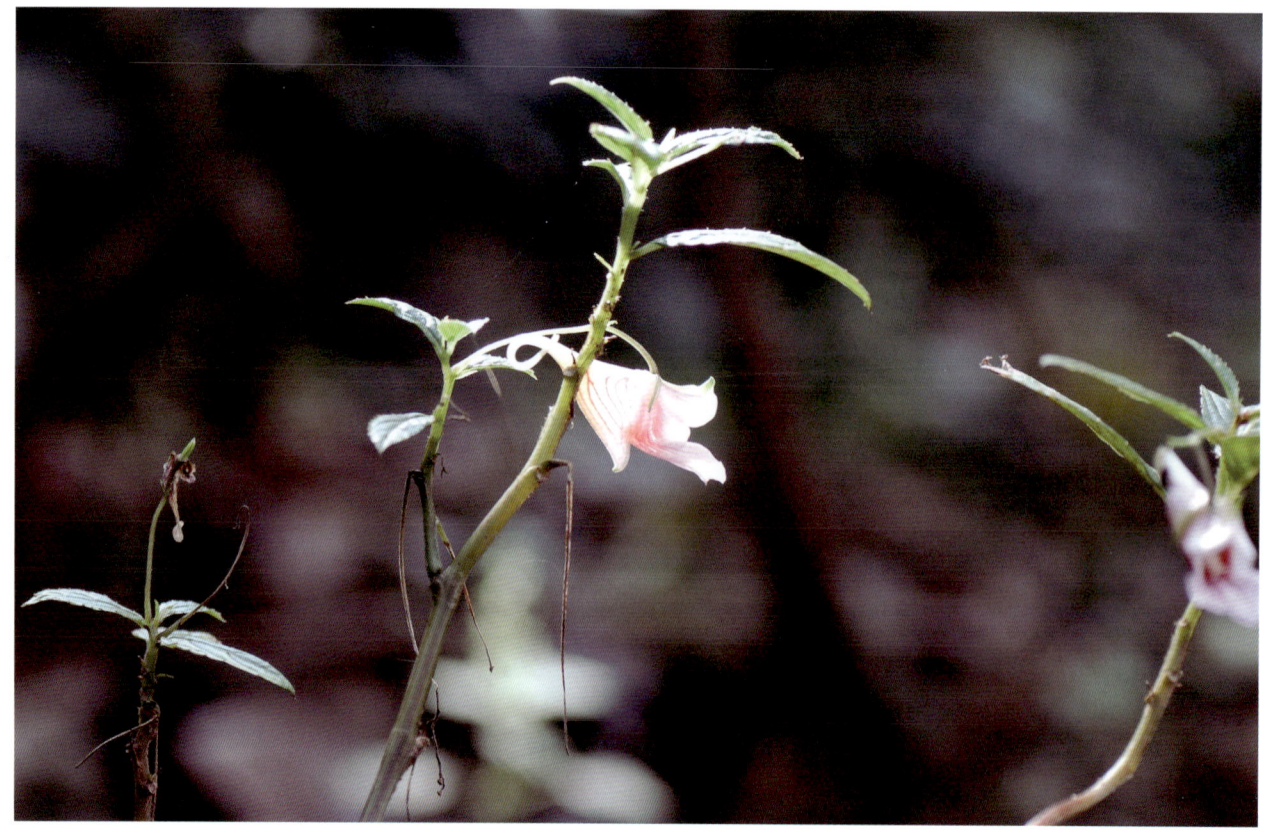

鼠李科

Det ghad lid 鼠李

【Bit hsenb 俗名】女儿茶、牛李子、羊屎子、牛筋子、臭李子。

【Dios kob deis 基源】为鼠李科植物鼠李 *Rhamnus davurica* Pall. 的根。

【Niangb bet deis 生长环境】生于山坡杂木林间、疏林中。分布于部分苗乡。

【Jox hsub 性味属经】性冷，味苦甘，属冷药，入热经。

【Qet diel xid 功能主治】功能：hxub kib zangl xuf 清热除湿，dib gangb hxenk ghuk 杀虫消积。主治：pob eb nix qub 水肿腹胀，mongb ghab naix hmid 牙龈痛，jif hxongb 淋巴结结核，gangb xent qut qat 疥疮瘙痒。

【Ed not xus 用法用量】内服，煎汤，10～25 g。外用，捣烂敷患处或煎水洗。

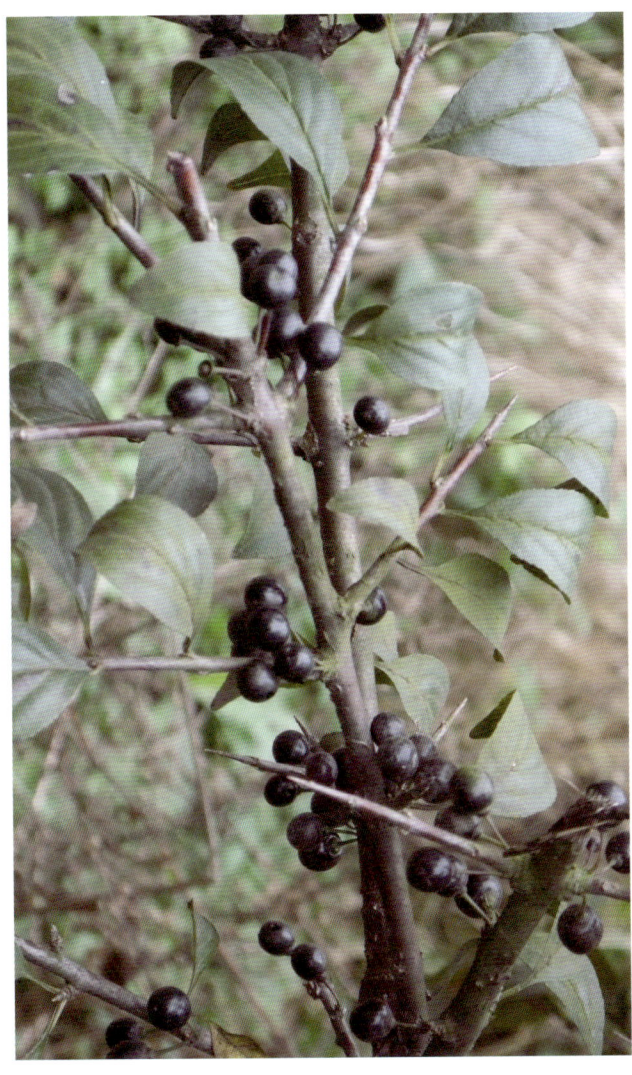
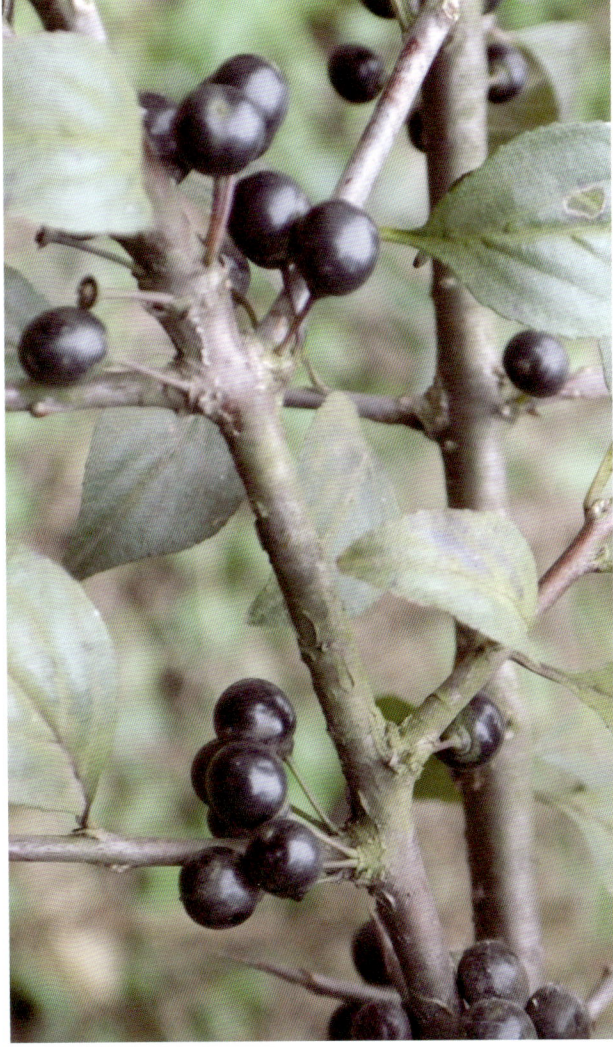

Det ghad lid mongl nex 薄叶鼠李

【Bit hsenb 俗名】白赤木、叫梨子、鹿角刺、猴儿李、打枪子、雷震子、黑枣子。

【Dios kob deis 基源】为鼠李科植物薄叶鼠李 Rhamnus leptophylla Schneid. 的根、果实。

【Niangb bet deis 生长环境】生于灌木丛中、杂木林间。分布于各地苗乡。

【Jox hsub 性味属经】性冷，味苦，属冷药，入热经。

【Qet diel xid 功能主治】功能：hxub kib zangl xuf 清热除湿，yangx gad los gangd 消食化积。主治：nais pot kib ait ngol 肺热咳嗽，

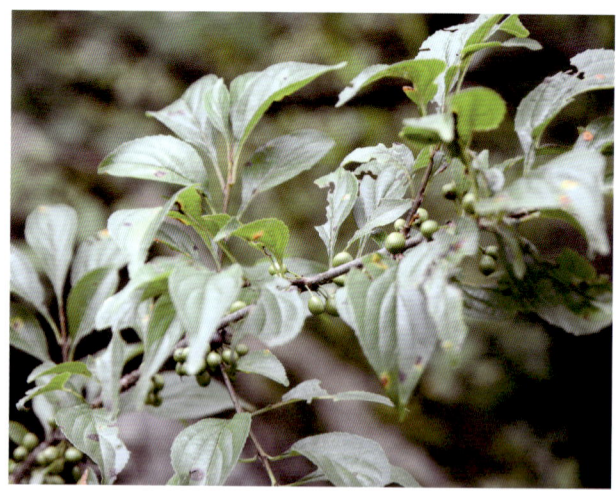

dinx gad xangd dit 食积饱胀，jib daib ngas naix mais 小儿疳积，pob wux qub 水臌病，vangl dail ongd hsongd 子宫炎。

【Ed not xus 用法用量】内服，水煎，10～15 g。

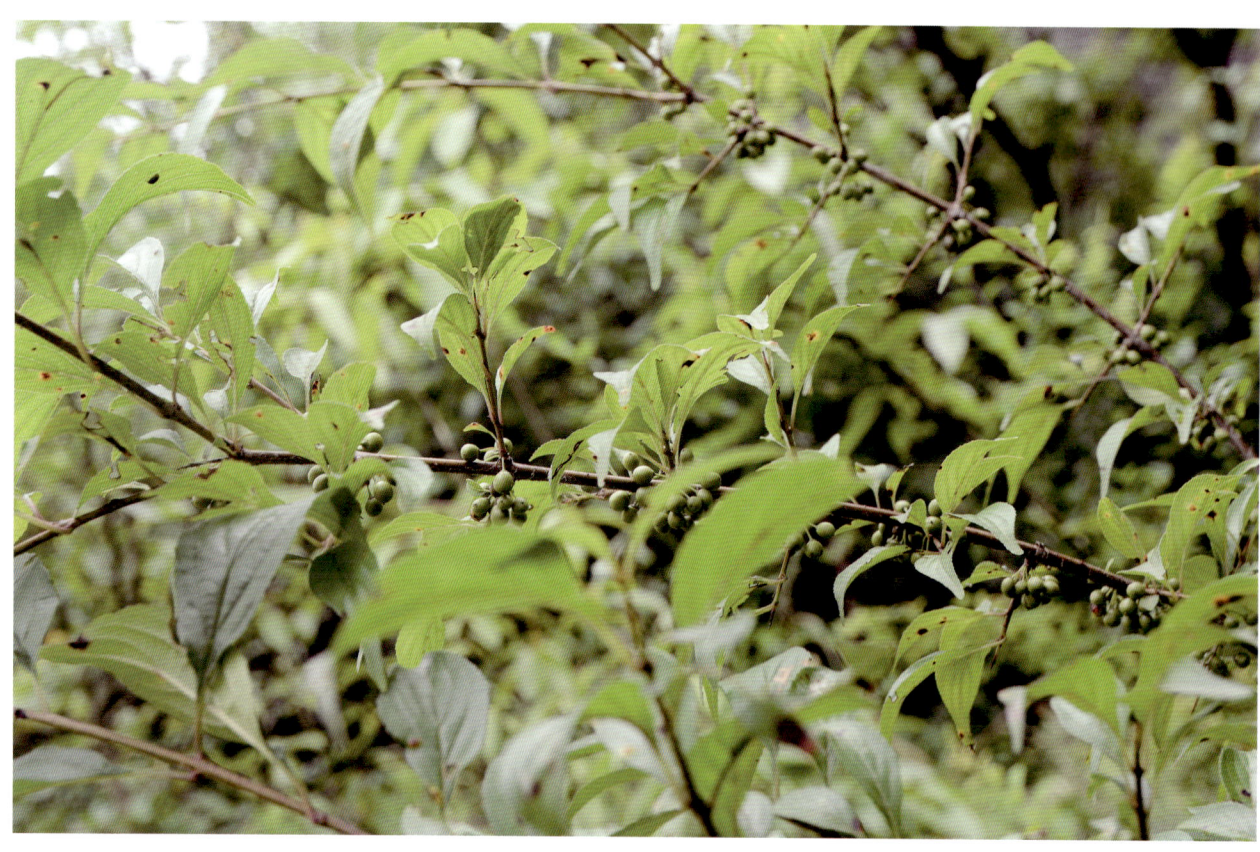

Det ghad lid dlenx nex 圆叶鼠李

【Bit hsenb 俗名】山绿柴、老鹳眼、洞皮树、臭李子、黑旦子、鸭屎木。

【Dios kob deis 基源】为鼠李科植物圆叶鼠李 *Rhamnus globosa* Bunge 的枝、叶、根皮。

【Niangb bet deis 生长环境】生于山坡灌木丛中、疏林间。分布于各地苗乡。

【Jox hsub 性味属经】性冷，味苦涩，属冷药，入热经。

【Qet diel xid 功能主治】功能：hxub kib los xuf 清热利湿，dib gangb 杀虫。主治：pob eb nix qub 水肿腹胀，mongd gangb hmid 虫牙痛，niangb hsab pob mongb 无名肿毒，gangb xent 疥疮。

【Ed not xus 用法用量】内服，煎汤，50～100 g。

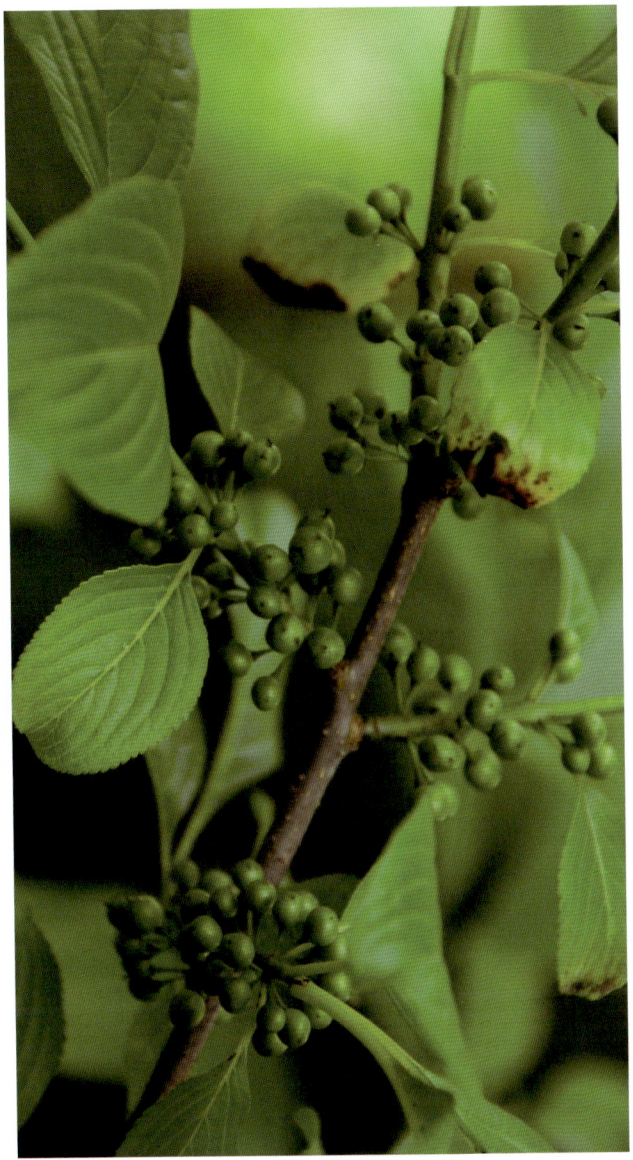
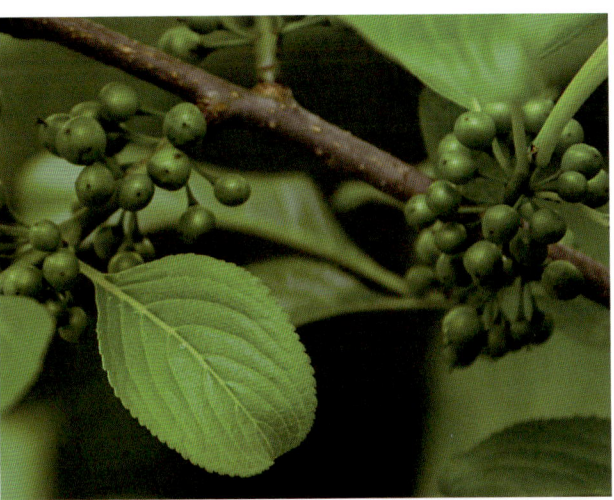
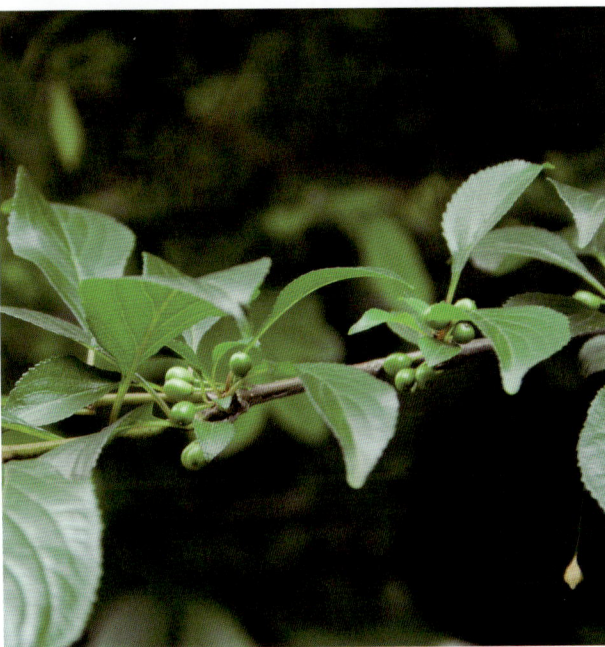

Det gek gend 冻绿

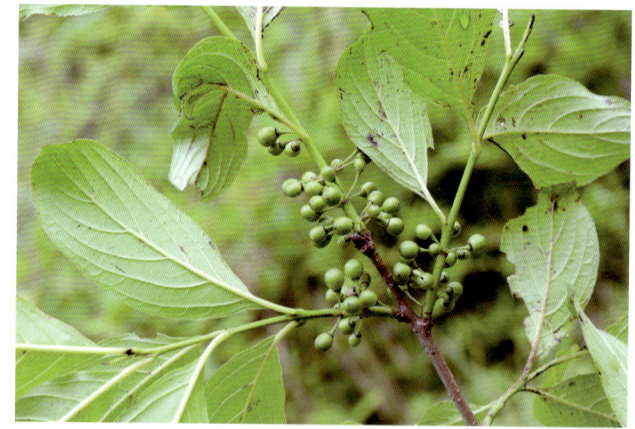

【Bit hsenb 俗名】红冻、狗李、大脑头、黑狗丹、油葫芦、鹿蹄根、绿泥根。

【Dios kob deis 基源】为鼠李科植物冻绿 *Rhamnus utilis* Decne. 的根、根皮或枝皮。

【Niangb bet deis 生长环境】生于低山地区灌木丛中、疏林间。分布于部分苗乡。

【Jox hsub 性味属经】性冷，味苦，属冷药，入热经。

【Qet diel xid 功能主治】功能：hxub kib tat jab 清热解毒，seil hxangd dangf hxangd 凉血止血。主治：dliangd bil dib sangb 跌打损伤，fal sab mongb qub 痧症腹痛，gangb xent 疥疮，bid daif got jangx gangb daid eb 阴囊湿疹。

【Ed not xus 用法用量】内服，煎汤，15～20 g。外用，捣烂敷或研末调敷。

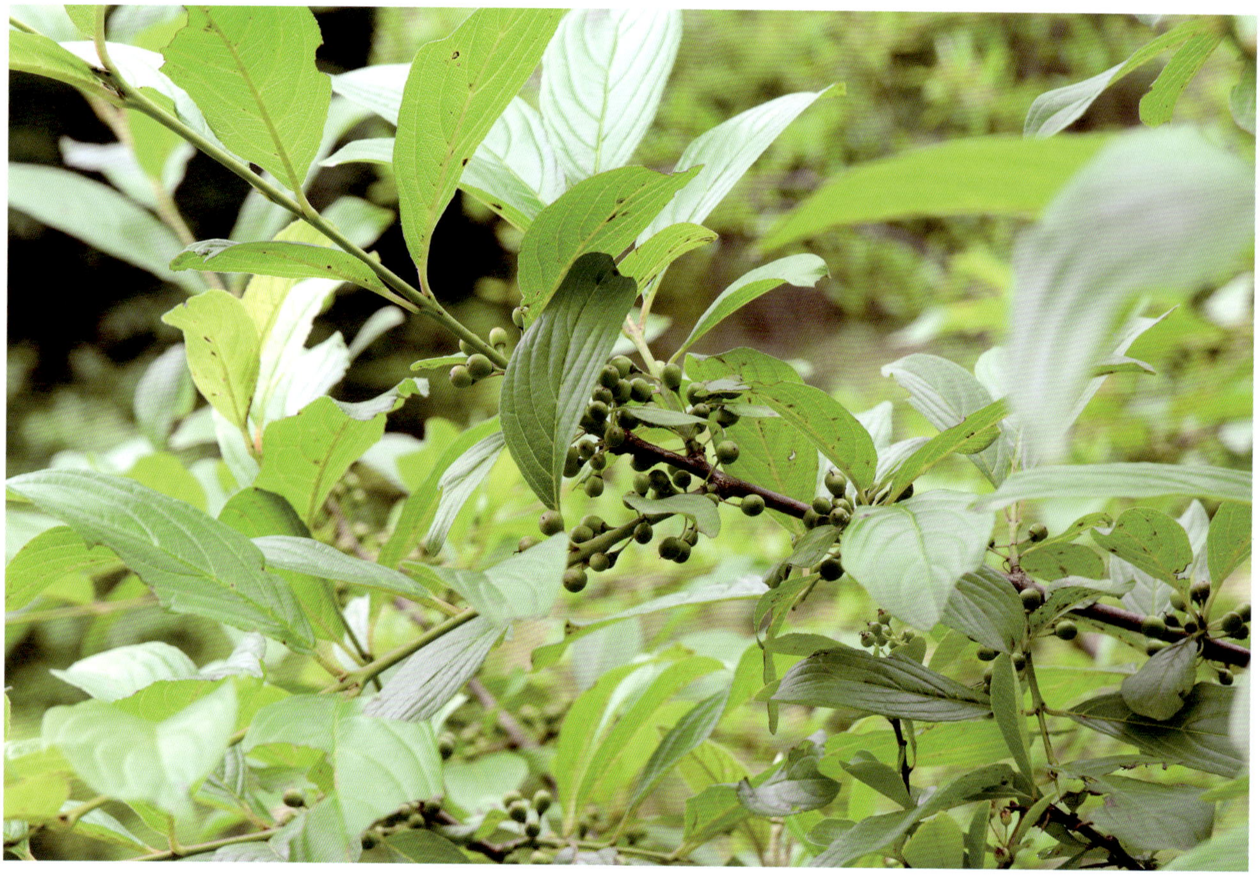

Det gek gend yut 小冻绿树

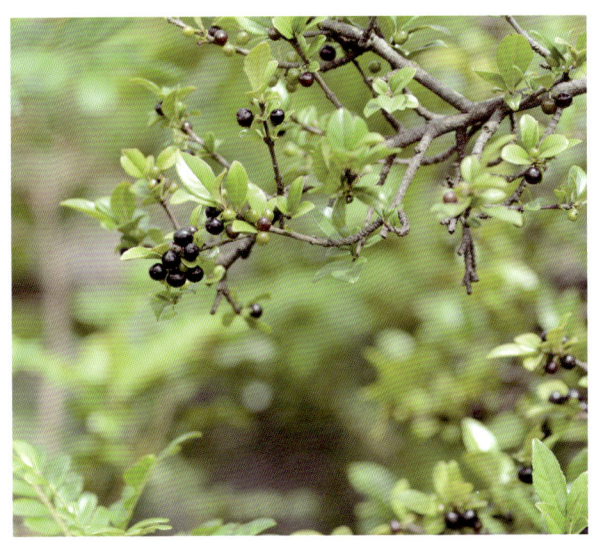

【Bit hsenb 俗名】小黄、红冻、冻绿树、鹿蹄根。

【Dios kob deis 基源】为鼠李科植物小冻绿树 Rhamnus rosthornii Pritz. 的根、果、叶。

【Niangb bet deis 生长环境】生于坡塝森林中、灌木丛内、河边。分布于部分苗乡。

【Jox hsub 性味属经】性冷，味苦涩，属冷药，入热经。

【Qet diel xid 功能主治】功能：qet bongt dangf mongb 理气止痛，ves hxangd tongb hxud 活血通络。主治：mongb qub 腹痛，hsot ud ax jangx hxib 月经不调，jib daib ngas naix mais 小儿疳积。

【Ed not xus 用法用量】内服，煎汤，10～15 g。

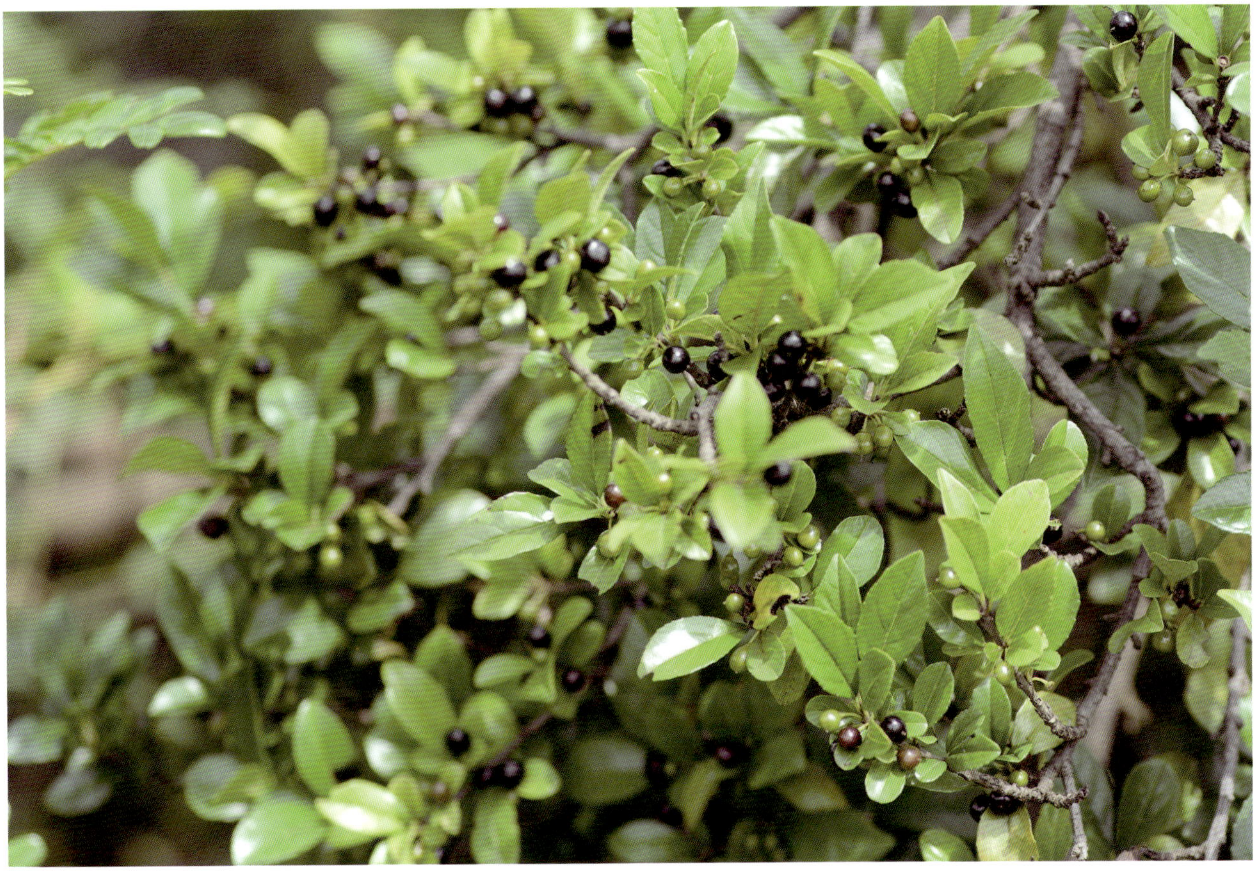

Det gek gend dad nex 长叶冻绿

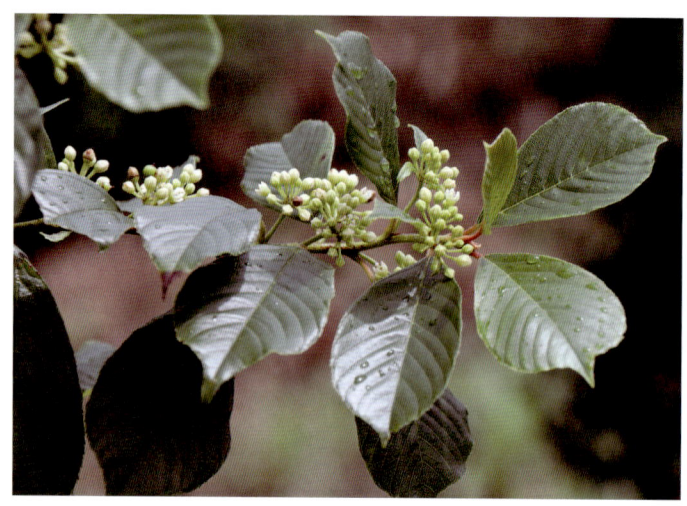

【Bit hsenb 俗名】黄药、山黑子、山绿篱、土黄柏、过路黄、红点秤、癞痢柴。

【Dios kob deis 基源】为鼠李科植物长叶冻绿 Rhamnus crenata Sieb. et Zucc. 的根或根皮。

【Niangb bet deis 生长环境】生于中山地区疏林间、灌木丛中。分布于部分苗乡。

【Jox hsub 性味属经】性平，味苦，属冷热两经药，入两经。有毒。

【Qet diel xid 功能主治】功能：hxub kib los xuf 清热利湿，dib gangb dangf mongb 杀虫止痛，ves hxangd tat jit hxangd 活血化瘀。主治：dliangd bil dib sangb 跌打损伤，lax dliangb lix 麻风病，gangb xent 疥疮，gangb jongb jangx 蛔虫病，lax gangb liax 脚湿气（脚癣）。

【Ed not xus 用法用量】内服，煎汤，8～15 g；或浸酒饮。外用，煎水洗。

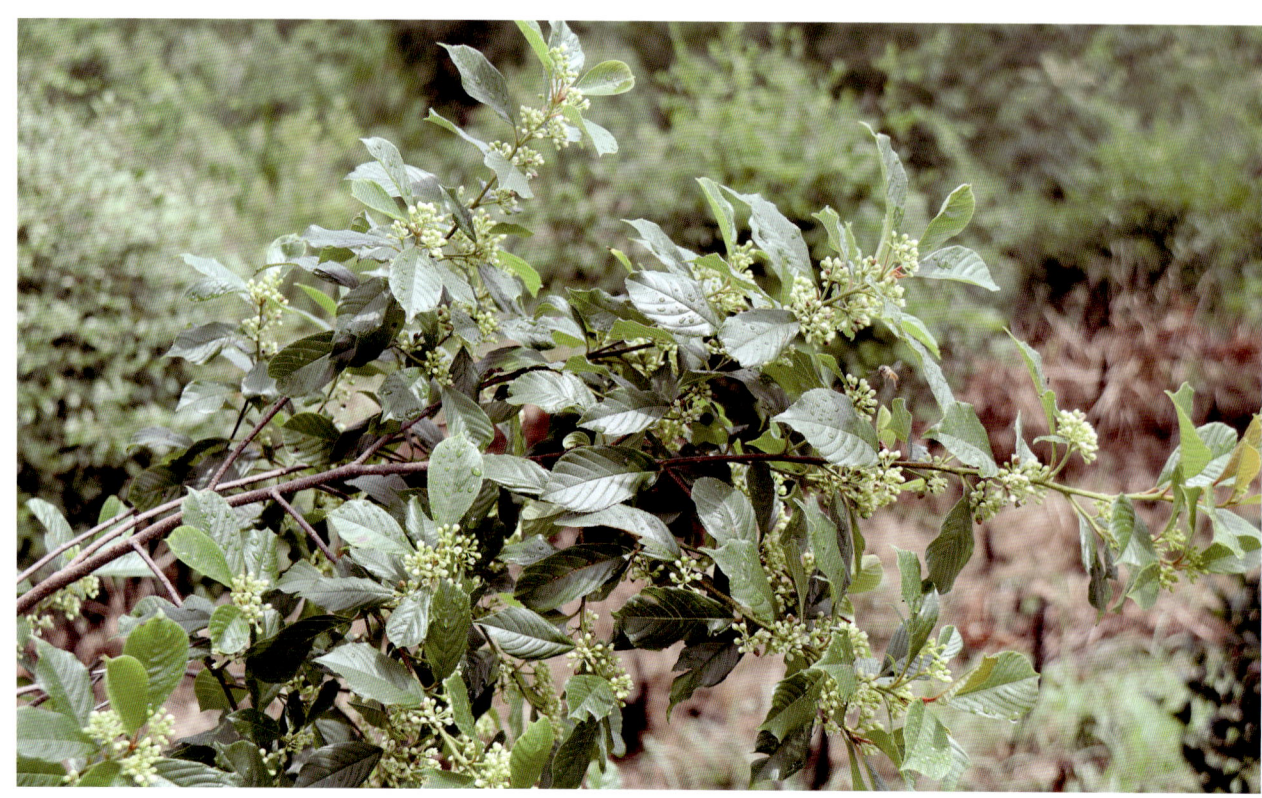

Det gek lix bas 勾儿茶

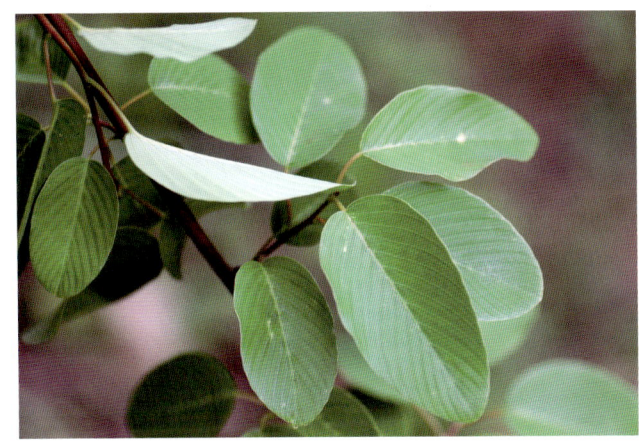

【Bit hsenb 俗名】铁包金、牛鼻圈、乌梢蛇。

【Dios kob deis 基源】为鼠李科植物勾儿茶 Berchemia sinica Schneid. 的根。

【Niangb bet deis 生长环境】生于坡塝灌木丛中、路旁。分布于部分苗乡。

【Jox hsub 性味属经】性平，味苦，属冷热两经药，入两经。

【Qet diel xid 功能主治】功能：hxub jent hxenk net 祛风除湿，ves hxangd tongb hxud 活血通络，dangf ngol yangx ghad ngol 止咳化痰。主治：yens jent mongb ghut hsongd 风湿性关节炎，dliangd bil dib sangb 跌打损伤，nais pot yens jab 肺结核，nais jongt od nul 肝炎，gangb jongb bus diongx xenb 胆道蛔虫，yens nangb gik 毒蛇咬伤。

【Ed not xus 用法用量】内服，煎汤，15～20 g；或浸酒饮。外用，捣烂敷或浸酒搽。

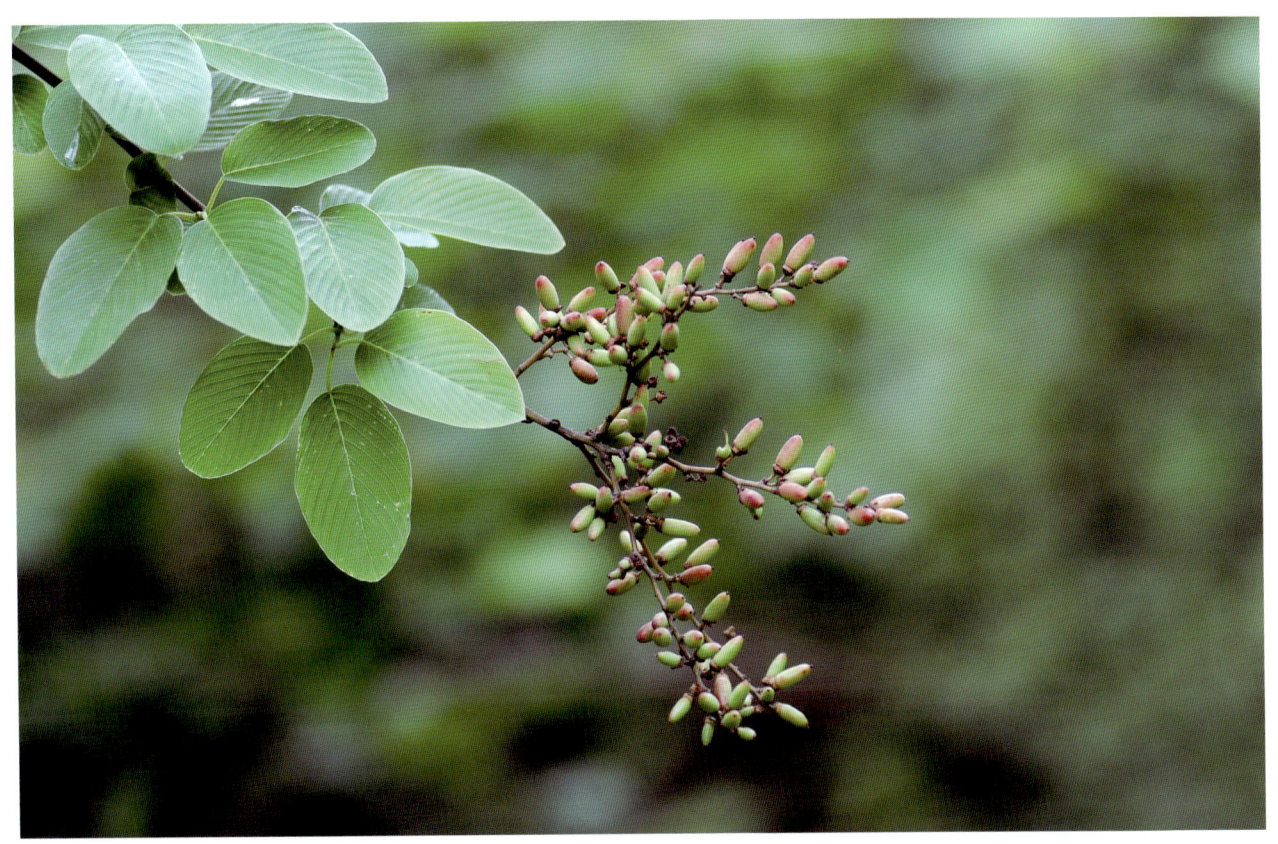

Det gek lix nex 云南勾儿茶

【Bit hsenb 俗名】鸦公藤、金刚藤、消癀散、碎米藤、鸭公头、黄茶根。

【Dios kob deis 基源】为鼠李科植物云南勾儿茶 *Berchemia yunnanensis* Franch. 的根。

【Niangb bet deis 生长环境】生于土坎上、坡塝向阳处。分布于各地苗乡。

【Jox hsub 性味属经】性冷，味苦，属冷药，入热经。

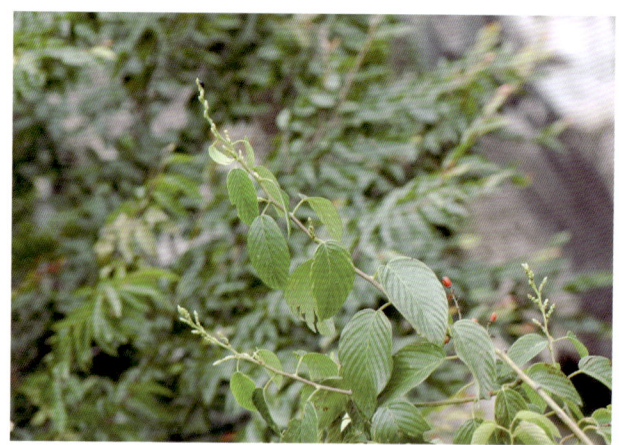

【Qet diel xid 功能主治】功能：hxub kib los xuf 清热利湿，ves hxangd dangf hxangd 活血止血。主治：fangx mais fangx jid 黄疸，hfak bangb hxangd 血崩，xud wal lol bus 淋病，ghad eb dlub lol not 白带过多，zal ghad dongk xok 细菌性痢疾。

【Ed not xus 用法用量】内服，煎汤，15～20 g。

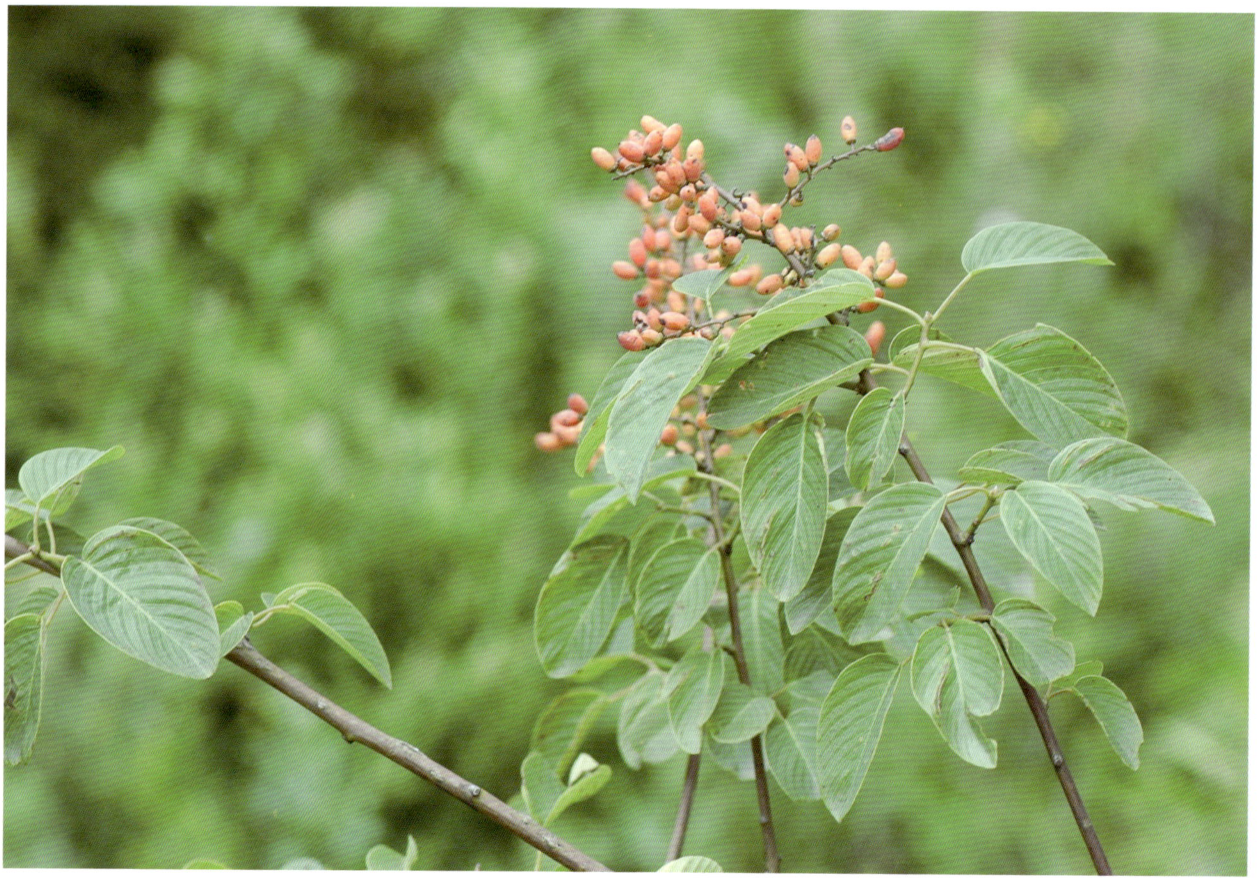

Bas zend mik 下果藤

【Bit hsenb 俗名】咀签、亚奔波、皱沙皮。

【Dios kob deis 基源】为鼠李科植物下果藤 *Gouania leptostachya* DC. 的枝叶。

【Niangb bet deis 生长环境】生于山野杂木林中、林缘、疏林中。分布于部分苗乡。

【Jox hsub 性味属经】性冷，味涩苦，属冷药，入热经。

【Qet diel xid 功能主治】功能：hxub kib hxenk ongd hsongd 清热消炎，hxub jent tat jab 祛风解毒。主治：kib eb kib dul 水火烫伤，niangb hsab pob mongb 无名肿毒，zaid wel ongd hsongd bongt 急性乳腺炎。

【Ed not xus 用法用量】内服，煎汤，15～25 g。

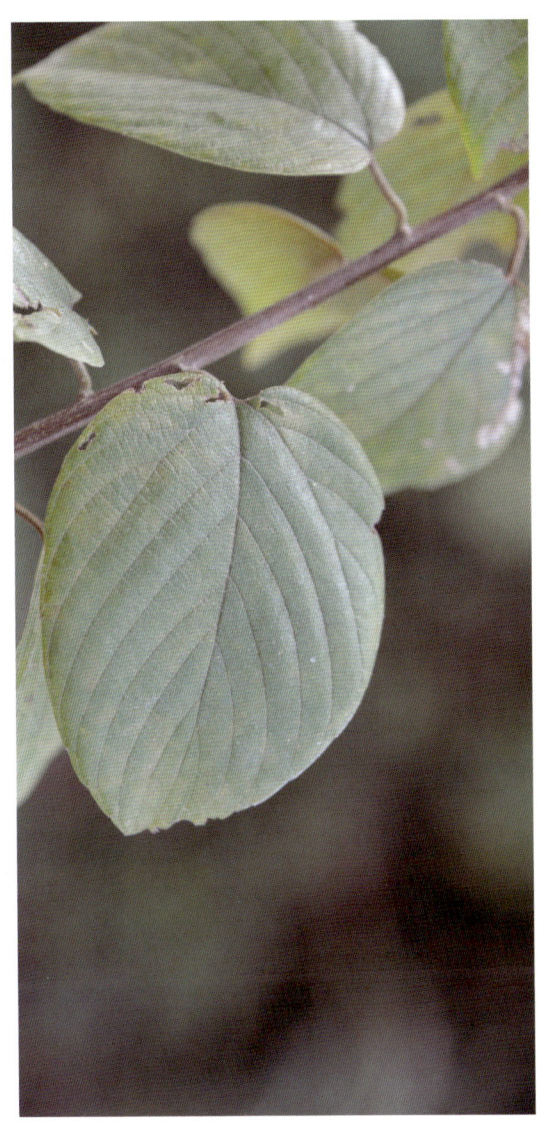
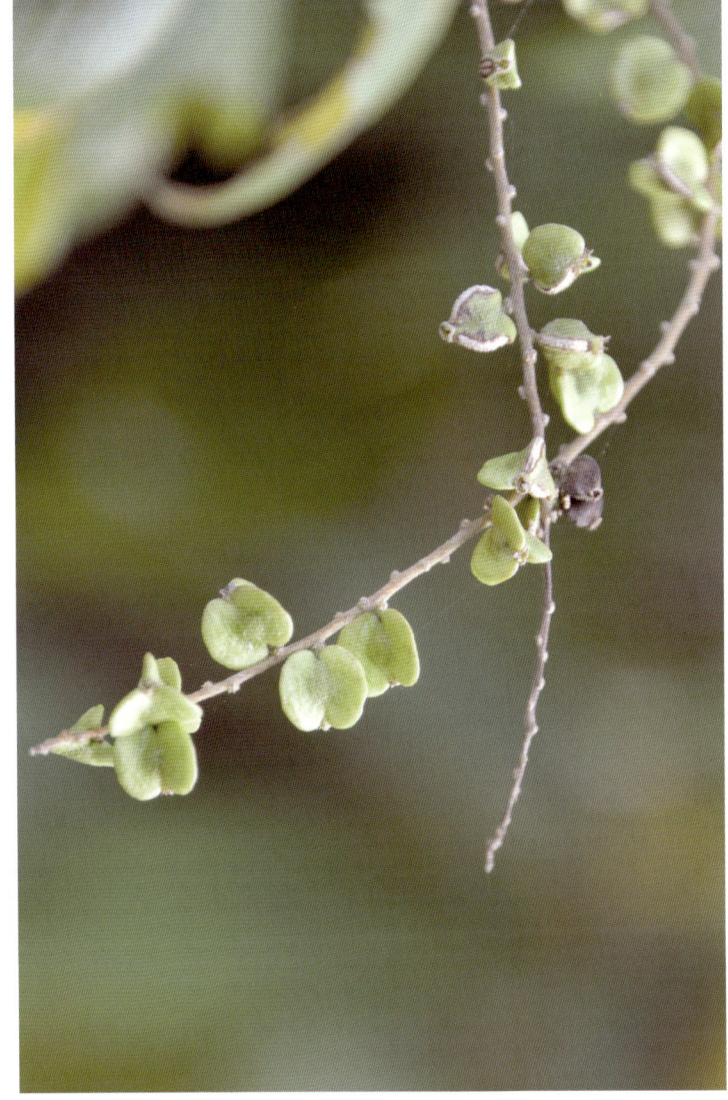

Zend gheik lif jif 拐枣

【Bit hsenb 俗名】龙爪、枳椇、树蜜、拐枣树、桔梗树、金钩木、梨枣树、木珊瑚。

【Dios kob deis 基源】为鼠李科植物拐枣 *Hovenia dulcis* Thunb. 的树根、肉质果、种子。

【Niangb bet deis 生长环境】生于山谷边、农地边、村寨边，有栽培。分布于各地苗乡。

【Jox hsub 性味属经】性冷，味酸，属冷药，入热经。

【Qet diel xid 功能主治】功能：hangb bongt ves hxangd 行气活血，net ghad ghof tongb ghad 润肠通便，dangf od 止呕。主治：yens jent mongb hsongd hxend 风湿筋骨痛，lob bil lal ves 四肢无力，ait gheb bal jid od hxangd 劳伤吐血，jib daib fangx mais sot gangt 小儿黄瘦，od 呕吐。

【Ed not xus 用法用量】内服，煎汤，15～25 g；或浸酒饮；或入丸、散剂。外用，煎水洗。

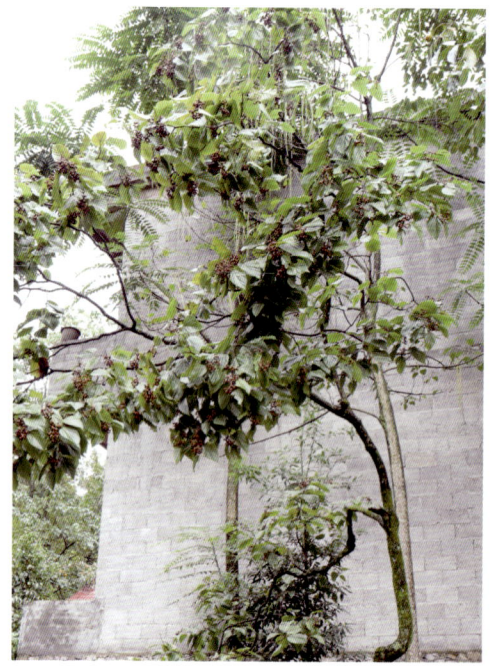

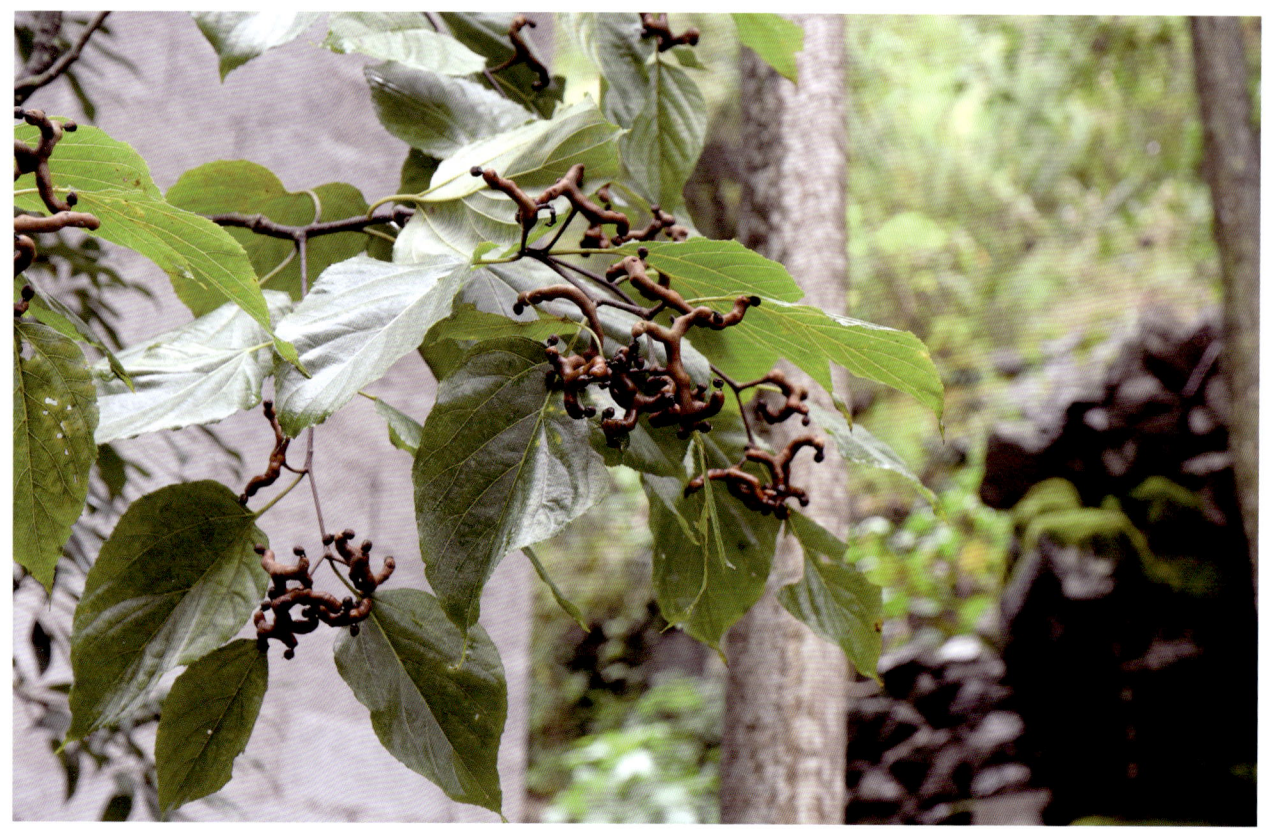

Zend git gheib 枣

【Bit hsenb 俗名】大枣、干枣、良枣、红枣、刺枣、枣子树。

【Dios kob deis 基源】为鼠李科植物枣 *Ziziphus jujuba* Mill. 的果、根。

【Niangb bet deis 生长环境】属水果作物，有栽培。分布于部分苗乡。

【Jox hsub 性味属经】性热，味甜，属热药，入冷经。

【Qet diel xid 功能主治】功能：yis nat mangs buk dux 补脾和胃，yis hxangd bud nais jongt 养血补肝。主治：xus hxangd 贫血，nit diongx hxangd 高血压，buk dux mais ves nongx xus 胃虚食少，xus bongt xus hxangd 气血两虚，liut dud dles hxangd 紫癜。

【Ed not xus 用法用量】内服，煎汤，15～25 g；或入丸、散剂。

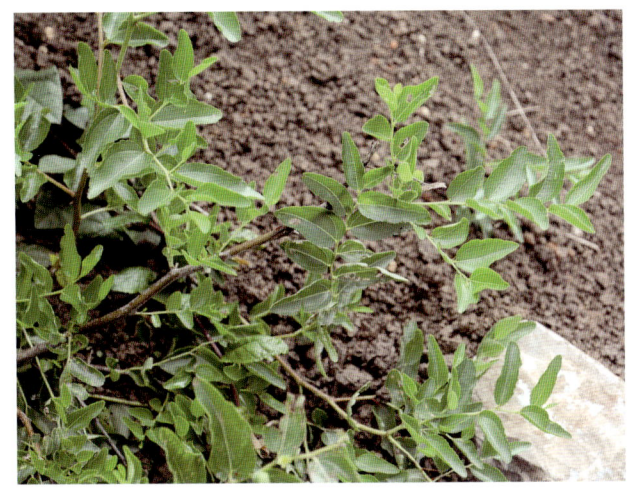
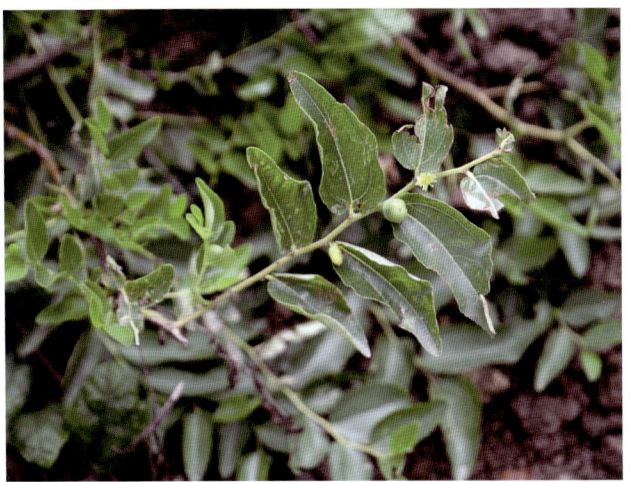

Det nis dles 崖枣树

【Bit hsenb 俗名】女儿茶、岩枣树、岩果紫、鸭公园、紫果叶。

【Dios kob deis 基源】为鼠李科植物崖枣树 *Rhamnus heterophylla* Oliv. 的果实、叶、根。

【Niangb bet deis 生长环境】生于坡塝、山谷或路旁灌木丛中。分布于各地苗乡。

【Jox hsub 性味属经】性冷，味苦涩，属冷药，入热经。

【Qet diel xid 功能主治】功能：hxub kib tat jab 清热解毒，seil hxangd dangf hxangd 凉血止血。主治：dinx vob gad 食积，hsot ud ax jangx hxib 月经不调，dix khangd ghad lol hxangd 痔疮出血，jangx ghab dliax gangb 毒疮，zal ghad dongk xok 细菌性痢疾。

【Ed not xus 用法用量】内服，煎汤，15～20 g；或研末服。外用，捣烂敷或煎水洗。

Zend git gheib hxub 酸枣

【Bit hsenb 俗名】山枣、野枣、酸枣仁、酸枣核、酸枣根、酸枣皮。

【Dios kob deis 基源】为鼠李科植物酸枣 *Ziziphus jujuba* var. *spinosa*（Bunge）Hu ex H. F. Chow 的种仁或根。

【Niangb bet deis 生长环境】生于山野灌木林间、山谷旁，有栽培。分布于部分苗乡。

【Jox hsub 性味属经】性平，味甘，属冷热两经药，入两经。

【Qet diel xid 功能主治】功能：dangf hvib dangf hnind 宁心安神，yis hfud nais bud nais jongt 养肝补肝。主治：nit diongx hxangd niel khob mongb khob 高血压头晕头痛，nongb nins nongb nins 神志恍惚，bit dangx lol hniangk 体虚盗汗，xud ghad hxangd 便血。

【Ed not xus 用法用量】内服，煎汤，15～25 g；或入丸、散剂。

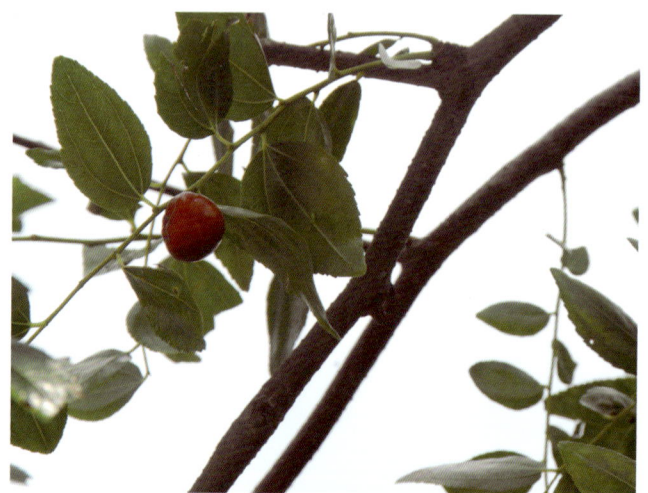
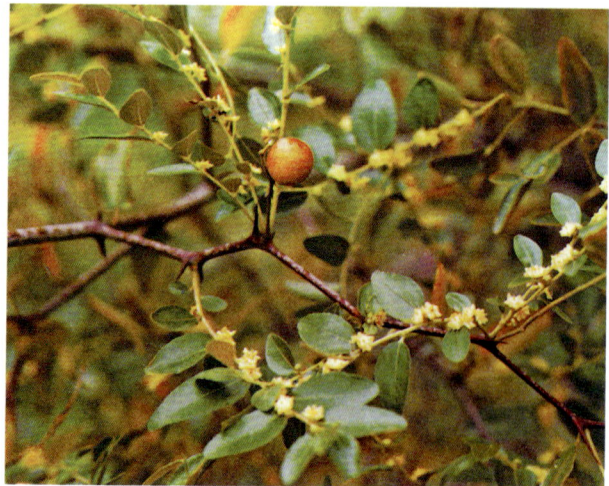
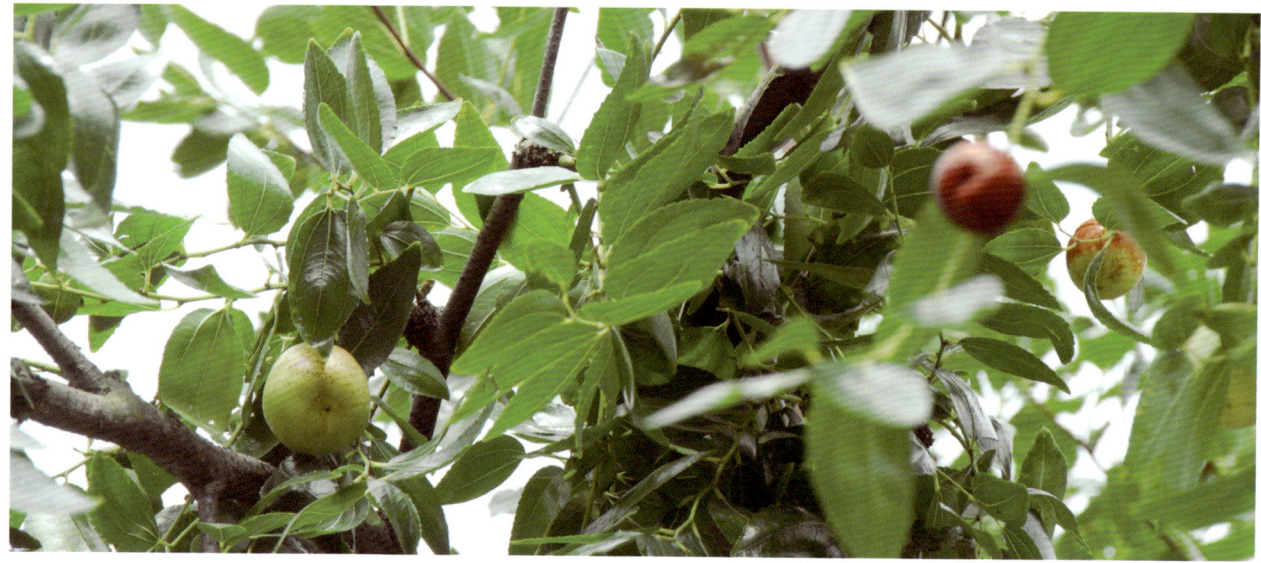

Det nangl lid 铁包金

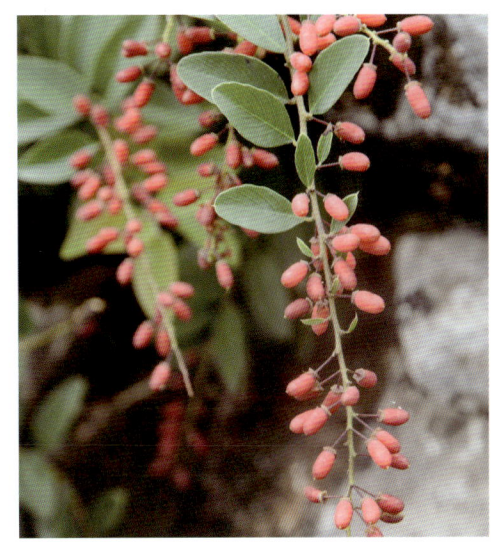

【Bit hsenb 俗名】乌口仔、乌龙根、勾儿茶、老鼠耳、假榄子、小叶铁包金。

【Dios kob deis 基源】为鼠李科植物铁包金 Berchemia lineata（L.）DC. 的嫩枝叶。

【Niangb bet deis 生长环境】生于坡塝低矮杂木林间、灌木丛中。分布于各地苗乡。

【Jox hsub 性味属经】性热，味苦，属热药，入冷经。

【Qet diel xid 功能主治】功能：hxub jent hxenk net 祛风除湿，tat jit hxangd dangf hxangd 散瘀止血。主治：dliangd bil dib sangb 跌打损伤，yens jent xuf mongb 风湿疼痛，nais pot yens jab ngol lax 肺痨久咳，dix khangd ghad 痔疮，git got pob mongb 睾丸肿痛。

【Ed not xus 用法用量】内服，煎汤，鲜品 25～50 g。外用，捣烂敷。

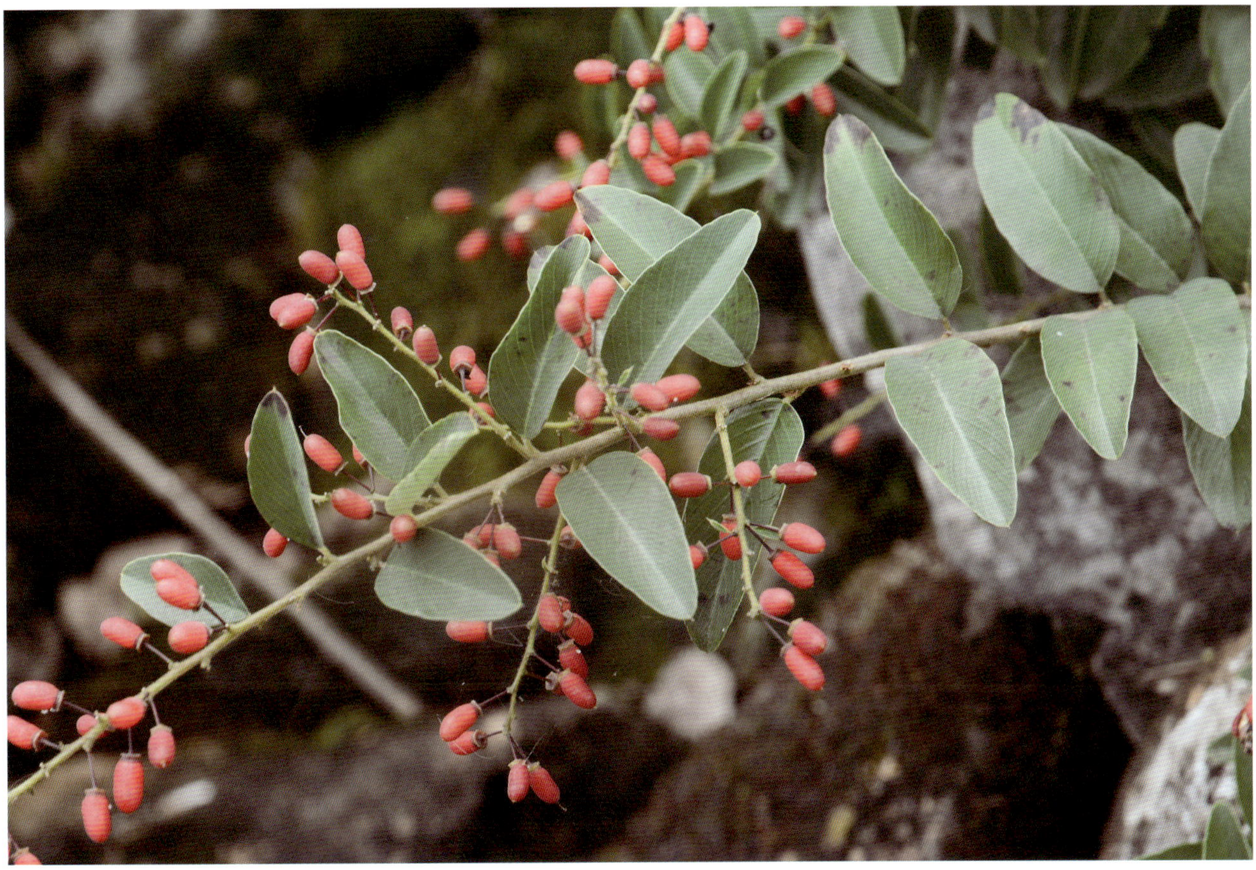

Bel benb jad 马甲子

【Bit hsenb 俗名】乌刺子、石刺木、刺盘子、狗骨筋、铁篱笆、雄虎刺。

【Dios kob deis 基源】为鼠李科植物马甲子 *Paliurus ramosissimus*（Lour.）Poir. 的根、叶。

【Niangb bet deis 生长环境】生于疏林间、灌木丛中、农地周围。分布于部分苗乡。

【Jox hsub 性味属经】性平，味苦，属冷热两经药，入两经。

【Qet diel xid 功能主治】功能：hxub kib tat jab 清热解毒，tat jit hxangd dangf hxangd 散瘀止血，hxub jent hxenk net 祛风除湿。主治：ait gheb bal jid 劳伤，yens jent mongb 风湿痛，mongb ghongd niangs 咽喉痛，yens dlad zeb nex gik 狂犬咬伤，gangb lax bus 疮痈。

【Ed not xus 用法用量】内服，煎汤，10～15 g；或浸酒饮。外用，捣烂敷。

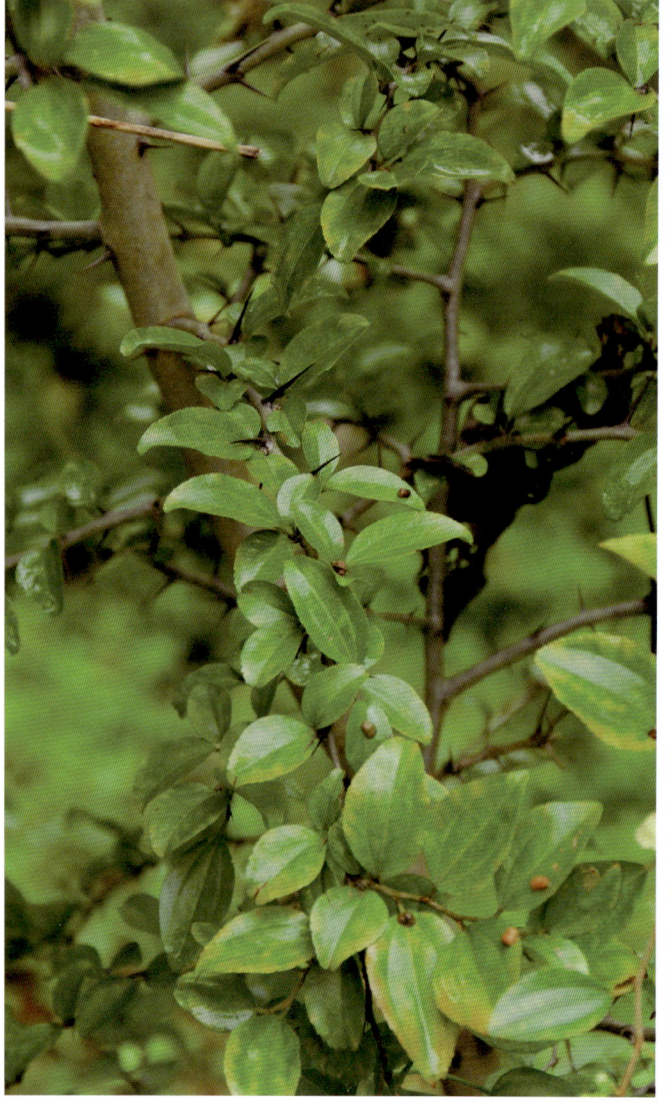
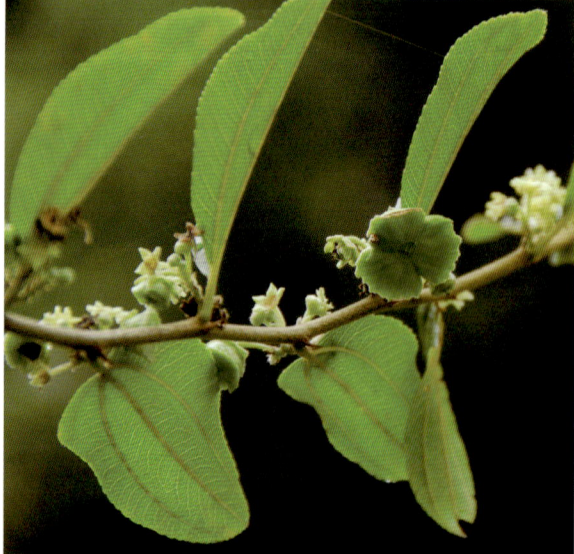
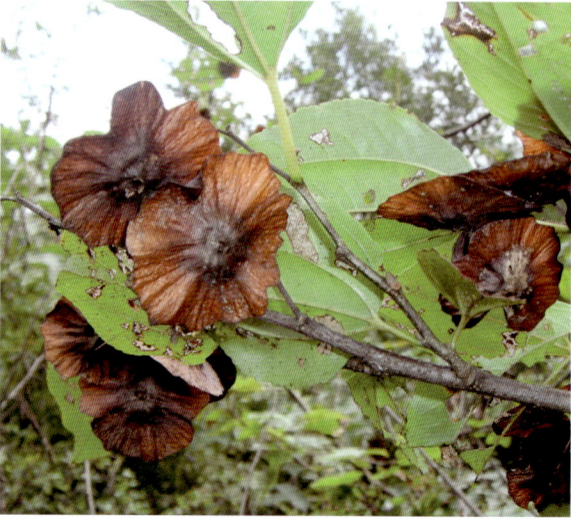

Det gek lix bat 苞叶木

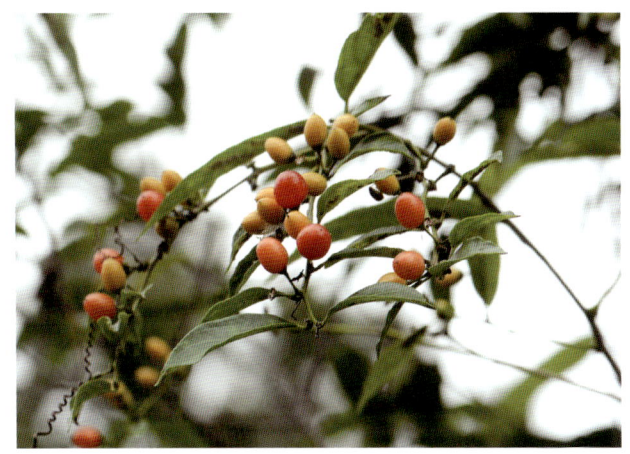

【Bit hsenb 俗名】小叶青、山黄芪、铁骨散。

【Dios kob deis 基源】为鼠李科植物苞叶木 Chaydaia crenulata Hand.-Mazz. 的根或叶。

【Niangb bet deis 生长环境】喜生于坡塝灌木丛中、疏林下。分布于各地苗乡。

【Jox hsub 性味属经】性热，味苦涩，属热药，入冷经。

【Qet diel xid 功能主治】功能：ves hxangd tongb hxud 活血通络，hxub jent lol xuf 祛风利湿。主治：ghut hsongb hxub mongb 关节酸痛，dib yens jit hxangd angt mongb 跌打瘀血肿痛，jib daib ngas naix mais 小儿疳积，niangb hsab pob mongb 无名肿毒。

【Ed not xus 用法用量】内服，煎汤，15～20 g。外用，捣烂敷。

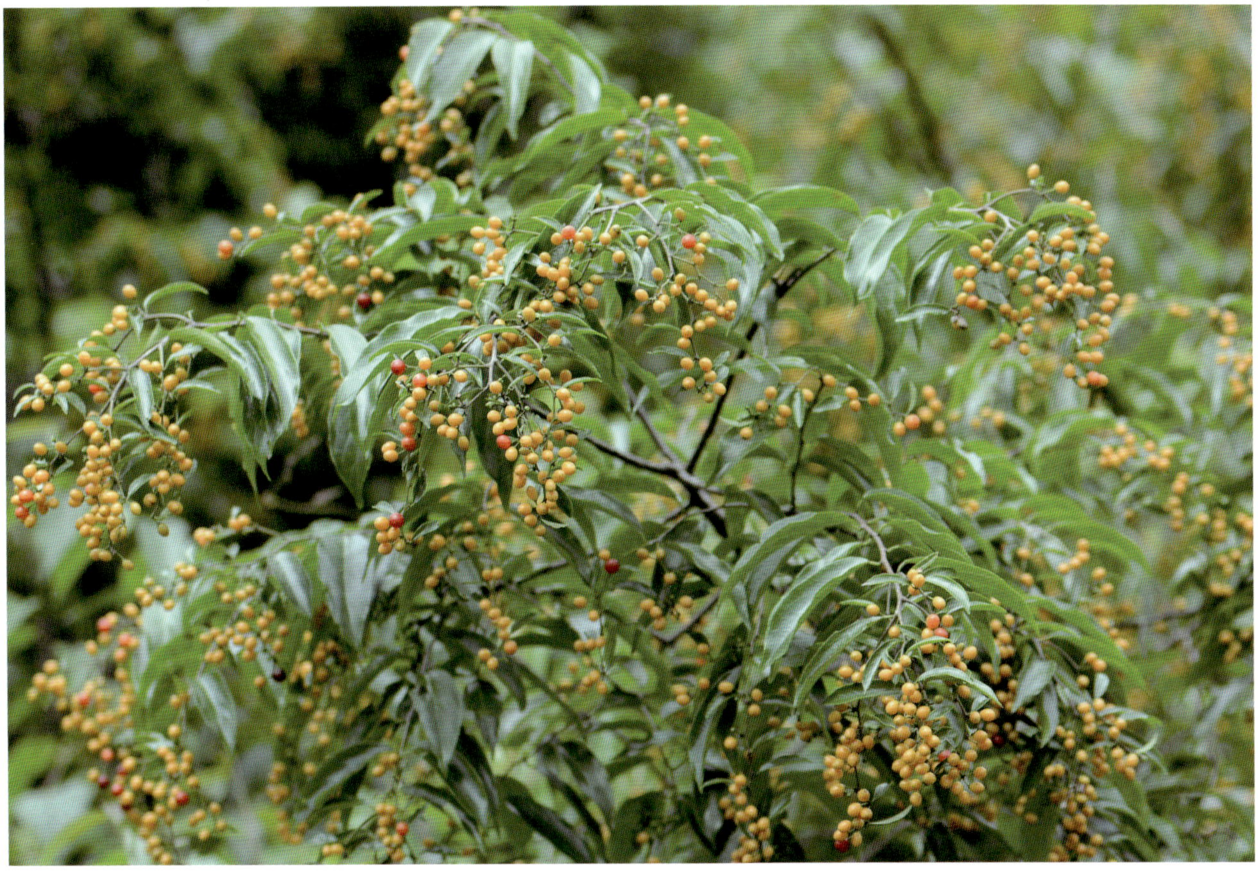

Det bel dal 雀梅藤

【Bit hsenb 俗名】对角刺、米碎木、对节刺、碎米子、锈毛雀梅藤。
【Dios kob deis 基源】为鼠李科植物雀梅藤 Sageretia theezans Brongn. 的根或嫩枝叶。
【Niangb bet deis 生长环境】生于沟谷灌木丛中、荒山草坡上。分布于各地苗乡。
【Jox hsub 性味属经】性冷,味苦涩,属冷药,入热经。
【Qet diel xid 功能主治】功能:hxub kib zangl xuf 清热除湿,dias lax liangs ngix 祛腐生肌。主治:ghof jus pob mongb 鹤膝风,pob lob pob bil 手脚水肿,yens hseik 漆疮,gangb xent 疥疮。
【Ed not xus 用法用量】内服,煎汤,15～20 g。外用,捣烂敷或研末调敷。

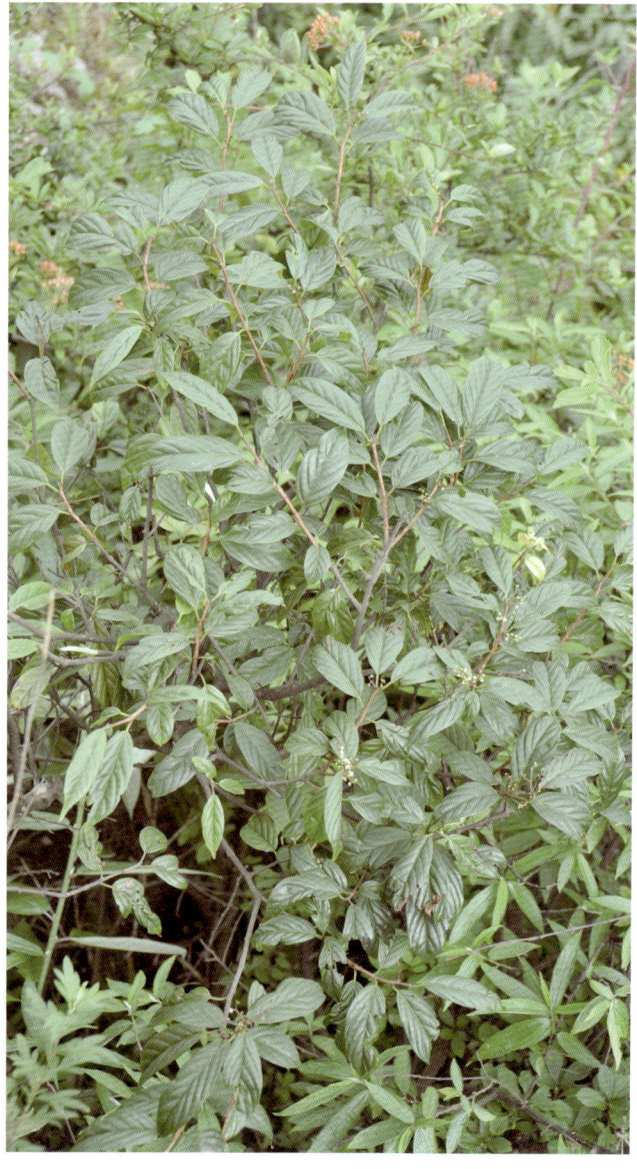
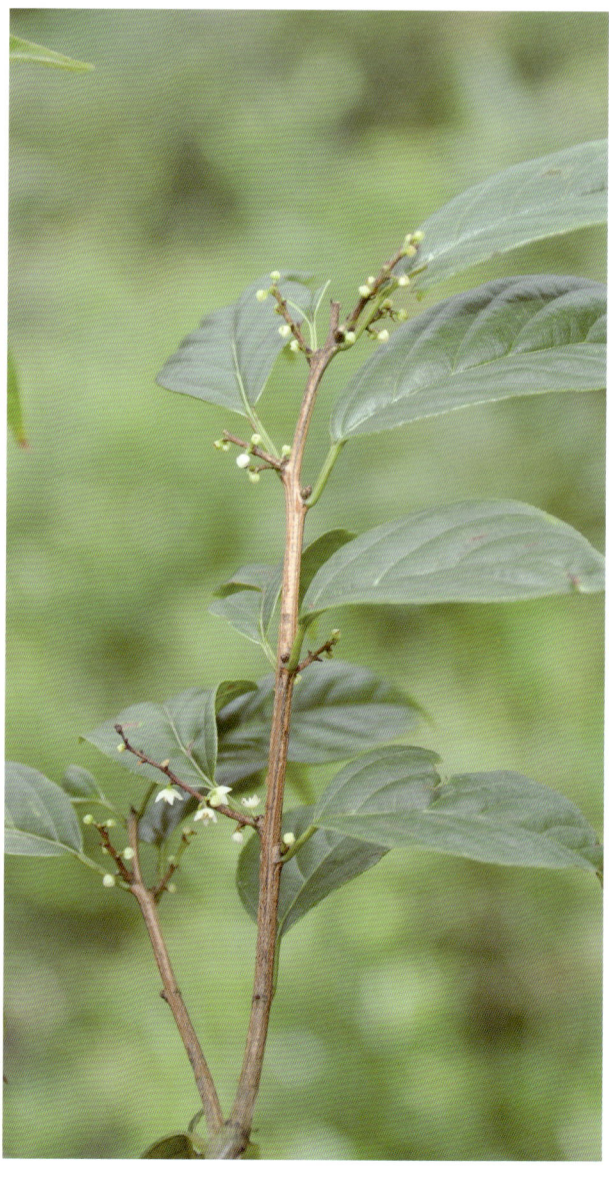

葡萄科

Zend gheid nangb 蛇葡萄

【Bit hsenb 俗名】山葡萄、见肿消、见毒消、乌蔹莓、蛇白蔹、母猪藤、蜈蚣藤。

【Dios kob deis 基源】为葡萄科植物蛇葡萄 *Ampelopsis brevipedunculata*（Maxim.）Trautv. *vestita*（Rehd.）Rehd. 的茎、叶。

【Niangb bet deis 生长环境】生于疏林下、灌木丛中。分布于各地苗乡。

【Jox hsub 性味属经】性平，味甘酸，属冷热两经药，入两经。

【Qet diel xid 功能主治】功能：hxenk od nul dangf mongb 消炎止痛，dangf hxangd liangs ngix 止血生肌。主治：lod hsongd 骨折，yens xit lol hxangd 刀伤出血，nais pot yens jab 肺结核，khangd naix ongd hsongd 中耳炎，diuf od nul lax 慢性肾炎，jif hxongb 淋巴结结核，kib eb kib dul 水火烫伤。

【Ed not xus 用法用量】内服，煎汤，15～25 g。外用，煎水洗或捣烂敷。

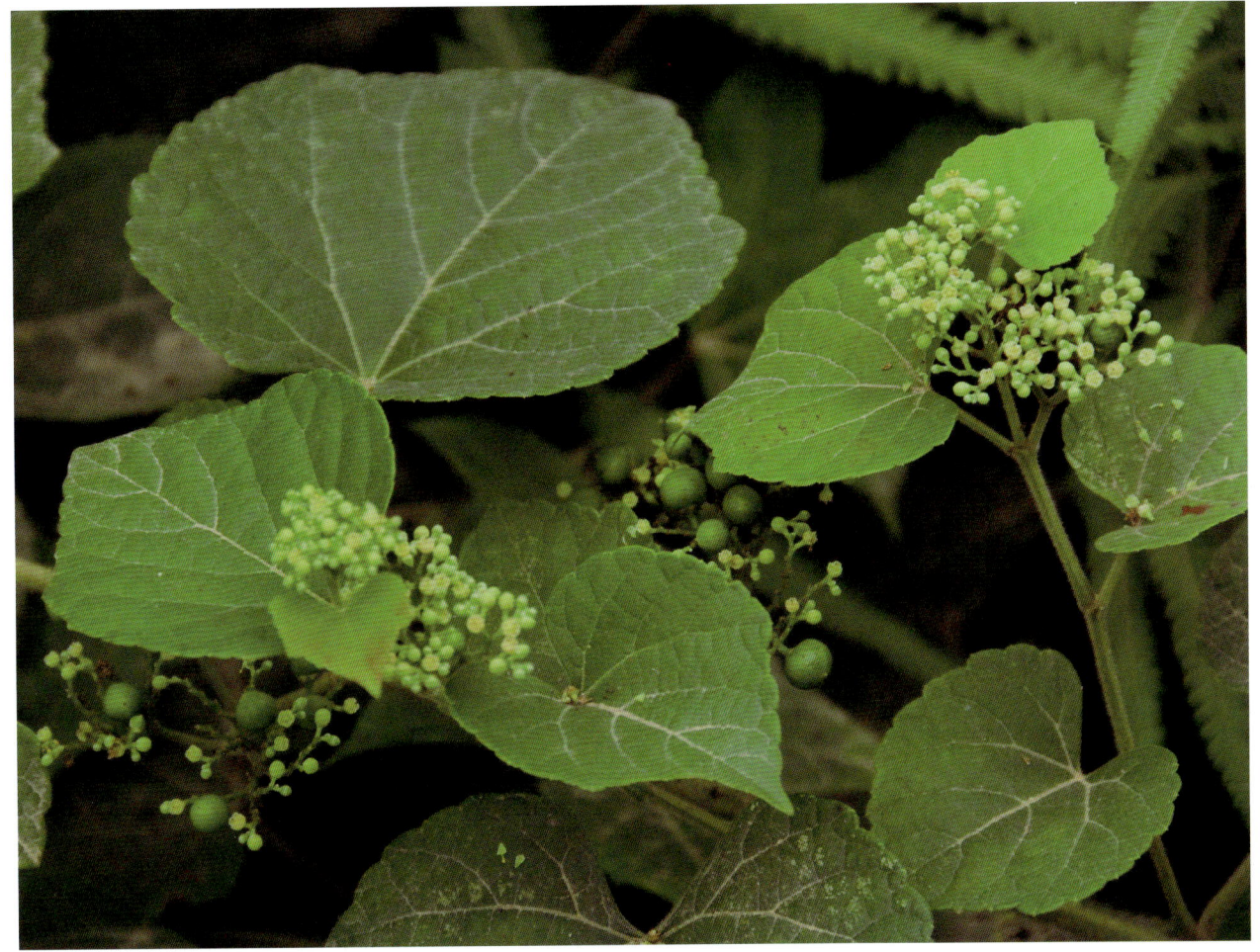

Zend gheid nox tiab nex 三裂叶蛇葡萄

【Bit hsenb 俗名】山葡萄、见肿消、红内消、创伤粉、绿葡萄、大接骨丹。

【Dios kob deis 基源】为葡萄科植物三裂叶蛇葡萄 *Ampelopsis delavayana* Planch. 的根皮。

【Niangb bet deis 生长环境】生于中山地区山谷溪岸、林缘、灌木丛中。分布于各地苗乡。

【Jox hsub 性味属经】性平，味甘酸，属冷热两经药，入两经。

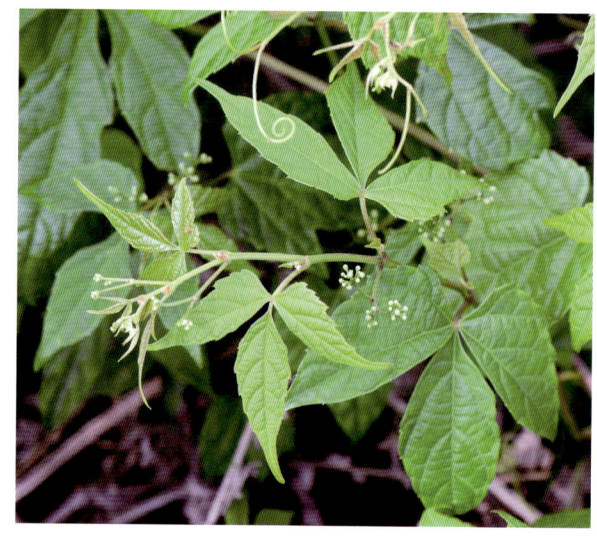

【Qet diel xid 功能主治】功能：hxub jent dlongs hxud lis 祛风活络，dias bus hxenk dix 排脓消痈，dangf hxangd liangs ngix 止血生肌。主治：lod hsongd 骨折，dliangd bil dib sangb 跌打损伤，yens pot bangd 枪伤，yens xit lol hxangd 刀伤出血，yens jent mongb 风湿痛，yens jent mongb ghab dlad ghab bab 风湿腰腿痛，gangb lax bus pob mongb 疮痈肿毒。

【Ed not xus 用法用量】内服，煎汤，15～25 g。外用，煎水洗或捣烂敷。

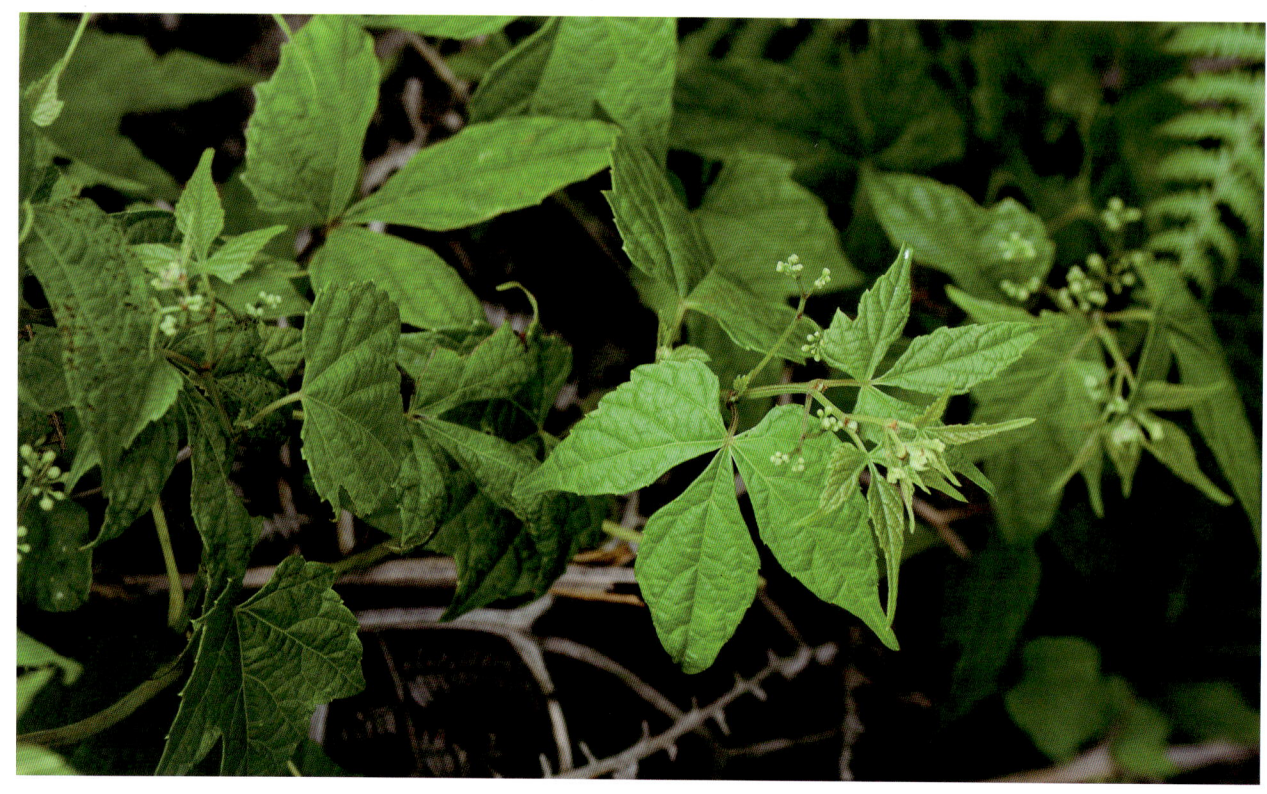

Zend gheid vud zat 小叶蛇葡萄

【Bit hsenb 俗名】山葡萄、见毒消、野葡萄、小叶乌蔹莓、石母猪藤、绿叶扁担藤。

【Dios kob deis 基源】为葡萄科植物小叶蛇葡萄 *Ampelopsis brevipedunculata*（Maxim.）Trautv. var. *hancei*（Planch.）Rehd. 的茎叶。

【Niangb bet deis 生长环境】生于坡塝疏林地内、灌木丛中、山间沟谷。分布于各地苗乡。

【Jox hsub 性味属经】性冷，味酸，属冷药，入热经。

【Qet diel xid 功能主治】功能：hxenk od nul dangf mongb 消炎止痛，seil hxangd dangf hxangd 凉血止血。主治：yens xit lol hxangd 刀伤出血，jangx ghab dliax gangb 毒疮，dix bus angt 痈肿，mongb qub zal ghad 腹痛腹泻。

【Ed not xus 用法用量】内服，煎汤，15～30 g。外用，煎水洗或捣烂敷。

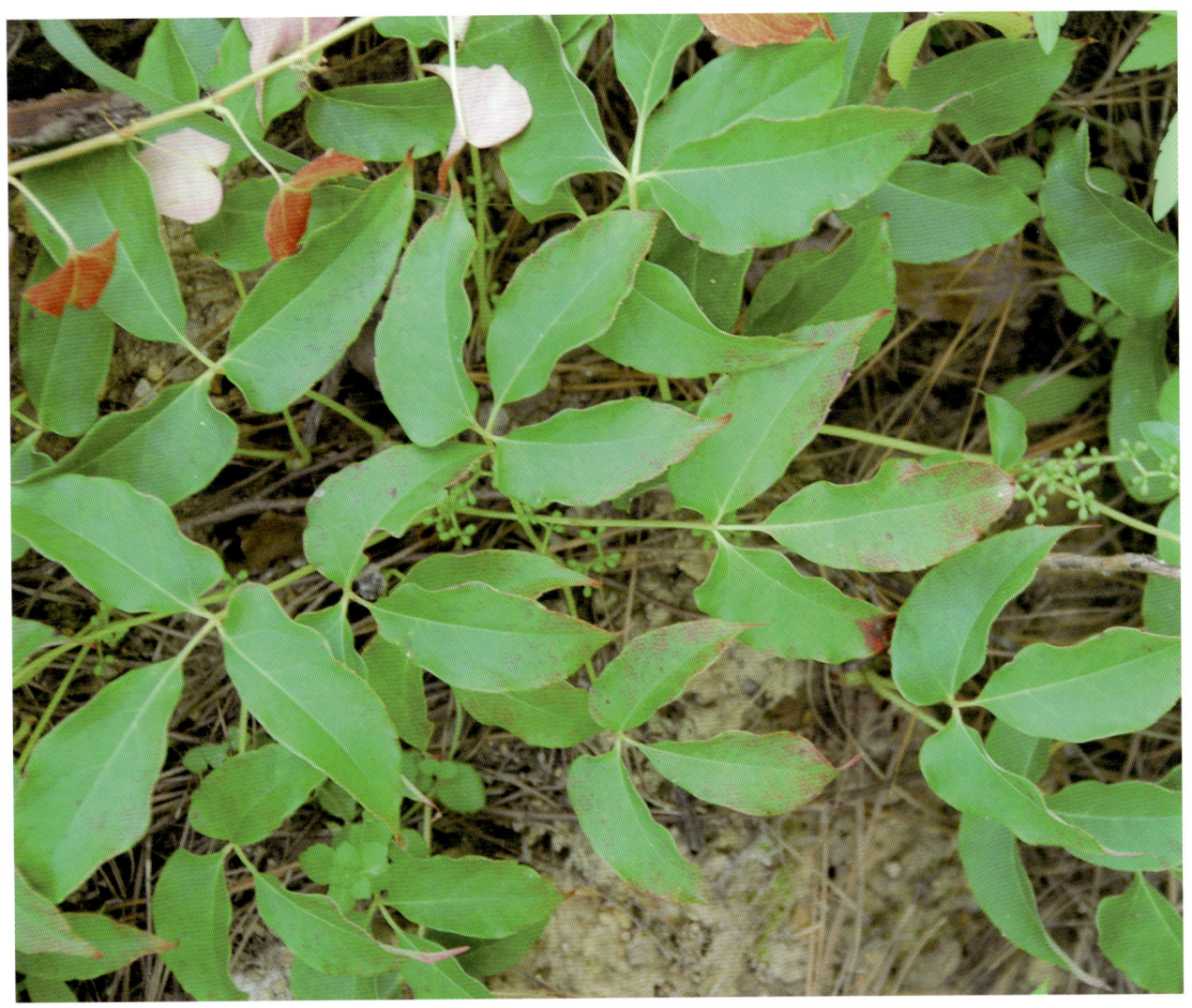

Zend gheid nox 闪光蛇葡萄

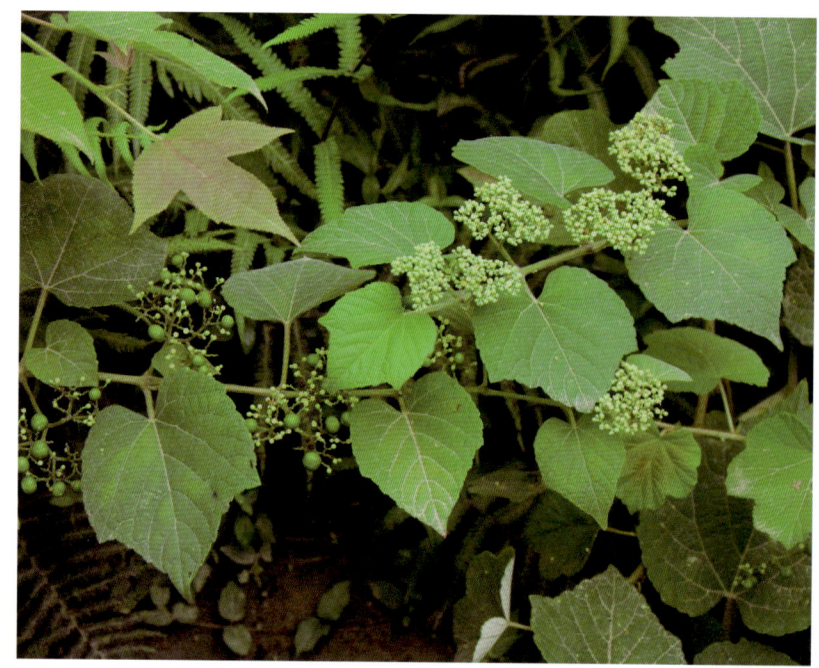

【Bit hsenb 俗名】过山龙、扁担藤、大接骨、接骨丹、蓝果野葡萄。

【Dios kob deis 基源】为葡萄科植物闪光蛇葡萄 Ampelopsis bodinieri (Levl. et Vant.) Rehd. 的根皮。

【Niangb bet deis 生长环境】生于沟谷灌木丛中、林缘,多攀爬他树。分布于各地苗乡。

【Jox hsub 性味属经】性平,味酸涩,属冷热两经药,入两经。

【Qet diel xid 功能主治】功能：hxub jent hxenk net 祛风除湿, yis hsongd tiod hxend 补骨强筋, dangf hxangd dangf mongb 止血止痛。主治：yens jent mongb ghut hsongd 风湿性关节炎, yens jent mongb ghab dlad ghab bab 风湿腰腿痛, lod hsongd 骨折, dliangd bil dib sangb 跌打损伤, ghad eb dlub lol not 白带过多, xud ghad hxangd 便血。

【Ed not xus 用法用量】内服,煎汤,15～25 g；或浸酒饮。外用,捣烂敷或研末撒。

Jab ghab bas lab 显齿蛇葡萄

【Bit hsenb 俗名】过山藤、神奇青藤、黑果野葡萄。

【Dios kob deis 基源】为葡萄科植物显齿蛇葡萄 Ampelopsis grossedentata (Hand.-Mazz.) 的茎叶、根皮。

【Niangb bet deis 生态环境】生于山谷林中或山坡灌丛,多攀爬他树。分布于部分苗乡。

【Bongt hsub 性味属经】性平,味酸涩,属冷热两经药,入两经。

【Yib deil xid 功能主治】功能：hxub jent hxenk net 祛风除湿, seil hxangd dlongs diongx hxangd 凉血降压, dangf ngol yangx ghad ngol 止咳化痰。主治：nit diongx hxangd 高血压, ait ngol ghad ngol not 咳嗽痰多, naix lul ait ngol 老年咳嗽, yens jent mangb ghut hsongd 风湿性关节炎。

【Ed not xus 用法用量】内服，煎汤，15～25 g。外用，捣烂敷或研末撒。经国内多家权威机构鉴定：显齿蛇葡萄含人体必需的18种氨基酸、22种微量元素等，具有提高人体免疫力的功效，特别适合体质虚弱者及免疫力低下者服用。

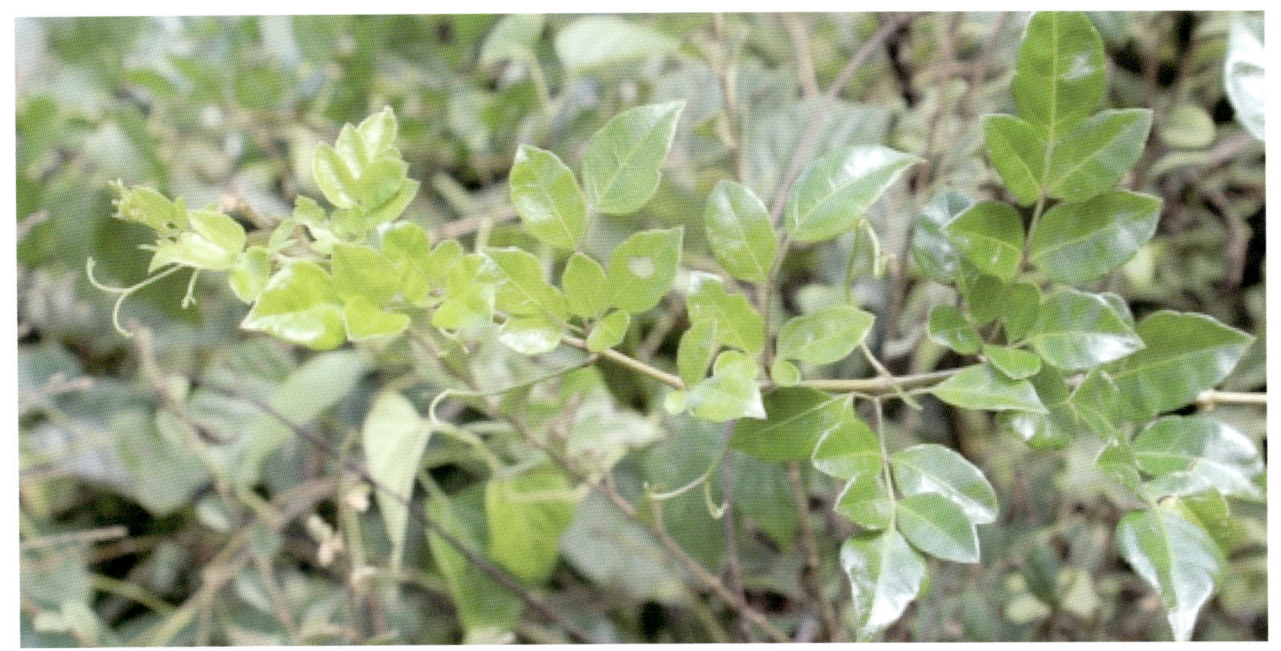

Zend gheid dlaib 复叶葡萄

【Bit hsenb 俗名】山葡萄、野葡萄、黑葡萄。

【Dios kob deis 基源】为葡萄科植物复叶葡萄 *Vitis piasezkii* Maxim. 的根或果汁。

【Niangb bet deis 生长环境】生于高中山区丛林边缘，多攀爬其他树木。分布于部分苗乡。

【Jox hsub 性味属经】性平，味酸涩，属冷热两经药，入两经。

【Qet diel xid 功能主治】功能：seil hxangd dangf hxangd 凉血止血，yangx gad los gangd 消食化积。主治：mongb khob kib jid 头痛发烧，lol hxangd nais 鼻衄，pob wox 浮肿，yens jent mongb ghut hsongd 风湿性关节炎，xok hniub mais 红眼病。

【Ed not xus 用法用量】内服，煎汤，15～25 g。外用，煎水洗。

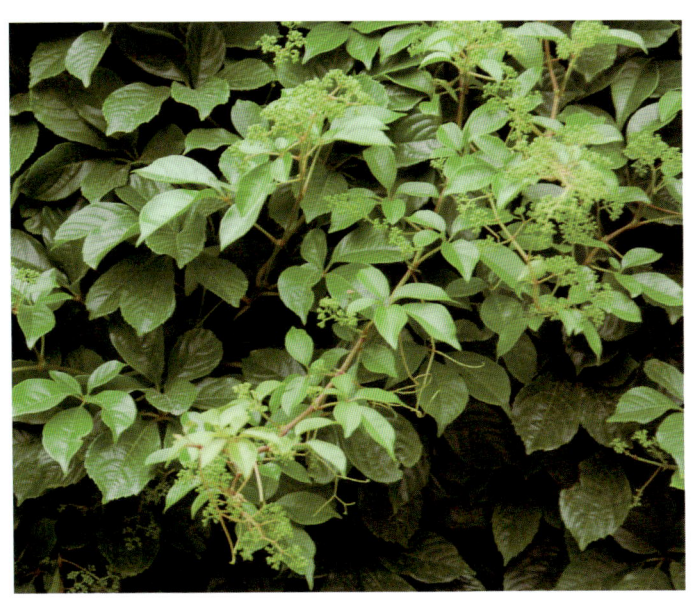

Zend gheid dlub 白蔹

【Bit hsenb 俗名】白根、七角莲、五爪藤、见肿消、野葡萄、鹅抱蛋、癫痫茶。

【Dios kob deis 基源】为葡萄科植物白蔹 *Ampelopsis japonica*（Thunb.）Makino 的根。

【Niangb bet deis 生长环境】生于荒山灌木丛中。分布于部分苗乡。

【Jox hsub 性味属经】性冷，味苦辛，属冷药，入热经。

【Qet diel xid 功能主治】功能：seil hxangd dangf hxangd 凉血止血，vuk gangb liangs ngix 敛疮生肌。主治：neit yens pob mongb 扭伤肿痛，lol hxangd nais 鼻衄，ngol hxangd ax dangf 咳血不止，kib eb kib dul 水火烫伤，dliangb yif dlub 白癜风，dix gangb 疔疮。

【Ed not xus 用法用量】内服，煎汤，15～20 g。外用，研末调敷。

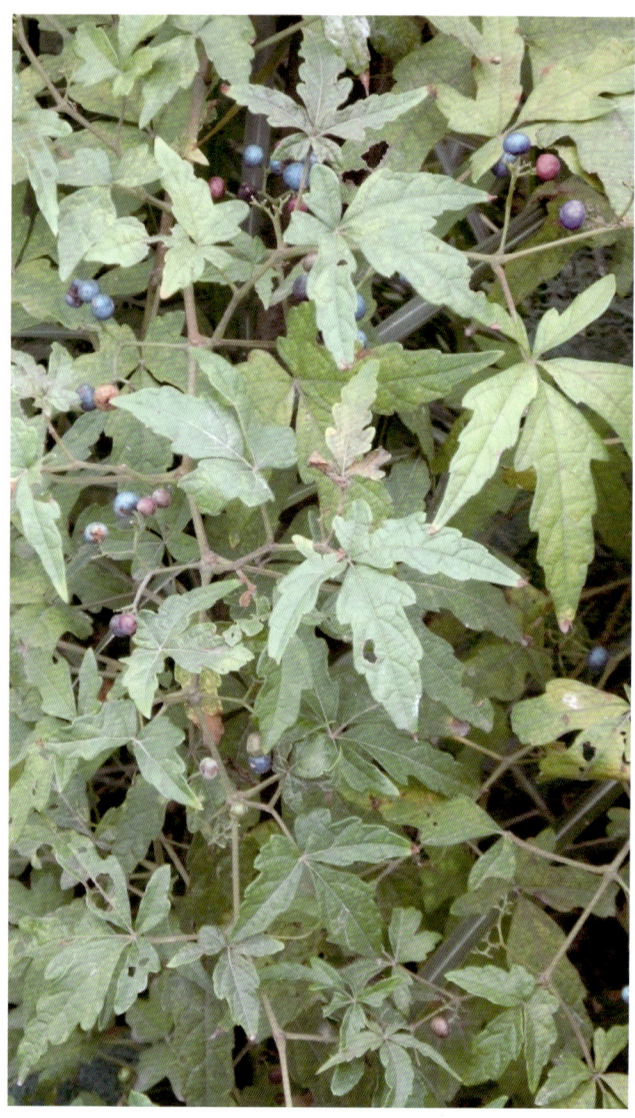
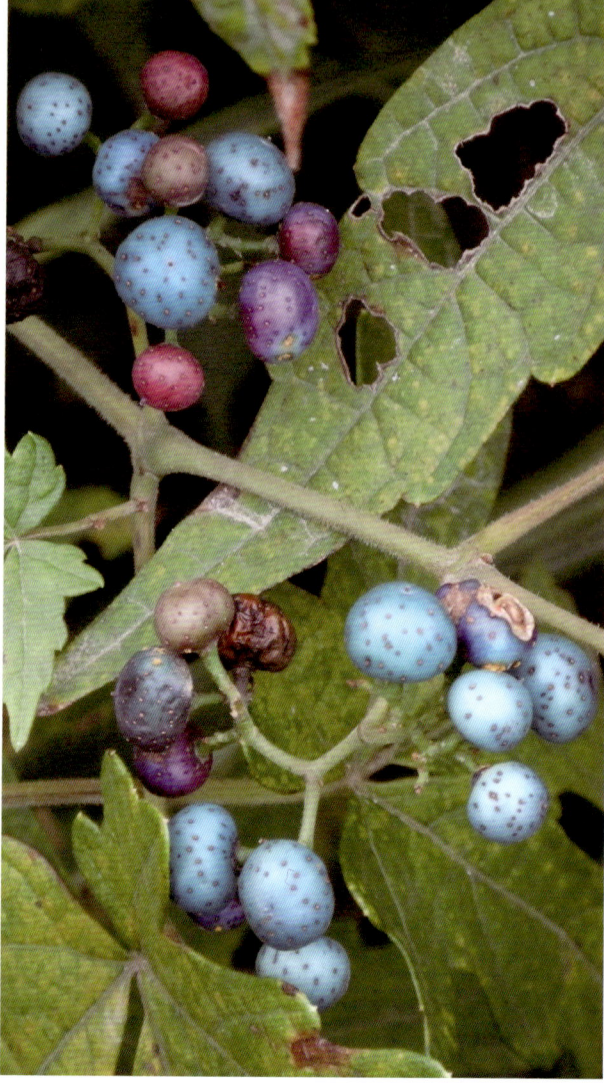

Zend gheid 葡萄

【Bit hsenb 俗名】山葫芦、草龙珠、家葡萄、水晶葡萄、巨丰葡萄。

【Dios kob deis 基源】为葡萄科植物葡萄 *Vitis vinifera* L. 的根、果实、藤、叶。

【Niangb bet deis 生长环境】属水果作物，有栽培。分布于各地苗乡。

【Jox hsub 性味属经】性冷，味酸，属冷药，入热经。

【Qet diel xid 功能主治】功能：hxub jent hxenk net 祛风除湿，yis hsongd tiod hxend 补骨强筋，yis hxangd vut bongt 补血益气。主治：lod hsongd 骨折，neit lis 扭伤，mongb ghut hsongd 关节痛，ghab naix hmid pob mongb 牙龈肿痛，pob lob pob bil 手脚水肿，xud wal lol ax hvit 小便不利。

【Ed not xus 用法用量】内服，煎汤，25～50 g；或捣汁服；或浸酒饮。外用，煎水含漱。

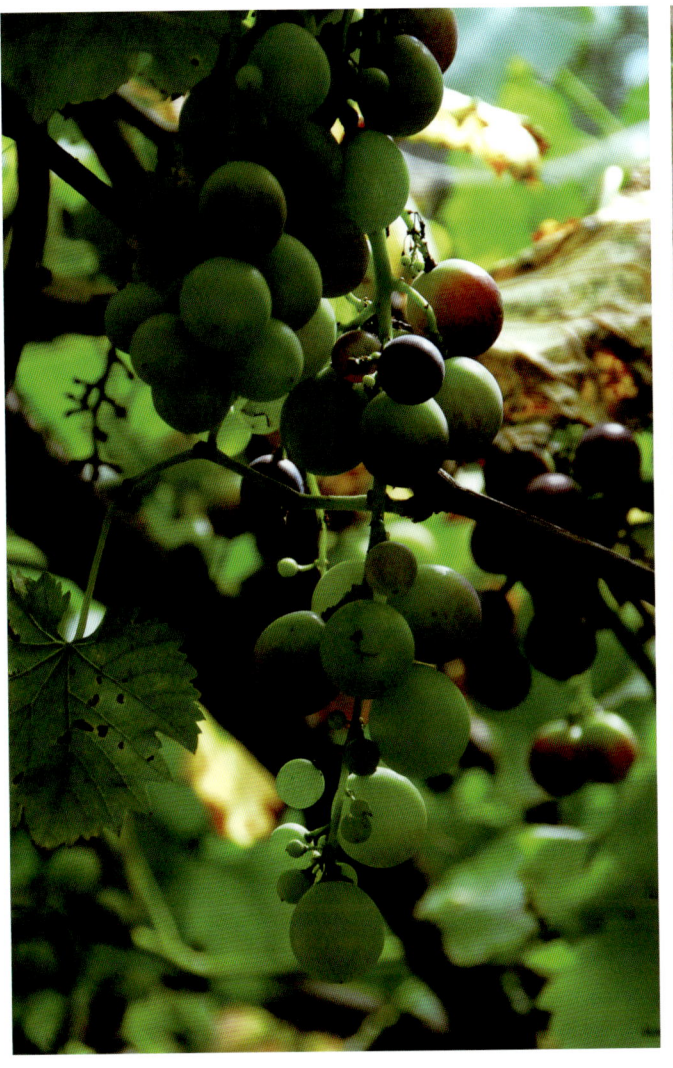
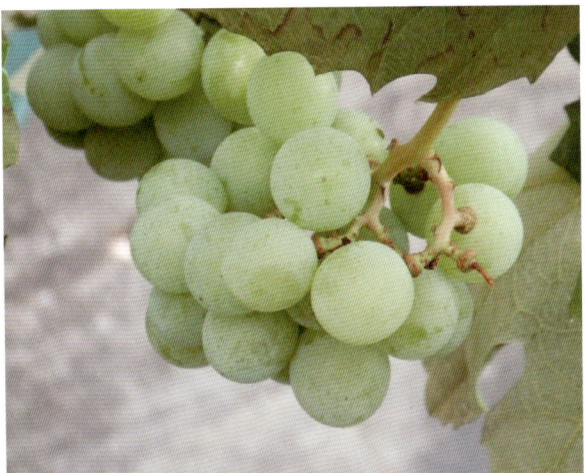
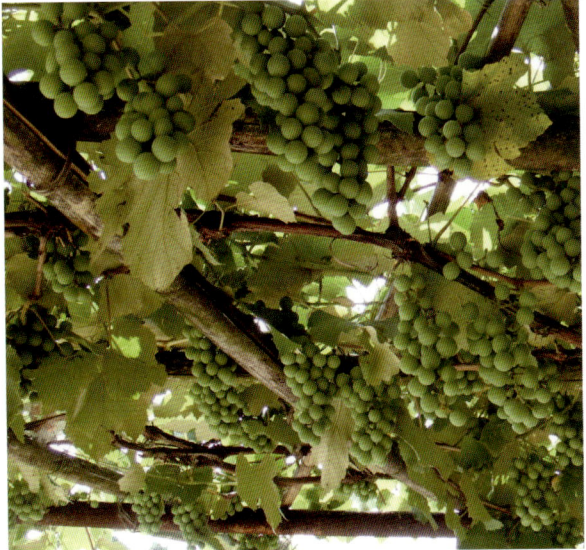

Zend gheid vud yut 小果野葡萄

【Bit hsenb 俗名】毛葡萄、大风藤、补刀藤、穿过山、爬龙藤、野葡萄藤。

【Dios kob deis 基源】为葡萄科植物小果野葡萄 *Vitis balanseana* Planch. 的茎、叶。

【Niangb bet deis 生长环境】生于坡塝灌木林中、岩石山或土坎上。分布于各地苗乡。

【Jox hsub 性味属经】性冷，味苦涩，属冷药，入热经。

【Qet diel xid 功能主治】功能：hxub kib tat jab 清热解毒，vuk gangb liangs ngix 敛疮生肌，tad hxid dlongs lis 舒筋活络。主治：lod hsongd 骨折，ait gheb bal jid 劳伤，niangb hsab pob mongb 无名肿毒，zal ghad 腹泻。

【Ed not xus 用法用量】内服，煎汤，15～25 g。外用，捣烂敷。

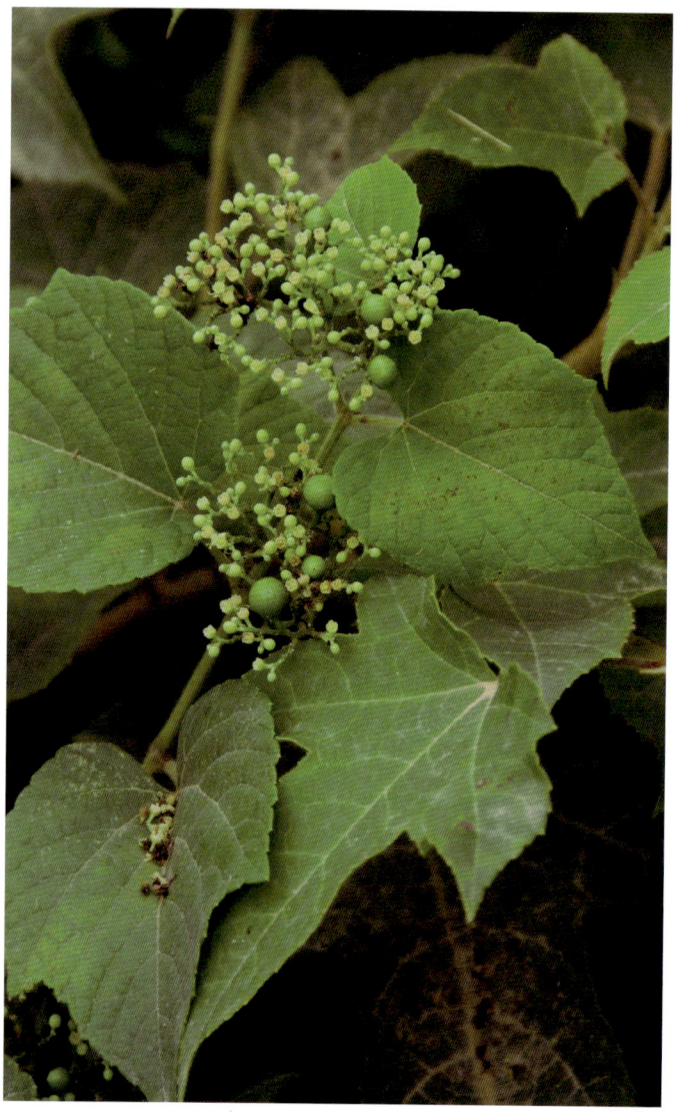 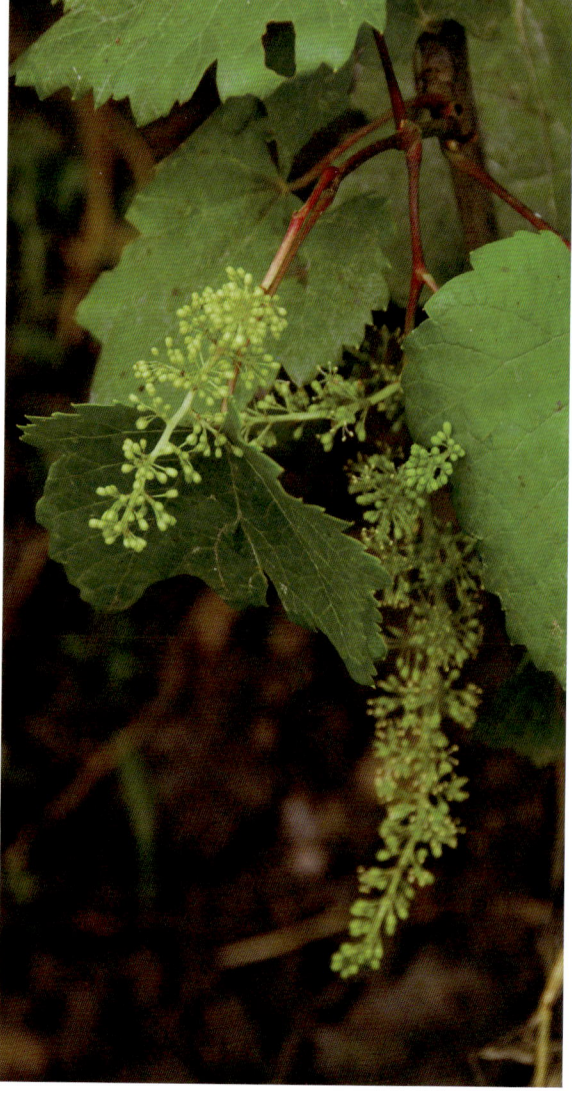

Zend gheid bas bel 刺葡萄

【Bit hsenb 俗名】千斤藤、山葡萄、红内消、野葡萄根。

【Dios kob deis 基源】为葡萄科植物刺葡萄 *Vitis davidii* Foex. 的根。

【Niangb bet deis 生长环境】生于坡塝疏林中、沟谷两旁，多蔓延在灌木上。分布于各地苗乡。

【Jox hsub 性味属经】性平，味甘涩，属冷热两经药，入两经。

【Qet diel xid 功能主治】功能：ves hxangd hangb hxangd 活血行血，yangx gad los gangd 消食化积。主治：od hxangd 吐血，xongl yens hxend hsongd 挫伤筋骨，dit qub 胀肚子，yens jent mongb ghut hsongd 风湿性关节炎，xub wal dlub 小便白浊。

【Ed not xus 用法用量】内服，煎汤，30～50 g。

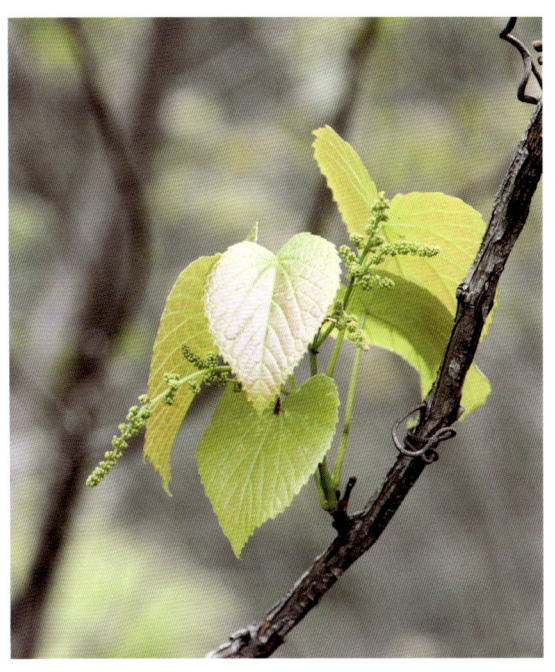

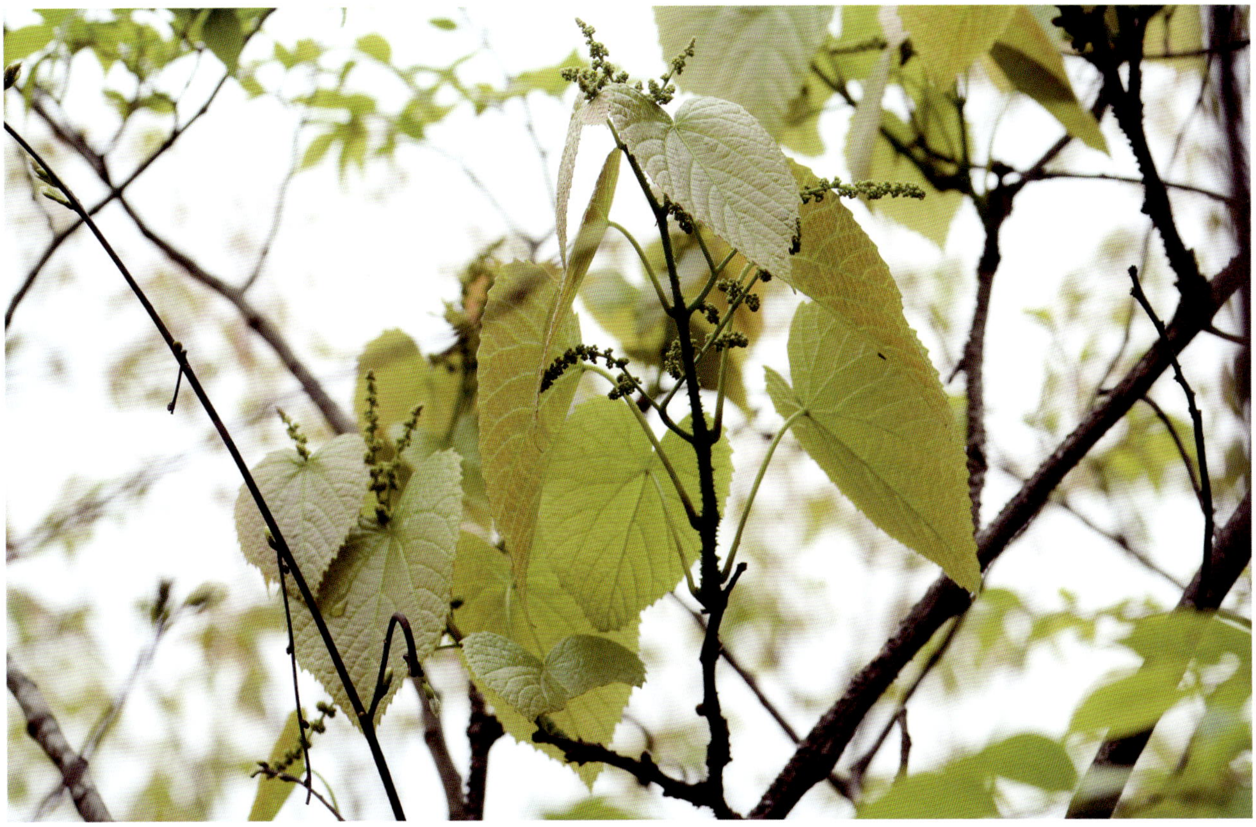

Zend gheid leib 毛葡萄

【Bit hsenb 俗名】野葡萄、崖葡萄、五角叶葡萄。

【Dios kob deis 基源】为葡萄科植物毛葡萄 *Vitis quinquangularis* Rehd. 的根皮。

【Niangb bet deis 生长环境】生于低山地区灌木丛中、石崖上或沟谷边。分布于各地苗乡。

【Jox hsub 性味属经】性冷，味苦酸，属冷药，入热经。

【Qet diel xid 功能主治】功能：qet hsot ud dangf ghad eb 调经止带，yis lal ves jongt bend 补虚固涩。主治：lod hsongd 骨折，hsot ud ax jangx hxib 月经不调，ghad eb dlub lol not 白带过多，niangb hsab pob mongb 无名肿毒。

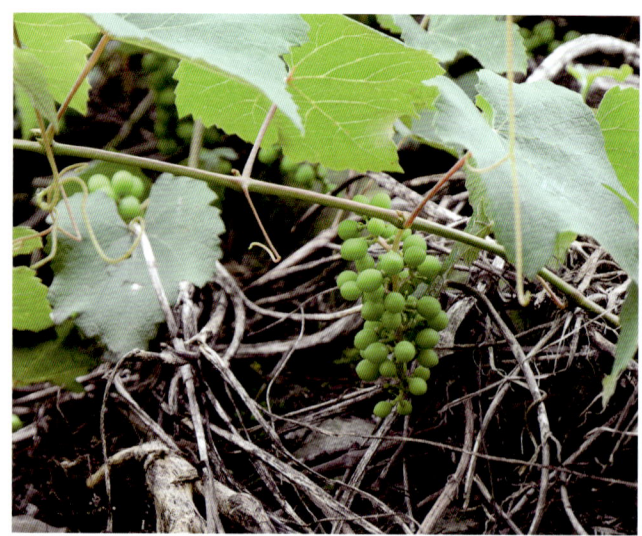

【Ed not xus 用法用量】内服，煎汤，10～15 g。外用，捣烂敷或研末撒。

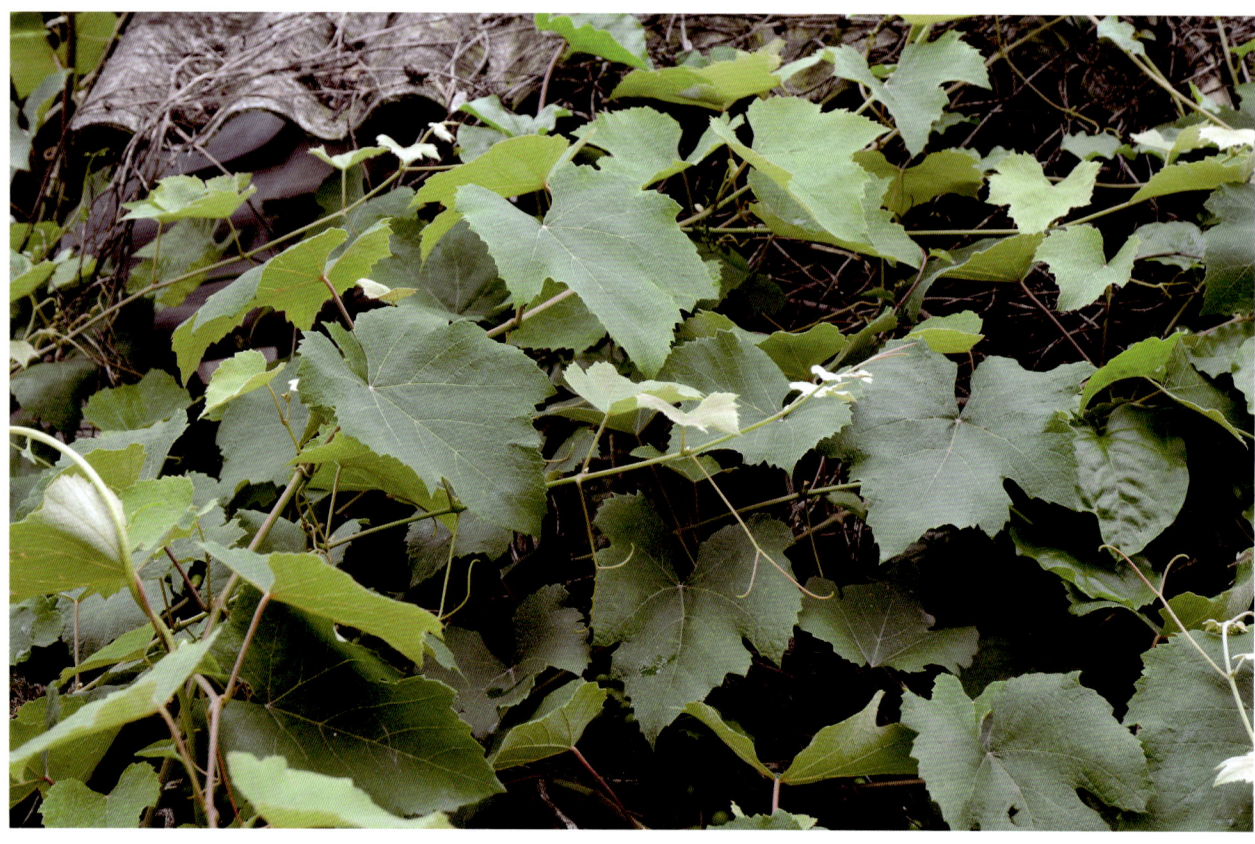

Zend gheib dlaib vud 秋葡萄

【Bit hsenb 俗名】黑葡萄、野黑葡萄、小果黑葡萄、黑果细葡萄。

【Dios kob deis 基源】为葡萄科植物秋葡萄 *Vitis romanetii* Roman. 的根。

【Niangb bet deis 生长环境】生于山谷中、坡塝上，多蔓延在灌木上，有栽培。分布于部分苗乡。

【Jox hsub 性味属经】性平，味甘涩，属冷热两经药，入两经。

【Qet diel xid 功能主治】功能：ves hxangd hangb hxangd 活血行血，yangx gad los gangd 消食化积。主治：od hxangd 吐血，xongl yens hxend hsongd 挫伤筋骨，yens jent mongb ghut hsongd 风湿性关节炎，dal ghad got 遗精症。

【Ed not xus 用法用量】内服，煎汤，15～25 g；或浸酒饮。外用，捣烂敷。

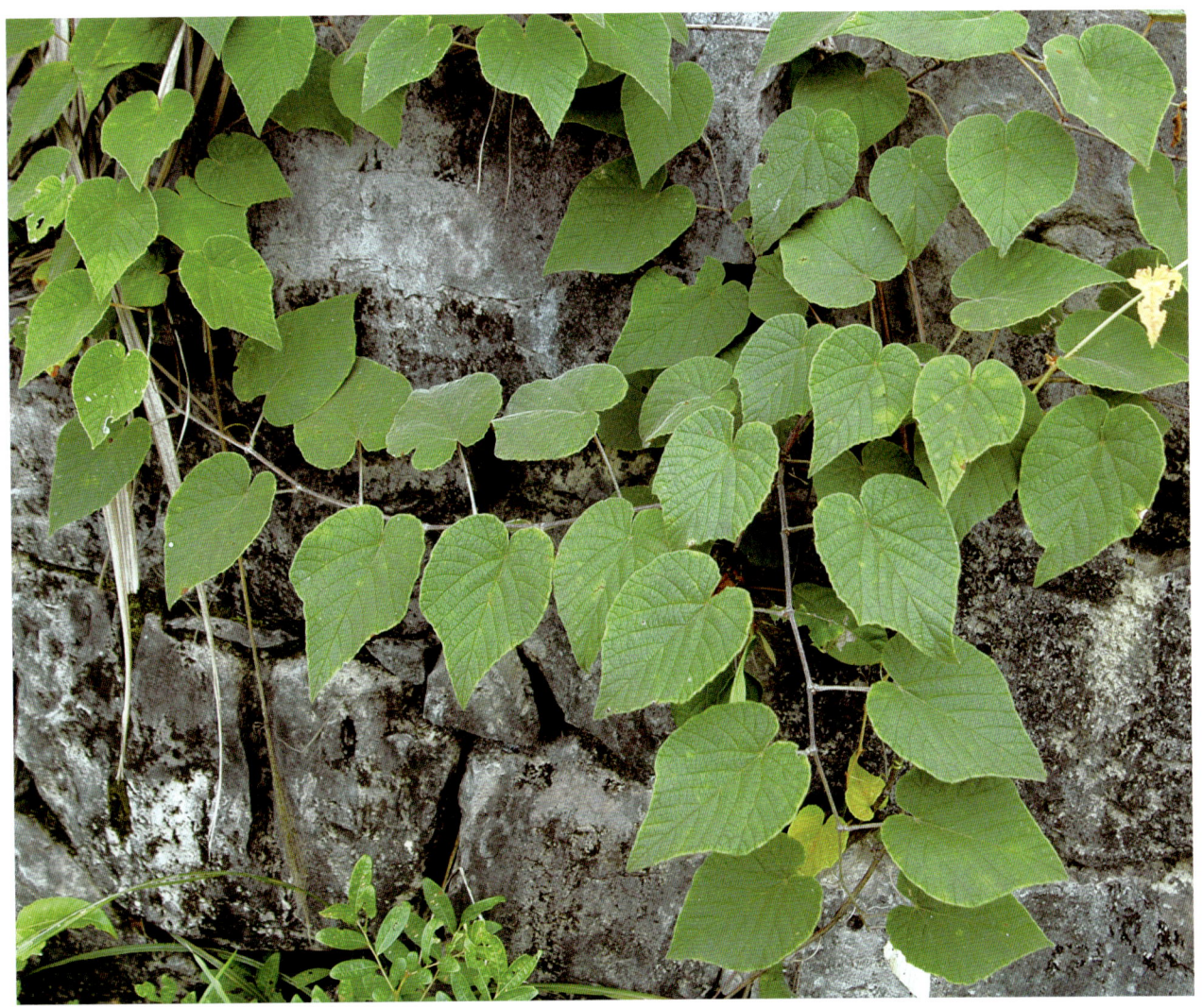

Zend gheib dlub yut 桑叶葡萄

【Bit hsenb 俗名】山葫芦、山葡萄、小果野葡萄。

【Dios kob deis 基源】为葡萄科植物桑叶葡萄 *Vitis ficifolia* Bge. 的根、叶。

【Niangb bet deis 生长环境】生于坡塝灌木丛中。分布于部分苗乡。

【Jox hsub 性味属经】性热，味甜，属热药，入冷经。

【Qet diel xid 功能主治】功能：vut eb niangs dangf khak 生津止渴，yis hxangd vut bongt 补血益气。主治：mongb ghut hsongd 关节痛，mongb hsongd hxend 筋骨疼痛，ghab naix hmid pob mongb 牙龈肿痛，pob lob pob bil 手脚水肿，zal ghad dongk xok 细菌性痢疾。

【Ed not xus 用法用量】内服，煎汤，15～30 g；或浸酒饮。外用，捣烂敷。

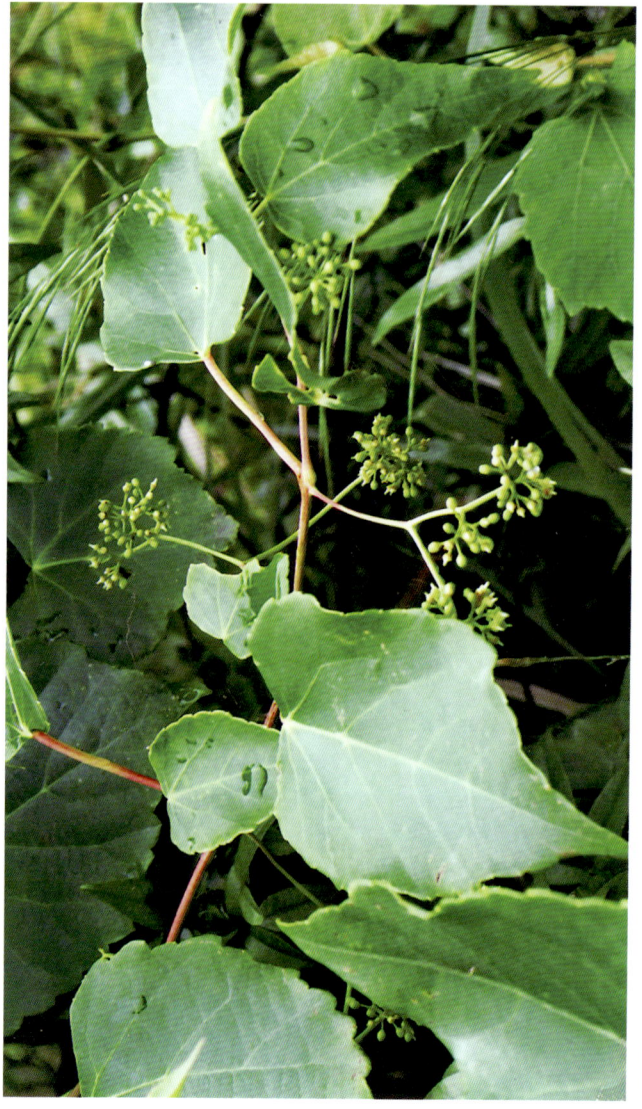
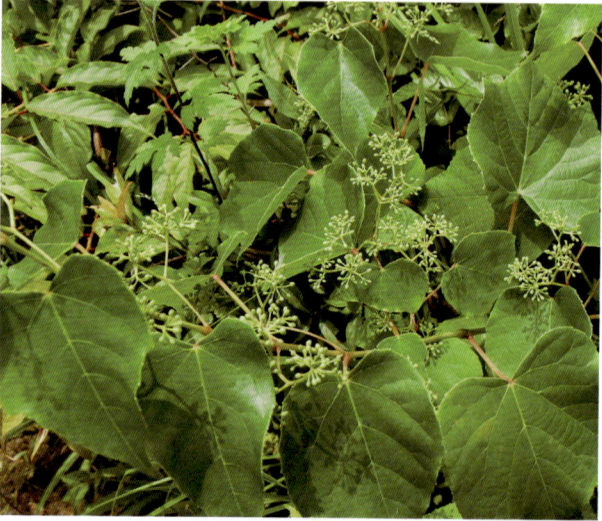
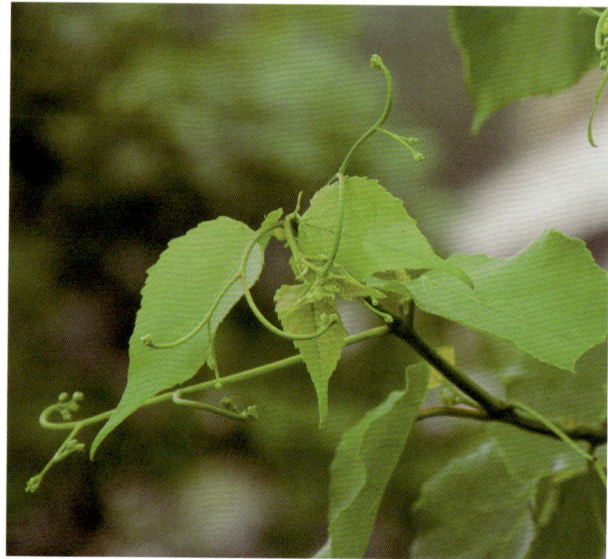

Zend gheid nox yut 网脉葡萄

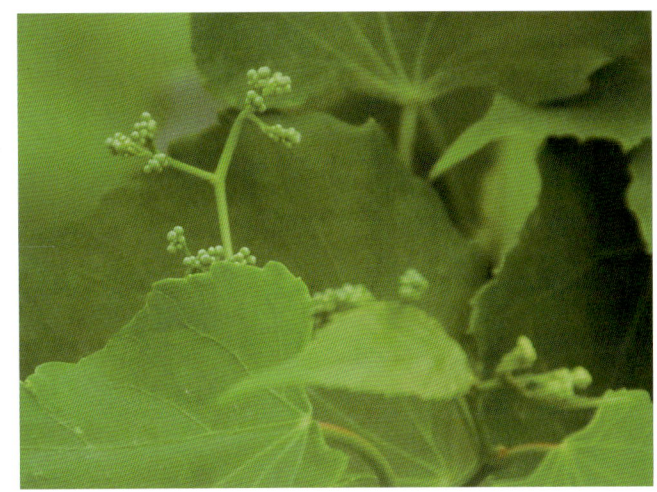

【Bit hsenb 俗名】野葡萄、野葡萄根、野葡萄藤、大叶山天萝。

【Dios kob deis 基源】为葡萄科植物网脉葡萄 *Vitis wilsoniae* Veitch 的叶或根。

【Niangb bet deis 生长环境】喜攀缘岩壁或生于荫蔽林缘、灌木丛中。分布于部分苗乡。

【Jox hsub 性味属经】性冷，味酸，属冷药，入热经。

【Qet diel xid 功能主治】功能：hxenk od nul dangf mongb 消炎止痛，tat jit hxangd hxenk angt 散瘀消肿。主治：bus diangd 骨髓炎，fal gangb xok 丹毒，gangb dix 疮疖，ghad eb dlub lol not 白带过多。

【Ed not xus 用法用量】内服，煎汤，15～30 g。外用，捣蓉包患处或捣汁涂。

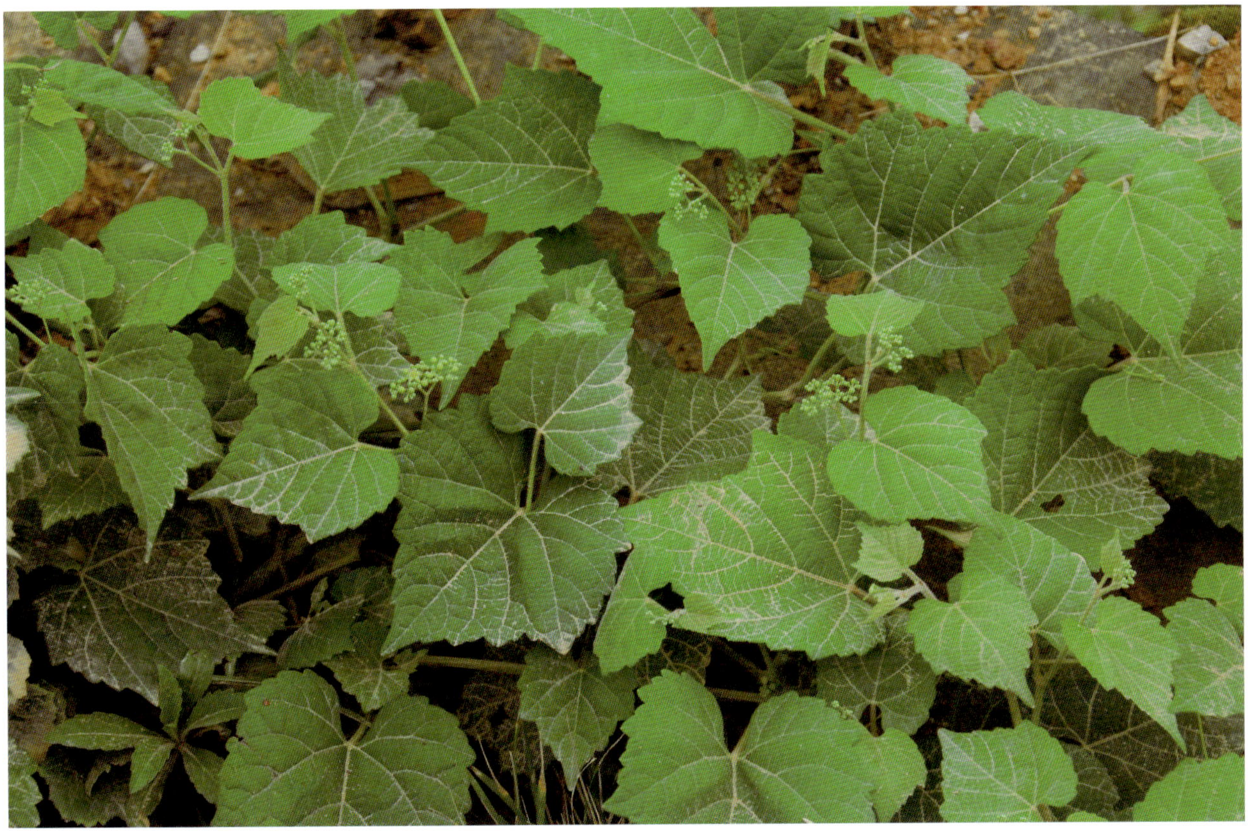

Zend gheid nangl 蘡薁

【Bit hsenb 俗名】山葡萄、鼠葡萄、野葡萄、山藤藤秧。

【Dios kob deis 基源】为葡萄科植物蘡薁 *Vitis adstricta* Hance 的茎、叶、根。

【Niangb bet deis 生长环境】生于坡塝灌木丛中、杂木林间。分布于部分苗乡。

【Jox hsub 性味属经】性热，味甜，属热药，入冷经。

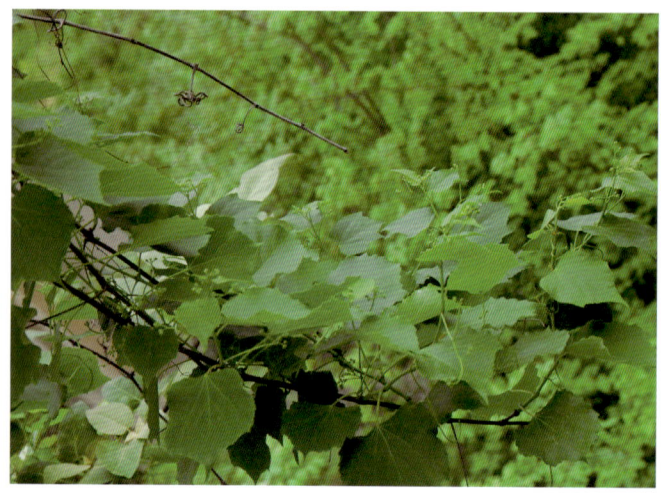

【Qet diel xid 功能主治】功能：hxub kib los xuf 清热利湿，dangf hxangd tat jit hxangd 止血散瘀。主治：nais jongt od nul duk naix 传染性肝炎，dliangd bil dib sangb 跌打损伤，yens xit lol hxangd 刀伤出血，yens jent mongb ghut hsongd 风湿性关节炎，gangb daid eb 湿疹，zal ghad dongk xok 细菌性痢疾。

【Ed not xus 用法用量】内服，煎汤，15～25 g；或捣汁饮、浸酒饮。外用，捣烂敷。

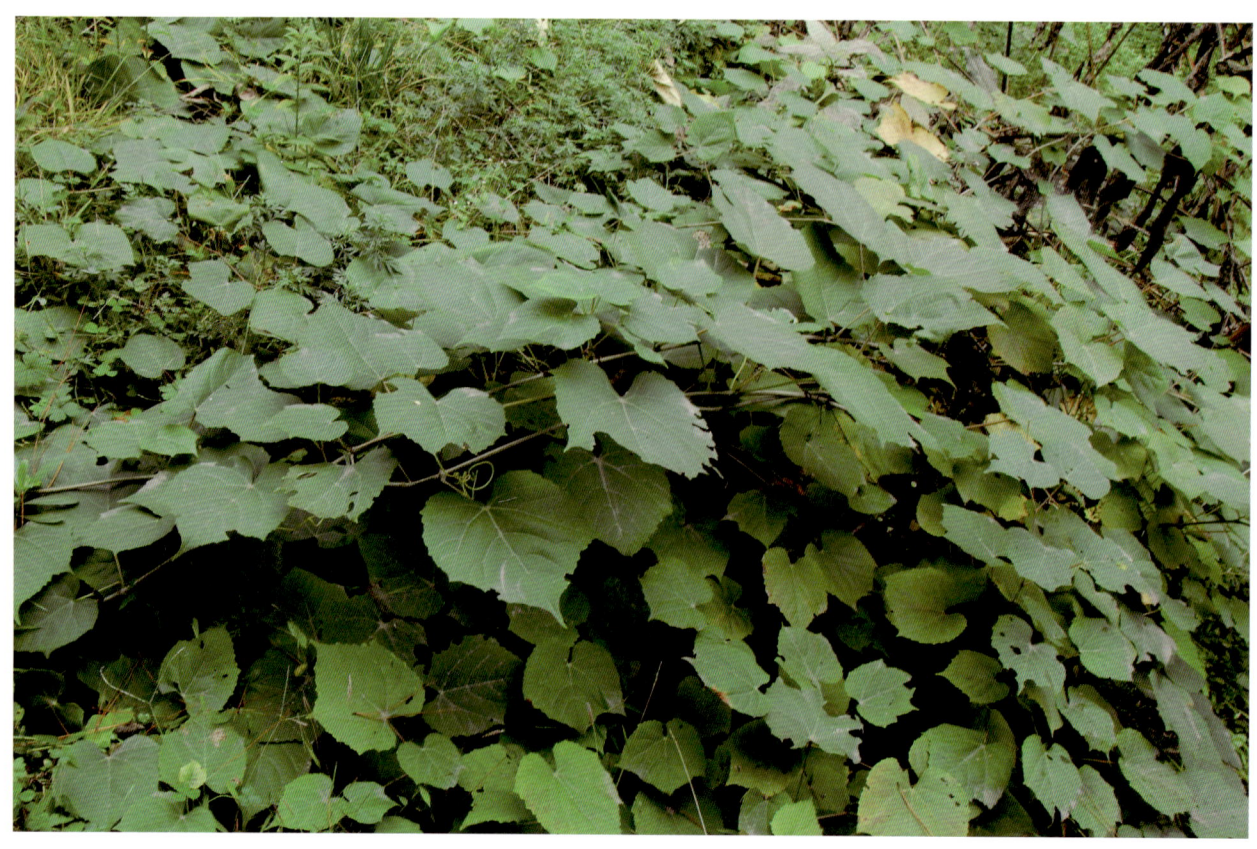

Zend geib bix 葛藟

【Bit hsenb 俗名】巨菰、推藟、千岁木、千岁藟、野葡萄、割谷镰藤。

【Dios kob deis 基源】为葡萄科植物葛藟 *Vitis flexuosa* Thunb. 的藤汁、果实、根。

【Niangb bet deis 生长环境】生于山地灌木丛中、林缘。分布于部分苗乡。

【Jox hsub 性味属经】性平,味甘涩,属冷热两经药,入两经。

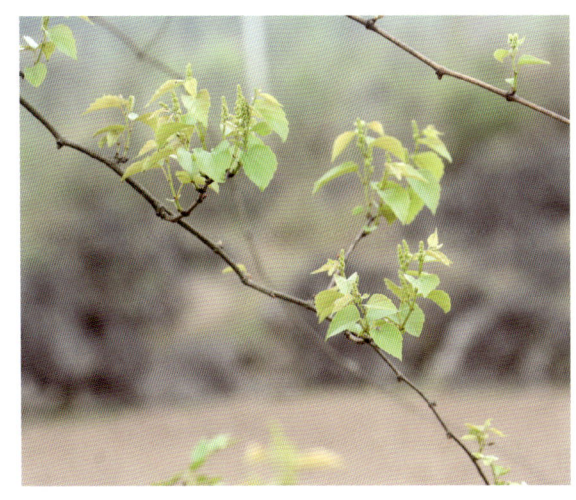

【Qet diel xid 功能主治】功能:hsenk hsongd hsenk hxend 续筋接骨,hxub jent hxenk net 祛风除湿。主治:od hxangd 吐血,xit hxend lod hsongd 伤筋断骨,dliangd bil dib sangb 跌打损伤,yens jent mongb 风湿痛,dinx gad xangd dit 食积饱胀。

【Ed not xus 用法用量】内服,煎汤,15～25 g;或浸酒饮。外用,捣烂敷。

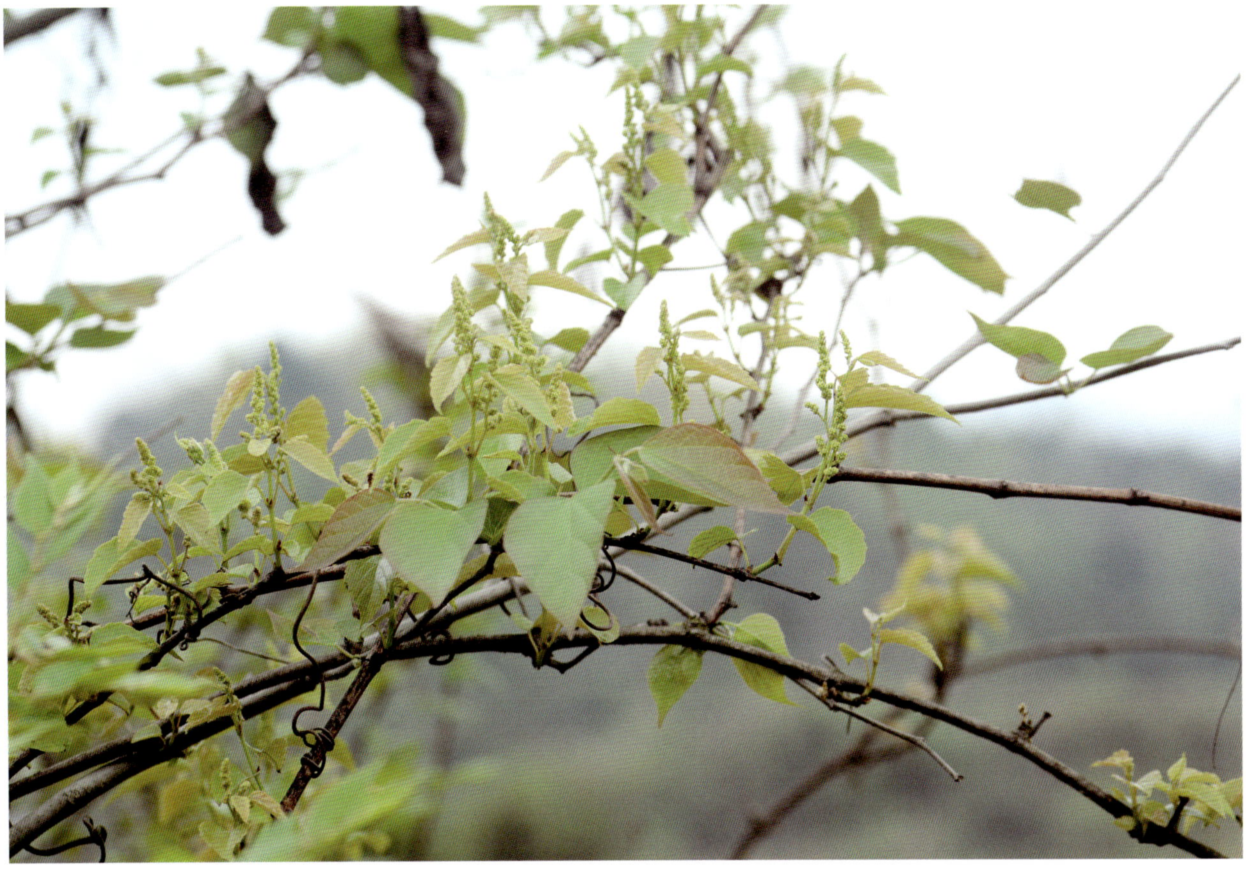

Hlat jeex bix zat 崖爬藤

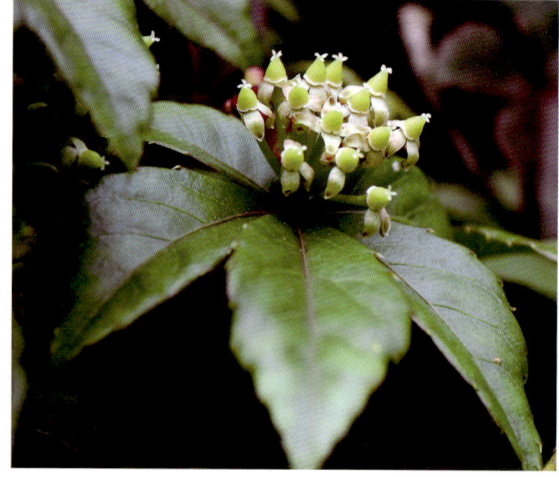

【Bit hsenb 俗名】小红药、毛五加、岩五加、痰五加、上树蜈蚣、五叶岩爬藤。

【Dios kob deis 基源】为葡萄科植物崖爬藤 Tetrastigma obtectum（Wall.）Planch. 的根或茎。

【Niangb bet deis 生长环境】生于低山地区山脚石崖上、杂木林中。分布于各地苗乡。

【Jox hsub 性味属经】性热，味辛，属热药，入冷经。

【Qet diel xid 功能主治】功能：hxub jent hxenk net 祛风除湿，hxub kib tat jab 清热解毒。主治：mongb khob 头痛，yens jent mongb 风湿痛，ghut hsongd mongb jangx bod 痛风，dliangd bil dib sangb 跌打损伤，gangb eb fangx 黄水疮。

【Ed not xus 用法用量】内服，煎汤，15～25 g。外用，煎水洗或捣烂敷。

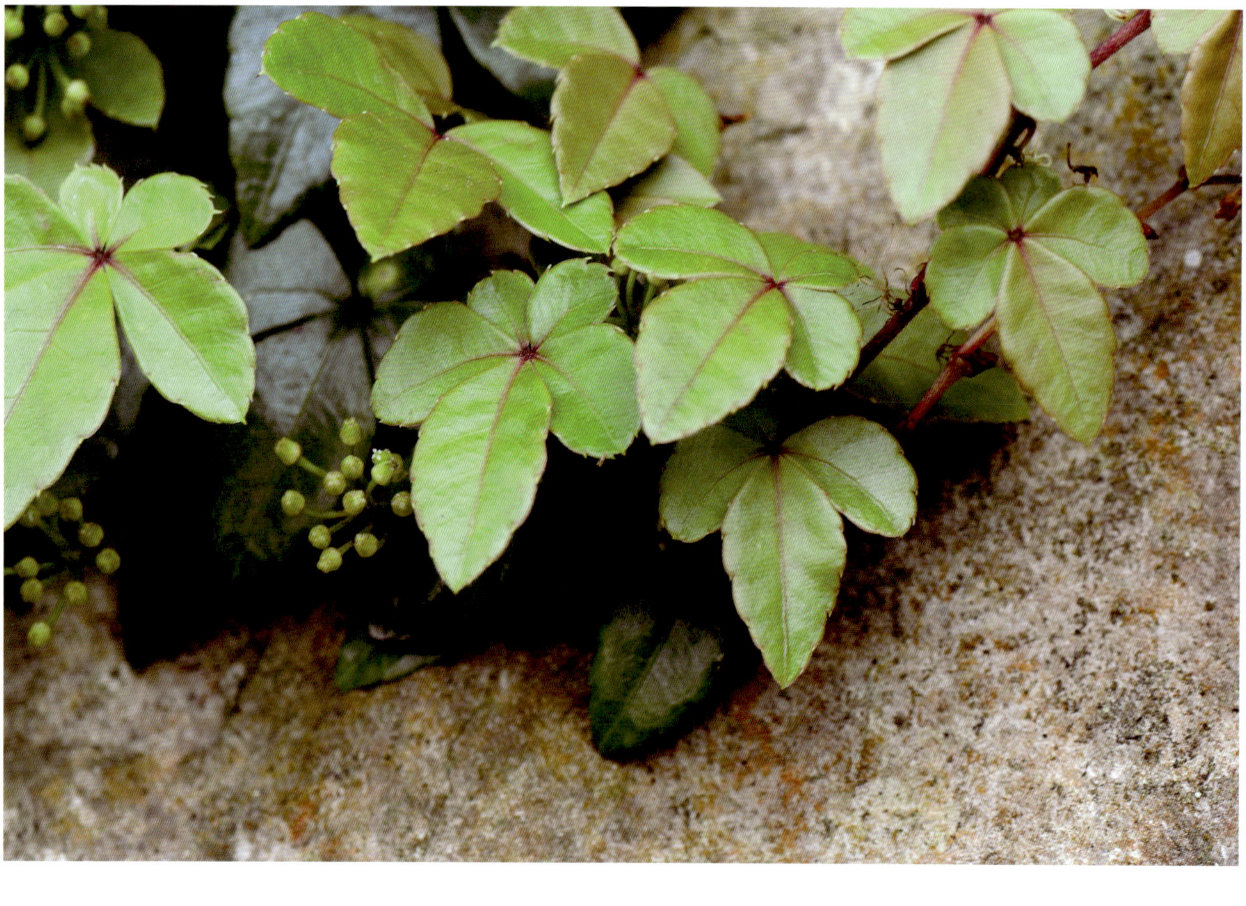

Hlat jeex bix zat yet 三叶崖爬藤

【Bit hsenb 俗名】小扁藤、三叶青、石老鼠、蛇附子、栏山虎、有角乌蔹莓。

【Dios kob deis 基源】为葡萄科植物三叶崖爬藤 *Tetrastigma hemsleyanum* Diels et Gilg 的根。

【Niangb bet deis 生长环境】生于山谷岩石山地区。分布于各地苗乡。

【Jox hsub 性味属经】性冷，味苦，属冷药，入热经。

【Qet diel xid 功能主治】功能：xongf hxend tiod hsongd 强筋壮骨，hxenk od nul dangf mongb 消炎止痛。主治：dliangd bil dib sangb 跌打损伤，hek bongt ngol 哮喘，nais pot od nul 肺炎，mongb ghongd niangs 咽喉痛，dix gangb 疔疮，yens nangb gik 毒蛇咬伤。

【Ed not xus 用法用量】内服，煎汤，15～20 g；或捣汁饮。外用，捣烂敷或研末撒。

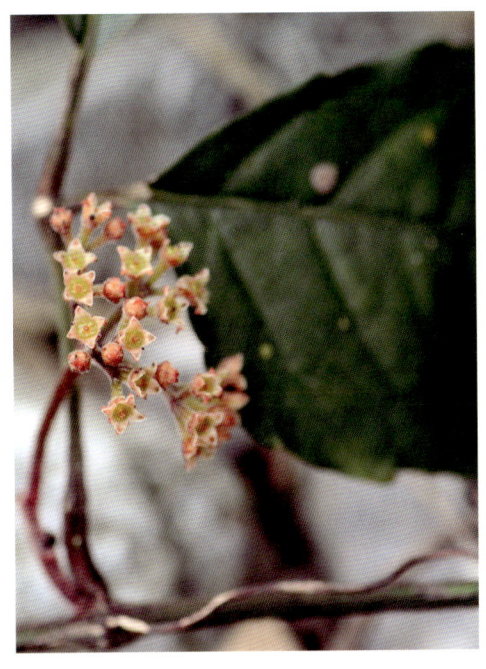

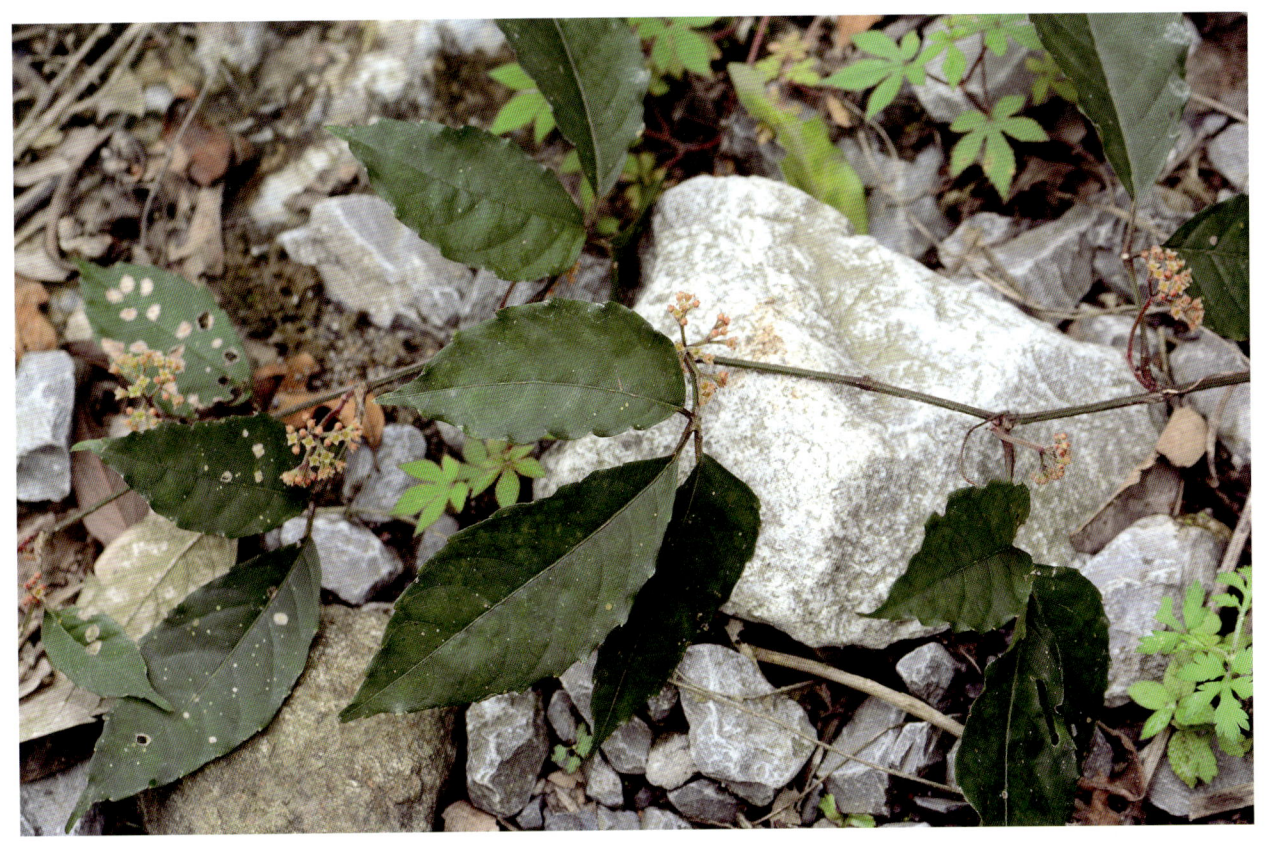

Hlat jik zat bab 狭叶崖爬藤

【Bit hsenb 俗名】乌蔹莓、灯笼草、红葡萄、雪里高、五爪青龙。

【Dios kob deis 基源】为葡萄科植物狭叶崖爬藤 Tetrastigma serrulatum（Roxb.）Planch. 的全株或根。

【Niangb bet deis 生长环境】生于低山地区山谷沟边、灌木丛中。分布于各地苗乡。

【Jox hsub 性味属经】性冷，味苦涩，属冷药，入热经。

【Qet diel xid 功能主治】功能：hxub jent hxenk net 祛风除湿，ves hxangd tongb hxud 活血通络，hsenk hsongd liangs ngix 接骨生肌。主治：lod hsongd 骨折，dliangd bil dib sangb 跌打损伤，yens jent mongb ghut hsongd 风湿性关节炎，ax hsot ud 闭经，niangb hsab pob mongb 无名肿毒，kib eb kib dul 水火烫伤。

【Ed not xus 用法用量】内服，煎汤，15～25 g；或浸酒饮。外用，捣烂敷或研末调敷。

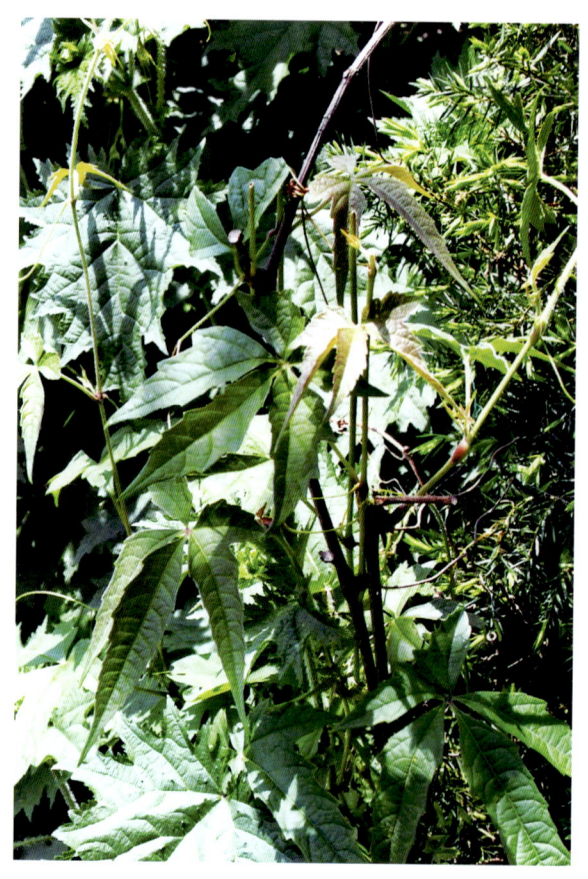

Hlat jik zat xok 无毛崖爬藤

【Bit hsenb 俗名】小红药、小红藤、铜丝拌、小五爪龙、光叶崖爬藤。

【Dios kob deis 基源】为葡萄科植物无毛崖爬藤 Tetrastigma obtectum var. glabrum（Levl. et Vant.）Gagnep. 的根或全株。

【Niangb bet deis 生长环境】生于坡塝杂木林中、陡坡岩石处。分布于各地苗乡。

【Jox hsub 性味属经】性冷，味苦涩，属冷药，入热经。

【Qet diel xid 功能主治】功能：xongf hxend tiod hsongd 强筋壮骨，seil hxangd dangf hxangd 凉血止血。主治：lod hsongd 骨折，dliangd bil dib sangb 跌打损伤，hsot ud ax jangx hxib 月经不调，kib eb kib dul 水火烫伤。

【Ed not xus 用法用量】内服，煎汤，15～25 g；或浸酒饮。外用，捣烂敷。

Hlat jik zat nangl 毛枝崖爬藤

【Bit hsenb 俗名】大血藤、五爪龙、红五加、岩爬藤、走游草。

【Dios kob deis 基源】为葡萄科植物毛枝崖爬藤 *Tetrastigma obovatum*（Laws.）Gagnep. 的全株。

【Niangb bet deis 生长环境】生于灌木林中、杂木林下。分布于部分苗乡。

【Jox hsub 性味属经】性热，味辛涩，属热药，入冷经。

【Qet diel xid 功能主治】功能：hangb bongt ves hxangd 行气活血，xongf hxend tiod hsongd 强筋壮骨。主治：ait gheb bal jid 劳伤，lod hsongd 骨折，mongb ghab jid ghab jil 肢体疼痛，xus dliangl ves ngol hsab 虚咳。

【Ed not xus 用法用量】内服，煎汤，15～25 g。外用，捣烂敷或煎水洗。

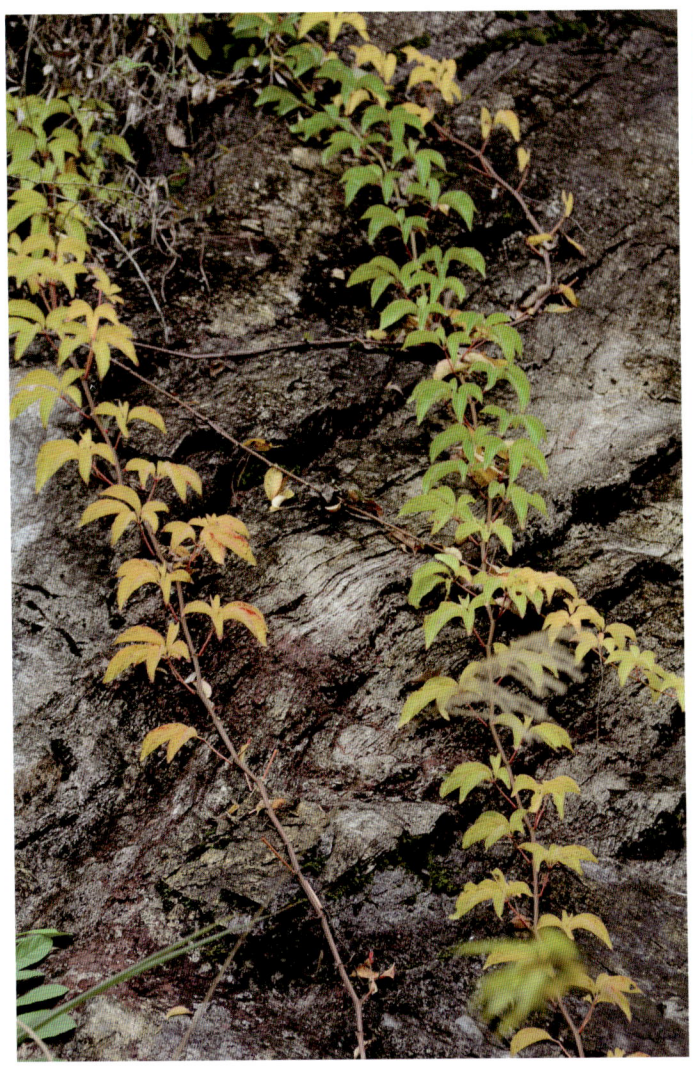
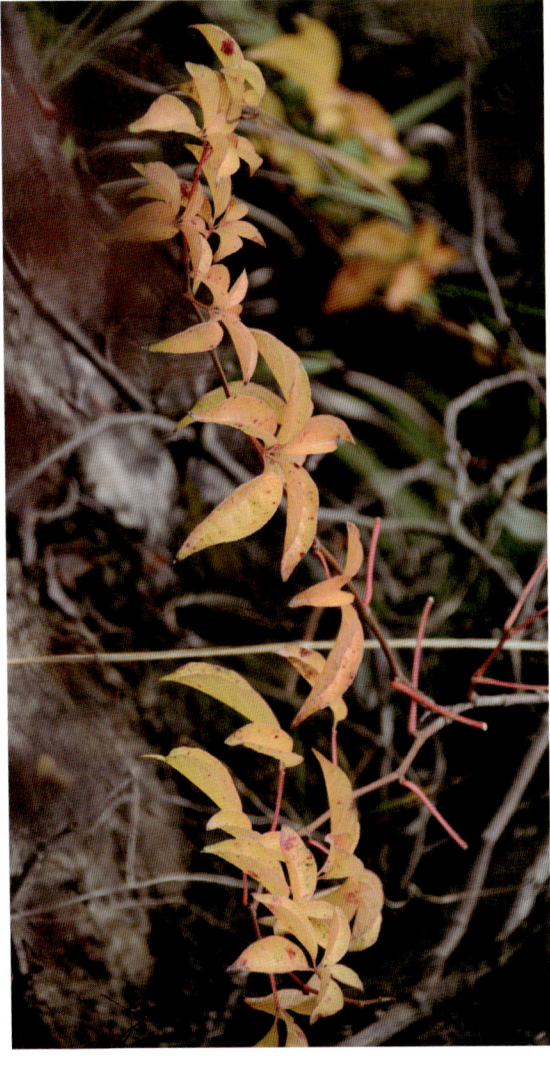

Hlat jik zat leib 毛叶崖爬藤

【Bit hsenb 俗名】岩爬藤、走游草、毛五加、小走游草。

【Dios kob deis 基源】为葡萄科植物毛叶崖爬藤 Tetrastigma obtectum (Wall.) Planch. var. *pilosum* Gagnep. 的全株。

【Niangb bet deis 生长环境】生于石崖上或树林中。分布于部分苗乡。

【Jox hsub 性味属经】性热，味辛涩，属热药，入冷经。

【Qet diel xid 功能主治】功能：hxub jent hxenk net 祛风除湿，ves hxangd tat jit hxangd 活血化瘀。主治：ait gheb bal jid 劳伤，ait ngol 咳嗽，lod hsongd 骨折，mongb ghab jid ghab jil 肢体疼痛，ghut hsongd mongb jangx bod 痛风。

【Ed not xus 用法用量】内服，煎汤，15～25 g。外用，捣烂敷或煎水洗。

Hlat jil jenb vongx 扁担藤

【Bit hsenb 俗名】三角枫、飞蜈蚣、羊带风、扁骨风、腰带藤。

【Dios kob deis 基源】为葡萄科植物扁担藤 Tetrastigma planicaule（Hook.）Gagnep. 的根。

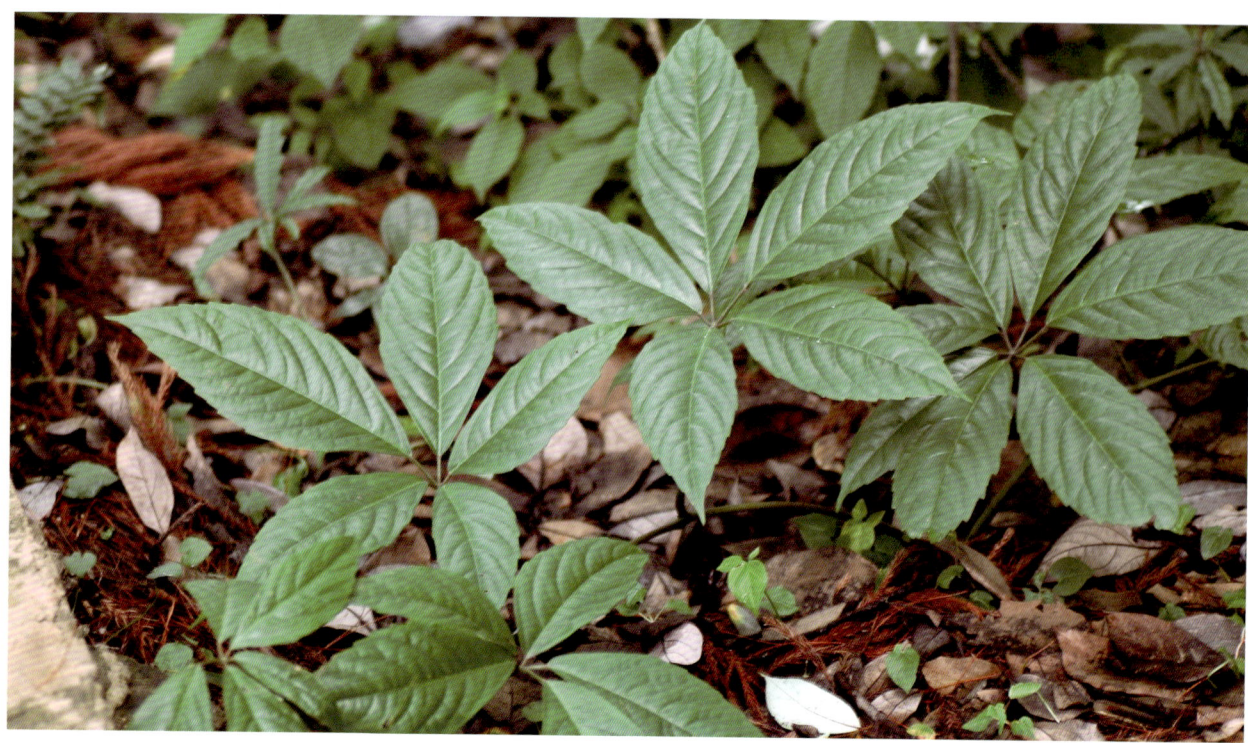

【Niangb bet deis 生长环境】生于深山丛林间、杂木林中，多攀爬他树。分布于部分苗乡。

【Jox hsub 性味属经】性热，味苦涩，属热药，入冷经。

【Qet diel xid 功能主治】功能：hangb bongt ves hxangd 行气活血，yis hsongd tiod hxend 补骨强筋。主治：ait gheb bal jid 劳伤，hvangb jid zeib ghangb 半身不遂，yens jent mongb hsongd hxend 风湿筋骨痛。

【Ed not xus 用法用量】内服，煎汤，25～50 g；或浸酒服。

Hlat gheid meid 白粉藤

【Bit hsenb 俗名】白面藤、白薯藤、假葡萄、粉叶葡萄。

【Dios kob deis 基源】为葡萄科植物白粉藤 *Cissus repens* Lamk. 的根或藤叶。

【Niangb bet deis 生长环境】生于低山丘陵地区林缘、河边。分布于部分苗乡。

【Jox hsub 性味属经】性冷，味甘苦，属冷药，入热经。

【Qet diel xid 功能主治】功能：hxub kib tat jab 清热解毒，zangl bod hangb hxangd 散结行瘀。主治：dliangd bil dib sangb 跌打损伤，diuf od nul 肾炎，niak das qub niangs ceib xit 死胎催产，jif hxongb 淋巴结结核，dix gangb 疔疮。

【Ed not xus 用法用量】内服，煎汤，15～25 g；或浸酒饮。外用，鲜品捣烂敷或干粉调敷。

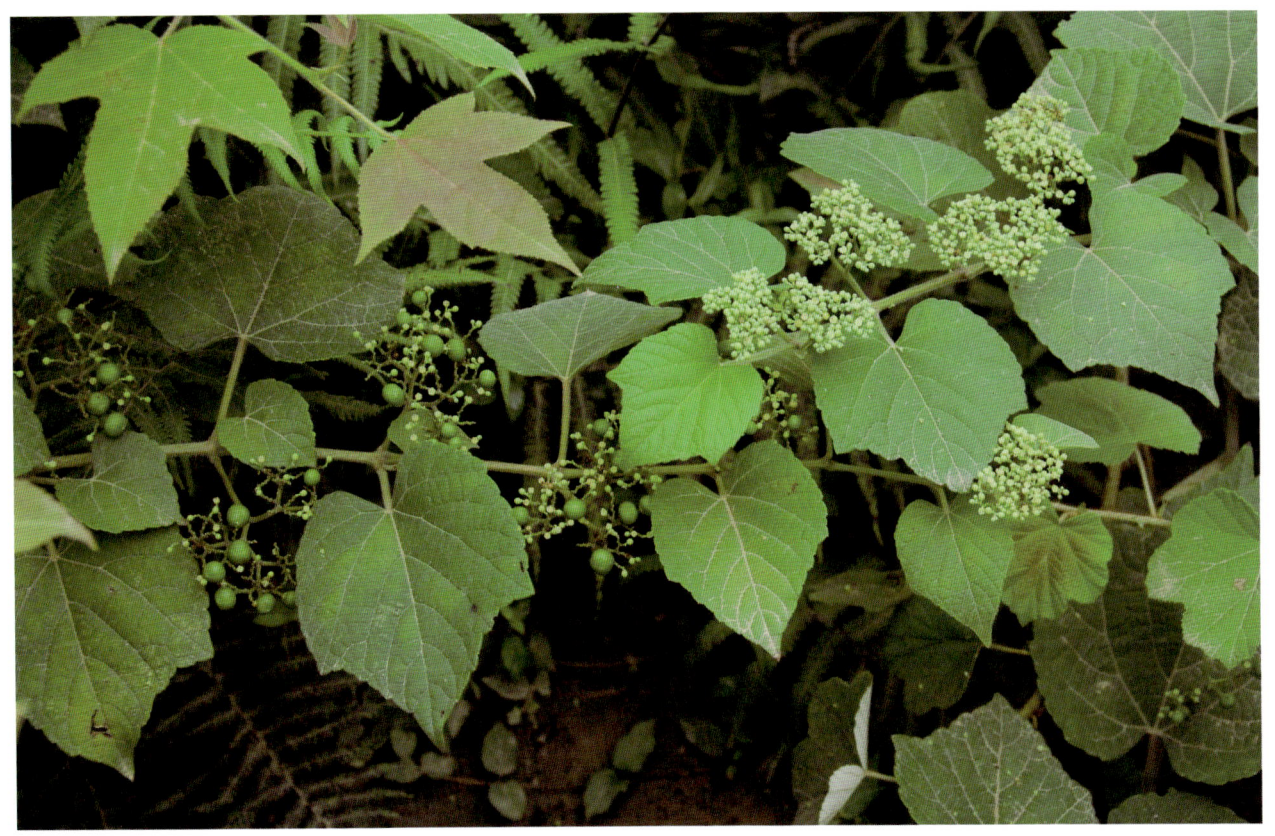

Hlat dlob gib 翼茎白粉藤

【Bit hsenb 俗名】方藤、风藤、伸筋藤、软筋藤、红四方藤、红宽筋藤。

【Dios kob deis 基源】为葡萄科植物翼茎白粉藤 Cissus pteroclada Hayata 的根或藤。

【Niangb bet deis 生长环境】生于坡塝灌木丛中、杂木林下。分布于部分苗乡。

【Jox hsub 性味属经】性热，味甘，属热药，入冷经。

【Qet diel xid 功能主治】功能：hxenk od nul dangf mongb 消炎止痛，yis hsongd tiod hxend 补骨强筋。主治：yens jent mongb 风湿痛，dliangd dib yens hxend 跌打伤筋，dliangd bil bal jid niangs 跌摔内伤。

【Ed not xus 用法用量】内服，煎汤，15～25 g。外用，捣烂敷患处。

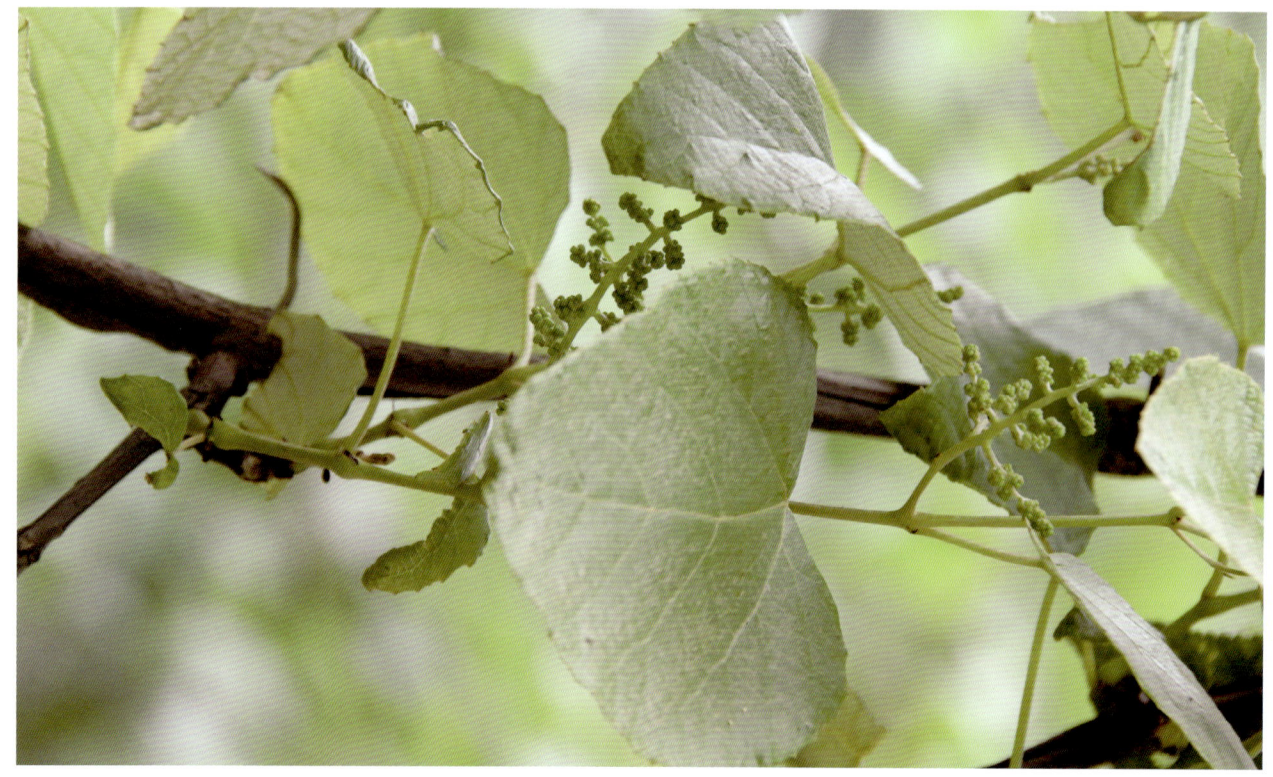

Hlat geix ged mongl 粉叶爬山虎

【Bit hsenb 俗名】小母猪藤、细母猪藤、千山母猪藤。

【Dios kob deis 基源】为葡萄科植物粉叶爬山虎 Parthenocissus thomsnii（Laws.）Planch. 的

根或藤。

【Niangb bet deis 生长环境】常攀附墙壁、岩石或乔木上。分布于各地苗乡。

【Jox hsub 性味属经】性平，味甘辛，属冷热两经药，入两经。

【Qet diel xid 功能主治】功能：hxub jent hxenk net 祛风除湿，vuk gangb hxenk dix bus 敛疮消痈。主治：mongb ghut hsongd 关节痛，mongb hsongd hxend 筋骨疼痛，ait gheb bal jid 劳伤，yens jent xuf mongb 风湿疼痛，niangb hsab pob mongb 无名肿毒。

【Ed not xus 用法用量】内服，煎汤，10～15 g。外用，捣烂包患处或煎水洗患处。

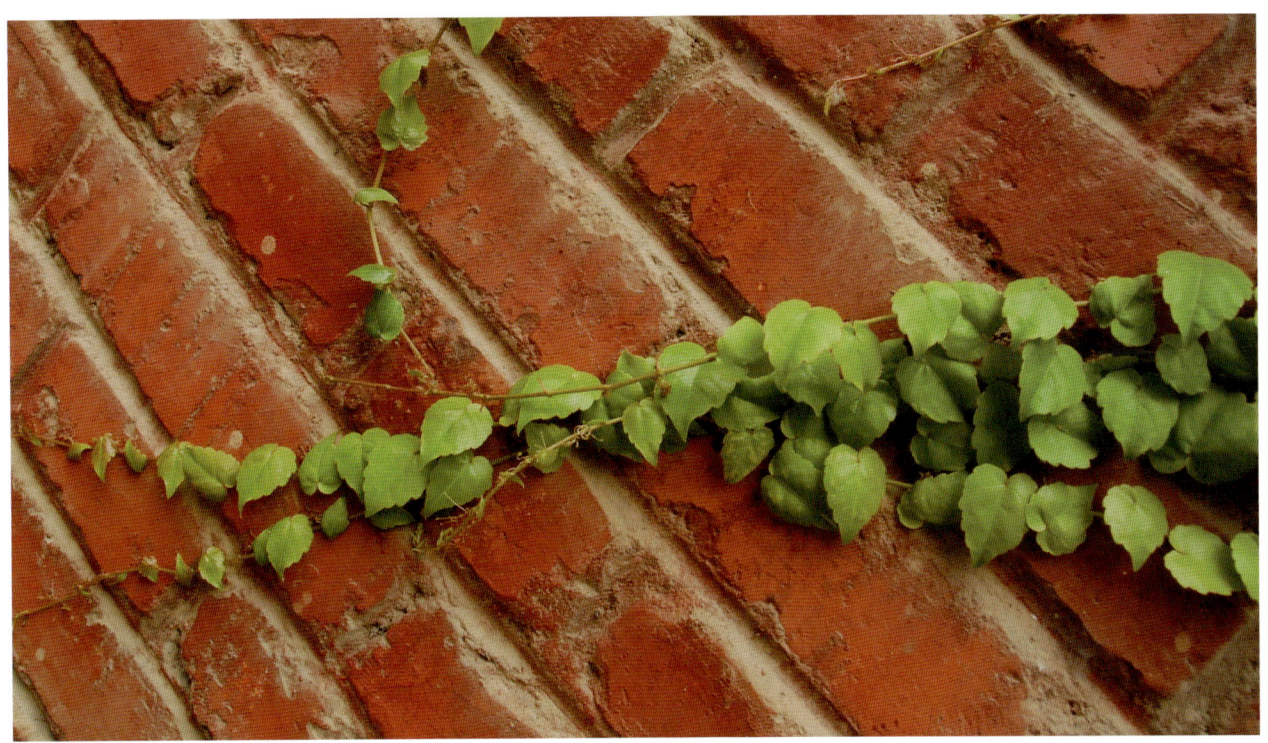

Hlat geix ged leib 三叶爬山虎

【Bit hsenb 俗名】小红藤、绿葡萄藤、有角乌蔹莓、喜马拉雅爬山虎。

【Dios kob deis 基源】为葡萄科植物三叶爬山虎 *Parthenocissus semicordata* (Wall.) Planch. 的全株。

【Niangb bet deis 生长环境】生于山坡灌木丛中、疏林间。分布于部分苗乡。

【Jox hsub 性味属经】性冷，味苦涩，属冷药，入热经。

【Qet diel xid 功能主治】功能：hxub jent hxenk net 祛风除湿，tat jit hxangd hxenk angt 散瘀消肿。主治：dliangd bil dib sangb 跌打损伤，lod hsongd 骨折，mongb pit khob 偏头痛，yens jent mongb 风湿痛。

【Ed not xus 用法用量】内服，煎汤，50 g；或泡酒。外用，捣烂加酒包患处或煎水洗患处。

Hlat geix ged maox 大叶爬山虎

【Bit hsenb 俗名】三皮风、三角风、吊岩风、小叶红藤。

【Dios kob deis 基源】为葡萄科植物大叶爬山虎 *Parthenocissus dalzielii* Gagnep. 的根或茎。

【Niangb bet deis 生长环境】生于山野多岩石地区，攀爬于岩石或他树上。分布于各地苗乡。

【Jox hsub 性味属经】性冷，味苦，属冷药，入热经。

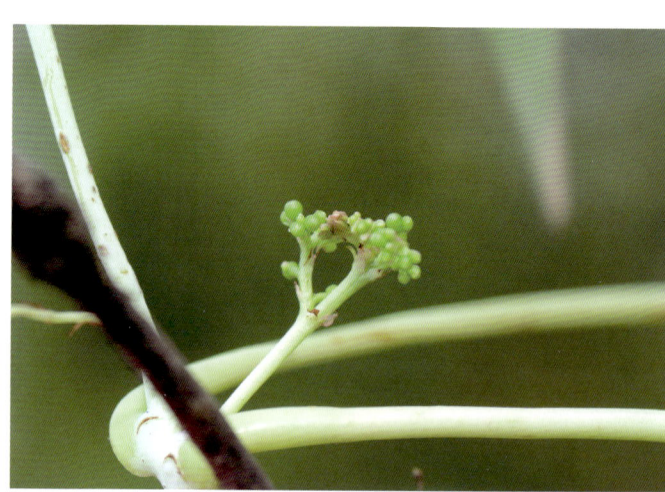

【Qet diel xid 功能主治】功能：hxub jent hxenk net 祛风除湿，ves hxangd tongb hxud 活血通络。主治：yens jent mongb ghut hsongd 风湿性关节炎，lod hsongd 骨折，yens xit 刀伤，mongb pit khob 偏头痛，jangx gangb nangb 带状疱疹，jangx ghab dliax gangb 毒疮。

【Ed not xus 用法用量】内服，煎汤，15～25 g。外用，捣烂敷、煎水洗或磨汁涂。

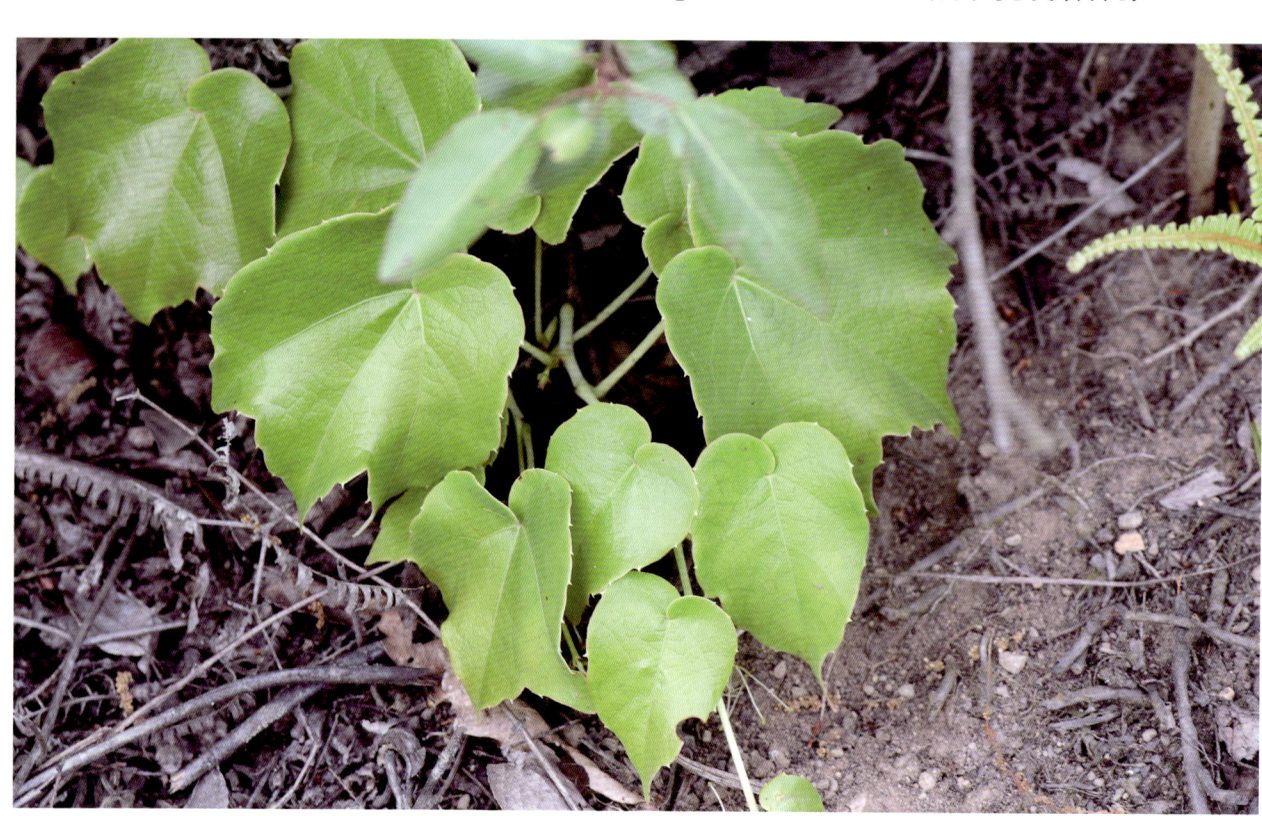

Hlat geix ged leix 地锦

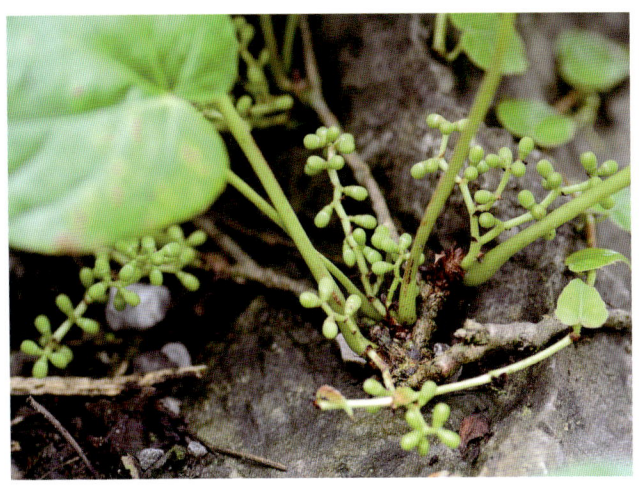

【Bit hsenb 俗名】枫藤、大风藤、石壁藤、常春藤、野枫藤、红葡萄藤。

【Dios kob deis 基源】为葡萄科植物地锦 Parthenocissus tricuspidata（Sieb. et Zucc.）Planch. 的根、茎。

【Niangb bet deis 生长环境】附生于低山地区树上、岩石上。分布于各地苗乡。

【Jox hsub 性味属经】性冷，味苦，属冷药，入热经。

【Qet diel xid 功能主治】功能：hxub jent hxenk net 祛风除湿，hxenk od nul dangf mongb 消炎止痛。主治：yens jent mongb ghut hsongd 风湿性关节炎，mongb hsongd hxend 筋骨疼痛，hvangb jid zeib ghangb 半身不遂，mongb pit khob 偏头痛，jangx gangb nangb 带状疱疹。

【Ed not xus 用法用量】内服，煎汤，10～25 g；或浸酒饮。

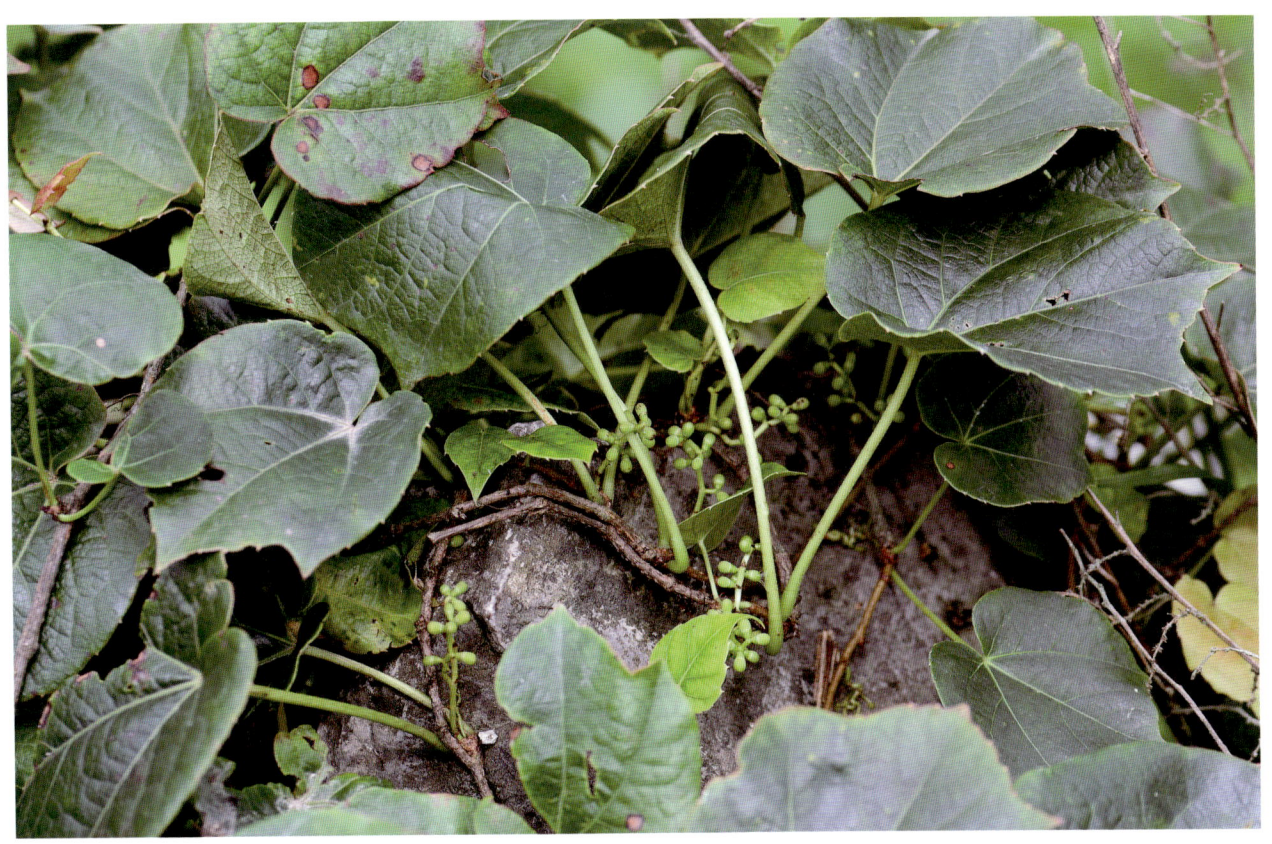

Zend gud bat 乌蔹莓

【Bit hsenb 俗名】止血藤、五叶莓、血五甲、地五加、小母猪藤、五爪金龙。

【Dios kob deis 基源】为葡萄科植物乌蔹莓 *Cayratia japonica*（Thunb.）Gagnep. 的全草或根。

【Niangb bet deis 生长环境】生于山野沟谷灌木丛中、疏林下。分布于部分苗乡。

【Jox hsub 性味属经】性冷，味苦酸，属冷药，入热经。

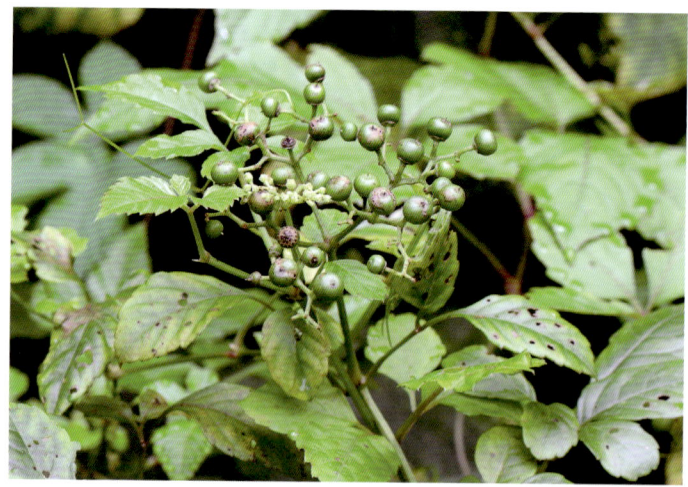

【Qet diel xid 功能主治】功能：hxub kib los xuf 清热利湿，hxenk angt dangf mongb 消肿止痛。主治：dliangd bil dib sangb 跌打损伤，mongb ghongd niangs 咽喉痛，zaid wel jangx dix bus 乳痈，niangb hsab pob mongb 无名肿毒，dix gangb 疔疮，hxongb lax 九子疡，yens gangb hniub bangd 蜂子蜇伤，xud wal hxangd 尿血。

【Ed not xus 用法用量】内服，煎汤，15～25 g；或捣汁饮。外用，捣烂敷或研末吹喉。

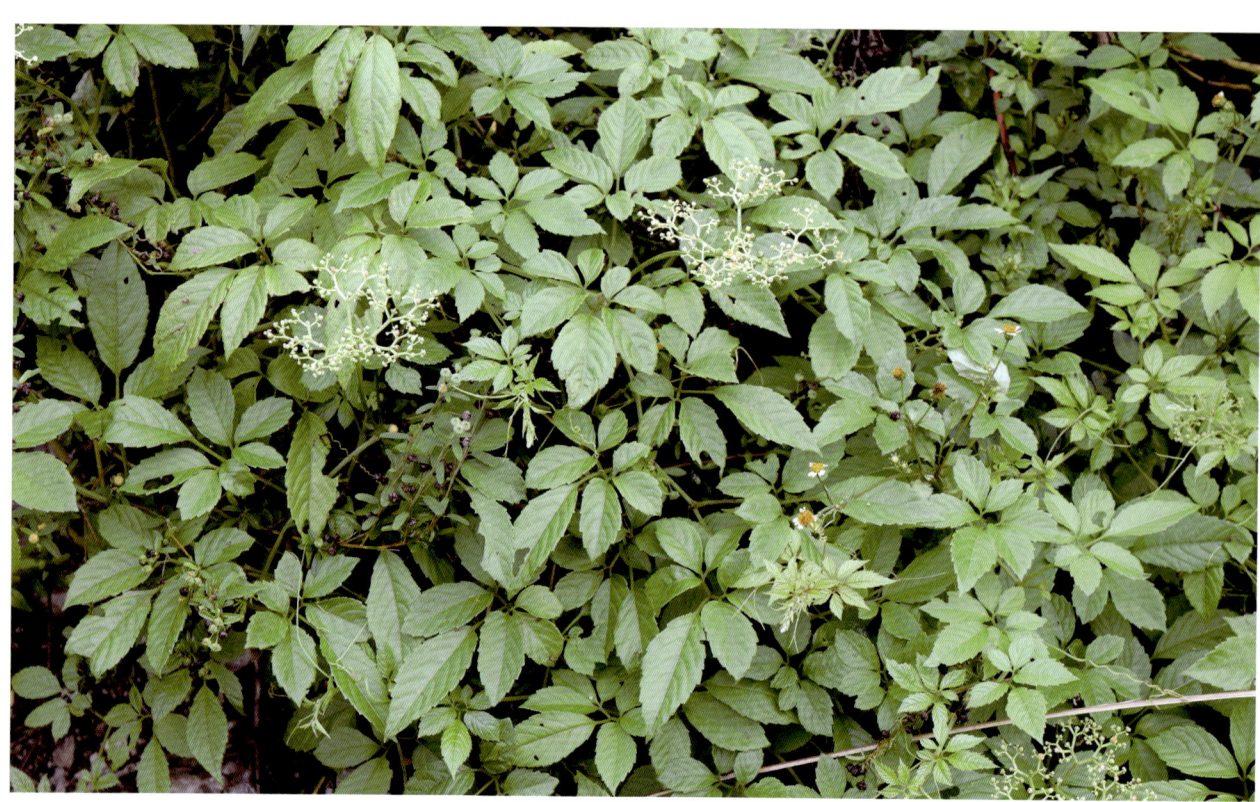

Zend gud bat hlieb 大叶乌蔹莓

【Bit hsenb 俗名】扁藤、扁骨风、腰带藤、大母猪藤、绿叶扁担藤、稀果野葡萄。

【Dios kob deis 基源】为葡萄科植物大叶乌蔹莓 *Cayratia oligocarpa* Gagnep. 的根及叶。

【Niangb bet deis 生长环境】生于山区丛林中，常攀缘他树、石崖。分布于各地苗乡。

【Jox hsub 性味属经】性冷，味苦，属冷药，入热经。

【Qet diel xid 功能主治】功能：hxub jent hxenk net 祛风除湿，ves hxangd tongb hxud 活血通络。主治：dliangd bil dib sangb 跌打损伤，mongb hmid 牙痛，yens jent mongb ghut hsongd 风湿性关节炎，niangb hsab pob mongb 无名肿毒，dix gangb 疔疮。

【Ed not xus 用法用量】内服，煎汤，15～25 g；或浸酒饮；或炖肉食。外用，捣烂敷。

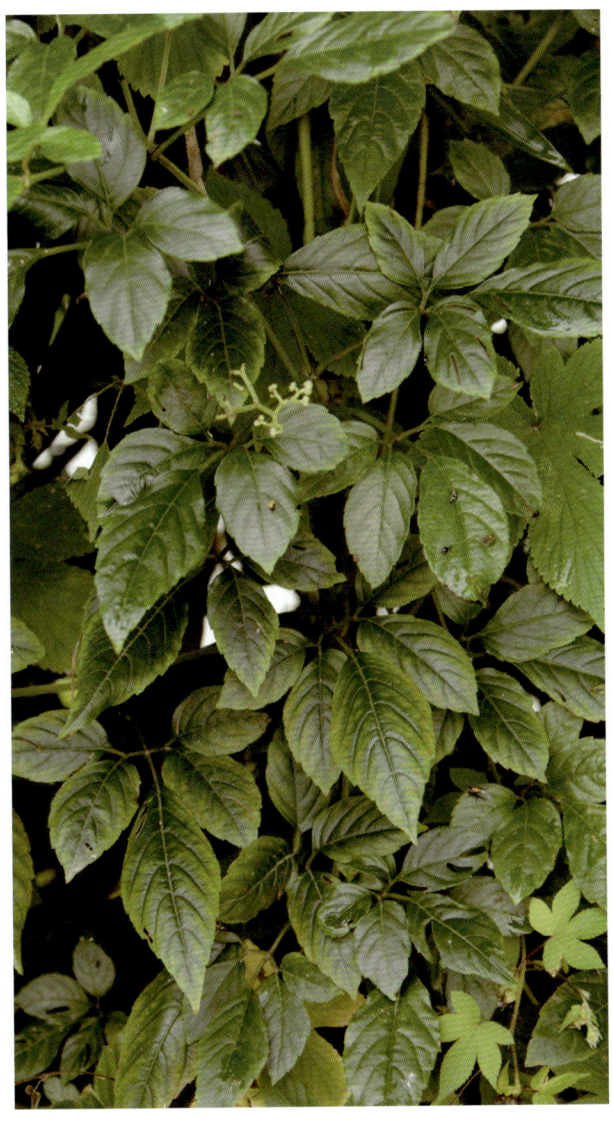
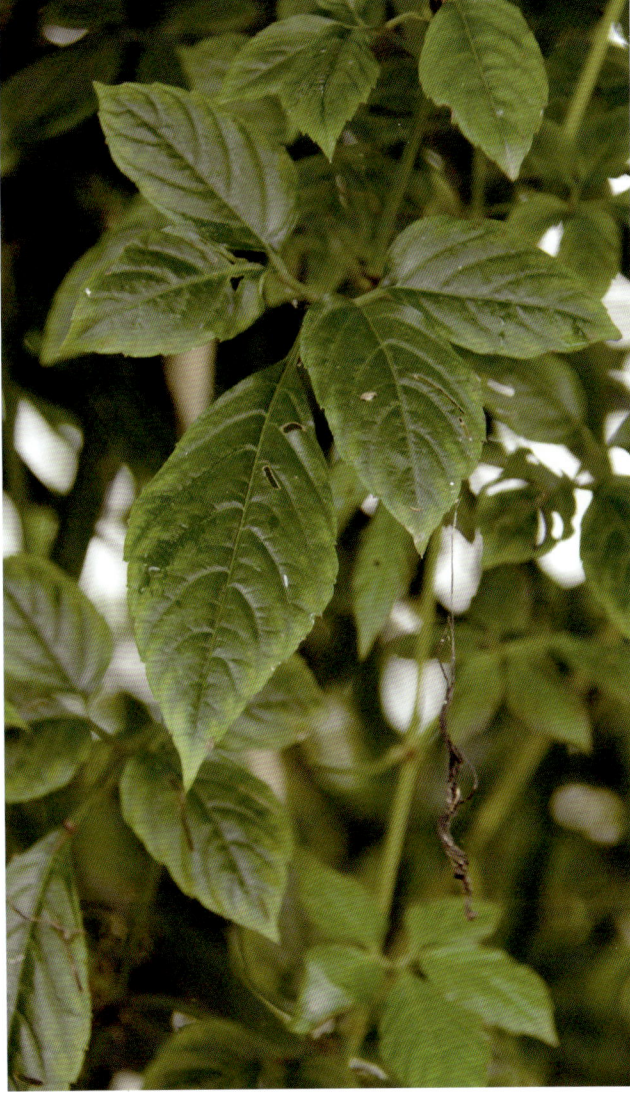

Zend gud bat lab 毛叶乌蔹莓

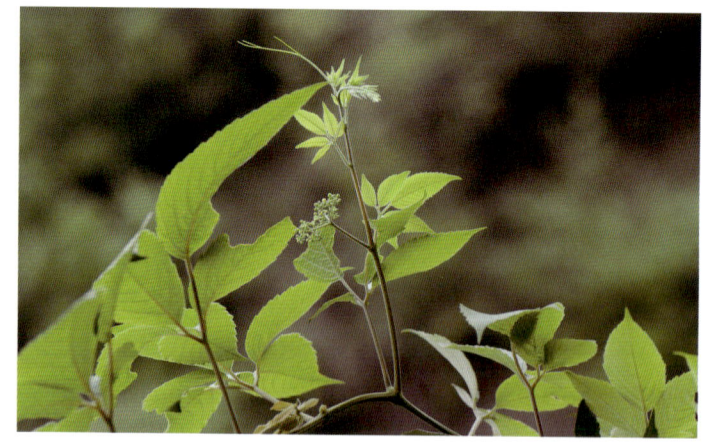

【Bit hsenb 俗名】乌蔹草、五爪龙、酸甲藤。

【Dios kob deis 基源】为葡萄科植物毛叶乌蔹莓 *Cayratia japonica*（Thunb.）Gagnep. var. *pubifolia* Merr. et Chun 的全株。

【Niangb bet deis 生长环境】生于坡塝灌木丛中、路旁。分布于部分苗乡。

【Jox hsub 性味属经】性冷，味酸，属冷药，入热经。

【Qet diel xid 功能主治】功能：hxub kib los xuf 清热利湿，hxenk angt dangf mongb 消肿止痛。主治：dliangd bil dib sangb 跌打损伤，mongb ghongd niangs 咽喉痛，zaid wel jangx dix bus 乳痈，niangb hsab pob mongb 无名肿毒，dix gangb 疔疮，hxongb lax 九子疡，yens gangb hniub bangd 蜂子蜇伤。

【Ed not xus 用法用量】内服，煎汤，15～25 g。外用，捣烂敷或捣汁涂。

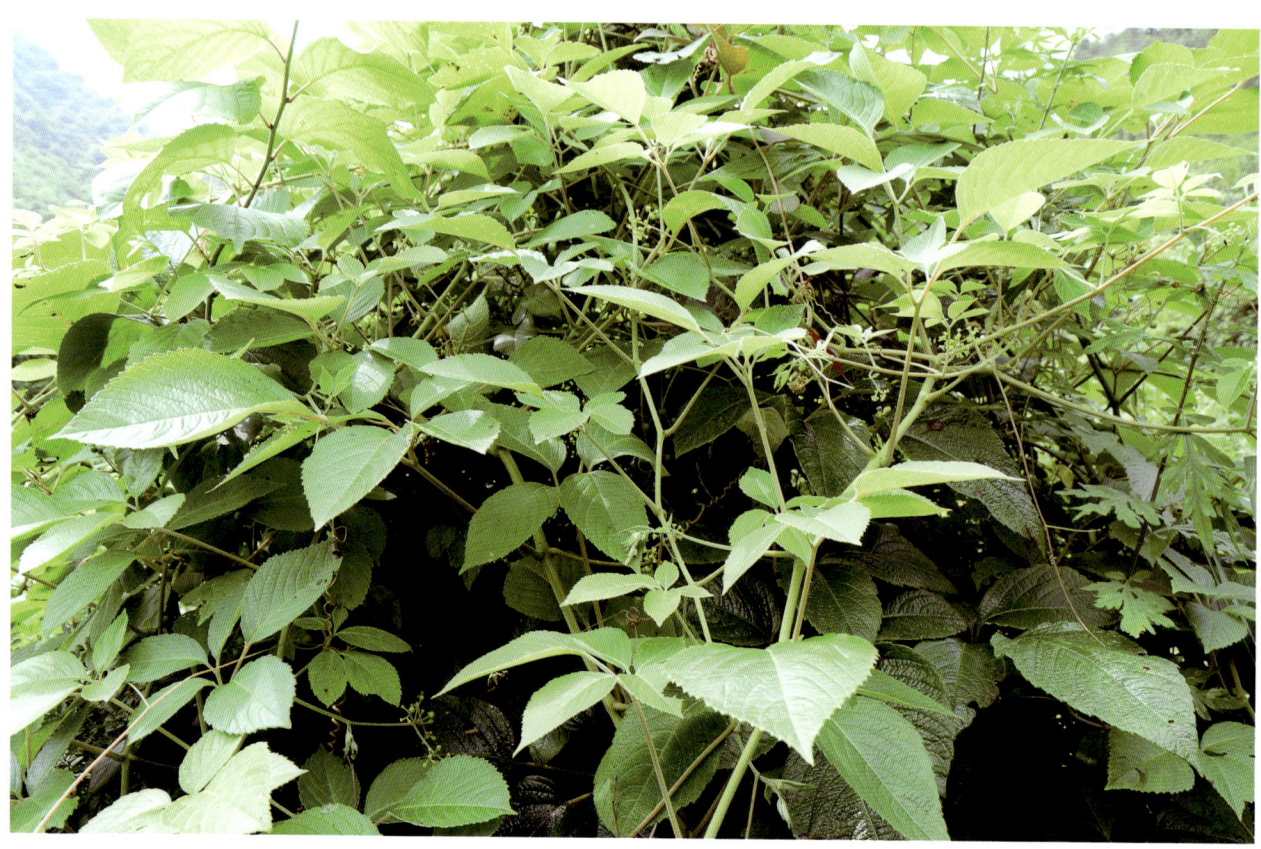

Zend gud bat zaid 角花乌蔹莓

【Bit hsenb 俗名】九牛子、九龙根、九牛薯、钻地羊、菱茎野葡萄。

【Dios kob deis 基源】为葡萄科植物角花乌蔹莓 *Cayratia corniculata*（Benth.）Gagnep. 的根。

【Niangb bet deis 生长环境】生于溪边、山谷中、林缘、村边灌木丛中。分布于部分苗乡。

【Jox hsub 性味属经】性冷，味甘，属冷药，入热经。

【Qet diel xid 功能主治】功能：hxub kib net nais pot 清热润肺，ves hxangd dangf hxangd 活血止血。主治：hfud nais pot yens jab 肺痨，ait ngol 咳嗽，hfak bangb hxangd 血崩。

【Ed not xus 用法用量】内服，煎汤，15～25 g。

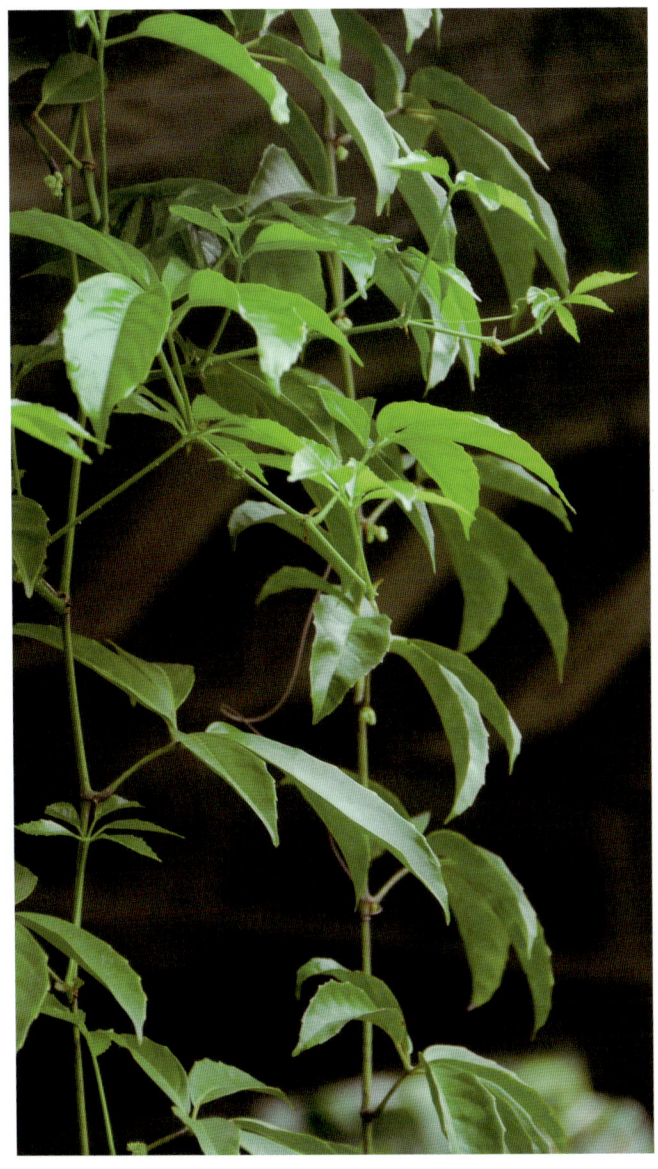
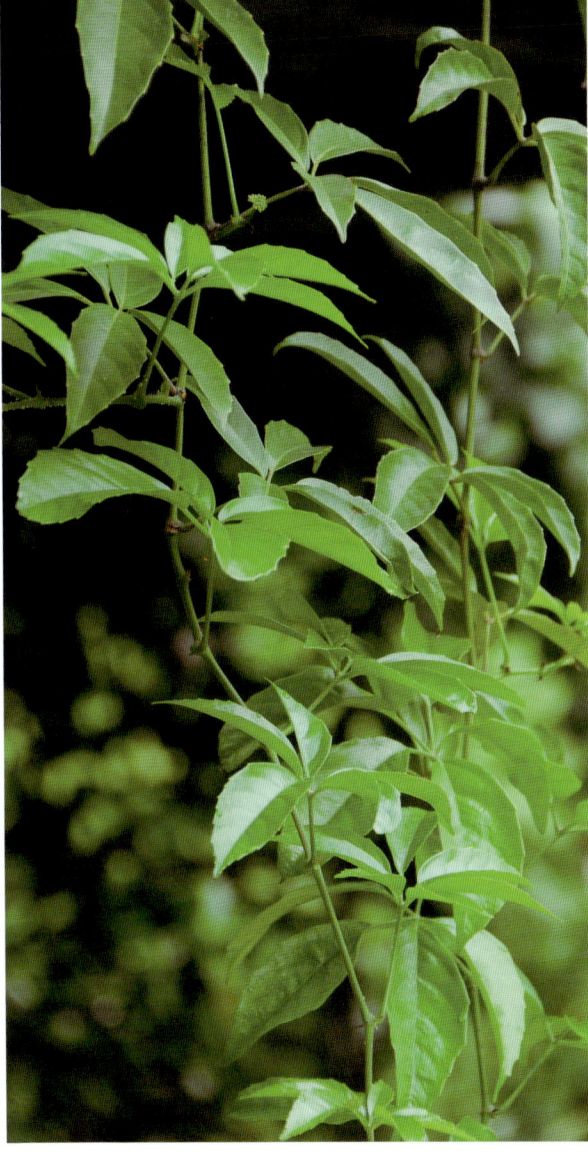

Zend gud bat yut 樱叶乌蔹莓

【Bit hsenb 俗名】地五加、过江龙、五叶蔹、酸甲藤、黄眼藤。

【Dios kob deis 基源】为葡萄科植物樱叶乌蔹莓 Cayratia olibocarpa（Levl. & Vant.）Gagnep. var. glabra（Gagnep.）Rehd. 的全草。

【Niangb bet deis 生长环境】喜生于疏林下、荒山荒地上、田边地角、路旁。分布于各地苗乡。

【Jox hsub 性味属经】性冷，味苦酸，属冷药，入热经。

【Qet diel xid 功能主治】功能：tat jab hxenk angt 解毒消肿，hxub kib los xuf 清热利湿。主治：niangb hsab pob mongb 无名肿毒，jangx ghab dliax gangb 毒疮，xud wal hxangd 尿血。

【Ed not xus 用法用量】内服，煎汤，15～25 g。外用，捣烂敷。

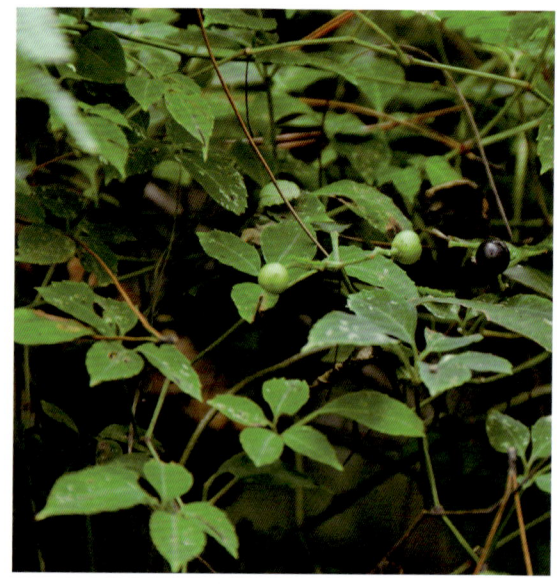

Zend gheid fangx 母猪藤

【Bit hsenb 俗名】过山龙、蜈蚣藤、黄葡萄、羊葡萄蔓。

【Dios kob deis 基源】为葡萄科植物母猪藤 Cayratia carnosa（Lam.）Gagnep. 的根或藤叶。

【Niangb bet deis 生长环境】生于荒地上、路旁、林缘、灌木丛中。分布于各地苗乡。

【Jox hsub 性味属经】性冷，味酸，属冷药，入热经。

【Qet diel xid 功能主治】功能：hxenk od nul dangf mongb 消炎止痛，hxub kib tat jab 清热解毒。主治：dliangd bil dib sangb 跌打损伤，lod hsongd 骨折，nais pot lax bus 肺痈，gangb dix 疮疖。

【Ed not xus 用法用量】内服，煎汤，15～25 g；或泡酒饮。外用，捣烂敷或煎水洗。

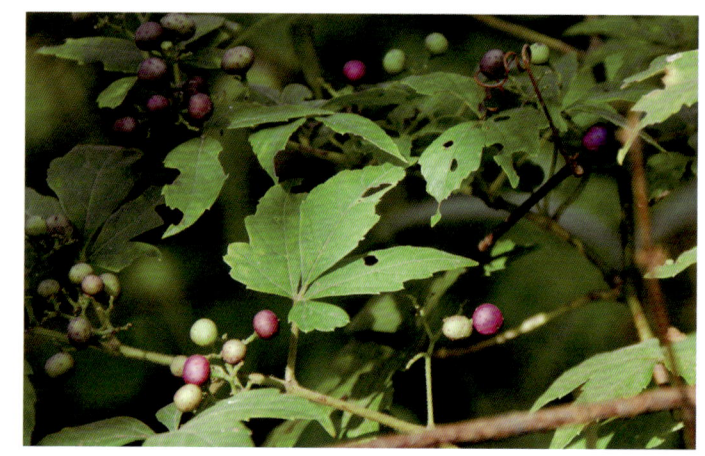

锦葵科

Vob tab hxenb 锦葵

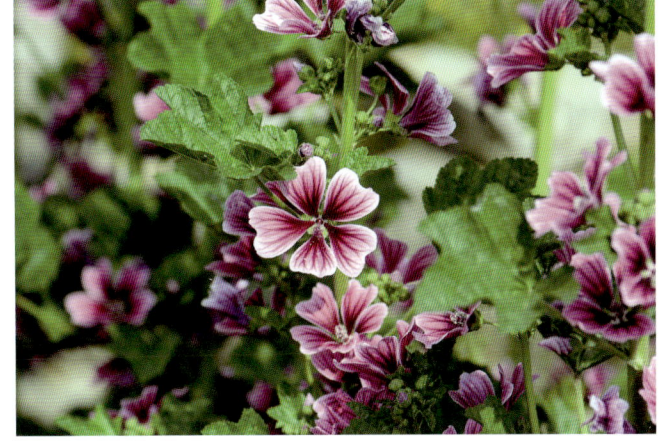

【Bit hsenb 俗名】水芙蓉、擀枝花、棋盘花。

【Dios kob deis 基源】为锦葵科植物锦葵 *Malva sinensis* Cavan. 的花、叶。

【Niangb bet deis 生长环境】生于土壤肥沃的园地中、寨边，有栽培。分布于部分苗乡。

【Jox hsub 性味属经】性冷，味甘，属冷药，入热经。

【Qet diel xid 功能主治】功能：hxub kib tat jab 清热解毒，seil hxangd dangf hxangd 凉血止血。主治：dliangd bil dib yens pob mongb 跌伤肿痛，od hxangd 吐血，hfak bangb hxangd 血崩，niangb hsab pob mongb 无名肿毒，jib ghad 便秘。

【Ed not xus 用法用量】内服，煎汤，15～25 g。外用，捣烂敷。

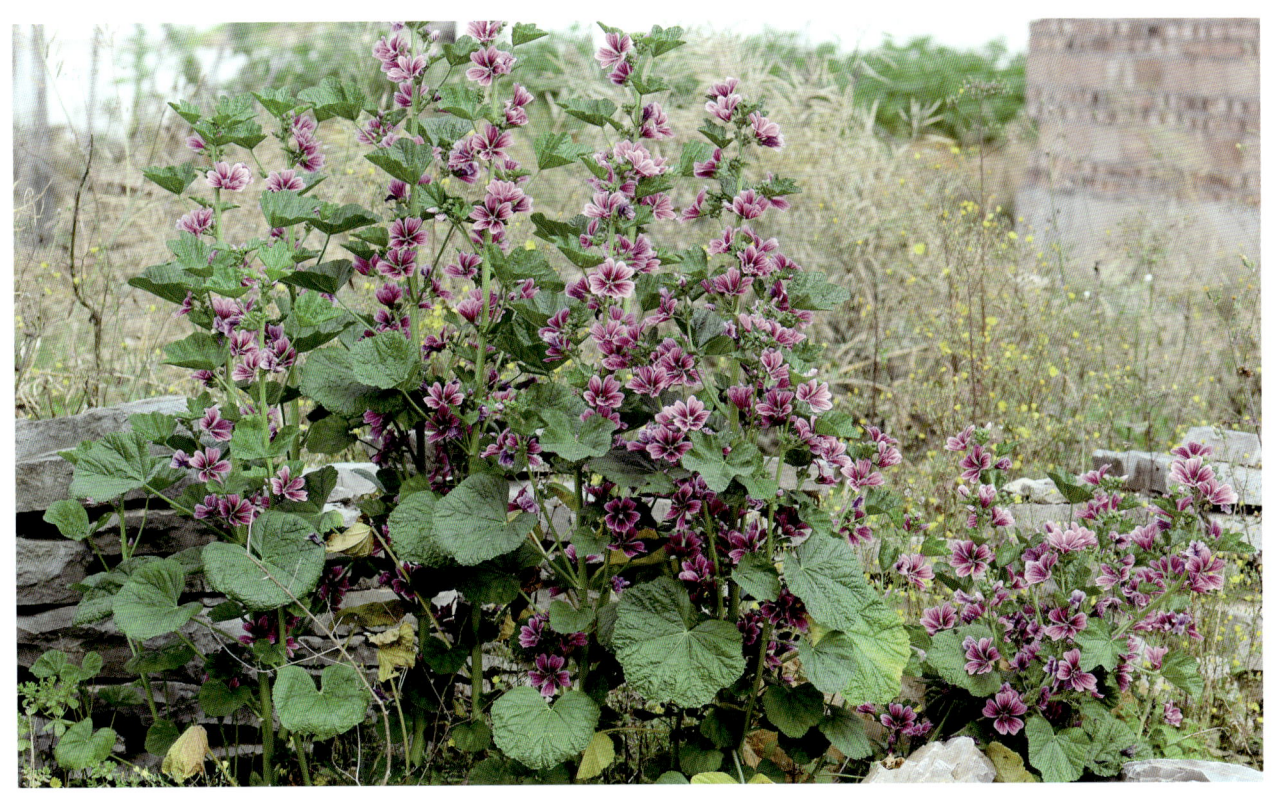

Vob luf lox 冬葵

【Bit hsenb 俗名】葵菜、冬苋菜、冬寒菜、马蹄菜、滑滑菜、金线紫花葵。

【Dios kob deis 基源】为锦葵科植物冬葵 *Malva crispa* Linn. 的种子、叶、根。

【Niangb bet deis 生长环境】生于土壤肥沃的园地中、寨边，有栽培。分布于各地苗乡。

【Jox hsub 性味属经】性冷，味甘，属冷药，入热经。

【Qet diel xid 功能主治】功能：net ghad ghof tongb ghad 润肠通便，tongb eb dlax xuf 利水渗湿，bongx eb wel 下乳。主治：pob wox 浮肿，nais pot od nul 肺炎，ghab diux ghongd angt mongb 咽喉肿痛，bit dangx lol hniangk 体虚盗汗，xus eb wel 乳少，jib ghad 便秘。

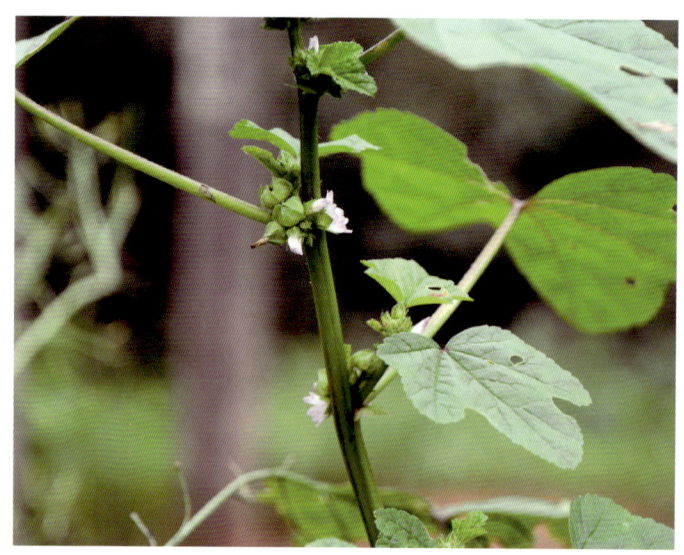

【Ed not xus 用法用量】内服，煎汤，25～35 g；或捣汁饮。外用，捣烂敷。

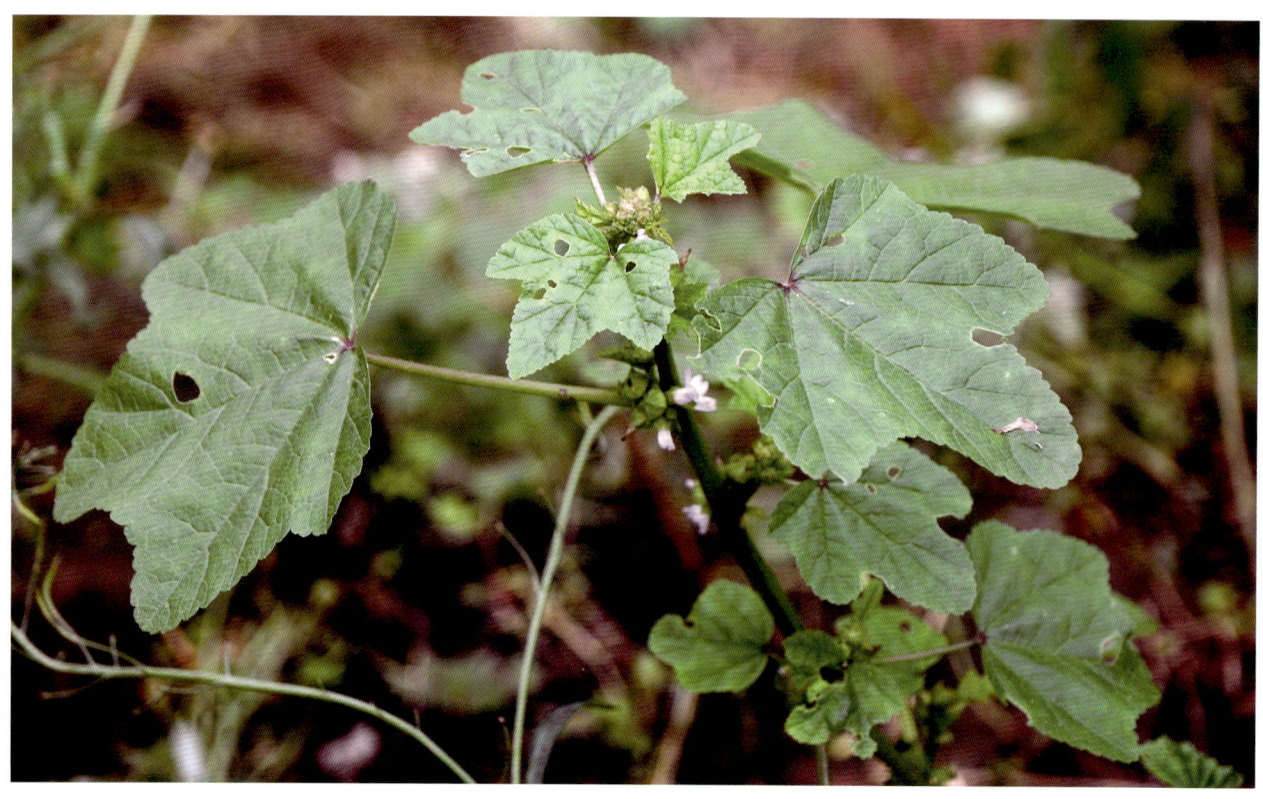

Bangx hxend ed 蜀葵

【Bit hsenb 俗名】吴葵、胡葵、一丈红、水芙蓉、麻杆花、蜀季花、棋盘花。

【Dios kob deis 基源】为锦葵科植物蜀葵 *Althaea rosea*（Linn.）Cavan. 的茎、根、花、种子。

【Niangb bet deis 生长环境】属观赏花卉，有栽培。分布于部分苗乡。

【Jox hsub 性味属经】性热，味甜，属热药，入冷经。

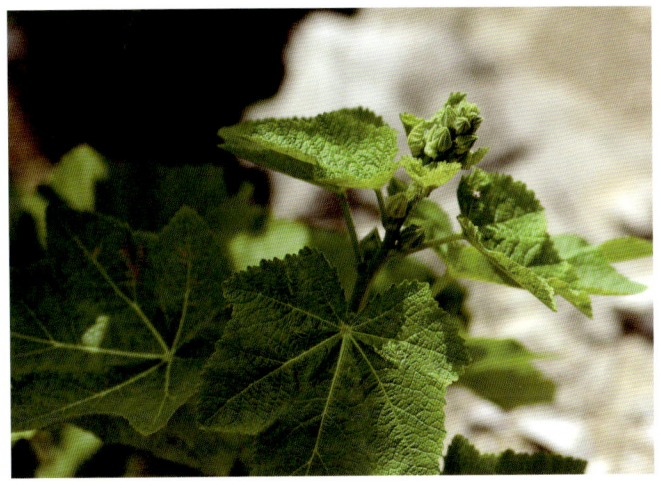

【Qet diel xid 功能主治】功能：hxub kib seil hxangd 清热凉血，vut eb wal tongb ghad 利尿通便。主治：od hxangd 吐血，pob lob pob bil 手脚水肿，xud wal hxangd 尿血，hfak bangb hxangd 血崩，diongx eb wal jangx vib 尿道结石，jangx gangb yangf mongb 疮毒疼痛。

【Ed not xus 用法用量】内服，煎汤，种子 5～15 g；或入丸、散剂；花 5～10 g，研末服；茎 10～30 g，煮食或捣汁饮；根 50～100 g，入丸、散剂。外用，捣烂敷或研末调撒。

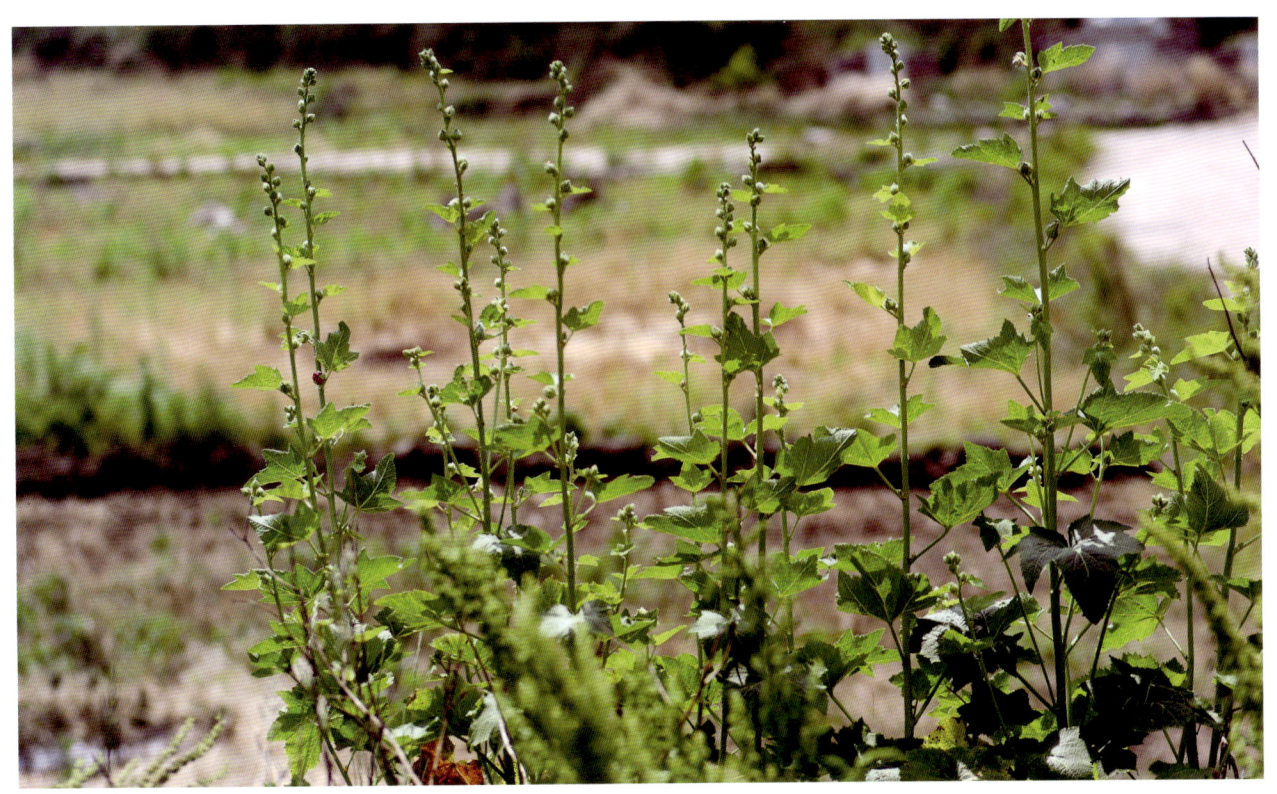

Bangx hxend fangx 黄蜀葵

【Bit hsenb 俗名】小棉花、水棉花、黄秋葵、棉花葵、棉花蒿、野芙蓉、野甲花。

【Dios kob deis 基源】为锦葵科植物黄蜀葵 *Abelmoschus manihot* (Linn.) Medicus 的根、茎、叶、种子。

【Niangb bet deis 生长环境】生于沟谷中、溪涧边。分布于部分苗乡。

【Jox hsub 性味属经】性冷，味甘，属冷药，入热经。

【Qet diel xid 功能主治】功能：tongb wal zangx yangx 利尿通淋，dias bus hxenk dix 排脓消痈。主治：nais pot kib ait ngol 肺热咳嗽，dliangd bil dib sangb 跌打损伤，kib eb kib dul 水火烫伤，jib daib jangx gangb khob 小儿头疮，xud wal lol bus 淋病，dix gangb lax bus 痈疽疮疡，jangx gangb yangf mongb 疮毒疼痛。

【Ed not xus 用法用量】内服，煎汤或入丸、散剂，种子 5～15 g，叶 5～10 g，茎 15～30 g，根 30～50 g。外用，捣烂敷或研末撒。

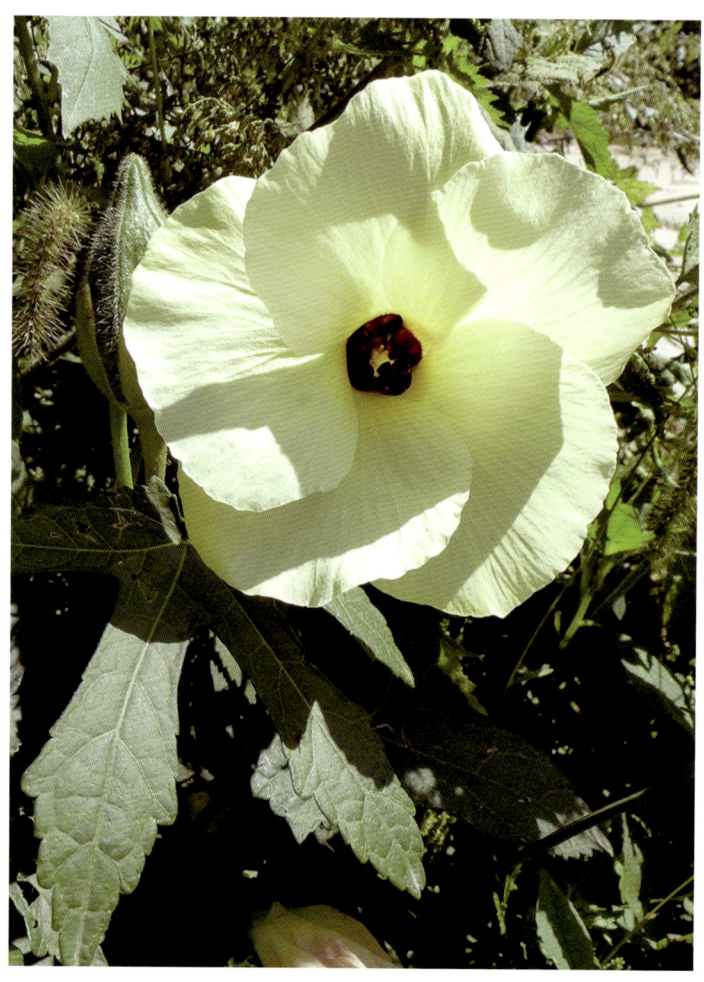
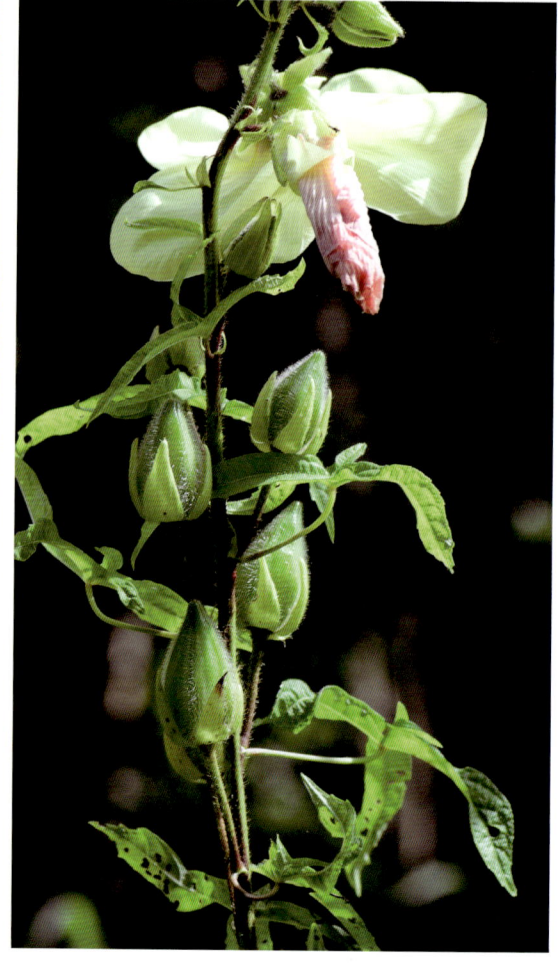

Vob sob gheib 黄葵

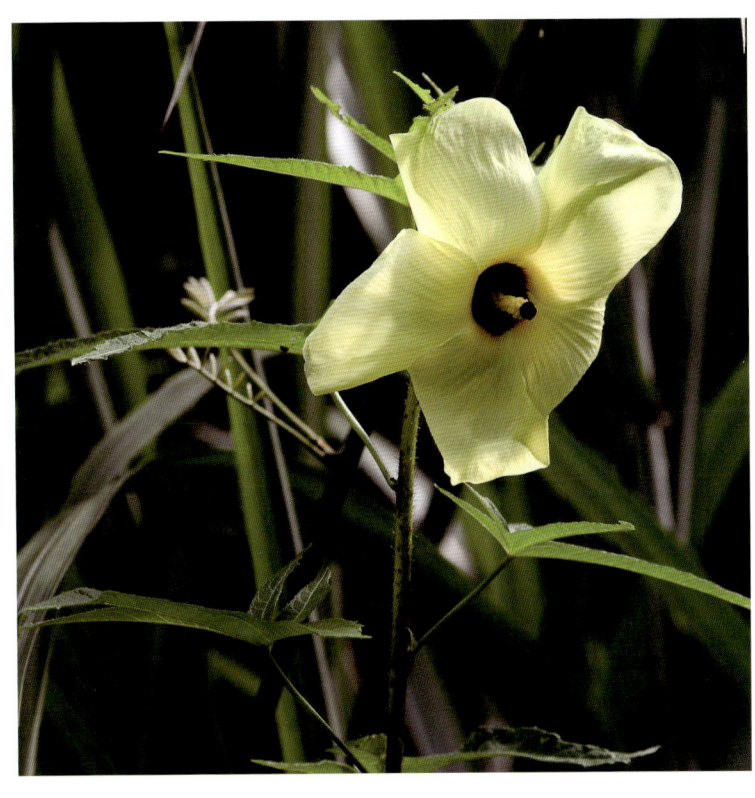

【Bit hsenb 俗名】溪麻、山油麻、棉花葵、黄秋葵、野芙蓉、野甲花、麝香秋葵。

【Dios kob deis 基源】为锦葵科植物黄葵 *Abelmoschus moschatus* Medicus 的叶、种子。

【Niangb bet deis 生长环境】生于沟谷草丛中、沟边、路旁，有栽培。分布于部分苗乡。

【Jox hsub 性味属经】性冷，味甜，属冷药，入热经。

【Qet diel xid 功能主治】功能：tat jab hxenk angt 解毒消肿，dias bus hxenk dix 排脓消痈。主治：kib jid ax khad 高烧不退，mongb git ghab naix 腮腺炎，niangb hsab pob mongb 无名肿毒，jangx ghab dliax gangb 毒疮。

【Ed not xus 用法用量】内服，煎汤，15～25 g。外用，捣烂敷或煮水洗。

Det nenl wud 梵天花

【Bit hsenb 俗名】野茄、七姐妹、三角枫、犬跤瓜、虱麻头、狗脚迹、野棉花。

【Dios kob deis 基源】为锦葵科植物梵天花 *Urena procumbens* Linn. 的全株或根。

【Niangb bet deis 生长环境】生于山野荒坡上、灌木丛中、路旁。分布于部分苗乡。

【Jox hsub 性味属经】性冷，味苦涩，属冷药，入热经。

【Qet diel xid 功能主治】功能：hxub jent tat jab 祛风解毒，tiod nat los net 健脾利湿，ves hxangd tat jit hxangd 活血化瘀。主治：yens jent mongb ghut hsongd 风湿性关节炎，ait gheb bal jid 劳伤，dliangd bil dib sangb 跌打损伤，hsot ud ax jangx hxib 月经不调，pob lob pob bil 手脚水肿，yens nangb gik 毒蛇咬伤。

【Ed not xus 用法用量】内服，煎汤，鲜品 50～100 g；或炖肉食。外用，捣烂敷。

Det nenl wud yut 地桃花

【Bit hsenb 俗名】刀伤药、天下捶、刺头婆、野茄子、野桃花、野棉花。

【Dios kob deis 基源】为锦葵科植物地桃花 *Urena lobata* L. 的根或全草。

【Niangb bet deis 生长环境】生于山野荒坡上、灌木丛中、草地上。分布于部分苗乡。

【Jox hsub 性味属经】性冷，味苦涩，属冷药，入热经。

【Qet diel xid 功能主治】功能：hxub jent hxenk net 祛风除湿，hxub kib tad dud kib 清热解表。主治：mangb hfud kib jid 感冒发烧，yens jent mongb ghut hsongd 风湿性关节炎，diuf od nul pob jid 肾炎水肿，nais pot lol hxangd 肺出血，yens nangb gik 毒蛇咬伤，ghab hsangb yens jent od nul 破伤风。

【Ed not xus 用法用量】内服，煎汤，15～30 g；或捣汁饮。外用，捣烂敷。

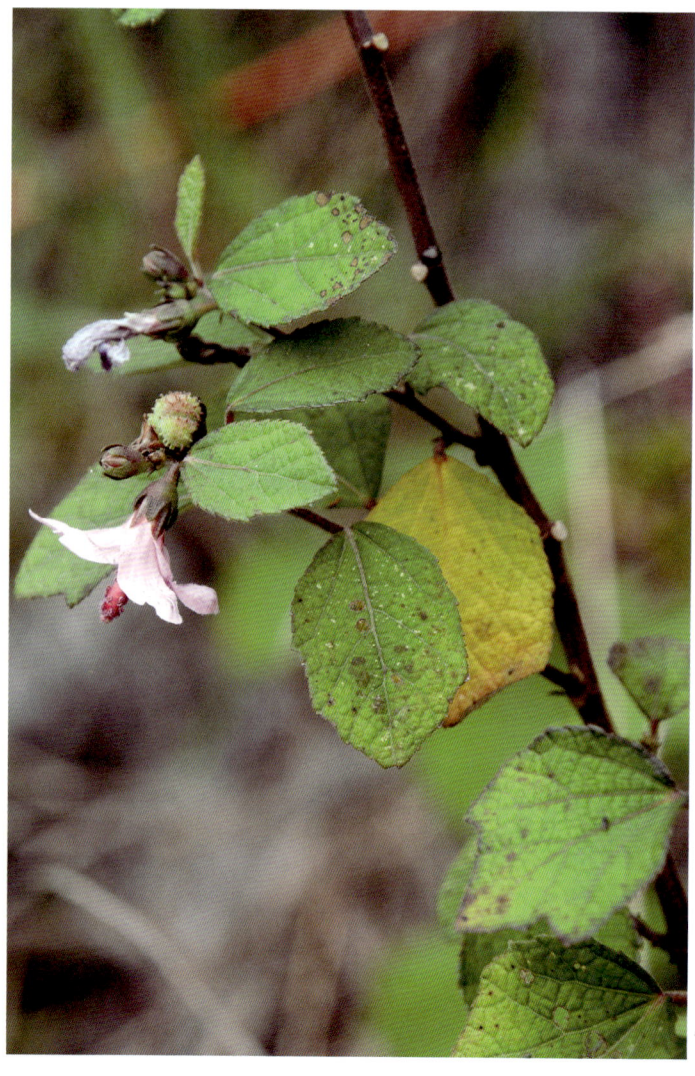
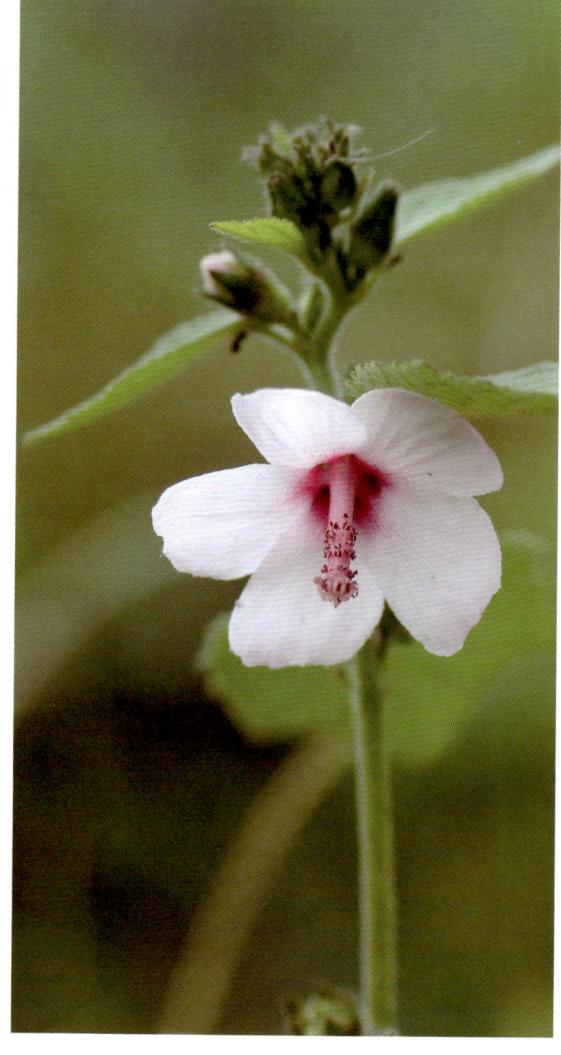

Vob tab hxend 野西瓜苗

【Bit hsenb 俗名】小秋葵、打瓜花、香铃草、山西瓜秧。

【Dios kob deis 基源】为锦葵科植物野西瓜苗 *Hibiscus trionum* Linn. 的根或全草。

【Niangb bet deis 生长环境】生于低山地区荒山上、灌木丛中，有栽培。分布于部分苗乡。

【Jox hsub 性味属经】性冷，味甘，属冷药，入热经。

【Qet diel xid 功能主治】功能：hxub jent hxenk net 祛风除湿，net nais pot dangf ngol 润肺止咳。主治：yens jent mongb ghut hsongd 风湿性关节炎，mangb hfud ait ngol 感冒咳嗽，mongb qud 腹痛，kib eb kib dul 水火烫伤。

【Ed not xus 用法用量】内服，煎汤，15～25 g。外用，研末用油调敷。

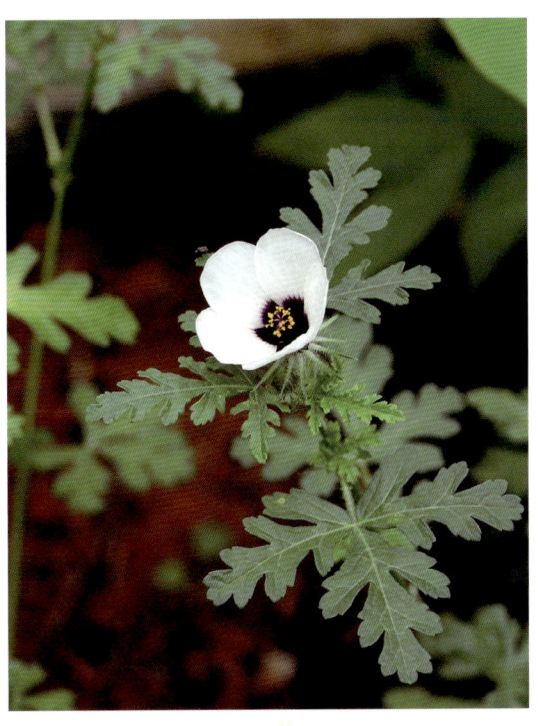

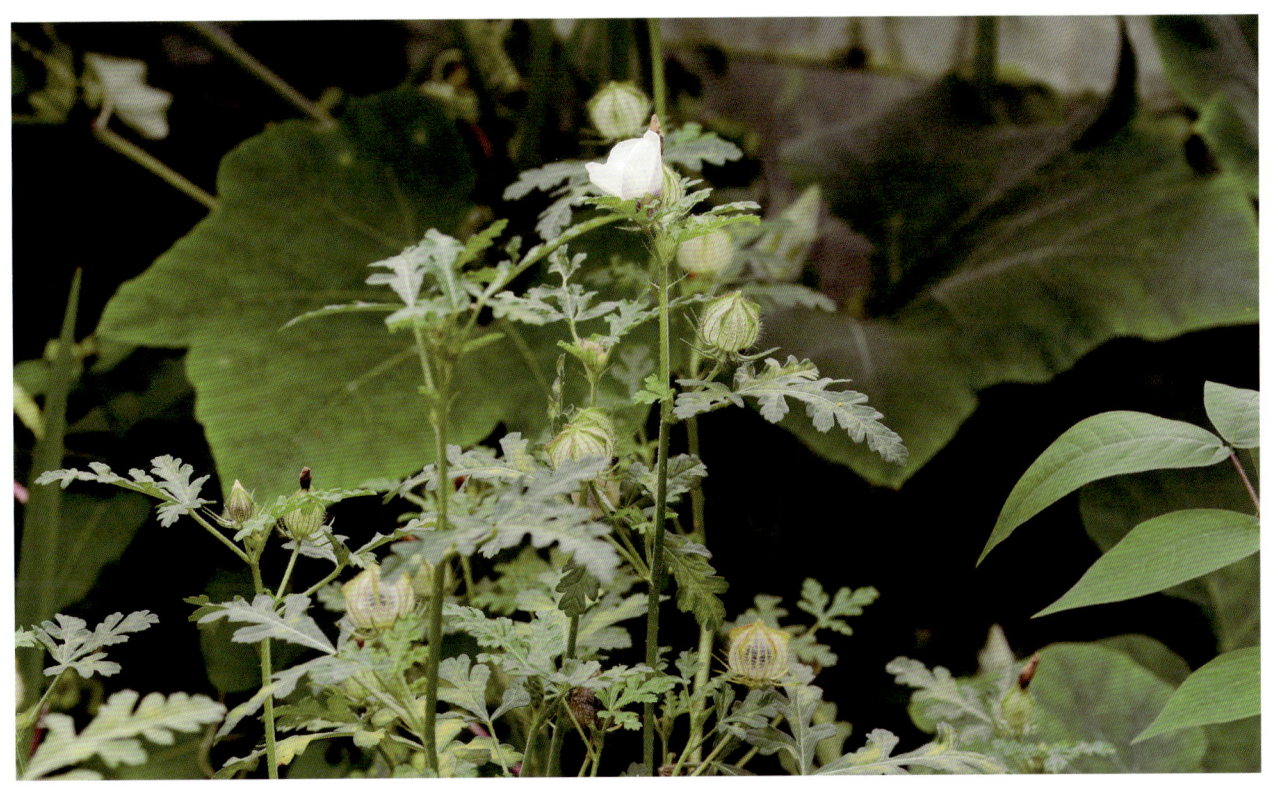

Det bangx nangl 木芙蓉

【Bit hsenb 俗名】木莲、七星花、山芙蓉、芙蓉花、拒霜叶、铁箍散。

【Dios kob deis 基源】为锦葵科植物木芙蓉 *Hibiscus mutabilis* Linn. 的花、叶、根。

【Niangb bet deis 生长环境】生于河边、溪沟边、村寨边，有栽培。分布于各地苗乡。

【Jox hsub 性味属经】性平，味辛苦，属冷热两经药，入两经。

【Qet diel xid 功能主治】功能：hxub kib tat jab 清热解毒，seil hxangd hxenk angt 凉血消肿。主治：dliangd bil dib sangb 跌打损伤，kib eb kib dul 水火烫伤，bal ves ait ngol 虚劳咳嗽，od hxangd 吐血，hsot ud lol ax dangf 经血不止，jangx gangb nangb 带状疱疹，dix gangb 疔疮。

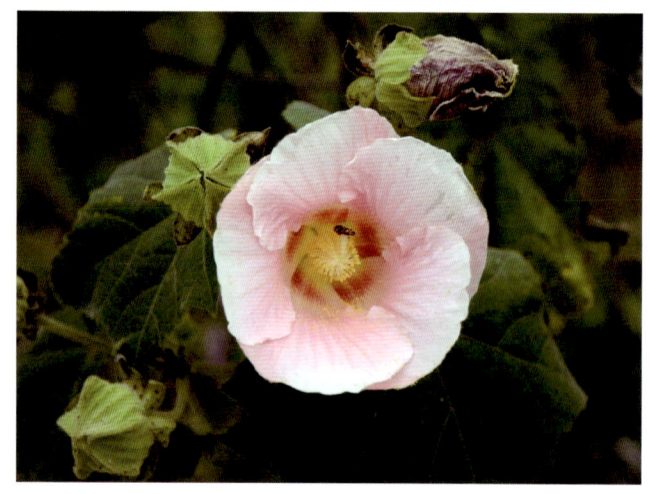

【Ed not xus 用法用量】内服，煎汤，15～30 g。外用，捣烂敷或研末调敷。

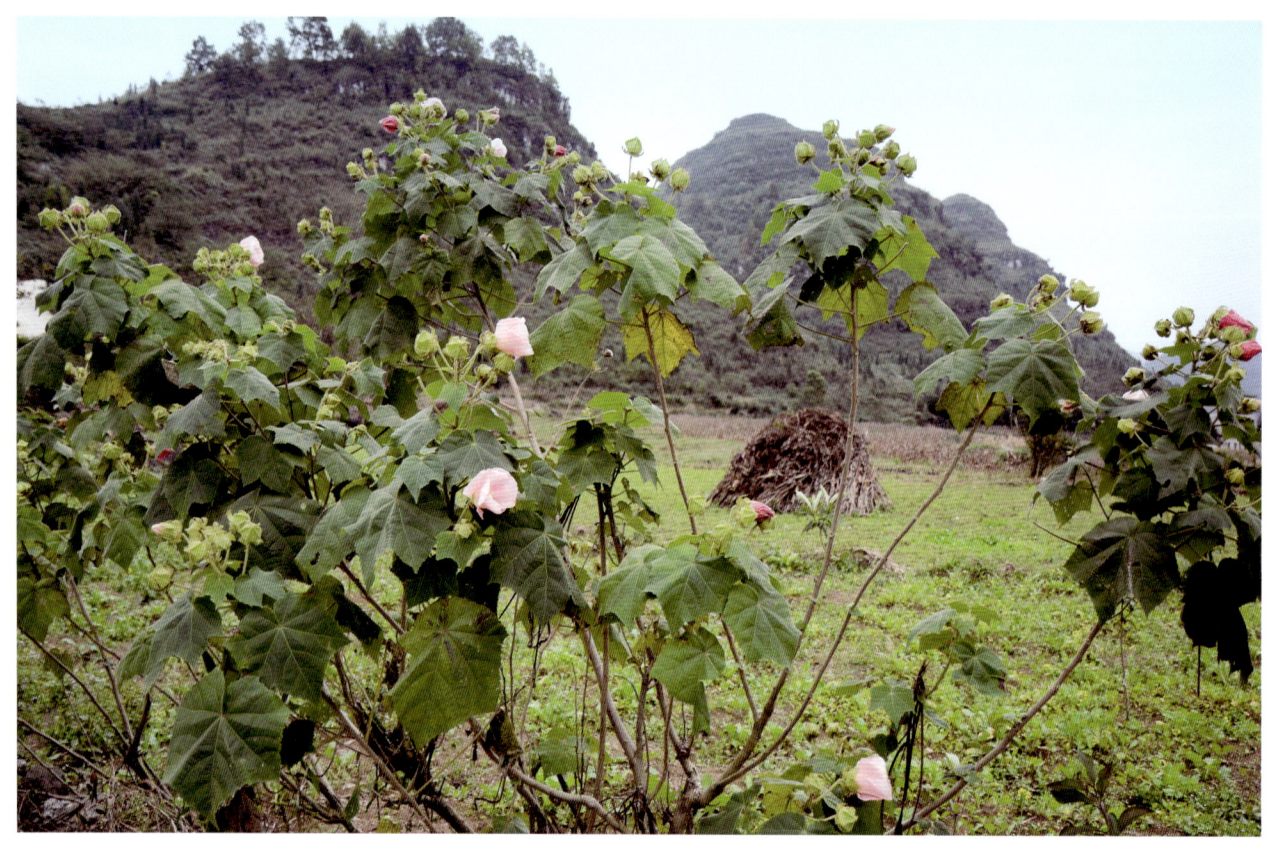

Det bangx niat 木槿

【Bit hsenb 俗名】川槿、白牡丹、木槿花、金漆树、朝天子、懒篱笆、朝开暮落花。

【Dios kob deis 基源】为锦葵科植物木槿 *Hibiscus syriacus* Linn.的树皮、根皮、果实、叶。

【Niangb bet deis 生长环境】喜生于山谷中、荒地上、河岸上、农地边。分布于各地苗乡。

【Jox hsub 性味属经】性冷，味甘苦，属冷药，入热经。

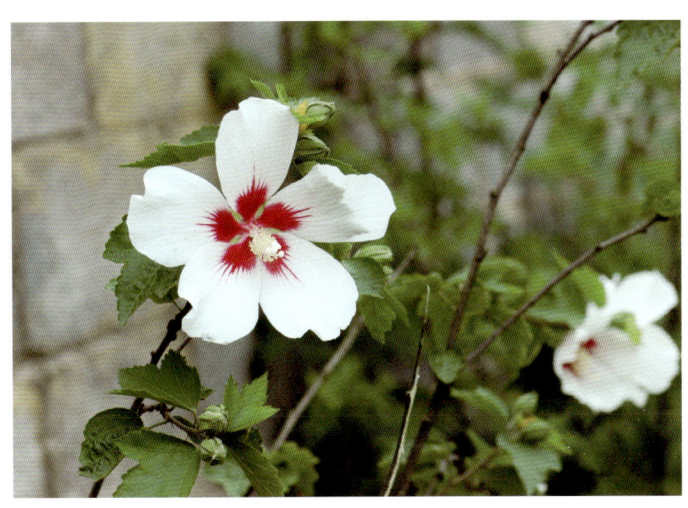

【Qet diel xid 功能主治】功能：hxub kib tat jab 清热解毒，dias xuf dangf qut qat 除湿止痒。主治：pob lob pob bil 手脚水肿，hxud hxangd od 反胃，mongb pit khob 偏头痛，ait ngol heik bongt 咳嗽痰喘，ghad eb dlub lol not 白带过多，dlif ghab neib ghangb 脱肛，dix khangd ghad 痔疮，gangb vas ghed dlot 牛皮癣。

【Ed not xus 用法用量】内服，煎汤，15～25 g。外用，烧烟熏、煎水洗、捣烂敷。

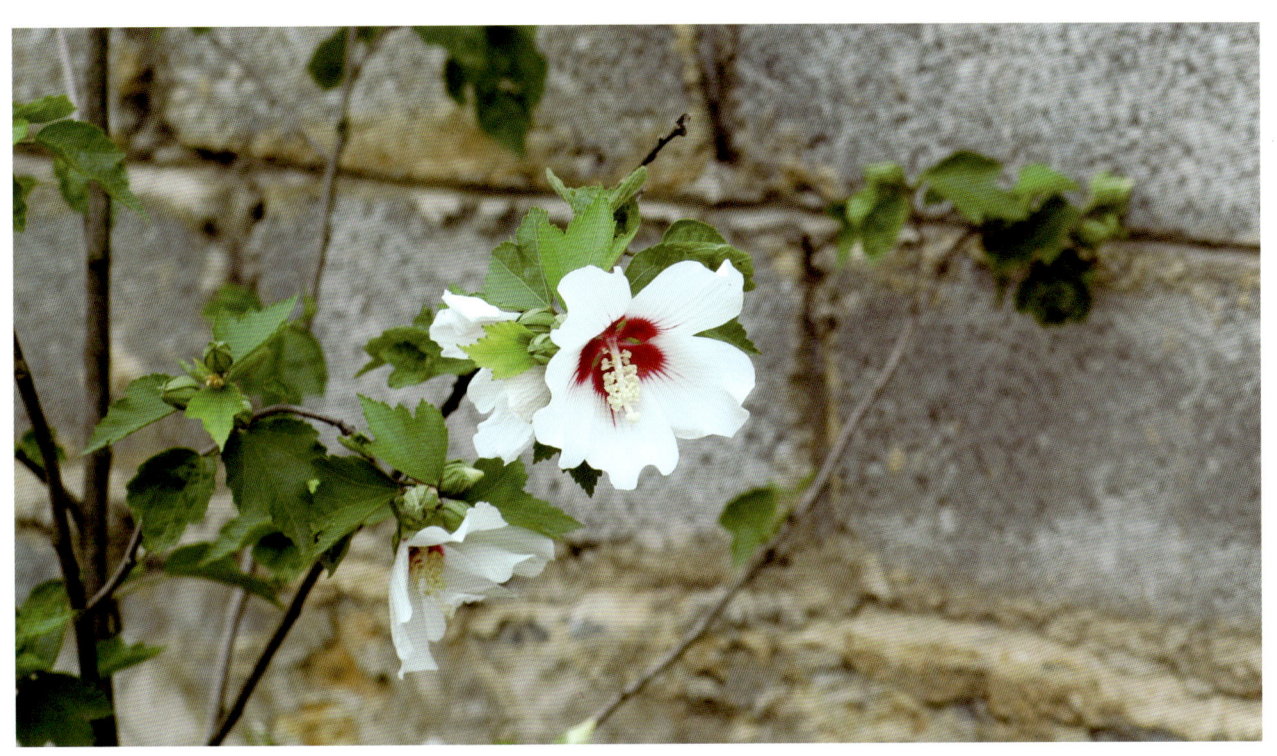

Det bangx niat xok 朱槿

【Bit hsenb 俗名】扶桑、丽槿、艳槿、土红花、小牡丹、吊钟花、红木槿。

【Dios kob deis 基源】为锦葵科植物朱槿 *Hibiscus rosa-sinensis* Linn. 的花、叶、根。

【Niangb bet deis 生长环境】常栽于庭院中，亦有野生。分布于部分苗乡。

【Jox hsub 性味属经】性冷，味甘苦，属冷药，入热经。

【Qet diel xid 功能主治】功能：hxub nais pot dangf ngol 清肺止咳，seil hxangd dangf hxangd 凉血止血。主治：ghab jed diongx hfud nais pob od nul 支气管炎，lol hxangd nais 鼻衄，hsot ud ax jangx hxib 月经不调，mongb git ghab naix 腮腺炎，jangx ghab dliax gangb 毒疮。

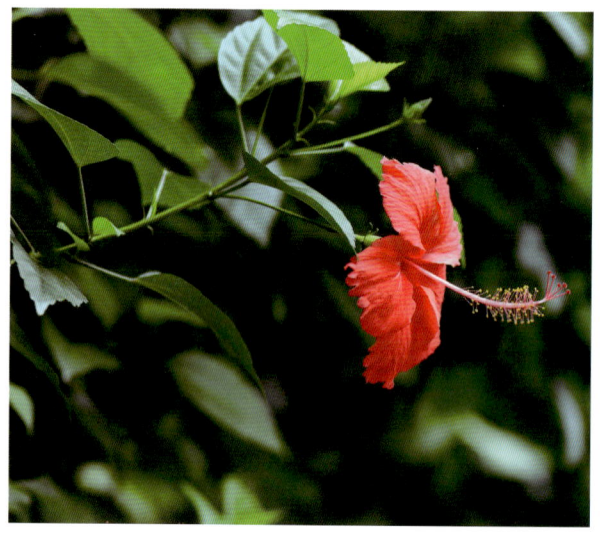

【Ed not xus 用法用量】内服，煎汤，15～25 g。外用，捣烂敷。

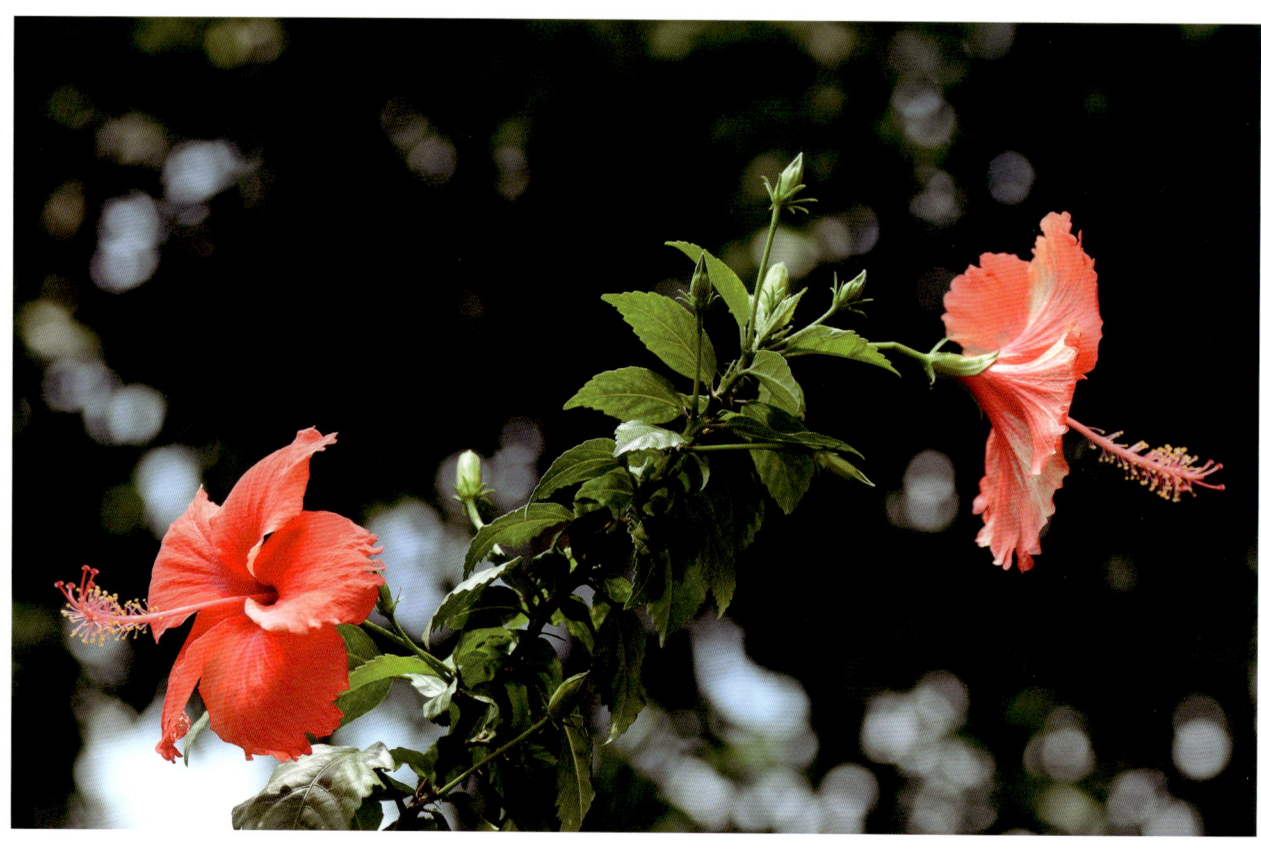

Det bait mux 白背黄花稔

【Bit hsenb 俗名】麻笔、生扯陇、拔脓消、脓见愁、黄花雾、菱叶拔毒散。

【Dios kob deis 基源】为锦葵科植物白背黄花稔 *Sida rhombifolia* Linn. 的根。

【Niangb bet deis 生长环境】喜生于荒山上、沟谷中、灌木丛边。分布于部分苗乡。

【Jox hsub 性味属经】性冷，味甘，属冷药，入热经。

【Qet diel xid 功能主治】功能：seil hxangd dangf hxangd 凉血止血，dias bus hxenk dix 排脓消痈。主治：ait gheb bal jid od hxangd 劳伤吐血，yens xit lol hxangd 刀伤出血，ghut hsongd mongb jangx bod 痛风，lax ghab hsangb 伤口溃烂，nios dles 瘀斑，kib eb kib dul 水火烫伤，gangb dix 疮疖。

【Ed not xus 用法用量】内服，煎汤，15～25 g。外用，捣蓉敷患处或煮水洗。

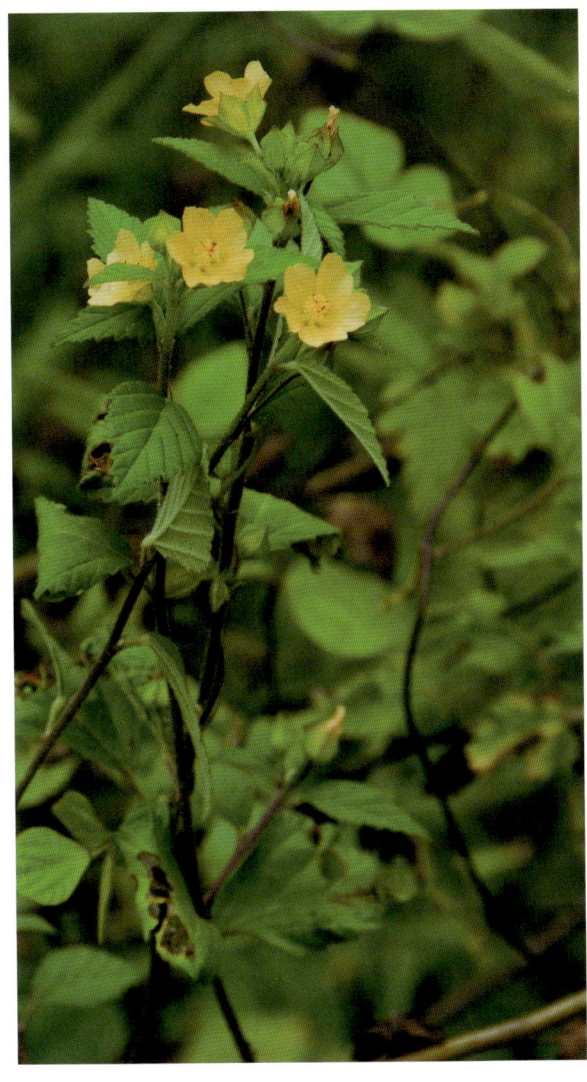
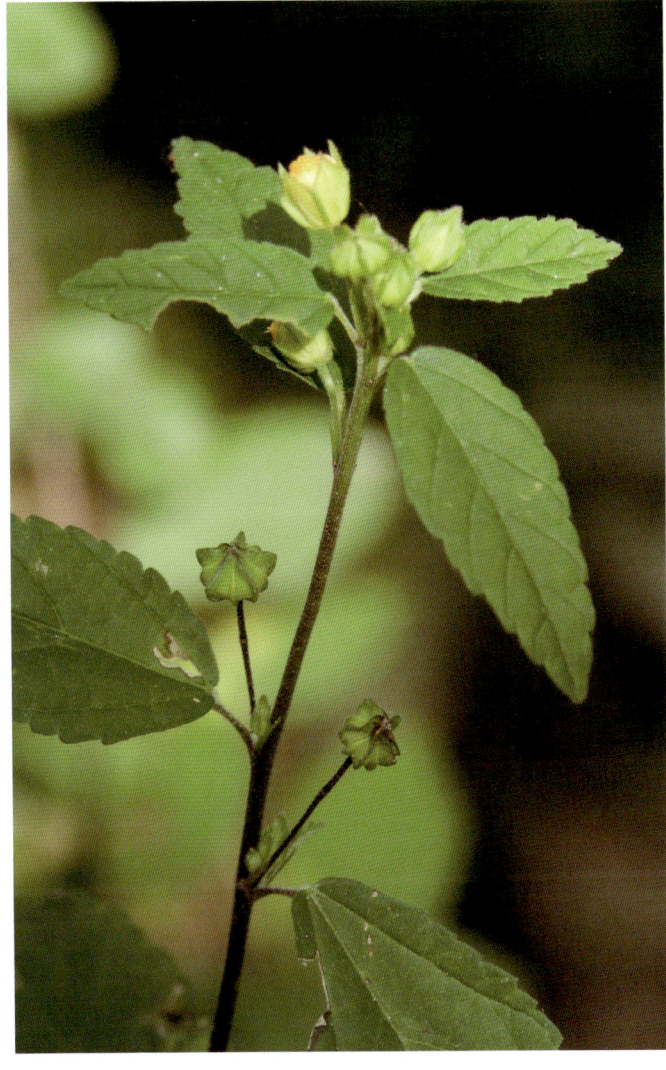

Det bait mux yut 小叶黄花稔

【Bit hsenb 俗名】牛肋筋、地膏草、拔脓草、黄花母、糯米药。

【Dios kob deis 基源】为锦葵科植物小叶黄花稔 Sida alnifolia Linn. var. microphylla (Cavan.) S. Y. Hu 的全株。

【Niangb bet deis 生长环境】喜生于荒山上、灌木丛边。分布于部分苗乡。

【Jox hsub 性味属经】性冷，味苦辛，属冷药，入热经。

【Qet diel xid 功能主治】功能：hxub xuf kib 清湿热，tat gangb jab 解疮毒。主治：fangx mais fangx jid 黄疸，yens xit lol hxangd 刀伤出血，kib eb kib dul 水火烫伤，dix gangb lax bus angt 疔疮痈肿，zal ghad dongk xok 细菌性痢疾。

【Ed not xus 用法用量】内服，煎汤，15～25 g。外用，捣蓉敷患处或煮水洗。

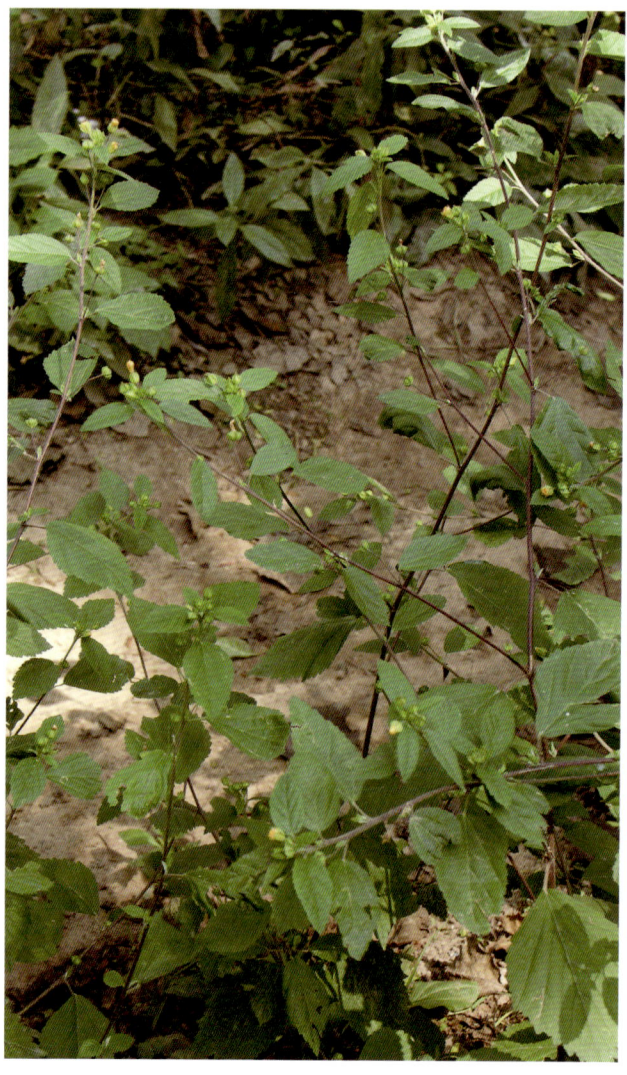
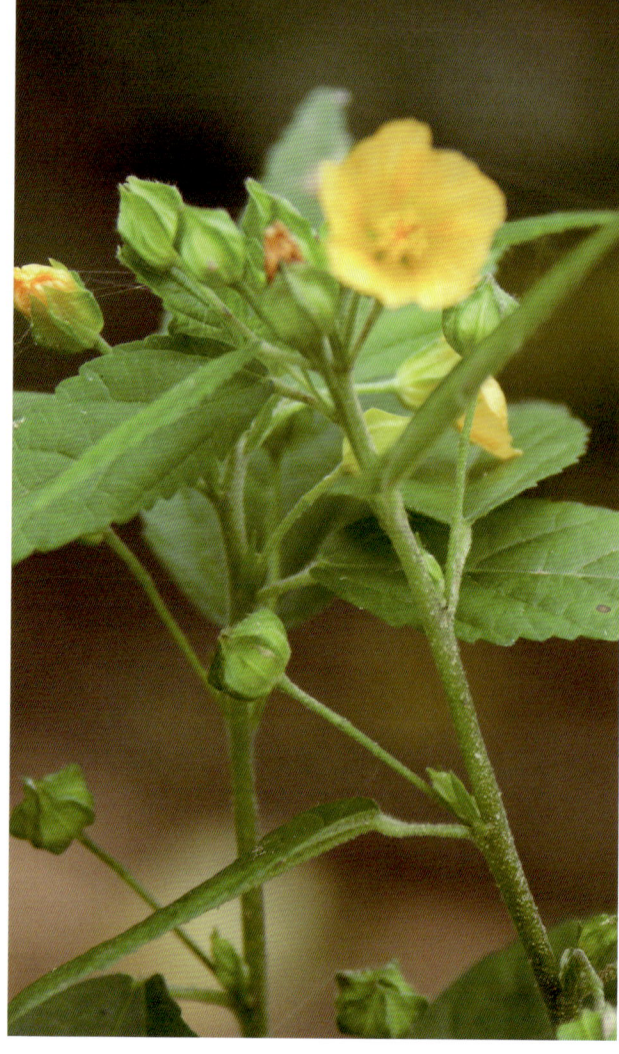

Mais hsenb 草棉

【Bit hsenb 俗名】小棉、棉花、棉花籽、棉花壳、古终果、亚拉伯棉。

【Dios kob deis 基源】为锦葵科植物草棉 *Gossypium herbaceum* Linn. 的根、籽、壳或棉毛。

【Niangb bet deis 生长环境】属农作物之一,各地苗乡均有栽培。

【Jox hsub 性味属经】性热,味甘,属热药,入冷经。

【Qet diel xid 功能主治】功能:ves hxangd dangf hxangd 活血止血,yis dliangl yis ves 补虚损。主治:xus hxangd 贫血,od hxangd 吐血,jib daib nongx ax yis jid 小儿营养不良,bit dangx lol hniangk 体虚盗汗,got ax gek 阳痿,jib daib dal wal 小儿遗尿,hsot ud bongt hfod 月经崩漏。

【Ed not xus 用法用量】内服,煎汤,15～25 g;或入丸、散剂;茎叶,25～50 g,煎汤或煮鸡蛋吃。

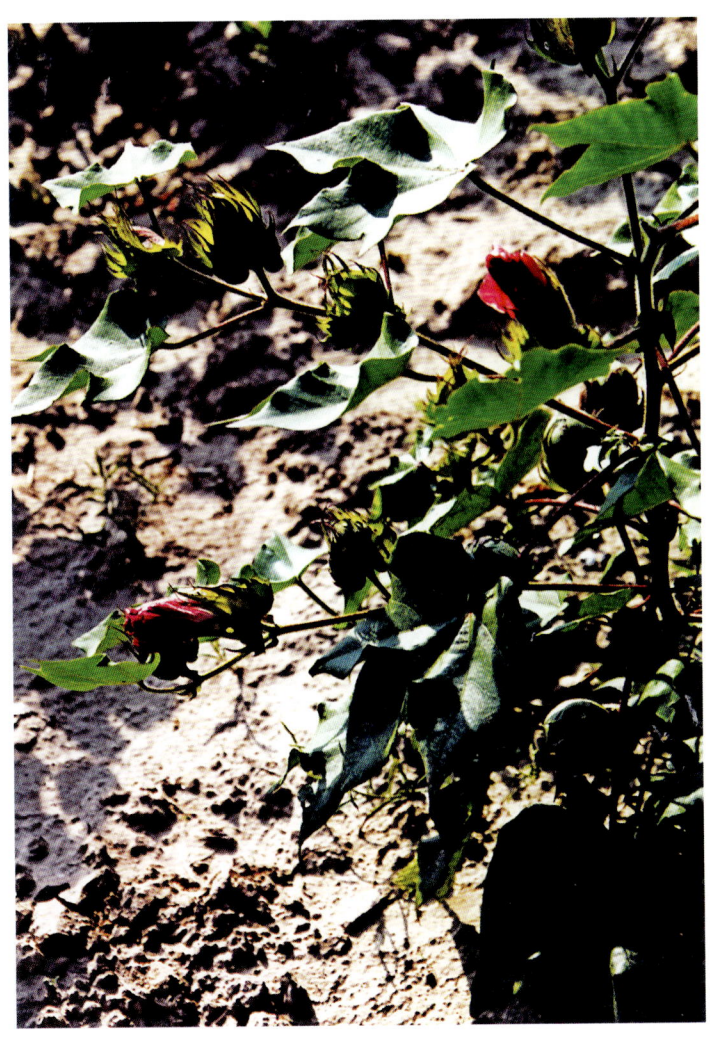
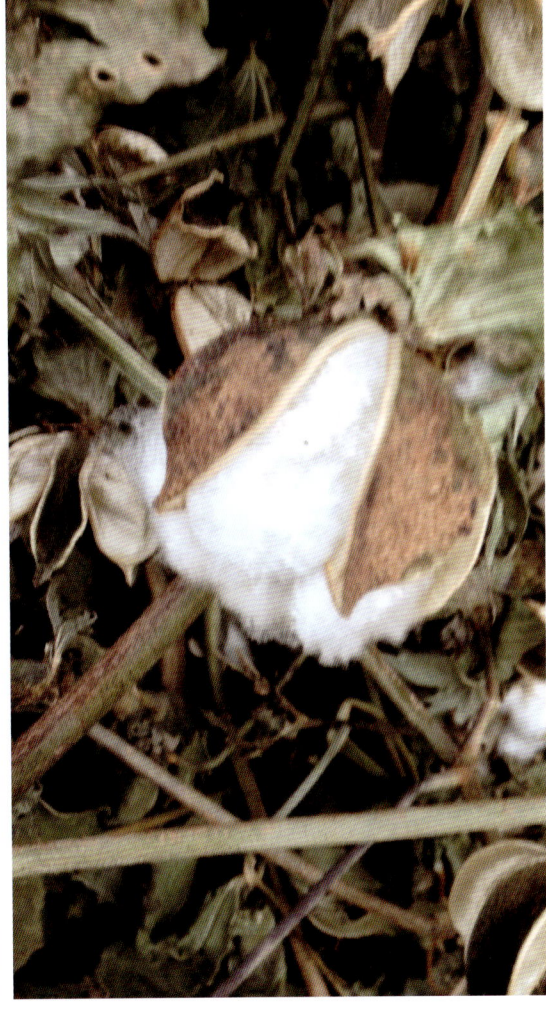

Det nos vud 苘麻

【Bit hsenb 俗名】白麻、孔麻、青麻、八角乌、野苎麻。

【Dios kob deis 基源】为锦葵科植物苘麻 *Abutilon theophrasti* Medicus 的种子、叶、根或全草。

【Niangb bet deis 生长环境】常生于荒地上、田野中、路旁，有栽培。分布于部分苗乡。

【Jox hsub 性味属经】性平，味苦，属冷热两经药，入两经。

【Qet diel xid 功能主治】功能：hxub jent 祛风，tat jab 解毒，hxub hvuk dangf ghad dongk 收敛止痢。主治：ait gheb 麻疹，los ghab hlat mais dlub 眼翳，hxongb nangl 瘰疬，dix guf 背花，zal ghad dongk xok 细菌性痢疾，juk niuk wal 结尿。

【Ed not xus 用法用量】内服，煎汤，15～25 g；或入散剂。外用，捣烂敷。

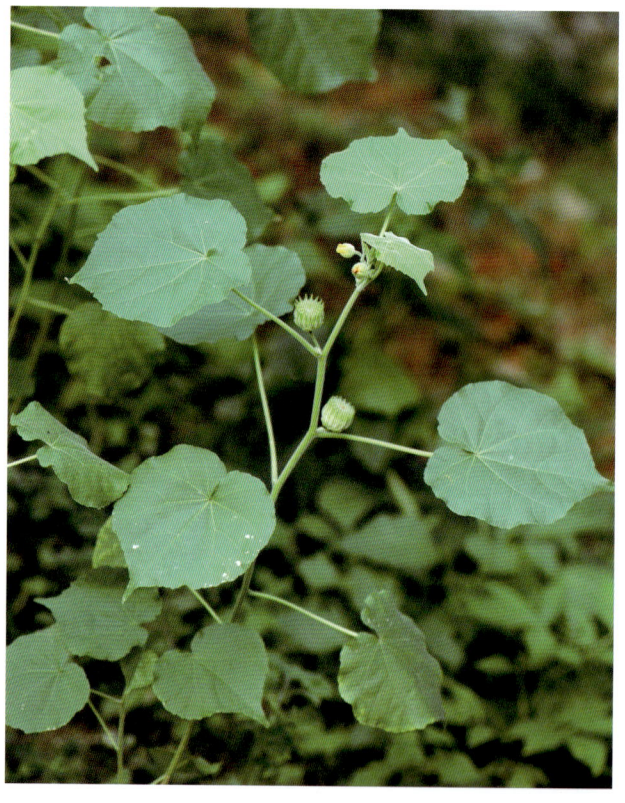

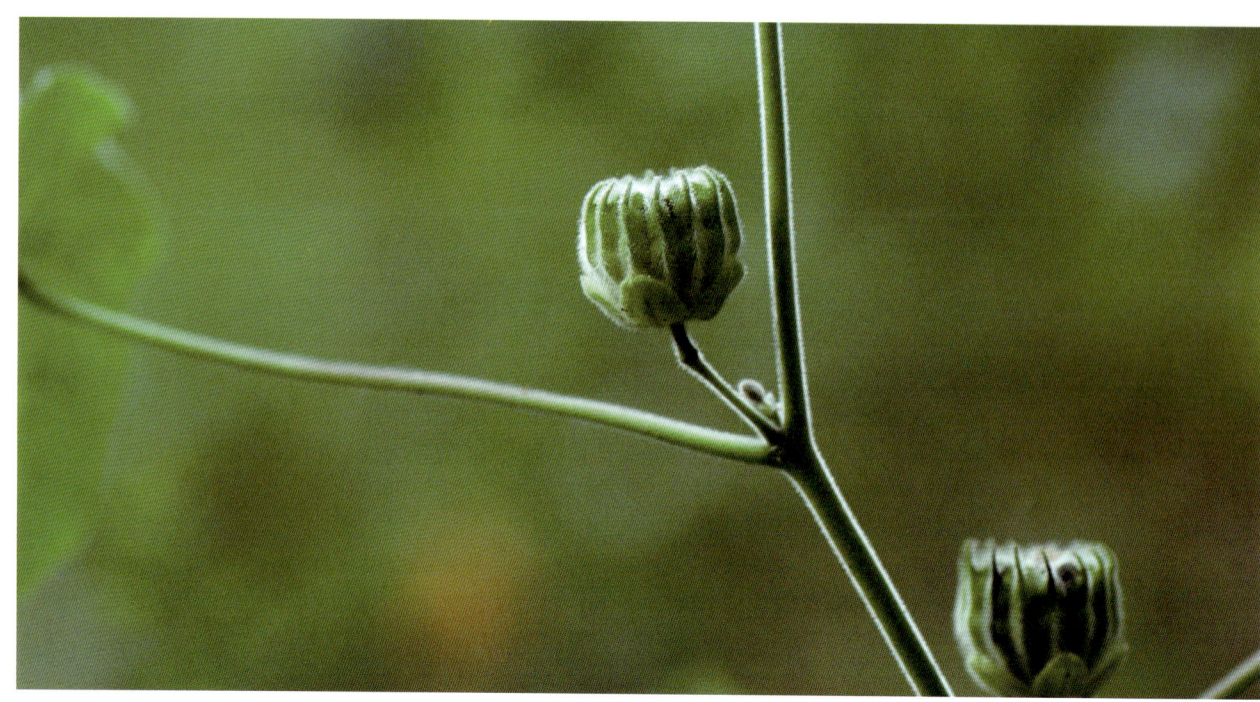

Det bangx hxab 磨盘草

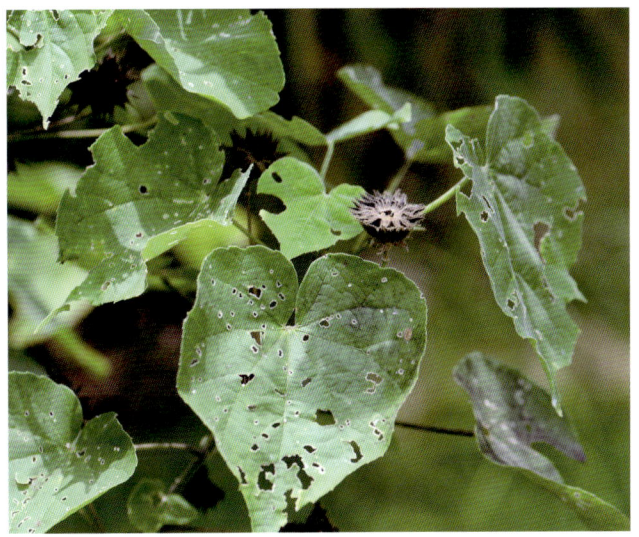

【Bit hsenb 俗名】白麻、牛响草、金花草、磨笼子、磨盆草、野葵花。

【Dios kob deis 基源】为锦葵科植物磨盘草 Abutilon indicum（Linn.）Sweet 的根、种子或全草。

【Niangb bet deis 生长环境】喜生于荒山沟谷砂壤地区。分布于各地苗乡。

【Jox hsub 性味属经】性平，味甘涩，属冷热两经药，入两经。

【Qet diel xid 功能主治】功能：hxub kib tiod nat 清热健脾，yis hxangd vut bongt 补血益气。主治：dliangd bil dib sangb 跌打损伤，los link ghongd 吊小舌，xus dliangl xus ves 体虚乏力，dliangb dul ghab hfat 荨麻疹，dix khangd ghad 痔疮，zal ghad dongk dlub 白痢。

【Ed not xus 用法用量】内服，煎汤，25～30 g；或炖肉食。外用，捣汁涂或捣烂敷。

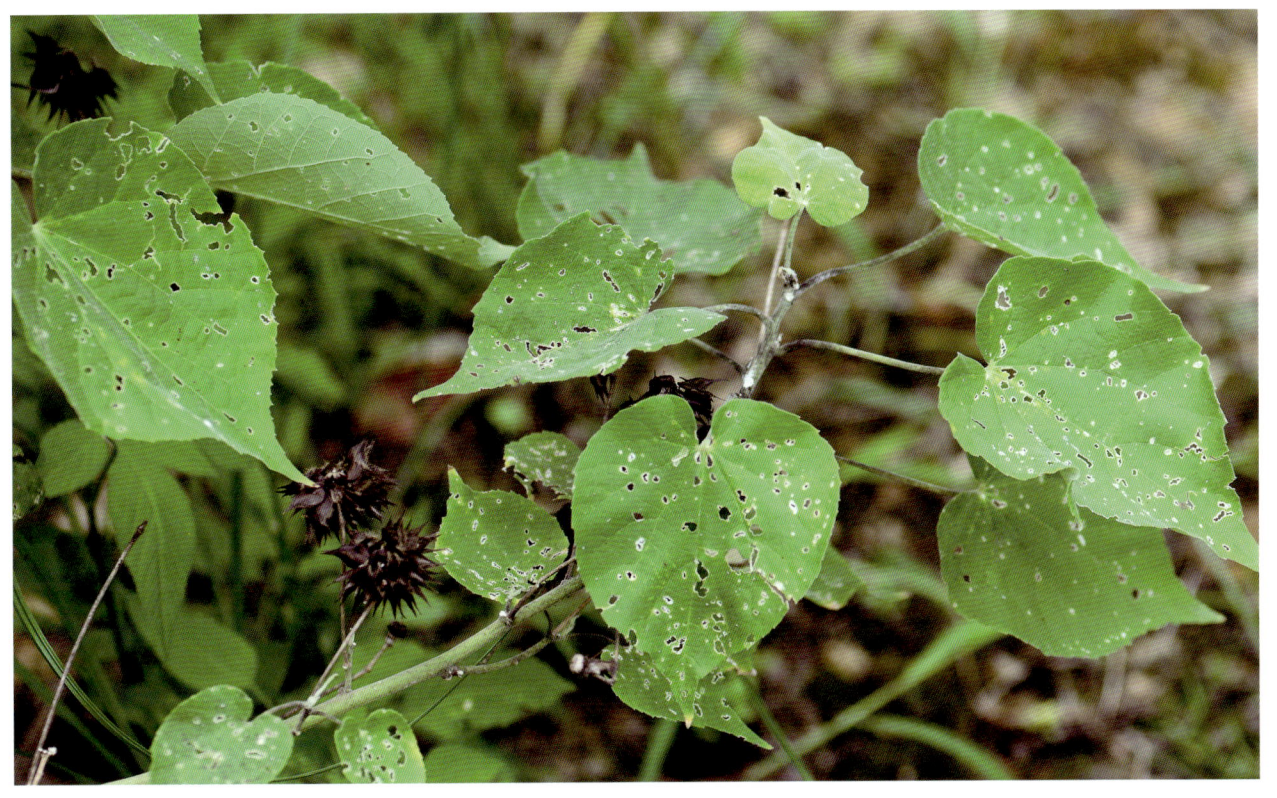

梧桐科

Det hxob nox 梧桐

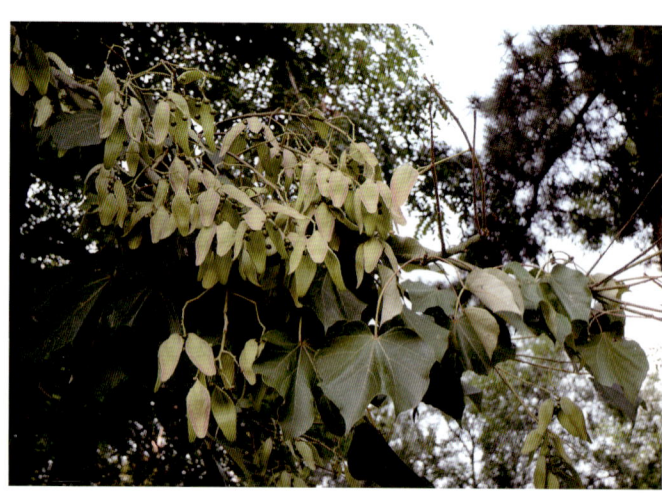

【Bit hsenb 俗名】耳桐、青桐、桐麻、九层皮、白梧桐、青皮树、瓢儿果。

【Dios kob deis 基源】为梧桐科植物梧桐 *Firmiana platanifolia* (L. f.) Marsili 的根、叶、树白皮。

【Niangb bet deis 生长环境】生于山坡上、路旁，有作风景树栽培。分布于部分苗乡。

【Jox hsub 性味属经】性平，味甘，属冷热两经药，入两经。

【Qet diel xid 功能主治】功能：hxub jent hxenk net 祛风除湿，ves hxangd tongb hxud 活血通络，tat jab 解毒。主治：dliangd bil dib sangb 跌打损伤，lod hsongd 骨折，yens xit lol hxangd 刀伤出血，yens jent xuf mongb 风湿疼痛，yens jent juk jik 风湿麻木，hek bongt ngol 哮喘，dix khangd ghad 痔疮。

【Ed not xus 用法用量】内服，水煎，15～30 g。外用，捣烂敷患处。

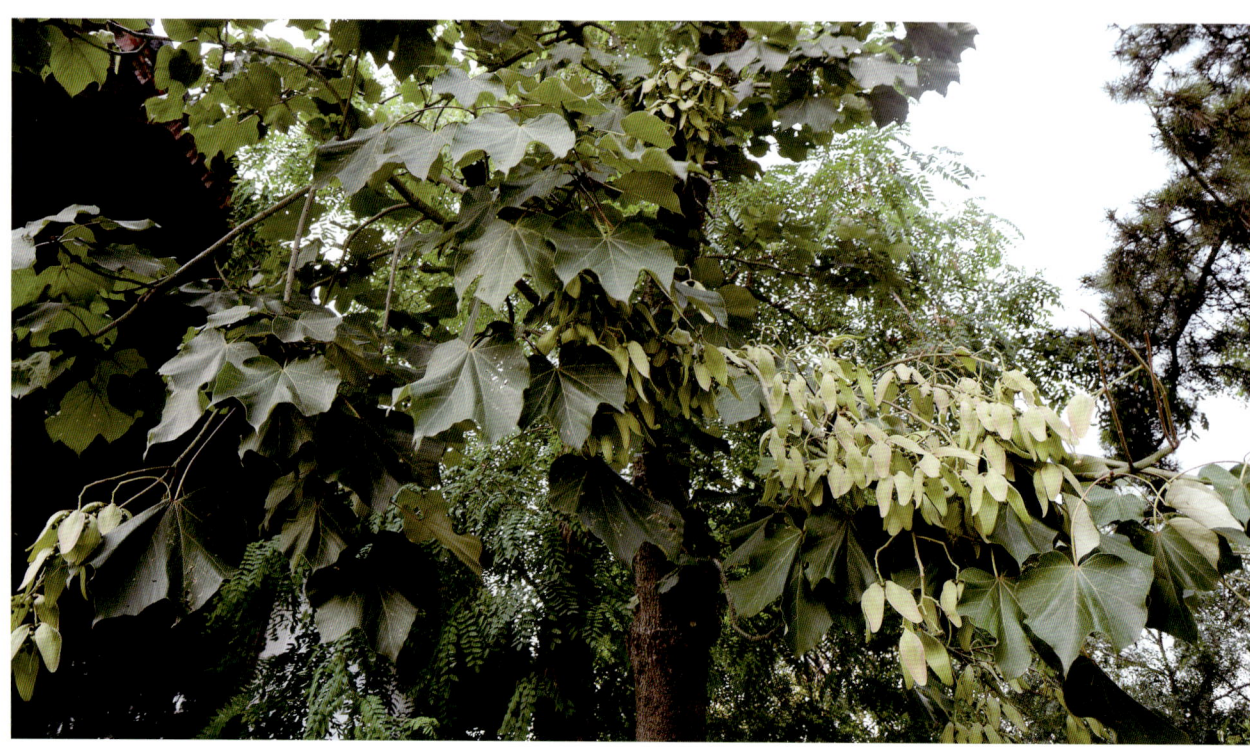

Det hlat pot 火绳树

【Bit hsenb 俗名】火索树、赤火绳、接骨丹、接骨木。

【Dios kob deis 基源】为梧桐科植物火绳树 *Eriolaena spectabilis* (DC.) Planch. ex Mast. 的根皮韧皮部。

【Niangb bet deis 生长环境】喜生于低山地区沟谷疏林下、杂木林中。分布于部分苗乡。

【Jox hsub 性味属经】性冷，味苦涩，属冷药，入热经。

【Qet diel xid 功能主治】功能：seil hxangd dangf hxangd 凉血止血，hsenk hsongd hsenk hxend 续筋接骨。主治：lod hsongd 骨折，yens xit lol hxangd 刀伤出血，buk dux mongb 胃炎，kib eb kib dul 水火烫伤。

【Ed not xus 用法用量】内服，煎汤，15～25 g。外用，捣烂敷患处或捣汁涂。

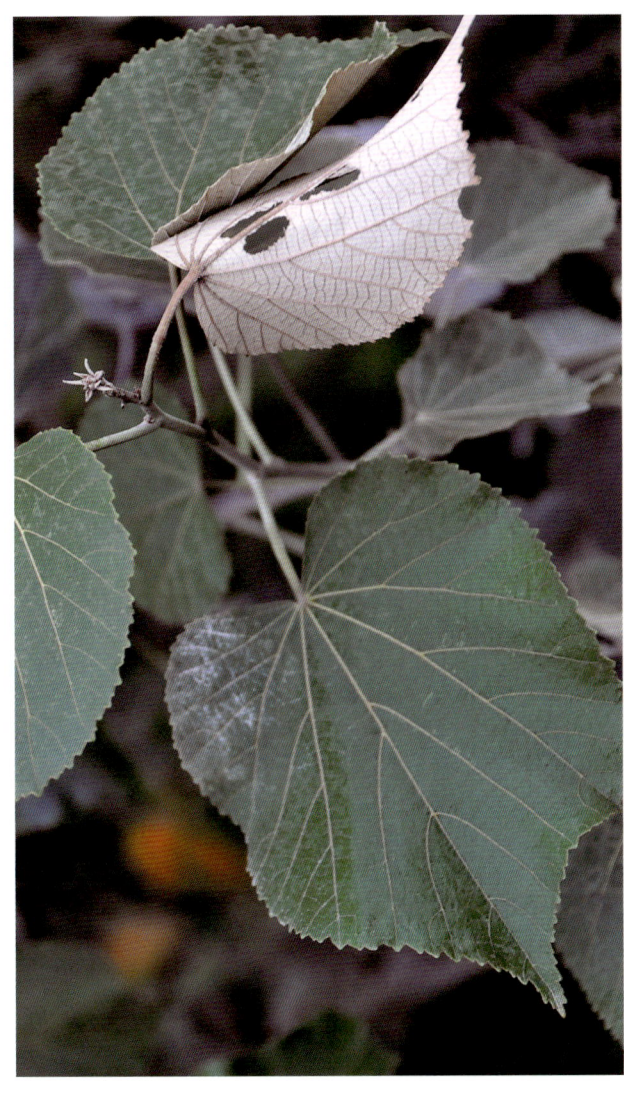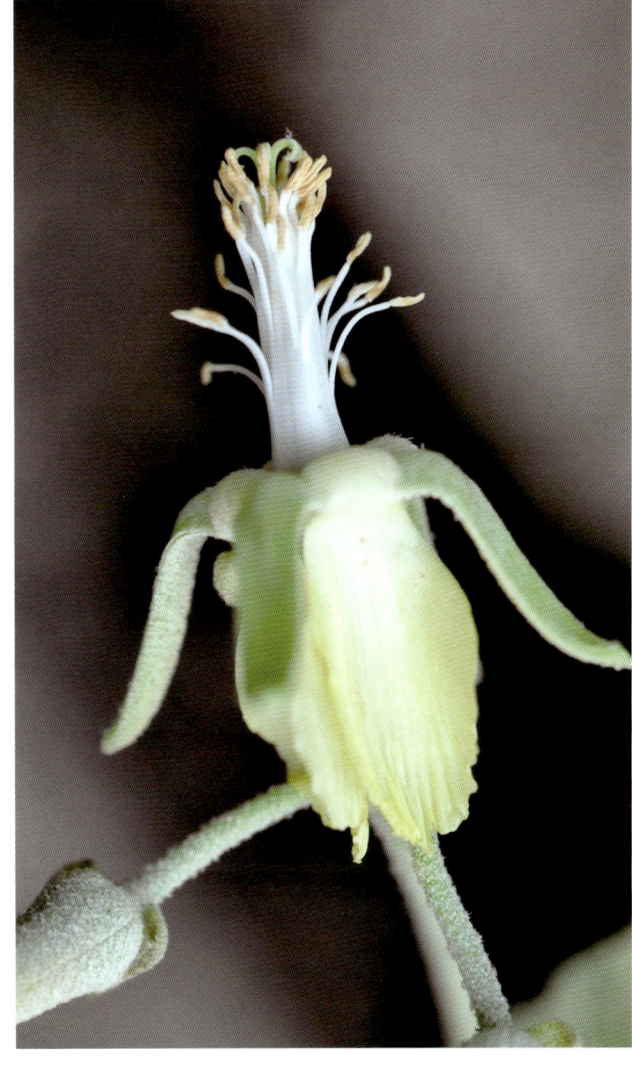

Det hlat pot vud 苹婆

【Bit hsenb 俗名】九层皮、七姐果、凤眼果、罗晃子、潘安果。

【Dios kob deis 基源】为梧桐科植物苹婆 *Sterculia nobilis* Smith 的根或果。

【Niangb bet deis 生长环境】生于山野树林中、溪边。分布于各地苗乡。

【Jox hsub 性味属经】性热，味甘，属热药，入冷经。

【Qet diel xid 功能主治】功能：dib gangb dangf qut qat 杀虫止痒，hxed buk dux 温胃。主治：yens jent mongb ghut hsongd 风湿性关节炎，gangb not mongb qub 虫积腹痛，hxud hxangd od 恶心呕吐，los ghad ghof mongb 疝气痛。

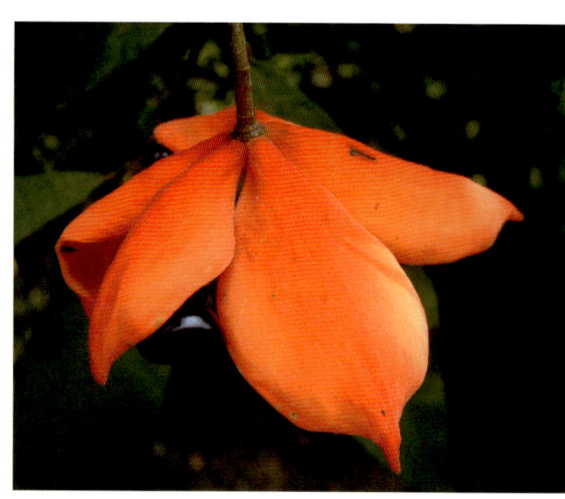

【Ed not xus 用法用量】内服，煎汤，25～30 g。外用，捣烂敷。

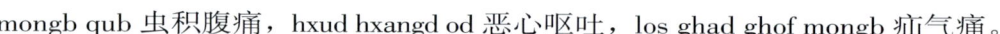

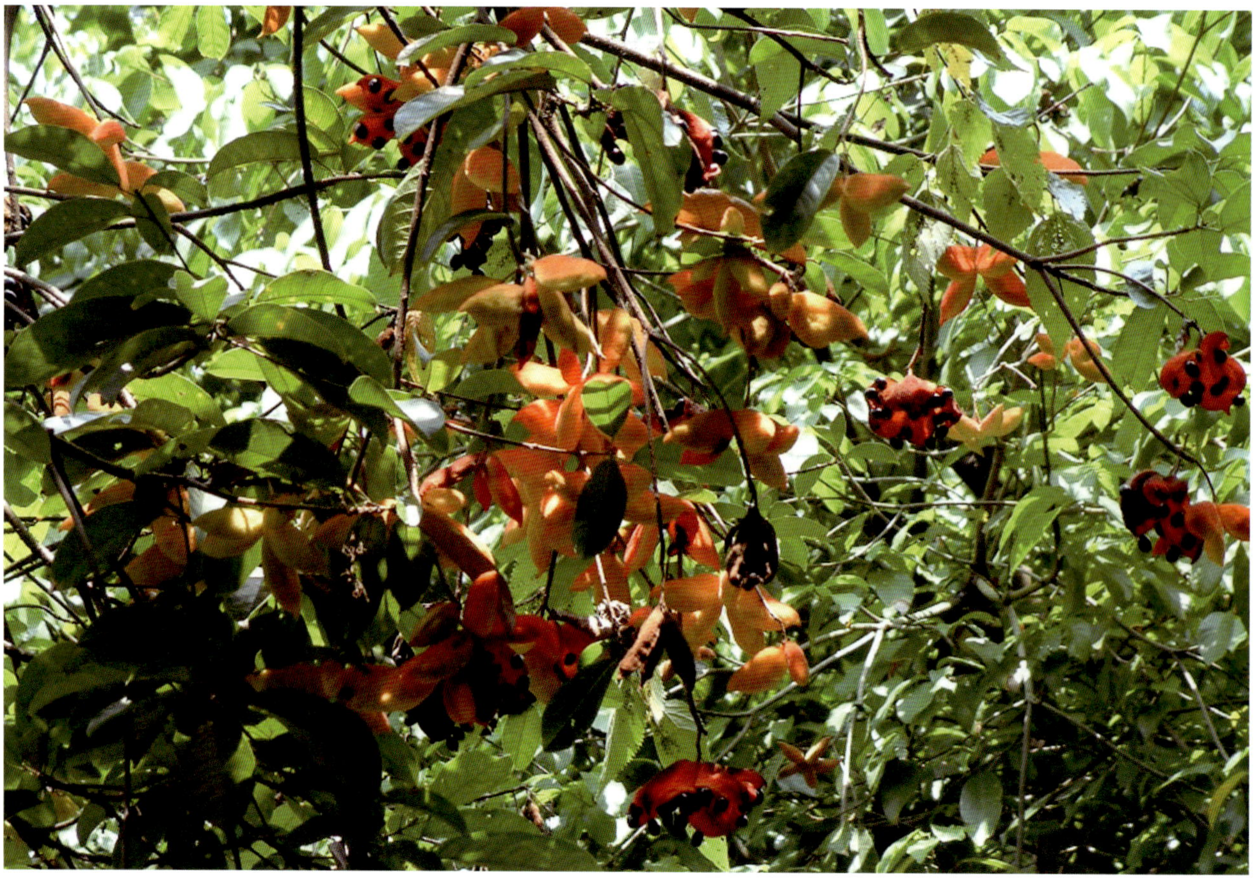

猕猴桃科

Zenb gheik baif 中华猕猴桃

【Bit hsenb 俗名】羊桃、大红袍、山洋桃、红藤梨。

【Dios kob deis 基源】为猕猴桃科植物中华猕猴桃 Actinidia chinensis Planch. 的根、藤、叶。

【Niangb bet deis 生长环境】生于山野树林中、灌木丛内、荒山上。分布于各地苗乡。

【Jox hsub 性味属经】性冷，味甘酸，属冷药，入热经。

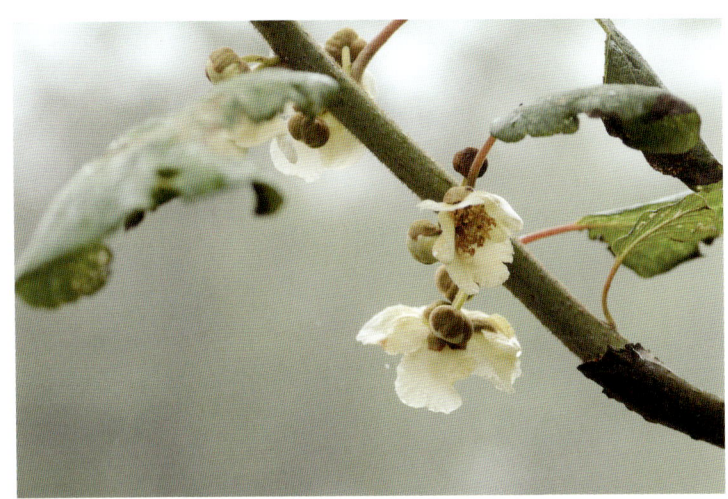

【Qet diel xid 功能主治】功能：hxub kib tat jab 清热解毒，ves hxangd hxenk angt 活血消肿。主治：dliangd bil dib sangb 跌打损伤，pob jangx ves 肿瘤，nais pot od nul 肺炎，pob lob pob bil 手脚水肿，hot ax yangx gad 消化不良，od 呕吐，dlif ghab neib ghangb 脱肛。

【Ed not xus 用法用量】内服，煎汤，25～30 g。外用，捣烂敷。

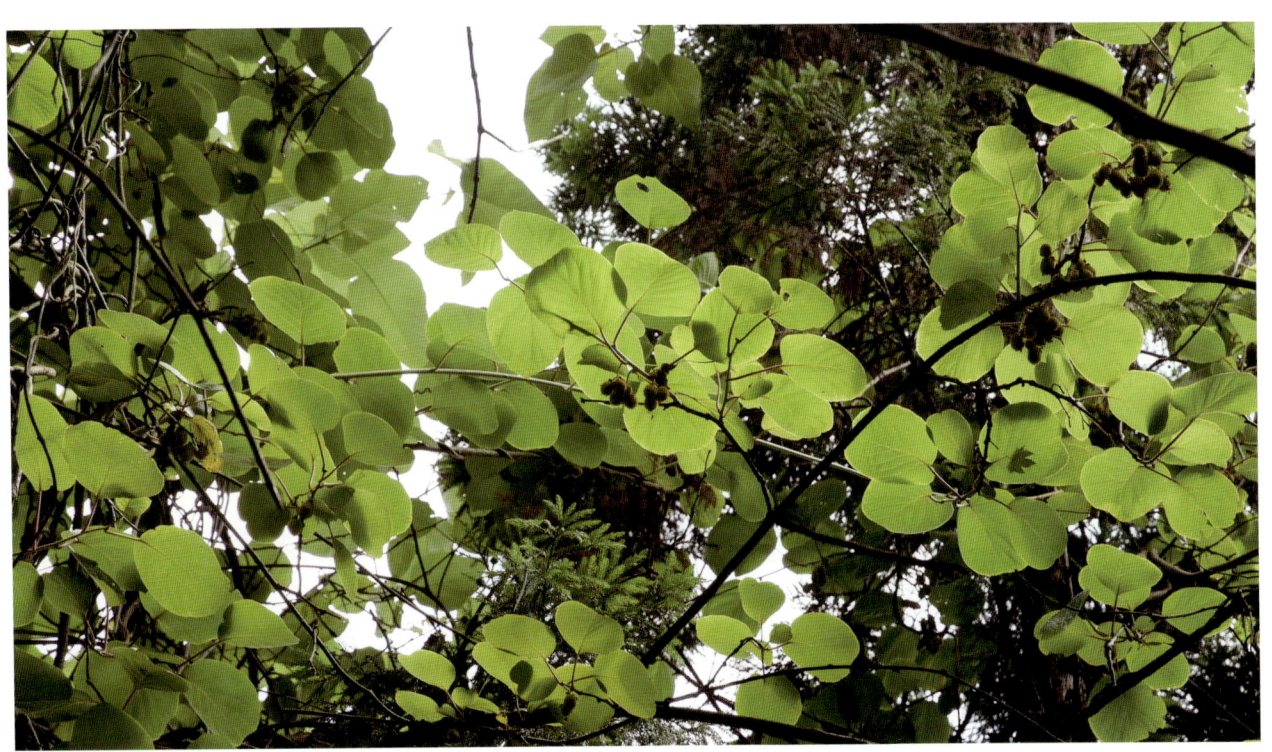

Zenb gheik baif dles 紫果猕猴桃

【Bit hsenb 俗名】小羊桃、小布冬、羊奶奶、紫布冬。

【Dios kob deis 基源】为猕猴桃科植物紫果猕猴桃 Actinidia arguta (Sieb. & Zucc.) Planch. ex Miq. var. *purpurea* (Rehd.) C. F. Liang 的根、藤。

【Niangb bet deis 生长环境】生于山林中多岩石处。分布于各地苗乡。

【Jox hsub 性味属经】性平，味酸涩，属冷热两经药，入两经。

【Qet diel xid 功能主治】功能：hxub kib los xuf 清热利湿，yis dliangl yis ves 补虚损。主治：yens jent mongb ghut hsongd 风湿性关节炎，nais jongt od nul 肝炎，od hxangd 吐血，fangx mais fangx jid 黄疸，git got pob mongb 睾丸肿痛，hsot ud ax jangx hxib 月经不调。

【Ed not xus 用法用量】内服，煎汤，25～30 g；或炖肉食。外用，煨水洗患处。

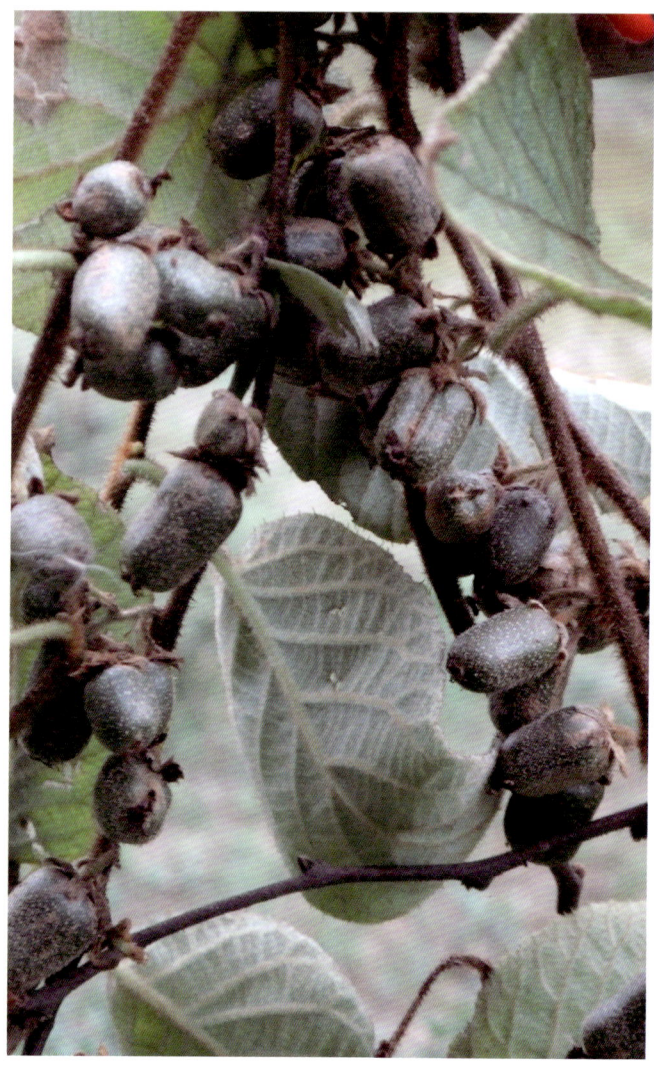
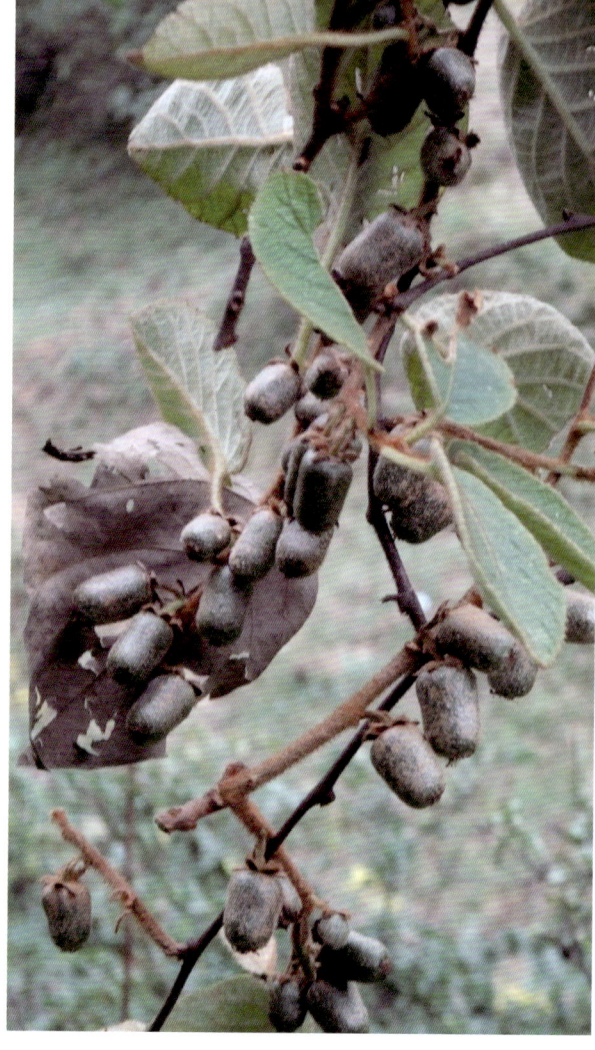

Zenb ghof baif leib 毛花猕猴桃

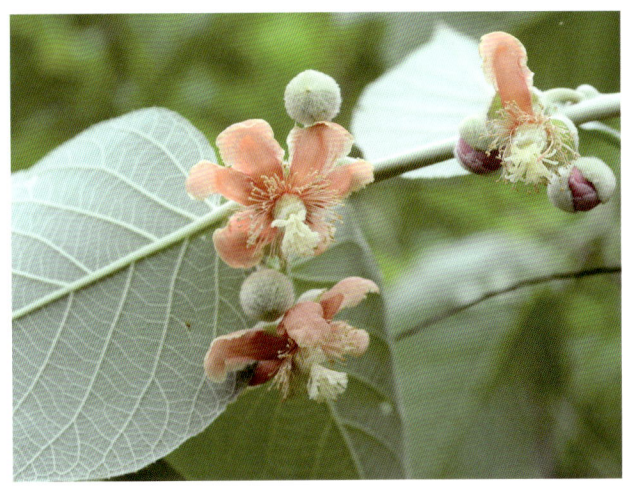

【Bit hsenb 俗名】白毛桃、白羊桃、白藤梨、野猕猴桃、白藤猕猴桃。

【Dios kob deis 基源】为猕猴桃科植物毛花猕猴桃 *Actinidia eriantha* Benth. 的根、叶。

【Niangb bet deis 生长环境】生于山坡灌木丛中、林缘、草山上。分布于各地苗乡。

【Jox hsub 性味属经】性冷，味苦辛，属冷药，入热经。

【Qet diel xid 功能主治】功能：hxub kib los xuf 清热利湿，ves hxangd hxenk angt 活血消肿。主治：fangx mais fangx jid 黄疸，dliangd bil dib sangb 跌打损伤，buk dux pob ngix jangx vos 胃癌，zaid wel jangx dix bus 乳痈，los ghad ghof 疝气，jif od nul 淋巴结炎，niangb hsab pob mongb 无名肿毒。

【Ed not xus 用法用量】内服，煎汤，25～30 g。外用，捣烂敷。

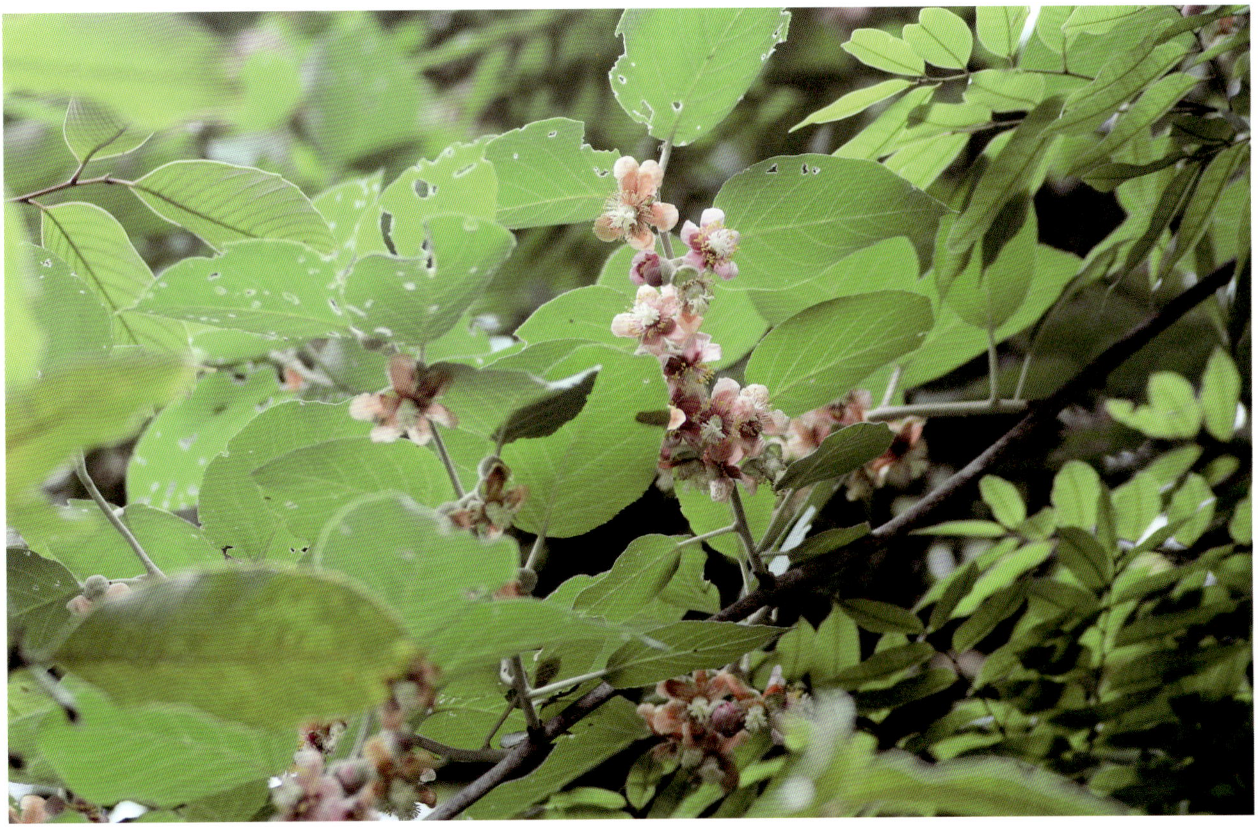

Zenb gheik baif dlub 绵毛猕猴桃

【Bit hsenb 俗名】木子、野梨、毛布冬、白毛布冬。

【Dios kob deis 基源】为猕猴桃科植物绵毛猕猴桃 Actinidia fulvcoma Hance var. lanata（Hemsl.）C. F. Liang 的根、藤、叶。

【Niangb bet deis 生长环境】生于坡塝灌木丛中、树林内、路旁。分布于各地苗乡。

【Jox hsub 性味属经】性冷，味苦涩淡，属冷药，入热经。

【Qet diel xid 功能主治】功能：tiod buk dux yangx gad 健胃消食，hxub jent hxenk net 祛风除湿。主治：lod hsongd 骨折，yens xit lol hxangd

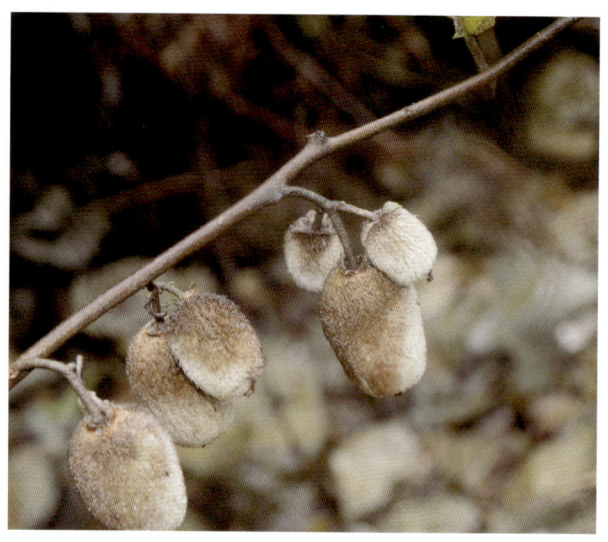

刀伤出血，yens jent mongb ghut hsongd 风湿性关节炎，hot ax yangx gad 消化不良，zaid wel jangx dix bus 乳痈，hxongb nangl 瘰疬，diongx eb wal jangx vib 尿道结石。

【Ed not xus 用法用量】内服，煎汤，25～30 g。外用，捣烂敷或煮水洗。

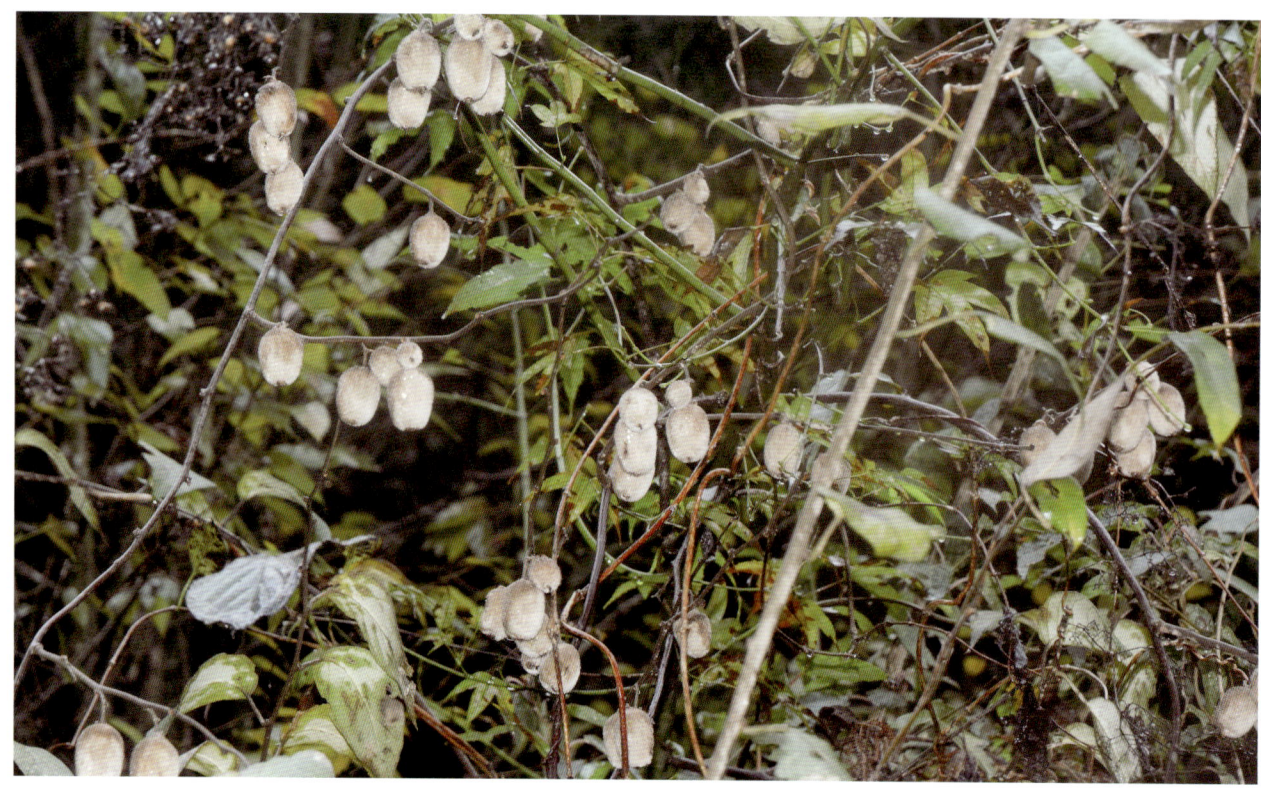

Zend gheik mongl leib 软枣猕猴桃

【Bit hsenb 俗名】木子、山洋桃、洋桃藤、圆枣子、猴子梨。

【Dios kob deis 基源】为猕猴桃科植物软枣猕猴桃 Actinidia arguta (Sieb. et Zucc.) Planch. ex Miq. 的根、藤及未成熟果实。

【Niangb bet deis 生长环境】生于山区树林下、灌木丛中。分布于部分苗乡。

【Jox hsub 性味属经】性冷，味苦涩淡，属冷药，入热经。

【Qet diel xid 功能主治】功能：tiod buk dux yangx gad 健胃消食，hxub jent hxenk net 祛风除湿。主治：yens jent mongb ghut hsongd 风湿性关节炎，lod hsongd 骨折，yens xit lol hxangd 刀伤出血，hot ax yangx gad 消化不良，zaid wel jangx dix bus 乳痈，hxongb nangl 瘰疬，diongx eb wal jangx vib 尿道结石。

【Ed not xus 用法用量】内服，煎汤，25～30 g。外用，捣烂敷或煮水洗。

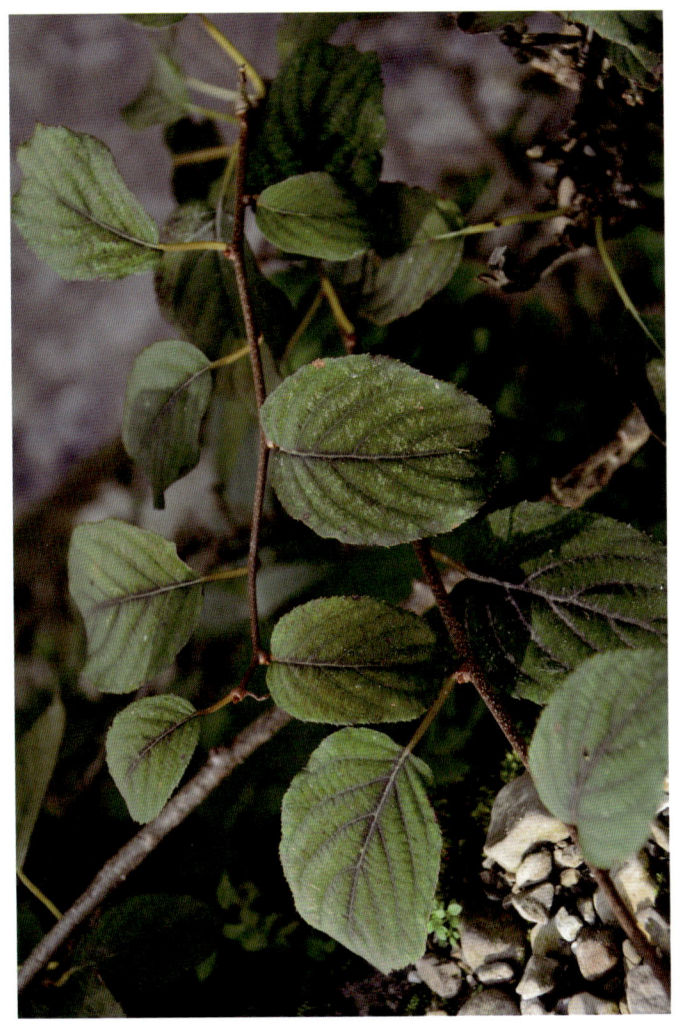
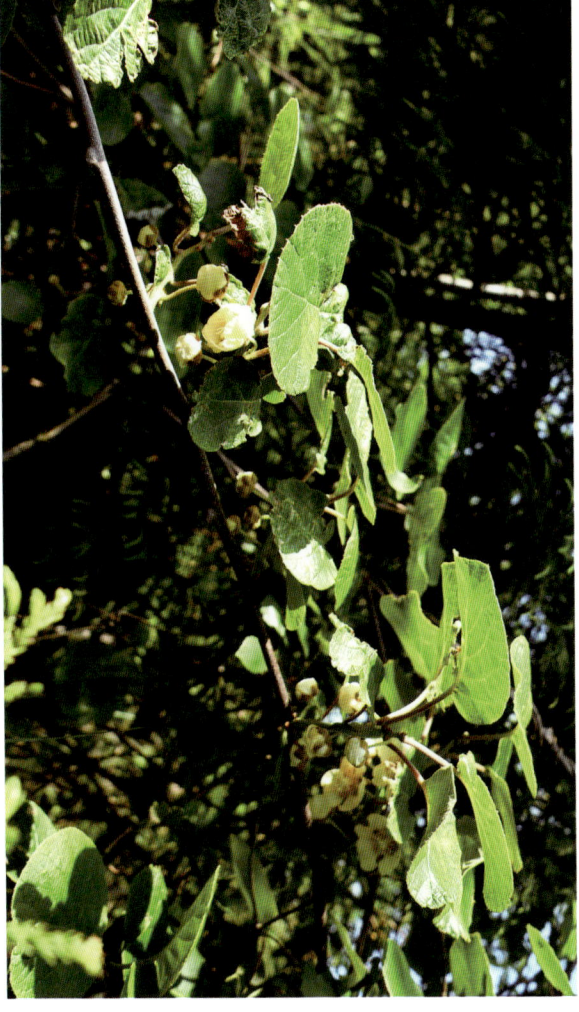

Zend gheik mongl mik 多花猕猴桃

【Bit hsenb 俗名】京梨、野洋桃、毛叶猕猴桃。

【Dios kob deis 基源】为猕猴桃科植物多花猕猴桃 *Actinidia latifolia*（Gardn. et Champ.）Merr. 的根、叶。

【Niangb bet deis 生长环境】生于疏林间、灌木丛中。分布于各地苗乡。

【Jox hsub 性味属经】性冷，味酸，属冷药，入热经。

【Qet diel xid 功能主治】功能：hxub kib tat jab 清热解毒，hxenk angt dangf mongb 消肿止痛。主治：yens xit lol hxangd 刀伤出血，ghab diux ghongd angt mongb 咽喉肿痛，zaid wel jangx dix bus 乳痈，zal ghad 腹泻。

【Ed not xus 用法用量】内服，煎汤，25～30 g。外用，捣烂敷。

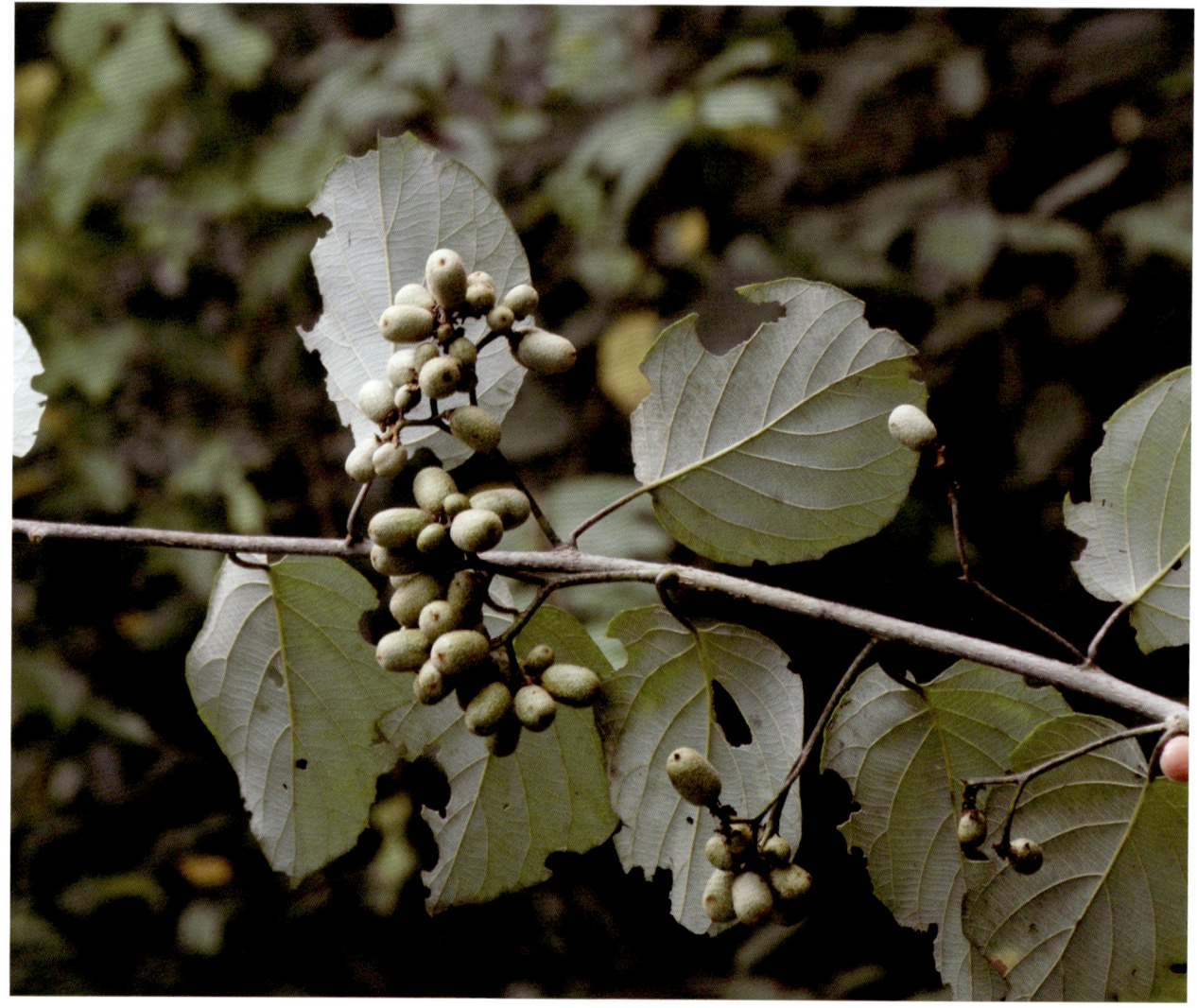

Zend gheik mongl gek 硬毛猕猴桃

【Bit hsenb 俗名】圆枣子、羊桃血藤、枣形猕猴桃。

【Dios kob deis 基源】为猕猴桃科植物硬毛猕猴桃 Actinidia chinensis Planch. var. hispida C. F. Liang 的果实、根、叶、藤中汁。

【Niangb bet deis 生长环境】生于高山疏林间、灌木丛中。分布于部分苗乡。

【Jox hsub 性味属经】性冷，味酸，属冷药，入热经。

【Qet diel xid 功能主治】功能：hxub kib dangf ngas ghongd 清热止渴。主治：fangx mais fangx jid 黄疸，hxud hxangd langk ghangk 反胃噎嗝，kib eb kib dul 水火烫伤，dix khangd ghad 痔疮，dlif ghab neib ghangb 脱肛。

【Ed not xus 用法用量】内服，煎汤，25～30 g。外用，捣烂敷或煎水洗。

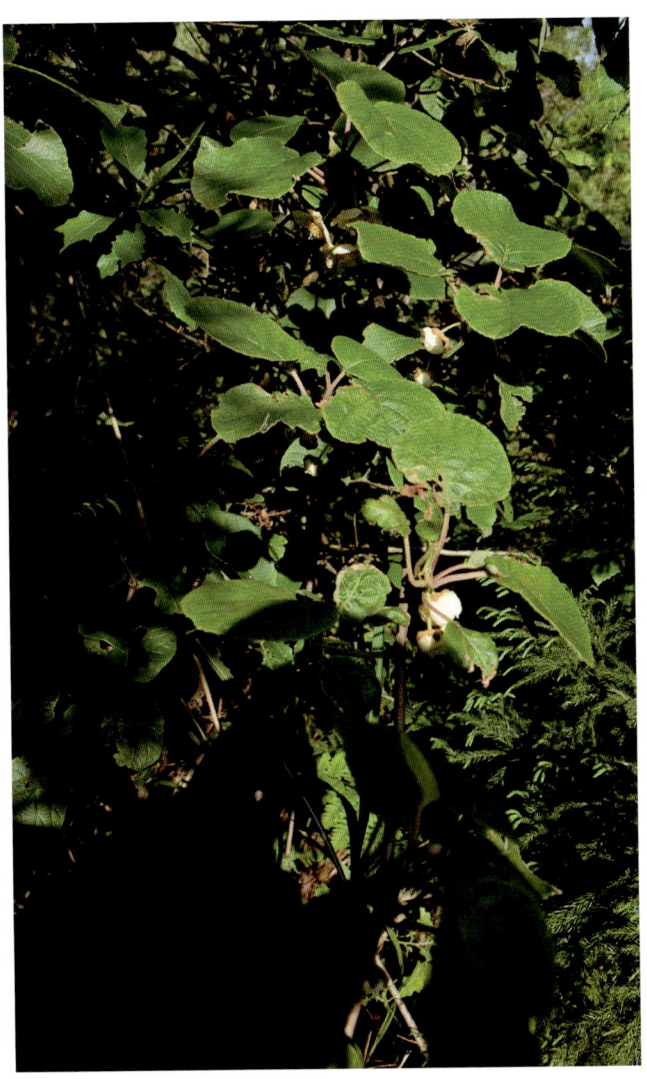
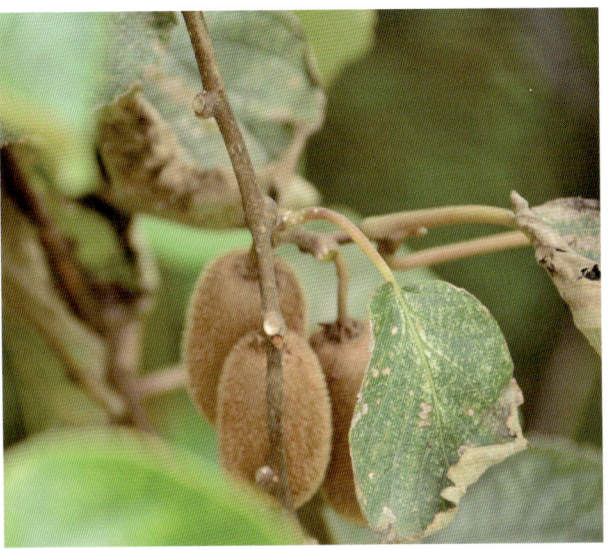
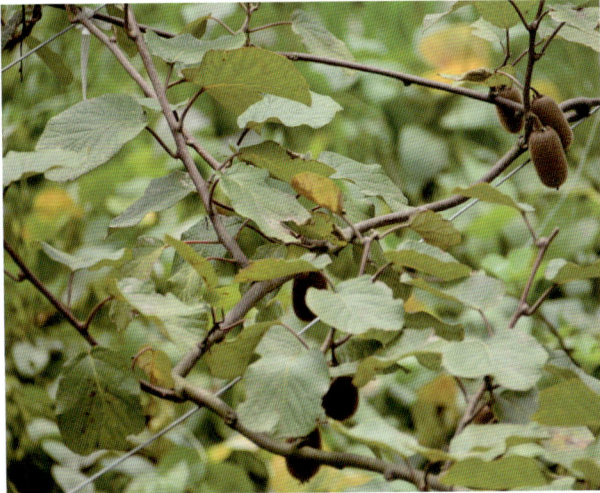

Zend gheik mong niul 革叶猕猴桃

【Bit hsenb 俗名】山洋桃、山布冬、马奶果、洋桃藤、铁甲藤。

【Dios kob deis 基源】为猕猴桃科植物革叶猕猴桃 Actinidia rubricaulis Dunn var. coriacea（Fin. & Gagn.）C. F. Liang 的根、果。

【Niangb bet deis 生长环境】生于山谷边、树林下、灌木丛中。分布于部分苗乡。

【Jox hsub 性味属经】性热，味酸涩，属热药，入冷经。

【Qet diel xid 功能主治】功能：hxub kib dangf ngas ghongd 清热止渴，zangl bod hxenk angt 散结消肿。主治：ngas ghongd hxud hxangd huib 烦渴，dliangd bil dib sangb 跌打损伤，fangx mais fangx jid 黄疸，hxud hxangd od 反胃。

【Ed not xus 用法用量】内服，煎汤，25～30 g。外用，捣烂敷或煎水洗。

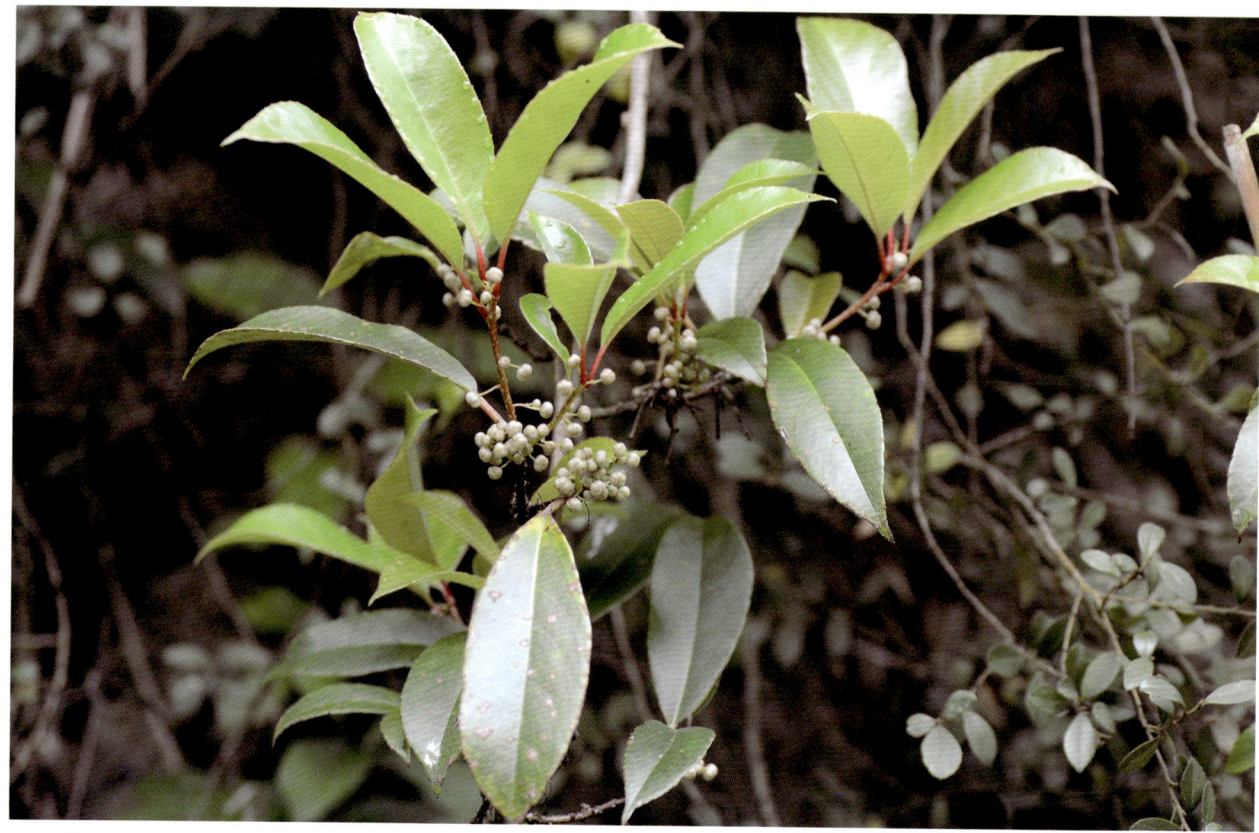

Zend gheik mongs bas 京梨猕猴桃

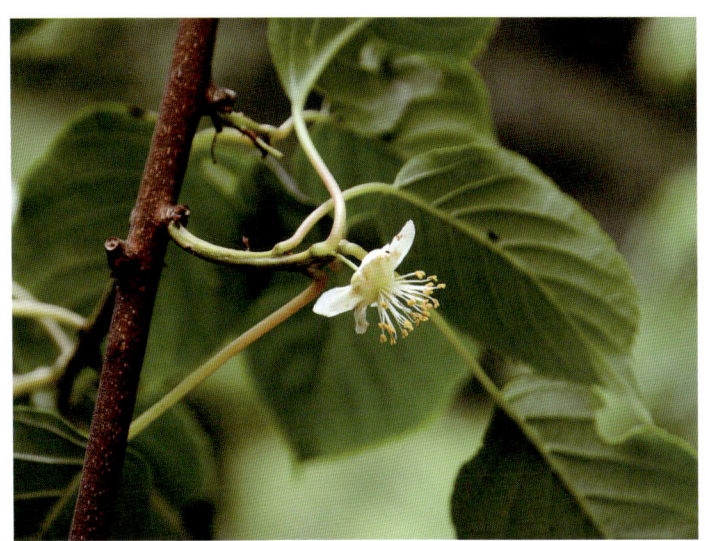

【Bit hsenb 俗名】藤梨、羊奶奶、毛布冬、小猕猴桃。

【Dios kob deis 基源】为猕猴桃科植物京梨猕猴桃 Actinidia callosa Lindl. var. henryi Maxim. 的根、叶。

【Niangb bet deis 生长环境】生于坡塝疏林内、灌木丛中。分布于部分苗乡。

【Jox hsub 性味属经】性冷，味苦涩淡，属冷药，入热经。

【Qet diel xid 功能主治】功能：hxub kib tat jab 清热解毒，los xuf hangb eb 利湿行水。主治：hot ax yangx gad 消化不良，pob lob pob bil 手脚水肿，nais jongt od nul 肝炎，dliangd bil dib sangb 跌打损伤，nais pot yens jab ait ngol 肺痨咳嗽。

【Ed not xus 用法用量】内服，煎汤，25～50 g。外用，捣烂敷。

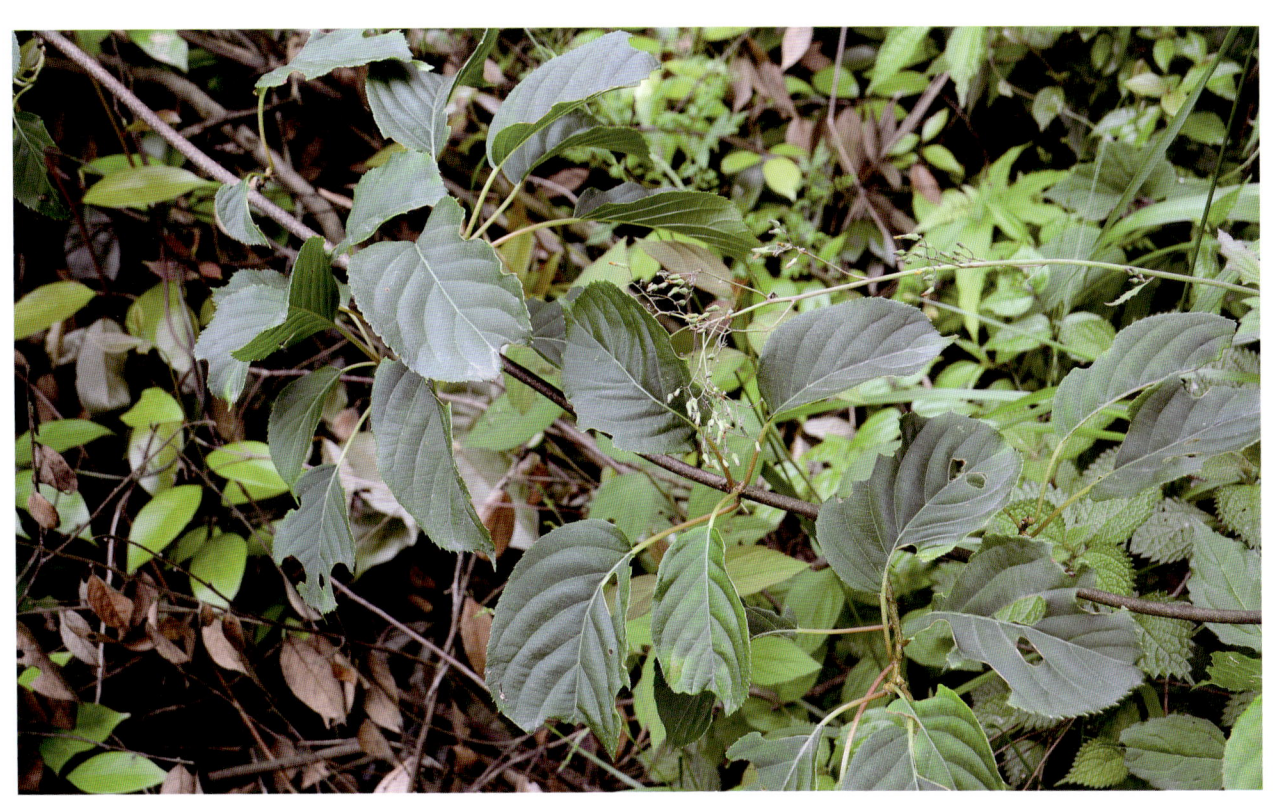

Det dlox jel bat 尼泊尔水东哥

【Bit hsenb 俗名】叶杜仲、鼻涕果、野枇杷、密心果。

【Dios kob deis 基源】为猕猴桃科植物尼泊尔水东哥 *Saurauia napaulensis* DC. 的树皮或根皮。

【Niangb bet deis 生长环境】生于崇山灌木丛中或杂木林内。分布于部分苗乡。

【Jox hsub 性味属经】性冷，味苦酸，属冷药，入热经。

【Qet diel xid 功能主治】功能：tat jit hxangd hxenk angt 散瘀消肿，dangf hxangd liangs ngix 止血生肌。主治：dliangd bil dib sangb 跌打损伤，lod hsongd 骨折，wus ghut hsongd 关节脱臼，yens xit lol hxangd 刀伤出血，pob lob pob bil 手脚水肿，niangb hsab pob mongb 无名肿毒。

【Ed not xus 用法用量】内服，煎汤，25～30 g。外用，捣烂敷。

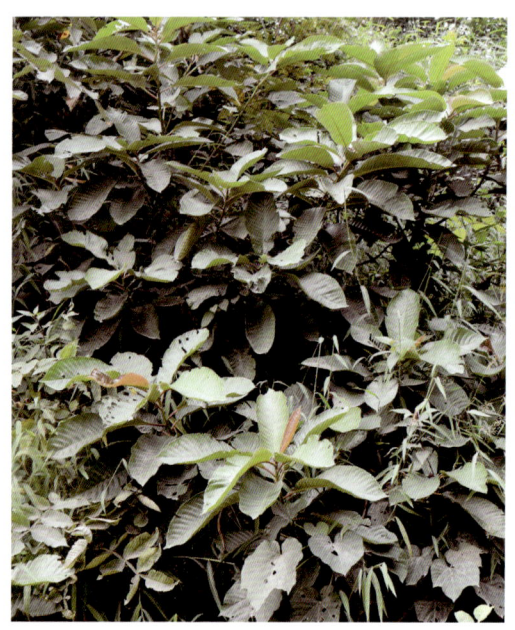 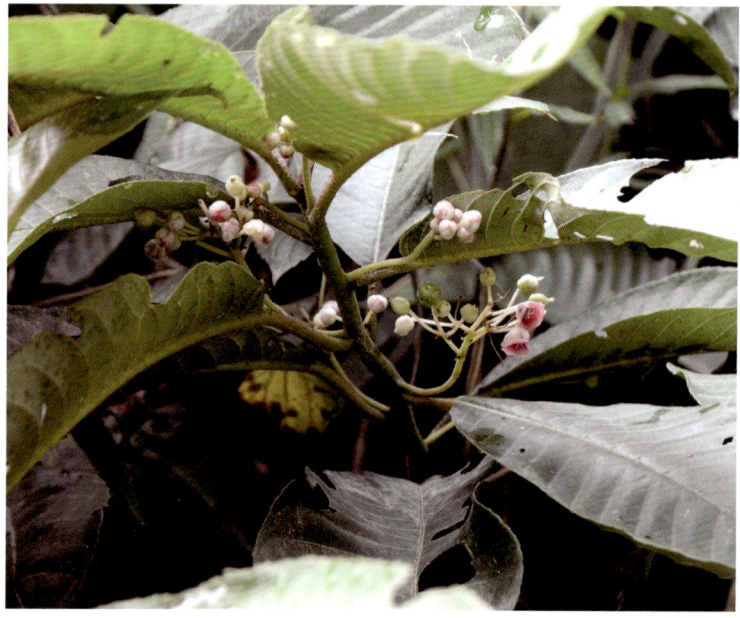

Det dlox jel vub 澜沧水东哥

【Bit hsenb 俗名】野枇杷、鼻涕果、粘心果、密糖果。

【Dios kob deis 基源】为猕猴桃科植物澜沧水东哥 *Saurauia lantsangensis* Hu. 的树皮或根。

【Niangb bet deis 生长环境】生于山谷杂木林中。分布于部分苗乡。

【Jox hsub 性味属经】性冷，味苦酸，属冷药，入热经。

Det zend jenl 油茶

【Bit hsenb 俗名】建茶、木梓树、白花茶、茶子树、茶油树、油茶子树。

【Dios kob deis 基源】为山茶科植物油茶 *Camellia oleifera* Abel. 的种子、根皮、花、油脂。

【Niangb bet deis 生长环境】多生于黄泥坡丛林中。分布于各地苗乡。

【Jox hsub 性味属经】性平,味苦,属冷热两经药,入两经。

【Qet diel xid 功能主治】功能:seil hxangd dangf hxangd 凉血止血,hxub kib zangl xuf 清热除湿。主治:fal sab mongb gad ghof 绞肠痧,buk dux ghad ghof lol hxangd 胃肠出血,vongl dail lol hxangd 子宫出血,hot ax yangx gad 消化不良,kib eb kib dul 水火烫伤,gangb vas ghed dlot 牛皮癣。

【Ed not xus 用法用量】内服,煎汤,种子 10～15 g,根皮 30～40 g,花 15～25 g。外用,煎水洗或研末调敷。

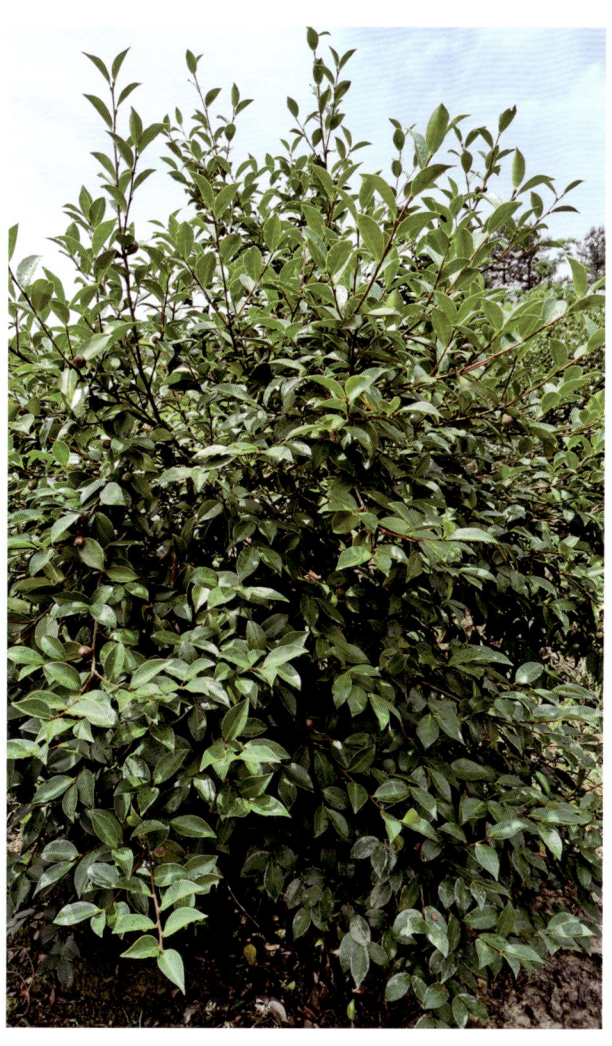
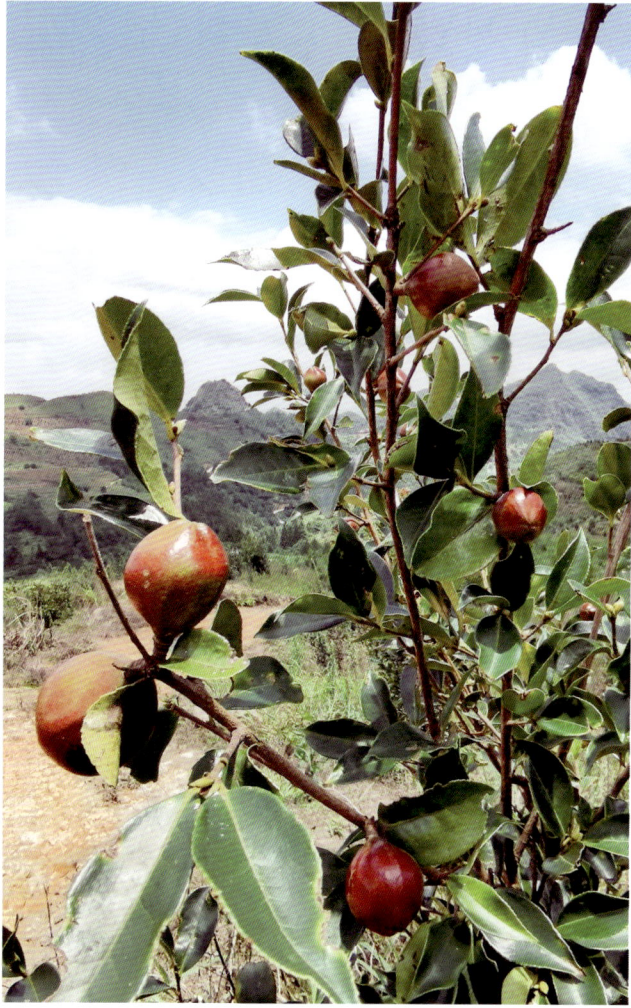

山茶科

Det zend jenl vud 山茶

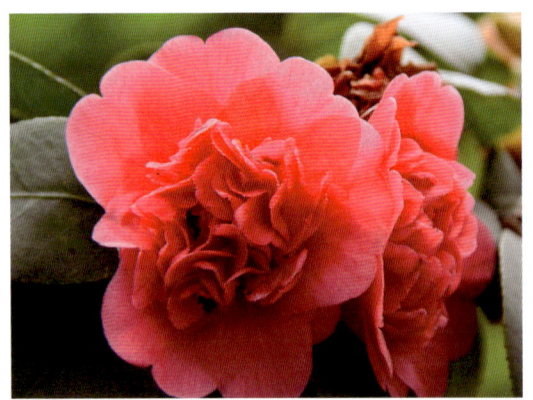

【Bit hsenb 俗名】山茶花、红茶花。

【Dios kob deis 基源】为山茶科植物山茶 *Camellia japonica* L. 的花。

【Niangb bet deis 生长环境】生于阔叶林下、杂木林中，有栽培。分布于部分苗乡。

【Jox hsub 性味属经】性冷，味苦辛，属冷药，入热经。

【Qet diel xid 功能主治】功能：seil hxangd dangf hxangd 凉血止血，tat jit hxangd hxenk angt 散瘀消肿。主治：dliangd bil dib sangb 跌打损伤，ngol lol hxangd 咳血，od hxangd 吐血，lol hxangd nais 鼻衄，dix khangd ghad lol hxangd 痔疮出血，zal ghad dongk xok 细菌性痢疾。

【Ed not xus 用法用量】内服，煎汤，15～20 g；或研末服。外用，研末加麻油调敷。

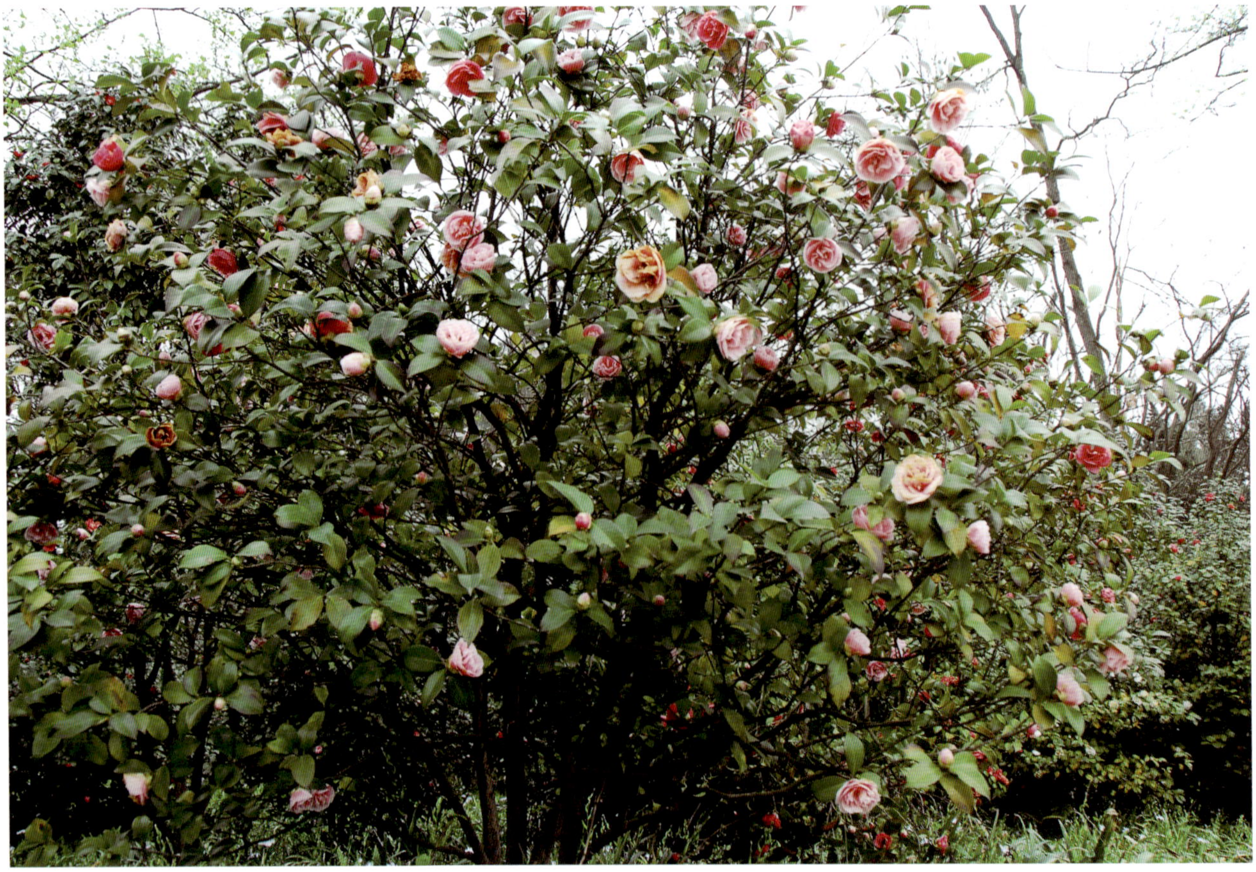

茶茱萸科

Hlat bel diel mongl 定心藤

【Bit hsenb 俗名】风药、马比花、冻骨风、甜果藤。

【Dios kob deis 基源】为茶茱萸科植物定心藤 Mappianthus iodoides Hand.-Mazz. 的根、藤。

【Niangb bet deis 生长环境】生于山坡丛林中。分布于部分苗乡。

【Jox hsub 性味属经】性冷，味苦，属冷药，入热经。

【Qet diel xid 功能主治】功能：hxub jent hxenk net 祛风除湿，ves hxangd hsot ud vut 活血调经。主治：yens xit lol hxangd 刀伤出血，yens jent mangb ghut hsongd 风湿性关节炎，yens jent pob ghut hsongd mongb 类风湿性关节炎，hsot ud ax jangx hxib 月经不调，hsot ud mongb qub 痛经，ax hsot ud 闭经。

【Ed not xus 用法用量】内服，煎汤，25～30 g。外用，捣烂敷。

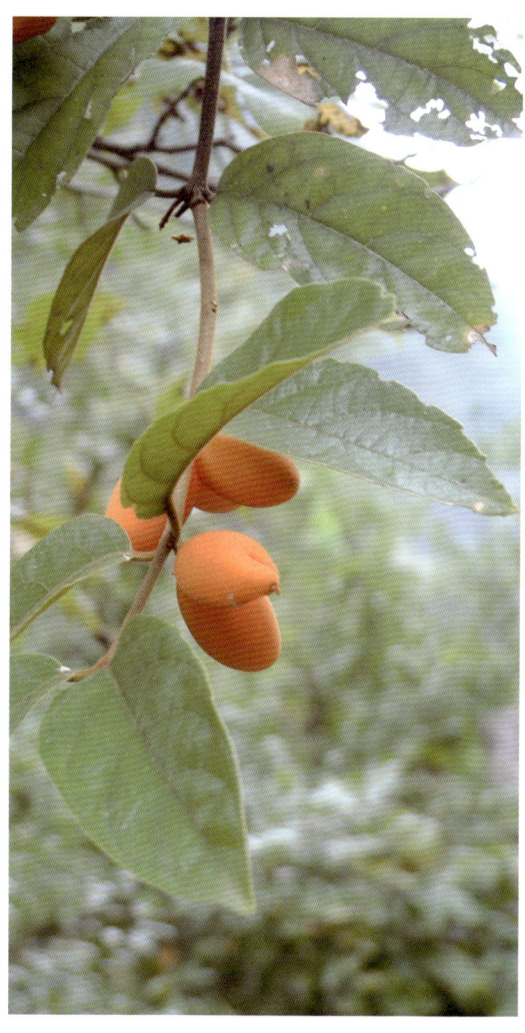
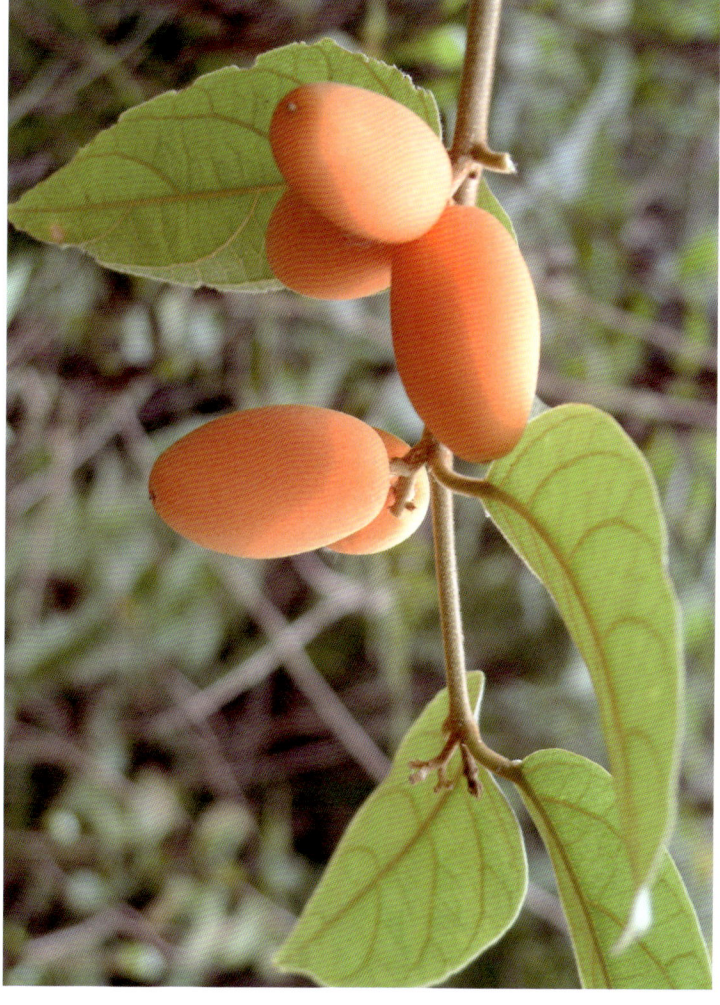

【Qet diel xid 功能主治】功能：tat jit hxangd hxenk angt 散瘀消肿，dangf hxangd liangs ngix 止血生肌。主治：lod hsongd 骨折，wus ghut hsongd 关节脱臼，dliangd bil dib sangb 跌打损伤，yens xit lol hxangd 刀伤出血，pob lob pob bil 手脚水肿，niangb hsab pob mongb 无名肿毒。

【Ed not xus 用法用量】内服，煎汤，25～30 g。外用，捣烂敷。

Hlat bel diel 藤山柳

【Bit hsenb 俗名】山柳藤、铁线山柳。

【Dios kob deis 基源】为猕猴桃科植物藤山柳 *Clematoclethra lasioclada* Maxim. 的根。

【Niangb bet deis 生长环境】生于山沟边、路旁、树林内。分布于各地苗乡。

【Jox hsub 性味属经】性冷，味酸，属冷药，入热经。

【Qet diel xid 功能主治】功能：hxub kib tat jab 清热解毒，hxenk angt dangf mongb 消肿止痛。主治：ngol lol hxangd 咳血，od hxangd 吐血，nais jongt od nul 肝炎，pob jangx ves 肿瘤，ax hsot ud 闭经，ghad eb dlub lol not 白带过多。

【Ed not xus 用法用量】内服，煎汤，25～30 g。外用，捣烂敷。

Hlat bel diel mongl 杨叶藤山柳

【Bit hsenb 俗名】藤山柳、杨叶柳。

【Dios kob deis 基源】为猕猴桃科植物杨叶藤山柳 *Clematoclethra actinidioides* Maxim. var. *populifolia* C. F. Liang et Y. C. Chen 的根、叶。

【Niangb bet deis 生长环境】喜生于山坡丛林中。分布于各地苗乡。

【Jox hsub 性味属经】性冷，味酸，属冷药，入热经。

【Qet diel xid 功能主治】功能：hxub kib tat jab 清热解毒，hxenk angt dangf mongb 消肿止痛。主治：nais jongt od nul 肝炎，pob jangx ves 肿瘤，ngol lol hxangd 咳血，od hxangd 吐血，ax hsot ud 闭经，ghad eb dlub lol not 白带过多。

【Ed not xus 用法用量】内服，煎汤，25～30 g。外用，捣烂敷。

Det ghab nex jenl 茶

【Bit hsenb 俗名】芽茶、苦茶、细茶、春茗、腊茶、清明茶。

【Dios kob deis 基源】为山茶科植物茶 Camellia sinensis (L.) O. Ktze. 的芽、叶、根。

【Niangb bet deis 生长环境】为饮料作物，有栽培。分布于各地苗乡。

【Jox hsub 性味属经】性冷，味苦甘，属冷药，入热经。

【Qet diel xid 功能主治】功能：hxub kib tat jab 清热解毒，lal nais jongt xend mais 清肝明目，yangx gad los gangd 消食化积。主

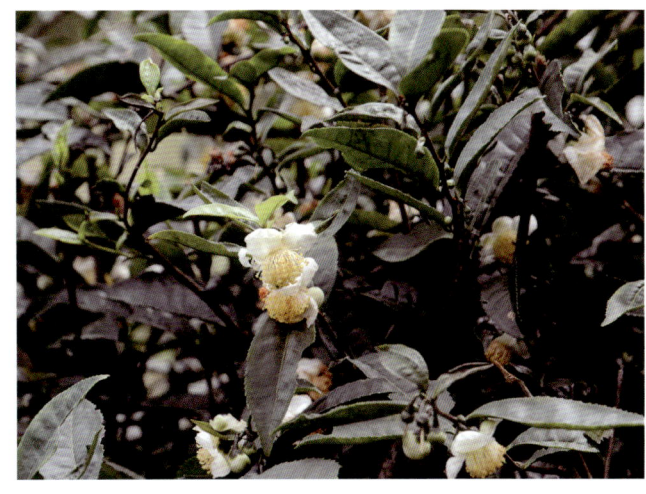

治：mongb diub 腰痛，mongb khob bongt 剧烈头痛，ghab diux ghongd angt mongb 咽喉肿痛，diux ghongd od nul 咽喉炎，gos dliangb lid 羊癫风，xud wal ax lol 小便不通，zal ghad dongk hxangd 血痢。

【Ed not xus 用法用量】内服，煎汤，15～35 g；或浸泡饮；或入丸、散剂。外用，研末调敷。

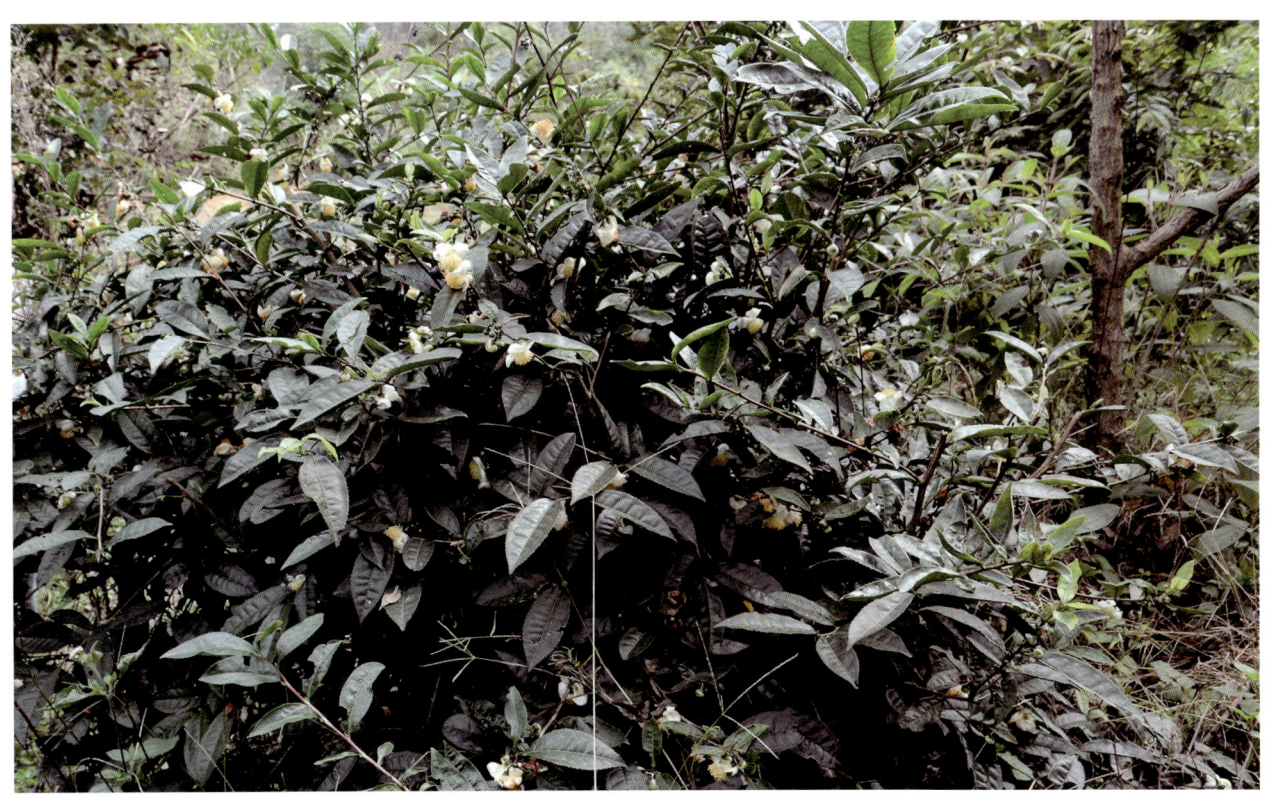

Det diangs nex 茶梨

【Bit hsenb 俗名】红楣、香叶树、胖婆茶、猪头果。

【Dios kob deis 基源】为山茶科植物茶梨 *Anneslea fragrans* Wall. 的根、叶、树皮。

【Niangb bet deis 生长环境】生于杂木林下、灌木丛中。分布于各地苗乡。

【Jox hsub 性味属经】性冷，味涩苦，属冷药，入热经。

【Qet diel xid 功能主治】功能：hxongb yongl nais jongt tat kib 疏肝退热，yangx gad los gad 消食化滞。主治：mongb khob 头痛，nais jongt od nul 肝炎，hot ax yangx gad 消化不良，mongb qub zal ghad 腹痛腹泻。

【Ed not xus 用法用量】内服，煎汤，15～25 g。

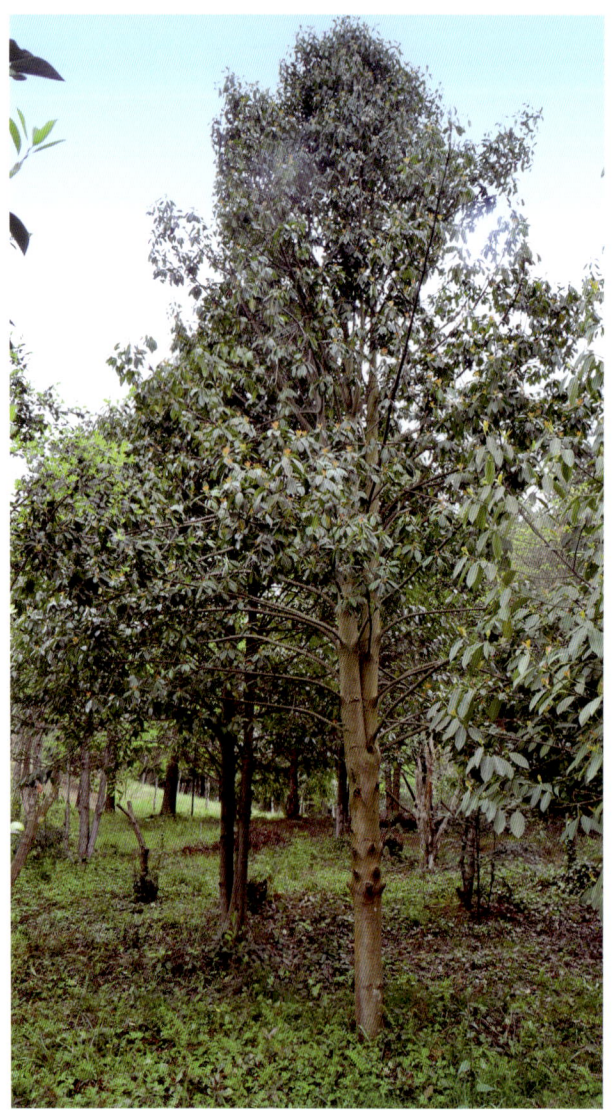
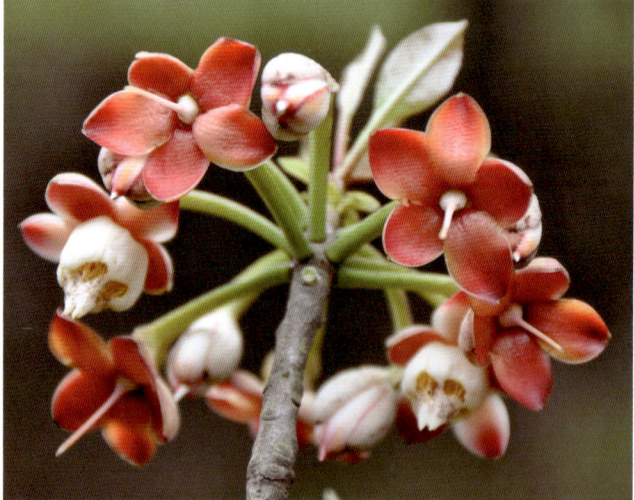
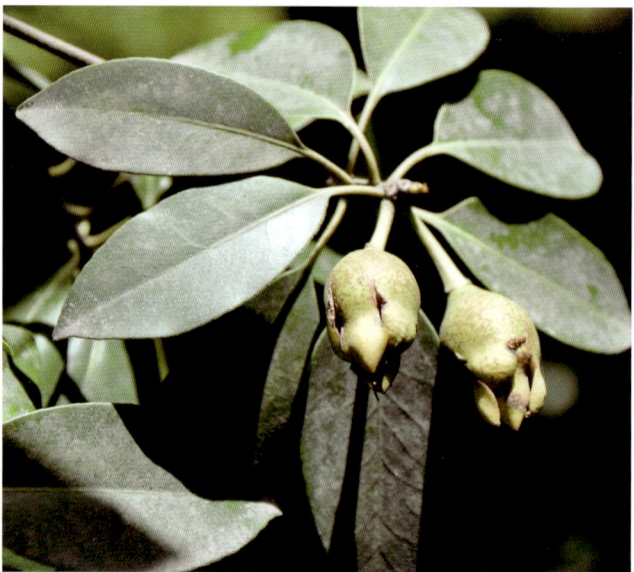

Det dangx bif 粗毛杨桐

【Bit hsenb 俗名】瑶人茶、黄瑞木、黄瑞柴、黄瑞树、尖叶杨桐。

【Dios kob deis 基源】为山茶科植物粗毛杨桐 *Adinandra hirta* Gagnep. 的根皮。

【Niangb bet deis 生长环境】生于坡塝树林内、沟谷边。分布于高寒地区苗乡。

【Jox hsub 性味属经】性冷，味苦涩，属冷药，入热经。

【Qet diel xid 功能主治】功能：hxub jent dangf mongb 祛风止痛，tad dud tat seil 解表散寒。主治：mongb khob 头痛，mangb hfud seil 风寒感冒，khangd nais od nul 鼻炎。

【Ed not xus 用法用量】内服，煎汤，15～25 g。

Det dlul bas 亮叶杨桐

【Bit hsenb 俗名】油楠、山念子、黄瑞木、野山茶。

【Dios kob deis 基源】为山茶科植物亮叶杨桐 *Adinandra nitida* Merr. ex Li 的全株。

【Niangb bet deis 生长环境】生于高山灌木丛中、杂木林内。分布于部分苗乡。

【Jox hsub 性味属经】性冷，味苦涩，属冷药，入热经。

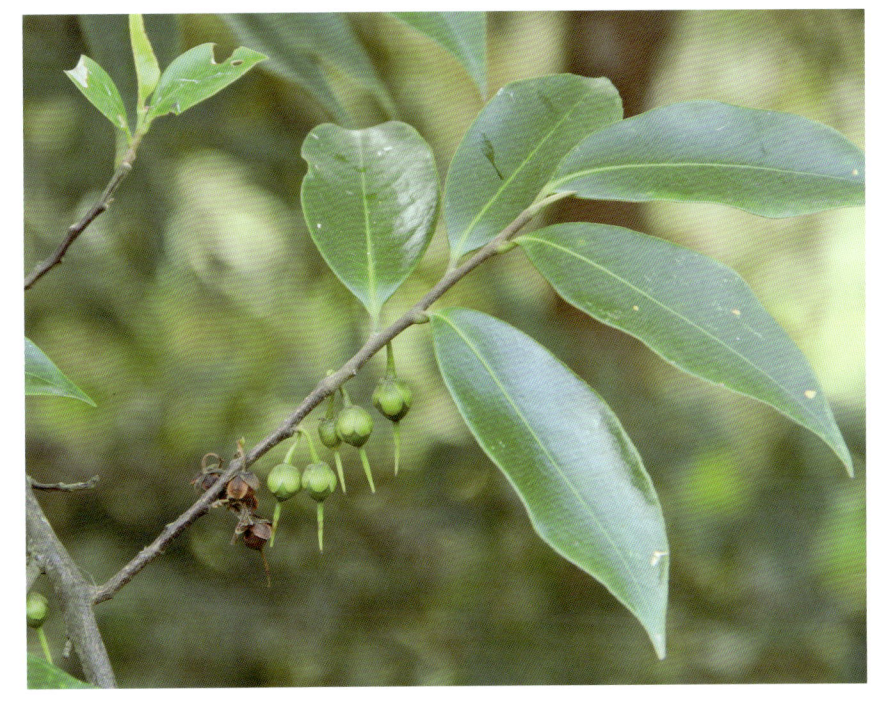

【Qet diel xid 功能主治】功能：hxed diongb zangl seil 温中散寒，hxub jent dangf mongb 祛风止痛。主治：mongb daif gad 胃痛（胸口痛），mangb hfud seil 风寒感冒。

【Ed not xus 用法用量】内服，煎汤，15～25 g。

Det jel 木荷

【Bit hsenb 俗名】荷树、木艾树、木荷木、高山荷。

【Dios kob deis 基源】为山茶科植物木荷 *Schima superba* Gardn. et Champ. 的树皮。

【Niangb bet deis 生长环境】生于山坡阔叶林下、杂木林中。分布于部分苗乡。

【Jox hsub 性味属经】性冷，味苦涩，属冷药，入热经。有大毒。

【Qet diel xid 功能主治】功能：hxenk angt dangf mongb 消肿止痛，dib gangb dangf qut qat 杀虫止痒。主治：gangb xent 疥疮，niangb hsab pob mongb 无名肿毒，dix gangb 疔疮。

【Ed not xus 用法用量】外用，捣汁涂搽或捣烂敷。

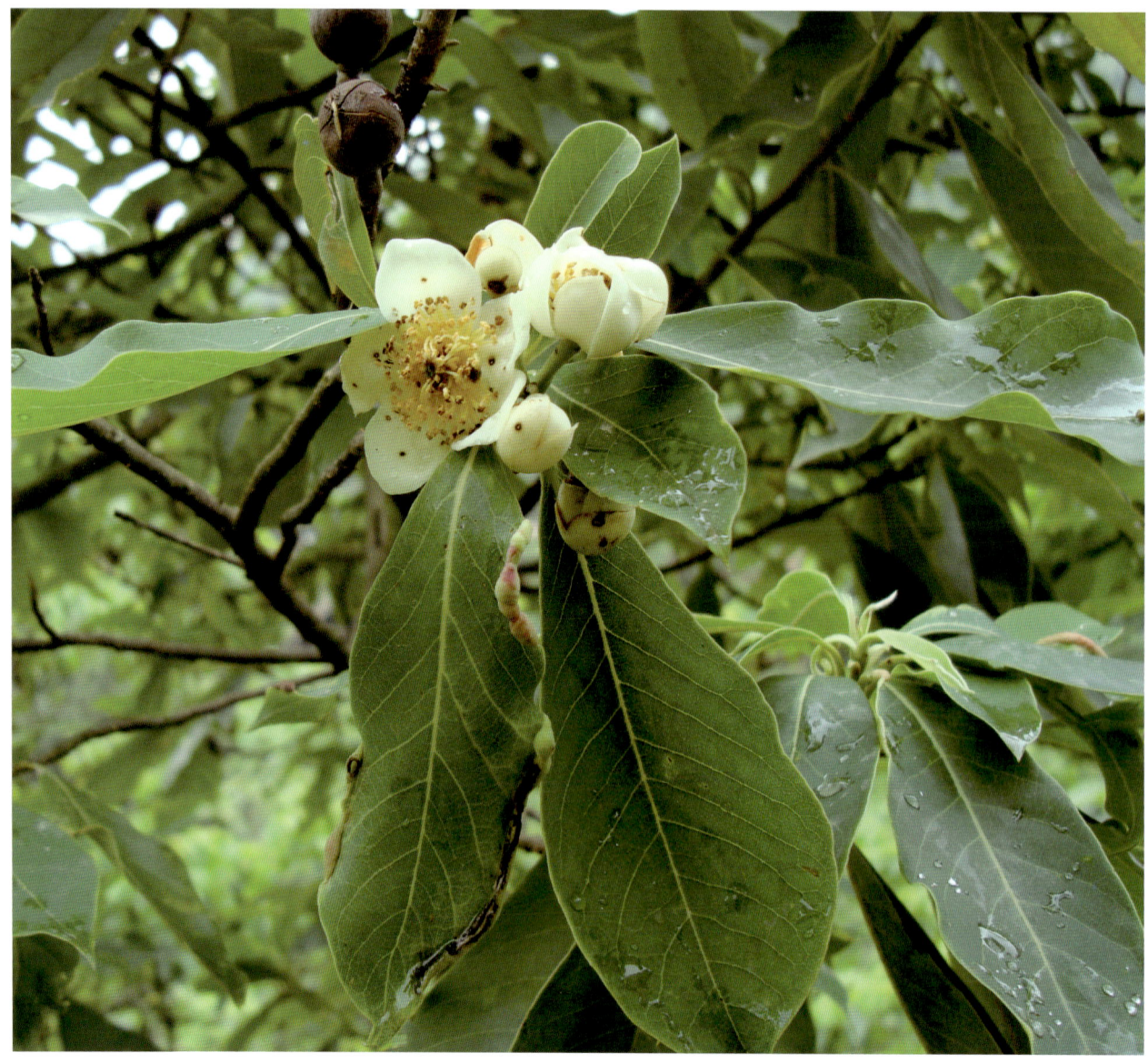

Det jel bix 中华木荷

【Bit hsenb 俗名】木荷、乌叶子、乌叶木、乌叶树。

【Dios kob deis 基源】山茶科植物中华木荷 *Schima sinensis*（Hemsl.）Airy-Shaw 的枝、叶或根。

【Niangb bet deis 生长环境】生于深山阔叶林中。分布于部分苗乡。

【Jox hsub 性味属经】性冷，味苦涩，属冷药，入热经。有大毒。

【Qet diel xid 功能主治】功能：hxenk angt dangf mongb 消肿止痛，dib gangb dangf qut qat 杀虫止痒。主治：gangb xent 疥疮，niangb hsab pob mongb 无名肿毒，dix gangb 疔疮。

【Ed not xus 用法用量】外用，捣汁涂搽或捣烂敷。

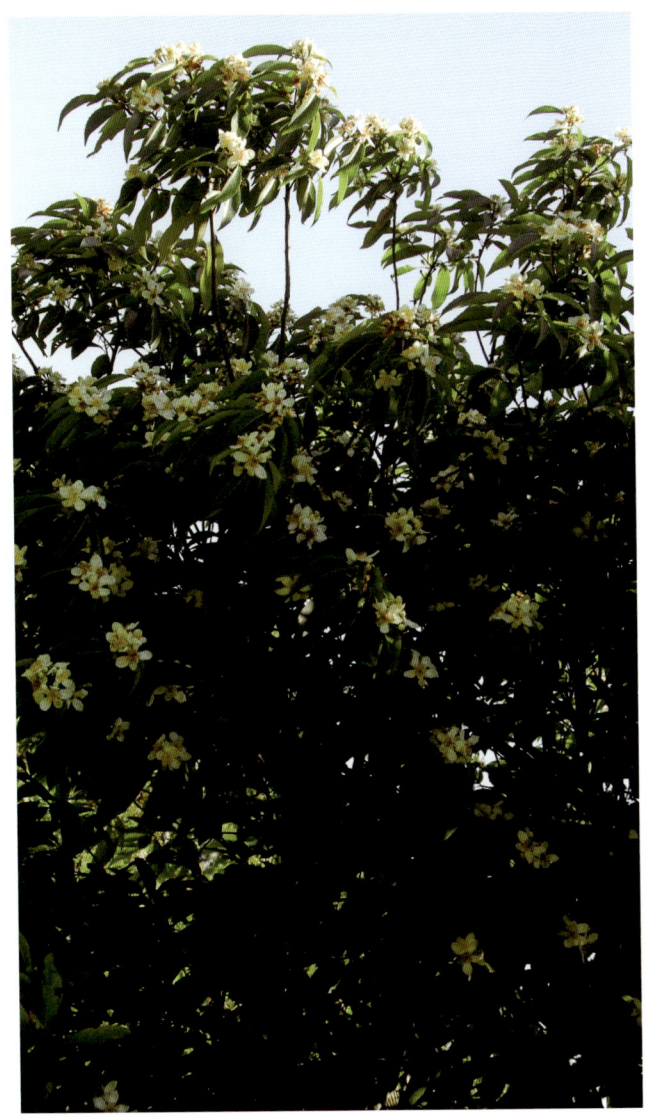
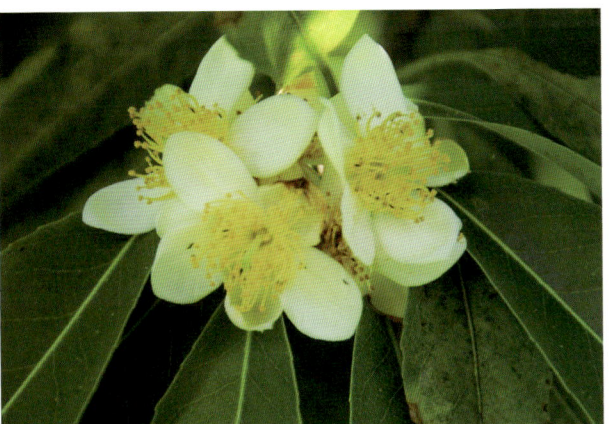
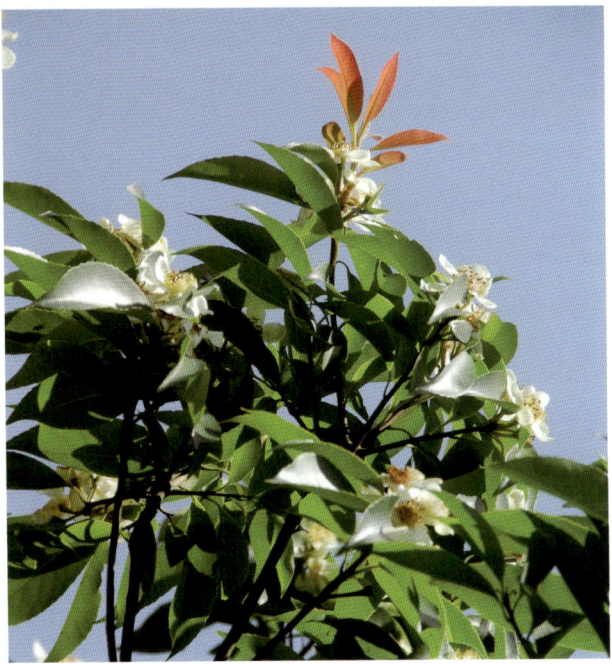

Det sab lul 米碎花

【Bit hsenb 俗名】米颗花、碎米花、梅养东、米碎花树。
【Dios kob deis 基源】为山茶科植物米碎花 *Eurya chinensis* R. Br. 的根。
【Niangb bet deis 生长环境】生于山地荒坡上、林缘、灌木丛中。分布于部分苗乡。
【Jox hsub 性味属经】性冷，味苦，属冷药，入热经。
【Qet diel xid 功能主治】功能：hxub kib tat jab 清热解毒。主治：dix eb bus 脓疱疮，dix gangb 疔疮。
【Ed not xus 用法用量】内服，煎汤，15～25 g。外用，煎水洗。

Det longf lod 毛果枔

【Bit hsenb 俗名】枔木、吹叶木、野山茶。
【Dios kob deis 基源】为山茶科植物毛果枔 *Eurya trichocarpa* Korthals 的果实、叶。
【Niangb bet deis 生长环境】生于山谷中、溪边、林缘。分布于部分苗乡。
【Jox hsub 性味属经】性热，味甜，属热药，入冷经。
【Qet diel xid 功能主治】功能：tat jit hxangd hxenk angt 散瘀消肿，hxub jent hxenk net 祛风除湿。主治：yens jent mongb ghut hsongd 风湿性关节炎，yens xit lol hxangd 刀伤出血，pob wux qub 水臌病，niangb hsab pob mongb 无名肿毒。
【Ed not xus 用法用量】内服，煎汤，25～30 g；或浸酒饮。外用，捣烂敷。

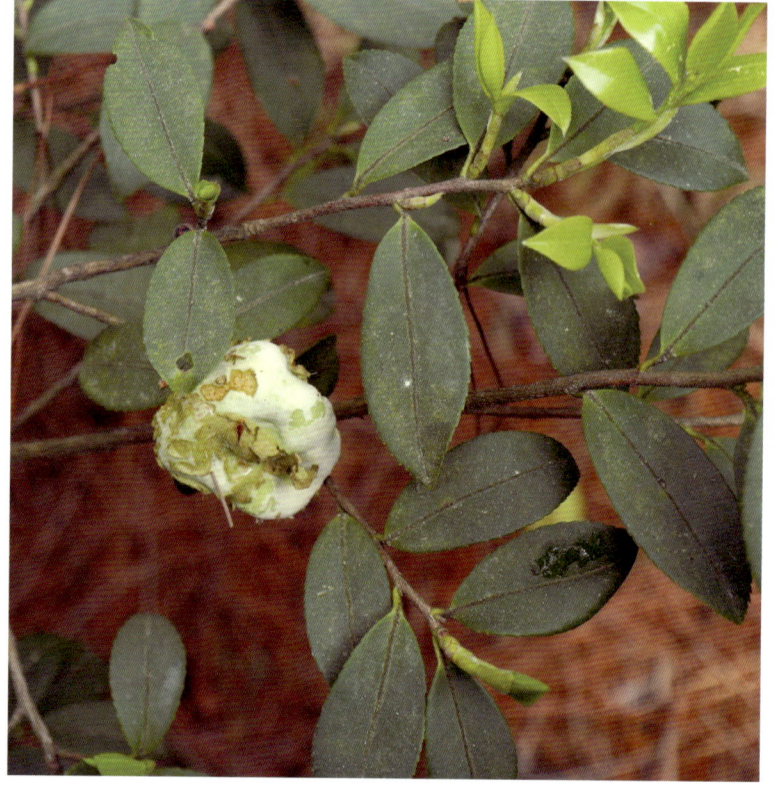

Det laox fangx 钝叶柃

【Bit hsenb 俗名】吹木叶、江柃木、野茶子。

【Dios kob deis 基源】为山茶科植物钝叶柃 *Eurya obtusifolia* H. T. Chang 的枝、叶、根。

【Niangb bet deis 生长环境】生于高山地区山坡疏林中或林缘、沟谷边灌木丛。分布于部分苗乡。

【Jox hsub 性味属经】性冷，味苦涩，属冷药，入热经。

【Qet diel xid 功能主治】功能：hxub kib tat jab 清热解毒，tongb los eb wal 通利小便。主治：niel khob was mais 头晕目眩，mongb qub zal ghad 腹痛腹泻，zal ghad dongk xok 细菌性痢疾，juk niuk eb wal 小便淋沥。

【Ed not xus 用法用量】内服，煎汤，15～30 g；或浸酒饮。

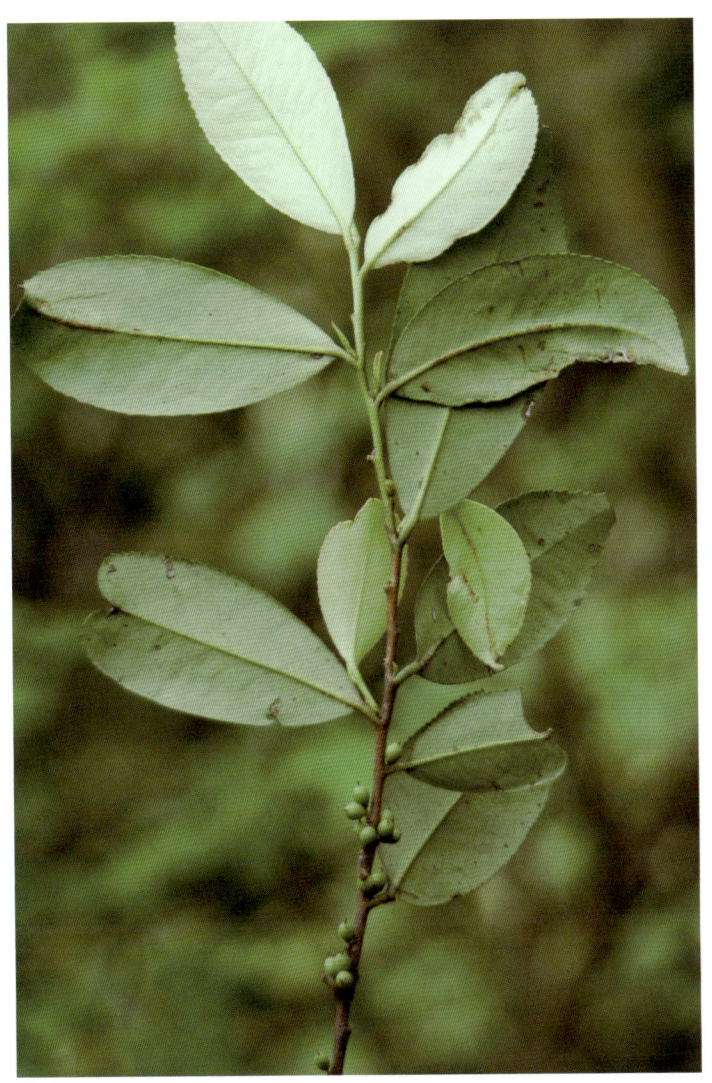 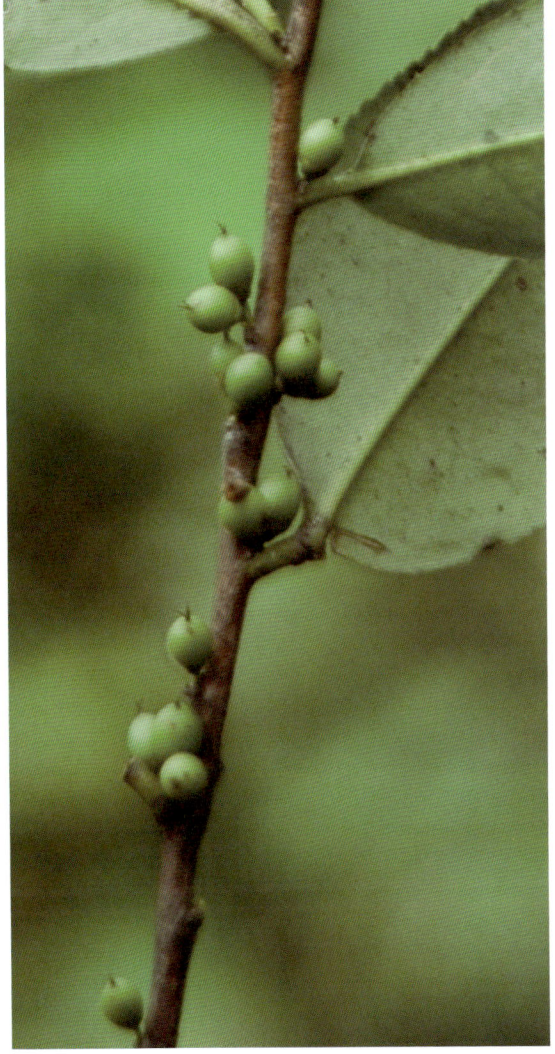

Det ghad hseik 厚皮香

【Bit hsenb 俗名】白花果、红果树、红称杆、称杆红。

【Dios kob deis 基源】为山茶科植物厚皮香 Ternstroemia gymnanthera (Wight et Arn.) Beddome 的叶、果实。

【Niangb bet deis 生长环境】生于山谷中、林地内。分布于各地苗乡。

【Jox hsub 性味属经】性冷，味苦，属冷药，入热经。有小毒。

【Qet diel xid 功能主治】功能：hxub kib tat jab 清热解毒，hxenk od nul dangf mongb 消炎止痛。主治：yens dul kib 烧伤，ghab liut dud qut qat 皮肤瘙痒，jil wel od nul 乳腺炎，lax nial 溃疡，dix eb bus 脓疱疮。

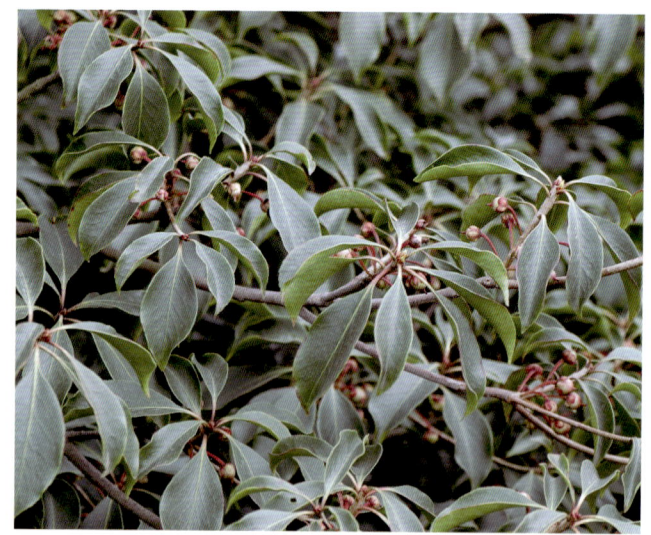

【Ed not xus 用法用量】内服，煎汤，25～30 g。外用，研末调敷。

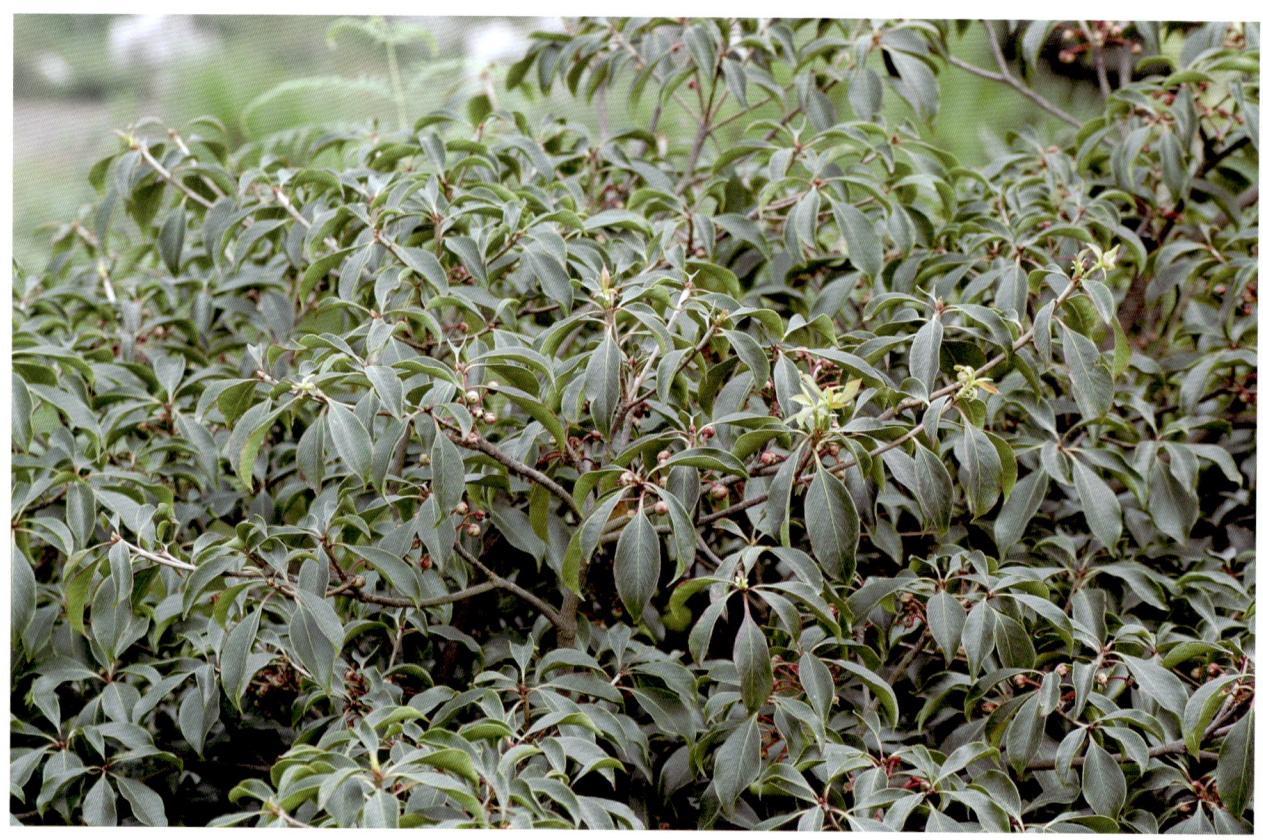

藤黄科

Vob nil lios yut 小连翘

【Bit hsenb 俗名】排香草、奶浆草、小对叶草、小对月草、大田基黄。

【Dios kob deis 基源】为藤黄科植物小连翘 *Hypericum erectum* Thunb. ex Murray 的全草。

【Niangb bet deis 生长环境】生于坡塝草丛中、灌木丛中。分布于部分苗乡。

【Jox hsub 性味属经】性平，味辛，属冷热两经药，入两经。

【Qet diel xid 功能主治】功能：qet hsot ud dangf ghad eb 调经止带，seil hxangd dangf hxangd 凉血止血。主治：dliangd bil neit hxid mongb 跌打扭伤疼痛，yens xit lol hxangd 刀伤出血，ax lol eb wel 乳汁不通，od hxangd 吐血，hsot ud ax jangx hxib 月经不调。

【Ed not xus 用法用量】内服，煎汤，25～30 g。外用，捣烂敷。

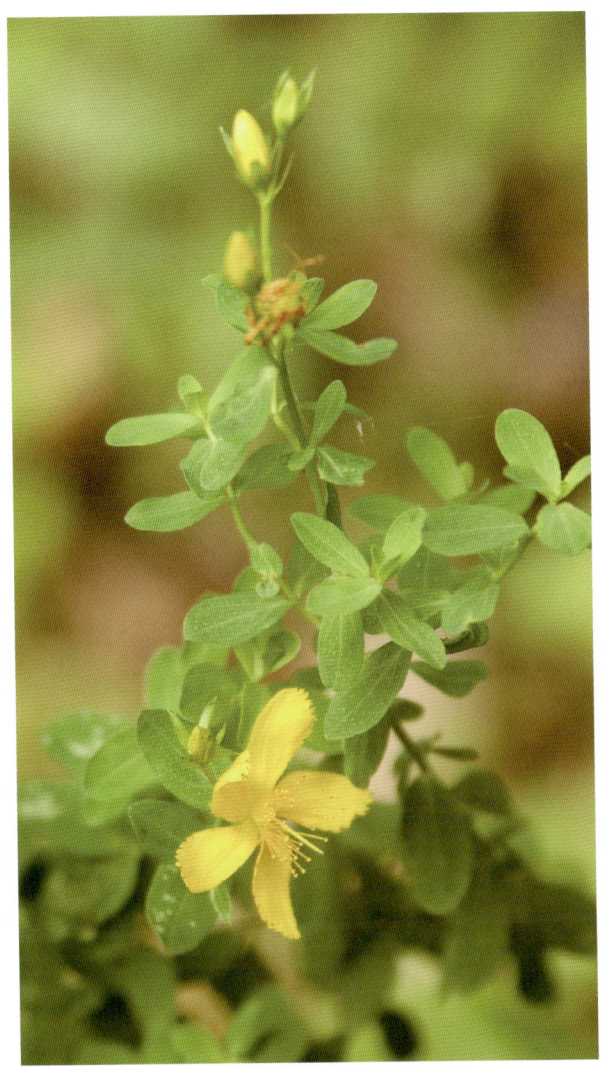
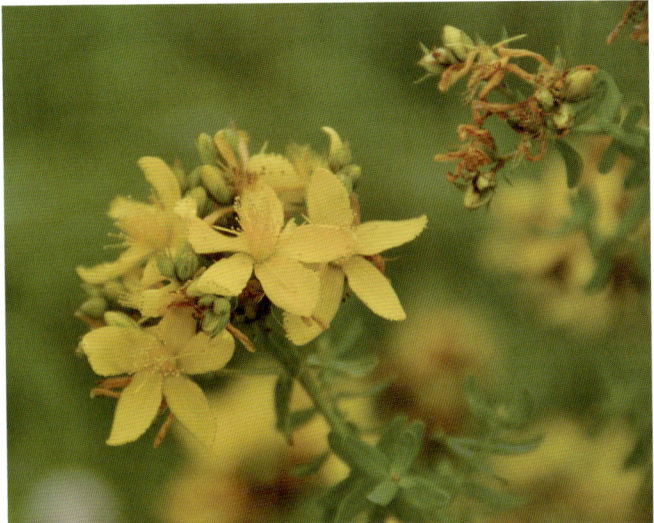
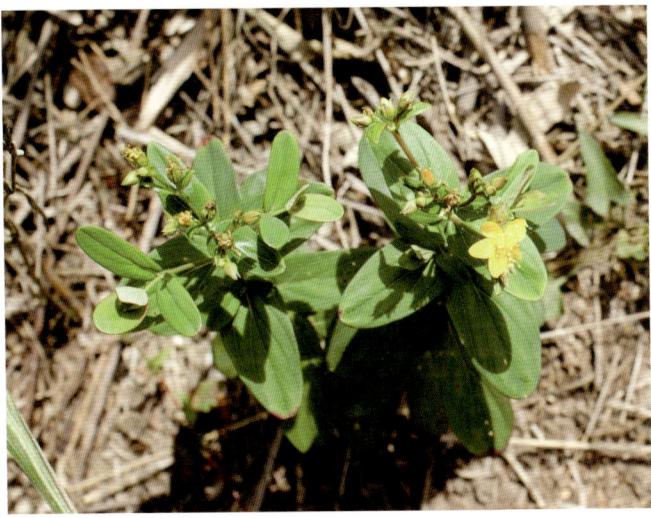

Vob nil lios bat 扬子小连翘

【Bit hsenb 俗名】小翘、小连翘、小瞿麦、小对叶草。

【Dios kob deis 基源】为藤黄科植物扬子小连翘 *Hypericum faberi* R. Keller 的全株。

【Niangb bet deis 生长环境】生于坡塝上、路旁。分布于部分苗乡。

【Jox hsub 性味属经】性冷，味苦涩，属冷药，入热经。

【Qet diel xid 功能主治】功能：ves hxangd dangf hxangd 活血止血，hsot ud vut dangf mongb 调经止痛。主治：yens xit lol hxangd 刀伤出血，dliangd bil dib sangb 跌打损伤，lol hxangd nais 鼻衄，ngol lol hxangd 咳血，ax maix wel lol 缺乳，hsot ud ax jangx hxib 月经不调。

【Ed not xus 用法用量】内服，煎汤，15～25 g；或入丸、散剂。外用，捣烂敷或煎水洗。

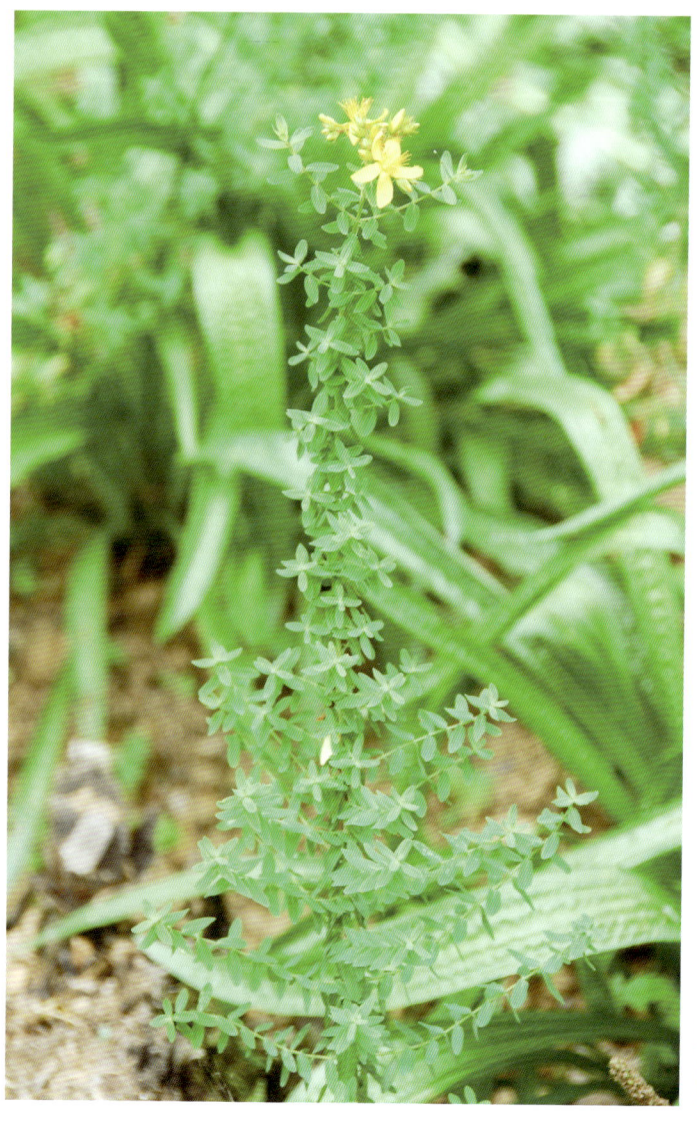
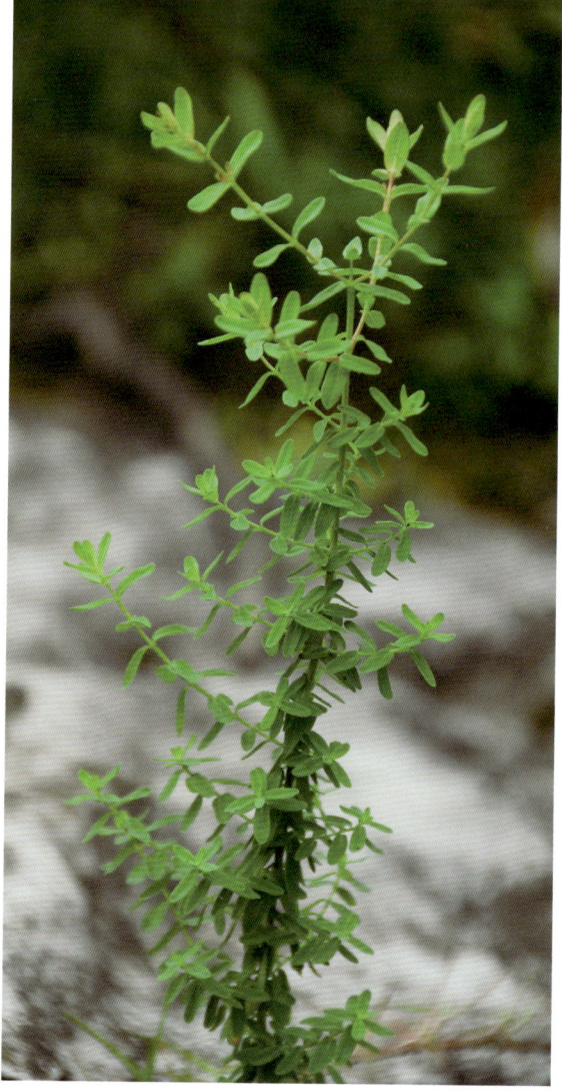

Vob nil lios 贯叶连翘

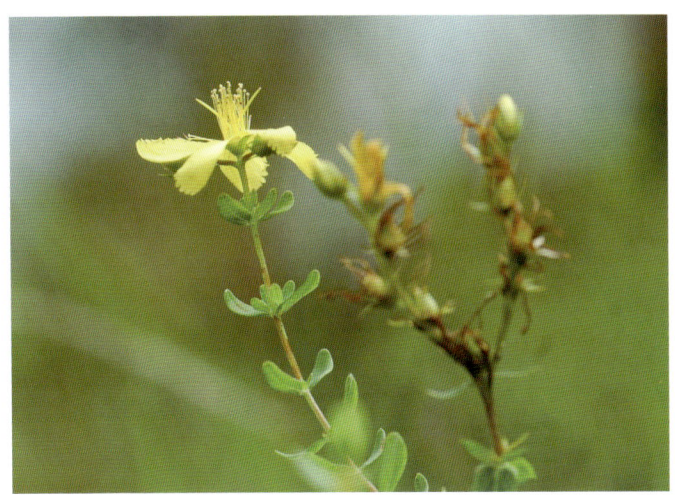

【Bit hsenb 俗名】千层楼、赶山鞭、小过路黄、小对叶草、小汗淋草、小种藤黄。

【Dios kob deis 基源】为藤黄科植物贯叶连翘 *Hypericum perforatum* L. 的全草或带根全草。

【Niangb bet deis 生长环境】生于中山地区坡塝上、林下、草丛中。分布于部分苗乡。

【Jox hsub 性味属经】性平，味苦辛，属冷热两经药，入两经。

【Qet diel xid 功能主治】功能：hxub kib tat jab 清热解毒，hxub liax dangf hxangd 收敛止血。主治：ait gheb bal jid mongb diub 劳伤腰痛，yens xit lol hxangd 刀伤出血，kib eb kib dul 水火烫伤，nais jongt od nul fangx jid 黄疸型肝炎，ax maix wel lol 缺乳，hsot ud ax jangx hxib 月经不调。

【Ed not xus 用法用量】内服，煎汤，15～25 g。外用，捣烂敷。

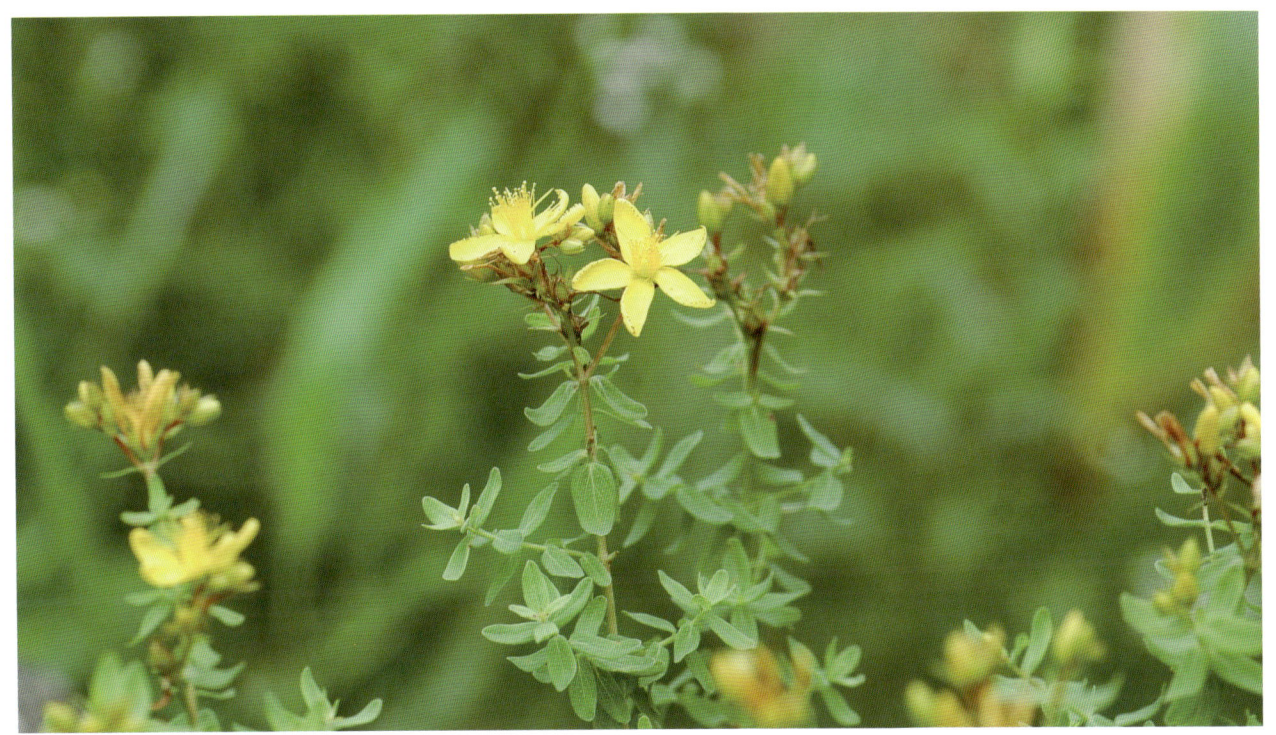

Senx lox vob 元宝草

【Bit hsenb 俗名】灯台、对月莲、合掌草、对月草、穿心草、蛇喳口、翳子草。

【Dios kob deis 基源】为藤黄科植物元宝草 *Hypericum sampsonii* Hance 的全草。

【Niangb bet deis 生长环境】生于中山地区山坡上、路旁、村边。分布于各地苗乡。

【Jox hsub 性味属经】性冷，味辛，属冷药，入热经。

【Qet diel xid 功能主治】功能：ves hxangd dangf hxangd 活血止血，hxub kib tat jab 清热解毒。主治：dliangd bil neit hxid mongb 跌打扭伤疼痛，kangt ghongd 声音嘶哑，jil wel od nul 乳腺炎，hsot ud ax jangx hxib 月经不调，jangx ghab dliax gangb 毒疮，niangb hsab pob mongb 无名肿毒。

【Ed not xus 用法用量】内服，煎汤，15～25 g。外用，捣烂敷。

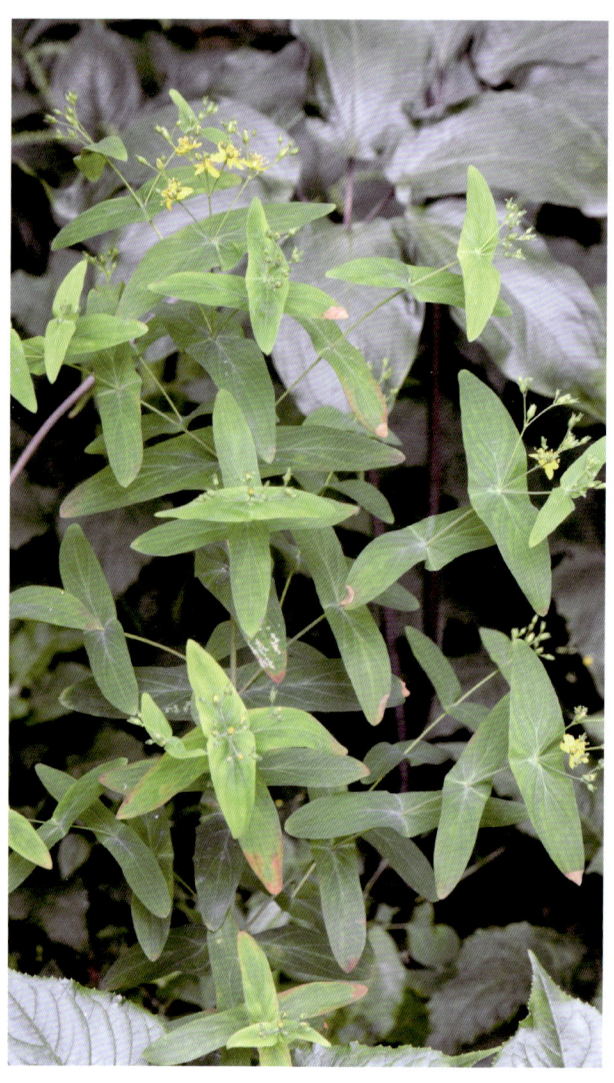 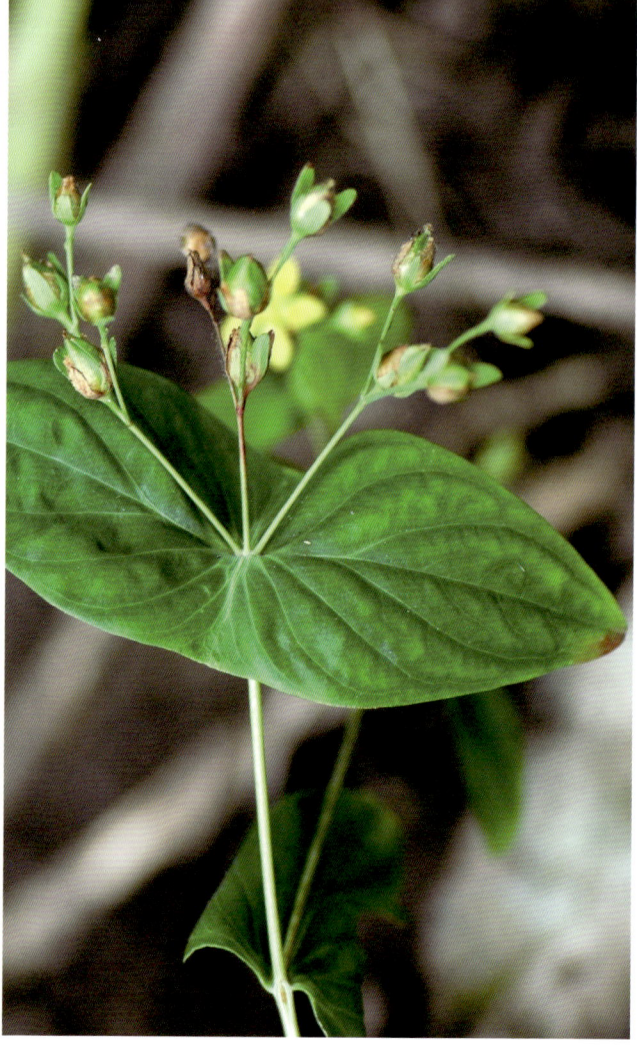

Nangx dail zok 地耳草

【Bit hsenb 俗名】刘寄奴、红孩儿、田基黄、细叶黄、雷公箭、雀舌草、痧子草。

【Dios kob deis 基源】为藤黄科植物地耳草 *Hypericum japonicum* Thunb. ex Murray 的全草。

【Niangb bet deis 生长环境】生于田野、山间潮湿处。分布于各地苗乡。

【Jox hsub 性味属经】性冷，味苦，属冷药，入热经。

【Qet diel xid 功能主治】功能：hxub kib los xuf 清热利湿，hxub kib tat jab 清热解毒。主治：dliangd bil dib sangb 跌打损伤，nais jongt od nul 肝炎，los link ghongd 吊小舌，fal sab od zal 痧症吐泻，zal ghad dongk xok 细菌性痢疾，yens nangb gik 毒蛇咬伤。

【Ed not xus 用法用量】内服，煎汤，25～30 g；或捣汁饮。外用，捣烂敷或煎水洗。

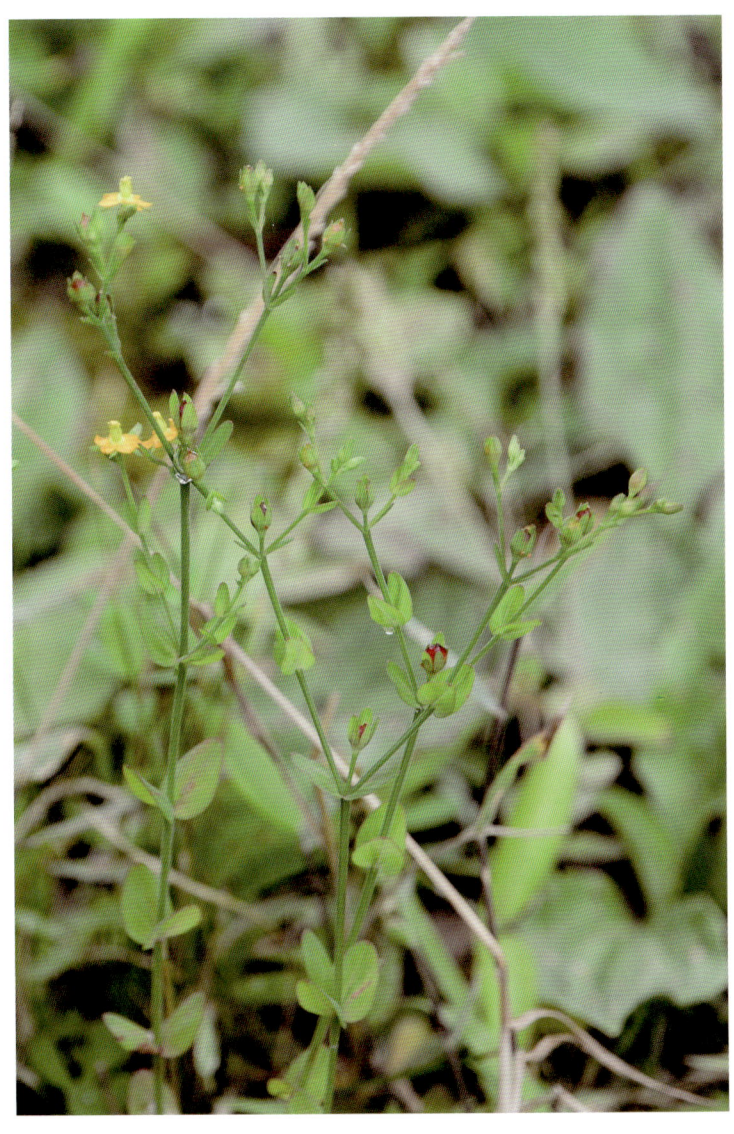
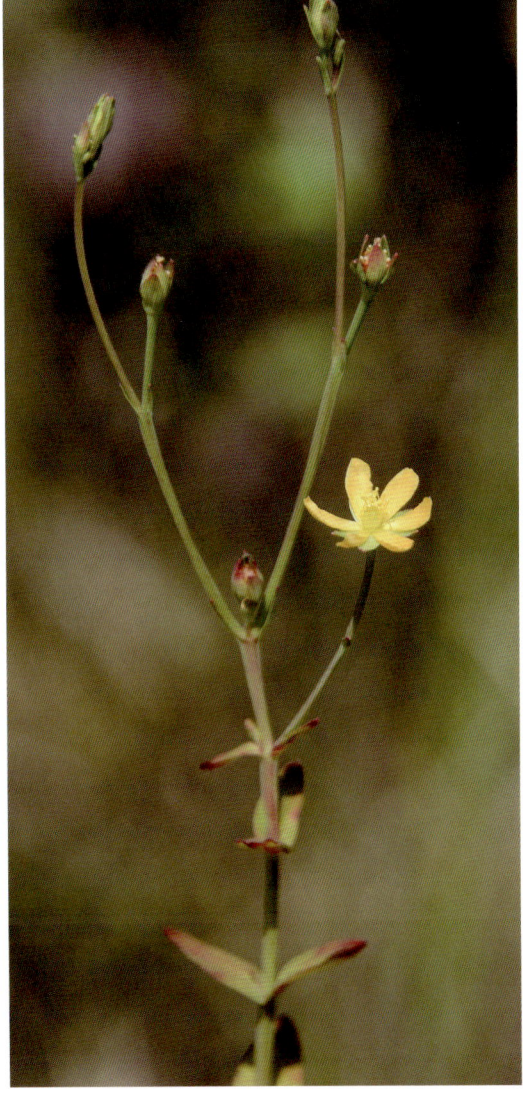

Zend baob hlat 金丝桃

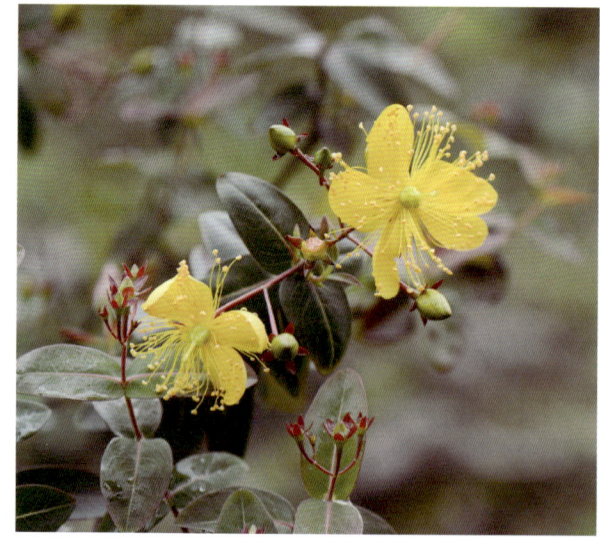

【Bit hsenb 俗名】土连翘、五心花、房心草、黄海棠、箭花茶、金丝蝴蝶、金丝海棠。

【Dios kob deis 基源】为藤黄科植物金丝桃 *Hypericum monogynum* L. 的全株。

【Niangb bet deis 生长环境】生于山谷灌木丛边、林缘。分布于各地苗乡。

【Jox hsub 性味属经】性热，味苦涩，属热药，入冷经。

【Qet diel xid 功能主治】功能：hxub kib tat jab 清热解毒，hxub jent hxenk net 祛风除湿，hxenk angt dangf mongb 消肿止痛。主治：yens jent mongb diub 风湿腰痛，mongb diub 腰痛，yens hseik 漆疮，yens nangb gik 毒蛇咬伤，yens gangb hniub bangd 蜂子蜇伤。

【Ed not xus 用法用量】内服，煎汤，25～30 g；或取根 50 g、鸡蛋 2 枚水煎 2 h，吃蛋喝汤。外用，捣烂敷或煎水洗。

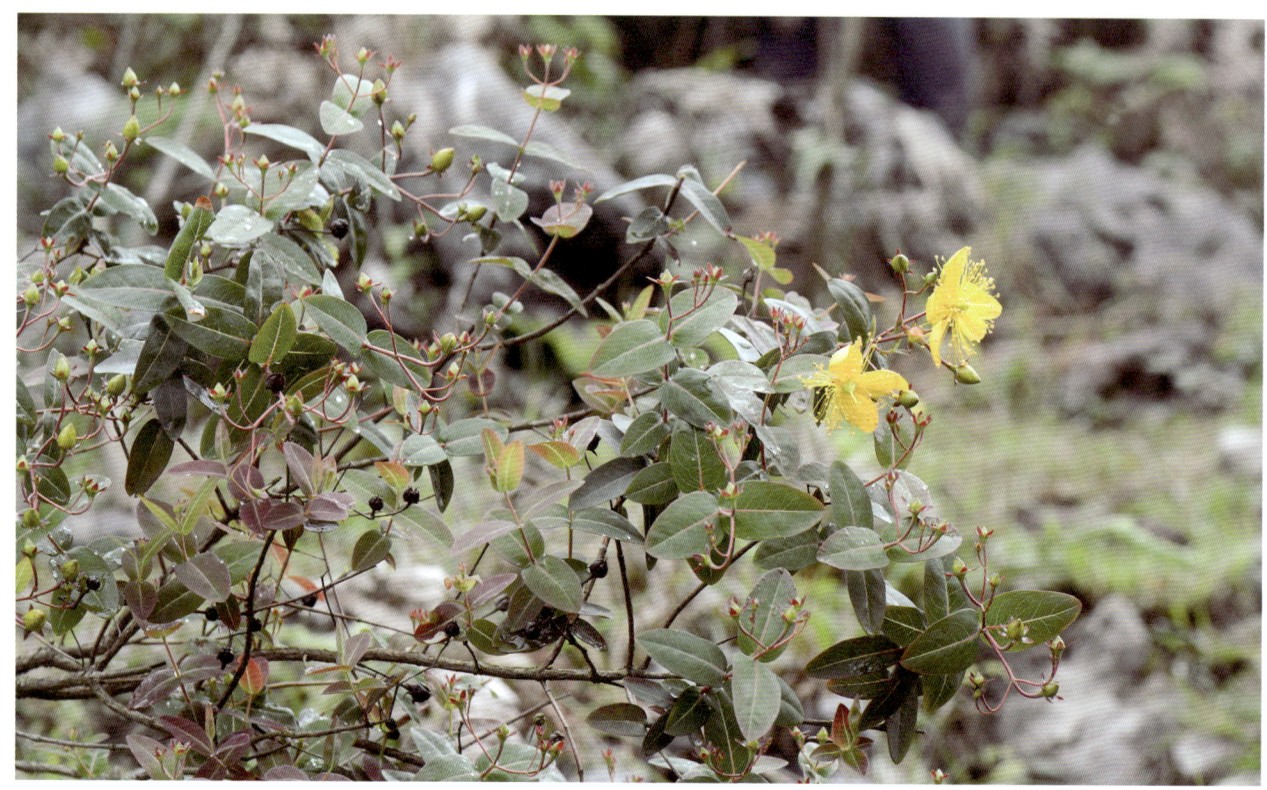

Zend baob hlat niul 贵州金丝桃

【Bit hsenb 俗名】金丝桃、芒种花、小过路黄。

【Dios kob deis 基源】为藤黄科植物贵州金丝桃 *Hypericum kouytchense* Lévl. 的全株。

【Niangb bet deis 生长环境】生于山野较潮湿处、农地边。分布于各地苗乡。

【Jox hsub 性味属经】性冷，味苦，属冷药，入热经。

【Qet diel xid 功能主治】功能：hxub kib los xuf 清热利湿，seil hxangd dangf hxangd 凉血止血。主治：yens jent mongb diub 风湿腰痛，jangx dix gangb 疖肿，yens gangb hniub bangd 蜂子蜇伤，yens hseik 漆疮。

【Ed not xus 用法用量】内服，煎汤，25～50 g。外用，捣烂敷。

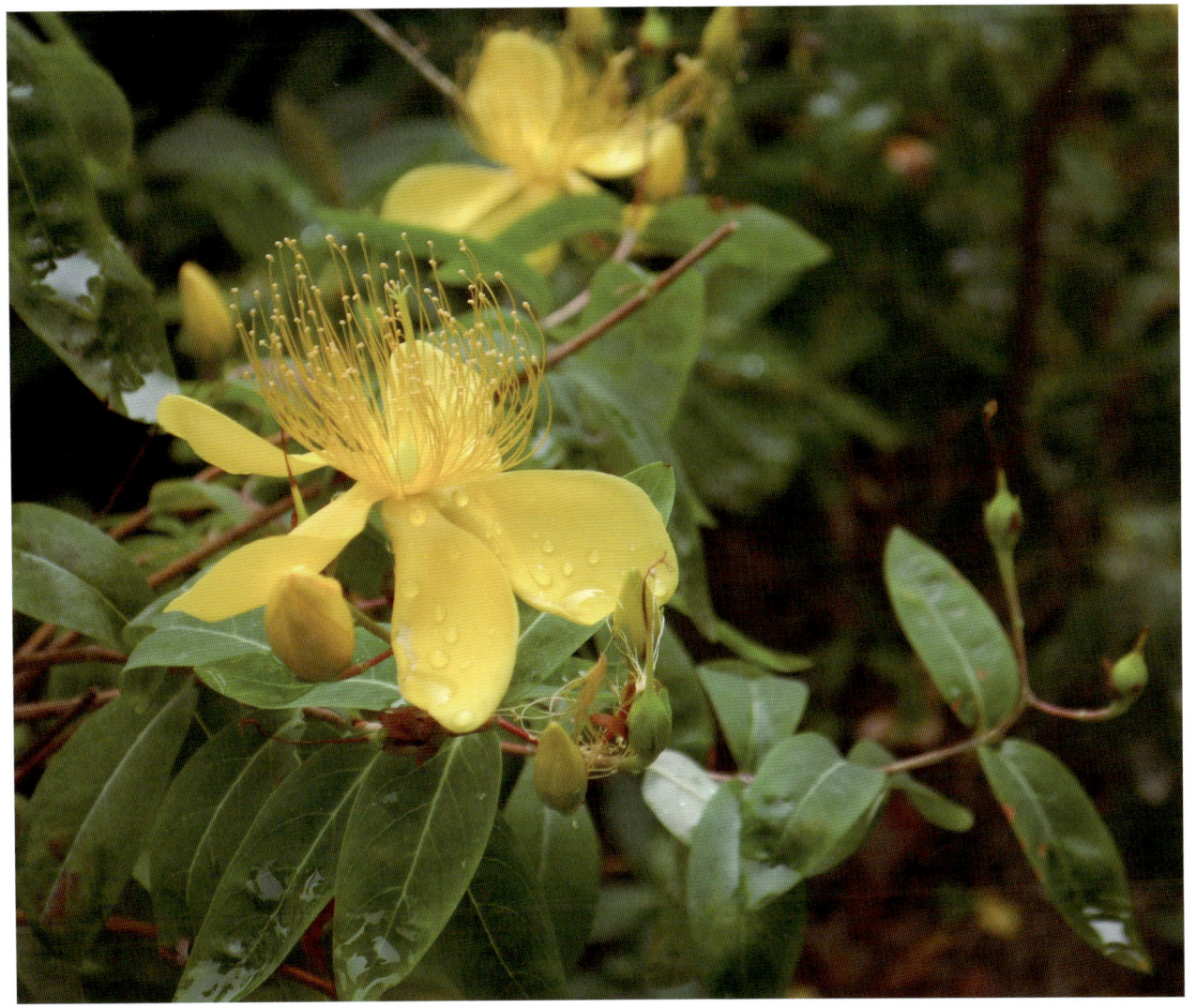

Zend baob yeex 金丝梅

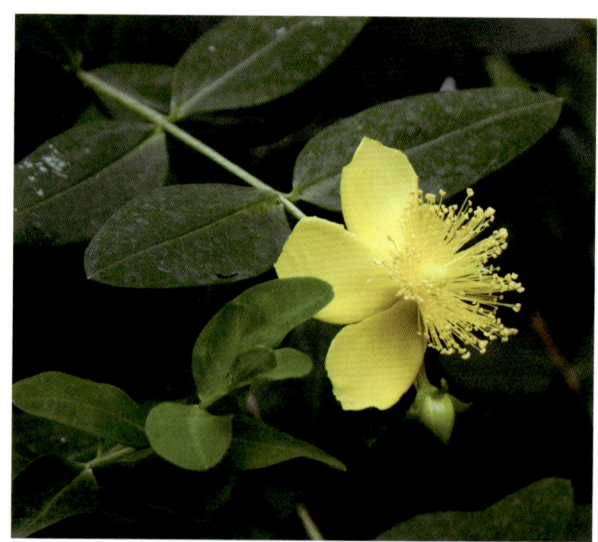

【Bit hsenb 俗名】山栀子、芒种花、黄香果、蜂子王、栽秧花、大过路黄。

【Dios kob deis 基源】为藤黄科植物金丝梅 *Hypericum patulum* Thunb. ex Murray 的全株。

【Niangb bet deis 生长环境】生于山沟林下、灌木丛中。分布于高坡苗乡。

【Jox hsub 性味属经】性冷，味苦辛，属冷药，入热经。

【Qet diel xid 功能主治】功能：hxub kib tat jab 清热解毒，hangb bongt tat jit hxangd 行气化瘀。主治：nais jongt od nul 肝炎，fal sab 发痧症，mangb hfud seil 风寒感冒，mongb hsongd hxend 筋骨疼痛，jib daib ngas naix mais 小儿疳积，yens pot bangd 枪伤。

【Ed not xus 用法用量】内服，煎汤，15～30 g。外用，捣烂敷或研末调敷。

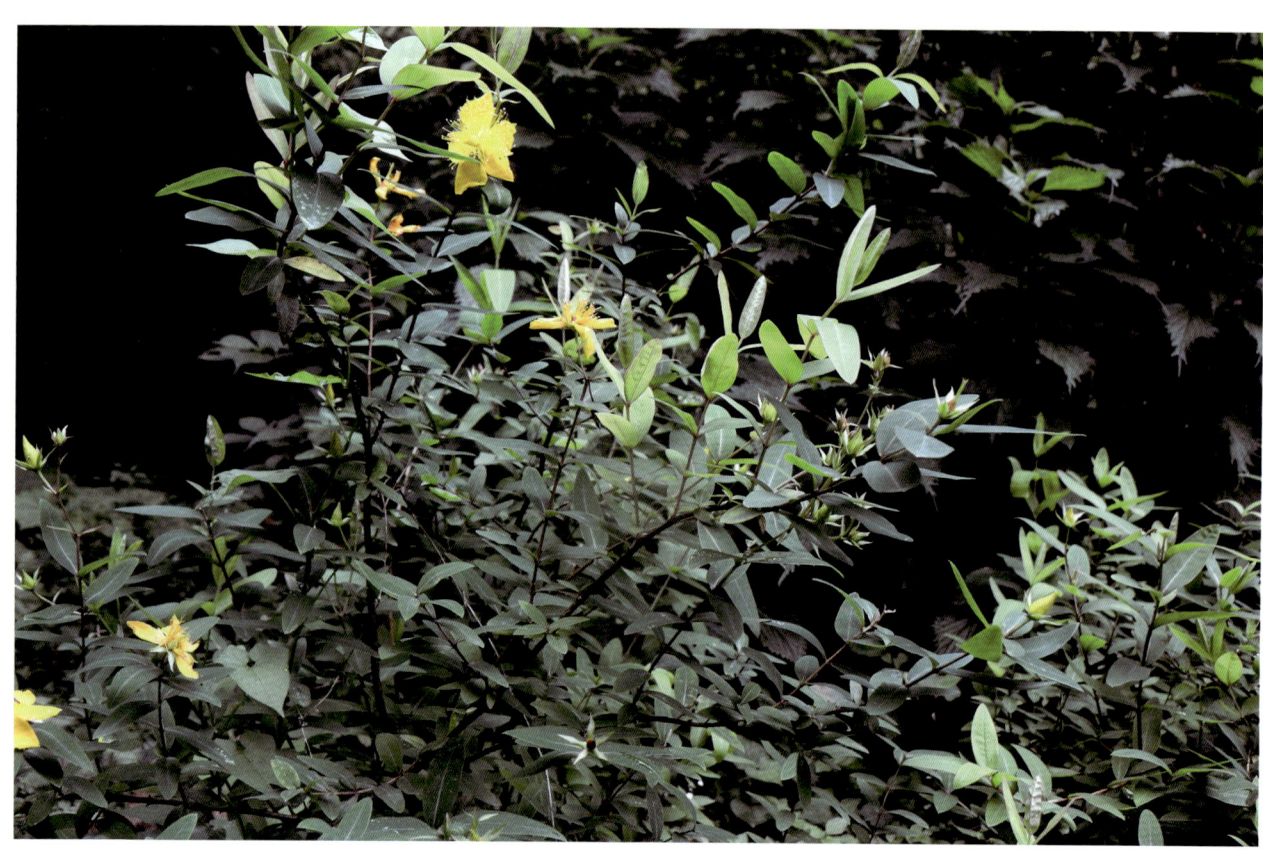

Det qud wub 赶山鞭

【Bit hsenb 俗名】小茶叶、小金雀、女儿茶、小旱莲、小金丝桃。

【Dios kob deis 基源】为藤黄科植物赶山鞭 *Hypericum attenuatum* Choisy 的根。

【Niangb bet deis 生长环境】生于山坡杂草丛中。分布于各地苗乡。

【Jox hsub 性味属经】性平，味苦，属冷热两经药，入两经。

【Qet diel xid 功能主治】功能：tat jit hxangd dangf hxangd 散瘀止血，dins hvib dangf hnind 镇静安神。主治：yens jent mongb ghut hsongd 风湿性关节炎，dliangd bil dib sangb 跌打损伤，jil wel od nul 乳腺炎，ax maix wel lol 缺乳，od hxangd 吐血，vongl dail lol hxangd 子宫出血。

【Ed not xus 用法用量】内服，煎汤，25～30 g；或浸酒饮。

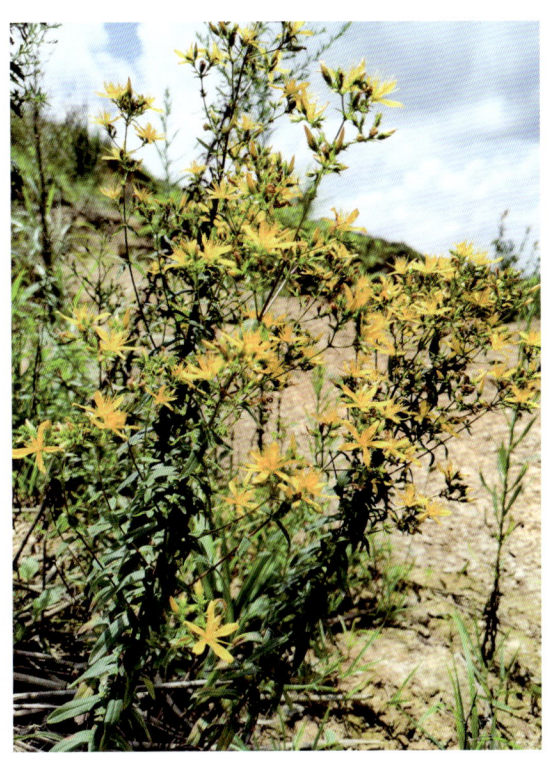

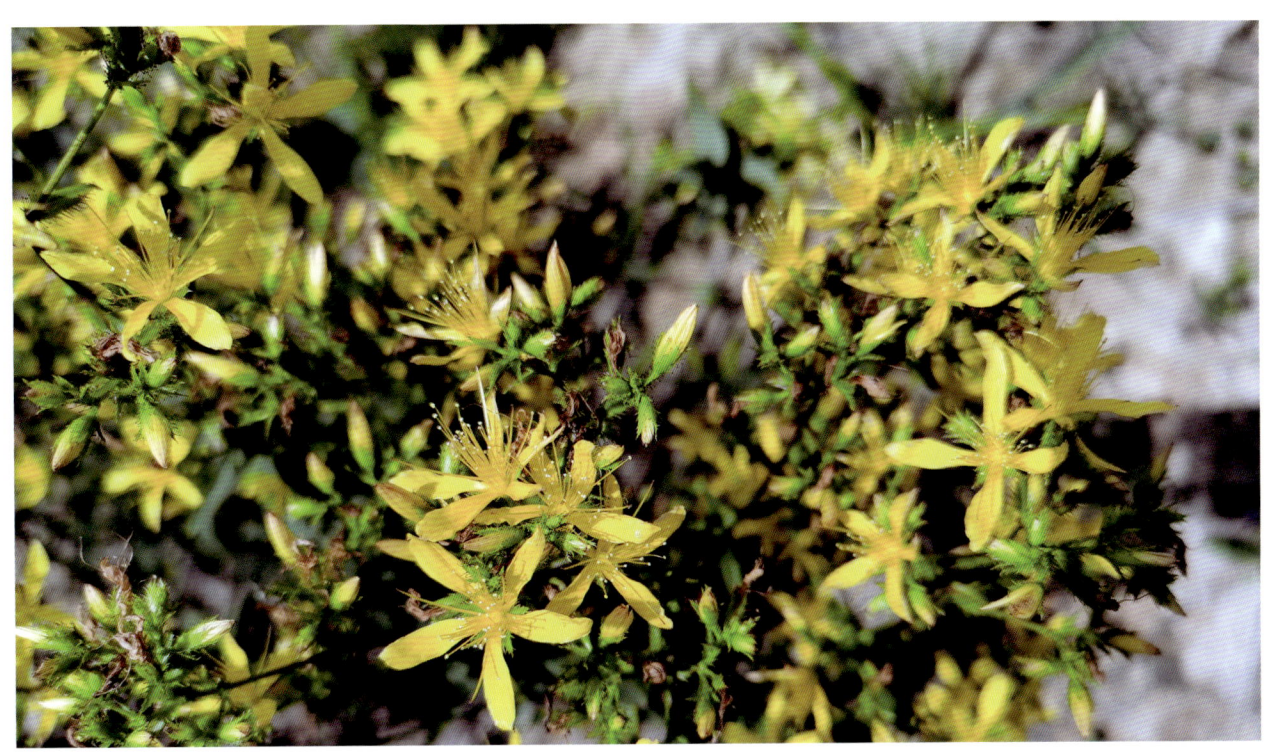

Det jib hlod mif 木竹子

【Bit hsenb 俗名】山桔子、木竹果、山竹子、竹桔子。

【Dios kob deis 基源】为藤黄科植物木竹子 *Garcinia multiflora* Champ. ex Benth. 的叶。

【Niangb bet deis 生长环境】生于坡地疏林间、杂木林中。分布于部分苗乡。

【Jox hsub 性味属经】性冷，味苦涩，属冷药，入热经。

【Qet diel xid 功能主治】功能：hxenk od nul dangf mongb 消炎止痛，vuk gangb liangs ngix 敛疮生肌。主治：kib eb kib dul 水火烫伤，mongb ghab naix hmid 牙龈痛，laib lot ongd hsongd 口腔炎，gangb lax bus 疮痈。

【Ed not xus 用法用量】内服，煎汤，20～30 g。外用，捣烂敷。

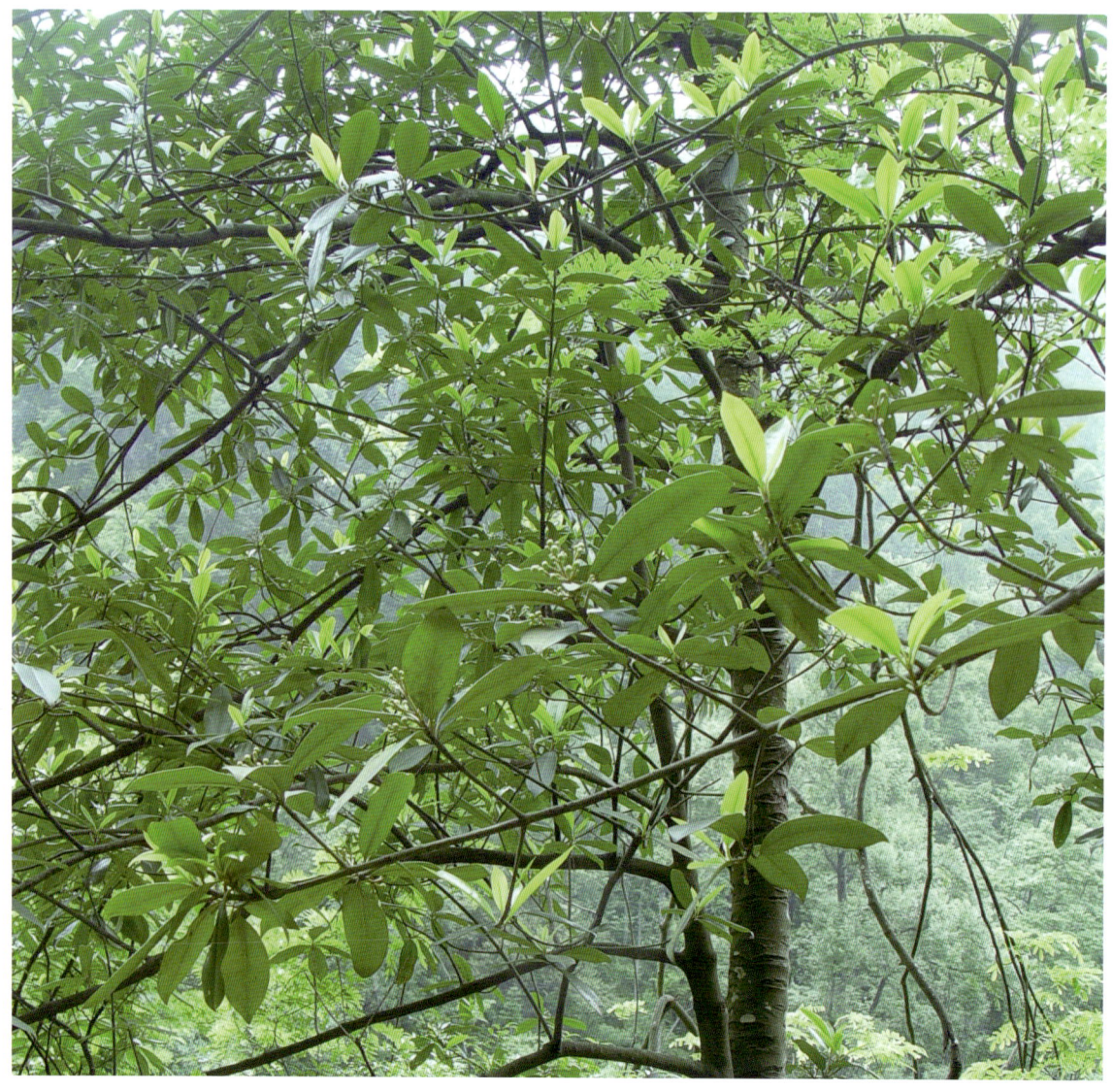

Det jib hlod 岭南山竹子

【Bit hsenb 俗名】竹橘、木竹子、木竹果、黄牙果、夏木冬竹、岭南倒捻子。

【Dios kob deis 基源】为藤黄科植物岭南山竹子 *Garcinia oblongifolia* Champ. ex Benth. 的树皮、果实、根。

【Niangb bet deis 生长环境】喜生于低山地区山谷混交林、灌木林中。分布于部分苗乡。

【Jox hsub 性味属经】性平，味甘，属冷热两经药，入两经。

【Qet diel xid 功能主治】功能：hxenk od nul dangf mongb 消炎止痛，vuk gangb liangs ngix 敛疮生肌。主治：jit hxangd mongb 瘀血疼痛，kib eb kib dul 水火烫伤，mongb ghab naix hmid 牙龈痛，laib lot ongd hsongd 口腔炎。

【Ed not xus 用法用量】内服，煎汤，20～30 g。外用，捣烂敷、煎水洗或含漱。

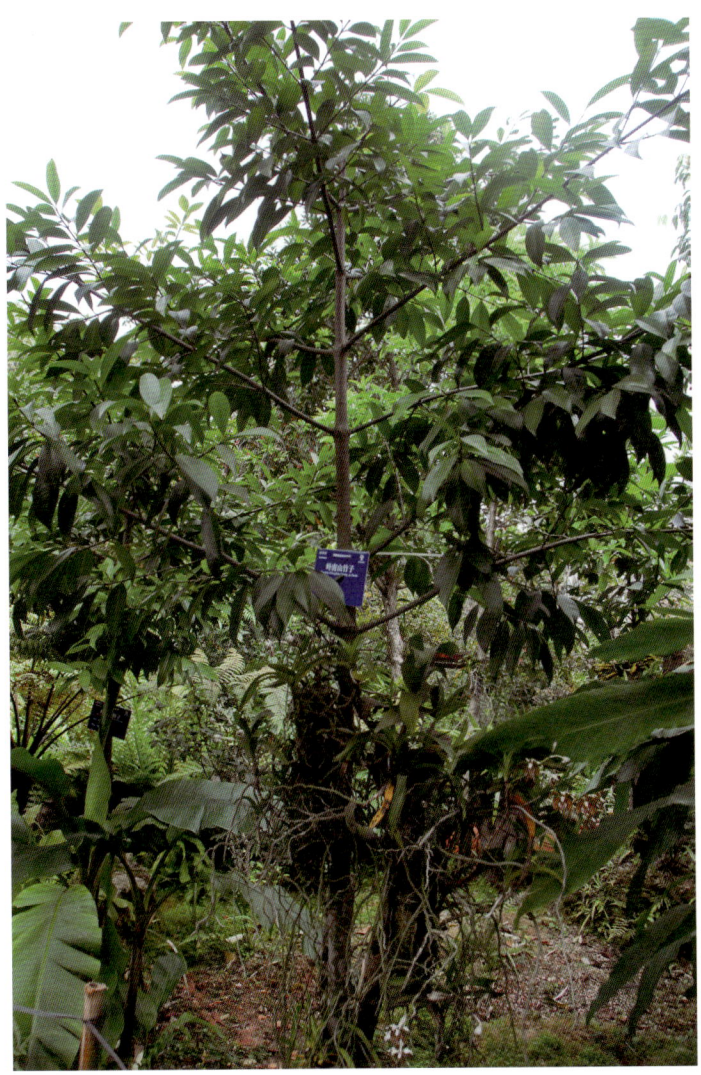
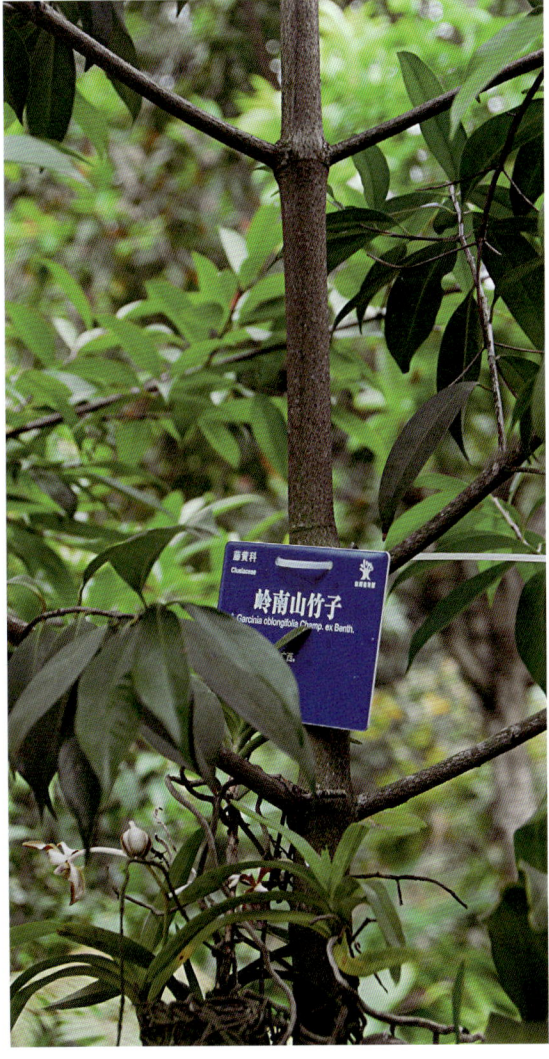

Det dliof hxangt 黄牛木

【Bit hsenb 俗名】九芽木、山狗牙、节节花、雀笼木、满天红。

【Dios kob deis 基源】为藤黄科植物黄牛木 *Cratoxylum cochinchinense* (Lour.) Bl. 的树皮或根。

【Niangb bet deis 生长环境】生于深山灌木丛中、林缘。分布于部分苗乡。

【Jox hsub 性味属经】性平，味甘，属冷热两经药，入两经。

【Qet diel xid 功能主治】功能：hxub kib tat jab 清热解毒，seil hxangd dangf hxangd 凉血止血。主治：mongb qub zal ghad 腹痛腹泻，mangb hfud kib jid 感冒发烧，fangx mais fangx jid 黄疸，ngol hvuk 喘咳，kangt ghongd 声音嘶哑。

【Ed not xus 用法用量】内服，煎汤，15～30 g。外用，捣烂敷。

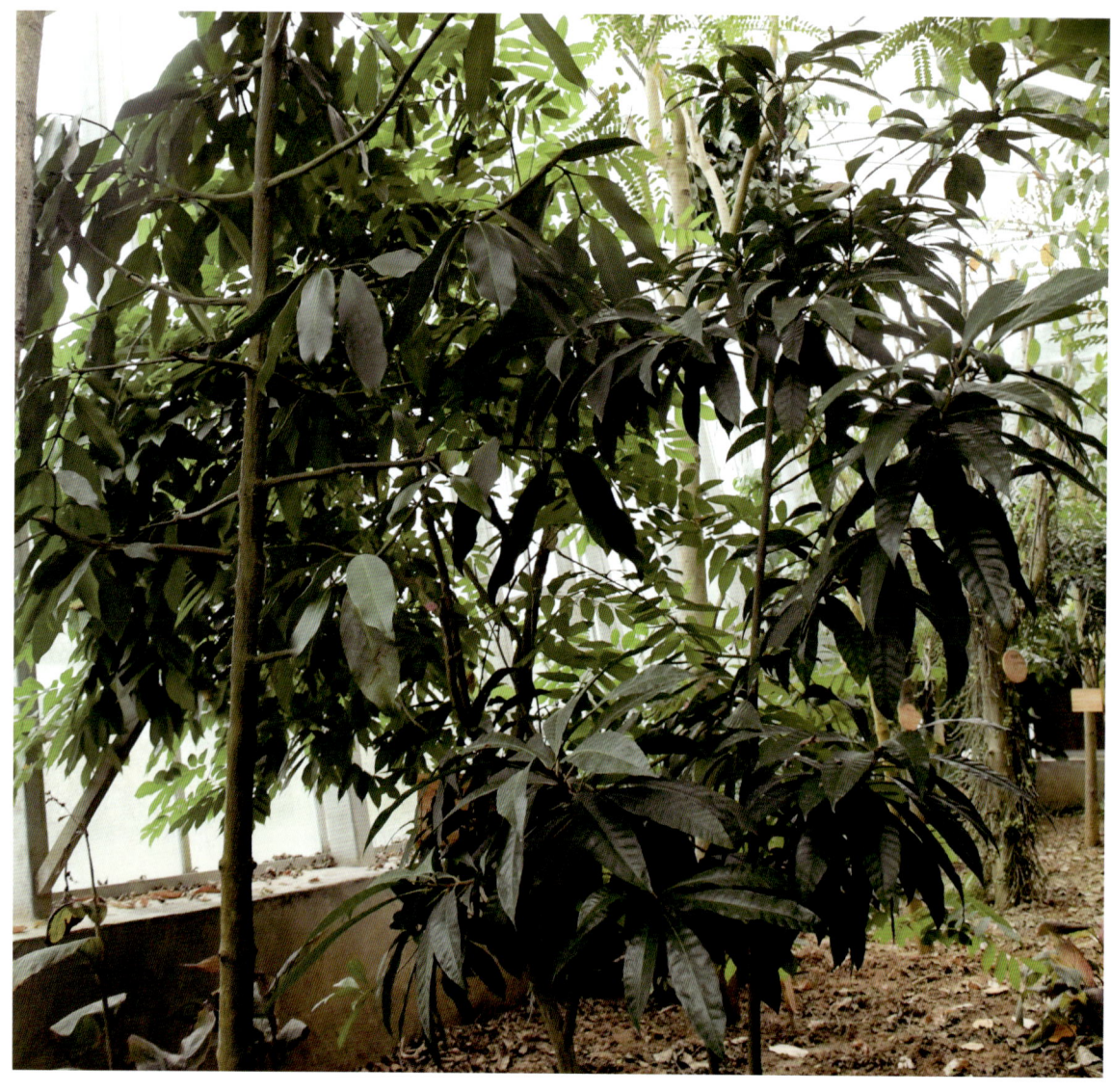

堇菜科

Vob eb feib 堇菜

【Bit hsenb 俗名】箭头草、地黄瓜、消毒药、罐嘴草、小犁头草。

【Dios kob deis 基源】为堇菜科植物堇菜 *Viola verecunda* A. Gray 的全草。

【Niangb bet deis 生长环境】生于田坎上、荒地中、水边阴湿处。分布于各地苗乡。

【Jox hsub 性味属经】性冷，味苦辛，属冷药，入热经。

【Qet diel xid 功能主治】功能：hxub kib tat jab 清热解毒，hxenk angt dangf mongb 消肿止痛。主治：yens xit 刀伤，los link ghongd 吊小舌，niangb hsab pob mongb 无名肿毒，jangx ghab dliax gangb 毒疮。

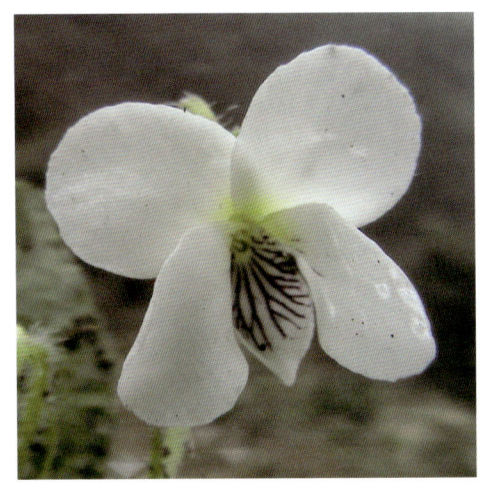

【Ed not xus 用法用量】内服，煎汤，15～30 g。外用，捣烂敷或研末调敷。

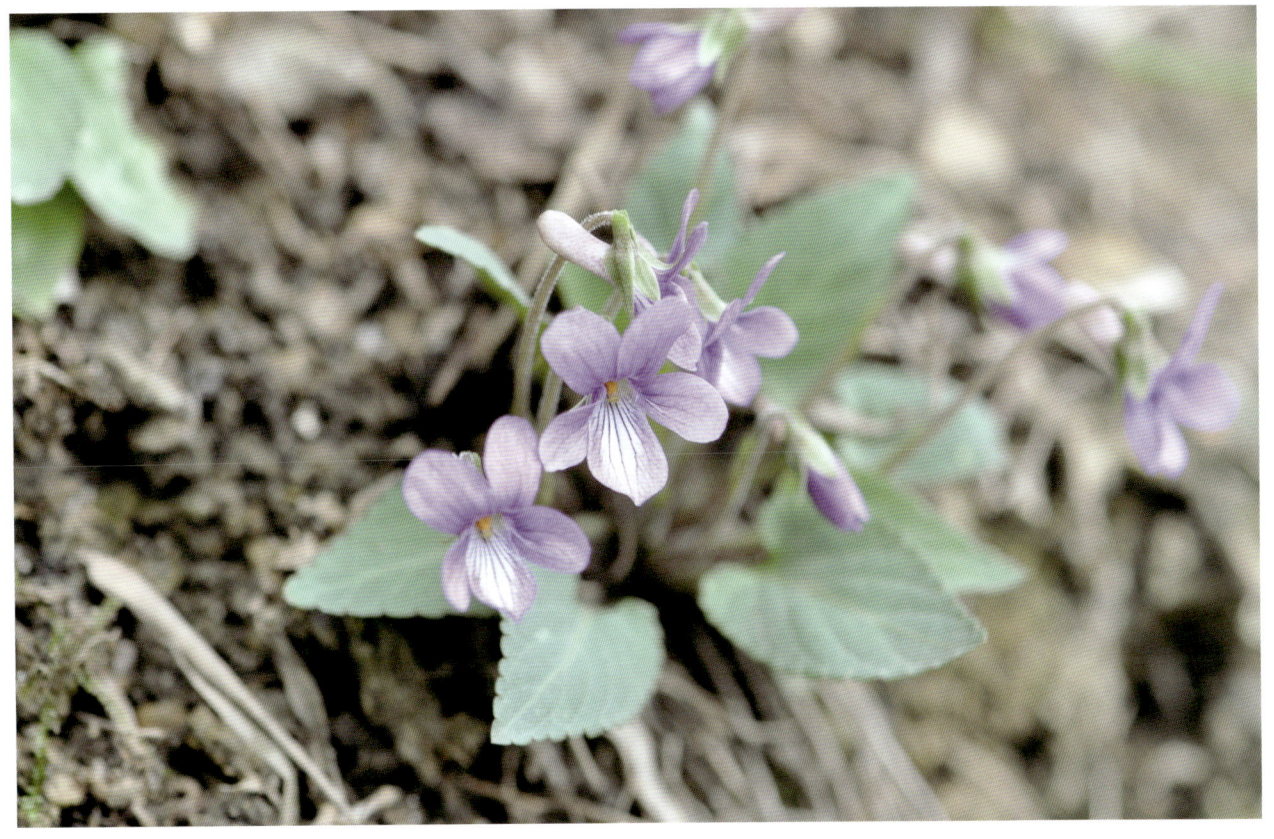

Vob eb feib leib 球果堇菜

【Bit hsenb 俗名】山核桃、地丁子、地核桃、毛堇菜、匙头菜、白毛叶地丁草。

【Dios kob deis 基源】为堇菜科植物球果堇菜 *Viola collina* Bess. 的全草。

【Niangb bet deis 生长环境】生于荒地上、路旁、农地边。分布于各地苗乡。

【Jox hsub 性味属经】性冷,味苦涩,属冷药,入热经。

【Qet diel xid 功能主治】功能:hxub kib tat jab 清热解毒,hxenk angt dangf mongb 消肿止痛。主治:dliangd bil dib sangb 跌打损伤,yens xit lol hxangd 刀伤出血,nais pot lax bus 肺痈,dix yangf 恶疮,hxongb nangl 瘰疬。

【Ed not xus 用法用量】内服,煎汤,15～25 g;或捣汁服。外用,捣烂敷。

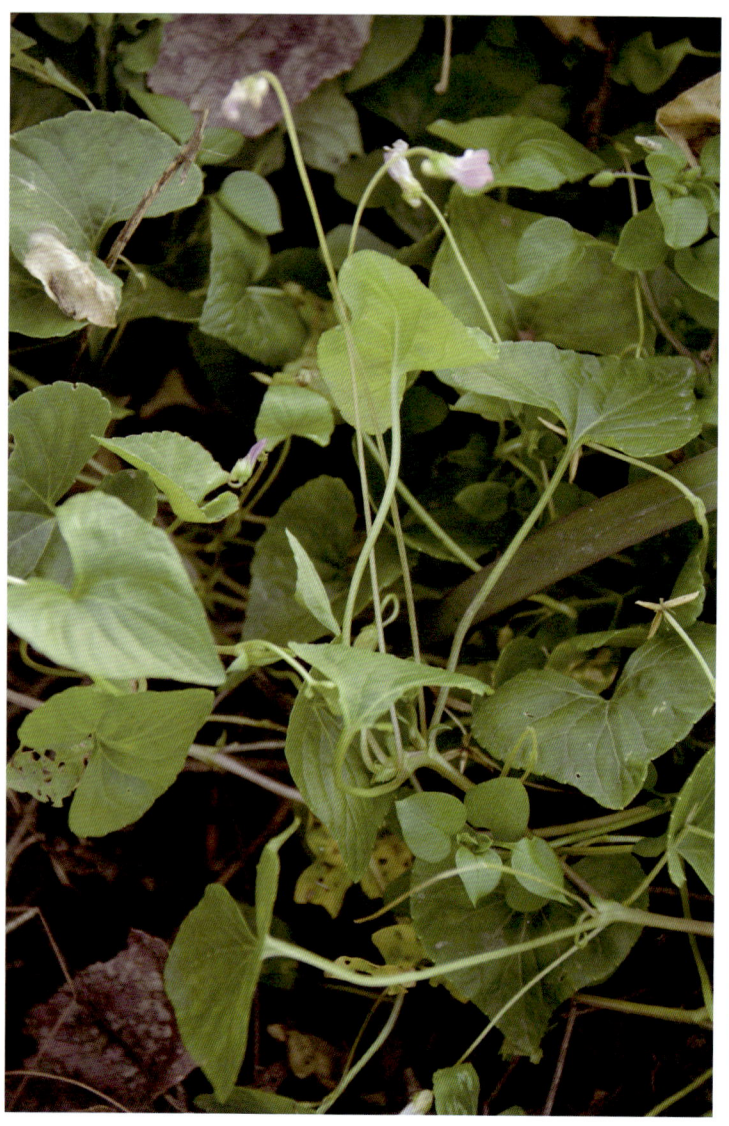 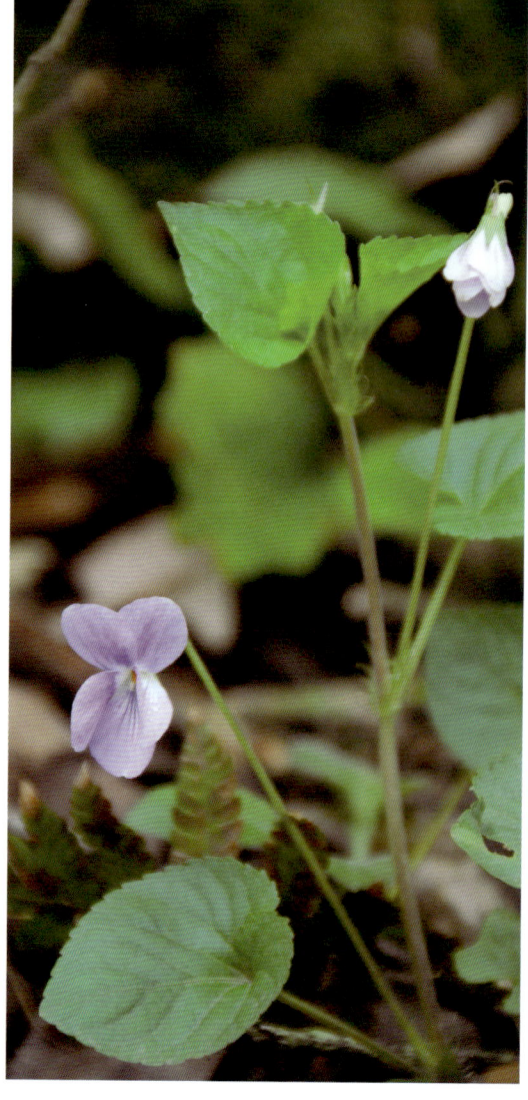

Vob eb feib hlieb 长萼堇菜

【Bit hsenb 俗名】铧头草、剪刀菜、犁嘴草、烙铁草。

【Dios kob deis 基源】为堇菜科植物长萼堇菜 Viola inconspicua Blume 的全草。

【Niangb bet deis 生长环境】生于山野中、路旁、荒地阴湿处。分布于各地苗乡。

【Jox hsub 性味属经】性冷，味苦辛，属冷热两经药，入两经。

【Qet diel xid 功能主治】功能：hxub kib tat jab 清热解毒，tat jit hxangd hxenk angt 散瘀消肿。主治：dib yens jit hxangd angt mongb 跌打瘀血肿痛，fangx mais fangx jid 黄疸，xok hniub mais 目赤，los ghab hlat mais dlub 眼翳，ghad ghof lax bus 肠痈，dix yangf 恶疮。

【Ed not xus 用法用量】内服，煎汤，15～25 g；或捣汁服。外用，捣烂敷。

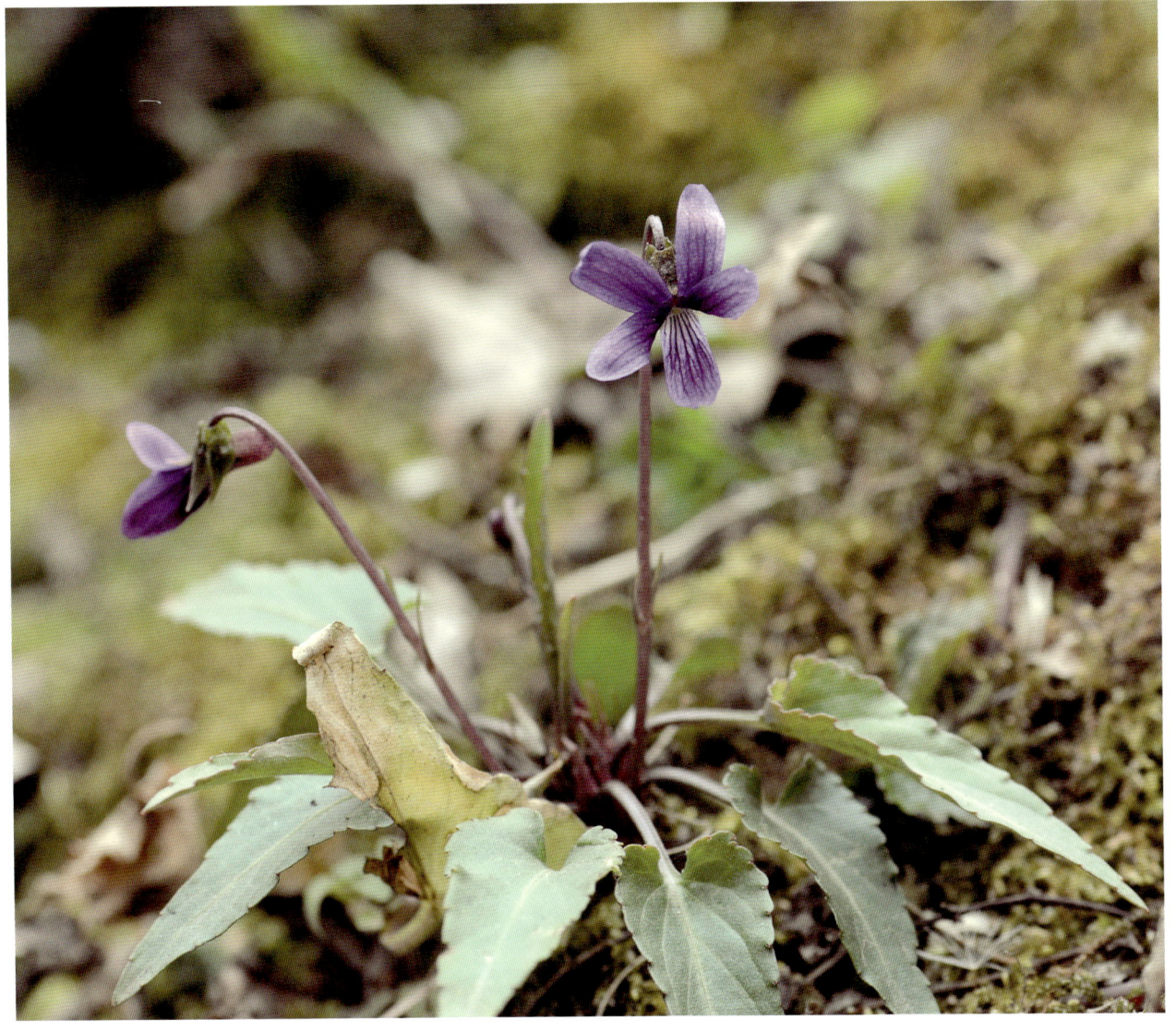

Vob eb feib yut 柔毛堇菜

【Bit hsenb 俗名】小犁头草、地黄瓜、罐嘴菜、如意草、消毒药、箭头草。

【Dios kob deis 基源】为堇菜科植物柔毛堇菜 Viola principis H. de Boiss. 的全草。

【Niangb bet deis 生长环境】生于山野荒地中、路旁。分布于各地苗乡。

【Jox hsub 性味属经】性冷，味苦辛，属冷药，入热经。

【Qet diel xid 功能主治】功能：hxub kib tat jab 清热解毒，hxenk angt dangf mongb 消肿止痛。主治：dliangd bil dib sangb 跌打损伤，lod hsongd 骨折，yens xit 刀伤，los link ghongd 吊小舌，niangb hsab pob mongb 无名肿毒。

【Ed not xus 用法用量】内服，煎汤，15～25 g。外用，捣烂敷。

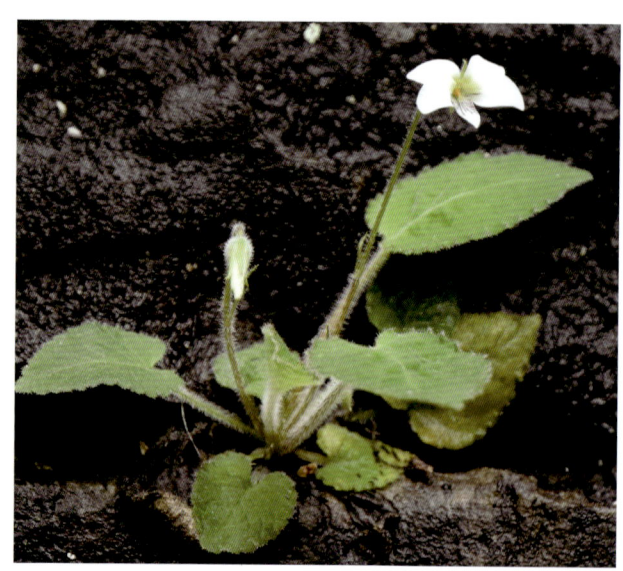

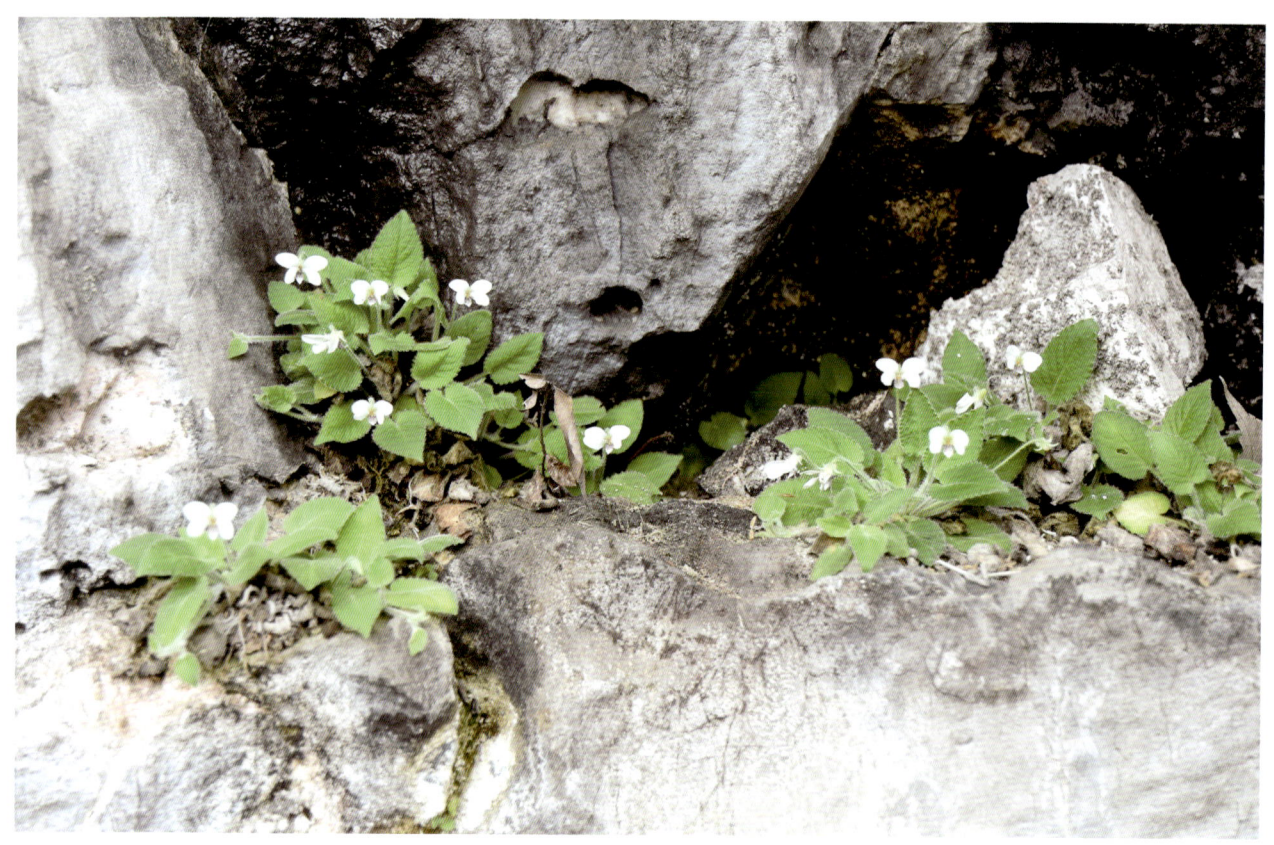

Vob eb feib bil 戟叶堇菜

【Bit hsenb 俗名】堇菜、地黄瓜、罐嘴菜。

【Dios kob deis 基源】为堇菜科植物戟叶堇菜 *Viola betonicifolia* J. E. Smith 的全草。

【Niangb bet deis 生长环境】生于山坡、田野较阴湿处。分布于部分苗乡。

【Jox hsub 性味属经】性平，味淡，属冷热两经药，入两经。

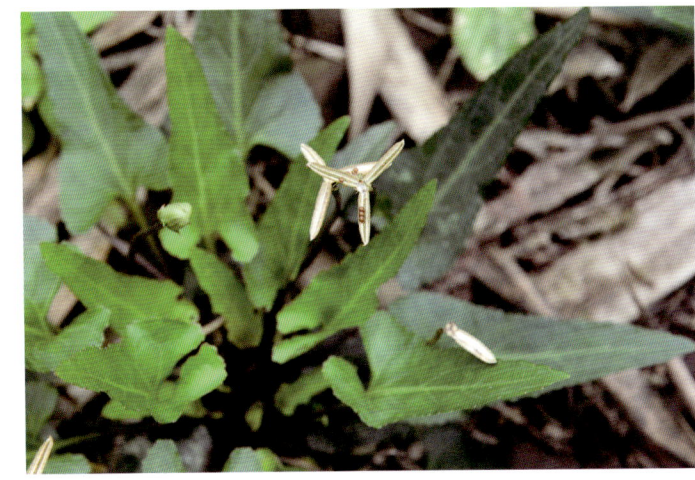

【Qet diel xid 功能主治】功能：hxub kib tat jab 清热解毒，tat jit hxangd hxenk angt 散瘀消肿。主治：dib yens jit hxangd angt mongb 跌打瘀血肿痛，los link ghongd 吊小舌，ghab hsangb ongd hsongd 伤口发炎，cad wal od nul 膀胱炎，gangb lax bus pob mongb 疮痈肿毒，yens nangb gik 毒蛇咬伤。

【Ed not xus 用法用量】内服，煎汤，15～25 g。外用，捣烂敷。

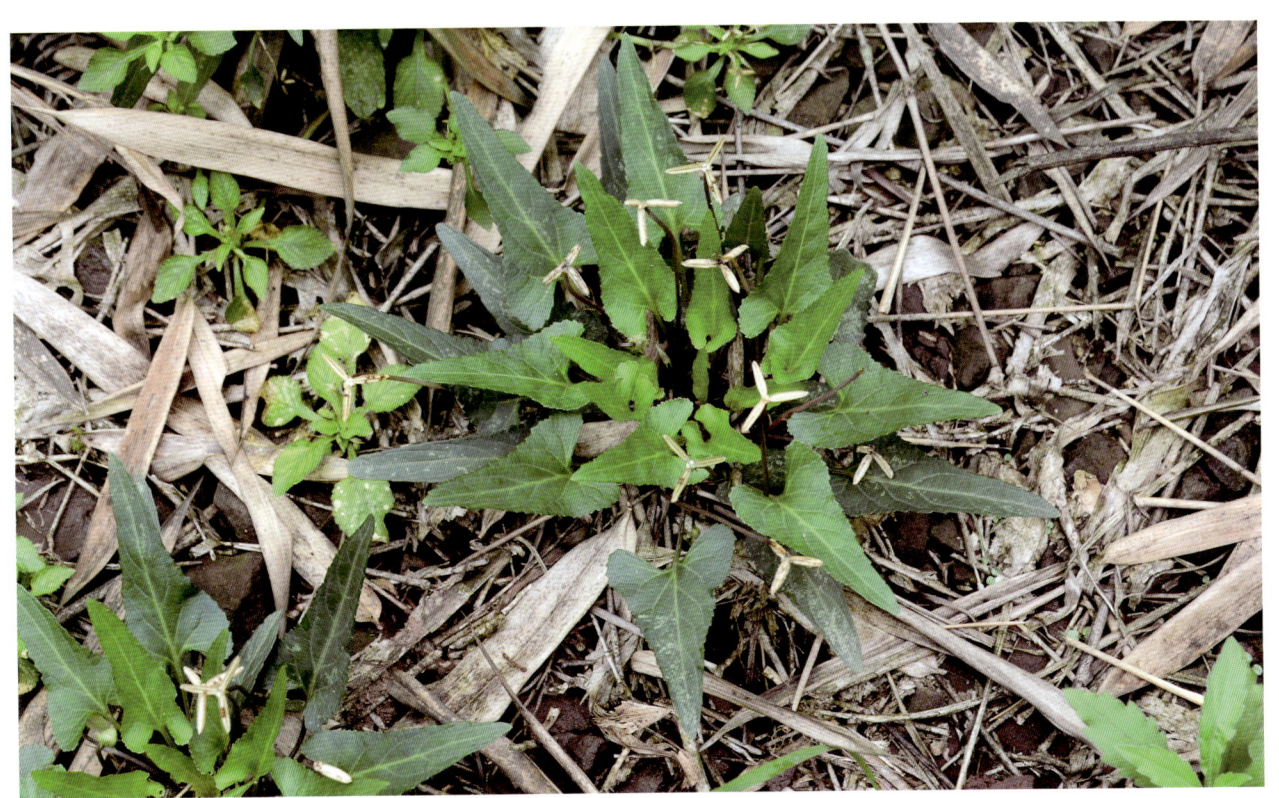

Vob eb feib dles 紫花堇菜

【Bit hsenb 俗名】曲角堇、黄瓜香、铧嘴菜、白蒂黄瓜。

【Dios kob deis 基源】为堇菜科植物紫花堇菜 *Viola grypoceras* A. Gray 的全草。

【Niangb bet deis 生长环境】生于林下潮湿处、水边草丛中。分布于各地苗乡。

【Jox hsub 性味属经】性冷,味苦,属冷药,入热经。

【Qet diel xid 功能主治】功能:hxub kib tat jab 清热解毒,tat jit hxangd dangf hxangd 散瘀止血。主治:mongb ghongd niangs 咽喉痛,yens xit lol hxangd 刀伤出血,dliangd bil dib yens pot mongb 跌打肿痛,dix gangb 疔疮,niangb hsab pob mongb 无名肿毒,jangx ghab dliax gangb 毒疮。

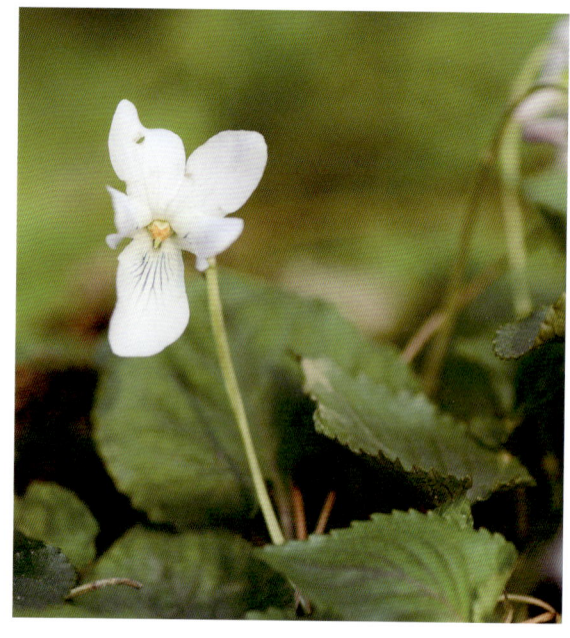

【Ed not xus 用法用量】内服,煎汤,15~25 g。外用,捣烂敷或烧存性研末撒。

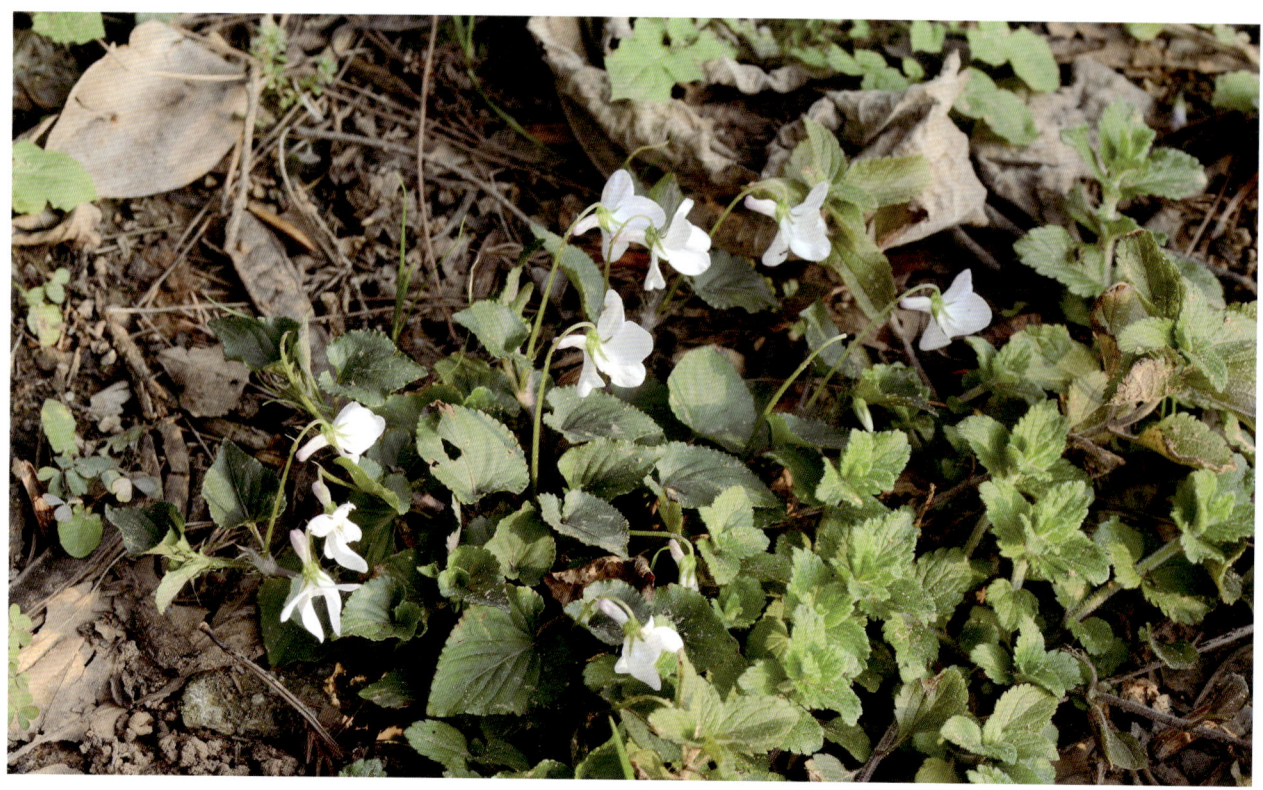

Bas vob eb feib 七星莲

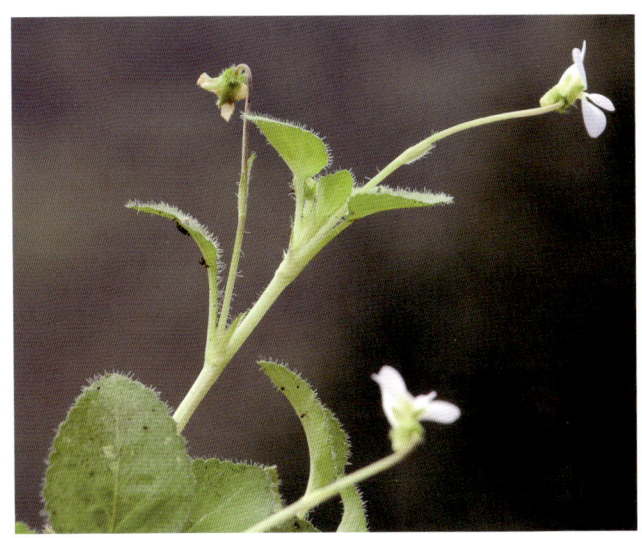

【Bit hsenb 俗名】羊角子、犁头藤、犁头菜蔓、犁尖菜藤。

【Dios kob deis 基源】为堇菜科植物七星莲 *Viola diffusa* Ging. 的全草。

【Niangb bet deis 生长环境】生于路旁、湿润荒地中。分布于各地苗乡。

【Jox hsub 性味属经】性冷，味苦辛，属冷药，入热经。

【Qet diel xid 功能主治】功能：hxub kib tat jab 清热解毒，vuk gangb hxenk dix bus 敛疮消痈，dias bus 排脓。主治：niangb hsab pob mongb 无名肿毒，kib eb kib dul 水火烫伤，jif od nul 淋巴结炎，jangx ghab dliax gangb 毒疮，dix gangb lax bus 痈疽疮疡。

【Ed not xus 用法用量】内服，煎汤，15～25 g。外用，捣烂敷或煮水洗。

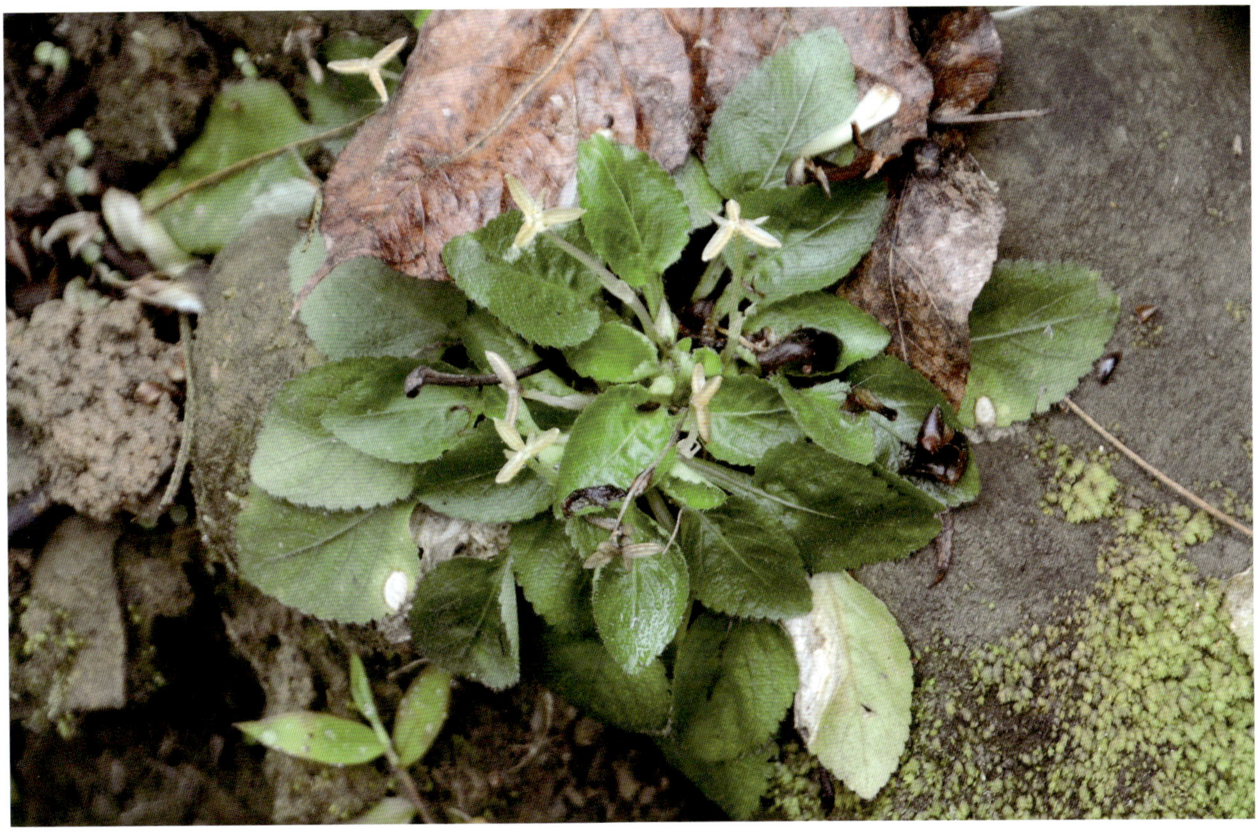

Vob niux kab 犁头草

【Bit hsenb 俗名】三角草、地丁草、铧头尖、瘩背草、小甜水茹。

【Dios kob deis 基源】为堇菜科植物犁头草 *Viola japonica* Langsd. 的全草或根。

【Niangb bet deis 生长环境】生于山野中、路边、村寨旁。分布于各地苗乡。

【Jox hsub 性味属经】性冷，味苦，属冷药，入热经。

【Qet diel xid 功能主治】功能：dangf hxangd tat jit hxangd 止血散瘀，vuk gangb hxenk dix bus 敛疮消痈。主治：yens xit lol hxangd 刀伤出血，zaid wel jangx dix bus 乳痈，xit daib jit hxangd mongb bongt 产后瘀血剧痛，dix guk 背痛，gangb lax bus pob mongb 疮痈肿毒，hxongb nangl 瘰疬，dix gangb 疔疮。

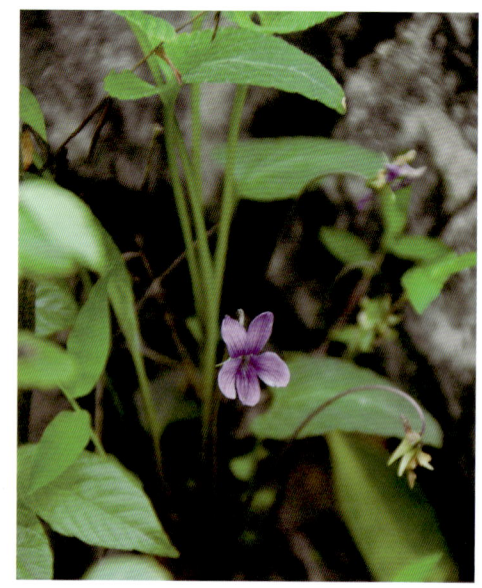

【Ed not xus 用法用量】内服，煎汤，15～25 g；或捣汁饮。外用，捣烂敷或研末调敷。

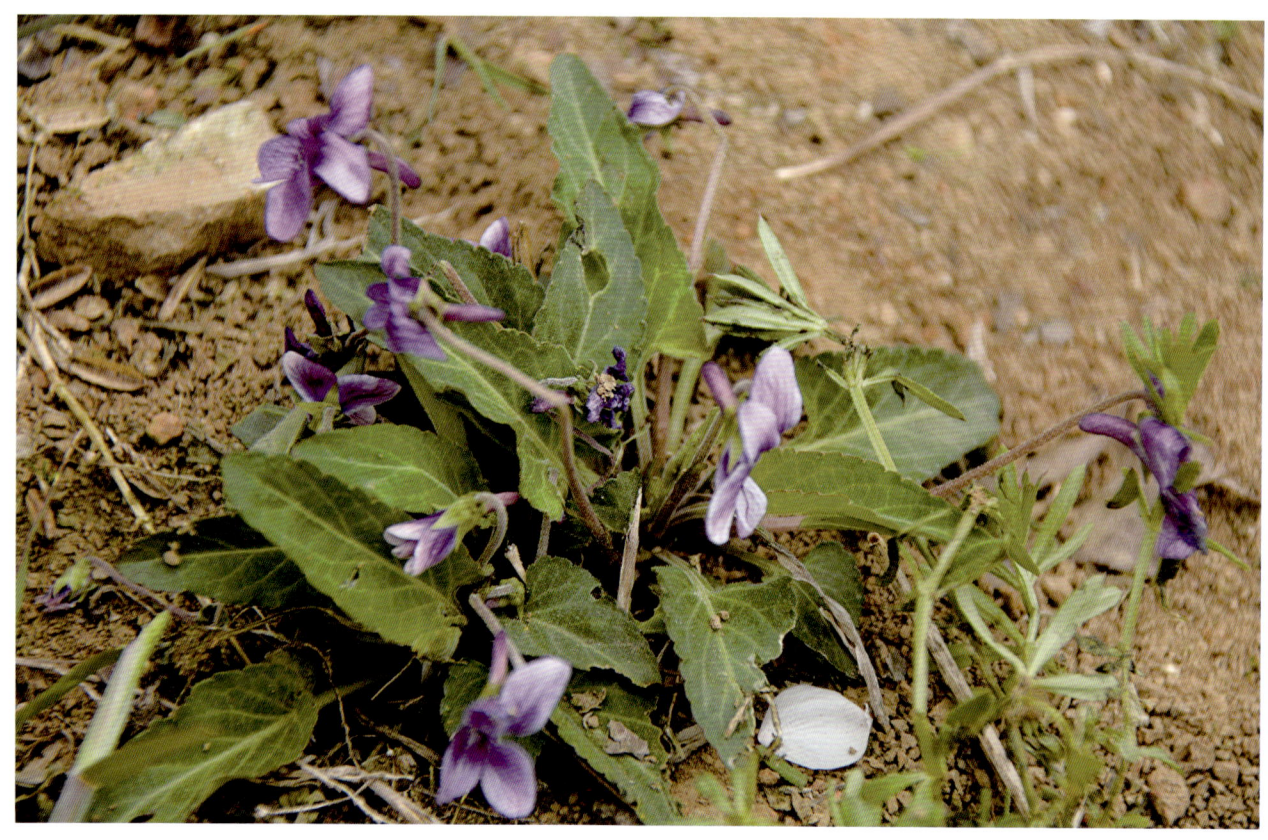

Vob niux kab mif 萱

【Bit hsenb 俗名】山羊臭、乌蔗连、乌泡连、如意草、母犁头草。

【Dios kob deis 基源】为堇菜科植物萱 *Viola moupinensis* Franch. 的全草。

【Niangb bet deis 生长环境】生于疏林地中、沟谷溪边。分布于各地苗乡。

【Jox hsub 性味属经】性冷，味苦，属冷药，入热经。

【Qet diel xid 功能主治】功能：hxub kib tat jab 清热解毒，hxenk angt dangf hxangd 消肿止血。主治：yens xit 刀伤，ghab diux ghongd angt mongb 咽喉肿痛，ngol lol hxangd 咳血，ghab hsang hxangd bus 伤口化脓，zaid wel jangx dix bus 乳痈，niangb hsab pob mongb 无名肿毒。

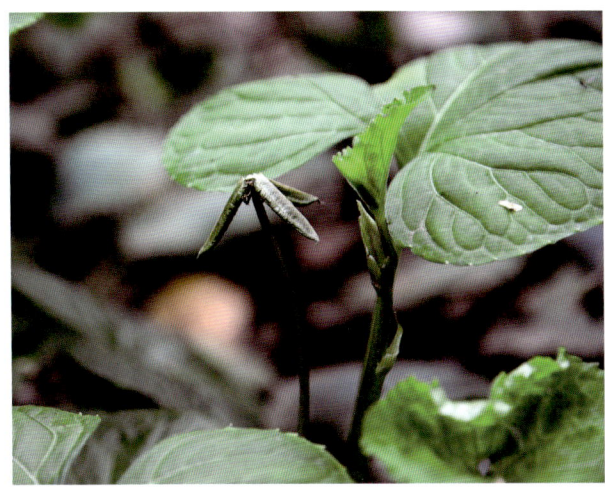

【Ed not xus 用法用量】内服，煎汤，15～25 g；或捣汁饮。外用，捣烂敷患处。

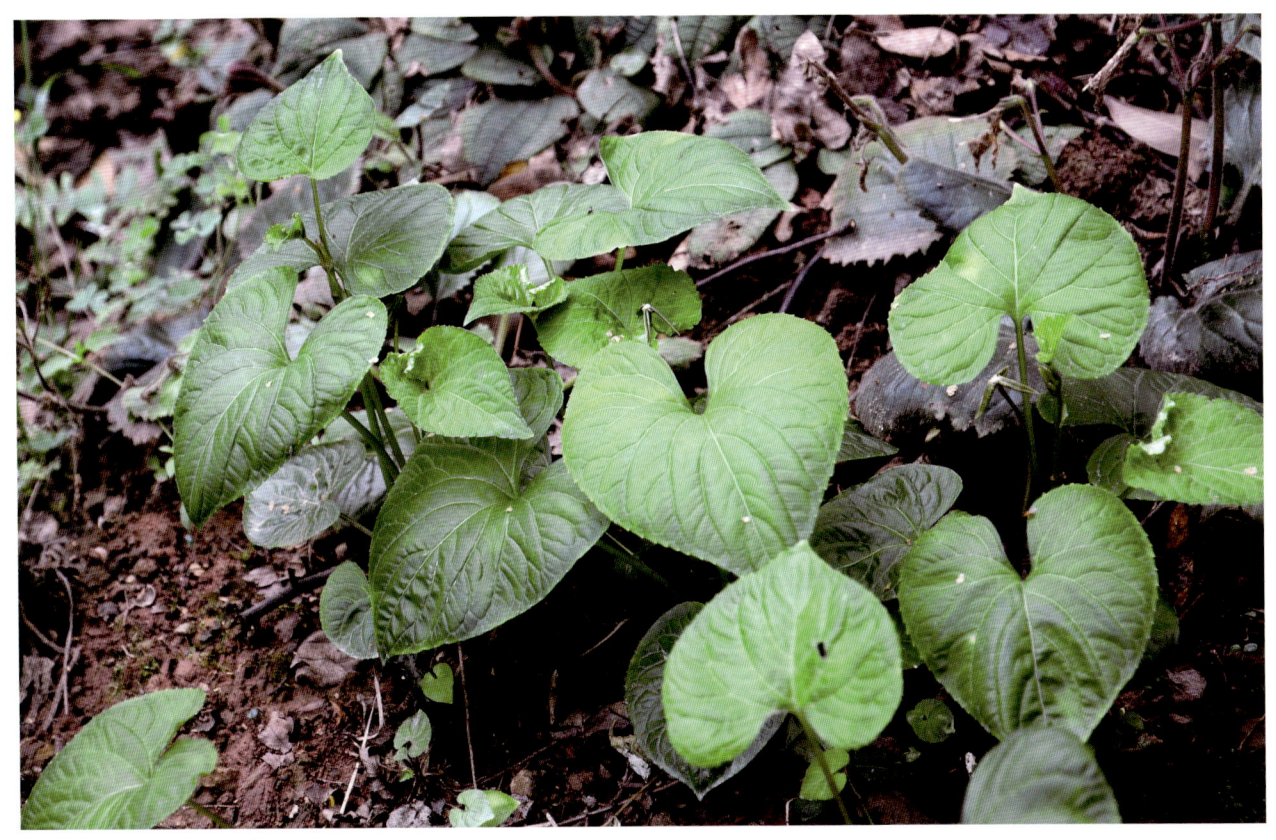

Vob niux kab bat 地草果

【Bit hsenb 俗名】剪刀菜、铧头菜、拔疔草、犁头草、铧嘴菜、金盘银盏、紫花地丁。

【Dios kob deis 基源】为堇菜科植物地草果 Viola philippica subsp. *malesica* W. Beck. 的全草。

【Niangb bet deis 生长环境】生于疏林中、山坡草地上、荒地中。分布于各地苗乡。

【Jox hsub 性味属经】性冷，味淡，属冷药，入热经。

【Qet diel xid 功能主治】功能：hxub kib zangl jent 解热疏风，vuk gangb tat jab 敛疮解毒。主治：xok hniub mais 目赤，los ghab hlat mais dlub 眼翳，dinx wel 闭乳，zaid wel jangx dix bus 乳痈，hxongb nangl 瘰疬，dix gangb 疔疮。

【Ed not xus 用法用量】内服，煎汤，25～30 g；或浸酒饮。外用，捣蓉敷患处。

Vob niux kab dlub 白花地丁

【Bit hsenb 俗名】宝剑草、犁头草、烙铁草、犁尖菜、青地黄瓜。

【Dios kob deis 基源】为堇菜科植物白花地丁 Viola patrinii DC. ex Ging. 的叶或带根全草。

【Niangb bet deis 生长环境】生于山野草地上、农地边、村寨边。分布于各地苗乡。

【Jox hsub 性味属经】性冷，味苦辛，属冷热两经药，入两经。

【Qet diel xid 功能主治】功能：hxub kib tat jab 清热解毒，tat jit hxangd hxenk angt 散瘀消肿。主治：dib yens jit hxangd angt mongb 跌打瘀血肿痛，fangx mais fangx jid 黄疸，xok hniub mais 目赤，los ghab hlat mais dlub 眼翳，ghad ghof lax bus 肠痈，dix yangf 恶疮。

【Ed not xus 用法用量】内服，煎汤，15～25 g。外用，捣烂敷。

Vob niux kab xok 紫花地丁

【Bit hsenb 俗名】小甜茄、米口袋、犁头草、箭头草、瘩背草、紫金锁。

【Dios kob deis 基源】为堇菜科植物紫花地丁 *Viola philippica* Cav. 的全草。

【Niangb bet deis 生长环境】生于山地中、土坎上、路旁。分布于各地苗乡。

【Jox hsub 性味属经】性冷，味苦辛，属冷药，入热经。

【Qet diel xid 功能主治】功能：hxub kib tat jab 清热解毒，hxenk angt dangf mongb 消肿止痛。主治：dliangd bil dib sangb 跌打损伤，lod hsongd 骨折，yens xit 刀伤，los link ghongd 吊小舌，niangb hsab pob mongb 无名肿毒。

【Ed not xus 用法用量】内服，煎汤，15～25 g。外用，捣烂敷。

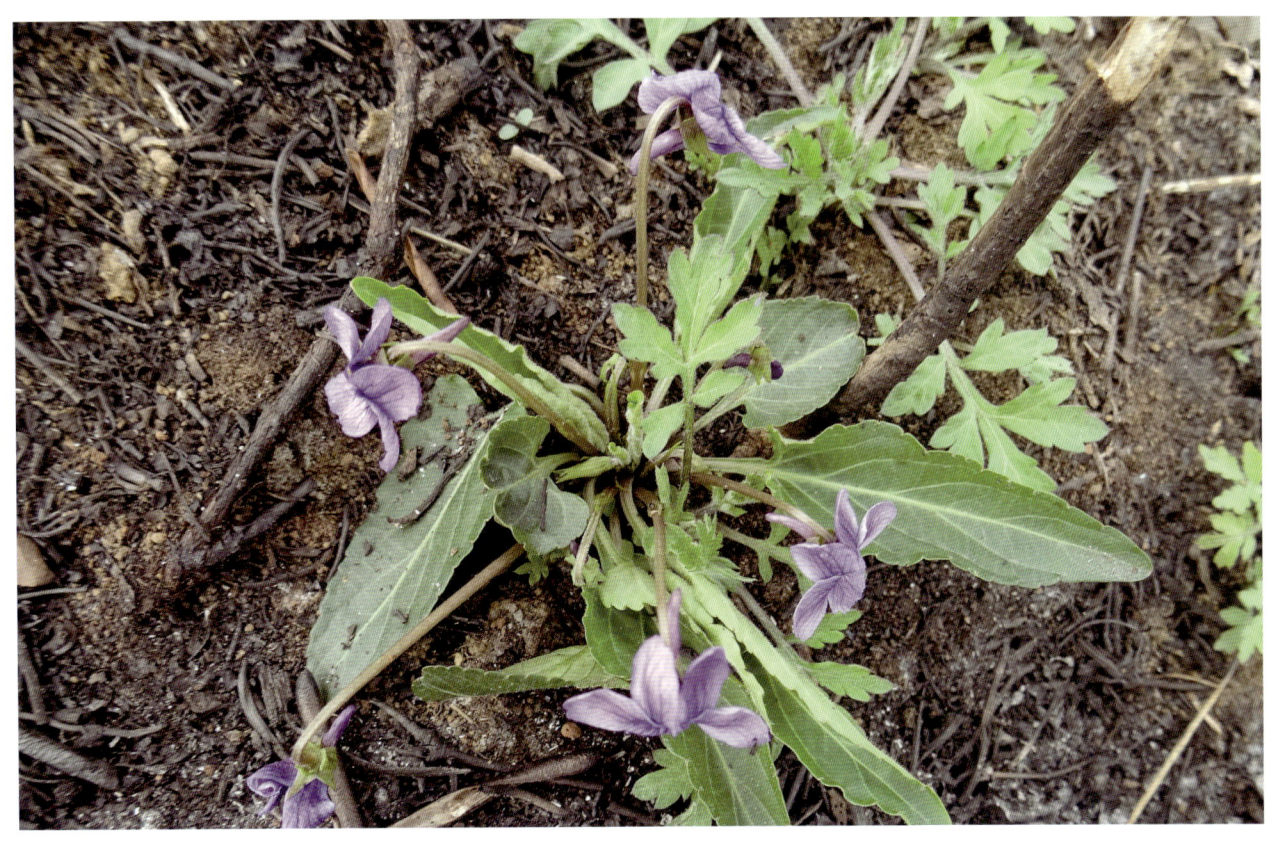

大风子科

Zend yux vud 山桐子

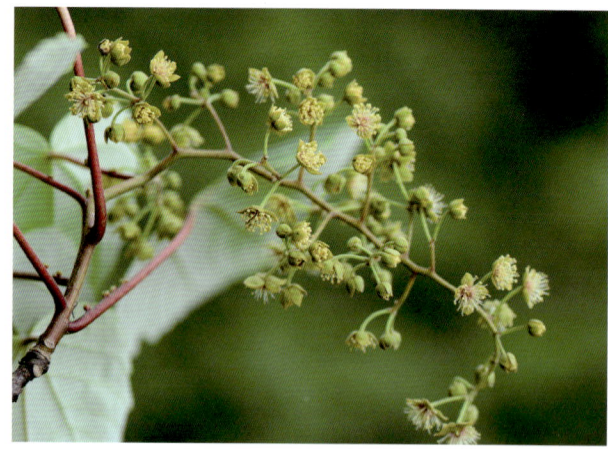

【Bit hsenb 俗名】山梧桐、大风子、山相子树、山桐子树。

【Dios kob deis 基源】为大风子科植物山桐子 *Idesia polycarpa* Maxim. 的根或嫩叶。

【Niangb bet deis 生长环境】生于深山杂木林中。分布于部分苗乡。

【Jox hsub 性味属经】性平，味淡，属冷热两经药，入两经。

【Qet diel xid 功能主治】功能：hxub kib seil hxangd 清热凉血，tat jit hxangd hxenk angt 散瘀消肿。主治：lod hsongd 骨折，yens xit lol hxangd 刀伤出血，od hxangd 吐血，kib eb kib dul 水火烫伤。

【Ed not xus 用法用量】内服，煎汤，15～25 g。外用，捣烂敷。

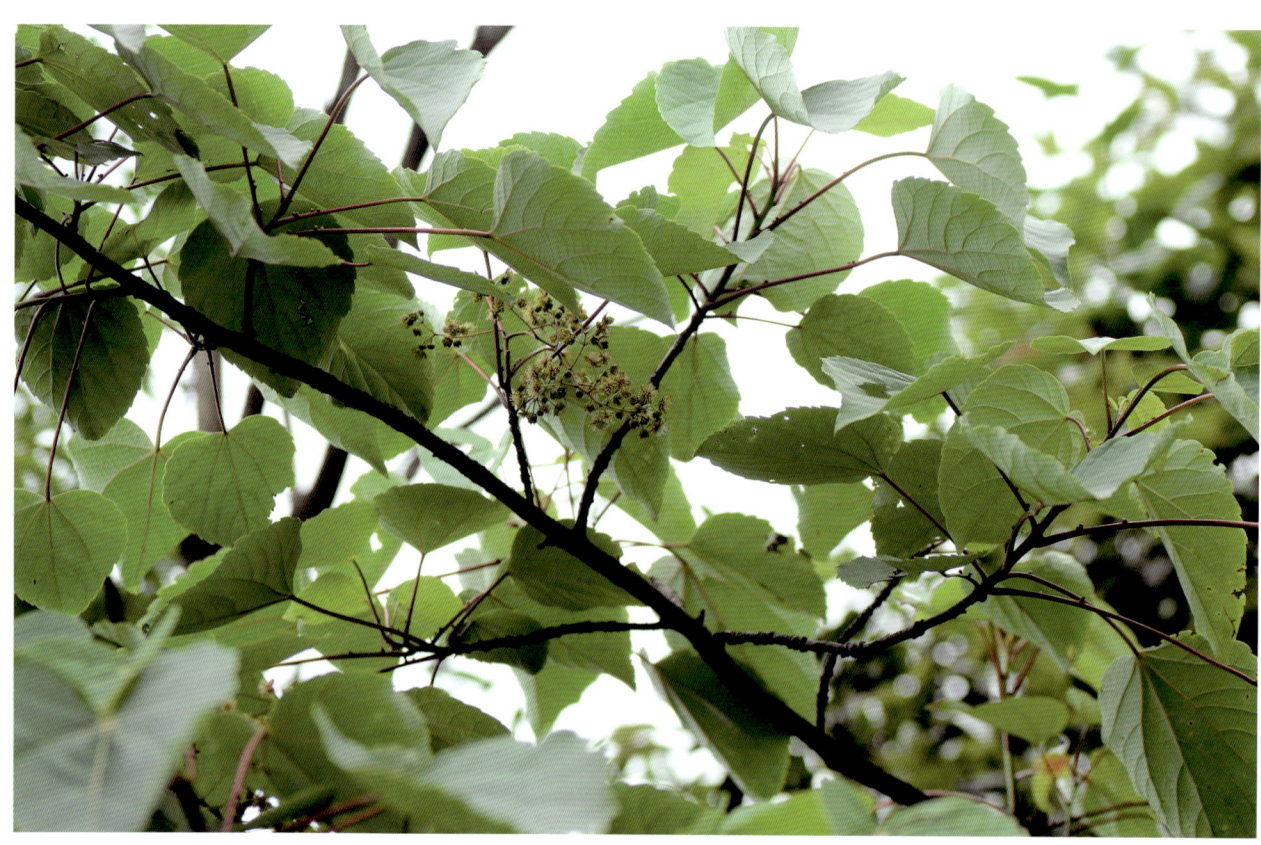

Det bel xongb 柞木

【Bit hsenb 俗名】檬榕、鼠木、小角刺、凿子树、葫芦刺、檬子树、野棉花。

【Dios kob deis 基源】为大风子科植物柞木 *Xylosma racemosa* (Sieb. et Zucc.) Miq. 的根、树皮、叶。

【Niangb bet deis 生长环境】喜生于沟谷疏林中、低山地区灌木林内。分布于部分苗乡。

【Jox hsub 性味属经】性冷，味苦酸，属冷药，入热经。

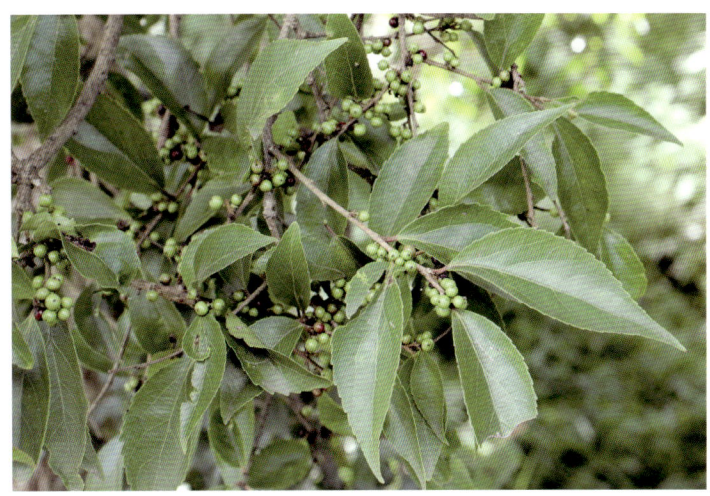

【Qet diel xid 功能主治】功能：tad kid 除热，gangt xuf 燥湿。主治：pob lob pob bil 手脚水肿，ghab liut dud lax 皮肤溃烂，yens nangl gik 老鼠咬伤，niak das qub niangs ceib xit 死胎催产，nais pot yens jab khangk hxangd 肺结核咯血，dix khangd ghad 痔疮。

【Ed not xus 用法用量】内服，煎汤，树皮或根皮 15～25 g。外用，捣烂敷患处。

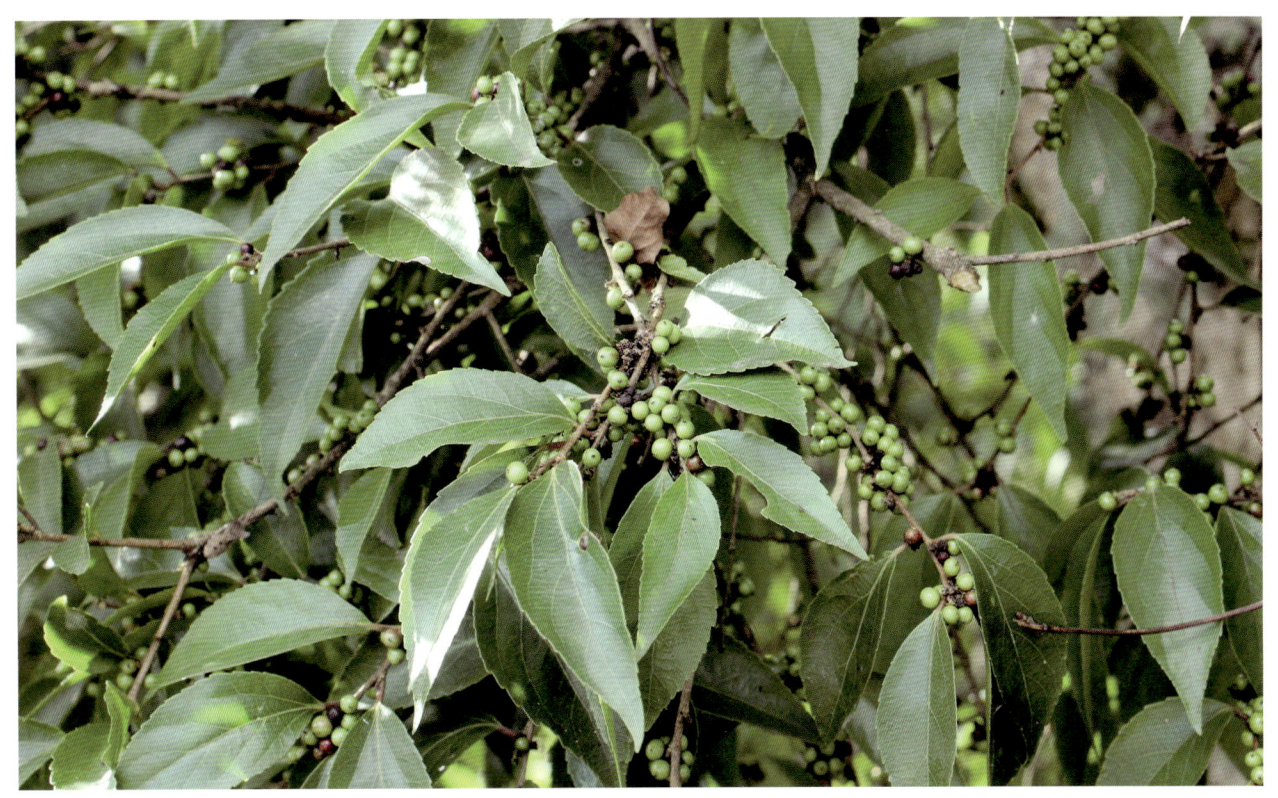

旌节花科

Det wik zat 中国旌节花

【Bit hsenb 俗名】通草、小通草、小通花、通条树、通草树。

【Dios kob deis 基源】为旌节花科植物中国旌节花 *Stachyurus chinensis* Franch. 的茎髓。

【Niangb bet deis 生长环境】生于沟谷边、丛林中、林缘。分布于部分苗乡。

【Jox hsub 性味属经】性平，味淡，属冷热两经药，入两经。

【Qet diel xid 功能主治】功能：tongb eb dlax xuf 利水渗湿，tongb wal zangx yangx 利尿通淋。主治：kib jid dinx wal 发烧尿闭，pob lob pob bil 手脚水肿，diuf od nul 肾炎，xud wal lol bus 淋病。

【Ed not xus 用法用量】内服，煎汤，15～25 g。

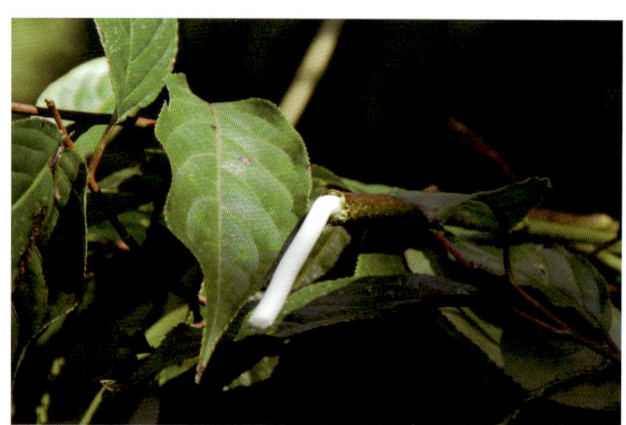
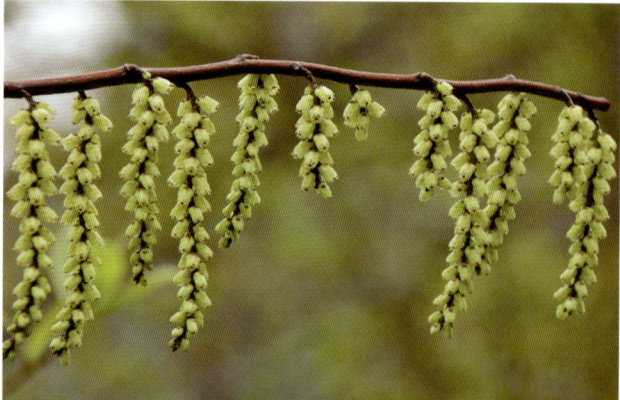
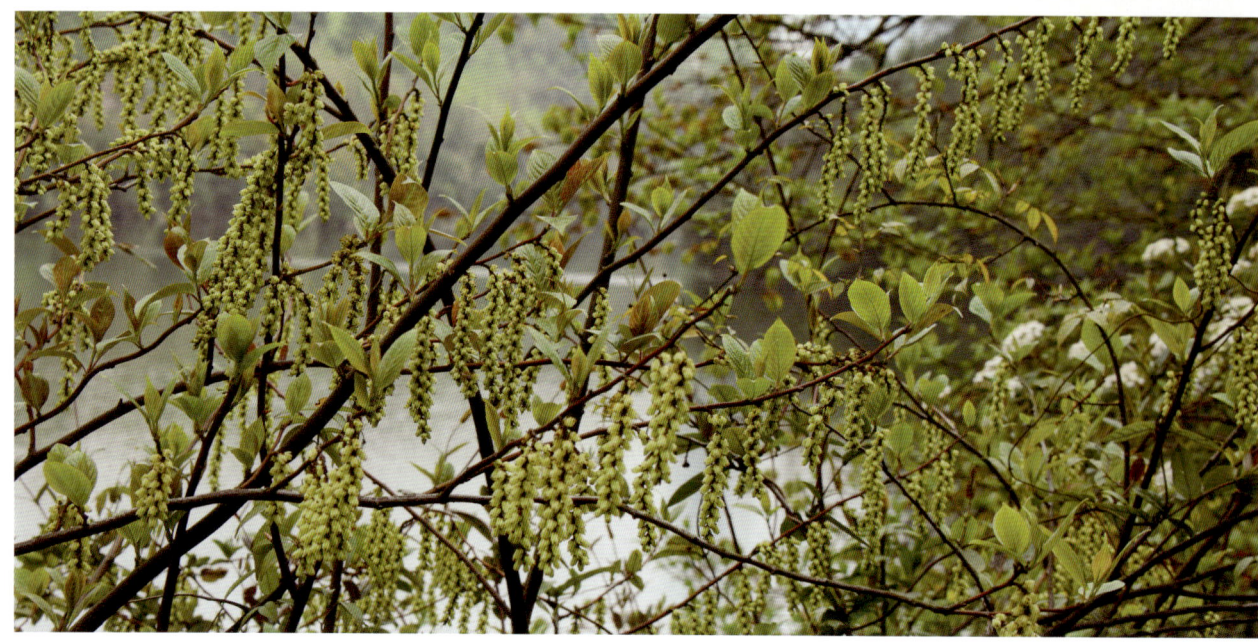

Det wik zat mongl 柳叶旌节花

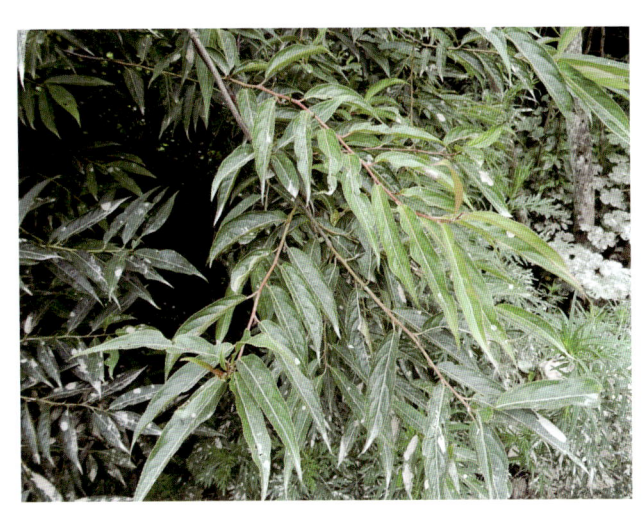

【Bit hsenb 俗名】小通花、通条树、渔泡通、铁泡桐、旌节花、东亚旌节花。

【Dios kob deis 基源】为旌节花科植物柳叶旌节花 *Stachyurus salicifolius* Franch. 的茎髓及根。

【Niangb bet deis 生长环境】生于坡塝低矮树林中。分布于部分苗乡。

【Jox hsub 性味属经】性平，味淡，属冷热两经药，入两经。

【Qet diel xid 功能主治】功能：tongb wal zangx yangx 利尿通淋。主治：diuf od nul 肾炎，pob lob pob bil 手脚水肿，xub wal xok xus 小便赤短，ax lol wal 尿闭，xud wal lol bus 淋病。

【Ed not xus 用法用量】内服，煎汤，10～25 g。外用，捣烂敷或煎水熏洗。

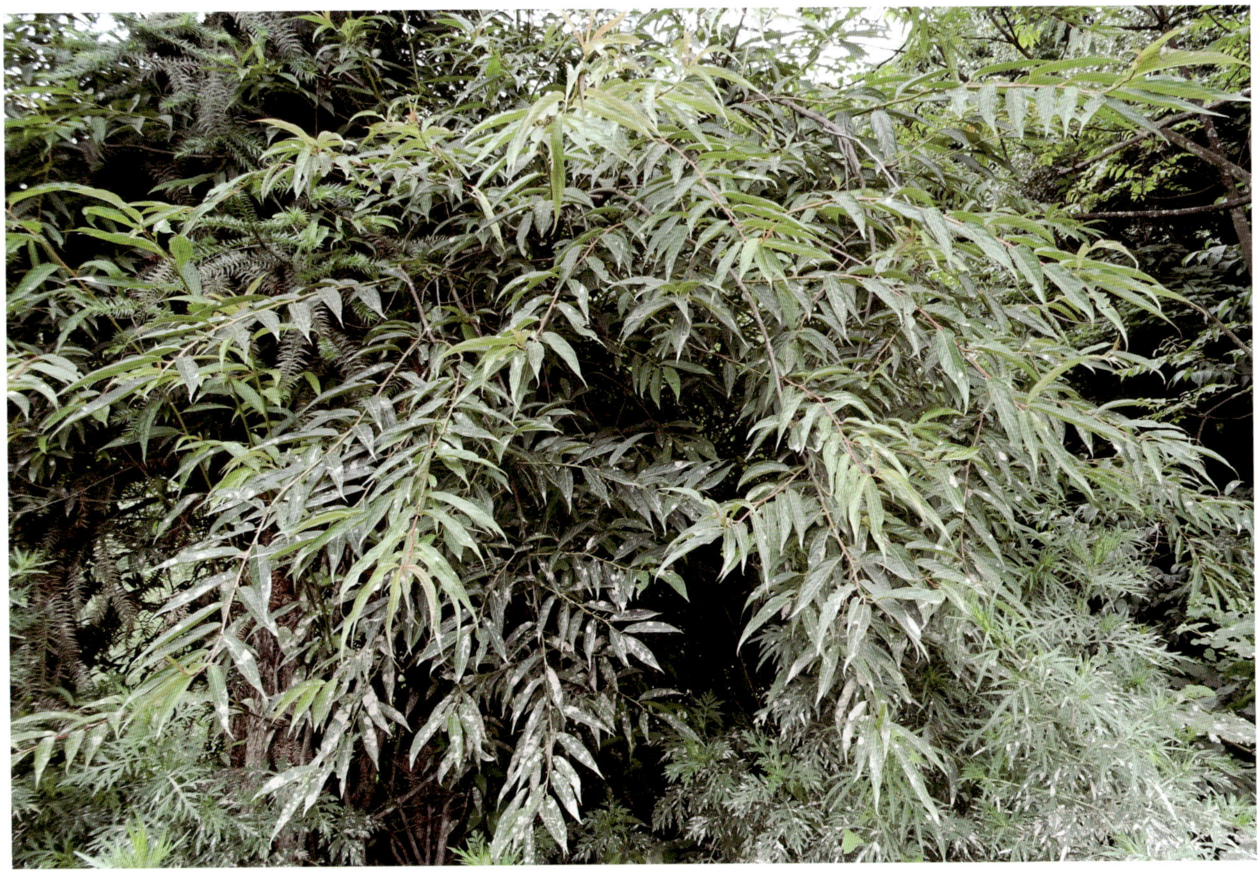

Det wik zat vud 西域旌节花

【Bit hsenb 俗名】小通花、鱼泡通、通条树、小通草、通草树、喜马山旌节花。

【Dios kob deis 基源】为旌节花科植物西域旌节花 *Stachyurus himalaicus* Hook. f. et Thoms. ex Benth. 的茎髓、根。

【Niangb bet deis 生长环境】生于山谷沟边、疏林中、林缘。分布于部分苗乡。

【Jox hsub 性味属经】性冷，味苦涩，属冷药，入热经。

【Qet diel xid 功能主治】功能：hxub kib zangl xuf 清热除湿，ves hxangd tat jit hxangd 活血化瘀。主治：ax lol eb wel 乳汁不通，

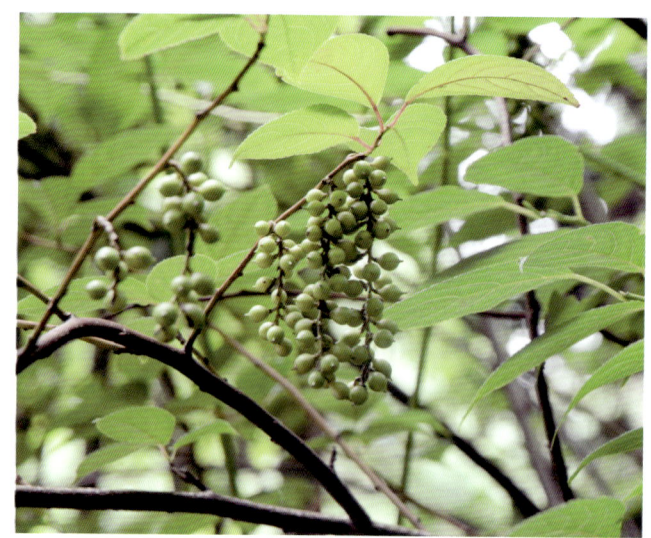

mongb ghut hsongd 关节痛，zaid ghend wal od nud 泌尿系感染，diongx eb wal nies vib 尿道结石，xud wal lol bus 淋病，ax lol wal 尿闭。

【Ed not xus 用法用量】内服，煎汤，15～25 g。外用，捣烂敷或煎水熏洗。

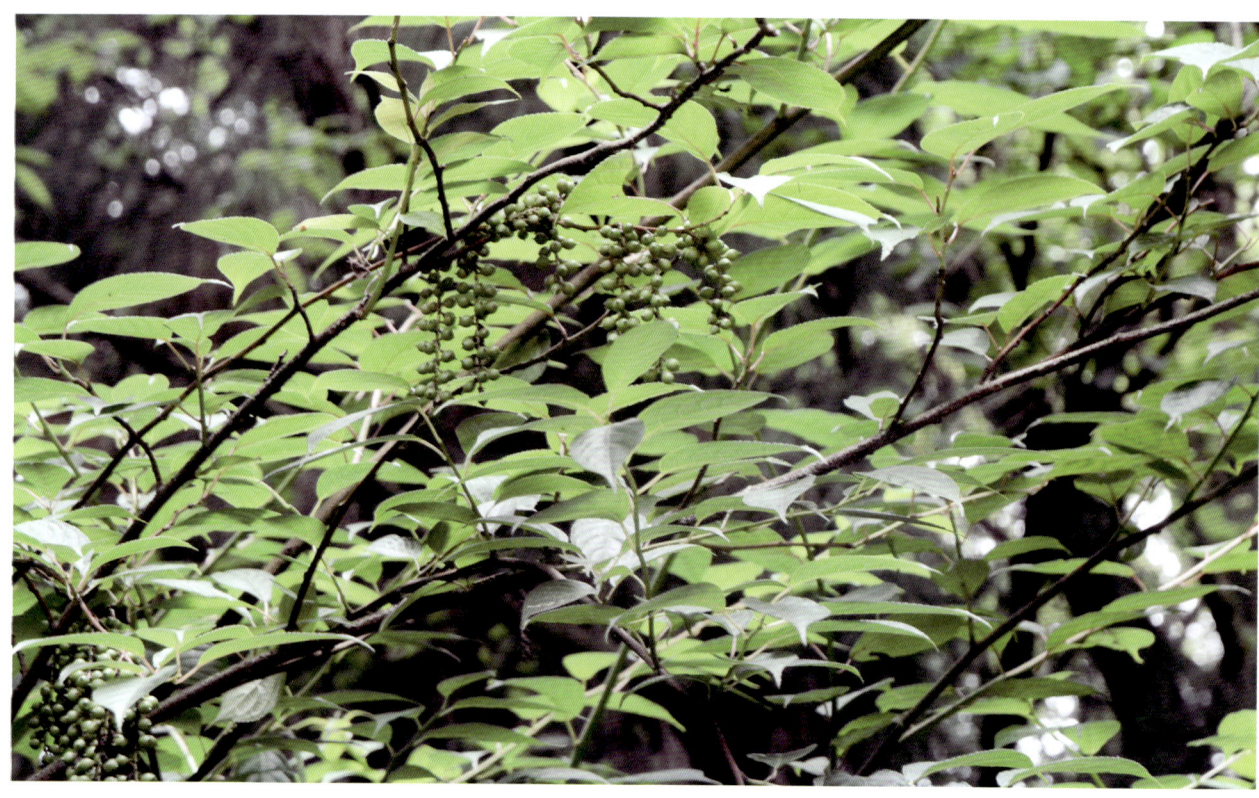

西番莲科

Det zaid ted 杯叶西番莲

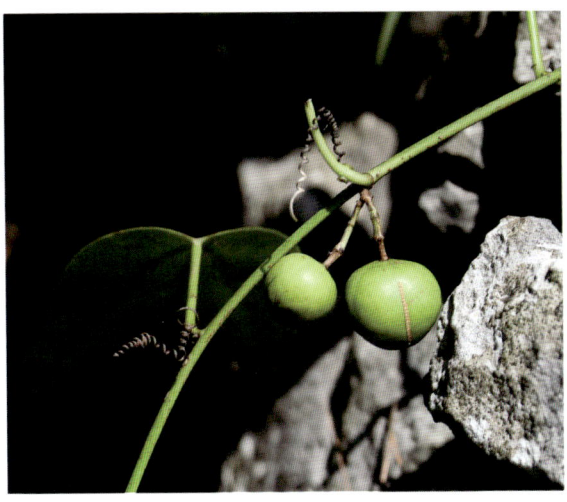

【Bit hsenb 俗名】飞蛾草、半边风、四方台、半截叶、羊蹄草、燕尾草、对叉疗药。

【Dios kob deis 基源】为西番莲科植物杯叶西番莲 Passiflora cupiformis Mast. 的根、全株。

【Niangb bet deis 生长环境】生于山谷杂木林中多岩石处。分布于部分苗乡。

【Jox hsub 性味属经】性热，味甘淡，属热药，入冷经。

【Qet diel xid 功能主治】功能：tat jab dangf mongb 解毒镇痛，ves hxangd dangf hxangd 活血止血。主治：dliud yens jent mongb 风湿性心脏病，hvangb jid zeib ghangb 半身不遂，fal sab mongb qub 痧症腹痛，hot ax yangx gad 消化不良，dix gangb 疔疮，xud wal hxangd 尿血。

【Ed not xus 用法用量】内服，煎汤，15～25 g；或浸酒饮。

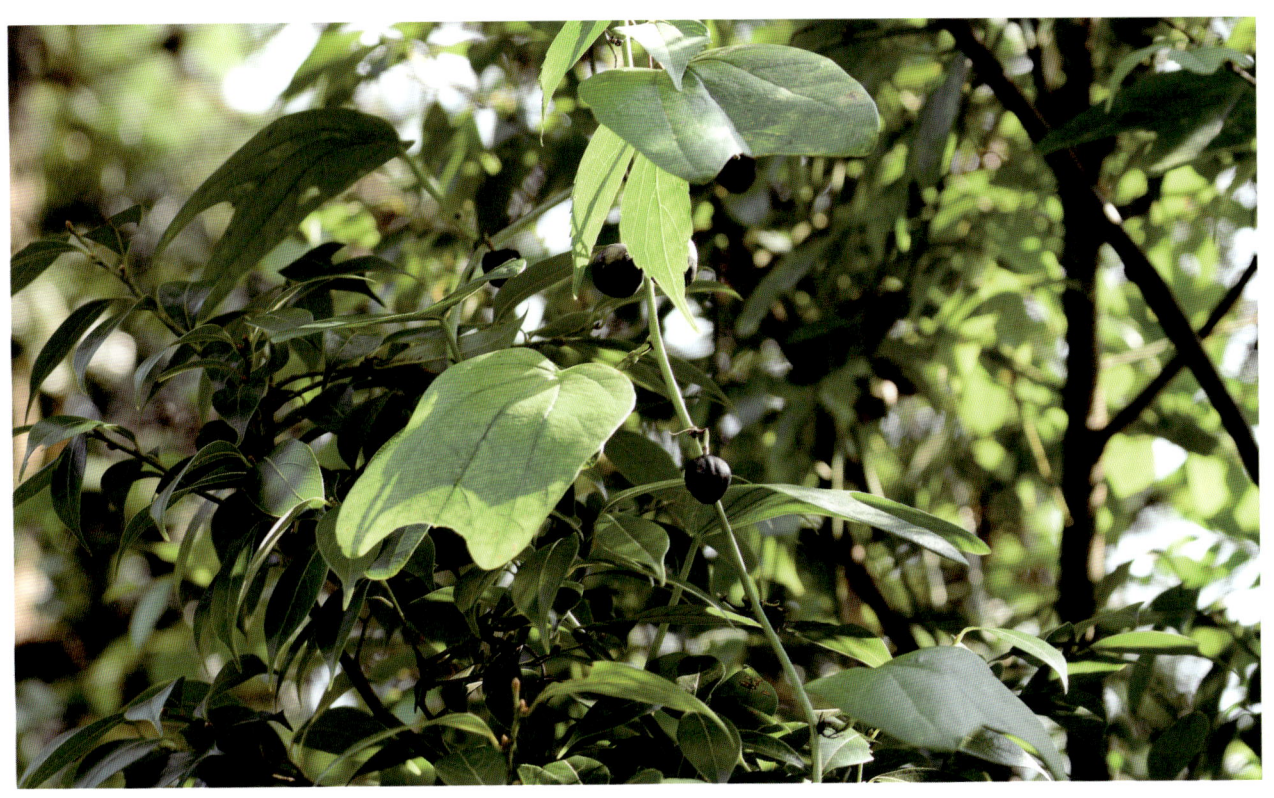

Det zaid ted baib 月叶西番莲

【Bit hsenb 俗名】半边风、苦胆七、金边莲、羊蹄草、燕尾草、半节观音。

【Dios kob deis 基源】为西番莲科植物月叶西番莲 *Passiflora altebilobata* Hemsl. 的根、茎。

【Niangb bet deis 生长环境】生于深山杂木林或混交林中。分布于部分苗乡。

【Jox hsub 性味属经】性平，味苦，属冷热两经药，入两经。

【Qet diel xid 功能主治】功能：tiod nat yis diongb 健脾补中，qet bongt hxed tongb 理气温通。主治：mongb daif gad 胃痛（胸口痛），mongb qub 腹痛，hot ax yangx gad 消化不良，dit qub 腹胀，ax lol wal 尿闭。

【Ed not xus 用法用量】内服，煎汤，15～25 g。

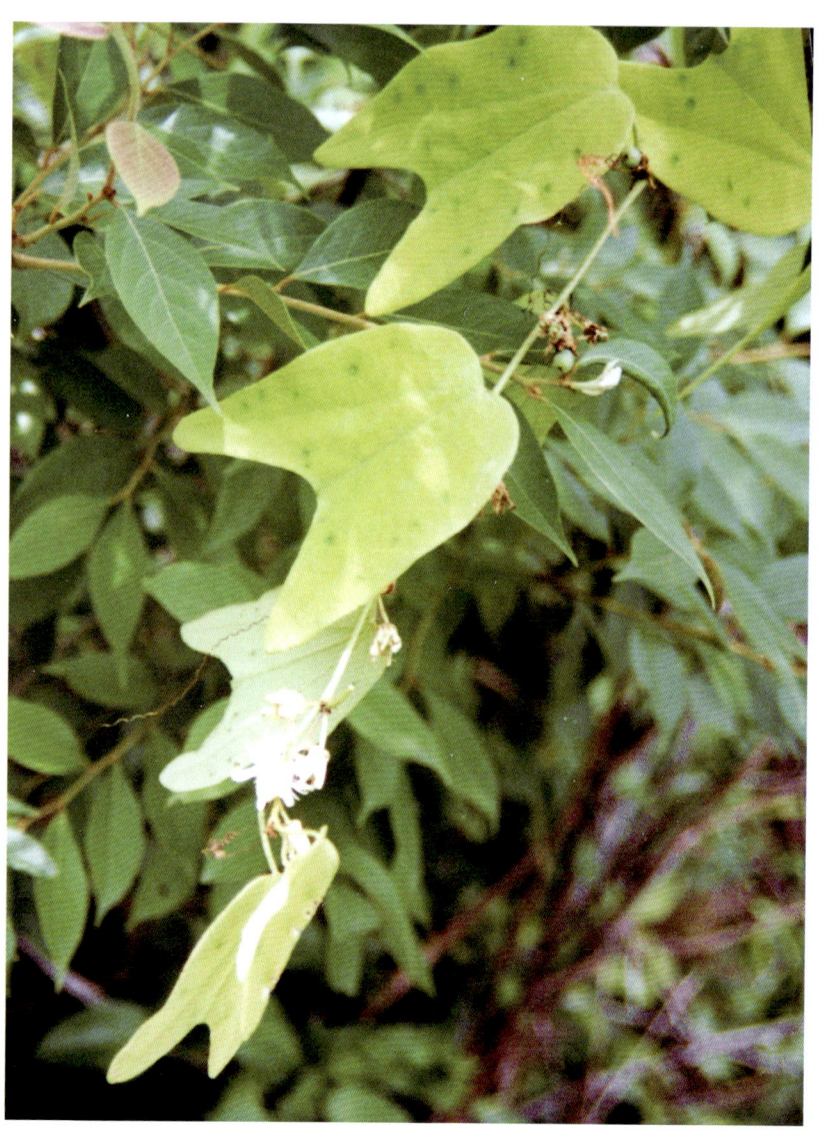

番荔枝科

Hlat hmub dlaib 黑风藤

【Bit hsenb 俗名】大力丸、通气香、黑皮藤、多花瓜馥木。

【Dios kob deis 基源】为番荔枝科植物黑风藤 *Fissistigma polyanthum*（Hook. f. et Thoms.）Merr. 的根或藤茎。

【Niangb bet deis 生长环境】喜生于深山峡谷间、河谷两侧。分布于部分苗乡。

【Jox hsub 性味属经】性温，味甘，属热药，入冷经。

【Qet diel xid 功能主治】功能：hxub jent hxenk net 祛风除湿，tad hxend tongb hxud 舒筋通络。主治：mangb hfud seil 风寒感冒，yens jent mongb ghut hsongd 风湿性关节炎，yens jent pob ghut hsongd mongb 类风湿性关节炎，dliangd bil dib sangb 跌打损伤，hsot ud ax jangx hxib 月经不调。

【Ed not xus 用法用量】内服，煎汤，15～25 g；或泡酒饮。

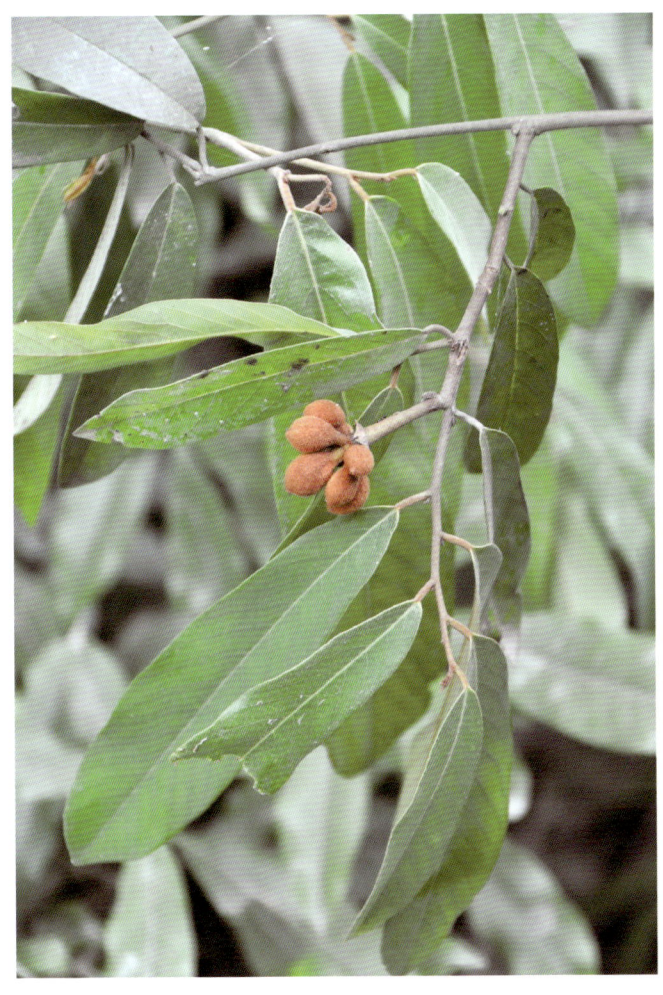
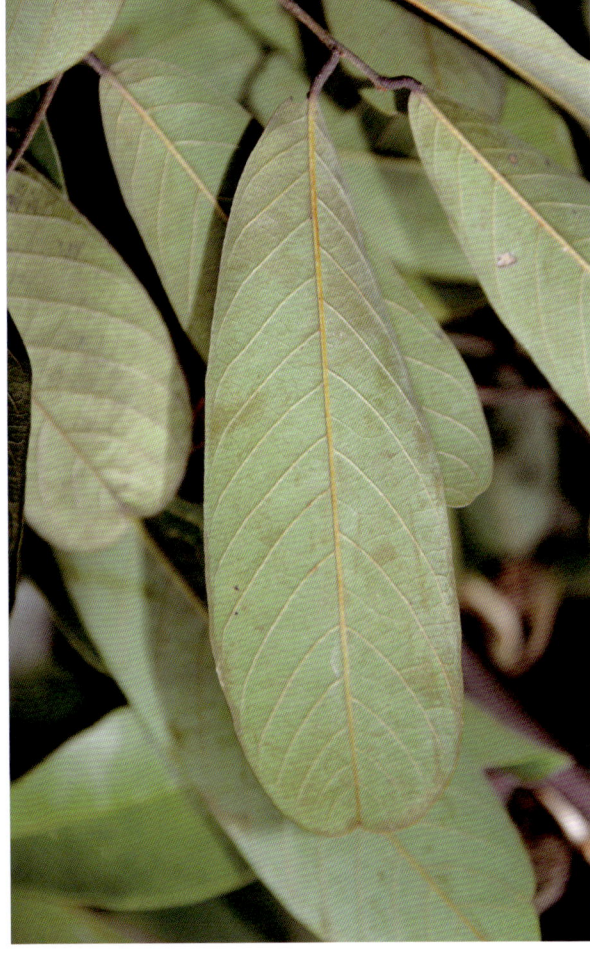

Hlat hmub dlaib dlub nex 白叶瓜馥木

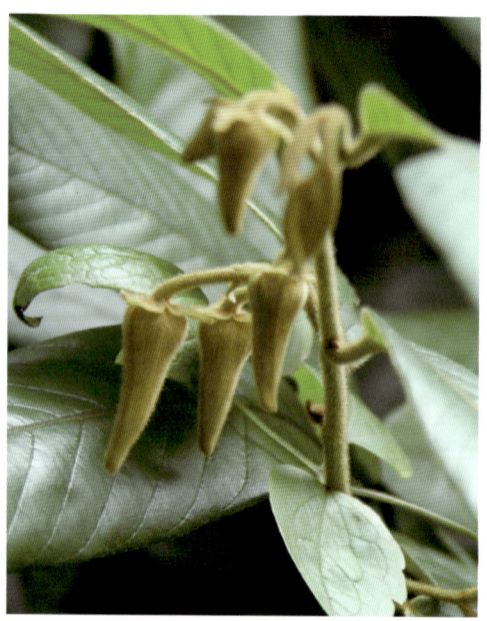

【Bit hsenb 俗名】乌骨藤、白瓜馥木、多花瓜馥木。

【Dios kob deis 基源】为番荔枝科植物白叶瓜馥木 *Fissistigma glaucescens* Merr. 的根或藤茎。

【Niangb bet deis 生长环境】生于多岩石的森林坡塝上。分布于部分苗乡。

【Jox hsub 性味属经】性热，味辛涩，属热药，入冷经。

【Qet diel xid 功能主治】功能：hxub jent hxenk net 祛风除湿，tad hxend tongb hxud 舒筋通络。主治：yens jent mongb 风湿痛，ait gheb bal jid 劳伤，mangb hfud seil 风寒感冒。

【Ed not xus 用法用量】内服，煎汤，15～25 g；或泡酒饮。

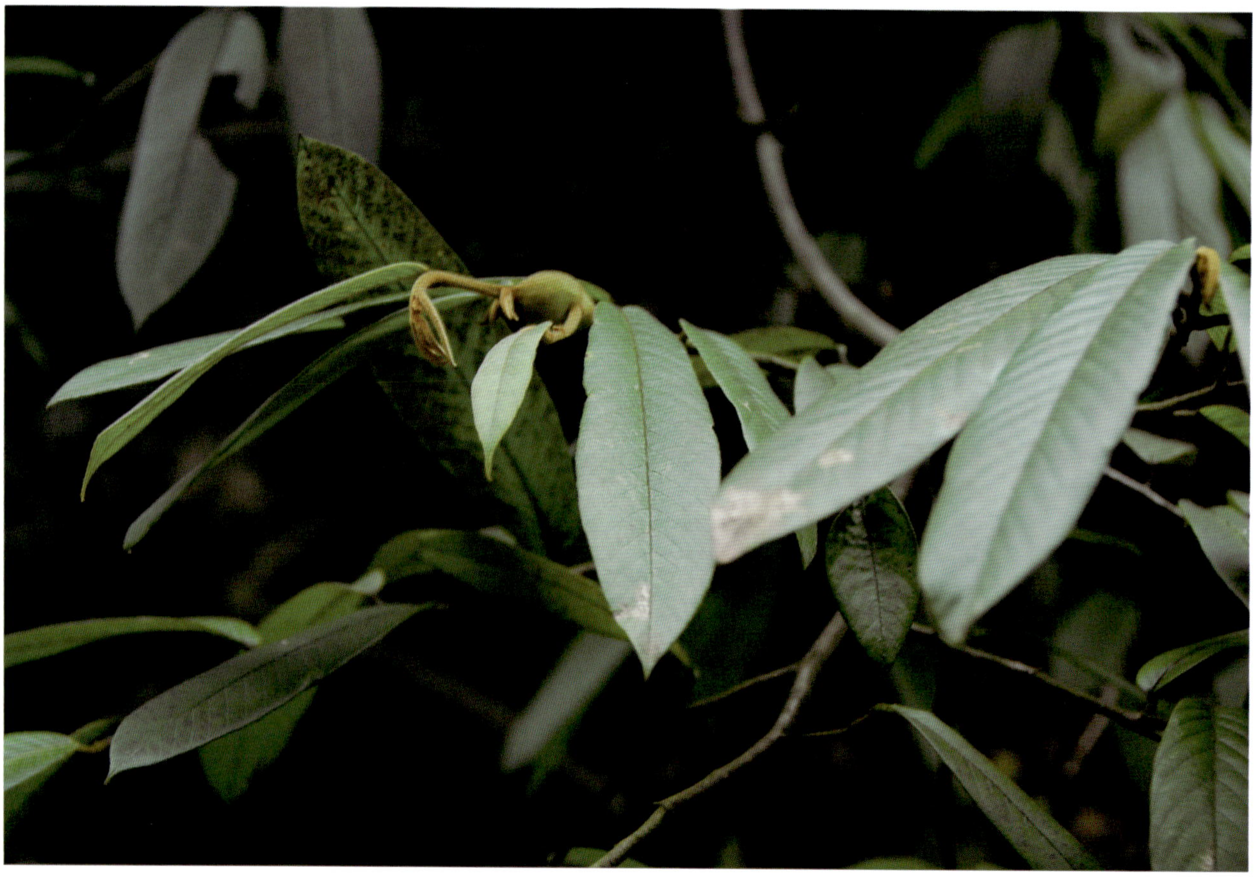

秋海棠科

Vob wus zat 秋海棠

【Bit hsenb 俗名】一口血、八月花、岩丸子、断肠草、鸳鸯七、相思草、红白二丸。

【Dios kob deis 基源】为秋海棠科植物秋海棠 *Begonia grandis* Dry. 的花朵、根、叶。

【Niangb bet deis 生长环境】生于村寨边、屋边，有栽培。分布于部分苗乡。

【Jox hsub 性味属经】性平，味酸，属冷热两经药，入两经。

【Qet diel xid 功能主治】功能：ves hxangd tat jit hxangd 活血化瘀，hxub kib hxenk ongd hsongd 清热消炎。主治：dliangd bil dib sangb 跌打损伤，od hxangd 吐血，mongb ghongd niangs 咽喉痛，vangl dail ongd hsongd 子宫炎，hsot ud ax jangx hxib 月经不调，zal ghad dongk xok 细菌性痢疾。

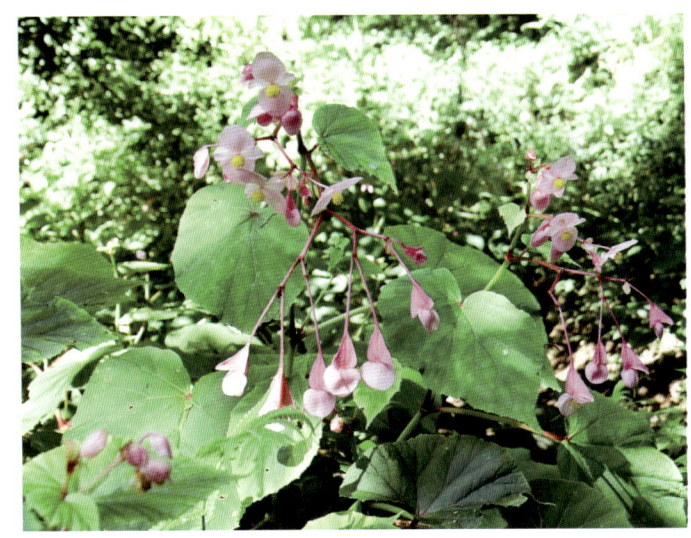

【Ed not xus 用法用量】内服，煎汤，15～25 g。外用，捣汁含漱或研末撒。

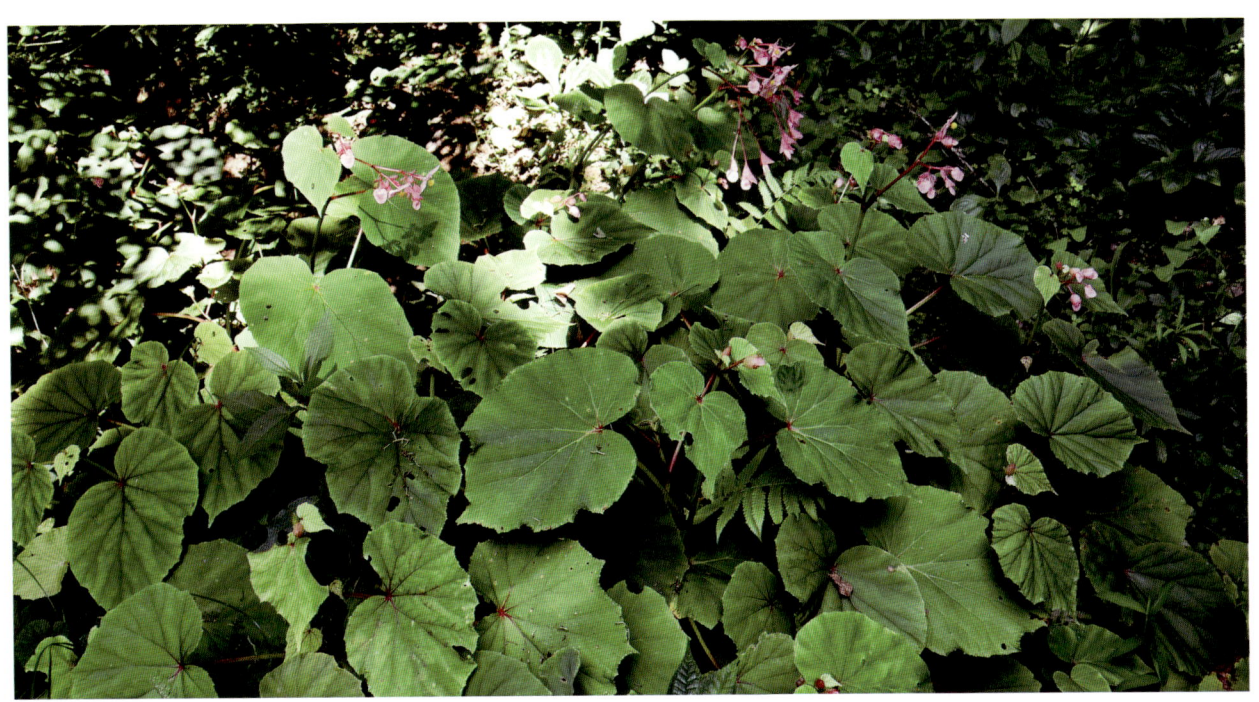

Vob wus zat dlenx 心叶秋海棠

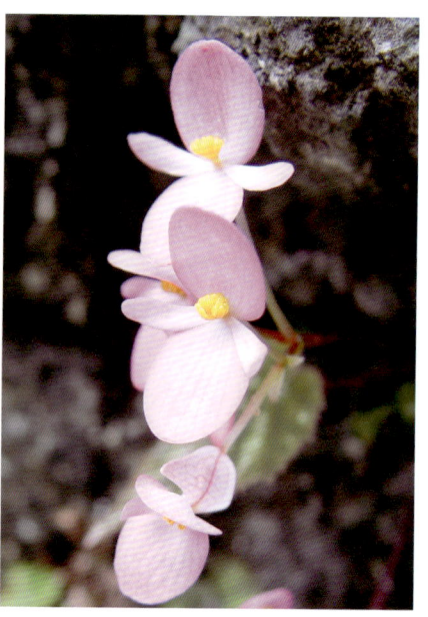

【Bit hsenb 俗名】大红袍、红孩儿、秋海棠、金线吊葫芦。

【Dios kob deis 基源】为秋海棠科植物心叶秋海棠 *Begonia labordei* Lévl. 的全草。

【Niangb bet deis 生长环境】生于村寨边、屋边，有栽培。分布于部分苗乡。

【Jox hsub 性味属经】性冷，味酸，属冷药，入热经。

【Qet diel xid 功能主治】功能：ves hxangd tat jit hxangd 活血化瘀，hxenk angt dangf mongb 消肿止痛。主治：dliangd bil dib sangb 跌打损伤，mongb ghongd niangs 咽喉痛，yens nangb gik 毒蛇咬伤，xud wal lol ax hvit 小便不利。

【Ed not xus 用法用量】内服，煎汤，15～25 g；或研末服。外用，捣汁含漱或研末调涂。

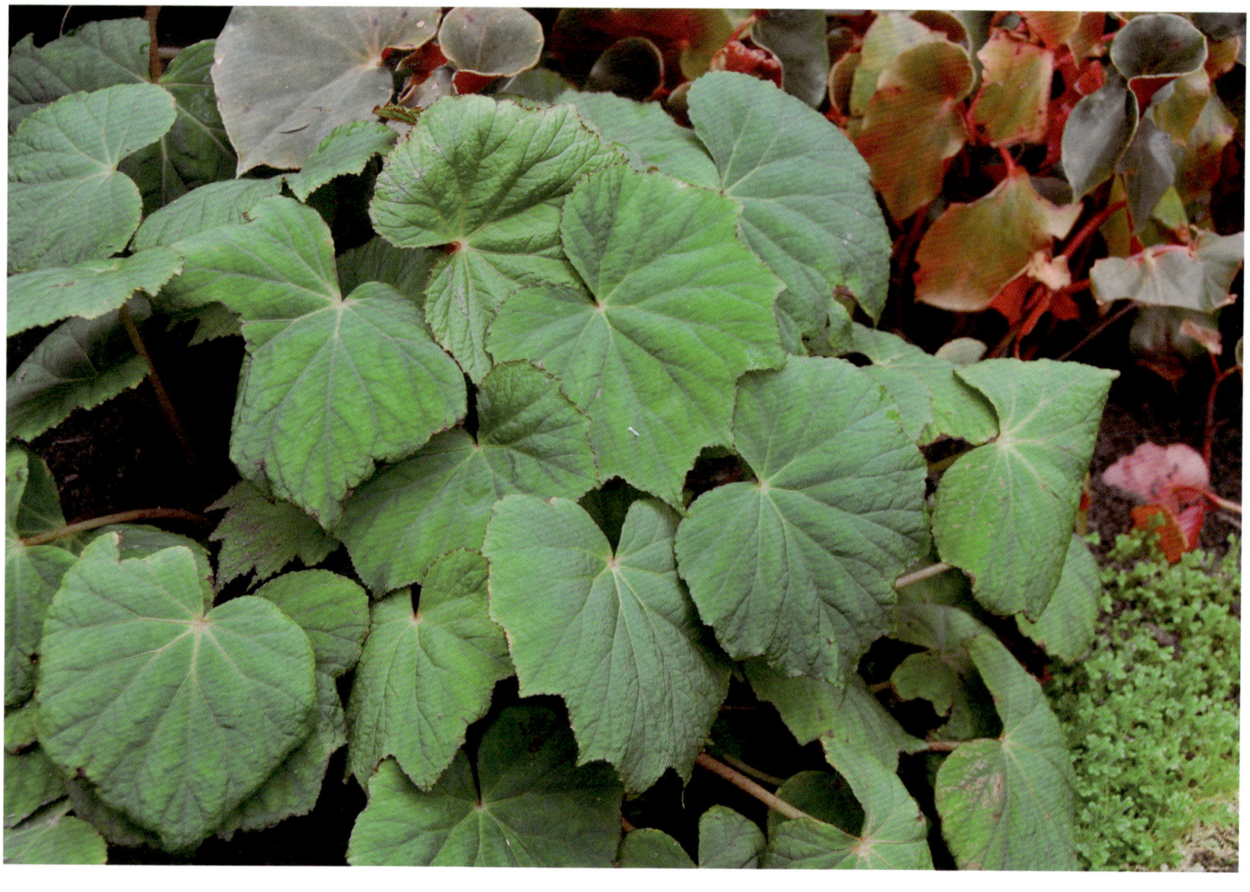

Vob wus zat vud 云南秋海棠

【Bit hsenb 俗名】一口血、化血丹、酸草果、腰包花、野海棠、水八角莲。

【Dios kob deis 基源】为秋海棠科植物云南秋海棠 *Begonia yunnanensis* Lévl. 的全草、根、果。

【Niangb bet deis 生长环境】生于中高山区森林下岩壁上、岩石缝中。分布于部分苗乡。

【Jox hsub 性味属经】性热，味辛涩，属热药，入冷经。

【Qet diel xid 功能主治】功能：hxub kib tat jab 清热解毒，tat jit hxangd hxenk angt 散瘀消肿。主治：dliangd bil dib sangb 跌打损伤，lod hsongd 骨折，mongb daif gad 胃痛（胸口痛），jib daib od zal 小儿吐泻，hniangb hniub bongx liongx 妊娠浮肿，lul lol hsot ud ax jangx hxib 更年期月经紊乱，hsot ud ax jangx hxib 月经不调。

【Ed not xus 用法用量】内服，煎汤，15～25 g；或浸酒饮。外用，捣蓉敷患处。

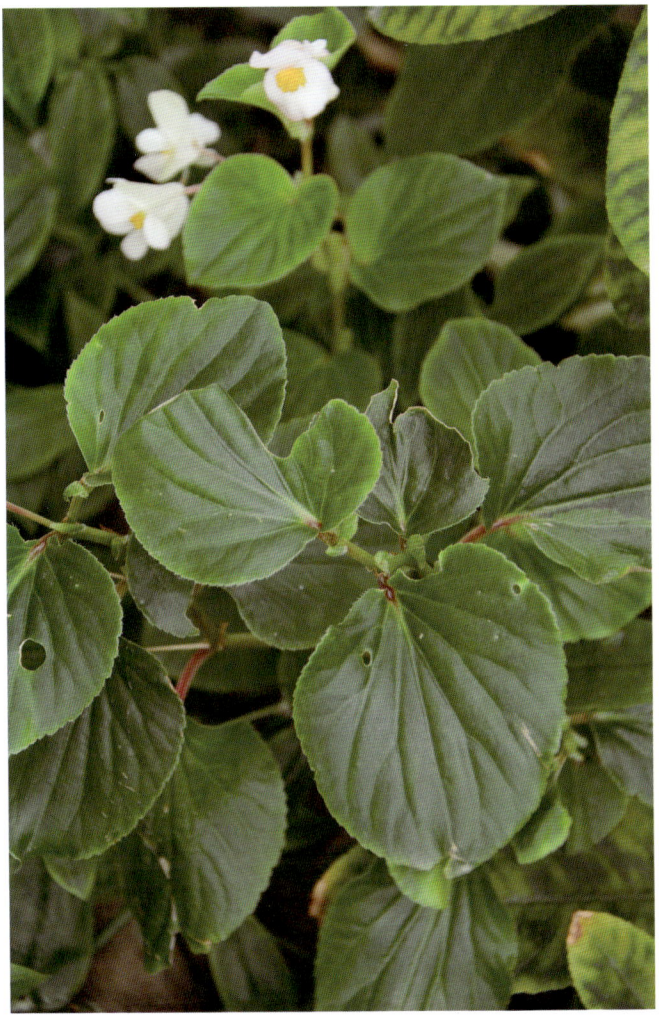
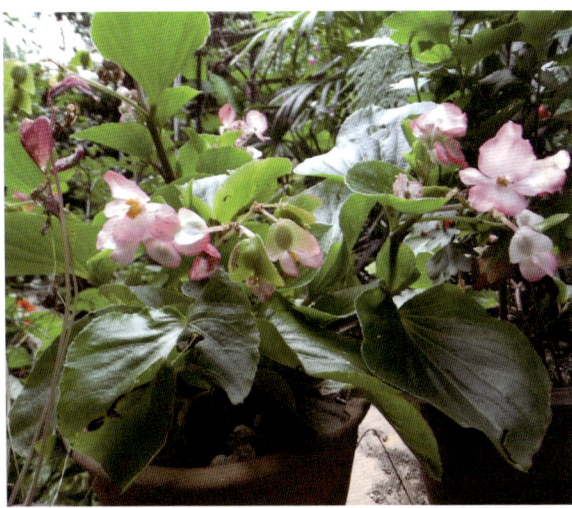
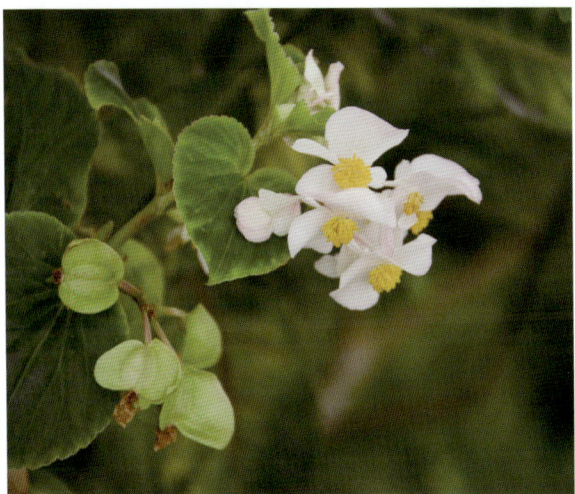

Vob wus zat dab 盾叶秋海棠

【Bit hsenb 俗名】红孩儿、岩蜈蚣、野海棠、爬岩龙、爬山猴、爬地龙。

【Dios kob deis 基源】为秋海棠科植物盾叶秋海棠 Begonia peltatifolia H. L. Li 的根、茎或全草。

【Niangb bet deis 生长环境】生于溪边、河边、阴湿岩石山上。分布于各地苗乡。

【Jox hsub 性味属经】性热，味酸涩，属热药，入冷经。

【Qet diel xid 功能主治】功能：tat hxend ves hxangd 舒筋活血，tat jit hxangd hxenk angt 散瘀消肿。主治：dliangd bil dib sangb 跌打损伤，xongl yens 挫伤，jit hxangd angt mongb 瘀血肿痛，mongb ghongd niangs 咽喉痛，mongb niangs od hxangd 内伤吐血。

【Ed not xus 用法用量】内服，水煎，15～30 g；或浸酒饮。外用，捣蓉敷患处。

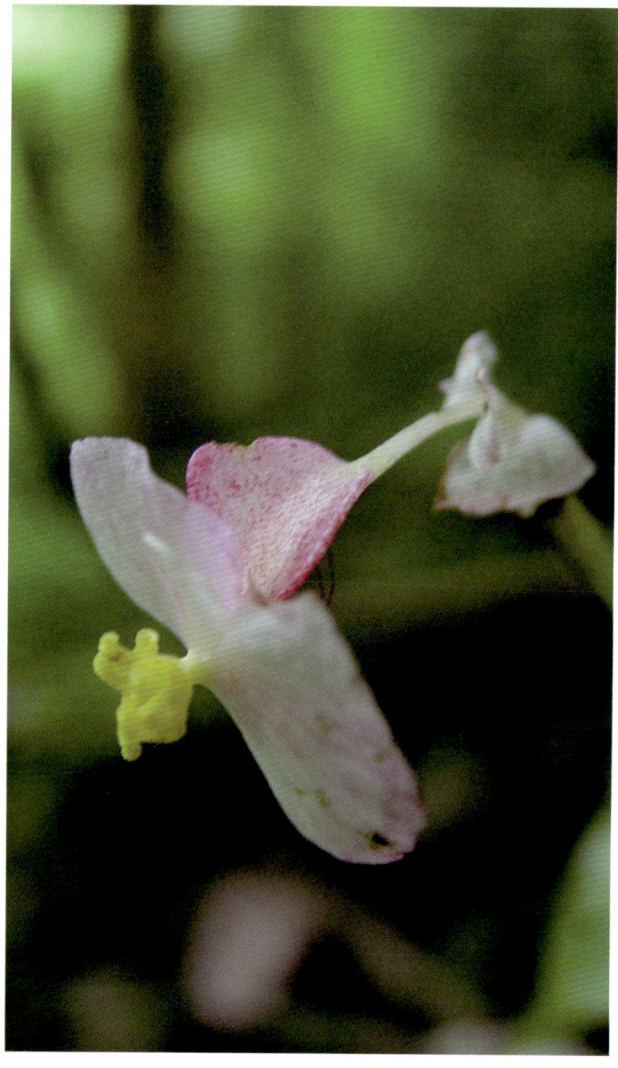
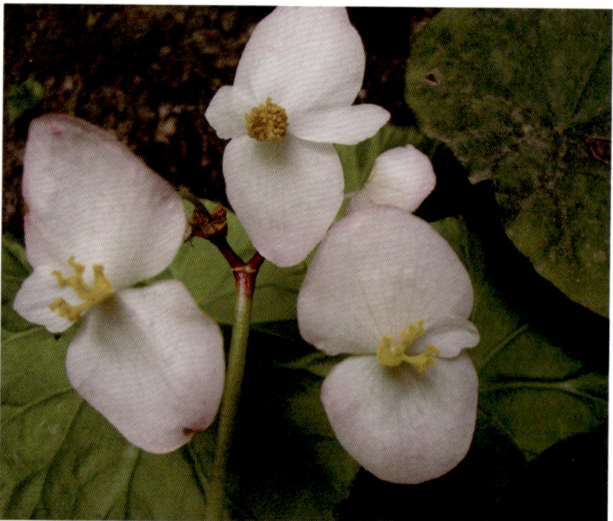
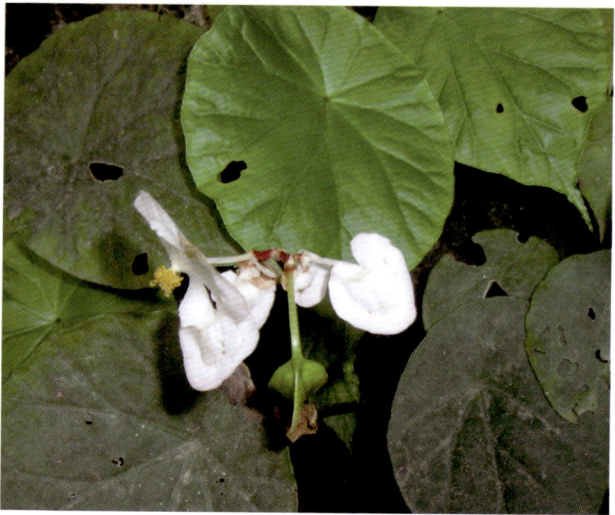

Vob wus zat xok 掌裂叶秋海棠

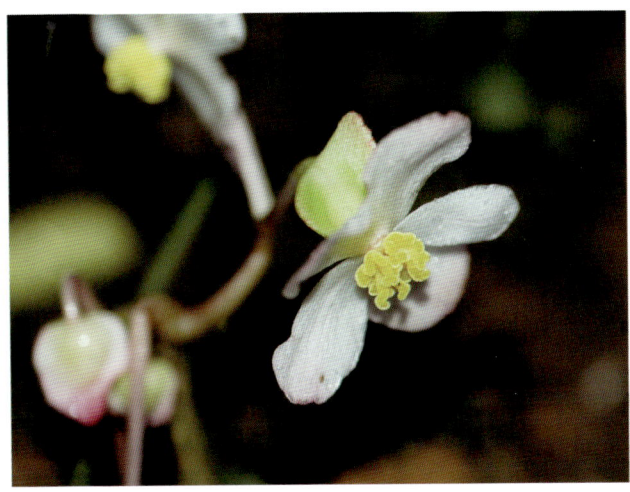

【Bit hsenb 俗名】红莲、岩红、九齿莲、红天葵、鸭脚莲、血丝金盘。

【Dios kob deis 基源】为秋海棠科植物掌裂叶秋海棠 *Begonia pedatifida* Lévl. 的根状茎。

【Niangb bet deis 生长环境】生于杂木林下荫蔽处。分布于各地苗乡。

【Jox hsub 性味属经】性平，味酸，属冷热两经药，入两经。

【Qet diel xid 功能主治】功能：hxub jent tat jab 祛风解毒，ves hxangd dangf hxangd 活血止血。主治：dliangd bil dib sangb 跌打损伤，yens jent mongb ghut hsongd 风湿性关节炎，pob lob pob bil 手脚水肿，mongb ghongd niangs 咽喉痛，yens nangb gik 毒蛇咬伤。

【Ed not xus 用法用量】内服，煎汤，15～25 g。外用，捣烂敷或捣汁搽。

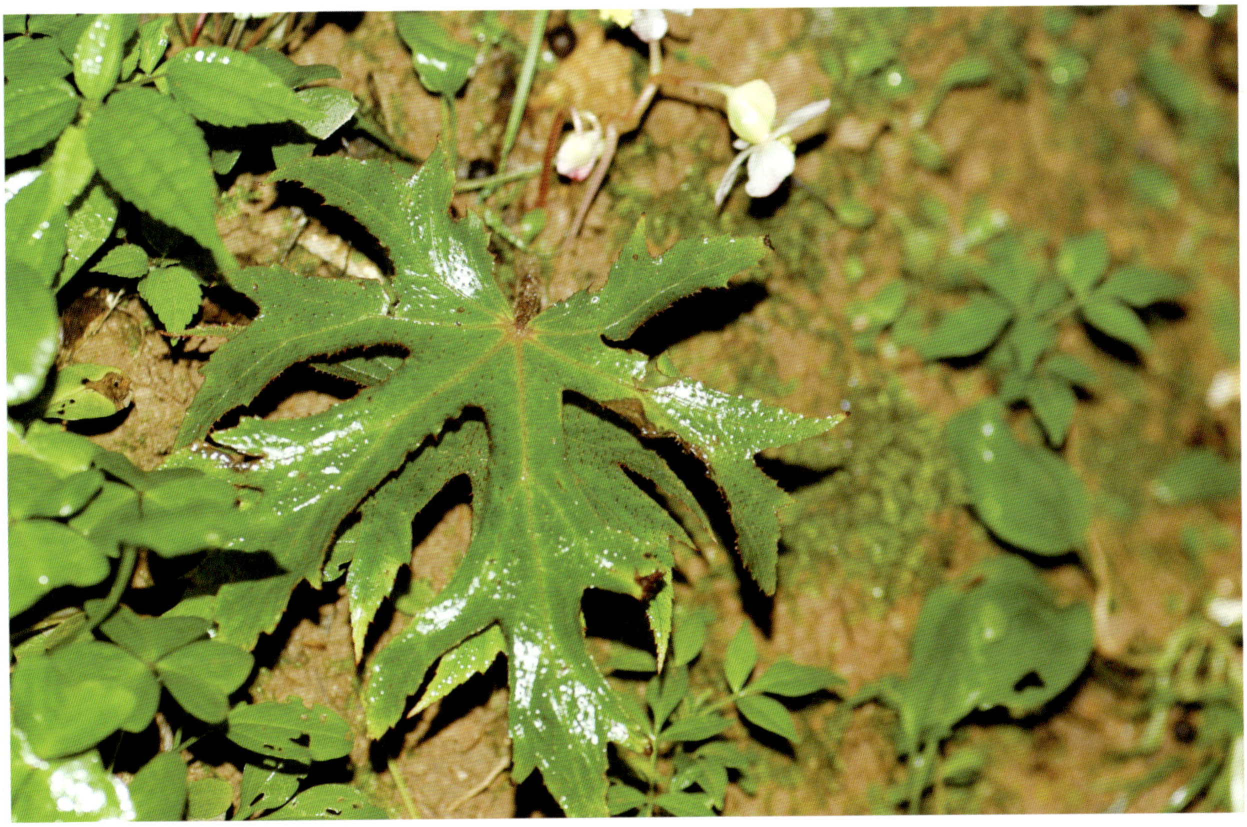

Vob wus zat mif 裂叶秋海棠

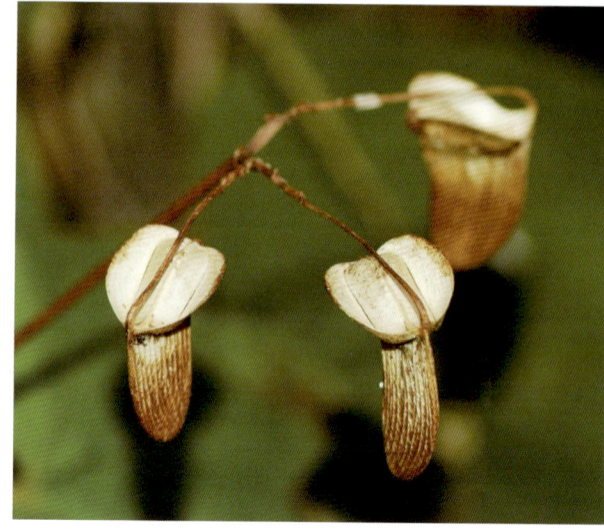

【Bit hsenb 俗名】石莲、红天葵、猫爪莲、满沟红、鸭脚莲、水八角莲、血丝金盘。

【Dios kob deis 基源】为秋海棠科植物裂叶秋海棠 Begonia palmata D. Don 的根、全株。

【Niangb bet deis 生长环境】生于山涧边或岩壁上。分布于各地苗乡。

【Jox hsub 性味属经】性热，味涩，属热药，入冷经。

【Qet diel xid 功能主治】功能：hxub kib seil hxangd 清热凉血，hxenk angt dangf mongb 消肿止痛。主治：ait gheb bal jid ait ngol 劳伤咳嗽，od hxangd 吐血，lol hxangd nais 鼻衄，dliangd bil dib sangb 跌打损伤，mongb jox ghab jid 浑身疼痛，yens nangb gik 毒蛇咬伤。

【Ed not xus 用法用量】内服，煎汤，15～25 g；或浸酒饮。外用，捣烂敷。

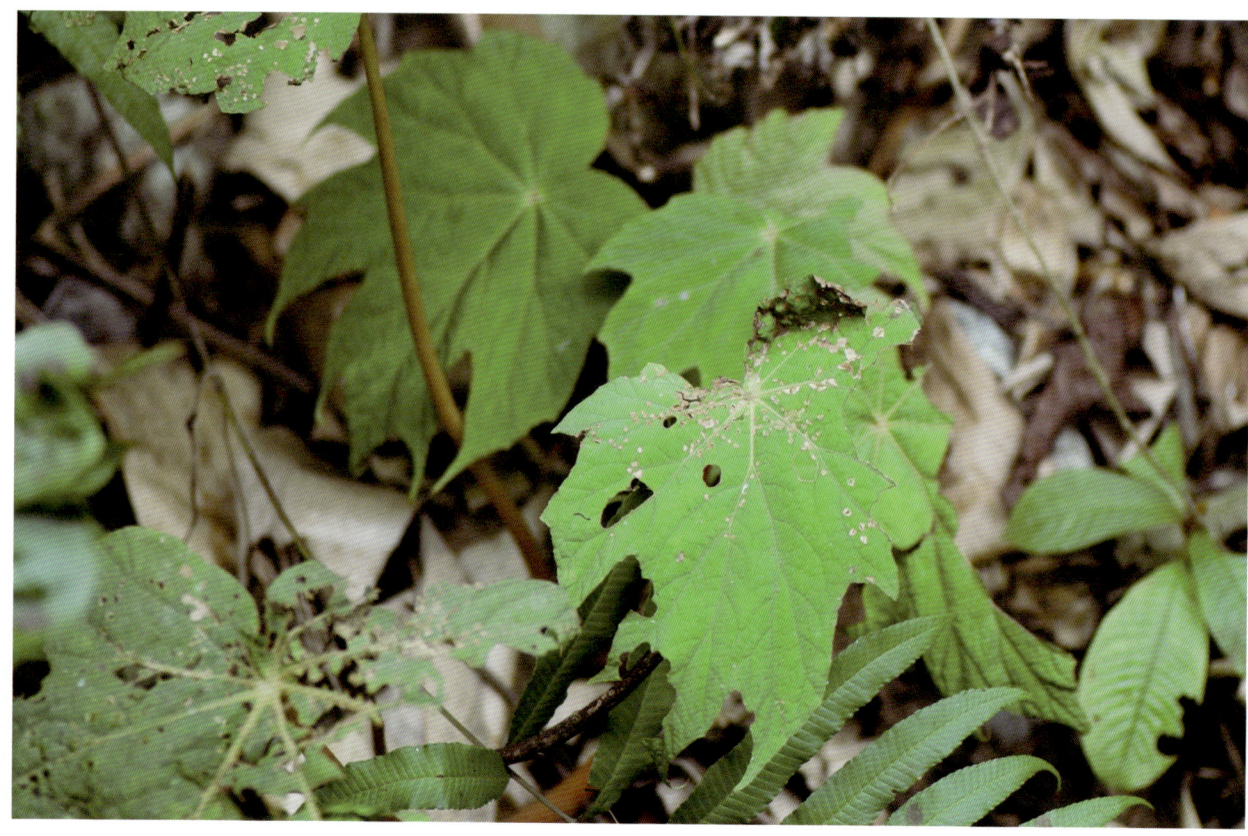

Vob wus zat dad 长柄秋海棠

【Bit hsenb 俗名】山海棠、水八角、化血丹、秋海棠、野海棠。

【Dios kob deis 基源】为秋海棠科植物长柄秋海棠 *Begonia smithiana* Yu ex Irmsch. 的全草。

【Niangb bet deis 生长环境】生于低山地区森林中阴湿处。分布于部分苗乡。

【Jox hsub 性味属经】性冷，味酸，属冷药，入热经。

【Qet diel xid 功能主治】功能：seil hxangd dangf hxangd 凉血止血，tat jit hxangd dangf mongb 散瘀止痛。主治：mongb ghongd niangs 咽喉痛，od hxangd 吐血，dliangd bil dib sangb 跌打损伤，zal ghad dongk xok 细菌性痢疾。

【Ed not xus 用法用量】内服，煎汤，15～25 g；或浸酒饮。外用，捣烂敷。

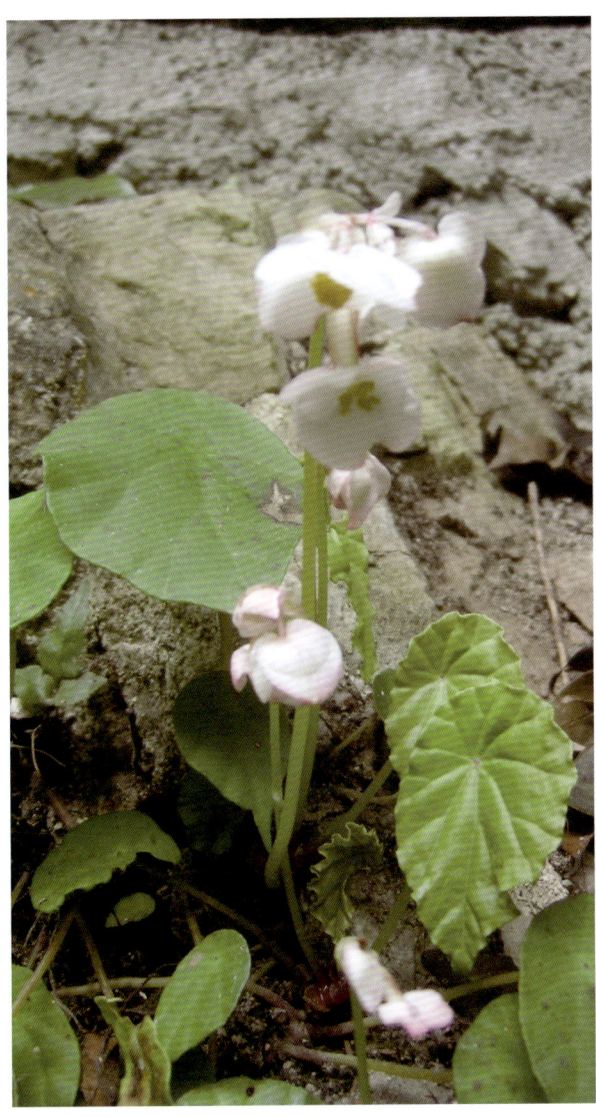
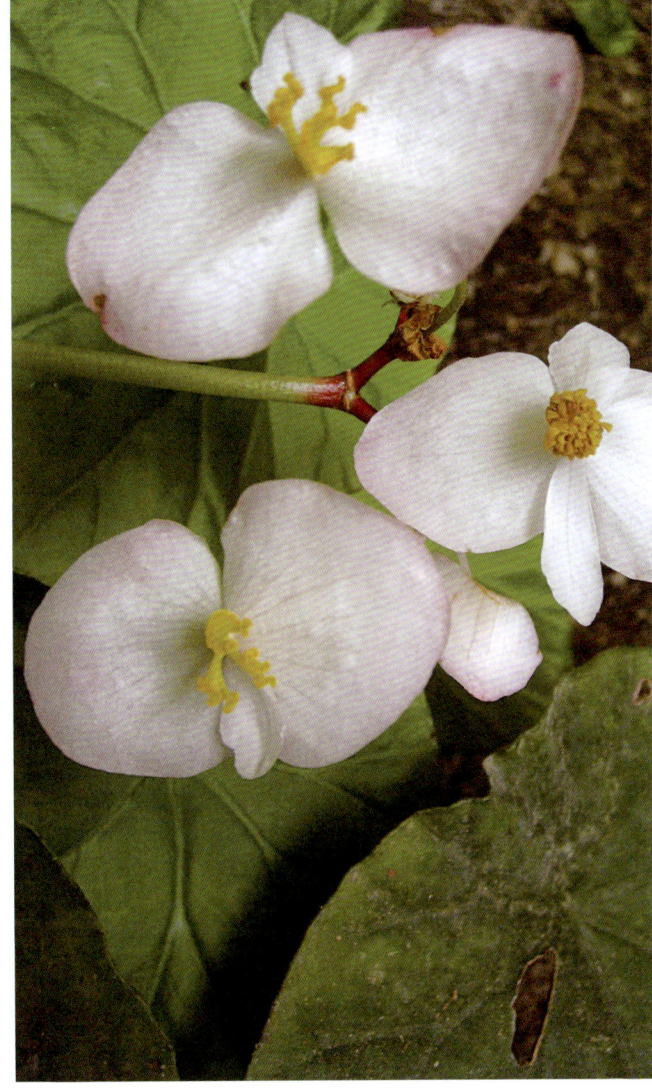

Vob wus zat xux 四季秋海棠

【Bit hsenb 俗名】大红袍、冬海棠、断肠花、丽丽海棠、蚬肉秋海棠。

【Dios kob deis 基源】为秋海棠科植物四季秋海棠 *Begonia semperforens* Link. et Otto 的花、叶。

【Niangb bet deis 生长环境】喜生于村寨边、屋边，有栽培。分布于部分苗乡。

【Jox hsub 性味属经】性冷，味酸，属冷药，入热经。

【Qet diel xid 功能主治】功能：hxub kib tat jab 清热解毒。主治：dliangd bil dib sangb 跌打损伤，gangb dix 疮疖，niangb hsab pob mongb 无名肿毒，dix guk angt mongb 背痛肿痛。

【Ed not xus 用法用量】外用，鲜花或叶捣烂敷，可治疮疖、肿毒、伤肿。

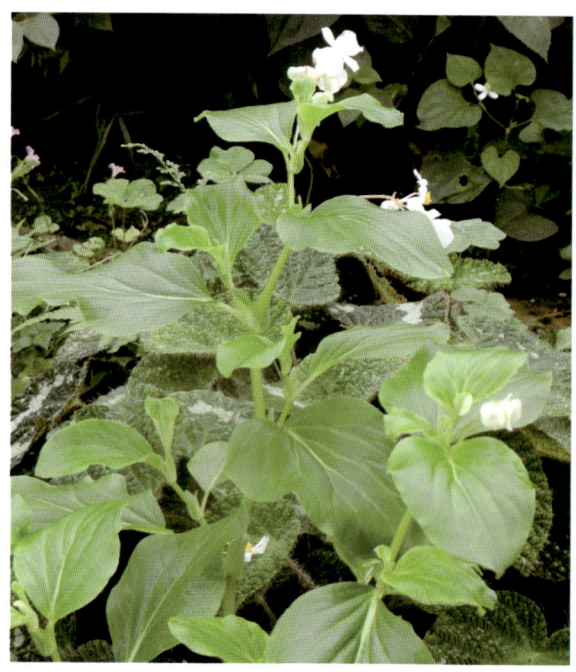

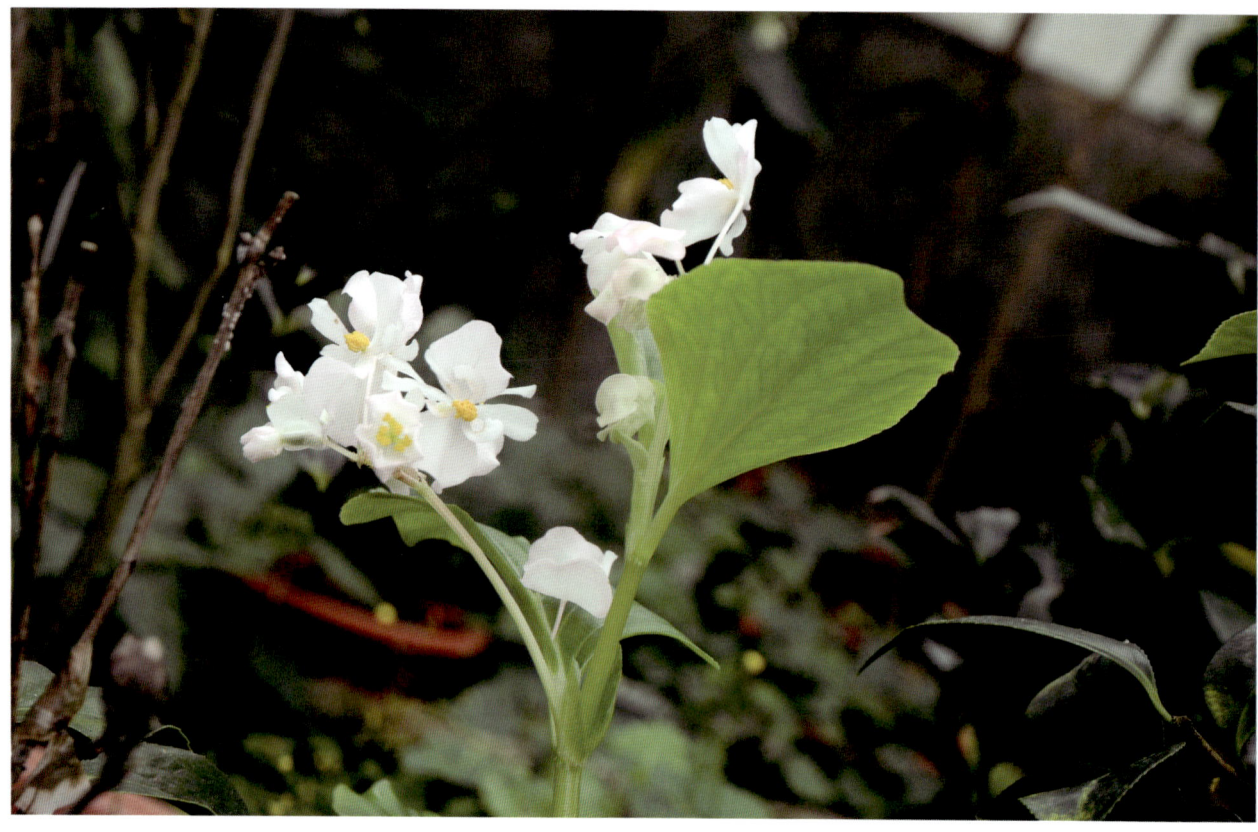

Vob dles dab 紫背天葵

【Bit hsenb 俗名】红叶、散血子、红水葵、龙虎叶、爬岩龙、岩蜈蚣。

【Dios kob deis 基源】为秋海棠科植物紫背天葵 *Begonia fimbristipula* Hance 的根、茎或全草。

【Niangb bet deis 生长环境】生于山谷荒地上、林缘、疏林地上。分布于部分苗乡。

【Jox hsub 性味属经】性冷，味甘酸，属冷药，入热经。

【Qet diel xid 功能主治】功能：hxub kib tat jab 清热解毒，seil hxangd ves hxangd 凉血活血。主治：jit hxangd mongb 瘀血疼痛，dliangd bil neit mongb 跌打扭伤，mongb ghongd gus 气管炎，nais pot kib ait ngol 肺热咳嗽，gangb yangk 疮毒，kib eb kib dul 水火烫伤。

【Ed not xus 用法用量】内服，煎汤，15～25 g；或浸酒饮。外用，捣烂敷患处或浸酒搽。

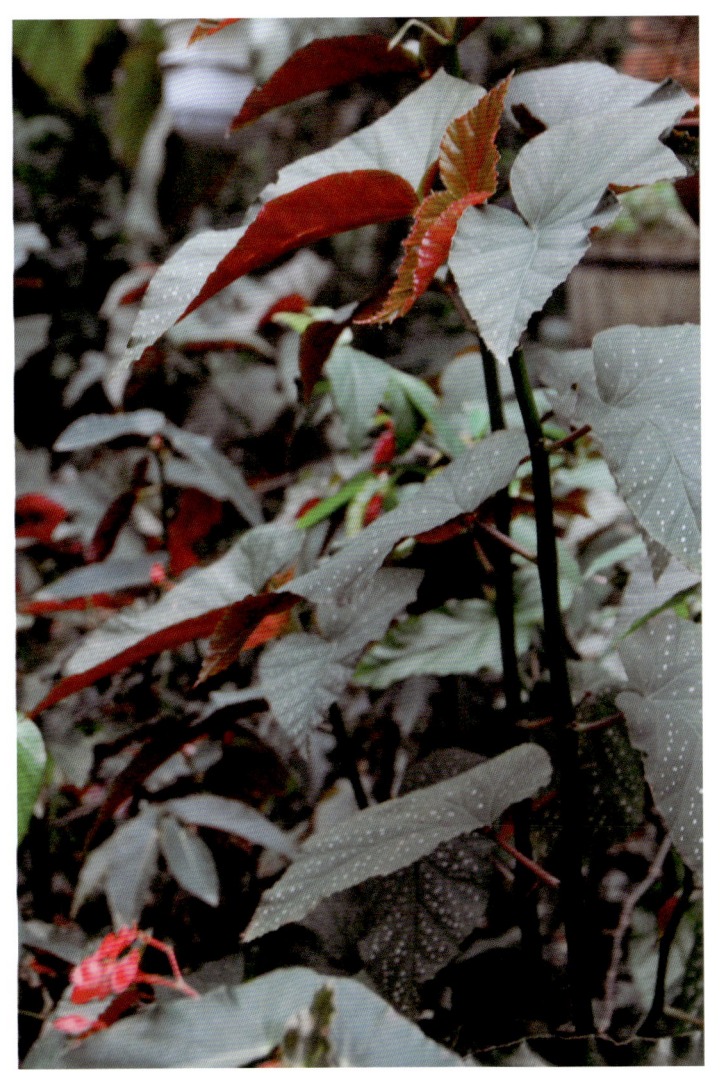
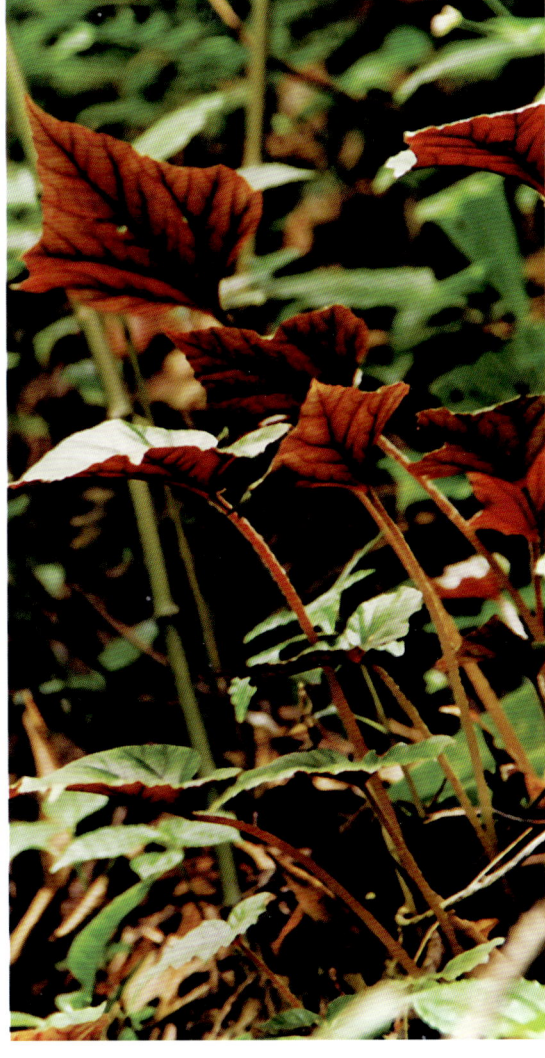

仙人掌科

Det pab bil bel 仙人掌

【Bit hsenb 俗名】龙舌、霸王、老虎掌、半天仙、观音掌、观音刺、神仙掌。

【Dios kob deis 基源】为仙人掌科植物仙人掌 Opuntia dillenii (Ker Gawl.) Haw. 的根、茎。

【Niangb bet deis 生长环境】生于温热地区河谷岩石山上，有栽培。分布于部分苗乡。

【Jox hsub 性味属经】性冷，味苦，属冷药，入热经。

【Qet diel xid 功能主治】功能：hangb bongt ves hxangd 行气活血，hxenk angt dangf mongb 消肿止痛，hxub hvuk dangf zal 收敛止泻。主治：hek bongt ngol 哮喘，zaid wel ongd hsongd bongt 急性乳腺炎，dix khangd ghad lol hxangd 痔疮出血，zal ghad dongk xok 细菌性痢疾，yens dul dul 烧伤，yens gangb gik 毒虫咬伤。

【Ed not xus 用法用量】内服，煎汤，50～100 g；或研末服；或浸酒饮。

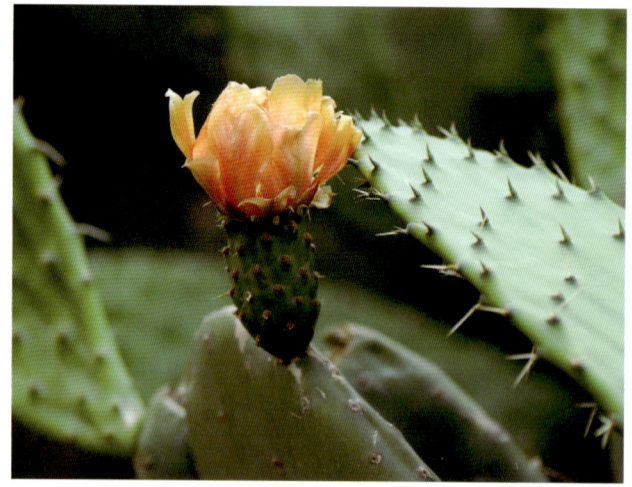

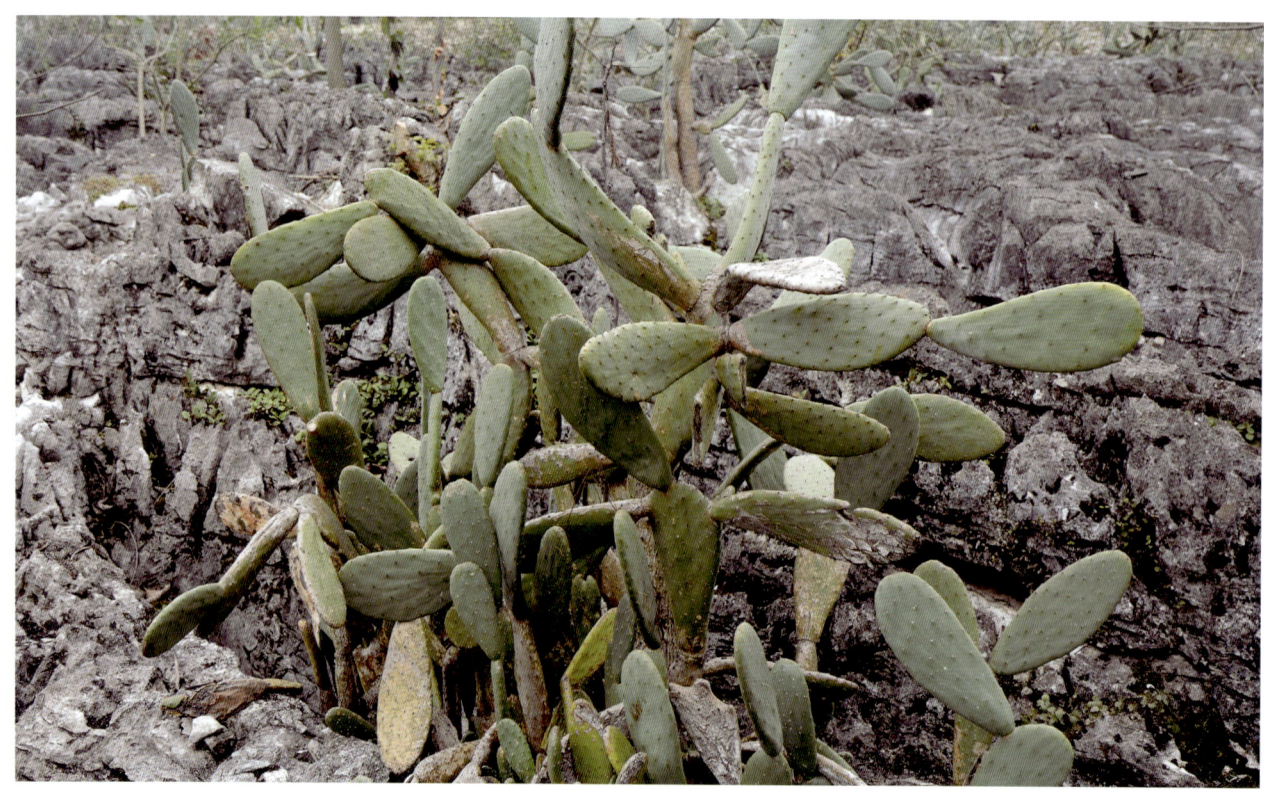

Det ghab lail 蟹爪兰

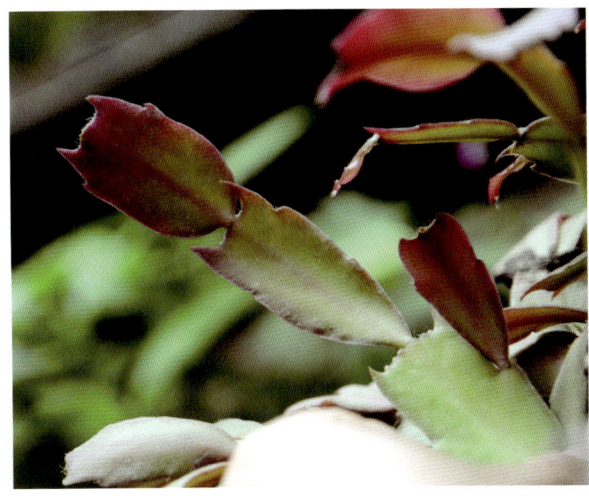

【Bit hsenb 俗名】万年刺、仙人棒、神仙仗、霸王鞭、锦上添花、蟹足霸王鞭。

【Dios kob deis 基源】为仙人掌科植物蟹爪兰 Zygocactus truncatus K. Schum. 的茎。

【Niangb bet deis 生长环境】喜生于温热地区河谷岩石山上，有栽培。分布于部分苗乡。

【Jox hsub 性味属经】性平，味咸，属冷热两经药，入两经。

【Qet diel xid 功能主治】功能：hxub kib tat jab 清热解毒，hxenk angt dangf mongb 消肿止痛。主治：kib seil 疟疾，hxud hxangd od 反胃，jib daib od wel 小儿吐乳，dix khangd ghad 痔疮，zal ghad dongk xok 细菌性痢疾。

【Ed not xus 用法用量】内服，煎汤，15～25 g。外用，捣汁涂。

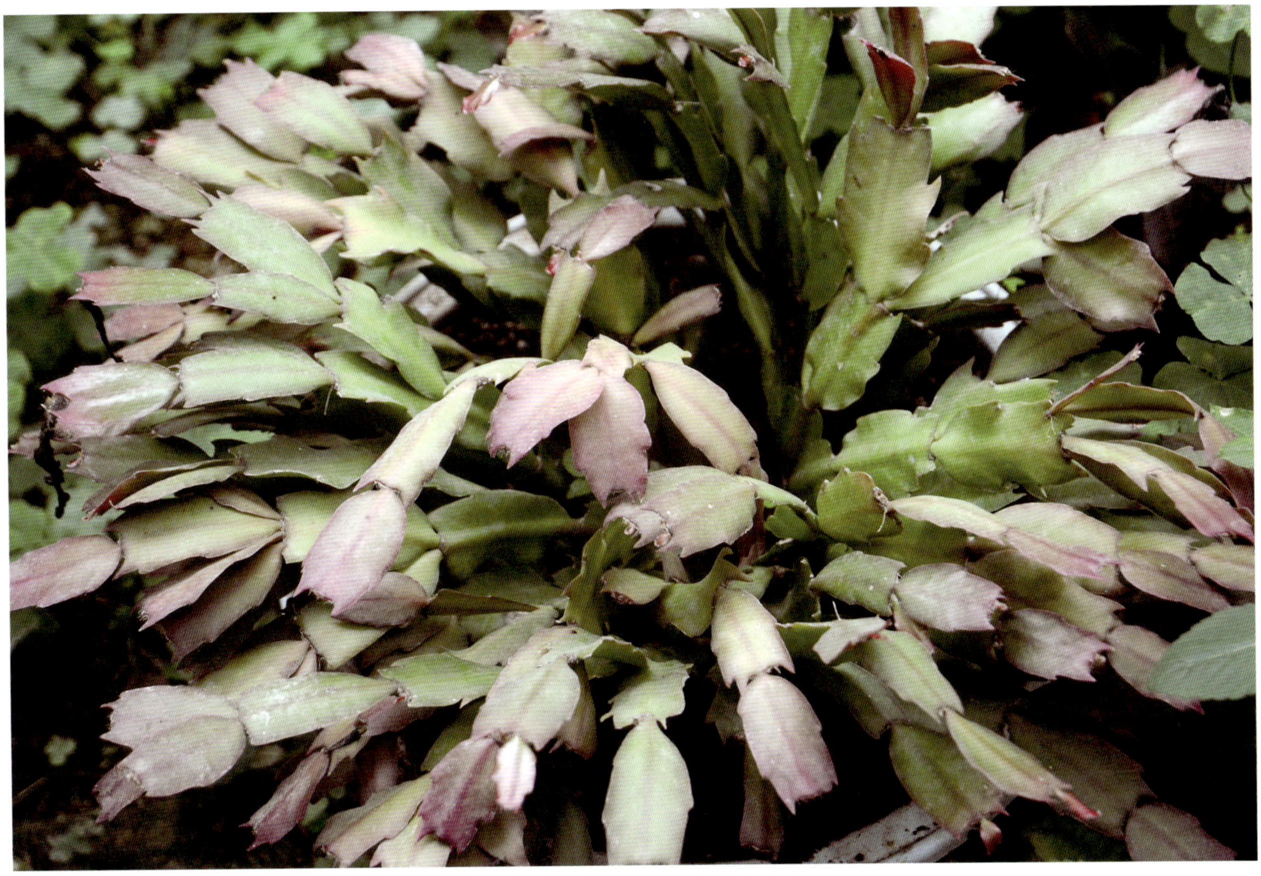

Det ghab lail bob 仙人球

【Bit hsenb 俗名】刺球、雪球、仙人掌、刺刺球、翅翅球、满刺球。

【Dios kob deis 基源】为仙人掌科植物仙人球 *Echinopsis multiplex*（Pfeiff.）Zucc. 的球茎。

【Niangb bet deis 生长环境】生于温热地区河谷岩石山上，有栽培。分布于部分苗乡。

【Jox hsub 性味属经】性平，味甘淡，属冷热两经药，入两经。

【Qet diel xid 功能主治】功能：net nais pot dangf ngol 润肺止咳，hxenk angt dangf mongb 消肿止痛。主治：hfud nais pot kib ait ngol 肺虚热咳嗽，ngol lol hxangd 咳血，kib eb kib dul 水火烫伤，mongb daif gad 胃痛（胸口痛），gangb yangk 疮毒。

【Ed not xus 用法用量】内服，煎汤，15～25 g。外用，捣烂敷或捣汁涂。

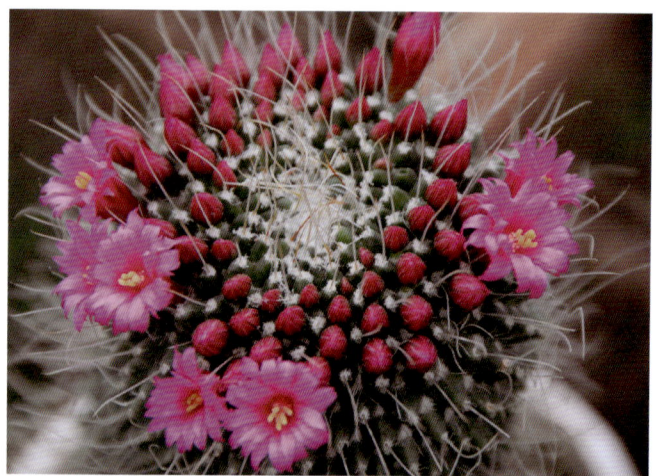
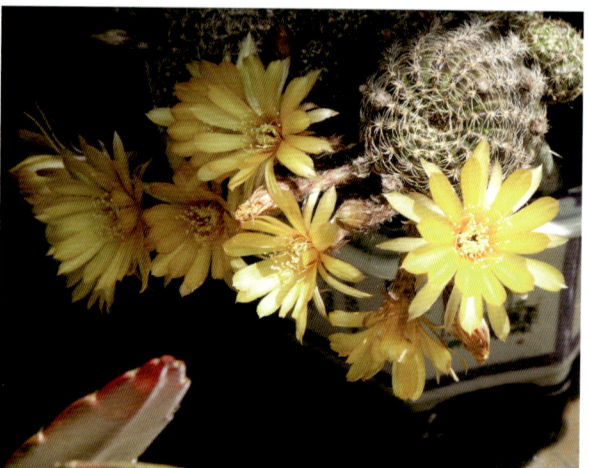
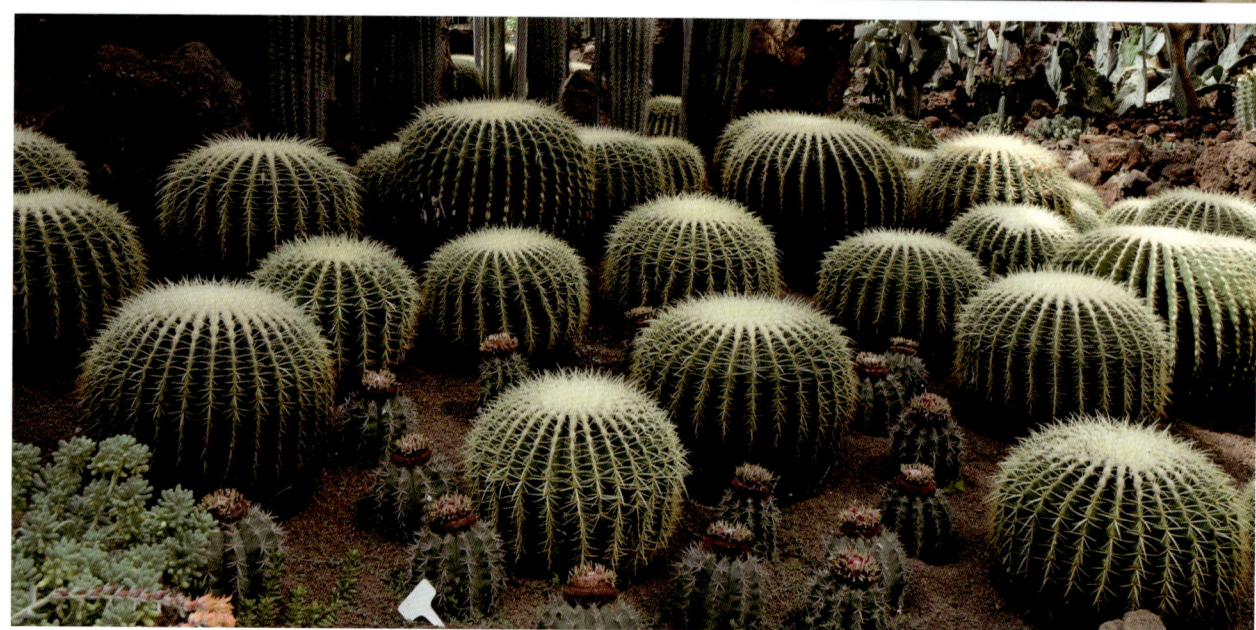

Bangx lind jeed 昙花

【Bit hsenb 俗名】琼花、一宿花、红昙花、金钩链、琼凤花。

【Dios kob deis 基源】为仙人掌科植物昙花 *Epiphyllum oxypetalum* Haw. 的花或茎。

【Niangb bet deis 生长环境】生于温热地区河谷岩石山上，有栽培。分布于部分苗乡。

【Jox hsub 性味属经】性平，味淡，属冷热两经药，入两经。

【Qet diel xid 功能主治】功能：dangf ngol yangx ghad ngol 止咳化痰，hxub kib net nais pot 清热润肺。主治：mongb daif gad 胃痛（胸口痛），od hxangd 吐血，nais pot yens jab 肺结核。

【Ed not xus 用法用量】内服，煎汤，15～25 g。

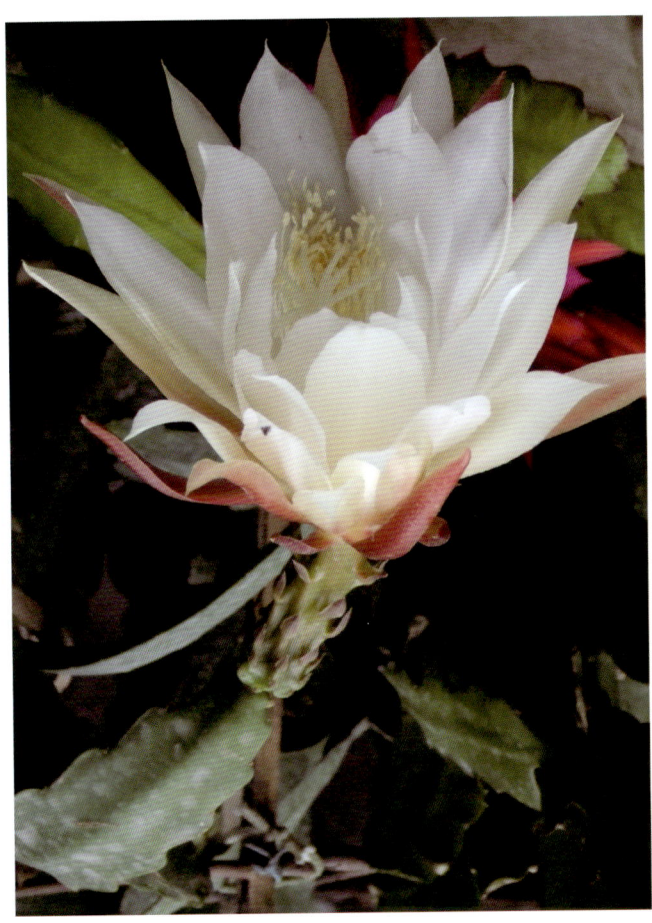
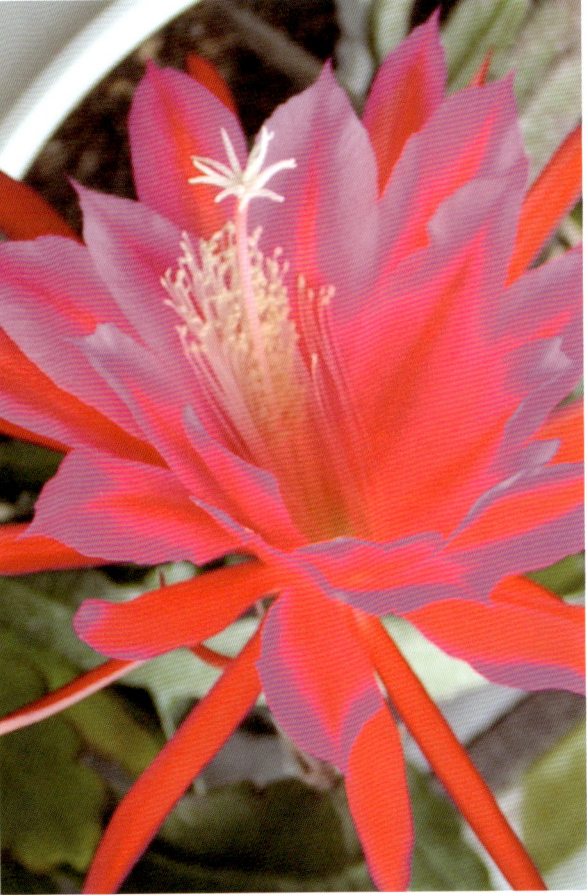

瑞香科

Jab fangx bil 了哥王

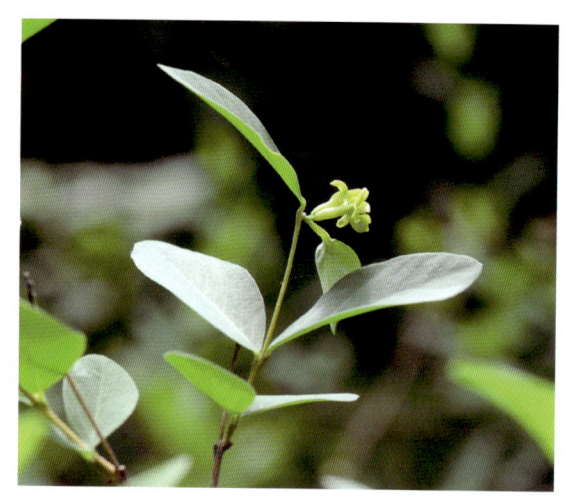

【Bit hsenb 俗名】九信菜、山棉皮、消山药、毒鱼藤、大黄头树、地棉麻树。

【Dios kob deis 基源】为瑞香科植物了哥王 Wikstroemia indica (Linn.) C. A. Mey 的根、枝叶。

【Niangb bet deis 生长环境】生于山谷两侧灌木丛边。分布于部分苗乡。

【Jox hsub 性味属经】性冷，味苦辛，属冷药，入热经。有毒。

【Qet diel xid 功能主治】功能：hxub kib tat jab 清热解毒，zangl bod hxenk angt 散结消肿。主治：mongb ghongd gus 气管炎，nais pot od nul 肺炎，yens jent mongd hsongd 风湿骨痛，mos dliangb vongx 肝硬化腹水，yens pot bangd 枪伤，yens ghab det qangb 竹木入肉，yens gangb kuk gik 蜈蚣咬伤。

【Ed not xus 用法用量】内服，煎汤（煎 4 h 以上），10～15 g。外用，捣烂敷或煎水洗。

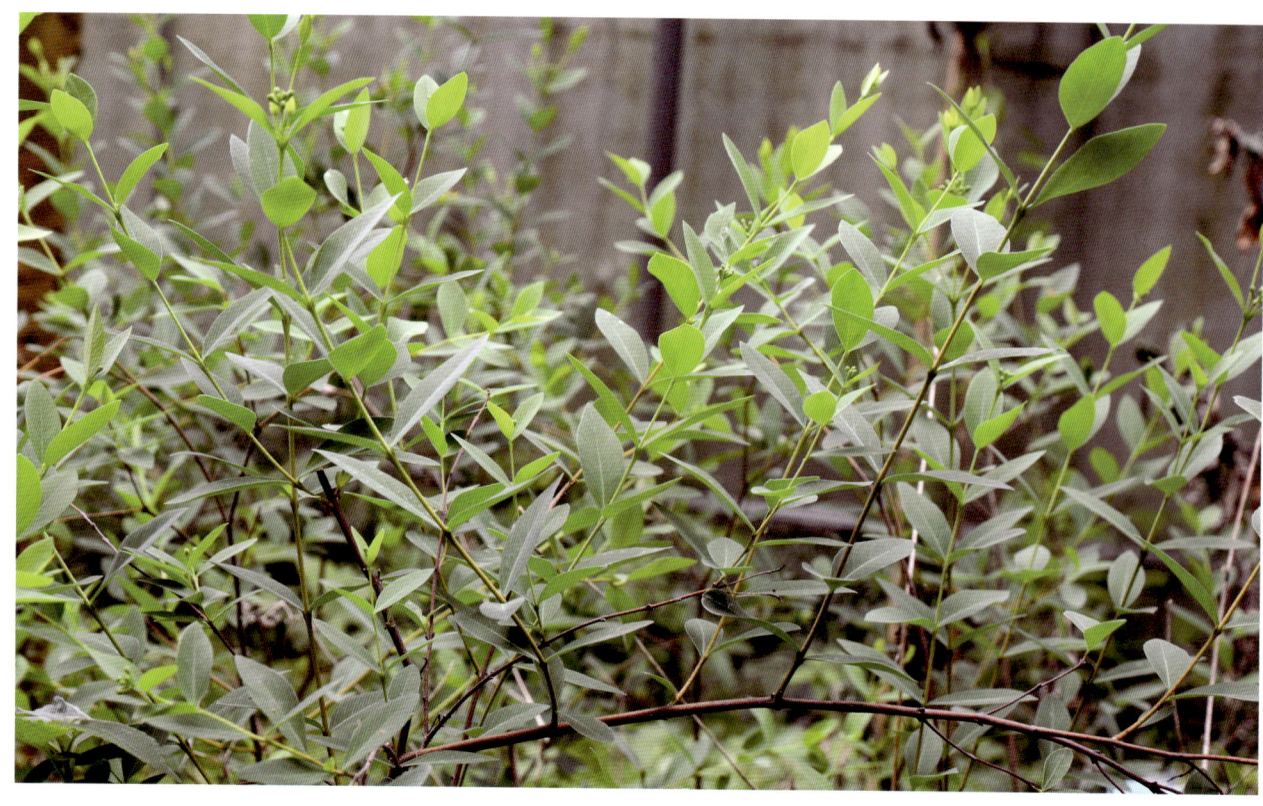

Vob veb 狼毒

【Bit hsenb 俗名】一把香、大将军、山萝卜、打碗花、闷头花、断肠草。

【Dios kob deis 基源】为瑞香科植物狼毒 *Stellera chamaejasme* Linn. 的根。

【Niangb bet deis 生长环境】生于山野灌木丛中、荒山荒地上。分布于部分苗乡。

【Jox hsub 性味属经】性平，味苦辛，属冷热两经药，入两经。有毒。

【Qet diel xid 功能主治】功能：sias eb yangx ghad ngol 逐水化痰，dib gangb hxenk ghuk 杀虫消积。主治：pob lob pob bil 手脚水肿，dinx gad xangd dit 食积饱胀，niangb gangb hsob 蛲虫病，gangb jongb jangx 蛔虫病，gangb vas 癣，jif hxongb 淋巴结结核，los ghad ghof mongb 疝气痛。

【Ed not xus 用法用量】内服，煎汤，8～10 g。外用，外搽、煮水洗、泡醋搽。

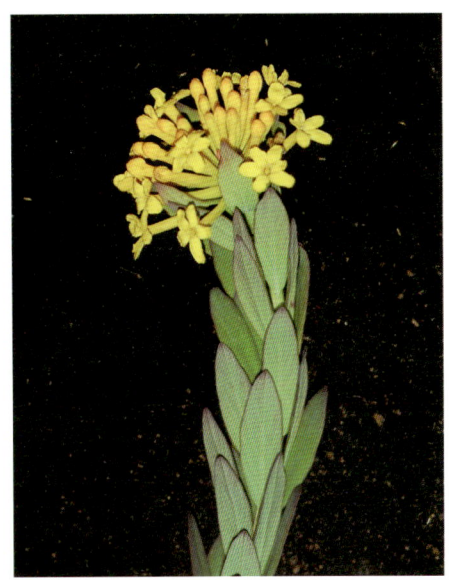

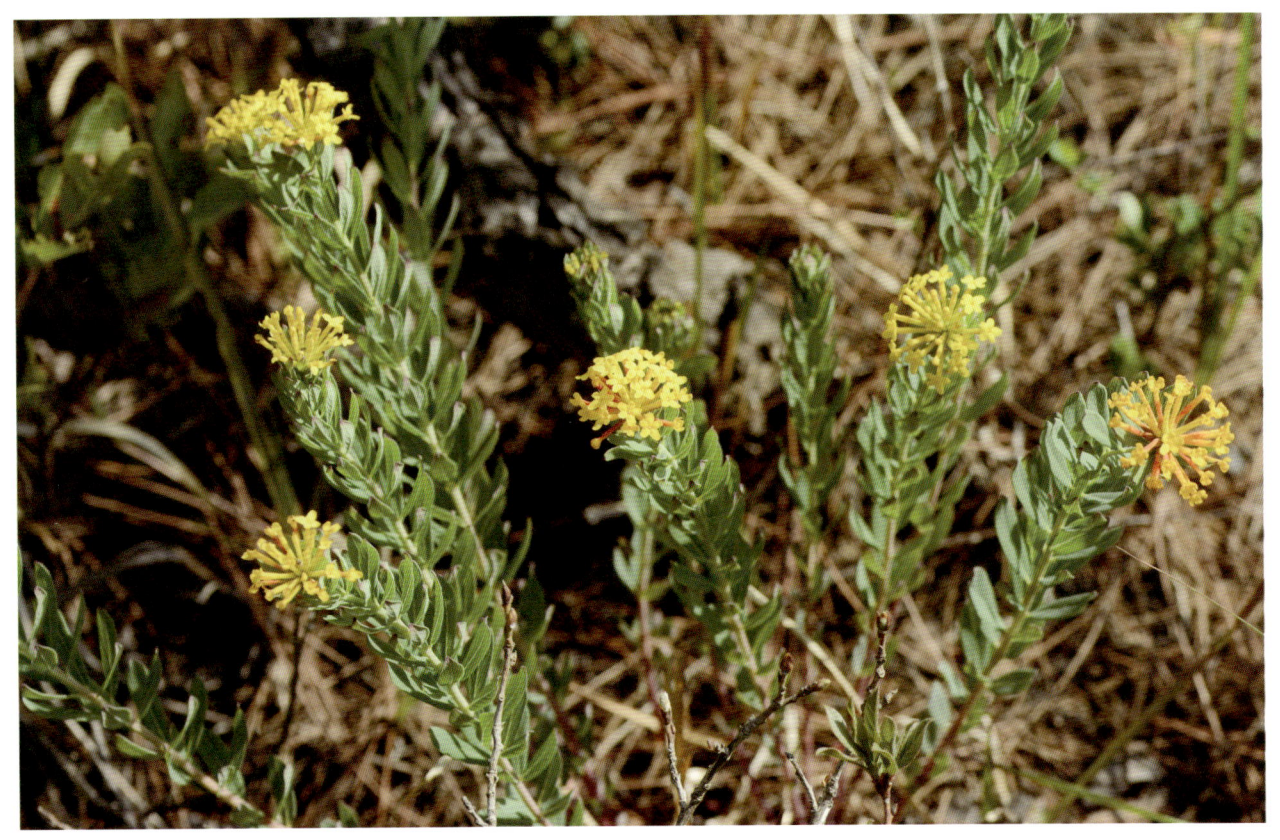

Vob ghab diangb hsenb 芫花

【Bit hsenb 俗名】头痛花、泡米花、闷头花、闹鱼花、浮胀草、棉花条。

【Dios kob deis 基源】为瑞香科植物芫花 *Daphne genkwa* Sieb. et Zucc. 的花蕾、根。

【Niangb bet deis 生长环境】生于山坡路边,有栽培。分布于各地苗乡。

【Jox hsub 性味属经】性热,味辛苦,属热药,入冷经。有毒。

【Qet diel xid 功能主治】功能:tongb eb dlax xuf 利水渗湿,hxenk angt dangf mongb 消肿止痛,hxub kib tat jab 清热解毒。主治:pob wux qub 水臌病,khangd nais od nul 鼻炎,zaid wel ongd hsongd bongt 急性乳腺炎,nongx jib yens jab 食菌中毒,ghab link ngix 小肉瘤,dix khangd ghad 痔疮。

【Ed not xus 用法用量】内服,煎汤,13～15 g;或入丸、散剂。外用,研末调敷。

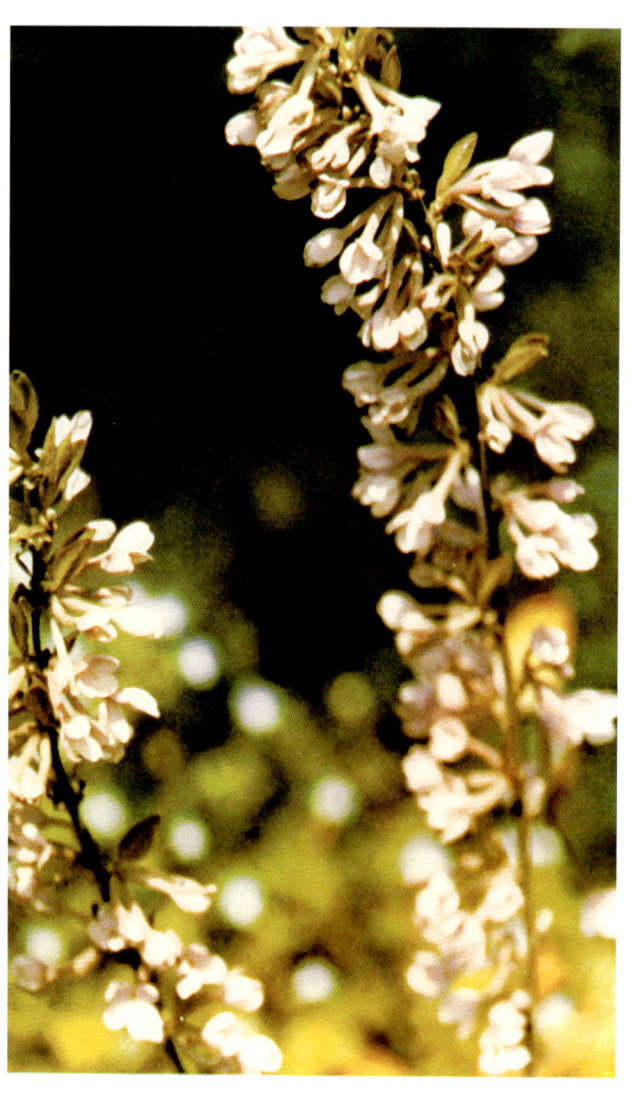
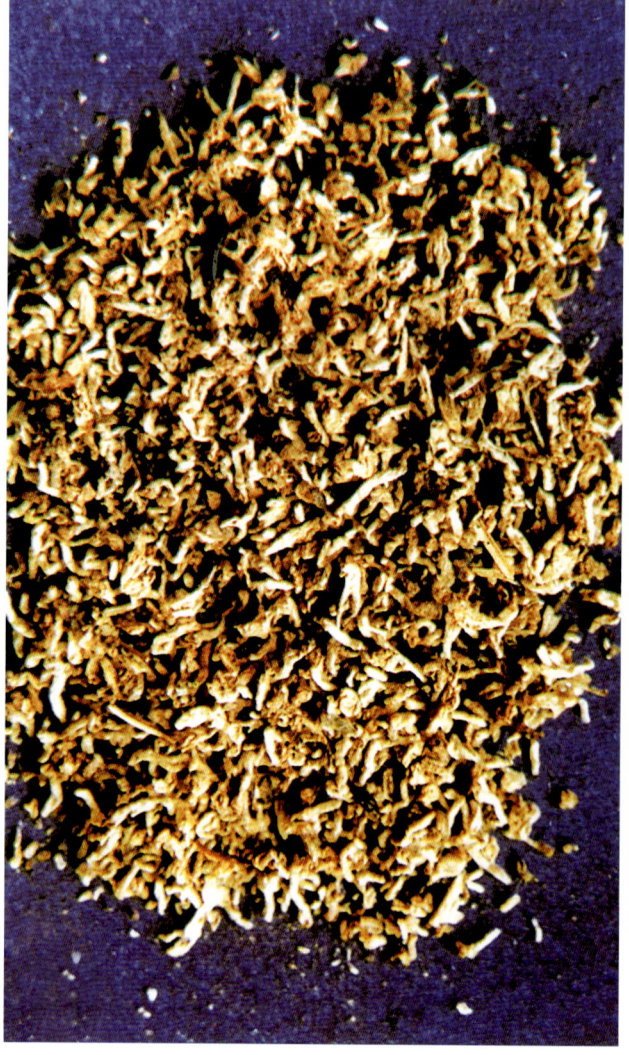

Bangx nax xid 荛花

【Bit hsenb 俗名】野胡荽。

【Dios kob deis 基源】为瑞香科植物荛花 *Wikstroemia canescens* (Wall.) Meisn. 的花、根。

【Niangb bet deis 生长环境】生于丛林中多岩石处。分布于部分苗乡。

【Jox hsub 性味属经】性冷，味苦涩，属冷药，入热经。有毒。

【Qet diel xid 功能主治】功能：los eb jul xuf 利水除湿，qet bongt hxed tongb 理气温通。主治：pob lob pob bil 手脚水肿，dinx gad xangd dit 食积饱胀，langk ghangk 噎嗝，mongb ghad nial mais 火眼。

【Ed not xus 用法用量】内服，煎汤，15～25 g。外用，煎水洗。

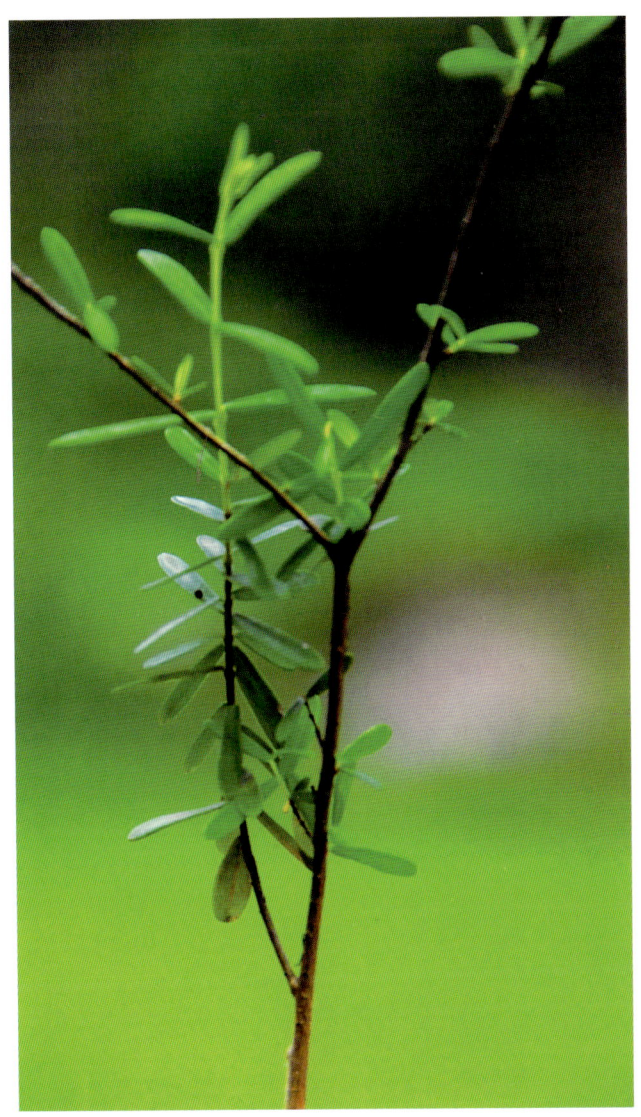
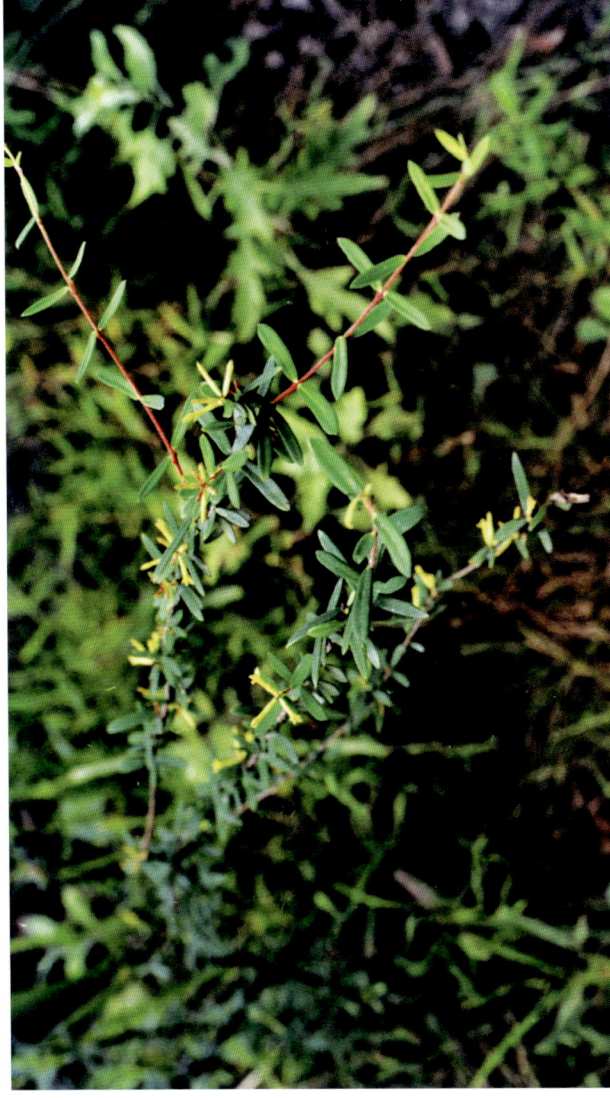

Bangx nax xid vub 北江荛花

【Bit hsenb 俗名】荛花、九龙花、大米花、黄芫花、地棉花。

【Dios kob deis 基源】为瑞香科植物北江荛花 *Wikstroemia monnula* Hance 的花朵或全株。

【Niangb bet deis 生长环境】生于山谷中、路旁、灌木丛内。分布于各地苗乡。

【Jox hsub 性味属经】性冷，味苦辛，属冷药，入热经。

【Qet diel xid 功能主治】功能：hxub kib tat jab 清热解毒，yangx ghad ngol dangf khangk 化痰止咳。主治：ait ngol heik bongt 咳嗽痰喘，pob lob pob bil 手脚水肿，dinx gad xangd dit 食积饱胀，kib seil 疟疾，gangb vas 癣。

【Ed not xus 用法用量】内服，煎汤，3～15 g；或浸酒饮。

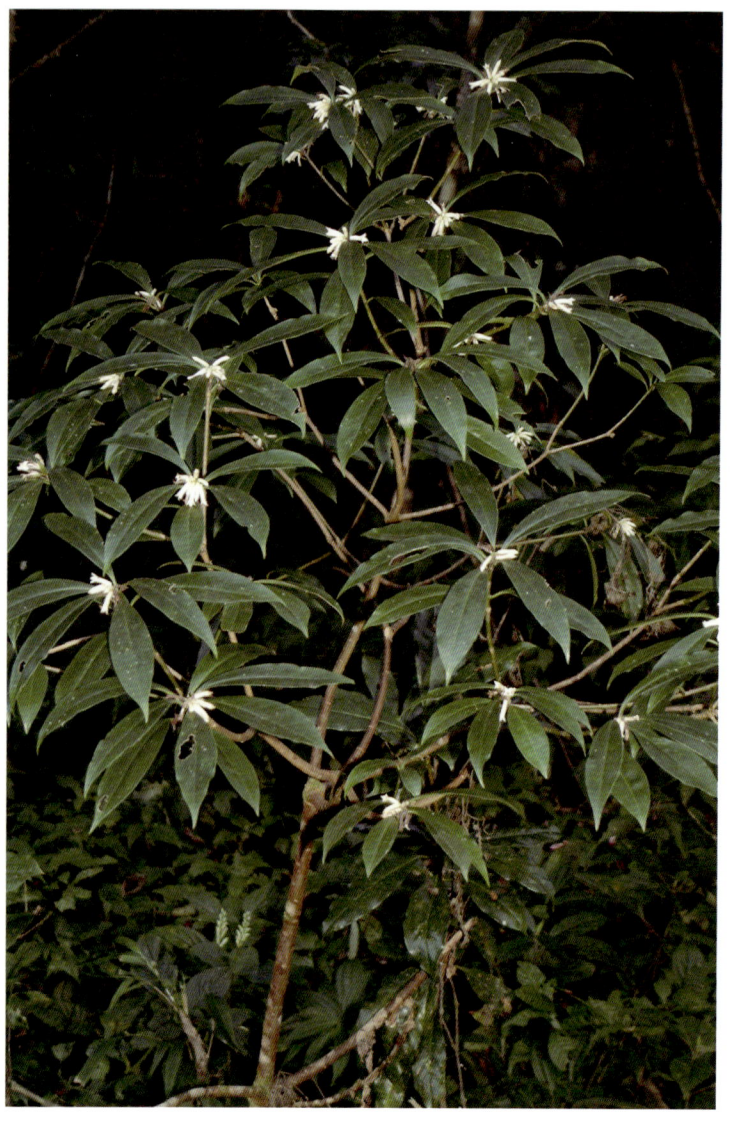
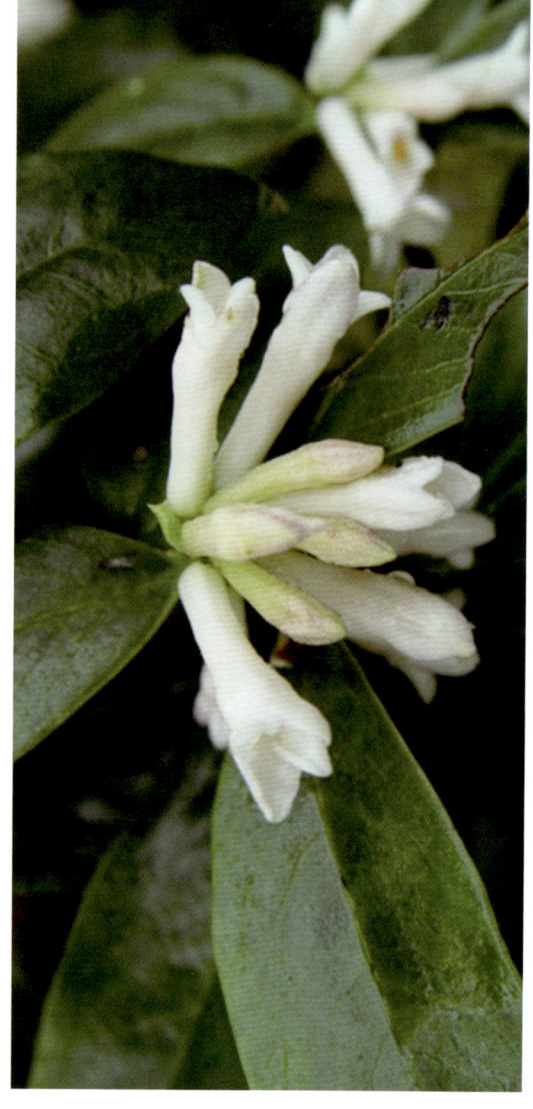

Bangx lind zongd vub 毛瑞香

【Bit hsenb 俗名】蒙花、金腰带、大金腰带、白花瑞香、紫茎瑞香。

【Dios kob deis 基源】为瑞香科植物毛瑞香 *Daphne odora* Thunb. var. *atrocaulis* Rehd. 的花、根皮。

【Niangb bet deis 生长环境】生于山坡上、山谷中、林下,有栽培。分布于各地苗乡。

【Jox hsub 性味属经】性冷,味酸,属冷药,入热经。

【Qet diel xid 功能主治】功能:hxub jent hxenk net 祛风除湿,tad hxid dlongs lis 舒筋活络。主治:dliangd bil dib sangb 跌打损伤,yens jent mongb ghut hsongd 风湿性关节炎,mongb gangb hmid 虫牙痛,mongb ghongd niangs 咽喉痛。

【Ed not xus 用法用量】内服,煎汤,15～25 g;或研末服。外用,捣烂敷或煎水洗。

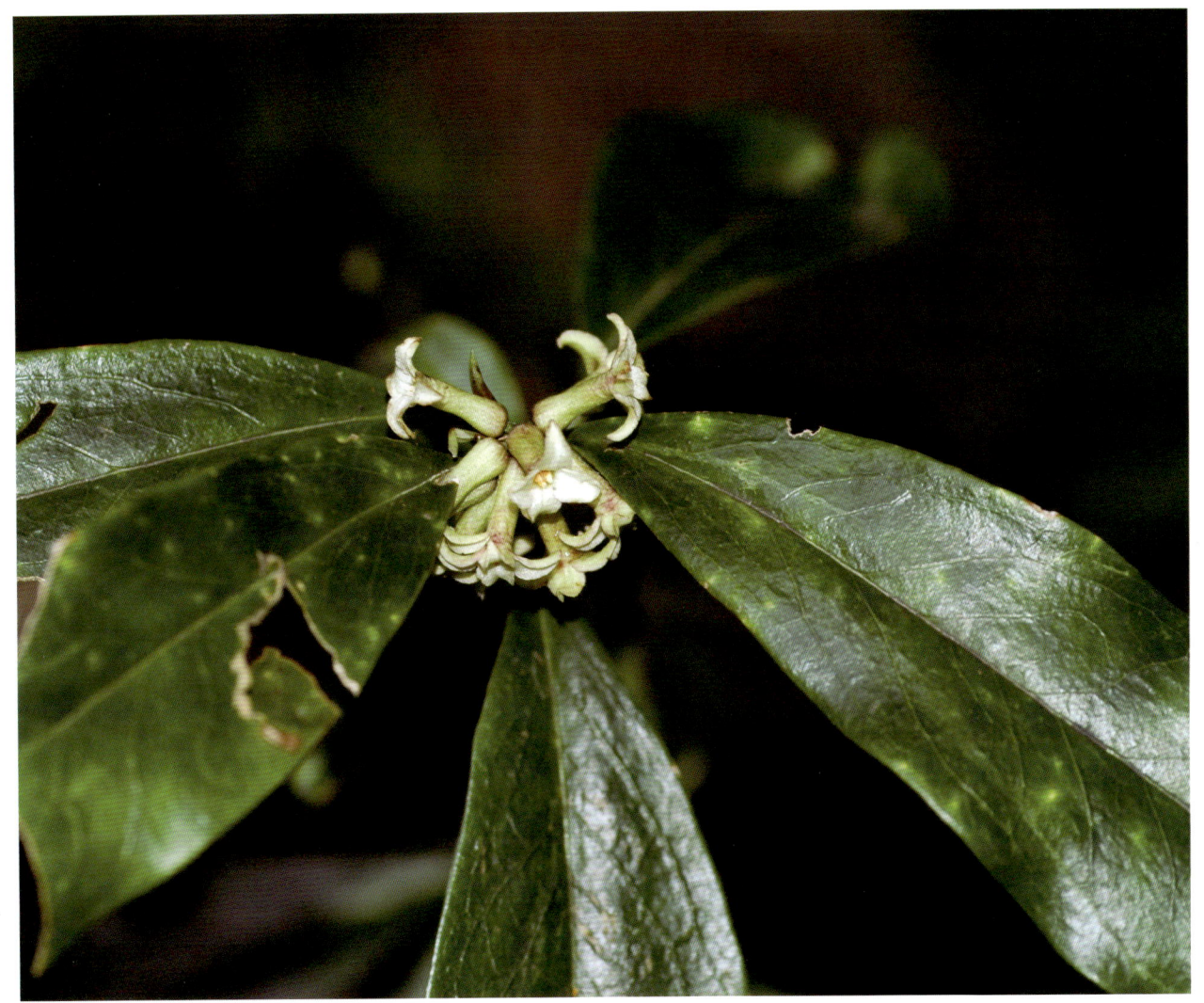

Bangx lind zongd dlub 白瑞香

【Bit hsenb 俗名】睡香、山梦花、风流树、红总管、夺香花、野梦花、雪地开花。

【Dios kob deis 基源】为瑞香科植物白瑞香 *Daphne papyracea* Wall. ex Steud. 的根、皮、花。

【Niangb bet deis 生长环境】生于灌木林中、石山上。分布于各地苗乡。

【Jox hsub 性味属经】性热，味甘咸，属热药，入冷经。

【Qet diel xid 功能主治】功能：tat jab zangl bod 解毒散结，ves hxangd dangf mongb 活血止痛。主治：dliangd bil dib sangb 跌打损伤，longl hsongd 骨质增生，yens jent mongb 风湿痛，mongb ghongd niangs 咽喉痛，buk dux mongb 胃炎，xit daib lol gos hxangd 产后血晕。

【Ed not xus 用法用量】内服，水煎，10～15 g。外用，捣烂敷。

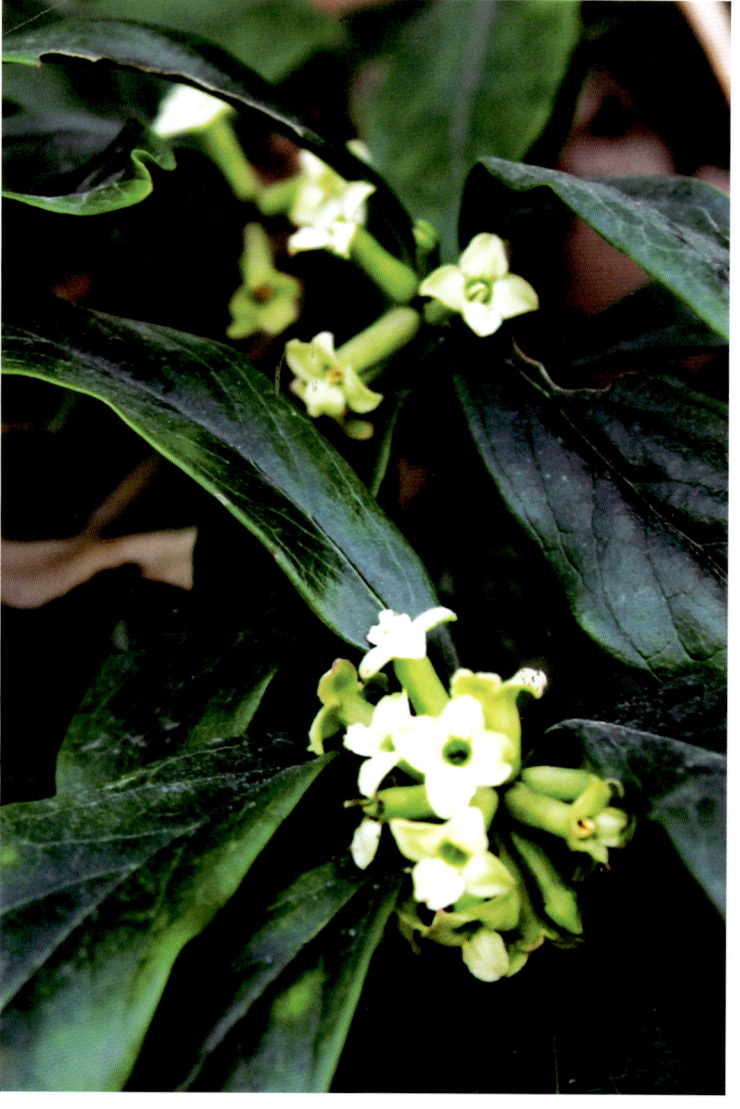
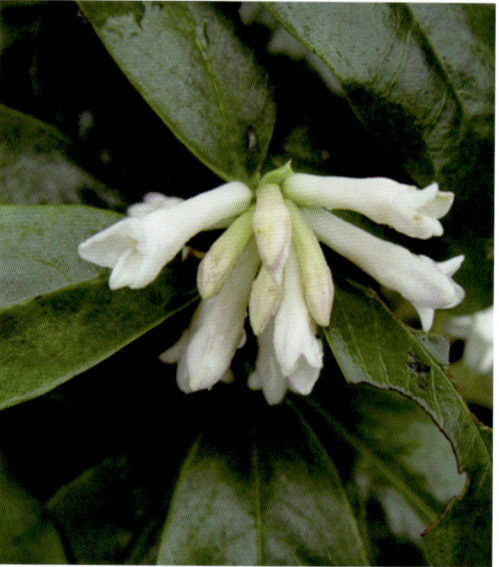
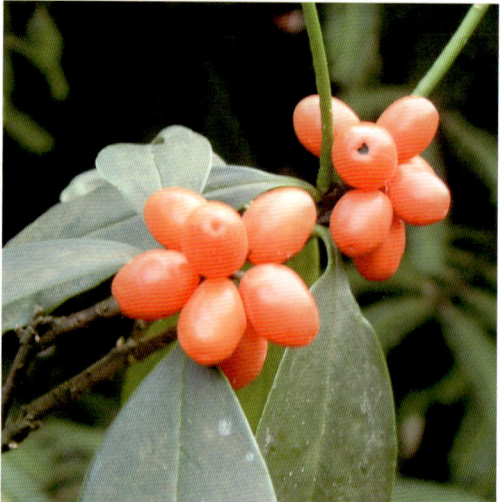

Bangx dliangx bok 结香

【Bit hsenb 俗名】梦花、打结花、岩泽兰、金腰带、梦冬花、雪里开、檬花树、雪花树、黄瑞香。

【Dios kob deis 基源】为瑞香科植物结香 Edgeworthia chrysantha Lindl. 的全株。

【Niangb bet deis 生长环境】生于山谷阔叶林间、灌木丛中。分布于部分苗乡。

【Jox hsub 性味属经】性平，味淡，属冷热两经药，入两经。

【Qet diel xid 功能主治】功能：yis hfud nais yis diuf 滋养肝肾，tad hxid dlongs lis 舒筋活络。主治：ait gheb bal jid 劳伤，yens jent juk jik 风湿麻木，diongb hmangt ait mais gheib 夜盲症，ghab got lol hvit 早泄，dal eb ghad got 梦遗。

【Ed not xus 用法用量】内服，煎汤，花 4～5 g，根 10～15 g。

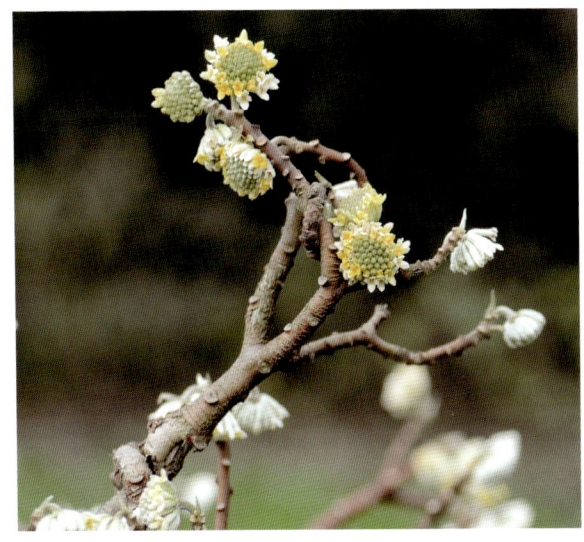

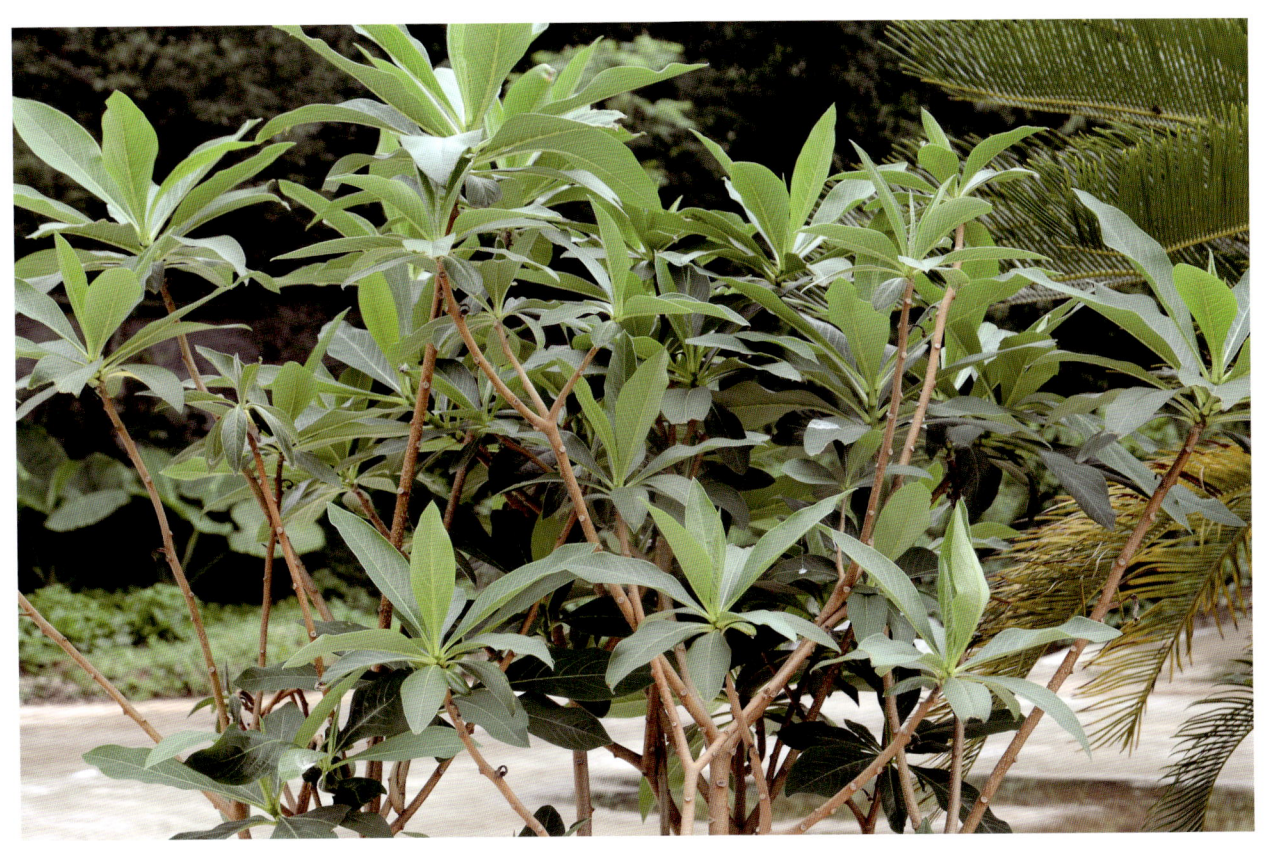

胡颓子科

Zend diuf liangs 胡颓子

【Bit hsenb 俗名】斑楂、羊奶子、牛奶子、半春子、雀儿酥、野枣子、糖罐头。

【Dios kob deis 基源】为胡颓子科植物胡颓子 Elaeagnus pungens Thunb. 的果实、根、叶。

【Niangb bet deis 生长环境】生于坡塝灌木丛中、疏林下。分布于各地苗乡。

【Jox hsub 性味属经】性平，味酸涩，属冷热两经药，入两经。

【Qet diel xid 功能主治】功能：hxub jent hxenk net 祛风除湿，yangx ghad ngol dangf khangk 化痰止咳。主治：dliangd bil dib sangb 跌打损伤，yens jent mongb 风湿痛，mongb daif gad 胃痛（胸口痛），mongb ghongd gus 气管炎，mongb diux ghongd hsangd ghongd 喉痹失音，xit daib lol bongx liongx 产后浮肿。

【Ed not xus 用法用量】内服，煎汤，15～25 g。外用，捣烂敷。

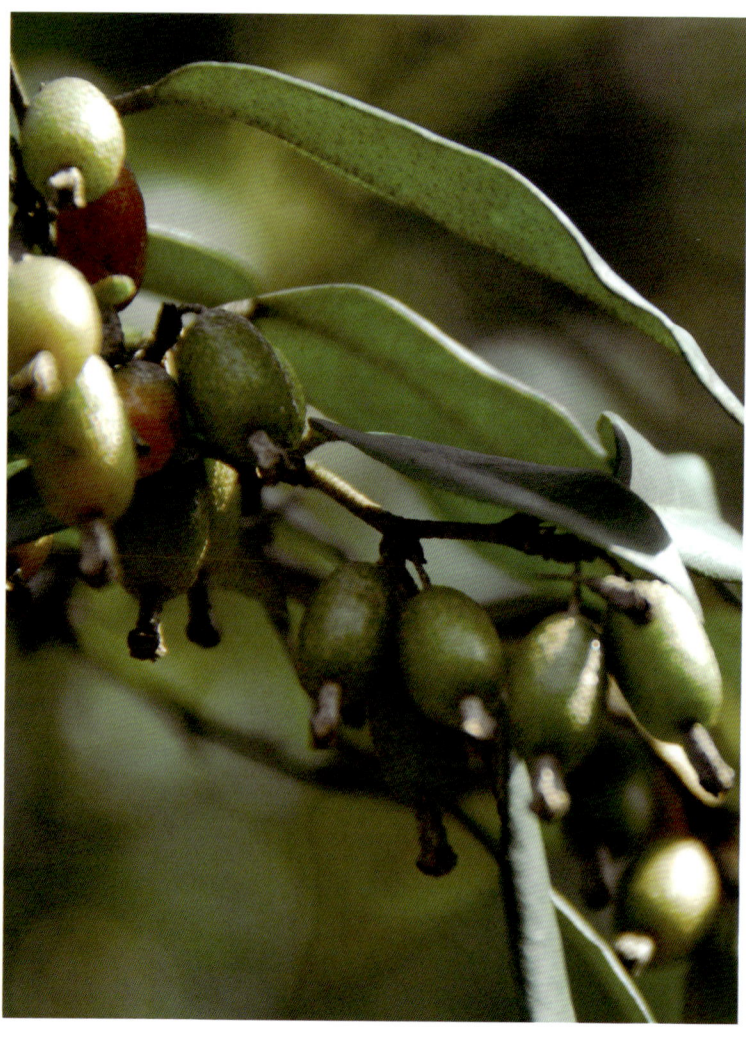
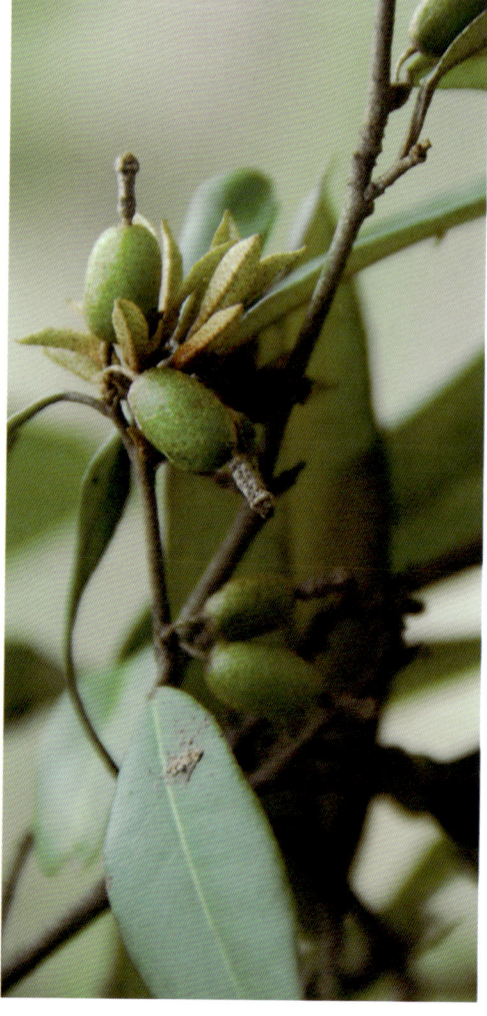

Zend diuf liangs yut 披针叶胡颓子

【Bit hsenb 俗名】干茄、柿蒲、牛奶根、半春子、卢都子、羊奶子、甜棒锤。

【Dios kob deis 基源】为胡颓子科植物披针叶胡颓子 *Elaeagnus lanceolata* Warb. 的果实和叶。

【Niangb bet deis 生长环境】生于坡塝荒地上、路旁、灌木丛中。分布于部分苗乡。

【Jox hsub 性味属经】性平，味酸涩，属冷热两经药，入两经。

【Qet diel xid 功能主治】功能：xongf hxend tiod hsongd 强筋壮骨，yangx ghad ngol dangf khangk 化痰止咳。主治：dliangd bil dib sangb 跌打损伤，mongb daif gad 胃痛（胸口痛），jib daib gad ax los 小儿食积，mongb ghongd gus 气管炎，mongb diux ghongd hsangd ghongd 喉痹失音，xit daib lol bongx liongx 产后浮肿。

【Ed not xus 用法用量】内服，煎汤，15～25 g。外用，捣烂敷。

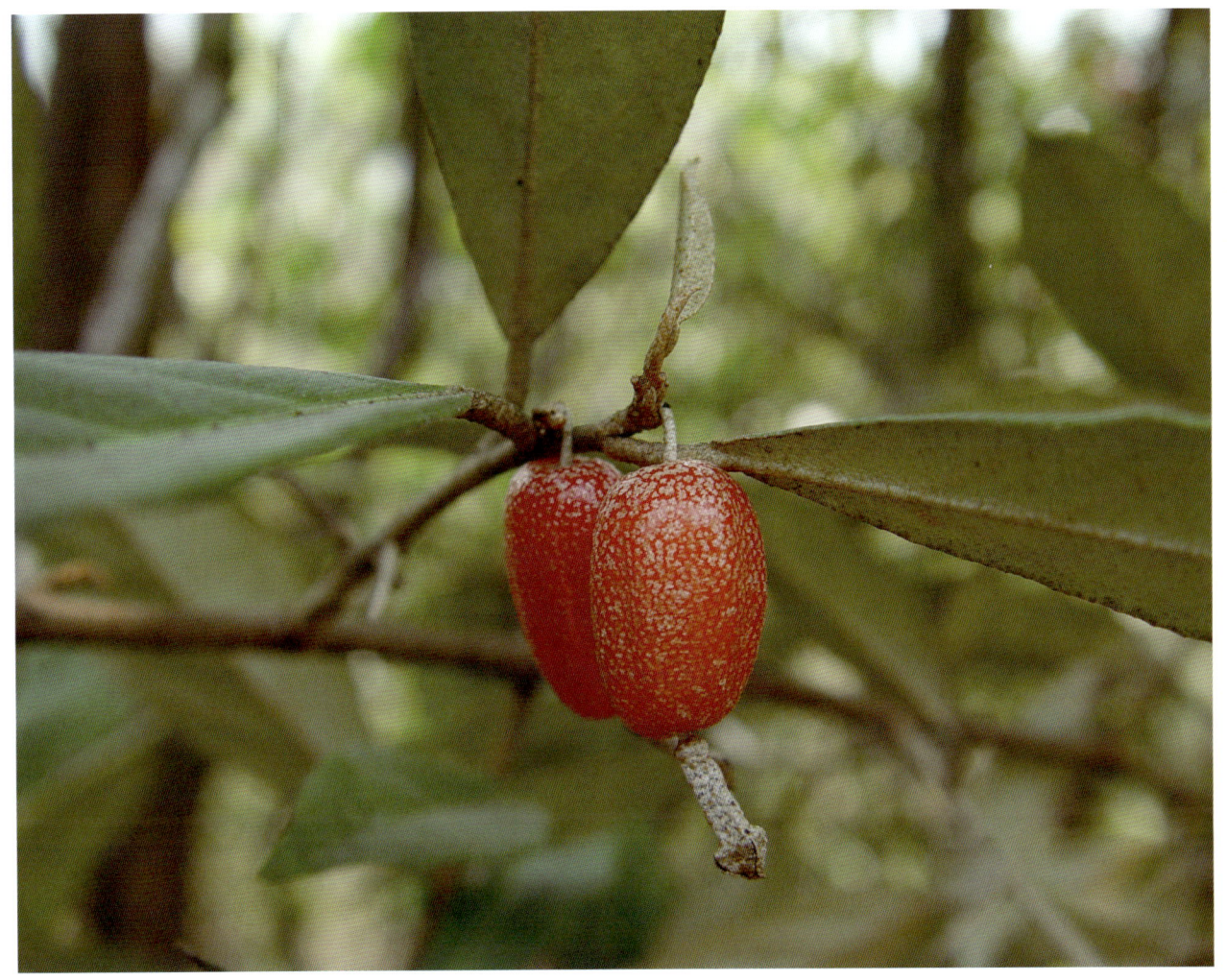

Zend diuf liangs dad 长叶胡颓子

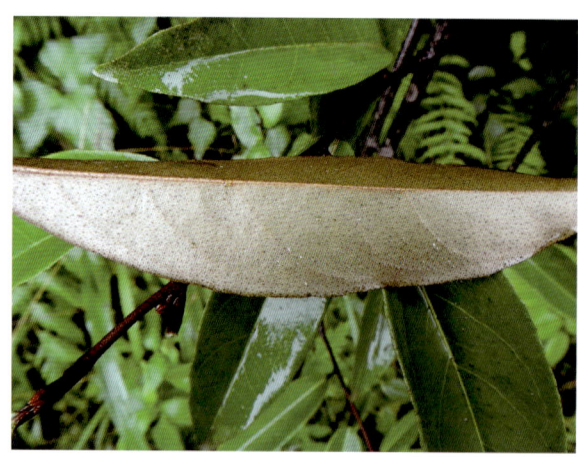

【Bit hsenb 俗名】 田蒲、土蔓肉、叶刺头、半含春、清明子、野枣子。

【Dios kob deis 基源】 为胡颓子科植物长叶胡颓子 *Elaeagnus bockii* Diels 的果实、根、叶。

【Niangb bet deis 生长环境】 生于砂石坡上、石灰岩地区灌木丛中。分布于部分苗乡。

【Jox hsub 性味属经】 性平，味酸涩，属冷热两经药，入两经。

【Qet diel xid 功能主治】 功能：yis hsongd tiod hxend 补骨强筋，seil hxangd dangf hxangd 凉血止血，tiod nat mangs buk dux 健脾和胃。主治：fangx mais fangx jid 黄疸，od hxangd 吐血，nais pot yens jab khangk hxangd 肺结核咯血，jib daib gad ax los 小儿食积，mongb daif gad 胃痛（胸口痛），bus diangd 骨髓炎，xit daib lol bongx liongx 产后浮肿。

【Ed not xus 用法用量】 内服，煎汤，15～25 g。外用，捣烂敷。

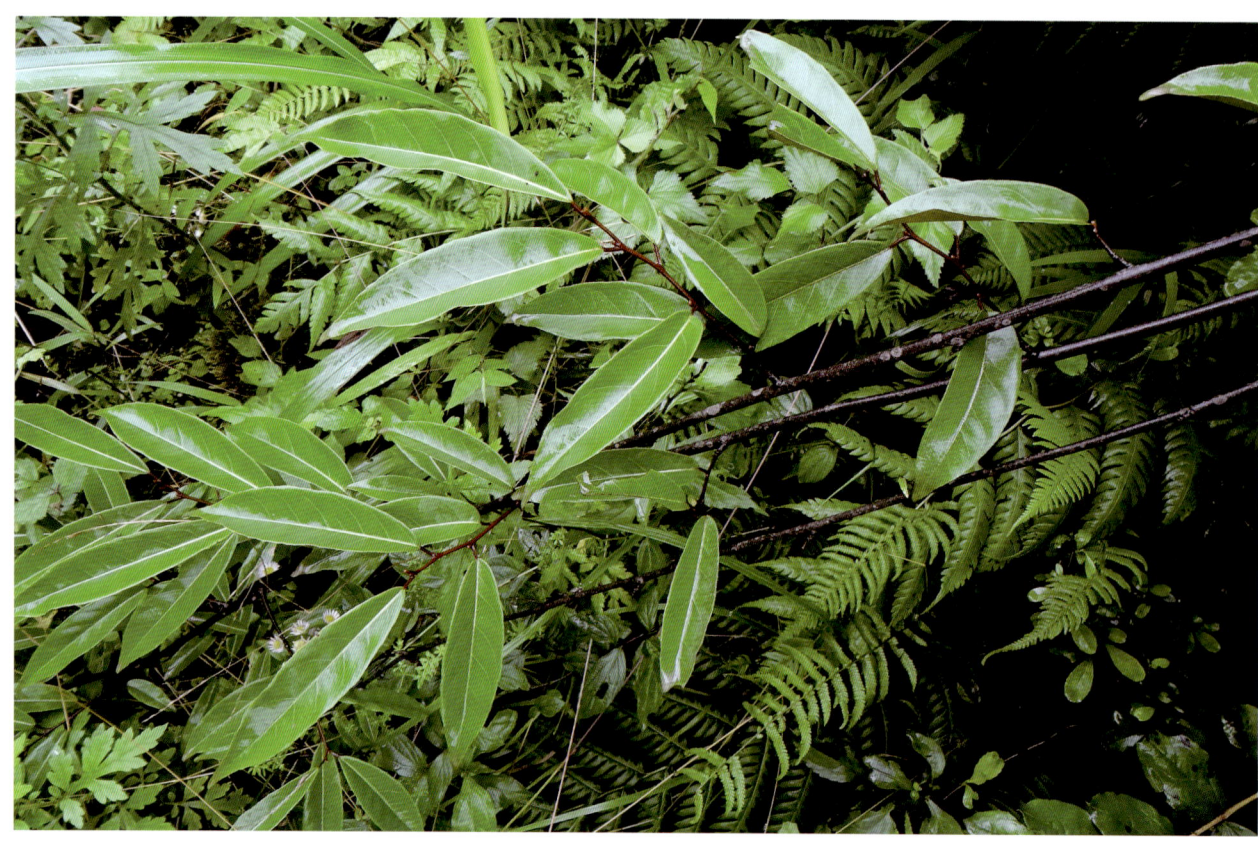

Zend diuf liangs fangx 铜色胡颓子

【Bit hsenb 俗名】羊奶子、鸡头卵、补阴丹、贯榨根、潘桑果、糖罐头。

【Dios kob deis 基源】为胡颓子科植物铜色胡颓子 *Elaeagnus cuprea* Rehd. 的根、叶、果实。

【Niangb bet deis 生长环境】生于中山地区荒坡灌木丛中。分布于部分苗乡。

【Jox hsub 性味属经】性平，味酸涩，属冷热两经药，入两经。

【Qet diel xid 功能主治】功能：yis hsongd tiod hxend 补骨强筋，seil hxangd dangf hxangd 凉血止血，tiod nat mangs buk dux 健脾和胃。主治：nais jongt od nul 肝炎，fangx mais fangx jid 黄疸，dliangd bil dib sangb 跌打损伤，yens jent mongb ghut hsongd 风湿性关节炎，od hxangd 吐血，khangk hxangd 咯血，jib daib ngas naix mais 小儿疳积。

【Ed not xus 用法用量】内服，煎汤，15～25 g。外用，捣烂敷。

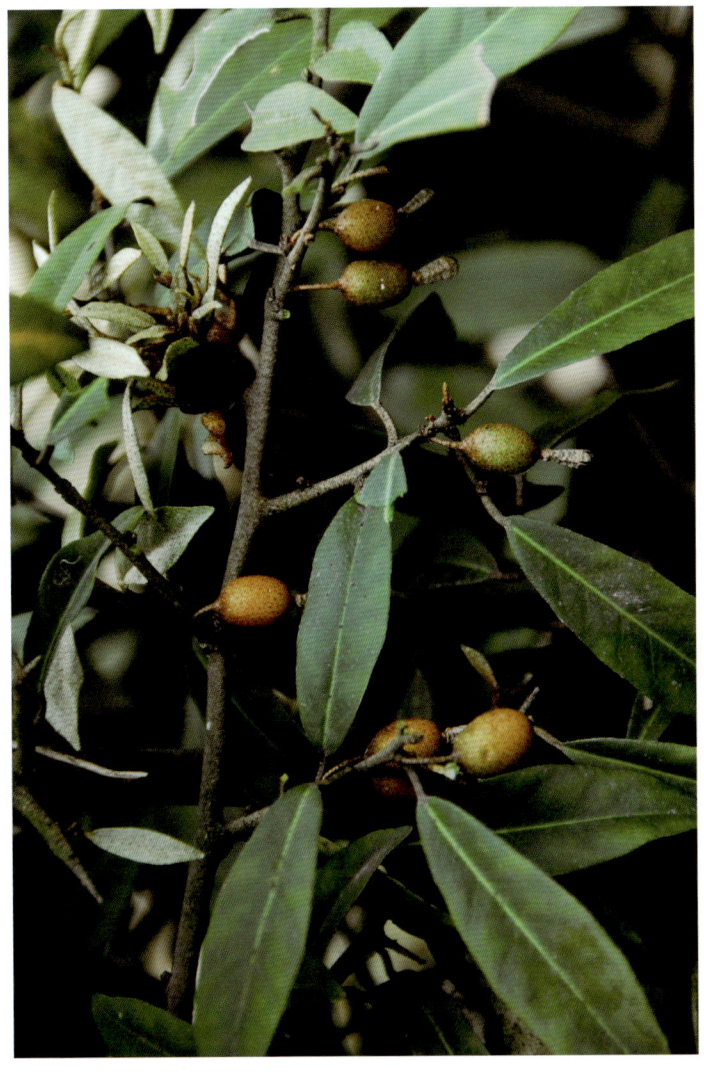
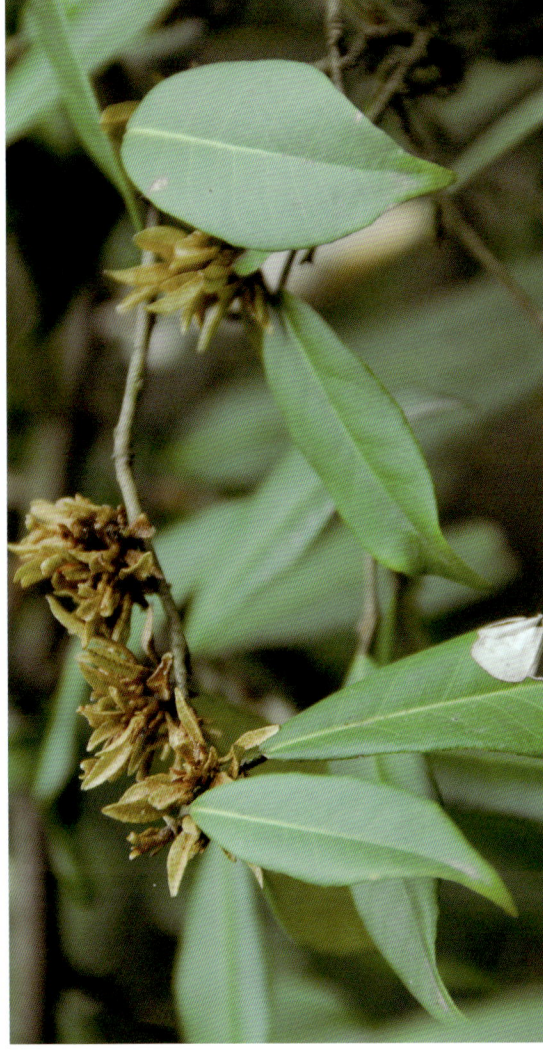

Zend diuf liangs bas 蔓胡颓子

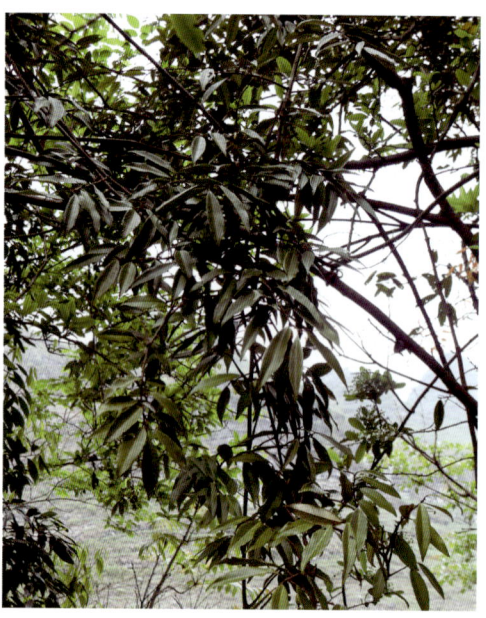

【Bit hsenb 俗名】疑吴、羊春子、抱君子、甜棒锤、桂香柳、蒲颓子。

【Dios kob deis 基源】为胡颓子科植物蔓胡颓子 *Elaeagnus glabra* Thunb. 的果实、根、叶。

【Niangb bet deis 生长环境】生于坡塝灌木丛中、低矮小山包上。分布于部分苗乡。

【Jox hsub 性味属经】性冷，味酸，属冷药，入热经。

【Qet diel xid 功能主治】功能：seil hxangd dangf hxangd 凉血止血，dangf ngol vut bongt 止咳平喘。主治：fangx mais fangx jid 黄疸，hot ax yangx gad 消化不良，ngol hvuk 喘咳，od hxangd 吐血，khangk hxangd 咯血，hfak bangb hxangd 血崩，los ghad ghof 疝气。

【Ed not xus 用法用量】内服，煎汤，15～30 g。

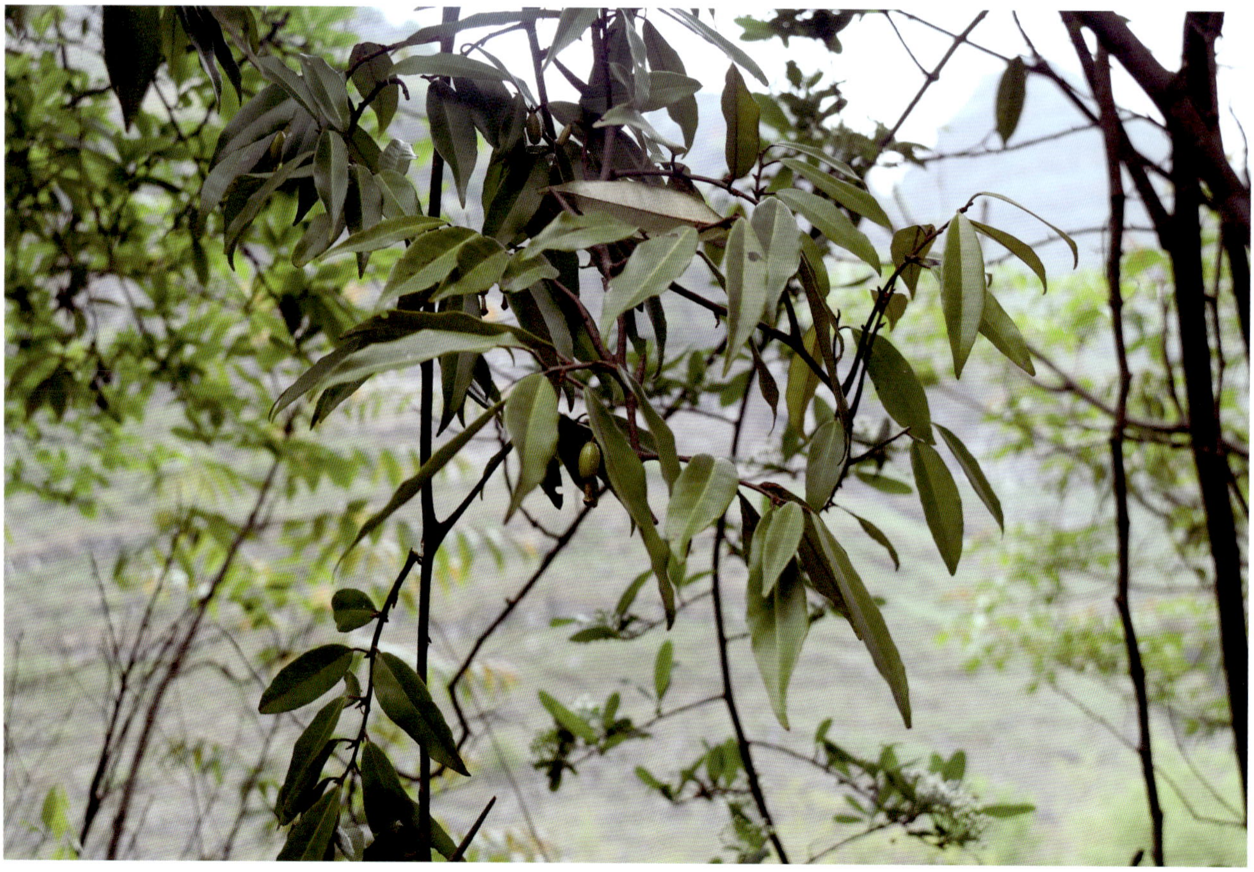

Zend wel lid 牛奶子

【Bit hsenb 俗名】甜枣、羊奶子、牛奶奶、牛奶果、密毛子、阳春子、芒珠子。

【Dios kob deis 基源】为胡颓子科植物牛奶子 Elaeagnus umbellata Thunb. 的根、叶、果实。

【Niangb bet deis 生长环境】生于山坡灌木丛中、河边沙地上。分布于各地苗乡。

【Jox hsub 性味属经】性冷，味酸苦，属冷药，入热经。

【Qet diel xid 功能主治】功能：hxub kib los xuf 清热利湿，dangf ghad dongk dangf zal 止痢止泻。主治：ait gheb 麻疹，mangb hfud ait ngol 感冒咳嗽，ghad eb dlub lol not 白带过多，dix gangb 疔疮，zal ghad 腹泻，zal ghad dongk xok 细菌性痢疾。

【Ed not xus 用法用量】内服，煎汤，15～25 g。外用，捣烂敷。

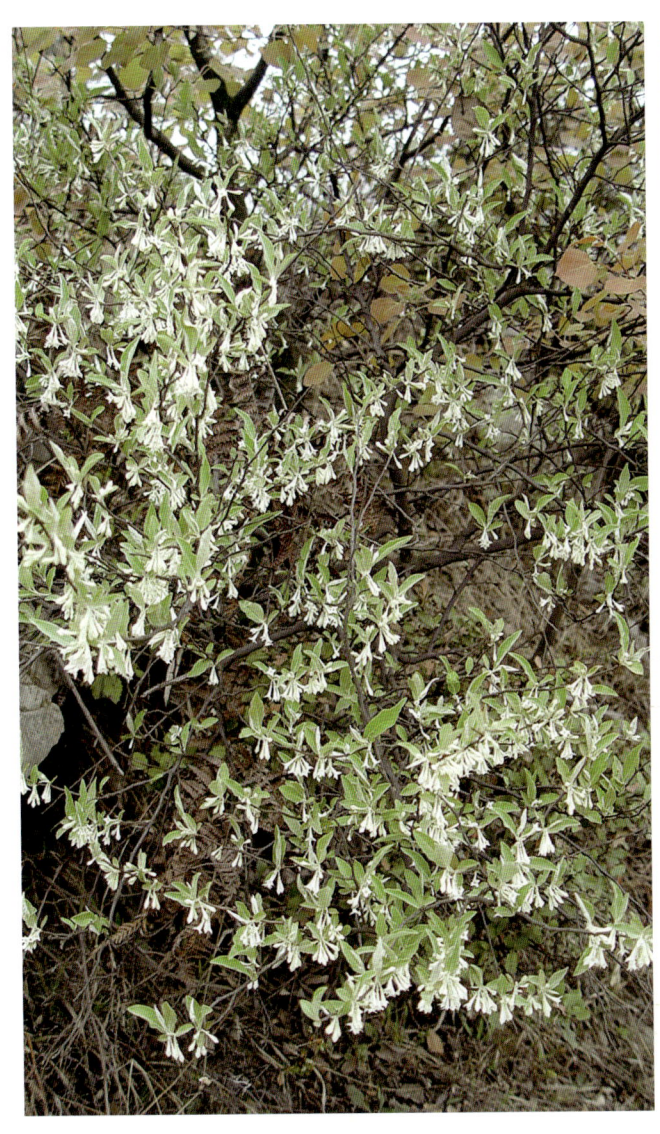
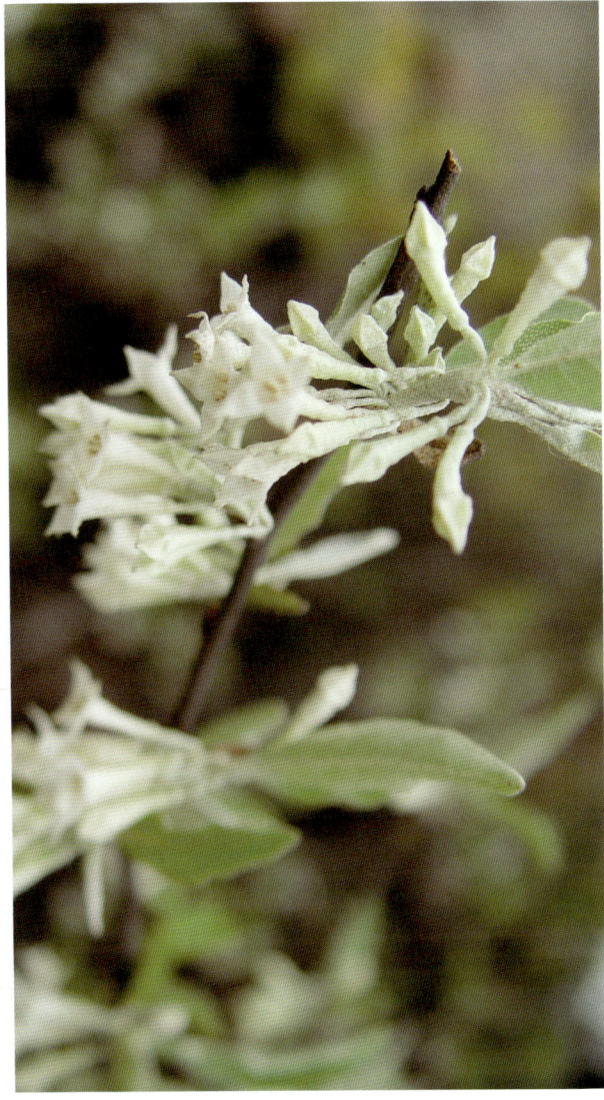

Zend jul yel 木半夏

【Bit hsenb 俗名】牛脱、四月子、枣皮树、骆驼花、野樱桃、多花胡颓子。

【Dios kob deis 基源】为胡颓子科植物木半夏 Elaeagnus multiflora Thunb. 的果、根、叶。

【Niangb bet deis 生长环境】生于山坡上、路旁、灌木丛中。分布于各地苗乡。

【Jox hsub 性味属经】性热，味涩淡，属热药，入冷经。

【Qet diel xid 功能主治】功能：dangf hxangd liangs ngix 止血生肌，hxub jent hxenk net 祛风除湿。主治：dliangd bil dib sangb 跌打损伤，yens jent mongb ghut hsongd 风湿性关节炎，hek bongt ngol 哮喘，dix khangd ghad 痔疮。

【Ed not xus 用法用量】内服，煎汤，15～25 g。

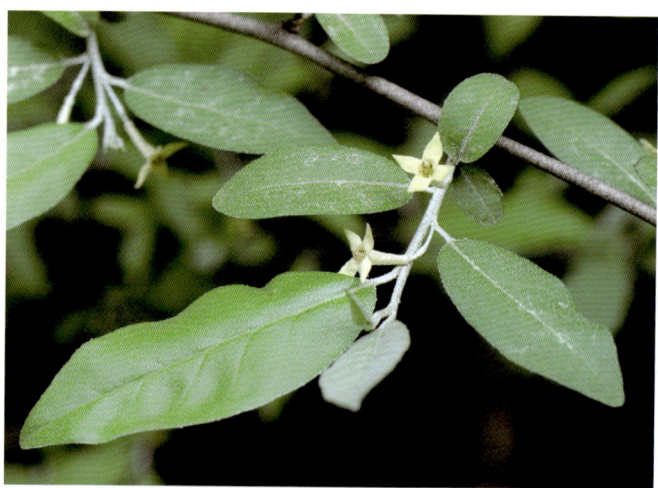

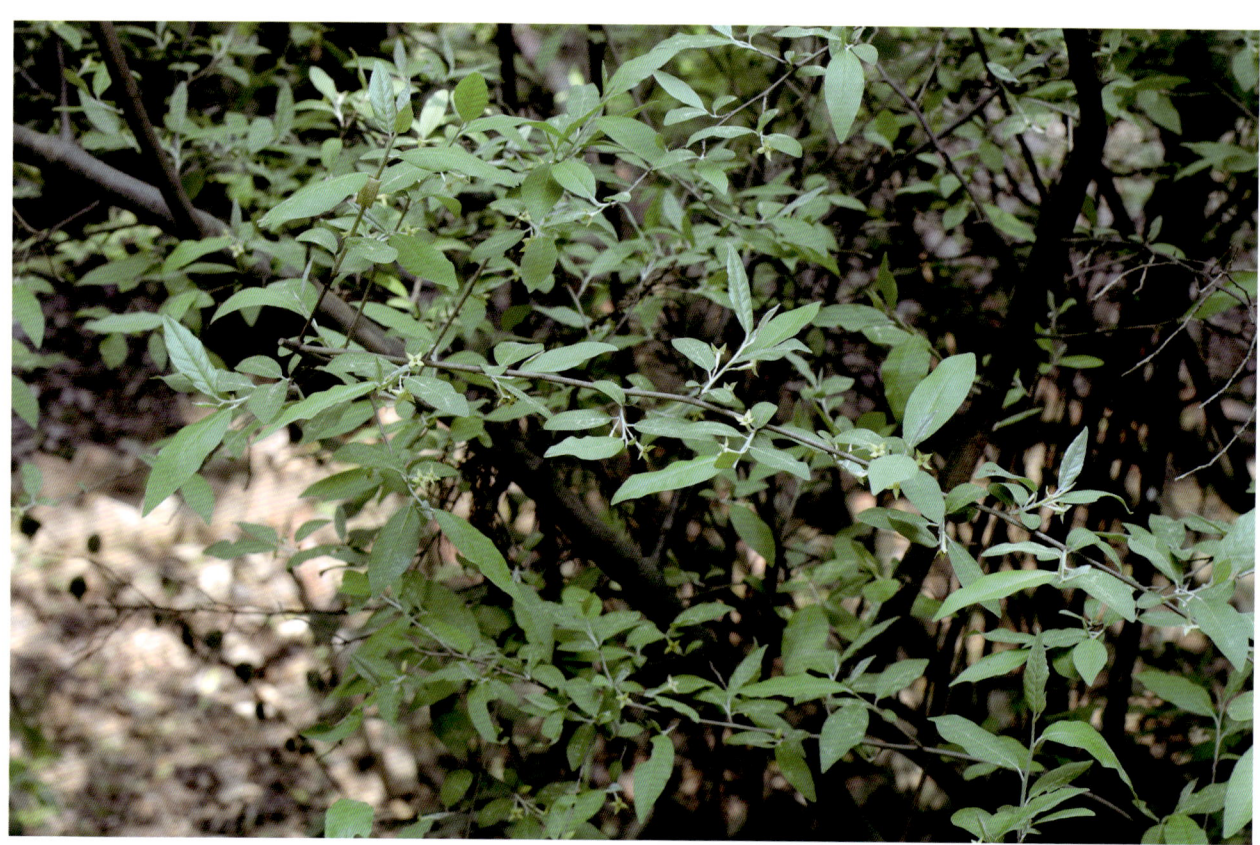

千屈菜科

Vob xangb niul 千屈菜

【Bit hsenb 俗名】对叶菜、对牙菜、铁菱角。

【Dios kob deis 基源】为千屈菜科植物千屈菜 Lythrum salicaria L. 的全草。

【Niangb bet deis 生长环境】生于山沟边、田边湿润处，有栽培。分布于部分苗乡。

【Jox hsub 性味属经】性冷，味苦，属冷药，入热经。

【Qet diel xid 功能主治】功能：hxub kib tat jab 清热解毒，seil hxangd dangf hxangd 凉血止血。主治：mongb niangs od hxangd 内伤吐血，hfak bangb hxangd 血崩，lax nial 溃疡，zal ghad dongk xok 细菌性痢疾。

【Ed not xus 用法用量】内服，煎汤，15～30 g。外用，捣烂敷。

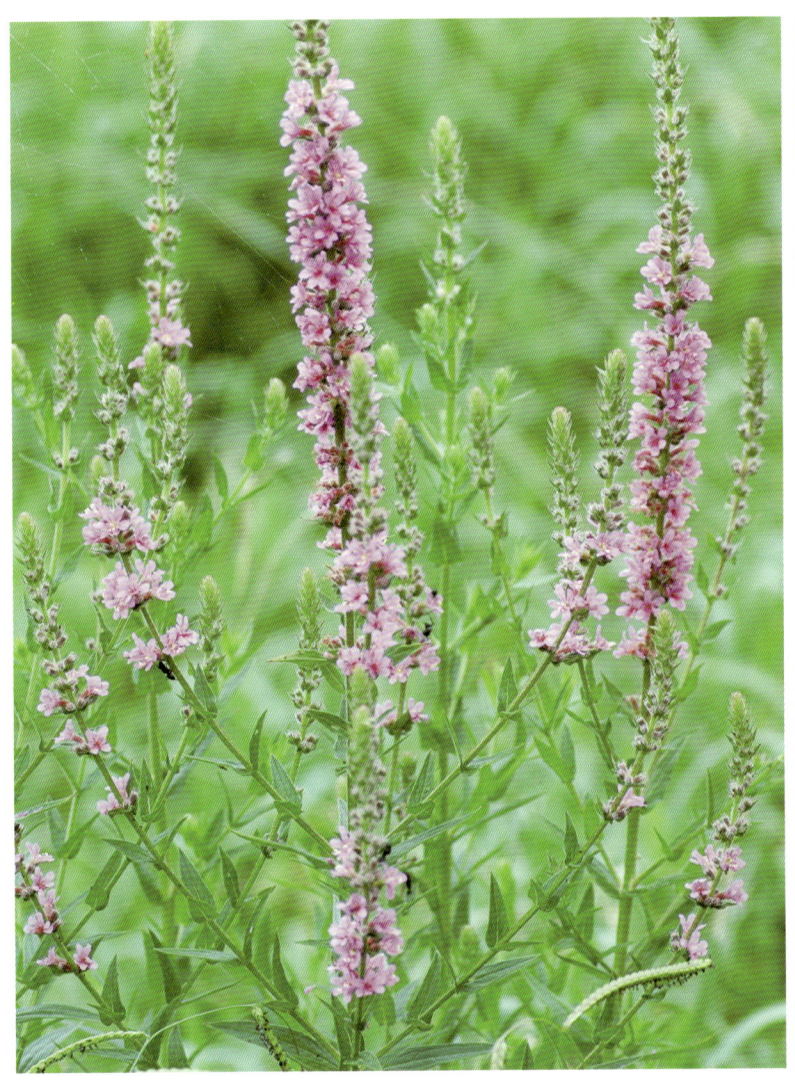
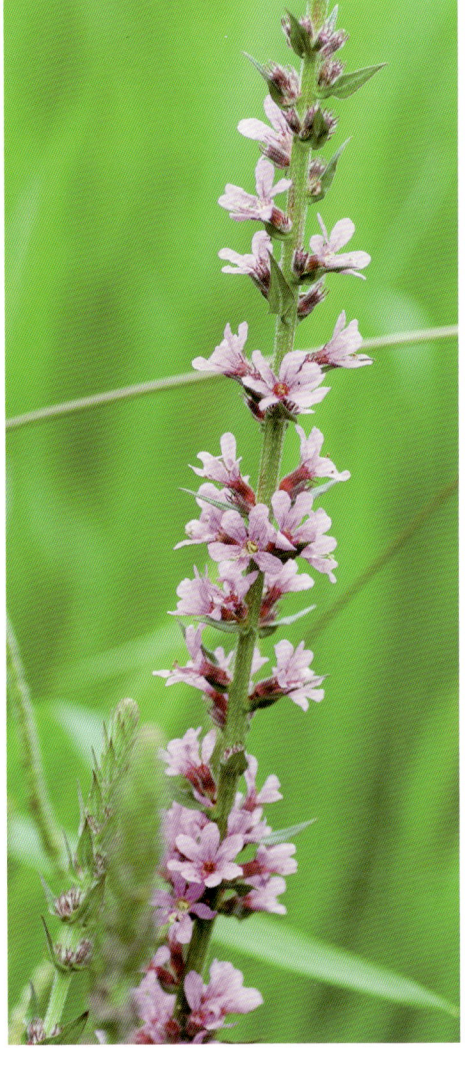

Vob gis eb 水苋菜

【Bit hsenb 俗名】水苋、仙桃草、结筋草、细叶水苋菜。

【Dios kob deis 基源】为千屈菜科植物水苋菜 Ammannia baccifera L. 的全草。

【Niangb bet deis 生长环境】生于沟边、田边湿润处。分布于各地苗乡。

【Jox hsub 性味属经】性冷，味苦涩，属冷药，入热经。

【Qet diel xid 功能主治】功能：hxenk angt dangf mongb 消肿止痛，dangf hxangd hsenk hsongd 止血接骨。主治：lod hsongd 骨折，yens sangb pob mongb 损伤肿痛，mongb niangs od hxangd 内伤吐血，ait gheb bal jid mongb 劳伤疼痛，yens xit lol hxangd 刀伤出血，yens nangb gik 毒蛇咬伤。

【Ed not xus 用法用量】内服，煎汤，15～30 g。外用，捣烂敷。

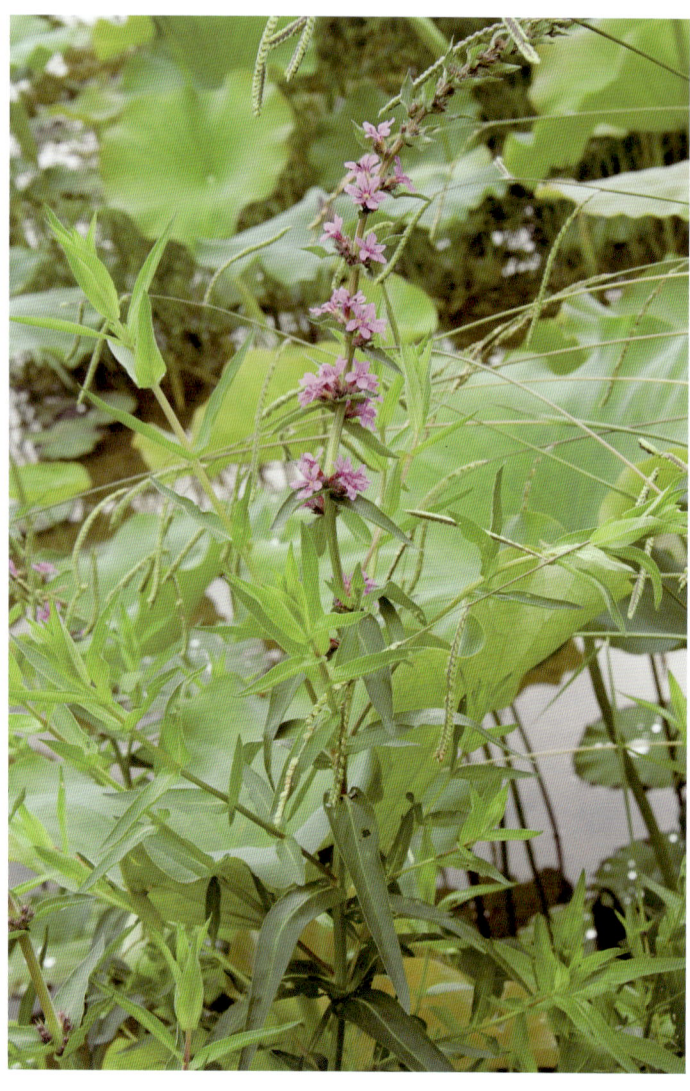 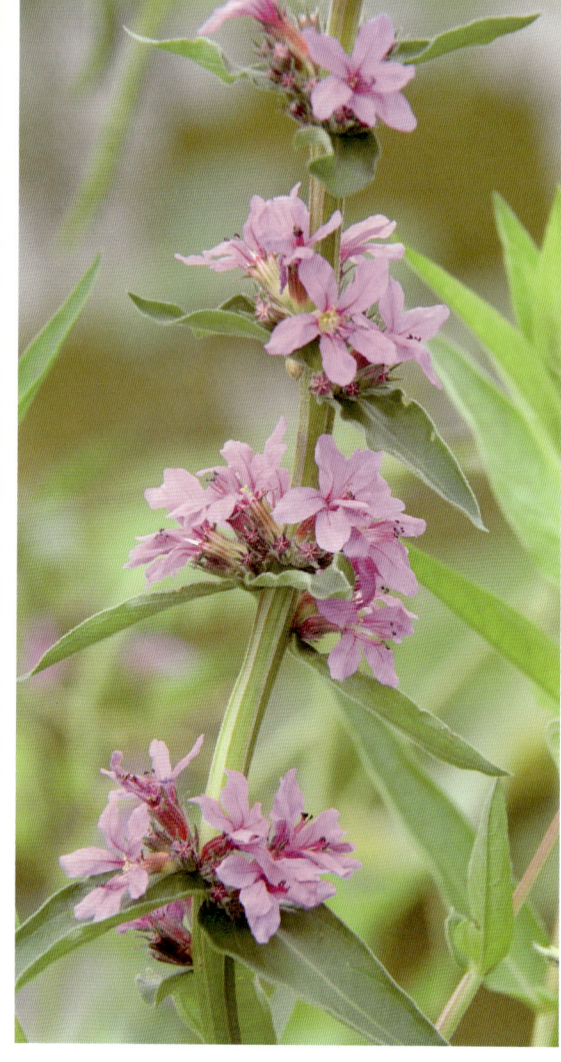

Vob gis eb yut 圆叶节节菜

【Bit hsenb 俗名】水马桑、水豆瓣、水苋菜、圆叶水苋、水冠子菜、肉矮陀陀。

【Dios kob deis 基源】为千屈菜科植物圆叶节节菜 *Rotala rotundifolia*（Buch.-Ham. ex Roxb.）Koehne 的全草。

【Niangb bet deis 生长环境】生于各地水田中、水塘边、山沟潮湿地。分布于部分苗乡。

【Jox hsub 性味属经】性冷，味甘淡，属冷药，入热经。

【Qet diel xid 功能主治】功能：los eb jul xuf 利水除湿，hsot ud vut dangf mongb 调经止痛。主治：pob wux qub 水臌病，ait ngol 咳嗽，ghab naix hmid pob mongb 牙龈肿痛，zaid wel jangx dix bus 乳痈，hsot ud ax jangx hxib 月经不调，hsot ud mongb qub 痛经。

【Ed not xus 用法用量】内服，煎汤，15～25 g。外用，捣烂敷。

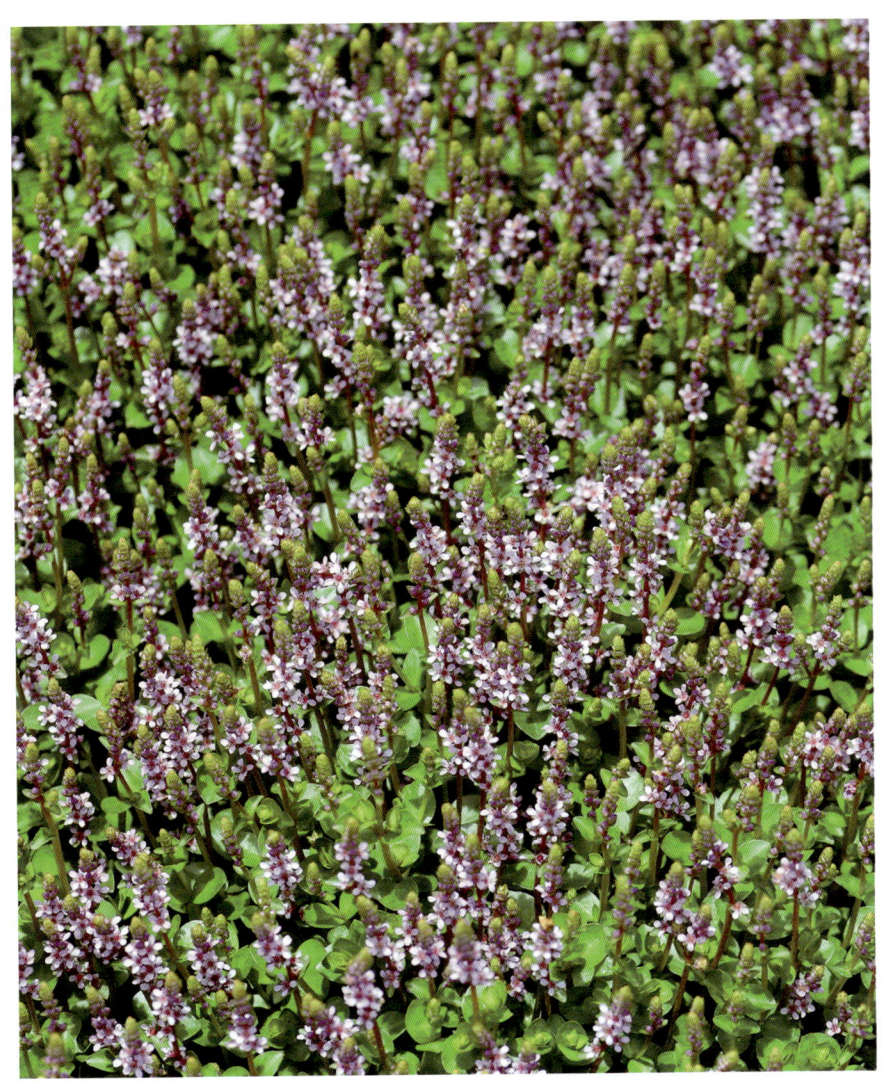
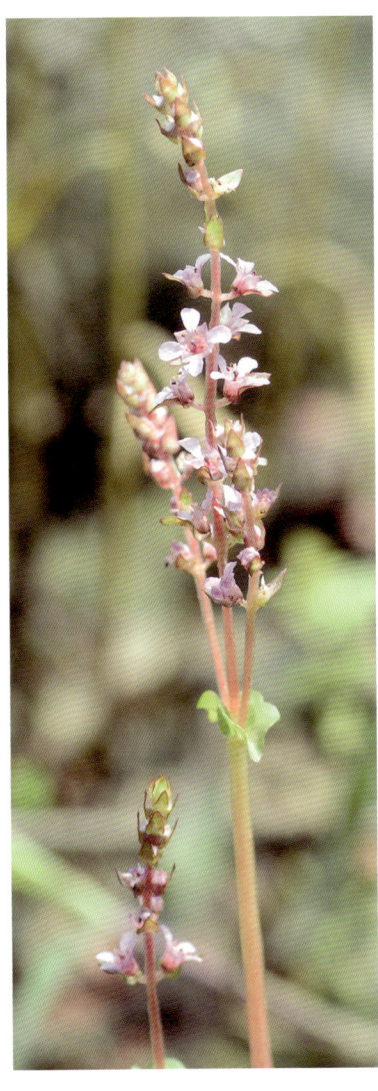

Det bangx dles 紫薇

【Bit hsenb 俗名】红薇花、怕痒树、怕痒花、满堂红、紫梢树、紫薇花、猴郎达树。

【Dios kob deis 基源】为千屈菜科植物紫薇 *Lagerstroemia indica* L. 的花、叶、根。

【Niangb bet deis 生长环境】生于屋边、村边，有栽培。分布于部分苗乡。

【Jox hsub 性味属经】性冷，味酸，属冷药，入热经。

【Qet diel xid 功能主治】功能：hxub kib tat jab 清热解毒，hxenk angt dangf mongb 消肿止痛，seil hxangd dangf hxangd 凉血止血。

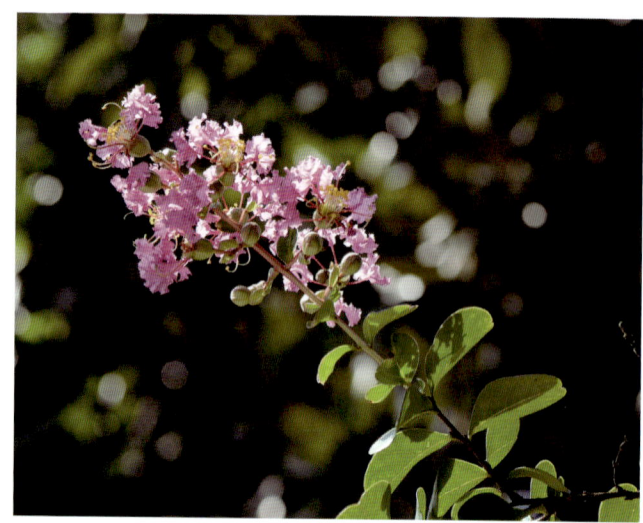

主治：yens xit lol hxangd 刀伤出血，mongb hmid 牙痛，xit daib bangb hxangd 产后血崩，gangb daid eb 湿疹，jangx ghab dliax gangb 毒疮，zal ghad dongk dlub 白痢。

【Ed not xus 用法用量】内服，煎汤，15～20 g。外用，研末调敷或煎水洗。

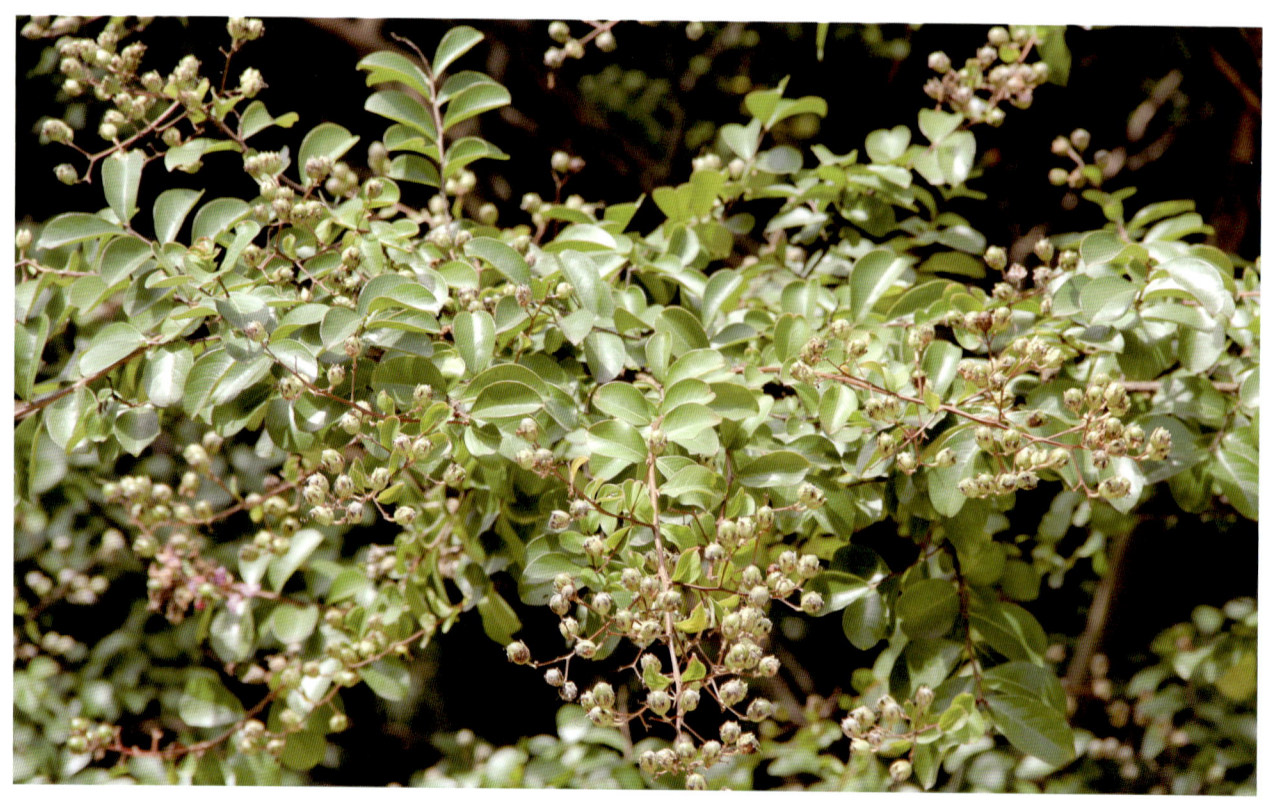

石榴科

Zend lot ongt 石榴

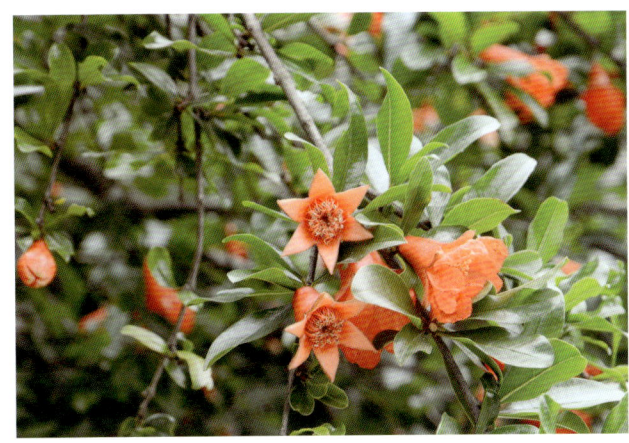

【Bit hsenb 俗名】西榴、金庞、榍榴、酸榴、木若榴、安石榴。

【Dios kob deis 基源】为石榴科植物石榴 Punica granatum L. 的果皮、根、花、叶。

【Niangb bet deis 生长环境】为水果作物，有栽培。分布于部分苗乡。

【Jox hsub 性味属经】性热，味酸涩，属热药，入冷经。

【Qet diel xid 功能主治】功能：seil hxangd dangf hxangd 凉血止血，hxub hvuk dangf zal 收敛止泻，dib gangb 杀虫。主治：ngol lol hxangd 咳血，od hxangd 吐血，los link ghongd 吊小舌，diuf nius vib 肾结石，gangb jongb jangx 蛔虫病，dlif ghab neib ghangb 脱肛，gangb vas ghed dlot 牛皮癣。

【Ed not xus 用法用量】内服，煎汤，15～25 g；或捣汁饮。外用，研末调敷或捣汁涂。

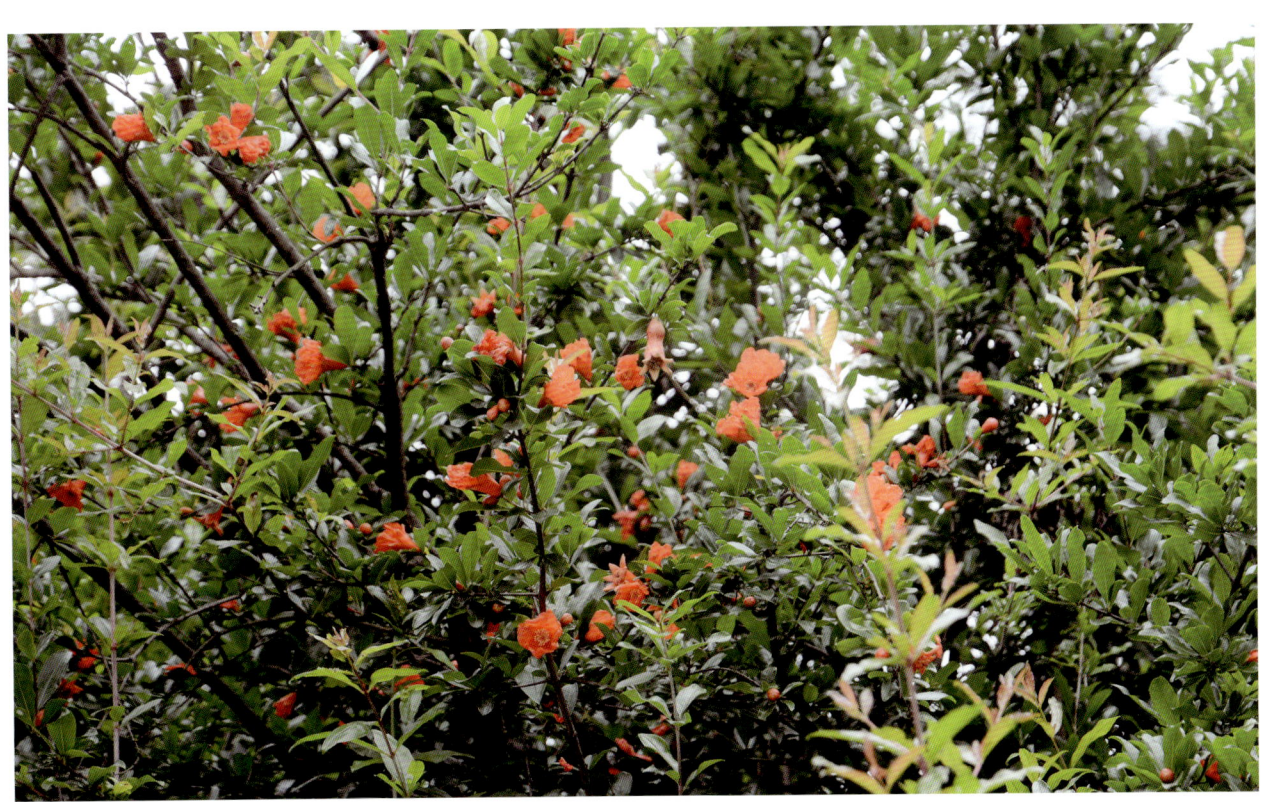

Zend ongt xongf 重瓣石榴

【Bit hsenb 俗名】西榴、白石榴、安石榴、酸石榴。

【Dios kob deis 基源】为石榴科植物重瓣石榴 *Punica granatum* L. var. *pleniflora* Hayne. 的果皮、根。

【Niangb bet deis 生长环境】为水果作物，有栽培。分布于部分苗乡。

【Jox hsub 性味属经】性热，味酸涩，属热药，入冷经。

【Qet diel xid 功能主治】功能：seil hxangd dangf hxangd 凉血止血，hxub hvuk dangf zal 收敛止泻，dib gangb 杀虫。主治：diuf nius vib 肾结石，od hxangd 吐血，los link ghongd 吊小舌，khangd naix ongd hsongd 中耳炎，kib eb kib dul 水火烫伤，dlif ghab neib ghangb 脱肛，gangb vas ghed dlot 牛皮癣。

【Ed not xus 用法用量】内服，煎汤，15～25 g；或捣汁饮。外用，研末调敷或捣汁涂。

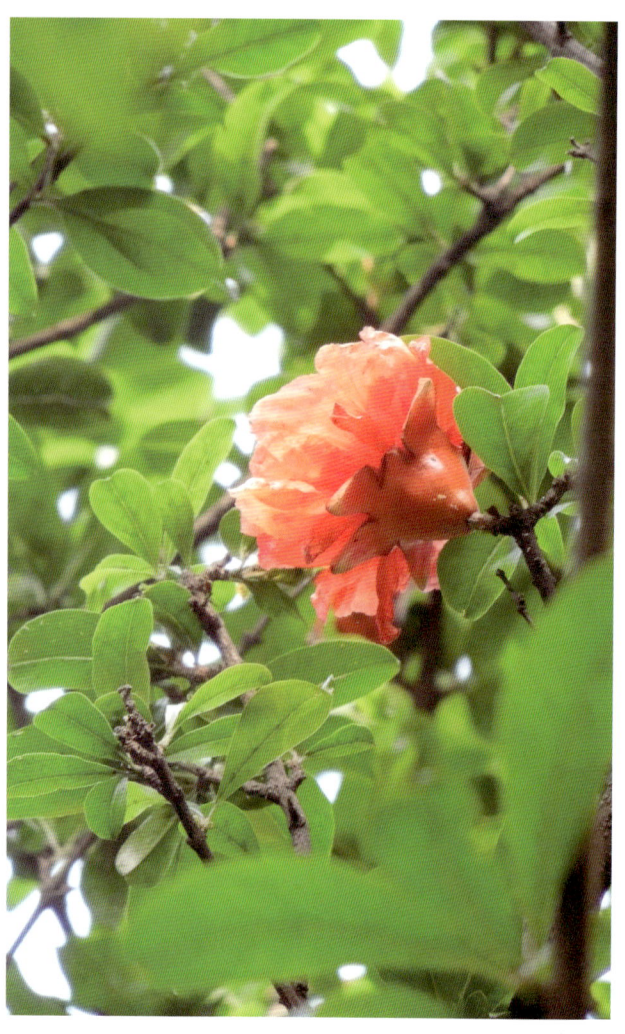
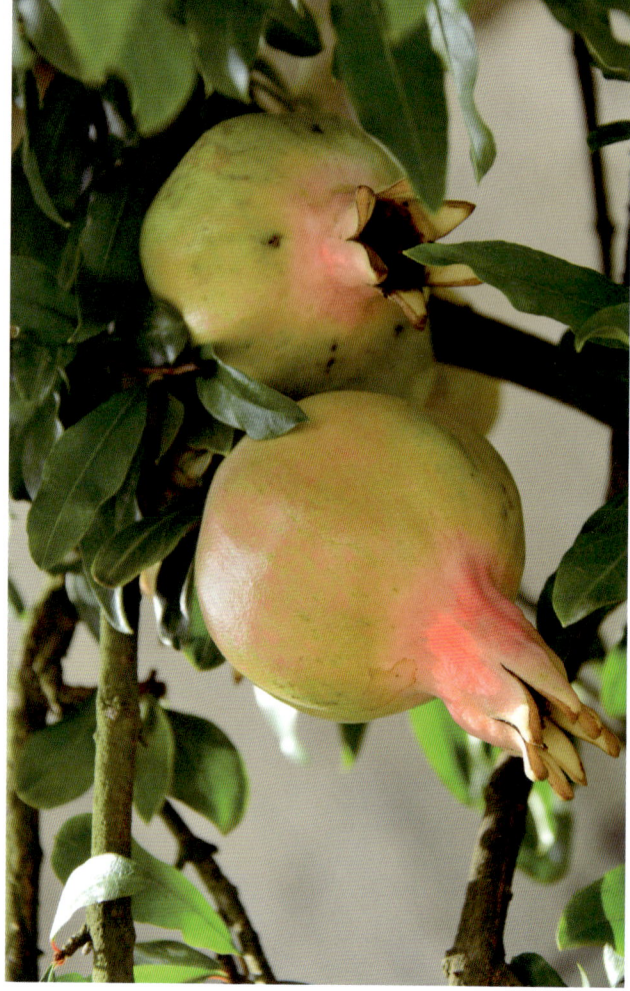

珙桐科

Det def dlongx 珙桐

【Bit hsenb 俗名】 红桐、水梨子、大叶珙桐。

【Dios kob deis 基源】 为珙桐科植物珙桐 *Davidia involucrata* Baill. 的根皮。

【Niangb bet deis 生长环境】生于山坡杂木林中。分布于部分苗乡。

【Jox hsub 性味属经】性冷，味苦涩，属冷药，入热经。

【Qet diel xid 功能主治】功能：seil hxangd dangf hxangd 凉血止血，hxub hvuk dangf zal 收敛止泻。主治：ngol lol hxangd 咳血，od hxangd 吐血，zal ghad dongk xok 细菌性痢疾。

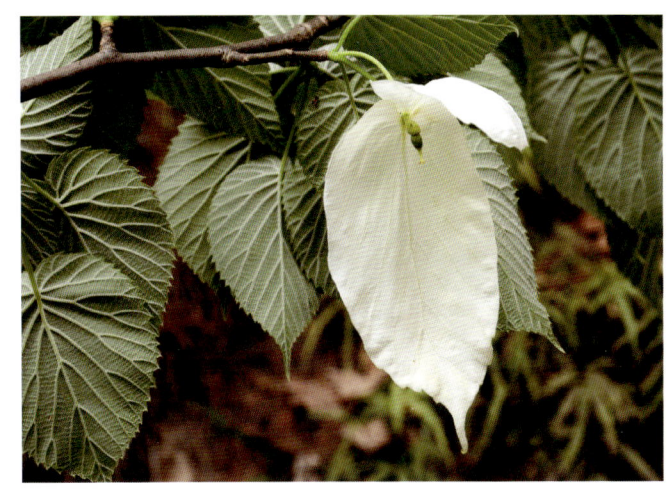

【Ed not xus 用法用量】内服，煎汤，15～25 g；或入丸、散剂。

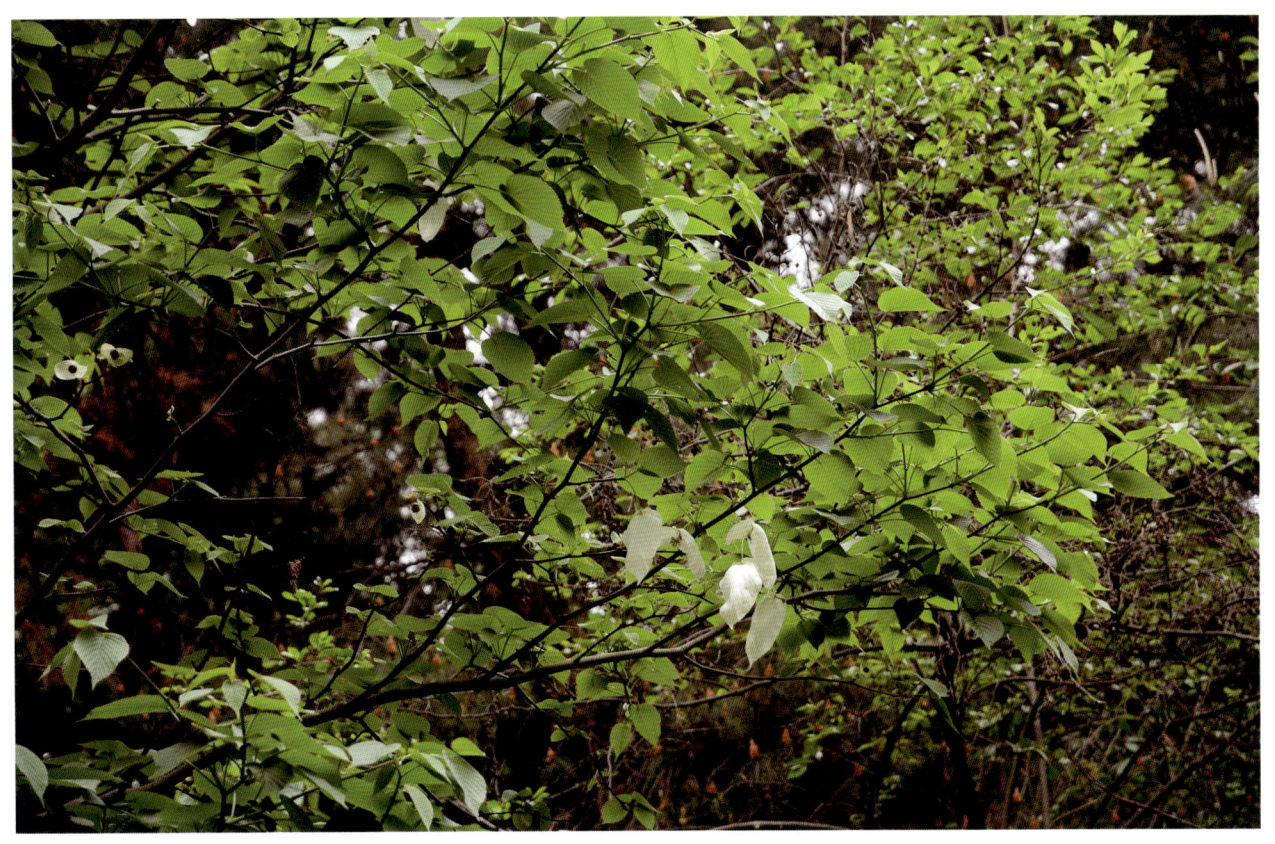

Det lef hlieb 喜树

【Bit hsenb 俗名】水栗、千丈树、千张树、水枫香、水桐树、天梓树、旱莲子。

【Dios kob deis 基源】为珙桐科植物喜树 *Camptotheca acuminata* Decne. 的果实或根。

【Niangb bet deis 生长环境】生于山林中。分布于部分苗乡。

【Jox hsub 性味属经】性冷，味苦涩，属冷药，入热经。有毒。

【Qet diel xid 功能主治】功能：hxenk angt dangf mongb 消肿止痛，langl ngaif 抗癌。主治：pob jangx ves 肿瘤，dliangb hek hxangd 白血病，gangb vas ghed dlot 牛皮癣，gangb lax bus 疮痈。

【Ed not xus 用法用量】内服，煎汤，15～25 g，干果 5～15 g；取皮熬制成膏治癣。

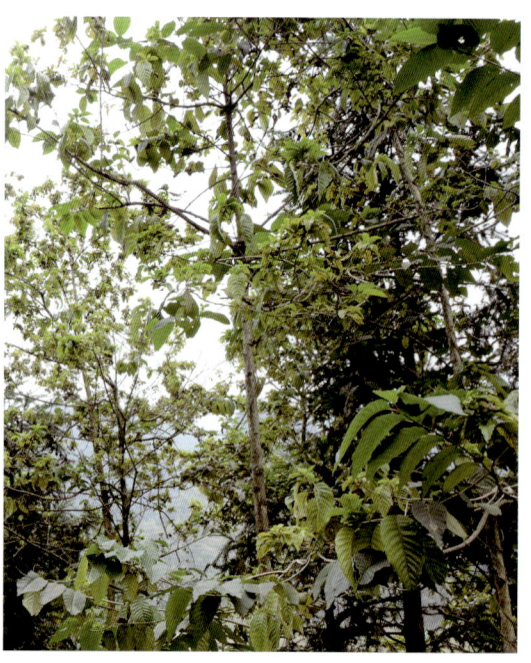

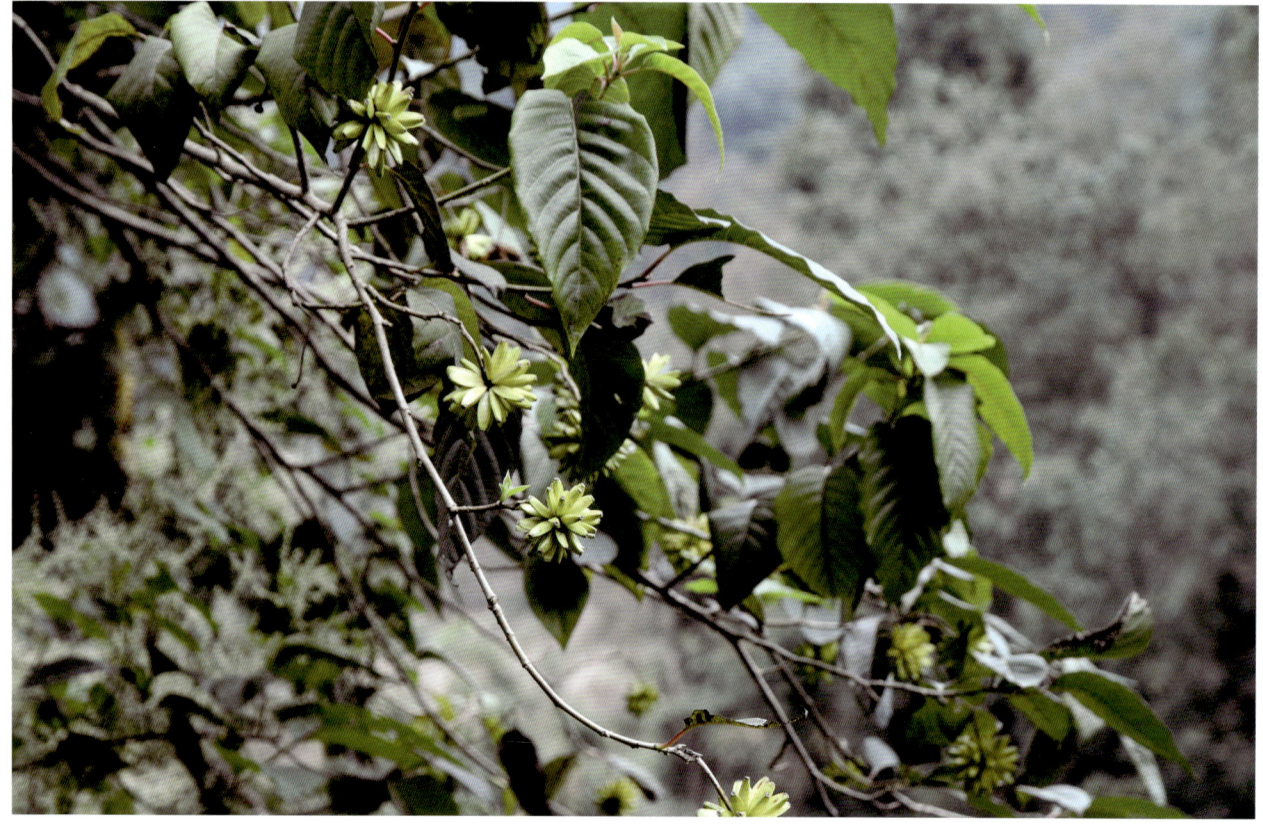

八角枫科

Det diel bad 八角枫

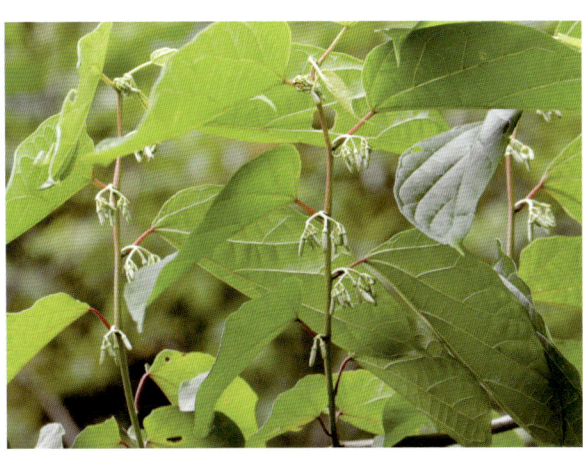

【Bit hsenb 俗名】瓜木、万字格、五角枫、白龙须、白荆条、白腊金、包子树。

【Dios kob deis 基源】为八角枫科植物八角枫 *Alangium chinense*（Lour.）Harms 的根、须根、花。

【Niangb bet deis 生长环境】生于山区灌木丛中、疏林下。分布于各地苗乡。

【Jox hsub 性味属经】性热，味辛，属热药，入冷经。须根有大毒。

【Qet diel xid 功能主治】功能：hxub jent tongb hxud 祛风通络，tat jit hxangd dangf hxangd 散瘀止血。主治：dliangd bil dib sangb 跌打损伤，yens jent mongb hsongd 风湿骨痛，yens jent juk jik 风湿麻木，ait gheb bal jid mongb diub 劳伤腰痛，hvangb jid zeib ghangb 半身不遂，yens jent zeib ghangb 风湿瘫痪。

【Ed not xus 用法用量】内服，煎汤，须根 3～5 g，根 10～15 g；或浸酒饮。外用，煎水熏洗。

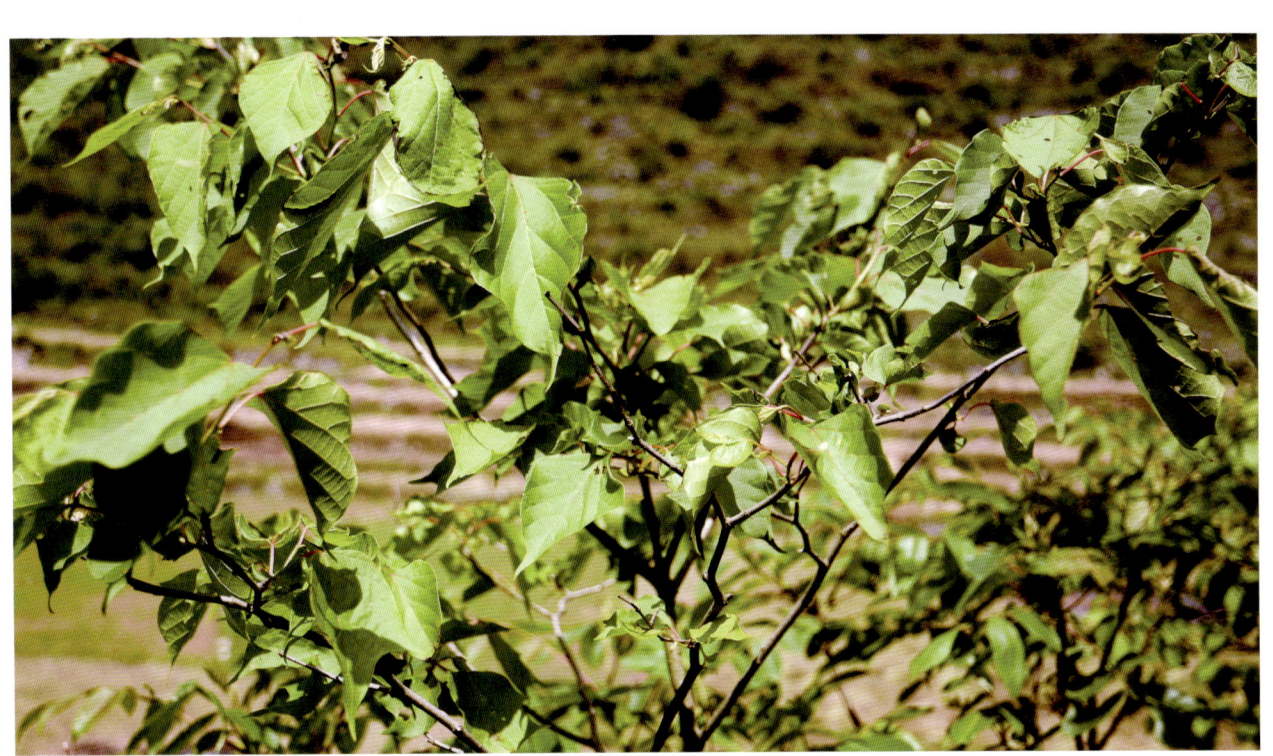

Det diel bad yut 小花八角枫

【Bit hsenb 俗名】八角枫、小包子树、二株葫芦。

【Dios kob deis 基源】为八角枫科植物小花八角枫 *Alangium faberi* Oliv. 的花、根皮。

【Niangb bet deis 生长环境】生于杂木林间、灌木丛中。分布于各地苗乡。

【Jox hsub 性味属经】性热，味辛，属热药，入冷经。须根有大毒。

【Qet diel xid 功能主治】功能：hxub jent tongb hxud 祛风通络，tat jit hxangd dangf hxangd 散瘀止血。主治：yens jent mongb hsongd 风湿骨痛，dliangd bil dib sangb 跌打损伤，yens jent juk jik 风湿麻木，hvangb jid zeib ghangb 半身不遂，yens xit lol hxangd 刀伤出血。

【Ed not xus 用法用量】内服，煎汤，须根3～5g，根10～15g；或浸酒饮。外用，煎水熏洗。

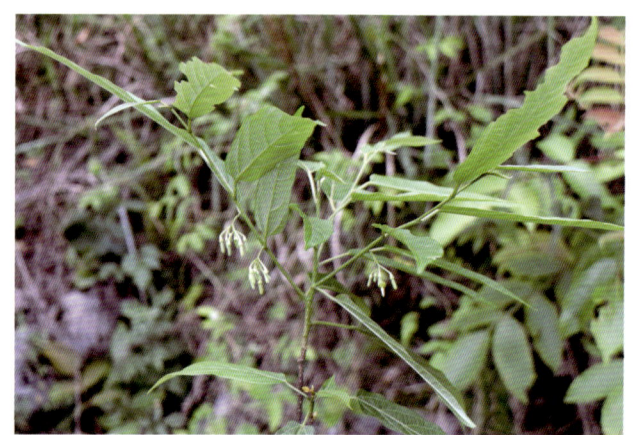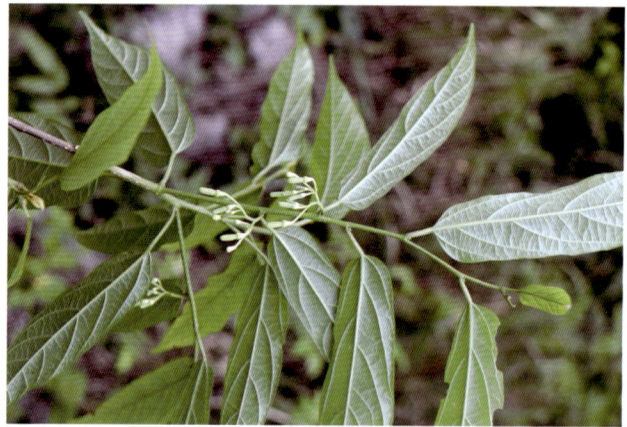

Det wid jenl 瓜木

【Bit hsenb 俗名】木八角、白筋条、华瓜木、包子树、白锦条、麻桐树、白花瓜木。

【Dios kob deis 基源】为八角枫科植物瓜木 *Alangium platanifolium* (Sieb. et Zucc.) Harms 的根皮。

【Niangb bet deis 生长环境】生于低山河谷土壤肥沃疏松地区。分布于各地苗乡。

【Jox hsub 性味属经】性热，味辛酸，属热药，入冷经。

【Qet diel xid 功能主治】功能：hxub jent tongb hxud 祛风通络，tat jit hxangd dangf mongb 散瘀止痛。主治：yens xit lol hxangd 刀伤出血，dliangd bil dib sangb 跌打损伤，yens jent mongb hsongd 风湿骨痛，lol hxangd nais 鼻衄。

【Ed not xus 用法用量】内服，煎汤，13～25g；或浸酒饮。外用，捣烂敷或煎水洗。

使君子科

Det dib gangb 使君子

【Bit hsenb 俗名】五棱子、史君子、冬均子、索子果、留球子、病柑子。

【Dios kob deis 基源】为使君子科植物使君子 Quisqualis indica L. 的根、叶、果实。

【Niangb bet deis 生长环境】生于山间灌木丛中、林缘，有栽培。分布于部分苗乡。

【Jox hsub 性味属经】性热，味甘辛，属热药，入冷经。有毒。

【Qet diel xid 功能主治】功能：dib gangb 杀虫，tiod nat dlax lot gad 健脾开胃。主治：mongb qub 腹痛，dit qub 腹胀，ax ghangb lot gad 食欲

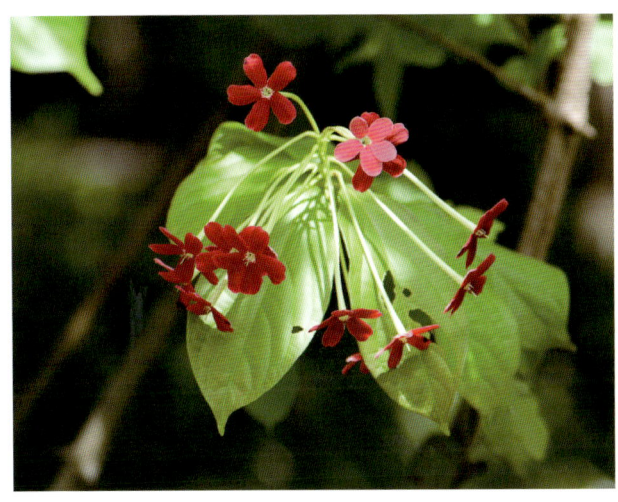

不振，gangb jongb jangx 蛔虫病，jib daib ngas naix mais 小儿疳积，mongb gangb hmid 虫牙痛。

【Ed not xus 用法用量】内服，煎汤，10～15 g；或入丸、散剂。外用，煎水含漱。

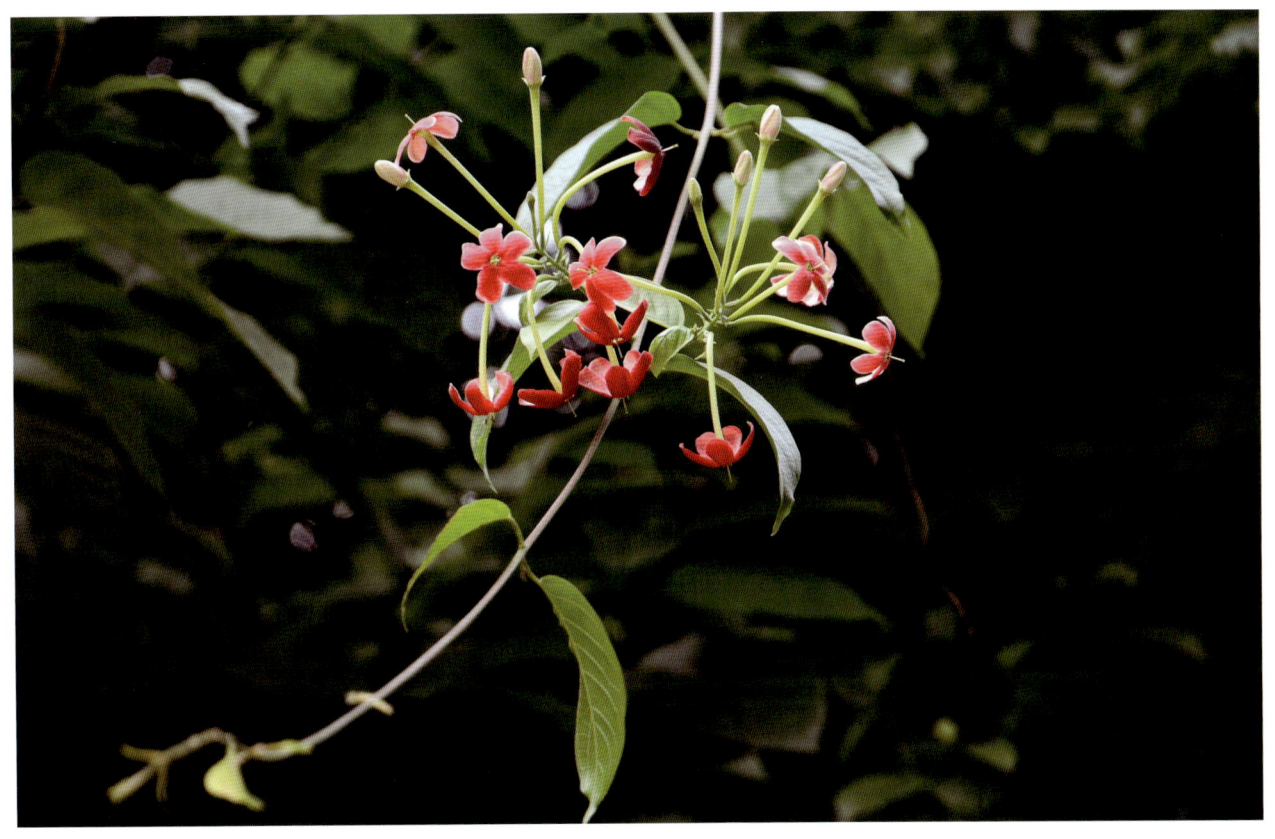

桃金娘科

Det hfab hxangt 赤楠

【Bit hsenb 俗名】山石榴、山乌珠、瓜子柴、牛金子、鱼鳞木、细叶紫陵树。

【Dios kob deis 基源】为桃金娘科植物赤楠 *Syzygium buxifolium* Hook. et Arn. 的根或根皮。

【Niangb bet deis 生长环境】生于坡塝疏林间、灌木丛中、峡谷溪旁。分布于部分苗乡。

【Jox hsub 性味属经】性平，味甘涩，属冷热两经药，入两经。

【Qet diel xid 功能主治】功能：tiod nat los net 健脾利湿，tat jit hxangd hxenk angt 散瘀消肿。主治：pob wox 浮肿，dliangd bil dib sangb 跌打损伤，kib eb kib dul 水火烫伤。

【Ed not xus 用法用量】内服，煎汤，25～30 g。外用，捣烂敷或研末调敷。

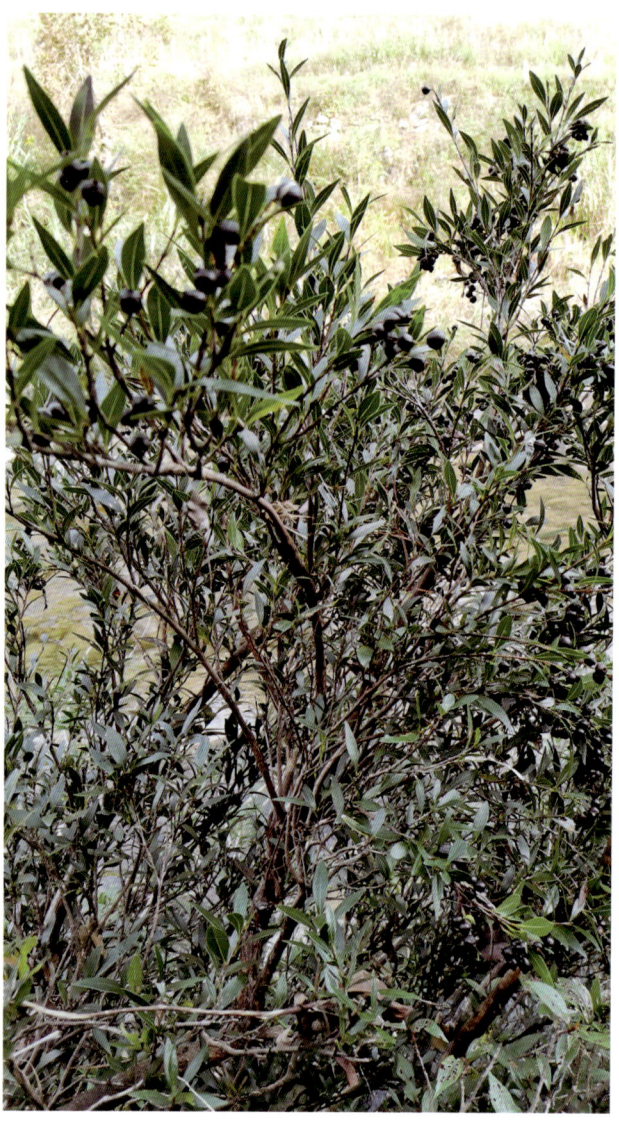
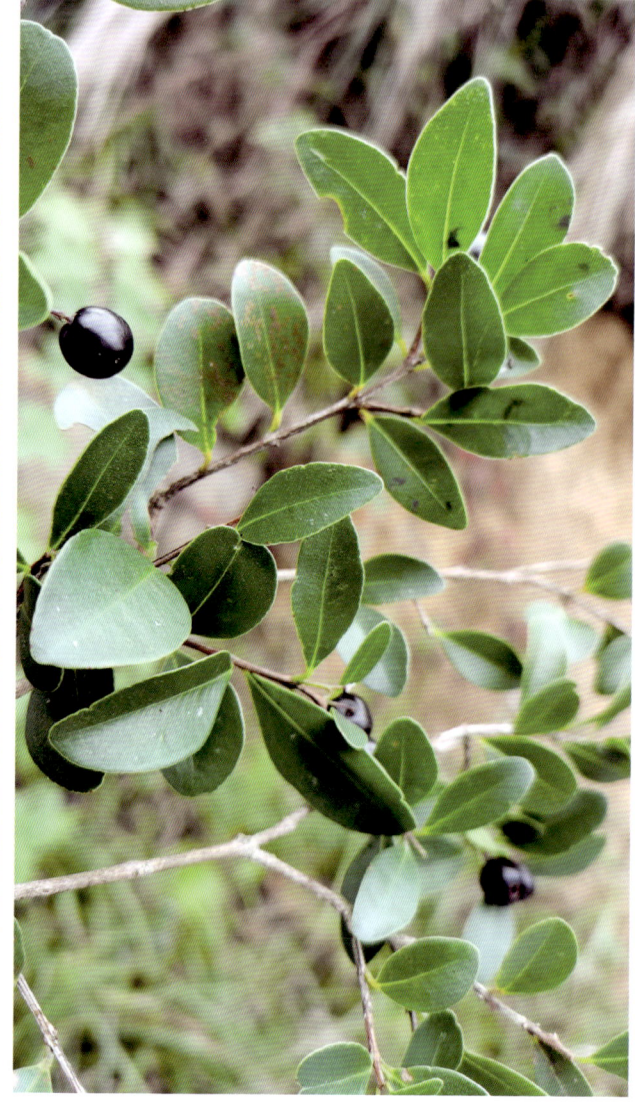

Det xeed ninx 桃金娘

【Bit hsenb 俗名】山苍、当犁、桃娘、唐莲、山多奶、乌肚子、苏圆子。

【Dios kob deis 基源】为桃金娘科植物桃金娘 *Rhodomyrtus tomentosa*（Ait.）Hassk.的全株。

【Niangb bet deis 生长环境】生于小山包、坡塝上。分布于各地苗乡。

【Jox hsub 性味属经】性平，味甘涩，属冷热两经药，入两经。

【Qet diel xid 功能主治】功能：yis hxangd vut bongt ait gheb 养血益气，seil hxangd dangf hxangd 凉血止血。主治：mongb khob 头痛，xus hxangd 贫血，ait gheb bal jid ngol hxangd 劳伤咳血，yens xit lol hxangd 刀伤出血，kib eb kib dul 水火烫伤，xud ghad hxangd 便血，dix khangd ghad angt mongb 痔疮肿痛。

【Ed not xus 用法用量】内服，煎汤，15～25 g。外用，捣烂敷或烧存性研末调敷。

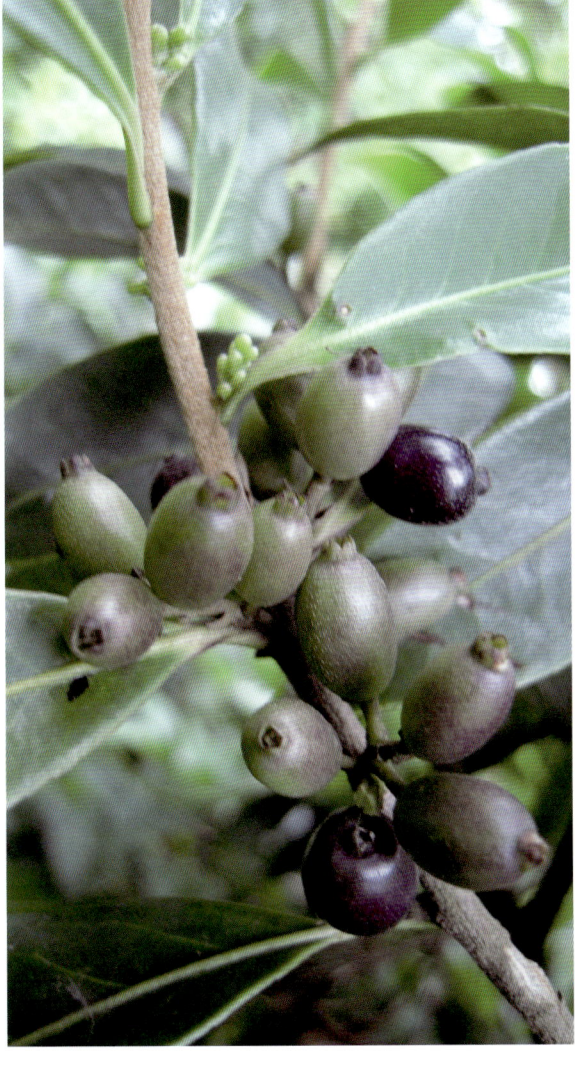
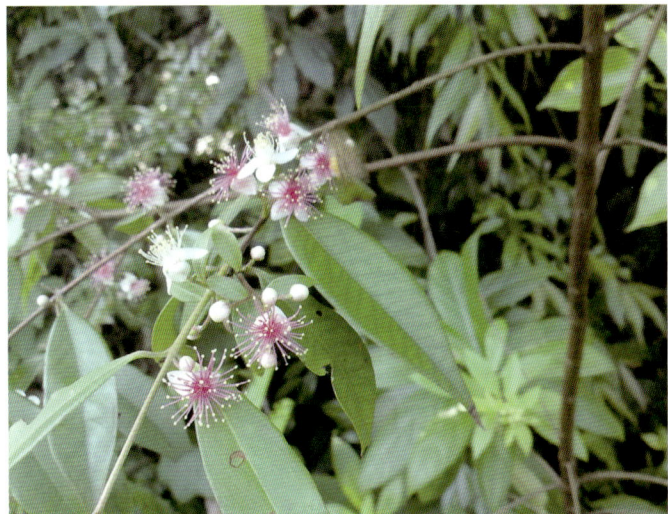
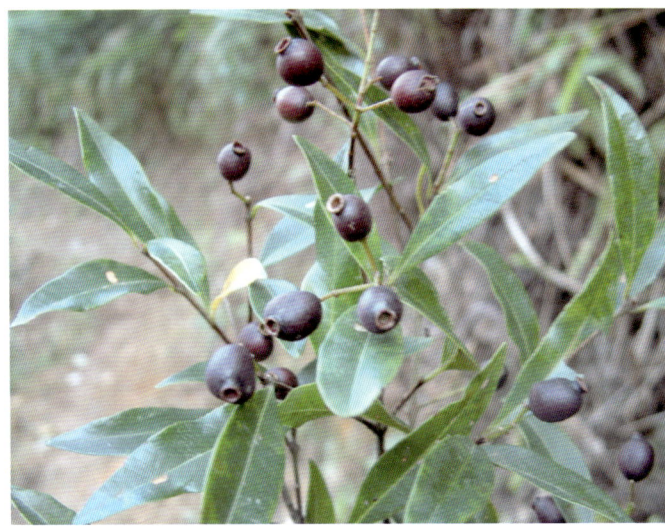

Det ngais 桉

【Bit hsenb 俗名】玉树、桉叶、大叶桉、风吹柳、灰杨柳、杨草果树。

【Dios kob deis 基源】为桃金娘科植物桉 *Eucalyptus robusta* Smith 的叶。

【Niangb bet deis 生长环境】生于低山地区坡塝土壤较深厚处。分布于部分苗乡。

【Jox hsub 性味属经】性冷，味苦辛，属冷药，入热经。

【Qet diel xid 功能主治】功能：hxub kib tat jab 清热解毒，hxub jent dangf mongb 祛风止痛。主治：mangb hfud 感冒，mongb ghut hsongd 关节痛，yens jent mongb 风湿痛，kib eb kib dul 水火烫伤，gangb daid eb 湿疹。

【Ed not xus 用法用量】内服，煎汤，10～20 g。外用，研末撒或敷。

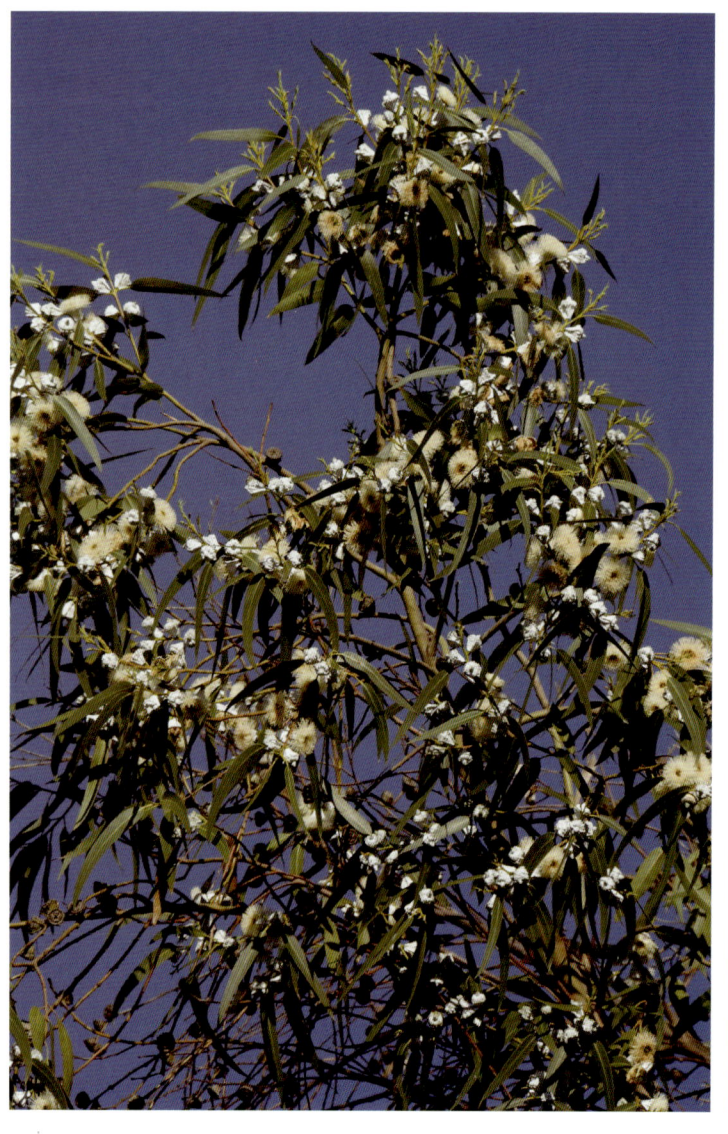
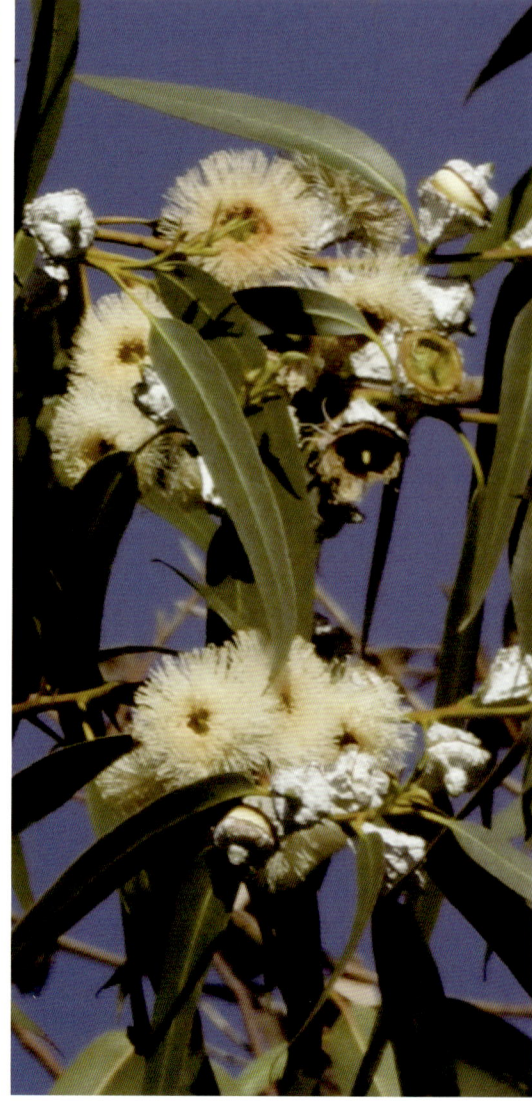

Det ngais yut 蓝桉

【Bit hsenb 俗名】桉树叶、灰叶桉、灰杨柳、油加利、郁加利、大叶桉树。

【Dios kob deis 基源】为桃金娘科植物蓝桉 *Eucalyptus globulus* Labill. 的叶。

【Niangb bet deis 生长环境】生于低山地区坡塝疏林地上。分布于部分苗乡。

【Jox hsub 性味属经】性冷，味苦辛，属冷药，入热经。

【Qet diel xid 功能主治】功能：hxub kib dangf mongb 解热止痛，hxub jent tat jab 祛风解毒。主治：mangb hfud 感冒，yens jent mongb 风湿痛，mongb git ghab naix 腮腺炎，mongb ghad nial mais 火眼，kib eb kib dul 水火烫伤，cad wal od nul 膀胱炎，zal ghad dongk xok 细菌性痢疾。

【Ed not xus 用法用量】内服，煎汤，15～30 g。外用，研末敷。

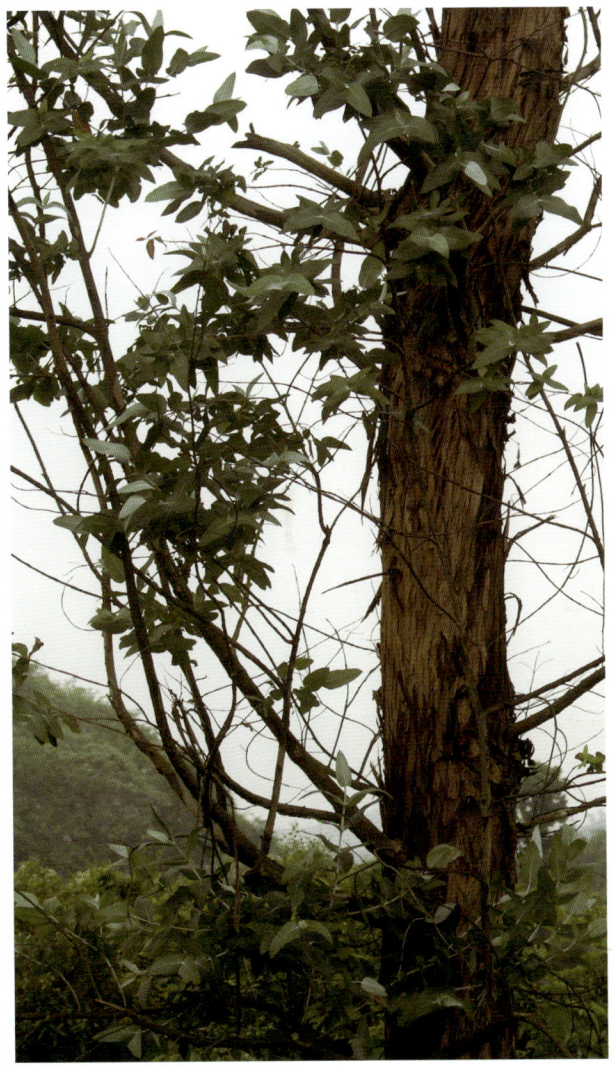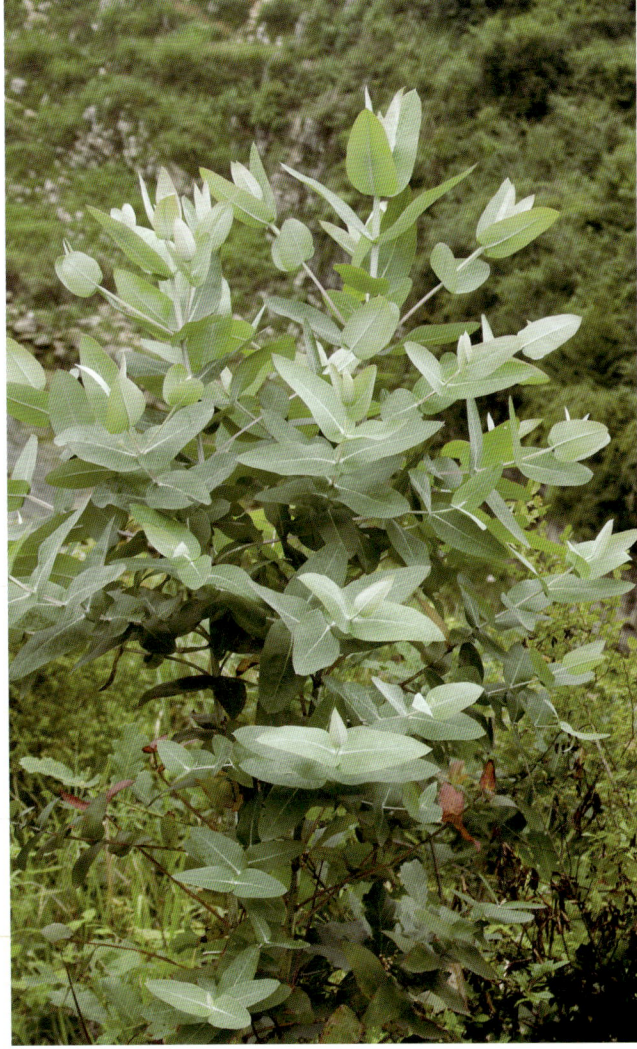

野牡丹科

Vob qend niel 野牡丹

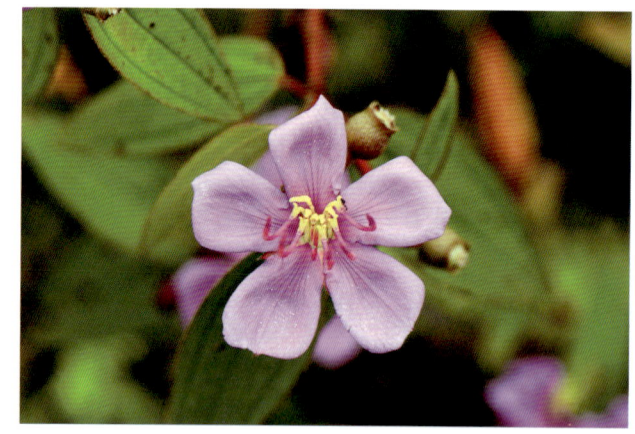

【Bit hsenb 俗名】山石榴、老虎杆、毛张口、金鸡腿、活血丹、倒提壶、猪母草。

【Dios kob deis 基源】为野牡丹科植物野牡丹 *Melastoma candidum* D. Don 的全株。

【Niangb bet deis 生长环境】生于荒山草坡上、疏林地中。分布于各地苗乡。

【Jox hsub 性味属经】性冷，味酸涩，属冷药，入热经。

【Qet diel xid 功能主治】功能：hxub kib tat jab 清热解毒，ves hxangd tat jit hxangd 活血化瘀。主治：dliangd bil did sangb 跌打损伤，ax lol eb wel 乳汁不通，vangl dail ongd hsongd 子宫炎，ghut hsongb angt mongd 关节肿痛，dix gangb 疔疮，zal ghad dongk xok 细菌性痢疾。

【Ed not xus 用法用量】内服，煎汤，15～25 g。外用，捣烂敷。

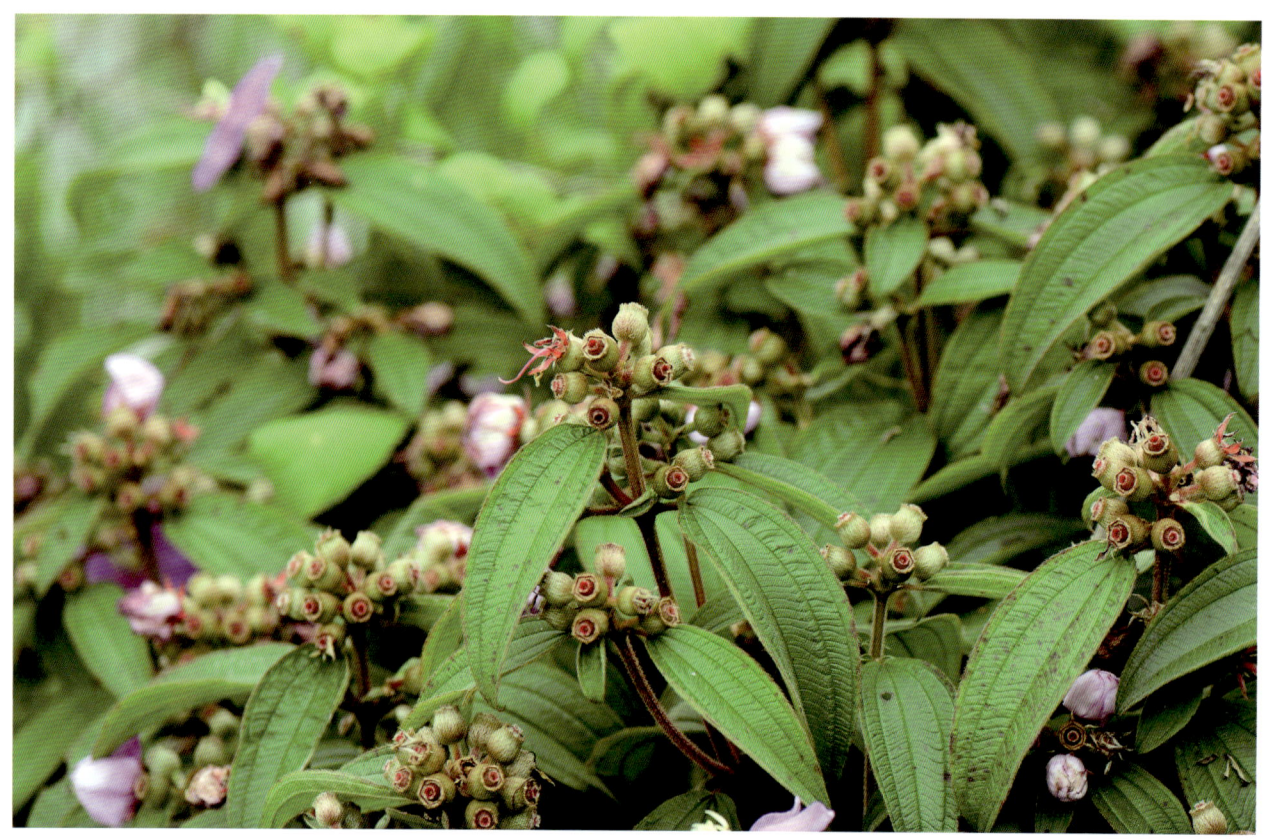

Vob qend niel mif 多花野牡丹

【Bit hsenb 俗名】金石榴、活血丹、砸口巴、炸腰果、土野牡丹、野广石榴。

【Dios kob deis 基源】为野牡丹科植物多花野牡丹 *Melastoma affine* D. Don 的全株。

【Niangb bet deis 生长环境】生于荒野中、山坡上、路旁。分布于各地苗乡。

【Jox hsub 性味属经】性冷，味酸涩，属冷药，入热经。

【Qet diel xid 功能主治】功能：seil hxangd dangf hxangd 凉血止血，yangx gad los gangd 消食化积，hxub hvuk dangf zal 收敛止泻。主治：dliangd bil dib sangb 跌打损伤，yens xit lol hxangd 刀伤出血，yens pot bangd 枪伤，vangl dail ongd hsongd 子宫炎，ax lol eb wel 乳汁不通，mongb qub zal ghad 腹痛腹泻。

【Ed not xus 用法用量】内服，煎汤，25～30 g。外用，捣烂敷或研末撒。

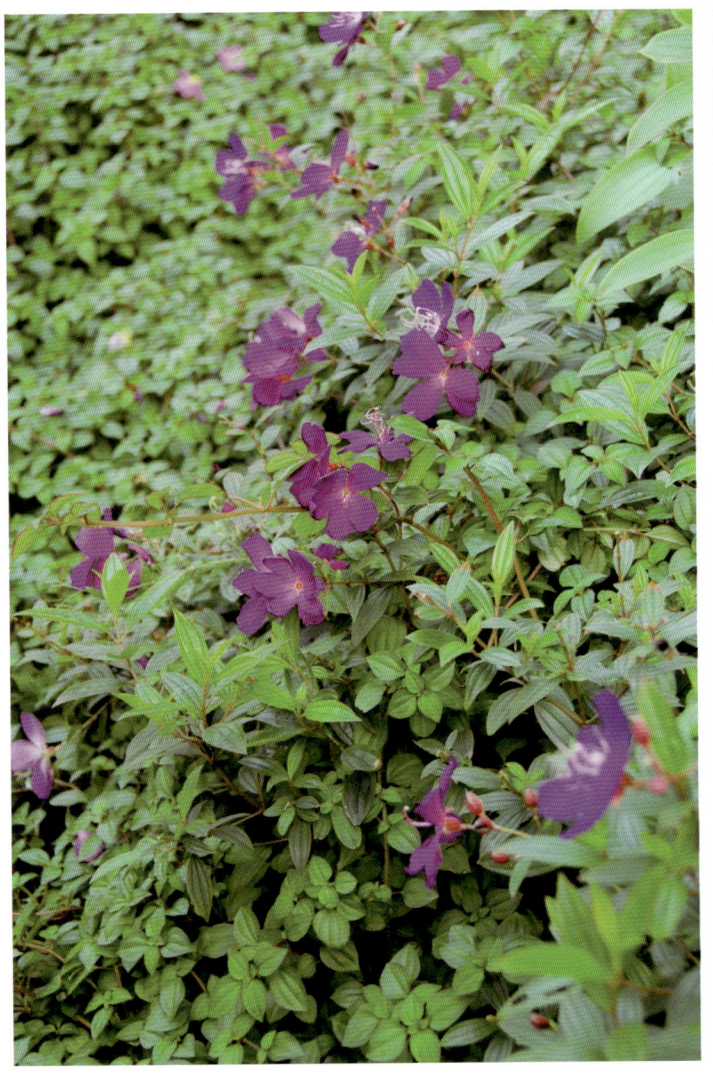
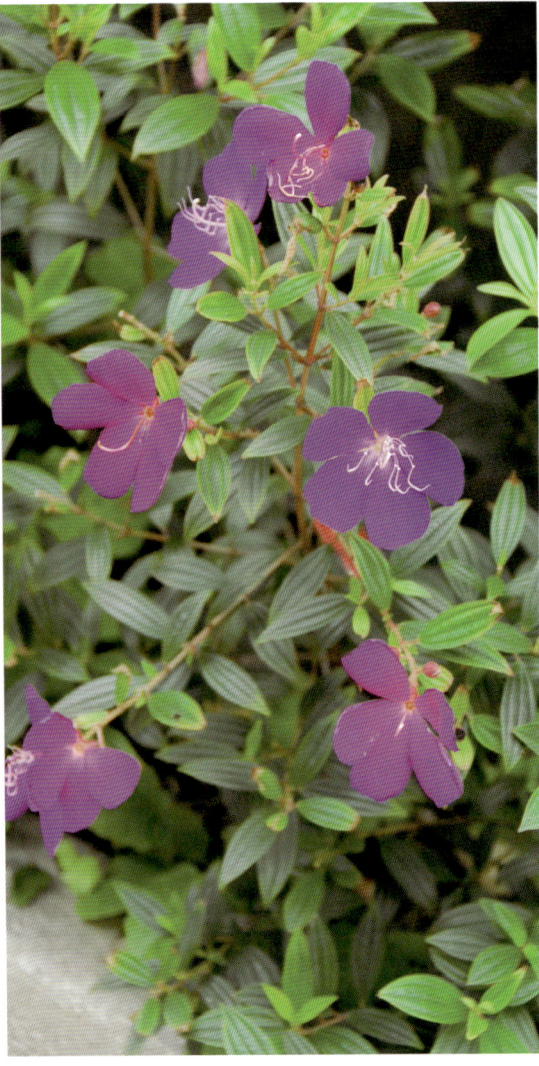

Vob qend niel yut 展毛野牡丹

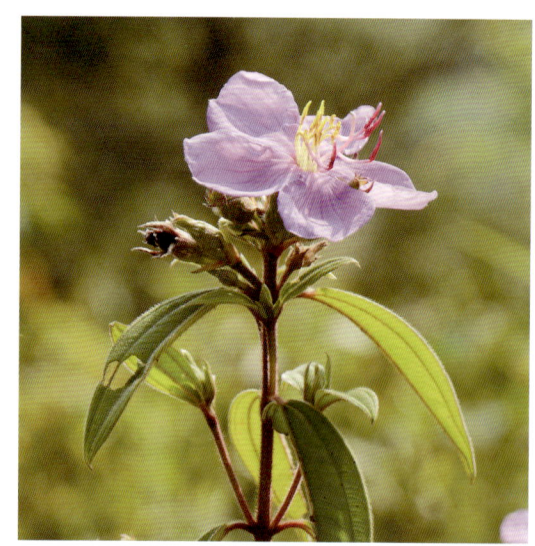

【Bit hsenb 俗名】石老虎、豹牙狼、假豆蔻、肖野牡丹。

【Dios kob deis 基源】为野牡丹科植物展毛野牡丹 *Melastoma normale* D. Don 的全株。

【Niangb bet deis 生长环境】生于灌木林间、山坡草丛中。分布于部分苗乡。

【Jox hsub 性味属经】性平，味甘微酸，属冷热两经药，入两经。

【Qet diel xid 功能主治】功能：seil hxangd dangf hxangd 凉血止血，hxub hvuk dangf zal 收敛止泻。主治：yens xit lol hxangd 刀伤出血，yens niangs lol hxangd 内伤出血，ait gheb bal jid 劳伤，ait ngol 咳嗽，xit daib jit hxangd mongb qub 产后瘀血腹痛，zal ghad dongk xok 细菌性痢疾。

【Ed not xus 用法用量】内服，煎汤，15～25 g；或浸酒饮。

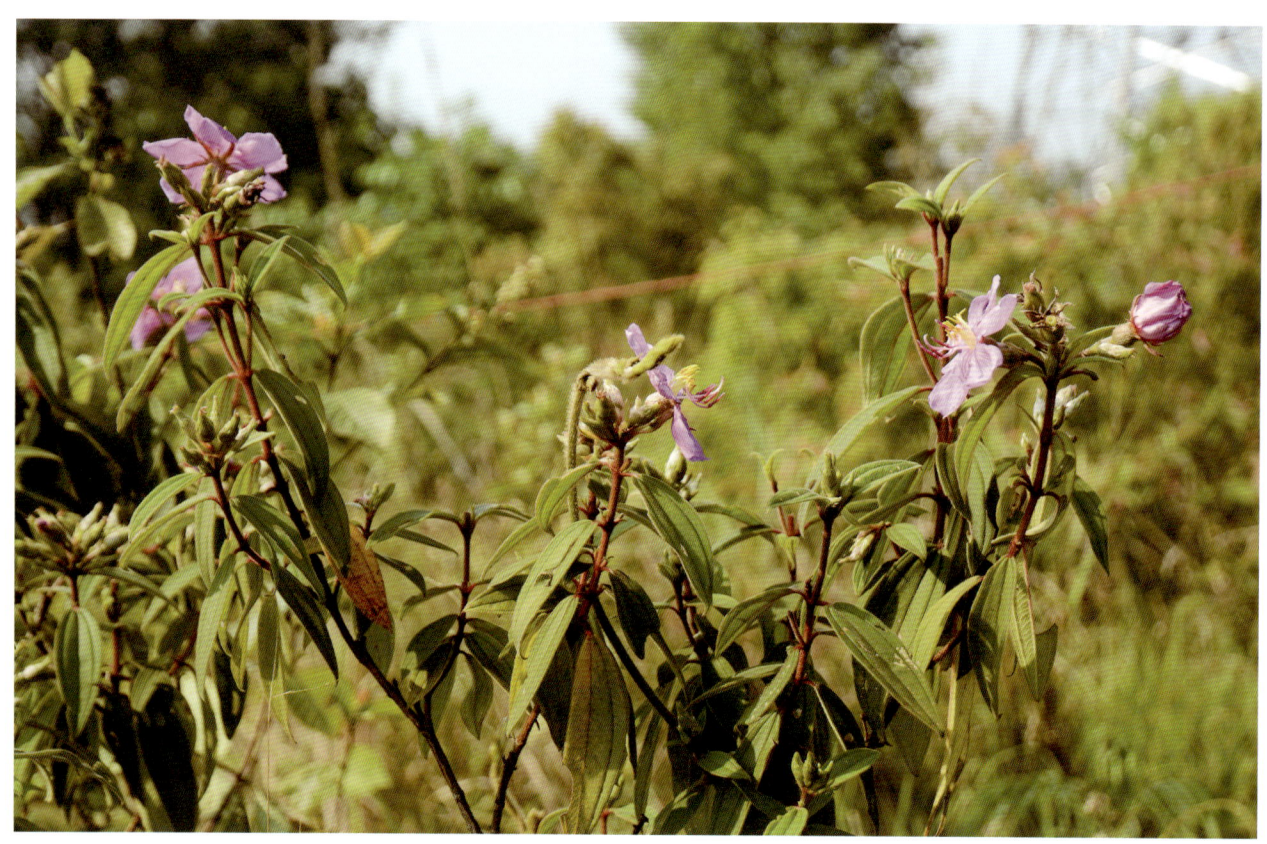

Zend qangx nos 地菍

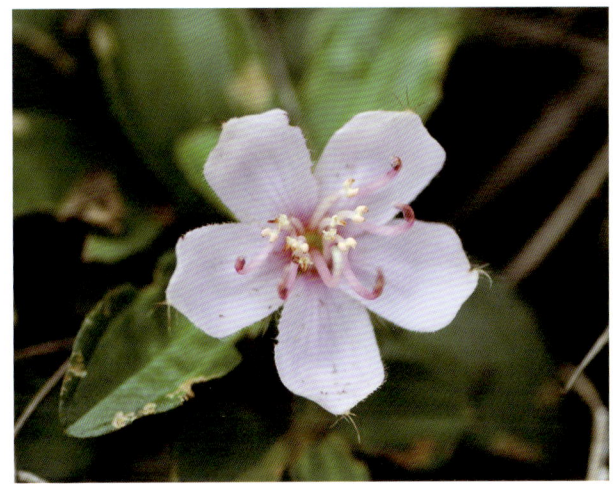

【Bit hsenb 俗名】地茄、火炭泡、地红花、地石榴、铺地锦、落地菍、小朝天罐。

【Dios kob deis 基源】为野牡丹科植物地菍 *Melastoma dodecandrum* Lour. 的全株。

【Niangb bet deis 生长环境】生于田坎上、刺蓬边、荒地中。分布于各地苗乡。

【Jox hsub 性味属经】性冷，味甘涩，属冷药，入热经。

【Qet diel xid 功能主治】功能：hxub kib tat jab 清热解毒，seil hxangd dangf hxangd 凉血止血。主治：buk dux lol hxangd 胃出血，yens xit lol hxangd 刀伤出血，ghab diux ghongd angt mongb 咽喉肿痛，mongb hmid 牙痛，xit dail lol mongb qub 产后腹痛，zal ghad dongk xok 细菌性痢疾。

【Ed not xus 用法用量】内服，煎汤，15～25 g。外用，捣烂敷、研末撒、煎水洗。

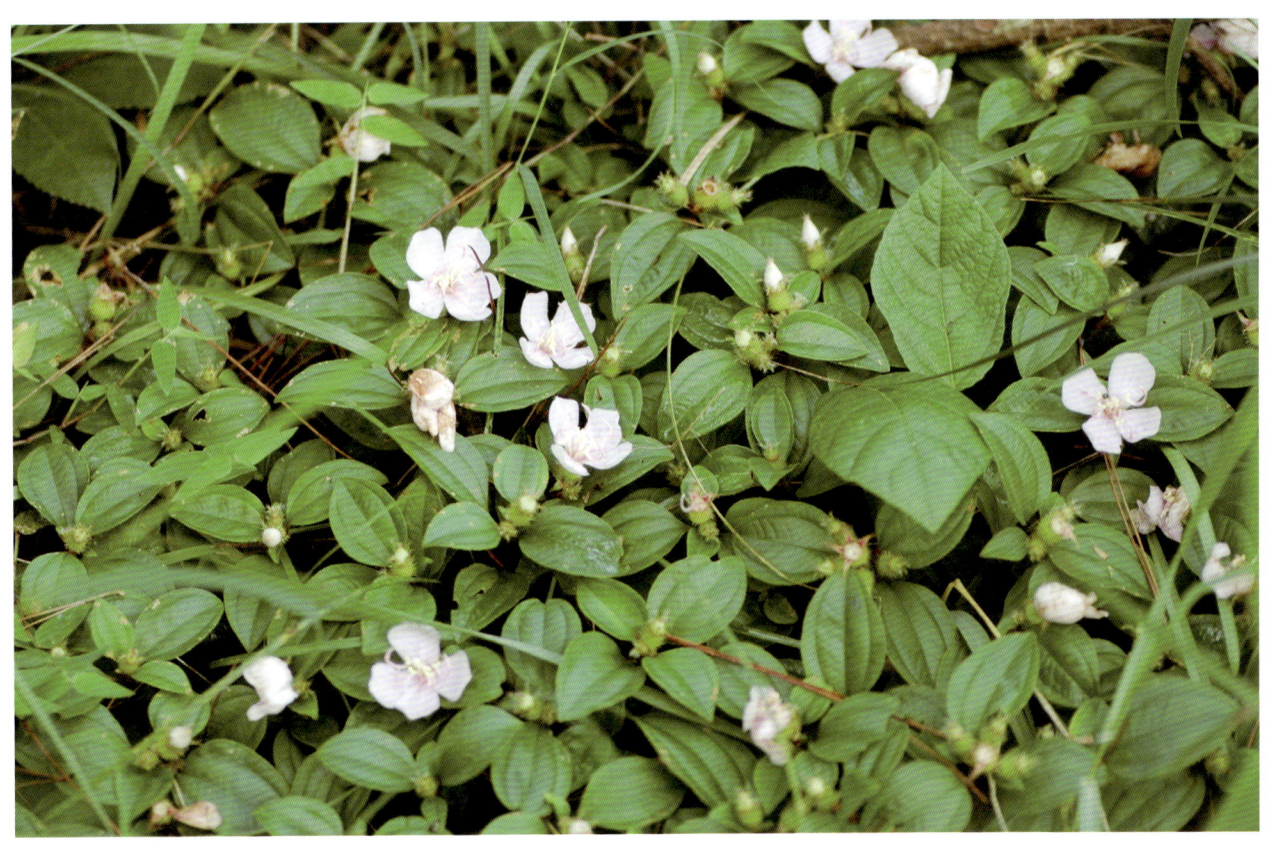

Jab ax mal 尖子木

【Bit hsenb 俗名】秤杆菜、暴牙郎、遍山红、三叶藤、满山红。

【Dios kob deis 基源】为野牡丹科植物尖子木 Oxyspora paniculata (D. Don) DC. 的全株或根。

【Niangb bet deis 生长环境】生于高山区树林下、灌木丛中。分布于高山区苗乡。

【Jox hsub 性味属经】性冷，味苦涩，属冷药，入热经。

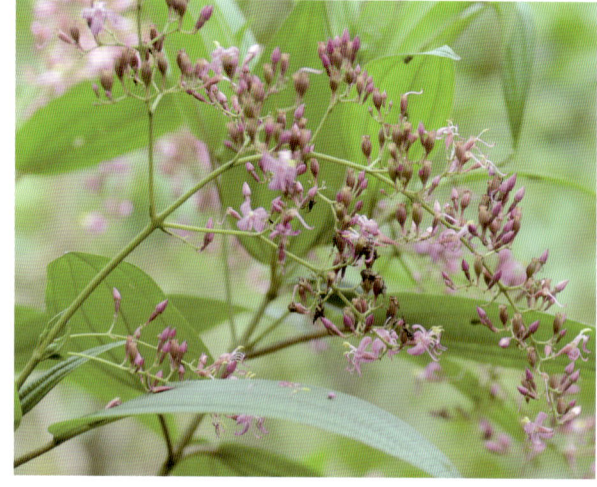

【Qet diel xid 功能主治】功能：hxub kib tat jab 清热解毒，los xuf dangf zal 利湿止泻。主治：ait ngol 咳嗽，dix gangb 疔疮，gangb xent 疥疮，zal ghad 腹泻，zal ghad dongk xok 细菌性痢疾。

【Ed not xus 用法用量】内服，煎汤，25～30 g。外用，捣烂敷。

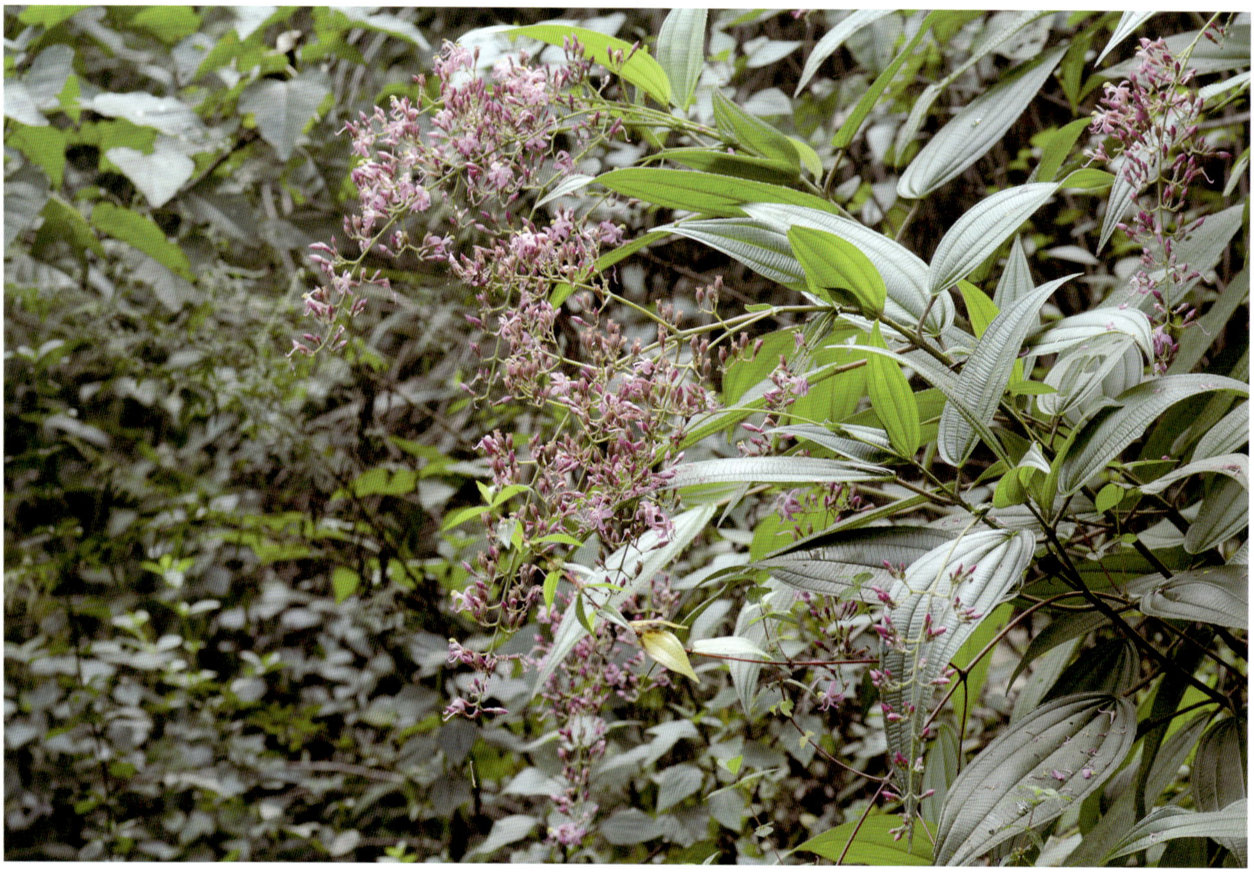

Vob bangx tok 金锦香

【Bit hsenb 俗名】九盏灯、化痰草、金香炉、葫芦草、蜂窝草、向天石榴。

【Dios kob deis 基源】为野牡丹科植物金锦香 *Osbeckia chinensis* L. 的根、枝、果。

【Niangb bet deis 生长环境】生于山谷中、溪边、疏林下。分布于各地苗乡。

【Jox hsub 性味属经】性平，味辛酸，属冷药，入热经。

【Qet diel xid 功能主治】功能：xongf hxend tiod hsongd 强筋壮骨，ves hxangd hsot ud vut 活血调经。主治：dliangd bil dib sangb 跌打损伤，ait ngol 咳嗽，hsot ud ax jangx hxib 月经不调，mongb qub zal ghad 腹痛腹泻。

【Ed not xus 用法用量】内服，煎汤，15～25 g。外用，捣烂敷。

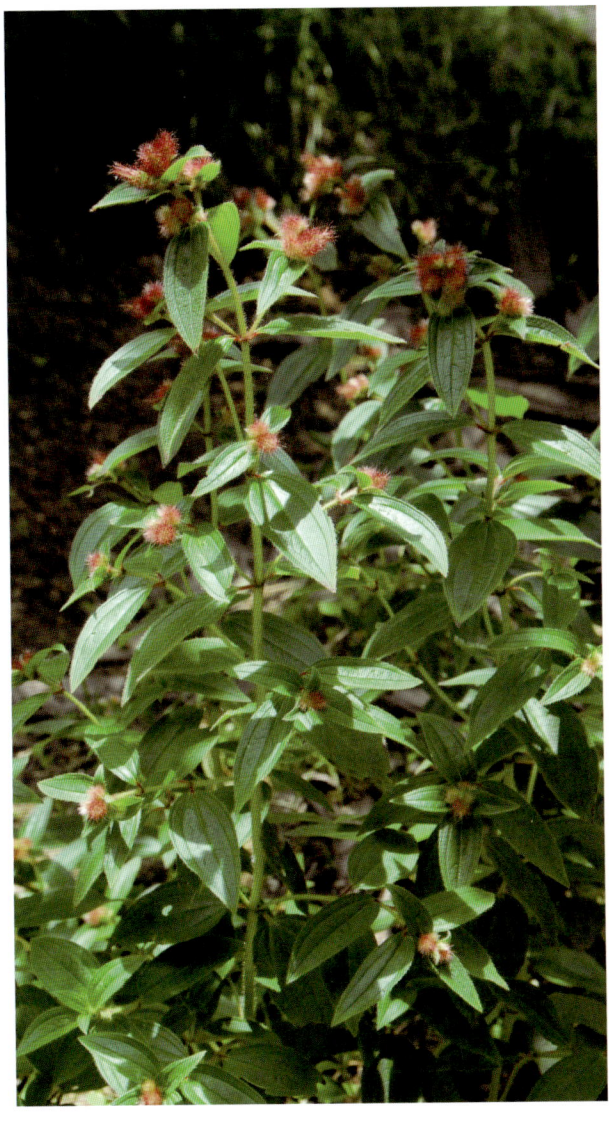
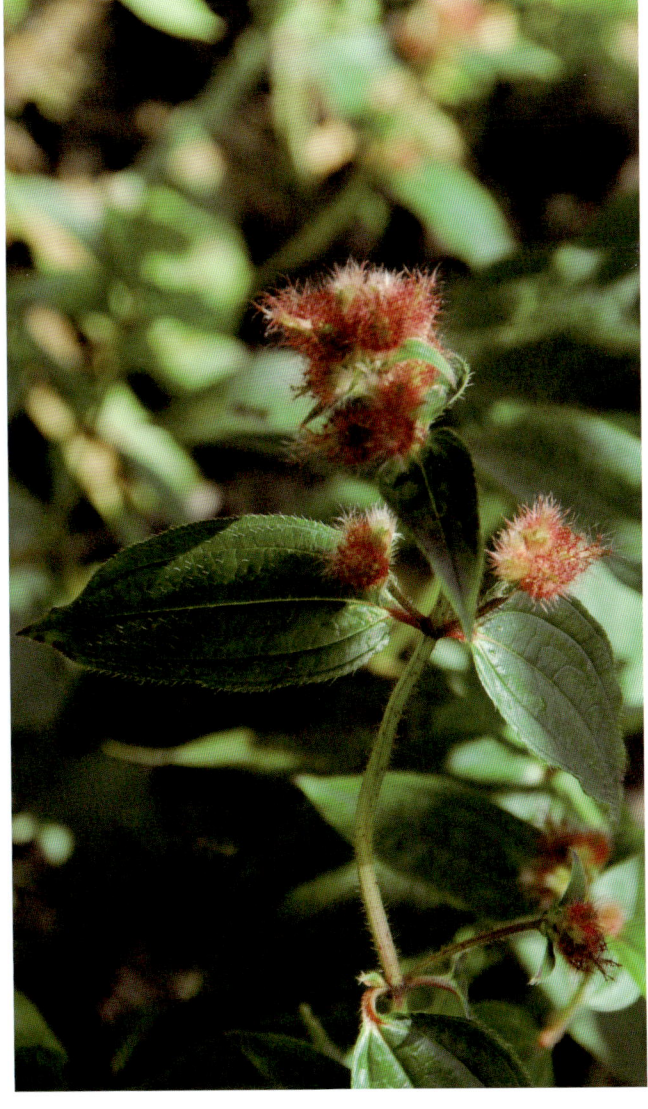

Vob naix xed 锦香草

【Bit hsenb 俗名】石用、爬地红、大虎耳草。

【Dios kob deis 基源】为野牡丹科植物锦香草 *Phyllagathis cavaleriei*（Lévl. et Van.）Guillaum. 的全草。

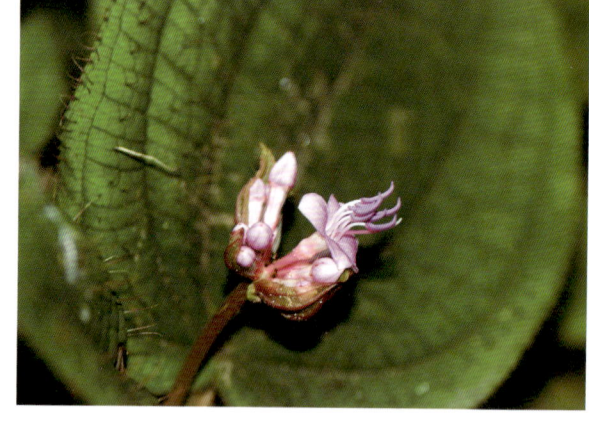

【Niangb bet deis 生长环境】生于灌木丛中、树林阴湿处。分布于各地苗乡。

【Jox hsub 性味属经】性平，味淡，属冷热两经药，入两经。

【Qet diel xid 功能主治】功能：xongf hxend tiod hsongd 强筋壮骨，yangx gad los gangd 消食化积。主治：lod hsongd 骨折，mongb hsongd hxend 筋骨疼痛，hot ax yangx gad 消化不良。

【Ed not xus 用法用量】内服，煎汤，25～30 g；或浸酒饮。外用，捣烂敷患处。

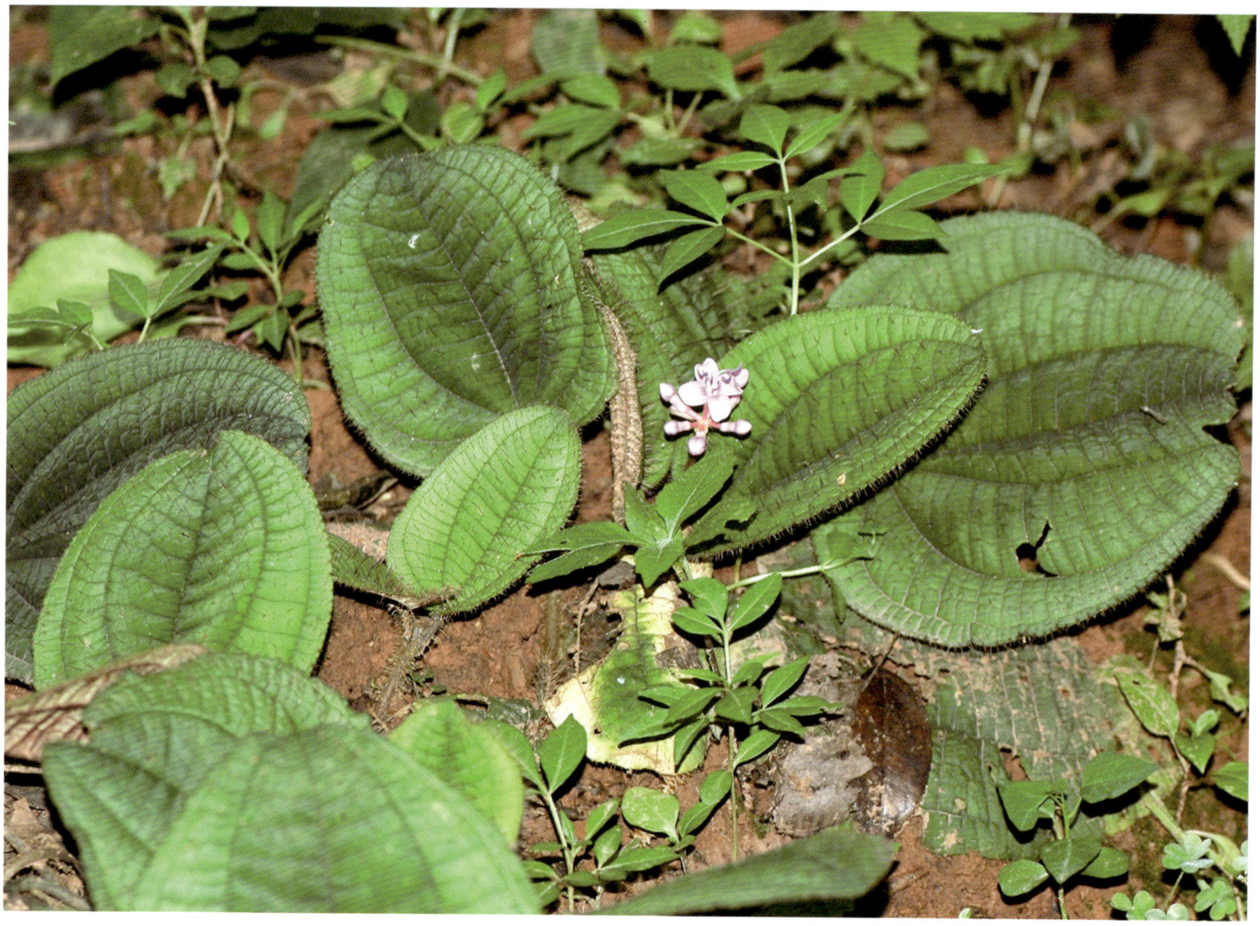

Jab gent 异药花

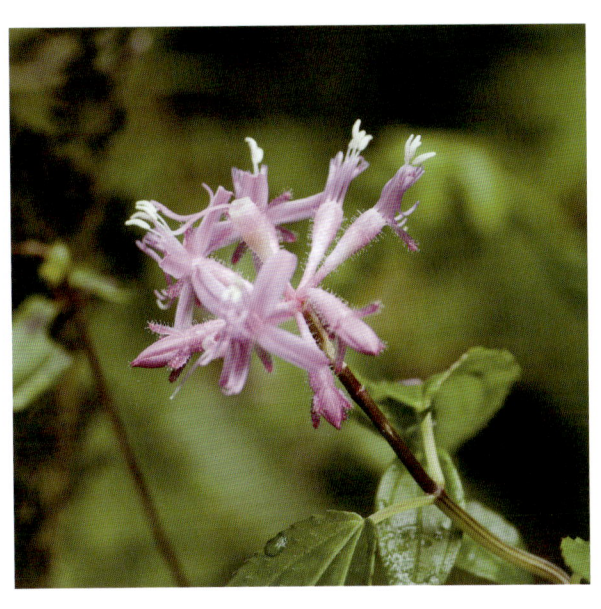

【Bit hsenb 俗名】山草花、扁瓣花、毡子杆、毛足杆。

【Dios kob deis 基源】为野牡丹科植物异药花 *Fordiophyton faberi* Stapf 的全株。

【Niangb bet deis 生长环境】生于荒坡草丛中。分布于部分苗乡。

【Jox hsub 性味属经】性冷，味苦，属冷药，入热经。

【Qet diel xid 功能主治】功能：hxub kib los xuf 清热利湿，tat jit hxangd hxenk angt 散瘀消肿。主治：od hxangd 吐血，dix khangd ghad lol hxangd 痔疮出血，zal ghad dongk xok 细菌性痢疾，zal ghad 腹泻。

【Ed not xus 用法用量】内服，煎汤，15～25 g。外用，煎水洗或捣汁涂。

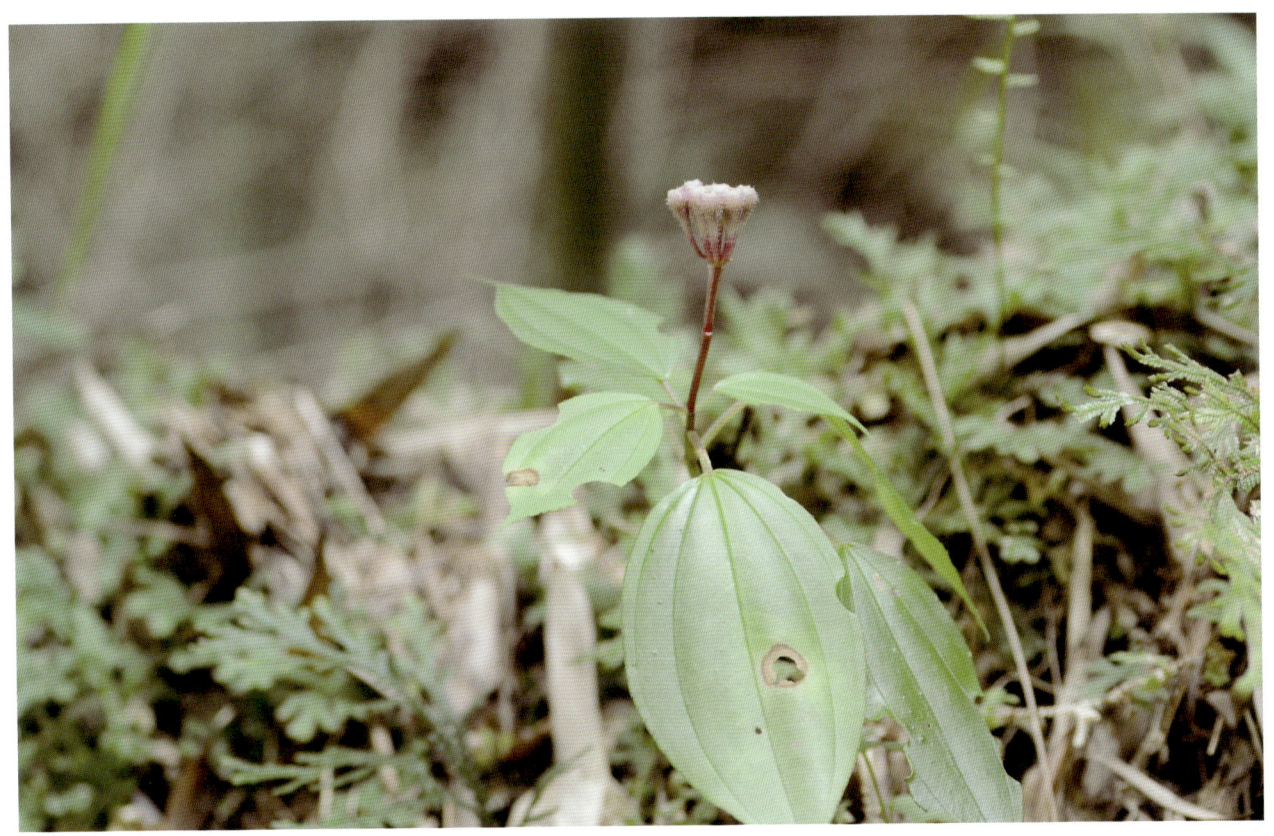

Vob bal dinl 肉穗草

【Bit hsenb 俗名】牛母稔、右口巴、肉苁草、野牡丹。

【Dios kob deis 基源】为野牡丹科植物肉穗草 Sarcopyramis bodinieri Levl. et Van. 的全株。

【Niangb bet deis 生长环境】生于林下阴湿处。分布于部分苗乡。

【Jox hsub 性味属经】性冷，味苦，属冷药，入热经。

【Qet diel xid 功能主治】功能：hxub kib los xuf 清热利湿，seil hxangd dangf hxangd 凉血止血。主治：od hxangd 吐血，ait ngol 咳嗽，mongb qub zal ghad 腹痛腹泻，zal ghad dongk xok 细菌性痢疾。

【Ed not xus 用法用量】内服，煎汤，15～25 g；或研末吞服。

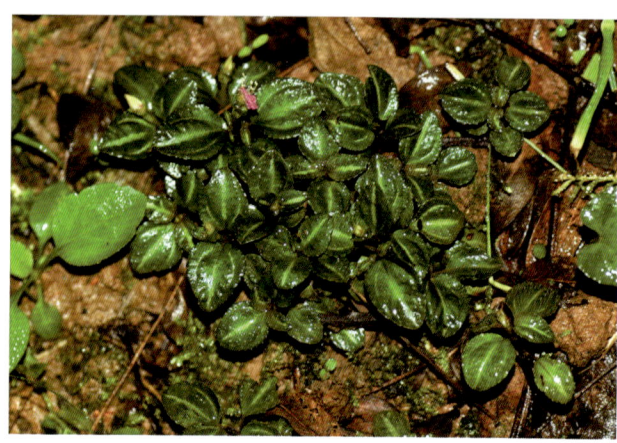
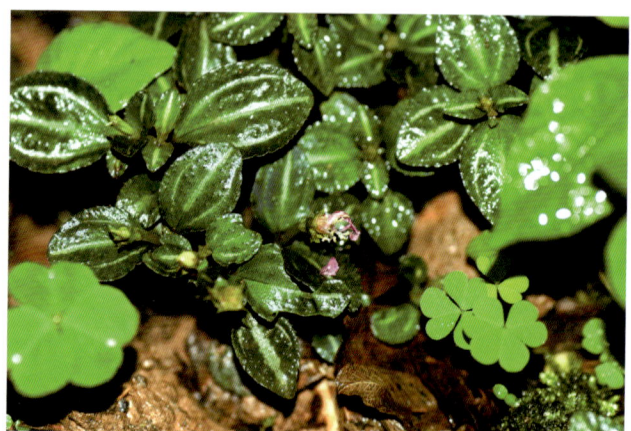

Det bal jod 少花柏拉木

【Bit hsenb 俗名】七里香、满山香、醉鱼草。

【Dios kob deis 基源】为野牡丹科植物少花柏拉木 Blastus pauciflorus (Benth.) Guillaum. 的全株。

【Niangb bet deis 生长环境】生于山野。分布于各地苗乡。

【Jox hsub 性味属经】性热，味苦辛，属热药，入冷经。

【Qet diel xid 功能主治】功能：seil hxangd dangf hxangd 凉血止血。主治：yens xit lol hxangd 刀伤出血，diongx nais pob od nul hek bongt ngol 支气管哮喘，yens jent seil ait ngol 风寒咳嗽。

【Ed not xus 用法用量】内服，蒸蜂蜜服，8～10 g。外用，捣烂敷或水煎洗。

Vab jab tok 楮头红

【Bit hsenb 俗名】小毛香、头红花、猪母稔、猪头红、满江红、野牡丹。

【Dios kob deis 基源】为野牡丹科植物楮头红 *Sarcopyramis napalensis* Wall. 的全株。

【Niangb bet deis 生长环境】生于荒山林旁、路边、田坎上。分布于部分苗乡。

【Jox hsub 性味属经】性冷，味酸，属冷药，入热经。

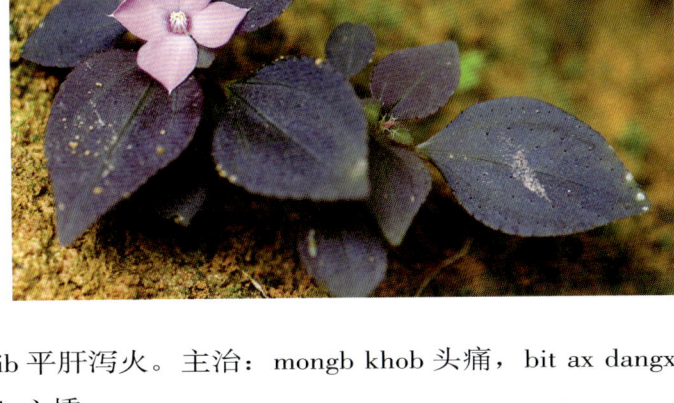

【Qet diel xid 功能主治】功能：hxub kib los xuf 清热利湿，mangs nais jongt zal kib 平肝泻火。主治：mongb khob 头痛，bit ax dangx 失眠，niel khob was mais 头晕目眩，vut hxib 心悸。

【Ed not xus 用法用量】内服，煎汤，25～30 g。

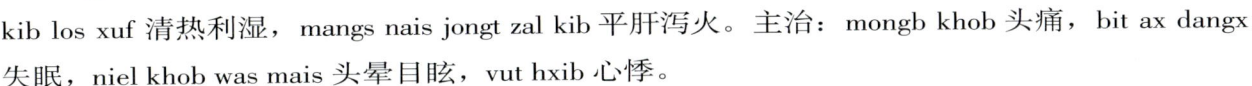

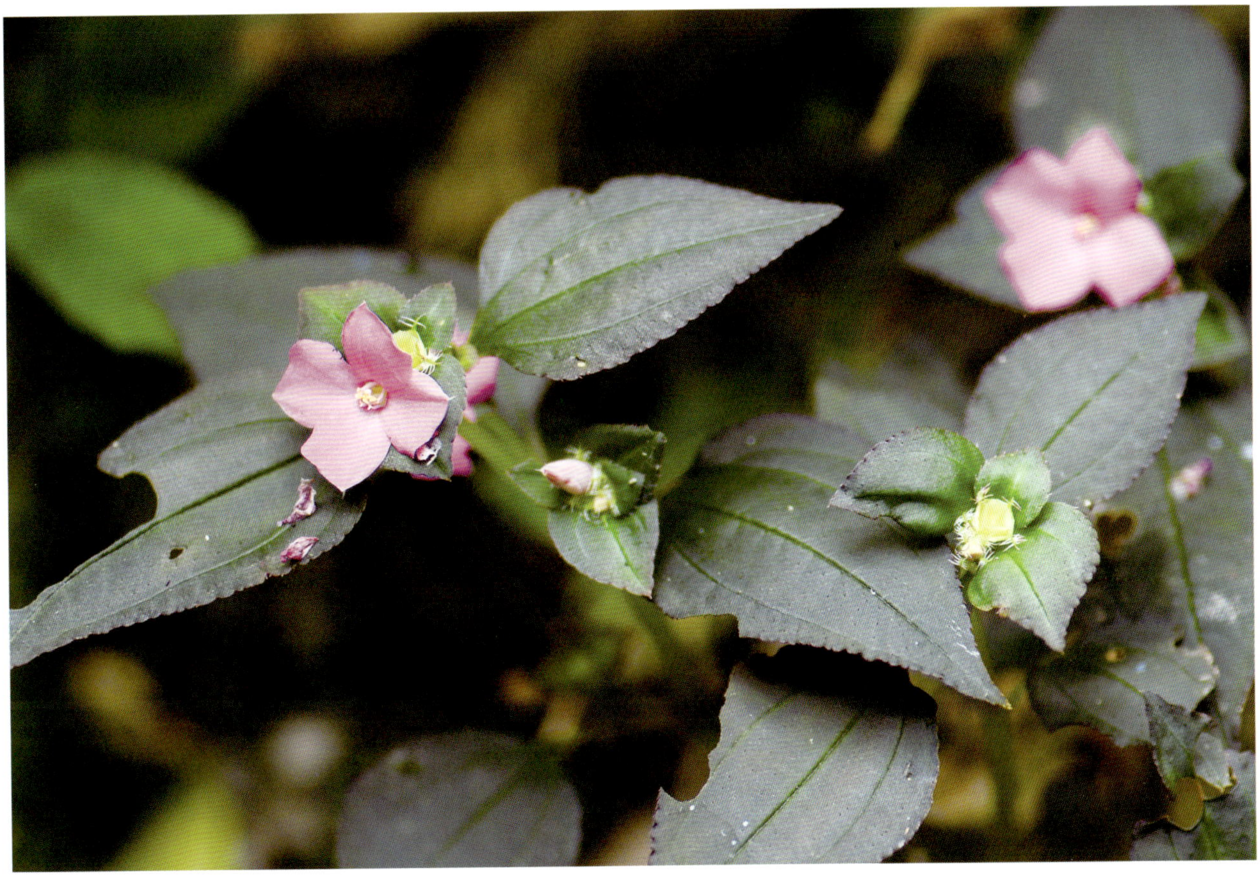

Jab tok xok 朝天罐

【Bit hsenb 俗名】老虎杆、公石榴、天罐草、痢疾罐、紫金钟、高脚山落苏。

【Dios kob deis 基源】为野牡丹科植物朝天罐 Osbeckia opipara C. Y. Wu et C. Chen 的根或果枝。

【Niangb bet deis 生长环境】生于低山地区坡塝草丛中、疏林下。分布于各地苗乡。

【Jox hsub 性味属经】性冷,味苦涩、酸,属冷药,入热经。

【Qet diel xid 功能主治】功能:hxub liax dangf hxangd 收敛止血,yis lal ves jongt bend 补虚固涩。主治:nais pot yens jab khangk hxangd 肺结核咯血,ait ngol 咳嗽,hxongb lax 九子疡,dix khangd ghad 痔疮,zal ghad dongk xok 细菌性痢疾,dal wal 遗尿。

【Ed not xus 用法用量】内服,煎汤,15～25 g。外用,捣烂敷。

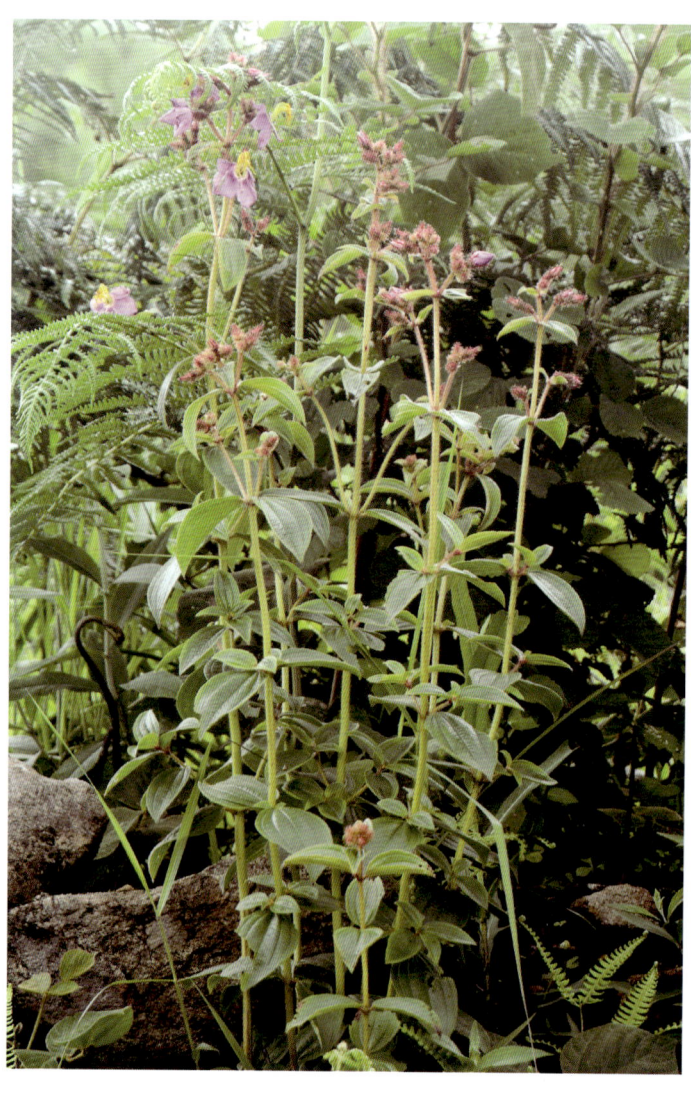 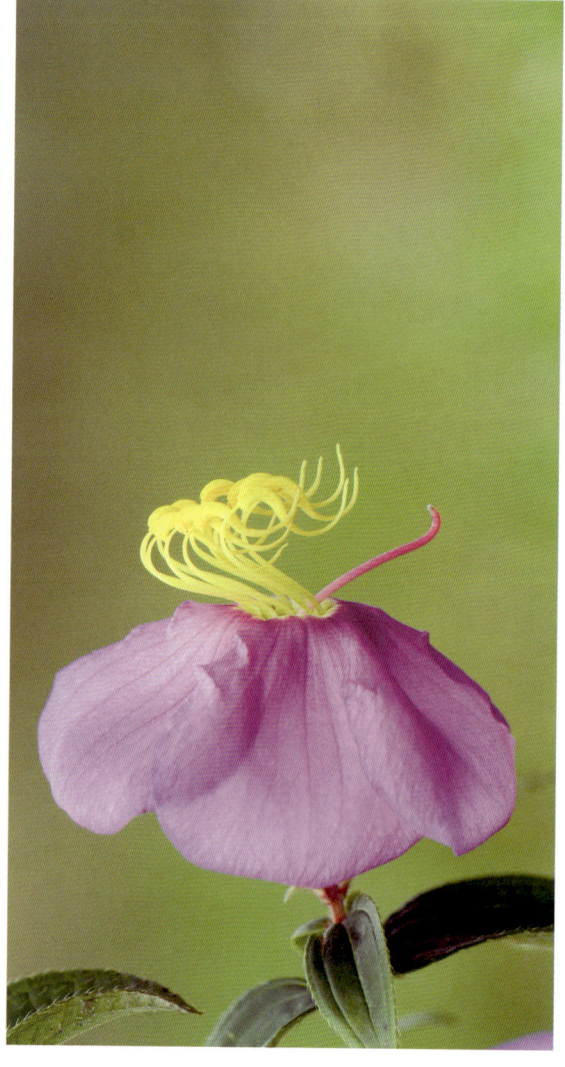

柳叶菜科

Vob deid yenb 柳叶菜

【Bit hsenb 俗名】水丁香、水兰花、通经草、水接骨丹、地母怀胎草。

【Dios kob deis 基源】为柳叶菜科植物柳叶菜 Epilobium hirsutum L. 的花和根。

【Niangb bet deis 生长环境】生于水沟边、林缘、路旁。分布于各地苗乡。

【Jox hsub 性味属经】性冷，味淡，属冷药，入热经。

【Qet diel xid 功能主治】功能：hxenk od nul dangf mongb 消炎止痛，seil hxangd dangf hxangd 凉血止血。主治：yens xit lol hxangd 刀伤出血，

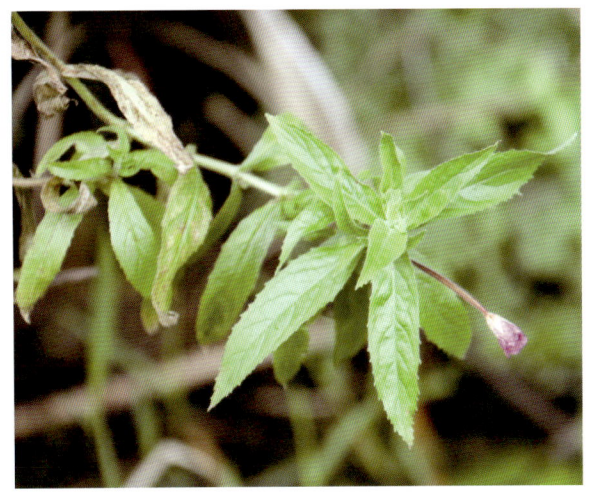

mongb ghad nial mais 火眼，mongb hmid 牙痛，ax hsot ud 闭经，hsot ud ax jangx hxib 月经不调。

【Ed not xus 用法用量】内服，煎汤，15～25 g。外用，捣烂敷患处。

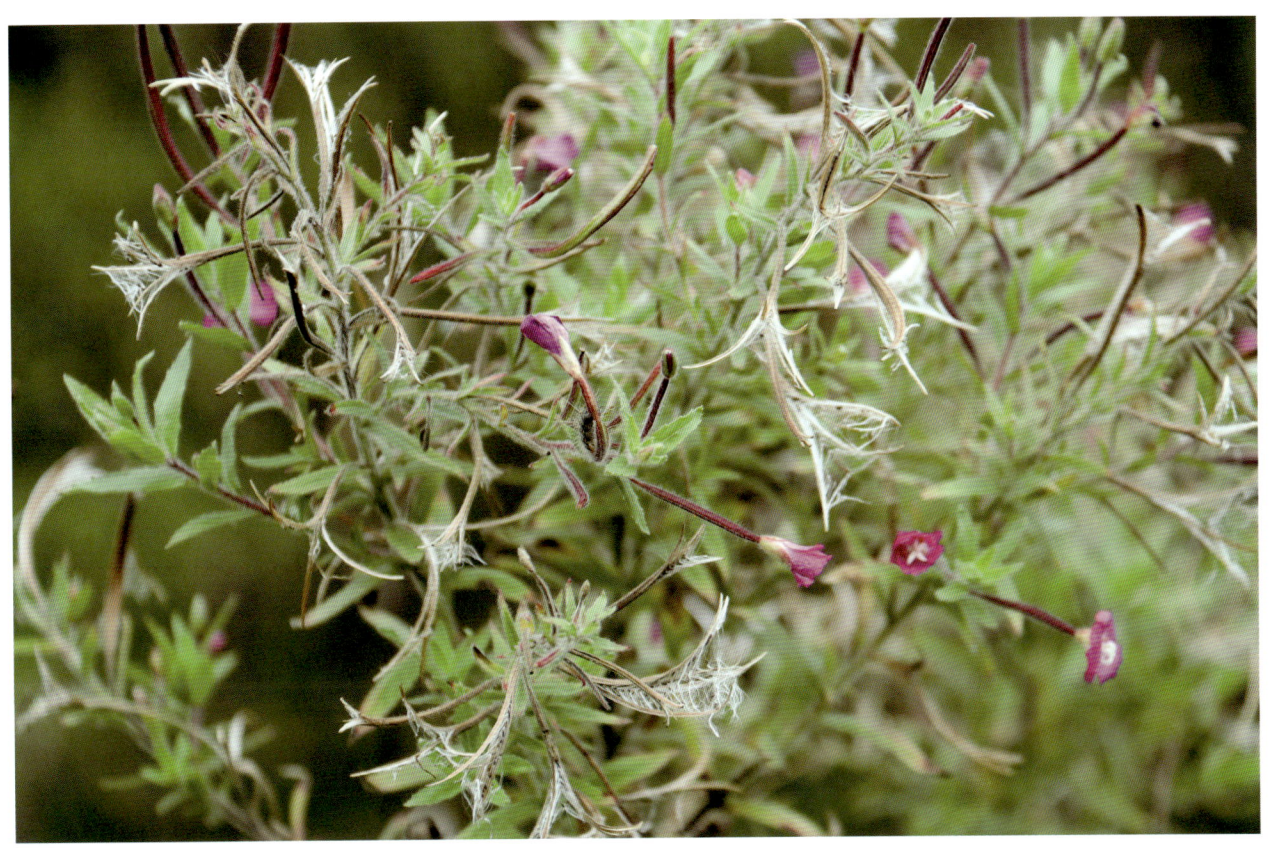

Vob deid yenb bat 长籽柳叶菜

【Bit hsenb 俗名】九牛造、水窝窝、心胆草、接骨丹、菜籽灵、水朝阳花。

【Dios kob deis 基源】为柳叶菜科植物长籽柳叶菜 Epilobium pyrricholophum Franch. et Savat. 的全株。

【Niangb bet deis 生长环境】生于山野潮湿处、近水边。分布于各地苗乡。

【Jox hsub 性味属经】性冷，味苦涩，属冷药，入热经。

【Qet diel xid 功能主治】功能：seil hxangd dangf hxangd 凉血止血，hxub kib dib gangb 清热杀虫。主治：yens xit lol hxangd 刀伤出血，

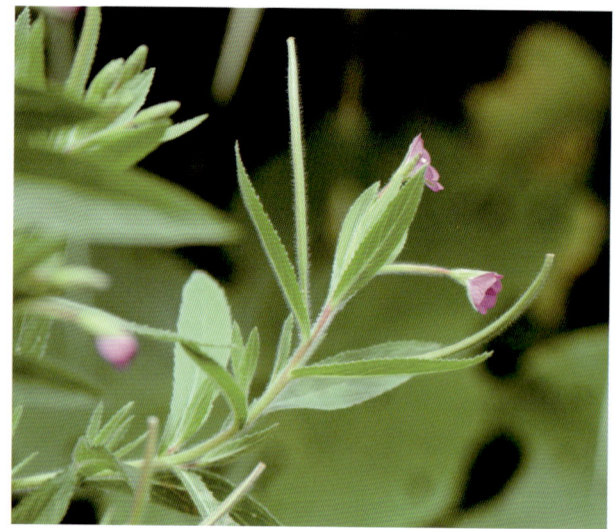

mongb ghad nial mais 火眼，mongd hmid 牙痛，zal ghad dongk xok 细菌性痢疾。

【Ed not xus 用法用量】内服，煎汤，25～50 g。外用，捣烂敷。

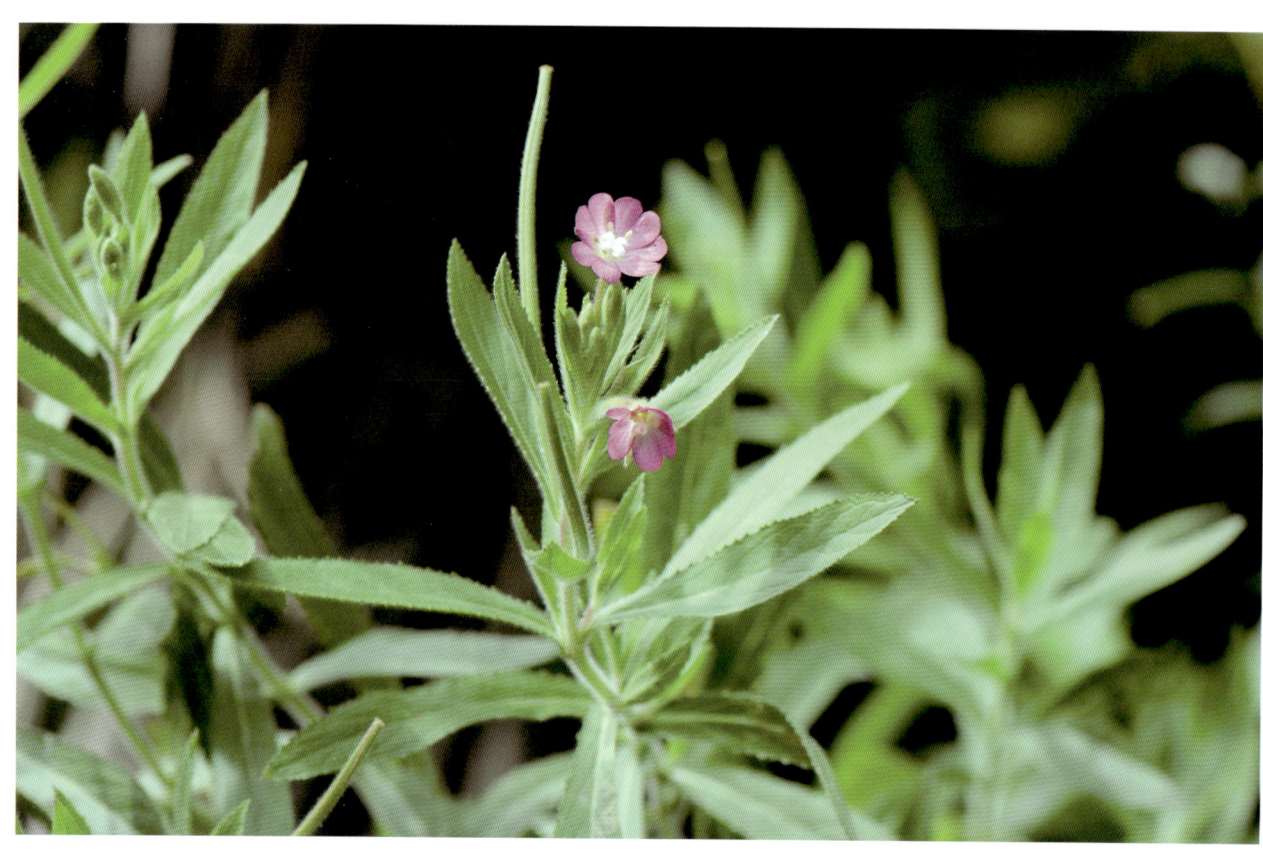

Vob gangb bangx 丁香蓼

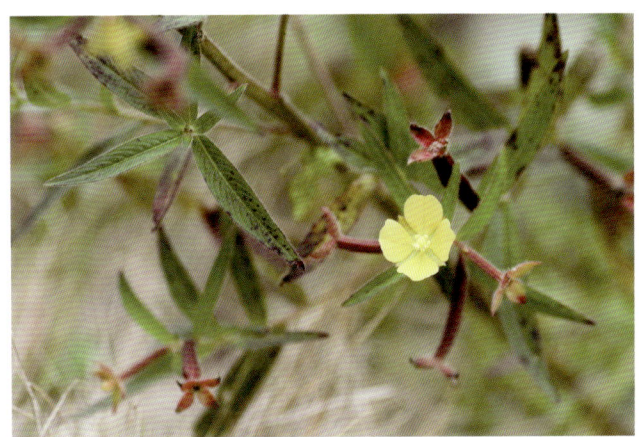

【Bit hsenb 俗名】丁子蓼、水蓬砂、水黄麻、田蓼草、红虹豆、喇叭草。

【Dios kob deis 基源】为柳叶菜科植物丁香蓼 *Ludwigia prostrata* Roxb. 的全草。

【Niangb bet deis 生长环境】多生于河边、溪沟阴湿处。分布于各地苗乡。

【Jox hsub 性味属经】性冷，味苦涩，属冷药，入热经。

【Qet diel xid 功能主治】功能：hxub kib tat jab 清热解毒，tongb eb dlax xuf 利水渗湿。主治：pob lob pob bil 手脚水肿，yens xit lol hxangd 刀伤出血，diux ghongd od nul 咽喉炎，los ghab hlat mais dlub 眼翳，niangb hsab pob mongb 无名肿毒，yens nangb gik 毒蛇咬伤。

【Ed not xus 用法用量】内服，煎汤，15～25 g。外用，捣烂敷。

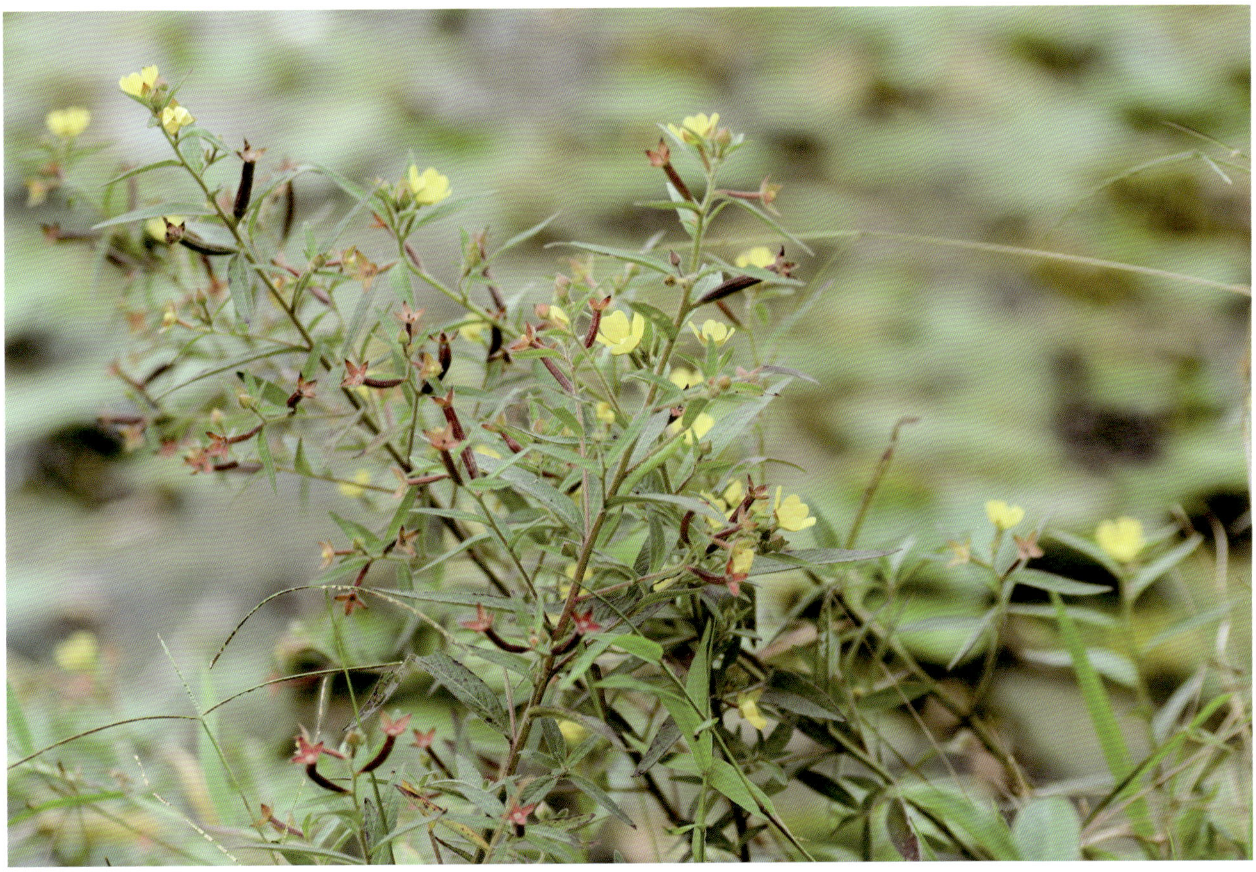

Vob geef lix bab 露珠草

【Bit hsenb 俗名】三角叶、三龙草、夜抹光。

【Dios kob deis 基源】为柳叶菜科植物露珠草 *Circaea cordata* Royle 的全草。

【Niangb bet deis 生长环境】生于坡塝上、路旁、疏林下阴湿处。分布于部分苗乡。

【Jox hsub 性味属经】性冷，味辛，属冷药，入热经。有小毒。

【Qet diel xid 功能主治】功能：hxub kib tat jab 清热解毒，dias lax liangs ngix 祛腐生肌。主治：yens xit 刀伤，gangb xent 疥疮，dix eb bus 脓疱疮。

【Ed not xus 用法用量】外用，捣烂敷患处、研末调敷、煮水洗。

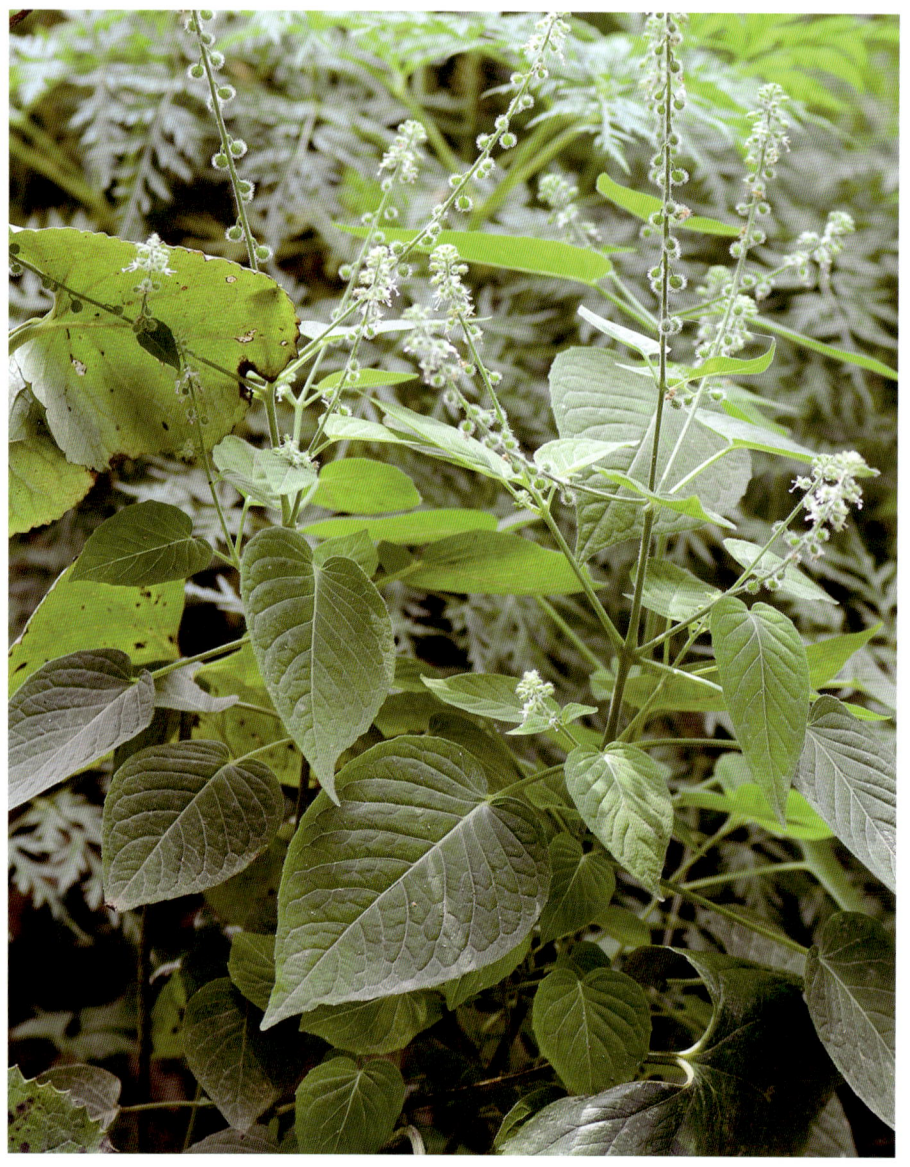
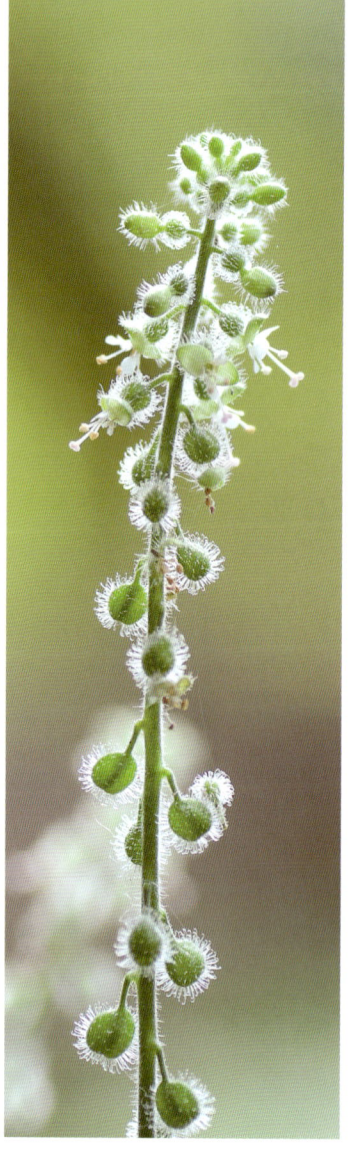

Nangx pet longd 倒挂金钟

【Bit hsenb 俗名】金钟草、金钟花。

【Dios kob deis 基源】为柳叶菜科植物倒挂金钟 *Fuchsia hybrida* Hort. ex Sieb. et Voss. 的全株。

【Niangb bet deis 生长环境】生于山野阴湿处，属观赏花卉，有栽培。分布于部分苗乡。

【Jox hsub 性味属经】性冷，味苦涩，属冷药，入热经。

【Qet diel xid 功能主治】功能：hxub kib tat jab 清热解毒。主治：jangx ghab dliax gangb 毒疮，zal ghad dongk xok 细菌性痢疾。

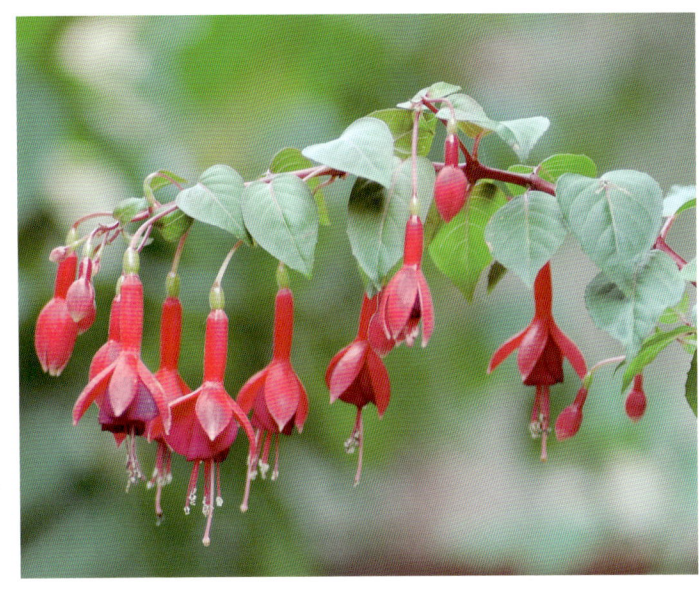

【Ed not xus 用法用量】内服，煎汤，15～25 g。外用，捣烂敷或研末调敷。

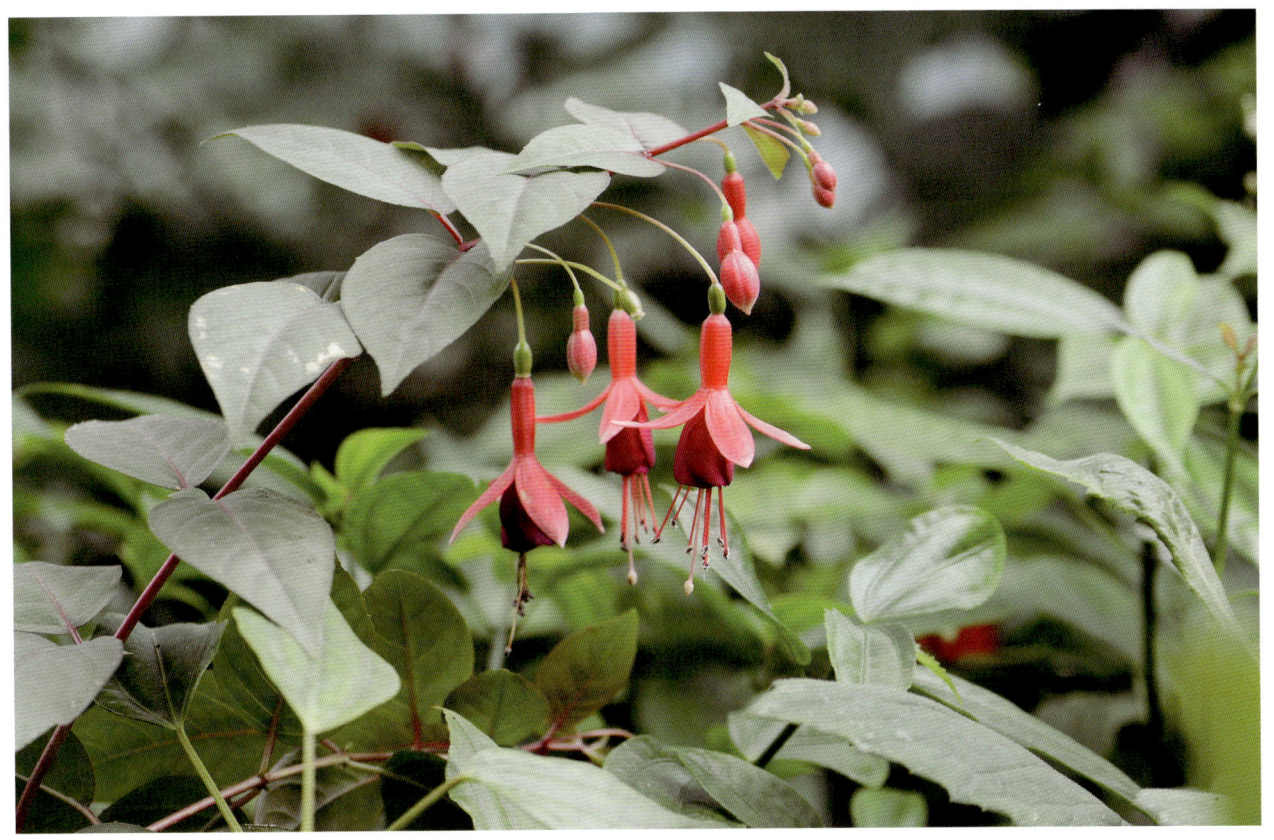

Bangx diongb mongl 黄花月见草

【Bit hsenb 俗名】夜来香、月见草、黄花香。

【Dios kob deis 基源】为柳叶菜科植物黄花月见草 *Oenothera glazioviana* Mich. 的根。

【Niangb bet deis 生长环境】生于村寨边，为观赏花卉，有栽培。分布于部分苗乡。

【Jox hsub 性味属经】性热，味甘，属热药，入冷经。

【Qet diel xid 功能主治】功能：xongf hxend tiod hsongd 强筋壮骨，hxub jent hxenk net 祛风除湿。主治：mangb hfud seil 风寒感冒，yens jent mongb 风湿痛，mongb hsongd hxend 筋骨疼痛。

【Ed not xus 用法用量】内服，煎汤，15～25 g。外用，捣烂敷。

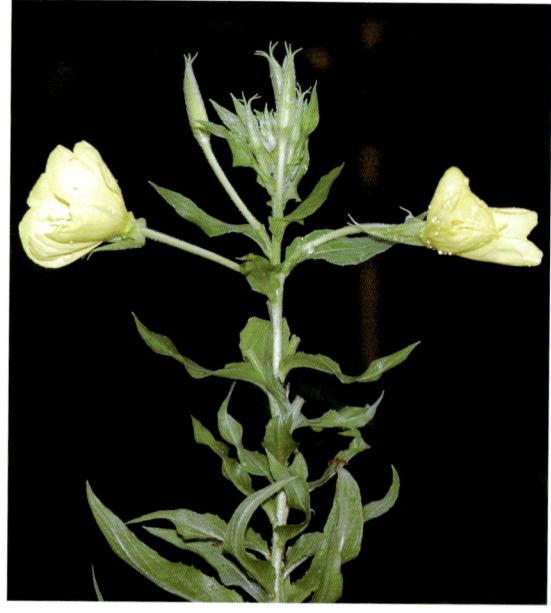

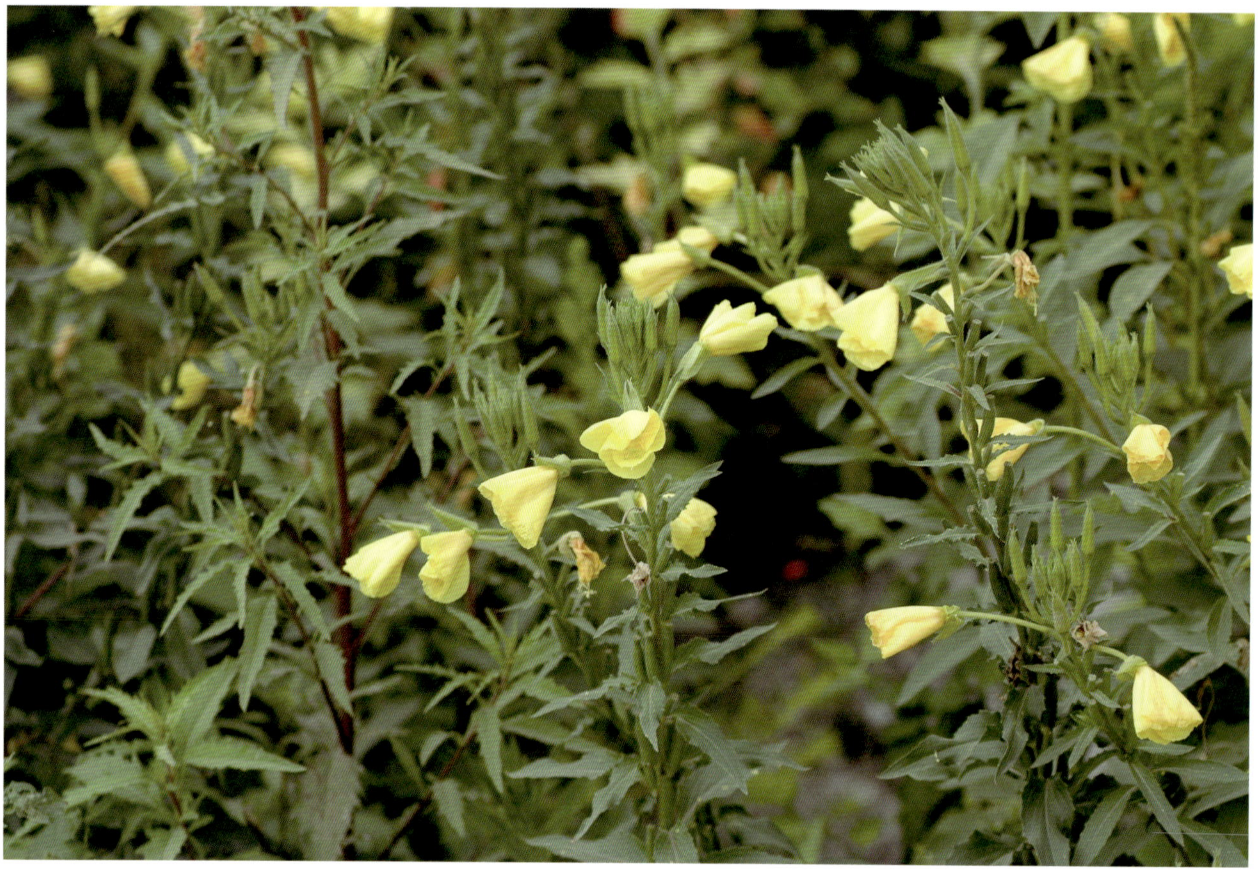

小二仙草科

Nangx vob yof 小二仙草

【Bit hsenb 俗名】水豆瓣、女儿红、豆瓣草、豆瓣菜、沙生草。

【Dios kob deis 基源】为小二仙草科植物小二仙草 *Haloragis micrantha* (Thunb.) R. Br. 的全草。

【Niangb bet deis 生长环境】生于荒山及砂石地上。分布于各地苗乡。

【Jox hsub 性味属经】性平，味苦辛，属冷热两经药，入两经。

【Qet diel xid 功能主治】功能：hxub kib tat jab 清热解毒，ves hxangd tongb hxud 活血通络。主治：dliangd bil dib sangb 跌打损伤，pob lob pob bil 手脚水肿，hfak bangb hxangd 血崩，ax hsot ud 闭经，kib eb kib dul 水火烫伤，yens nangb gik 毒蛇咬伤。

【Ed not xus 用法用量】内服，煎汤，20～30 g。外用，捣烂敷。

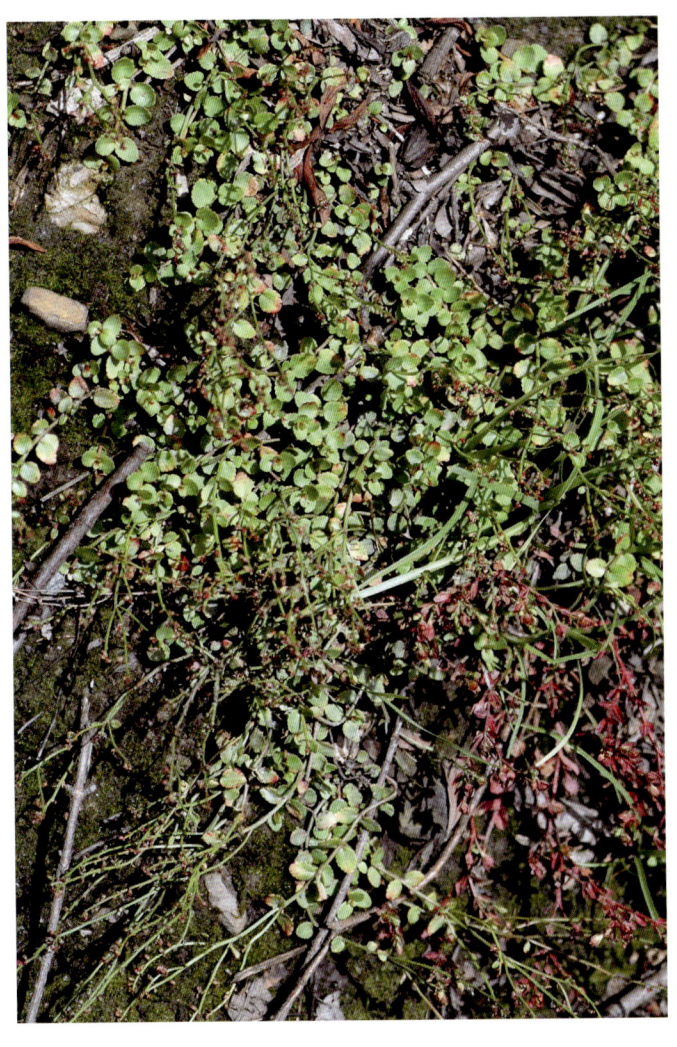
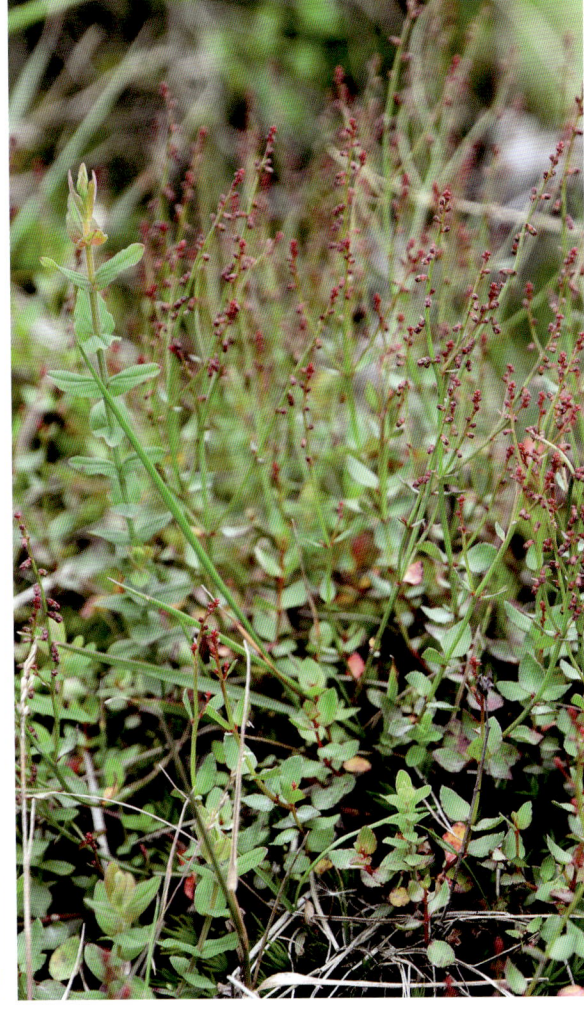

五加科

Det bel tiongd 五加

【Bit hsenb 俗名】五加花、老虎獠、追风使、刺五加、苦刺头、鸡脚风。

【Dios kob deis 基源】为五加科植物五加 *Acanthopanax gracilistylus* W. W. Smith 的根、皮、叶。

【Niangb bet deis 生长环境】生于坡磅灌木林间、疏林中。分布于部分苗乡。

【Jox hsub 性味属经】性热，味辛，属热药，入冷经。

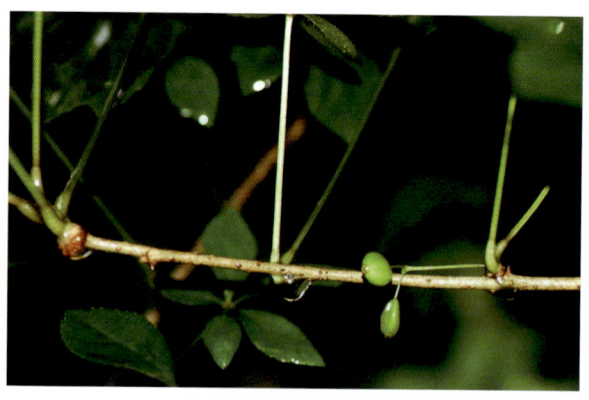

【Qet diel xid 功能主治】功能：xongf hxend tiod hsongd 强筋壮骨，ves hxangd tat jit hxangd 活血化瘀。主治：mongb hsongd hxend 筋骨疼痛，ait gheb bal jid mongb 劳伤疼痛，mongb diub 腰痛，dliangd bil dib sangb 跌打损伤，lod hsongd 骨折，jib daib ax vas hangb gid 小儿不能行走。

【Ed not xus 用法用量】内服，煎汤，15～25 g；或入丸、散剂；或浸酒饮。外用，捣烂敷。

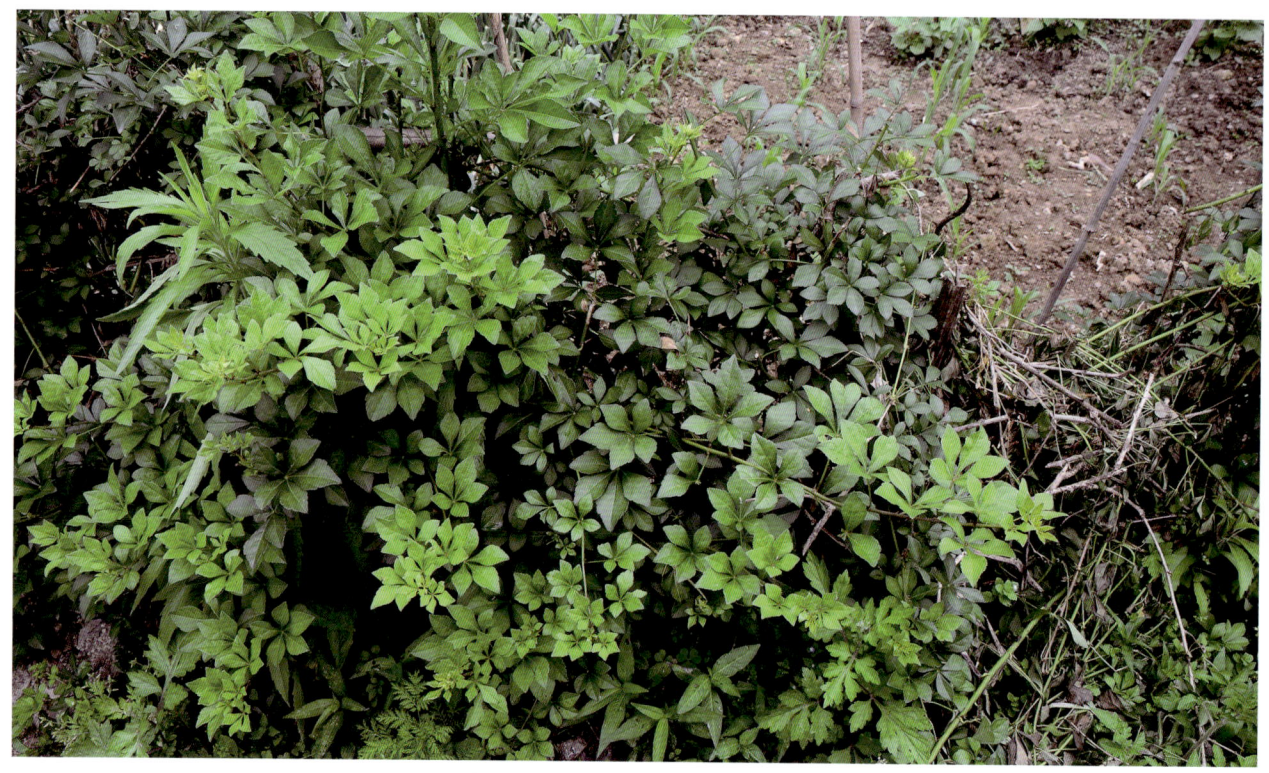

Vob bel diangd 刺五加

【Bit hsenb 俗名】五加皮、白芦刺、红五加、茨五甲、苦刺头、北五加皮。

【Dios kob deis 基源】为五加科植物刺五加 *Acanthopanax senticosus*（Rupr. & Maxim.）Harms 的根、皮、叶。

【Niangb bet deis 生长环境】生于坡塝灌木林间、丛林中。分布于各地苗乡。

【Jox hsub 性味属经】性热，味辛，属热药，入冷经。

【Qet diel xid 功能主治】功能：hxub jent hxenk net 祛风除湿，xongf hxend tiod hsongd 强筋壮骨，ves hxangd tat jit hxangd 活血化瘀。主治：yens jent mongb ghut hsongd 风湿性关节炎，ait gheb bal jid mongb 劳伤疼痛，pob lob pob bil 手脚水肿，dliangd bil dib sangb 跌打损伤，lod hsongd 骨折，jib daib ax vas hangb gid 小儿不能行走。

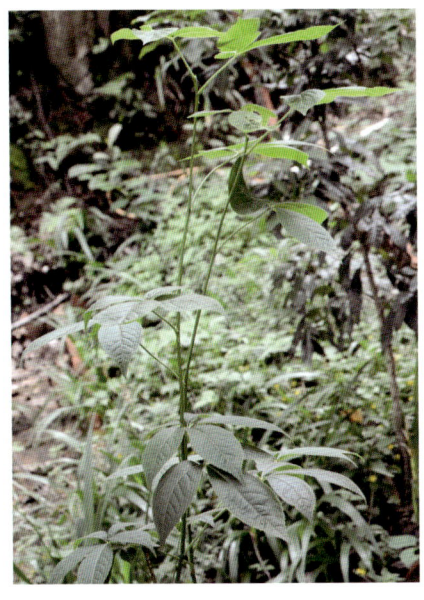

【Ed not xus 用法用量】内服，煎汤，15～25 g；或入丸、散剂；或浸酒饮。外用，捣烂敷。

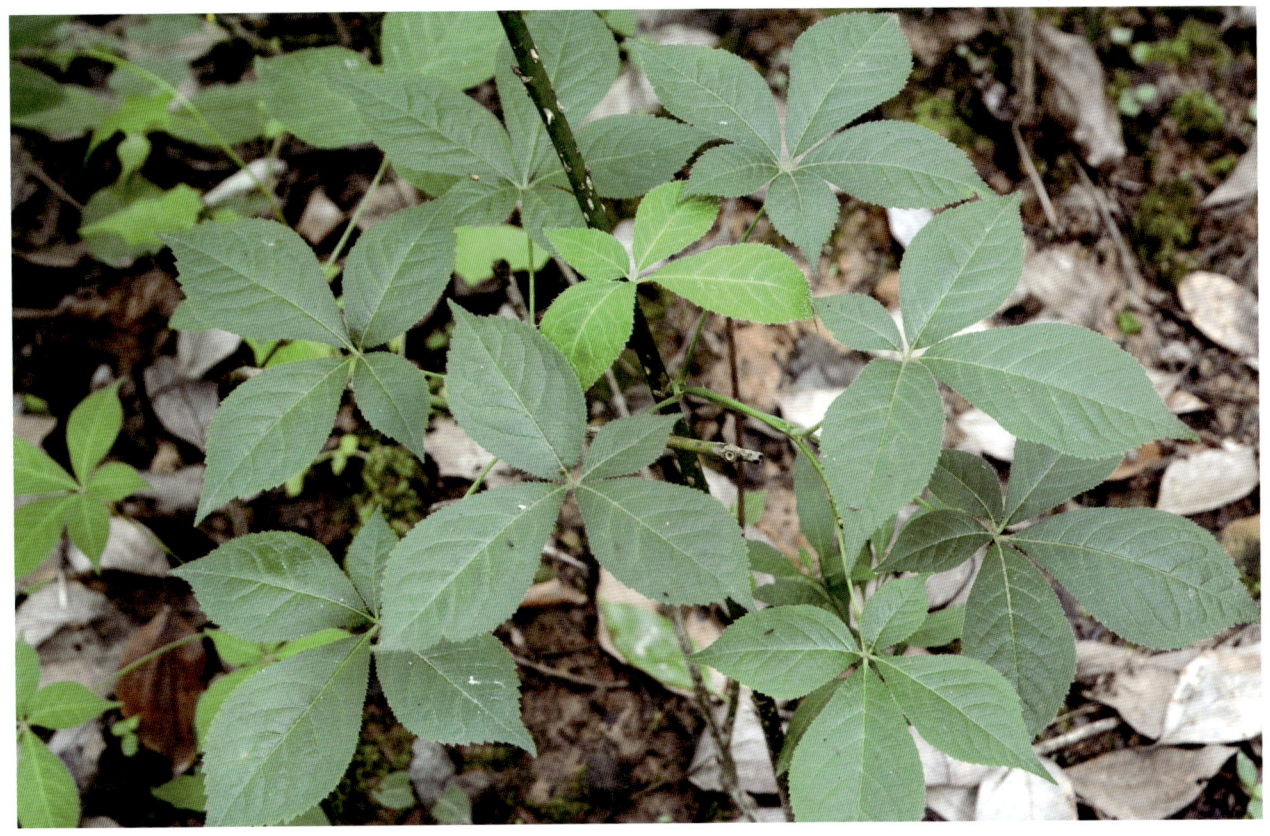

Vob bel diangd 蜀五加

【Bit hsenb 俗名】五加根、白芦刺根、北五加根。

【Dios kob deis 基源】为五加科植物蜀五加 *Acanthopanax setchuenensis* Harms 的根皮、叶。

【Niangb bet deis 生长环境】生于坡塝灌木林间、丛林中。分布于各地苗乡。

【Jox hsub 性味属经】性热，味辛，属热药，入冷经。

【Qet diel xid 功能主治】功能：hxub jent hxenk net 祛风除湿，xongf hxend tiod hsongd 强筋壮骨。主治：yens jent mongb 风湿痛，ait gheb bal jid mongb 劳伤疼痛，zeib ghangb 瘫痪，jib daib zeib ghangb 小儿麻痹，lod hsongd 骨折，ait ngol 咳嗽，hek bongt ngol 哮喘。

【Ed not xus 用法用量】内服，煎汤，15～25 g；或入丸、散剂；或浸酒饮。外用，捣烂敷。

Det bel diangd bad 糙叶五加

【Bit hsenb 俗名】白刺、刺通、白筇、老虎棒。

【Dios kob deis 基源】为五加科植物糙叶五加 *Acanthopanax henryi*（Oliv.）Harms 的根皮。

【Niangb bet deis 生长环境】生于坡塝丛林间。分布于各地苗乡。

【Jox hsub 性味属经】性热，味辛，属热药，入冷经。

【Qet diel xid 功能主治】功能：hxub jent hxenk net 祛风除湿，xongf hxend tiod hsongd 强筋壮骨，ves hxangd tat jit hxangd 活血化瘀。主治：mongb ghab jid ghab jil 肢体疼痛，lob bil juk jik 四肢麻木，mongb hsongd hxend 筋骨疼痛，lod hsongd 骨折。

【Ed not xus 用法用量】内服，煎汤，15～25 g；或入丸、散剂；或浸酒饮。外用，捣烂敷。

Det bel diangd naf 吴茱萸五加

【Bit hsenb 俗名】大五加、臭五加、树五加。

【Dios kob deis 基源】为五加科植物吴茱萸五加 *Gamblea ciliata* var. *evodiifolia* (Franchet) C. B. Shang et al. 的根皮。

【Niangb bet deis 生长环境】生于坡塝灌木丛中、疏林下。分布于部分苗乡。

【Jox hsub 性味属经】性冷，味苦涩，属冷药，入热经。

【Qet diel xid 功能主治】功能：hxub jent hxenk net 祛风除湿，qet bongt hxed tongb 理气温

通。主治：yens jent mongb hsongd 风湿骨痛，ait gheb bal jid 劳伤，od hxangd 吐血，hek bongt ngol 哮喘。

【Ed not xus 用法用量】内服，煎汤，10～15 g；或浸酒饮。

Bas bel diangd 藤五加

【Bit hsenb 俗名】白刺、五花眉、茨五加、南五加皮。

【Dios kob deis 基源】为五加科植物藤五加 *Acanthopanax leucorrhizus*（Oliv.）Harms 的根皮。

【Niangb bet deis 生长环境】生于坡塝丛林中。分布于部分苗乡。

【Jox hsub 性味属经】性热，味辛，属热药，入冷经。

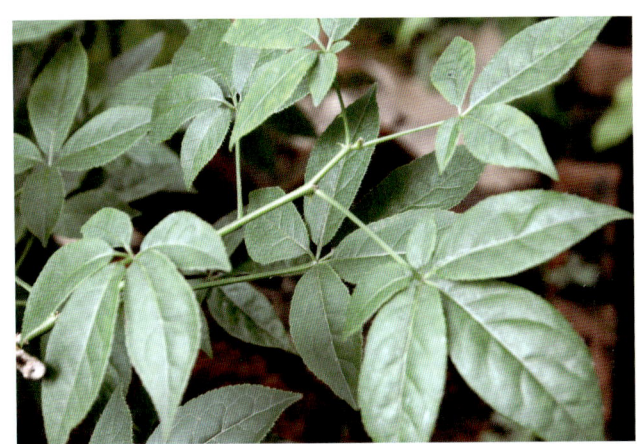

【Qet diel xid 功能主治】功能：ves hxangd tat jit hxangd 活血化瘀，hxub jent hxenk net 祛风除湿，xongf hxend tiod hsongd 强筋壮骨。主治：ait gheb bal jid mongb 劳伤疼痛，yens jent mongb ghut hsongd 风湿性关节炎，dliangd bil dib sangb 跌打损伤，pob lob pob bil 手脚水肿，got ax gek 阳痿，hfak qut qat 妇人阴痒。

【Ed not xus 用法用量】内服，煎汤，15～25 g；或入丸、散剂；或浸酒饮。外用，捣烂敷。

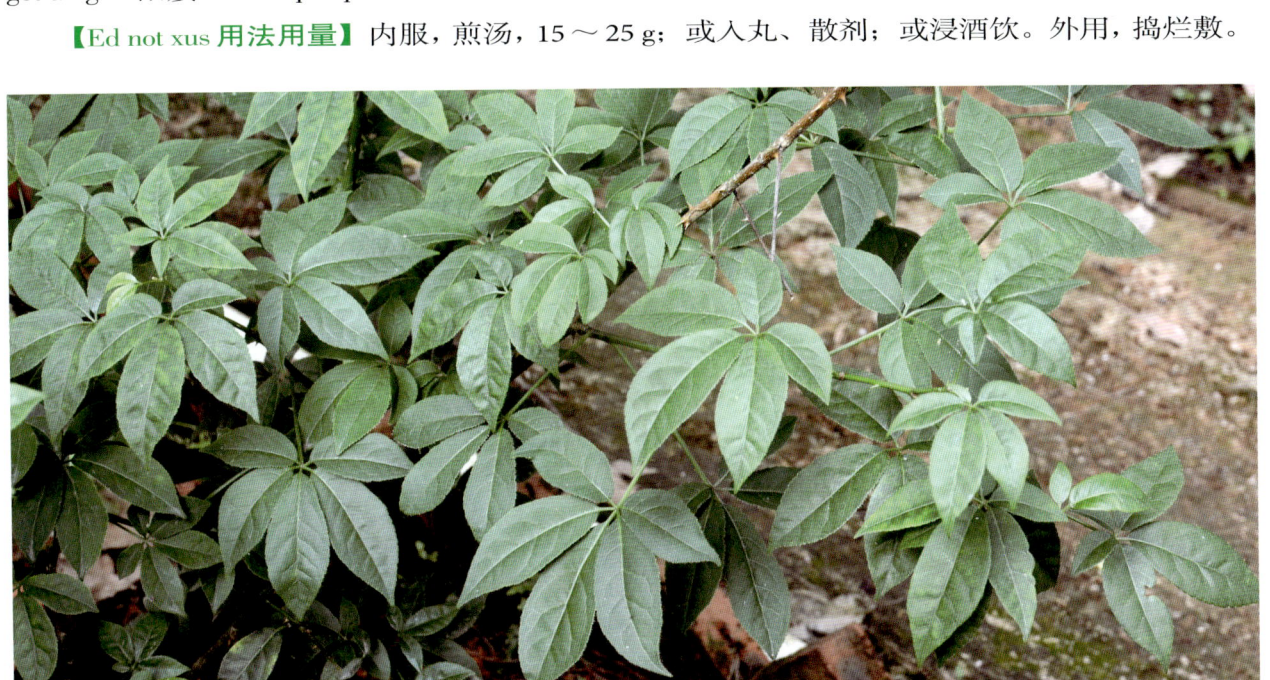

Det bel diangd dlub 白簕

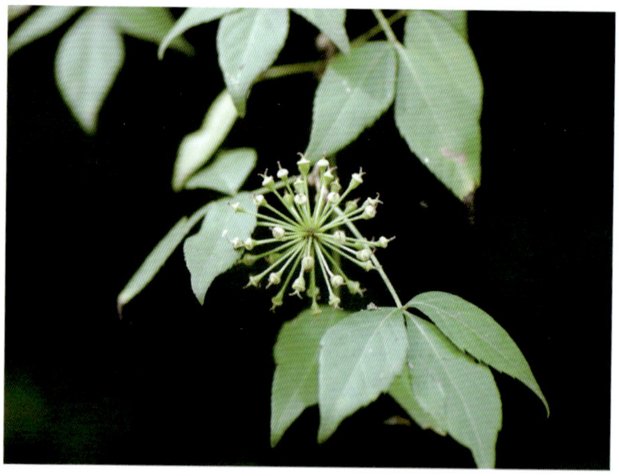

【Bit hsenb 俗名】臭刺、三叶刺、山五甲、刺三加、白刺藤、苦刺头、鹅掌簕。

【Dios kob deis 基源】为五加科植物白簕 *Acanthopanax trifoliatus*（L.）Merr. 的根或根皮。

【Niangb bet deis 生长环境】生于溪边、山脚、路旁、小山丘灌木丛中。分布于部分苗乡。

【Jox hsub 性味属经】性冷，味苦辛，属冷药，入热经。

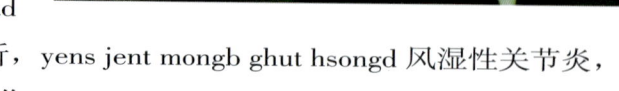

【Qet diel xid 功能主治】功能：hxub kib tat jab 清热解毒，hxub jent hxenk net 祛风除湿，tad hxid dlongs lis 舒筋活络。主治：lod hsongd 骨折，yens jent mongb ghut hsongd 风湿性关节炎，dliangd bil dib sangb 跌打损伤，ait gheb bal jid 劳伤，mangb hfud kib jid 感冒发烧，dix guk 背痈。

【Ed not xus 用法用量】内服，煎汤，25～50 g；或浸酒饮。外用，煎水洗或研末调敷。

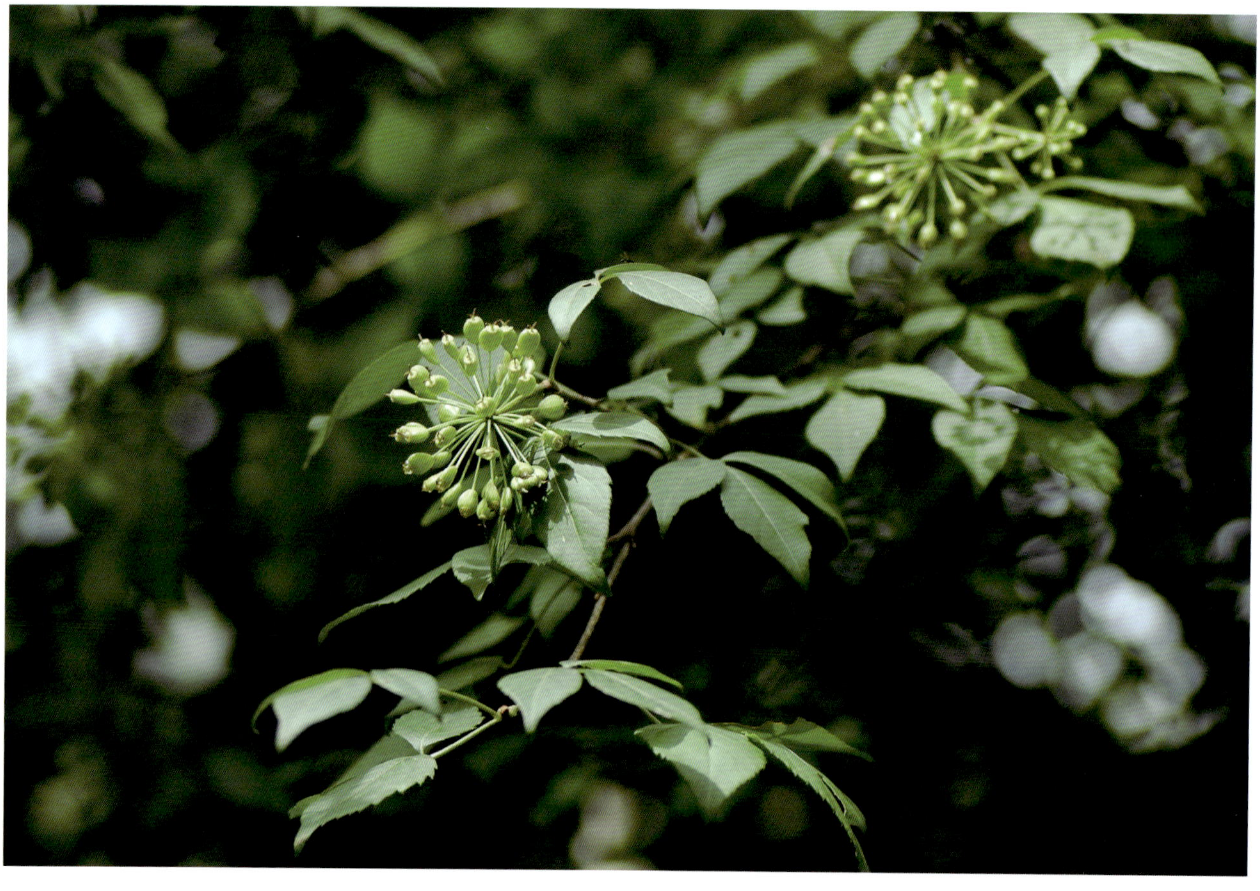

Det bel tongb 楤木

【Bit hsenb 俗名】老虎刺、虎阳刺、刺老包、雀不踏、百鸟不宿。

【Dios kob deis 基源】为五加科植物楤木 *Aralia chinensis* L. 的树干韧皮、根。

【Niangb bet deis 生长环境】生于坡塝灌木丛中或树林间。分布于各地苗乡。

【Jox hsub 性味属经】性热，味咸涩，属热药，入冷经。

【Qet diel xid 功能主治】功能：hxub jent hxenk net 祛风除湿，yis hsongd tiod hxend 补骨强筋，tat jit hxangd dangf mongb 散瘀止痛。主治：dliangd bil dib sangb 跌打损伤，yens jent mongb 风湿痛，ghut hsongd mongb jangx bod 痛风，buk dux lax nial 胃溃疡，khak eb bus jid 糖尿病。

【Ed not xus 用法用量】内服，煎汤，15～25 g；或浸酒饮。外用，捣烂敷。

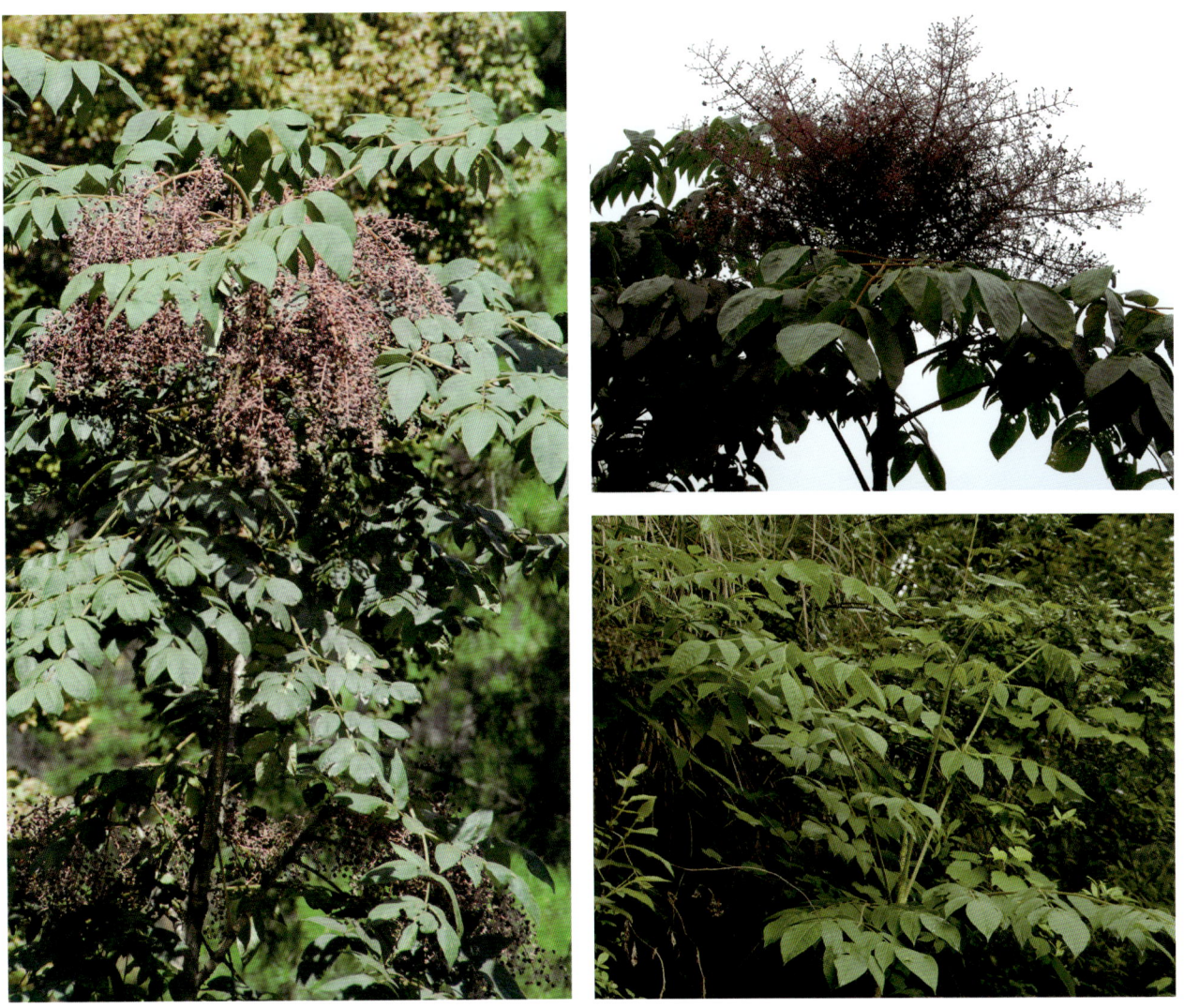

Vob bel tongd 食用土当归

【Bit hsenb 俗名】土当归、食用楤木。

【Dios kob deis 基源】为五加科植物食用土当归 *Aralia cordata* Thunb. 的根、根茎。

【Niangb bet deis 生长环境】生于中山地区灌木林中、杂木林下。分布于部分苗乡。

【Jox hsub 性味属经】性热，味辛，属热药，入冷经。

【Qet diel xid 功能主治】功能：hangb bongt ves hxangd 行气活血，dins hvib dangf hnind 镇静安神。主治：mongb pit khob 偏头痛，ait gheb bal jid 劳伤，yens jent mongb 风湿痛，xuf seil mongb diub 寒湿腰痛。

【Ed not xus 用法用量】内服，煎汤，10～20 g；或浸酒服。

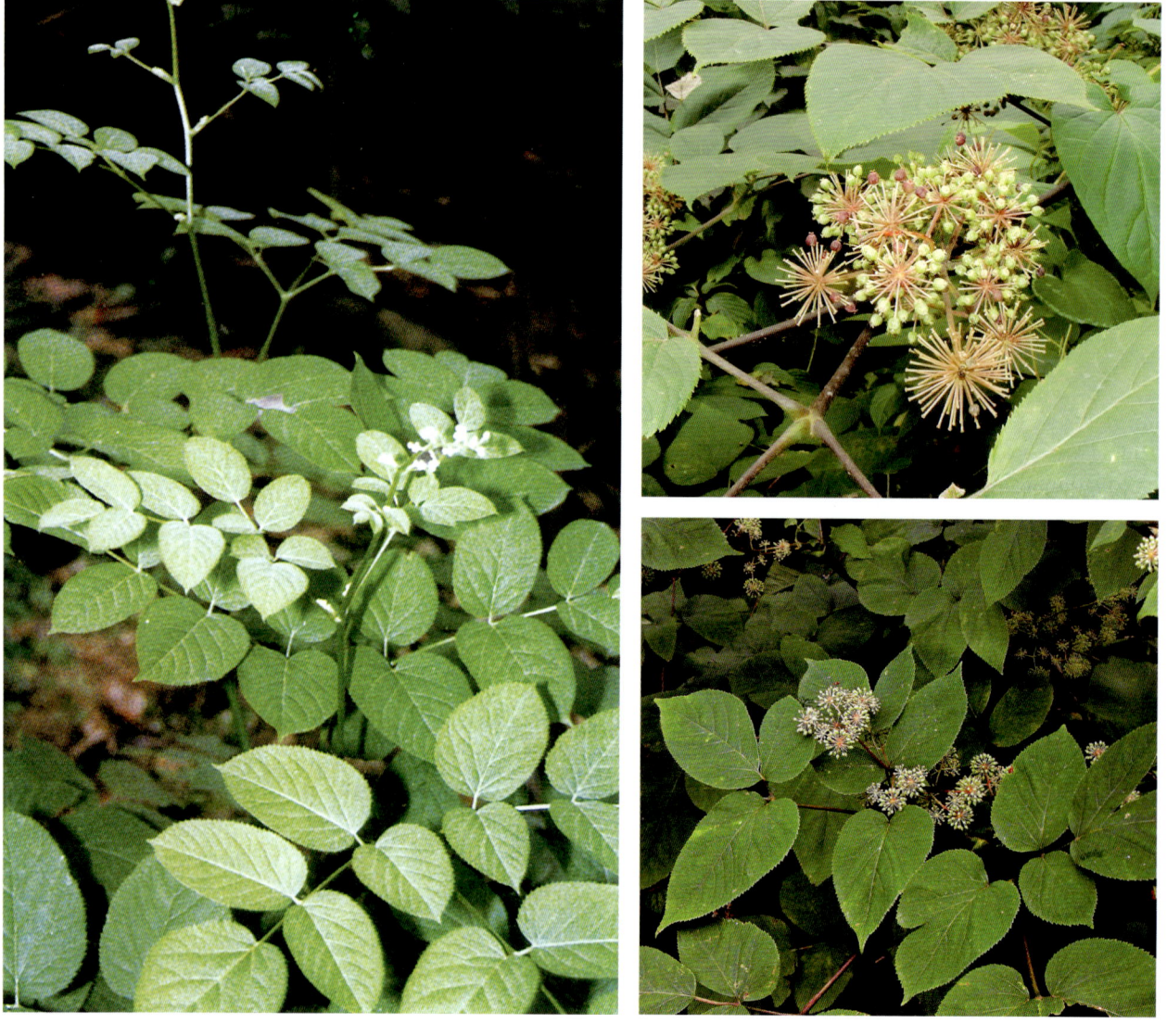

Det bel tongd xed 虎刺楤木

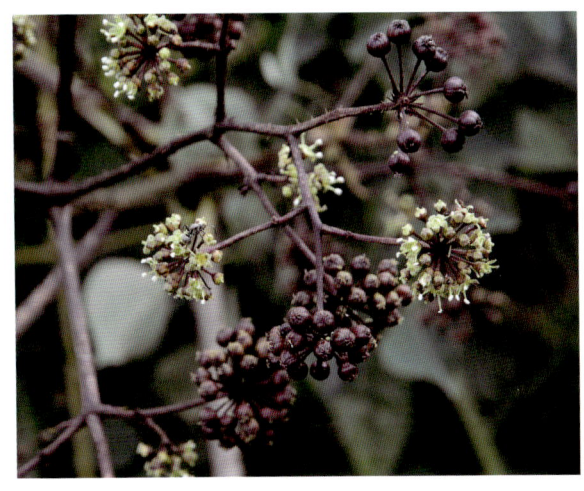

【Bit hsenb 俗名】小郎伞、鸟不宿、刺包头、雷公木、百鸟不落。

【Dios kob deis 基源】为五加科植物虎刺楤木 Aralia armata（Wall.）Seem. 的根、枝叶。

【Niangb bet deis 生长环境】生于山谷疏林间、灌木丛中。分布于部分苗乡。

【Jox hsub 性味属经】性热，味苦辛，属热药，入冷经。

【Qet diel xid 功能主治】功能：tat jit hxangd hxenk angt 散瘀消肿，hxub jent hxenk net 祛风除湿。主治：yens jent mongb hsongd 风湿骨痛，dliangd bil dib yens pot mongb 跌打肿痛，ghut hsongd qend mongb 急性关节炎，mongb daif gad 胃痛（胸口痛），laib bod eb ghad got ongd hsongd 前列腺炎，ghad eb dlub lol not 白带过多。

【Ed not xus 用法用量】内服，煎汤，15～25 g。外用，捣蓉包敷患处或煎水洗。

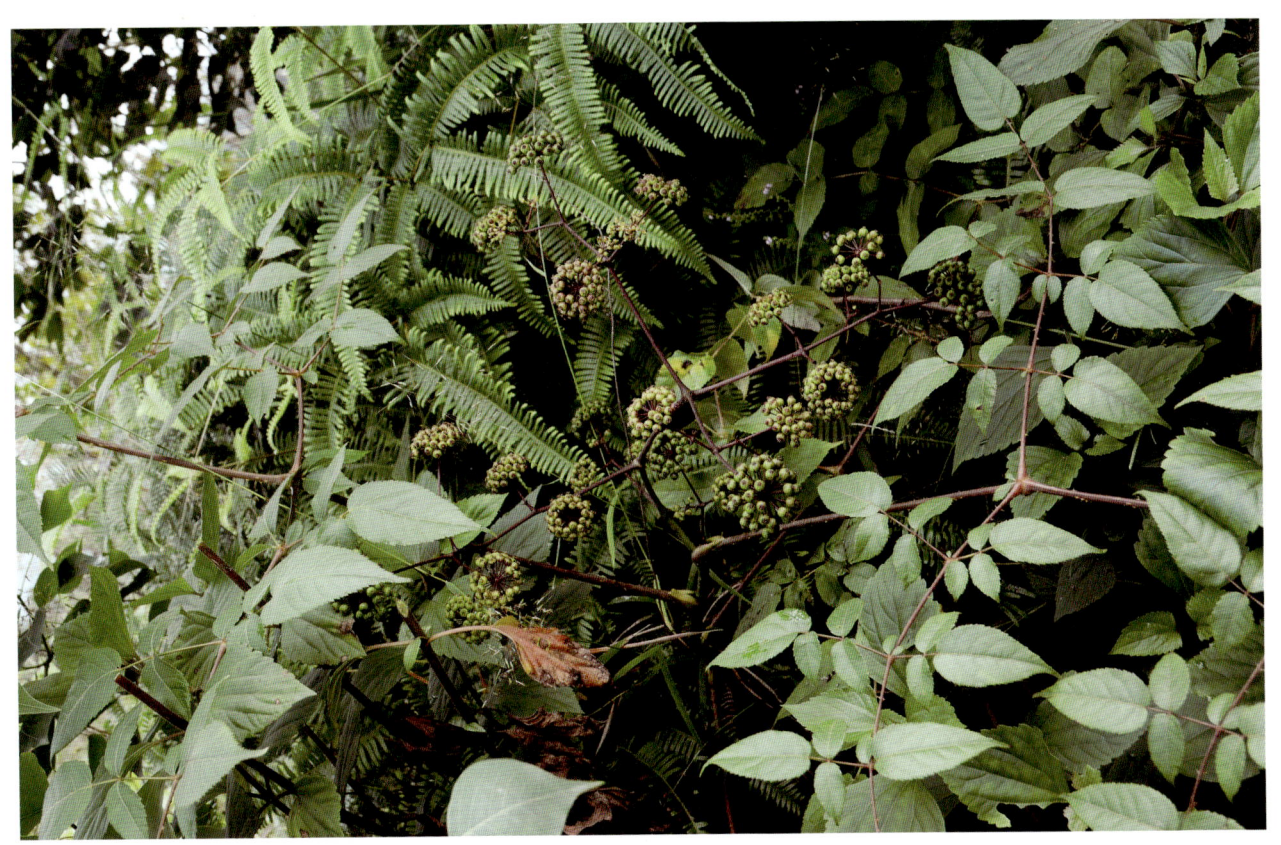

Det bel xongb fangx 黄毛楤木

【Bit hsenb 俗名】乌郎头、仙人杖、红桐刺、刺老包、鹊不踏、狼牙棒、黄狼尾巴。

【Dios kob deis 基源】为五加科植物黄毛楤木 *Aralia decaisneana* Hance 的根皮。

【Niangb bet deis 生长环境】生于坡塝灌木丛中、疏林下。分布于各地苗乡。

【Jox hsub 性味属经】性热，味咸涩，属热药，入冷经。

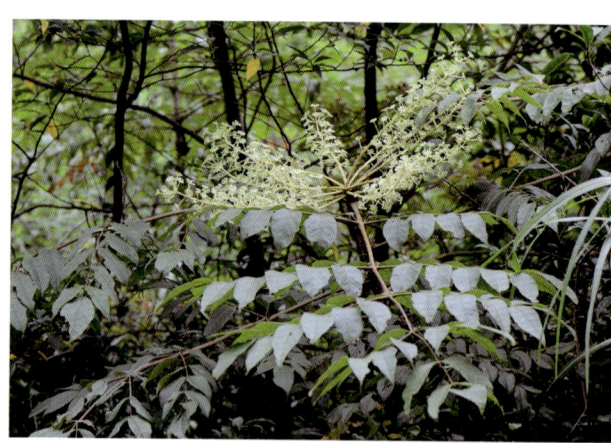

【Qet diel xid 功能主治】功能：hxub jent hxenk net 祛风除湿，yis hsongd tiod hxend 补骨强筋，tat jit hxangd dangf mongb 散瘀止痛。主治：yens jent mongb 风湿痛，ghut hsongd mongb jangx bod 痛风，dliangd bil dib sangb 跌打损伤，buk dux lax nial 胃溃疡，khak eb bus jid 糖尿病。

【Ed not xus 用法用量】内服，煎汤，15～25 g；或浸酒饮。外用，捣烂敷。

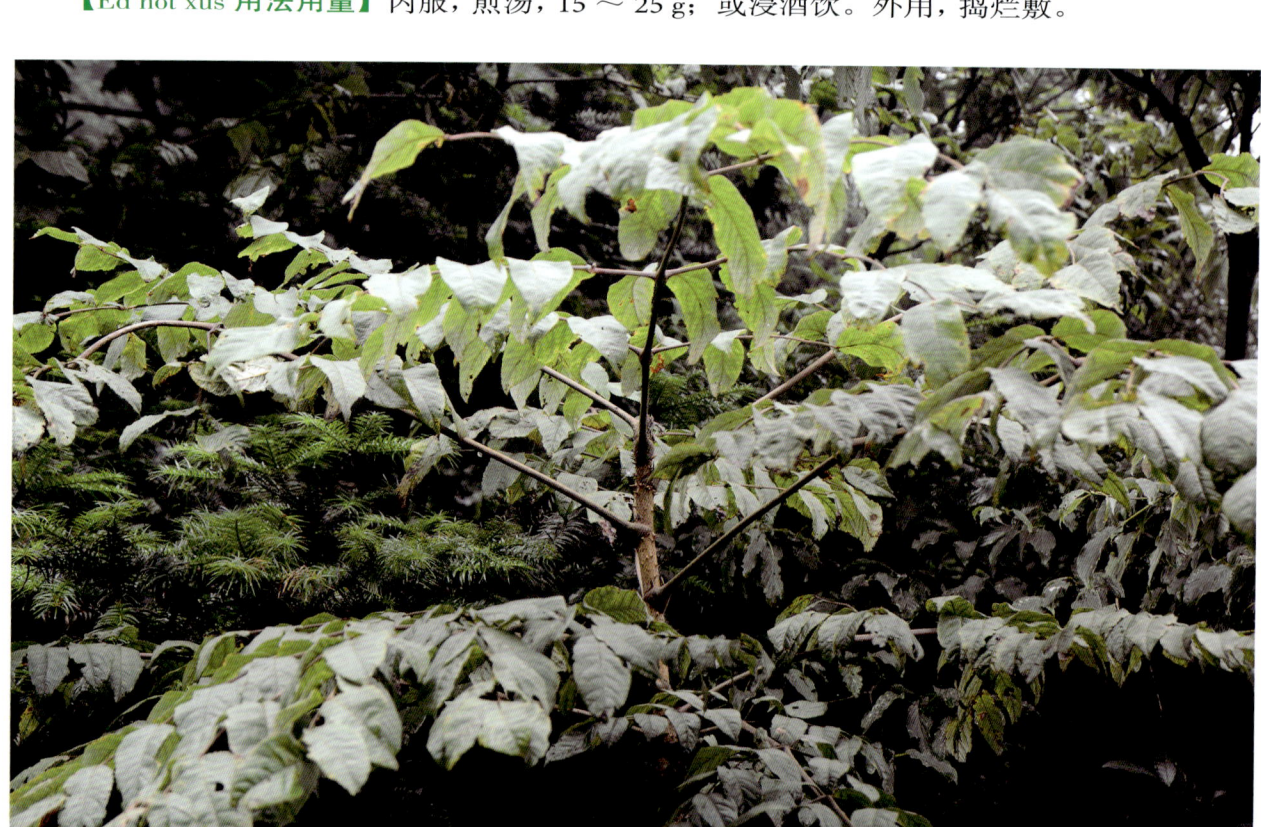

Det bel tongd xok 棘茎楤木

【Bit hsenb 俗名】千枚针、红楤木、红毛刺筒、红叶大猫刺、红鸟不踏刺。

【Dios kob deis 基源】为五加科植物棘茎楤木 Aralia echinocaulis Hand.-Mazz. 的根皮。

【Niangb bet deis 生长环境】喜生于坡塝灌木丛中、山谷林缘。分布于各地苗乡。

【Jox hsub 性味属经】性热，味辛，属热药，入冷经。

【Qet diel xid 功能主治】功能：ves hxangd hxenk angt 活血消肿，hxub jent hxenk net 祛风除湿。主治：yens jent mongb ghut hsongd 风

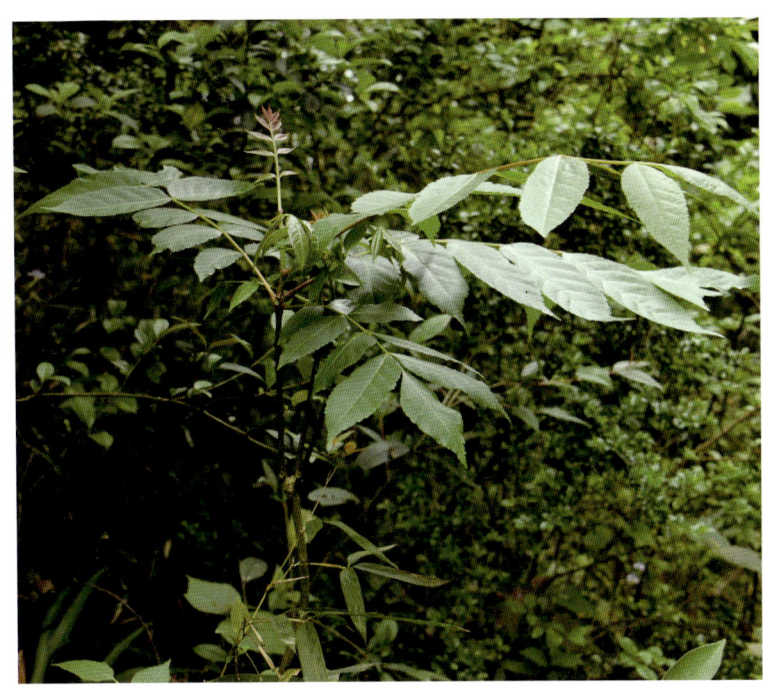

湿性关节炎，yens dib jit hxangd angt 外伤瘀肿，dliangd bil dib sangb 跌打损伤，bus diangd 骨髓炎，mongd hxud bob ghangb 坐骨神经痛。

【Ed not xus 用法用量】内服，煎汤，15～25 g；或泡酒饮。外用，捣烂敷患处。

Bas hsod vongl 鹅掌藤

【Bit hsenb 俗名】七加皮、七叶烂、七叶藤、汉桃叶。

【Dios kob deis 基源】为五加科植物鹅掌藤 Schefflera arboricola Hay. 的根或藤。

【Niangb bet deis 生长环境】生于山谷阴湿灌木丛中、疏林间。分布于部分苗乡。

【Jox hsub 性味属经】性冷，味苦，属冷药，入热经。

【Qet diel xid 功能主治】功能：hxub kib los xuf 清热利湿，ves hxangd dangf mongb 活血止痛。主治：dliangd bil dib sangb 跌打损伤，yens xit lol hxangd 刀伤出血，yens jent mongb ghut hsongd 风湿性关节炎，zeib ghangb 瘫痪，lod hsongd 骨折，mongb ghab dlad mongb bab 腰腿疼痛。

【Ed not xus 用法用量】内服，煎汤，15～25 g；或浸酒饮。外用，捣烂敷。

Det lob gas 鹅掌柴

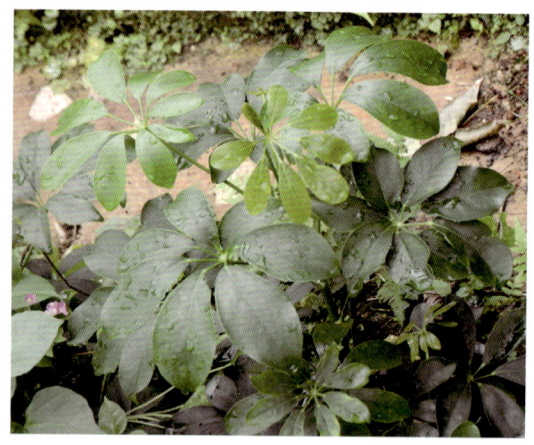

【Bit hsenb 俗名】公母树、伞托木、五指通、鸭脚木、鸭脚树、鸭母树。

【Dios kob deis 基源】为五加科植物鹅掌柴 Schefflera octophylla（Lour.）Harm. 的根皮、树皮、叶。

【Niangb bet deis 生长环境】生于低山地区杂木林间、灌木林中。分布于各地苗乡。

【Jox hsub 性味属经】性冷，味苦涩，属冷药，入热经。

【Qet diel xid 功能主治】功能：hxub jent hxenk net 祛风除湿，tad dud yux zangl 解表发散。主治：fal sab 发痧症，mongb ghongd niangs 咽喉痛，yens jent mongb hsongd 风湿骨痛，dliangd bil dib yens pot mongb 跌打肿痛，lod hsongd 骨折，yens dul kib 烧伤，yens hseik 漆疮。

【Ed not xus 用法用量】内服，煎汤，15～25 g；或浸酒饮。外用，捣烂敷或捣汁涂。

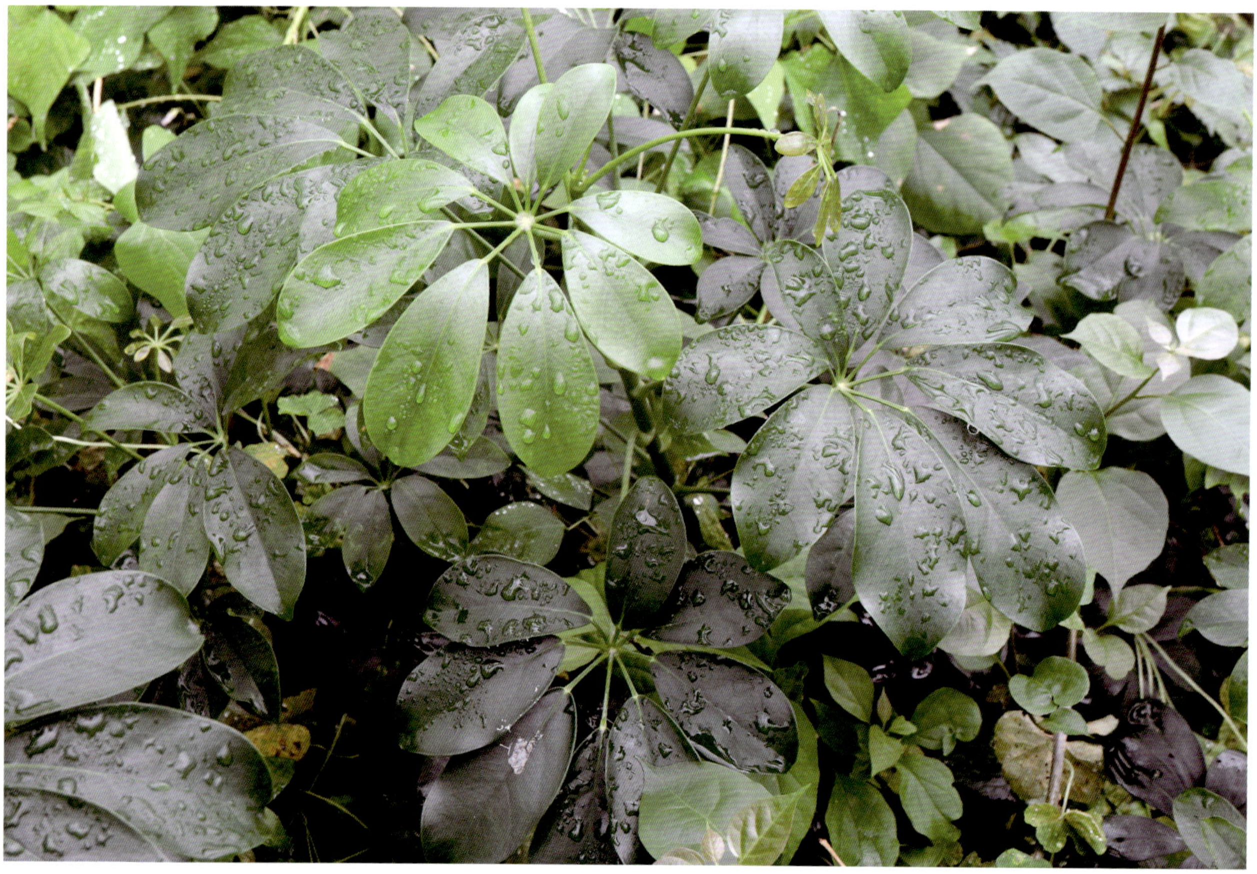

Det lob gas hlieb 穗序鹅掌柴

【Bit hsenb 俗名】大泡通、大通塔、柴厚朴、隔子通、野巴戟、大五加皮。

【Dios kob deis 基源】为五加科植物穗序鹅掌柴 *Schefflera delavayi* (Franch.) Harms ex Diels 的根或根皮。

【Niangb bet deis 生长环境】生于深山密林中。分布于部分苗乡。

【Jox hsub 性味属经】性冷，味苦涩，属冷药，入热经。

【Qet diel xid 功能主治】功能：xongf hxend tiod hsongd 强筋壮骨，net ghad ghof tongb ghad 润肠通便。主治：lod hsongd 骨折，bal ghab dlad ngix mongb 腰肌劳损疼痛，xongl yens 挫伤，niangb hsab pob mongb 无名肿毒，jib ghad 便秘。

【Ed not xus 用法用量】内服，煎汤，25～30 g。外用，捣烂敷患处。

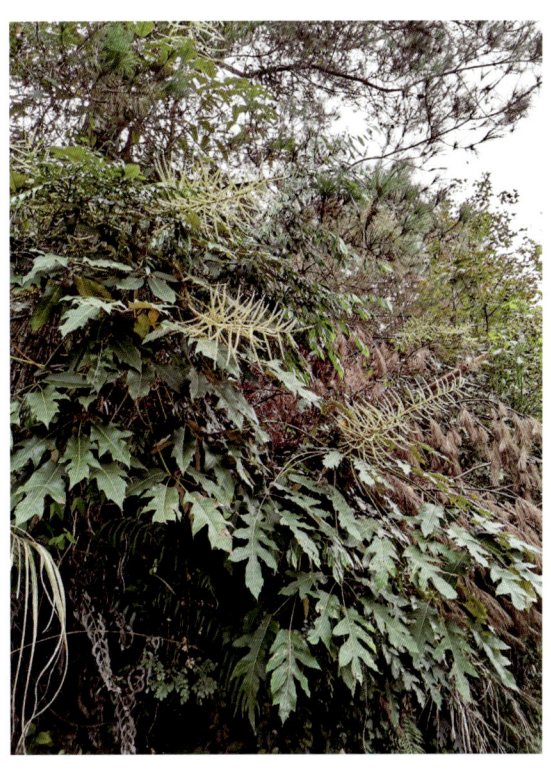

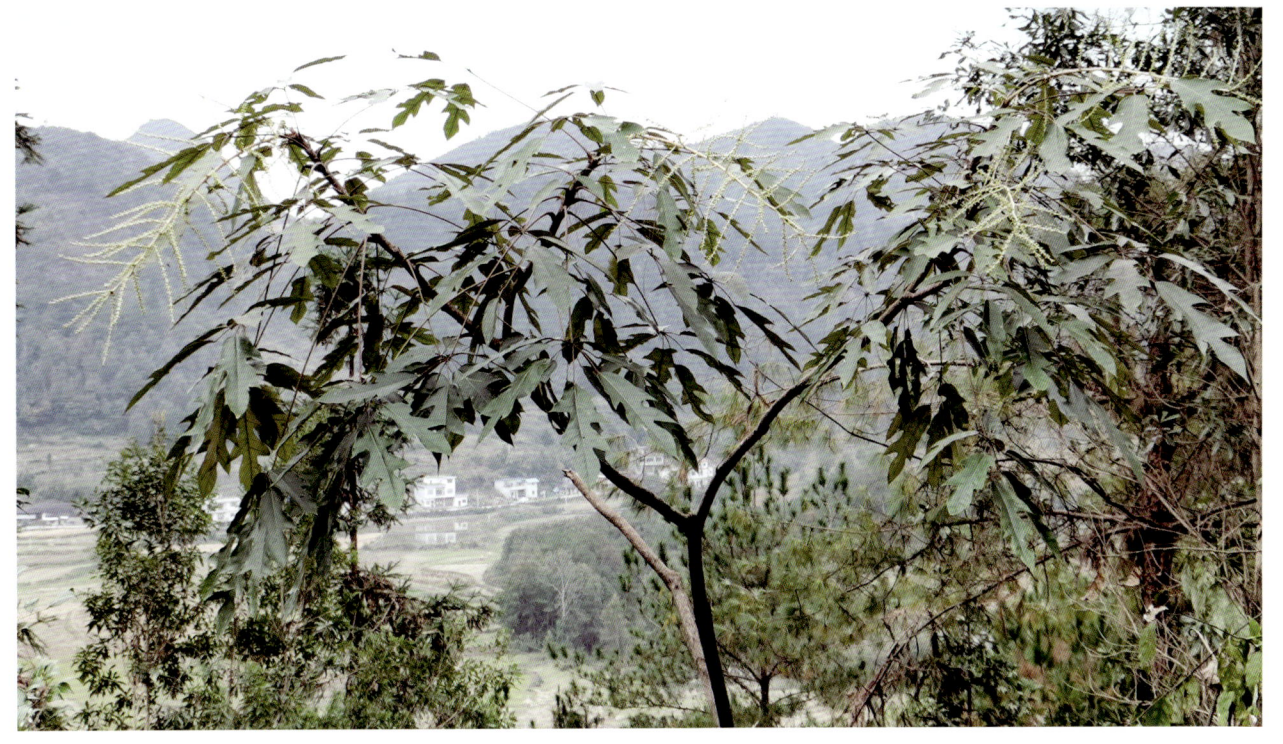

Det lob gas dlenx 球序鹅掌柴

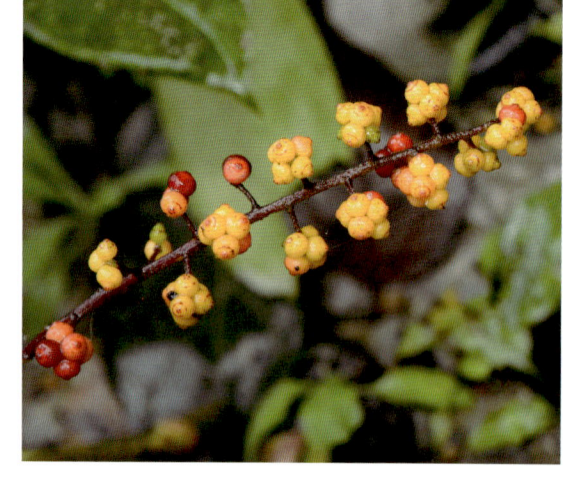

【Bit hsenb 俗名】伞托木、公母树、鹅掌柴、鸭脚木、五指通、西加皮、鸭掌柴。

【Dios kob deis 基源】为五加科植物球序鹅掌柴 Schefflera glomerulata Li 的树皮、根皮。

【Niangb bet deis 生长环境】生于深山树林中。分布于各地苗乡。

【Jox hsub 性味属经】性冷，味苦，属冷药，入热经。

【Qet diel xid 功能主治】功能：xongf hxend tiod hsongd 强筋壮骨，hxenk angt dangf mongb 消肿止痛。主治：fal sab 发痧症，dliangd bil dib yens pot mongb 跌打肿痛，lod hsongd 骨折，xongl yens 挫伤，yens dul kib 烧伤。

【Ed not xus 用法用量】内服，煎汤，25～30 g。外用，捣烂敷患处。

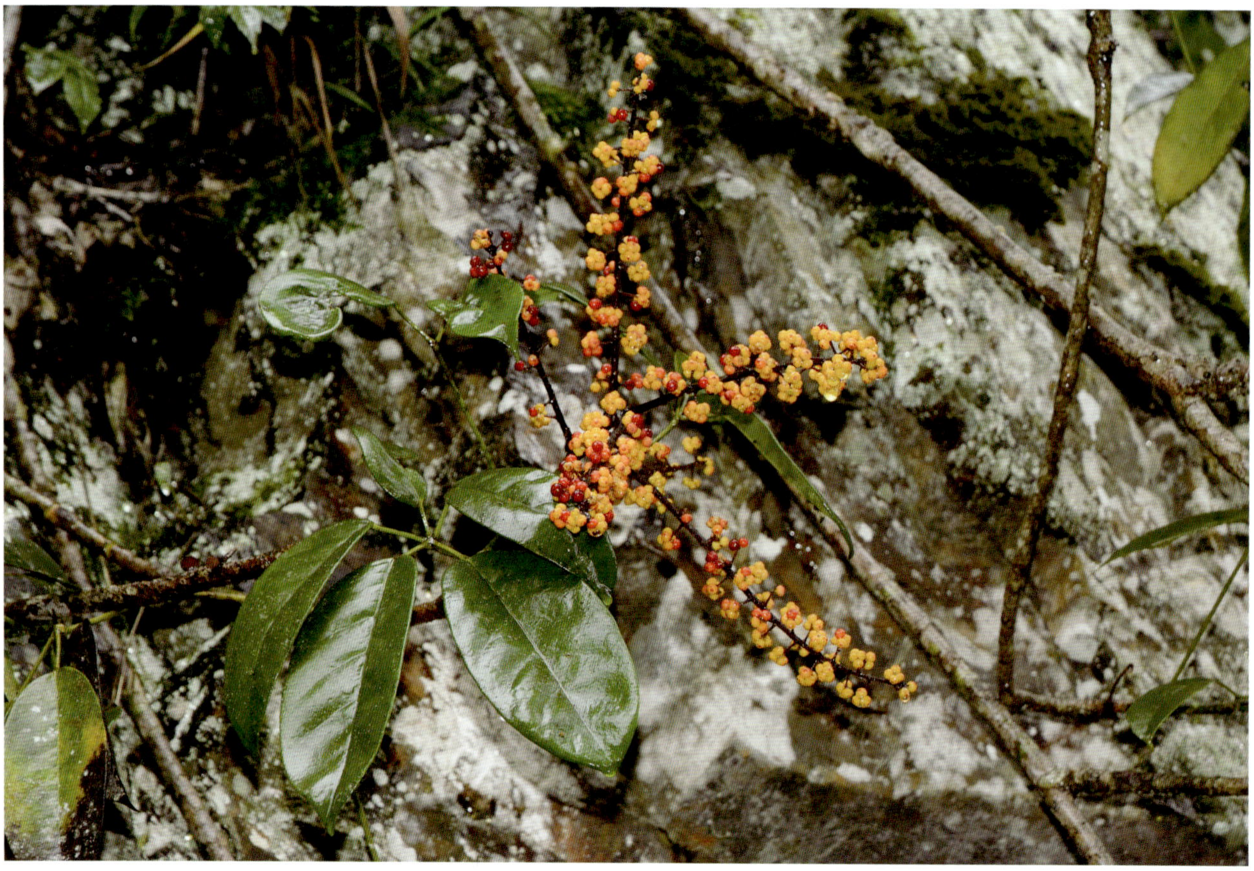

Det bil xed 通脱木

【Bit hsenb 俗名】 大通草、大通塔、木通树、白通草、通打根。

【Dios kob deis 基源】 为五加科植物通脱木 Tetrapanax papyrifer (Hook.) K. Koch 的茎髓。

【Niangb bet deis 生长环境】 生于山谷内、杂木林间、灌木林中。分布于部分苗乡。

【Jox hsub 性味属经】 性冷，味甘淡，属冷药，入热经。

【Qet diel xid 功能主治】 功能：hxub kib tat jab 清热解毒，tongb eb vut wal 利水利尿。主治：pob lob pob bil 手脚水肿，ax lol eb wel 乳汁不通，xud wal lol ax hvit 小便不利，xud wal lol bus 淋病。

【Ed not xus 用法用量】 内服，水煎，15～25 g。

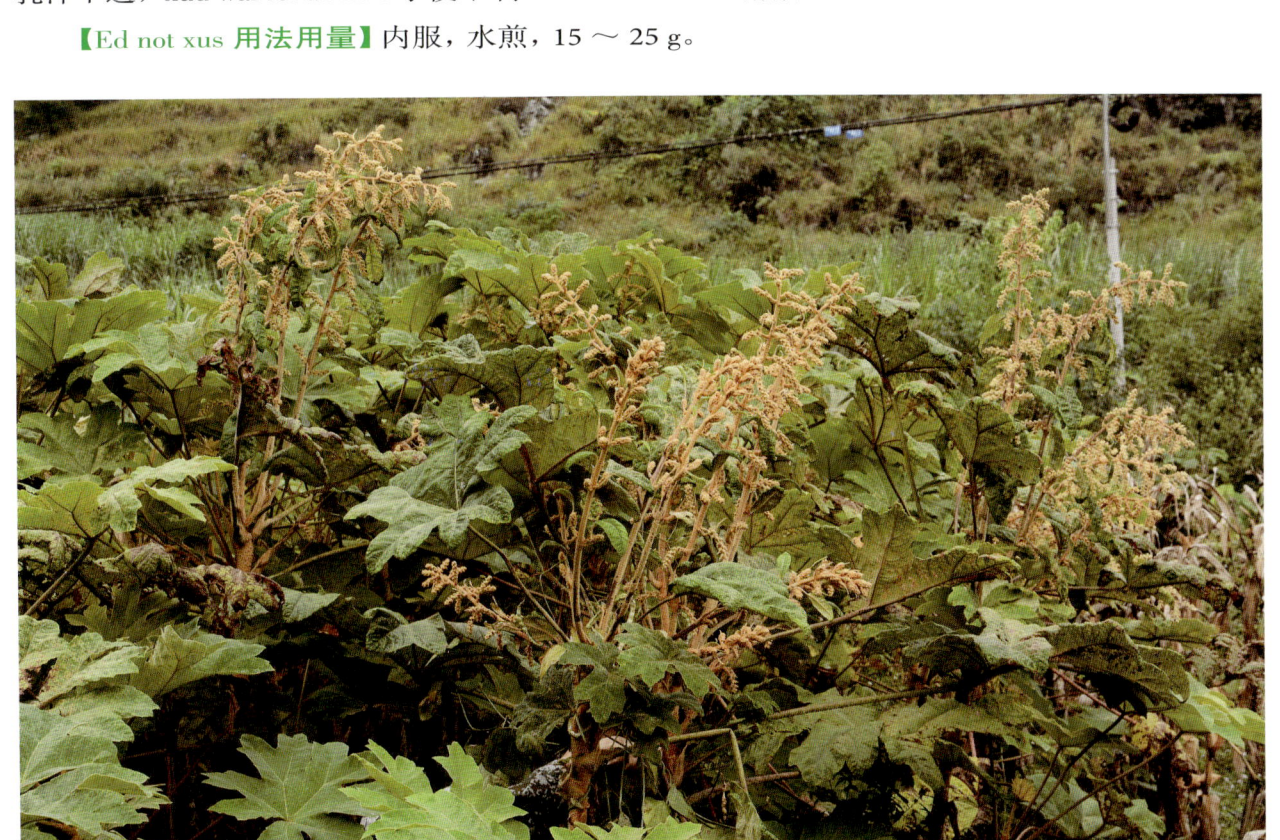

Det bil xed bad 假通草

【Bit hsenb 俗名】七叶烂、七掌树、小叶鸭脚木。

【Dios kob deis 基源】为五加科植物假通草 *Euaraliopsis ciliata* (Dunn) Hutch. 的全株。

【Niangb bet deis 生长环境】生于灌木林中、杂木林间。分布于部分苗乡。

【Jox hsub 性味属经】性冷，味苦，属冷药，入热经。

【Qet diel xid 功能主治】功能：ves hxangd tongb hxud 活血通经，tongb eb vut wal 利水利尿，hxenk angt dangf mongb 消肿止痛。主治：dliangd bil dib sangb 跌打损伤，yens jent mongb hsongd 风湿骨痛，pob lob pob bil 手脚水肿，ax hsot ud 闭经，xud wal lol ax hvit 小便不利。

【Ed not xus 用法用量】内服，煎汤，15～25 g。

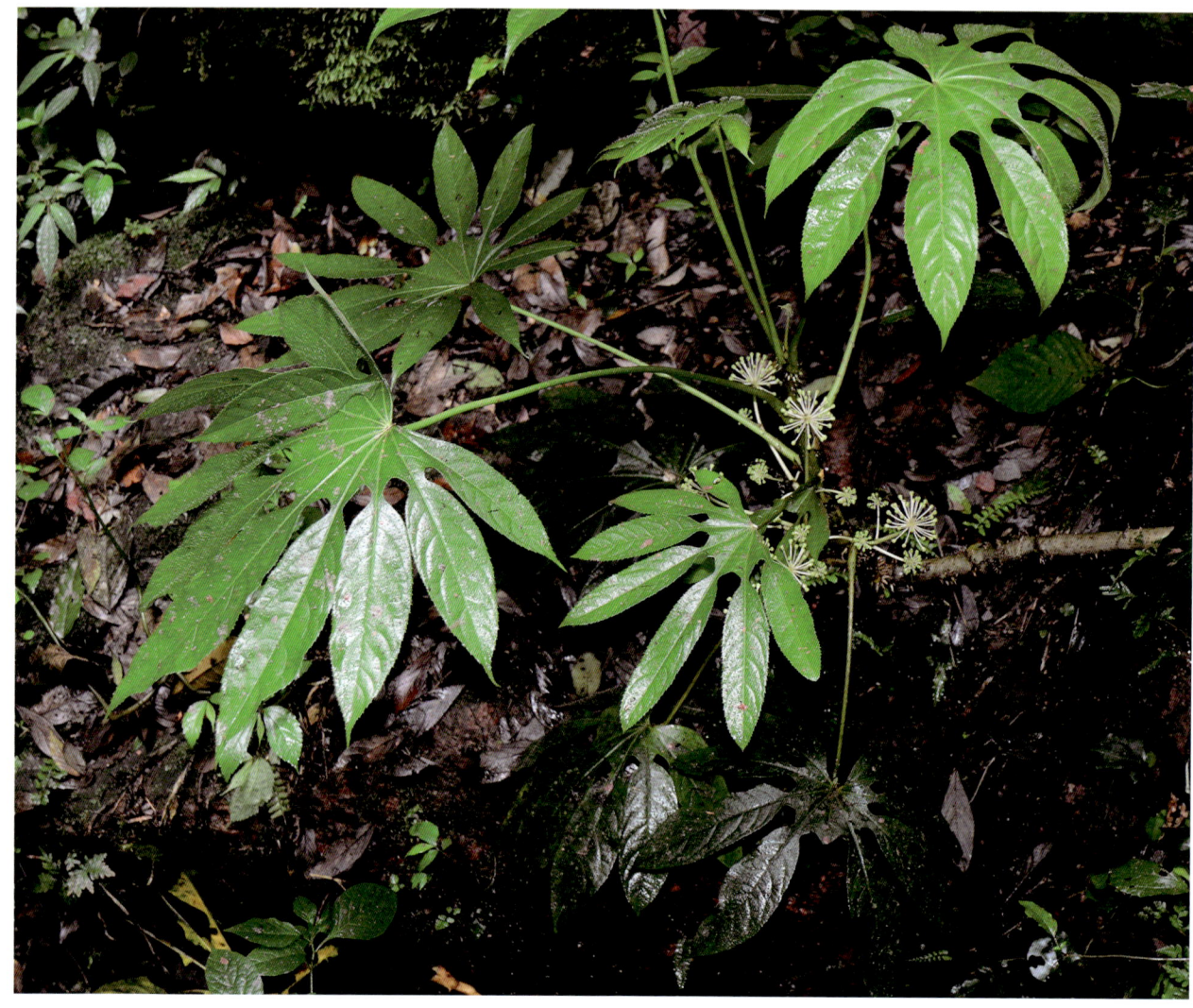

Ad det jib 树参

【Bit hsenb 俗名】半枫荷、阴阳叶、疯气树、鸭脚木、翻白叶树。

【Dios kob deis 基源】为五加科植物树参 *Dendropanax dentiger*（Harms）Merr. 的根及枝。

【Niangb bet deis 生长环境】生于中山地区常绿阔叶林中。分布于部分苗乡。

【Jox hsub 性味属经】性热，味甘，属热药，入冷经。

【Qet diel xid 功能主治】功能：hxub jent hxenk net 祛风除湿，ves hxangd tongb hxud 活血通经。主治：yens jent mongb 风湿痛，mongb pit khob 偏头痛，hsot ud ax jangx hxib 月经不调。

【Ed not xus 用法用量】内服，煎汤，25～30 g；或浸酒饮。

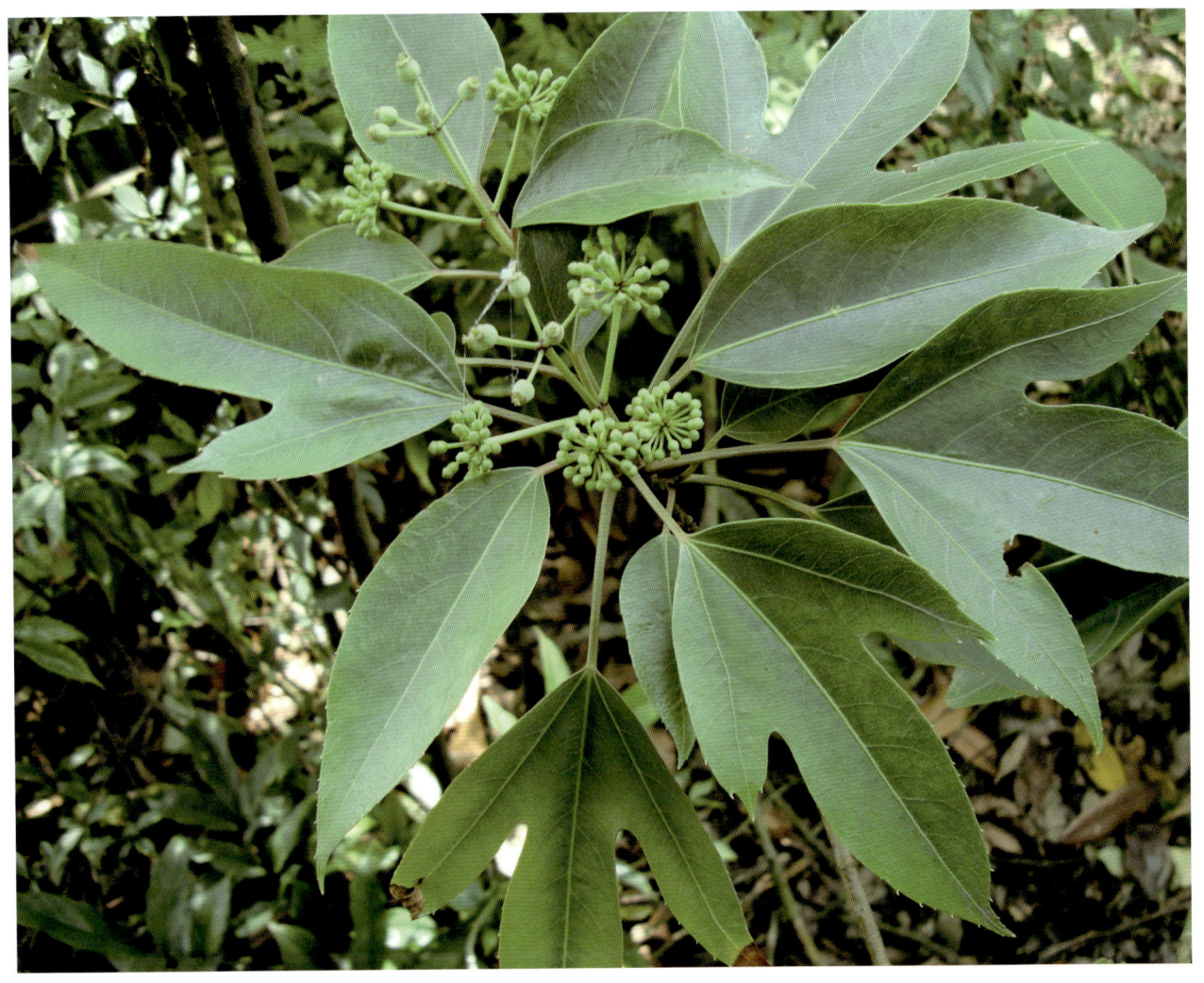

Ad det jib dlib 变叶树参

【Bit hsenb 俗名】水风香、白半枫荷、半枫荷根、变叶半枫荷。

【Dios kob deis 基源】为五加科植物变叶树参 *Dendropanax proteus*（Champ.）Benth. 的根皮及树皮。

【Niangb bet deis 生长环境】生于中山地区常绿阔叶林中。分布于各地苗乡。

【Jox hsub 性味属经】性热，味甘，属热药，入冷经。

【Qet diel xid 功能主治】功能：ves hxangd hxenk angt 活血消肿，hxub jent hxenk net 祛风除湿。主治：yens jent mongb hsongd 风湿骨痛，yens jent mongb diub 风湿腰痛，bal ghab dlad ngix 腰肌劳损，mongb pit khob 偏头痛，ghab jed diongx hfud nais pob od nul 支气管炎。

【Ed not xus 用法用量】内服，煎汤，25～50 g；或浸酒饮。

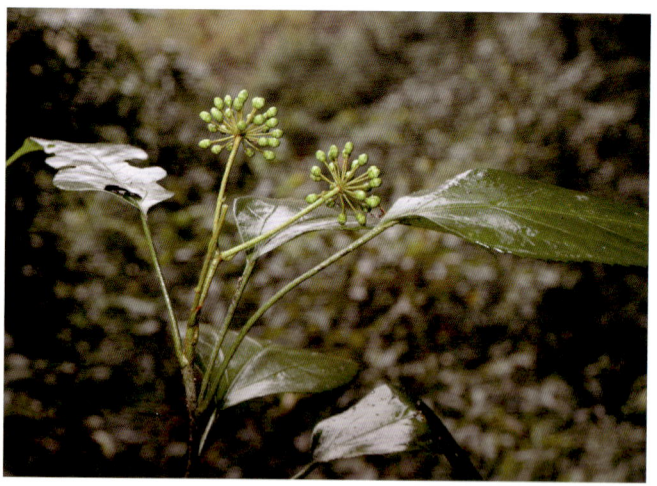

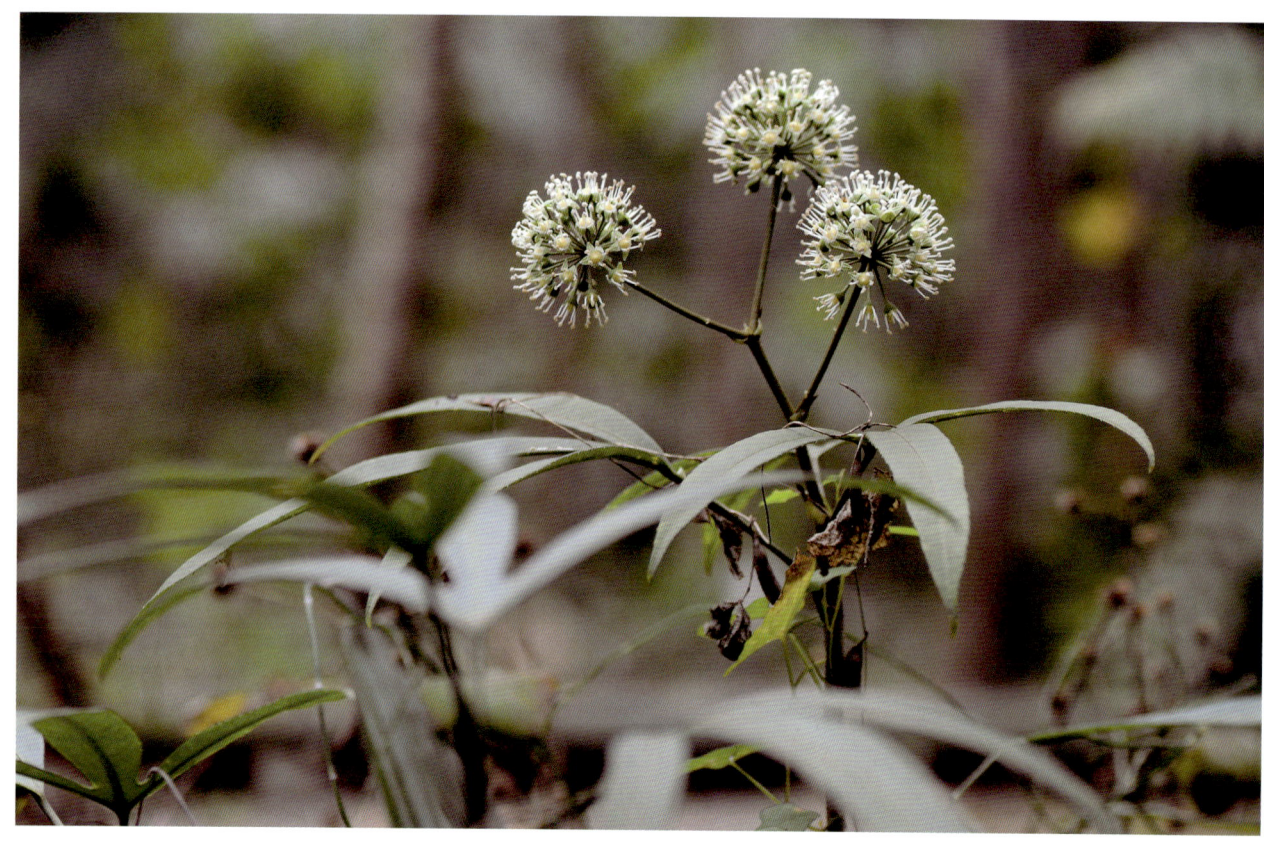

Det bel muf 刺通草

【Bit hsenb 俗名】公母树、伞托木、鸭脚草。

【Dios kob deis 基源】为五加科植物刺通草 Trevesia palmata（Roxb.）Vis. 的树皮、根。

【Niangb bet deis 生长环境】生于山谷两侧或阴湿疏林下。分布于各地苗乡。

【Jox hsub 性味属经】性冷，味苦，属冷药，入热经。

【Qet diel xid 功能主治】功能：hxub jent hxenk net 祛风除湿，hxenk angt dangf mongb 消肿止痛，yis hsongd tiod hxend 补骨强筋。主治：yens jent mongb ghut hsongd 风湿性关节炎，lod hsongd 骨折，ghab diux ghongd angt mongb 咽喉肿痛。

【Ed not xus 用法用量】内服，煎汤，25～30 g；或浸酒饮。外用，捣蓉包患处。

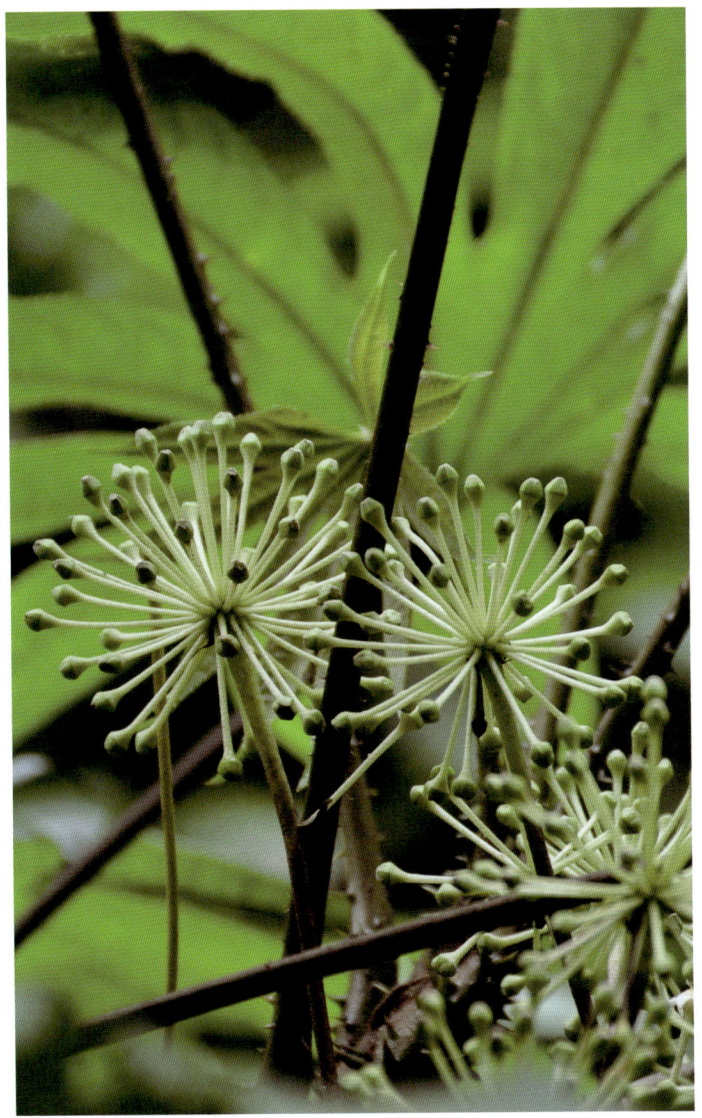
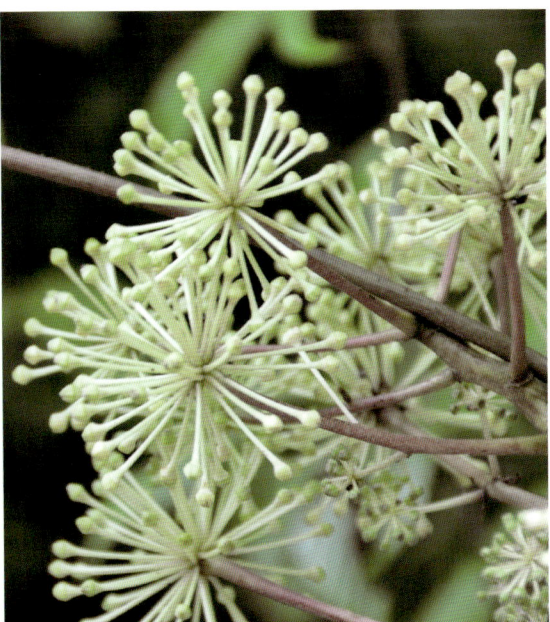
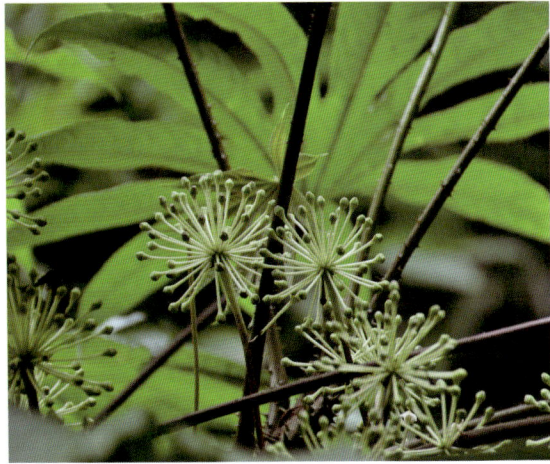

Jab hxent yof 常春藤

【Bit hsenb 俗名】三角风、山葡萄、土凤藤、土鼓藤、钻矢风、紫风藤、上树蜈蚣。

【Dios kob deis 基源】为五加科植物常春藤 *Hedera nepalensis* K. Koch var. *sinensis*（Tobl.）Rehd. 的茎、叶。

【Niangb bet deis 生长环境】生于山野树林中，多攀缘于大树或岩石上。分布于各地苗乡。

【Jox hsub 性味属经】性冷，味苦，属冷药，入热经。

【Qet diel xid 功能主治】功能：hxub jent hxenk net 祛风除湿，mangs nais jongt zal kib 平肝泻火。主治：yens jent mongb ghut hsongd 风湿性关节炎，nais jongt od nul 肝炎，wix lot nenk mais 口眼㖞斜，ghab liut dud qut qat 皮肤瘙痒，dlif ghab neib ghangb 脱肛，gangb lax bus pob mongb 疮痈肿毒。

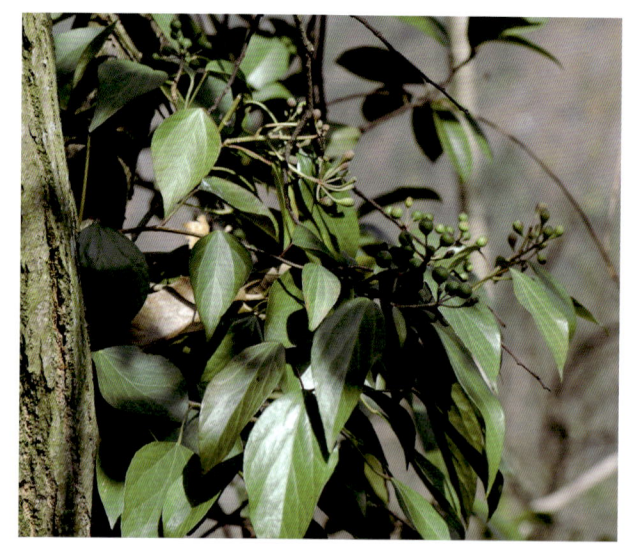

【Ed not xus 用法用量】内服，煎汤，15～25 g；或浸酒饮。外用，捣烂敷或煎水洗。

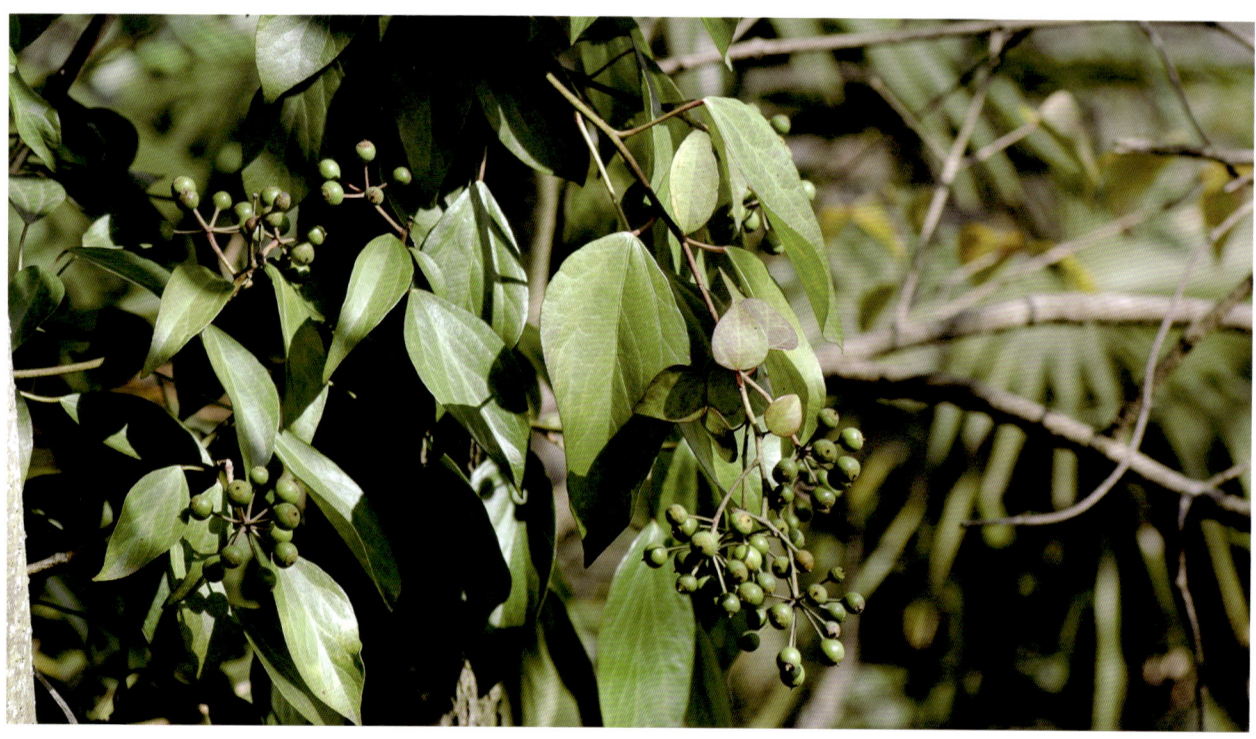

Jab hxent yof mif 多枝常春藤

【Bit hsenb 俗名】三角枫、爬墙虎、散骨风、大排风藤、百脚蜈蚣。

【Dios kob deis 基源】为五加科植物多枝常春藤 *Hedera nepalensis* K. Koch. 的茎、叶。

【Niangb bet deis 生长环境】生于森林中,喜攀缘于大树或岩石上。分布于各地苗乡。

【Jox hsub 性味属经】性冷,味苦,属冷药,入热经。

【Qet diel xid 功能主治】功能:hxub jent hxenk net 祛风除湿,mangs nais jongt zal kib 平肝泻火。主治:yens jent mongb ghut hsongd 风湿性关节炎,nais jongt od nul 肝炎,niel khob 头晕,lol hxangd nais 鼻衄,dlif ghab neib ghangb 脱肛,gangb lax bus pob mongb 疮痈肿毒。

【Ed not xus 用法用量】内服,煎汤,15～25 g;或浸酒饮。外用,捣烂敷或煎水洗。

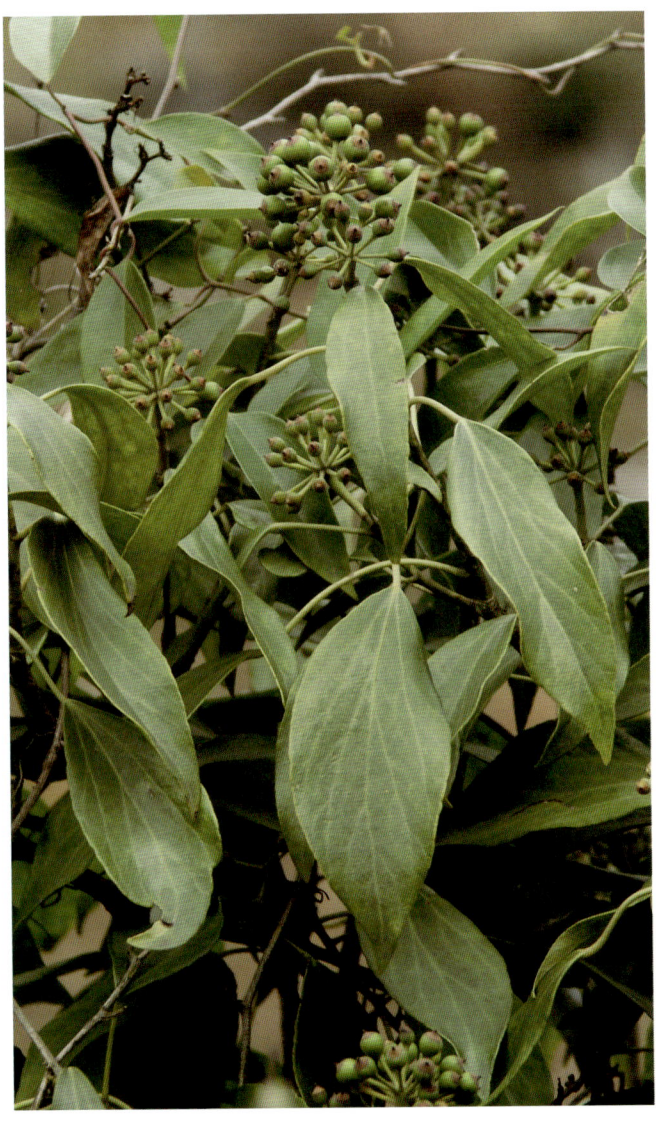
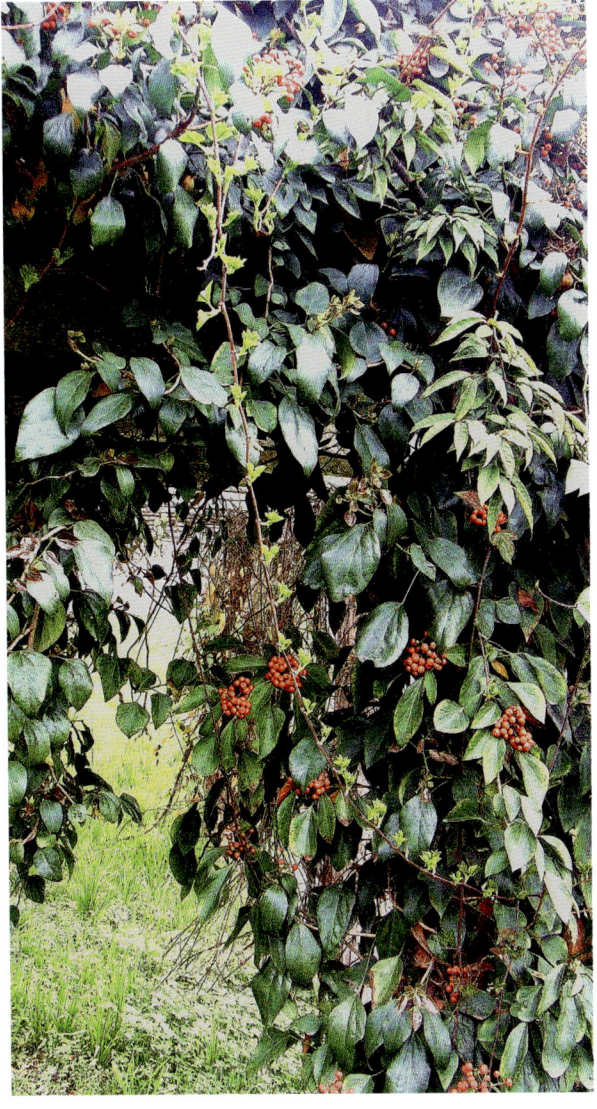

Det bil jif vud 异叶梁王茶

【Bit hsenb 俗名】七角风、树五加、梁王茶、梁旺茶、小牛角兰。

【Dios kob deis 基源】为五加科植物异叶梁王茶 Nothopanax davidii（Franch.）Harms ex Diels 的树皮。

【Niangb bet deis 生长环境】生于灌木丛中、杂木林下。分布于各地苗乡。

【Jox hsub 性味属经】性冷，味苦，属冷药，入热经。

【Qet diel xid 功能主治】功能：yis hsongd tiod hxend 补骨强筋。主治：mongb pit khob 偏头痛，dliangd bil dib sangb 跌打损伤，mongb diub 腰痛，ait gheb bal jid 劳伤。

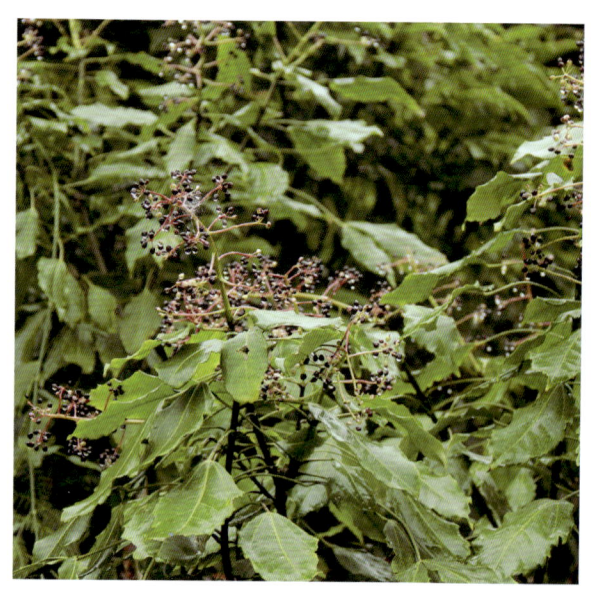

【Ed not xus 用法用量】内服，煎汤，15～25 g；或浸酒饮。

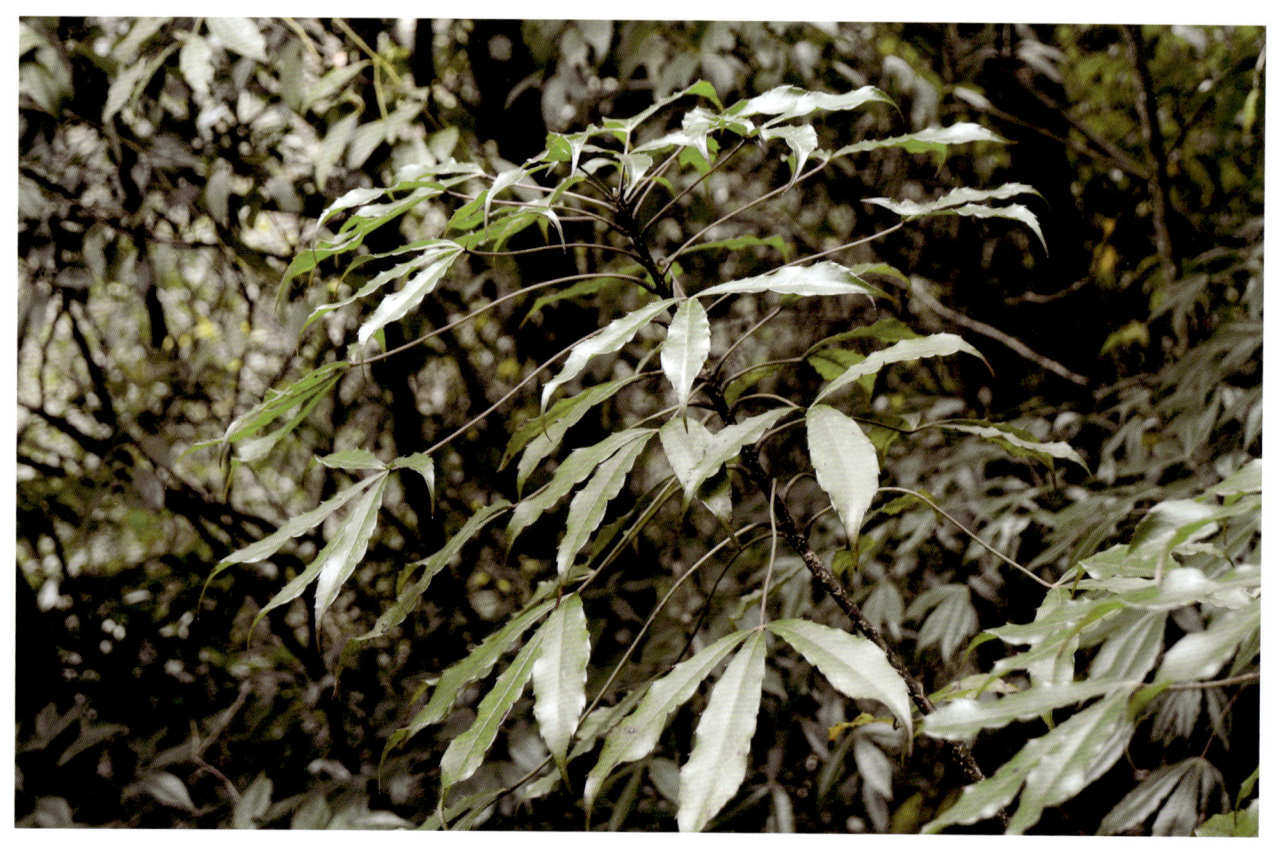

Det bil jif 掌叶梁王茶

【Bit hsenb 俗名】山槟榔、金刚散、良旺茶、金刚树、宝金刚、梁王茶。

【Dios kob deis 基源】为五加科植物掌叶梁王茶 *Nothopanax delavayi*（Franch.）Harms ex Diels 的全株或根。

【Niangb bet deis 生长环境】生于坡塝灌木丛中、疏林下。分布于各地苗乡。

【Jox hsub 性味属经】性冷，味甘苦，属冷药，入热经。

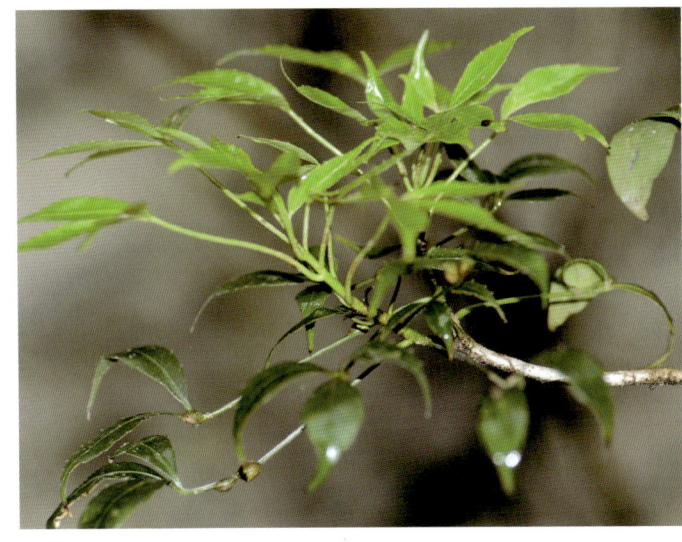

【Qet diel xid 功能主治】功能：hxub kib tat jab 清热解毒，qet bongt hxed tongb 理气温通。主治：dliangd bil dib sangb 跌打损伤，yens jent mongb diub 风湿腰痛，mongb ghad nial mais 火眼，mongb ghongd niangs 咽喉痛，hot ax yangx gad 消化不良，hsot ud ax jangx hxib 月经不调。

【Ed not xus 用法用量】内服，煎汤，15～25 g；或泡茶饮。外用，捣烂敷。

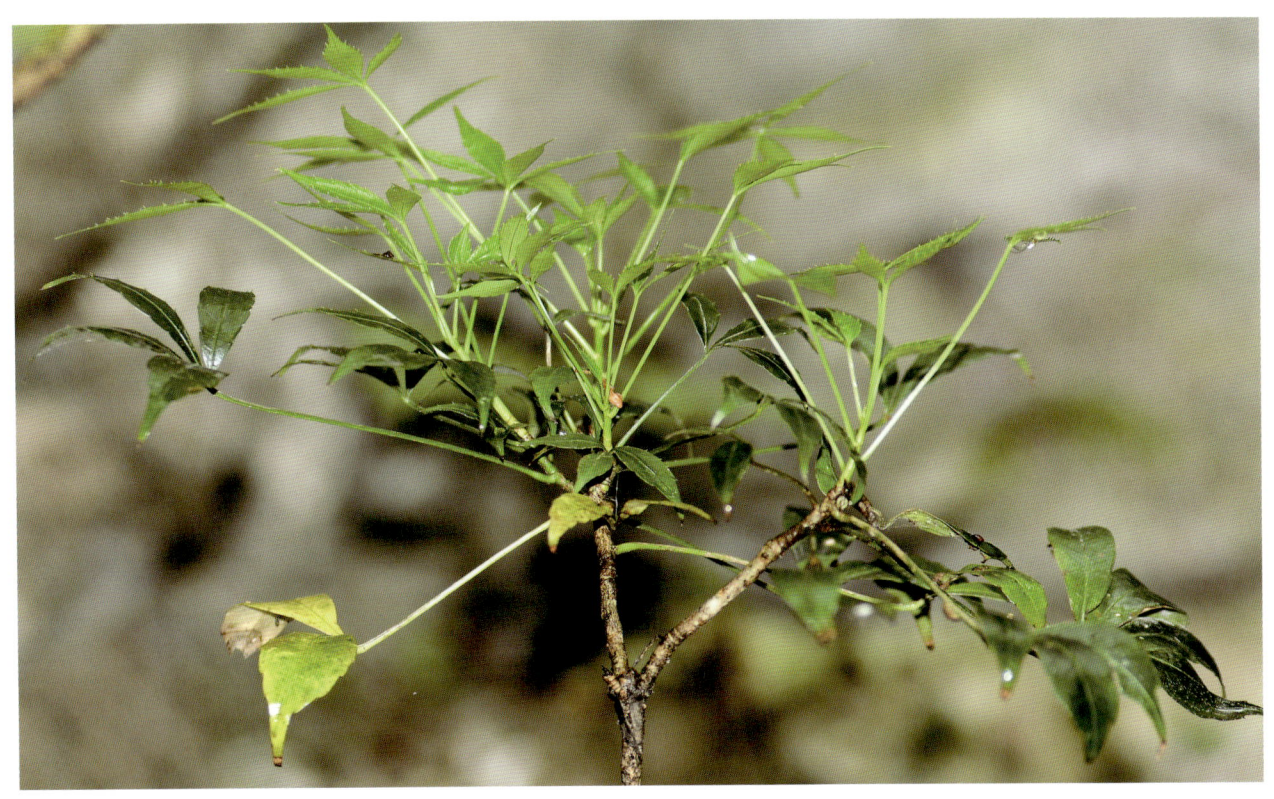

Det bel tiongd 刺楸

【Bit hsenb 俗名】云楸、刺桐、刺椿、丁桐皮、钉木树、刺楸树、刺枫树。

【Dios kob deis 基源】为五加科植物刺楸 *Kalopanax septemlobus*（Thunb.）Koidz. 的树皮。

【Niangb bet deis 生长环境】生于坡塝疏林中、山谷内、溪边。分布于各地苗乡。

【Jox hsub 性味属经】性冷，味苦，属冷药，入热经。

【Qet diel xid 功能主治】功能：hxub jent hxenk net 祛风除湿，dangf mongd liangs ngix 止痛生肌。主治：dliangd bil dib sangb 跌打损伤，lod hsongd 骨折，yens jent mongb 风湿痛，yens jent juk jik 风湿麻木，dlad jus hxub mongb 腰膝酸痛，pob wox 浮肿，gangb dix 疮疖。

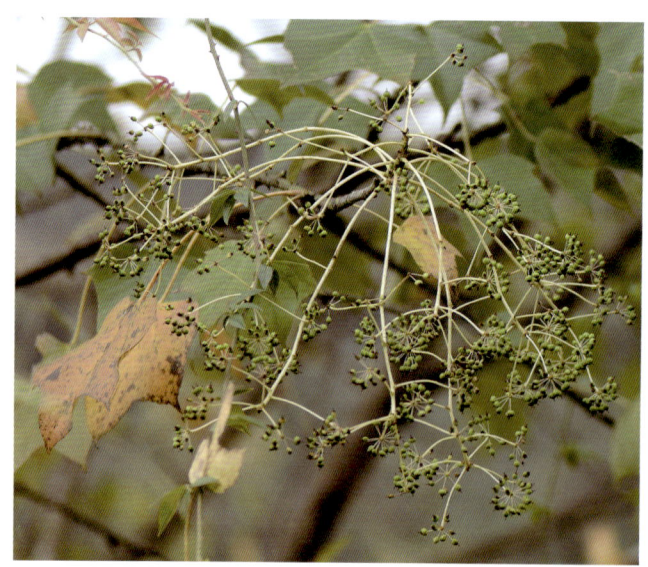

【Ed not xus 用法用量】内服，煎汤，15～25 g。外用，捣烂敷或研末调敷。

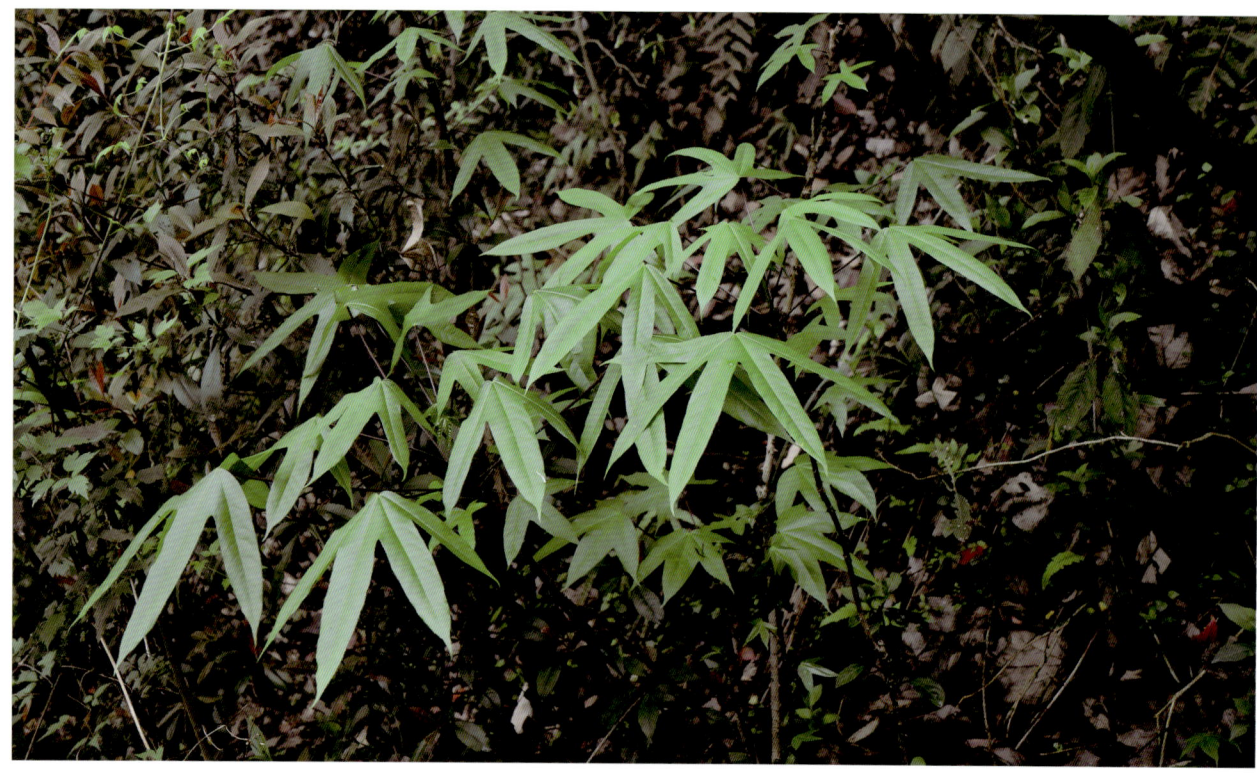

Det yongb lif 大参

【Bit hsenb 俗名】树参、油散木、树五加。

【Dios kob deis 基源】为五加科植物大参 *Macropanax oreophilus* Miq. 的根。

【Niangb bet deis 生长环境】生于低山地区森林下、灌木丛中。分布于部分苗乡。

【Jox hsub 性味属经】性平，味甘辛，属冷热两经药，入两经。

【Qet diel xid 功能主治】功能：tad hxid dlongs lis 舒筋活络，tiod nat yis diongb 健脾补中。主治：ait gheb bal jid mongb hsongd hxend 劳伤筋骨痛，yens jent mongb diub 风湿腰痛，hvuk juk 痿痹，jib daib ngas naix mais 小儿疳积。

【Ed not xus 用法用量】内服，煎汤，25～30 g；或浸酒饮。

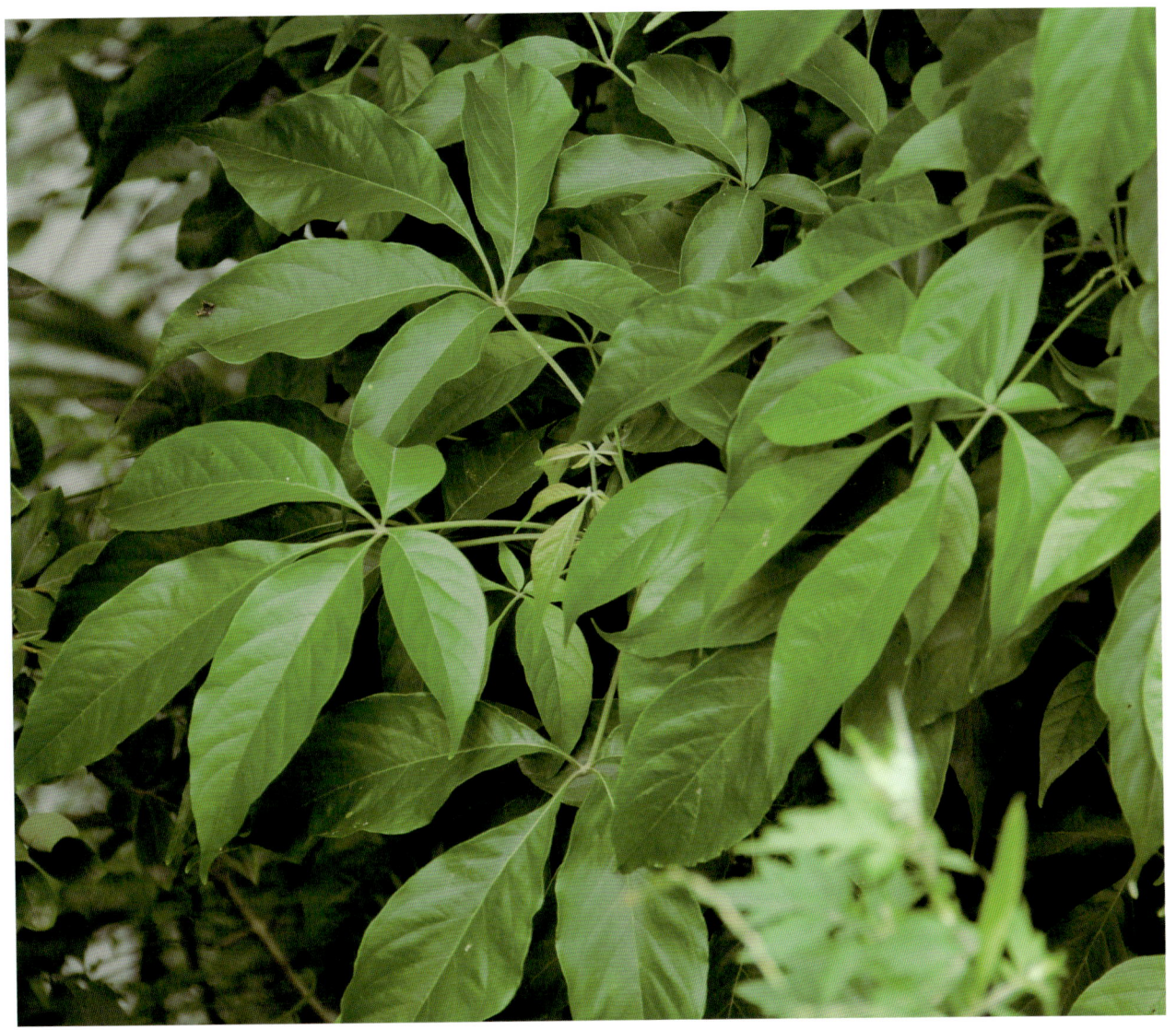

Det yongb lif yut 短梗大参

【Bit hsenb 俗名】七角风、七叶枫、接骨丹、树大参。

【Dios kob deis 基源】为五加科植物短梗大参 *Macropanax rosthornii* (Harms) C. Y. Wu ex Hoo 的根、叶。

【Niangb bet deis 生长环境】生于灌木丛中、森林间。分布于部分苗乡。

【Jox hsub 性味属经】性冷，味苦，属冷药，入热经。

【Qet diel xid 功能主治】功能：hxub jent hxenk net 祛风除湿，tat jit hxangd liangs ngix 化瘀生新。主治：ait gheb bal jid 劳伤，lod hsongd 骨折，yens jent mongb hsongd 风湿骨痛。

【Ed not xus 用法用量】内服，煎汤，25～50 g；或浸酒饮。外用，捣烂敷。

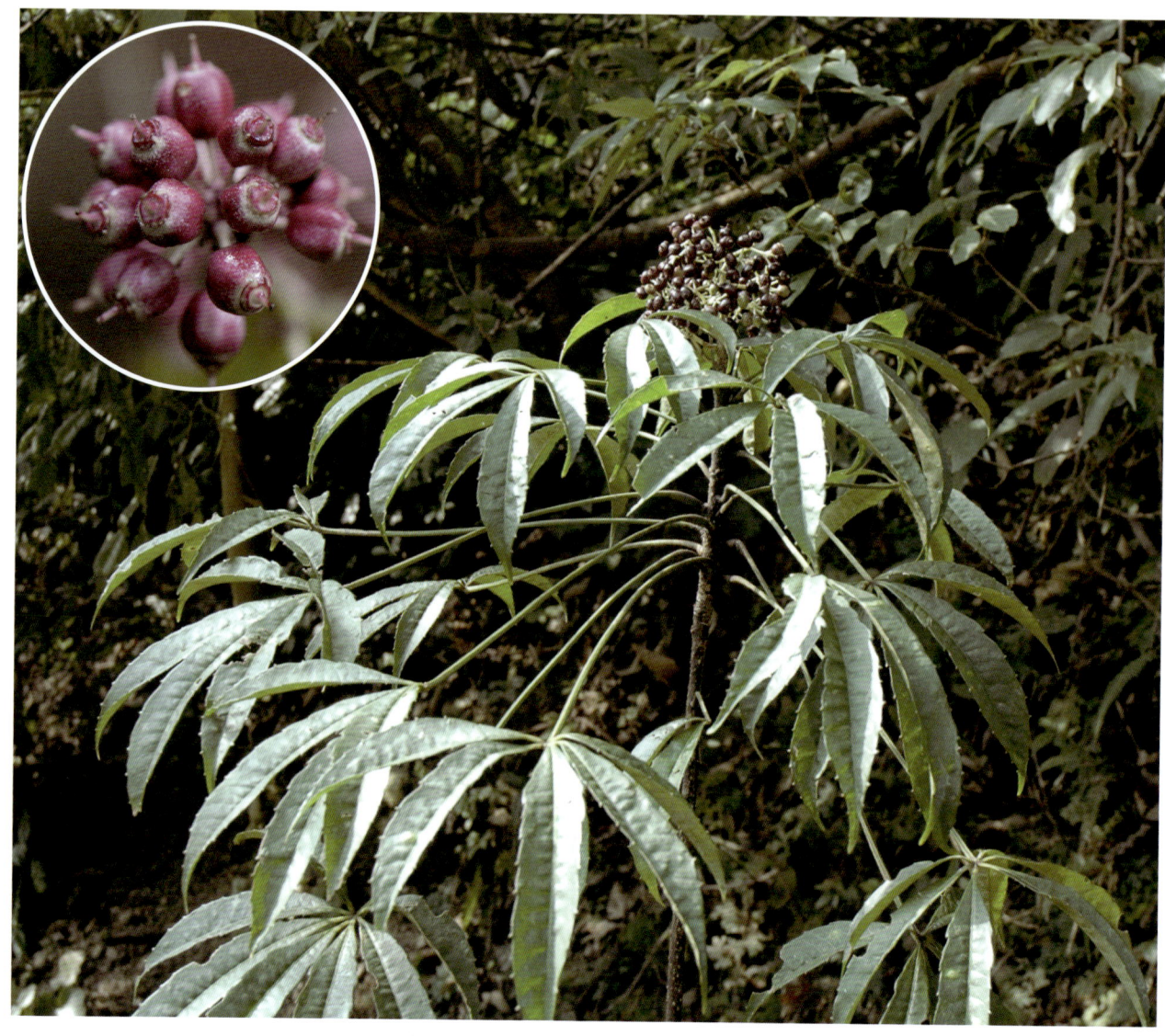

Hlod hsat jif 竹节参

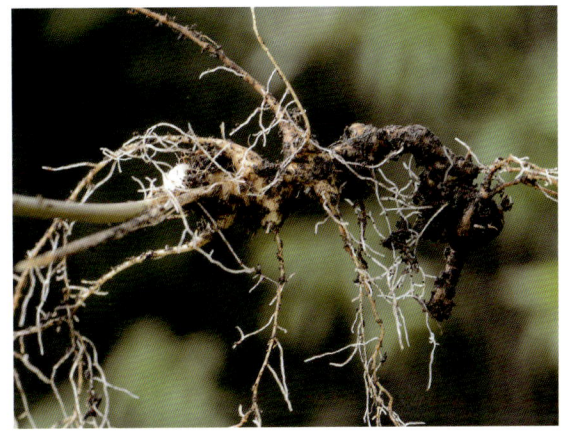

【Bit hsenb 俗名】水三七、珠儿参、钮子七、雪三七、大叶三七、竹节三七。

【Dios kob deis 基源】为五加科植物竹节参 Panax japonicus (T. Nees) C. A. Mey. 的根茎。

【Niangb bet deis 生长环境】生于中高山区杂木林下、山谷边。分布于部分苗乡。

【Jox hsub 性味属经】性热，味甘苦，属热药，入冷经。

【Qet diel xid 功能主治】功能：ves hxangd tat jit hxangd 活血化瘀，hxub nais pot yangx ghad ngol 清肺化痰。主治：ait gheb bal jid od hxangd 劳伤吐血，yens xit lol hxangd 刀伤出血，dliangd bil dib sangb 跌打损伤，mongb hsongd hxend 筋骨疼痛，ghab jed diongx hfud nais pob od nul 支气管炎。

【Ed not xus 用法用量】内服，煎汤，15～20 g。外用，研末撒敷。

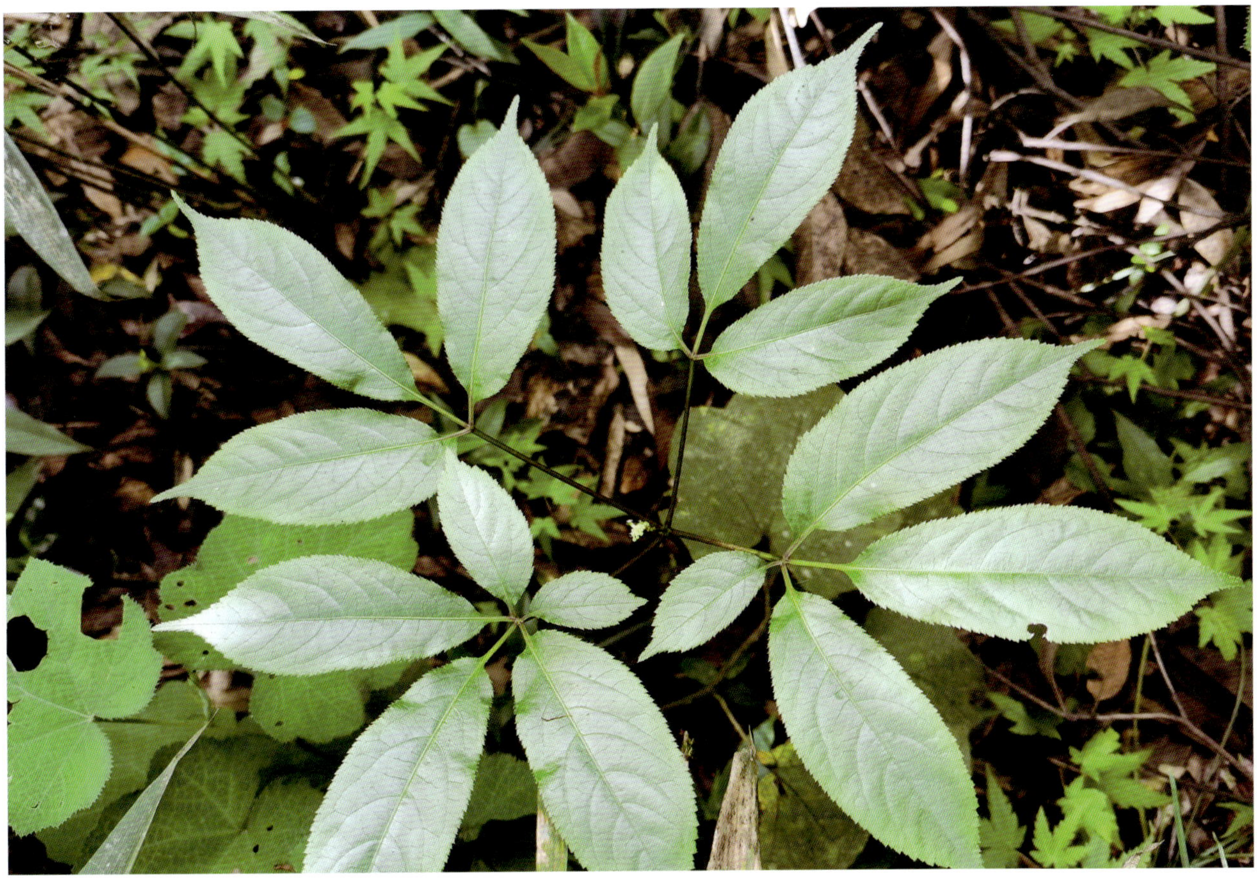

Det yongb lif bix 波缘大参

【Bit hsenb 俗名】大参、树参、树大参、麻鸭树公。

【Dios kob deis 基源】为五加科植物波缘大参 *Macropanax undulatus*（Wall.）Seem. 的树皮。

【Niangb bet deis 生长环境】生于森林中、灌木丛内。分布于部分苗乡。

【Jox hsub 性味属经】性热，味甘，属热药，入冷经。

【Qet diel xid 功能主治】功能：ves hxangd hxenk angt 活血消肿，hxub jent gangt xuf 祛风燥湿。主治：mongb pit khob 偏头痛，ait gheb bal jid 劳伤，lod hsongd 骨折，yens jent mongb hsongd 风湿骨痛，zeib ghangb 瘫痪。

【Ed not xus 用法用量】内服，煎汤，25～50 g；或浸酒饮。外用，捣烂敷。

Bod hsat jif 珠子七

【Bit hsenb 俗名】山漆、田七、血参、参三七、金不换。

【Dios kob deis 基源】为五加科植物珠子七 *Panax transitorinus* Hoo 的根、全草。

【Niangb bet deis 生长环境】生于中山地区杂木林下，有栽培。分布于部分苗乡。

【Jox hsub 性味属经】性冷，味苦甘，属冷药，入热经。

【Qet diel xid 功能主治】功能：hxub nais pob yis dliangl 清肺养阴，seil hxangd dangf hxangd 凉血止血，tat jit hxangd dangf mongb 散瘀止痛。主治：dliangd bil dib sangb 跌打损伤，jit hxangd 瘀血，mongb daif gad 胃痛（胸口痛），jib daib hxib jent 小儿惊风，niangb hsab pob mongb 无名肿毒。

【Ed not xus 用法用量】内服，煎汤，10～25 g；或研末吞服。外用，磨汁涂或研末调敷。

Det bel zek 多蕊木

【Bit hsenb 俗名】老虎鞭、朱砂莲、多蕊树。

【Dios kob deis 基源】为五加科植物多蕊木 *Tupidanthus calyptratus* Hook. f. & Thoms. 的茎髓。

【Niangb bet deis 生长环境】生于深山密林中，常攀缘于其他树上。分布于部分苗乡。

【Jox hsub 性味属经】性平，味淡，属冷热两经药，入两经。

【Qet diel xid 功能主治】功能：los eb jul xuf 利水除湿，dangf ghad dongk dangf zal 止痢止泻。主治：pob lob pob bil 手脚水肿，zal ghad dongk xok 细菌性痢疾，zal ghad 腹泻。

【Ed not xus 用法用量】内服，煎汤，4～8 g；或入丸、散剂。

Hsat jif hlieb 大叶三七

【Bit hsenb 俗名】水三七、竹根七、竹节七、鸡头七、萝卜七、罗汉三七。

【Dios kob deis 基源】为五加科植物大叶三七 *Panax pseudoginseng* Wall. var. *japonicus* (C. A. Mey.) Hoo & Tseng 的根或茎髓。

【Niangb bet deis 生长环境】生于低山地区深山老林中。分布于部分苗乡。

【Jox hsub 性味属经】性热，味甘苦，属热药，入冷经。

【Qet diel xid 功能主治】功能：ves hxangd tat jit hxangd 活血化瘀，dangf ngol yangx ghad ngol 止咳化痰。主治：dliangd bil dib sangb 跌打损伤，jit hxangd 瘀血，yens xit lol hxangd 刀伤出血，mongb ghongd gus 气管炎。

【Ed not xus 用法用量】内服，煎汤，5～20 g；或入丸、散剂。外用，研末调敷或调酒搽患处。

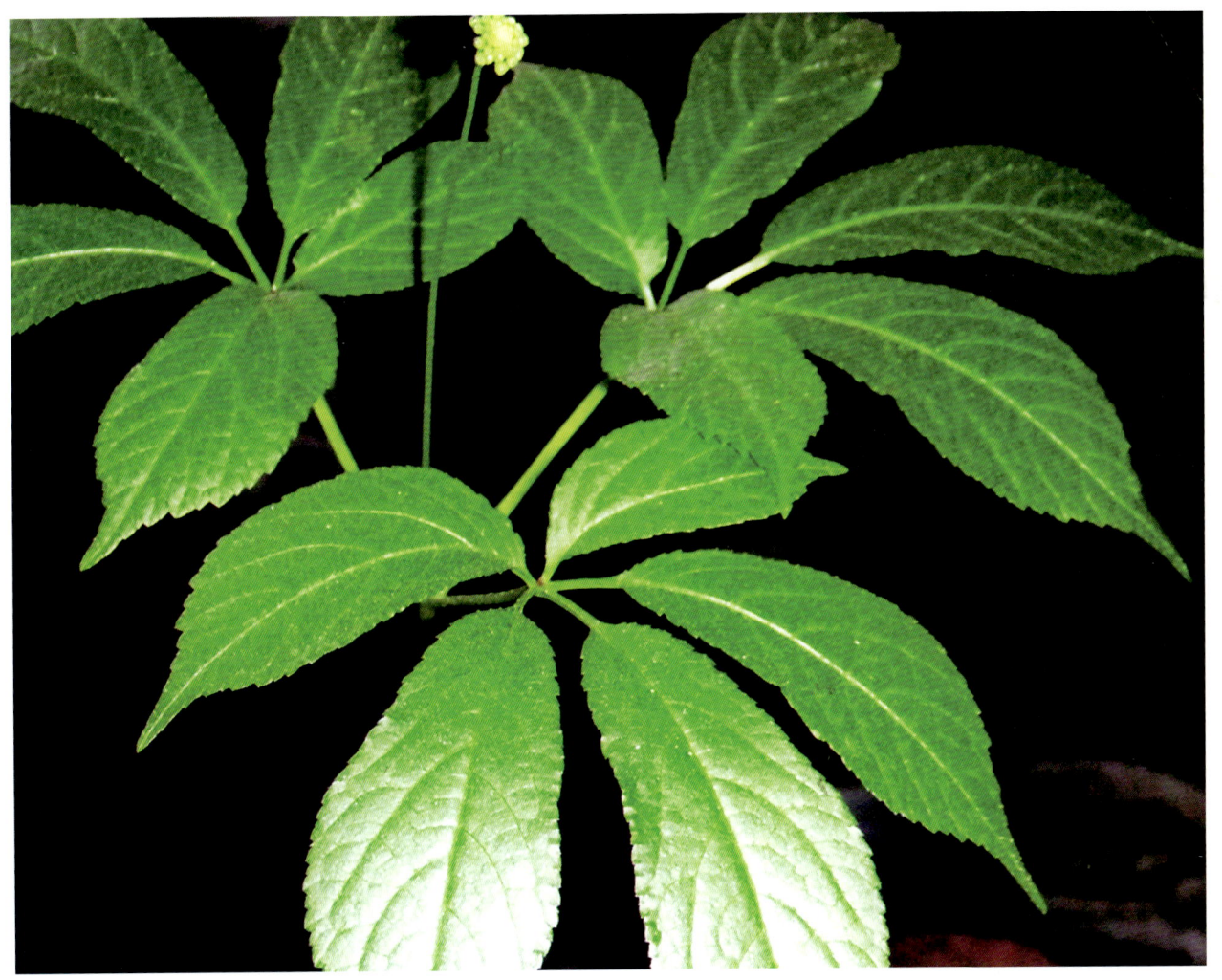

Jab det dlongx 罗伞

【Bit hsenb 俗名】尖角枫、空壳桐、七叶木莲。

【Dios kob deis 基源】为五加科植物罗伞 Brassaiopsis glomerulata（Bl.）Regel 的枝、叶。

【Niangb bet deis 生长环境】生于坡塝杂木林中。分布于各地苗乡。

【Jox hsub 性味属经】性冷，味苦，属冷药，入热经。

【Qet diel xid 功能主治】功能：tad hxid dlongs lis 舒筋活络，hxenk angt dangf mongb 消肿止痛。主治：yens jent mongb hsongd 风湿骨痛，yens dul kib 烧伤，dliangd bil dib yens pot mongb 跌打肿痛，zal ghad dongk dlub 白痢。

【Ed not xus 用法用量】内服，煎汤，25～50 g；或浸酒饮。外用，捣烂敷或煎水洗。

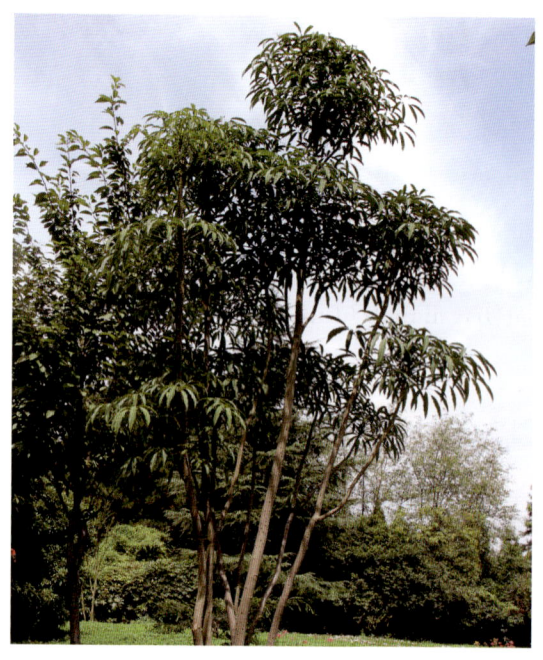

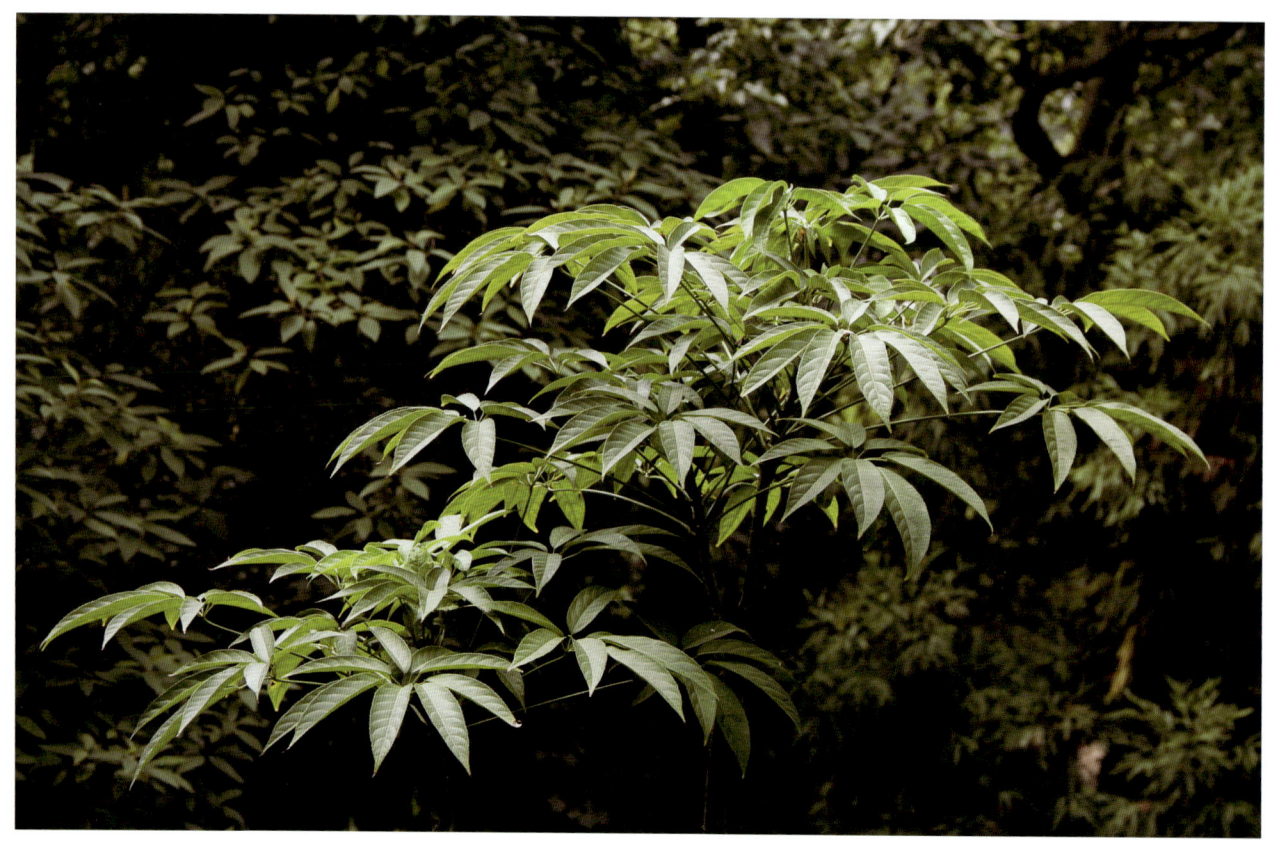

Det lux hsangb 星毛鸭脚木

【Bit hsenb 俗名】伞托木、鸭母树、鸭麻木、鸭脚木。

【Dios kob deis 基源】为五加科植物星毛鸭脚木 *Schefflera minutistellata* Merr. ex Li 的根皮。

【Niangb bet deis 生长环境】生于坡塝杂木林中。分布于部分苗乡。

【Jox hsub 性味属经】性平，味苦涩，属冷热两经药，入两经。

【Qet diel xid 功能主治】功能：tad hxid dlongs lis 舒筋活络，hxub jent hxenk net 祛风除湿，tad dud tat seil 解表散寒。主治：yens jent mongb hsongd 风湿骨痛，dliangd bil dib sangb 跌打损伤，mangb hfud seil 风寒感冒，ghab diux ghongd angt mongb 咽喉肿痛，yens dul kib 烧伤。

【Ed not xus 用法用量】内服，煎汤，25～30 g；或浸酒饮。外用，捣烂敷或煎水洗。

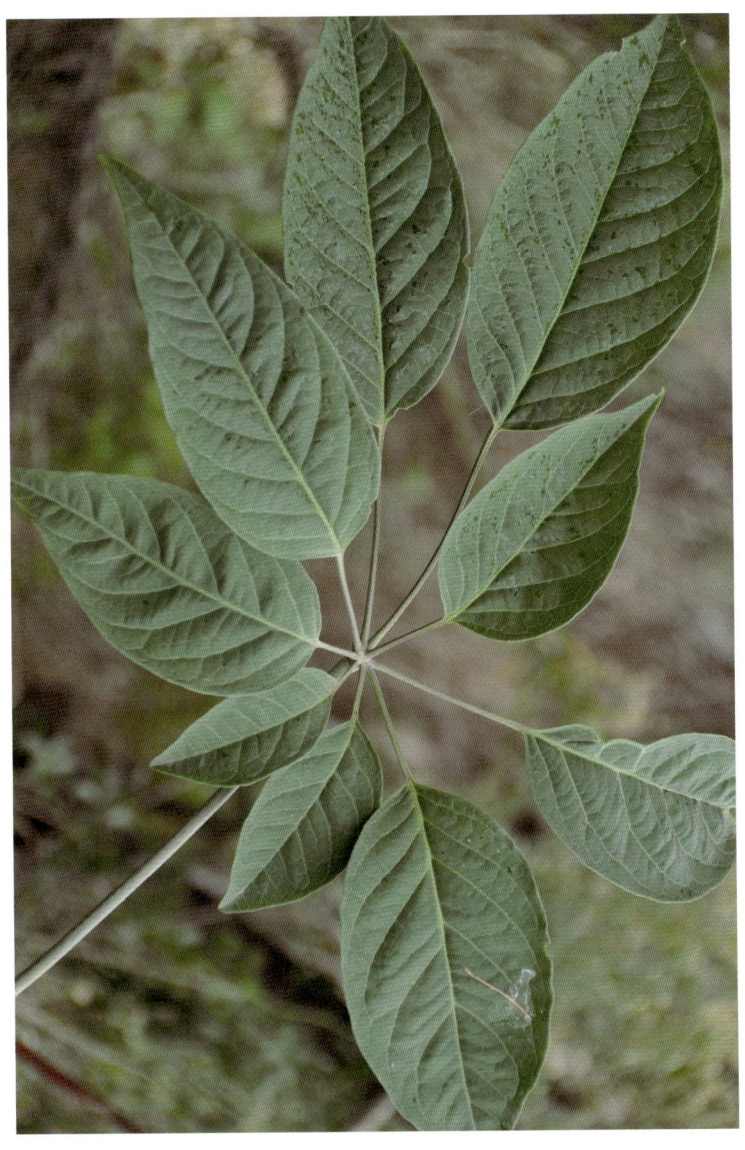
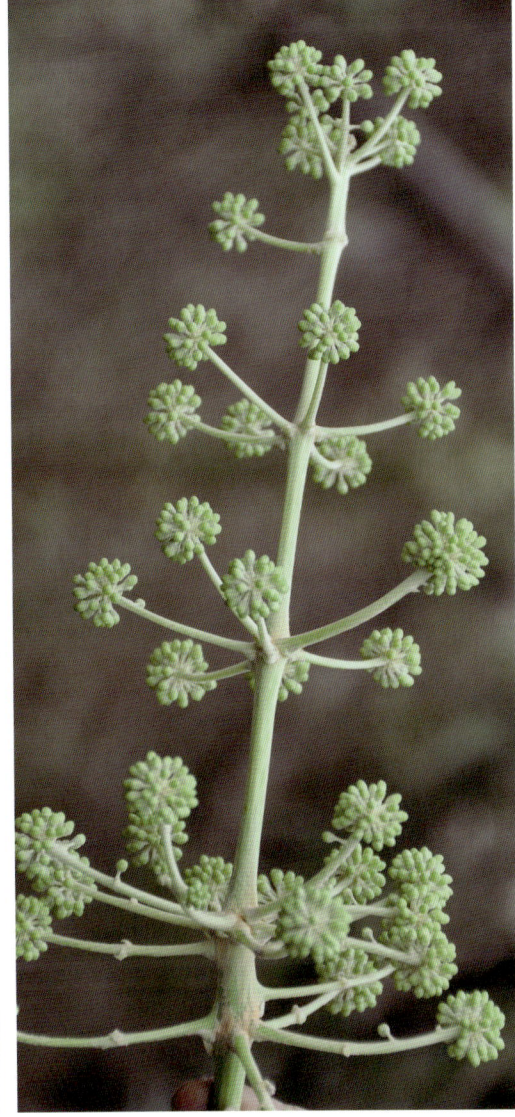

Det lux zangd 锈毛掌叶树

【Bit hsenb 俗名】掌叶树、鹅掌树。

【Dios kob deis 基源】为五加科植物锈毛掌叶树 *Euaraliopsis ferruginea* (Li) Hoo & Tseng 的根。

【Niangb bet deis 生长环境】生于深山阔叶林中。分布于部分苗乡。

【Jox hsub 性味属经】性冷，味苦，属冷药，入热经。

【Qet diel xid 功能主治】功能：hxub jent hxenk net 祛风除湿，tat jit hxangd dangf mongb 散瘀止痛。主治：yens jent xuf mongb 风湿疼痛，mongb ghut hsongd 关节痛，jit hxangd 瘀血。

【Ed not xus 用法用量】内服，煎汤，25～30 g；或浸酒饮。

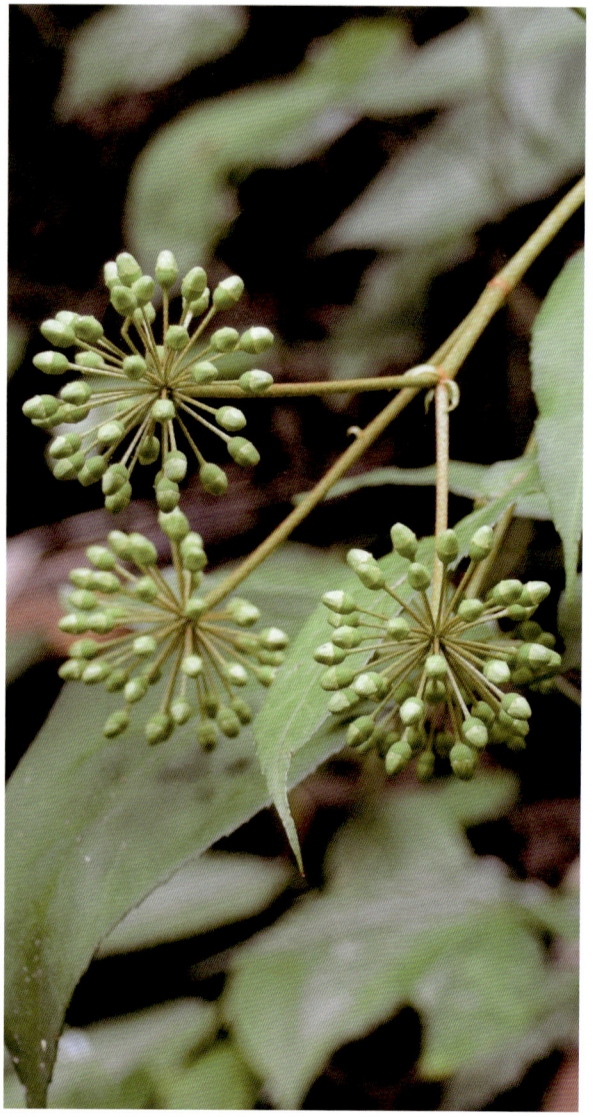
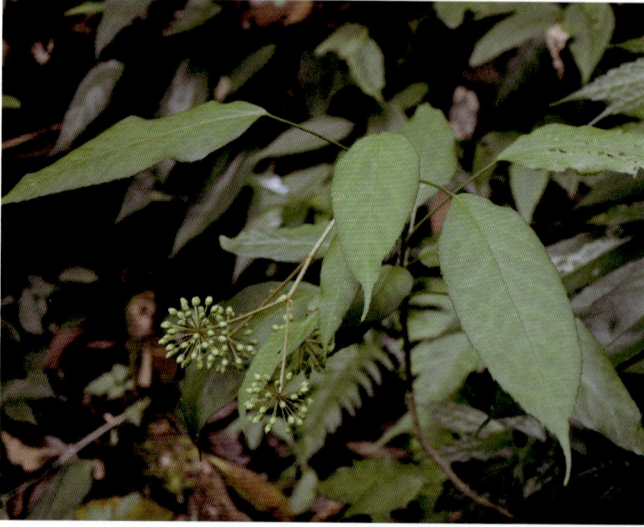
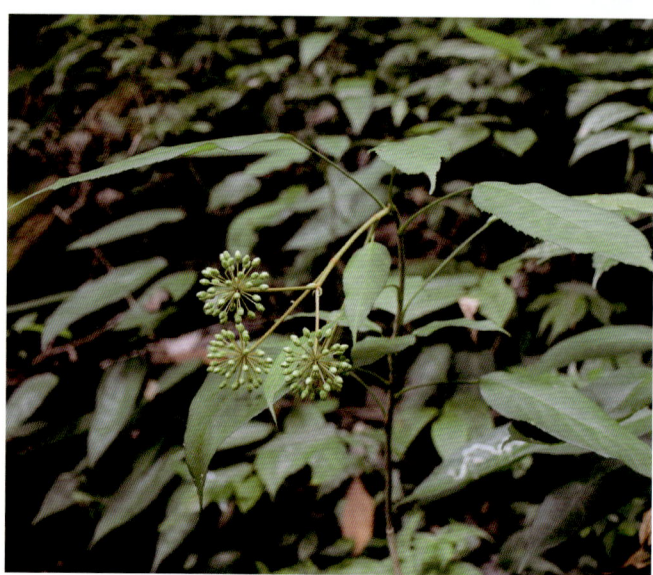

伞形科

Vob jex bil 当归

【Bit hsenb 俗名】山蕲、干归、白蕲、野山芹。

【Dios kob deis 基源】为伞形科植物当归 *Angelica sinensis*（Oliv.）Diels 的全草。

【Niangb bet deis 生长环境】生于深山丛林中、山谷两侧。分布于部分苗乡。

【Jox hsub 性味属经】性温，味甘辛，属冷热两经药，入两经。

【Qet diel xid 功能主治】功能：bud hxangd ves hxangd 补血活血，hsot ud vut dangf mongb 调经止痛。主治：dliangd bil dib sangb 跌打损伤，was wus 眩晕，bit dangx lol hniangk 体虚盗汗，hsot ud ax jangx hxib 月经不调，hsot ud od hxangd 经期吐血，ax hsot ud mongb qub 闭经腹痛，hfak bangb hxangd 血崩。

【Ed not xus 用法用量】内服，煎汤，15～25 g；或浸酒饮；或入丸、散剂。

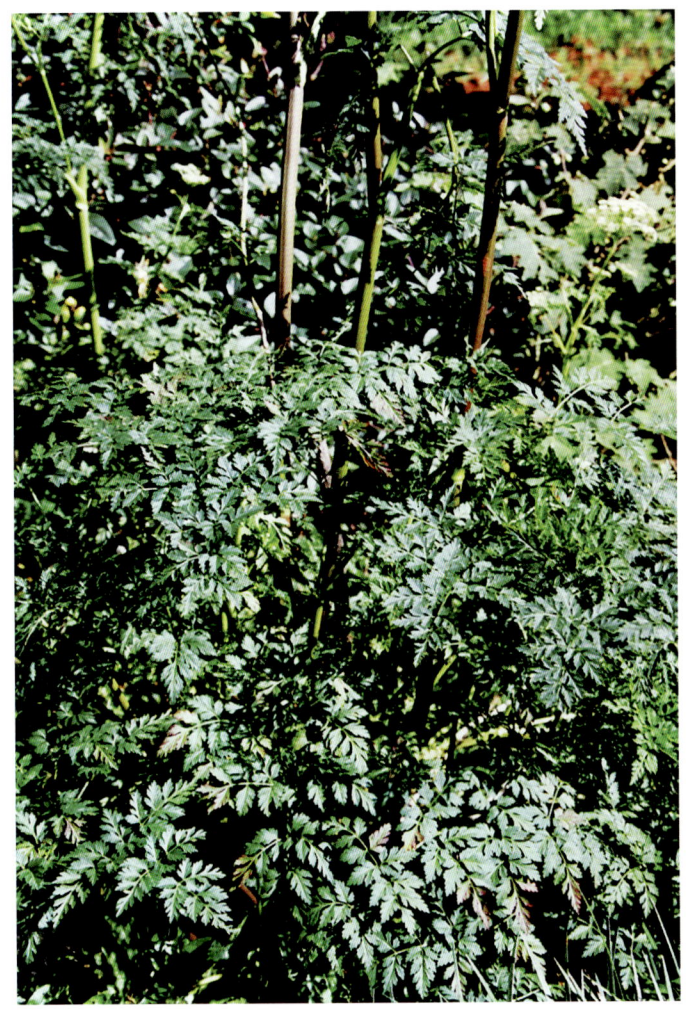
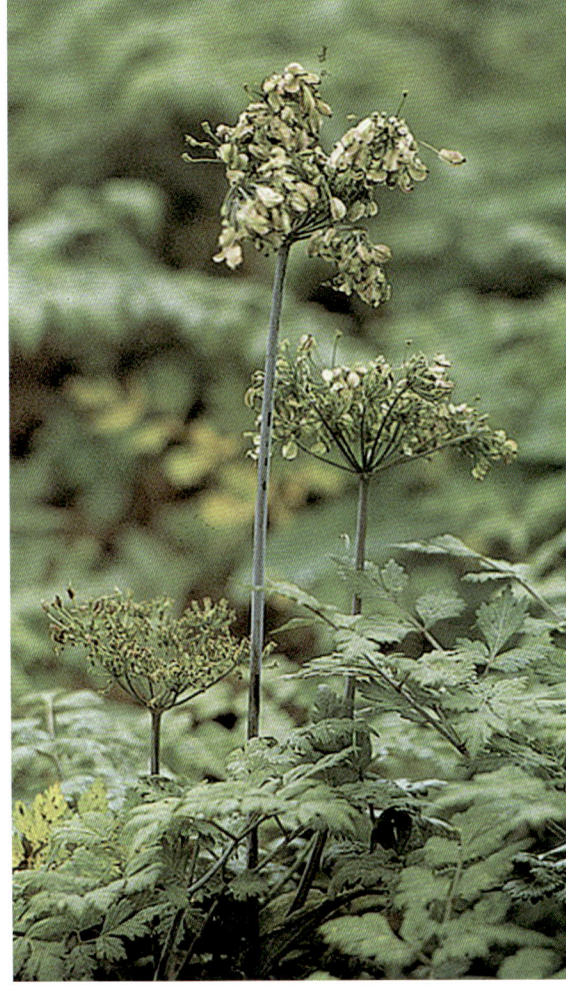

Vob jex bil vud 毛当归

【Bit hsenb 俗名】独活、长生草、独摇草、牛尾独活、软毛独活、重齿毛当归。

【Dios kob deis 基源】为伞形科植物毛当归 *Angelica pubescens* Maxim. 的根及根茎。

【Niangb bet deis 生长环境】生于山谷草丛中、疏林下。分布于各地苗乡。

【Jox hsub 性味属经】性热，味苦辛，属热药，入冷经。

【Qet diel xid 功能主治】功能：hxub jent hxenk net 祛风除湿，tat seil dangf mongb 散寒止痛。主治：dlad jus hxub mongb 腰膝酸痛，lob bil hvub hxend mongb 手脚挛痛，mongb ghongd gus 气管炎，mongb khob 头痛，wix lot nenk mais 口眼㖞斜，vud ax bet hseid 失音不语，pob wox 浮肿，xud wal lol ax hvit 小便不利。

【Ed not xus 用法用量】内服，煎汤，15～25 g。

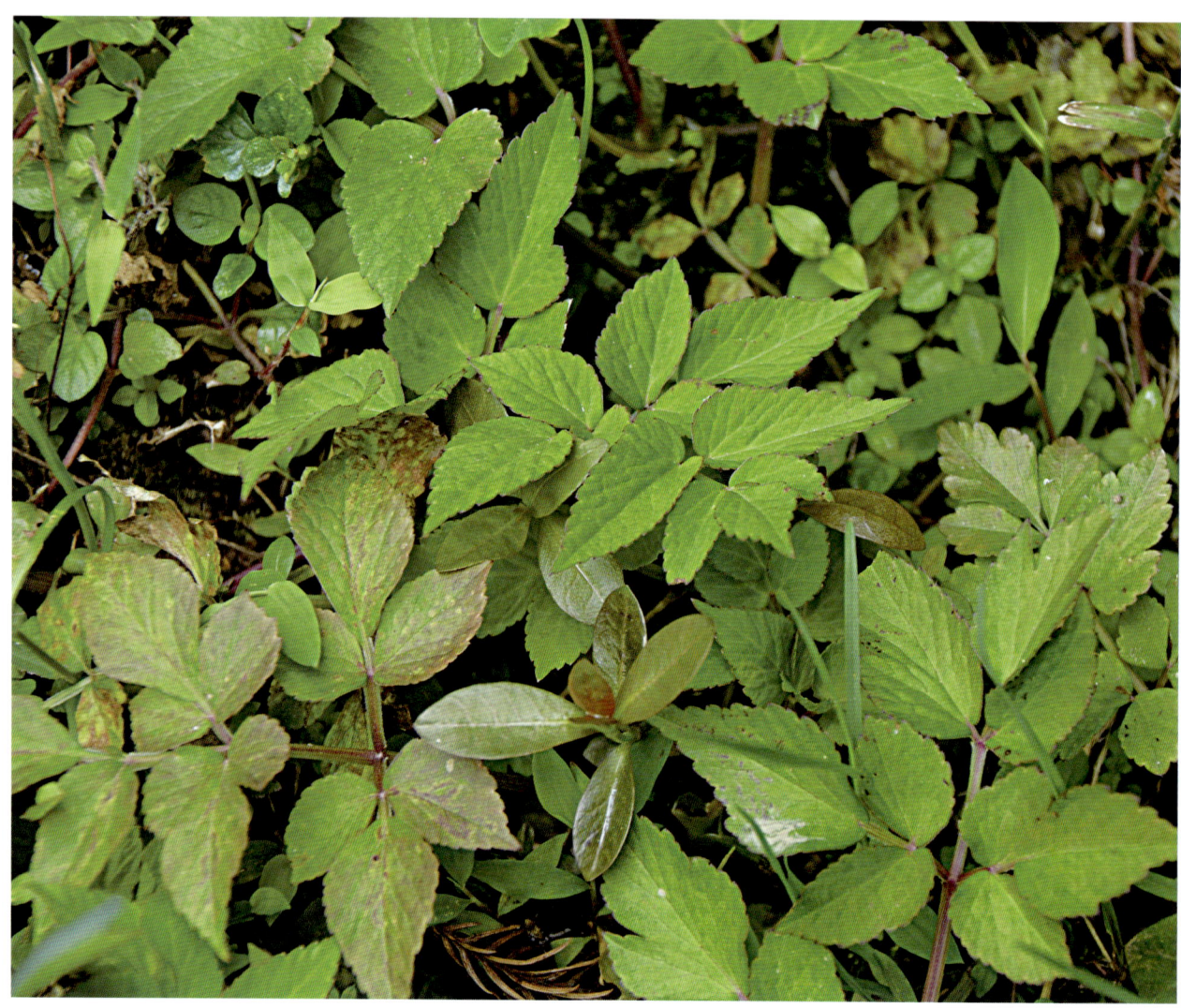

Vob qangk niel 防风

【Bit hsenb 俗名】百枝、茴芸、屏风、闻根、山芹菜、白毛草。

【Dios kob deis 基源】为伞形科植物防风 *Saposhnikovia divaricata*（Turcz.）Schischk. 的根、叶、花。

【Niangb bet deis 生长环境】生于高中山地区山谷两侧、坡塝草丛中。分布于各地苗乡。

【Jox hsub 性味属经】性热，味麻，属热药，入冷经。

【Qet diel xid 功能主治】功能：hxub jent hxenk net 祛风除湿，tad dud tat seil 解表散寒。主治：mongb khob 头痛，mongb khob kib 外感风热，yens jent mongb 风湿痛，mongb ghut hsongd 关节痛，bit dangx lol hniangk 体虚盗汗。

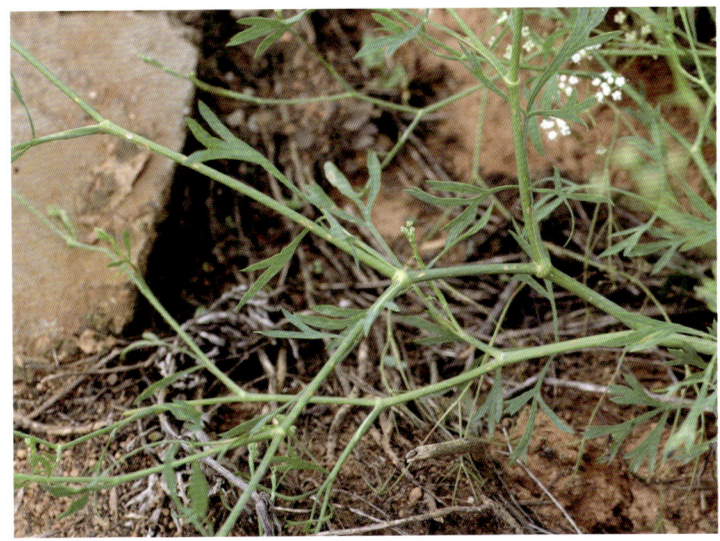

【Ed not xus 用法用量】内服，煎汤，15～25 g；或入丸、散剂。外用，研末调敷。

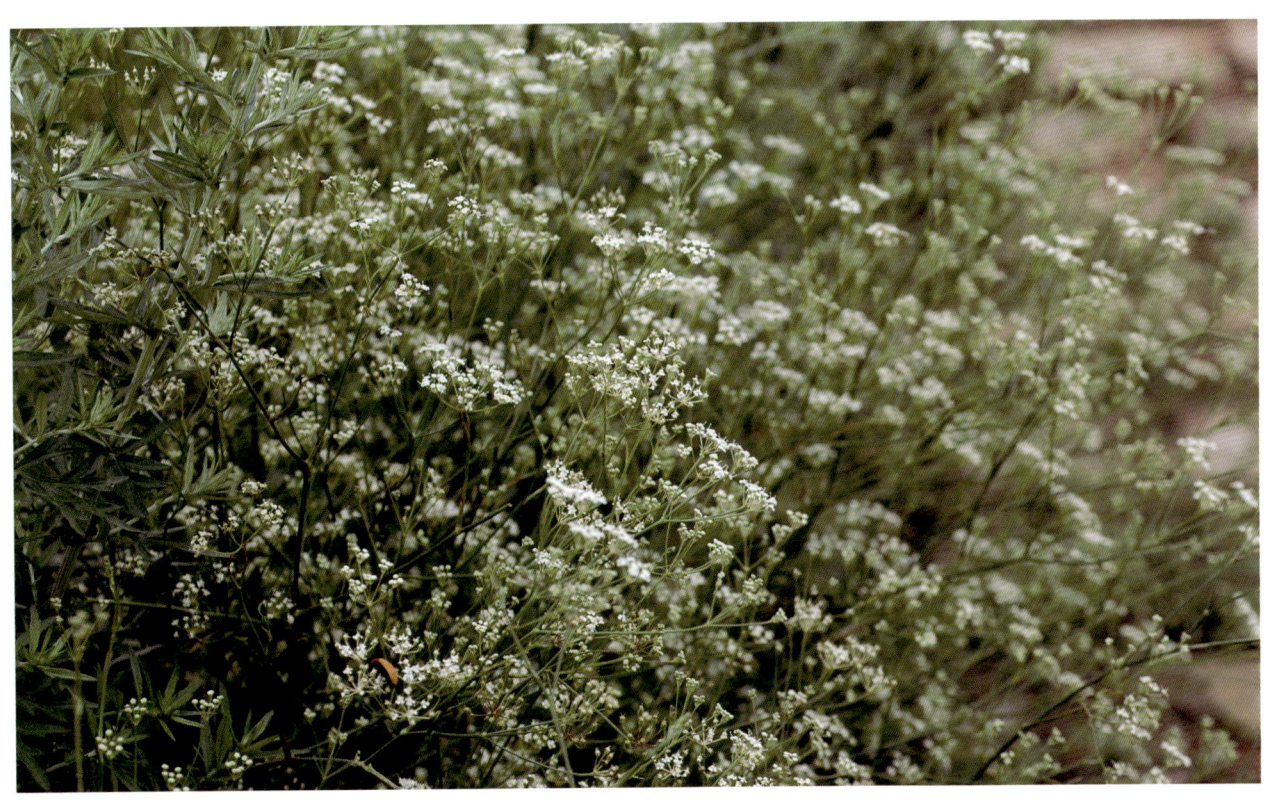

Vob qangk niel yut 杏叶茴芹

【Bit hsenb 俗名】茴芸、大寒药、天蓬草、马蹄叶、白花草、满身串、骚羊古。

【Dios kob deis 基源】为伞形科植物杏叶茴芹 *Pimpinella candolleana* Wight et Arn. 的全草。

【Niangb bet deis 生长环境】生于坡塝疏林下、草丛中。分布于部分苗乡。

【Jox hsub 性味属经】性热，味辛，属热药，入冷经。

【Qet diel xid 功能主治】功能：hxub jent hxenk net 祛风除湿，ves hxangd hxenk angt 活血消肿。主治：yens jent juk jik 风湿麻木，buk dux qib bongt mongb 胃气痛，fal sab mongb qub 痧症腹痛，hxongb nangl 瘰疬，yens nangb gik 毒蛇咬伤。

【Ed not xus 用法用量】内服，煎汤，15～25 g。外用，捣烂敷或煎水洗。

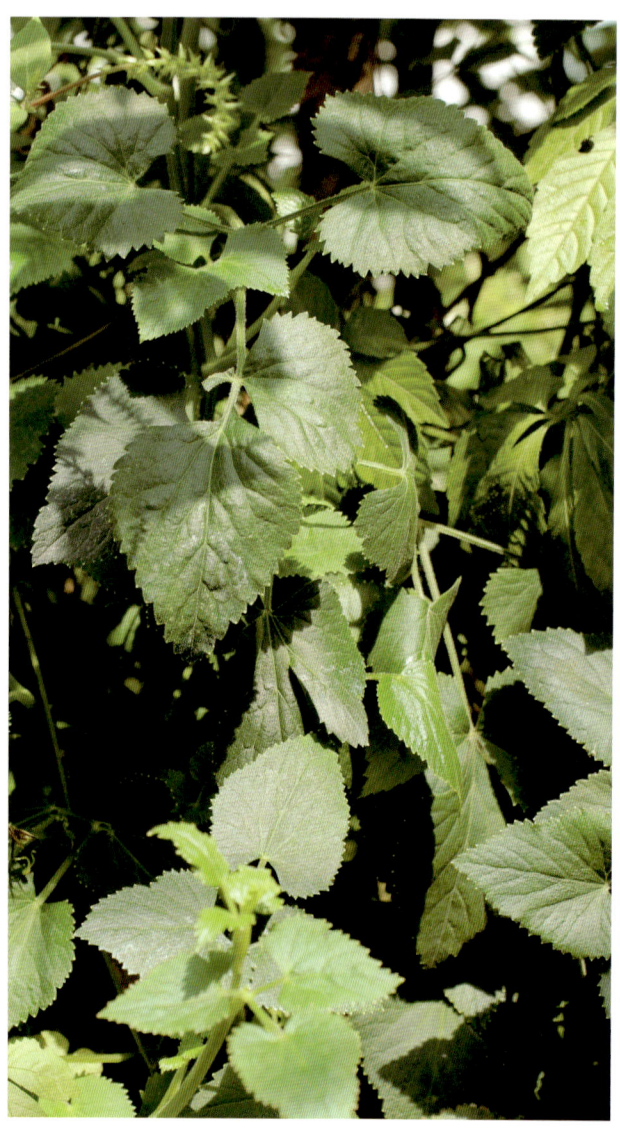
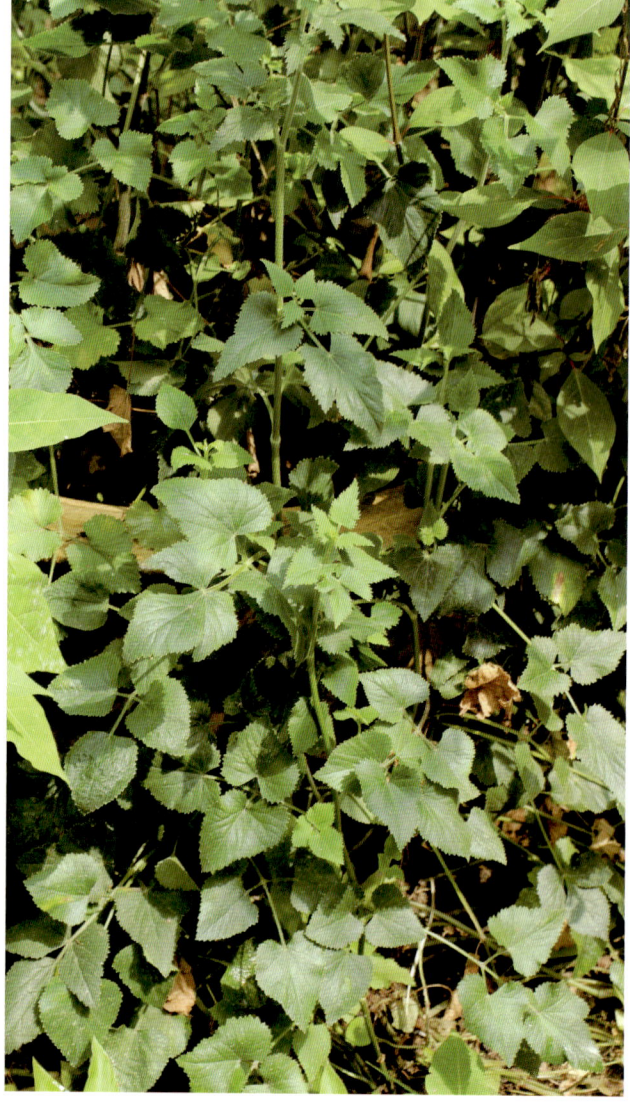

Vob qangk niel zat 石防风

【Bit hsenb 俗名】珊瑚菜。

【Dios kob deis 基源】为伞形科植物石防风 *Peucedanum terebinthaceum*（Fisch.）Fisch. ex Turcz. 的全草。

【Niangb bet deis 生长环境】生于坡塝草丛中、疏林下。分布于部分苗乡。

【Jox hsub 性味属经】性冷，味苦辛，属冷药，入热经。

【Qet diel xid 功能主治】功能：dangf ngol yangx ghad ngol 止咳化痰，tad dud tat seil 解表散寒。主治：mangb hfud 感冒，ait ngol 咳嗽，ghab jed diongx hfud nais pob od nul 支气管炎，niangb hniub ait ngol 妊娠咳嗽，hxongb nangl 瘰疬。

【Ed not xus 用法用量】内服，煎汤，15～25 g。

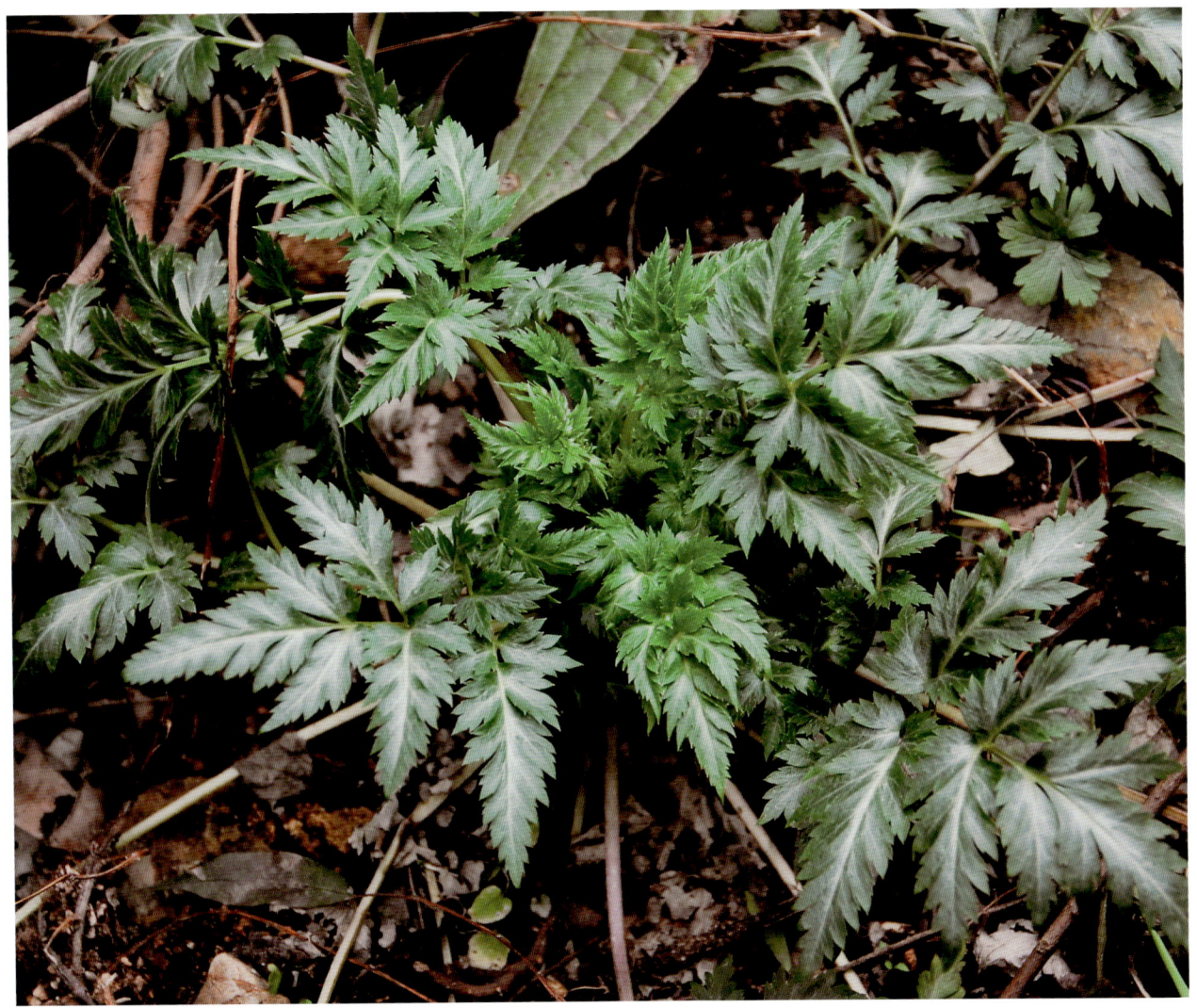

Vob genk dend 糙独活

【Bit hsenb 俗名】白芷、香白芷、滇白芷、粗糙独活。
【Dios kob deis 基源】为伞形科植物糙独活 *Heracleum scabridum* Franch. 的根。
【Niangb bet deis 生长环境】生于林下草丛中、山凹草地上。分布于部分苗乡。
【Jox hsub 性味属经】性热，味辛，属热药，入冷经。
【Qet diel xid 功能主治】功能：hxub jent hxenk net 祛风除湿，hxenk angt dangf mongb 消肿止痛。主治：yens jent mongb 风湿痛，dlad jus hxub mongb 腰膝酸痛，mongb pit khob 偏头痛，mongb khob 头痛，ghad eb dlub lol not 白带过多，dix khangd ghad angt mongb 痔疮肿痛。
【Ed not xus 用法用量】内服，煎汤，15～25 g；或浸酒饮。

Vob genk dend mongl 狭叶当归

【Bit hsenb 俗名】芷、白芷、香白芷、兴安白芷、云南牛防风。
【Dios kob deis 基源】为伞形科植物狭叶当归 *Angelica anomala* Ave-Lall. 的根。
【Niangb bet deis 生长环境】生于山地林缘、疏林下，有栽培。分布于各地苗乡。
【Jox hsub 性味属经】性热，味辛，属热药，入冷经。
【Qet diel xid 功能主治】功能：hxub jent hxenk net 祛风除湿，hxenk angt dangf mongb 消肿止痛。主治：mongb khob 头痛，mongb hmid 牙痛，mongb hsongd 骨痛，mongb qub 腹痛，ghad eb dlub lol not 白带过多，gangb xent 疥疮，liut dud ngas qut qat 皮肤干燥瘙痒。
【Ed not xus 用法用量】内服，煎汤，14～25 g；或入丸、散剂。外用，研末调敷。

Vob det dlaib 川芎

【Bit hsenb 俗名】芎、西芎、台芎、京芎、芎䓖、山鞠穷。
【Dios kob deis 基源】为伞形科植物川芎 *Ligusticum chuanxiong* Hort. 的根茎。
【Niangb bet deis 生长环境】生于阔叶林间土质肥沃地区阴湿处，有栽培。分布于部分苗乡。
【Jox hsub 性味属经】性热，味辛，属热药，入冷经。
【Qet diel xid 功能主治】功能：hxub jent gangt xuf 祛风燥湿，hangb bongt ghangb hvib 行气

开郁。主治：niel khob 头晕，mongb khob 头痛，mongb hsongd dangd 胁痛，mongb qub 腹痛，ax hsot ud 闭经，deik ghongd daib 难产，xit daib lol gos hxangd 产后血晕。

【Ed not xus 用法用量】内服，煎汤，15～25 g；或入丸、散剂。

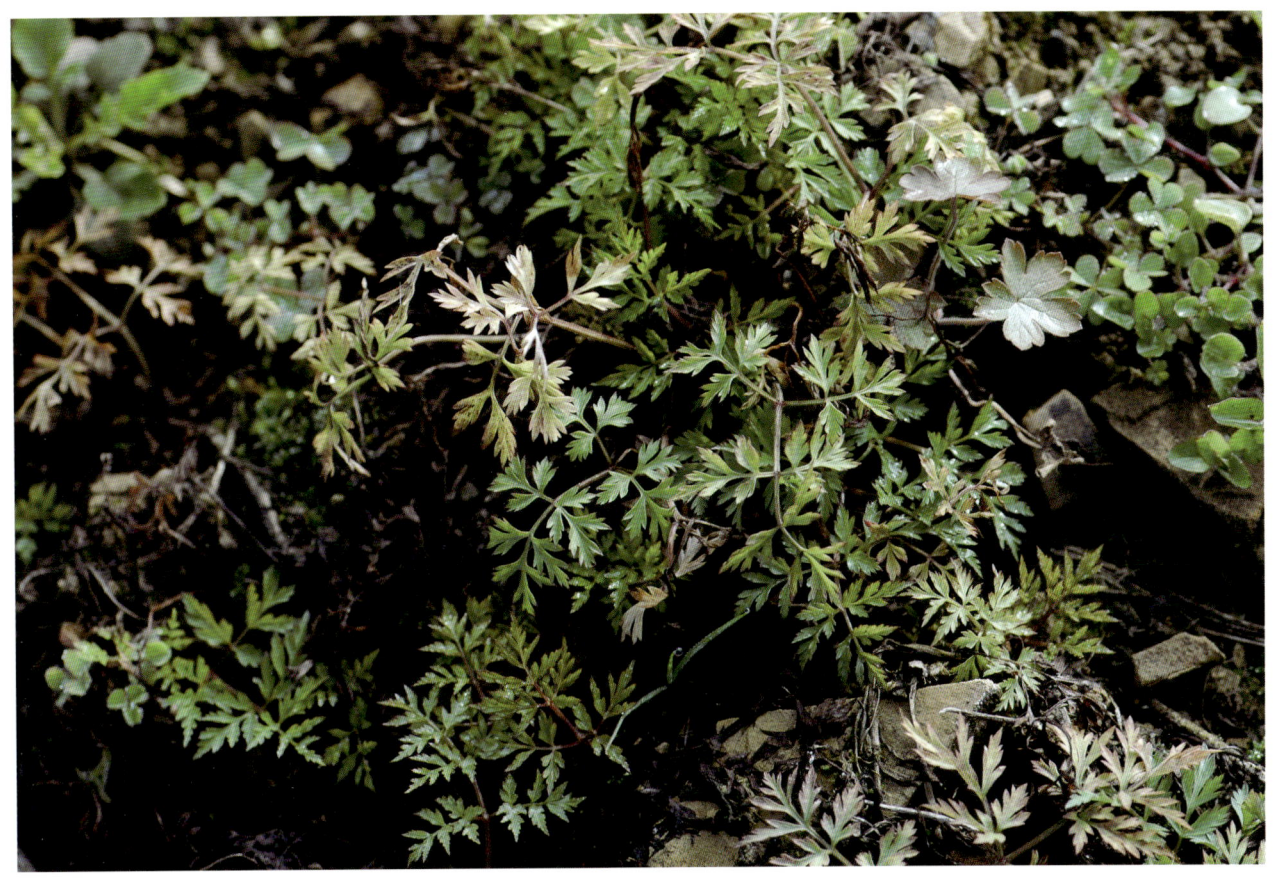

Vob yangx hot 宽叶羌活

【Bit hsenb 俗名】羌滑、羌活、黑药、退风使者。
【Dios kob deis 基源】为伞形科植物宽叶羌活 *Notopterygium forbesii* de Boiss. 的全草。
【Niangb bet deis 生长环境】生于中山地区林下阴湿处。分布于各地苗乡。
【Jox hsub 性味属经】性热，味苦辛，属热药，入冷经。
【Qet diel xid 功能主治】功能：hxub jent hxenk net 祛风除湿，tad dud tat seil 解表散寒。主治：mongb khob 头痛，mangb hfud kib jid 感冒发烧，los link ghongd 吊小舌，ghut hsongb hxub mangb 骨节酸痛，hsongd dlangb hsongd diub gek deix 颈腰强直。

【Ed not xus 用法用量】内服，煎汤，25～30 g。

Vob nex diuk 小柴胡

【Bit hsenb 俗名】茹草、柴草、山根菜、红柴胡、金柴胡、芫荽柴胡。

【Dios kob deis 基源】为伞形科植物小柴胡 *Bupleurum tenue* Buch.-Ham. ex D. Don 的根。

【Niangb bet deis 生长环境】生于山野草丛中、干燥沙质地上。分布于各地苗乡。

【Jox hsub 性味属经】性冷，味苦，属冷药，入热经。

【Qet diel xid 功能主治】功能：tad dud tat seil 解表散寒，ves hxangd hsot ud vut 活血调经。主治：kib seil 疟疾，mangb hfud kib jid 感冒发烧，fangx mais fangx jid 黄疸，bit dangx lol hniangk 体虚盗汗，hsot ud ax jangx hxib 月经不调。

【Ed not xus 用法用量】内服，煎汤，15～25 g；或入丸、散剂。

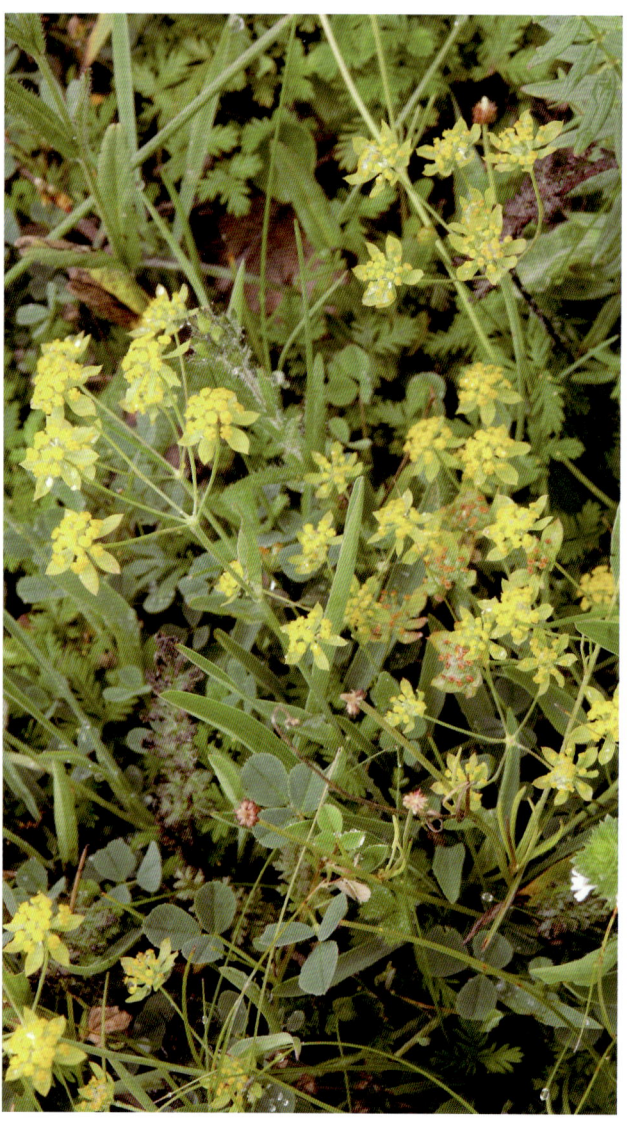
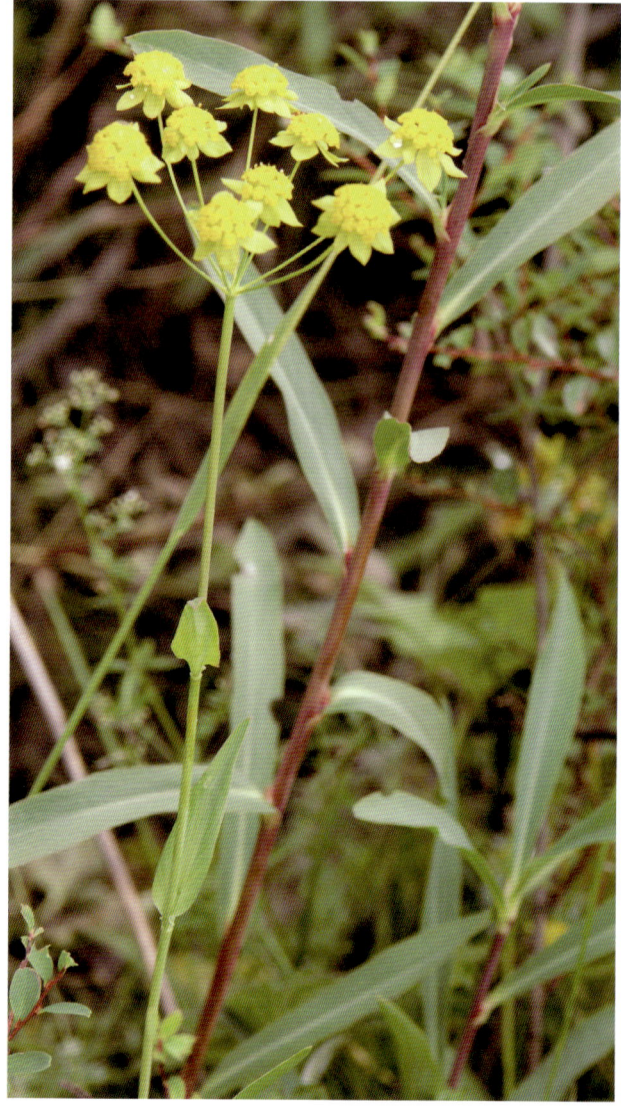

Vob nex diuk bad 竹叶柴胡

【Bit hsenb 俗名】茹草、山柴胡、黑柴胡、细叶柴胡。

【Dios kob deis 基源】为伞形科植物竹叶柴胡 Bupleurum marginatum Wall. ex DC. 的根。

【Niangb bet deis 生长环境】生于荒坡草丛中、路边。分布于各地苗乡。

【Jox hsub 性味属经】性冷，味苦，属冷药，入热经。

【Qet diel xid 功能主治】功能：hxub jent tad dud 疏风解表，yis dliangl nol ves 养阴扶阳。主治：seil kib mongb khob mongb jid 伤寒头痛身痛，mangb hsongd dangd 胁痛，fangx mais fangx jid 黄疸，bit dangx lol hniangk 体虚盗汗，zal ghad dongk 痢疾。

【Ed not xus 用法用量】内服，煎汤，15～25 g；或入丸、散剂。

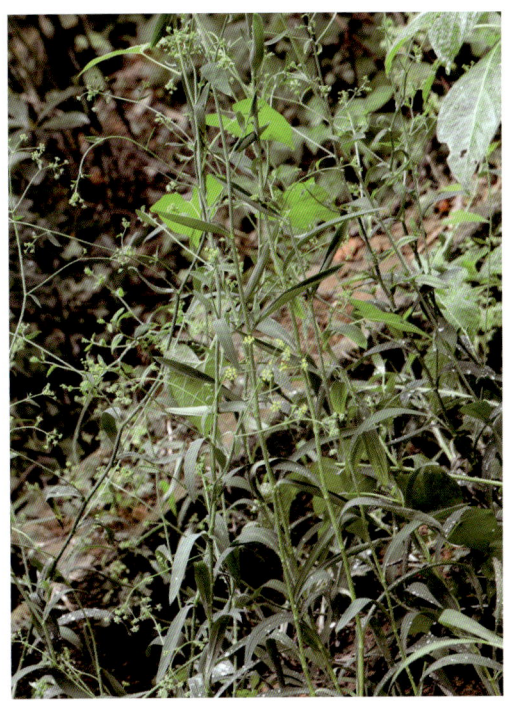

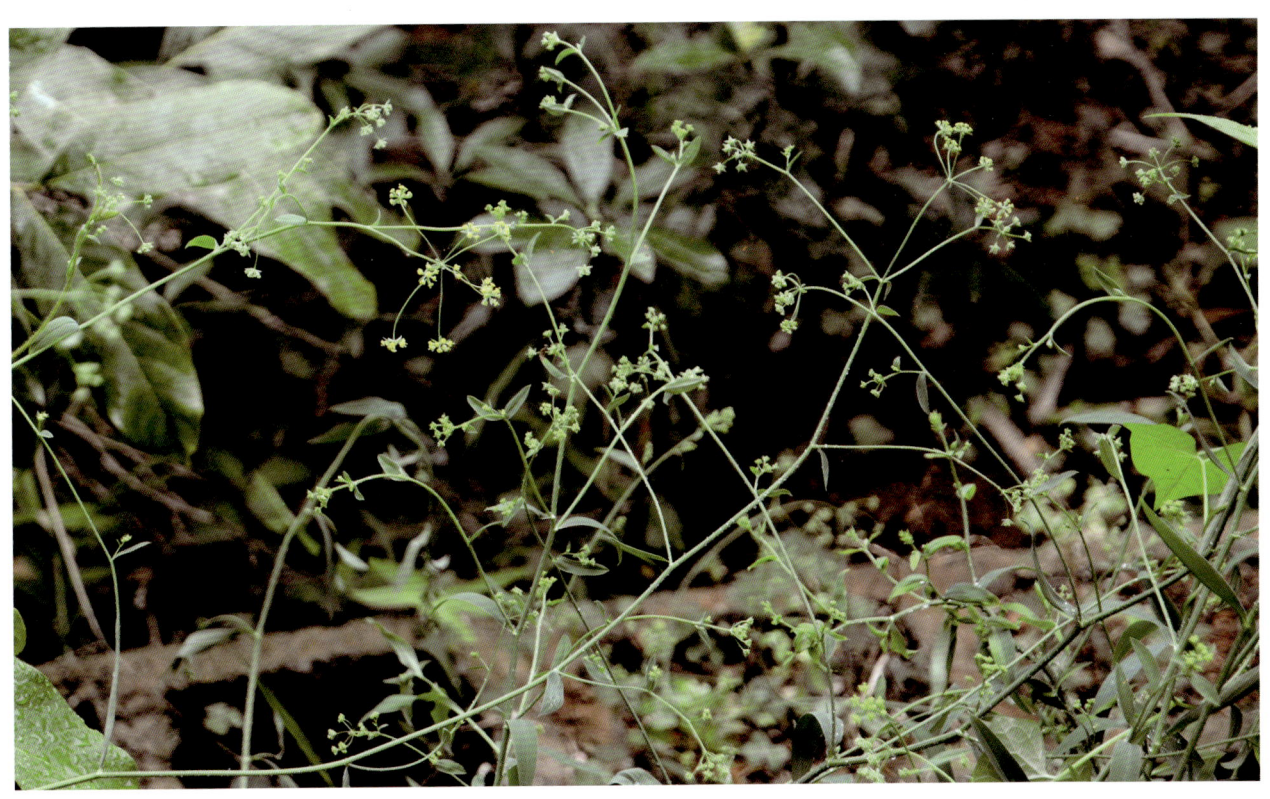

Vob saif mongx 天胡荽

【Bit hsenb 俗名】翳草、四片孔、石星宿、满天星、铺地锦、破铜钱。

【Dios kob deis 基源】为伞形科植物天胡荽 *Hydrocotyle sibthorpioides* Lam. 的全草。

【Niangb bet deis 生长环境】生于低山地区草地上、路旁。分布于各地苗乡。

【Jox hsub 性味属经】性冷，味苦辛，属冷药，入热经。

【Qet diel xid 功能主治】功能：hxub kib tat jab 清热解毒，hxenk od nul hxenk angt 消炎消肿。主治：dib yens jit hxangd angt mongb 跌打瘀血肿痛，nais jongt od nul fangx jid 黄疸型肝炎，diux ghongd od nul 咽喉炎，ngol yenx hnaib 百日咳，xud wal lol ax hvit 小便不利，diuf nius vib 肾结石。

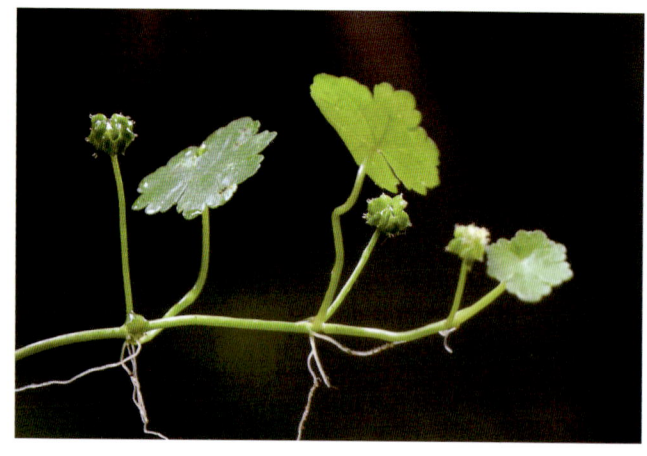

【Ed not xus 用法用量】内服，煎汤，15～25 g；或鲜品捣汁饮。外用，捣烂敷或塞鼻。

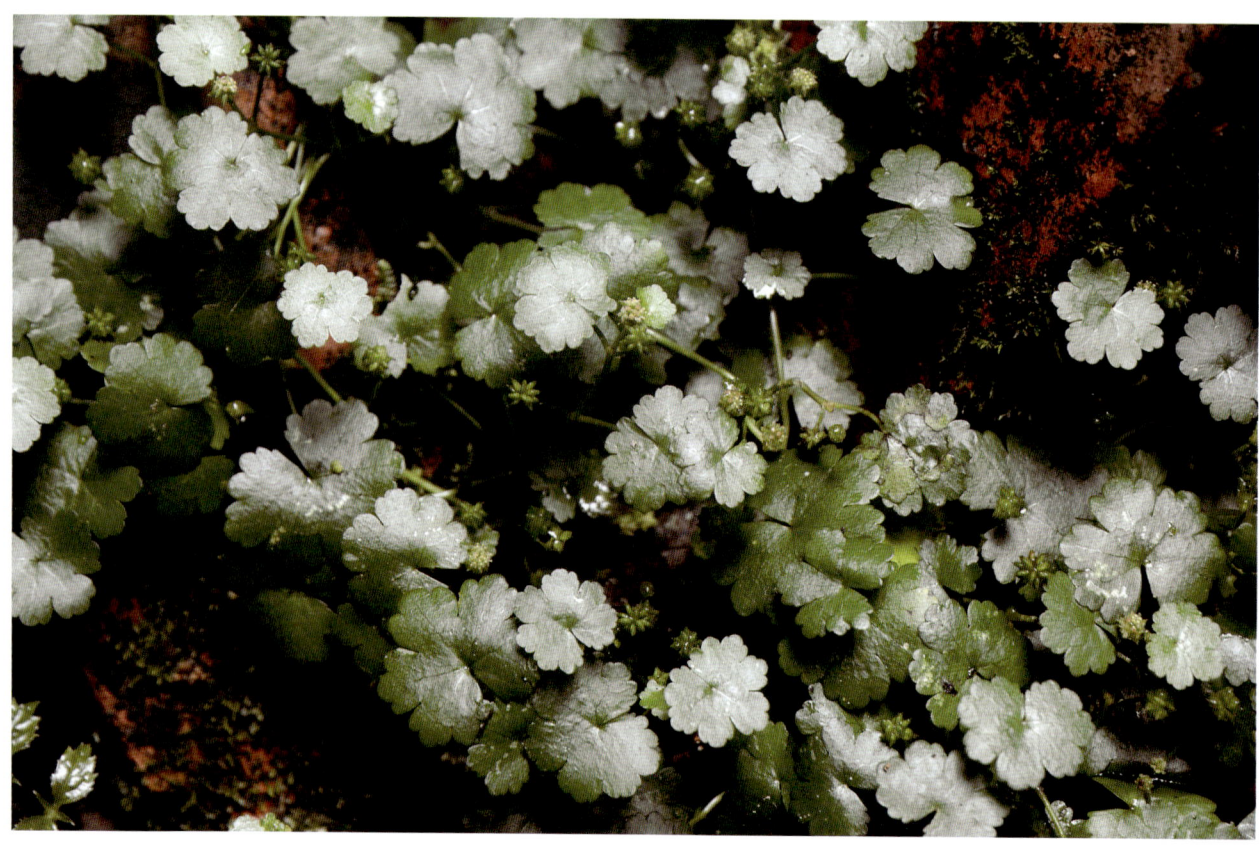

Vob saif mongx hlieb 中华天胡荽

【Bit hsenb 俗名】天胡荽、地弹花、铜钱菜、大铜钱菜。

【Dios kob deis 基源】为伞形科植物中华天胡荽 *Hydrocotyle chinensis* (Dunn) Craib 的全草。

【Niangb bet deis 生长环境】生于低山地区山谷草丛中、河沟边、路旁。分布于各地苗乡。

【Jox hsub 性味属经】性热，味辛苦，属热药，入冷经。

【Qet diel xid 功能主治】功能：hxub kib los xuf 清热利湿，dangf mongb 止痛。主治：diux ghongd od nul 咽喉炎，mongb qub 腹痛，gangb daid eb 湿疹，xud wal lol ax hvit 小便不利。

【Ed not xus 用法用量】内服，煎汤，15～25 g。外用，捣蓉敷患处。

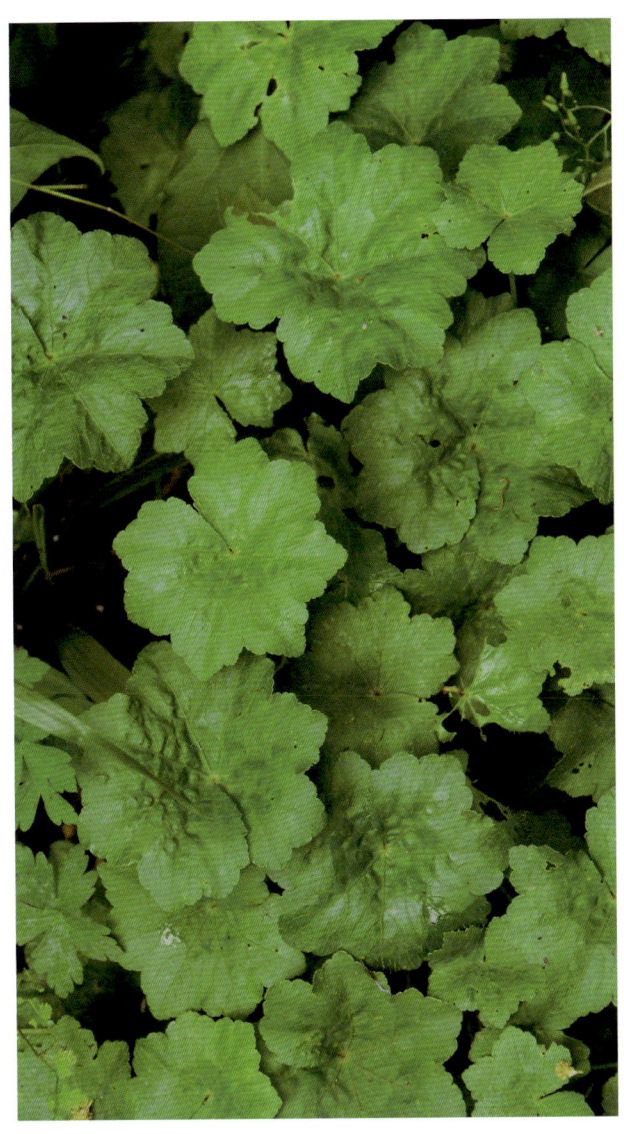
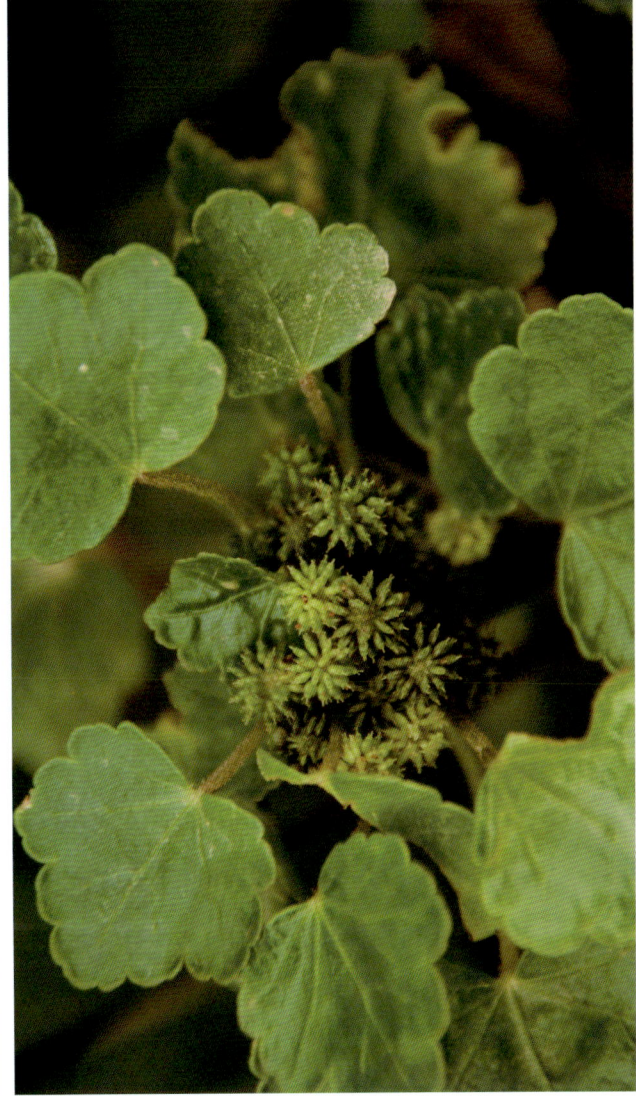

Vob gangb yat 芫荽

【Bit hsenb 俗名】园荽、胡荽、香菜、满天星、延荽菜。

【Dios kob deis 基源】为伞形科植物芫荽 *Coriandrum sativum* L. 的带根全草、果实。

【Niangb bet deis 生长环境】为蔬菜作物，有栽培。分布于各地苗乡。

【Jox hsub 性味属经】性热，味辛，属热药，入冷经。

【Qet diel xid 功能主治】功能：bongx hniangk bongx gheb 发汗透疹，yangx gad ngal bongt 消食下气。主治：daf gheb ax bongx 痘疹不透，ait gheb ax bongx 麻疹不透，mongb hmid 牙痛，xud wal ax lol 小便不通，dlif ghab neib ghangb 脱肛，dix khangd ghad 痔疮。

【Ed not xus 用法用量】内服，煎汤，全草 15～35 g，子实 5～10 g；或捣汁饮；治痔疮取子实研末服。外用，治脱肛烧烟熏或煮水洗。

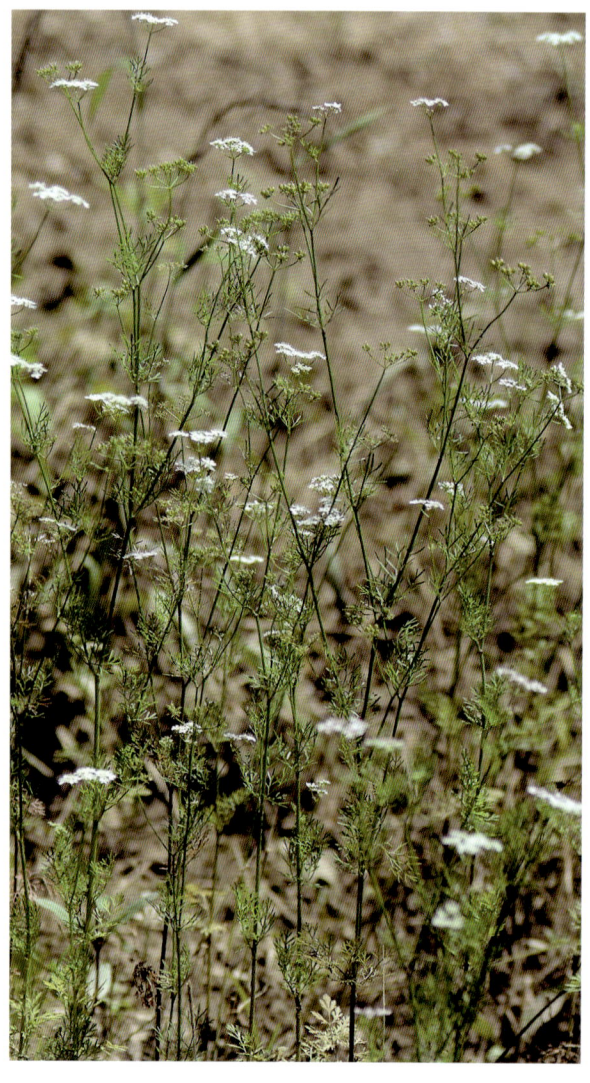
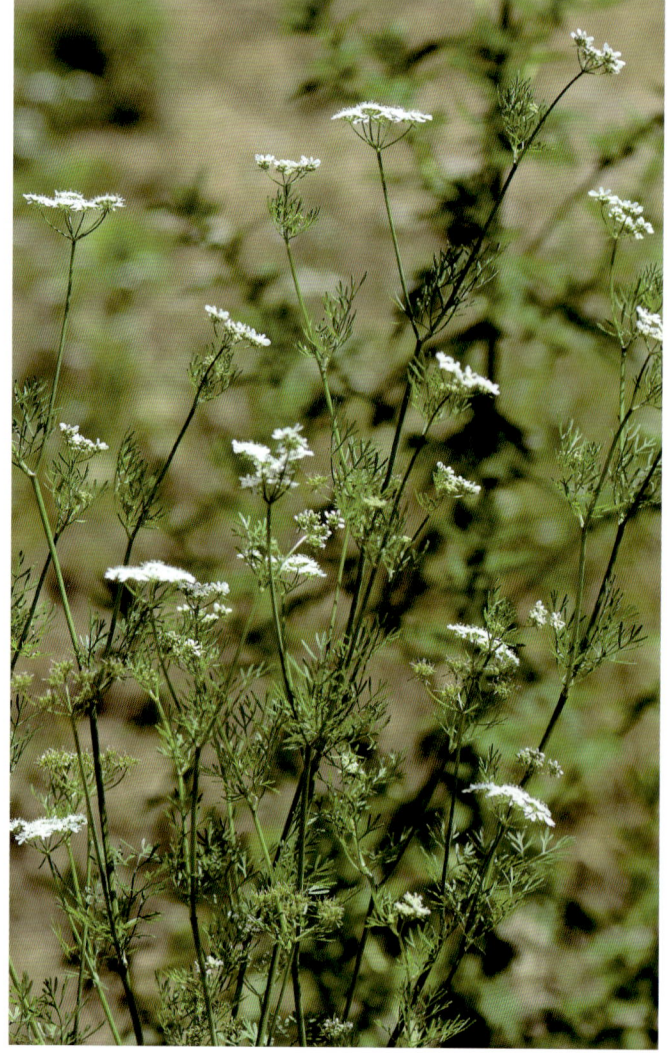

Vob xangb qenf 旱芹

【Bit hsenb 俗名】香芹、药芹、蒲芹、洋芹菜、翠香芹、荷兰鸭儿芹。

【Dios kob deis 基源】为伞形科植物旱芹 *Apium graveolens* L. 的全草。

【Niangb bet deis 生长环境】为蔬菜作物，有栽培。分布于各地苗乡。

【Jox hsub 性味属经】性冷，味苦，属冷药，入热经。

【Qet diel xid 功能主治】功能：hxub jent hxenk net 祛风除湿，hxub nais jongt zal kib 清肝泻火。主治：nit diongx hxangd 高血压，mongb khob 头痛，niel khob 头晕，xud wal lol bus 淋病。

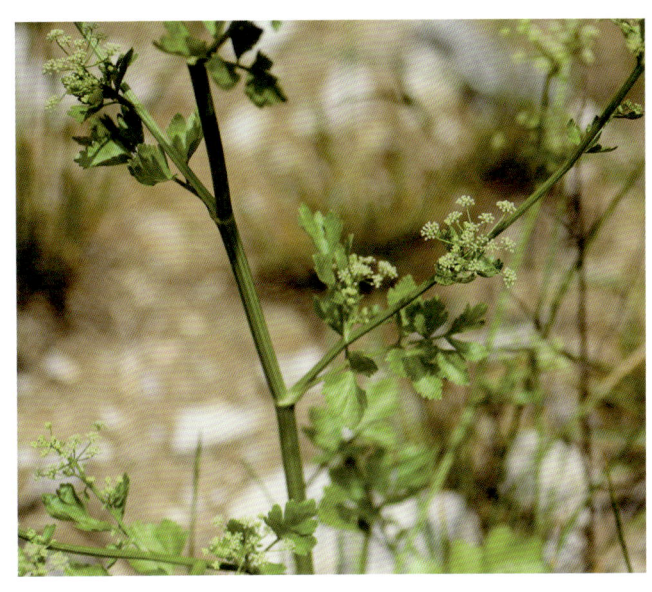

【Ed not xus 用法用量】内服，煎汤，15～35 g；或鲜品捣汁饮。

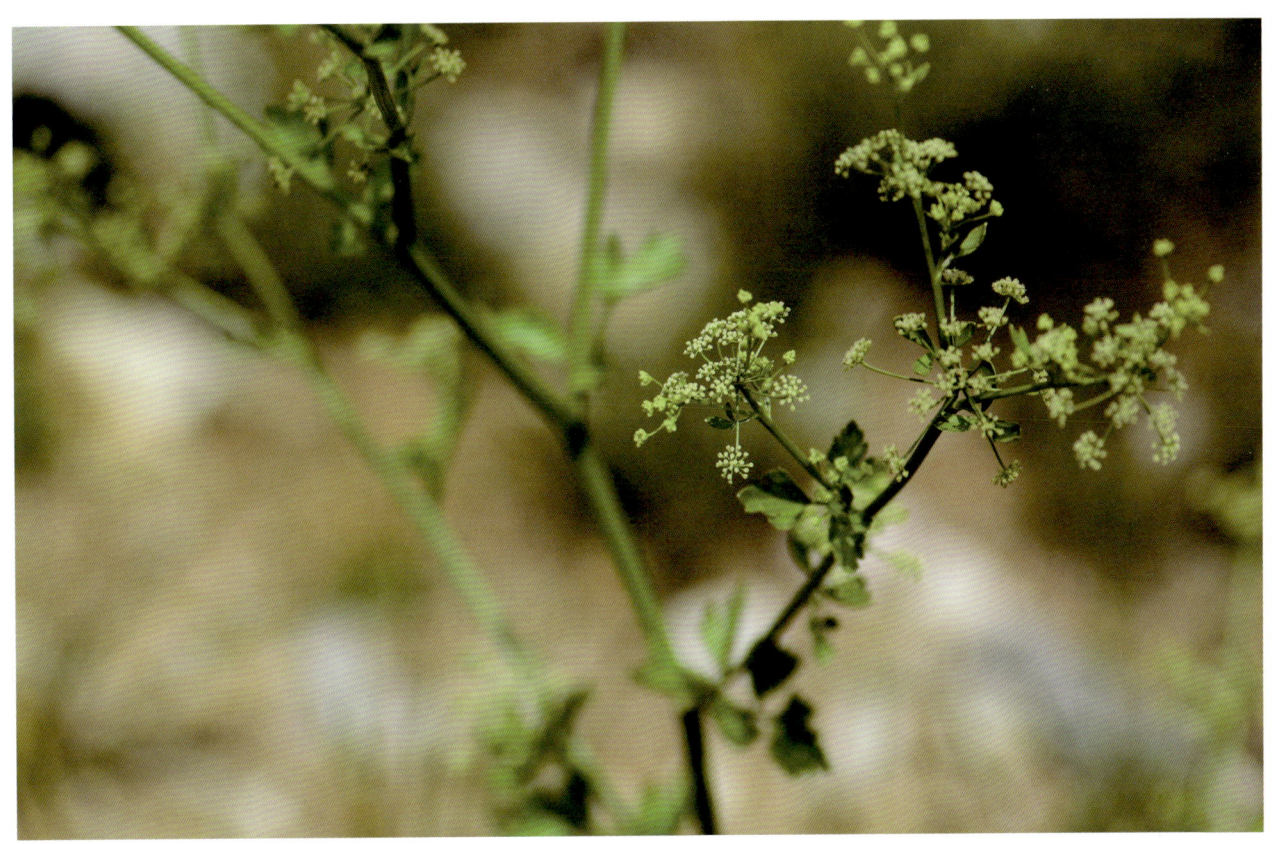

Vob jex 水芹

【Bit hsenb 俗名】水英、楚葵、山芹菜、水芹菜、野芹菜。

【Dios kob deis 基源】为伞形科植物水芹 Oenanthe javanica（Bl.）DC. 的全草。

【Niangb bet deis 生长环境】生于中海拔地区低湿洼地或溪沟中。分布于各地苗乡。

【Jox hsub 性味属经】性冷，味甘辛，属冷药，入热经。

【Qet diel xid 功能主治】功能：hxub kib hxud hxid 清热除烦，tongb eb dlax xuf 利水渗湿。主治：pob lob pob bil 手脚水肿，niel khob was mais 头晕目眩，jib daib kib jid ax khad 小儿高烧不退，ghad eb dlub lol not 白带过多，xud wal lol ax hvit 小便不利。

【Ed not xus 用法用量】内服，煎汤，15～25 g；或鲜品捣汁饮。

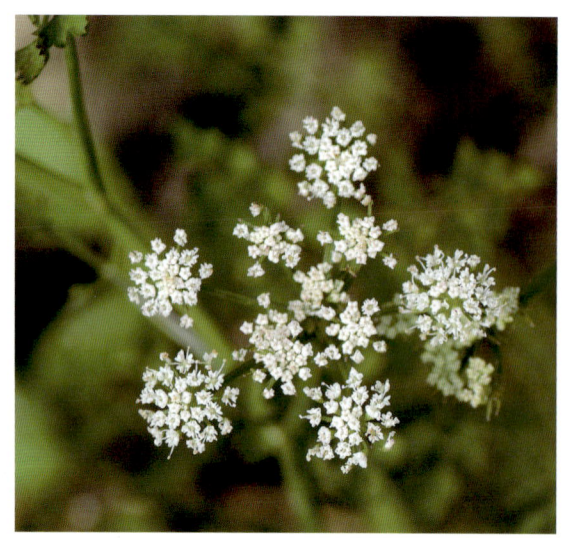

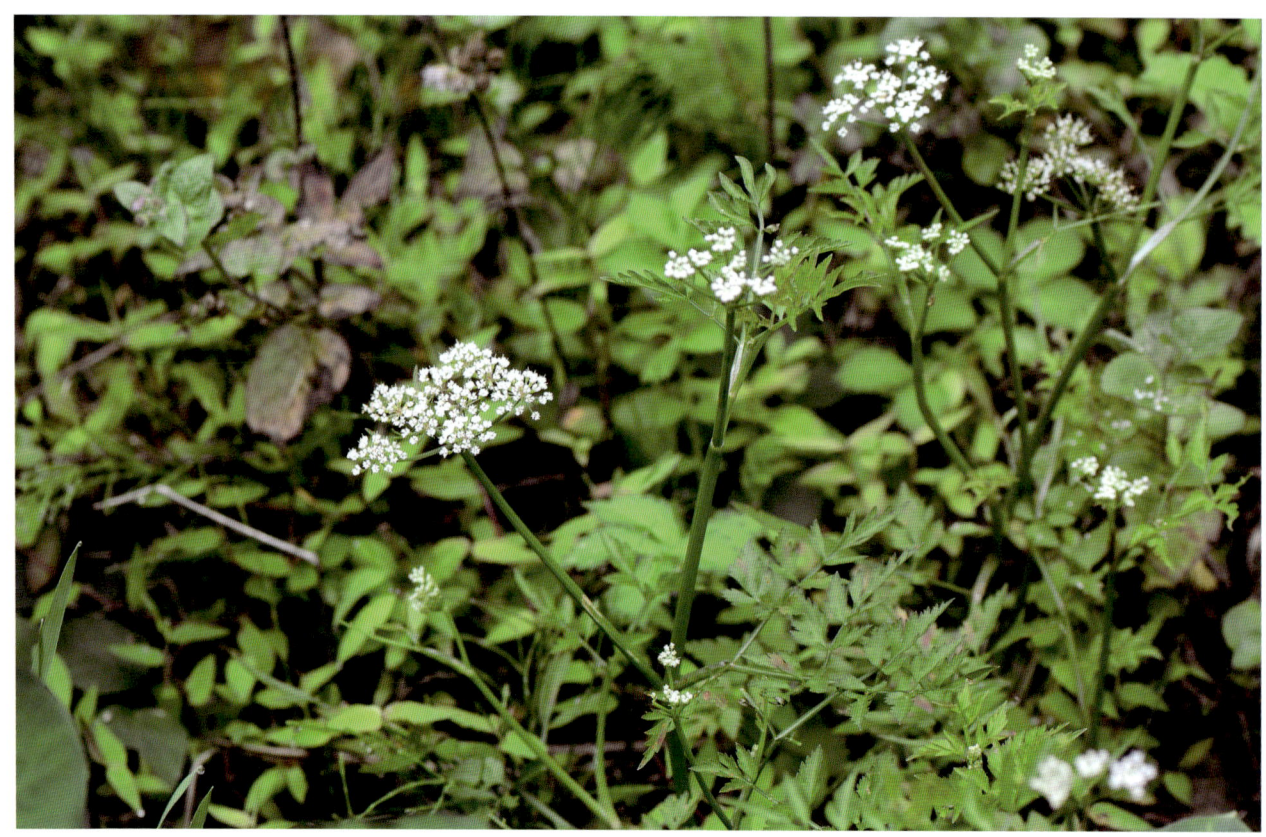

Vob jex gongx 中华水芹

【Bit hsenb 俗名】水芹、水芹菜、少花水芹。

【Dios kob deis 基源】为伞形科植物中华水芹 *Oenanthe sinense* Dunn 的全草。

【Niangb bet deis 生长环境】生于低海拔地区近水边湿地。分布于各地苗乡。

【Jox hsub 性味属经】性冷,味甘辛,属冷药,入热经。

【Qet diel xid 功能主治】功能:hxub kib hxud hxid 清热除烦,tongb eb dlax xuf 利水渗湿。主治:pob lob pob bil 手脚水肿,nit diongx hxangd 高血压,ghad eb dlub lol not 白带过多,xud wal lol ax hvit 小便不利。

【Ed not xus 用法用量】内服,煎汤,15～25 g;或鲜品捣汁饮。

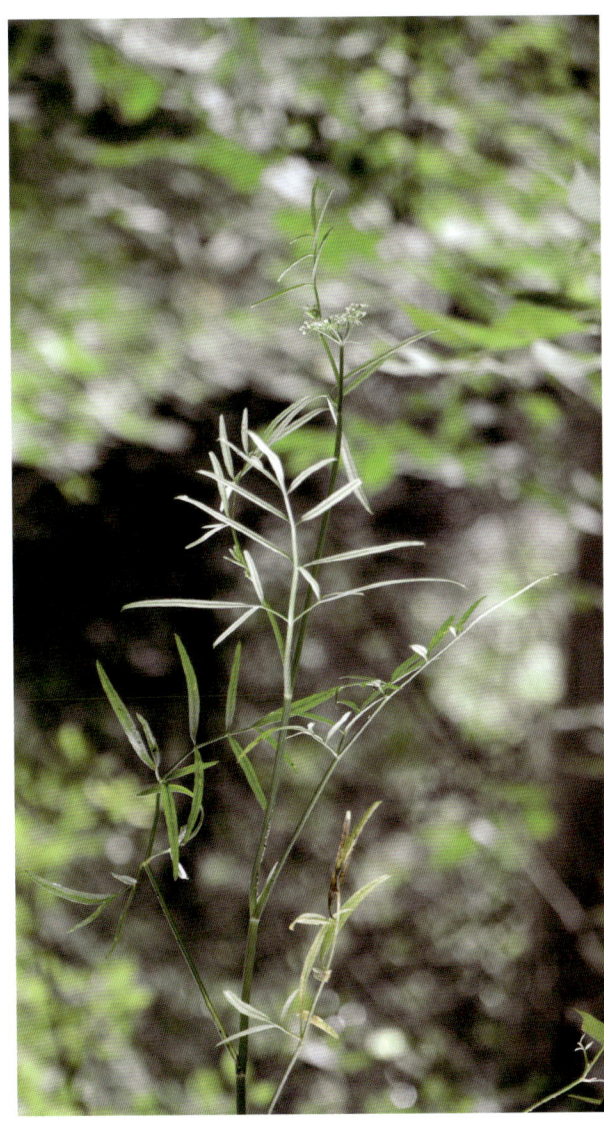 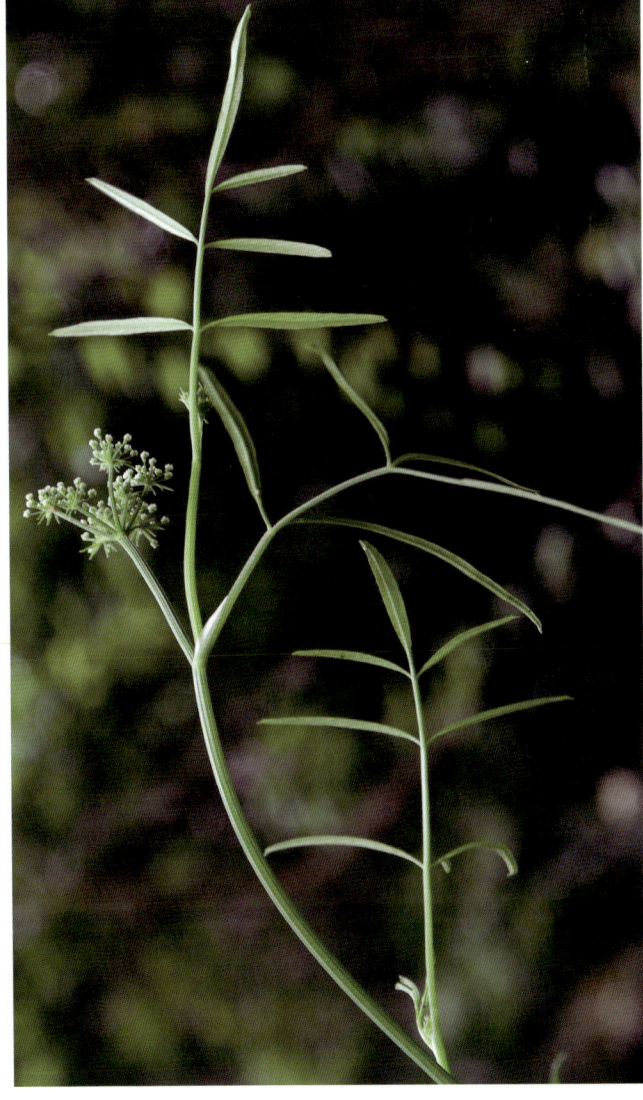

Vob jex yut 少花水芹

【Bit hsenb 俗名】水芹菜、野水芹、大花水芹。

【Dios kob deis 基源】为伞形科植物少花水芹 *Oenanthe benghalensis* Benth. et Hook. 的全草。

【Niangb bet deis 生长环境】生于中山地区水边湿地。分布于各地苗乡。

【Jox hsub 性味属经】性冷，味辛，属冷药，入热经。

【Qet diel xid 功能主治】功能：mangs nais jongt zal kib 平肝泻火，tat jab zangl kid 解毒散热。主治：ait gheb 麻疹，bit ax dangx 失眠，nit diongx hxangd 高血压，niel khob was mais 头晕目眩，pob wox 浮肿。

【Ed not xus 用法用量】内服，煎汤，15～25 g；或鲜品捣汁饮。

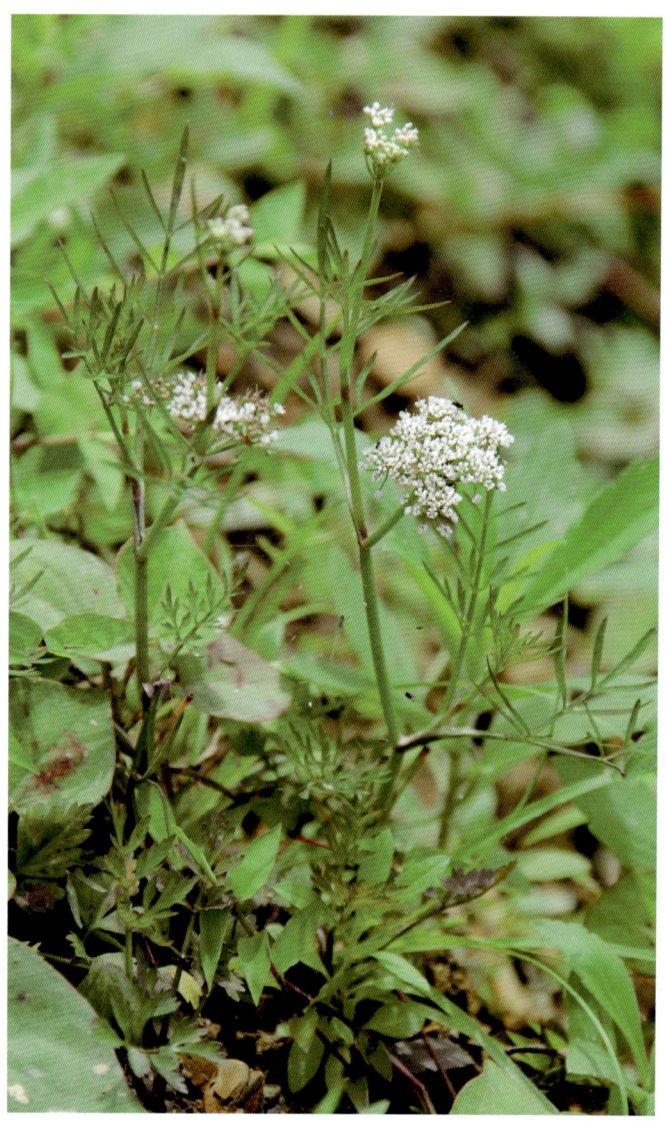
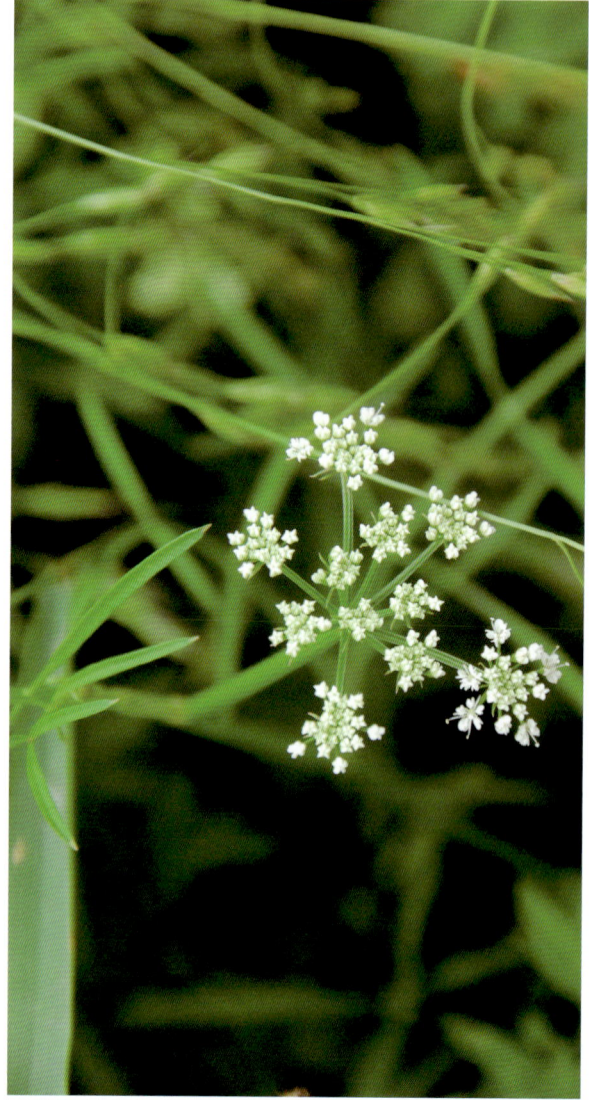

Vob jex gongx bil 鸭儿芹

【Bit hsenb 俗名】三叶芹、水白芷、野芹菜、野蜀葵、大鸭脚板、红鸭脚板。

【Dios kob deis 基源】为伞形科植物鸭儿芹 *Cryptotaenia japonica* Hassk. 的茎叶。

【Niangb bet deis 生长环境】生于低山地区疏林下荫蔽处、山谷两侧。分布于各地苗乡。

【Jox hsub 性味属经】性平，味苦辛，属冷热两经药，入两经。

【Qet diel xid 功能主治】功能：yangx gad los gangd 消食化积，hxub kib tat jab 清热解毒，ves hxangd tongb hxud 活血通络。主治：hlaib khob niangs od nul 脑膜炎，hfud nais pot angt bus 肺脓肿，jib daib nais pot od nul 小儿肺炎，ngol yenx hnaib 百日咳，jangx gangb nangb 带状疱疹。

【Ed not xus 用法用量】内服，煎汤，15～30 g。

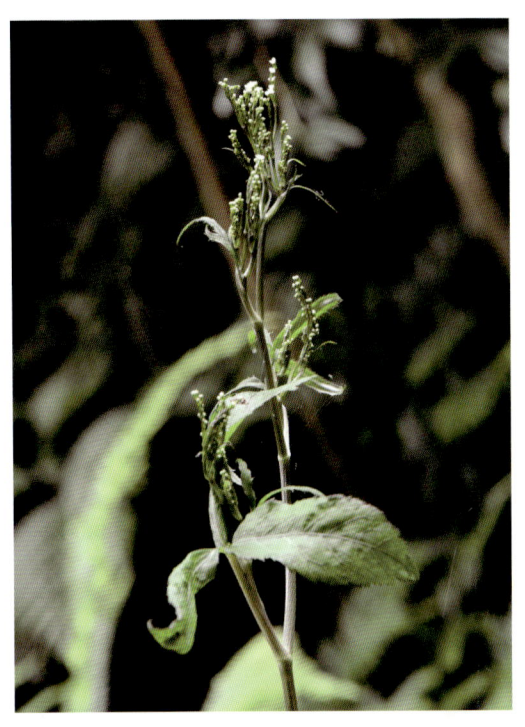

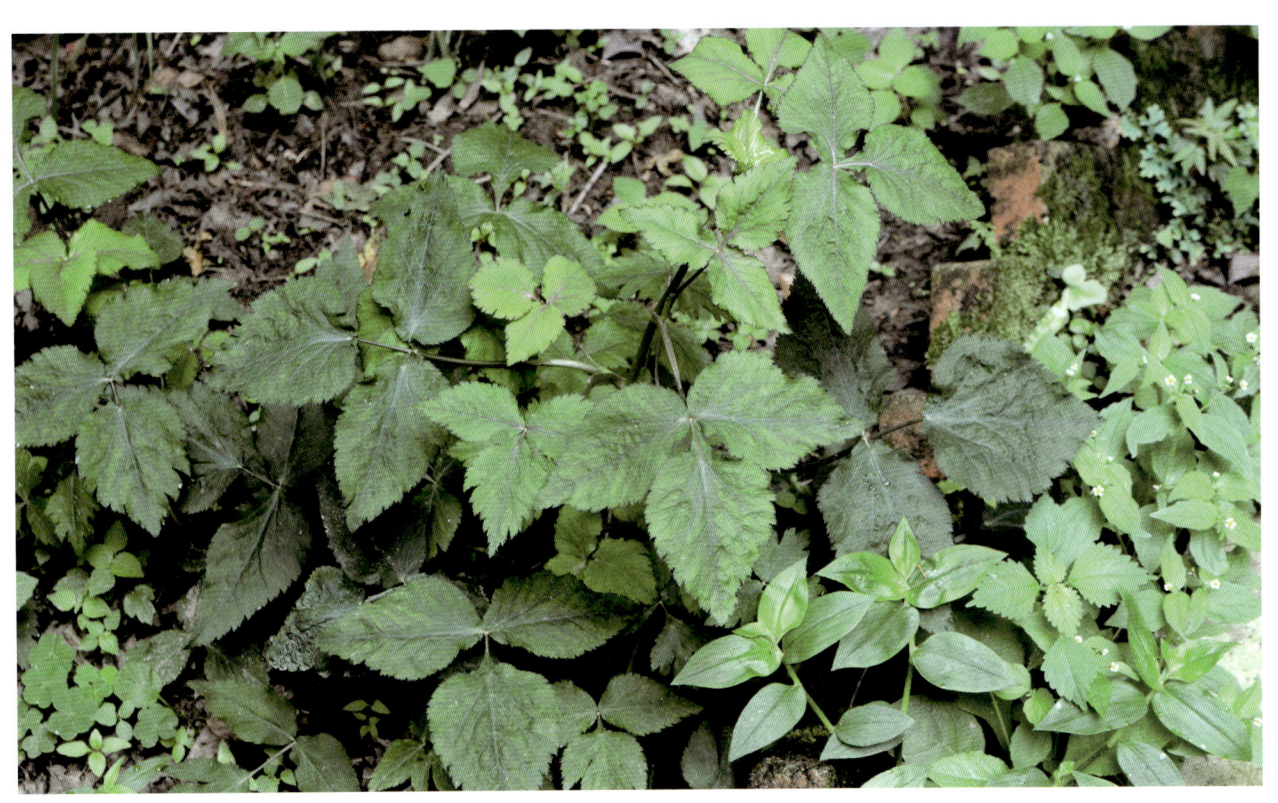

Vob jex jab 囊瓣芹

【Bit hsenb 俗名】药芹、蒲幕、药芹菜、野山芹、野芹菜。

【Dios kob deis 基源】为伞形科植物囊瓣芹 *Pternopetalum davidii* Franch. 的根。

【Niangb bet deis 生长环境】生于山野灌木丛中、山谷阴凉处。分布于部分苗乡。

【Jox hsub 性味属经】性热，味辛，属热药，入冷经。

【Qet diel xid 功能主治】功能：qet bongt dangf mongb 理气止痛，hxed jid zangl seil 温通散寒。主治：ax maix dlangl ves 虚弱，mongb qub 腹痛，mongb daif gad 胃痛（胸口痛），mongb hsongd dangd niangs 两胁痛。

【Ed not xus 用法用量】内服，煎汤，15～25 g；或研末以酒送服。

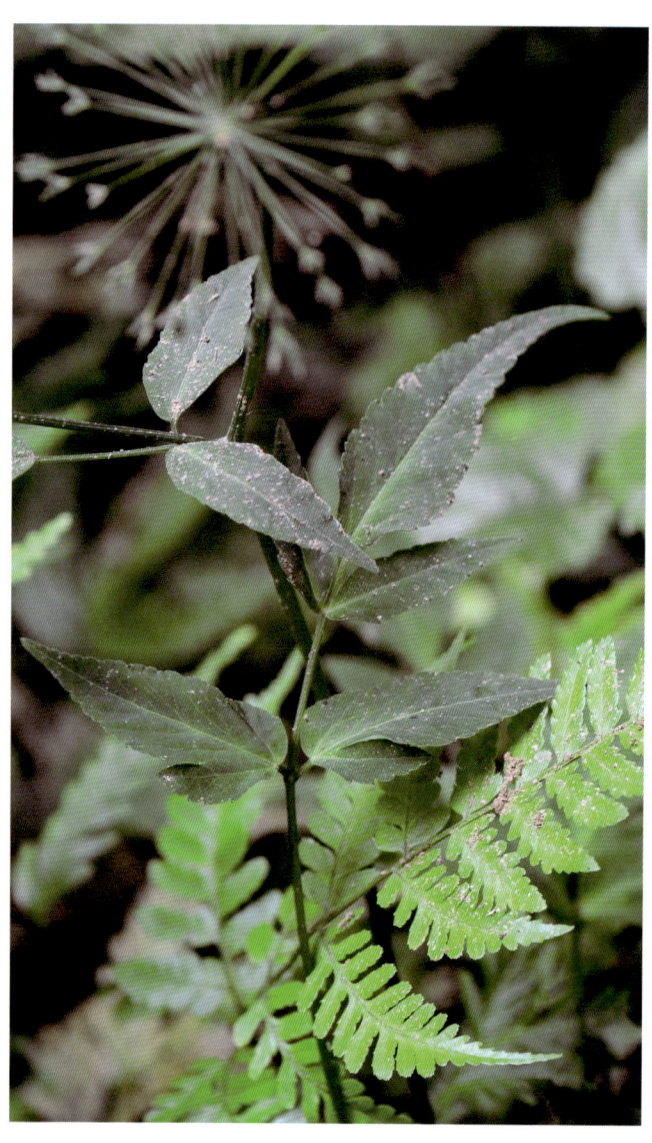
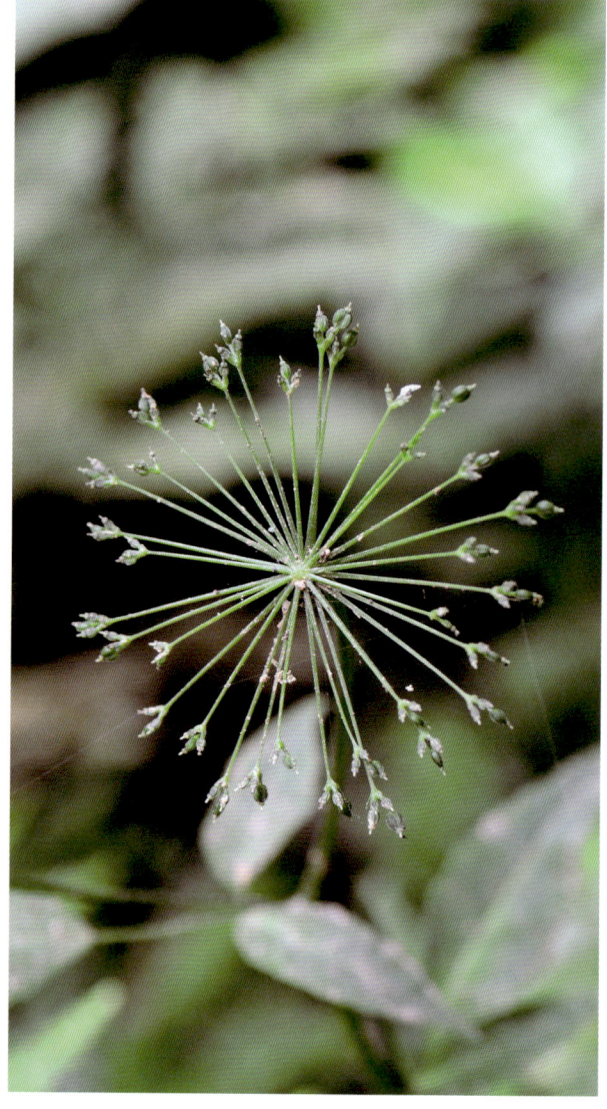

Vob jex jab lab 光滑囊瓣芹

【Bit hsenb 俗名】囊瓣芹、野山芹、野芹菜。

【Dios kob deis 基源】为伞形科植物光滑囊瓣芹 *Pternopetalum nudicaule* (de Boiss.) Hand. -Mazz. var. *esetosum* Hand. -Mazz. 的全草。

【Niangb bet deis 生长环境】喜生于林下、山沟等阴湿地区。分布于部分苗乡。

【Jox hsub 性味属经】性冷，味苦，属冷药，入热经。

【Qet diel xid 功能主治】功能：qet bongt dangf mongb 理气止痛，hxub kib gangt xuf 清热燥湿。主治：yens jent xuf mongb 风湿疼痛，mangb hfud ait ngol 感冒咳嗽，diuf xus dlial ves mongb diub 肾虚腰痛，niel khob 头晕。

【Ed not xus 用法用量】内服，煎汤，20～25 g；或熬膏；或入丸、散剂。

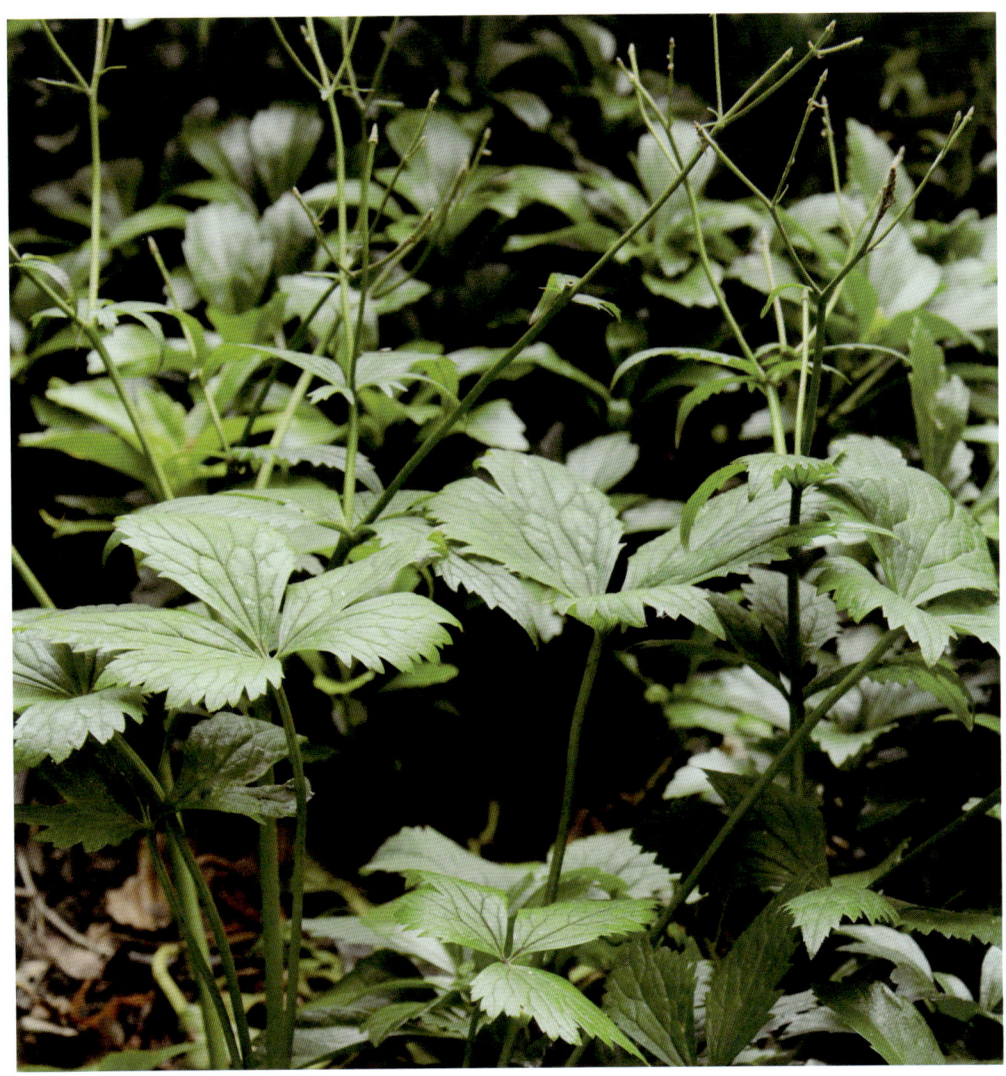

Vob jex jab yut 江西囊瓣芹

【Bit hsenb 俗名】小山芹、细青药、野山芹、囊瓣芹。

【Dios kob deis 基源】为伞形科植物江西囊瓣芹 *Pternopetalum kiangsiense*（Wolff）Hand.-Mazz. 的全草。

【Niangb bet deis 生长环境】喜生于荒野草地上、沟边、溪边。分布于部分苗乡。

【Jox hsub 性味属经】性冷，味苦，属冷药，入热经。

【Qet diel xid 功能主治】功能：hxub jent hxenk net 祛风除湿，qet bongt dangf mongb 理气止痛。主治：yens jent xuf mongb 风湿疼痛，diuf xus dlial ves mongb diub 肾虚腰痛，mongb khob 头痛。

【Ed not xus 用法用量】内服，煎汤，25～30 g；或泡酒饮。

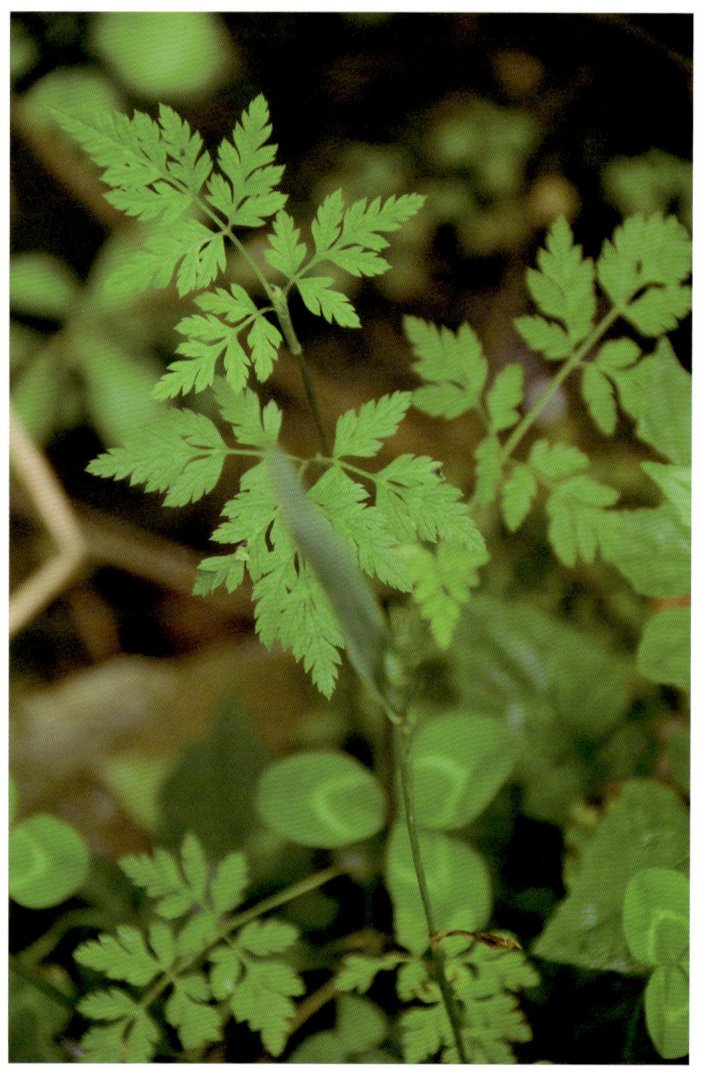
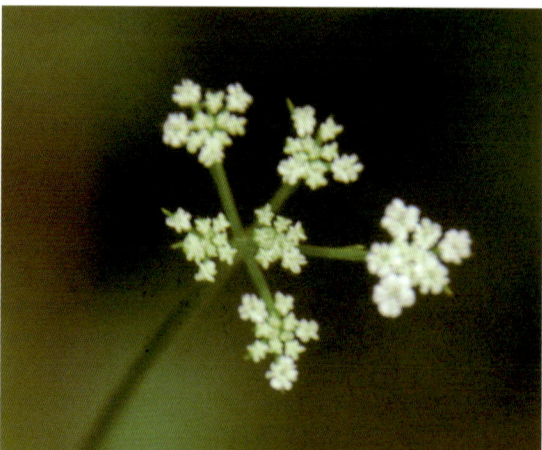
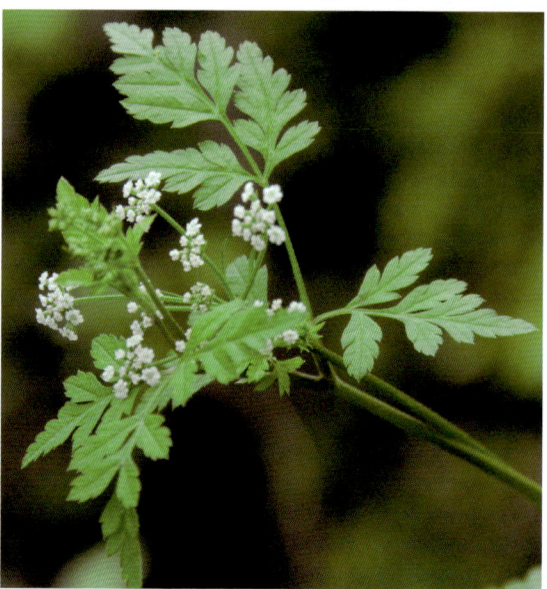

Vob mongx bat dlub 异叶茴芹

【Bit hsenb 俗名】香草、八月白、六月雪、白花仔、羊膻草、蛇咬草、苦爹菜、鹅脚板。

【Dios kob deis 基源】为伞形科植物异叶茴芹 *Pimpinella diversifolia* DC. 的全草。

【Niangb bet deis 生长环境】生于中山地区坡塝树林下、路边草丛中。分布于各地苗乡。

【Jox hsub 性味属经】性热，味辛，属热药，入冷经。

【Qet diel xid 功能主治】功能：hxub kib tat jab 清热解毒，hxed diongb zangl seil 温中散寒。主治：mangb hfud 感冒，jib daib ngas naix mais 小儿疳积，ghab liut dud qut qat 皮肤瘙痒，zal ghad dongk xok 细菌性痢疾。

【Ed not xus 用法用量】内服，煎汤，15～25 g。外用，捣烂敷或煎水洗。

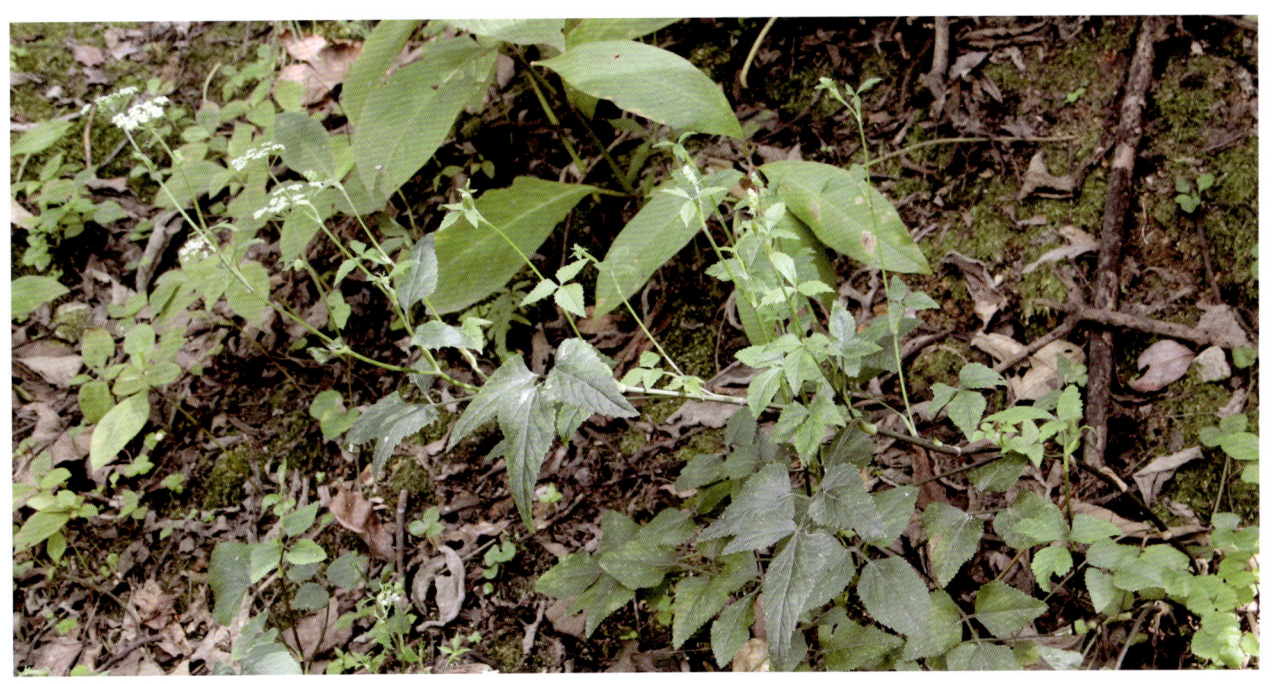

Vob mongx bat 革叶茴芹

【Bit hsenb 俗名】八月白、九牛躁、羊山臭、铁铲头、骚羊古、鹅脚板。

【Dios kob deis 基源】为伞形科植物革叶茴芹 *Pimpinella coriacea* (Franch.) de Boiss. 的全草。

【Niangb bet deis 生长环境】生于坡塝草丛中、山凹草丛中。分布于部分苗乡。

【Jox hsub 性味属经】性冷，味苦，属冷药，入热经。

【Qet diel xid 功能主治】功能：hxub kib tat jab 清热解毒，hxenk od nul dangf mongb 消炎止痛。主治：jib daib ngas naix mais 小儿疳积，mangb hfud seil 风寒感冒，dliangd bil dib sangb 跌打损伤，gangb xent 疥疮。

【Ed not xus 用法用量】内服，煎汤，15～25 g。外用，捣烂敷或煎水洗。

Vob mongx bat yut 锐叶茴芹

【Bit hsenb 俗名】白花仔、羊膻草、洋芹菜、小苦爹菜、小鹅脚板。
【Dios kob deis 基源】为伞形科植物锐叶茴芹 *Pimpinella arguta* Diels 的全草。
【Niangb bet deis 生长环境】生于中山地区林下阴湿处、山谷草丛中。分布于各地苗乡。
【Jox hsub 性味属经】性热，味辛，属热药，入冷经。
【Qet diel xid 功能主治】功能：hxub jent zangl seil 祛风散寒，qet bongt dangf mongb 理气止痛。主治：buk dux seil mongb 胃寒疼痛，ghab liut dud qut qat 皮肤瘙痒，zal ghad dongk xok 细菌性痢疾，zal ghad 腹泻。

【Ed not xus 用法用量】内服，煎汤，15～25 g。外用，捣烂敷或煎水洗。

Vob lol hsaib yut 薄片变豆菜

【Bit hsenb 俗名】一支箭、反背红、乌兜草、散血草、脐风草、肺筋草。
【Dios kob deis 基源】为伞形科植物薄片变豆菜 *Sanicula lamelligera* Hance 的全草。
【Niangb bet deis 生长环境】生于疏林下、山谷阴湿处。分布于各地苗乡。

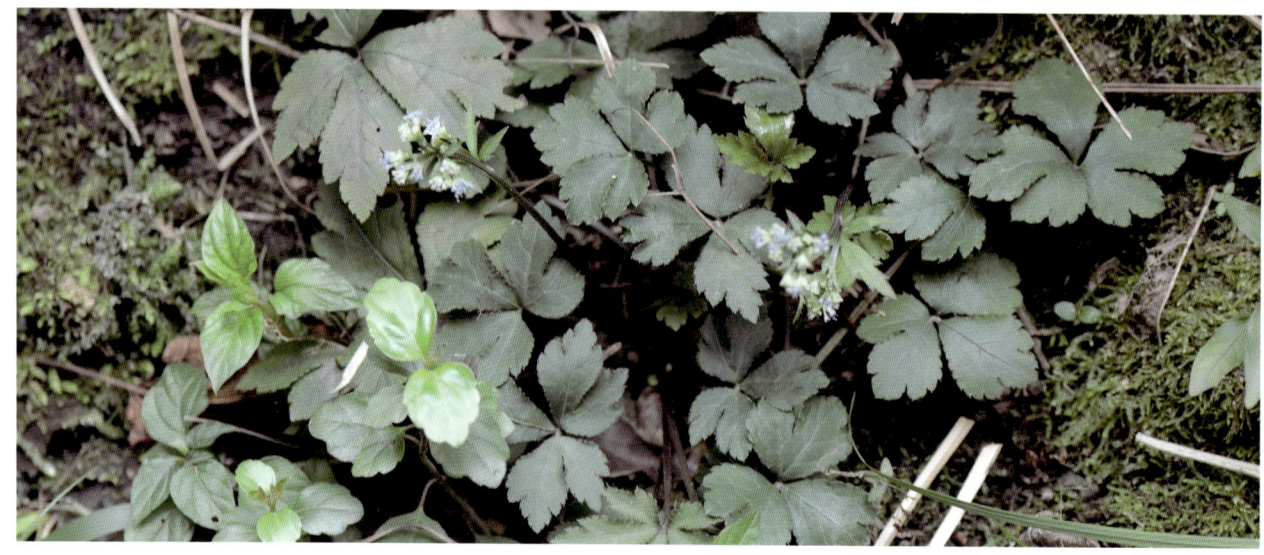

【Jox hsub 性味属经】性平，味甘辛，属冷热两经药，入两经。

【Qet diel xid 功能主治】功能：hxub nais pot yangx ghad ngol 清肺化痰，tad dud tat seil 解表散寒。主治：mangb hfud ait ngol 感冒咳嗽，hek bongt ngol 哮喘，ait gheb bal jid ait ngol 劳伤咳嗽，ax hsot ud mongb diub 闭经腰痛，jib daib lax buk duk 小儿脐风。

【Ed not xus 用法用量】内服，煎汤，15～25 g。外用，捣烂敷或煮水洗。

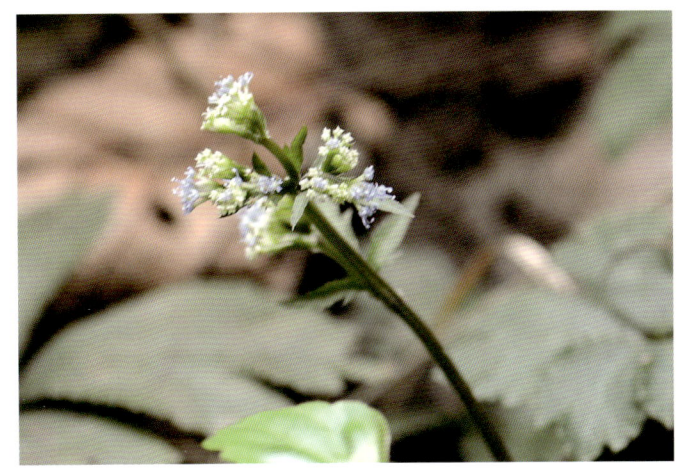

Vob lol hsaib 变豆菜

【Bit hsenb 俗名】山芹菜、野芹菜、天蓝变豆菜。

【Dios kob deis 基源】为伞形科植物变豆菜 Sanicula chinensis Bunge 的全株。

【Niangb bet deis 生长环境】生于荒山荒地或疏林下。分布于各地苗乡。

【Jox hsub 性味属经】性热，味甘辛，属热药，入冷经。

【Qet diel xid 功能主治】功能：nef dlangl hvuk hniangk 滋阴敛汗，tad dud tat seil 解表散寒。主治：mangb hfud seil 风寒感冒，mongb khob 头痛，xok hniub mais 红眼病，bit dangx lol hniangk 体虚盗汗，ghab hsangb yens jent od nul 破伤风。

【Ed not xus 用法用量】内服，煎汤，10～15 g；或入丸、散剂。

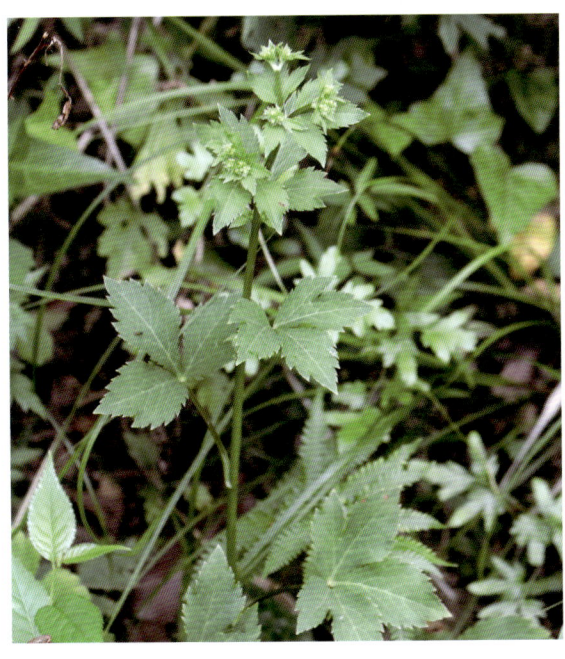
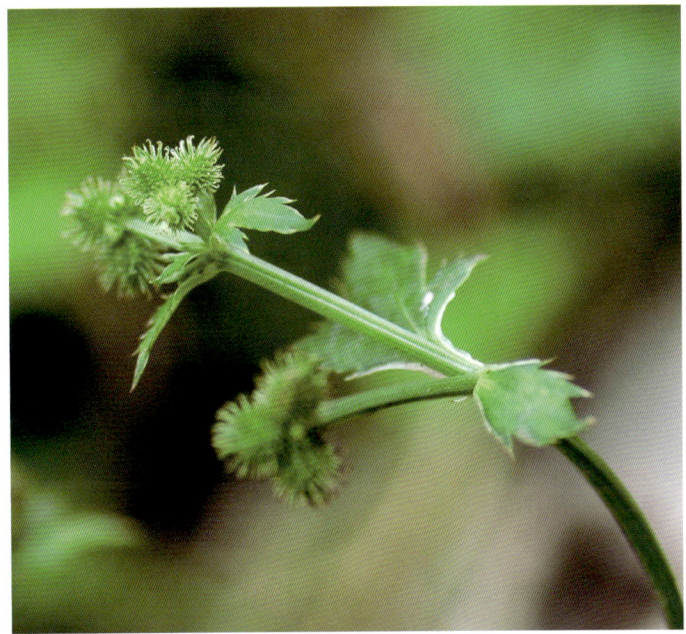

Vob lol hsaib bel 直刺变豆菜

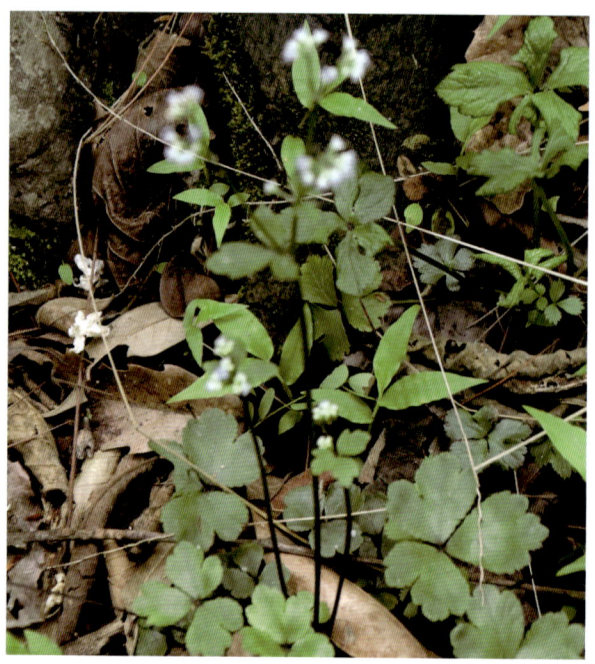

【Bit hsenb 俗名】黑鹅脚板、鹅脚板草、直刺山芹菜。

【Dios kob deis 基源】为伞形科植物直刺变豆菜 Sanicula orthacantha S. Moore 的全草。

【Niangb bet deis 生长环境】生于中山地区坡塝林下、小溪边。分布于部分苗乡。

【Jox hsub 性味属经】性热，味苦，属热药，入冷经。

【Qet diel xid 功能主治】功能：hxub kib tat jab 清热解毒，yis hsongd tiod hxend 补骨强筋。主治：ait gheb kib jid 麻疹高烧，dliangd bil dib sangb 跌打损伤，jox jid qut qat 全身瘙痒。

【Ed not xus 用法用量】内服，煎汤，15～25 g。外用，捣烂敷或煮水洗。

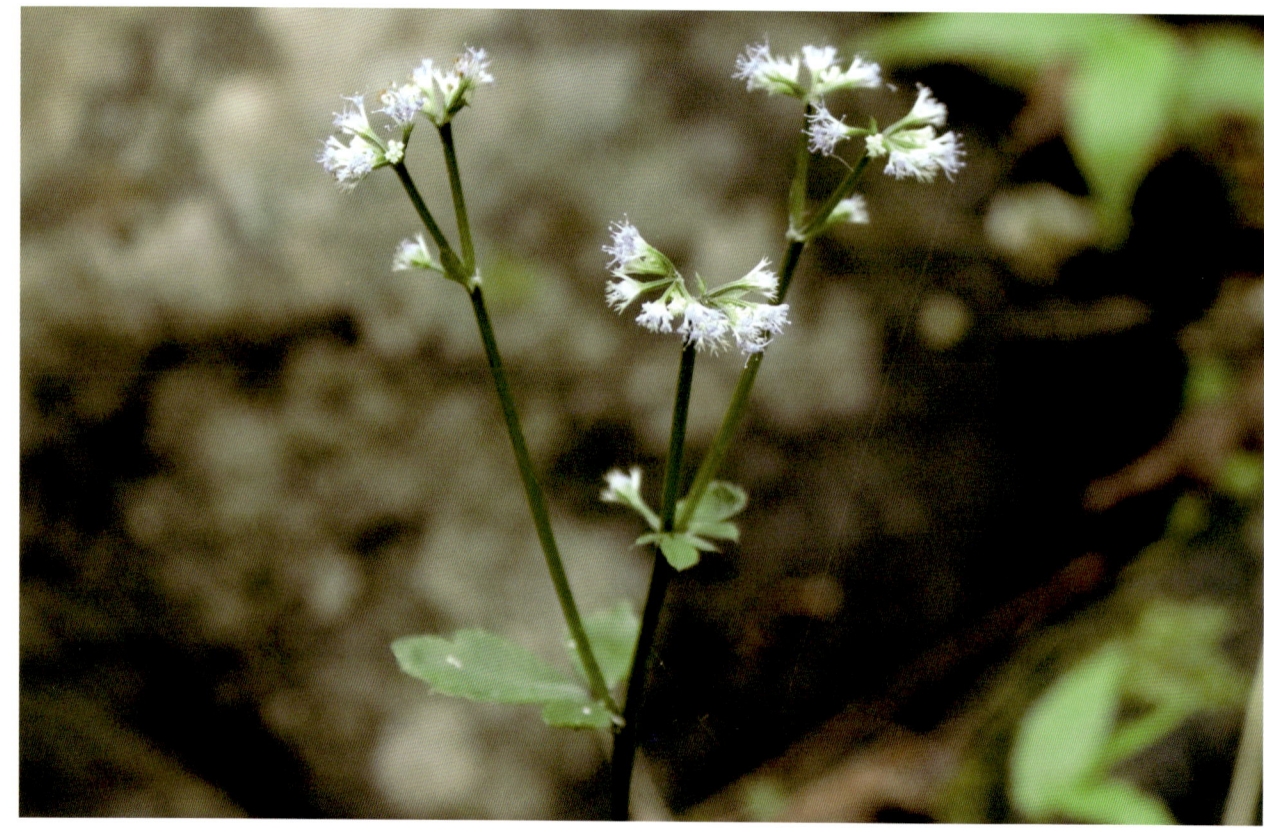

Vob sux nail 小窃衣

【Bit hsenb 俗名】鬼虱、野胡萝卜、南鹤虱、鹤虱风。

【Dios kob deis 基源】为伞形科植物小窃衣 Torilis japonica（Houtt.）DC. 的果实。

【Niangb bet deis 生长环境】生于坡塝荒地上、路旁、沟边。分布于各地苗乡。

【Jox hsub 性味属经】性平，味苦辛，属冷热两经药，入两经。

【Qet diel xid 功能主治】功能：hxub kib tat jab 清热解毒，dib gangb 杀虫。主治：mongb hmid 牙痛，gangb not mongb qub 虫积腹痛，jib daib qub gangb 小儿肠虫，dix gangb 疔疮。

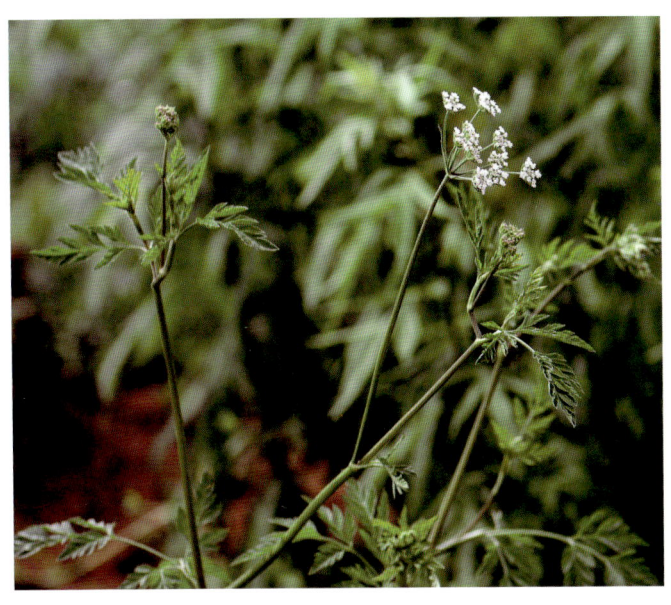

【Ed not xus 用法用量】内服，煎汤，15～25 g。外用，煎水洗。

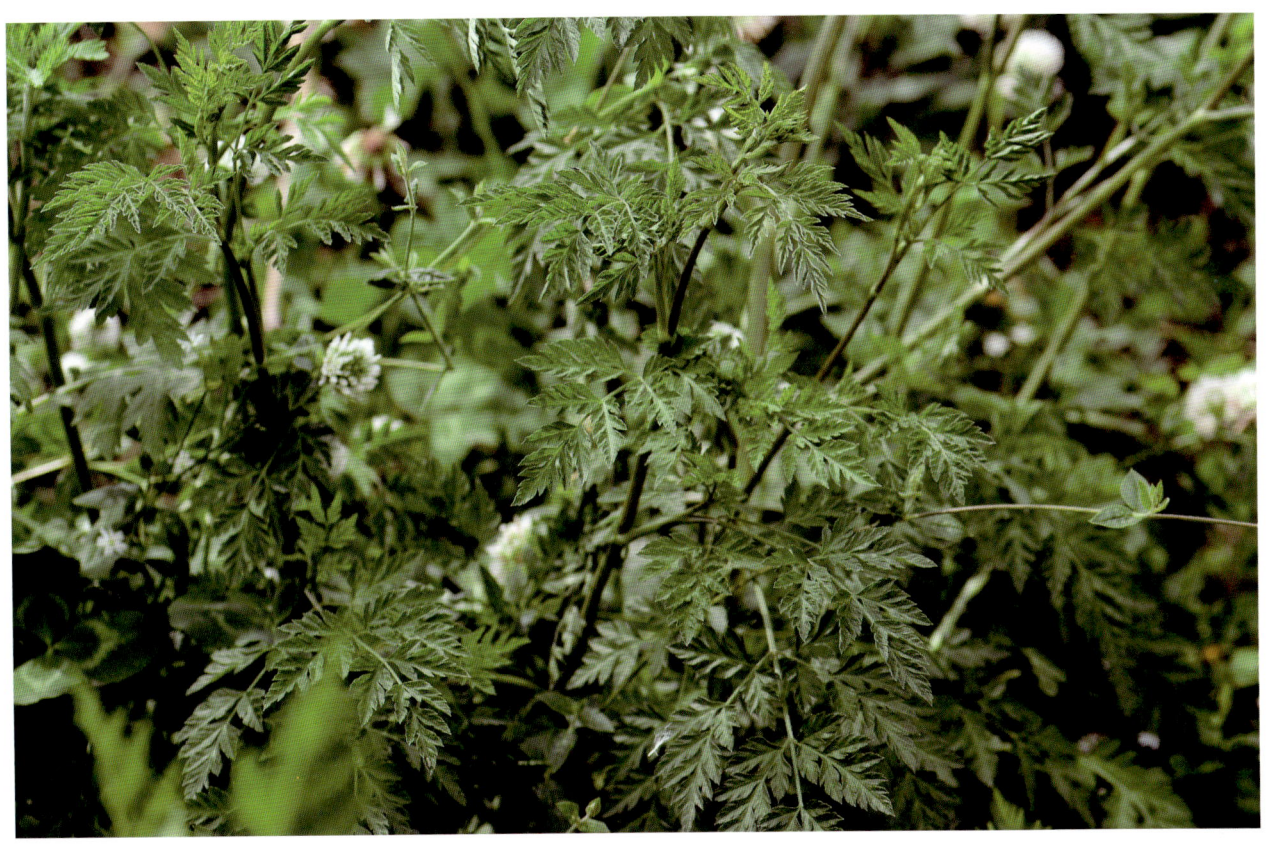

Vob jex bib bad 朝鲜当归

【Bit hsenb 俗名】白芷、独活、独滑、土当归、长生草、云南牛防风。

【Dios kob deis 基源】为伞形科植物朝鲜当归 *Angelica gigas* Nakai 的根。

【Niangb bet deis 生长环境】生于杂木林间、灌木林下、水沟塘边。分布于部分苗乡。

【Jox hsub 性味属经】性热，味辛，属热药，入冷经。

【Qet diel xid 功能主治】功能：hxub jent gangt xuf 祛风燥湿，hxenk angt dangf mongb 消肿止痛。主治：mongb pit khob 偏头痛，khangd nais od nul 鼻炎，yens xit lol hxangd 刀伤出血，gangb lax bus pob xok 疮痈红肿，dix khangd ghad angt mongb 痔疮肿痛，jib ghad 便秘。

【Ed not xus 用法用量】内服，煎汤，15～25 g。外用，煎水洗。

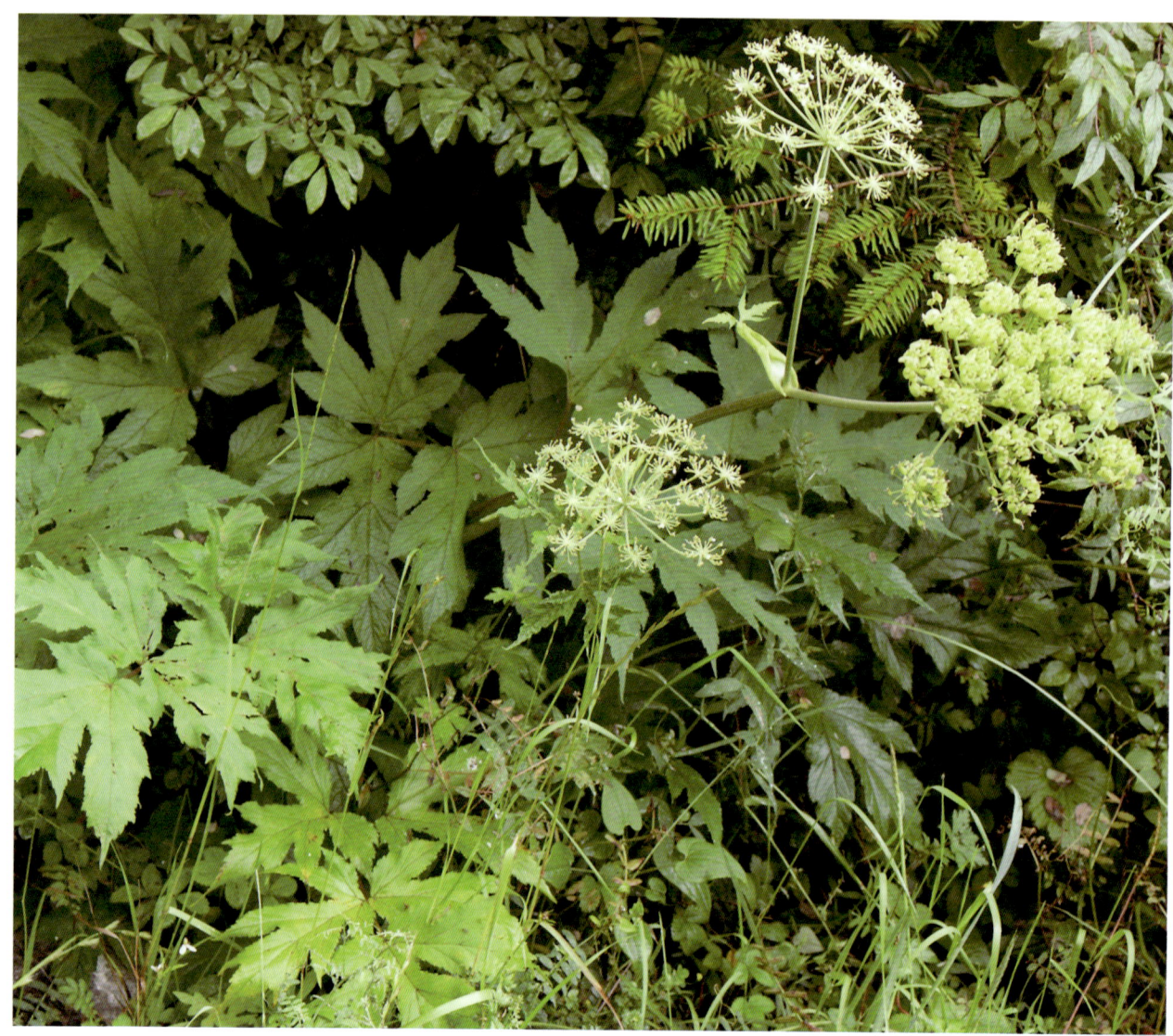

Vob jex bib dlub 白亮独活

【Bit hsenb 俗名】独活、白独活、毛当归、独摇草。

【Dios kob deis 基源】为伞形科植物白亮独活 *Heracleum candicans* Wall. ex DC. 的根。

【Niangb bet deis 生长环境】生于坡塝杂木林下、草丛中。分布于各地苗乡。

【Jox hsub 性味属经】性热，味麻，属热药，入冷经。

【Qet diel xid 功能主治】功能：hxub jent zangl seil 疏风散寒，git xuf dangf mongb 除湿止痛。主治：mongb khob 头痛，mongb ghab naix hmid 牙龈痛，seil xuf mongb diub bongt 寒湿腰剧痛，ghof jus pob mongb 鹤膝风，dix gangb lax bus 痈疽疮疡。

【Ed not xus 用法用量】内服，煎汤，15～25 g；或入丸、散剂。外用，捣烂敷或煎水洗。

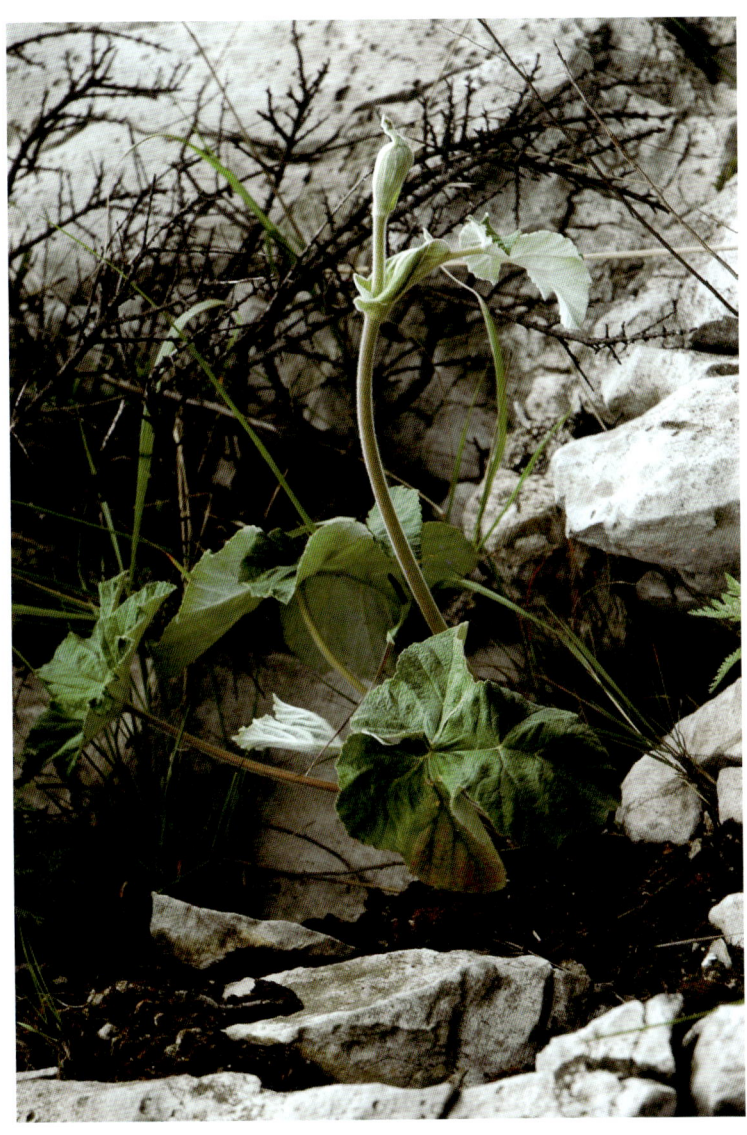
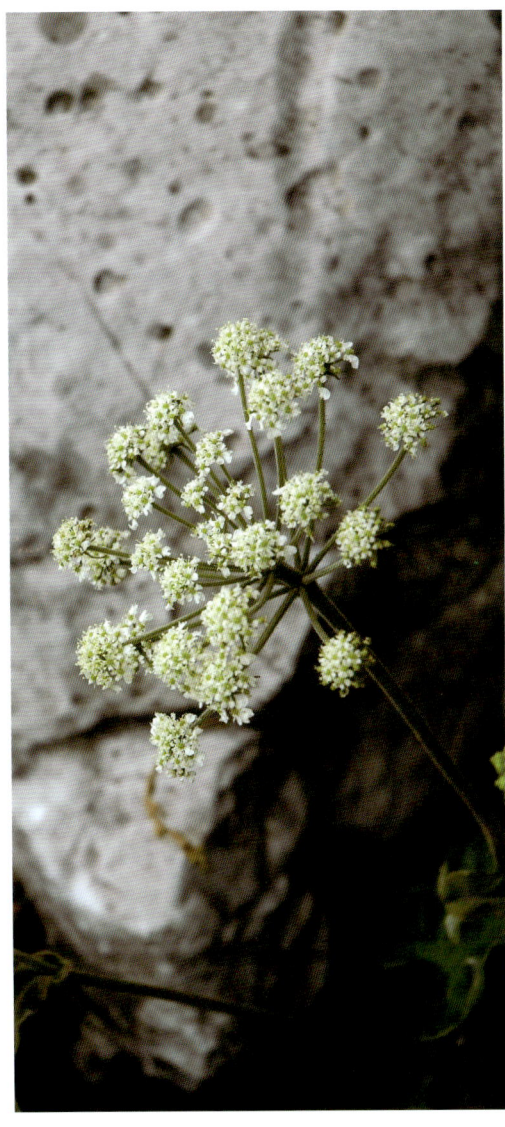

Vob jex bib dad 独活

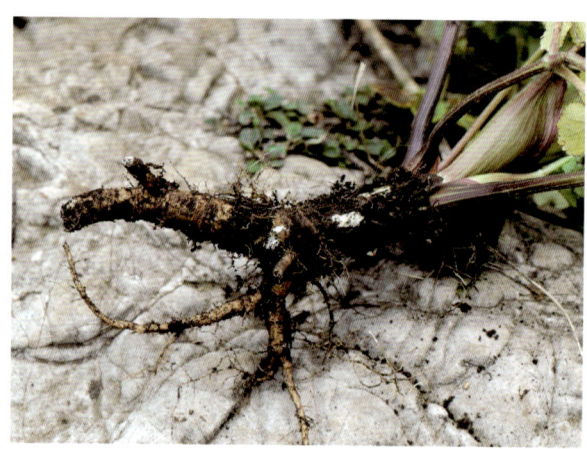

【Bit hsenb 俗名】牛尾独活、牛尾扫、九眼独活。

【Dios kob deis 基源】为伞形科植物独活 *Heracleum hemsleyanum* Diels 的根。

【Niangb bet deis 生长环境】生于山地灌木丛中、疏林下。分布于各地苗乡。

【Jox hsub 性味属经】性热，味麻，属热药，入冷经。

【Qet diel xid 功能主治】功能：hxub jent zangl seil 疏风散寒，git xuf dangf mongb 除湿止痛。主治：mongb khob 头痛，wix lot nenk mais 口眼㖞斜，lob bil hvub hxend mongb 手脚挛痛，ait gheb bal jid mongb 劳伤疼痛，dlad jus hxub mongb 腰膝酸痛，dix gangb lax bus 痈疽疮疡。

【Ed not xus 用法用量】内服，煎汤，15～25 g；或浸酒饮；或入丸、散剂。外用，捣烂敷或煎水洗。

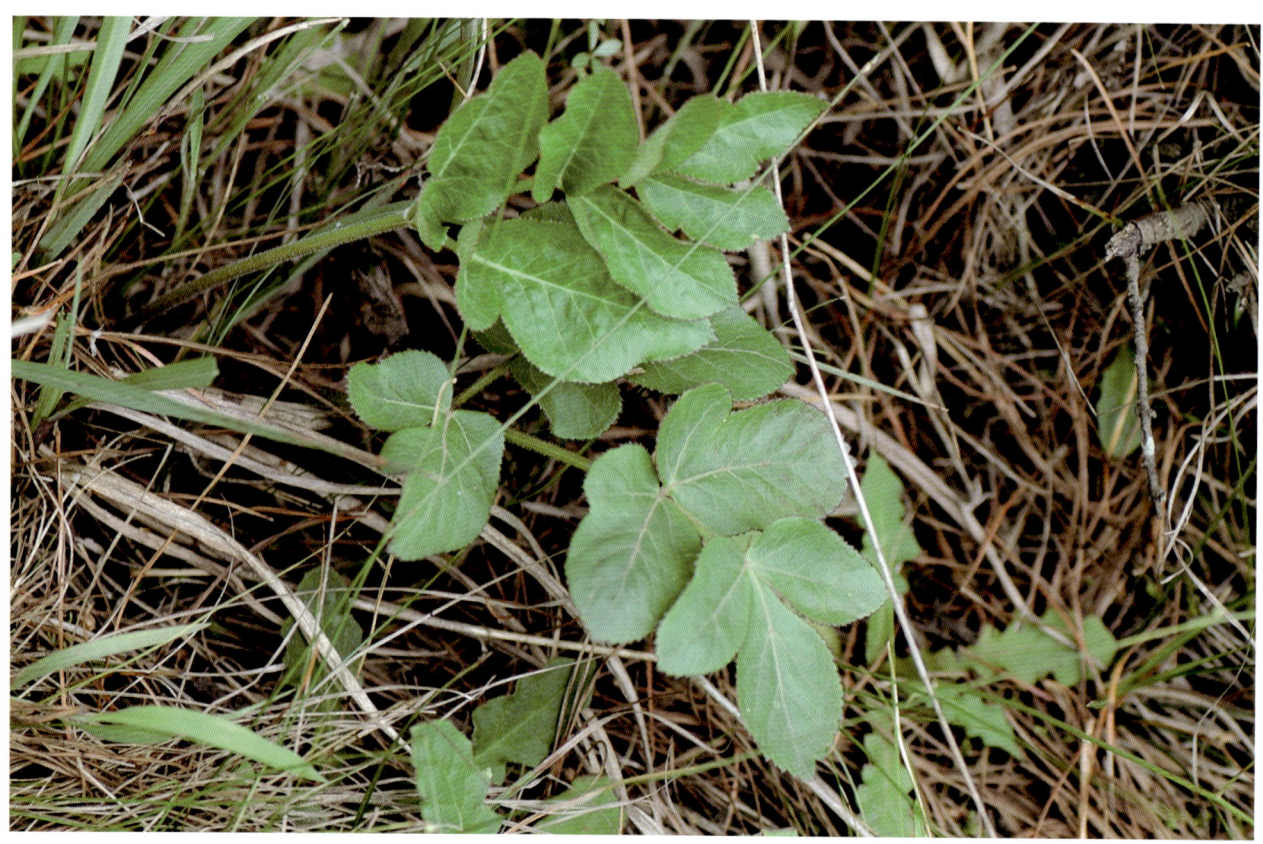

Vob lob gas 前胡

【Bit hsenb 俗名】水前胡、岩川芎、姨妈菜、野芹菜、野辣菜、鸡脚前胡。

【Dios kob deis 基源】为伞形科植物前胡 *Peucedanum praeruptorum* Dunn 的根。

【Niangb bet deis 生长环境】生于坡塝草丛中、灌木林间。分布于各地苗乡。

【Jox hsub 性味属经】性冷，味苦辛，属冷药，入热经。

【Qet diel xid 功能主治】功能：bongx hniangk tat kib 发汗祛热，dangf ngol yangx ghad ngol 止咳化痰。主治：mongb khob 头痛，nais pot kib ait ngol 肺热咳嗽，ait ngol heik bongt 咳嗽痰喘，hxud hxangd od 反胃，ax hlib nongx gad 不思饮食，niak qub niangb ax dangf 胎动不安。

【Ed not xus 用法用量】内服，煎汤，15～25 g。外用，捣烂敷。

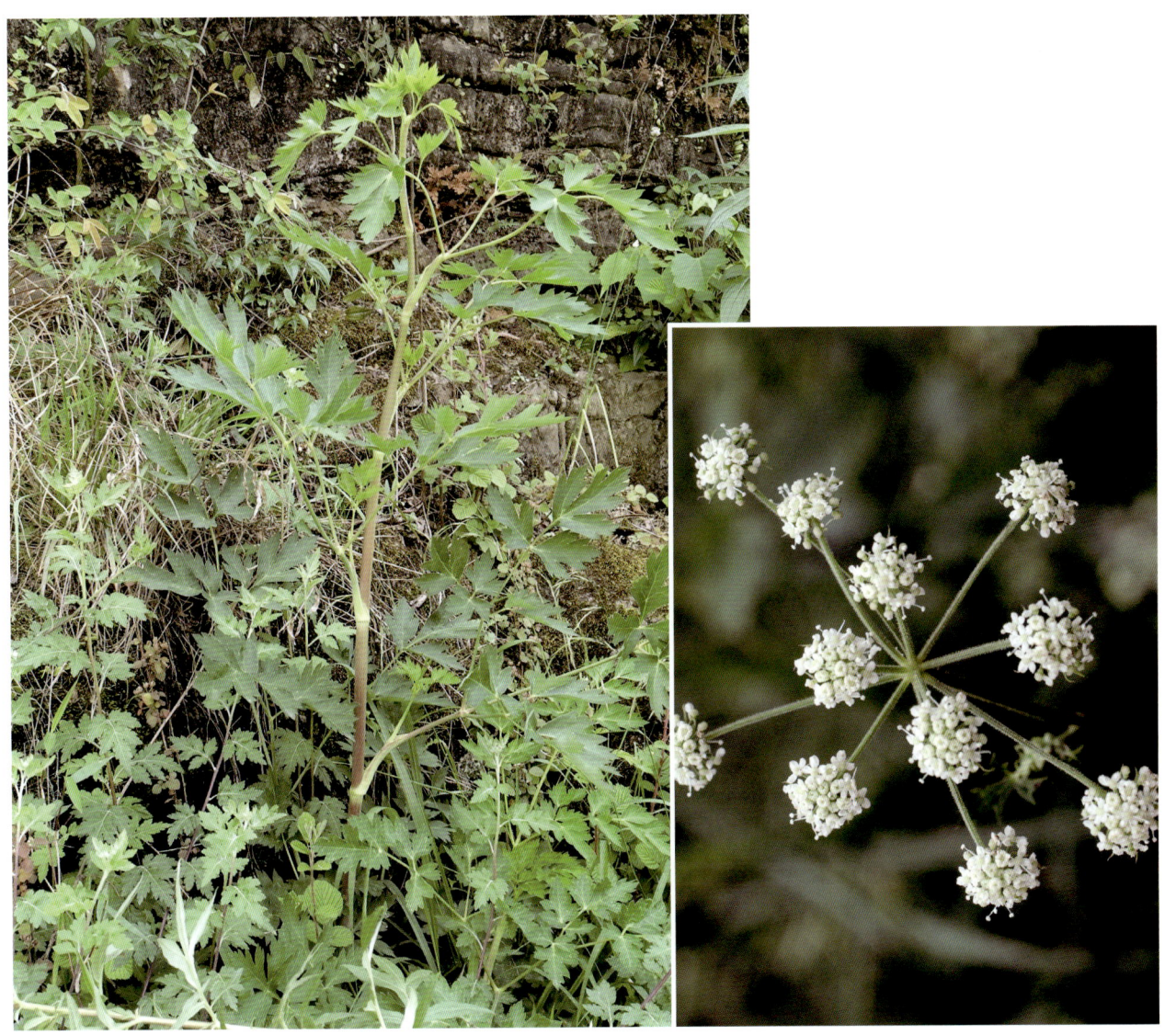

Vob lob gas xok 紫花前胡

【Bit hsenb 俗名】山芫荽、土当归、鸭脚七、鸭脚板、野辣菜、鸭脚前胡。

【Dios kob deis 基源】为伞形科植物紫花前胡 *Angelica decursiva* (Miq.) Franch. et Sav. 的根。

【Niangb bet deis 生长环境】生于坡塝草丛中、疏林下。分布于各地苗乡。

【Jox hsub 性味属经】性冷,味苦,属冷药,入热经。

【Qet diel xid 功能主治】功能:bongx hniangk tat kib 发汗祛热,dangf ngol yangx ghad ngol 止咳化痰。主治:nais pot kib ait ngol 肺热咳嗽,ait ngol ghad ngol nius 咳嗽痰浓,hxud hxangd od 反胃,ax hlib nongx gad 不思饮食,niak qub niangb ax dangf 胎动不安。

【Ed not xus 用法用量】内服,煎汤,15～25 g。外用,捣烂敷。

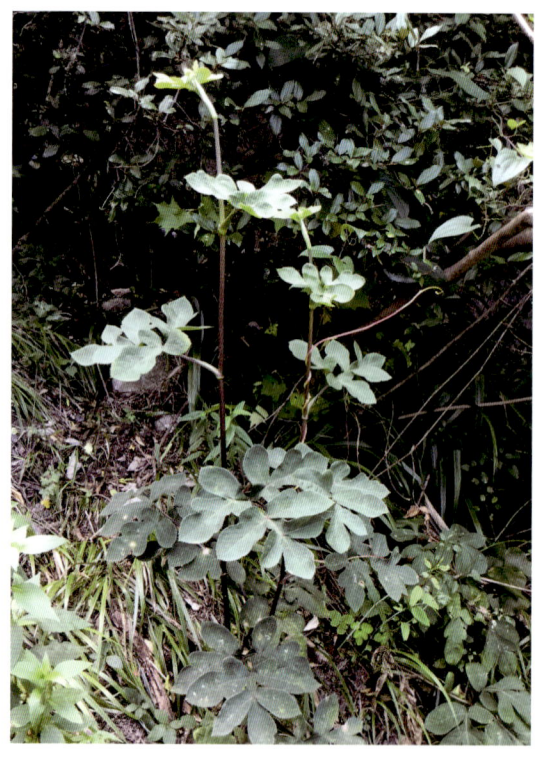

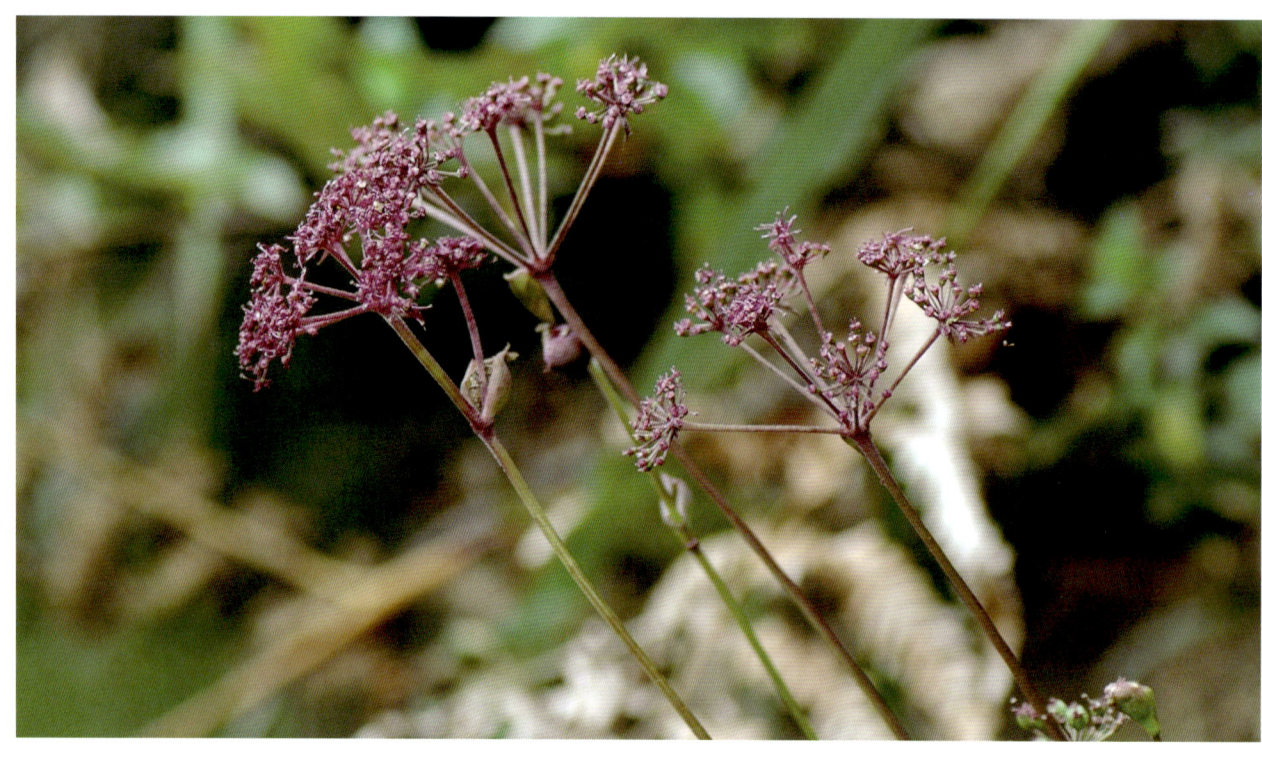

Vob bangf fangx 胡萝卜

【Bit hsenb 俗名】金笋、红萝卜、胡芦菔、黄萝卜、丁香萝卜。

【Dios kob deis 基源】为伞形科植物胡萝卜 *Daucus carota* L. var. *sativa* Hoffm. 的块茎、根。

【Niangb bet deis 生长环境】为蔬菜作物,有栽培。分布于各地苗乡。

【Jox hsub 性味属经】性平,味甘,属冷热两经药,入两经。

【Qet diel xid 功能主治】功能:tiod nat yangx vob gad 健脾消食。主治:ait gheb 麻疹,ngol yenx hnaib 百日咳,hot ax yangx gad 消化不良,zal ghad dongk xok ax dangf 久痢不止。

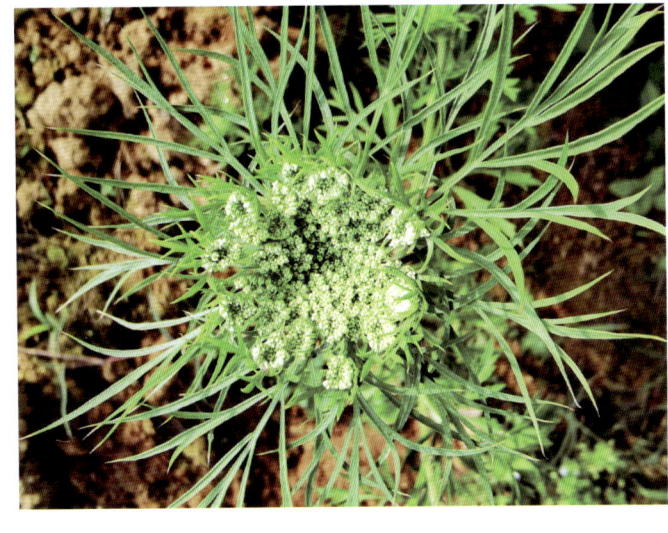

【Ed not xus 用法用量】内服,煎汤,50～100 g;或生食、捣汁饮。外用,捣汁涂。

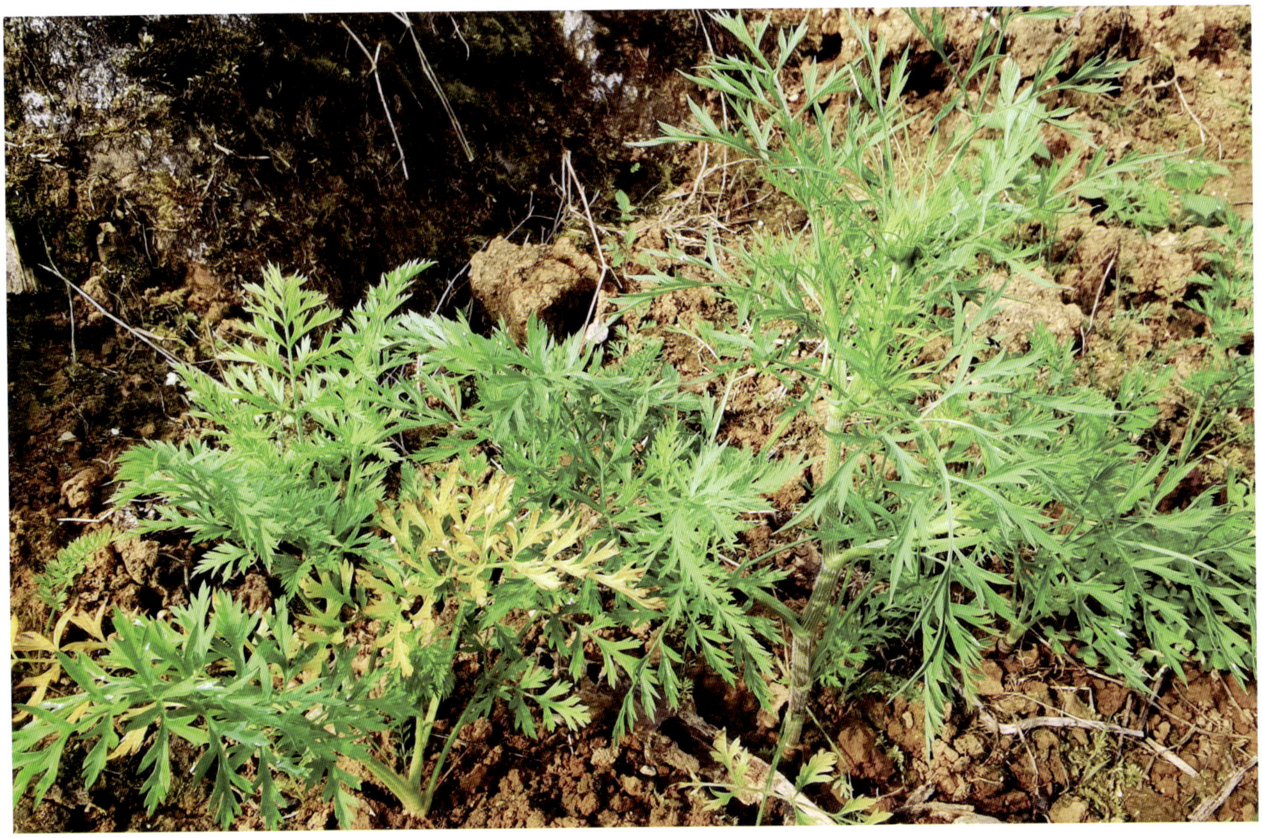

Vob bangf fangx vud 野胡萝卜

【Bit hsenb 俗名】山萝卜、南鹤虱、鹤虱风。

【Dios kob deis 基源】为伞形科植物野胡萝卜 Daucus carota L. 的全草或果实。

【Niangb bet deis 生长环境】生于低山地区山沟中、荒地上。分布于部分苗乡。

【Jox hsub 性味属经】性冷，味苦甘，属冷药，入热经。

【Qet diel xid 功能主治】功能：dib gangb hxenk ghuk 杀虫消积，dangf mongb 止痛。主治：dit bongt mongb qub 胀气腹痛，jib daib gangb jongb jangx 小儿蛔虫症，dix guk 背痛，zal ghad 腹泻。

【Ed not xus 用法用量】内服，煎汤，15～25 g；或入丸、散剂。

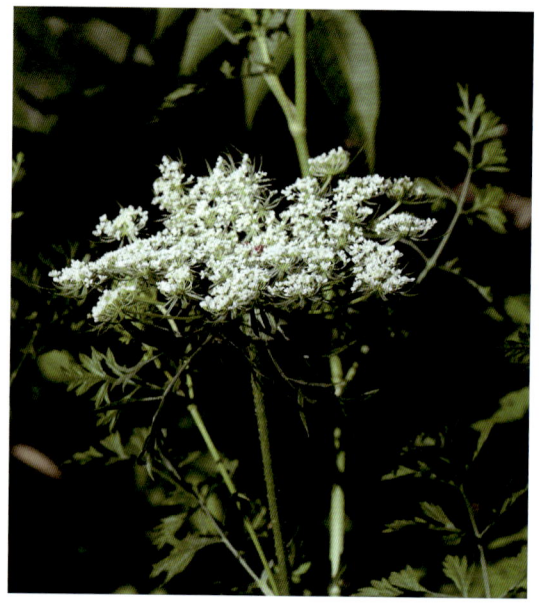

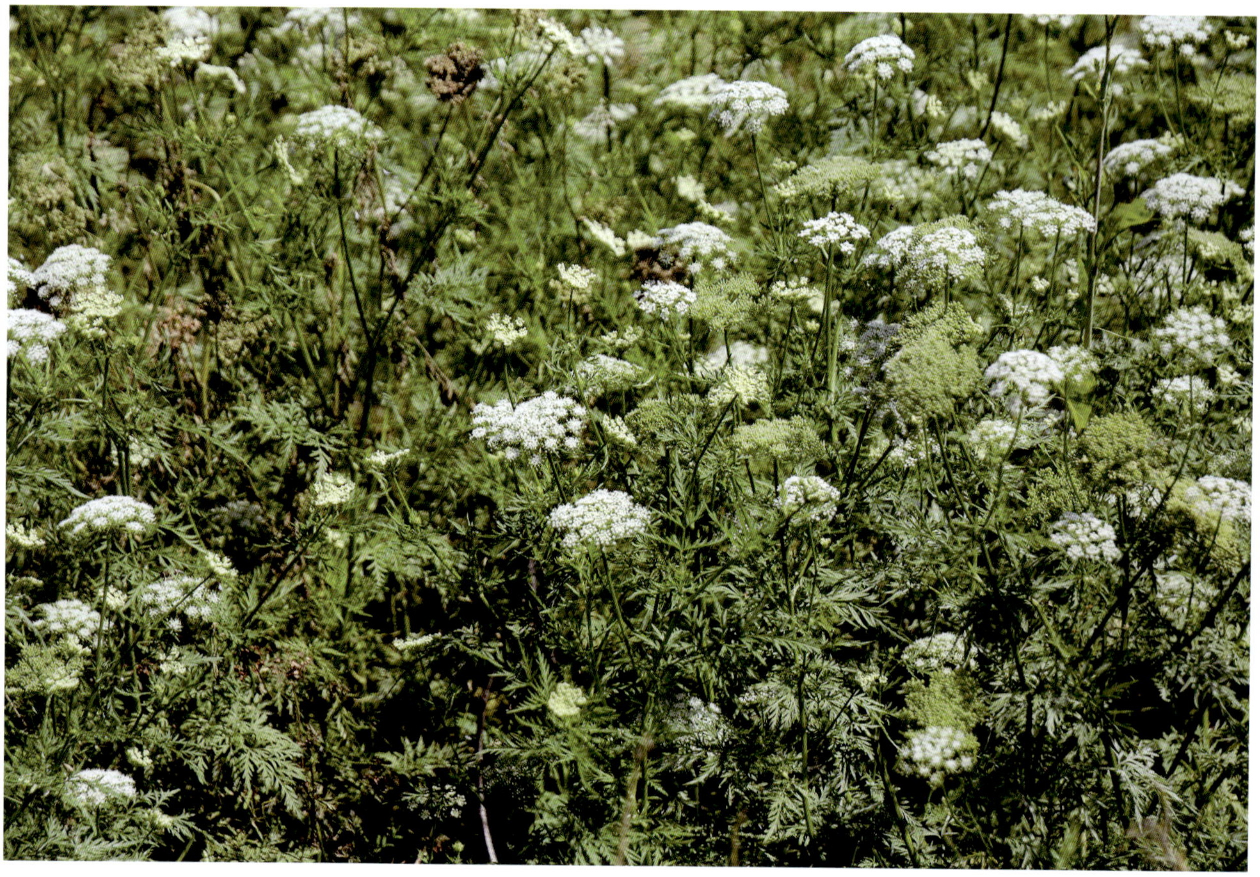

Xongx hxangb 茴香

【Bit hsenb 俗名】小香、小茴香、谷茴香、蘹香、香料。

【Dios kob deis 基源】为伞形科植物茴香 *Foeniculum vulgare* Mill. 的果实。

【Niangb bet deis 生长环境】香料作物，有栽培。分布于各地苗乡。

【Jox hsub 性味属经】性热，味香，属热药，入冷经。

【Qet diel xid 功能主治】功能：qet bongt mongs buk dux 理气和胃，tad dud tat seil 解表散寒。主治：mongb qub 腹痛，mongb diub 腰痛，hvuk juk 痿痹，los ghad ghof 疝气。

【Ed not xus 用法用量】内服，煎汤，5～15 g；或入丸、散剂。外用，研末调敷或炒热温熨。

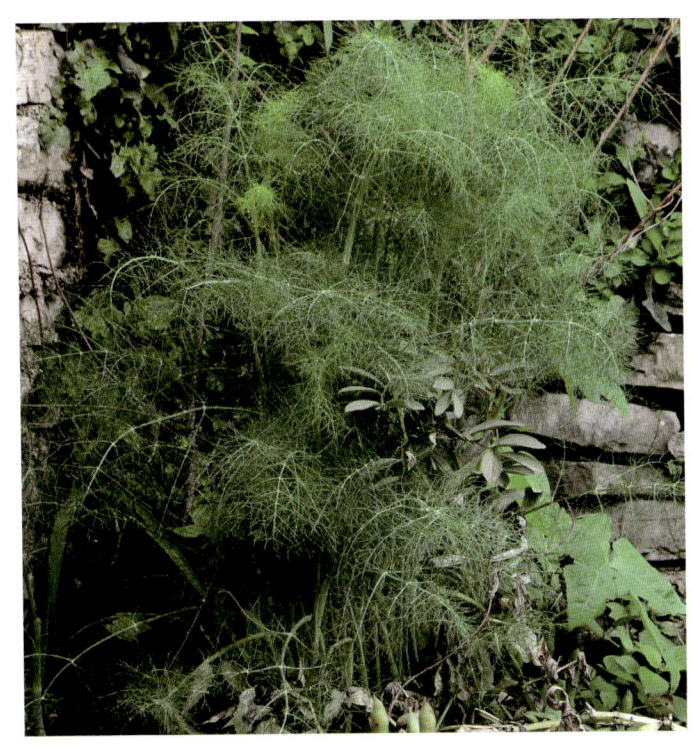

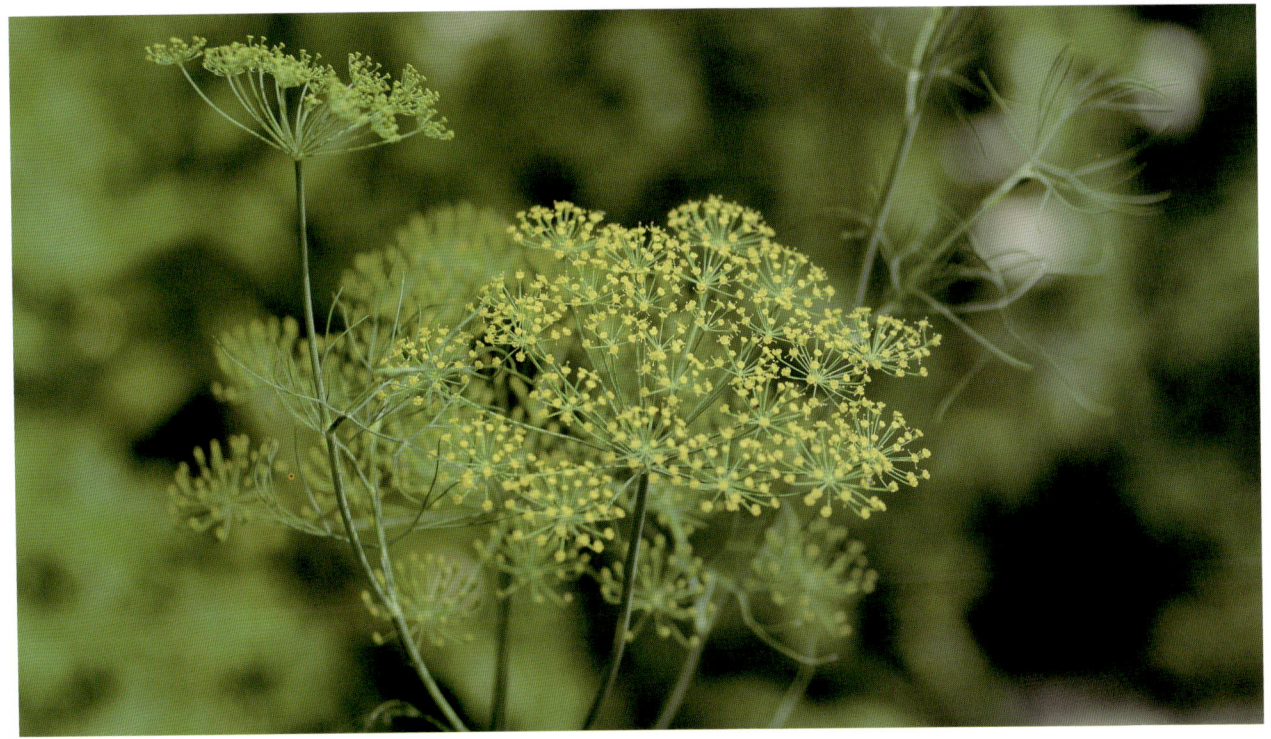

Xongx hxangb vud 莳萝

【Bit hsenb 俗名】土茴香、小茴香、时美中、莳萝子、慈谋勒、瘪谷茴香。

【Dios kob deis 基源】为伞形科植物莳萝 *Anethum graveolens* L. 的果实或叶、根。

【Niangb bet deis 生长环境】喜生于村寨边荒地上，有栽培。分布于部分苗乡。

【Jox hsub 性味属经】性热，味辛，属热药，入冷经。

【Qet diel xid 功能主治】功能：zangl seil hxed nat diuf 散寒温脾肾，ghangb lot gad 开胃。主治：neit ghab dlad 腰扭伤，mangb qub seil 腹中冷痛，dinx gad xangd dit 食积饱胀，ghab qub jangx bek 女人瘐病。

【Ed not xus 用法用量】内服，煎汤，5～15 g；或入丸、散剂。

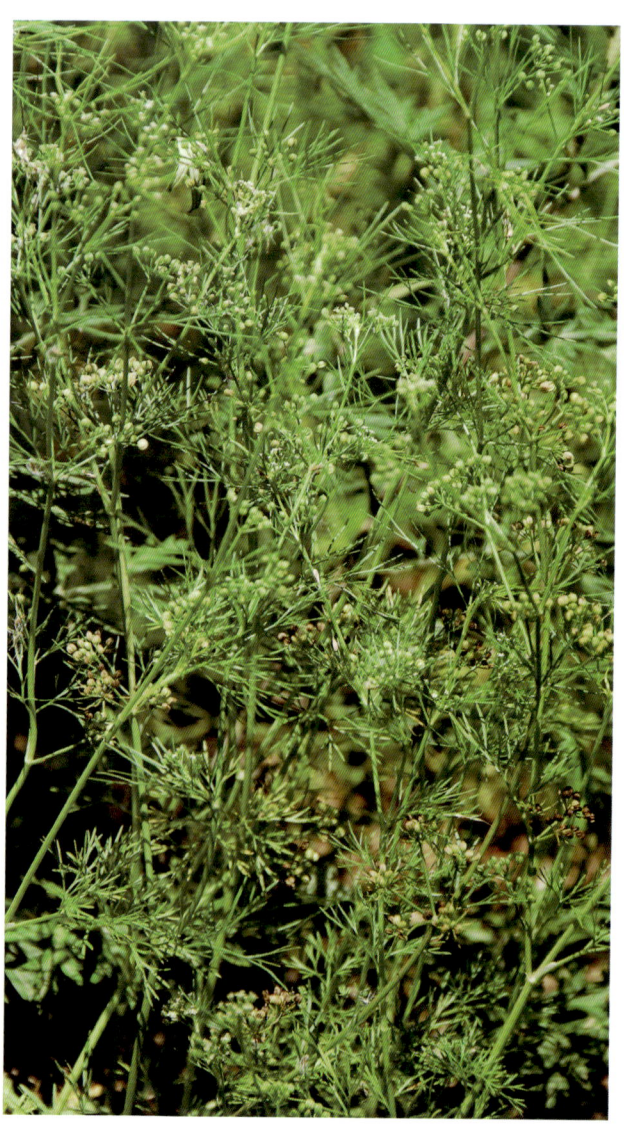 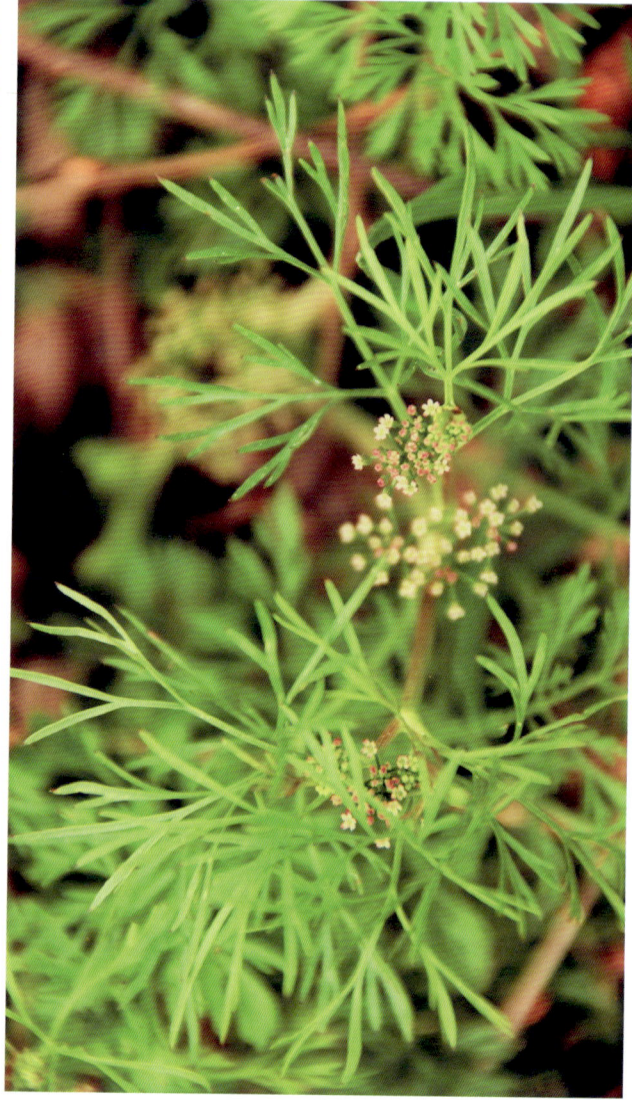

Vob het nas 蛇床

【Bit hsenb 俗名】气果、蛇米、蛇珠、双肾子、蛇床子、蛇床仁、野茴香。

【Dios kob deis 基源】为伞形科植物蛇床 *Cnidium monnieri*（L.）Cuss. 的果实。

【Niangb bet deis 生长环境】生于园地、田间、路旁、山野草丛中。分布于部分苗乡。

【Jox hsub 性味属经】性热，味苦辛，属热药，入冷经。

【Qet diel xid 功能主治】功能：hxub jent gangt xuf 祛风燥湿，yis dliangl nol ves 养阴扶阳，dib gangb 杀虫。主治：vangl daib seil ax hniangb hniub 妇人宫冷不孕，got ax gek 阳痿，bid daif got jangx gangb daid eb 阴囊湿疹，dlif ghab jed vangl daib 子宫脱垂，hfak qut qat 妇人阴痒，gangb dix 疮疖。

【Ed not xus 用法用量】内服，煎汤，5～15 g；或入丸剂。

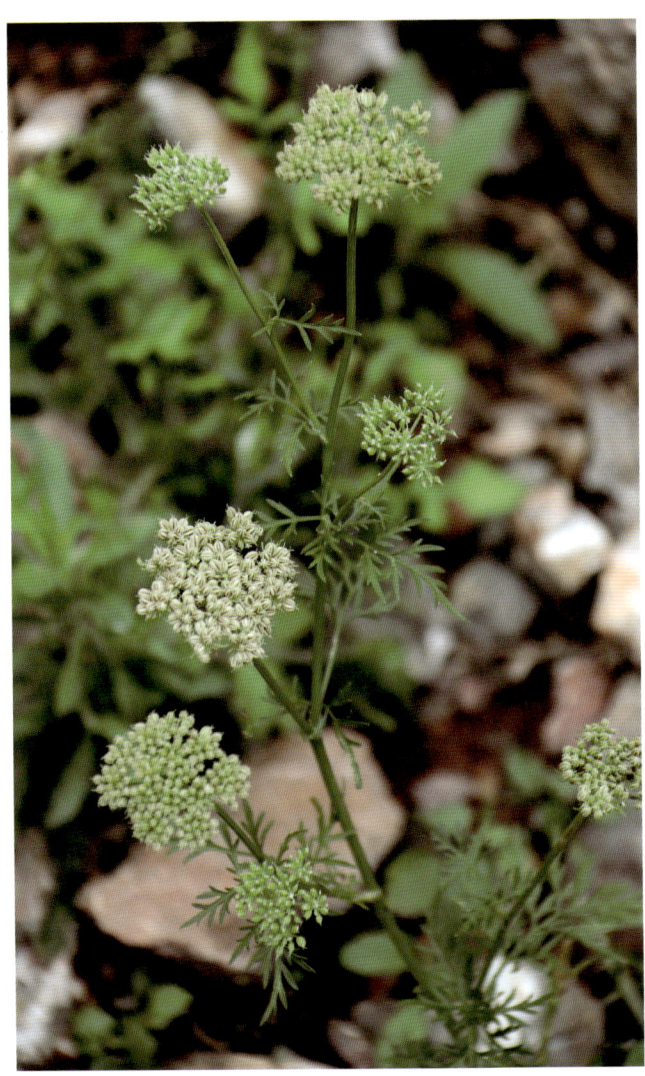 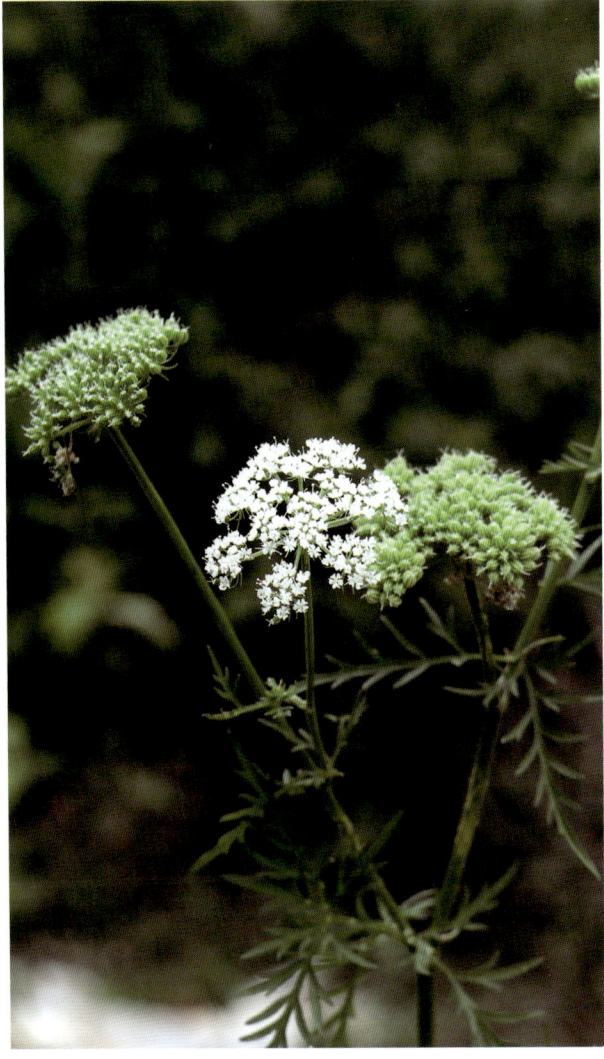

Vob baix nangx 积雪草

【Bit hsenb 俗名】十八缺、马蹄草、崩大碗、破铜钱、骷髅子药、大叶伤筋草。

【Dios kob deis 基源】为伞形科植物积雪草 Centella asiatica（L.）Urban 的全草或带根全草。

【Niangb bet deis 生长环境】生于沟边、田坎边、土质肥沃荒地上。分布于各地苗乡。

【Jox hsub 性味属经】性冷，味苦辛，属冷药，入热经。

【Qet diel xid 功能主治】功能：hxub kib los xuf 清热利湿，hxenk angt tad jab 消肿解毒。主治：dliangd bil dib yens pot mongb 跌打肿痛，ait gheb 麻疹，hniub mais pob xok mongb 目赤肿痛，ghab diux ghongd angt mongb 咽喉肿痛，fangx mais fangx jid 黄疸，ngol lol hxangd 咳血，nongx jib yens jab 食菌中毒。

【Ed not xus 用法用量】内服，煎汤，15～25 g；或鲜品捣汁饮。外用，捣烂敷或煮水洗。

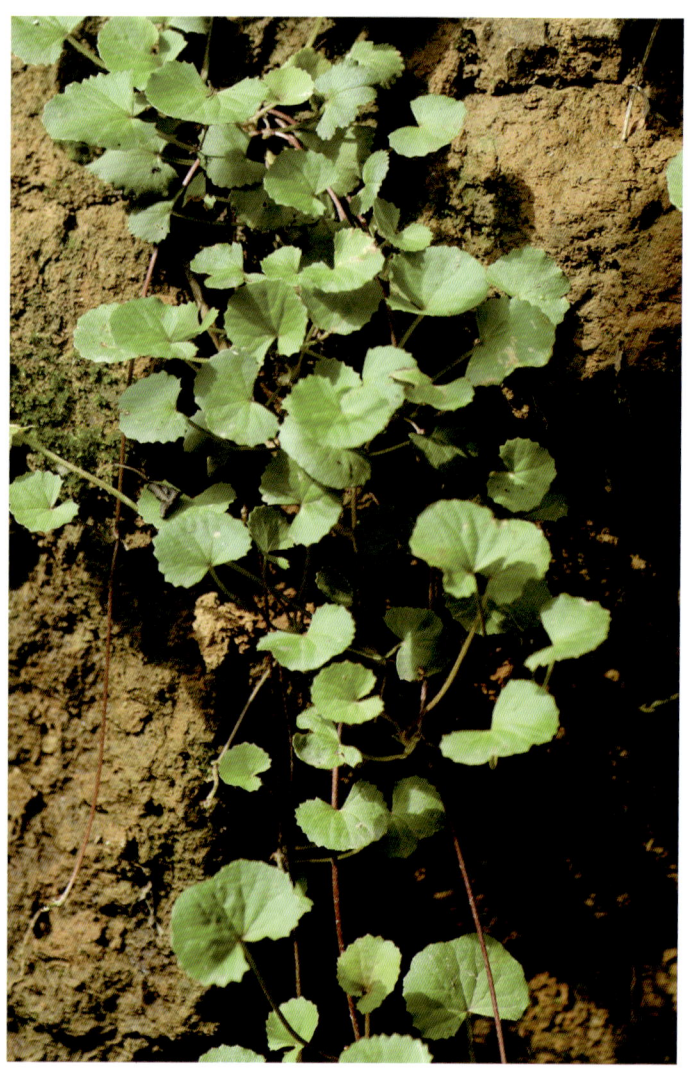
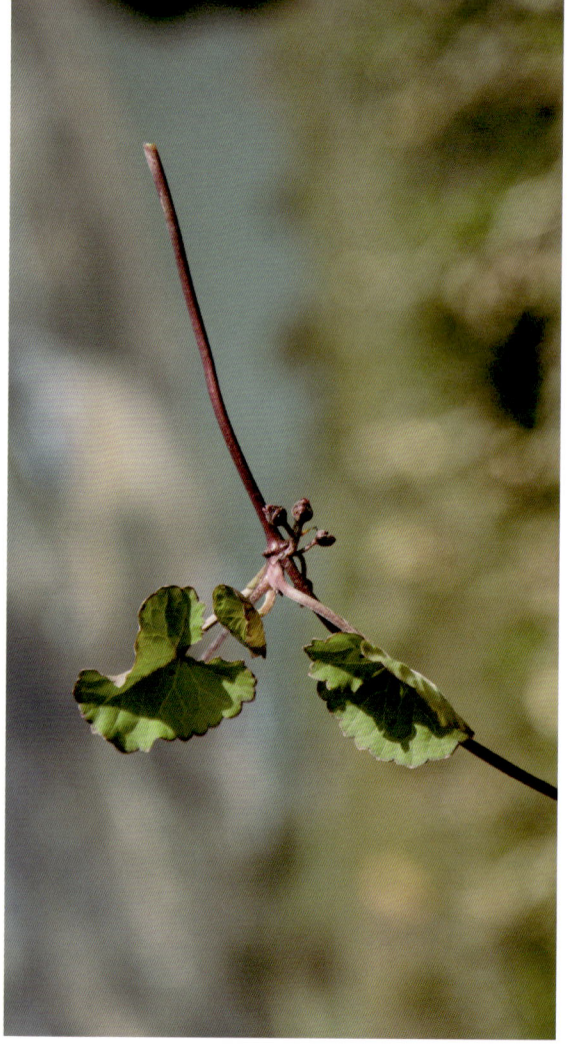

Vob wid xib vud 藁本

【Bit hsenb 俗名】蔚香、微茎、山园荽、水藁本。

【Dios kob deis 基源】为伞形科植物藁本 *Ligusticum sinense* Oliv. 的茎及根。

【Niangb bet deis 生长环境】生于荒山草丛中、林缘、溪沟边。分布于各地苗乡。

【Jox hsub 性味属经】性热，味辛，属热药，入冷经。

【Qet diel xid 功能主治】功能：hxub jent hxenk net 祛风除湿，tad dud tat seil 解表散寒。主治：mongb khob 头痛，mongb pit khob 偏头痛，yens jent seil mongb khob 风寒头痛，mongb qub 腹痛，ghab dlot khob 头皮屑，gangb xent 疥疮，nais gangb xongx 酒渣鼻。

【Ed not xus 用法用量】内服，煎汤，15～25 g。外用，煎水洗或研末调敷。

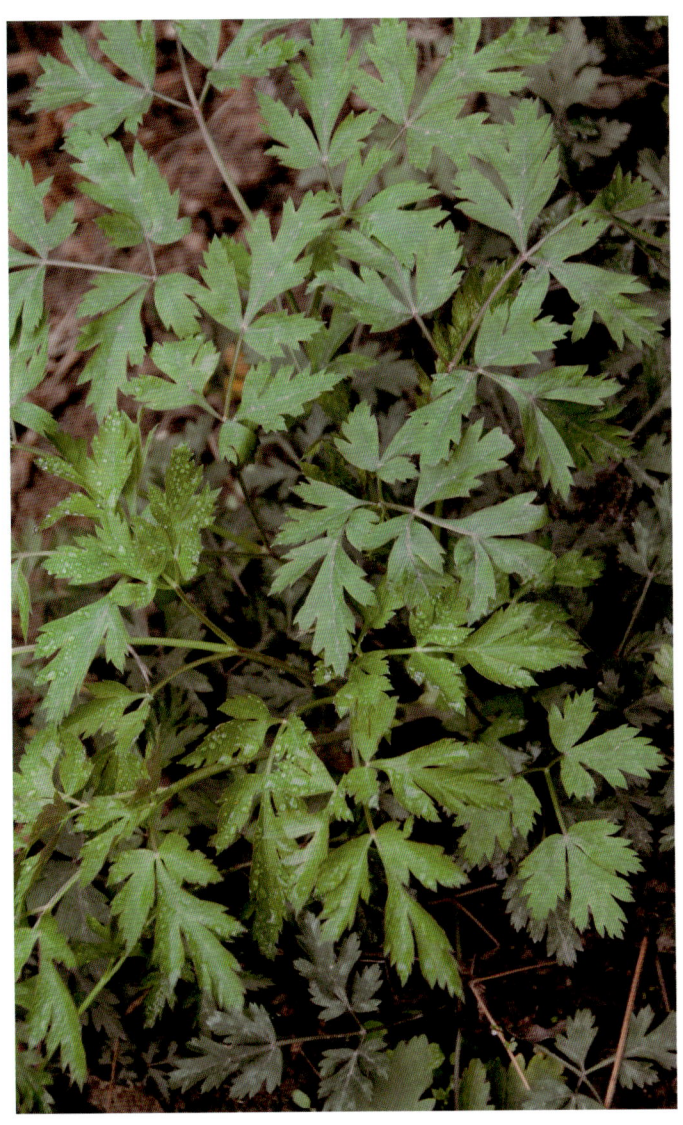
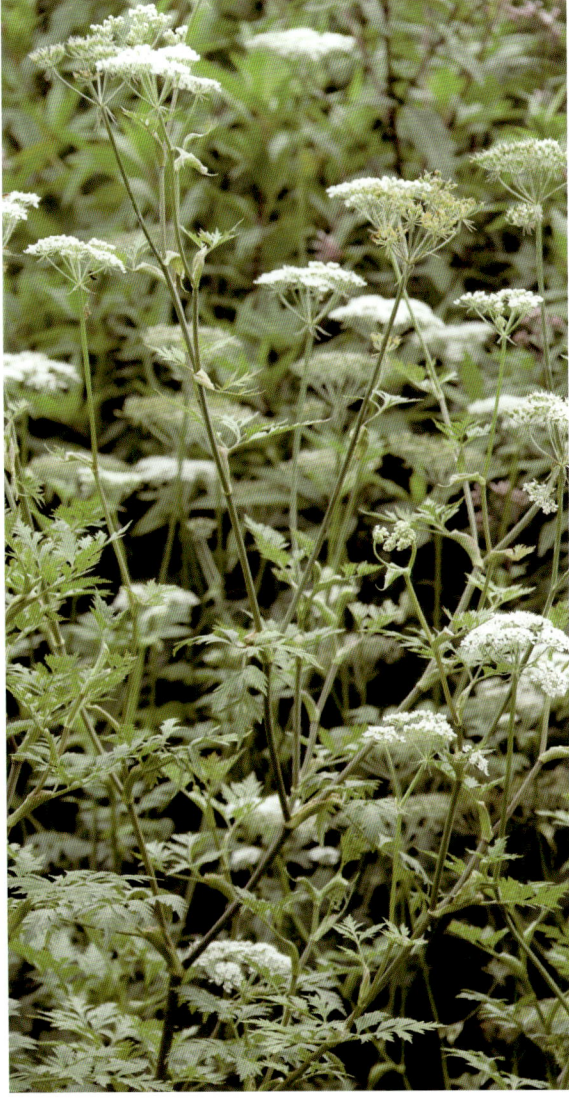

Vob bab lal mangl 短片藁本

【Bit hsenb 俗名】土前胡、土防风、川防风、毛前胡。

【Dios kob deis 基源】为伞形科植物短片藁本 *Ligusticum brachylobum* Franch. 的全草。

【Niangb bet deis 生长环境】生于阴湿林下、山谷多岩石地区。分布于部分苗乡。

【Jox hsub 性味属经】性热，味甘辛，属热药，入冷经。

【Qet diel xid 功能主治】功能：hxub jent hxenk net 祛风除湿，tad dud dangf mongb 解表镇痛。主治：mangb hfud seil 风寒感冒，mongb khob 头痛，was wus 眩晕，xok hniub mais 红眼病，mongb ghut hsongd 关节痛。

【Ed not xus 用法用量】内服，煎汤，15～25 g。

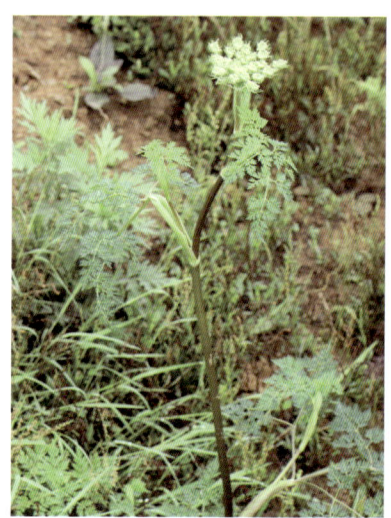
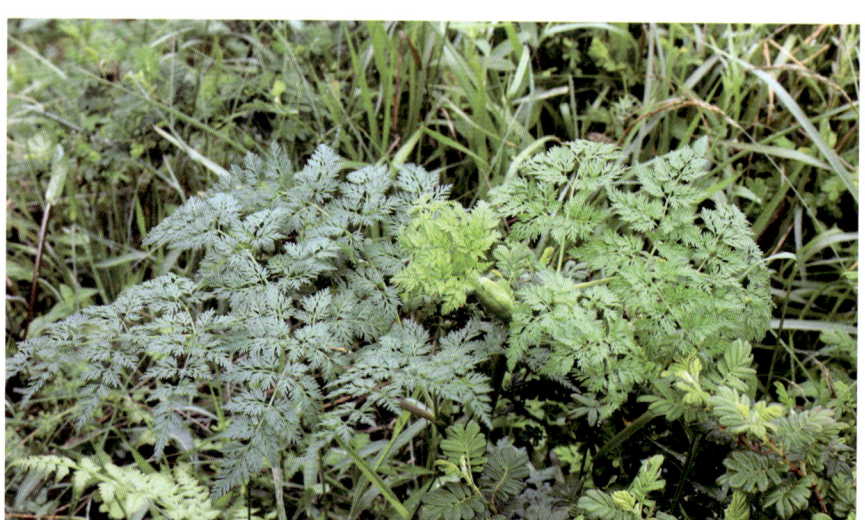

Vob nis mongl 心肺草

【Bit hsenb 俗名】反背红、血任草、乌豆草、脐风草。

【Dios kob deis 基源】为伞形科植物心肺草 *Sanicula stapfiana* H. Wolff 的全草。

【Niangb bet deis 生长环境】生于坡塝草地上、林下草丛中。分布于各地苗乡。

【Jox hsub 性味属经】性平，味甘辛，属冷热两经药，入两经。

【Qet diel xid 功能主治】功能：hxub nais pot yangx ghad ngol 清肺化痰，tad dud tat seil 解表散寒。主治：mangb hfud ait ngol 感冒咳嗽，hek bongt ngol 哮喘，ax hsot ud mongb diub 闭经腰痛，jib daib lax buk duk 小儿脐风。

【Ed not xus 用法用量】内服，煎汤，15～25 g。外用，捣烂敷或煮水洗。

Vob bix seix bil xok 红马蹄草

【Bit hsenb 俗名】一串钱、铜钱草、接骨草、大马蹄草、马蹄肺筋草。

【Dios kob deis 基源】为伞形科植物红马蹄草 Hydrocotyle nepalensis Hook. 的全草。

【Niangb bet deis 生长环境】生于中山地区沟边、林缘阴湿草丛中。分布于各地苗乡。

【Jox hsub 性味属经】性热，味辛，属热药，入冷经。

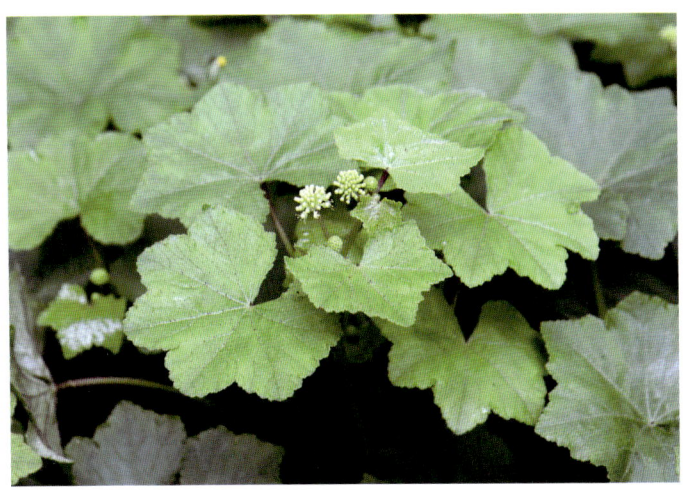

【Qet diel xid 功能主治】功能：tad dud tat seil 解表散寒，seil hxangd dangf hxangd 凉血止血，yis hsongd tiod hxend 补骨强筋。主治：dliangd bil dib sangb 跌打损伤，mangb hfud ait ngol 感冒咳嗽，ngol lol hxangd 咳血，od hxangd 吐血。

【Ed not xus 用法用量】内服，煎汤，15～30 g。外用，捣烂敷。

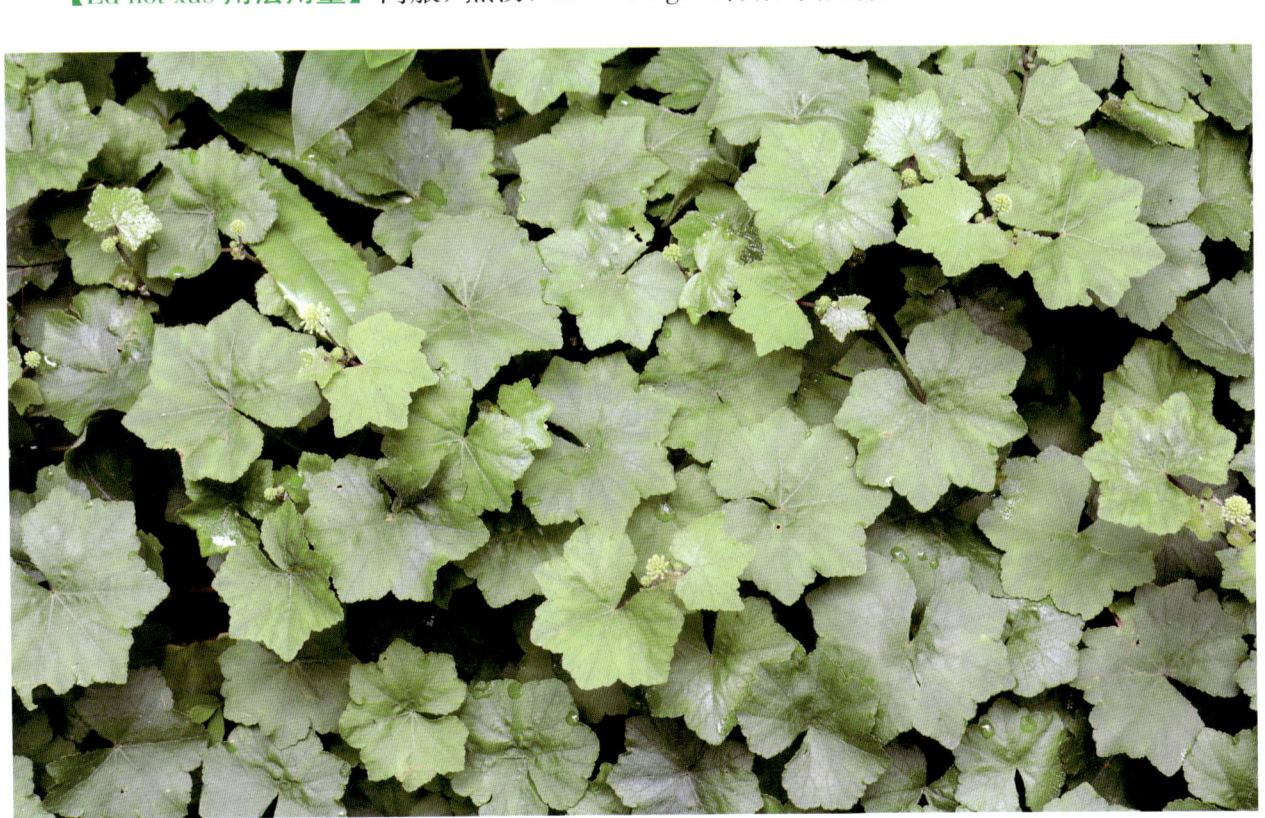

山茱萸科

Det qangd qangt 桃叶珊瑚

【Bit hsenb 俗名】木珊瑚、天脚板、植楠树。

【Dios kob deis 基源】为山茱萸科植物桃叶珊瑚 *Aucuba chinensis* Benth. 的根、叶、果。

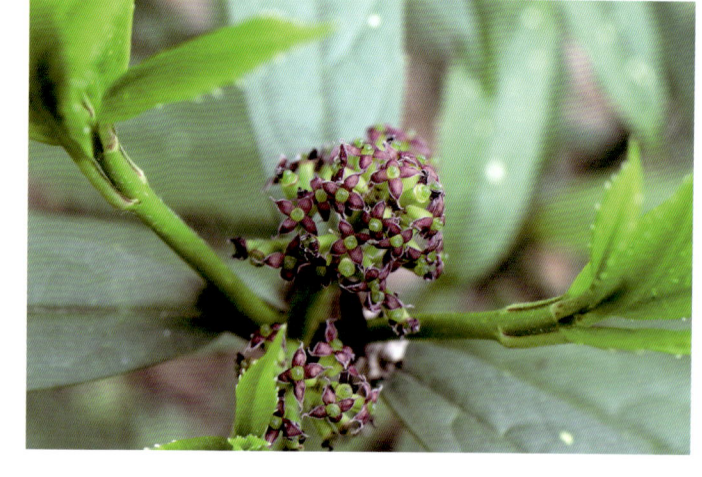

【Niangb bet deis 生长环境】生于杂木林下土壤较肥沃地区，有栽培。分布于部分苗乡。

【Jox hsub 性味属经】性热，味辛，属热药，入冷经。

【Qet diel xid 功能主治】功能：hxub kib tat jab 清热解毒，hxenk od nul dangf mongb 消炎止痛。主治：dliangd bil dib sangb 跌打损伤，yens xit 刀伤，kib eb kib dul 水火烫伤，dix khangd ghad 痔疮。

【Ed not xus 用法用量】内服，煎汤，25～30 g。外用，鲜叶捣烂敷患处。

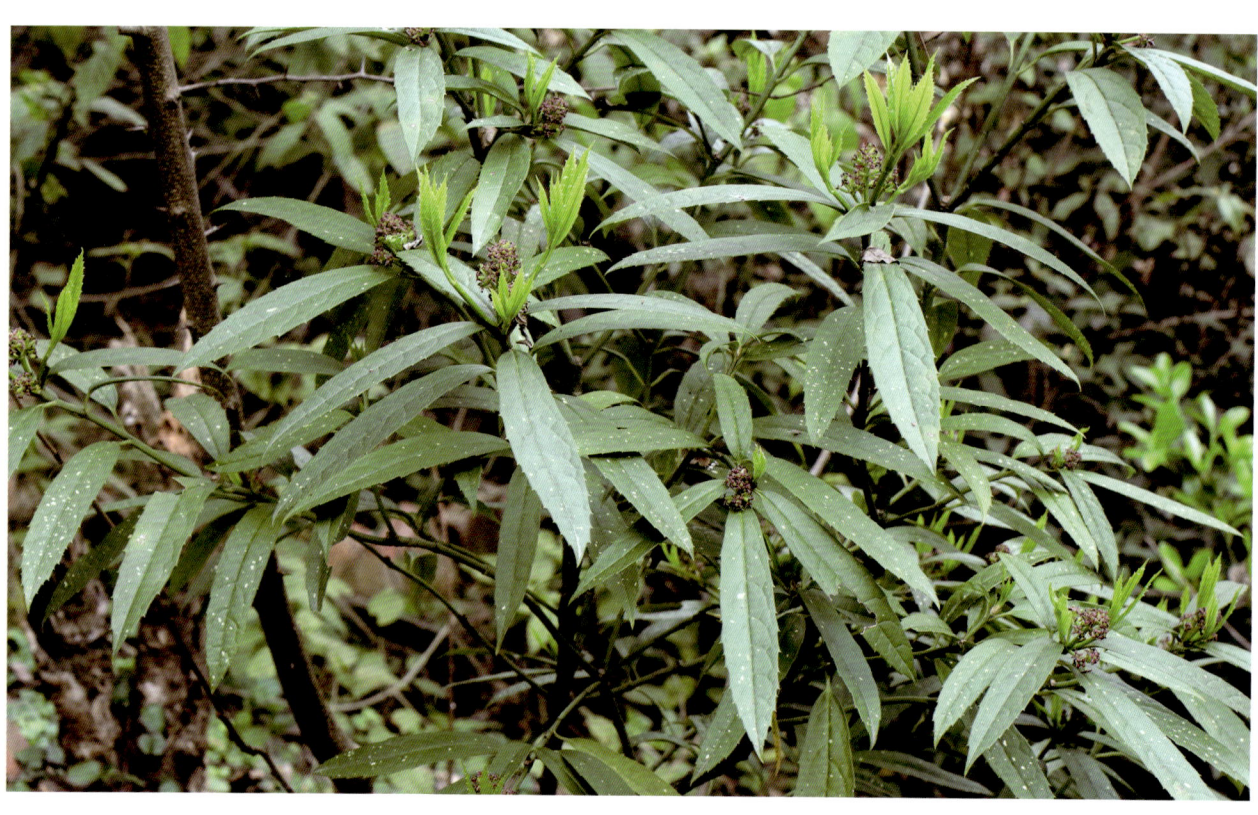

Det qangd qangt zos 喜马拉雅珊瑚

【Bit hsenb 俗名】木珊瑚、天脚板、植楠树。

【Dios kob deis 基源】为山茱萸科植物喜马拉雅珊瑚 *Aucuba himalaica* Hook. f. et Thomson 的根、叶、果。

【Niangb bet deis 生长环境】生于杂木林下土壤较肥沃地区，有栽培。分布于部分苗乡。

【Jox hsub 性味属经】性热，味辛，属热药，入冷经。

【Qet diel xid 功能主治】功能：hxub kib tat jab 清热解毒，hxub jent hxenk net 祛风除湿。主治：yens jent mongb hsongd 风湿骨痛，dliangd bil dib sangb 跌打损伤，yens xit 刀伤，ait gheb bal jid 劳伤，kib eb kib dul 水火烫伤。

【Ed not xus 用法用量】内服，煎汤，25～30 g。外用，鲜叶捣烂敷患处。

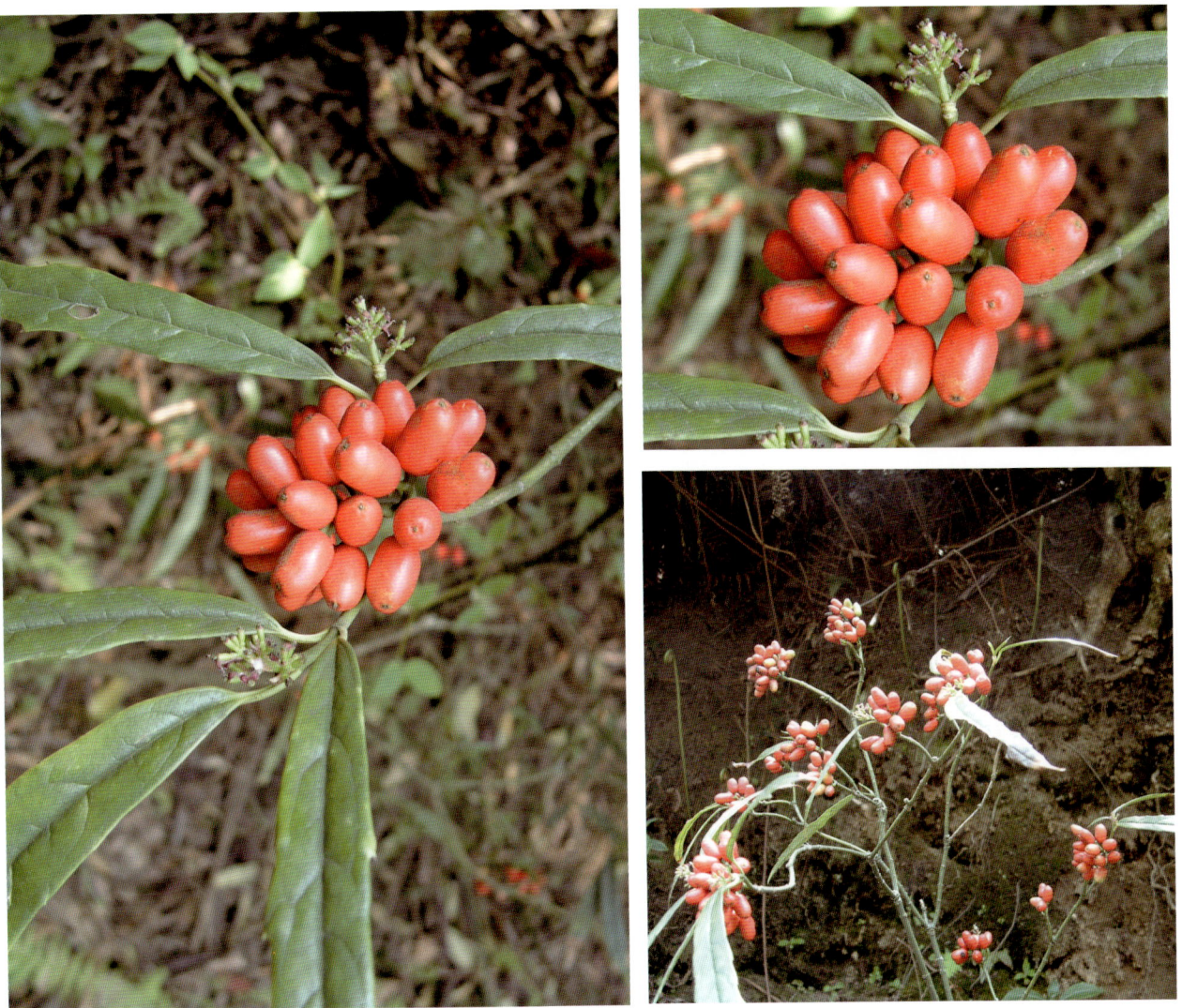

Det ghab nex bangx 青荚叶

【Bit hsenb 俗名】大部参、叶上果、叶上花、豆角七。

【Dios kob deis 基源】为山茱萸科植物青荚叶 *Helwingia japonica*（Thunb.）Dietr. 的根、叶、果。

【Niangb bet deis 生长环境】生于高山地区深山密林中。分布于部分苗乡。

【Jox hsub 性味属经】性平，味苦辛，属冷热两经药，入两经。

【Qet diel xid 功能主治】功能：hxub kib zangl xuf 清热除湿，hxenk angt dangf mongb 消肿止痛。主治：ngol lax ax dangf 久咳不止，dliangd bil dib sangb 跌打损伤，ait gheb bal jid 劳伤，niangb ax niangb daib 妇人不孕，dlif ghab jed vangl daib 子宫脱垂，niangb hsab pob mongb 无名肿毒。

【Ed not xus 用法用量】内服，煎汤，15～25 g。外用，捣烂敷。

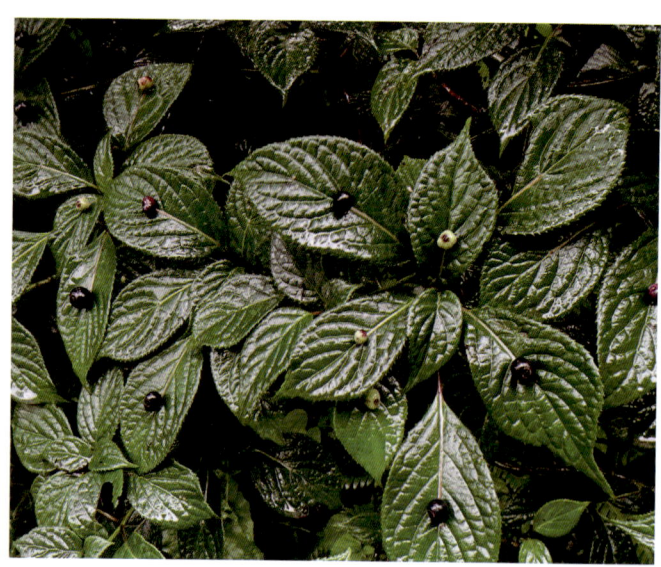

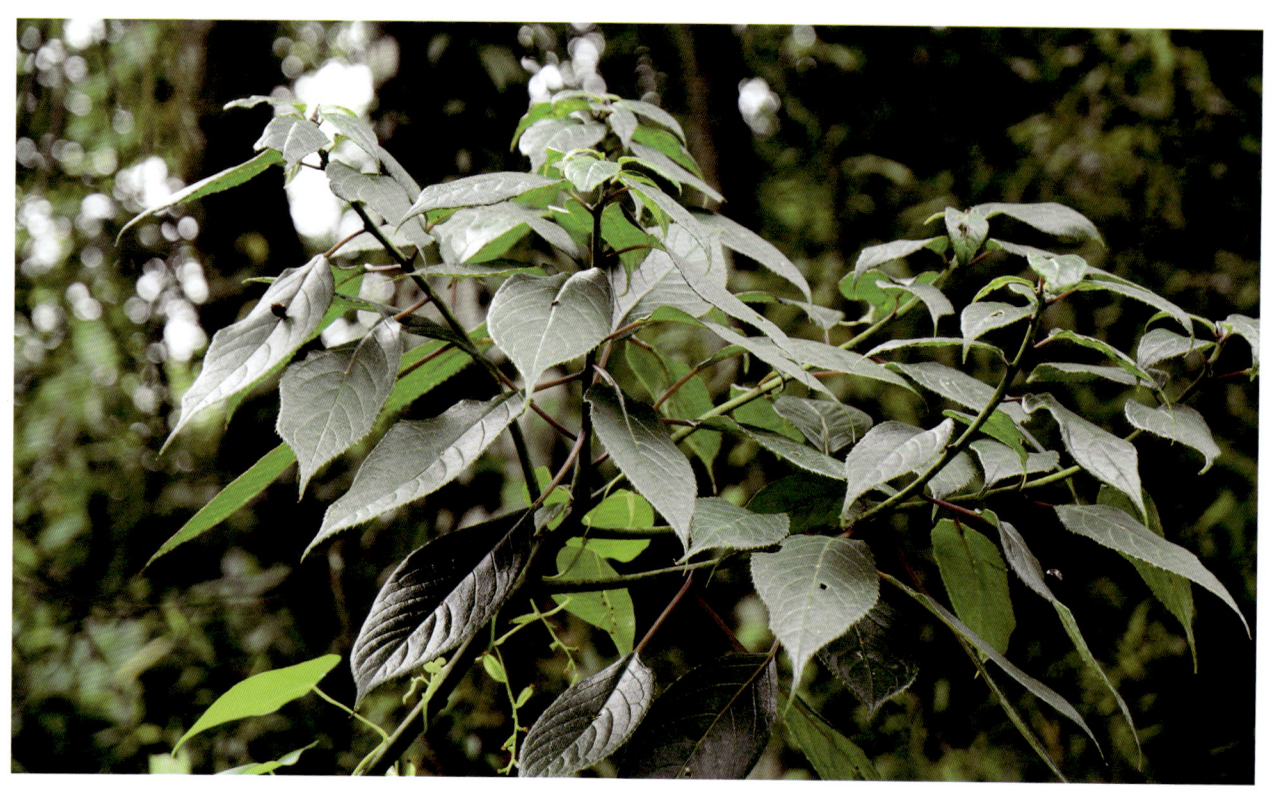

Det nex bangx hlieb 中华青荚叶

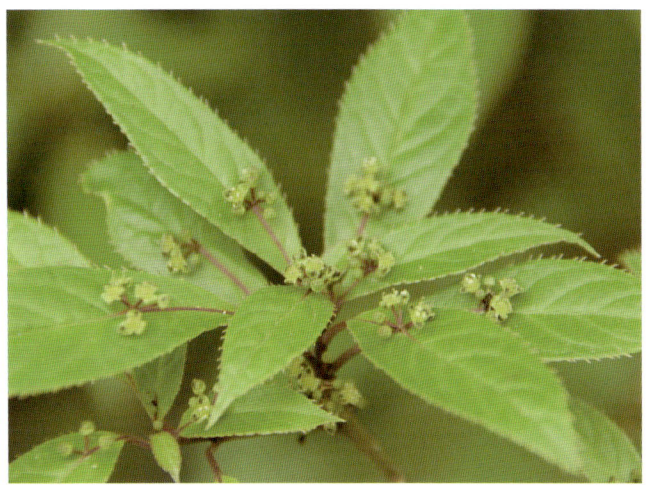

【Bit hsenb 俗名】大部参、叶上花、叶上珠、青荚叶、叶上果、豆角七、阴症药。

【Dios kob deis 基源】为山茱萸科植物中华青荚叶 *Helwingia chinensis* Batal. 的叶、果实。

【Niangb bet deis 生长环境】生于高山地区深山密林中阴湿处。分布于部分苗乡。

【Jox hsub 性味属经】性平，味苦辛，属冷热两经药，入两经。

【Qet diel xid 功能主治】功能：hxub kib zangl xuf 清热除湿，hxenk angt dangf mongb 消肿止痛。主治：ngol lax ax dangf 久咳不止，kib eb kib dul 水火烫伤，niangb hsab pob mongb 无名肿毒，gangb dix 疮疖，yens nangb gik 毒蛇咬伤，xud ghad hxangd 便血。

【Ed not xus 用法用量】内服，煎汤，15～25 g。外用，捣烂敷。

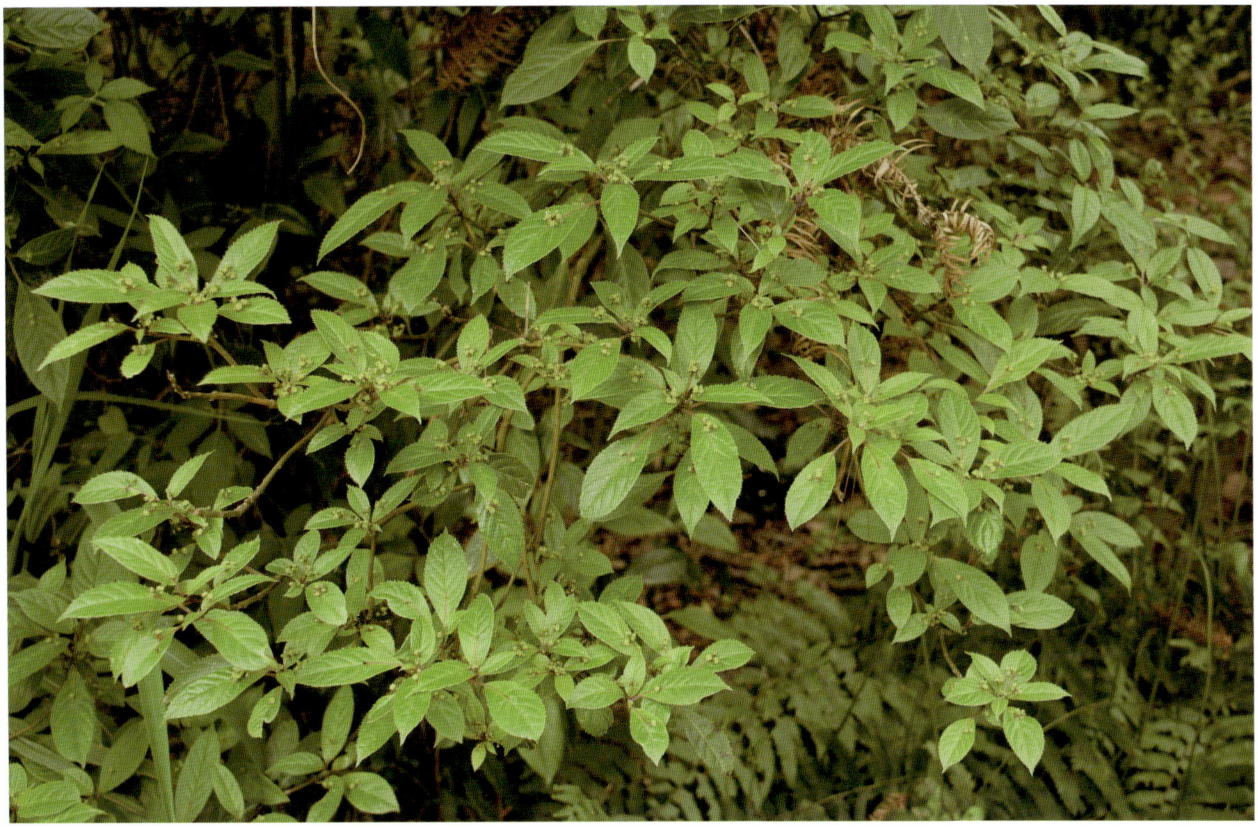

Det nex bangx yut 西域青荚叶

【Bit hsenb 俗名】大部参、叶上珠、叶上花、叶上果、豆角七、阴症药。

【Dios kob deis 基源】为山茱萸科植物西域青荚叶 *Helwingia himalaica* Hook. f. et Thoms. ex C. B. Clarke 的根、叶、果。

【Niangb bet deis 生长环境】生于高山地区深山密林中阴湿处。分布于部分苗乡。

【Jox hsub 性味属经】性平,味苦辛,属冷热两经药,入两经。

【Qet diel xid 功能主治】功能:hxub kib zangl xuf 清热除湿,hxenk angt dangf mongb 消肿止痛。主治:ngol lax ax dangf 久咳不止,kib eb kib dul 水火烫伤,niangb hsab pob mongb 无名肿毒,gangb dix 疮疖,yens nangb gik 毒蛇咬伤,xud ghad hxangd 便血。

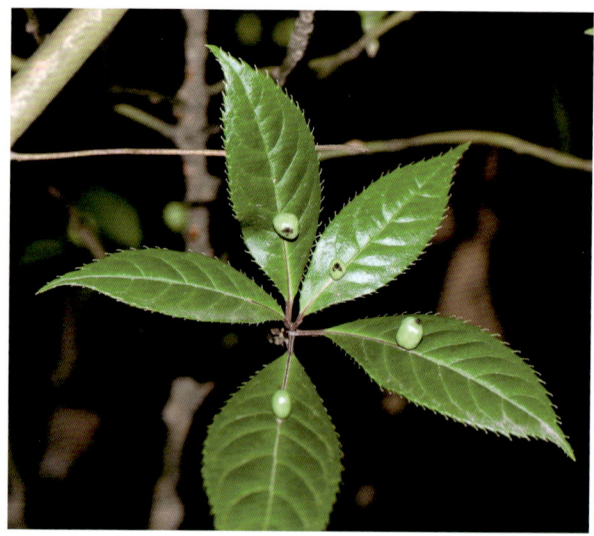

【Ed not xus 用法用量】内服,煎汤,15～25 g。外用,捣烂敷。

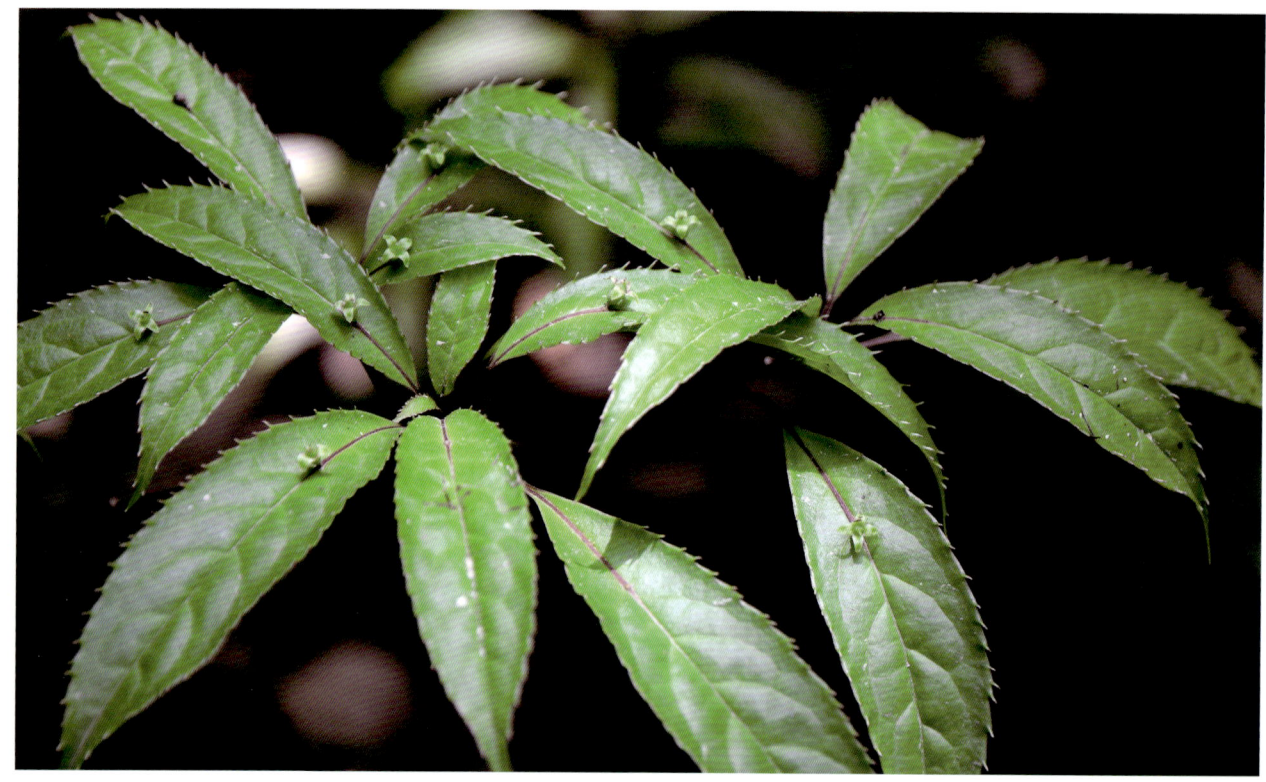

Zend nex niangb 尖叶四照花

【Bit hsenb 俗名】四照花、野荔枝。

【Dios kob deis 基源】为山茱萸科植物尖叶四照花 *Dendrobenthamia angustata* (Chun) Fang 的花、叶。

【Niangb bet deis 生长环境】生于中高山地区坡塝、阴湿林下。分布于部分苗乡。

【Jox hsub 性味属经】性平，味涩，属冷热两经药，入两经。

【Qet diel xid 功能主治】功能：hxub kib los xuf 清热利湿，hxub liax dangf hxangd 收敛止血。主治：yens xit lol hxangd 刀伤出血，lod hsongd 骨折，xud ghad hxangd 便血，zal ghad dongk xok 细菌性痢疾。

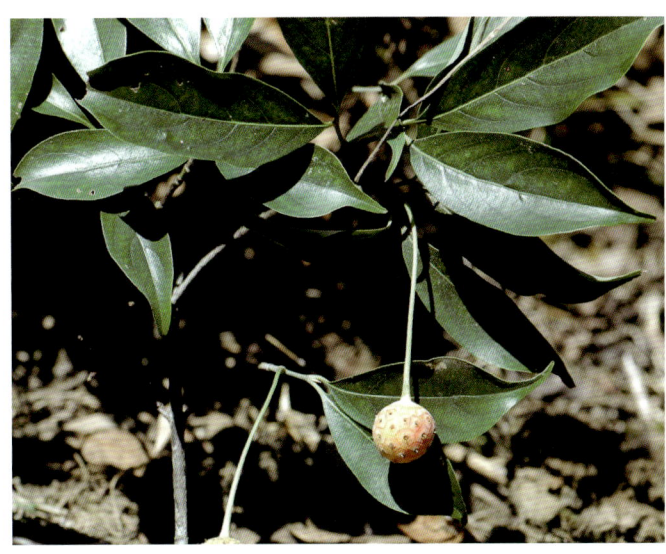

【Ed not xus 用法用量】内服，煎汤，15～25 g。外用，捣烂敷。

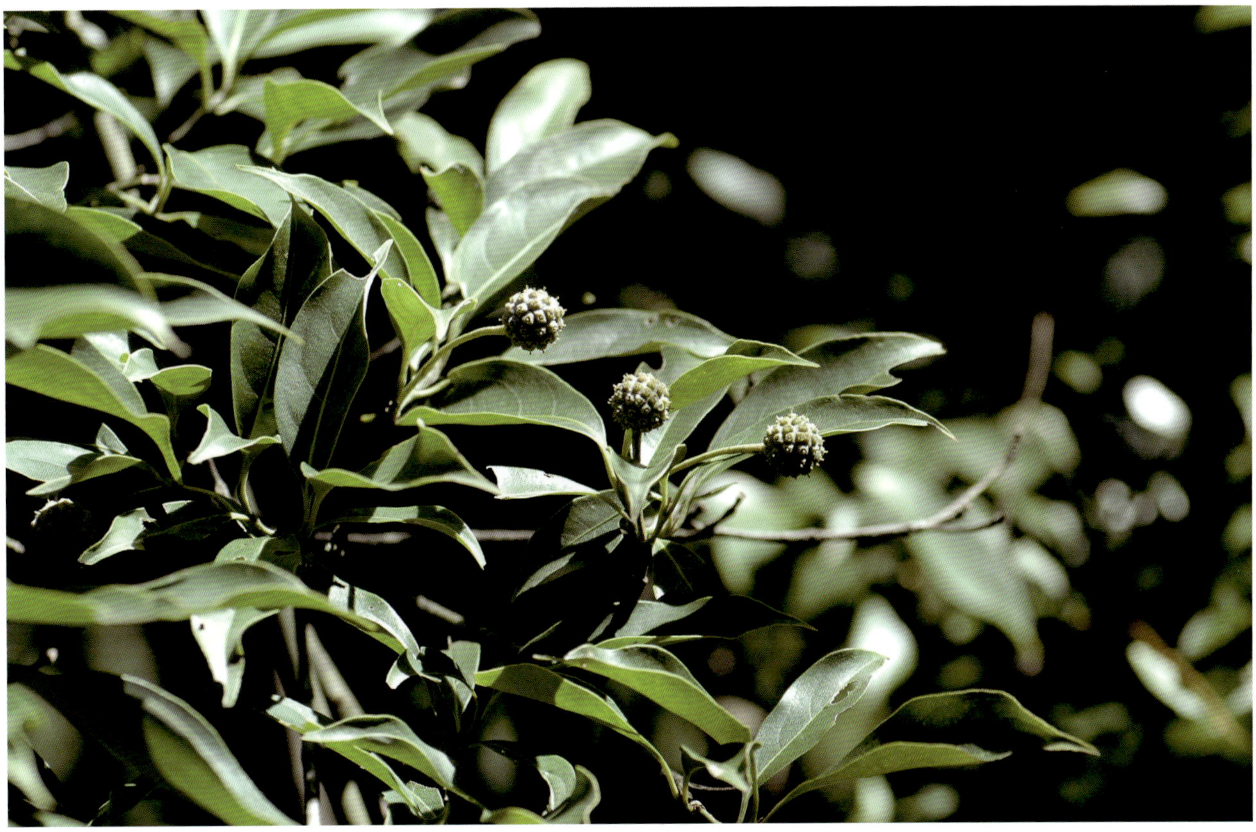

Zend nex niangb 头状四照花

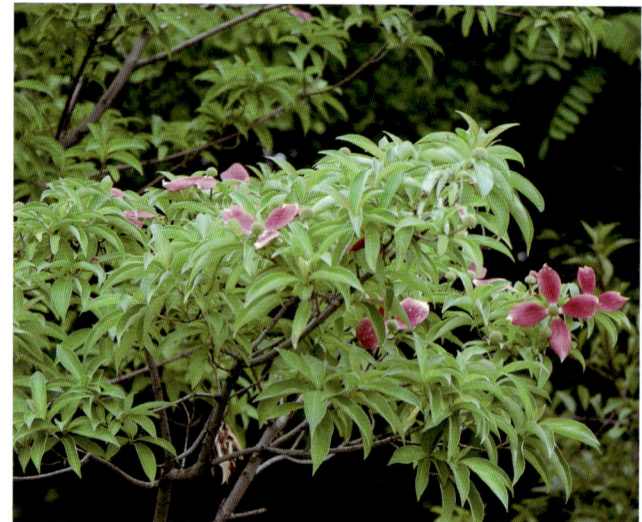

【Bit hsenb 俗名】山覆盆、四照花、鸡㬽子、野荔枝。

【Dios kob deis 基源】为山茱萸科植物头状四照花 *Dendrobenthamia capitata* (Wall.) Hutch. 的果、根。

【Niangb bet deis 生长环境】生于中高山地区坡塝、阴湿林下。分布于部分苗乡。

【Jox hsub 性味属经】性冷，味苦，属冷药，入热经。

【Qet diel xid 功能主治】功能：hxub kib los xuf 清热利湿，dangf hxangd 止血，dib gangb jongb 驱蛔虫。主治：nais pot od nul 肺炎，yens xit lol hxangd 刀伤出血，jib daib ngas naix mais 小儿疳积，gangb not mongb qub 虫积腹痛，qub pob eb 腹水，ud niak ax lol 胎衣不下。

【Ed not xus 用法用量】内服，煎汤，15～25 g。外用，捣烂敷。

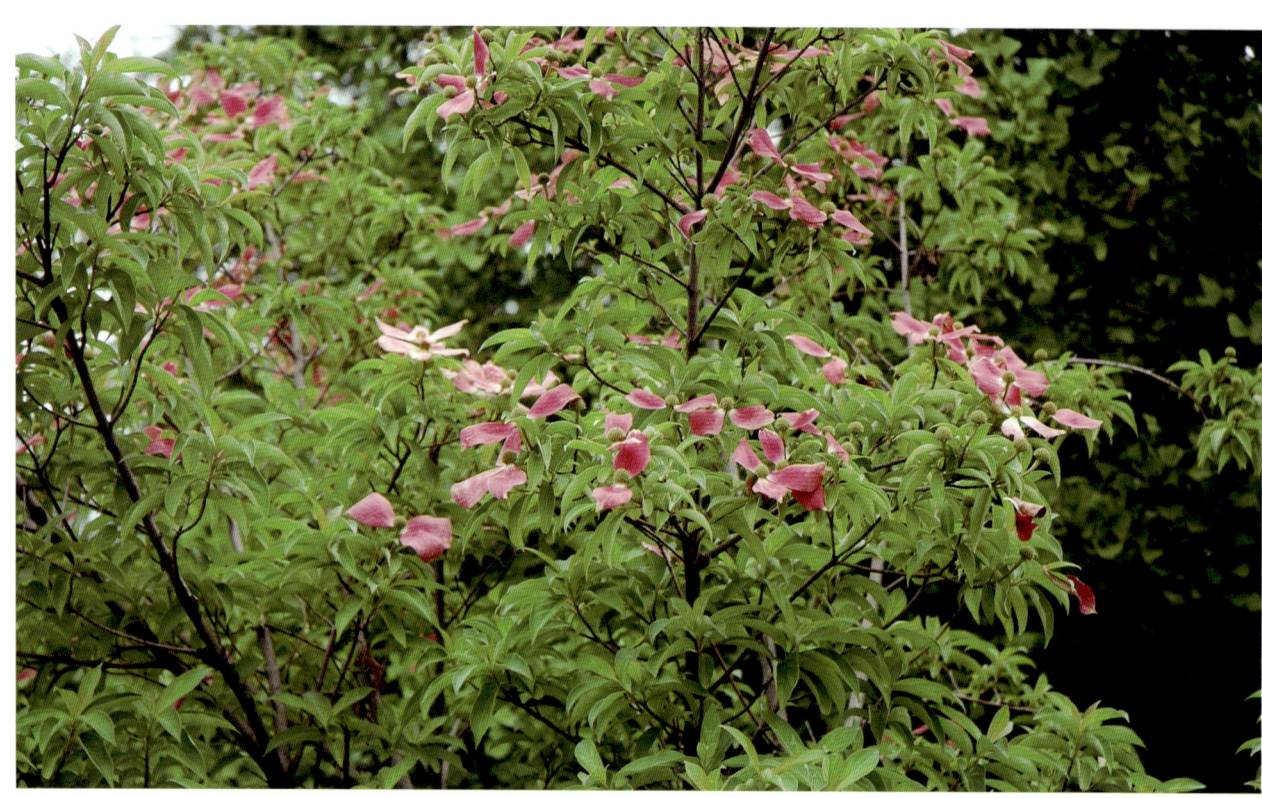

Det yangk denb 棕子木

【Bit hsenb 俗名】松杨、丁木树、丁棚皮、树冬青果、灯台树、落地金钱。

【Dios kob deis 基源】为山茱萸科植物棕子木 *Cornus macphylla* Wall. 的根、树皮。

【Niangb bet deis 生长环境】生于坡塝疏林中、山谷疏林中、林缘。分布于部分高坡苗乡。

【Jox hsub 性味属经】性平,味甘咸,属冷热两经药,入两经。

【Qet diel xid 功能主治】功能:hxub jent dangf mongb 祛风止痛,tongb hxend dlongs lis 通经活络,dins niak qub 安胎。主治:niak qub niangb ax dangf 胎动不安,mongb hsongd hxend 筋骨疼痛,zeib ghangb 瘫痪,mongb ghab dlad ghab bab 腰腿痛,dib yens jit hxangd 跌打瘀血。

【Ed not xus 用法用量】内服,煎汤,15～25 g;或浸酒饮。外用,捣烂敷或煎水洗。

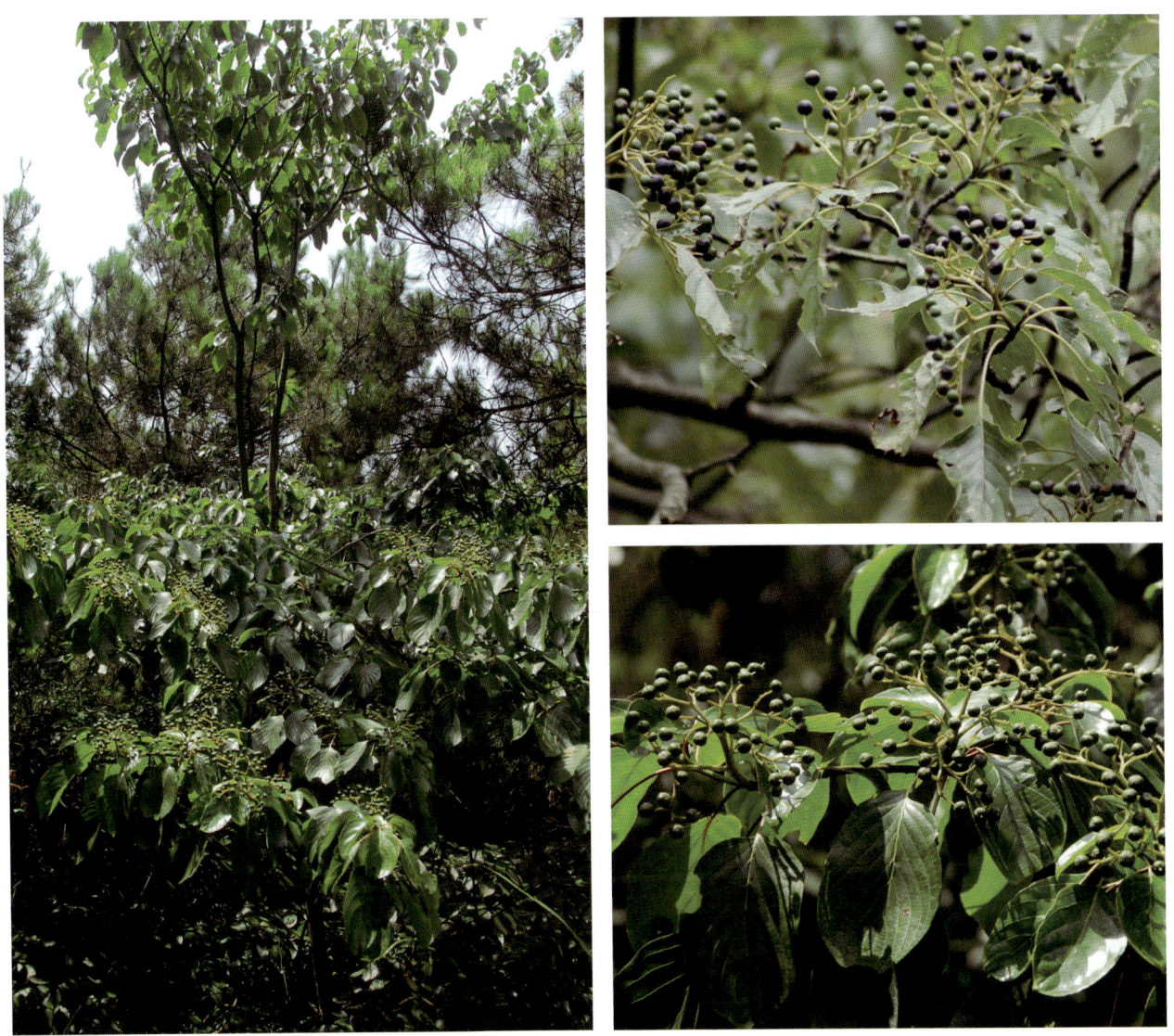

Det ghab nex diel 鞘柄木

【Bit hsenb 俗名】明耳草、接骨丹、接骨药、葫芦叶。

【Dios kob deis 基源】为山茱萸科植物鞘柄木 *Torricellia tiliifolia* DC. 的枝皮或叶。

【Niangb bet deis 生长环境】生于山谷中、村寨边。分布于各地苗乡。

【Jox hsub 性味属经】性冷，味苦涩，属冷药，入热经。

【Qet diel xid 功能主治】功能：ves hxangd tat jit hxangd 活血化瘀，hxub jent hxenk net 祛风除湿。主治：lod hsongd 骨折，dliangd bil dib sangb 跌打损伤，yens jent mongb 风湿痛，yens jent pob mongb 风湿肿痛。

【Ed not xus 用法用量】内服，煎汤，15～25 g。外用，捣烂敷。

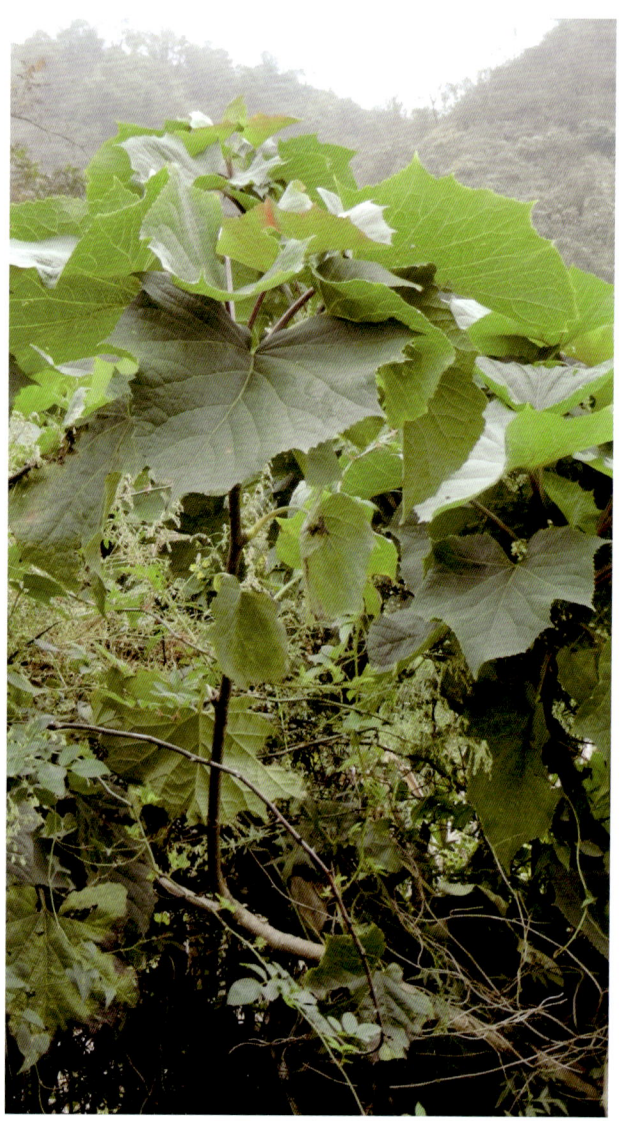
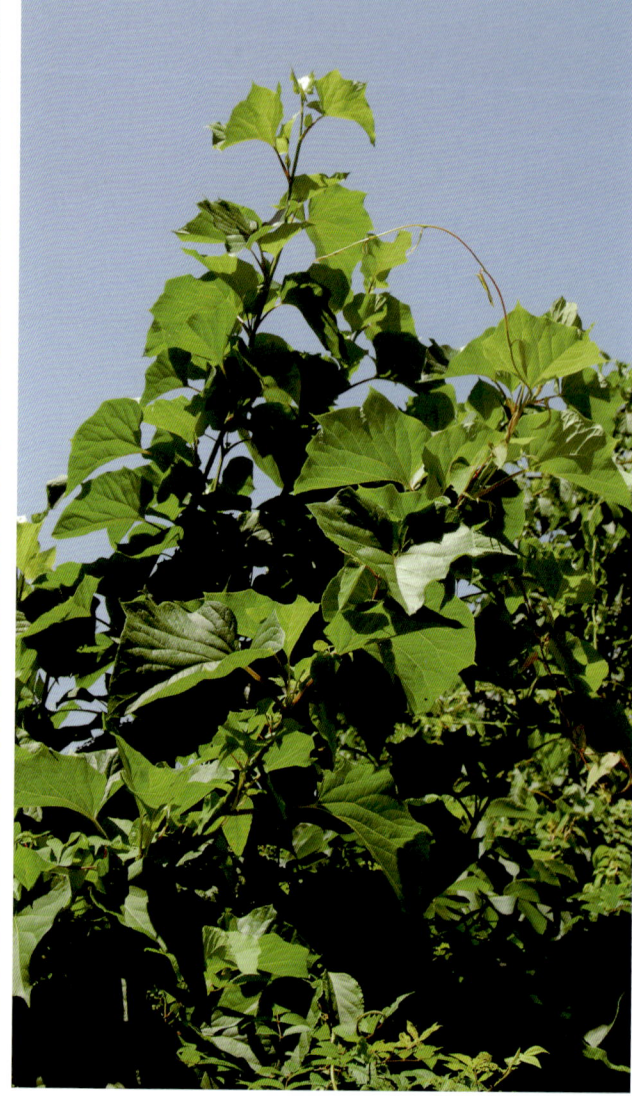

Det ghab nex diel hlieb 角叶鞘柄木

【Bit hsenb 俗名】水五加、大接骨丹、大葫芦叶、接骨草树。

【Dios kob deis 基源】为山茱萸科植物角叶鞘柄木 Torricellia angulata Oliv. 的根、花、叶。

【Niangb bet deis 生长环境】生于村边、路旁、林缘，有栽培。分布于部分苗乡。

【Jox hsub 性味属经】性冷，味苦辛，属冷药，入热经。

【Qet diel xid 功能主治】功能：ves hxangd tongb hxud 活血通络，tat jit hxangd dangf mongb 散瘀止痛。主治：dliangd bil dib sangb 跌打损伤，lod hsongd 骨折，yens jent mongb ghut hsongd 风湿性关节炎，hek bongt ngol 哮喘，los link ghongd 吊小舌。

【Ed not xus 用法用量】内服，煎汤，15～25 g。外用，捣烂敷。

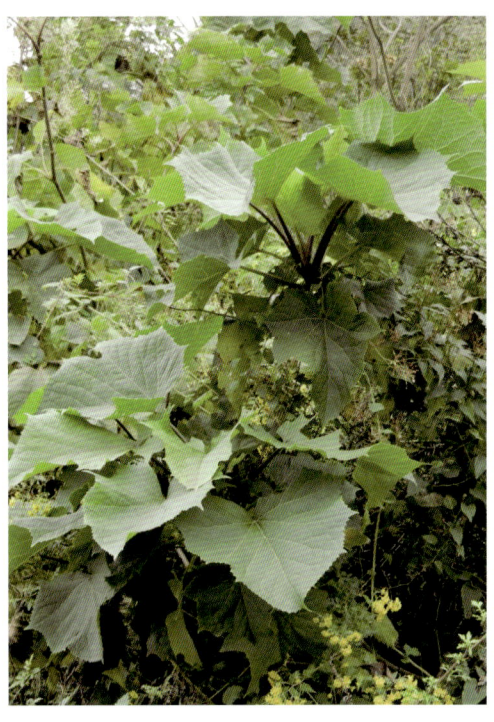

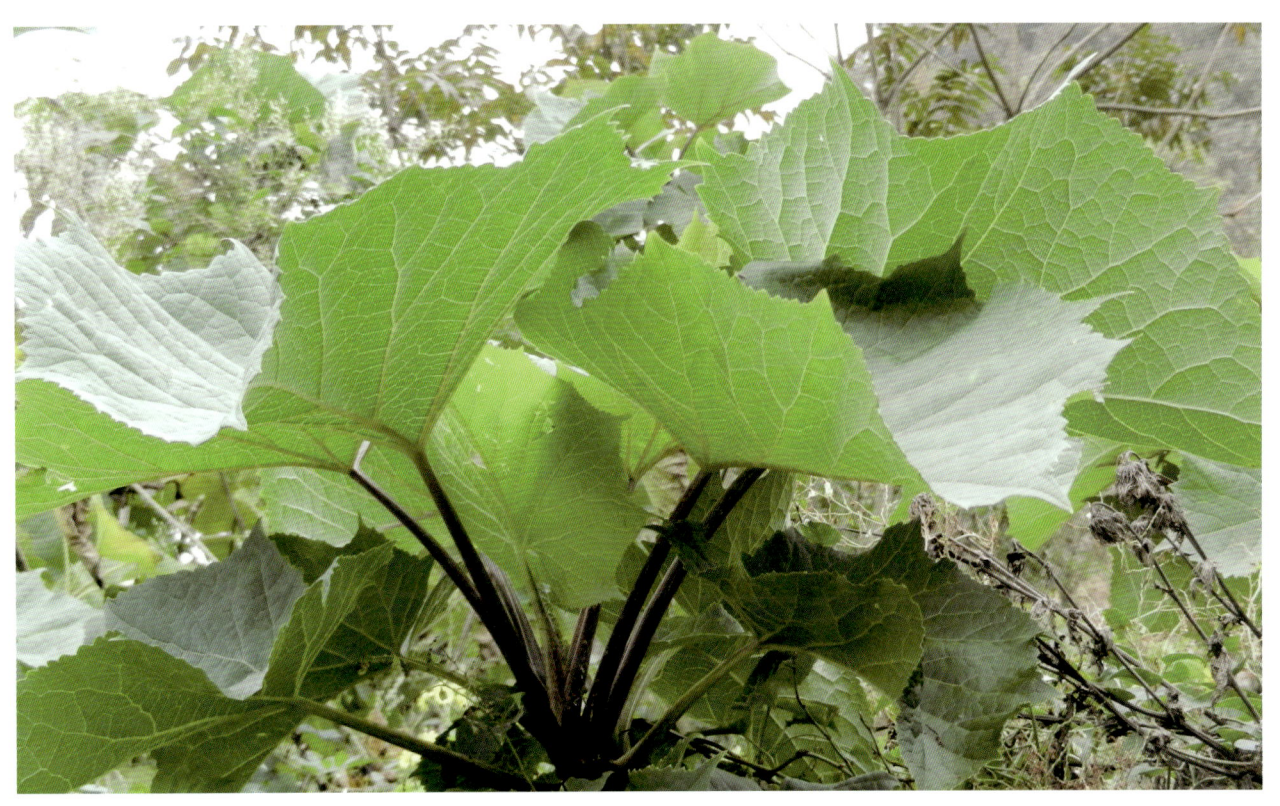

Det deis 有齿鞘柄木

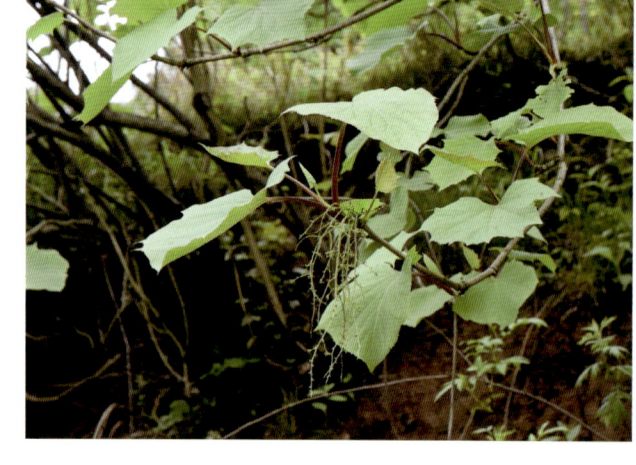

【Bit hsenb 俗名】水五甲、云南叶、赖茶泥、清明花、大接骨丹。

【Dios kob deis 基源】为山茱萸科植物有齿鞘柄木 *Torricellia angulata* Oliv. var. *intermedia* (Harms) Hu 的根、叶、花。

【Niangb bet deis 生长环境】喜生于路旁、田坎、林缘，有栽培。分布于各地苗乡。

【Jox hsub 性味属经】性平，味苦辛，属冷热两经药，入两经。

【Qet diel xid 功能主治】功能：tat hxend hsenk hsongd 舒筋接骨，ves hxangd tat jit hxangd 活血化瘀。主治：lod hsongd 骨折，dliangd bil dib sangb 跌打损伤，dib yens jit hxangd 跌打瘀血，ait gheb bal jid 劳伤，hek bongt ngol 哮喘，los link ghongd 吊小舌。

【Ed not xus 用法用量】内服，煎汤，15～25 g。外用，捣烂敷或研末吹喉。

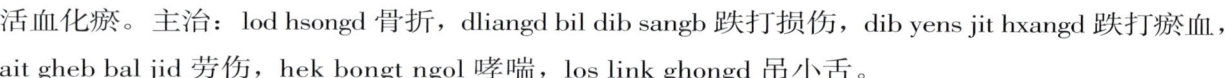

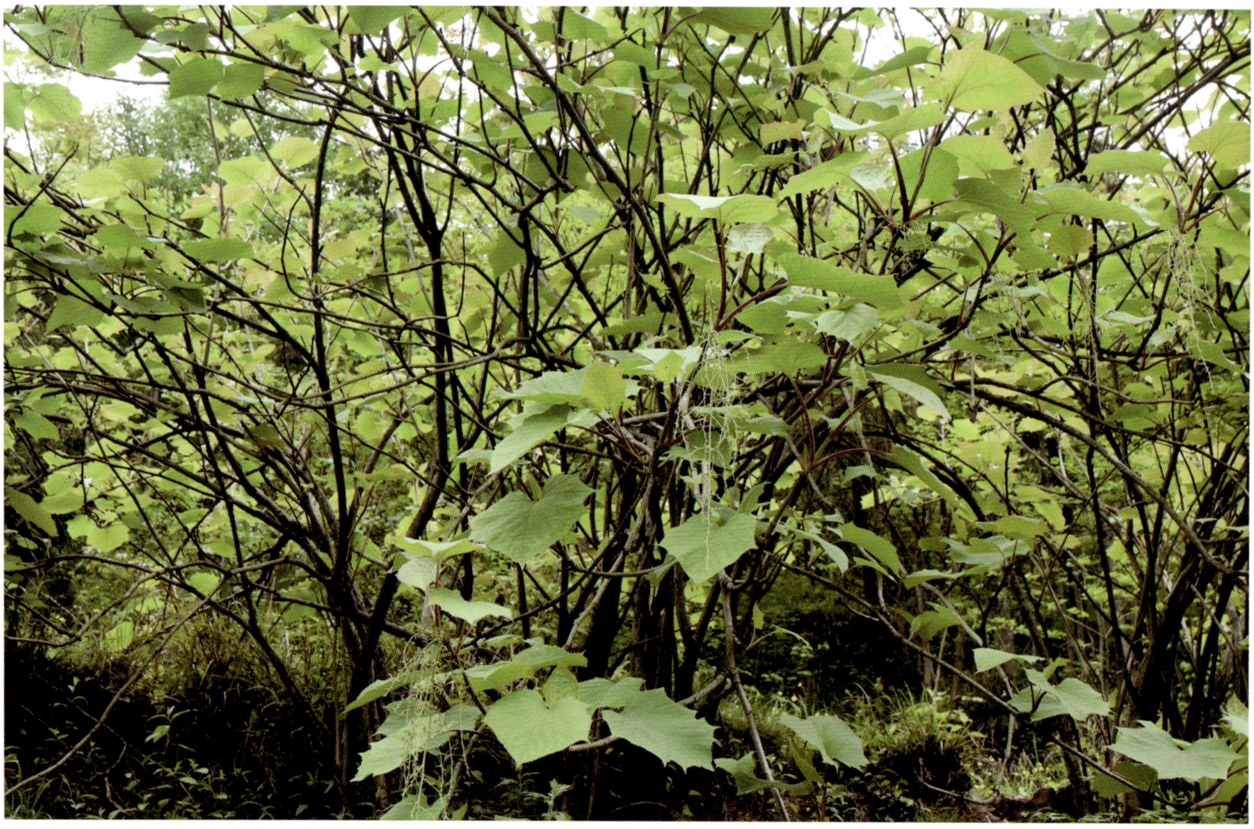

岩梅科

Vob dlub zat 华岩扇

【Bit hsenb 俗名】岩白菜、白奴花、岩筋菜。

【Dios kob deis 基源】为岩梅科植物华岩扇 *Shortia sinensis* Hemsl. 的全草。

【Niangb bet deis 生长环境】生于深山沟谷林下。分布于部分苗乡。

【Jox hsub 性味属经】性平，味辛，属冷热两经药，入两经。

【Qet diel xid 功能主治】功能：hxub jent zangl seil 疏风散寒，dangf ngol vut bongt 止咳平喘。主治：mangb hfud ait ngol 感冒咳嗽，dliangd bil dib sangb 跌打损伤，dib yens jit hxangd 跌打瘀血，ait gheb bal jid 劳伤，hek bongt ngol 哮喘。

【Ed not xus 用法用量】内服，煎汤，15～25 g。外用，捣烂敷。

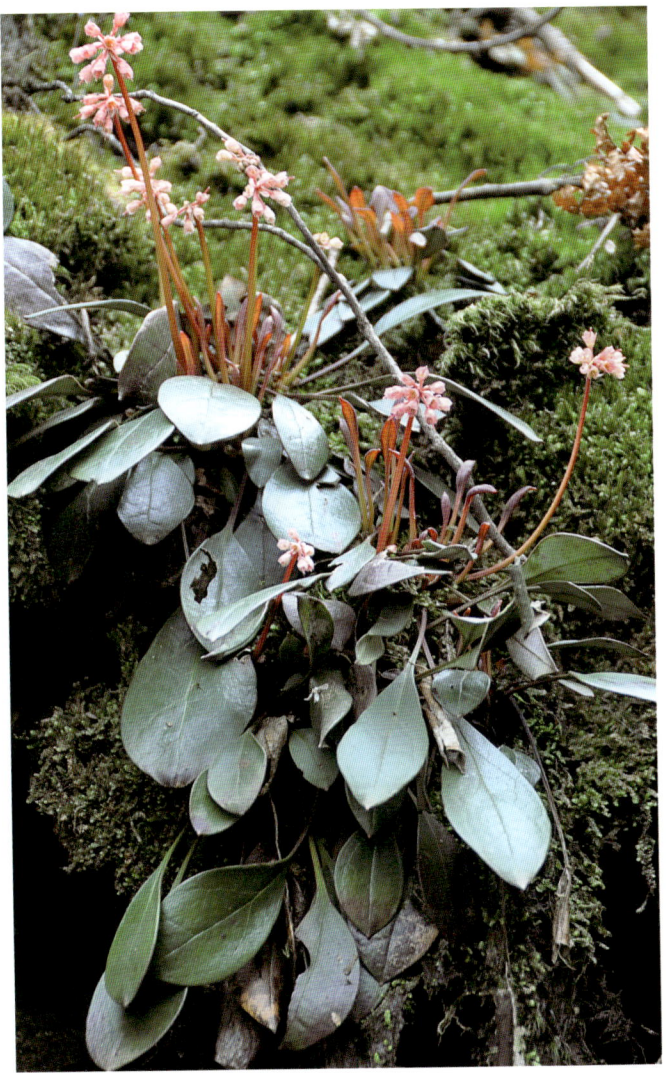
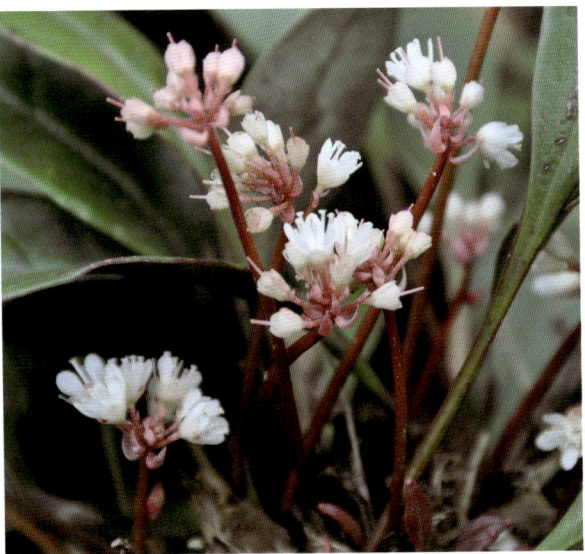
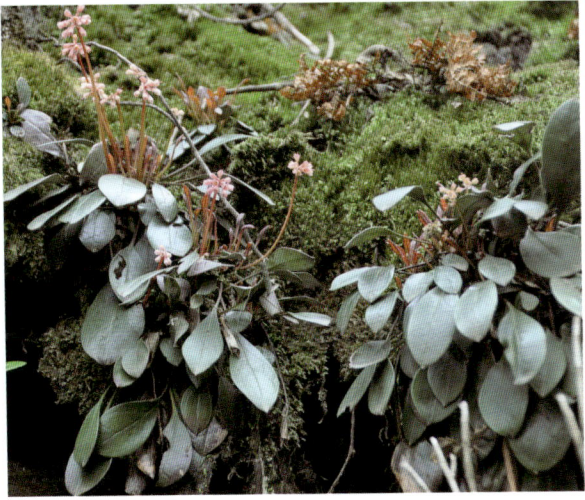

山柳科

Det wik lieef 城口桤叶树

【Bit hsenb 俗名】山柳柴、构骨柴、构骨树。

【Dios kob deis 基源】为山柳科植物城口桤叶树 *Clethra fargesii* Franch. 的根。

【Niangb bet deis 生长环境】生于深山沟谷内、灌木林中。分布于部分苗乡。

【Jox hsub 性味属经】性冷，味苦涩，属冷药，入热经。

【Qet diel xid 功能主治】功能：hxub jent hxenk net 祛风除湿，hxed jid yis lal ves 温中补虚。主治：yens jent mongb ghut hsongd 风湿性关节炎，ait gheb bal jid 劳伤。

【Ed not xus 用法用量】内服，煎汤，20～35 g；或浸酒饮。外用，煎水熏洗。

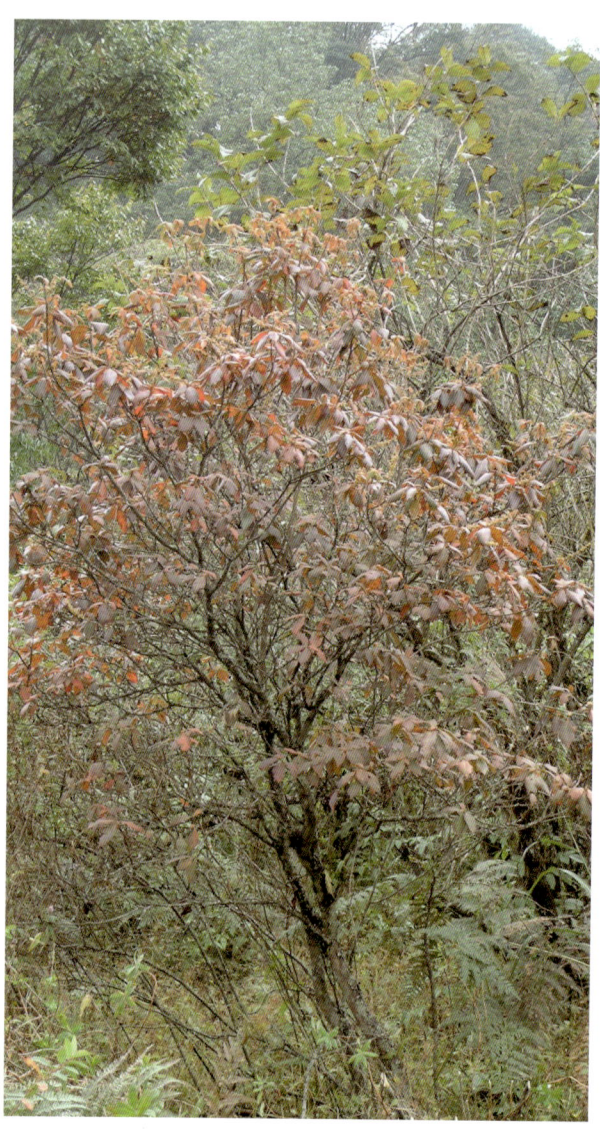
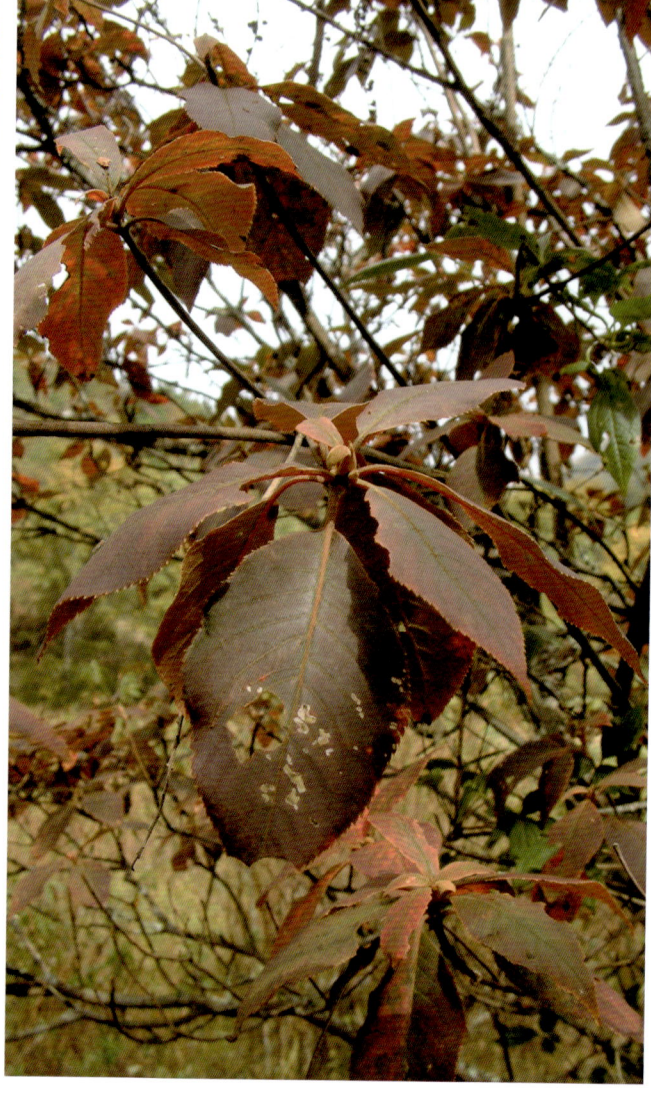

Det wik lieef yut 南岭山柳

【Bit hsenb 俗名】山柳树、山柳柴、药山脚。
【Dios kob deis 基源】为山柳科植物南岭山柳 *Clethra esquiyolii* Lévl. 的根、枝叶。
【Niangb bet deis 生长环境】生于高山地区林缘、灌木林中。分布于高坡苗乡。
【Jox hsub 性味属经】性冷，味酸，属冷药，入热经。
【Qet diel xid 功能主治】功能：hxub jent hxenk net 祛风除湿，hxed jid yis lal ves 温中补虚。主治：yens dul kib 烧伤，yens jent mongb ghut hsongd 风湿性关节炎，ait gheb bal jid 劳伤。
【Ed not xus 用法用量】内服，煎汤，25～35 g；或浸酒饮。外用，研末调敷或煎水洗。

鹿蹄草科

Vob yangx gis 鹿蹄草

【Bit hsenb 俗名】冬绿、鹿衔草、鹿寿茶、破血丹、红肺筋草、纸背金牛草。
【Dios kob deis 基源】为鹿蹄草科植物鹿蹄草 *Pyrola calliantha* H. Andr. 的全草。
【Niangb bet deis 生长环境】生于疏林中树荫下、灌木林中。分布于部分苗乡。
【Jox hsub 性味属经】性热，味甘苦，属热药，入冷经。
【Qet diel xid 功能主治】功能：hxub jent hxenk net 祛风除湿，ves hxangd hsot ud vut 活血调经，yis lal ves vut diuf 补虚益肾。主治：yens xit lol hxangd 刀伤出血，nais pot yens jab khangk hxangd 肺结核咯血，ait ngol 咳嗽，ait gheb bal jid od hxangd 劳伤吐血，yens jent pob ghut hsongd mongb 类风湿性关节炎，ghad eb dlub lol not 白带过多。
【Ed not xus 用法用量】内服，煎汤，25～30 g；或研末吞服；或炖肉食。外用，捣烂敷。

Vob yangx gis dles 紫背鹿蹄草

【Bit hsenb 俗名】冬绿、鹿衔草、鹿寿茶、破血草。

【Dios kob deis 基源】为鹿蹄草科植物紫背鹿蹄草 *Pyrola atropurpurea* Franch. 的全草。

【Niangb bet deis 生长环境】生于疏林树荫下、灌木林中。分布于各地苗乡。

【Jox hsub 性味属经】性热，味甘苦，属热药，入冷经。

【Qet diel xid 功能主治】功能：hxub jent hxenk net 祛风除湿，seil hxangd dangf hxangd 凉血止血，hxub kib tat jab 清热解毒。主治：yens xit lol hxangd 刀伤出血，nais pot yens jab khangk hxangd 肺结核咯血，ait gheb bal jid od hxangd 劳伤吐血，bal ves 虚劳，yens jent mongb ghut hsongd 风湿性关节炎，yens nangb gik 毒蛇咬伤。

【Ed not xus 用法用量】内服，煎汤，25～50 g；或炖肉食。

Vob yangx gis vud 贵阳鹿蹄草

【Bit hsenb 俗名】鹿蹄草、鹿衔草。

【Dios kob deis 基源】为鹿蹄草科植物贵阳鹿蹄草 *Pyrola corbieri* Levl. 的全草。

【Niangb bet deis 生长环境】生于针叶林下。分布于部分苗乡。

【Jox hsub 性味属经】性冷，味苦，属冷药，入热经。

【Qet diel xid 功能主治】功能：hxub jent hxenk net 祛风除湿，hxub kib tat jab 清热解毒，ves hxangd tongb hxud 活血通络。主治：ax maix dlangl ves 虚弱，ait gheb bal jid 劳伤，od hxangd 吐血，yens jent mongb ghut hsongd 风湿性关节炎，ghad eb dlub lol not 白带过多。

【Ed not xus 用法用量】内服，煎汤，15～25 g。外用，捣烂敷。

Vob yangx gis mongl 普通鹿蹄草

【Bit hsenb 俗名】鹿蹄草、鹿尖茶、鹿衔草、破血丹。

【Dios kob deis 基源】为鹿蹄草科植物普通鹿蹄草 *Pyrola decorata* H. Andr. 的全草。

【Niangb bet deis 生长环境】生于中山地区山坡草丛中、灌木丛中。分布于部分苗乡。

【Jox hsub 性味属经】性热，味甘苦，属热药，入冷经。

【Qet diel xid 功能主治】功能：hxub jent hxenk net 祛风除湿，ves hxangd hsot ud vut 活血调经，yis lal ves vut diuf 补虚益肾。主治：yens xit lol hxangd 刀伤出血，nais pot yens jab khangk hxangd 肺结核咯血，diuf xus dliangl ves wab naix 肾虚耳鸣，ait gheb bal jid od hxangd 劳伤吐血，yens jent pob ghut hsongd mongb 类风湿性关节炎，hvangb jid zeib ghangb 半身不遂。

【Ed not xus 用法用量】内服，煎汤，25～30 g；或研末吞服；或炖肉食。外用，捣烂敷。

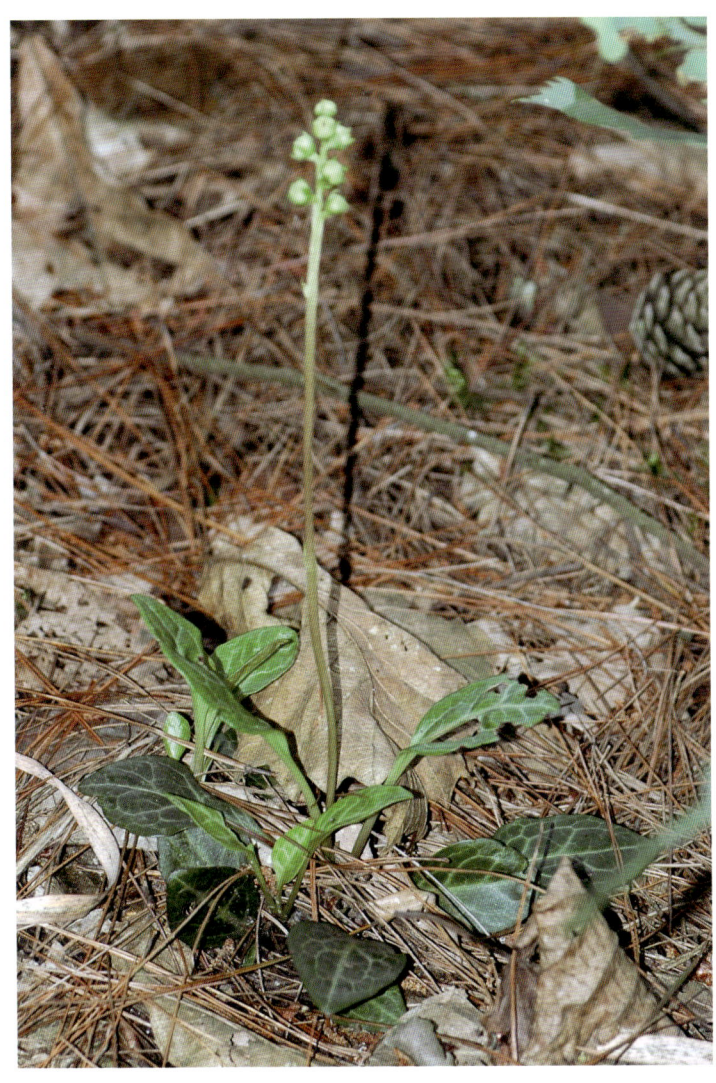
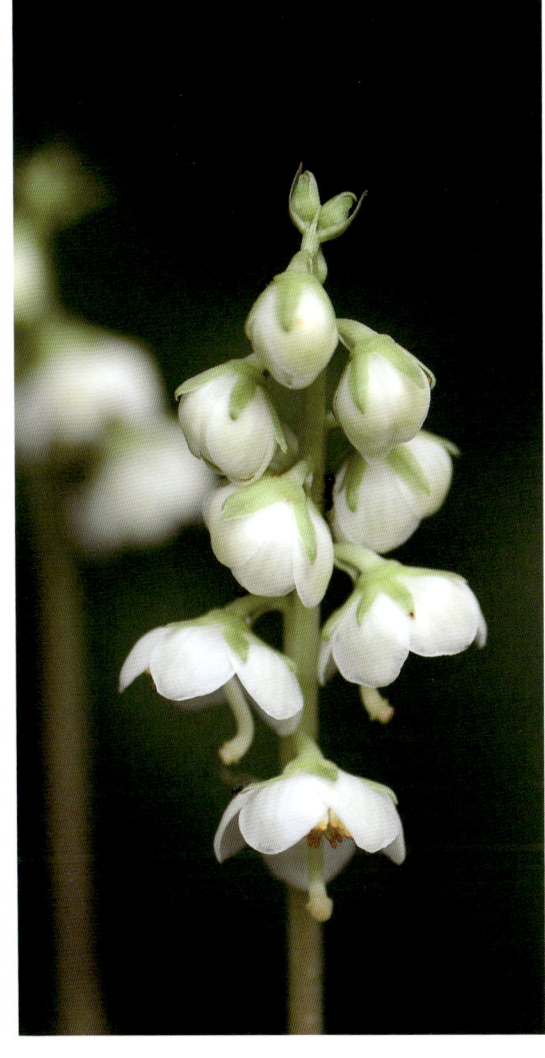

Bangx dlub dab 水晶兰

【Bit hsenb 俗名】水兰草、梦兰草、梦兰花。

【Dios kob deis 基源】为鹿蹄草科植物水晶兰 *Monotropa uniflora* Linn. 的全草。

【Niangb bet deis 生长环境】生于松树林下或林缘。分布于各地苗乡。

【Jox hsub 性味属经】性平，味微咸，属冷热两经药，入两经。

【Qet diel xid 功能主治】功能：nol lal ves net nais pot 补虚润肺，tad jab dangf hnind 解毒安神。主治：mongb dangf heb ves 病后体虚，xus dliangl ves ngol hsab 虚咳，dix khangd ghad lol hxangd 痔疮出血。

【Ed not xus 用法用量】内服，水煎，20～30 g；或炖肉食。

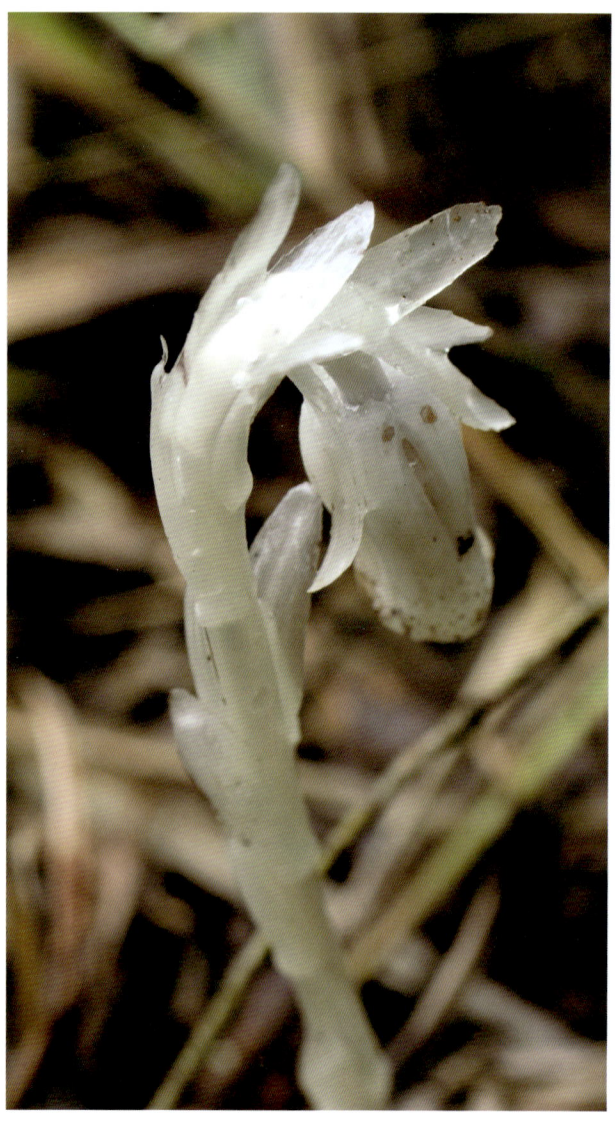
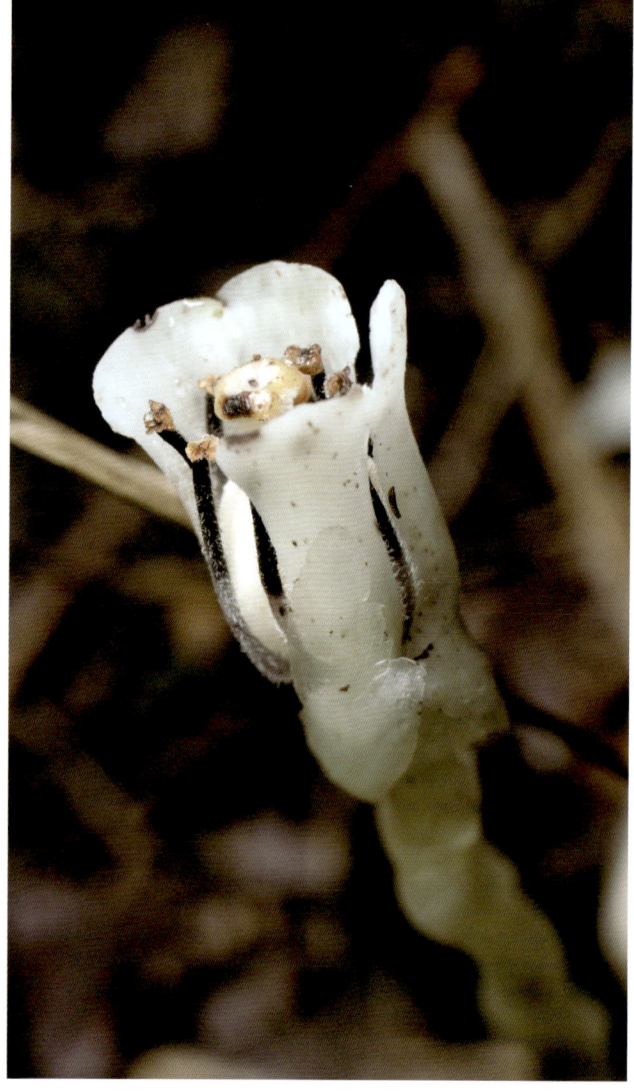

杜鹃花科

Bangx liangx lil 杜鹃

【Bit hsenb 俗名】映山红、红踯躅、报春花、艳山红、清明花。

【Dios kob deis 基源】为杜鹃花科植物杜鹃 *Rhododendron simsii* Planch. 的叶、果、根。

【Niangb bet deis 生长环境】生于坡塝灌木丛中、疏林下、河岸。分布于各地苗乡。

【Jox hsub 性味属经】性热，味酸甘，属热药，入冷经。

【Qet diel xid 功能主治】功能：hxub jent dangf mongb 祛风止痛，ves hxangd hsot ud vut 活血调经，dangf hxangd 止血。主治：yens xit lol hxangd 刀伤出血，yens jent mongb 风湿痛，lol hxangd nais 鼻衄，hniub mais yens dib pob xok 眼被打红肿，hsot ud ax jangx hxib 月经不调，dliangb dul ghab hfat 荨麻疹，ghad eb dlub lol not 白带过多。

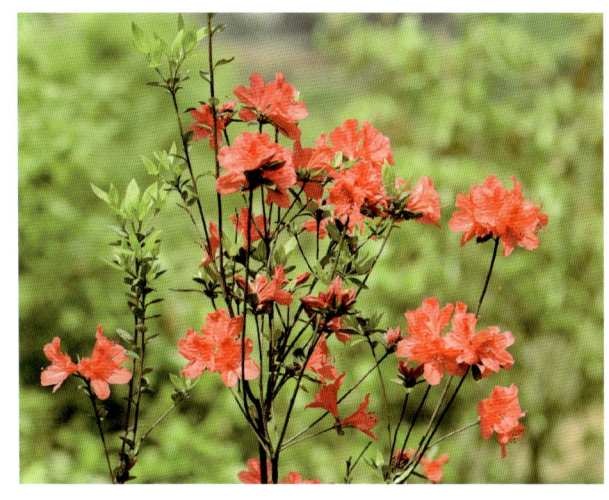

【Ed not xus 用法用量】内服，煎汤，15～25 g；或浸酒饮。外用，捣烂敷。

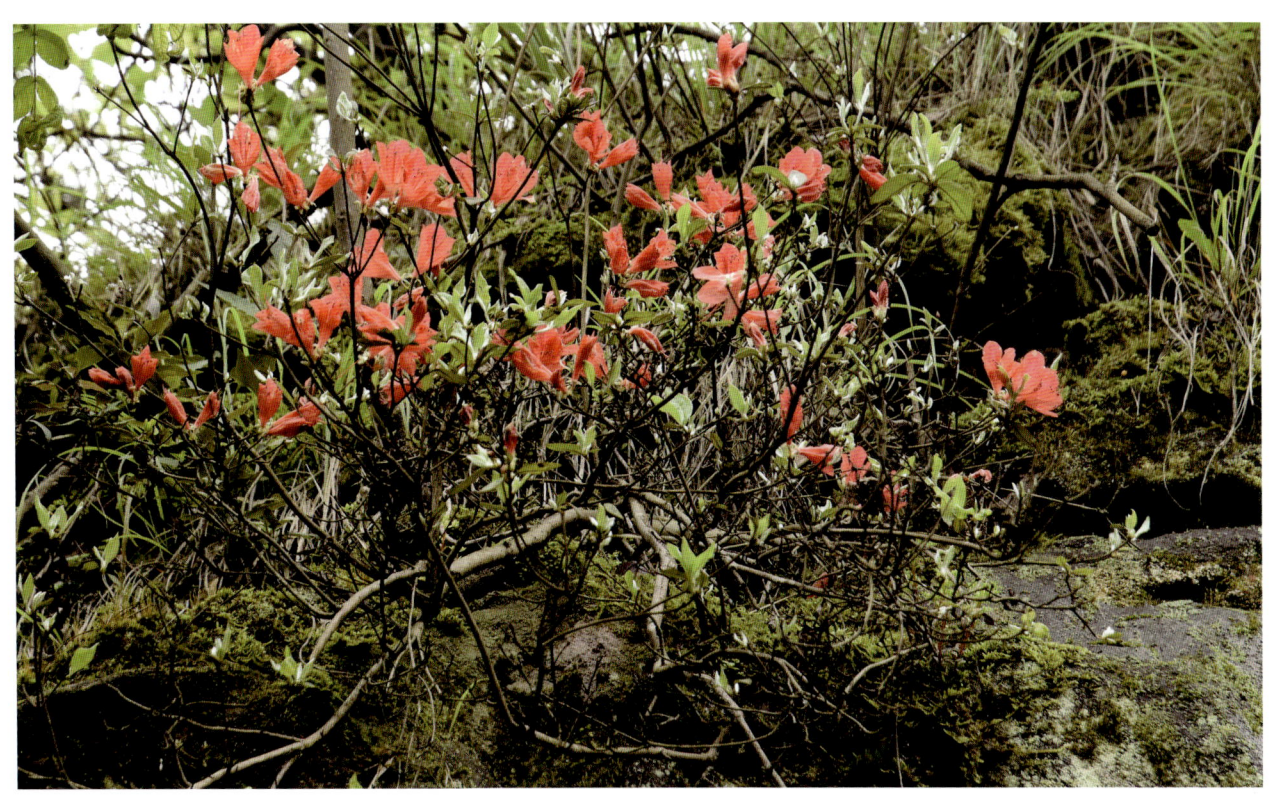

Bangx liangx lil bil 马缨杜鹃

【Bit hsenb 俗名】映山红、红山茶、蜜筒花、马缨花、苍山杜鹃。

【Dios kob deis 基源】为杜鹃花科植物马缨杜鹃 *Rhododendron delavayi* Franch. 的花、根。

【Niangb bet deis 生长环境】生于杂木林下、灌木林中。分布于各地苗乡。

【Jox hsub 性味属经】性冷,味苦,属冷药,入热经。

【Qet diel xid 功能主治】功能:hxub kib tat jab 清热解毒,ves hxangd hsot ud vut 活血调经,dangf hxangd 止血。主治:buk dux ghad ghof lol hxangd 消化道出血,lol hxangd nais 鼻衄,ngol lol hxangd 咳血,bus diangd 骨髓炎,hsot ud ax jangx hxib 月经不调。

【Ed not xus 用法用量】内服,煎汤,15~25 g。外用,捣烂敷。

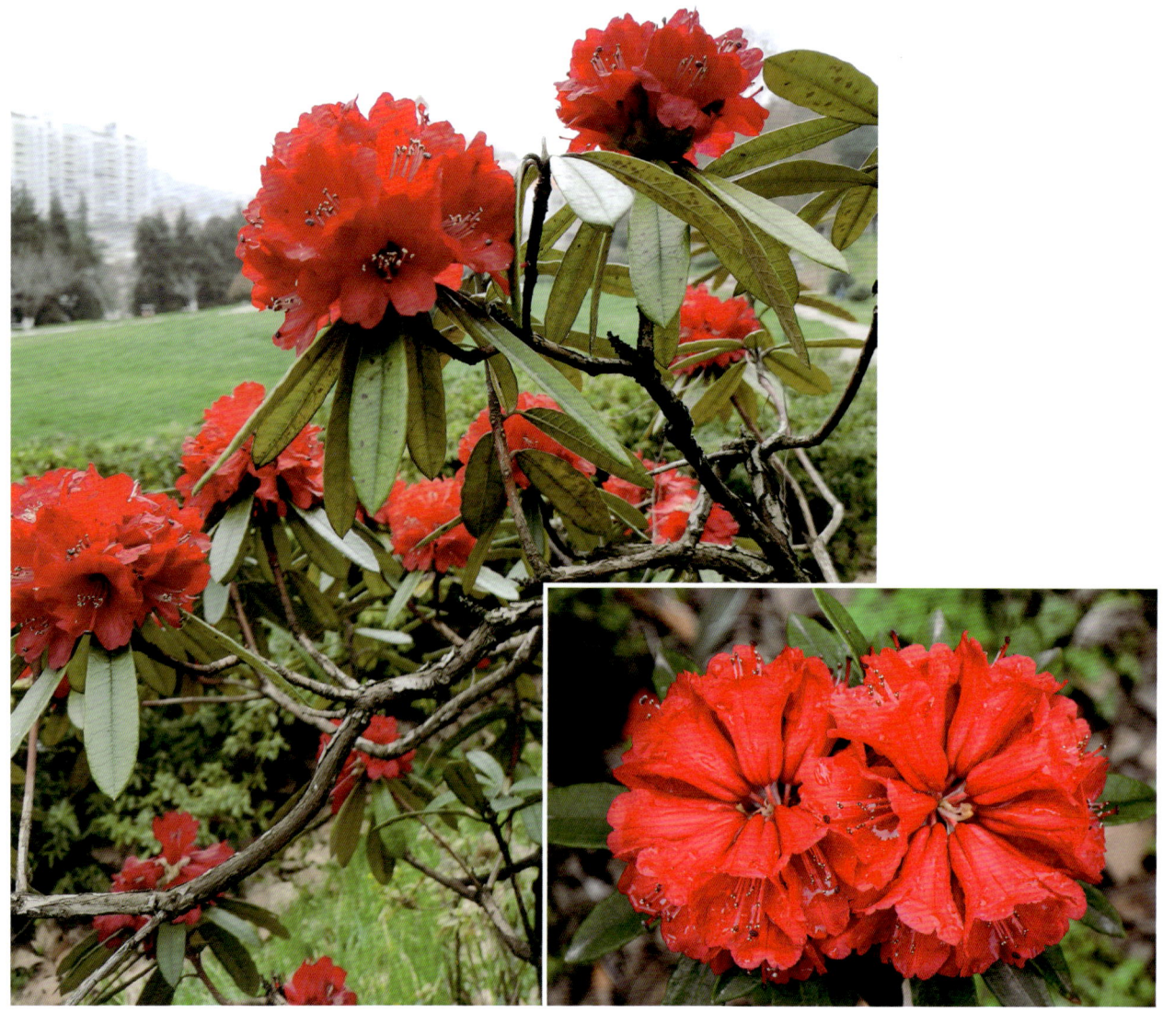

Bangx liangx lil dlub 白花杜鹃

【Bit hsenb 俗名】山白花、照山白、白杜鹃花。

【Dios kob deis 基源】为杜鹃花科植物白花杜鹃 *Rhododendron mucronatum* (Blume) G. Don 的花、根、叶。

【Niangb bet deis 生长环境】生于坡塝灌木林间、溪涧边、河谷内。分布于各地苗乡。

【Jox hsub 性味属经】性热，味甜，属热药，入冷经。

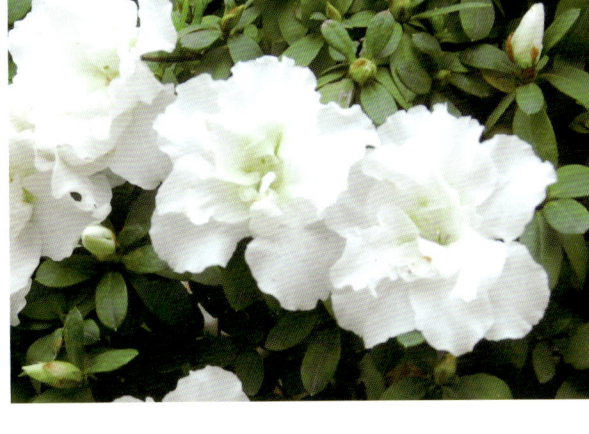

【Qet diel xid 功能主治】功能：ves hxangd tat jit hxangd 活血化瘀，qet hsot ud dangf ghad eb 调经止带。主治：dliangd bil dib sangb 跌打损伤，ait ngol heik bongt 咳嗽痰喘，ghad eb dlub lol not 白带过多，hfak bangb hxangd 血崩。

【Ed not xus 用法用量】内服，煎汤，15～25 g。外用，捣烂敷。

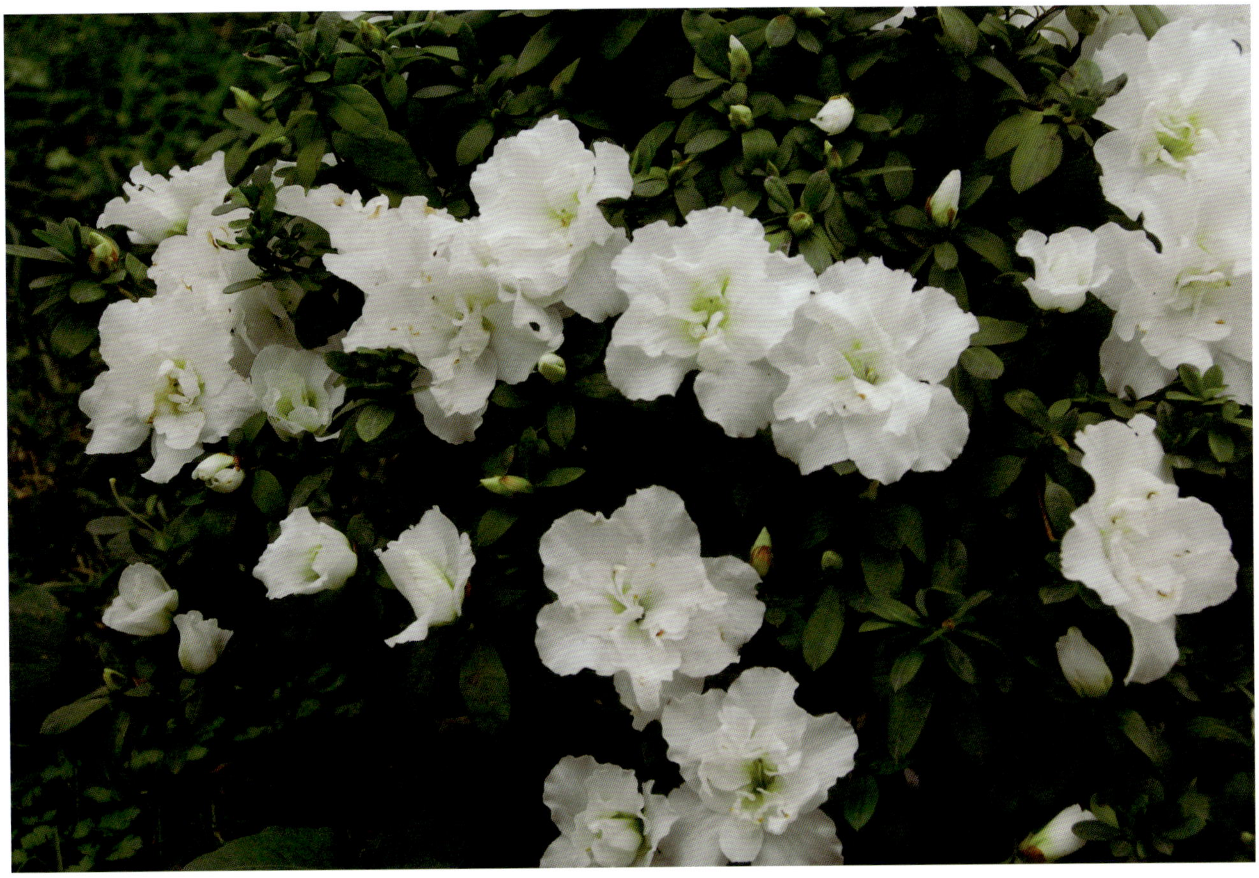

Bangx liangx lil leib 毛果杜鹃

【Bit hsenb 俗名】小杜鹃、杜鹃花、小花杜鹃、毛杜鹃花。

【Dios kob deis 基源】为杜鹃花科植物毛果杜鹃 *Rhododendron seniavinii* Maxim. 的叶、根。

【Niangb bet deis 生长环境】生于灌木林间、疏林中。分布于部分苗乡。

【Jox hsub 性味属经】性冷，味苦涩，属冷药，入热经。

【Qet diel xid 功能主治】功能：dangf ngol yangx ghad ngol 止咳化痰。主治：yens jent mongb 风湿痛，ait ngol heik bongt 咳嗽痰喘，mongb ghongd gus 气管炎。

【Ed not xus 用法用量】内服，煎汤，15～25 g。

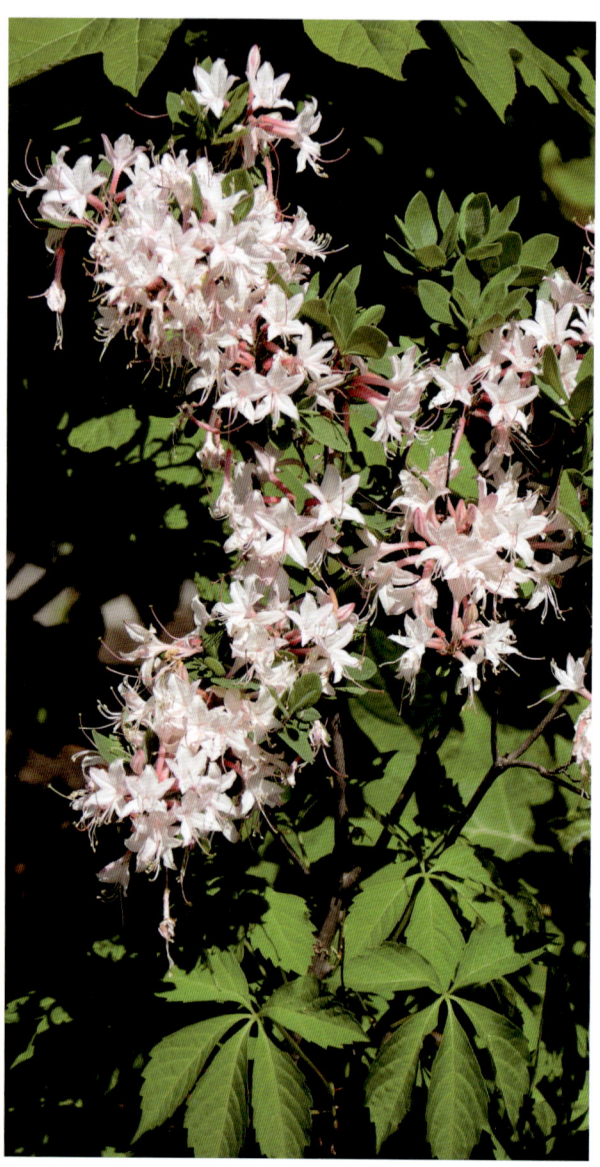
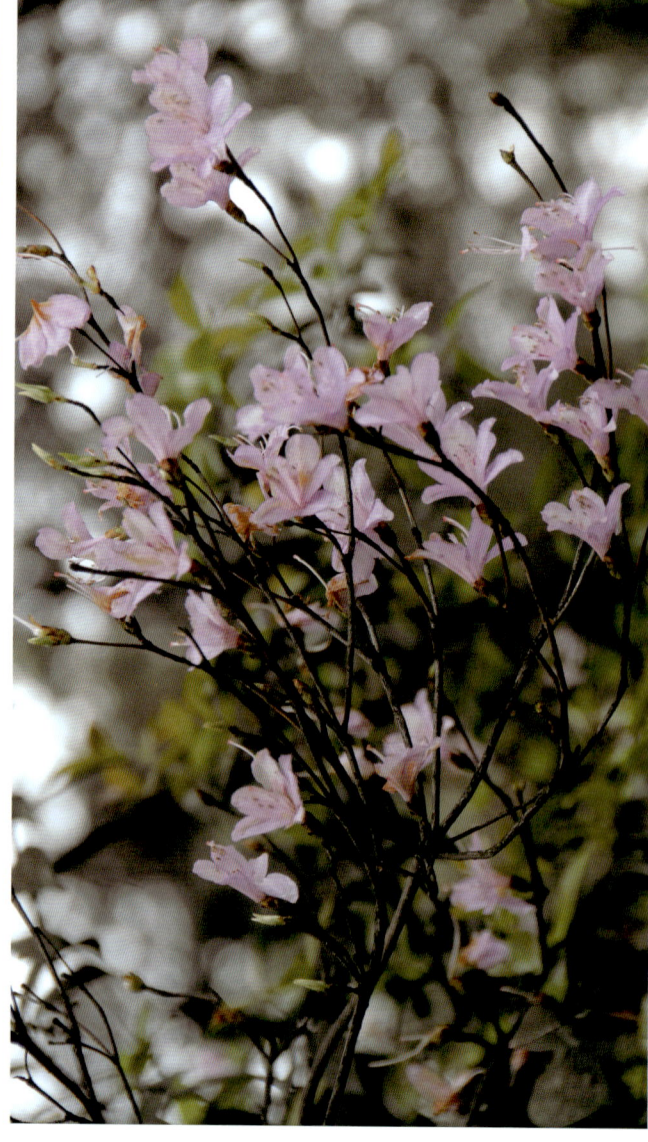

Bangx liangx lil gheib 丁香杜鹃

【Bit hsenb 俗名】小杜鹃、清明花。

【Dios kob deis 基源】为杜鹃花科植物丁香杜鹃 *Rhododendron farrerae* Tate ex Sweet 的花、枝叶。

【Niangb bet deis 生长环境】生于中山地区灌木林中、疏林下。分布于部分苗乡。

【Jox hsub 性味属经】性冷，味酸，属冷药，入热经。

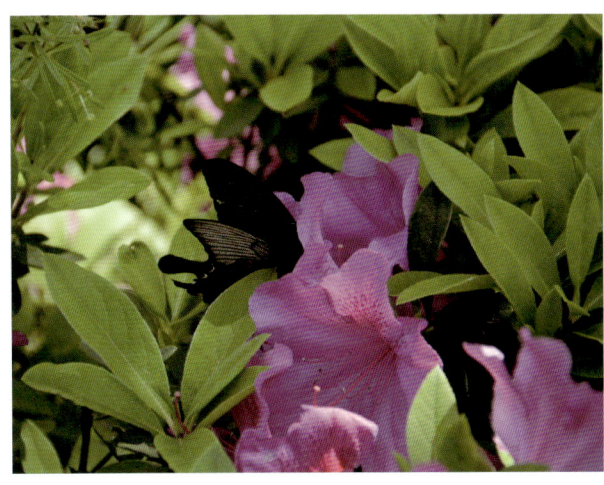

【Qet diel xid 功能主治】功能：dangf ngol yangx ghad ngol 止咳化痰，qet hsot ud dangf ghad eb 调经止带。主治：yens jent mongb 风湿痛，mongb ghongd gus 气管炎，ait ngol heik bongt 咳嗽痰喘，dal ghad got 遗精症，ghad eb dlub lol not 白带过多。

【Ed not xus 用法用量】内服，煎汤，15～25 g。外用，捣烂敷。

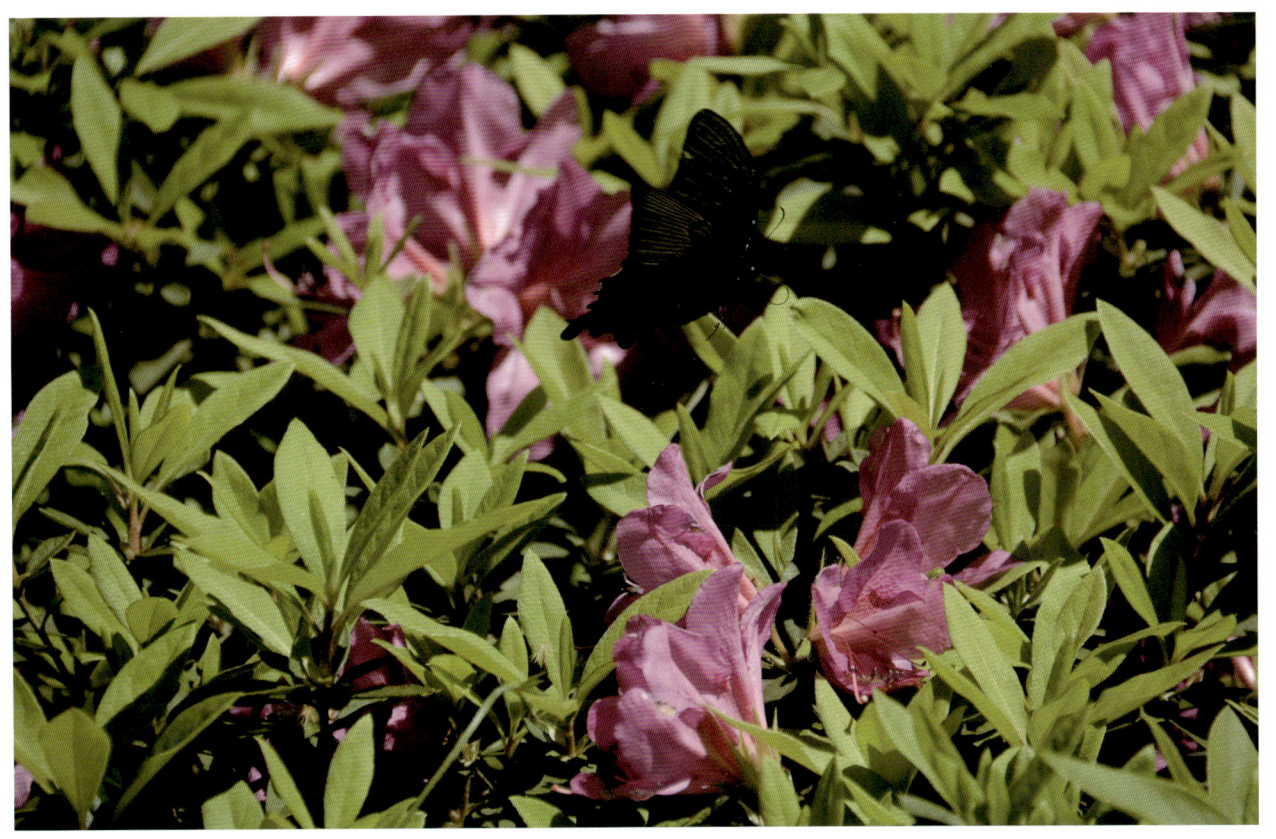

Bangx liangx lil fangx 羊踯躅

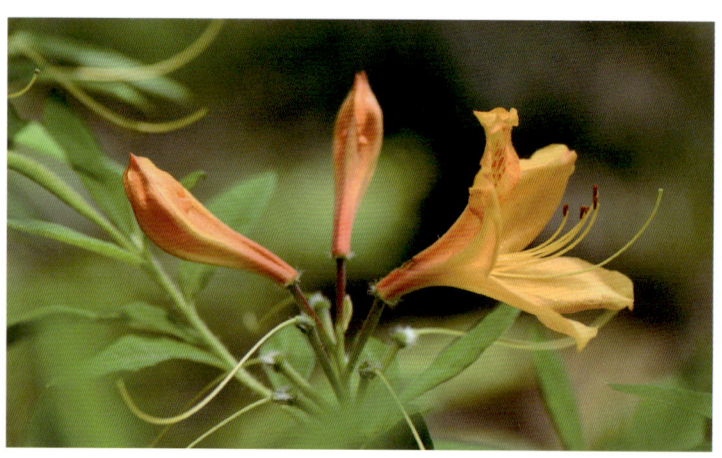

【Bit hsenb 俗名】山枇杷、闹羊花、闷头花、影山黄、黄杜鹃花。

【Dios kob deis 基源】为杜鹃花科植物羊踯躅 *Rhododendron molle* (Blume) G. Don 的根、花。

【Niangb bet deis 生长环境】生于杂木林岩石山地区、灌木丛中。分布于各地苗乡。

【Jox hsub 性味属经】性热，味苦，属热药，入冷经。有毒。

【Qet diel xid 功能主治】功能：hxub jent hxenk net 祛风除湿，dangf mongb 止痛。主治：kib seil 疟疾，yens jent xuf mongb 风湿疼痛，yens jent mongb diub 风湿腰痛，mongb gangb hmid 虫牙痛，longl hsongd mongd 骨质增生痛，gangb vas lul gangb xut lax 顽癣烂疮，ghab liut dud qut qat 皮肤瘙痒。

【Ed not xus 用法用量】内服，煎汤，15～25 g；或泡酒饮。外用，捣烂敷或煮水洗。

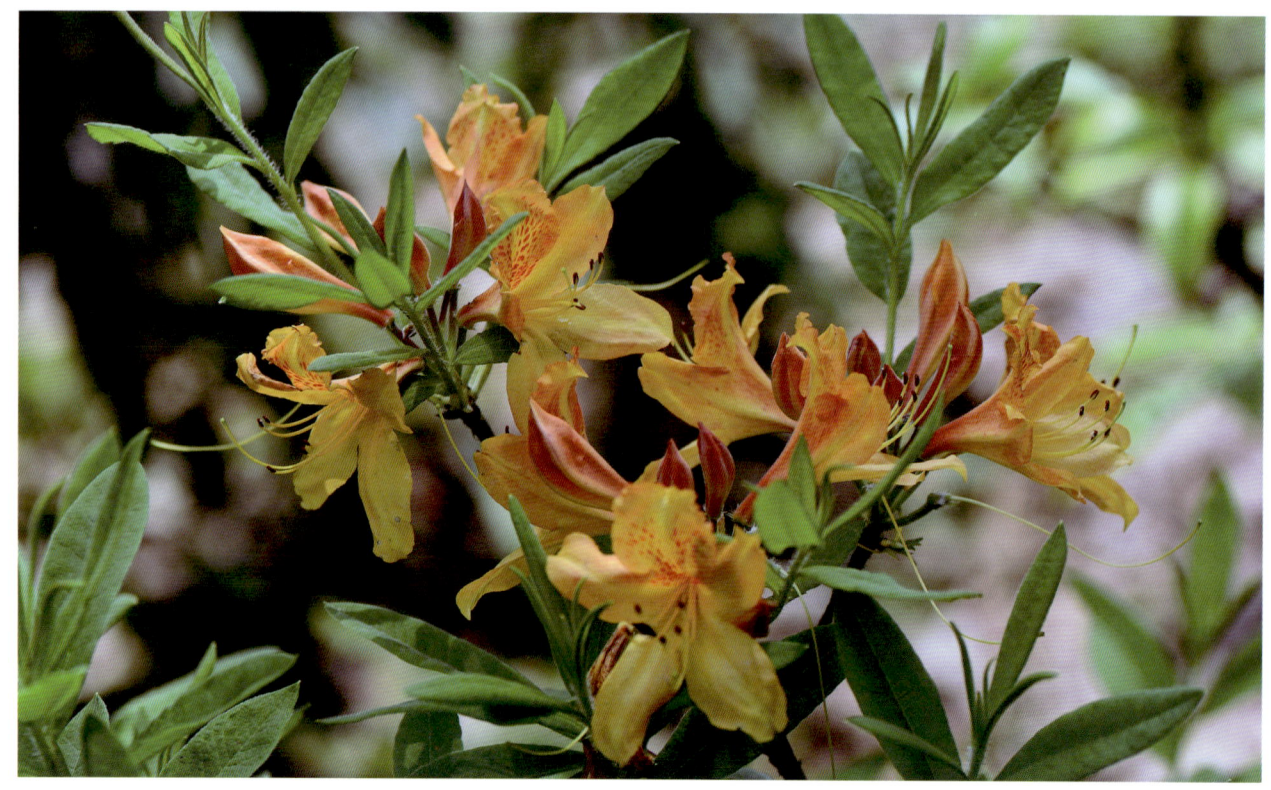

Det gad xent 珍珠花

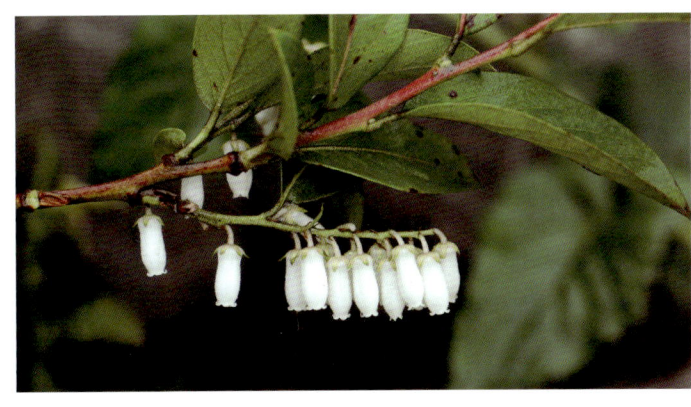

【Bit hsenb 俗名】牛筋、山胡椒、乌饭草、江南竹、饱饭花、野杜鹃、爆米花。

【Dios kob deis 基源】为杜鹃花科植物珍珠花 *Lyonia ovalifolia*（Wall.）Drude 的果实和枝叶。

【Niangb bet deis 生长环境】生于高中山地区荒坡矮林内、草山上。分布于部分苗乡。

【Jox hsub 性味属经】性热，味甘，属热药，入冷经。有小毒。

【Qet diel xid 功能主治】功能：xongf hxend tiod hsongd 强筋壮骨，vuk gangb hxenk dix bus 敛疮消痈。主治：mongb diub 腰痛，gangb vas 癣，gangb dix 疮疖。

【Ed not xus 用法用量】内服，煎汤，15～25 g；或泡酒饮。外用，煎水洗。

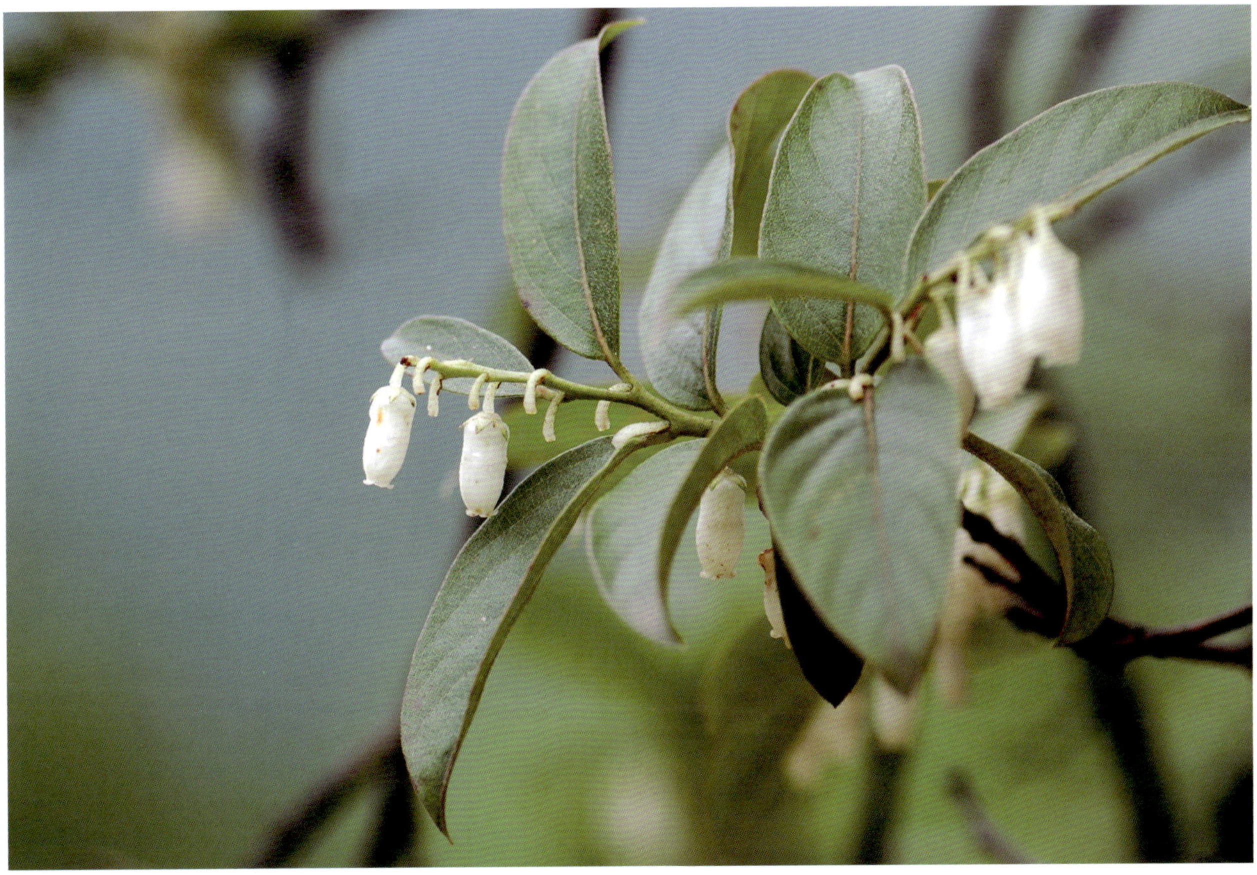

Det gad xent nix 毛叶南烛

【Bit hsenb 俗名】缤木、小米柴、小豆柴、牛屎柴、亮子药、山胡椒。

【Dios kob deis 基源】为杜鹃花科植物毛叶南烛 *Lyonia villosa* (Wall. ex C. B. Clarke) Hand.-Mazz. 的枝叶。

【Niangb bet deis 生长环境】生于坡塝丛林中、灌木林间。分布于部分苗乡。

【Jox hsub 性味属经】性热，味甘，属热药，入冷经。有小毒。

【Qet diel xid 功能主治】功能：bend ghad dangf zal 涩肠止泻，vuk gangb hxenk dix bus 敛疮消痈。主治：mongb diub 腰痛，gangb vas 癣，gangb dix 疮疖，zal ghad 腹泻。

【Ed not xus 用法用量】内服，煎汤，15～25 g；或泡酒饮。外用，煎水洗。

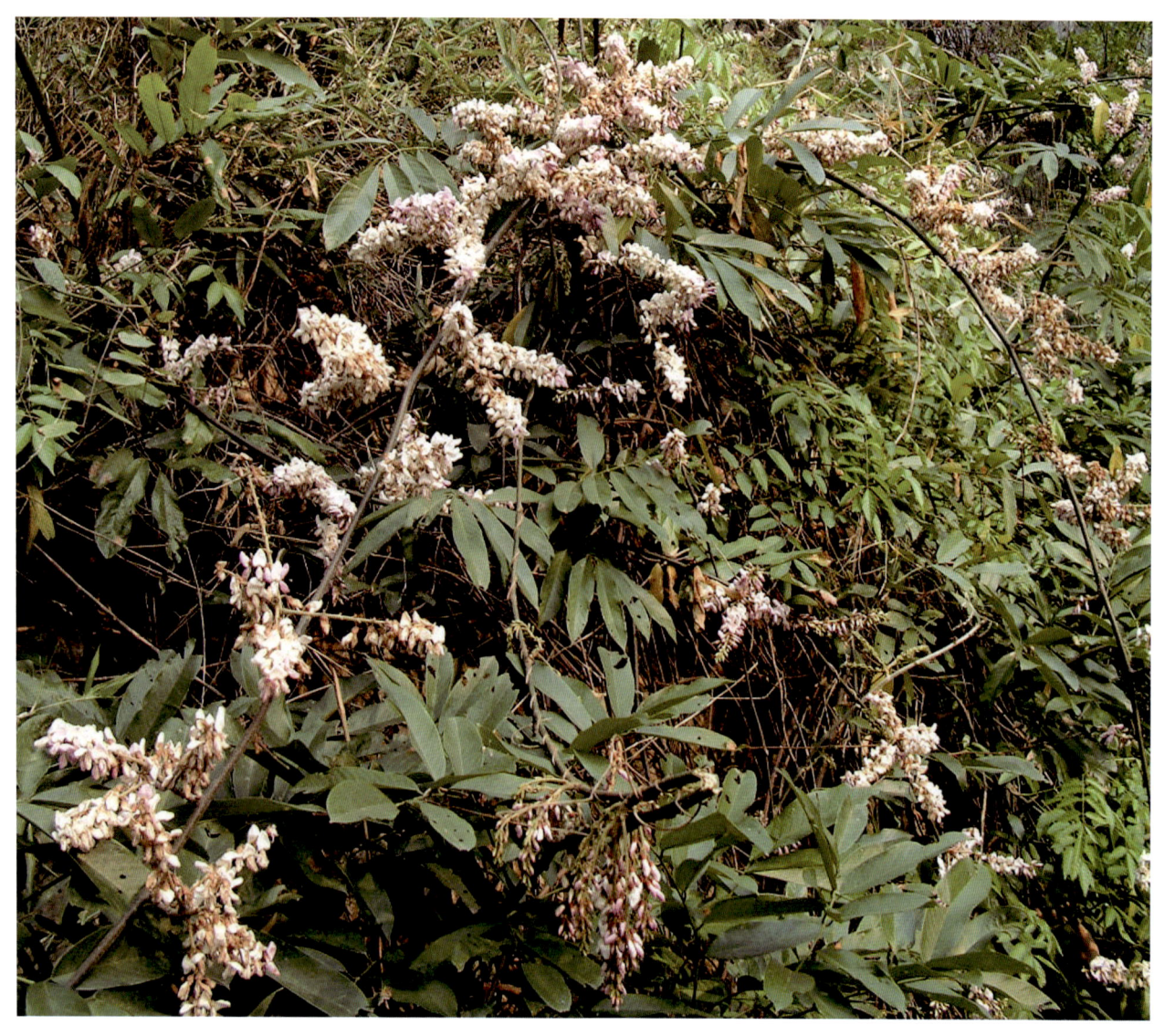

Zend ghad liod 白珠树

【Bit hsenb 俗名】老鸦果、老鸦泡、透骨香、破骨风、煤炭子。

【Dios kob deis 基源】为杜鹃花科植物白珠树 Gaultheria leucocarpa Bl. var. cumingiana (Vidal) T. Z. Hsu 的根、果、叶。

【Niangb bet deis 生长环境】生于山坡疏林下、路边灌木丛中。分布于各地苗乡。

【Jox hsub 性味属经】性热，味辛，属热药，入冷经。

【Qet diel xid 功能主治】功能：hxub jent hxenk net 祛风除湿，ves hxangd tongb hxud 活血通络。主治：dliangd bil dib sangb 跌打损伤，yens jent mongb ghut hsongd 风湿性关节炎，ait gheb bal jid od hxangd 劳伤吐血，hsongd yens jab 骨结核，pob wux qub 水臌病，liut dud ongd hsongb 神经性皮炎。

【Ed not xus 用法用量】内服，煎汤，15～25 g。外用，捣汁搽。

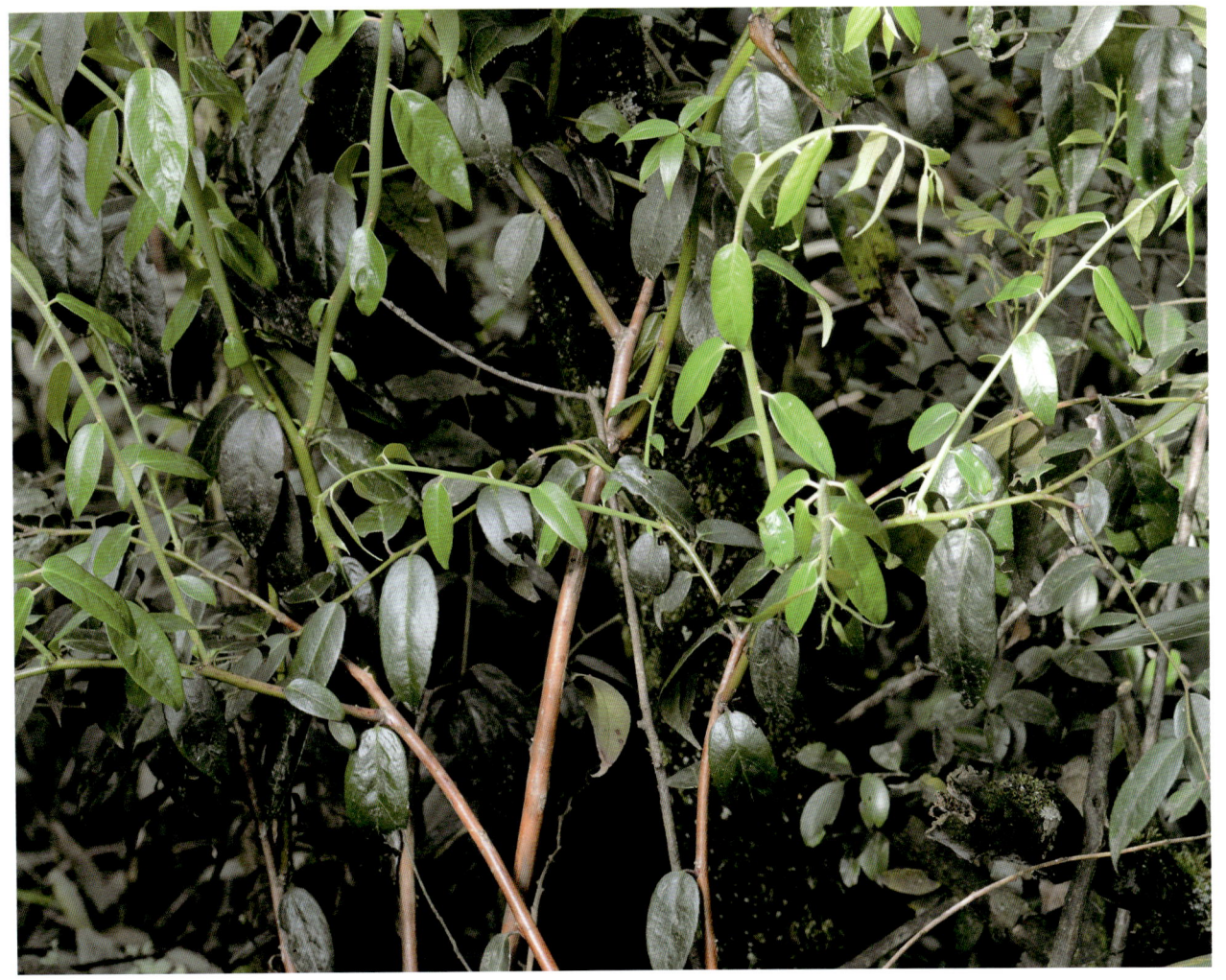

Det zend kongt 滇白珠树

【Bit hsenb 俗名】老鸦果、洗澡叶、透骨消、透骨香、满山香、煤炭子。

【Dios kob deis 基源】为杜鹃花科植物滇白珠树 *Gaultheria yunnanensis*（Franch.）Rehder 的枝叶、根。

【Niangb bet deis 生长环境】生于山坡林下、路边灌木丛中。分布于各地苗乡。

【Jox hsub 性味属经】性热，味辛，属热药，入冷经。

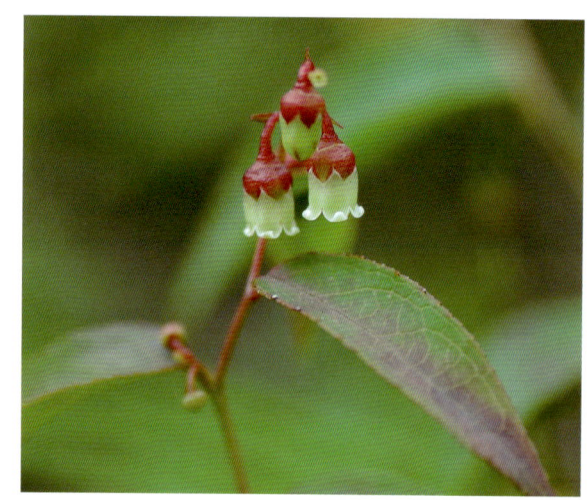

【Qet diel xid 功能主治】功能：hxub jent hxenk net 祛风除湿，ves hxangd tongb hxud 活血通络。主治：dliangd bil dib sangb 跌打损伤，yens jent mongb ghut hsongd 风湿性关节炎，ait gheb bal jid od hxangd 劳伤吐血，pob wux qub 水臌病，gangb daid eb 湿疹。

【Ed not xus 用法用量】内服，煎汤，15～25 g。外用，捣汁搽。

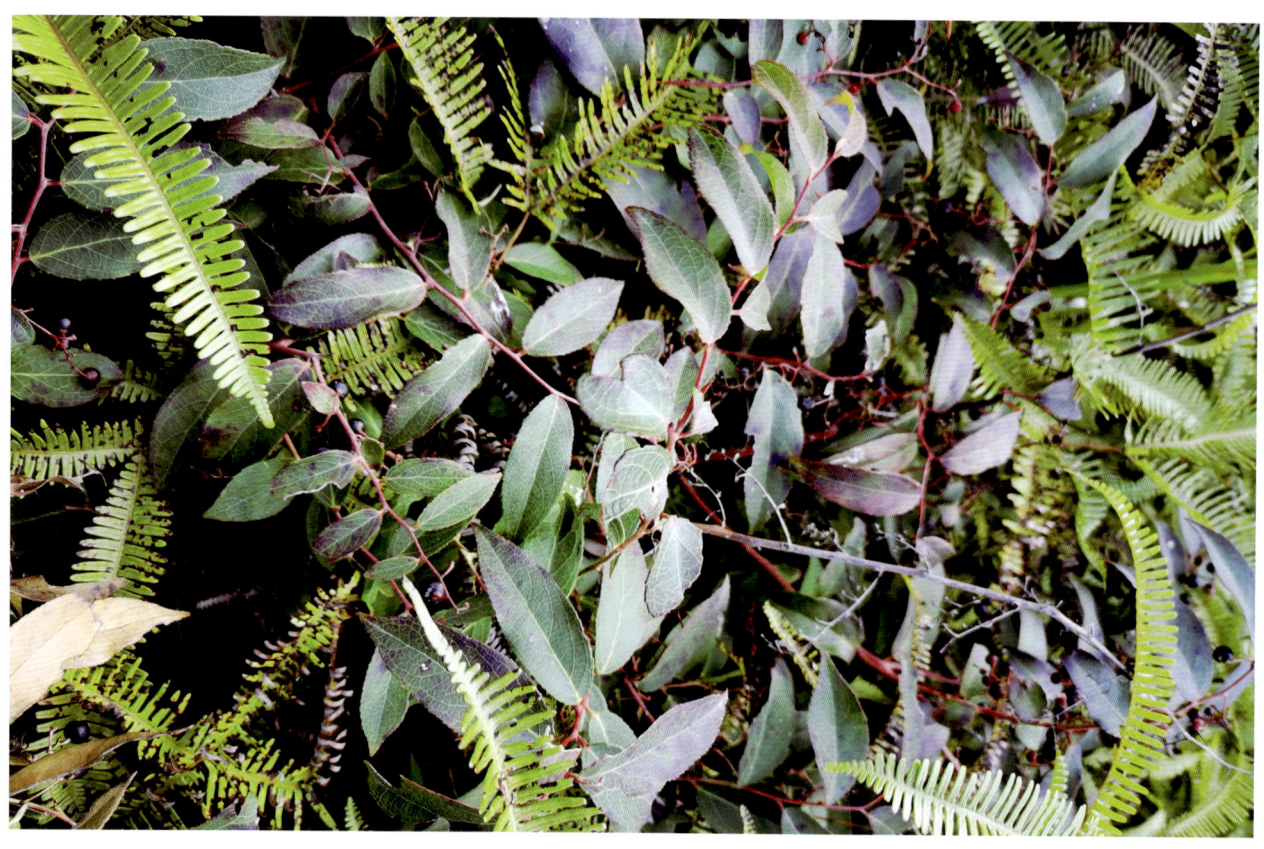

Det lias khxaid 地檀香

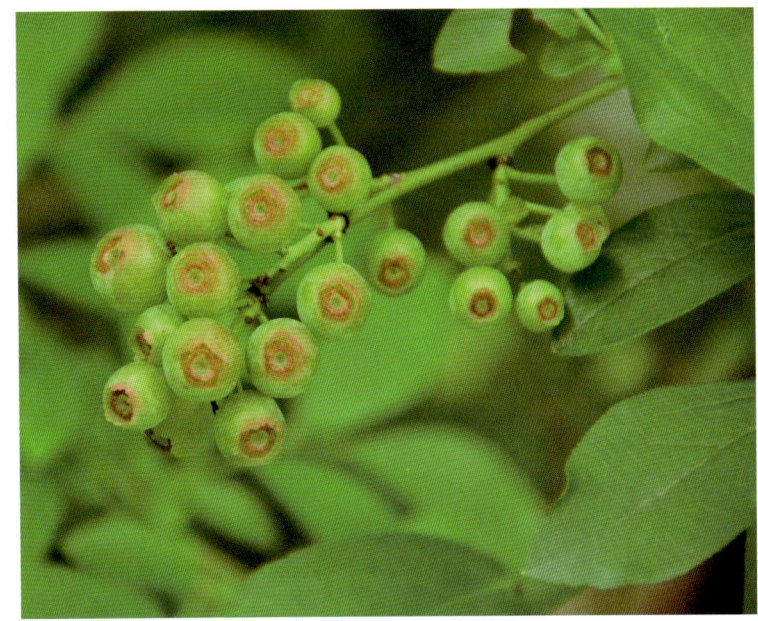

【Bit hsenb 俗名】透骨消、大透骨消、野老鸦果。

【Dios kob deis 基源】为杜鹃花科植物地檀香 *Gaultheria forrestii* Diels 的根、叶。

【Niangb bet deis 生长环境】生于坡塝灌木林中、林缘。分布于各地苗乡。

【Jox hsub 性味属经】性热，味苦辛，属热药，入冷经。

【Qet diel xid 功能主治】功能：hxub jent hxenk net 祛风除湿，ves hxangd tongb hxud 活血通络。主治：yens jent mongb 风湿痛，yens jent zeib ghangb 风湿瘫痪，mongb hmid 牙痛，niangb hsab pob mongb 无名肿毒。

【Ed not xus 用法用量】内服，煎汤，15～25 g；或浸酒饮。外用，煎水熏洗。

Det bangx gad 米饭花

【Bit hsenb 俗名】夏菠、羊豆饭、珍珠花、小三条筋子树。

【Dios kob deis 基源】为杜鹃花科植物米饭花 *Vaccinium sprengelii*（G. Don）Sleumer 的枝、叶、根。

【Niangb bet deis 生长环境】生于山坡灌木丛中。分布于部分苗乡。

【Jox hsub 性味属经】性平，味甘，属冷热两经药，入两经。

【Qet diel xid 功能主治】功能：tat jit hxangd hxenk angt 散瘀消肿。主治：dliangd bil dib sangb 跌打损伤，yens pot bangd 枪伤，ghad hlet bus ngix 铁砂入肉，jox jid pob wox 全身浮肿。

【Ed not xus 用法用量】内服，煎汤，15～25 g。外用，捣烂敷。

Det zend ghad dlaib 乌鸦果

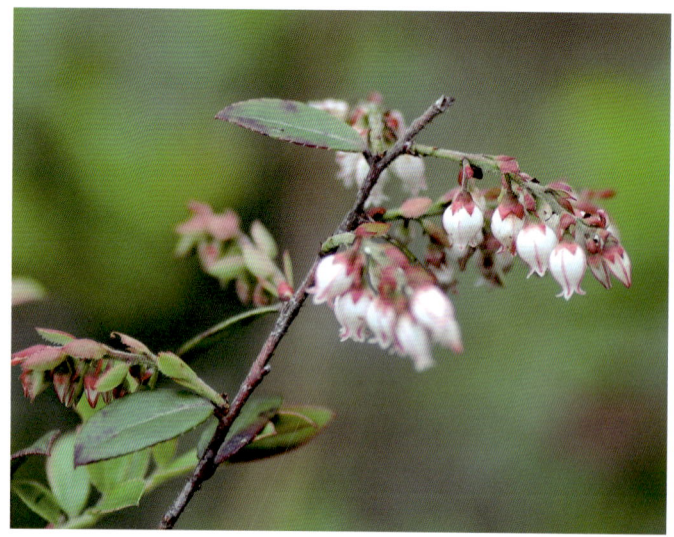

【Bit hsenb 俗名】千年剑、土千年剑、毛叶乌饭。

【Dios kob deis 基源】为杜鹃花科植物乌鸦果 *Vaccinium fragile* Franch. 的根、叶、果。

【Niangb bet deis 生长环境】生于山坡松树林间、灌木丛中。分布于部分苗乡。

【Jox hsub 性味属经】性热，味酸，属热药，入冷经。

【Qet diel xid 功能主治】功能：tad hxend tongb hxud 舒筋通络，hxenk od nul dangf mongb 消炎止痛。主治：yens jent mongb ghut hsongd 风湿性关节炎，hvangb jid zeib ghangb 半身不遂，yens xit lol hxangd 刀伤出血，mongb git ghab naix 腮腺炎，ngol dad jes 久咳，bit ax dangx 失眠，lax dliangb lix 麻风病。

【Ed not xus 用法用量】内服，煎汤，15～25 g；治久咳、失眠，取果煎服。外用，捣烂敷。

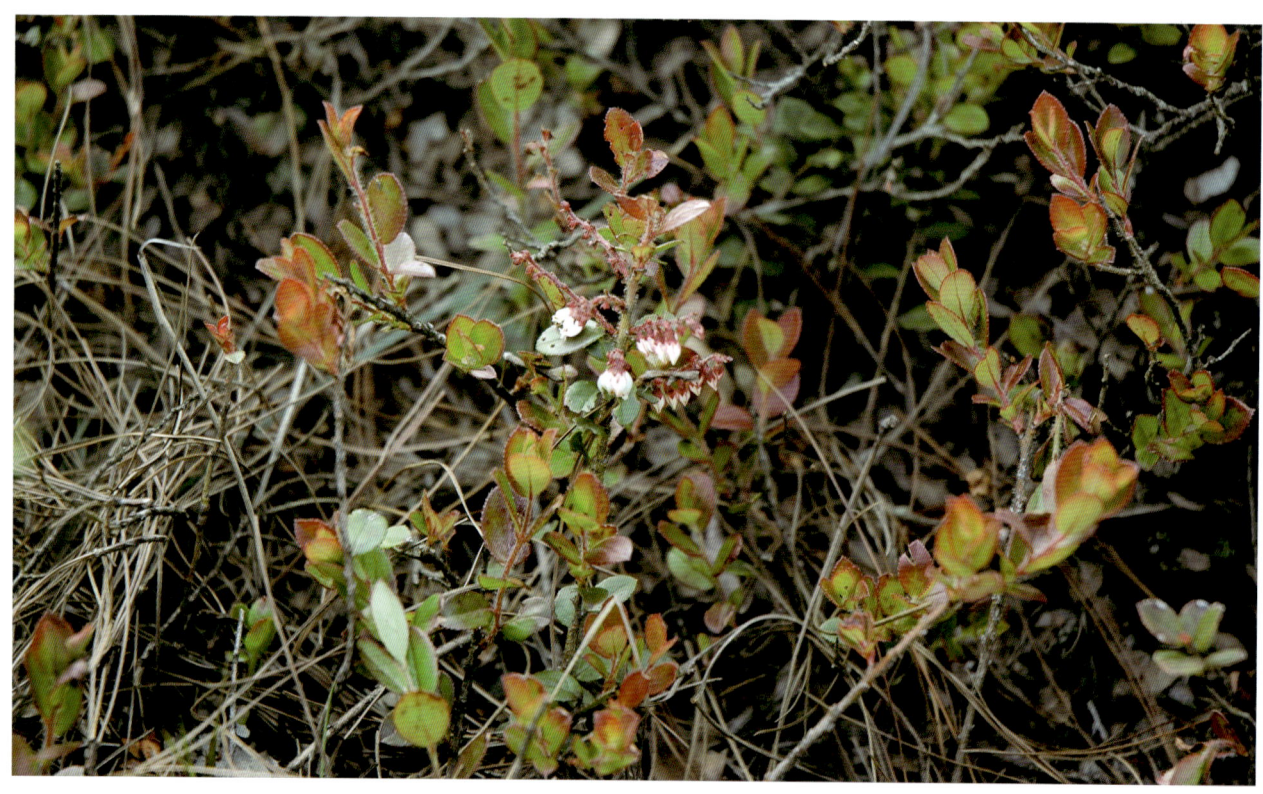

Det dangx pot 马醉木

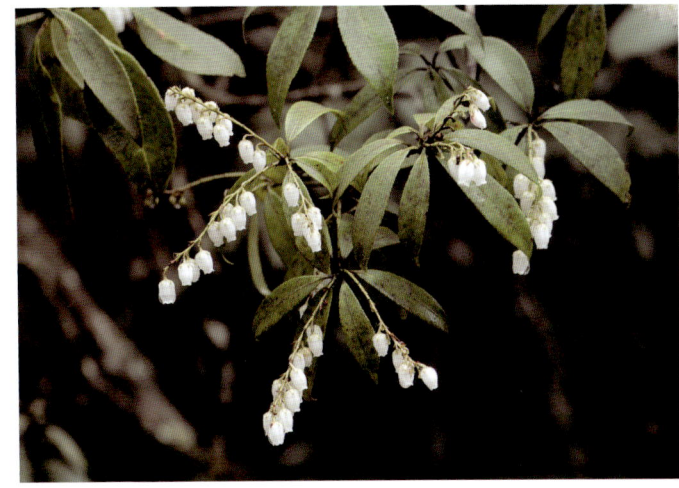

【Bit hsenb 俗名】椋木、山丁香、山泡蒲、红蜡烛、泡泡花。

【Dios kob deis 基源】为杜鹃科植物马醉木 *Pieris japonica* (Thunb.) D. Don ex G. Don 的根、叶。

【Niangb bet deis 生长环境】生于荒山草地上、松树林下。分布于各地苗乡。

【Jox hsub 性味属经】性冷，味酸，属冷药，入热经。有毒。

【Qet diel xid 功能主治】功能：hxenk od nul 消炎，dib gangb dangf qut qat 杀虫止痒。主治：jil wel od nul 乳腺炎，dix gangb lax nial 疮痈溃疡，gangb xent 疥疮，ghab liut dud qut qat 皮肤瘙痒，xud wal lol ax hvit 小便不利。

【Ed not xus 用法用量】内服，煎汤，15～25 g。外用，煎水洗。

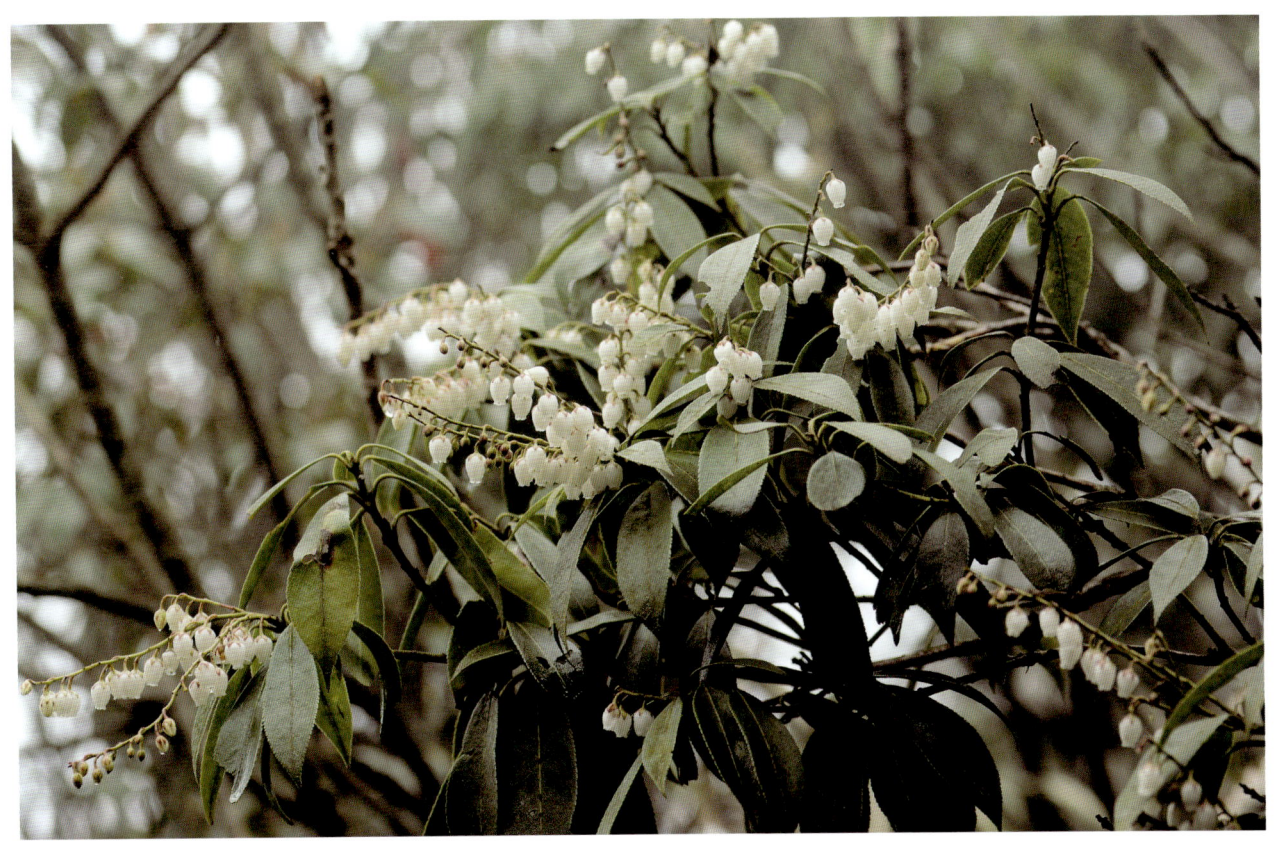

Bangx gad senb 缤木

【Bit hsenb 俗名】山胡椒、炒米柴、爆米花。

【Dios kob deis 基源】为杜鹃花科植物缤木 Lyonia ovalifolia var. elliptica（Sieb. et Zucc.）Hand.-Mazz. 的枝叶、果实。

【Niangb bet deis 生长环境】生于中山地区杂木林下、灌木丛中。分布于各地苗乡。

【Jox hsub 性味属经】性热，味甘，属热药，入冷经。有小毒。

【Qet diel xid 功能主治】功能：hxub jent hxenk net 祛风除湿，hxub kib tat jab 清热解毒。主治：yens jent mongb diub 风湿腰痛，gangb xent 疥疮，gangb vas 癣。

【Ed not xus 用法用量】内服，煎汤，15～25 g；或浸酒饮。外用，捣烂敷或煎水熏洗。

Vob bangf det 树萝卜

【Bit hsenb 俗名】树参、山萝卜、石萝卜、叶上花。

【Dios kob deis 基源】为杜鹃花科植物树萝卜 Agapetes moorei Hemsl. 的肉根。

【Niangb bet deis 生长环境】寄生于深山杂木林中老阔叶树上。分布于部分苗乡。

【Jox hsub 性味属经】性冷，味苦涩，属冷药，入热经。

【Qet diel xid 功能主治】功能：ves hxangd tat jit hxangd 活血化瘀，hsenk hsongd hsenk hxend 续筋接骨。主治：lod hsongd 骨折，dliangd bil dib sangb 跌打损伤，pob lob pob bil 手脚水肿。

【Ed not xus 用法用量】内服，煎汤，15～25 g。外用，捣烂敷。

Det hangd bix xok 红花越橘

【Bit hsenb 俗名】越橘、熊果、牙疙瘩、酒糟果。

【Dios kob deis 基源】为杜鹃花科植物红花越橘 Vaccinium urceolatum Hemsl. 的枝、叶、果。

【Niangb bet deis 生长环境】生于荒山灌木丛、矮丛杂木林中。分布于部分苗乡。

【Jox hsub 性味属经】性热，味苦涩，属热药，入冷经。

【Qet diel xid 功能主治】功能：hxenk od nul 消炎，dangf ghad dongk dangf zal 止痢止泻。主治：cad wal od nul 膀胱炎，diongx wal od nul 尿道炎，mongb qub zal ghad 腹痛腹泻，zal ghad dongk xok 细菌性痢疾。

【Ed not xus 用法用量】内服，煎汤，25～30 g。

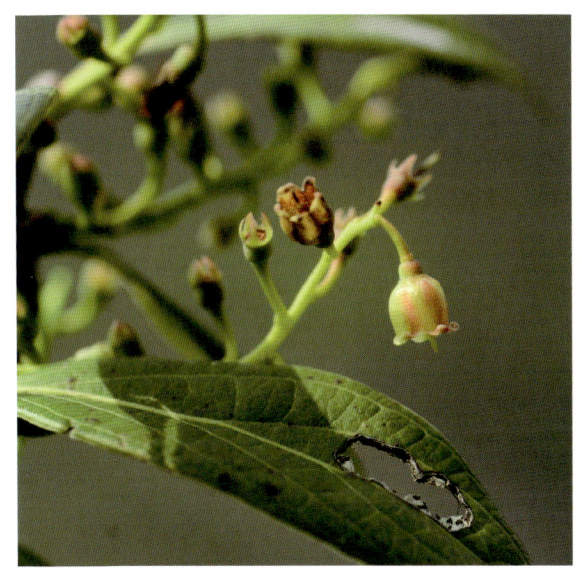

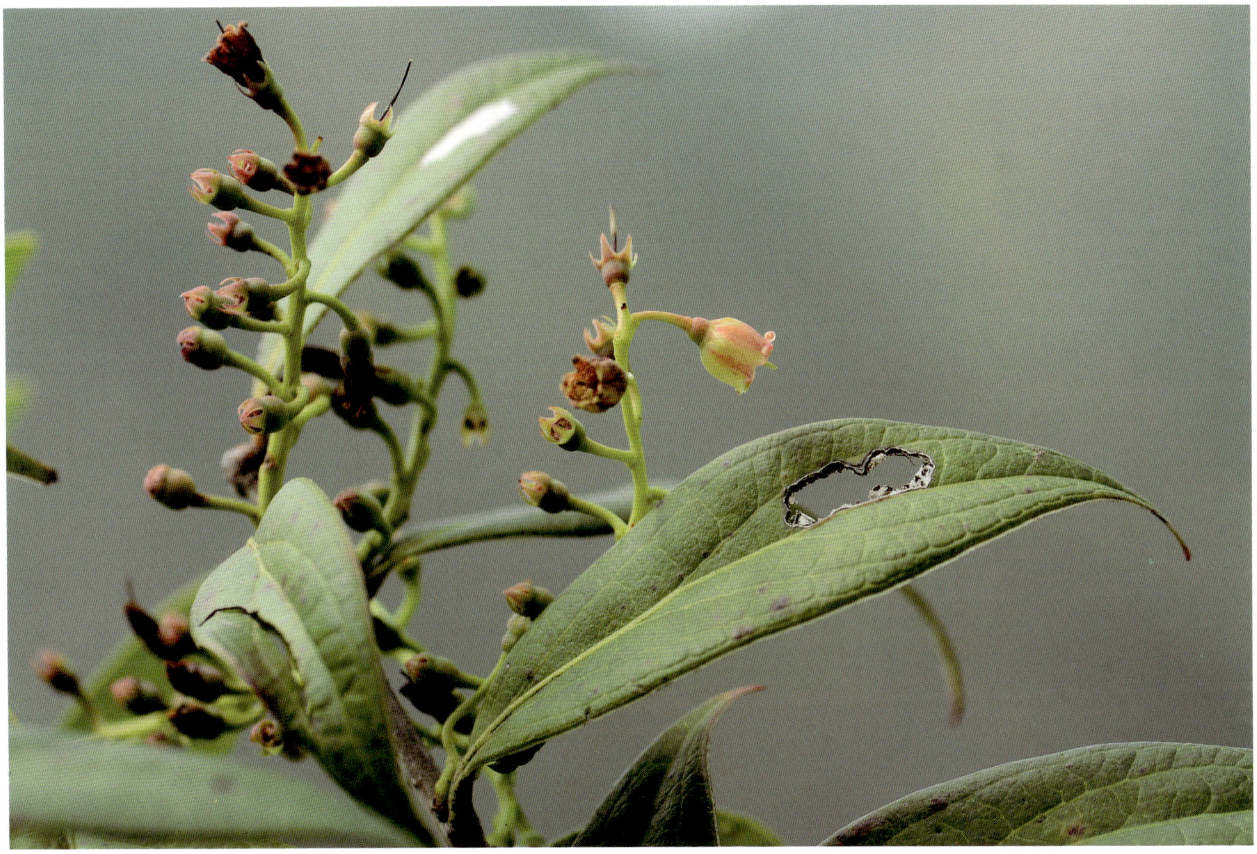

紫金牛科

Jab lol lies jif 紫金牛

【Bit hsenb 俗名】叶底红、平地木、地红消、小接骨茶、叶下珍珠。

【Dios kob deis 基源】为紫金牛科植物紫金牛 Ardisia japonica（Thunb.）Blume 的根、茎叶。

【Niangb bet deis 生长环境】生于深山林下阴湿处。分布于各地苗乡。

【Jox hsub 性味属经】性平，味苦，属冷热两经药，入两经。

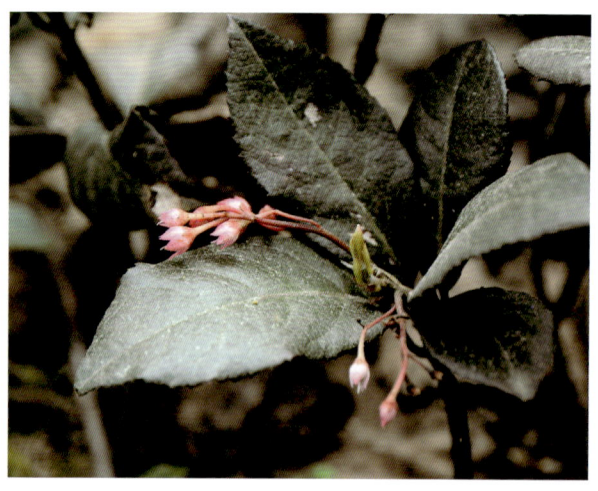

【Qet diel xid 功能主治】功能：ves hxangd tat jit hxangd 活血化瘀，yangx ngol dangf khangk 镇咳祛痰，hxub kib tat jab 清热解毒。主治：mongb hsongd hxend 筋骨疼痛，hfud gangb sangb mongb 胸部受伤疼痛，ait gheb bal jid 劳伤，mongb ghongd gus 气管炎，ngol lol hxangd 咳血，niangb hsab pob mongb 无名肿毒。

【Ed not xus 用法用量】内服，煎汤，15～30 g；或捣汁饮、浸酒饮。外用，捣烂敷。

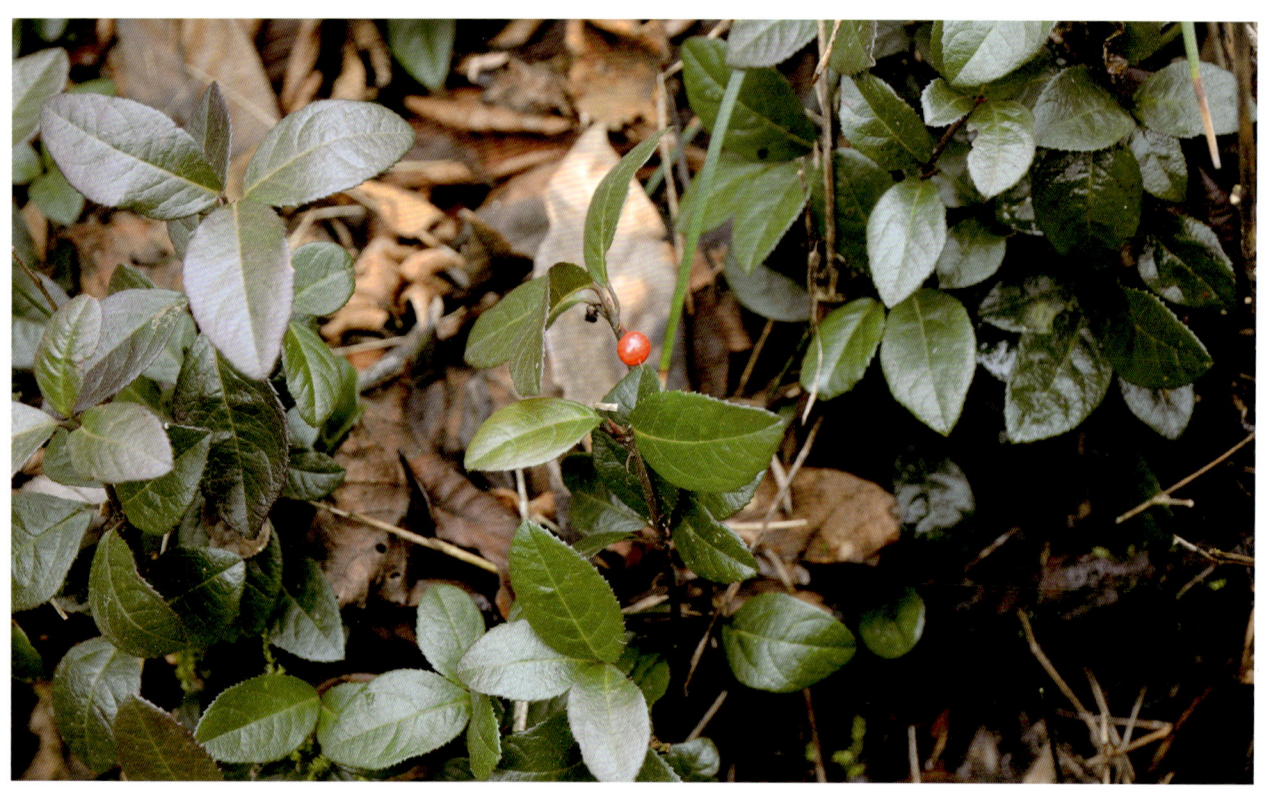

Jab lol lies jif leix 毛茎紫金牛

【Bit hsenb 俗名】毛青杠、斩龙剑、小紫金牛、红刺毛藤。

【Dios kob deis 基源】为紫金牛科植物毛茎紫金牛 *Ardisia pusilla* A. DC. 的全株。

【Niangb bet deis 生长环境】生于深山林下。分布于部分苗乡。

【Jox hsub 性味属经】性热，味苦辛，属热药，入冷经。

【Qet diel xid 功能主治】功能：ves hxangd tongb hxud 活血通络，yis hsongd tiod hxend 补骨强筋。主治：dliangd bil dib sangb 跌打损伤，mongb ghab hsangb ghot 旧伤复发疼痛，mongb hsongd hxend 筋骨疼痛，diuf xus dlial ves mongb diub 肾虚腰痛。

【Ed not xus 用法用量】内服，煎汤，15～25 g；或研末吞服；或浸酒饮。

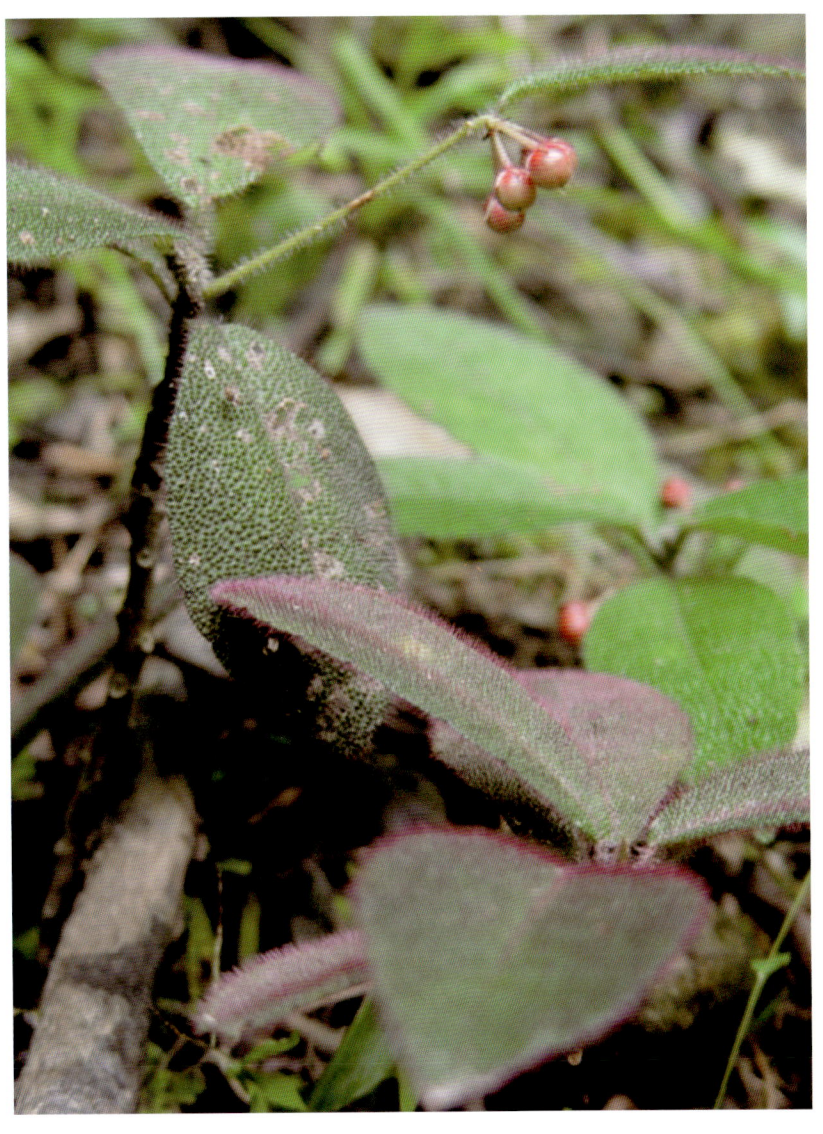

Jab lol lies jif yut 莲座紫金牛

【Bit hsenb 俗名】不出林、地青杠、雪里珠、矮茶荷、叶下珍珠。

【Dios kob deis 基源】为紫金牛科植物莲座紫金牛 Ardisia primulifolia Gardn. et Champ. 的全株。

【Niangb bet deis 生长环境】生于林下阴湿处。分布于各地苗乡。

【Jox hsub 性味属经】性平，味苦，属冷热两经药，入两经。

【Qet diel xid 功能主治】功能：ves hxangd tat jit hxangd 活血化瘀，yangx ngol dangf khangk 镇咳祛痰，hxub kib tat jab 清热解毒。主治：ait gheb bal jid

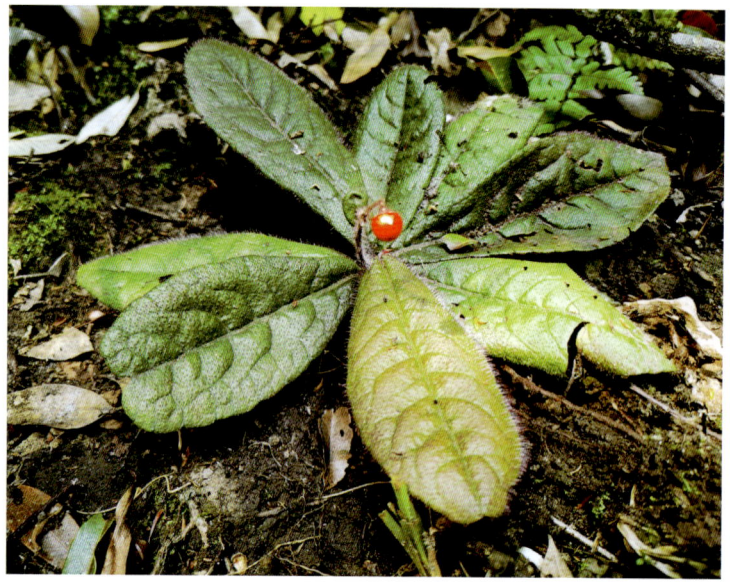

劳伤，mongb hsongd hxend 筋骨疼痛，hfud gangb sangb mongb 胸部受伤疼痛，mongb ghongd gus 气管炎，ngol lol hxangd 咳血。

【Ed not xus 用法用量】内服，煎汤，15～30 g；或捣汁饮、浸酒饮。外用，捣烂敷。

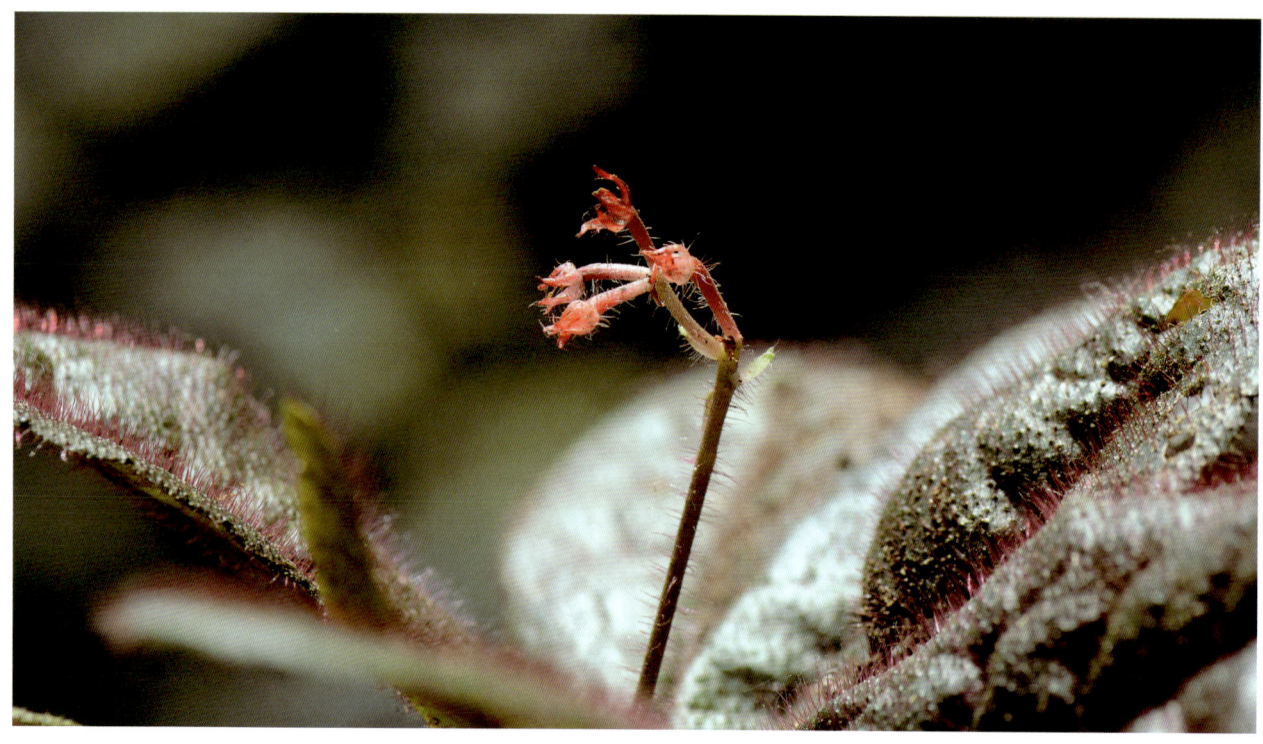

Jenl ghut yut 雪下红

【Bit hsenb 俗名】矮茶风、猴接骨、珊瑚珠、短脚罗伞、短脚三郎。

【Dios kob deis 基源】为紫金牛科植物雪下红 *Ardisia villosa* Roxb. 的根或全株。

【Niangb bet deis 生长环境】生于山地杂木林中。分布于部分苗乡。

【Jox hsub 性味属经】性热，味苦辛，属热药，入冷经。

【Qet diel xid 功能主治】功能：hxub jent hxenk net 祛风除湿，ves hxangd dangf mongb 活血止痛。主治：dliangd bil dib yens pot mongb 跌打肿痛，lod hsongd 骨折，yens jent mongb hsongd 风湿骨痛，ngol lol hxangd 咳血，mongb qub 腹痛。

【Ed not xus 用法用量】内服，煎汤，10～25 g；或浸酒饮。外用，捣烂淬酒炒敷。

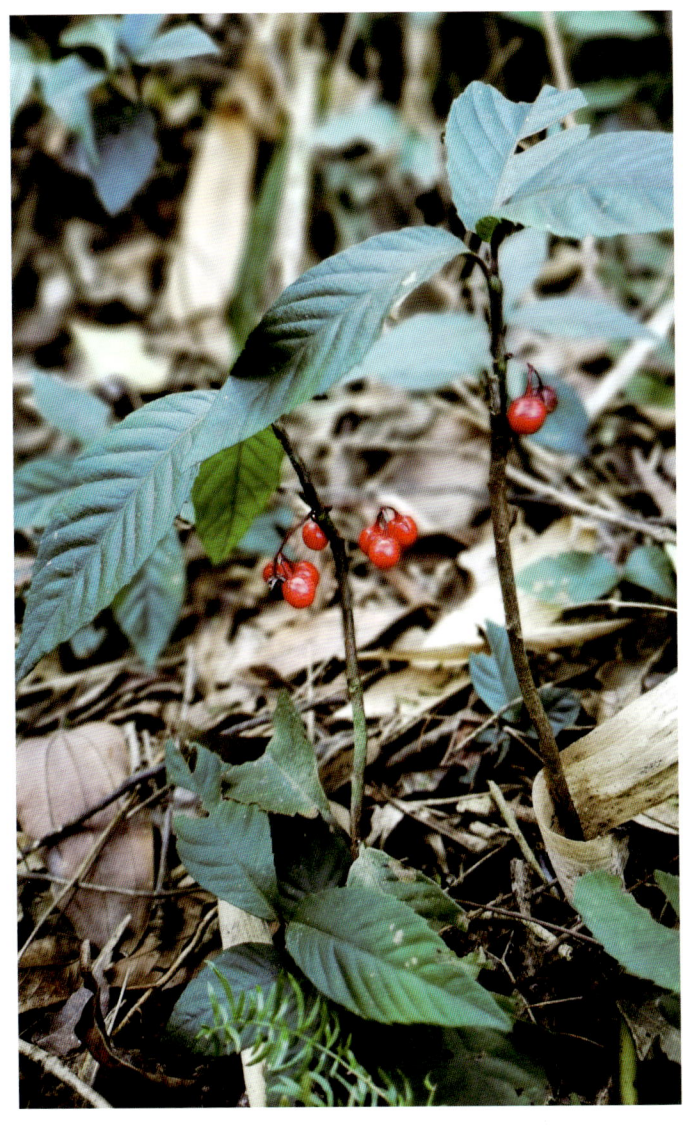
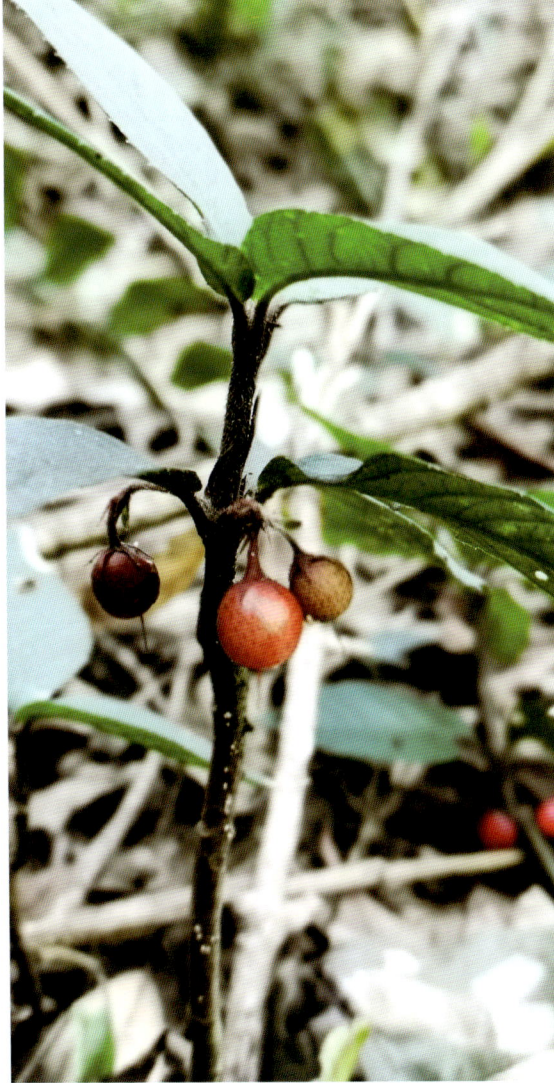

Jenl ghut vud 月月红

【Bit hsenb 俗名】矮茶、毛青杠、平地木、地风消、雪里红、叶下珍珠。

【Dios kob deis 基源】为紫金牛科植物月月红 *Ardisia faberi* Hemsl. 的根茎。

【Niangb bet deis 生长环境】生于山谷森林中、冲沟边岩石缝中。分布于各地苗乡。

【Jox hsub 性味属经】性冷，味苦辛，属冷药，入热经。

【Qet diel xid 功能主治】功能：hxub jent hxenk net 祛风除湿，hxenk angt dangf mongb 消肿止痛。主治：yens jent mongb 风湿痛，ghab diux ghongd angt mongb 咽喉肿痛，mongb qub 腹痛。

【Ed not xus 用法用量】内服，煎汤，15～25 g。

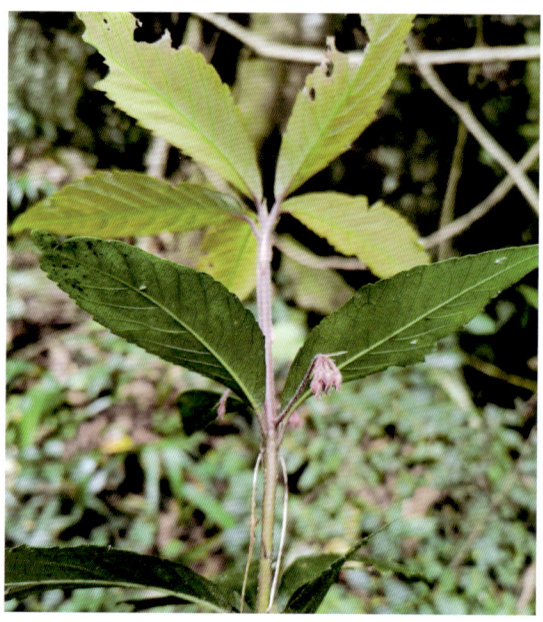

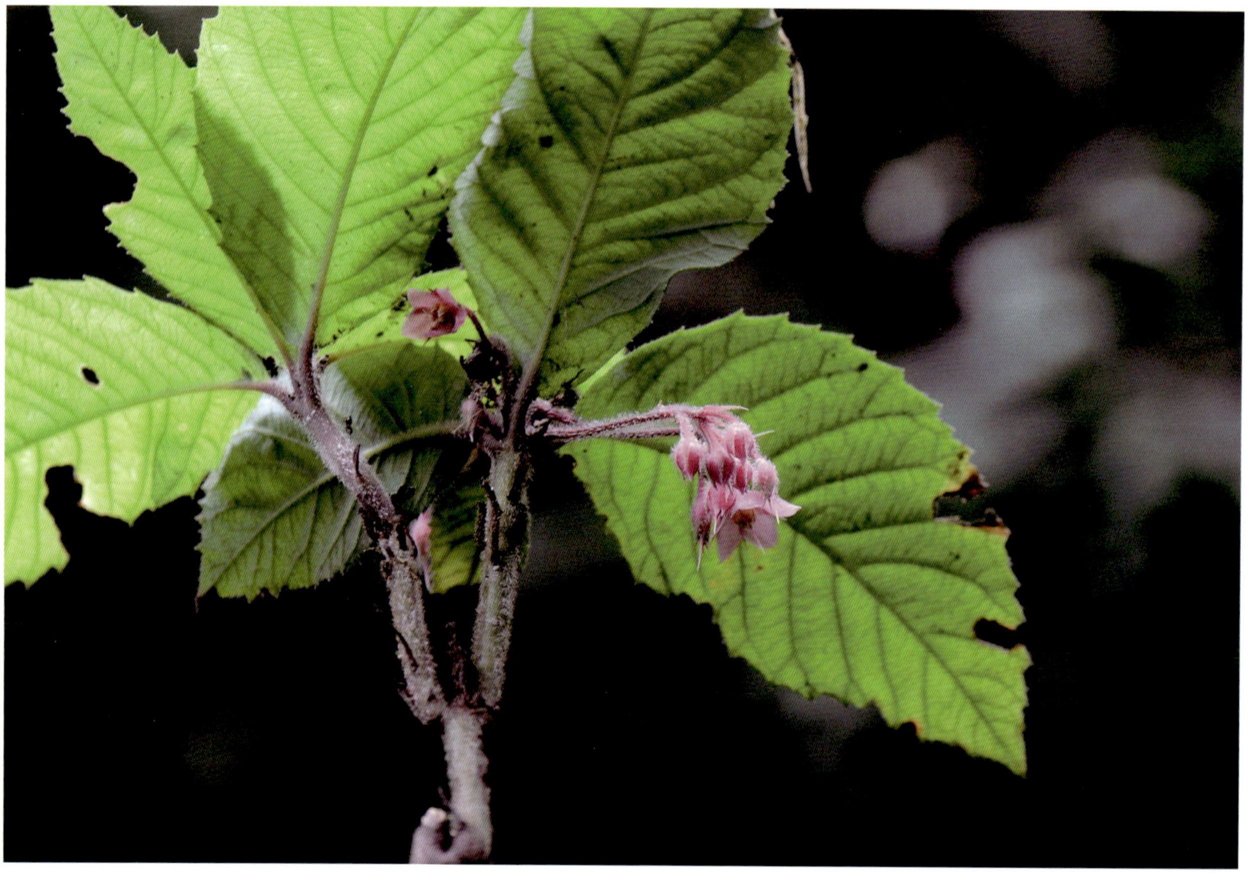

Jab lol lies jif xok 虎舌红

【Bit hsenb 俗名】红胆、红毛毡、毛青杠、雪下红、矮茶风。

【Dios kob deis 基源】为紫金牛科植物虎舌红 *Ardisia mamillata* Hance 的全株。

【Niangb bet deis 生长环境】生于山谷树林下阴凉处。分布于各地苗乡。

【Jox hsub 性味属经】性冷，味苦辛，属冷药，入热经。

【Qet diel xid 功能主治】功能：hxub kib tat jab 清热解毒，seil hxangd dangf hxangd 凉血止血。主治：nais jongt od nul 肝炎，xenb od nul 胆囊炎，dliangd bil dib sangb 跌打损伤，yens xit lol hxangd 刀伤出血，ngol lol hxangd 咳血，hsot ud mongb qub 痛经，hfak bangb hxangd 血崩。

【Ed not xus 用法用量】内服，煎汤，15～25 g；或泡酒饮。外用，捣烂敷或研末调敷。

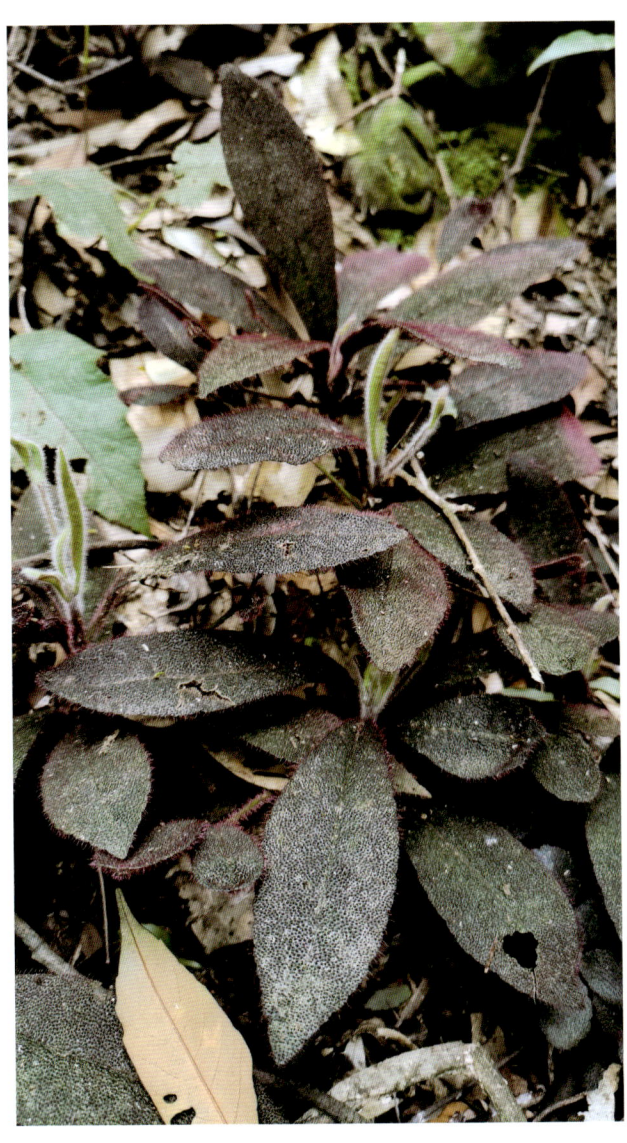
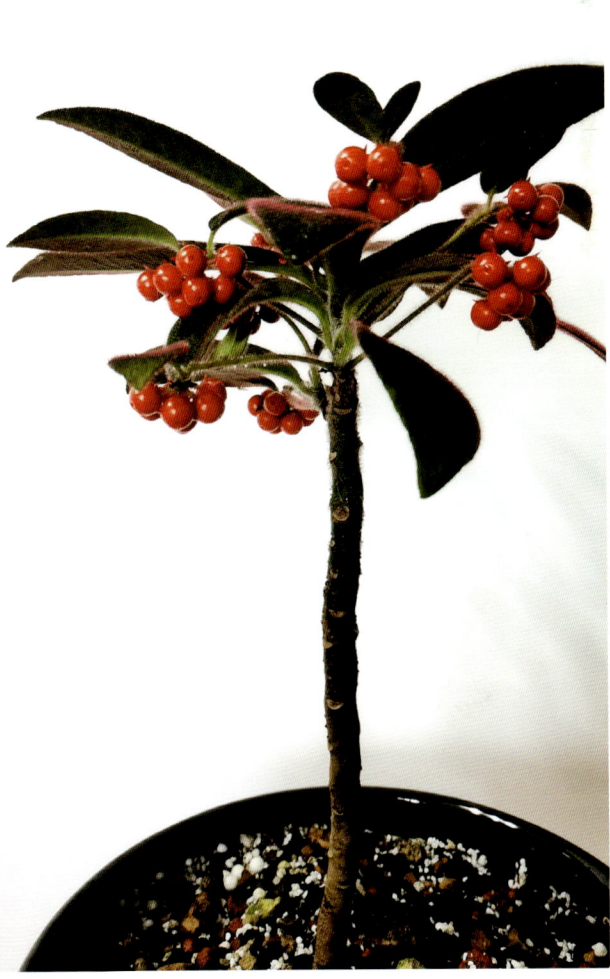

Jab bib lil jib 朱砂根

【Bit hsenb 俗名】土丹皮、地红硝、开喉箭、散血丹、八爪金龙、珍珠凉伞。

【Dios kob deis 基源】为紫金牛科植物朱砂根 *Ardisia crenata* Sims 的根、茎叶。

【Niangb bet deis 生长环境】生于低山地区阔叶林下、杂木林中、水沟边。分布于各地苗乡。

【Jox hsub 性味属经】性冷,味苦辛,属冷药,入热经。

【Qet diel xid 功能主治】功能:hxub kib tat jab 清热解毒,tat jit hxangd dangf mongb 散瘀止痛。主治:dliangd bil dib sangb 跌打损伤,yens jent mongb hsongd 风湿骨痛,ghab diux ghongd angt mongb 咽喉肿痛,los link ghongd 吊小舌,mongb hmid 牙痛,hsot ud mongb qub 痛经,yens nangb gik 毒蛇咬伤。

【Ed not xus 用法用量】内服,煎汤,25～50 g。外用,鲜根捣烂敷患处。

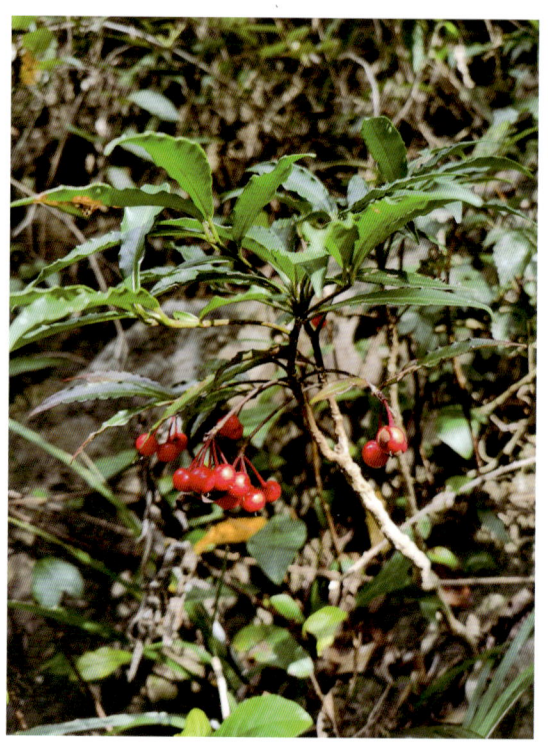

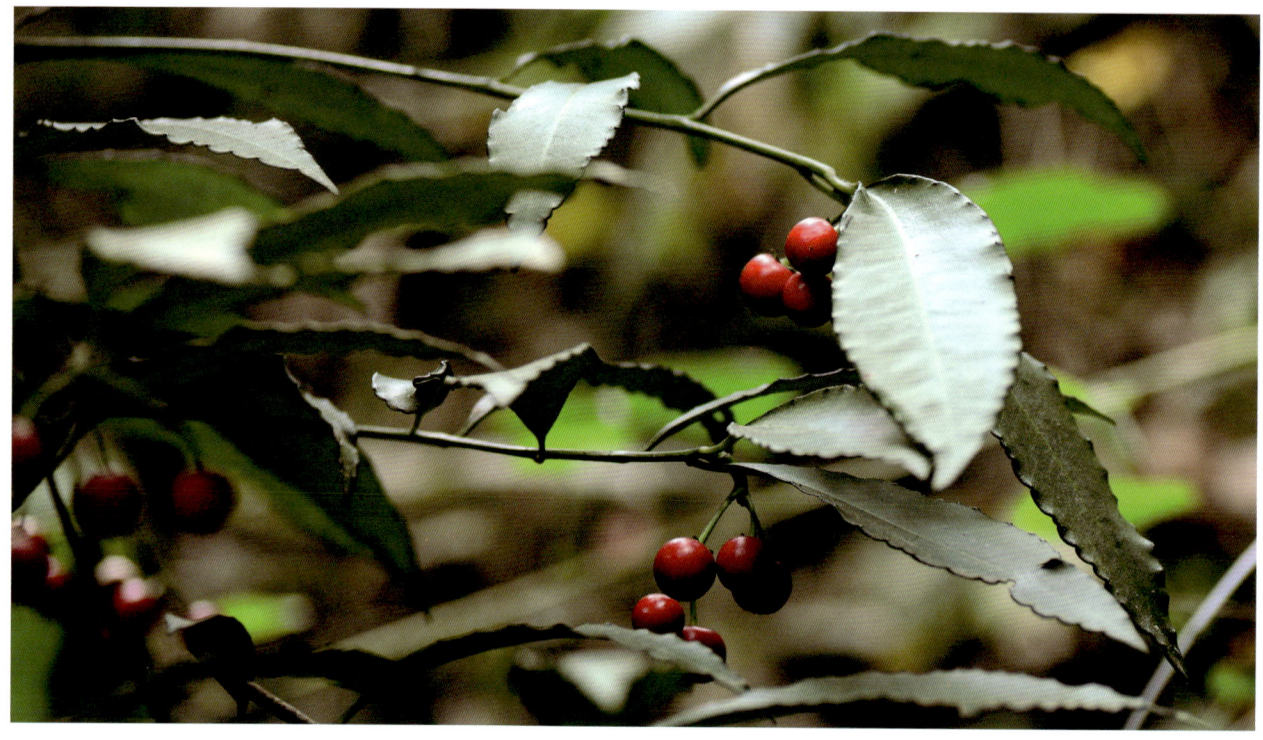

Jab bib lil jib yut 九管血

【Bit hsenb 俗名】开喉箭、地柑子、矮陀陀、猪总管、团叶八爪金龙。

【Dios kob deis 基源】为紫金牛科植物九管血 *Ardisia brevicaulis* Diels 的根或全株。

【Niangb bet deis 生长环境】生于坡塝疏林地荫蔽处。分布于各地苗乡。

【Jox hsub 性味属经】性平，味苦涩，属冷热两经药，入两经。

【Qet diel xid 功能主治】功能：tat jit hxangd hxenk angt 散瘀消肿，hxub jent hxenk net 祛风除湿。主治：dliangd bil dib sangb 跌打损伤，yens jent mongb ghut hsongd 风湿性关节炎，mongb diub 腰痛，ghab diux ghongd angt mongb 咽喉肿痛，mongb ghongd dlub 白喉，mongb hmid 牙痛，niangb hsab pob mongb 无名肿毒。

【Ed not xus 用法用量】内服，煎汤，15～25 g；或浸酒饮。

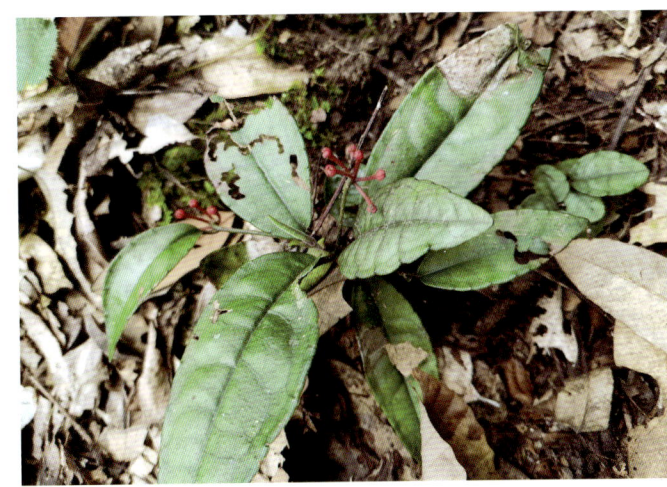 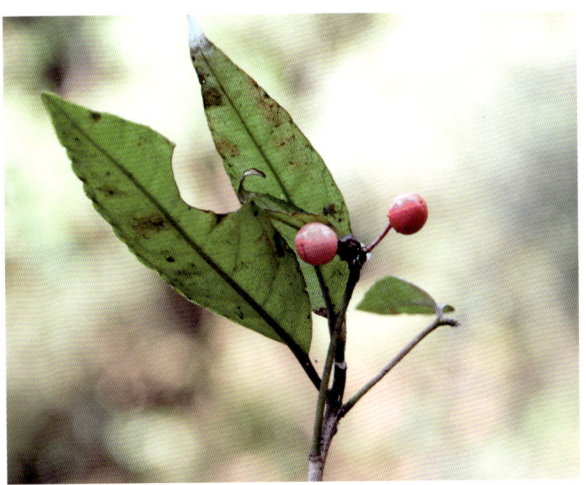

Det dlaib lob 罗伞树

【Bit hsenb 俗名】九管血、小凉伞、开喉箭、地柑子、斑叶朱砂根。

【Dios kob deis 基源】为紫金牛科植物罗伞树 *Ardisia quinquegona* Bl. 的根或全株。

【Niangb bet deis 生长环境】生于低山地区深山老林下、灌木丛中。分布于部分苗乡。

【Jox hsub 性味属经】性热，味甘辛，属热药，入冷经。

【Qet diel xid 功能主治】功能：hxub jent hxenk net 祛风除湿，ves hxangd hsot ud vut 活血调经。主治：dliangd bil dib sangb 跌打损伤，yens jent mongb 风湿痛，ghab diux ghongd angt mongb 咽喉肿痛，laib lot ongd hsongd 口腔炎，ax hsot ud 闭经，hsot ud mongb qub 痛经。

【Ed not xus 用法用量】内服，煎汤，25～30 g。外用，捣烂敷患处。

Jab ot dos xok 红凉伞

【Bit hsenb 俗名】九管血、叶底红、开喉箭、铁凉伞、矮陀陀、矮脚草。

【Dios kob deis 基源】为紫金牛科植物红凉伞 Ardisia crenata Sims var. bicolor (Walker) C. Y. Wu et C. Chen 的根或全株。

【Niangb bet deis 生长环境】生于山坡杂木林下、灌木林中。分布于部分苗乡。

【Jox hsub 性味属经】性热，味辣，属热药，入冷经。

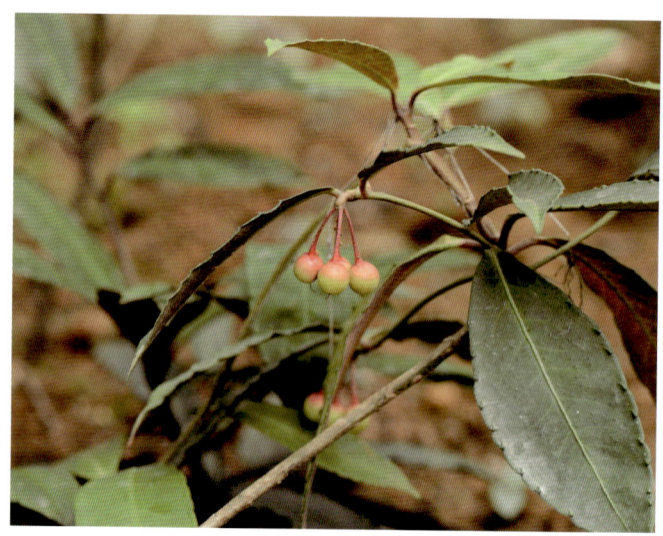

【Qet diel xid 功能主治】功能：ves hxangd tat jit hxangd 活血化瘀，hxub kib zal kib 清热泻火。主治：dliangd bil dib sangb 跌打损伤，yens jent mongb 风湿痛，ghab diux ghongd angt mongb 咽喉肿痛，mongb hmid 牙痛。

【Ed not xus 用法用量】内服，煎汤，25～30 g；或浸酒饮。外用，捣烂敷。

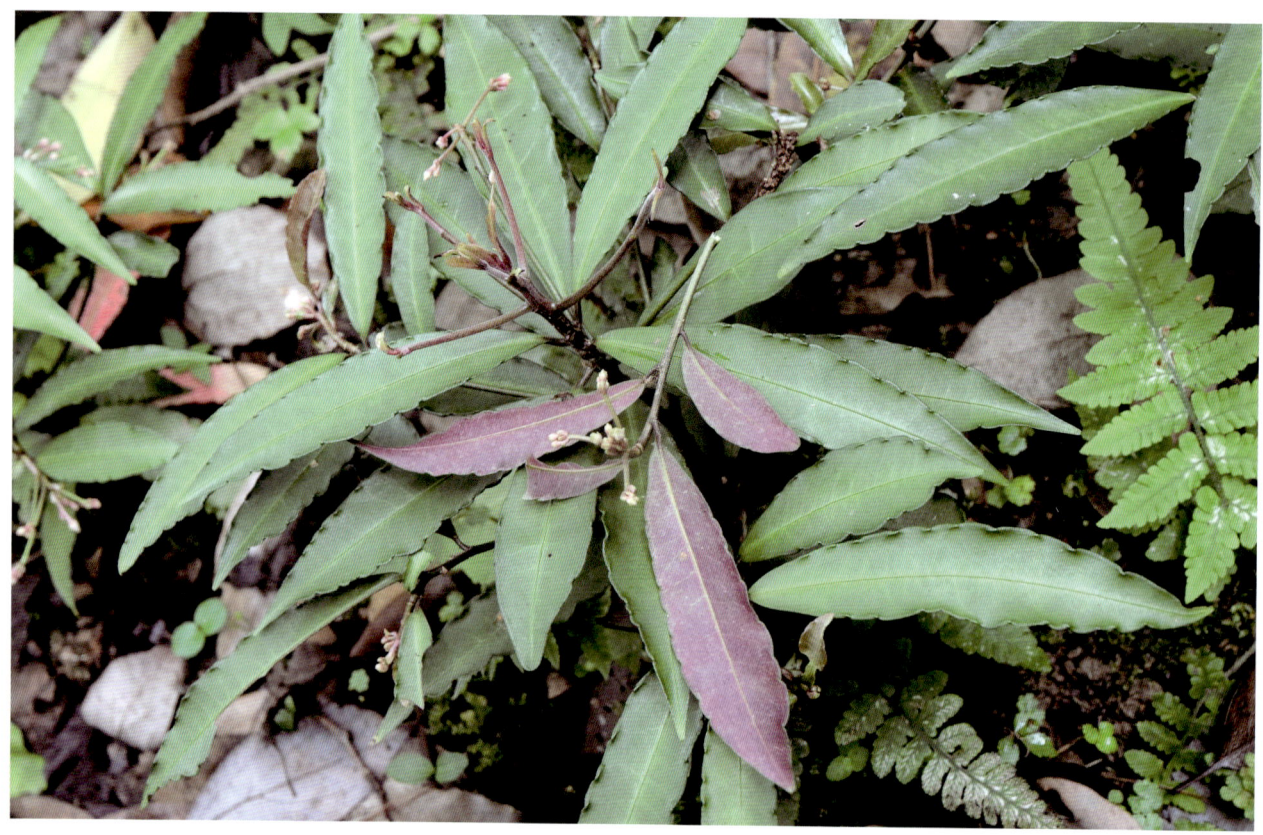

Jab ot dos 百两金

【Bit hsenb 俗名】开喉箭、状元红、野猴枣、八爪金龙、叶下藏珠、真珠凉伞。

【Dios kob deis 基源】为紫金牛科植物百两金 *Ardisia crispa*（Thunb.）A. DC. 的根或叶。

【Niangb bet deis 生长环境】生于山坡丛林中岩石旁。分布于各地苗乡。

【Jox hsub 性味属经】性冷，味苦辛，属冷药，入热经。

【Qet diel xid 功能主治】功能：hxub kib zangl xuf 清热除湿，hxub kib lal ghongd 清利咽喉。主治：mongb diub 腰痛，fangx mais fangx jid 黄疸，xenb od nul 胆囊炎，lax diux ghongd 咽喉溃烂，los link ghongd 吊小舌，diuf od nul pob jid 肾炎水肿。

【Ed not xus 用法用量】内服，煎汤，15～25 g。外用，捣烂敷。

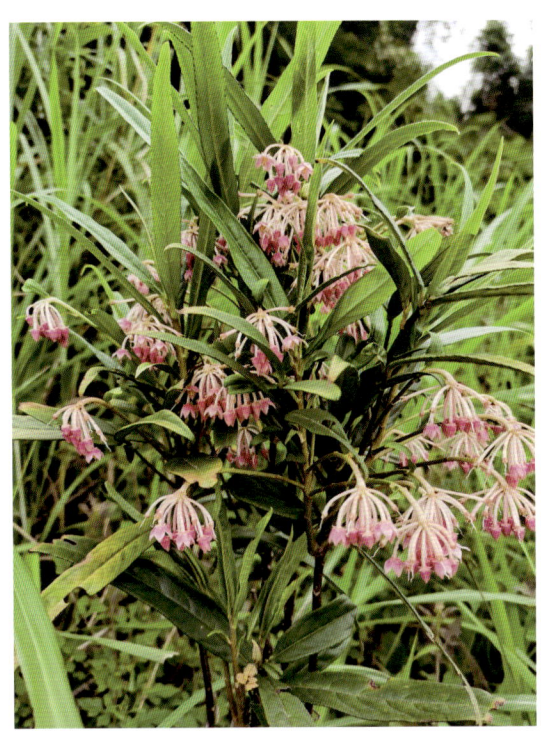

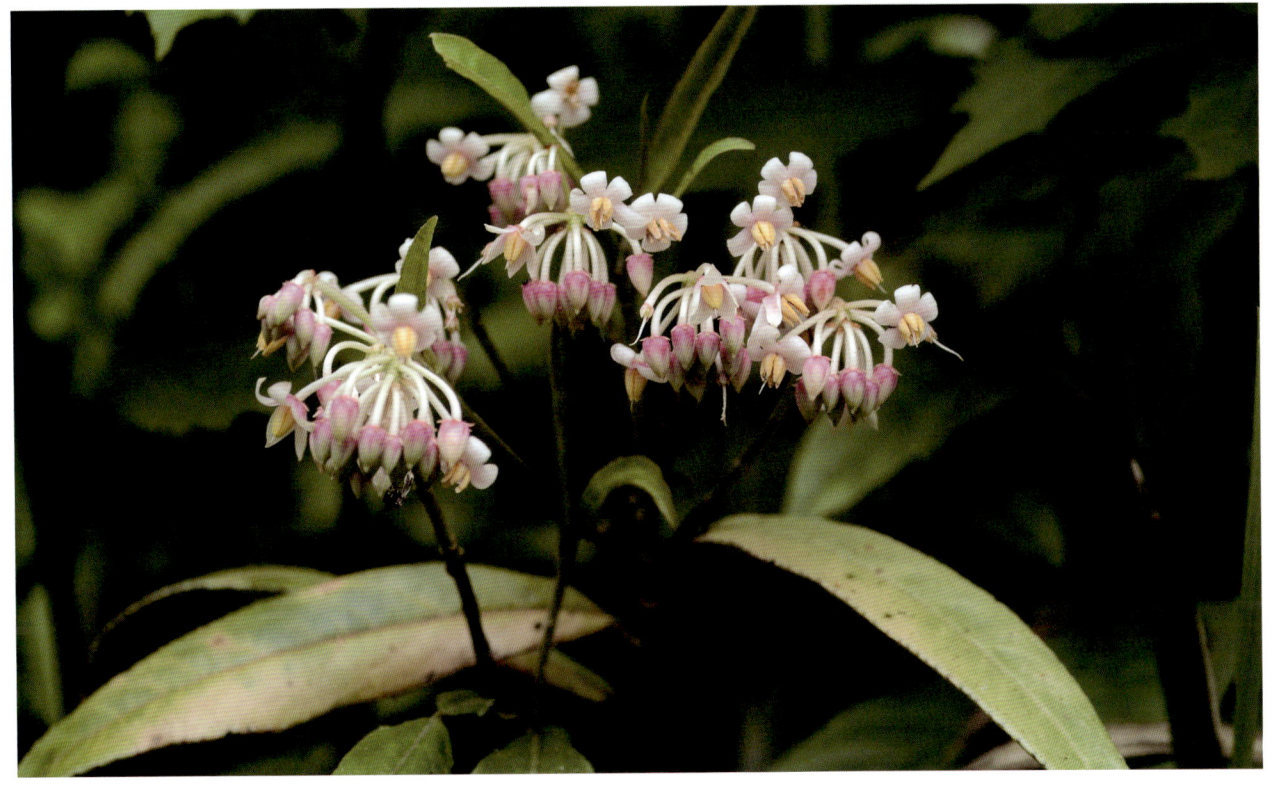

Jab ot dos yut 铁仔

【Bit hsenb 俗名】小铁仔、大红袍、豆瓣柴、矮零子、碎米棵、铁打杵。

【Dios kob deis 基源】为紫金牛科植物铁仔 Myrsine africana Linn. 的根或全株。

【Niangb bet deis 生长环境】生于坡塝杂木林下荫蔽处、灌木丛中。分布于各地苗乡。

【Jox hsub 性味属经】性冷，味甘淡，属冷药，入热经。

【Qet diel xid 功能主治】功能：hxub jent hxenk net 祛风除湿，ves hxangd hxenk angt 活血消肿。主治：yens jent mongb 风湿痛，dliangd bil dib sangb 跌打损伤，jib niangb lol eb hxangd 妇人血淋，zal ghad dongk xok 细菌性痢疾。

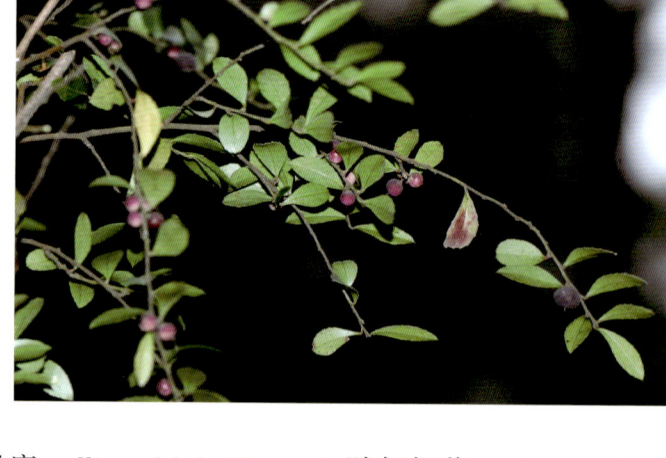

【Ed not xus 用法用量】内服，煎汤，25～30 g；或浸酒饮。外用，捣烂敷。

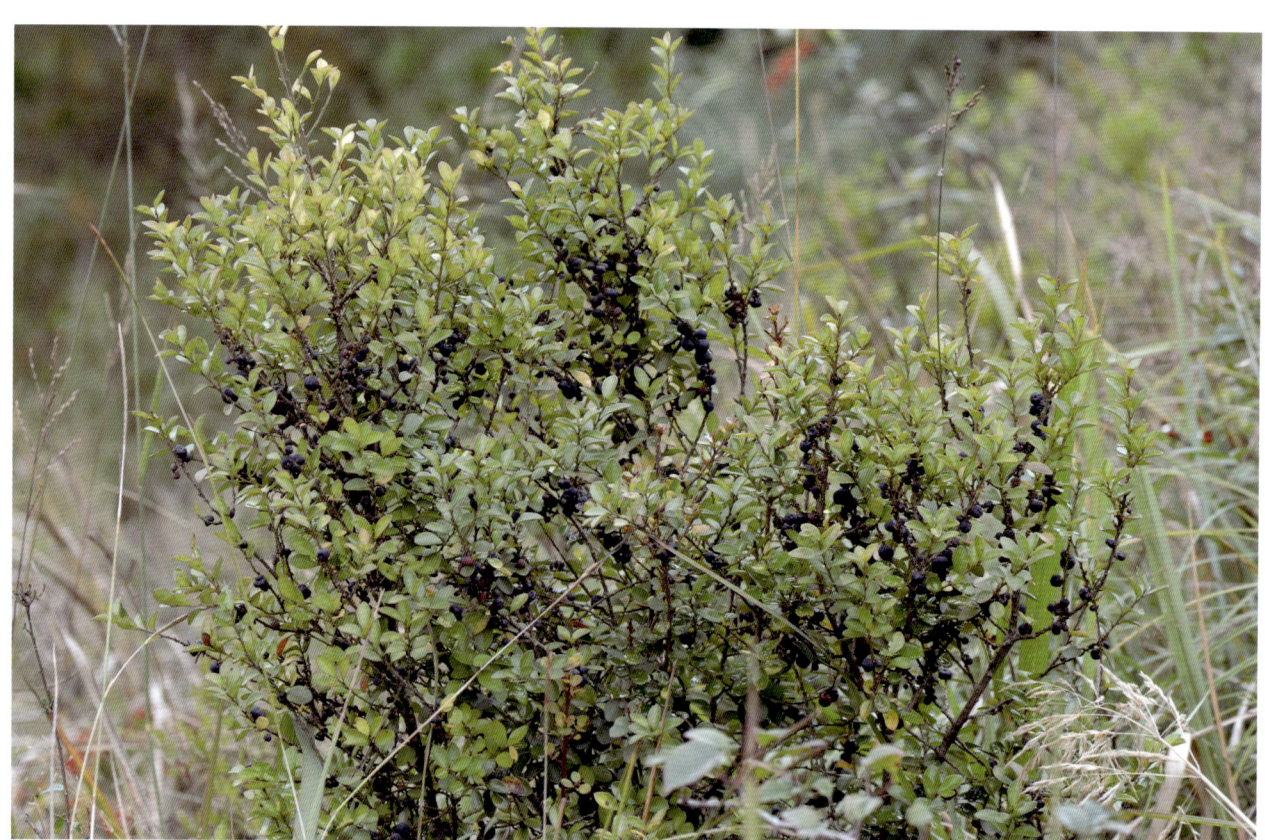

Jenl ghut bat 山血丹

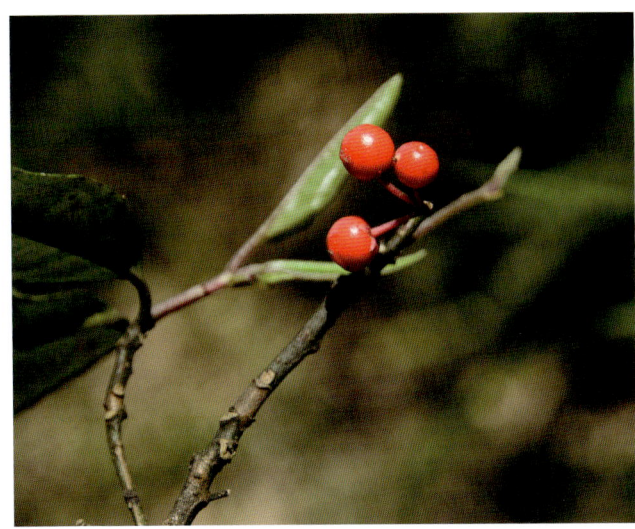

【Bit hsenb 俗名】活血胎、矮茶子、千年不大、小接骨茶、野枇杷叶。

【Dios kob deis 基源】为紫金牛科植物山血丹 *Ardisia punctata* Lindl. 的全株。

【Niangb bet deis 生长环境】生于坡塝杂木林下荫蔽处。分布于各地苗乡。

【Jox hsub 性味属经】性冷，味苦涩，属冷药，入热经。

【Qet diel xid 功能主治】功能：hxub jent hxenk net 祛风除湿，ves hxangd tongb hxud 活血通经，hxenk od nul 消炎。主治：dliangd bil dib sangb 跌打损伤，yens jent mongb 风湿痛，ghab diux ghongd angt mongb 咽喉肿痛，mongb hmid 牙痛，hsot ud mongb qub 痛经，ax hsot ud 闭经。

【Ed not xus 用法用量】内服，煎汤，15～30 g；或浸酒饮。外用，捣烂敷。

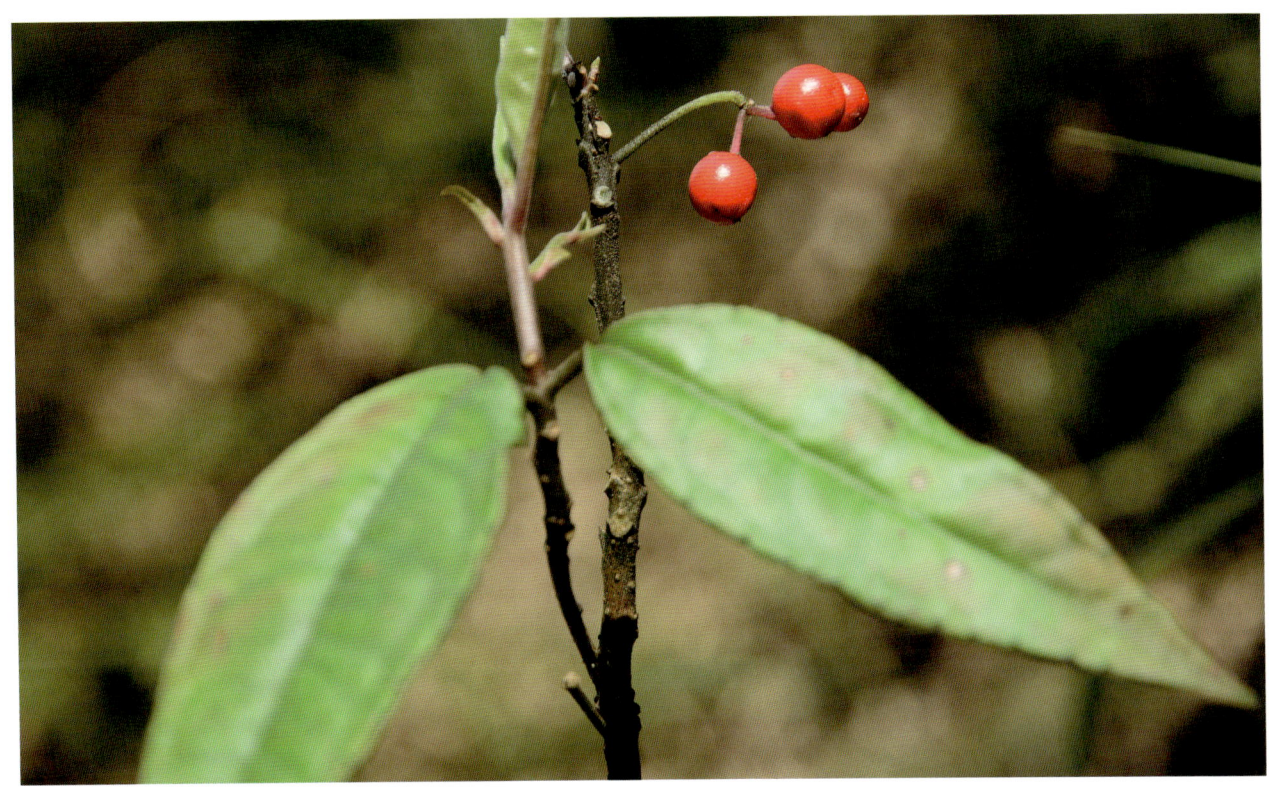

Det ghob bil 杜茎山

【Bit hsenb 俗名】山茄子、土垣山、水麻叶、踏天桥。

【Dios kob deis 基源】为紫金牛科植物杜茎山 *Maesa japonica*（Thunb.）Moritzi. 的根、叶。

【Niangb bet deis 生长环境】喜生于常绿阔叶林下、山沟灌木丛。分布于部分苗乡。

【Jox hsub 性味属经】性冷，味苦，属冷药，入热经。

【Qet diel xid 功能主治】功能：hxub kib tat jab 清热解毒，hxub jent hxenk angt 祛风消肿。主治：mangb hfud mongb khob 感冒头痛，was wus 眩晕，mongb diub 腰痛，pob lob pob bil 手脚水肿，yens xit lol hxangd 刀伤出血。

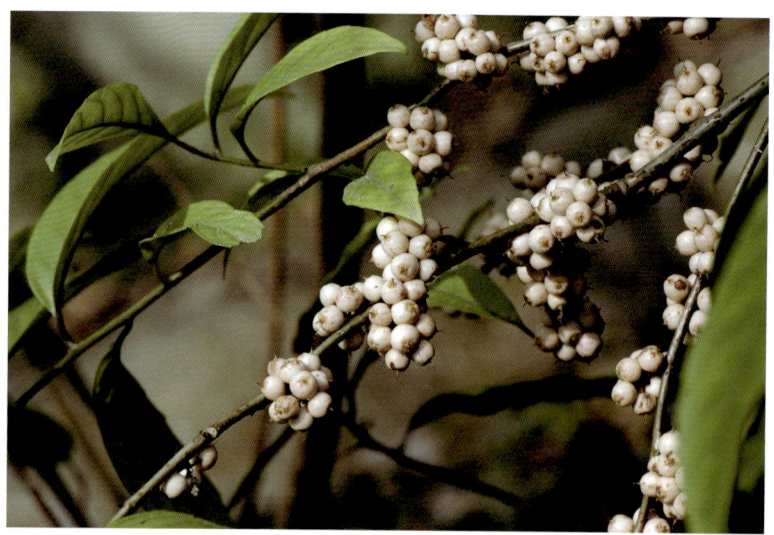

【Ed not xus 用法用量】内服，煎汤，25～30 g。外用，捣烂敷或煎水熏洗。

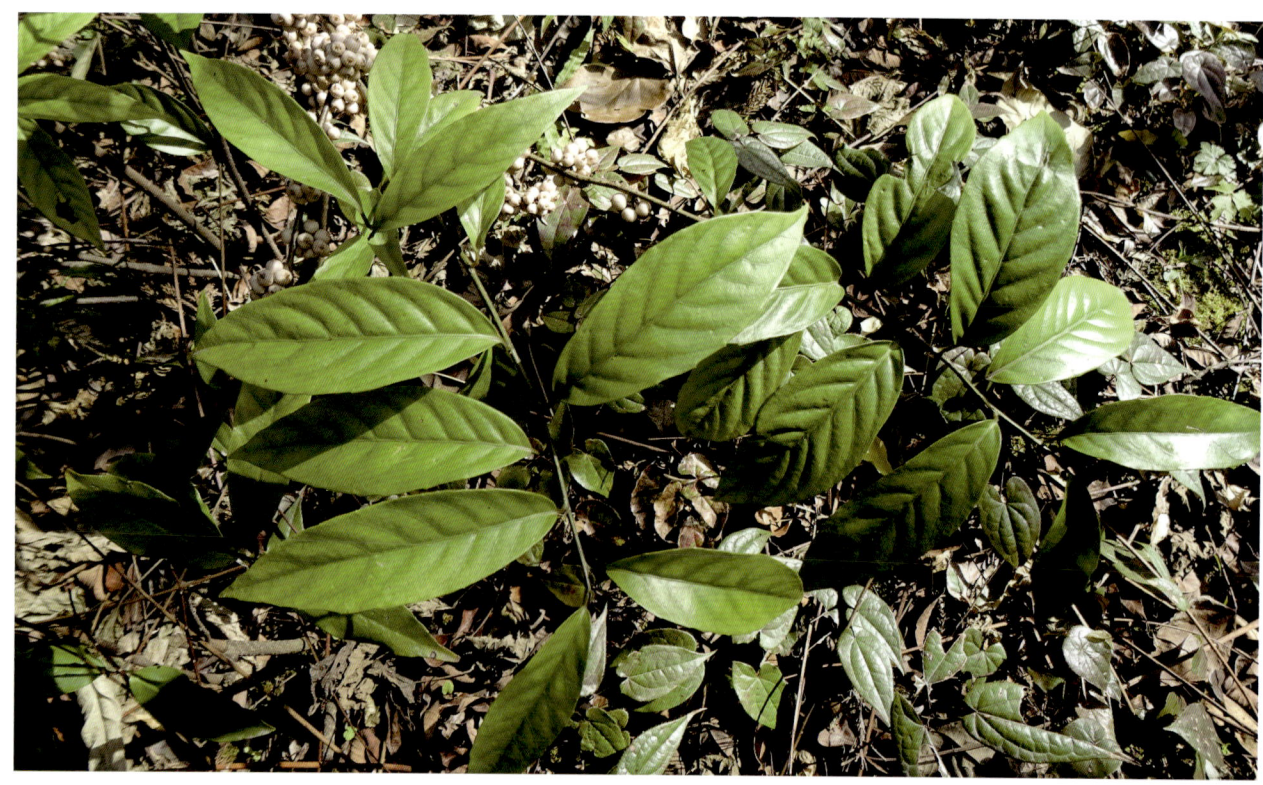

Bas hxub gab 酸藤子

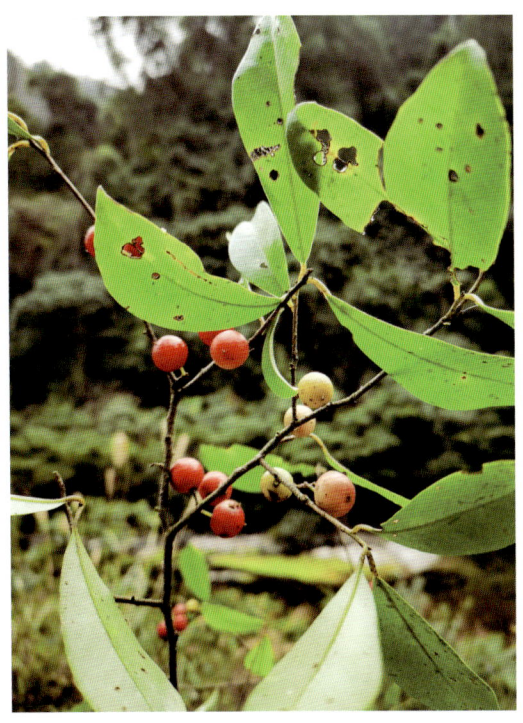

【Bit hsenb 俗名】入地龙、鸡母酸、酸醋木、白北酸藤。

【Dios kob deis 基源】为紫金牛科植物酸藤子 *Embelia laeta*（L.）Mez 的根、果、枝叶。

【Niangb bet deis 生长环境】生于灌木丛间、深林中、村寨边。分布于部分苗乡。

【Jox hsub 性味属经】性平，味苦涩，属冷热两经药，入两经。

【Qet diel xid 功能主治】功能：dangf hxangd tat jit hxangd 止血散瘀，hxub hvuk dangf zal 收敛止泻。主治：dib yens jit hxangd angt mongb 跌打瘀血肿痛，ghab diux ghongd angt mongb 咽喉肿痛，ghab nangx hmid lol hxongd 牙龈出血，ax ghangb lot gad 饮食不佳，mongb qub zal ghad 腹痛腹泻，zal ghad dongk xok 细菌性痢疾。

【Ed not xus 用法用量】内服，煎汤，15～25 g；或捣汁饮。外用，捣烂敷。

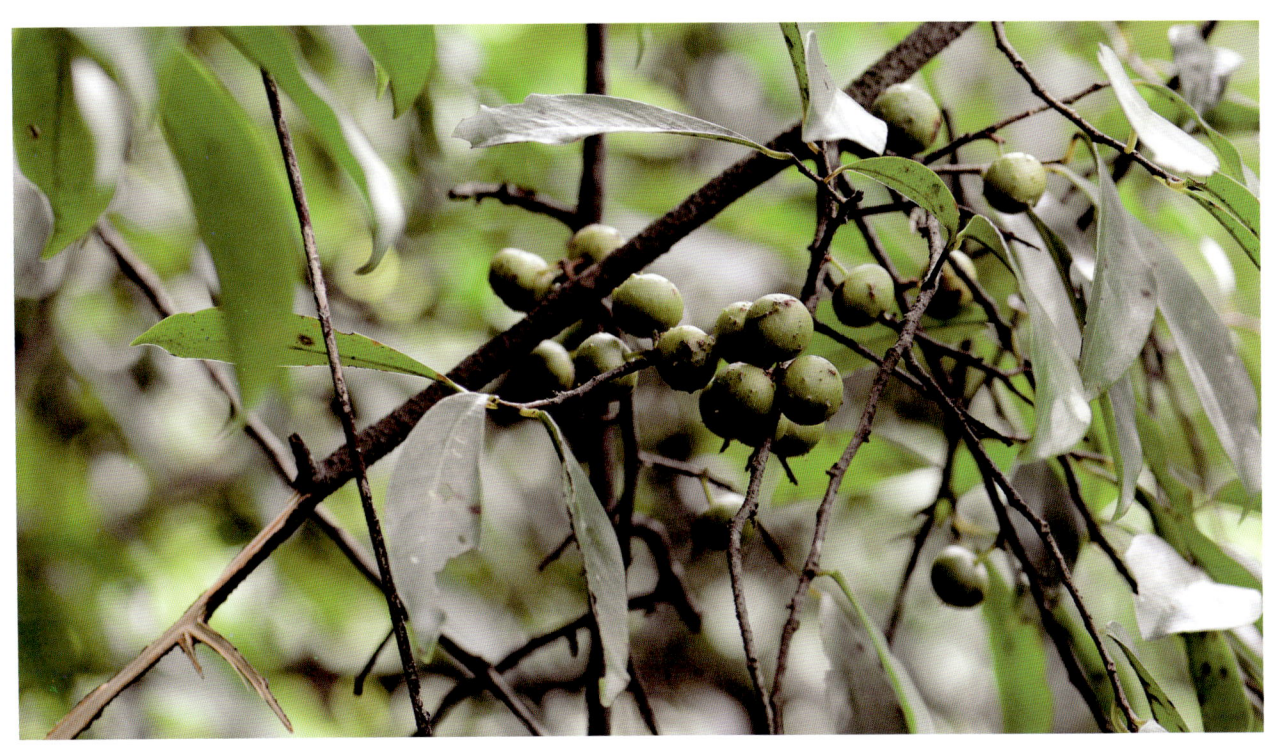

Jab nios tot bas 当归藤

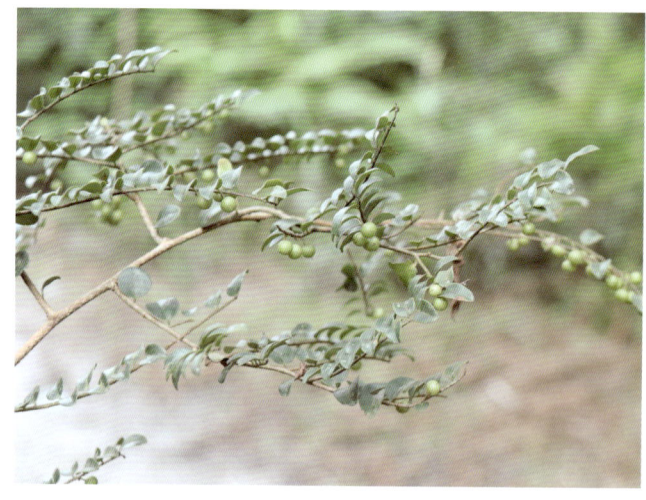

【Bit hsenb 俗名】大力王、虎尾草、筛其强、小花酸藤子。

【Dios kob deis 基源】为紫金牛科植物当归藤 Embelia parviflora Wall. 的根或藤。

【Niangb bet deis 生长环境】喜生于山谷灌木丛中、杂木林内荫蔽处。分布于部分苗乡。

【Jox hsub 性味属经】性平，味苦涩，属冷热两经药，入两经。

【Qet diel xid 功能主治】功能：yis diuf tiod ghab dlad 补肾强腰，ves hxangd hsot ud vut 活血调经。主治：xus hxangd 贫血，mongb daif gad 胃痛（胸口痛），dliangd bil dib sangb 跌打损伤，lod hsongd 骨折，hsot ud ax jangx hxib 月经不调，ax hsot ud 闭经。

【Ed not xus 用法用量】内服，煎汤，15～25 g；或泡酒饮。外用，捣烂敷或水煮洗浴。

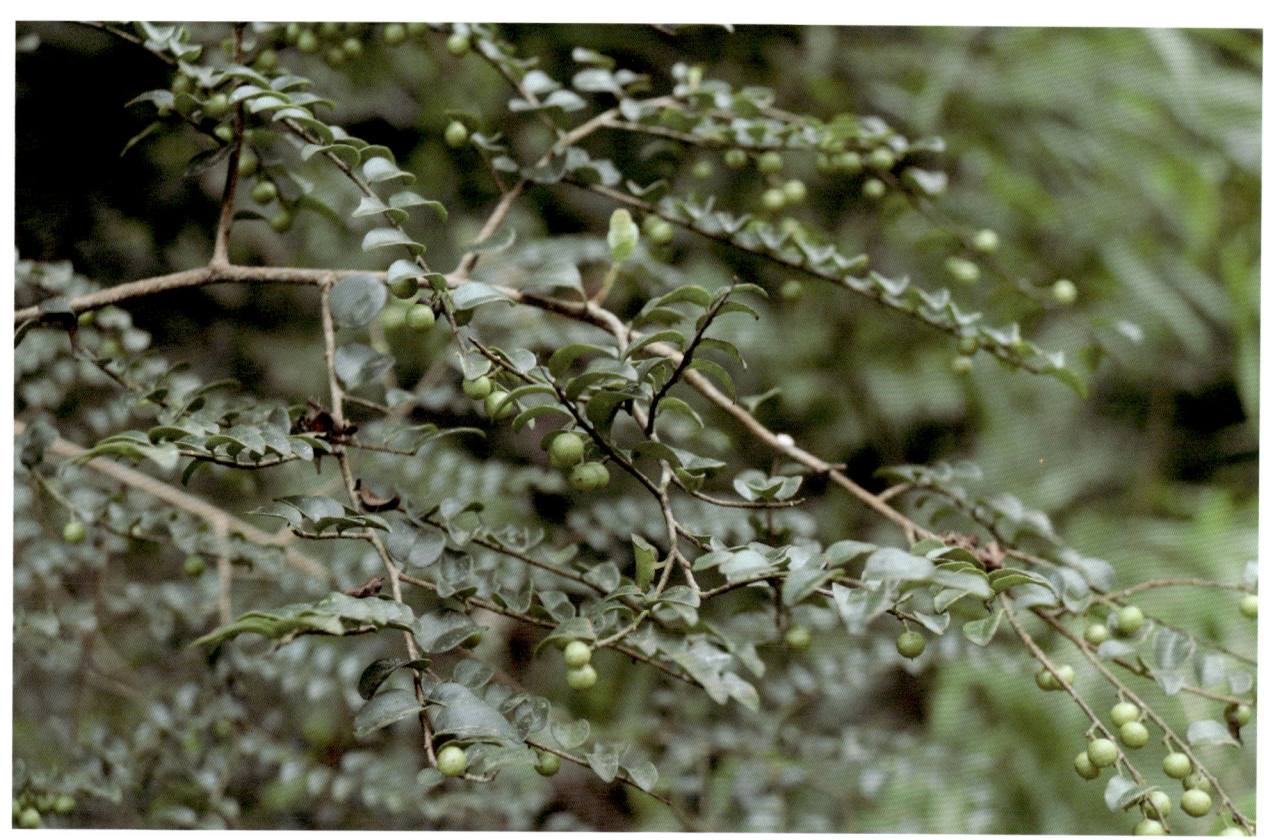

报春花科

Vob bend los 点地梅

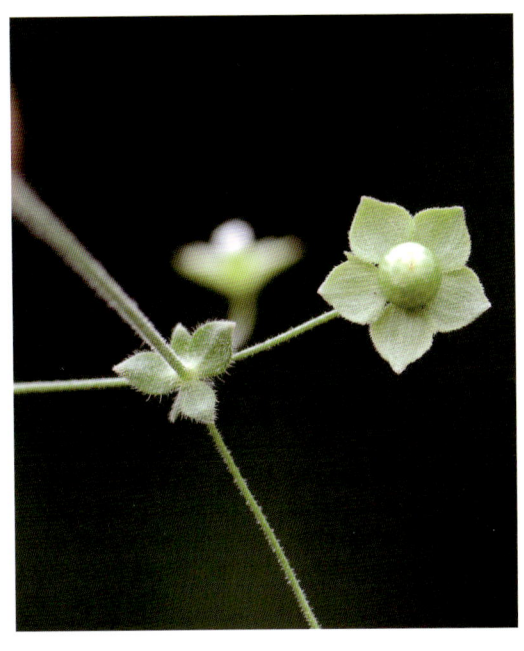

【Bit hsenb 俗名】五朵云、佛顶珠、清明花、铜钱草、喉癣莫、红花点地梅。

【Dios kob deis 基源】为报春花科植物点地梅 Androsace umbellata（Lour.）Merr. 的全草。

【Niangb bet deis 生长环境】生于山坡草地上、路旁草丛中。分布于各地苗乡。

【Jox hsub 性味属经】性冷，味辛甘，属冷药，入热经。

【Qet diel xid 功能主治】功能：hxub kib tat jab 清热解毒，hxenk angt dangf mongb 消肿止痛，hxub jent hxenk net 祛风除湿。主治：dliangd bil dib sangb 跌打损伤，yens jent mongb ghut hsongd 风湿性关节炎，mongb ghongd niangs 咽喉痛，mongb pit khob 偏头痛，mongb hmid 牙痛，dix gangb 疔疮。

【Ed not xus 用法用量】内服，煎汤，15～25 g；或研末吞服；或浸酒饮。外用，捣烂敷。

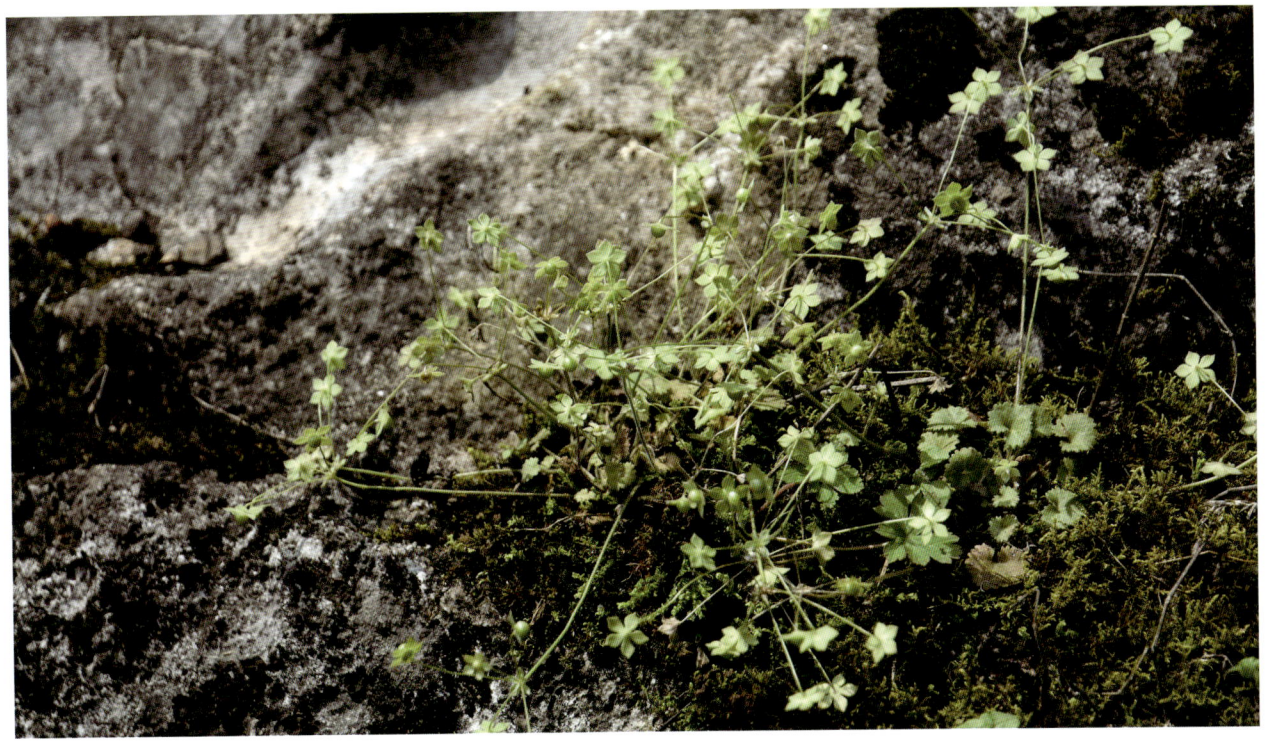

Vob lix niel 过路黄

【Bit hsenb 俗名】肺心草、遍地黄、铜钱草、黄疸草、蜈蚣草、大连钱草。

【Dios kob deis 基源】为报春花科植物过路黄 *Lysimachia christiniae* Hance 的全草。

【Niangb bet deis 生长环境】生于荒山荒地中、疏林间湿地上、水沟边。分布于各地苗乡。

【Jox hsub 性味属经】性平，味淡，属冷热两经药，入两经。

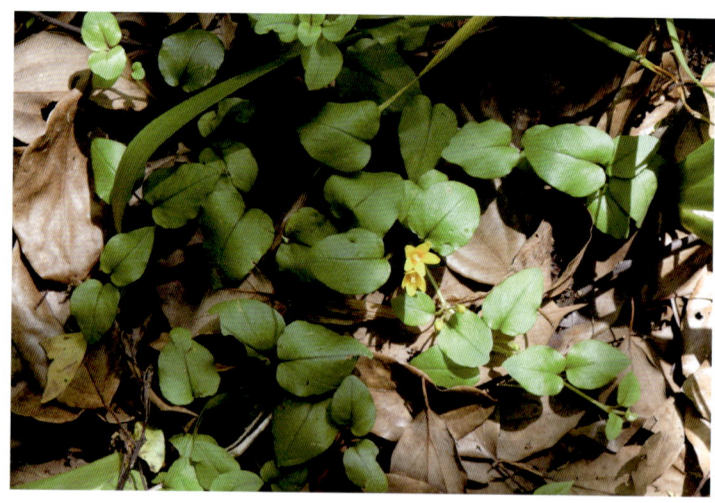

【Qet diel xid 功能主治】功能：yis hsongd tiod hxend 补骨强筋，hxenk angt dangf mongb 消肿止痛。主治：dliangd bil dib sangb 跌打损伤，lod hsongd 骨折，pob lob pob bil 手脚水肿，laib xenb niangb vib 胆石症，cad wal nies vib 膀胱结石，yens nangb gik 毒蛇咬伤。

【Ed not xus 用法用量】内服，煎汤，25～30 g；或捣汁饮。外用，捣烂敷。

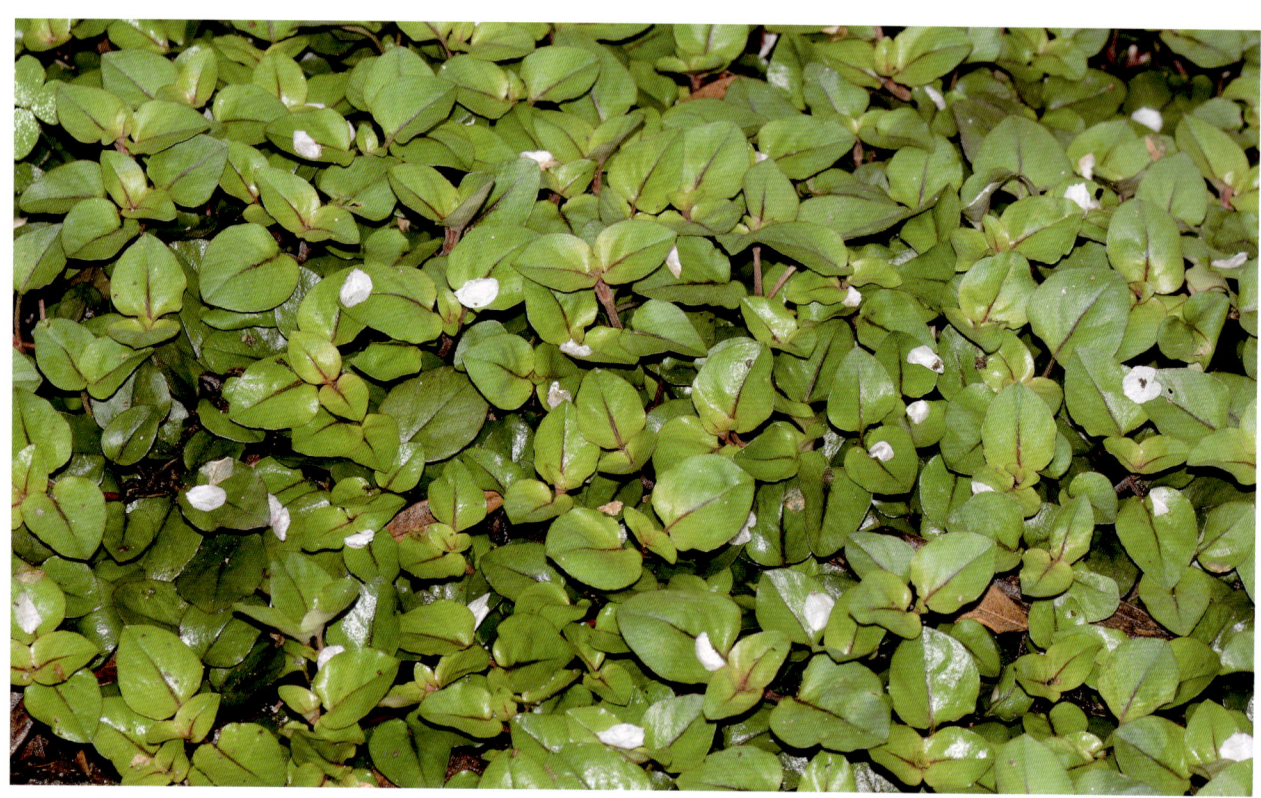

Vob lix niel hlieb 临时救

【Bit hsenb 俗名】小风寒、风寒草、红头绳、聚花过路黄、小过路黄。
【Dios kob deis 基源】为报春花科植物临时救 Lysimachia congestiflora Hemsl. 的全草。
【Niangb bet deis 生长环境】生于山坡荒地中、路旁、农地边。分布于各地苗乡。
【Jox hsub 性味属经】性热，味甘辛，属热药，入冷经。
【Qet diel xid 功能主治】功能：hxub jent zangl seil 疏风散寒，hxub kib tat jab 清热解毒。主治：mangb hfud ait ngol 感冒咳嗽，mongb khob 头痛，mongb jox ghab jid 浑身疼痛，yens nangb gik 毒蛇咬伤，zal ghad 腹泻。
【Ed not xus 用法用量】内服，煎汤，15～30 g；或捣汁饮。外用，捣烂敷。

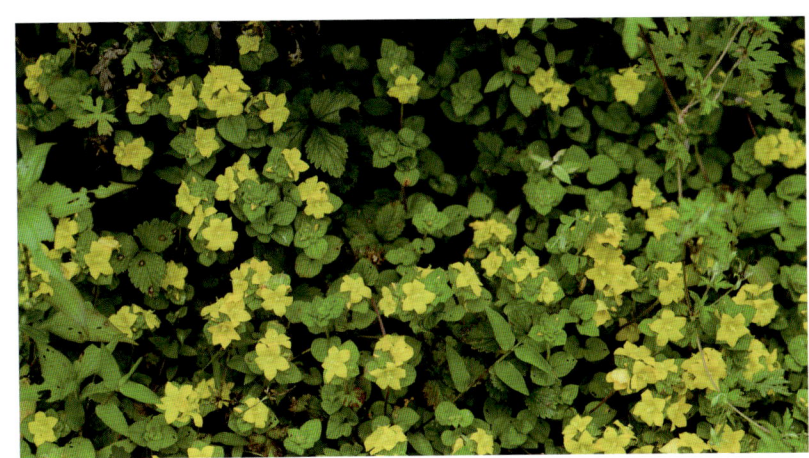 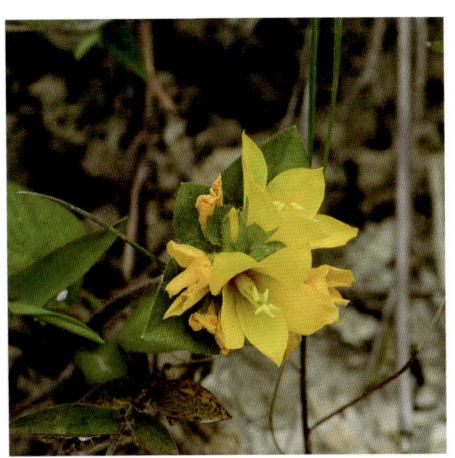

Vob lix niel yut 点腺过路黄

【Bit hsenb 俗名】一串钱、过路黄、金钱草、铜钱草、肺正草、大金钱草。
【Dios kob deis 基源】为报春花科植物点腺过路黄 Lysimachia hemsleyana Maxim. 的全草。
【Niangb bet deis 生长环境】生于山野荒地中、路边、农地边。分布于各地苗乡。
【Jox hsub 性味属经】性平，味淡，属冷热两经药，入两经。
【Qet diel xid 功能主治】功能：hxub kib los xuf 清热利湿，hxenk angt dangf mongb 消肿止痛。主治：kib seil 疟疾，dliangd bil dib sangb 跌打损伤，fangx mais fangx jid 黄疸，pob lob pob bil 手脚水肿，laib xenb niangb vib 胆石症，cad wal niangb vib 膀胱结石。
【Ed not xus 用法用量】内服，煎汤，25～30 g；或捣汁饮。外用，捣烂敷。

Vob lix niel jenb 广西过路黄

【Bit hsenb 俗名】过路黄、金钱草、遍地金、路边黄、爬地蜈蚣。

【Dios kob deis 基源】为报春花科植物广西过路黄 *Lysimachia alfredii* Hance 的全草。

【Niangb bet deis 生长环境】生于荒坡上、路边、农地边。分布于部分苗乡。

【Jox hsub 性味属经】性冷，味苦，属冷药，入热经。

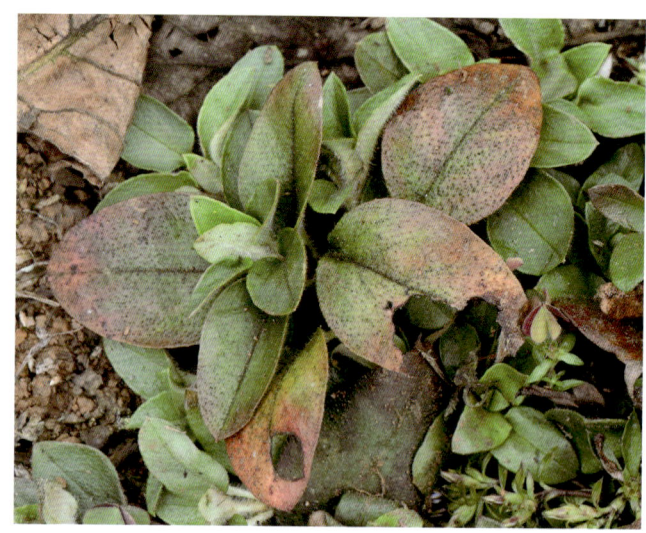

【Qet diel xid 功能主治】功能：langl gangb hxenk ongd hsongb 抗菌消炎，tongb eb dlax xuf 利水渗湿。主治：nais jongt od nul 肝炎，fangx mais fangx jid 黄疸，dliangd bil dib sangb 跌打损伤，lod hsongd 骨折，diuf nius vib 肾结石，pob lob pob bil 手脚水肿。

【Ed not xus 用法用量】内服，煎汤，15～30 g；或入丸、散剂。外用，捣烂敷。

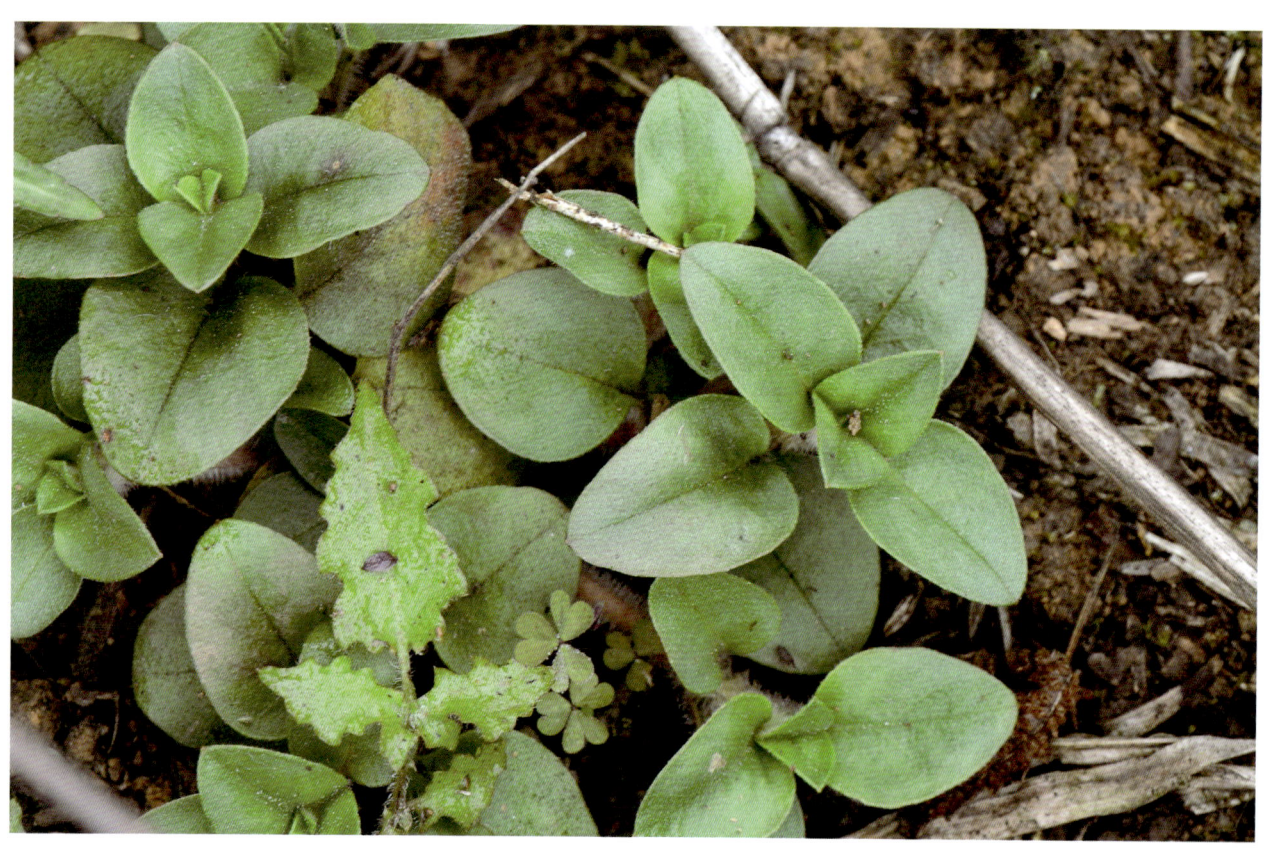

Vob lix niel yut 巴东过路黄

【Bit hsenb 俗名】一串钱、地蜈蚣、金钱草。

【Dios kob deis 基源】为报春花科植物巴东过路黄 *Lysimachia patungensis* Hand.-Mazz. 的全草。

【Niangb bet deis 生长环境】生于山坡疏林下、路旁。分布于各地苗乡。

【Jox hsub 性味属经】性平，味淡，属冷热两经药，入两经。

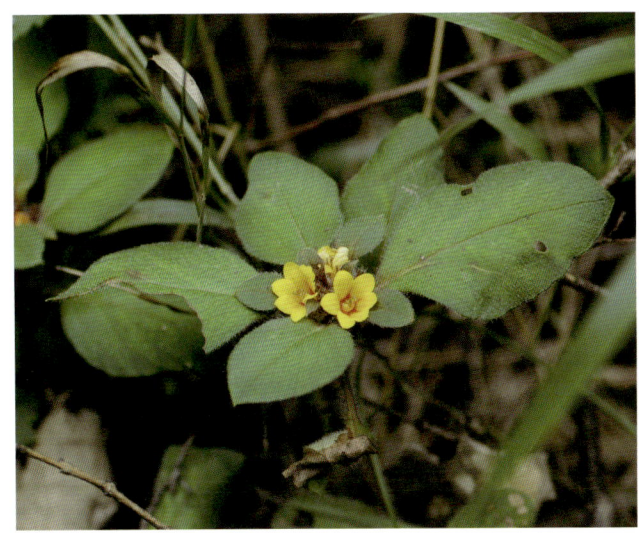

【Qet diel xid 功能主治】功能：hxub kib tat jab 清热解毒，dias vib 排石，tongb eb liax linf 通淋。主治：dliangd bil dib sangb 跌打损伤，mangb hfud ait ngol 感冒咳嗽，mongb khob 头痛，cad wal nies vib 膀胱结石。

【Ed not xus 用法用量】内服，煎汤，25～30 g。

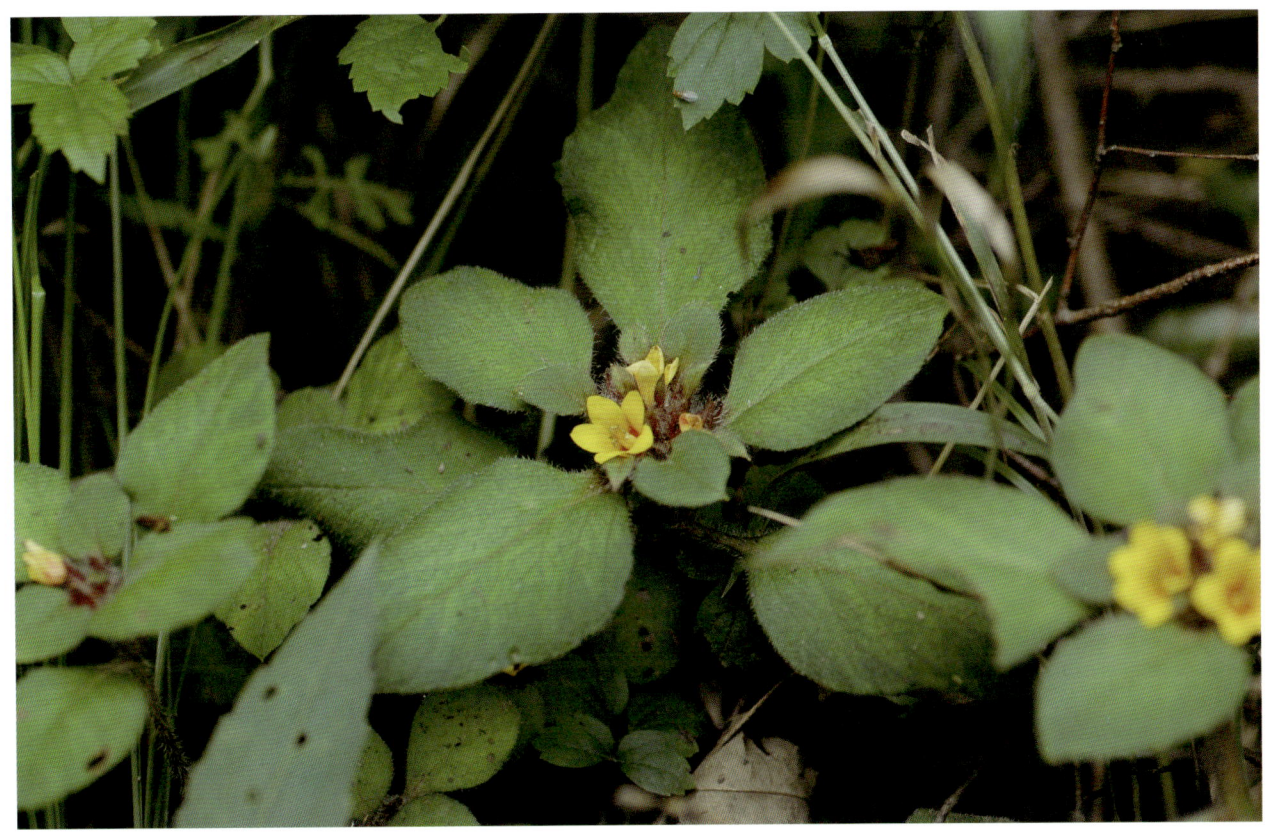

Vob gad langl 灵香草

【Bit hsenb 俗名】陵草、熏草、广灵香、铃铃香、满山香、黄零草。

【Dios kob deis 基源】为报春花科植物灵香草 *Lysimachia foenum-graecum* Hance 的带根全草。

【Niangb bet deis 生长环境】生于山谷疏林下、溪涧河边。分布于各地苗乡。

【Jox hsub 性味属经】性热,味辛甘,属热药,入冷经。

【Qet diel xid 功能主治】功能:dias seil dangf mongb 驱寒止痛,yis diuf jingt eb ghad got 补肾涩精。主治:mangb hfud mongb khob 感冒头痛,ghab diux ghongd angt mongb 咽喉肿痛,mongb hmid 牙痛,hsangd nais 鼻塞,dal eb ghad got 梦遗。

【Ed not xus 用法用量】内服,煎汤,15～30 g。外用,含漱。

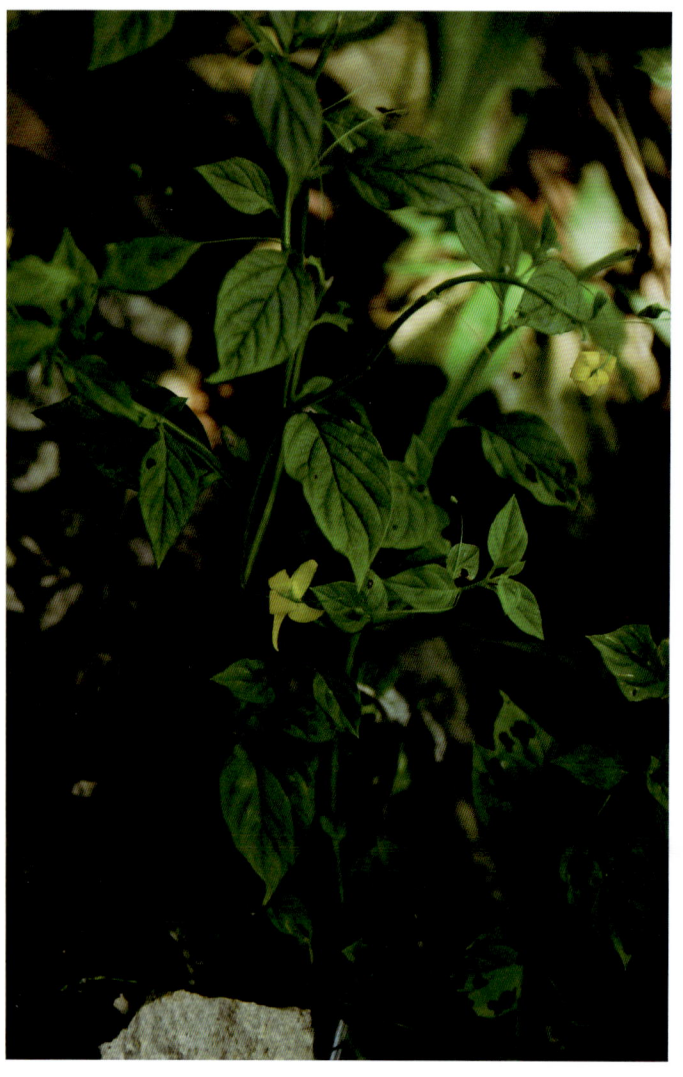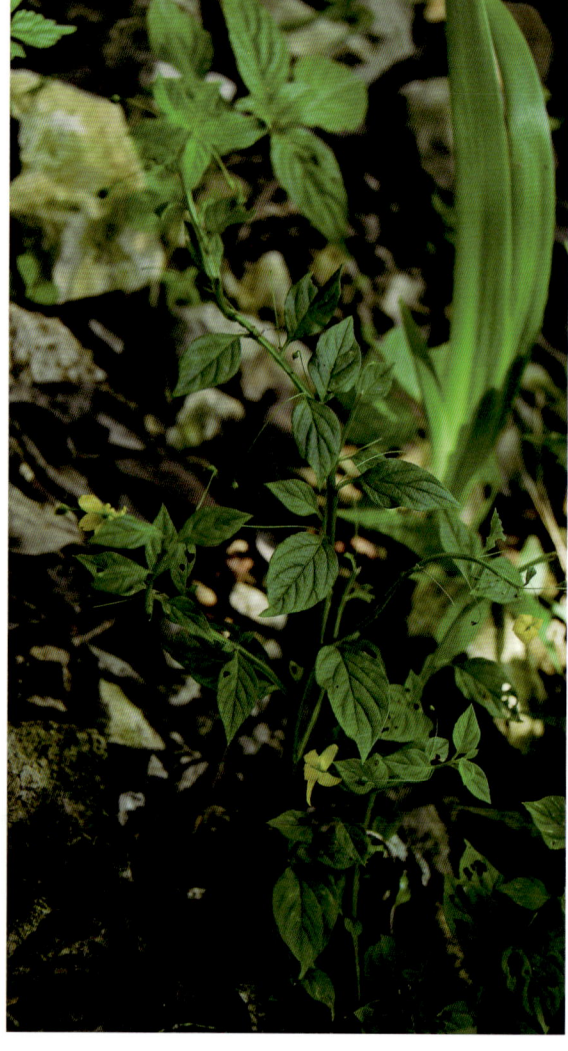

Vob hxed fangf 小茄

【Bit hsenb 俗名】寸金黄、小茄草、小寸金黄。
【Dios kob deis 基源】为报春花科植物小茄 *Lysimachia japonica* Thunb. 的全草。
【Niangb bet deis 生长环境】生于旷野荒地上、荒山中、疏林下。分布于部分苗乡。
【Jox hsub 性味属经】性平，味甘，属冷热两经药，入两经。
【Qet diel xid 功能主治】功能：hxub kib tat jab 清热解毒，hxub jent hxenk net 祛风除湿。主治：mangb hfud ait ngol 感冒咳嗽，mongb qub 腹痛，yens jent mongb ghut hsongd 风湿性关节炎，hsongd fangf 巴骨癀。
【Ed not xus 用法用量】内服，煎汤，15～25 g。外用，捣烂敷。

Vob daib ghaib yut 小叶珍珠菜

【Bit hsenb 俗名】小硼、水柯、灵疾草、单条草、星宿菜、泽珍珠菜。
【Dios kob deis 基源】为报春花科植物小叶珍珠菜 *Lysimachia parvifolia* Franch. 的全草。
【Niangb bet deis 生长环境】生于溪边、山野湿地上。分布于各地苗乡。
【Jox hsub 性味属经】性平，味苦涩，属冷热两经药，入两经。
【Qet diel xid 功能主治】功能：ves hxangd tat jit hxangd 活血化瘀，tongb eb dlax xuf 利水渗湿。主治：nais jongt od nul fangx jid 黄疸型肝炎，dliangd bil dib yens pot mongb 跌打肿痛，jox jid hxub mongb 浑身酸痛，pob lob pob bil 手脚水肿，hsot ud ax jangx hxib 月经不调，dix khangd ghad 痔疮。
【Ed not xus 用法用量】内服，煎汤，15～25 g。外用，捣烂敷患处。

Vob jub maix yut 延叶珍珠菜

【Bit hsenb 俗名】山高粱、红筷子、红头绳、高坡酸、矮荷树、野荷子。
【Dios kob deis 基源】为报春花科植物延叶珍珠菜 *Lysimachia decurrens* Forst. F. 的全草。
【Niangb bet deis 生长环境】生于坡塝草丛中、疏林下。分布于部分苗乡。
【Jox hsub 性味属经】性冷，味酸涩，属冷药，入热经。
【Qet diel xid 功能主治】功能：yis hsongd tiod hxend 补骨强筋。主治：dliangd bil dib sangb 跌打损伤，pob lob pob bil 手脚水肿，xus hxangd 贫血。
【Ed not xus 用法用量】内服，煎汤，25～30 g。外用，捣烂敷患处。

Vob jub maix nail 腺药珍珠菜

【Bit hsenb 俗名】蕙草、广灵香、水伤药、水疗药、血经草、满天星。

【Dios kob deis 基源】为报春花科植物腺药珍珠菜 Lysimachia stenosepala Hemsl. 的带根全草。

【Niangb bet deis 生长环境】生于溪沟边、小河边、阴湿林下。分布于各地苗乡。

【Jox hsub 性味属经】性平，味苦酸，属冷热两经药，入两经。

【Qet diel xid 功能主治】功能：tat jit hxangd hxenk angt 散瘀消肿，ves hxangd hsot ud vut 活血调经。主治：mangb hfud seil 风寒感冒，ait gheb bal jid 劳伤，ax hsot ud 闭经，hsot ud mongb qub 经期腹痛，hsot ud niel khob 经期头晕，dix gangb pob xok 疔疮红肿。

【Ed not xus 用法用量】内服，煎汤，15～25 g；或入丸、散剂。外用，捣烂敷或煮水洗。

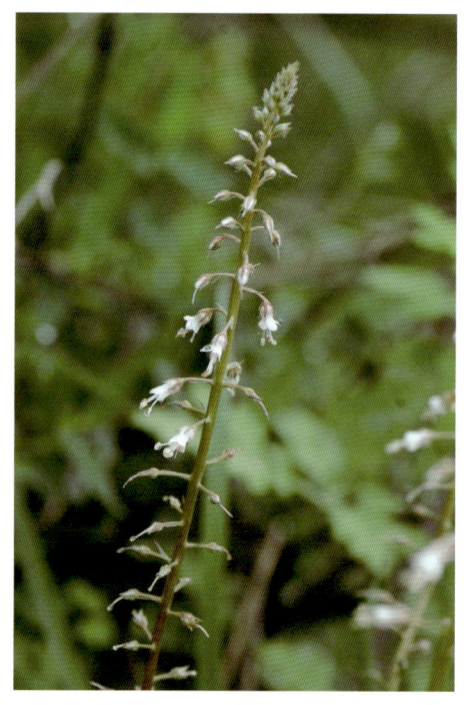

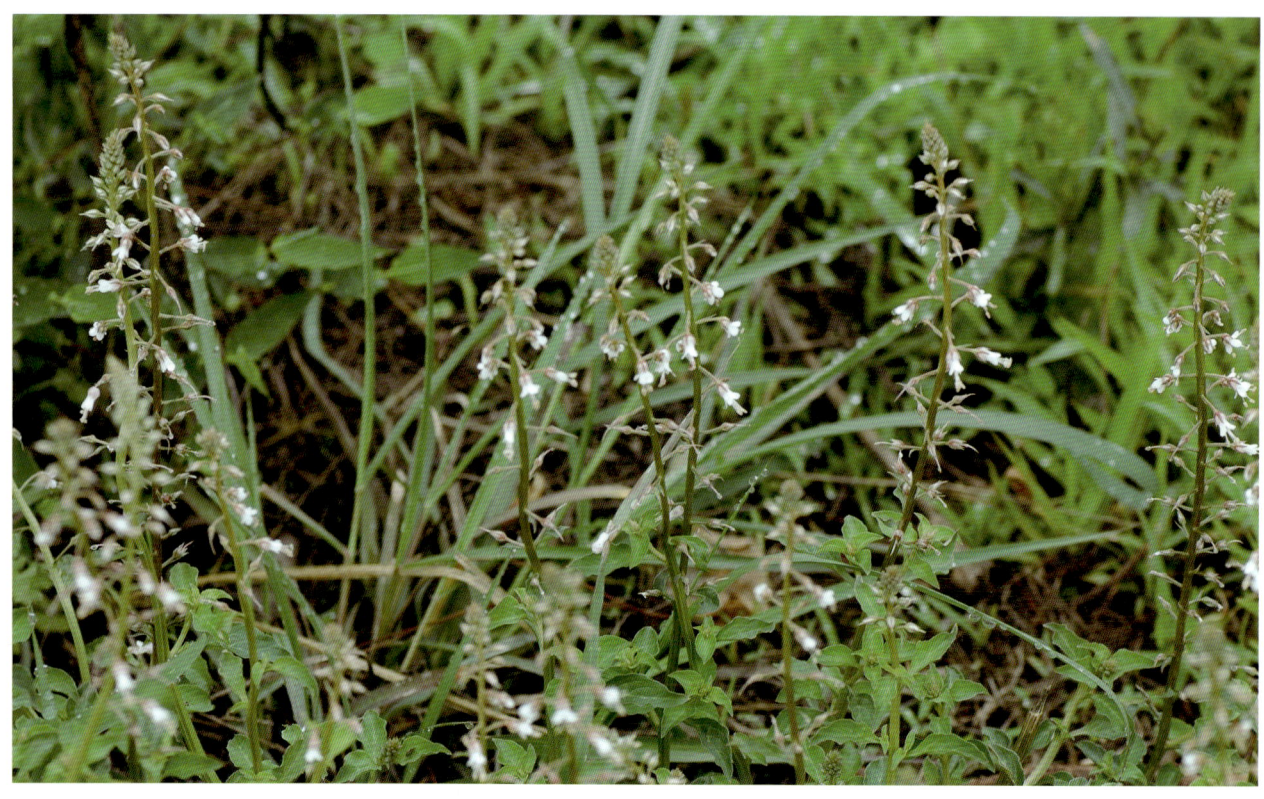

Vob jub maix hlieb 长蕊珍珠菜

【Bit hsenb 俗名】山马尾、山地榆、山高粱、蓼子草、大过路黄、山酸汤杆。

【Dios kob deis 基源】为报春花科植物长蕊珍珠菜 Lysimachia lobelioides Wall. 的全草。

【Niangb bet deis 生长环境】生于山谷、凹地阴湿草丛中。分布于各地苗乡。

【Jox hsub 性味属经】性平，味苦涩，属冷热两经药，入两经。

【Qet diel xid 功能主治】功能：los eb hxenk angt 利水消肿，ves hxangd hsot ud vut 活血调经。主治：dliangd bil dib sangb 跌打损伤，ghab diux ghongd angt mongb 咽喉肿痛，xus hxangd 贫血，jib daib ngas naix mais 小儿疳积，hsot ud ax jangx hxib 月经不调，zaid wel jangx dix bus 乳痈。

【Ed not xus 用法用量】内服，煎汤，25～30 g。外用，捣烂敷。

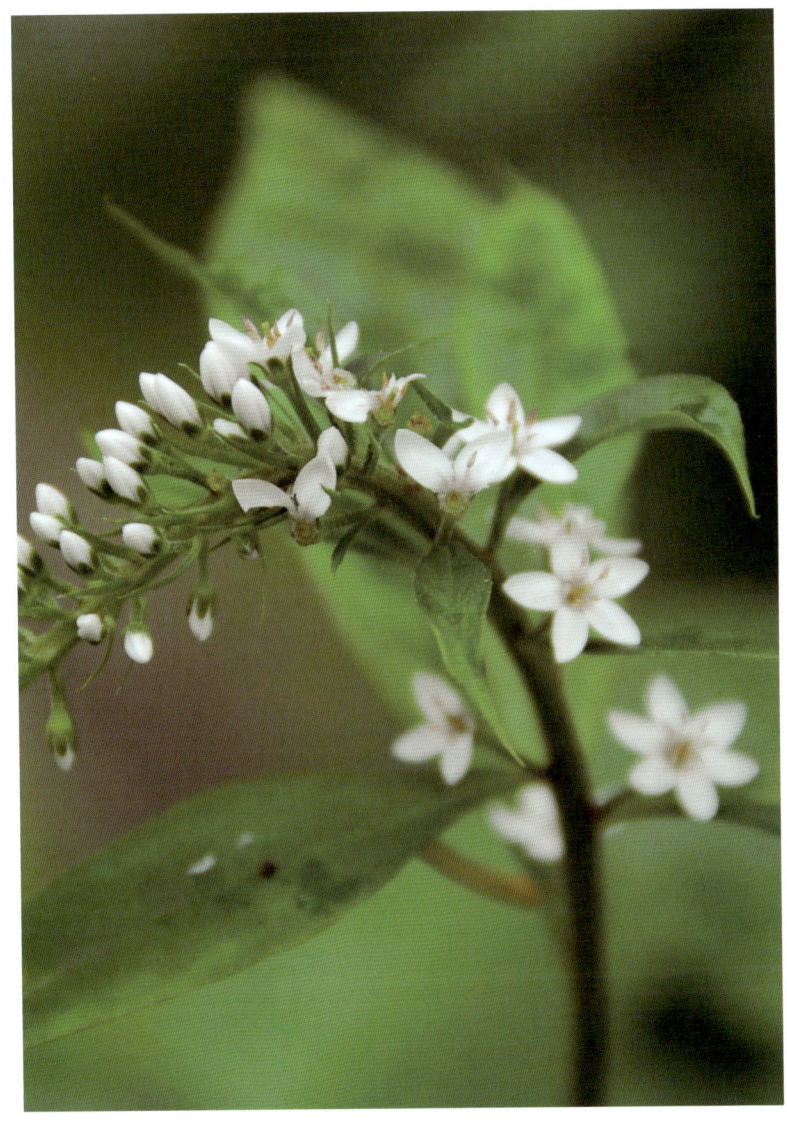
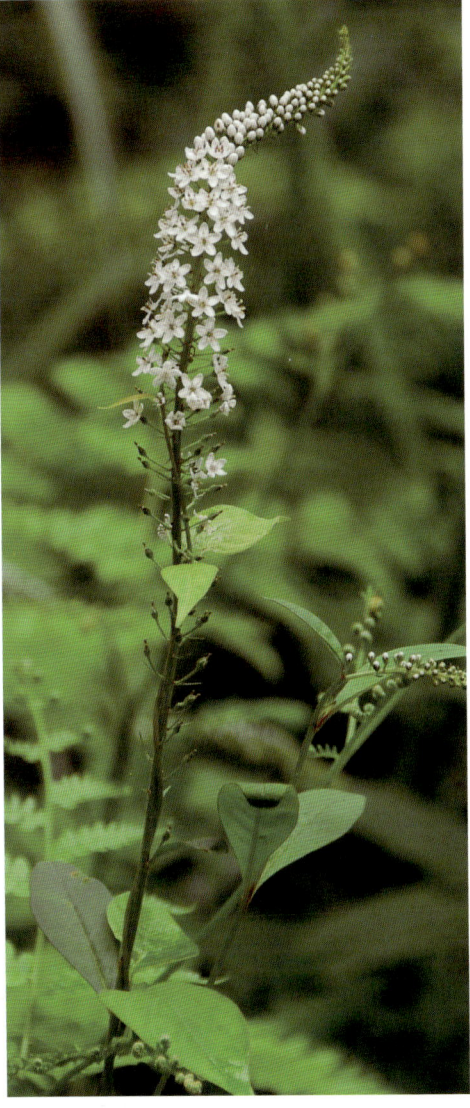

Vob jub maix xok 叶头过路黄

【Bit hsenb 俗名】痰药、红筷子、姜花草、大过路黄。

【Dios kob deis 基源】为报春花科植物叶头过路黄 *Lysimachia phyllocephala* Hand.-Mazz. 的全草。

【Niangb bet deis 生长环境】生于低山地区草丛中、荒地草丛中。分布于部分苗乡。

【Jox hsub 性味属经】性冷，味酸涩，属冷药，入热经。

【Qet diel xid 功能主治】功能：hxub kib yangx ngol 清热化痰，los eb jul xuf 利水除湿。主治：ghab diux ghongd angt mongb 咽喉肿痛，pob lob pob bil 手脚水肿，ait ngol 咳嗽，xud ghad hxangd 便血。

【Ed not xus 用法用量】内服，煎汤，25～30 g。

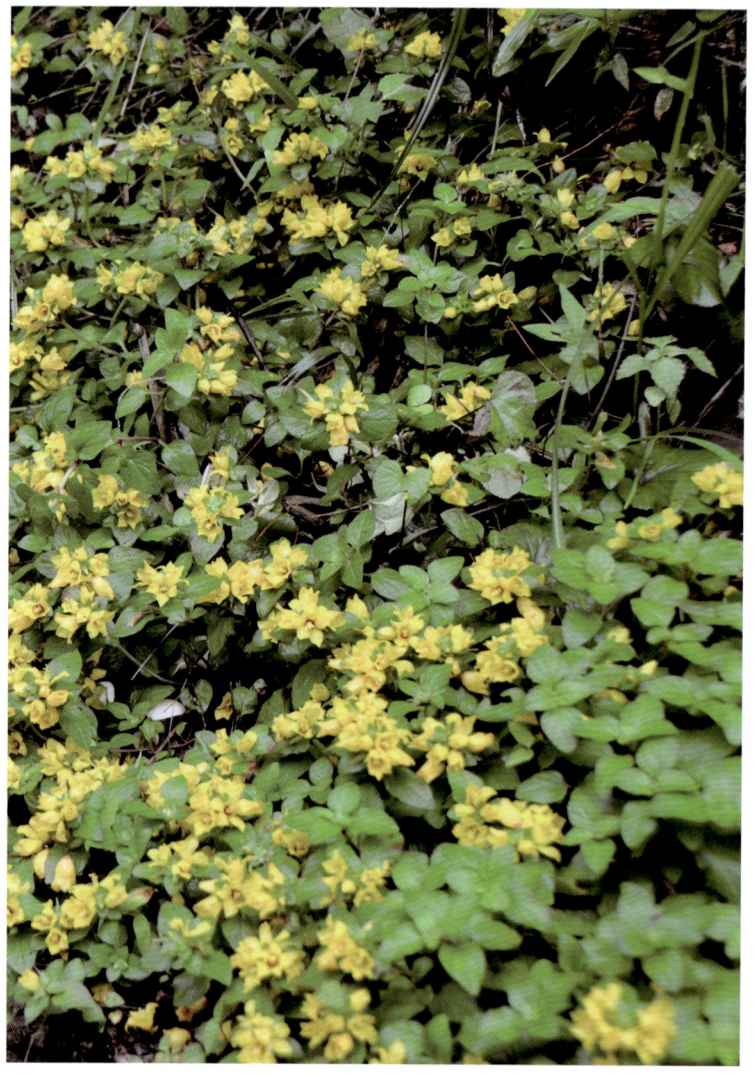
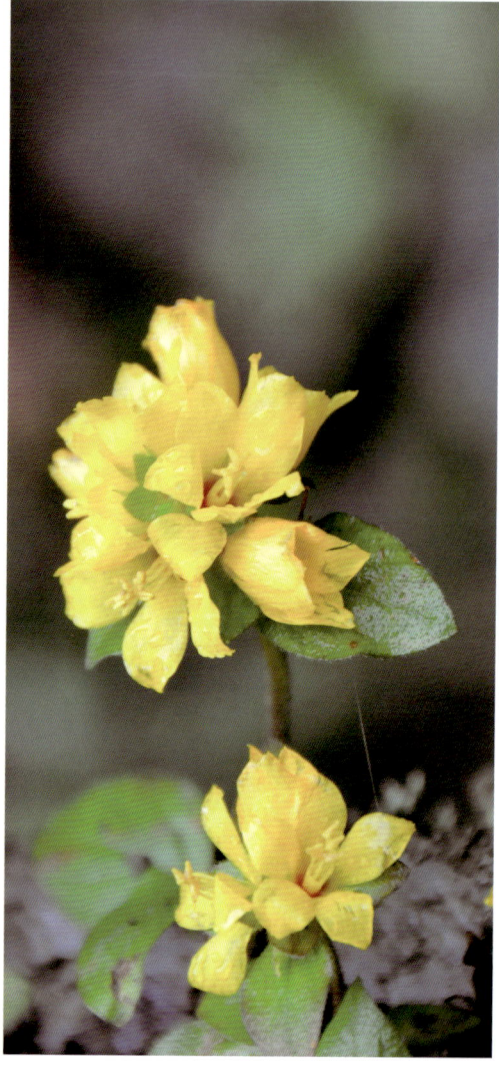

Vob jub maix dad 虎尾珍珠菜

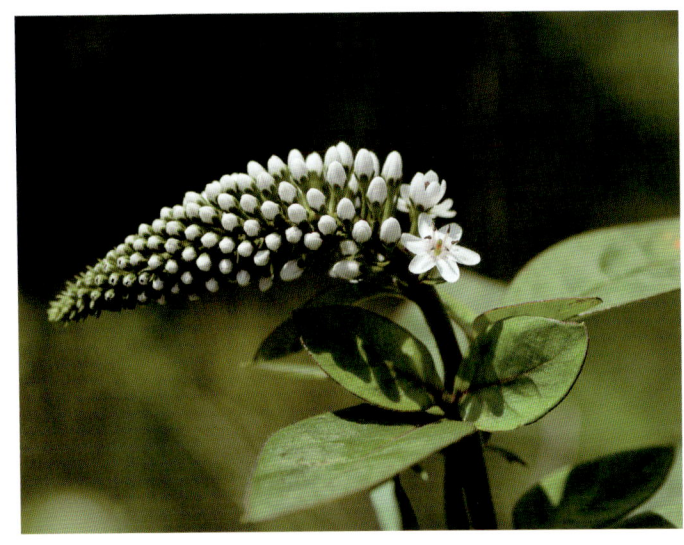

【Bit hsenb 俗名】山马尾、山高粱、黄参草、山酸汤杆、白花蓼子草。

【Dios kob deis 基源】为报春花科植物虎尾珍珠菜 Lysimachia clethroides Duby 的全草或根。

【Niangb bet deis 生长环境】生于山地路旁、荒山草丛中。分布于各地苗乡。

【Jox hsub 性味属经】性冷，味苦涩，属冷药，入热经。

【Qet diel xid 功能主治】功能：los eb hxenk angt 利水消肿，ves hxangd hsot ud vut 活血调经。主治：dliangd bil dib sangb 跌打损伤，ghab diux ghongd angt mongb 咽喉肿痛，jib daib ngas naix mais 小儿疳积，ghad eb dlub lol not 白带过多，hsot ud ax jangx hxib 月经不调，zaid wel jangx dix bus 乳痈。

【Ed not xus 用法用量】内服，煎汤，25～30 g。外用，煎水洗或捣烂敷。

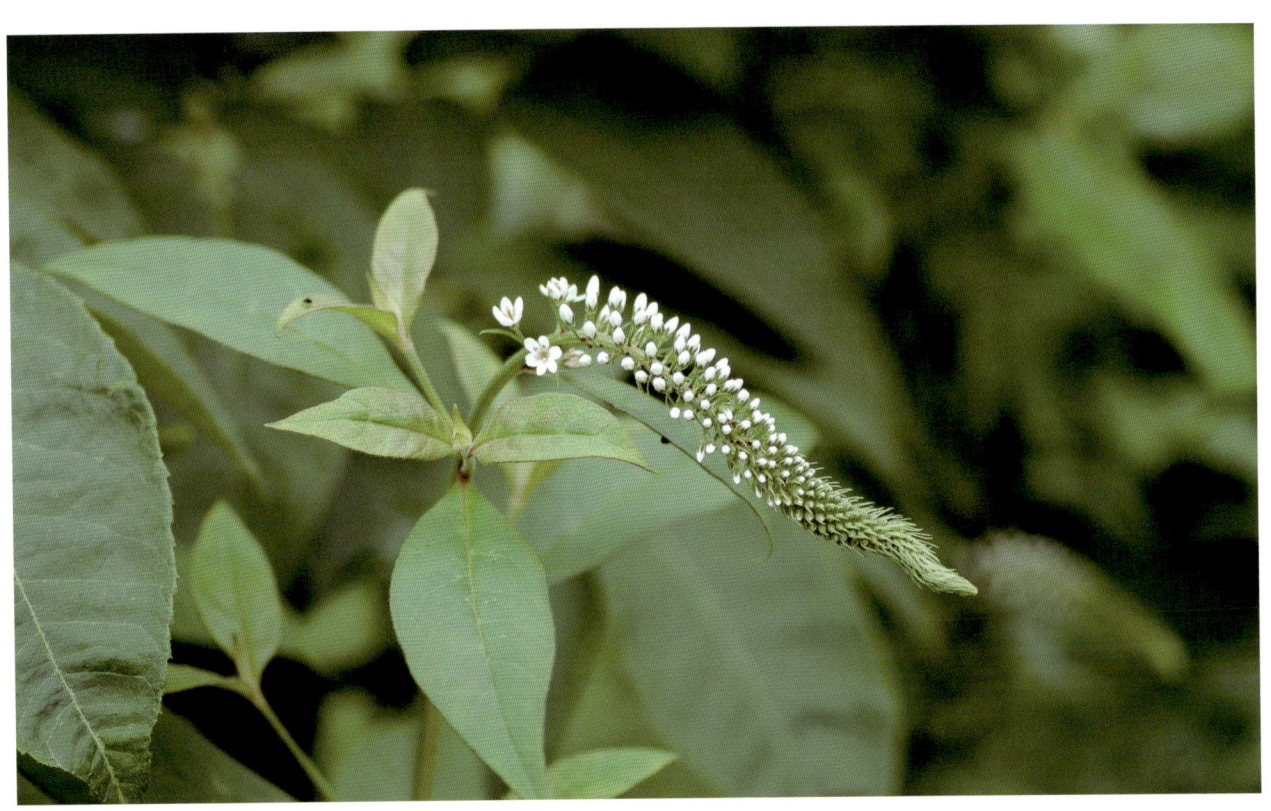

Vob liaox bib eb 泽珍珠菜

【Bit hsenb 俗名】小硼砂、水硼砂、星宿菜、灵疾草。

【Dios kob deis 基源】为报春花科植物泽珍珠菜 *Lysimachia candida* Lindl. 的全草。

【Niangb bet deis 生长环境】生于山沟潮湿处、稻田中。分布于各地苗乡。

【Jox hsub 性味属经】性冷，味辛，属冷药，入热经。有毒。

【Qet diel xid 功能主治】功能：dangf hxangd dangf mongb 止血止痛，hxub kib tad dud kib 清热解表。主治：dliangd bil dib mongb bongt 跌打损伤剧痛，lod hsongd mongb 骨折疼痛，yens xit mongb 外伤疼痛，niangb hsab pob mongb 无名肿毒，jangx ghab dliax gangb 毒疮。

【Ed not xus 用法用量】内服，煎汤，25～30 g。外用，取鲜品150～250 g，捣烂敷患处。

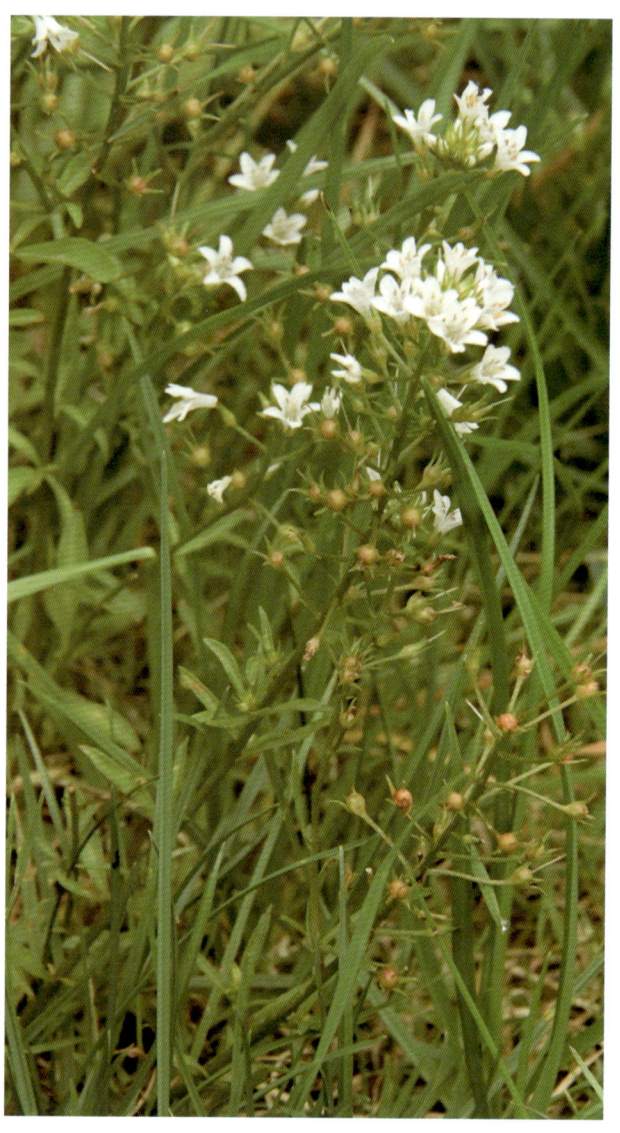
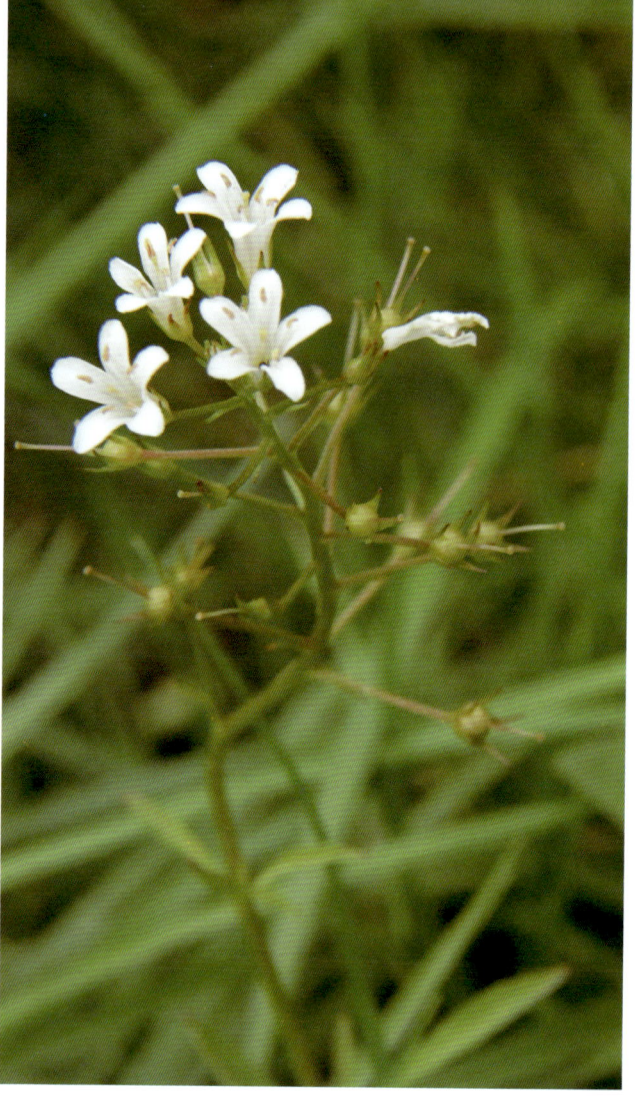

Vob hxub ib 金爪儿

【Bit hsenb 俗名】小救驾、五星黄、爬地黄、路边黄、枪伤药、红苦藤菜。

【Dios kob deis 基源】为报春花科植物金爪儿 Lysimachia grammica Hance 的全草。

【Niangb bet deis 生长环境】生于山野阴湿地区、山沟潮湿处。分布于各地苗乡。

【Jox hsub 性味属经】性冷，味酸苦，属冷药，入热经。

【Qet diel xid 功能主治】功能：qet bongt hxed tongb 理气温通，dex jab hxenk angt 拔毒消肿，dangf hxangd 止血。主治：dliangb bil did sangb 跌打损伤，yens xit lol hxangd 刀伤出血，jib daib hxib jent yut 小儿急惊风，jib daib buk duk pob mongb 小儿肚脐肿痛，mongb naix fangf 痄腮，yens nangb gik 毒蛇咬伤。

【Ed not xus 用法用量】内服，煎汤，25～30 g；或捣汁服。外用，捣烂敷或塞鼻。

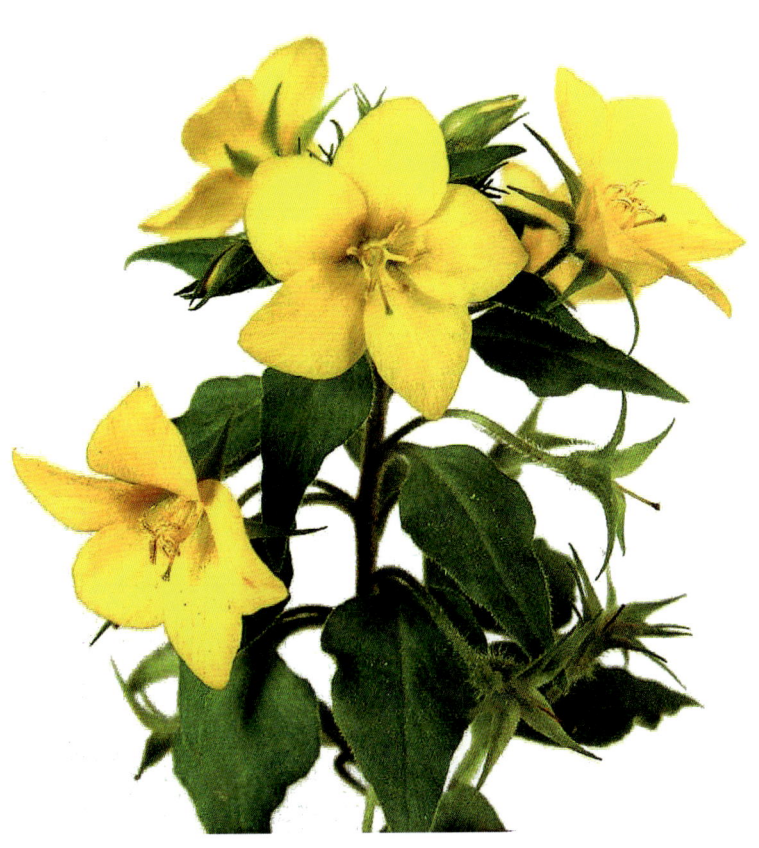

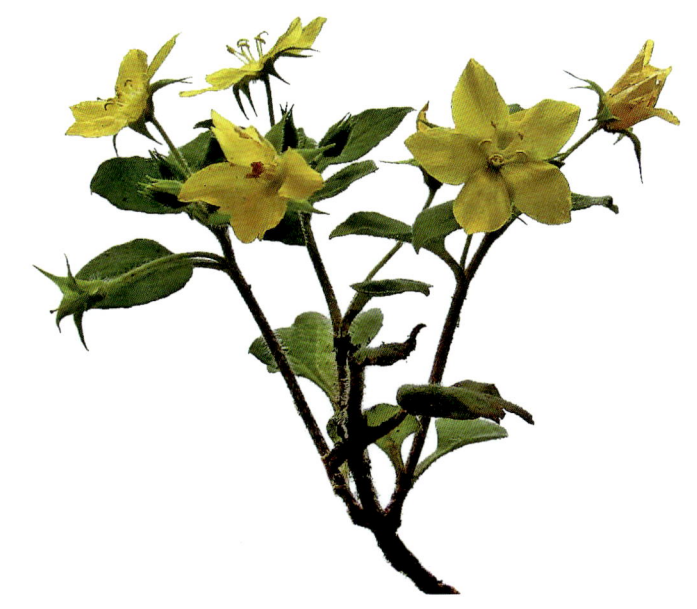

Nix vob yangx 细梗香草

【Bit hsenb 俗名】香草、排香、香排草、排香草、毛柄珍珠菜。

【Dios kob deis 基源】为报春花科植物细梗香草 *Lysimachia capillipes* Hemsl. 的全草。

【Niangb bet deis 生长环境】生于山地斜坡草丛中、密林下、村寨边。分布于部分苗乡。

【Jox hsub 性味属经】性平，味甘，属冷热两经药，入两经。

【Qet diel xid 功能主治】功能：hxub jent hxenk net 祛风除湿，qet bongt dangf mongb 理气止痛。主治：mangb hfud ait ngol 感冒咳嗽，mongb ghongd gus 气管炎，yens jent mongb 风湿痛，pob lob pob bil 手脚水肿，hsot ud ax jangx hxib 月经不调。

【Ed not xus 用法用量】内服，煎汤，15～25 g。外用，捣烂敷。

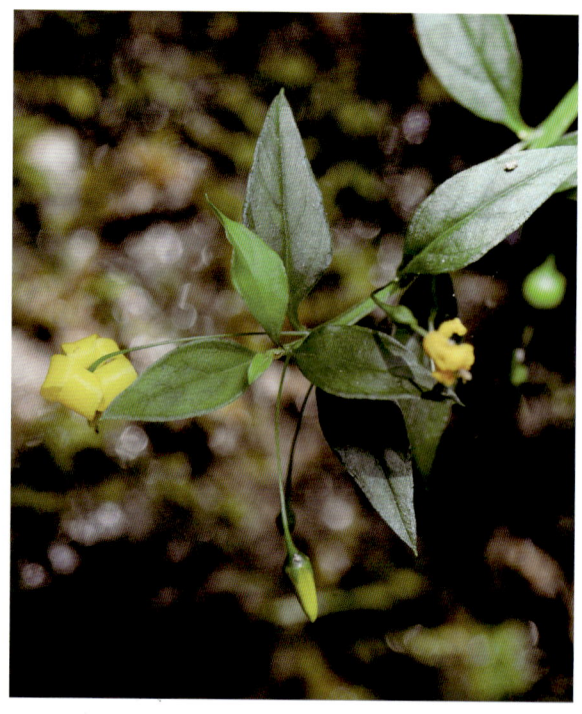

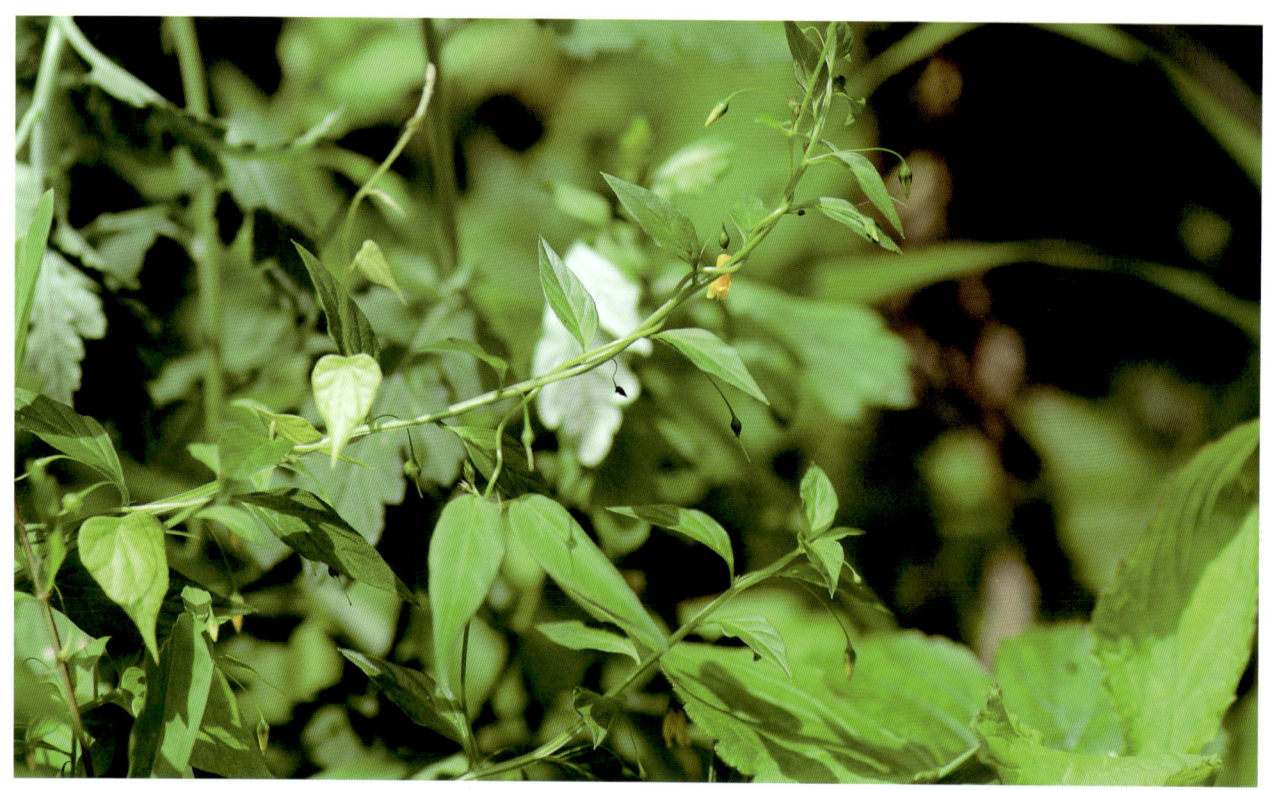

Vob hfib eb hxangt 轮叶排草

【Bit hsenb 俗名】见血住、血立止、高坡酸、老虎脚迹草。

【Dios kob deis 基源】为报春花科植物轮叶排草 *Lysimachia klattiana* Hance 的全草。

【Niangb bet deis 生长环境】生于沟边湿地上、林下阴湿处。分布于各地苗乡。

【Jox hsub 性味属经】性平，味淡，属冷热两经药，入两经。

【Qet diel xid 功能主治】功能：hxub kib tat jab 清热解毒，seil hxangd dlongs diongx hxangd 凉血降压。主治：nit diongx hxangd 高血压，dliangd bil dib sangb 跌打损伤，yens xit lol hxangd 刀伤出血，yens nangb gik 毒蛇咬伤。

【Ed not xus 用法用量】内服，煎汤，25～30 g；或捣汁饮。外用，捣烂敷。

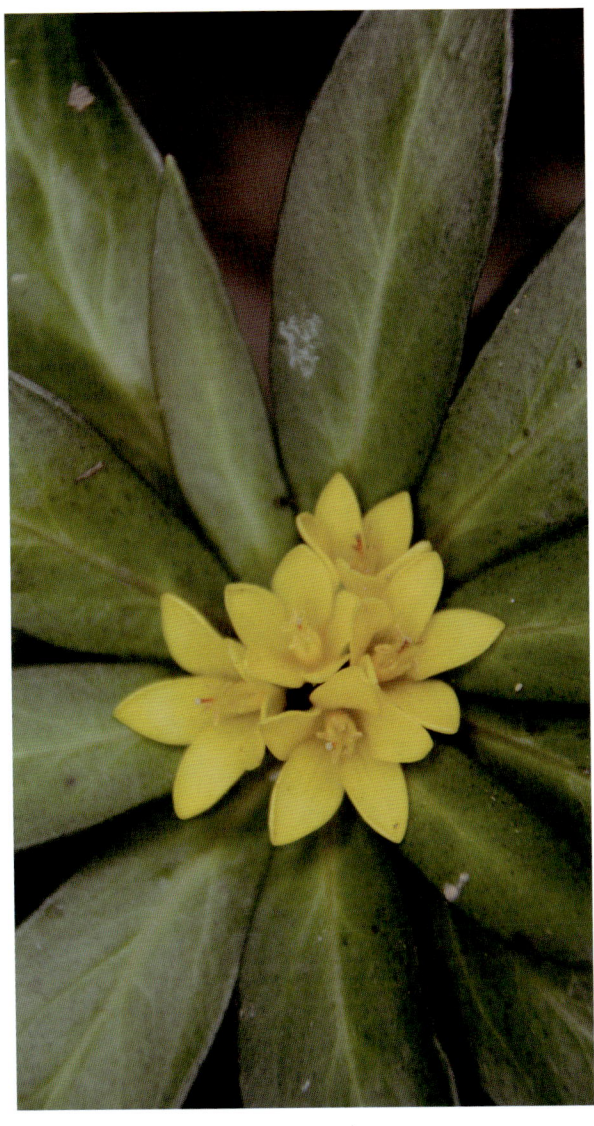
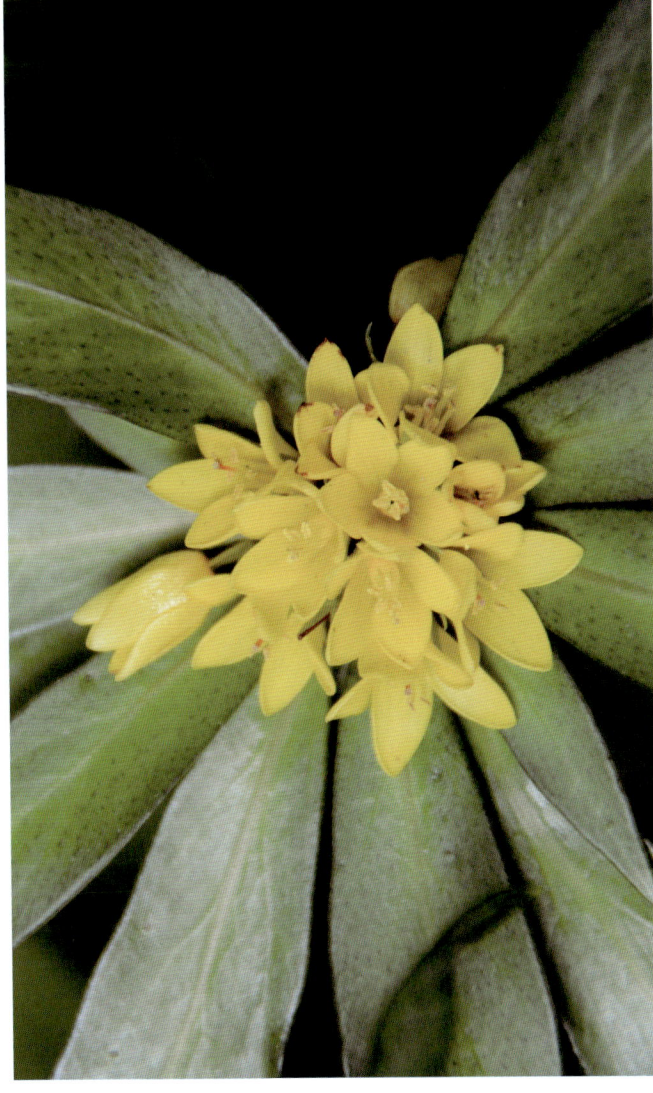

Vob hfib eb yut 伞叶排草

【Bit hsenb 俗名】一把伞、追风伞、惊风伞、公接骨丹。

【Dios kob deis 基源】为报春花科植物伞叶排草 *Lysimachia trientaloides* Hemsl. 的全草。

【Niangb bet deis 生长环境】生于阔叶林下荫蔽处、阴湿沟边。分布于各地苗乡。

【Jox hsub 性味属经】性热，味辛，属热药，入冷经。

【Qet diel xid 功能主治】功能：hxub jent hxenk net 祛风除湿，ves hxangd tongb hxud 活血通络。主治：dliangd bil dib sangb 跌打损伤，lod hsongd 骨折，yens jent mongb 风湿痛，yens jent zeib ghangb 风湿瘫痪，yens jent juk jik 风湿麻木，ait gheb bal jid 劳伤，hvuk hxid lob 脚抽筋。

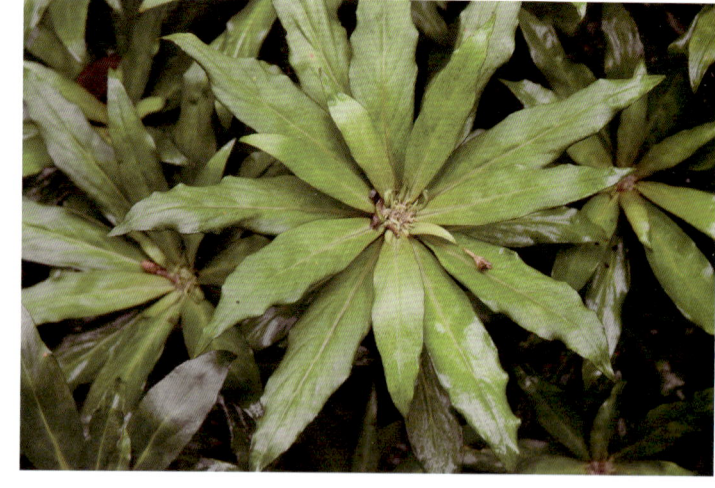

【Ed not xus 用法用量】内服，煎汤，15～30 g；或浸酒饮。外用，捣烂敷。

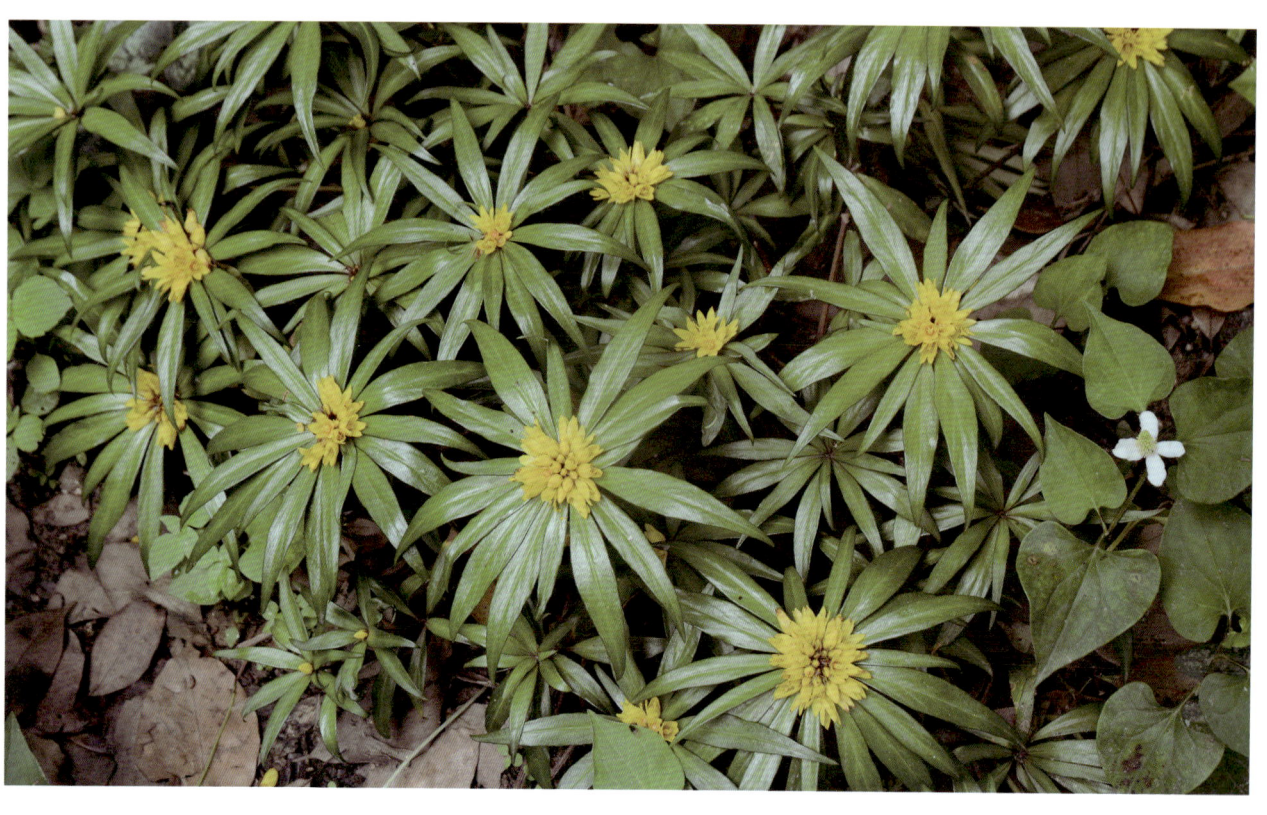

Vob hfib eb hlieb 落地梅

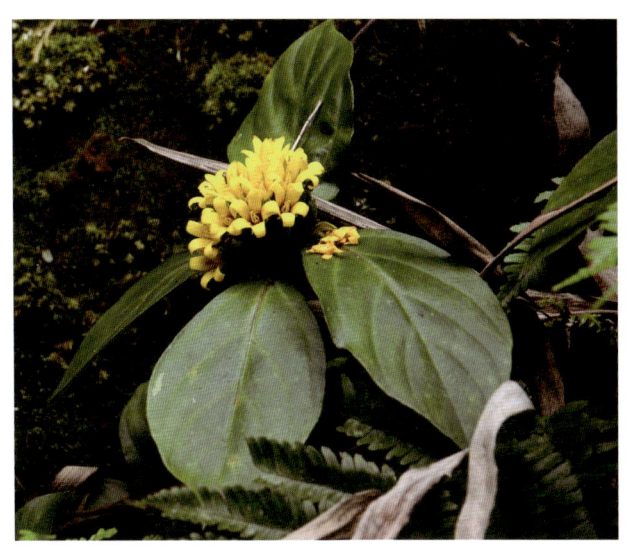

【Bit hsenb 俗名】一把伞、追风伞、惊风伞、公接骨丹。

【Dios kob deis 基源】为报春花科植物落地梅 *Lysimachia paridiformis* Franch. 的全草。

【Niangb bet deis 生长环境】生于树林下荫蔽地区及溪沟边。分布于各地苗乡。

【Jox hsub 性味属经】性热，味麻，属热药，入冷经。

【Qet diel xid 功能主治】功能：hxub jent hxenk net 祛风除湿，ves hxangd 活血。主治：yens jent mongb hsongd 风湿骨痛，hvangb jid zeib ghangb 半身不遂，hvuk hxid lob 脚抽筋。

【Ed not xus 用法用量】内服，煎汤，15～50 g；或浸酒饮。

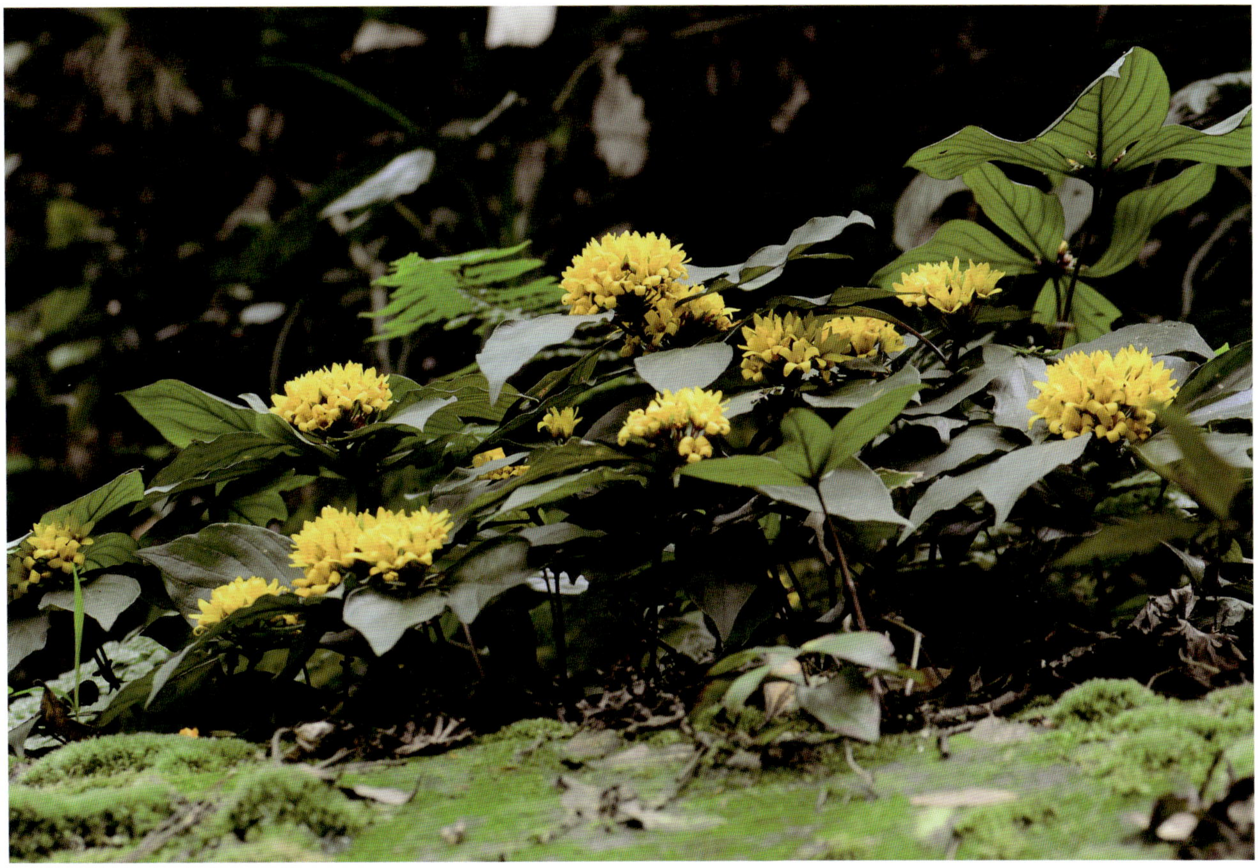

Vob nik sab 滇北球花报春

【Bit hsenb 俗名】土洋参、米伞花、野洋参。

【Dios kob deis 基源】为报春花科植物滇北球花报春 Primula denticulata Smith subsp. *sinodenticulata* 的根。

【Niangb bet deis 生长环境】生于草山草地上、疏林下。分布于部分苗乡。

【Jox hsub 性味属经】性平,味辛甘,属冷热两经药,入两经。

【Qet diel xid 功能主治】功能:yis bongt bud dlangl ves 益气补虚,net nais pot dangf ngol 润肺止咳。主治:hvuk juk 痿痹,bal ves ait ngol 虚劳咳嗽,ax lol eb wel 乳汁不通。

【Ed not xus 用法用量】内服,煎汤,15～30 g;或炖猪心肺吃、炖猪脚吃。

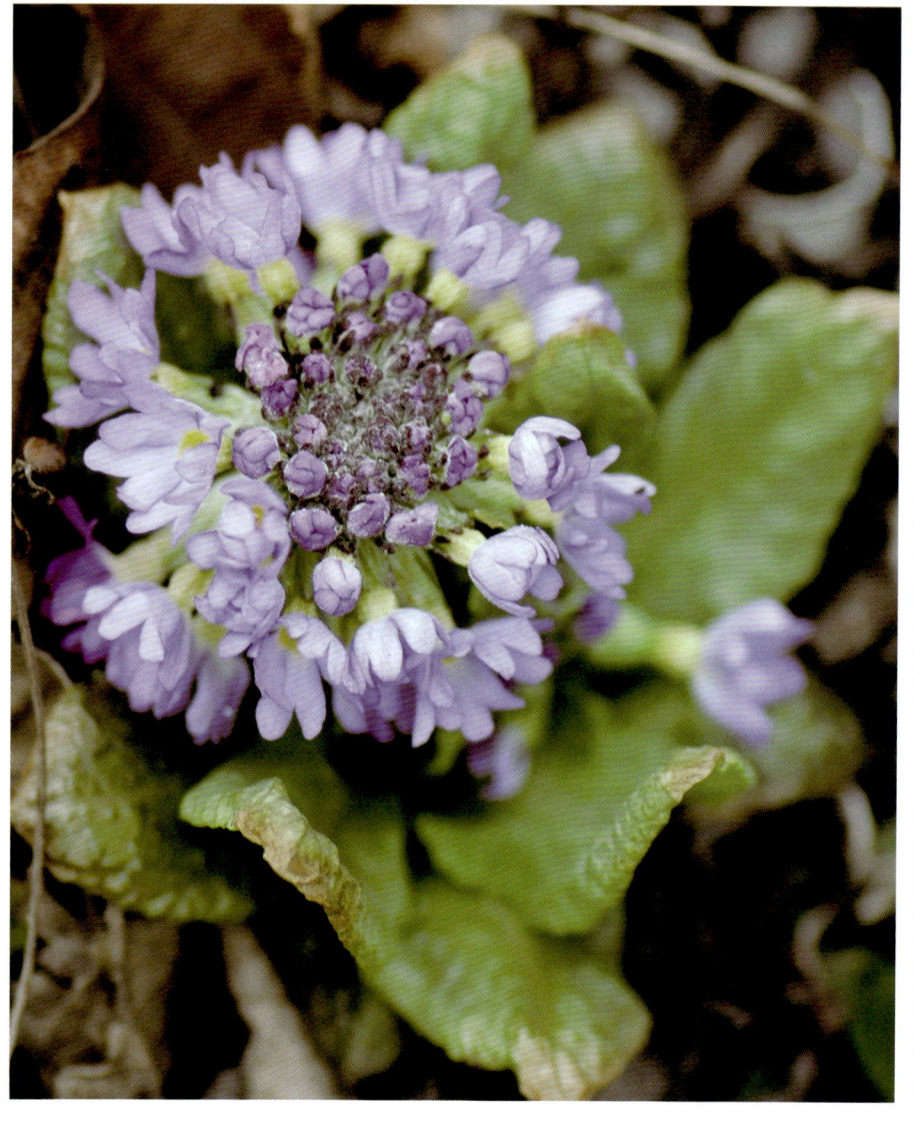
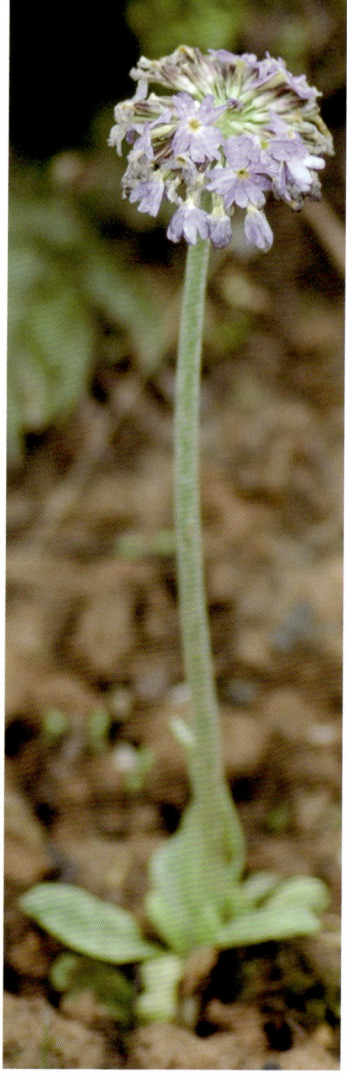

柿 科

Zend mil 柿

【Bit hsenb 俗名】乌柿、柿子、柿花、柿霜、柿蒂、砣砣柿、柿果皮。

【Dios kob deis 基源】为柿科植物柿 *Diospyros kaki* Thunb. 的蒂、漆、霜、果皮、脯饼。

【Niangb bet deis 生长环境】生于坡塝疏林中、杂木林内、农地边，有栽培。分布于各地苗乡。

【Jox hsub 性味属经】性平，味甘涩，属冷热两经药，入两经。

【Qet diel xid 功能主治】功能：hxub kib yangx ngol 清热化痰，vut eb niangs dangf khak 生津止渴，dangf hxangd 止血。主治：nit diongx hxangd 高血压，hxud hxangd od 反胃，ait ngol ghad ngol not 咳嗽痰多，ait ngol ghad ngol hxangd 咳嗽痰血，ngol yenx hnaib 百日咳，hfak bangb hxangd 血崩，dix khangd ghad 痔疮，niangb hsab pob mongb 无名肿毒。

【Ed not xus 用法用量】内服，煎汤，10～30 g；取漆服治高血压；取树根、脯饼服治内出血。

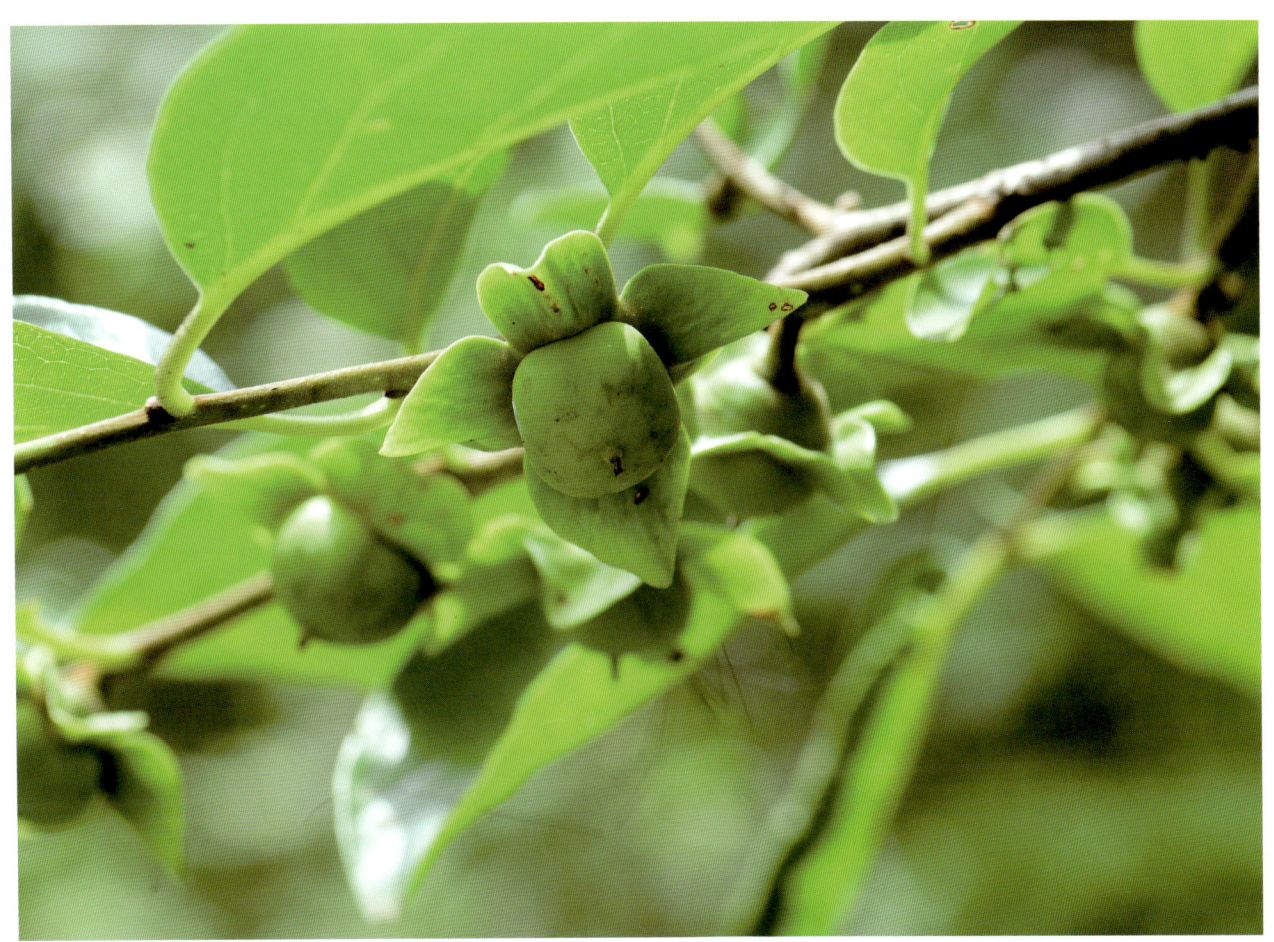

Zend mil leib 君迁子

【Bit hsenb 俗名】小柿子、丁香柿、牛奶柿、柿漆霜。

【Dios kob deis 基源】为柿科植物君迁子 *Diospyros lotus* L. 的霜、蒂、根。

【Niangb bet deis 生长环境】生于坡塝疏林中、杂木林内、农田边。分布于各地苗乡。

【Jox hsub 性味属经】性冷，味甘涩，属冷药，入热经。

【Qet diel xid 功能主治】功能：vut eb niangs dangf khak 生津止渴，hxub kib hxud hxid 清热除烦。主治：lot nif jangx gangb 口舌生疮，mongb ghongd niangs 咽喉痛。

【Ed not xus 用法用量】内服，煎汤，10～20 g；柿霜5～15 g，冲服或配合他药作丸噙化。

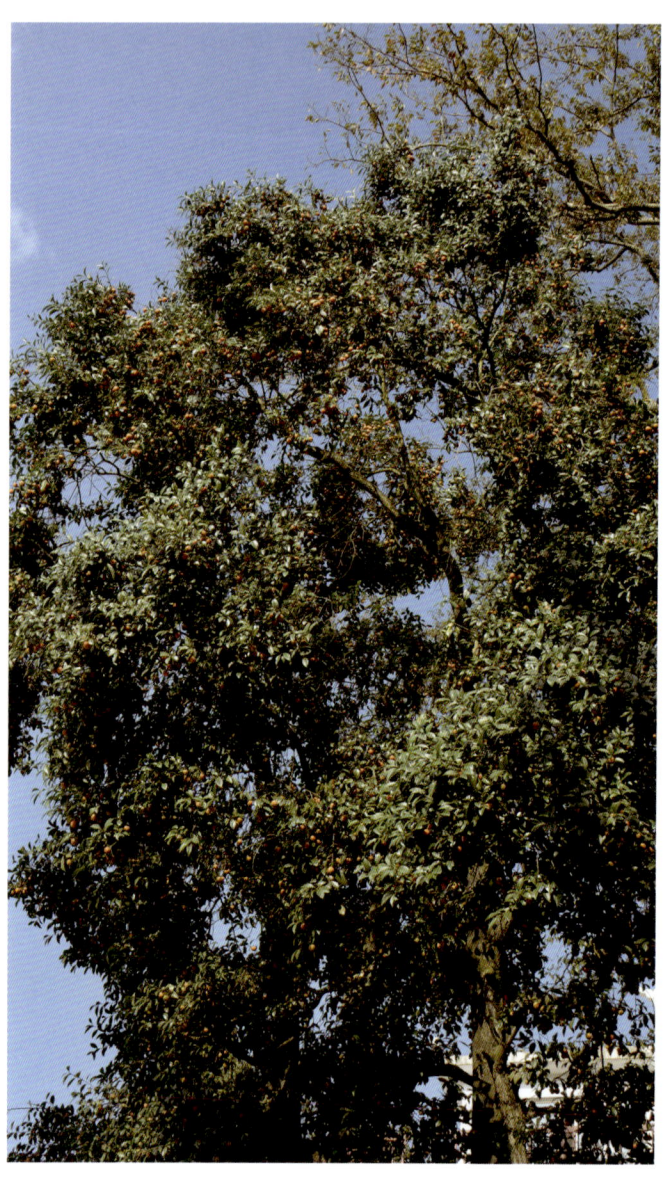
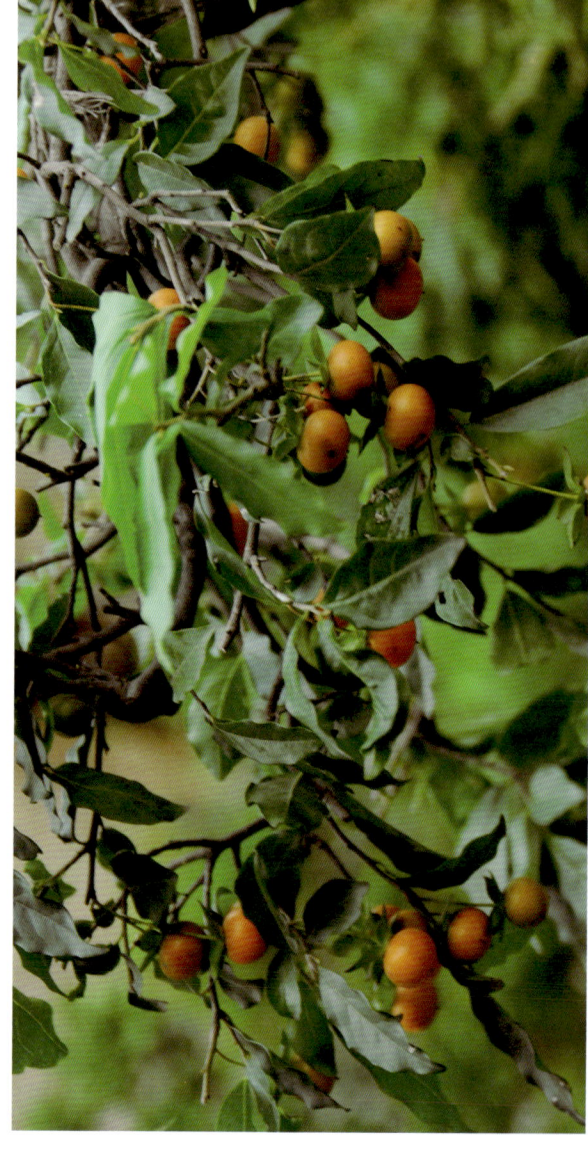

山矾科

Bangx kuif yaix 山矾

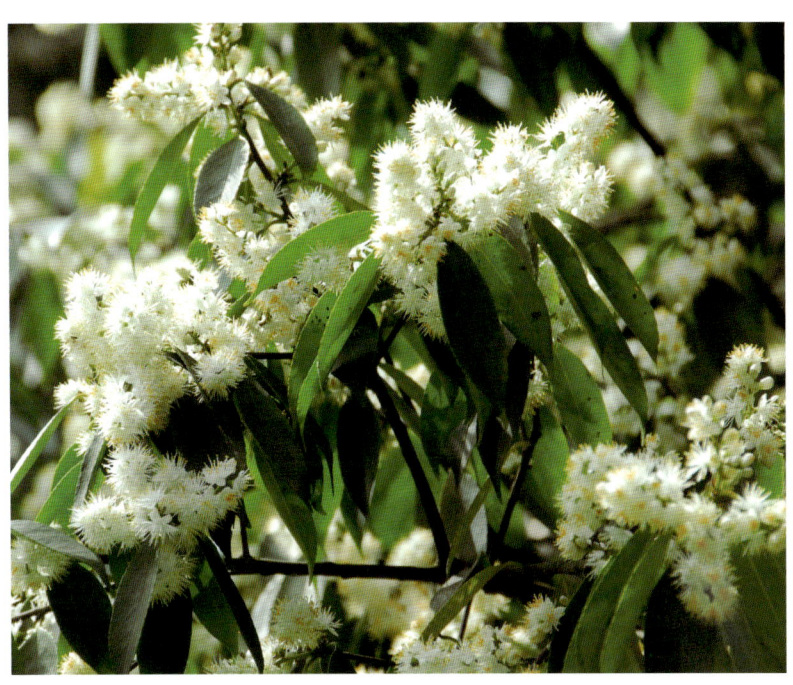

【Bit hsenb 俗名】春桂、十里香、三月桂、山桂花、田螺紫、英仔叶紫。

【Dios kob deis 基源】为山矾科植物山矾 *Symplocos sumuntia* Buch.-Ham. ex D. Don 的根、叶、花。

【Niangb bet deis 生长环境】生于深山丛林中。分布于部分苗乡。

【Jox hsub 性味属经】性冷，味苦涩，属冷药，入热经。

【Qet diel xid 功能主治】功能：hxub kib los xuf 清热利湿，seil hxangd dangf hxangd 凉血止血。主治：fangx mais fangx jid 黄疸，nais pot yens jab khangk hxangd 肺结核咯血，los link ghongd 吊小舌，khangd naix ongd hsongd 中耳炎，mongb ghut hsongd 关节痛。

【Ed not xus 用法用量】内服，煎汤，15～25 g。

Det yef leix dliet 羊舌树

【Bit hsenb 俗名】羊屎条、羊舌条、狗舌条、狗舌头叶、粉叶山矾。

【Dios kob deis 基源】为山矾科植物羊舌树 *Symplocos glauca*（Thunb.）Koidz. 的根、树皮。

【Niangb bet deis 生长环境】生于坡塝杂木林中。分布于部分苗乡。

【Jox hsub 性味属经】性热，味甜，属热药，入冷经。

【Qet diel xid 功能主治】功能：hxub kib tad dud kib 清热解表，dangf ngol vut bongt 止咳平喘。主治：mangb hfud kib jid 感冒发烧，yens jent seil hsangd nais 伤风鼻塞，mongb khob 头痛，ngol hvuk 喘咳。

【Ed not xus 用法用量】内服，煎汤，25～30 g。

Det bel nangl 老鼠矢

【Bit hsenb 俗名】 毛灰树、羊舌树、老鼠刺、刺刺柴、猫儿刺。

【Dios kob deis 基源】 为山矾科植物老鼠矢 *Symplocos stellaris* Brand 的种子、根皮。

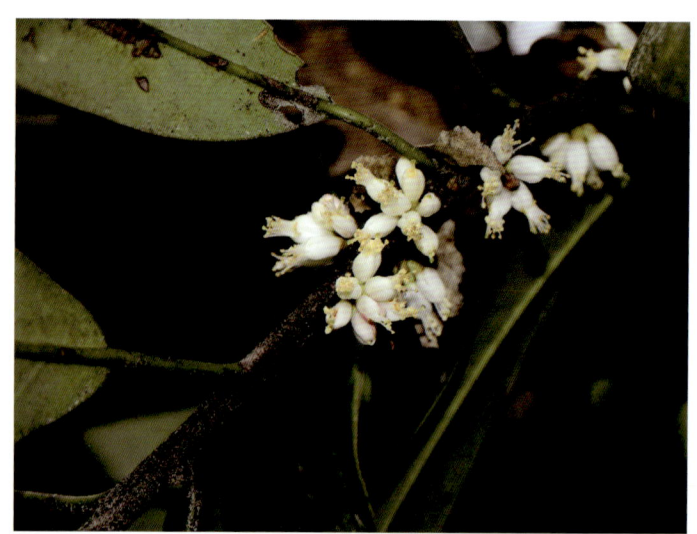

【Niangb bet deis 生长环境】 生于树林下、灌木丛中。分布于各地苗乡。

【Jox hsub 性味属经】 性冷，味苦，属冷药，入热经。

【Qet diel xid 功能主治】 功能：seil hxangd dangf hxangd 凉血止血，hxenk od nul dangf mongb 消炎止痛。主治：ghab hsangb ongd hsongd 伤口发炎，lol hxangd nais 鼻衄，gangb xent 疥疮。

【Ed not xus 用法用量】 内服，煎汤，15～25 g。外用，捣汁涂。

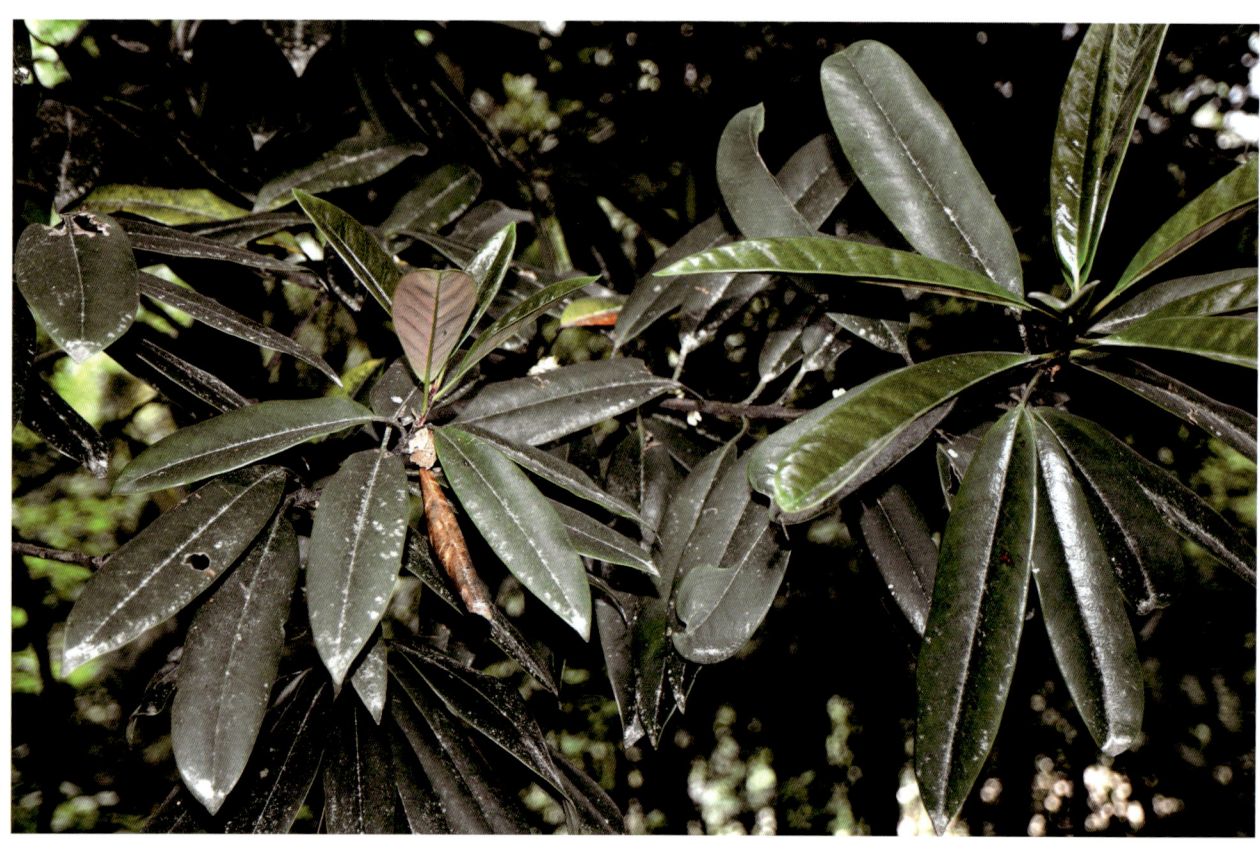

Det mongl nix 黄牛奶树

【Bit hsenb 俗名】水冬瓜、花香木、苦山矾、泡木柴、泡花子、散风木。

【Dios kob deis 基源】为山矾科植物黄牛奶树 *Symplocos laurina*（Retz.）Wall. 的树皮。

【Niangb bet deis 生长环境】生于山野疏林下或灌木丛中。分布于高山地区苗乡。

【Jox hsub 性味属经】性冷，味苦涩，属冷药，入热经。

【Qet diel xid 功能主治】功能：hxub kib tad dud kib 清热解表，hxed diongb zangl seil 温中散寒。主治：mangb hfud kib jid 感冒发烧，yens seil niel khob 伤风头晕。

【Ed not xus 用法用量】内服，煎汤，25～30 g。

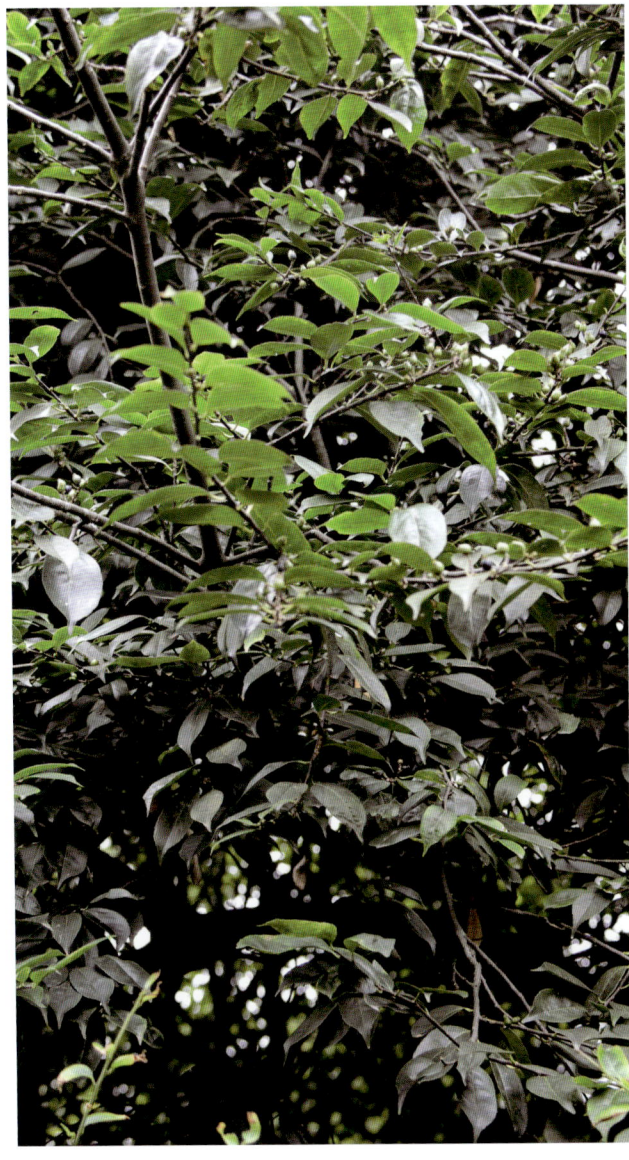
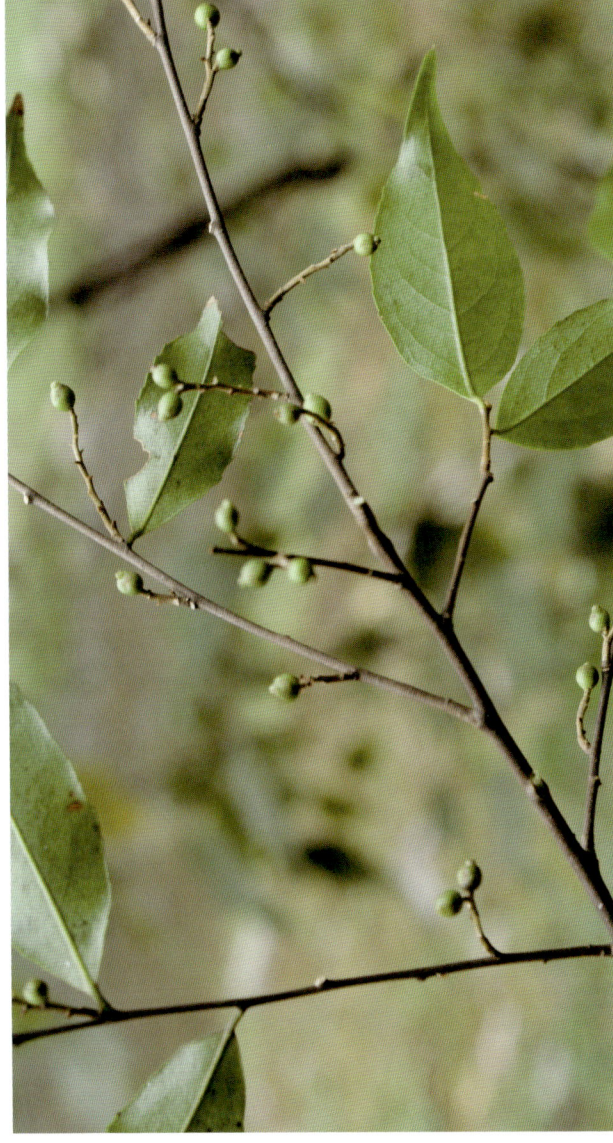

安息香科

Det vit hxangb 栓叶安息香

【Bit hsenb 俗名】红皮、红皮树、赤血仔、粘高树。

【Dios kob deis 基源】为安息香科植物栓叶安息香 *Styrax suberifolius* Hook. et Arn. 的根、叶。

【Niangb bet deis 生长环境】生于坡塝灌木丛中、疏林下。分布于部分苗乡。

【Jox hsub 性味属经】性冷，味苦涩，属冷药，入热经。

【Qet diel xid 功能主治】功能：hxub jent hxenk net 祛风除湿，qet bongt dangf mongb 理气止痛。主治：yens jent mongb ghut hsongd 风湿性关节炎，ax maix dlangl ves 虚弱，buk dux qib bongt mongb 胃气痛。

【Ed not xus 用法用量】内服，煎汤，5 g；或研末吞服。外用，煨水熏洗患处。

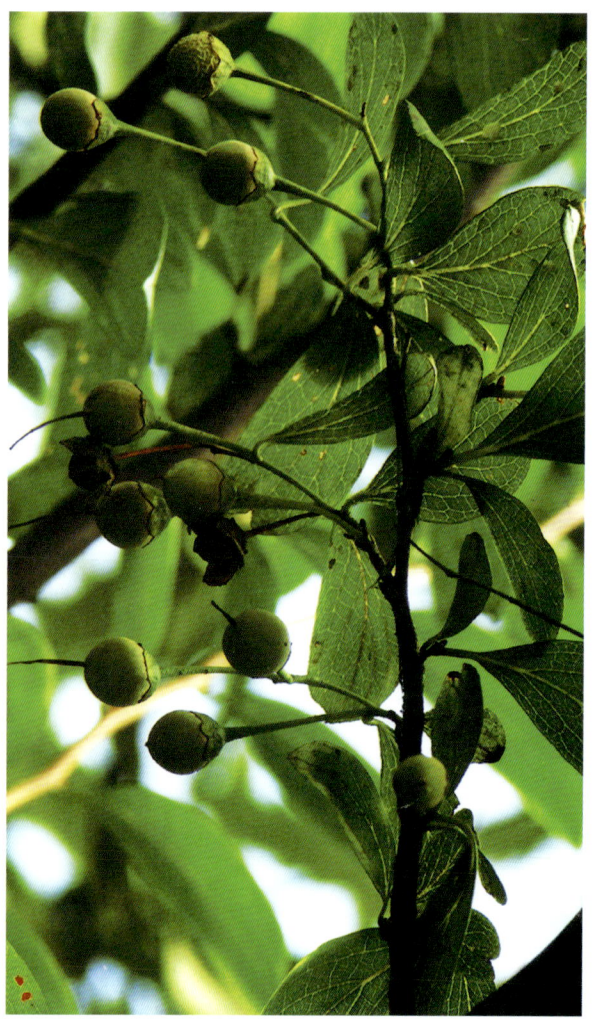
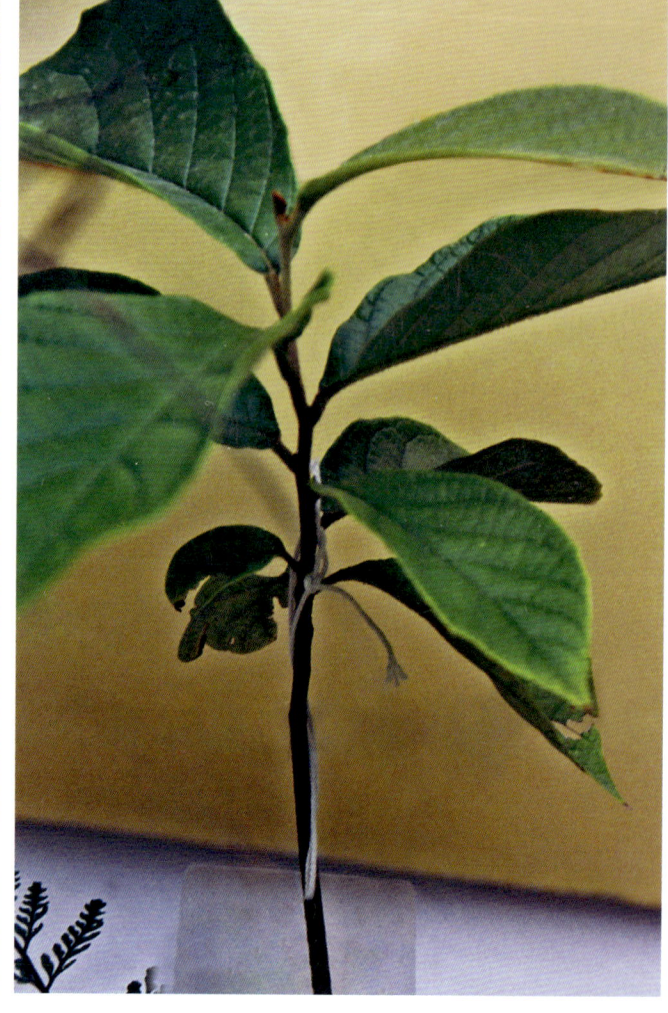

Det bangx dlenx 垂珠花

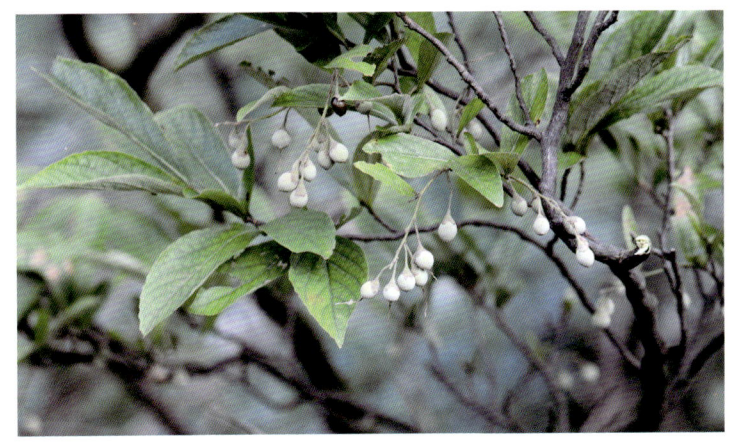

【Bit hsenb 俗名】白花树、白克妈叶。

【Dios kob deis 基源】为安息香科植物垂珠花 Styrax dasyanthus Perk. 的根、叶。

【Niangb bet deis 生长环境】生于坡塝杂木林下、灌木林中。分布于部分苗乡。

【Jox hsub 性味属经】性冷，味苦甘，属冷药，入热经。

【Qet diel xid 功能主治】功能：qet bongt dangf mongb 理气止痛，net nais pot dangf ngol 润肺止咳。主治：nais pot kib ait ngol 肺热咳嗽，mongb daif gad 胃痛（胸口痛）。

【Ed not xus 用法用量】内服，煎汤，15～25 g；或研末吞服。

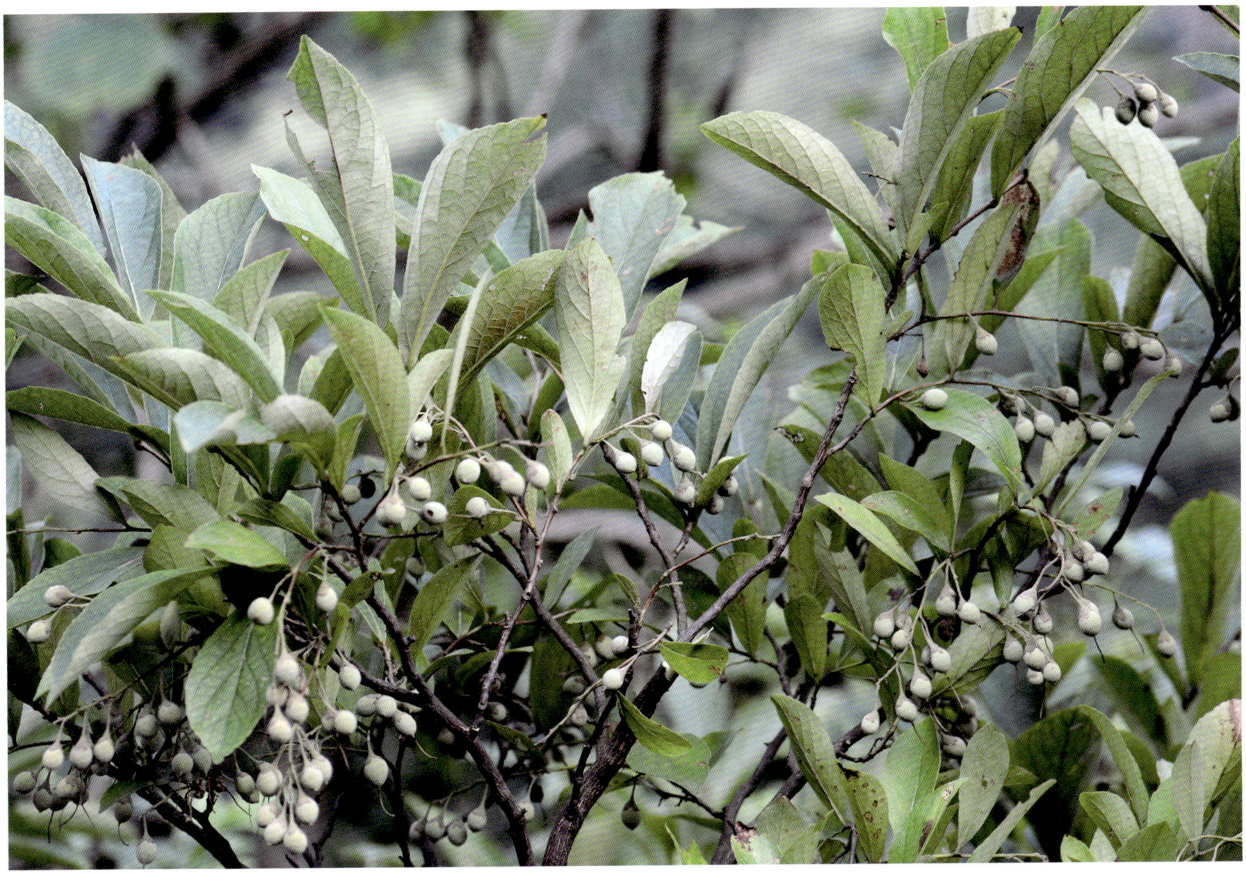

木犀科

Det bangx geid 木犀

【Bit hsenb 俗名】丹桂、岩桂、金桂、九里香、木犀花、秋桂花。

【Dios kob deis 基源】为木犀科植物木犀 Osmanthus fragrans (Thunb.) Lour. 的根、花、子实。

【Niangb bet deis 生长环境】生于深山杂木林中，有栽培。分布于各地苗乡。

【Jox hsub 性味属经】性热，味辛，属热药，入冷经。

【Qet diel xid 功能主治】功能：hxub jent yangx ghad ngol 祛风化痰，tat jit hxangd

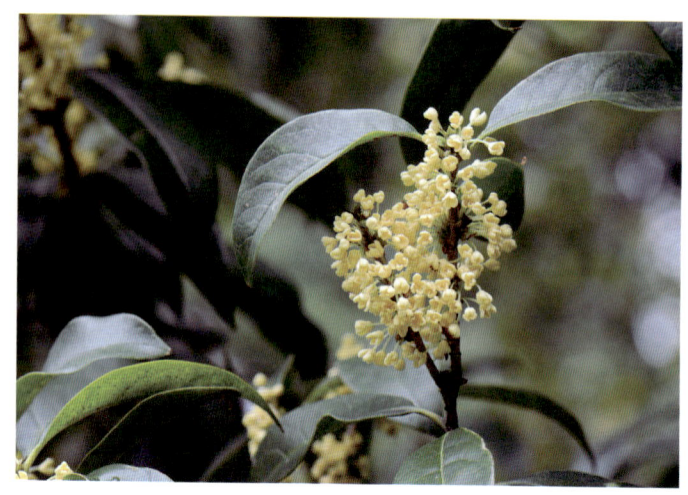

dangf mongb 散瘀止痛。主治：yens jent juk jik 风湿麻木，mongb hsongd hxend 筋骨疼痛，mongb diub 腰痛，mongb daif gad 胃痛（胸口痛），mongb hmid 牙痛，zal ghad dongk hxangd 血痢，xud ghad hxangd 便血。

【Ed not xus 用法用量】内服，煎汤，20～25 g；或泡茶饮。外用，含漱或蒸热外熨。

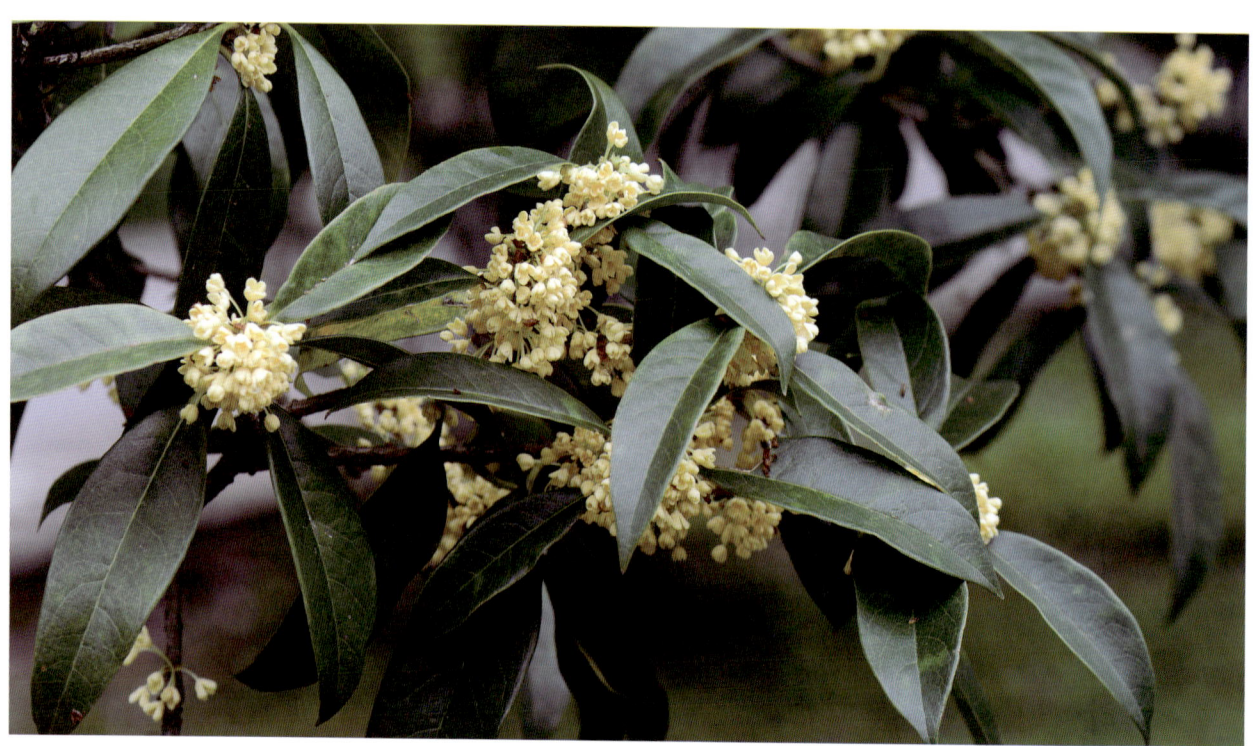

Det gent yof 柊树

【Bit hsenb 俗名】刺格、枸骨、粘离、猫儿刺、杠谷树、香木菌桂。

【Dios kob deis 基源】为木犀科植物柊树 *Osmanthus heterophyllus*（G. Don）P. S. Green 的枝叶及树皮。

【Niangb bet deis 生长环境】生于山野灌木丛中、林缘、疏林中。分布于部分苗乡。

【Jox hsub 性味属经】性冷，味苦，属冷药，入热经。

【Qet diel xid 功能主治】功能：tiod ghab dlad ghof jus 强健腰膝，yis hfud nais yis diuf 补肝补肾。主治：dlad jus hxub mongb 腰膝酸痛，ngol yenx hnaib 百日咳，dix gangb 疔疮，gangb lax bus pob xok 疮痈红肿，niangb hsab pob mongb 无名肿毒。

【Ed not xus 用法用量】内服，煎汤，15～30 g；或浸酒饮。外用，捣烂敷患处。

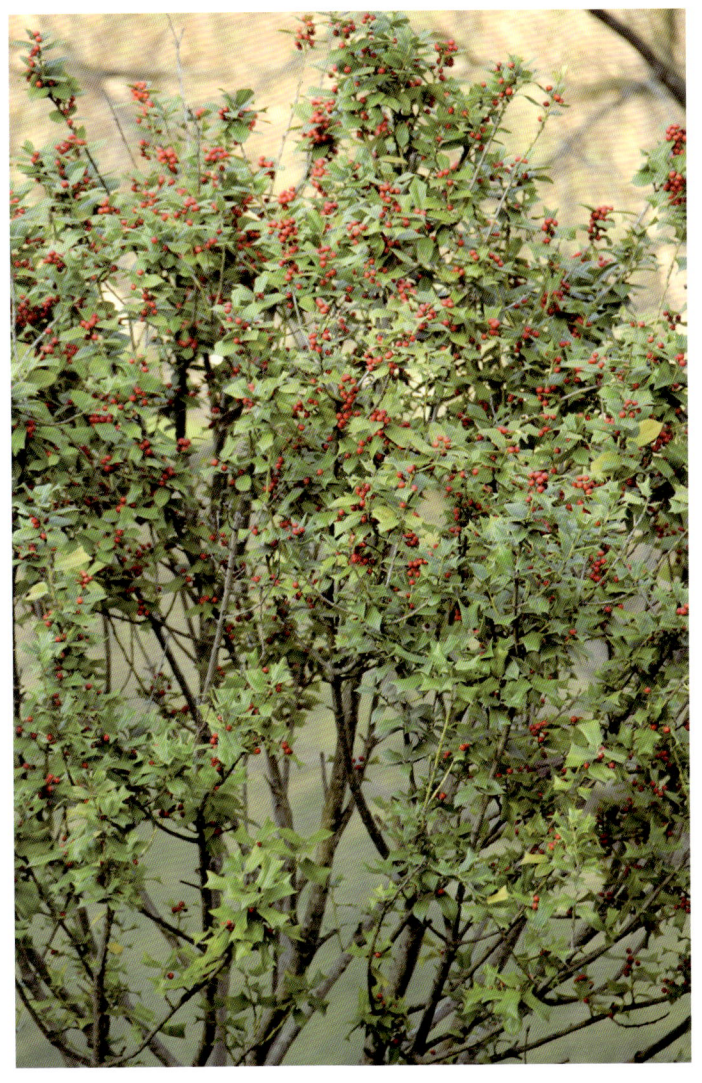
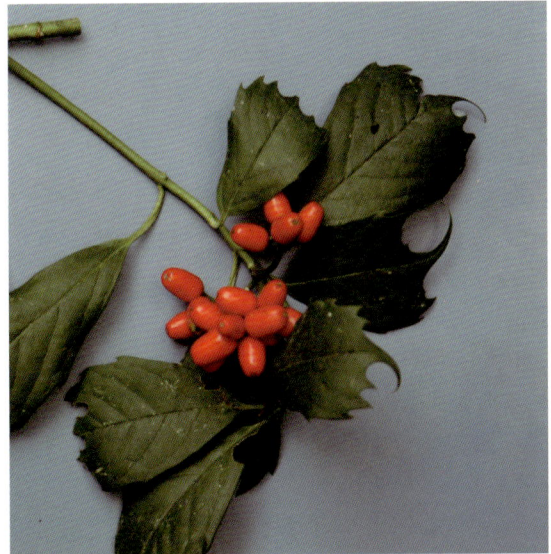
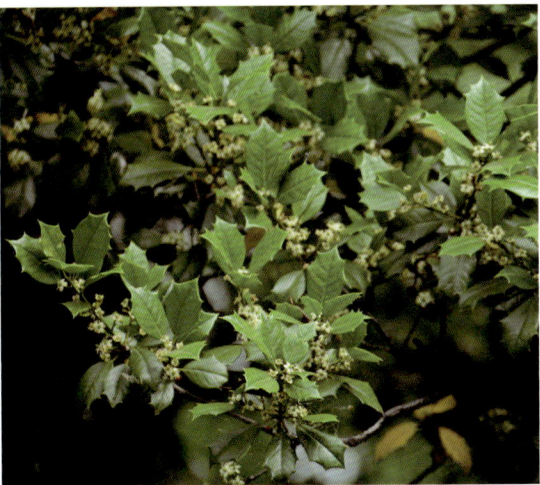

Det nex yib 女贞

【Bit hsenb 俗名】桢木、女贞子、白蜡树、冻青树、冬青树、爆格蚤。

【Dios kob deis 基源】为木犀科植物女贞 *Ligustrum lucidum* Ait. 的果实、叶、皮、根。

【Niangb bet deis 生长环境】生于山野灌木林中、灌木丛内,有作风景树栽培。分布于各地苗乡。

【Jox hsub 性味属经】性平,味苦甘,属冷热两经药,入两经。

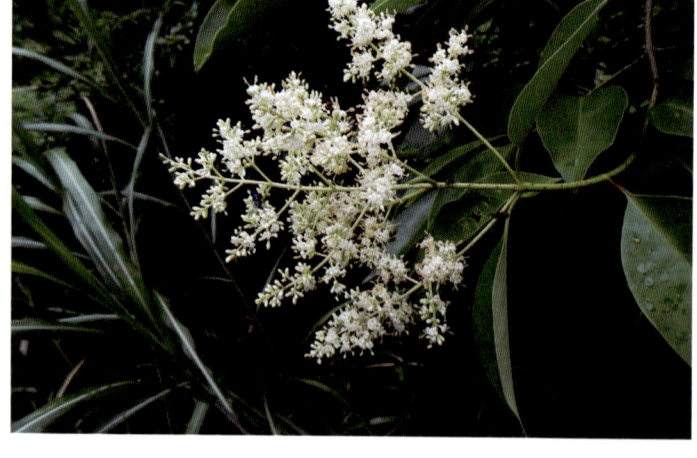

【Qet diel xid 功能主治】功能:yis hfud nais yis diuf 补肝补肾,hxenk angt dangf mongb 消肿止痛。主治:ghab dlad hfud jus ax maix ves 腰膝无力,dlad jus hxub mongb 腰膝酸痛,lal ghad bit ax dangx 神经衰弱,xok hniub mais 目赤,laib lot ongd hsongd 口腔炎,ait ngol 咳嗽,kib eb kib dul 水火烫伤,hxongb nangl 瘰疬。

【Ed not xus 用法用量】内服,煎汤,15～25 g;或熬膏入丸剂。外用,熬膏点眼。

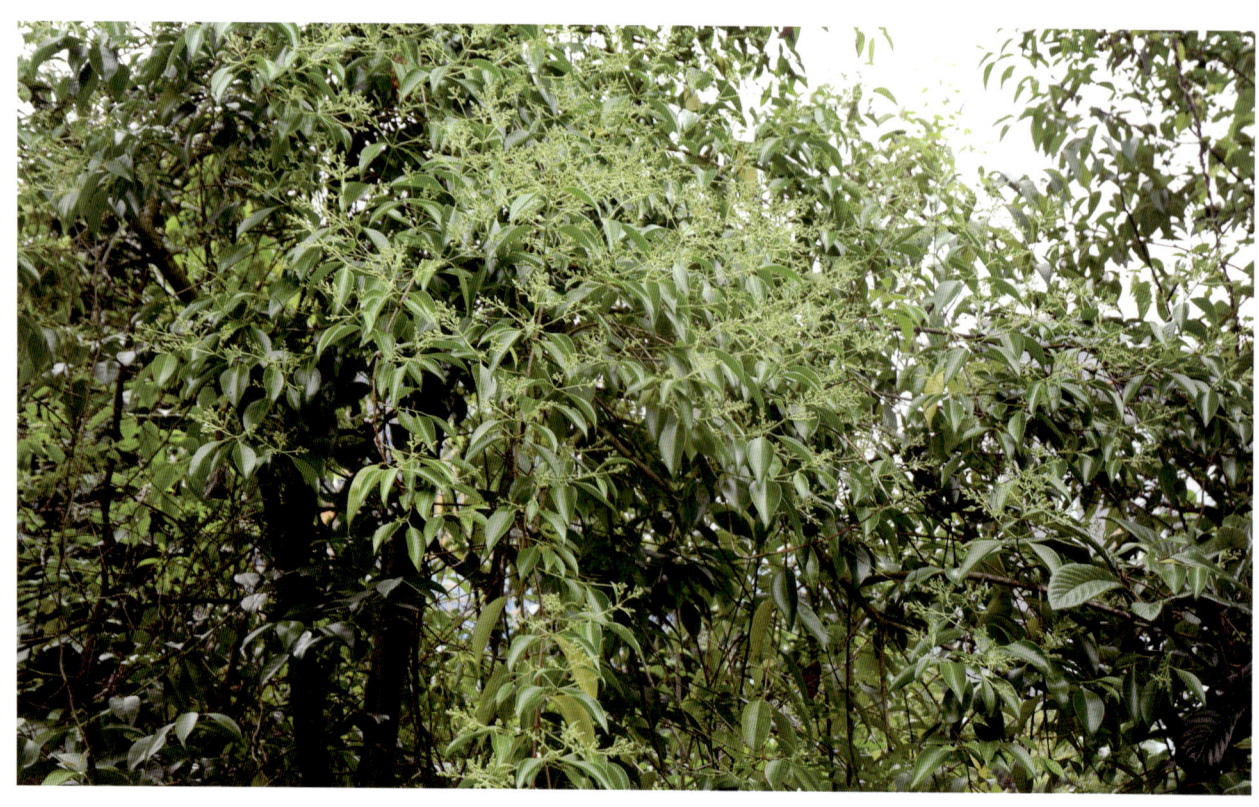

Jenl khab 日本女贞

【Bit hsenb 俗名】小白蜡、苦丁茶、苦味茶、苦茶叶。

【Dios kob deis 基源】为木犀科植物日本女贞 *Ligustrum japonicum* Thunb. 的叶、树根。

【Niangb bet deis 生长环境】生于坡塝杂木林中,有栽培用于制作苦丁茶。分布于部分苗乡。

【Jox hsub 性味属经】性冷,味苦甘,属冷药,入热经。

【Qet diel xid 功能主治】功能:hxub kib tat jab 清热解毒,vut eb wal 利尿。主治:mongb ghad nial mais 火眼,mongb gangb hmid 虫牙痛,zaid wel jangx dix bus 乳痈,kib eb kib dul hxangd bus 水火烫伤化脓,xud wal lol ax hvit 小便不利。

【Ed not xus 用法用量】内服,煎汤,15～30 g;或熬膏服。外用,煎水洗;或研末调敷;或熬膏涂搽。

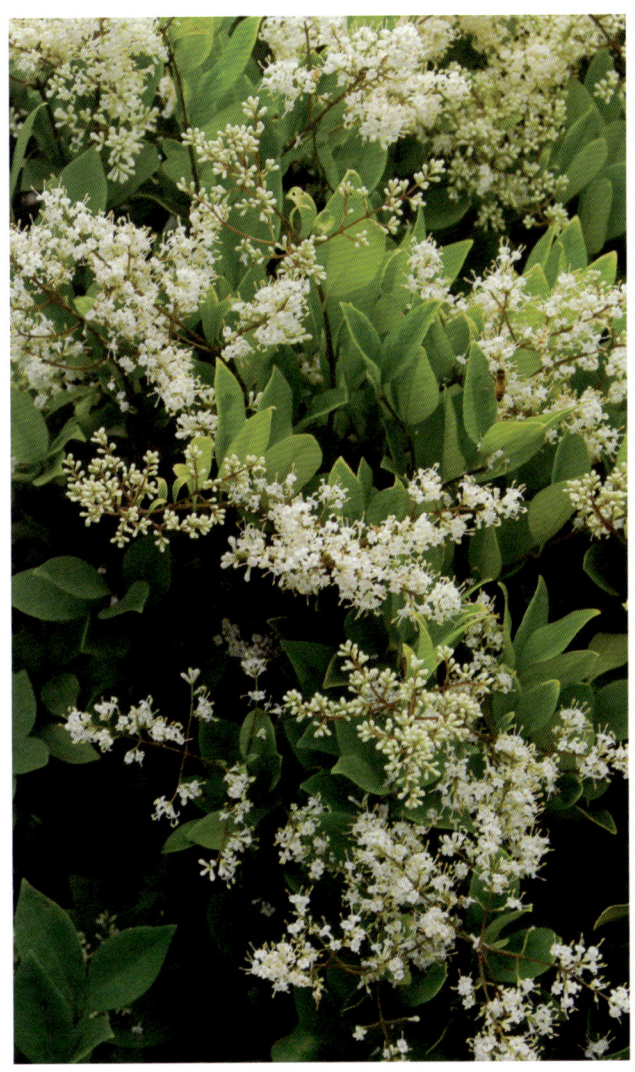 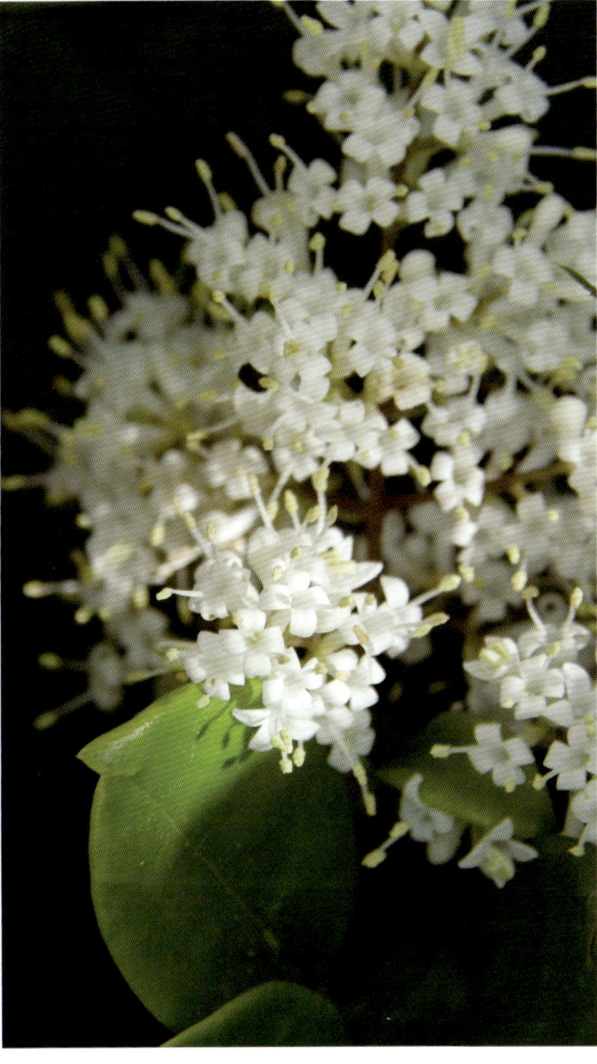

Det nex gangt 小蜡

【Bit hsenb 俗名】小白蜡、树白腊。

【Dios kob deis 基源】为木犀科植物小蜡 *Ligustrum sinense* Lour. 的树皮或根皮。

【Niangb bet deis 生长环境】生于深山林缘、灌木丛。分布于部分苗乡。

【Jox hsub 性味属经】性冷，味苦，属冷药，入热经。

【Qet diel xid 功能主治】功能：hxub kib tat jab 清热解毒，dangf ngol 止咳。主治：ghab hsangb ongd hsongd 外伤感染，ait ngol 咳嗽，kib eb kib dul 水火烫伤，mongb qub zal ghad 腹痛腹泻。

【Ed not xus 用法用量】内服，煎汤，15～30 g。外用，研末撒或调敷，或煨水洗。

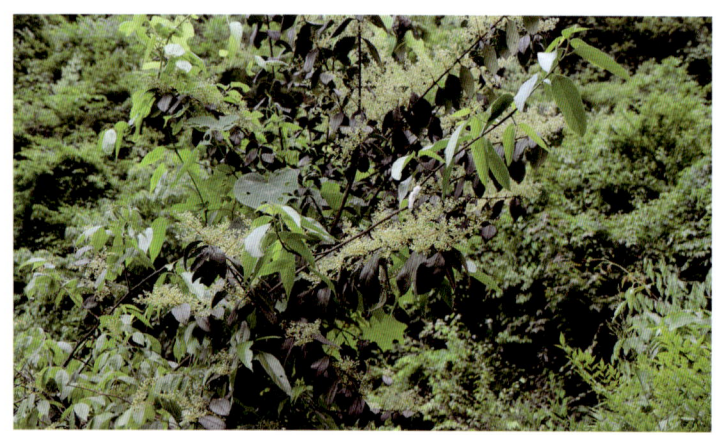
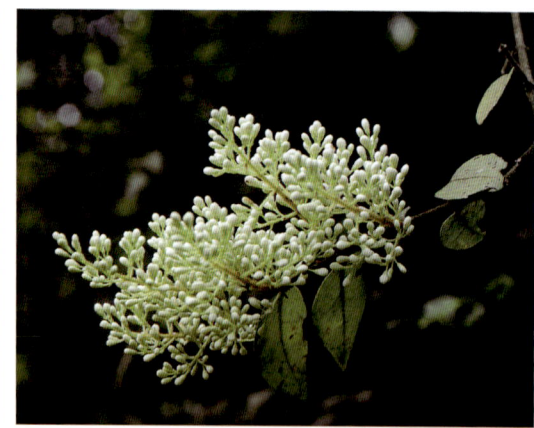

Det nex gangt lal 光叶小蜡

【Bit hsenb 俗名】小蜡、水白蜡。

【Dios kob deis 基源】为木犀科植物光叶小蜡 *Ligustrum sinense* Lour. var. *nitedum* Rehd. 的树皮和叶。

【Niangb bet deis 生长环境】生于低海拔地区山谷、林缘。分布于部分苗乡。

【Jox hsub 性味属经】性平，味苦，属冷热两经药，入两经。

【Qet diel xid 功能主治】功能：hxub kib tat jab 清热解毒，seil hxangd dangf hxangd 凉血止血。主治：od hxangd 吐血，mongb ghongd niangs 咽喉痛，lot nif jangx gangb 口舌生疮，mongb hmid 牙痛，ghab nangx hmid lol hxangd 牙龈出血，yens dul kib 烧伤，gangb eb fangx 黄水疮。

【Ed not xus 用法用量】内服，煎汤，10～25 g。外用，煎水洗。

Det nex gangt hlieb 华南小蜡

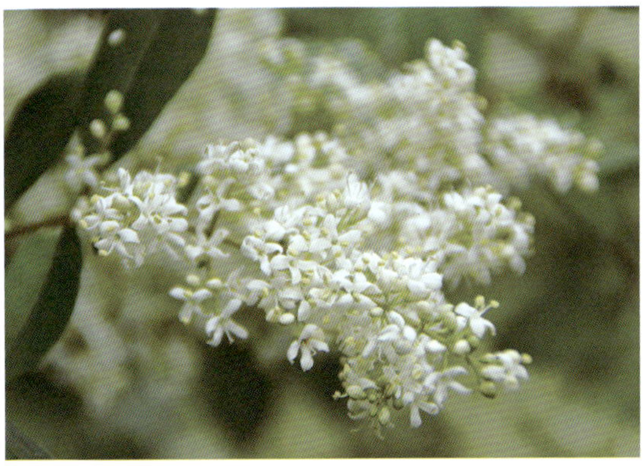

【Bit hsenb 俗名】小蜡、小白蜡、苦味散、野茶叶。

【Dios kob deis 基源】为木犀科植物华南小蜡 *Ligustrum calleryanum* Decne. 的树皮、嫩叶和果。

【Niangb bet deis 生长环境】生于坡塝矮丛阔叶林中。分布于部分苗乡。

【Jox hsub 性味属经】性冷，味苦，属冷药，入热经。

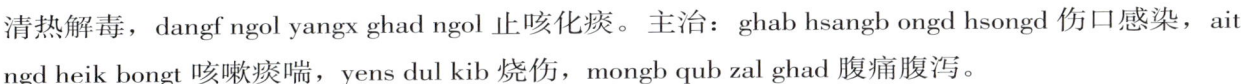

【Qet diel xid 功能主治】功能：hxub kib tat jab 清热解毒，dangf ngol yangx ghad ngol 止咳化痰。主治：ghab hsangb ongd hsongd 伤口感染，ait ngd heik bongt 咳嗽痰喘，yens dul kib 烧伤，mongb qub zal ghad 腹痛腹泻。

【Ed not xus 用法用量】内服，煎汤，15～25 g；或熬膏服。外用，研末调敷或煨水洗。

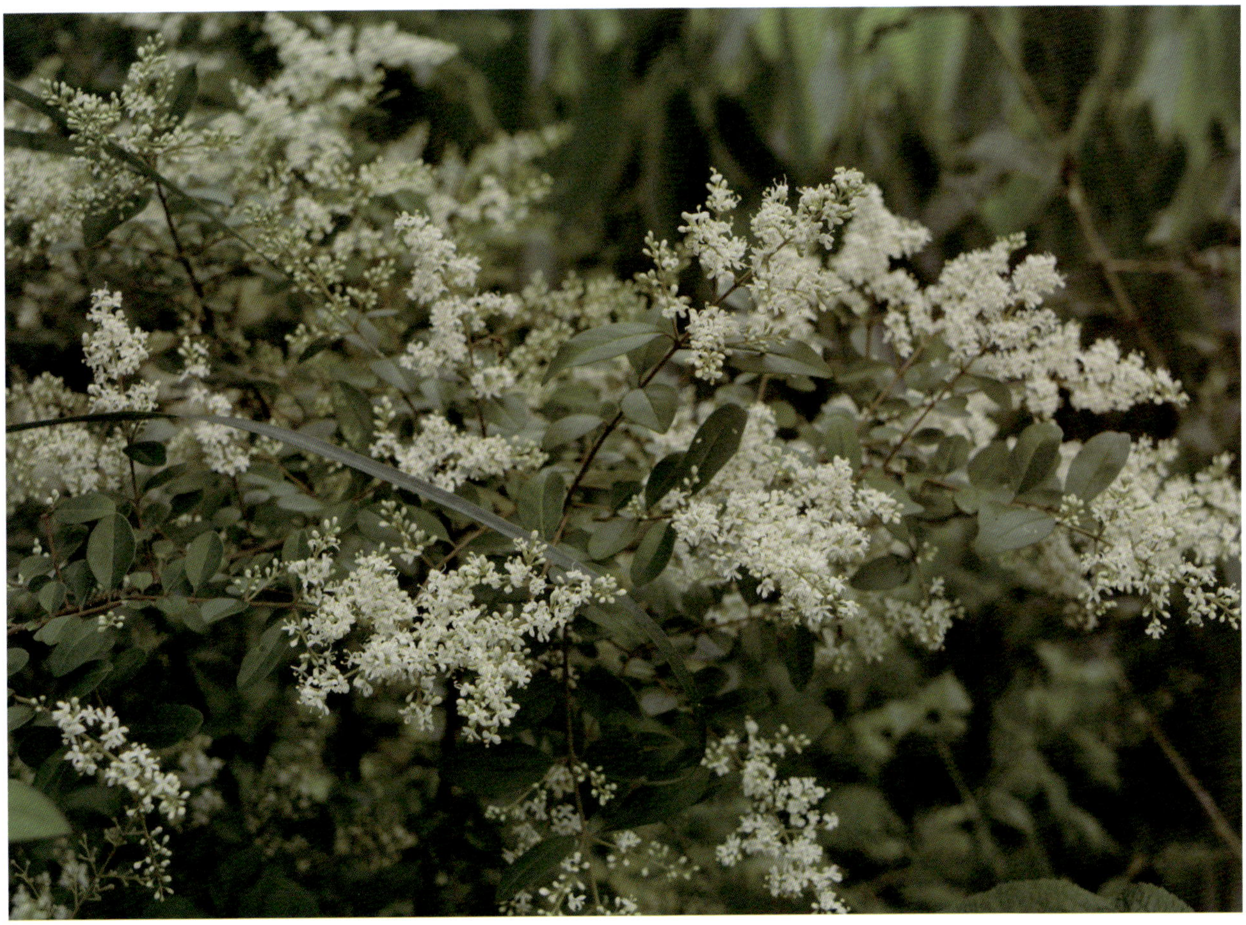

Deb jenb kob 白蜡树

【Bit hsenb 俗名】小叶梣、白荆树、青榔木、野白蜡、光叶小蜡。

【Dios kob deis 基源】为木犀科植物白蜡树 *Fraxinus chinensis* Roxb. 的树皮、叶。

【Niangb bet deis 生长环境】生于坡塝上、沟谷中、疏林下。分布于各地苗乡。

【Jox hsub 性味属经】性热，味辛，属热药，入冷经。

【Qet diel xid 功能主治】功能：hxub kib tat jab 清热解毒，ves hxangd hsot ud vut 活血调经。主治：yens xit 刀伤，jib daib jangx gangb khob 小儿头疮，hsot ud ax jangx hxib 月经不调，ax hsot ud 闭经。

【Ed not xus 用法用量】内服，煎汤，15～25 g；或研末吞服。外用，研末调敷。

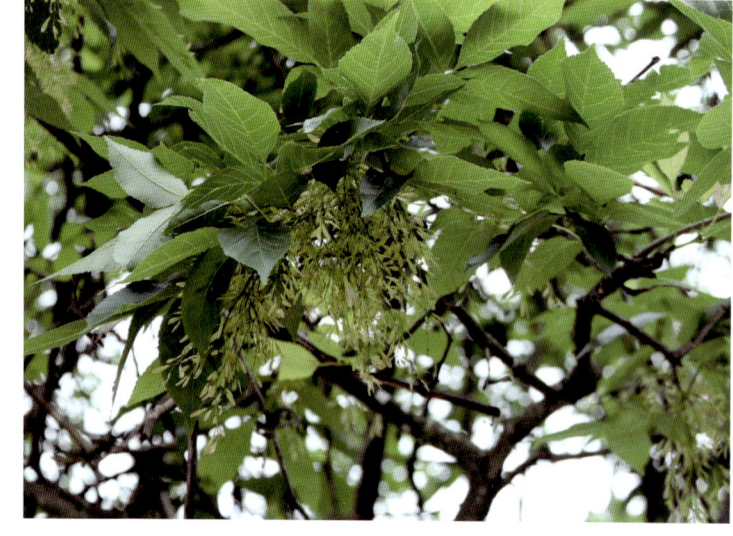

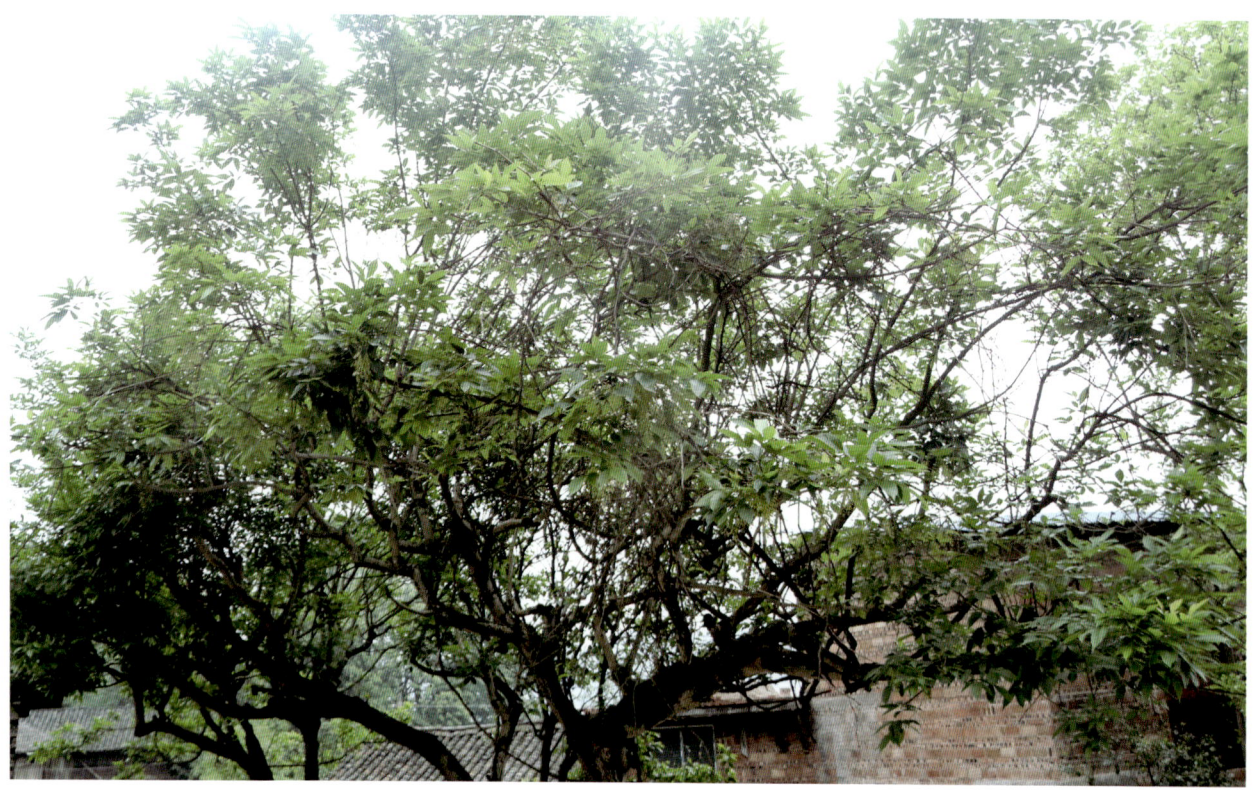

Det bad xib ib 苦枥木

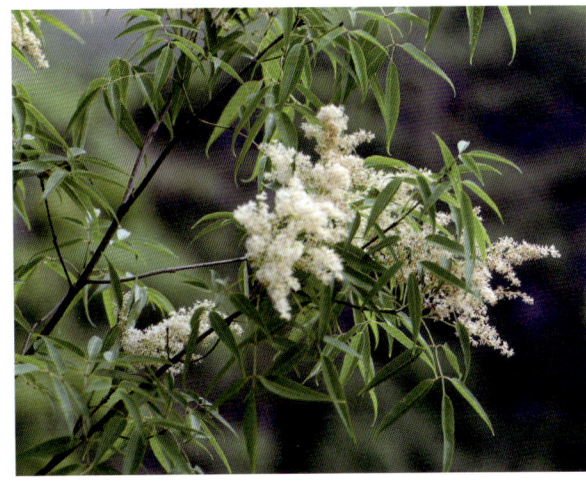

【Bit hsenb 俗名】石檀、苦树、水白蜡、苦榴皮、秤星树、苦枥白蜡树。

【Dios kob deis 基源】为木犀科植物苦枥木 Fraxinus insularis Hemsl. 的树皮、叶。

【Niangb bet deis 生长环境】生于低山地区坡塝阔叶林中、疏林下。分布于各地苗乡。

【Jox hsub 性味属经】性冷，味苦，属冷药，入热经。

【Qet diel xid 功能主治】功能：hxub kib gangt xuf 清热燥湿，dangf ngol vut bongt 止咳平喘，seil hxangd dangf hxangd 凉血止血。主治：mongb ghongd gus 气管炎，hniub mais pob xok mongb 目赤肿痛，hfak bangb hxangd 血崩，gangb vas ghed dlot 牛皮癣，mongb qub zal ghad 腹痛腹泻，zal ghad dongk xok 细菌性痢疾。

【Ed not xus 用法用量】内服，煎汤，15～25 g；或入丸、散剂。外用，煨水洗。

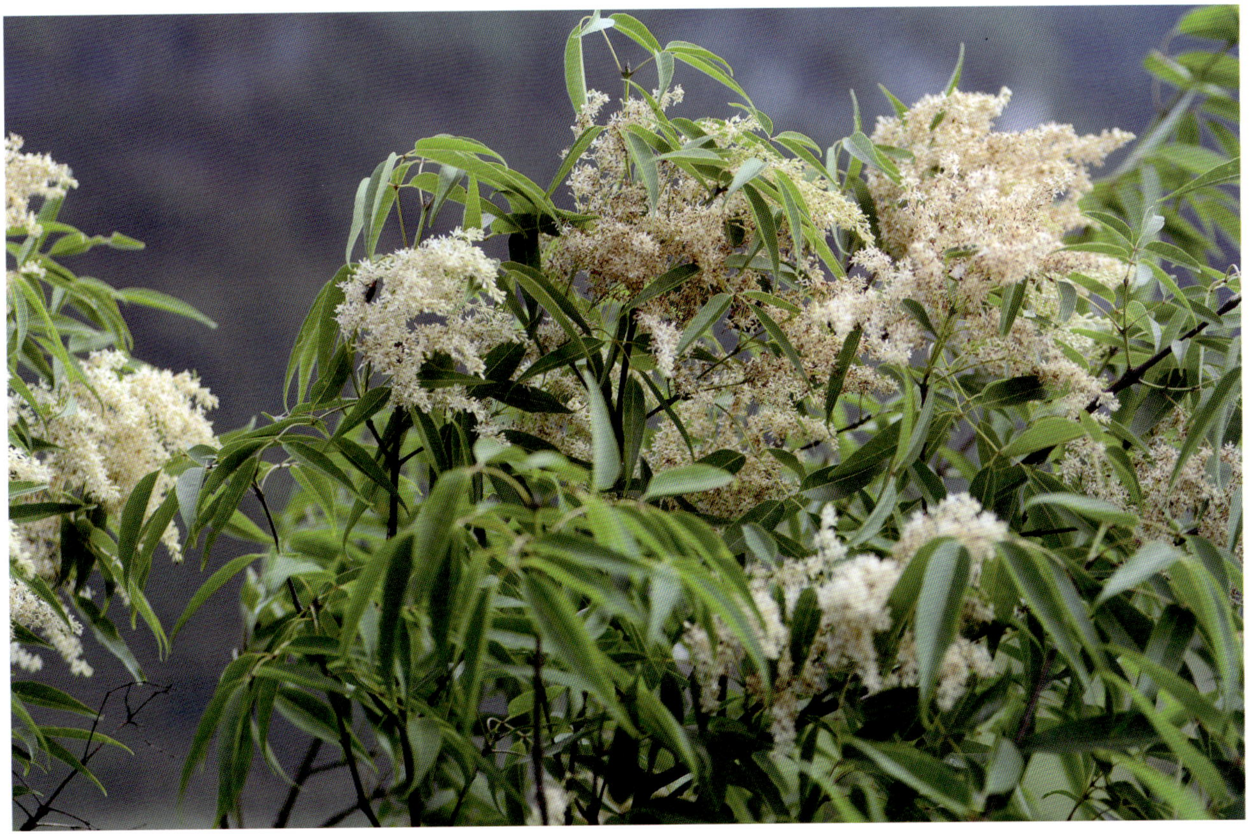

Bas daib mongs 清香藤

【Bit hsenb 俗名】小泡通、老鹰柴、花木通、破骨风、破膝风、川滇茉莉。

【Dios kob deis 基源】为木犀科植物清香藤 *Jasminum lanceolarium* Roxb. 的花、根。

【Niangb bet deis 生长环境】生于坡塝灌木林间、路旁灌木丛中。分布于各地苗乡。

【Jox hsub 性味属经】性平，味苦辛，属冷热两经药，入两经。

【Qet diel xid 功能主治】功能：hxub jent hxenk net 祛风除湿，ves hxangd dangf mongb 活血止痛。主治：yens jent mongb ghut hsongd 风湿性关节炎，yens jent juk jik 风湿麻木，

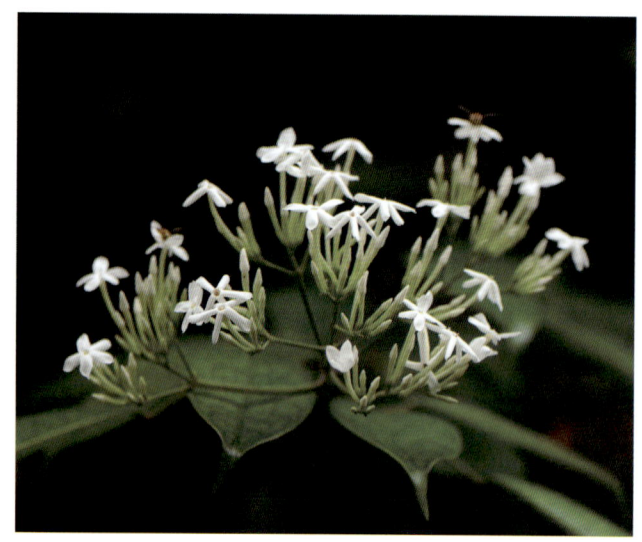

dliangd bil dib sangb 跌打损伤，mongb ghab dlad ghab bab 腰腿痛，niangb hsab pob mongb 无名肿毒。

【Ed not xus 用法用量】内服，煎汤，25～30 g。外用，捣烂敷患处或煨水熏洗。

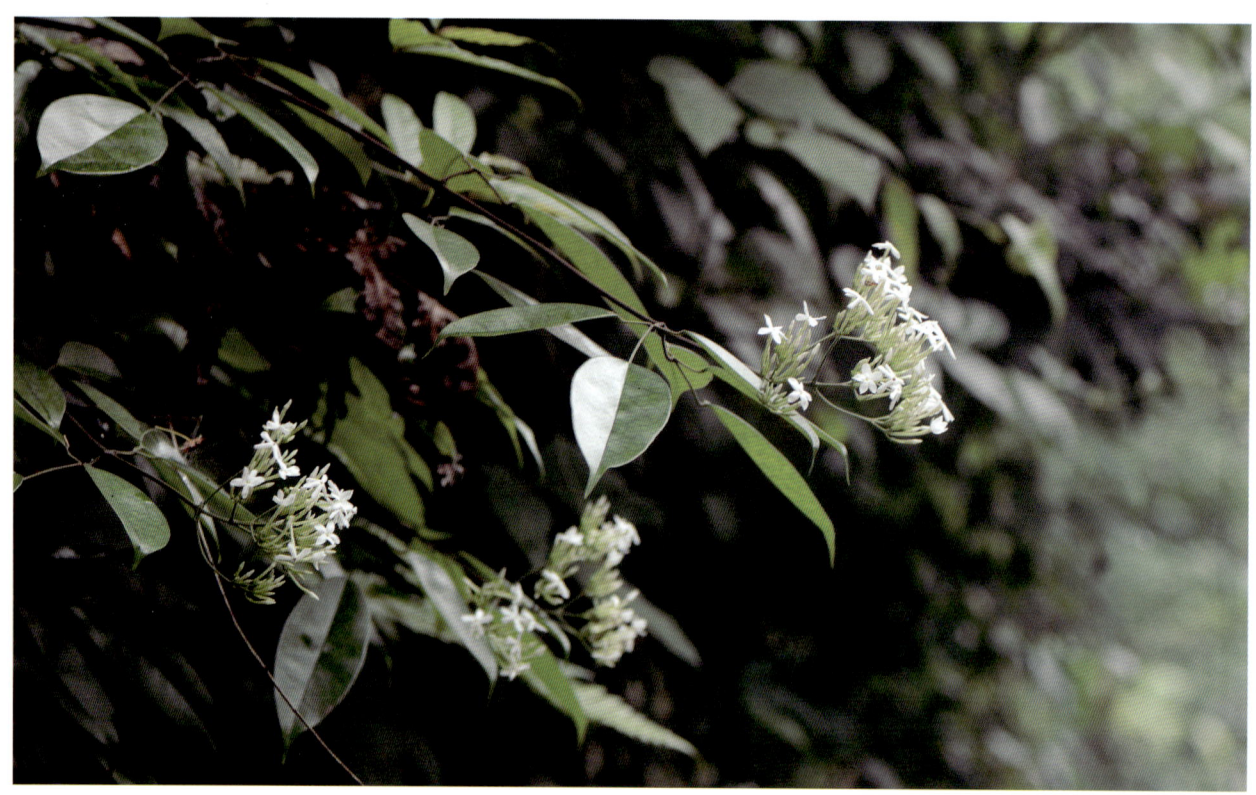

Bas daib mongs mif 华素馨

【Bit hsenb 俗名】小泡通、老鹰柴、华清香藤、花木通、破风藤、破膝风。

【Dios kob deis 基源】为木犀科植物华素馨 *Jasminum sinense* Hemsl. 的花、根。

【Niangb bet deis 生长环境】生于深山杂木林中。分布于各地苗乡。

【Jox hsub 性味属经】性平，味苦辛，属冷热两经药，入两经。

【Qet diel xid 功能主治】功能：hxub jent hxenk net 祛风除湿，hxub kib tat jab 清热解毒。主治：yens jent mongb ghut hsongd 风湿性关节炎，yens jent mongb diub 风湿腰痛，mongb khob 头痛。

【Ed not xus 用法用量】内服，煎汤，25～50 g；或浸酒饮。外用，煎水洗。

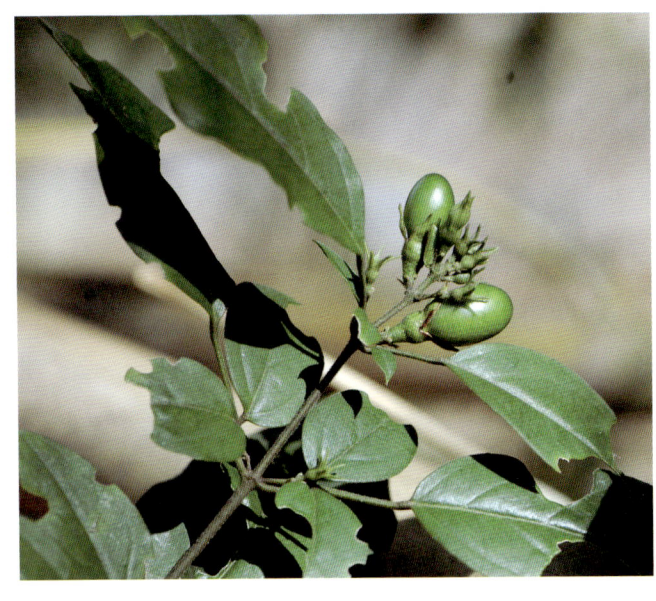

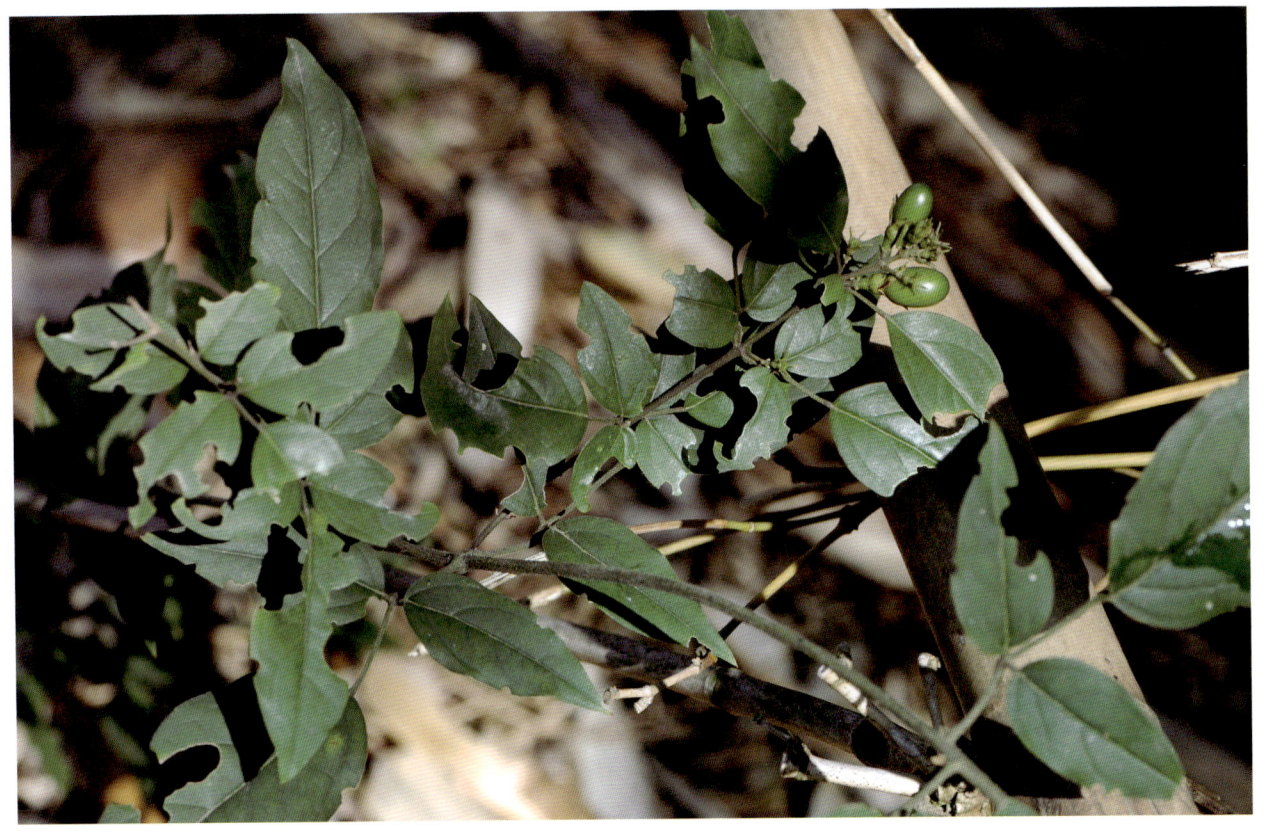

Bas gheik nox 丛林素馨

【Bit hsenb 俗名】千日清、用立清、鸡爪风、素馨花、腰要药、数日清。

【Dios kob deis 基源】为木犀科植物丛林素馨 *Jasminum duclouxii*（Levl.）Rehd. 的全株。

【Niangb bet deis 生长环境】生于高山地区坡塝灌木丛中。分布于高山地区苗乡。

【Jox hsub 性味属经】性冷，味苦，属冷药，入热经。

【Qet diel xid 功能主治】功能：hxub jent hxenk net 祛风除湿，hxub kib tat jab 清热解毒。主治：lob bil yens jent juk jik 手脚风湿麻木，ghab liut mais pob angt 眼睑肿胀，mongb daif gad 胃痛（胸口痛），mongb qub 腹痛。

【Ed not xus 用法用量】内服，煎汤，15～25 g；或泡酒饮。外用，煨水熏洗。

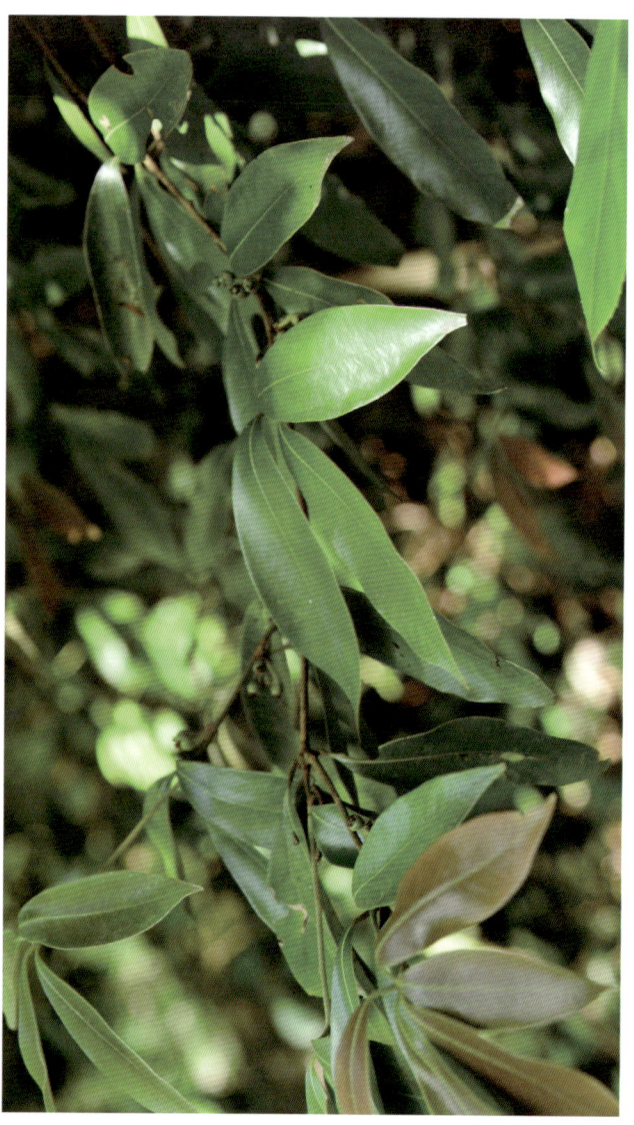
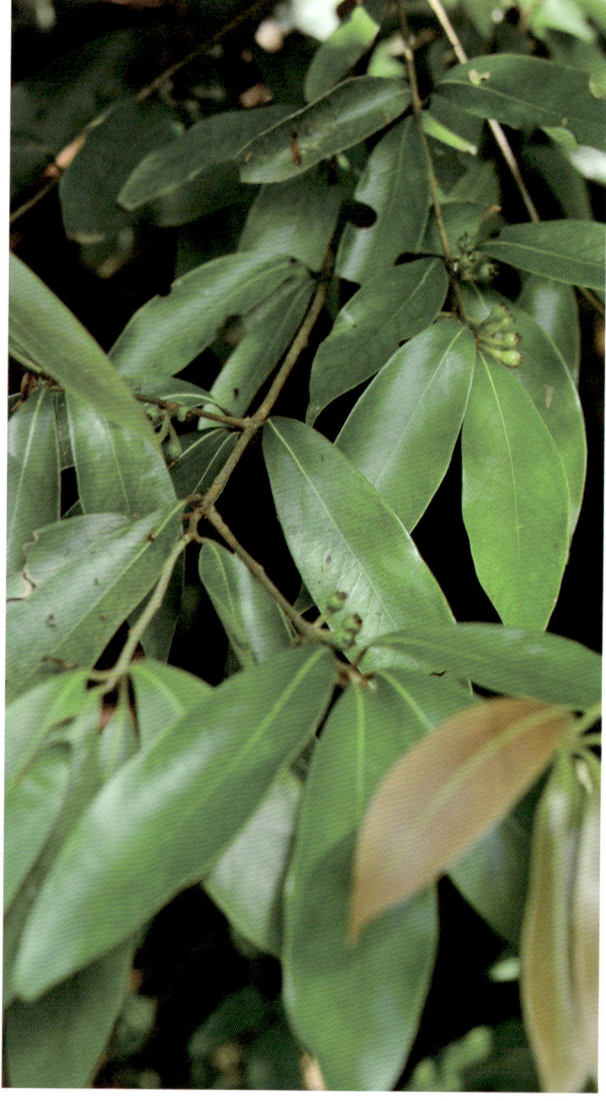

Hlat bangx jenl 扭肚藤

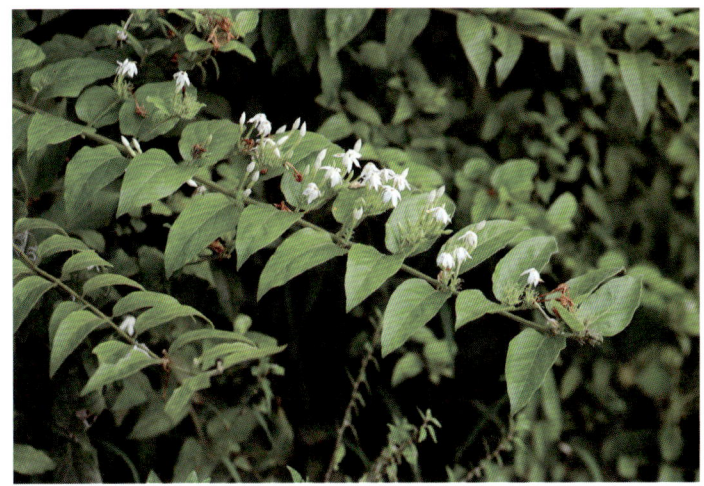

【Bit hsenb 俗名】白花茶、左扭藤、假素馨、青藤仔花。

【Dios kob deis 基源】为木犀科植物扭肚藤 *Jasminum elongatum* (Bergius) Willd. 的嫩茎叶。

【Niangb bet deis 生长环境】生于坡塝灌木林中、路旁灌木丛内。分布于部分苗乡。

【Jox hsub 性味属经】性冷，味苦，属冷药，入热经。

【Qet diel xid 功能主治】功能：hxub kib los xuf 清热利湿，tat jab dangf mongb 解毒镇痛。主治：diel diel lol hxangd ax dangf 各种流血不止，lob bil juk jik pob mongb 四肢麻木肿痛，kib xuf mongb qub 湿热腹痛，mongb hmid angt jif 牙痛淋巴肿，dix khangd ghad 痔疮。

【Ed not xus 用法用量】内服，煎汤，15～25 g；或泡酒饮。外用，煨水熏洗。

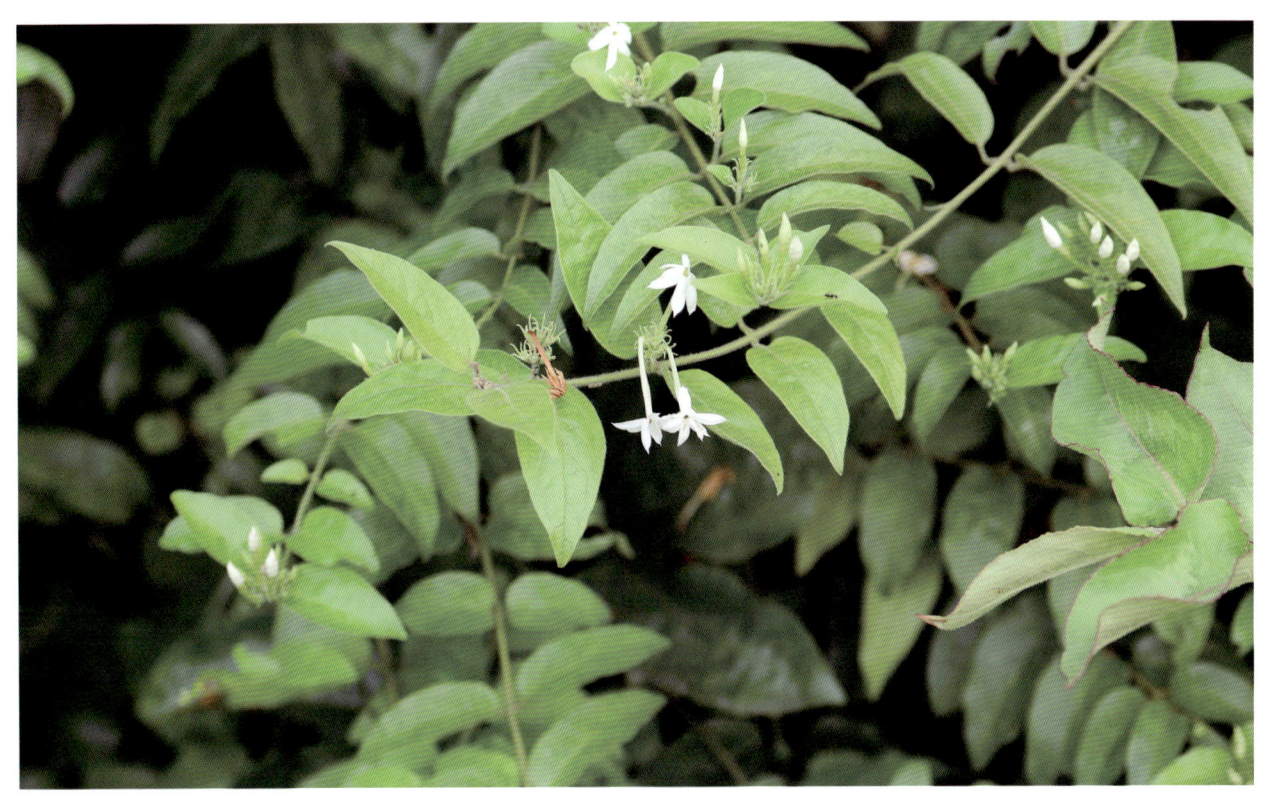

Bangx maox lid 茉莉花

【Bit hsenb 俗名】末丽、抹厉、奈花、木梨花、白美人、茉莉。

【Dios kob deis 基源】为木犀科植物茉莉花 *Jasminum sambac*（L.）Aiton 的花、叶、根。

【Niangb bet deis 生长环境】为观赏花卉与药用植物，有栽培。分布于部分苗乡。

【Jox hsub 性味属经】性热，味辛甘，属热药，入冷经。

【Qet diel xid 功能主治】功能：qet bongt hxed tongb 理气温通，hxenk od nul dangf mongb 消炎止痛。主治：mangb hfud kib jid 感冒发烧，bit ax dangx 失眠，ghad nial mais angt mongb 火眼肿痛，dit qub 腹胀，mongb qub 腹痛，lod hsongd mongb 骨折疼痛。

【Ed not xus 用法用量】内服，煎汤，25～30 g；或泡茶饮。外用，煨水洗目。

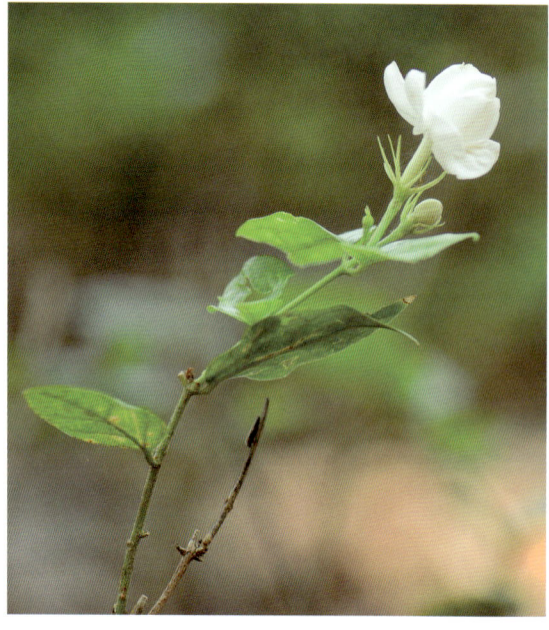

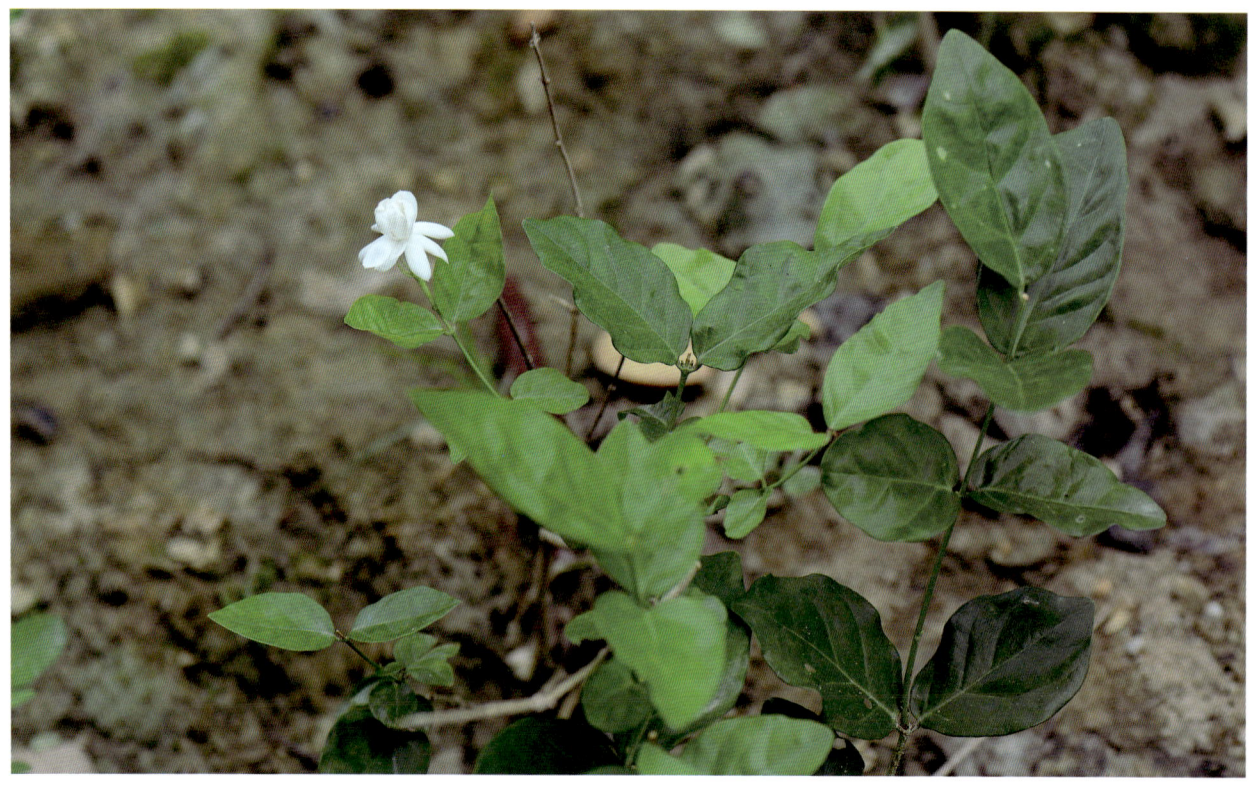

Bangx dlangd yix 迎春花

【Bit hsenb 俗名】金梅、黄梅、金腰带、黄腊梅、清明花。

【Dios kob deis 基源】为木犀科植物迎春花 *Jasminum nudiflorum* Lindl. 的花、叶。

【Niangb bet deis 生长环境】生于土壤较肥沃野地中、村边，有栽培。分布于部分苗乡。

【Jox hsub 性味属经】性平，味苦，属冷热两经药，入两经。

【Qet diel xid 功能主治】功能：hxub kib los xuf 清热利湿，tat jab dangf mongb 解毒镇痛。主治：kib jid mongb khob 发烧头痛，xud wal kib mongb 小便热痛，ax lol wal 尿闭。

【Ed not xus 用法用量】内服，煎汤，15～25 g。

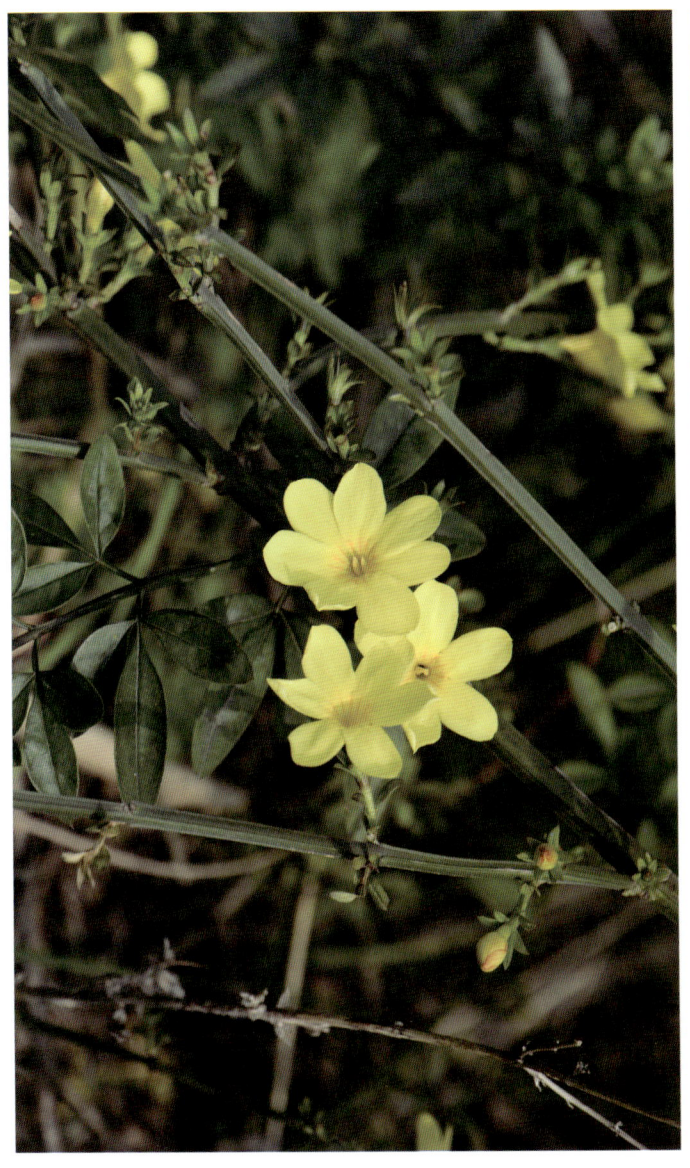
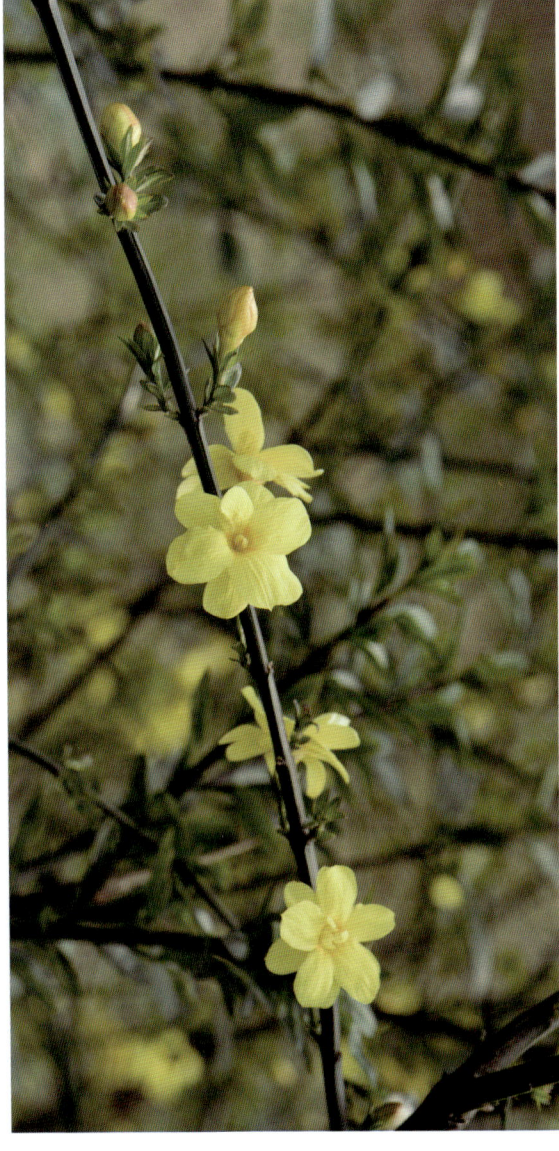

马钱科

Jab dos nail 醉鱼草

【Bit hsenb 俗名】五霸蔷、羊脑水、鱼藤草、毒鱼藤、痒见消、药杆子。

【Dios kob deis 基源】为马钱科植物醉鱼草 *Buddleja lindleyana* Fort. 的全株或花。

【Niangb bet deis 生长环境】生于坡塝灌木林地中、山谷灌木丛内。分布于各地苗乡。

【Jox hsub 性味属经】性热，味苦辛，属热药，入冷经。

【Qet diel xid 功能主治】功能：hxub jent dangf ngol 祛风止咳，ves hxangd tat jit hxangd 活血化瘀。主治：kib seil 疟疾，mangb hfud 感冒，dliangd bil dib sangb 跌打损伤，yens xit lol hxangd 刀伤出血，yens jent mongb ghut hsongd 风湿性关节炎，ait ngol heik bongt 咳嗽痰喘，hek bongt ngol 哮喘。

【Ed not xus 用法用量】内服，煎汤，15～25 g；或捣汁饮。外用，捣烂敷。

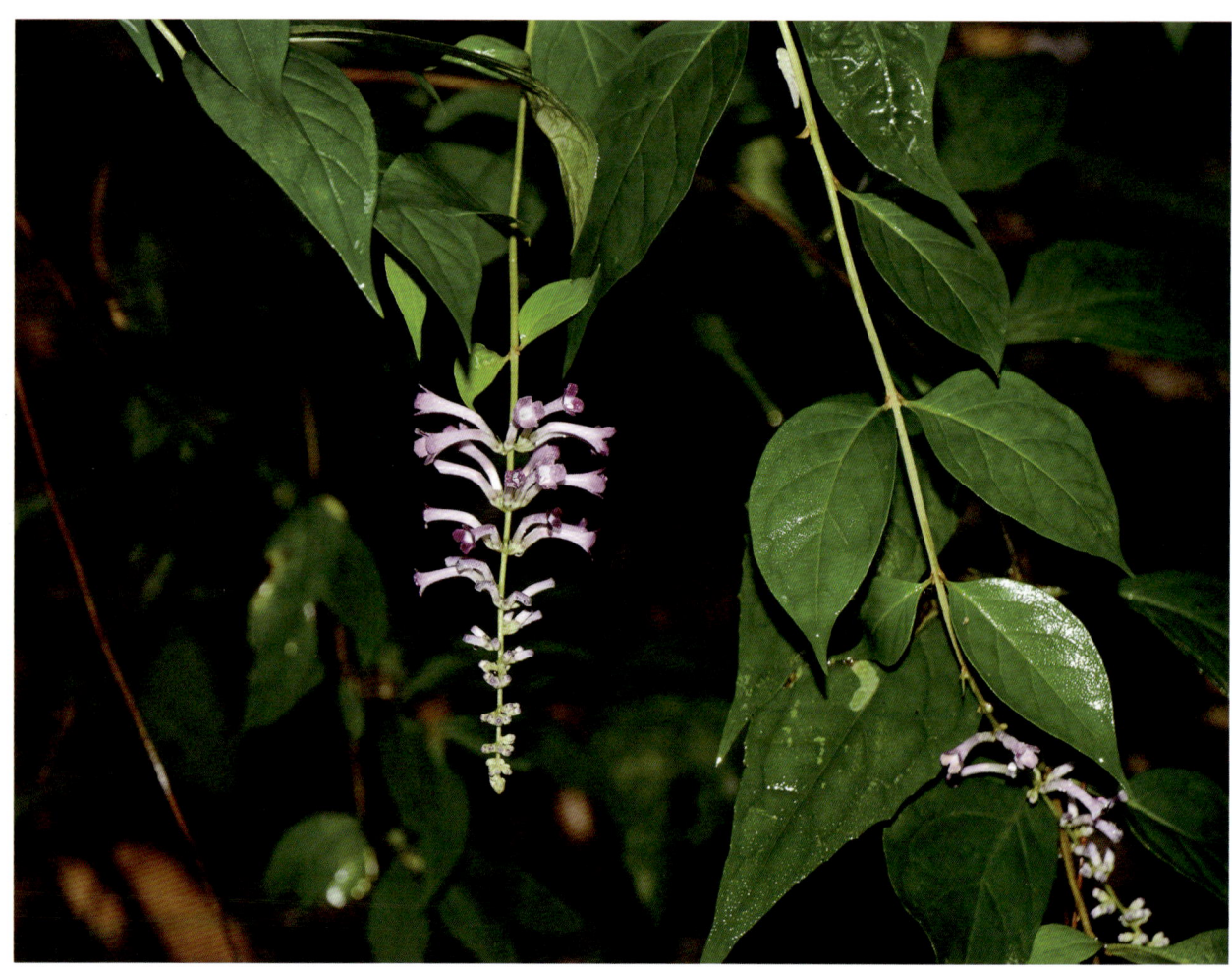

Jab dos nail hlieb 大叶醉鱼草

【Bit hsenb 俗名】小麻树、土蒙花、白皮消、四季青、防痛树、鱼藤草、野巴豆。

【Dios kob deis 基源】为马钱科植物大叶醉鱼草 *Buddleja davidii* Franch. 的枝叶、花。

【Niangb bet deis 生长环境】生于坡塝灌木林地内、山谷灌木丛中。分布于各地苗乡。

【Jox hsub 性味属经】性热，味苦辛，属热药，入冷经。有毒。

【Qet diel xid 功能主治】功能：hxub jent hxenk net 祛风除湿，hxenk od nul dangf mongb 消炎止痛。主治：mangb hfud 感冒，kib seil 疟疾，yens jent mongb ghut hsongd 风湿性关节炎，dliangd bil dib sangb 跌打损伤，yens xit lol hxangd 刀伤出血，mongb git ghab naix 腮腺炎。

【Ed not xus 用法用量】内服，煎汤，15～25 g；或泡酒饮。外用，捣烂敷。

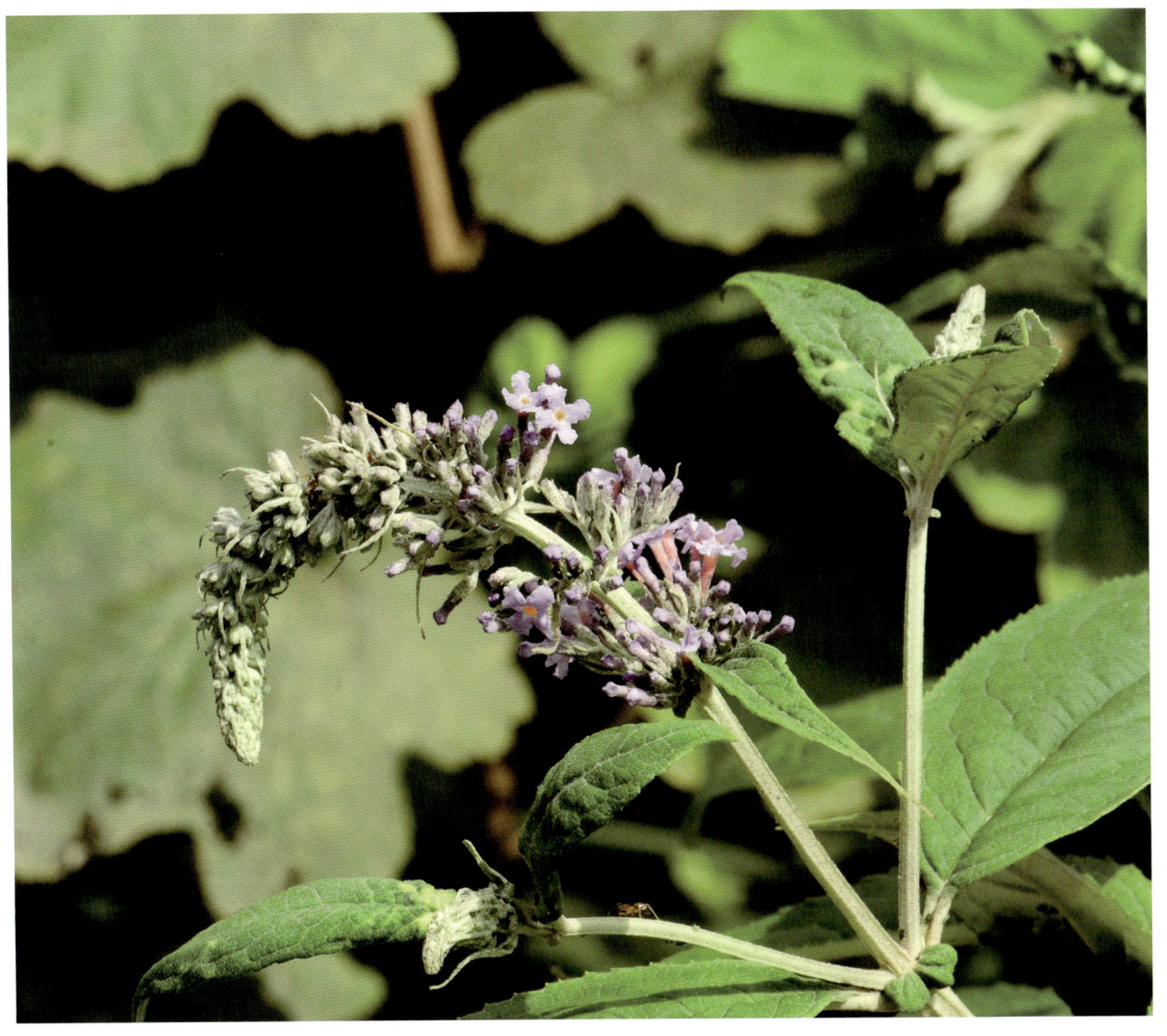

Jab dos nail yut 巴东醉鱼草

【Bit hsenb 俗名】醉鱼儿草、痒见消、五霸蔷、鲤鱼花草、水泡木、羊饱药、驴尾草、羊波。

【Dios kob deis 基源】为马钱科植物巴东醉鱼草 *Buddleja albiflora* Hemsl. 的枝叶、花。

【Niangb bet deis 生长环境】生于坡塝上、山谷中、灌木丛内。分布于部分苗乡。

【Jox hsub 性味属经】性冷,味苦涩,属冷药,入热经。

【Qet diel xid 功能主治】功能:ves hxangd hxub jent 活血祛风,tat jit hxangd dangf mongb 散瘀止痛。主治:yens jent mongb hsongd 风湿骨痛,dliangd bil dib sangb 跌打损伤,jib daib ngas naix mais 小儿疳积,kib eb kib dul 水火烫伤。

【Ed not xus 用法用量】内服,煎汤,15～25 g;或泡酒饮。外用,煎水洗或捣烂敷。

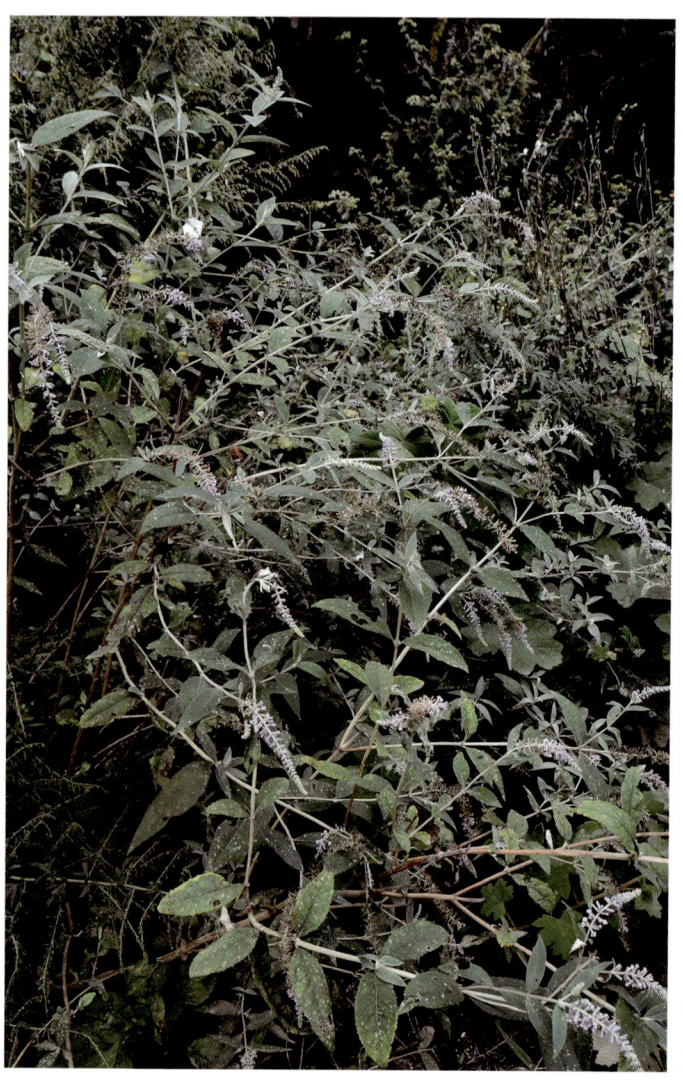
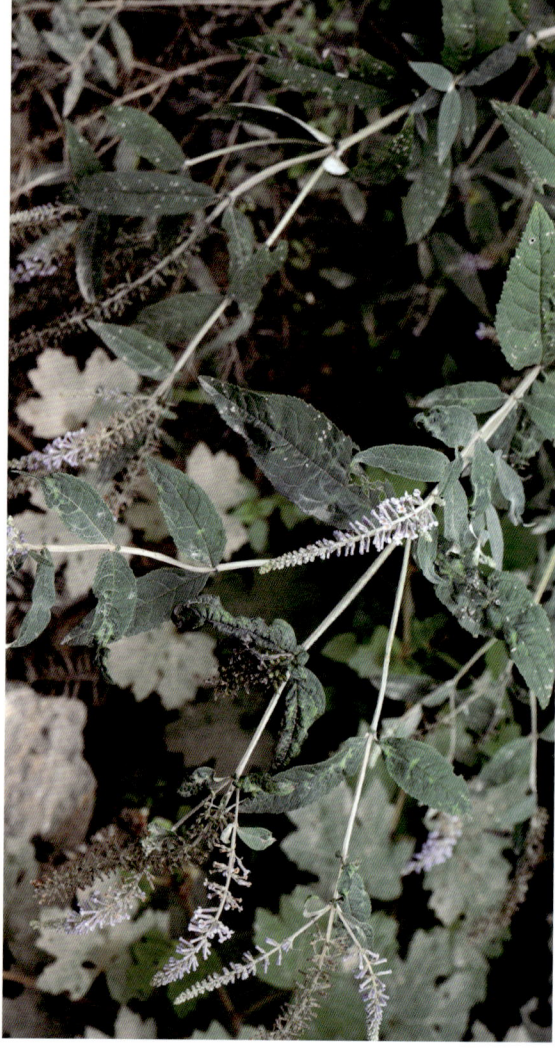

Det jab hxet 密蒙花

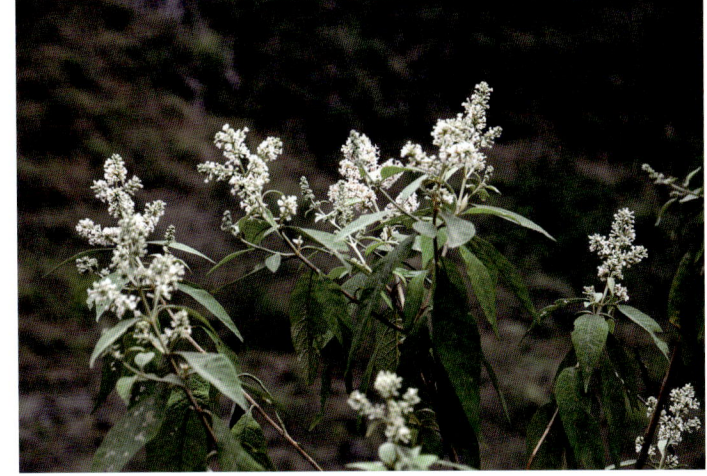

【Bit hsenb 俗名】羊耳朵、染饭花、黄饭花、蚬死草、黄花醉鱼草。

【Dios kob deis 基源】为马钱科植物密蒙花 *Buddleja officinalis* Maxim. 的花蕾、叶、根。

【Niangb bet deis 生长环境】生于坡塝上、山谷杂木林下、河边灌木丛中。分布于各地苗乡。

【Jox hsub 性味属经】性冷，味甘，属冷药，入热经。

【Qet diel xid 功能主治】功能：ves hxangd dangf mongb 活血止痛，lal nais jongt xend mais 清肝明目。主治：nais jongt od nul fangx jid 黄疸型肝炎，niel khob 头晕，los ghab hlat mais dlub 眼翳，mongb ghad nial mais 火眼，lax ghab liut mais 烂眼睑。

【Ed not xus 用法用量】内服，煎汤，15～30 g；或入丸、散剂。外用，煨水洗。

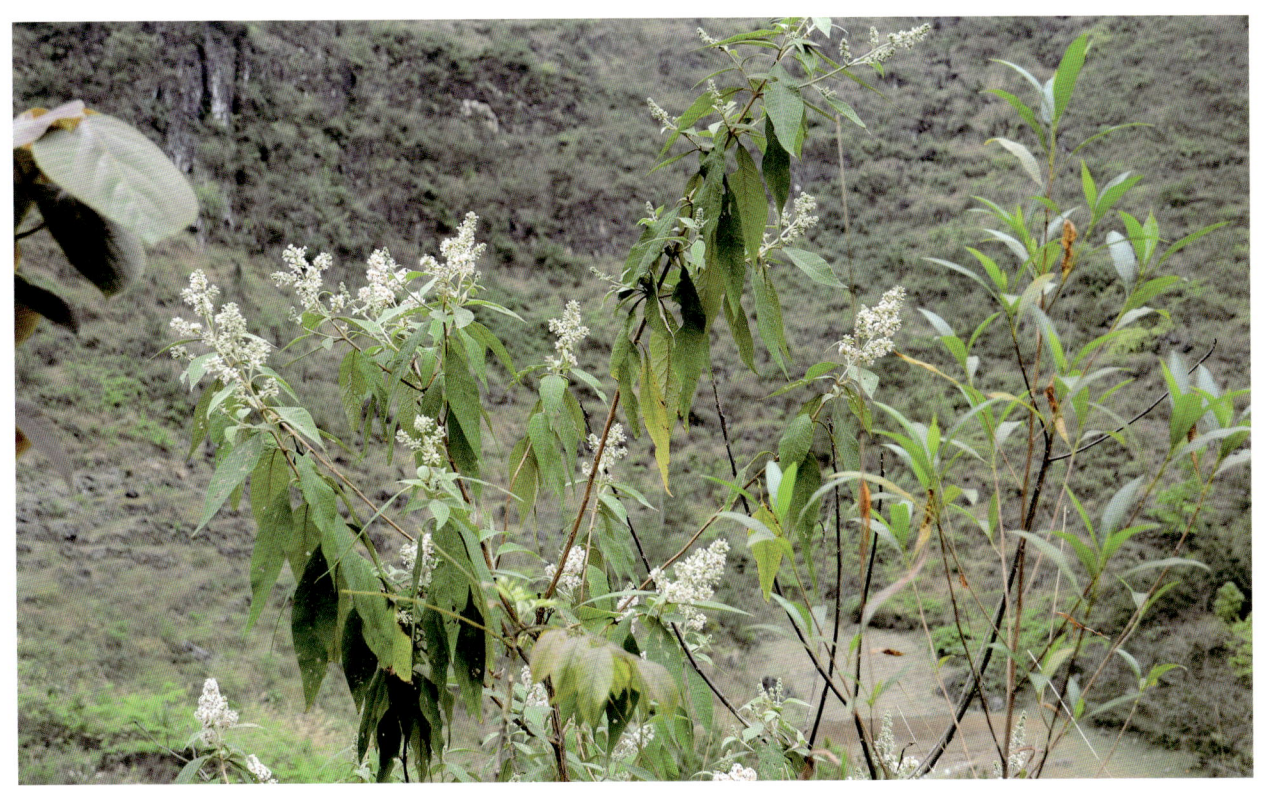

Hlat bangx qet 蓬莱葛

【Bit hsenb 俗名】黑老头、血光藤、大种黑骨头。

【Dios kob deis 基源】为马钱科植物蓬莱葛 *Gardneria multiflora* Makino 的枝叶、根皮。

【Niangb bet deis 生长环境】生于山沟灌木丛内、路旁灌木丛中。分布于部分苗乡。

【Jox hsub 性味属经】性冷，味苦涩，属冷药，入热经。

【Qet diel xid 功能主治】功能：hxub jent dlongs hxud lis 祛风活络，hxub kib tat jab 清热解毒。主治：dliangd bil dib sangb 跌打损伤，ait gheb bal jid 劳伤，yens jent mongb hsongd 风湿骨痛，dlongx naix 耳聋，wal xus xud not lind 尿频尿急。

【Ed not xus 用法用量】内服，煎汤，15～25 g；或泡酒饮。外用，煨水熏洗。

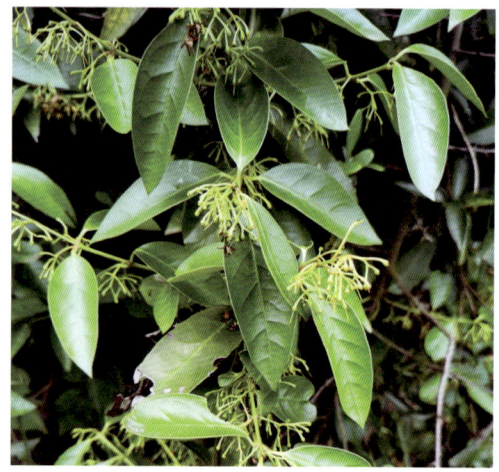 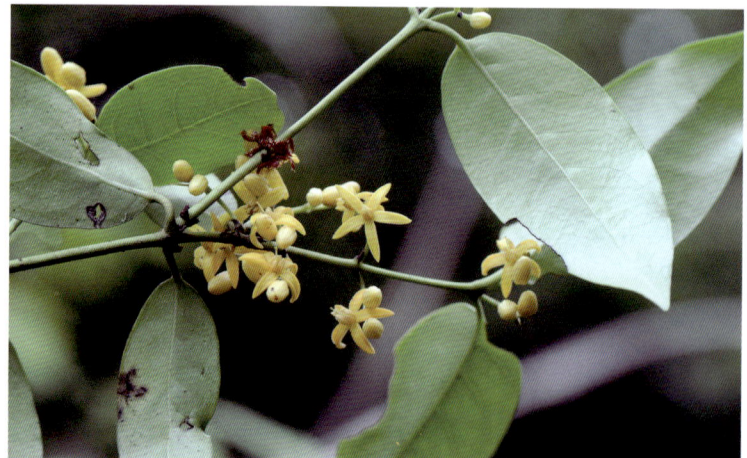

Hlat bangx qet yut 狭叶蓬莱葛

【Bit hsenb 俗名】黑老头、小血光藤。

【Dios kob deis 基源】为马钱科植物狭叶蓬莱葛 *Gardneria angustifolia* Wall. 的藤茎。

【Niangb bet deis 生长环境】生于山沟灌木丛内、路旁灌木丛中。分布于部分苗乡。

【Jox hsub 性味属经】性冷，味苦涩，属冷药，入热经。

【Qet diel xid 功能主治】功能：hxub jent dlongs hxud lis 祛风活络，tongb khangd niangs ves hxangd 通窍活血。主治：dliangd bil dib sangb 跌打损伤，ait gheb bal jid 劳伤，yens jent mongb hsongd 风湿骨痛，dlongx naix 耳聋，wal xus xud not lind 尿频尿急。

【Ed not xus 用法用量】内服，煎汤，15～25 g；或泡酒饮。外用，煨水熏洗。

Bas liangl ghad 钩吻

【Bit hsenb 俗名】大炮叶、大茶藤、羊带归、断肠草、朝阳草、黄猛菜。

【Dios kob deis 基源】为马钱科植物钩吻 *Gelsemium elegans*（Gardn. & Champ.）Benth. 的全株。

【Niangb bet deis 生长环境】生于坡塝灌木丛内、路边草丛中。分布于部分苗乡。

【Jox hsub 性味属经】性热，味苦辛，属热药，入冷经。

【Qet diel xid 功能主治】功能：hxenk angt dangf mongb 消肿止痛，qud kib hxank jab 祛热除毒。主治：yens jent mongb ghut hsongd 风湿性关节炎，yens xit 刀伤，niangb hsab pob mongb 无名肿毒，gangb xent 疥疮，gangb vas 癣。

【Ed not xus 用法用量】外用，捣烂敷或研末调敷，或煎水洗，或烧烟熏。

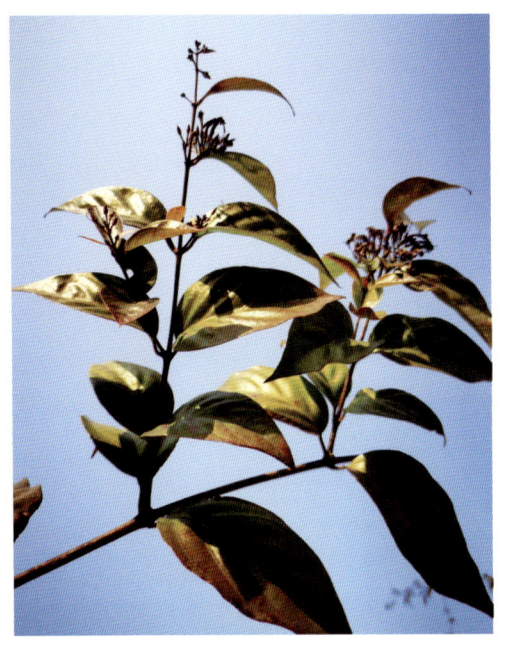

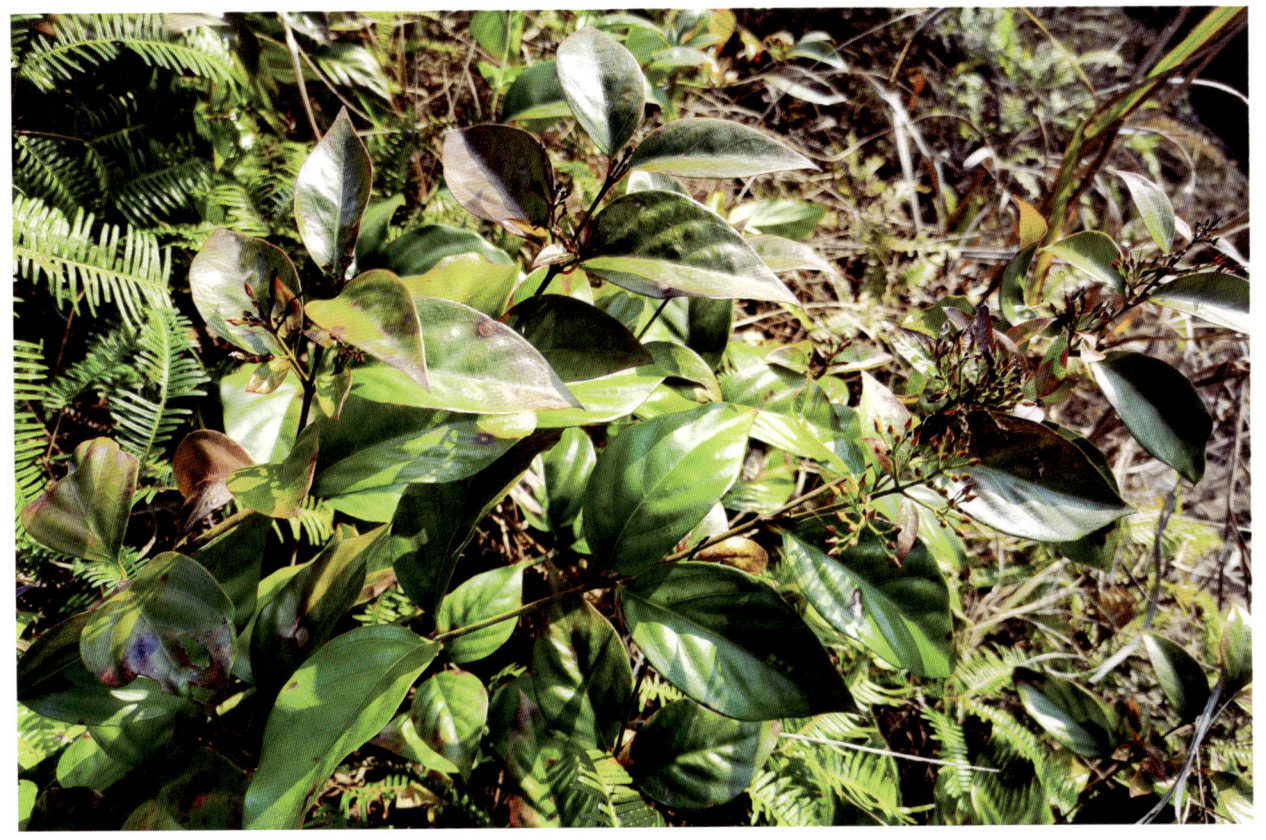

龙胆科

Jab jat sait 龙胆

【Bit hsenb 俗名】龙胆草、地胆草、四叶胆、苦龙胆、草龙胆、粗糙龙胆。

【Dios kob deis 基源】为龙胆科植物龙胆 *Gentiana scabra* Bunge 的根。

【Niangb bet deis 生长环境】生于坡塝草地上、灌木丛中、林缘、林间空地上。分布于各地苗乡。

【Jox hsub 性味属经】性冷，味苦，属冷药，入热经。

【Qet diel xid 功能主治】功能：zal hfud nais xenb kib 泻肝胆实火，hxub kib los xuf 清热利湿。主治：diongb hmangt ait mais gheib 夜盲症，ghab diux ghongd angt mongb 咽喉肿痛，leif eb xenb ib lot 胆溢口苦，bit dangx lol hniangk 体虚盗汗，bid daif got qut qat 阴囊湿痒，hfak qut qat 妇人阴痒。

【Ed not xus 用法用量】内服，煎汤，15～25 g；或入丸、散剂。外用，捣烂敷。

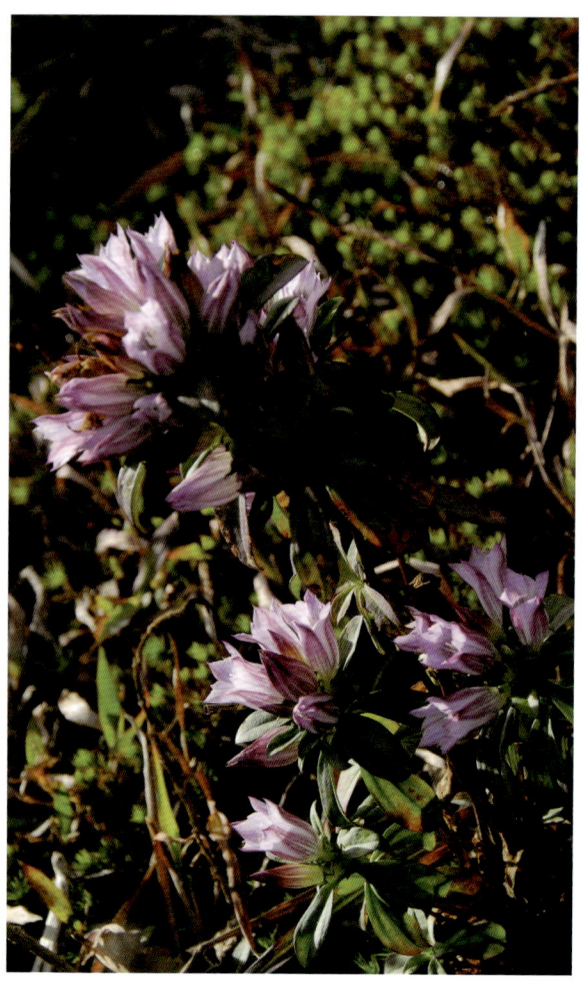
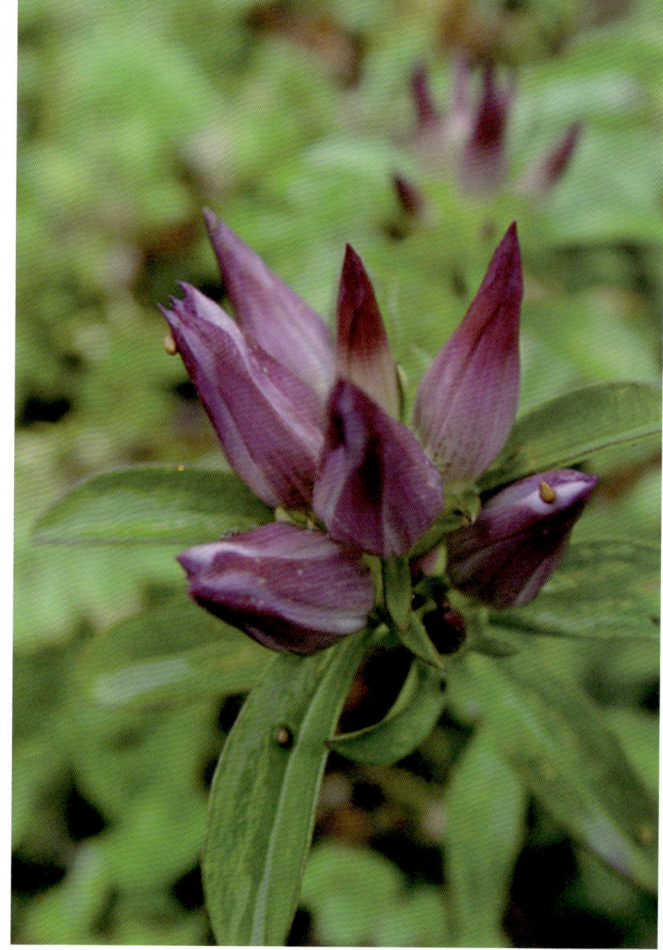

Jab jat sait yut 滇龙胆草

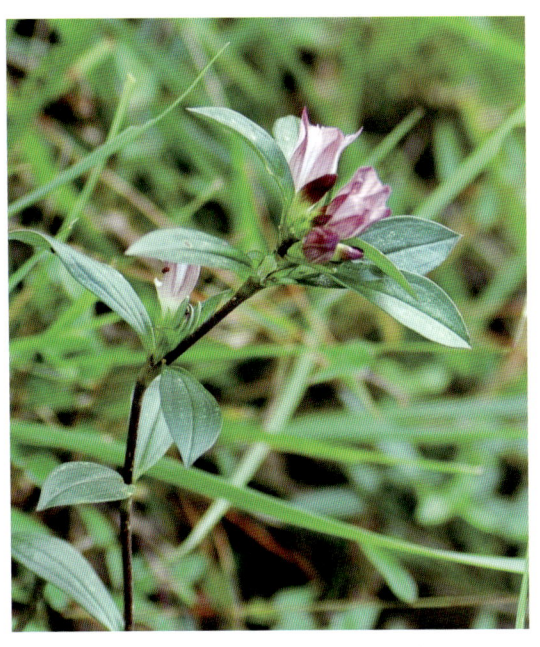

【Bit hsenb 俗名】山龙胆、地胆草、草龙胆、苦龙胆草。

【Dios kob deis 基源】为龙胆科植物滇龙胆草 Gentiana rigescens Franch. ex Hemsl. 的根及根茎。

【Niangb bet deis 生长环境】生于山坡草地上、灌木丛中、林缘、林间空地上。分布于各地苗乡。

【Jox hsub 性味属经】性冷，味苦，属冷药，入热经。

【Qet diel xid 功能主治】功能：zal hfud nais xenb kib 泻肝胆实火，hxub kib los xuf 清热利湿。主治：ghab diux ghongd angt mongb 咽喉肿痛，leif eb xenb ib lot 胆溢口苦，diongb hmangt ait mais gheib 夜盲症，bit dangx lol hniangk 体虚盗汗，hfak qut qat 妇人阴痒，bid daif got qut qat 阴囊湿痒。

【Ed not xus 用法用量】内服，煎汤，15～25 g；或入丸、散剂。外用，捣烂敷。

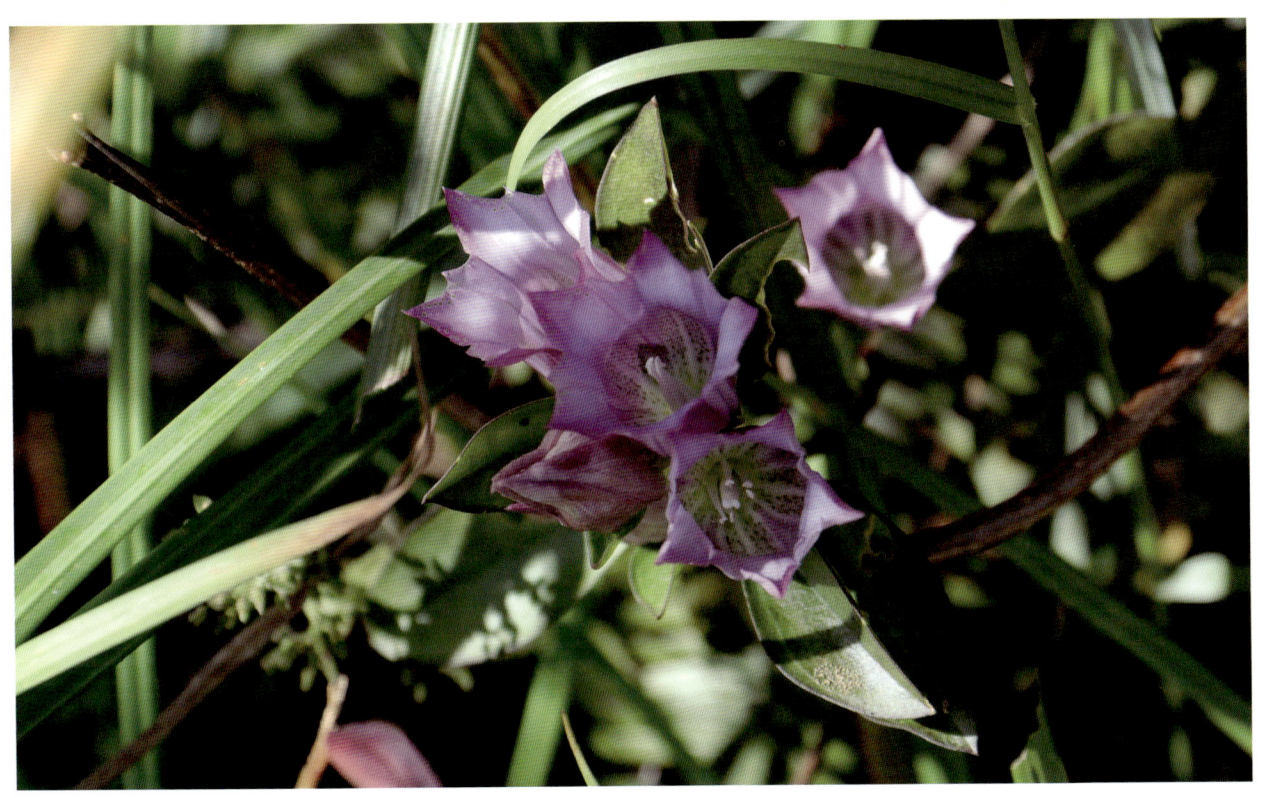

Jab jat sait gef 头花龙胆

【Bit hsenb 俗名】岩龙胆、地丁草、鬼点灯、绿花草、六月绿花草。

【Dios kob deis 基源】为龙胆科植物头花龙胆 *Gentiana cephalantha* Franch. ex Hemsl. 的根或全草。

【Niangb bet deis 生长环境】生于坡塝草地上、灌木丛侧。分布于部分苗乡。

【Jox hsub 性味属经】性冷，味苦，属冷药，入热经。

【Qet diel xid 功能主治】功能：lal nais jongt xend mais 清肝明目，hxub nais pot tat kib 清肺泄热。主治：fangx mais fangx jid 黄疸，hniub mais pob xok mongb 目赤肿痛，ghab diux ghongd angt mongb 咽喉肿痛，dix gangb 疔疮，dix gangb lax bus 痈疽疮疡，zal ghad dongk kib 热痢。

【Ed not xus 用法用量】内服，煎汤，15～25 g。外用，研末调敷。

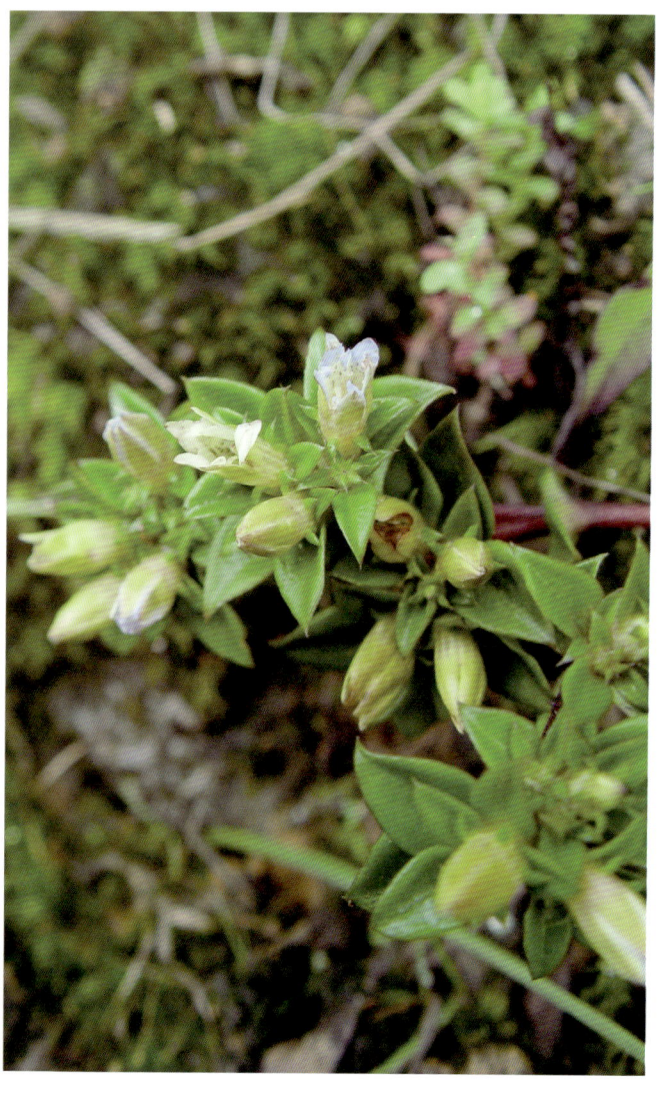
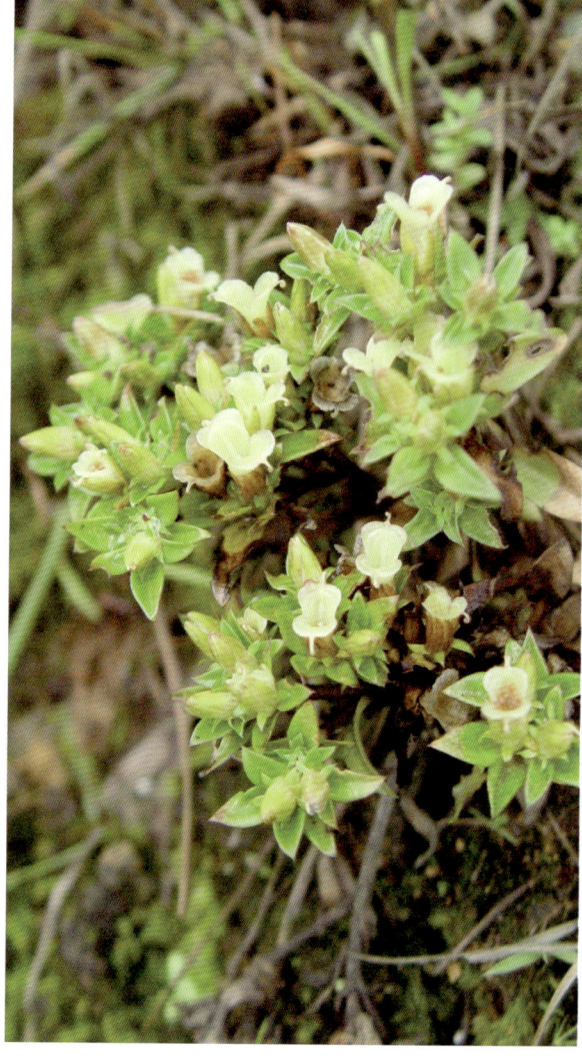

Jab jat sait xok 红花龙胆

【Bit hsenb 俗名】血龙胆、旁雪开、雪里梅、细龙胆、凤凰花、小青鱼胆。

【Dios kob deis 基源】为龙胆科植物红花龙胆 *Gentiana rhodantha* Franch. ex Hemsl. 的全草。

【Niangb bet deis 生长环境】生于路旁荫蔽处、荒山草坡上、灌木丛中。分布于各地苗乡。

【Jox hsub 性味属经】性冷，味苦酸，属冷药，入热经。

【Qet diel xid 功能主治】功能：hxub kib zangl xuf 清热除湿，seil hxangd tat jab 凉血解毒。主治：nais jongt od nul fangx jid 黄疸型肝炎，net kib ait ngol 潮热咳嗽，mongb daif gad 胃痛（胸口痛），jib daib nais pot od nul 小儿肺炎，jib daib ngas naix mais 小儿疳积，kib eb kib dul 水火烫伤。

【Ed not xus 用法用量】内服，煎汤，15～25 g。外用，捣烂敷。

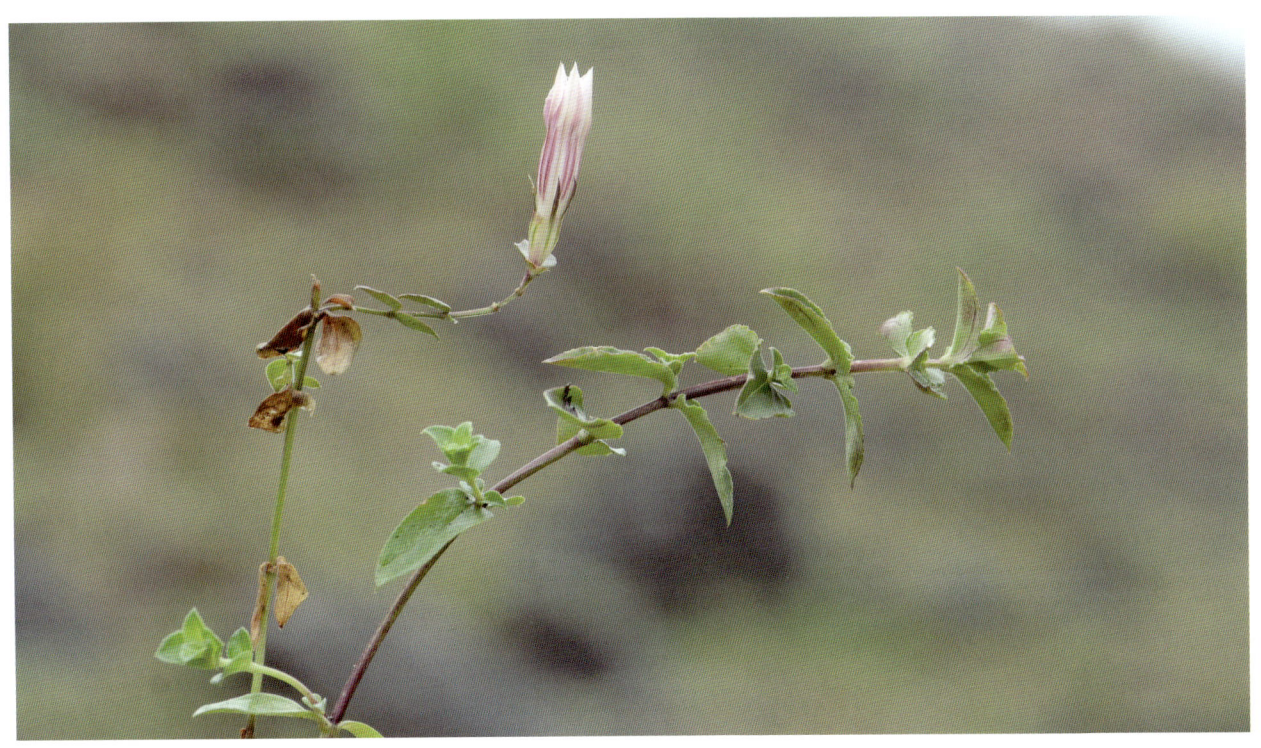

Vob zail wenx 睡菜

【Bit hsenb 俗名】醉草、瞑菜、过江龙、爬地龙。

【Dios kob deis 基源】为龙胆科植物睡菜 Menyanthes trifoliata L. 的根或全草。

【Niangb bet deis 生长环境】喜生于山沟水边、浅水塘边。分布于部分苗乡。

【Jox hsub 性味属经】性平，味甘苦，属冷热两经药，入两经。

【Qet diel xid 功能主治】功能：net nais pot dangf ngol 润肺止咳，

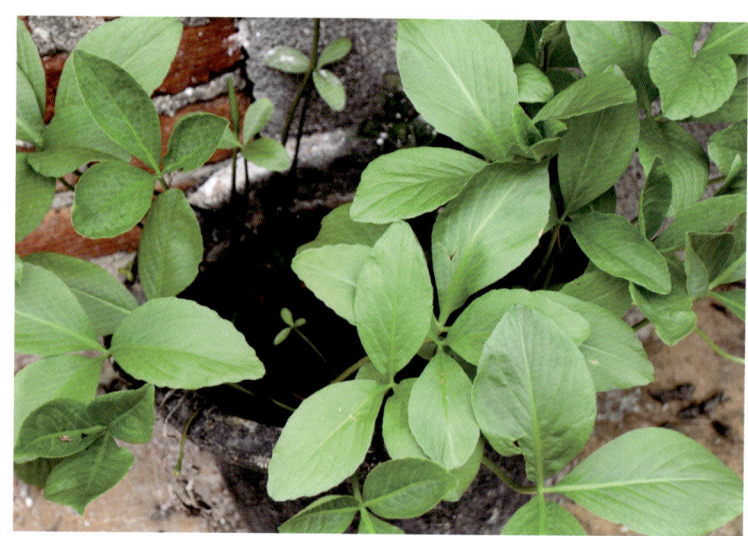

ves hxangd dlongs diongx hxangd 活血降压。主治：nit diongx hxangd 高血压，bit ax dangx 失眠，mongb daif gad 胃痛（胸口痛），hot ax yangx gad 消化不良，yens jent pob mongb 风湿肿痛。

【Ed not xus 用法用量】内服，煎汤，25～30 g；或研末吞服。外用，煨水洗或研末调敷。

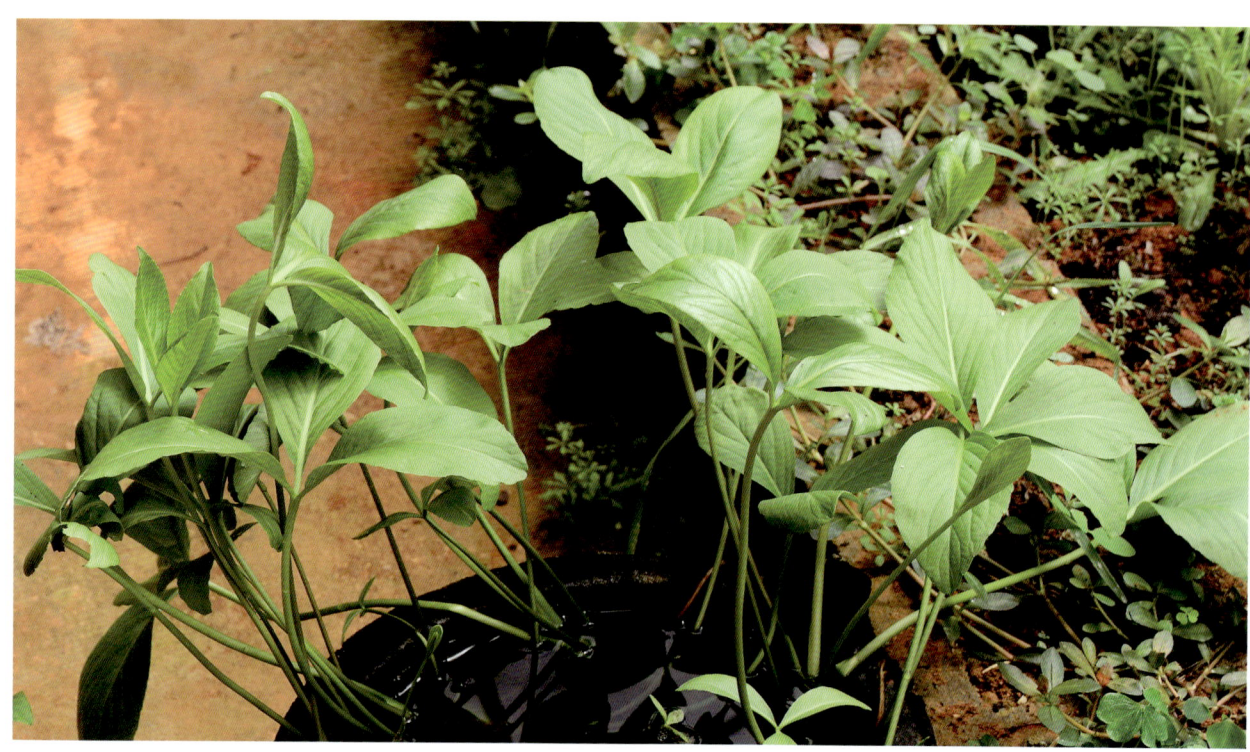

Vob deid dlongx vud 翼萼蔓

【Bit hsenb 俗名】小元宝、元宝草。

【Dios kob deis 基源】为龙胆科植物翼萼蔓 *Pterygocalyx volubilis* Maxim. 的全草。

【Niangb bet deis 生长环境】生于坡塝疏林间、灌木林中。分布于部分苗乡。

【Jox hsub 性味属经】性冷，味苦涩，属冷药，入热经。

【Qet diel xid 功能主治】功能：hxub kib tat jab 清热解毒，vuk gangb hxenk dix bus 敛疮消痈。主治：jangx gangb lot 口疮，dix gangb 疔疮，kib eb kib dul 水火烫伤。

【Ed not xus 用法用量】内服，煎汤，15～25 g。外用，捣烂敷或捣汁涂。

Nangx ib eb 北方獐牙菜

【Bit hsenb 俗名】苦草、小方杆、乌金散、水黄莲、淡味当药、兴安獐牙菜。

【Dios kob deis 基源】为龙胆科植物北方獐牙菜 *Swertia diluta*（Turcz.）Benth. et Hook. f. 的全草。

【Niangb bet deis 生长环境】生于山沟草丛中、山坡草地上、林下阴湿处。分布于各地苗乡。

【Jox hsub 性味属经】性冷，味苦，属冷药，入热经。

【Qet diel xid 功能主治】功能：hxub kib tat jab 清热解毒，langl gangb hxenk ongd hsongb 抗菌消炎。主治：los link ghongd 吊小舌，bus diangd 骨髓炎，mongb ghad nial mais 火眼，yens nangb gik 毒蛇咬伤。

【Ed not xus 用法用量】内服，煎汤，25～30 g；或研末吞服。外用，捣烂敷或煨水洗。

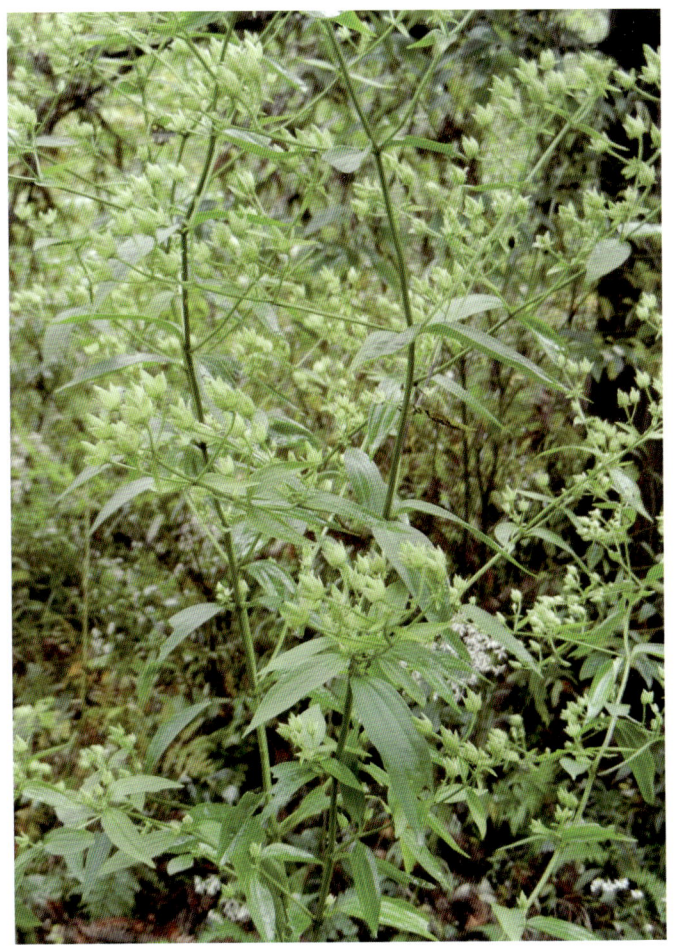

Vob ghent yenb 獐牙菜

【Bit hsenb 俗名】当药、龙胆獐牙、瘤毛獐牙菜。

【Dios kob deis 基源】为龙胆科植物獐牙菜 *Swertia bimaculata*（Sieb. et Zucc）Hook. f. et Thoms. ex C. B. Clark 的全草。

【Niangb bet deis 生长环境】生于山坡草地上、路旁与村边荒地中。分布于各地苗乡。

【Jox hsub 性味属经】性冷，味苦，属冷药，入热经。

【Qet diel xid 功能主治】功能：hxub kib hxenk ongd hsongd 清热消炎，tiod nat mangs buk dux 健脾和胃。主治：fangx mais fangx jid 黄疸，mongb daif gad 胃痛（胸口痛），hot ax yangx gad 消化不良，mongb hmid 牙痛，hniub mais pob xok mongb 目赤肿痛。

【Ed not xus 用法用量】内服，煎汤，15～25 g；或每次 3 g 研末吞服。外用，煨水洗。

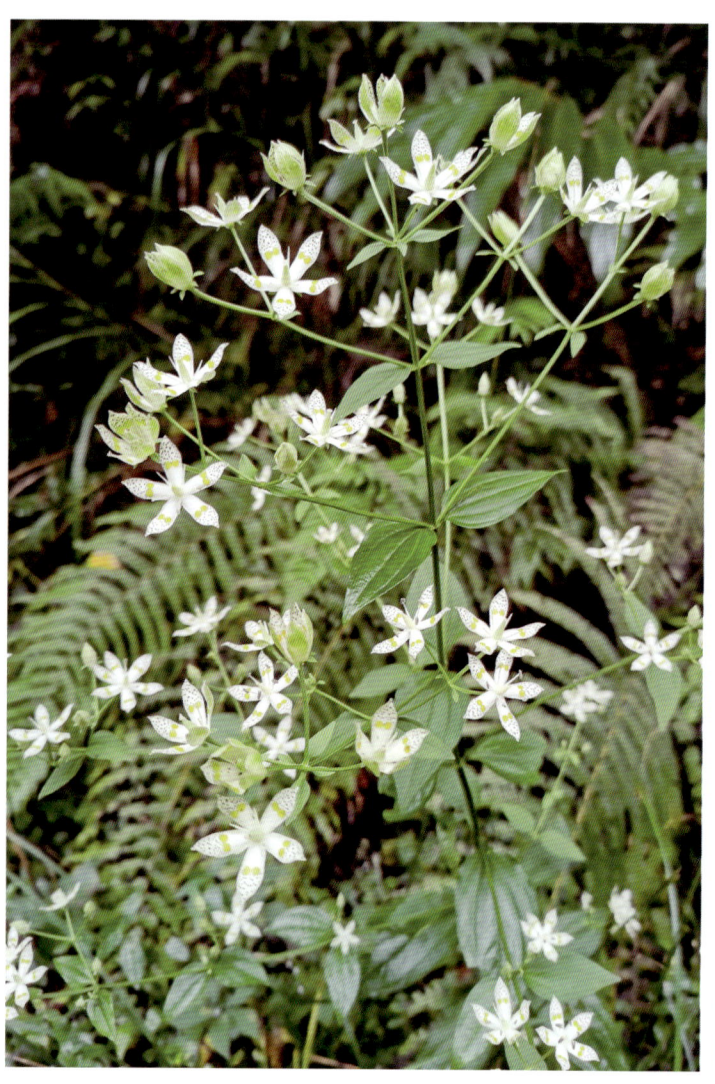
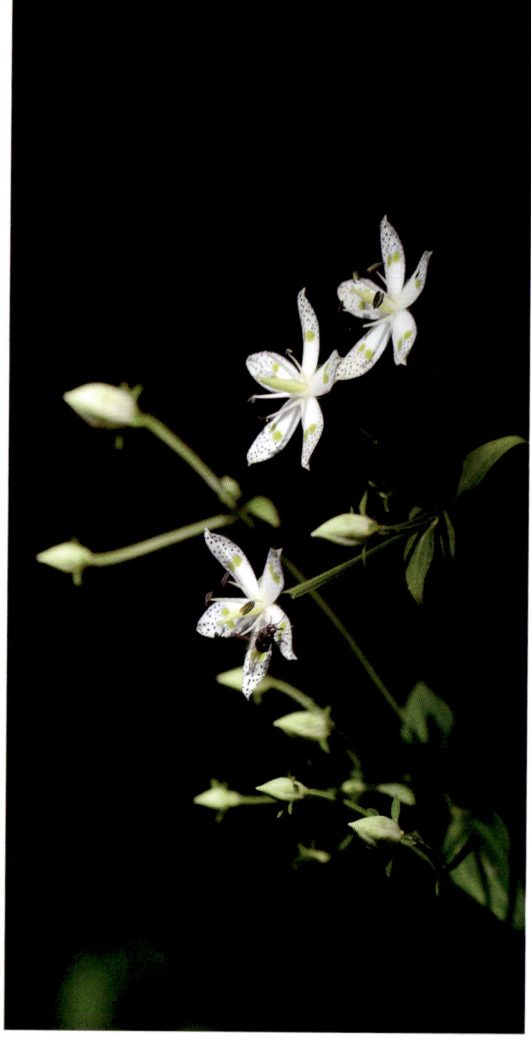

Vob ghent yenb xok 美丽獐牙菜

【Bit hsenb 俗名】土疸药、肝炎草、青叶胆、獐牙菜、小青鱼胆。

【Dios kob deis 基源】为龙胆科植物美丽獐牙菜 *Swertia angustifolia* var. *pulchella*（D. Don）Burk. 的全草。

【Niangb bet deis 生长环境】生于林缘、荒山草地上、山沟草丛中。分布于部分苗乡。

【Jox hsub 性味属经】性冷，味苦，属冷药，入热经。

【Qet diel xid 功能主治】功能：hxub nais jongt xenb xuf kid 清肝胆湿热，zal hfod nais kib 泻肝火。主治：fangx mais fangx jid 黄疸，nais jongt od nul 肝炎，mongb ghongd niangs 咽喉痛，zaid ghend wal od nud 泌尿系感染，diongx wal od nul 尿道炎。

【Ed not xus 用法用量】内服，煎汤，25～30 g；或研末吞服。

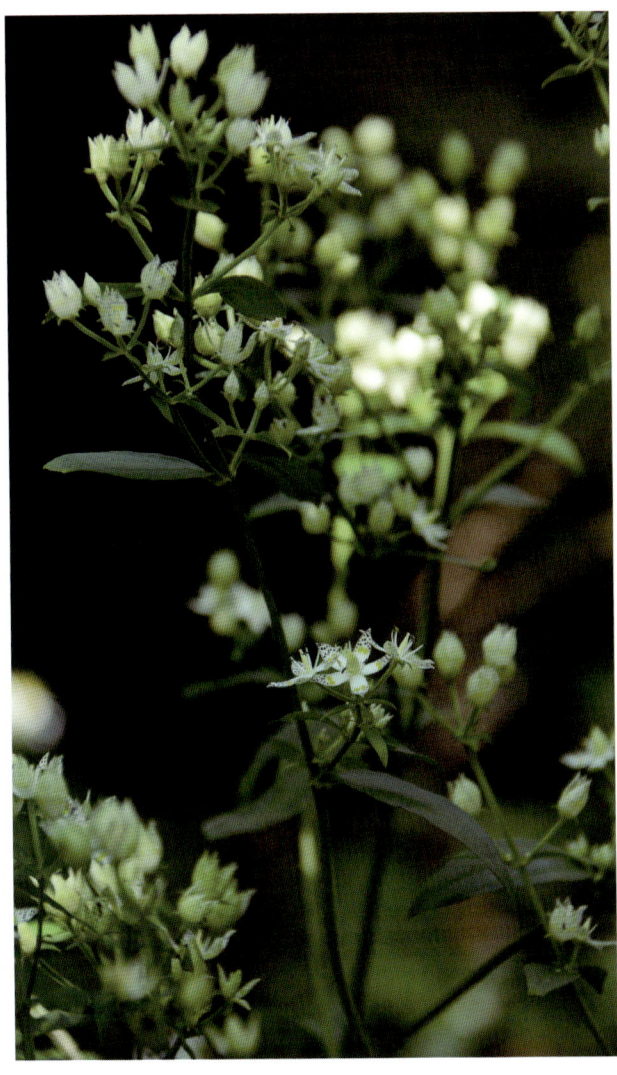
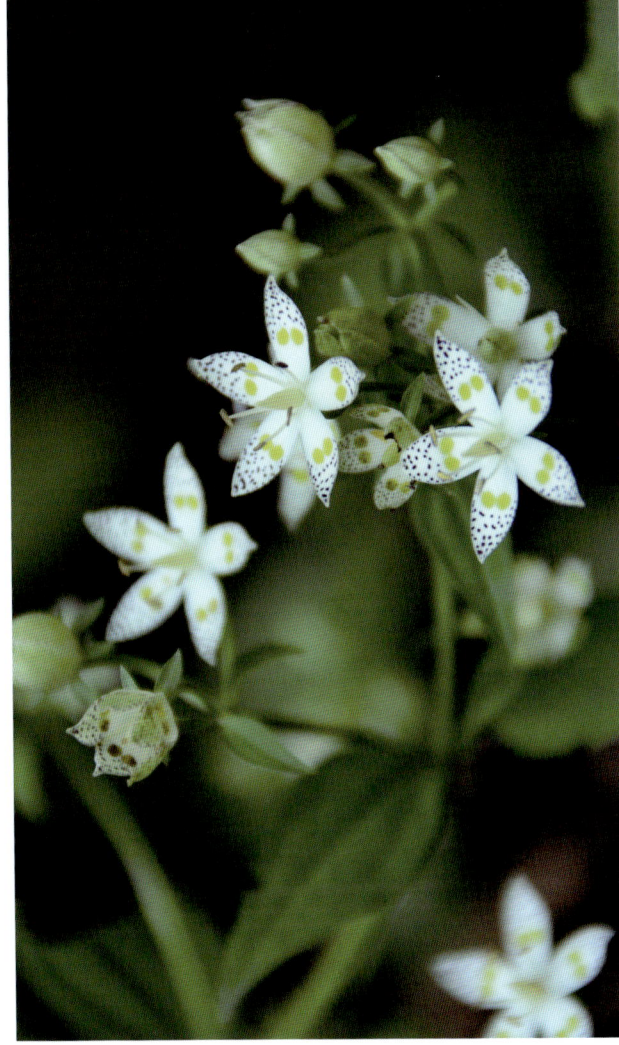

Vob ghab nangx bat xok 匙叶草

【Bit hsenb 俗名】龙胆菜、红客妈叶、红客麻药。

【Dios kob deis 基源】为龙胆科植物匙叶草 *Latouchea fokienensis* Franch. 的全草。

【Niangb bet deis 生长环境】生于高山地区山凹、路旁湿润处。分布于部分苗乡。

【Jox hsub 性味属经】性冷，味苦涩，属冷药，入热经。

【Qet diel xid 功能主治】功能：hxub kib tat jab 清热解毒，dias lax liangs ngix 祛腐生肌。主治：kib jid 发烧，mongb daif gad 胃痛（胸口痛），hniub mais pob xok mongb 目赤肿痛，ghab hsangb ongd hsongd 伤口感染。

【Ed not xus 用法用量】内服，煎汤，15～25 g。外用，捣烂敷或煎水洗。

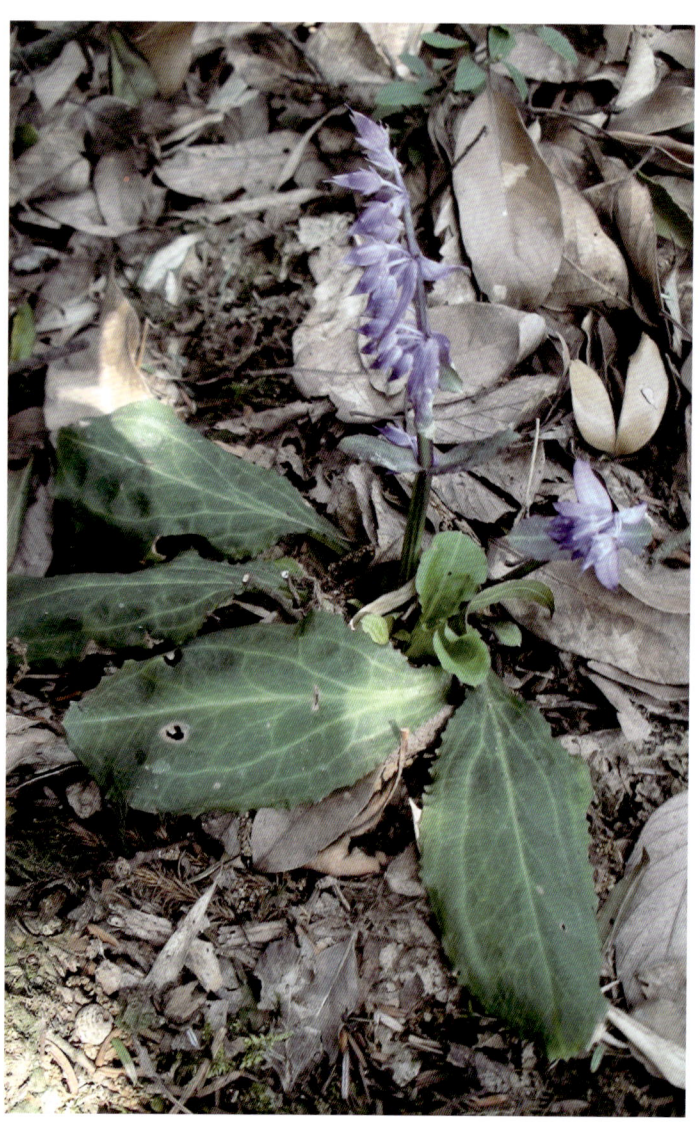
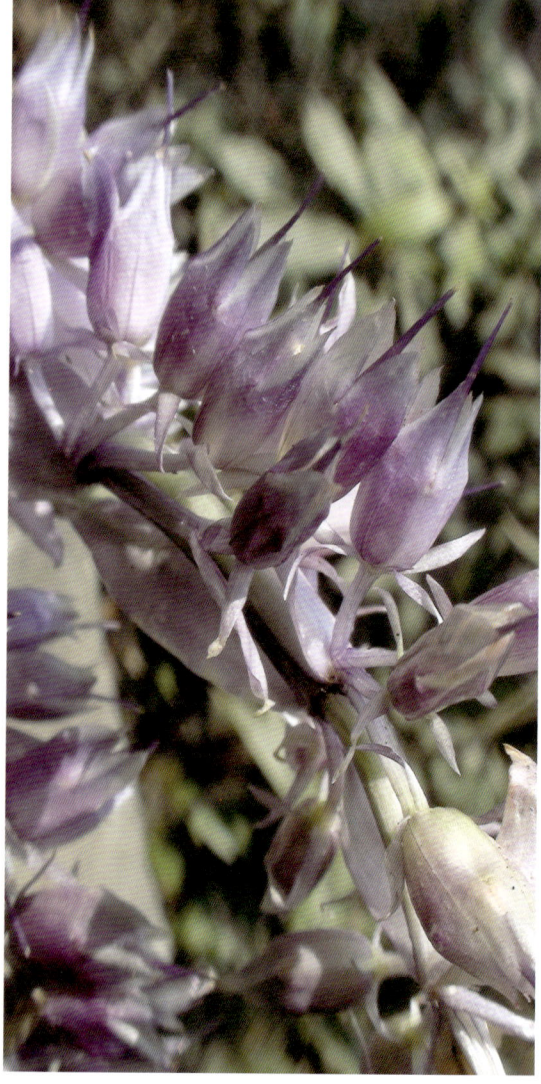

Nangx tiub fangb 穿心草

【Bit hsenb 俗名】串钱草、穿钱草、穿心莲、顶风草、狮子草、穿心龙胆。

【Dios kob deis 基源】为龙胆科植物穿心草 Canscora lucidissima（Levl. et Vant.）Hand.-Mazz. 的全草。

【Niangb bet deis 生长环境】生于山坡半阴地区岩石山中、岩缝间。分布于部分苗乡。

【Jox hsub 性味属经】性冷，味甘苦，属冷药，入热经。

【Qet diel xid 功能主治】功能：hxub kib tat jab 清热解毒，ves hxangd tat jit hxangd 活血化瘀。主治：dliangd bil dib sangb 跌打损伤，dliangd bil dib yens pot mongb 跌打肿痛，mongb daif gad 胃痛（胸口痛），nais jongt od nul 肝炎，yens nangb gik 毒蛇咬伤。

【Ed not xus 用法用量】内服，煎汤，15～25 g，毒蛇咬伤用量加倍。外用，煎水洗。

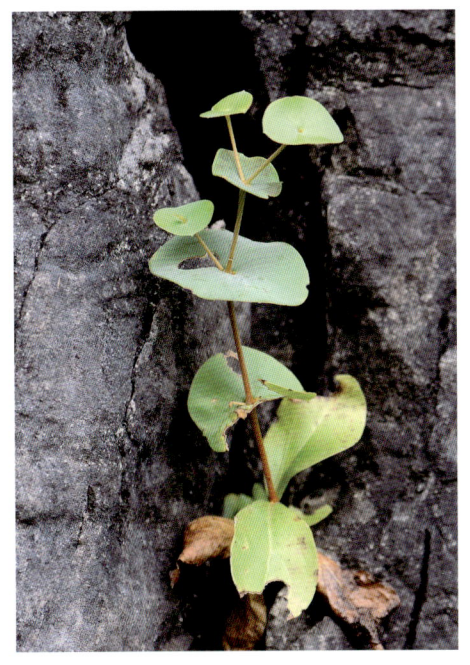

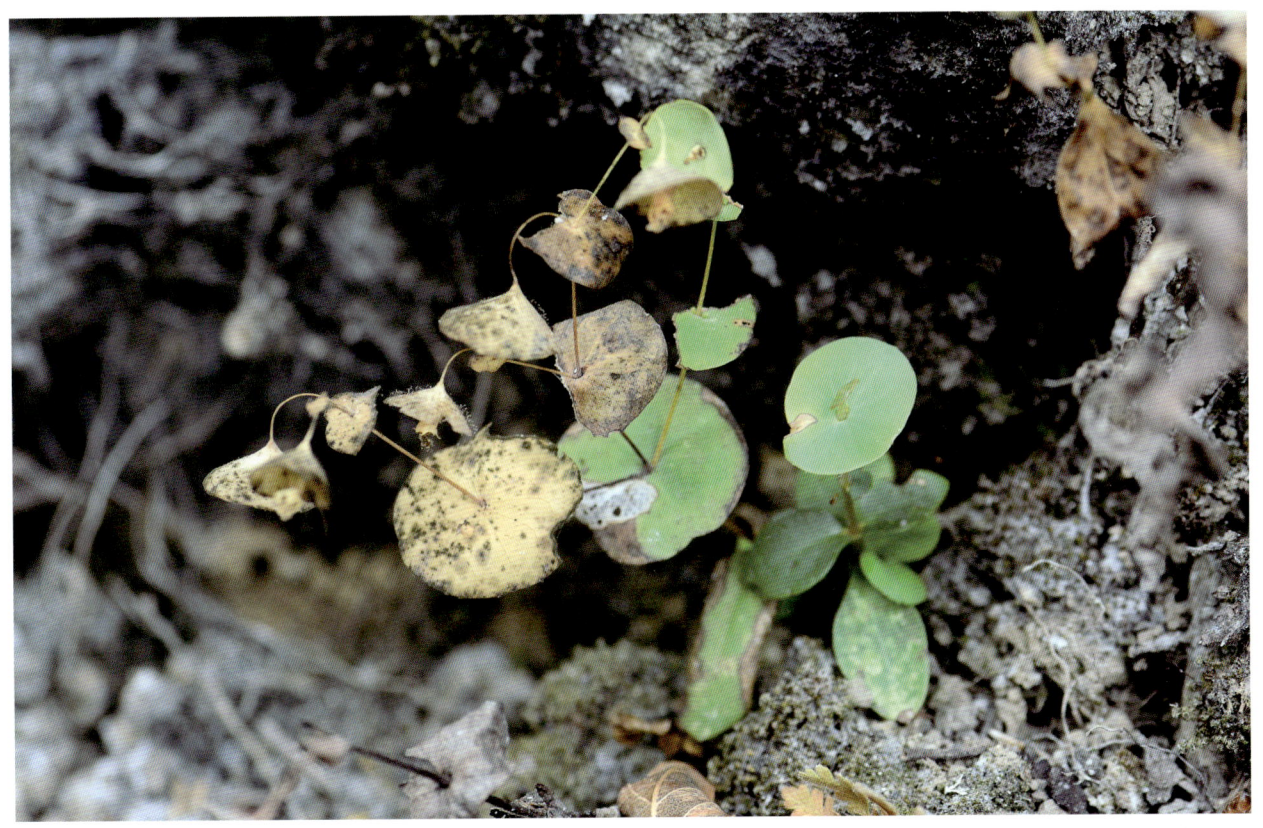

Vob xed gib 椭圆叶花锚

【Bit hsenb 俗名】花锚、花胆草、黑芨草。

【Dios kob deis 基源】为龙胆科植物椭圆叶花锚 *Halenia elliptica* D. Don 的根。

【Niangb bet deis 生长环境】喜生于坡塝草丛中、荒山草地上。分布于部分苗乡。

【Jox hsub 性味属经】性冷，味苦，属冷药，入热经。

【Qet diel xid 功能主治】功能：hxub jent tat kib 祛风解暑，dangf mongb 止痛。主治：mongb khob 头痛，nais jongt od nul 肝炎，waix kib mongb qub 暑热腹痛。

【Ed not xus 用法用量】内服，煎汤，15～25 g。

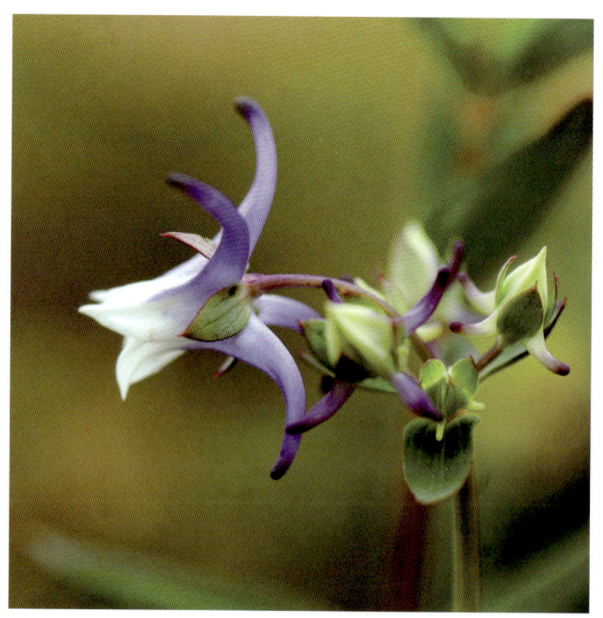

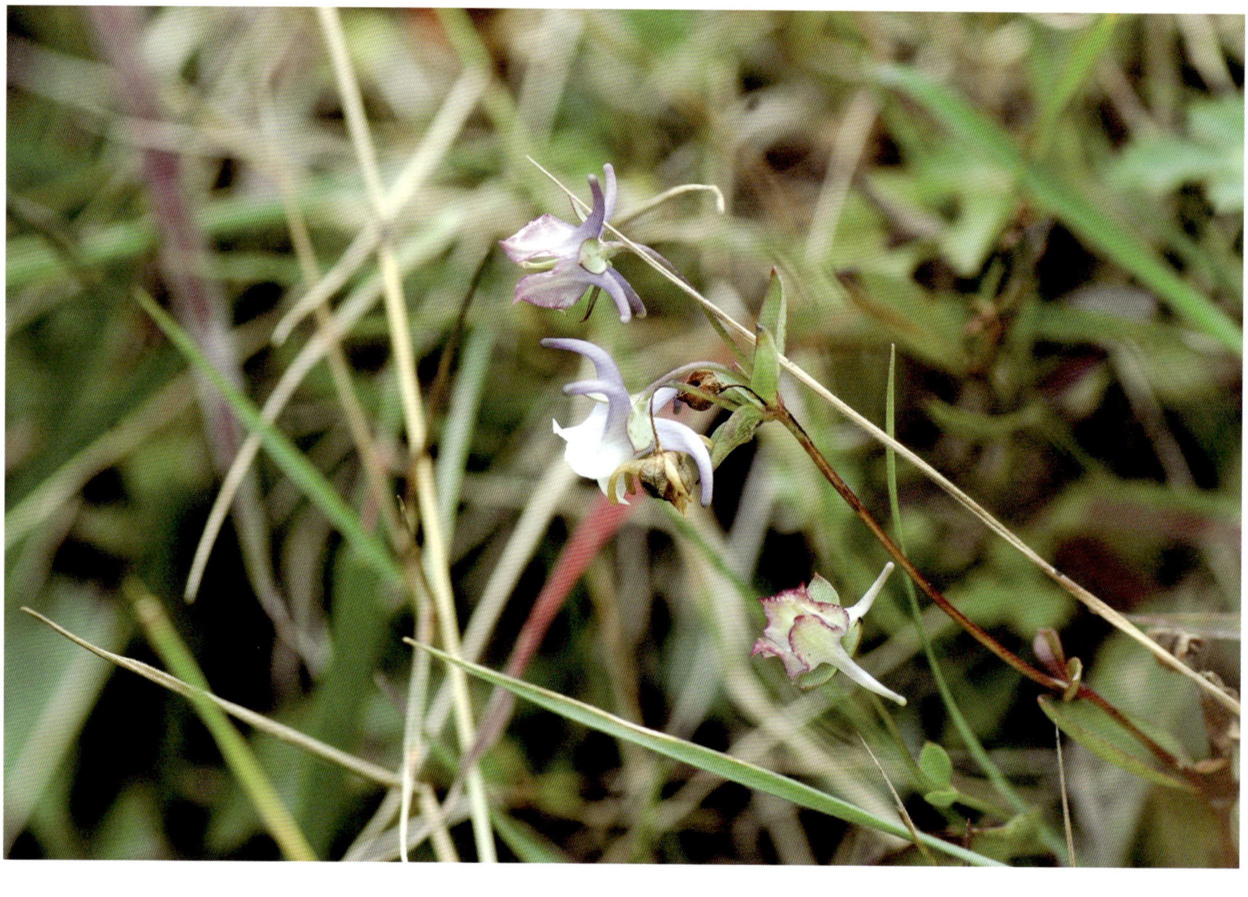

Vob ceib baif 双蝴蝶

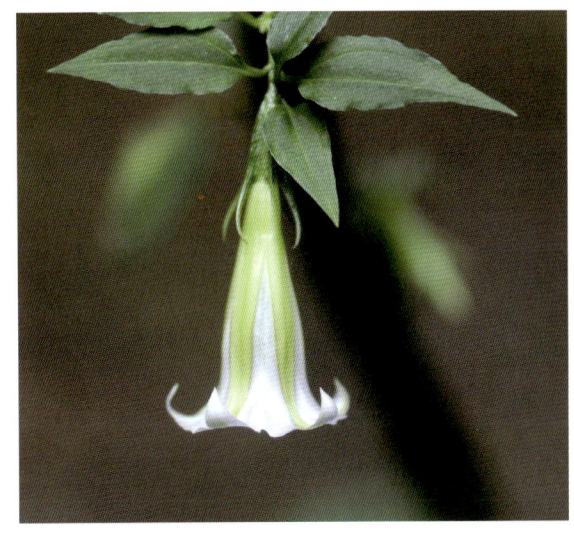

【Bit hsenb 俗名】山蝴蝶、石扳青、花蝴蝶、金杯花、蝴蝶草、斑叶蔓龙胆。

【Dios kob deis 基源】为龙胆科植物双蝴蝶 *Tripterospermum chinense* (Migo) H. Smith 的全草。

【Niangb bet deis 生长环境】喜生于山坡阴湿地区。分布于部分苗乡。

【Jox hsub 性味属经】性冷，味辛，属冷药，入热经。

【Qet diel xid 功能主治】功能：hxub nais pot dangf ngol 清肺止咳，tat jab hxenk angt 解毒消肿。主治：jib daib kib jid 小儿高烧，nais pot kib ait ngol 肺热咳嗽，ait ngol ghad ngol not 咳嗽痰多，ait gheb bal jid od hxangd 劳伤吐血，diuf od nul 肾炎，dix gangb lax bus 痈疽疮疡。

【Ed not xus 用法用量】内服，煎汤，15～25 g。外用，捣烂敷患处。

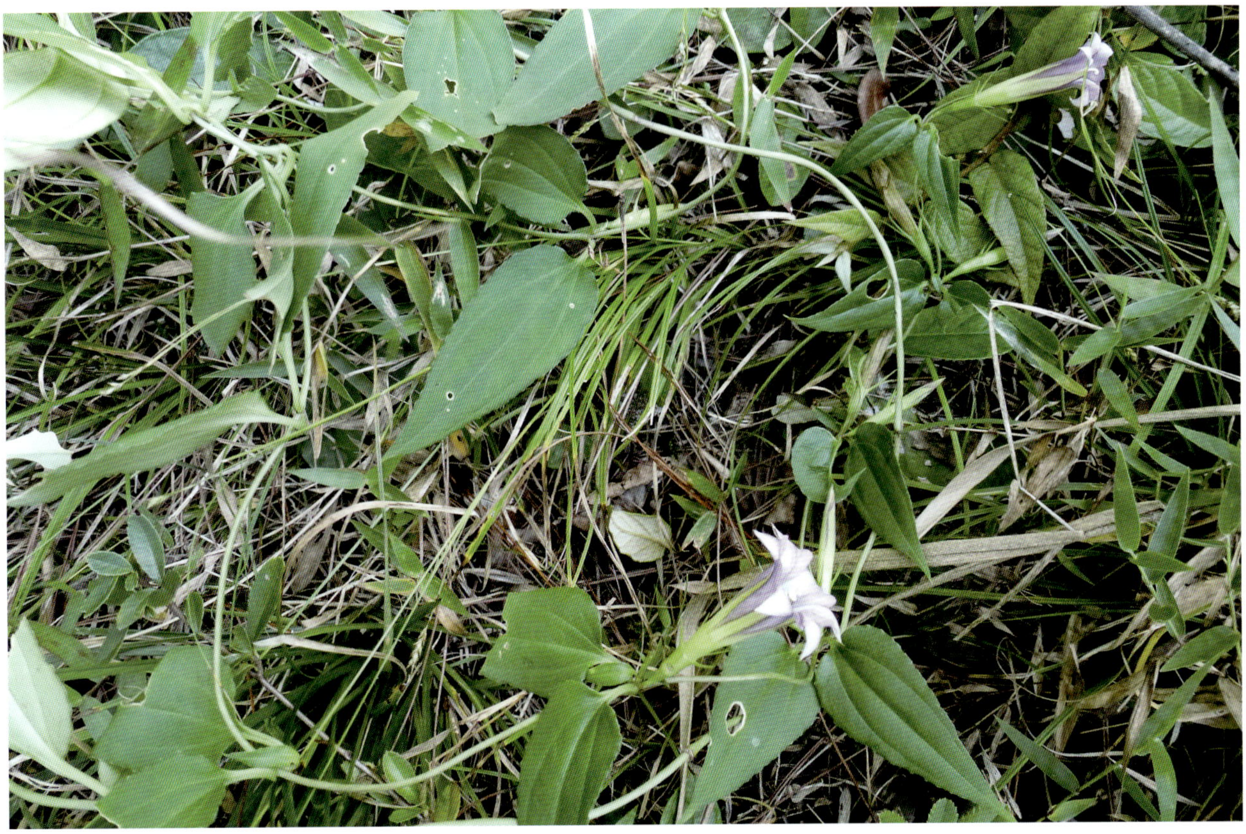

夹竹桃科

Det dix hsaid 夹竹桃

【Bit hsenb 俗名】叫出冬、白羊桃、柳叶桃、红夹竹桃、白花柳叶桃。

【Dios kob deis 基源】为夹竹桃科植物夹竹桃 Nerium indicum Mill. 的叶或树皮。

【Niangb bet deis 生长环境】喜生于山谷、河谷，有栽培。分布于部分苗乡。

【Jox hsub 性味属经】性冷，味苦，属冷药，入热经。有毒。

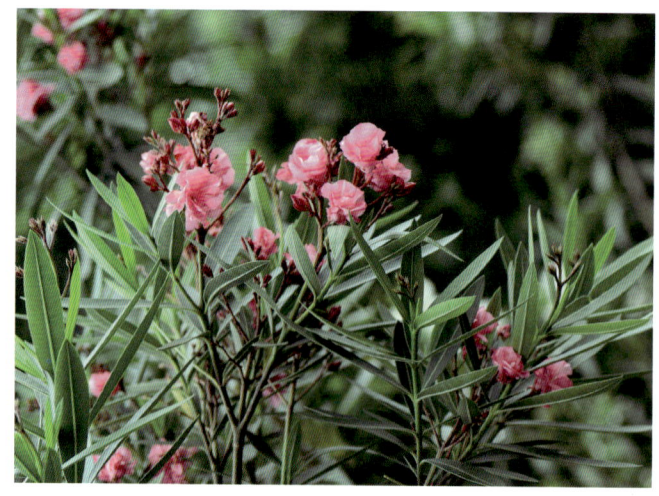

【Qet diel xid 功能主治】功能：nol dliud tongb eb wal 强心利尿，tat jit hxangd dangf mongb 散瘀止痛。主治：mongb dliud 心绞痛，dliud yens jent mongb 风湿性心脏病，dliangd bil dib sangb 跌打损伤，gos dliangb bil 癫痫，hek bongt ngol 哮喘，ax hsot ud 闭经。

【Ed not xus 用法用量】内服，煎汤，0.5～1.5 g；研末服 0.25～0.5 g。外用，捣烂敷。

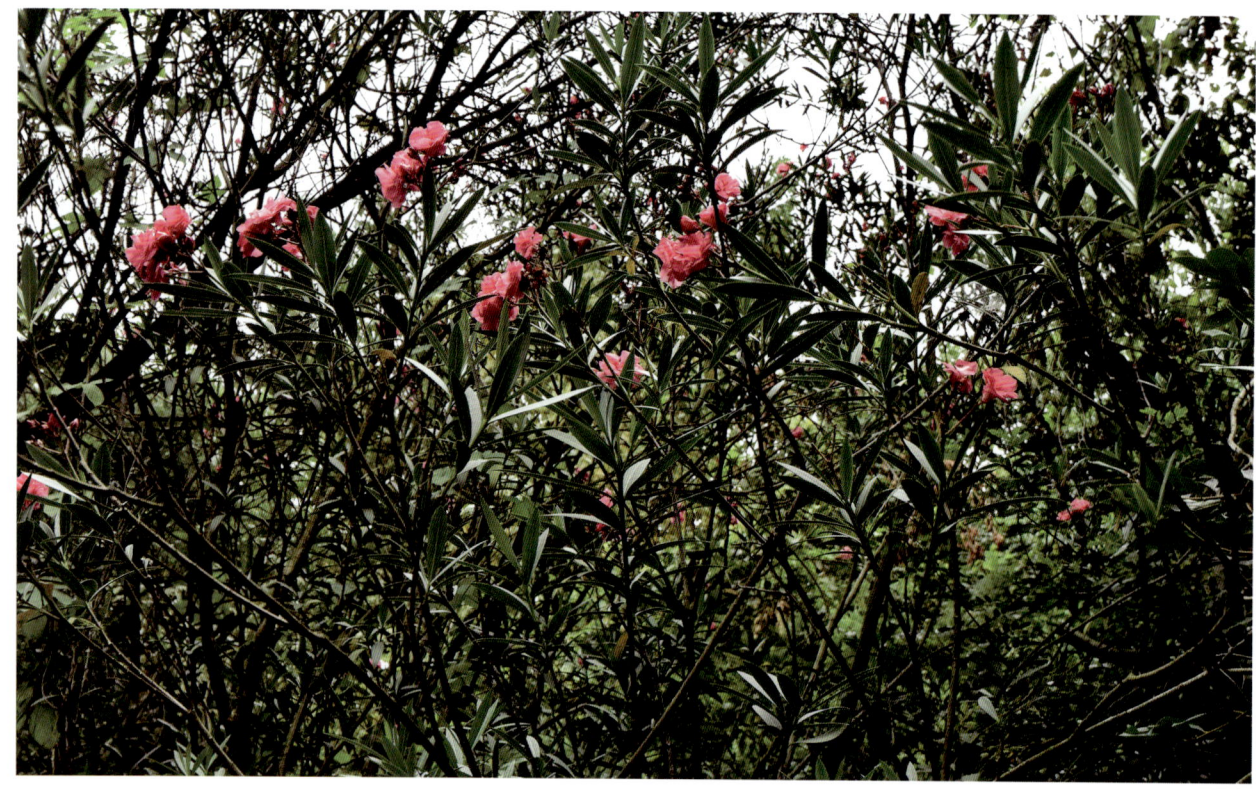

Bangx duf hniut 长春花

【Bit hsenb 俗名】日日新、四时春、四季花、雁来红、常春花。

【Dios kob deis 基源】为夹竹桃科植物长春花 Catharanthus roseus（L.）G. Don 的根或叶。

【Niangb bet deis 生长环境】生于山谷杂木林间、灌木丛中。分布于部分苗乡。

【Jox hsub 性味属经】性冷，味苦，属冷药，入热经。

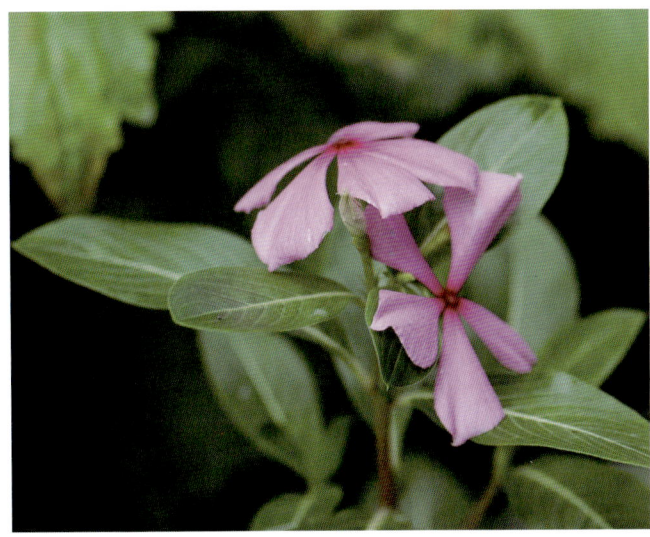

【Qet diel xid 功能主治】功能：dins hvib dangf hnind 镇静安神，mangs hfud nais dlongs diongx hxangd 平肝降压。主治：mongb hsongd hxend 筋骨疼痛，nit diongx hxangd 高血压，dliangb hek hxangd 白血病。

【Ed not xus 用法用量】内服，煎汤，15～25 g。外用，煎水洗。

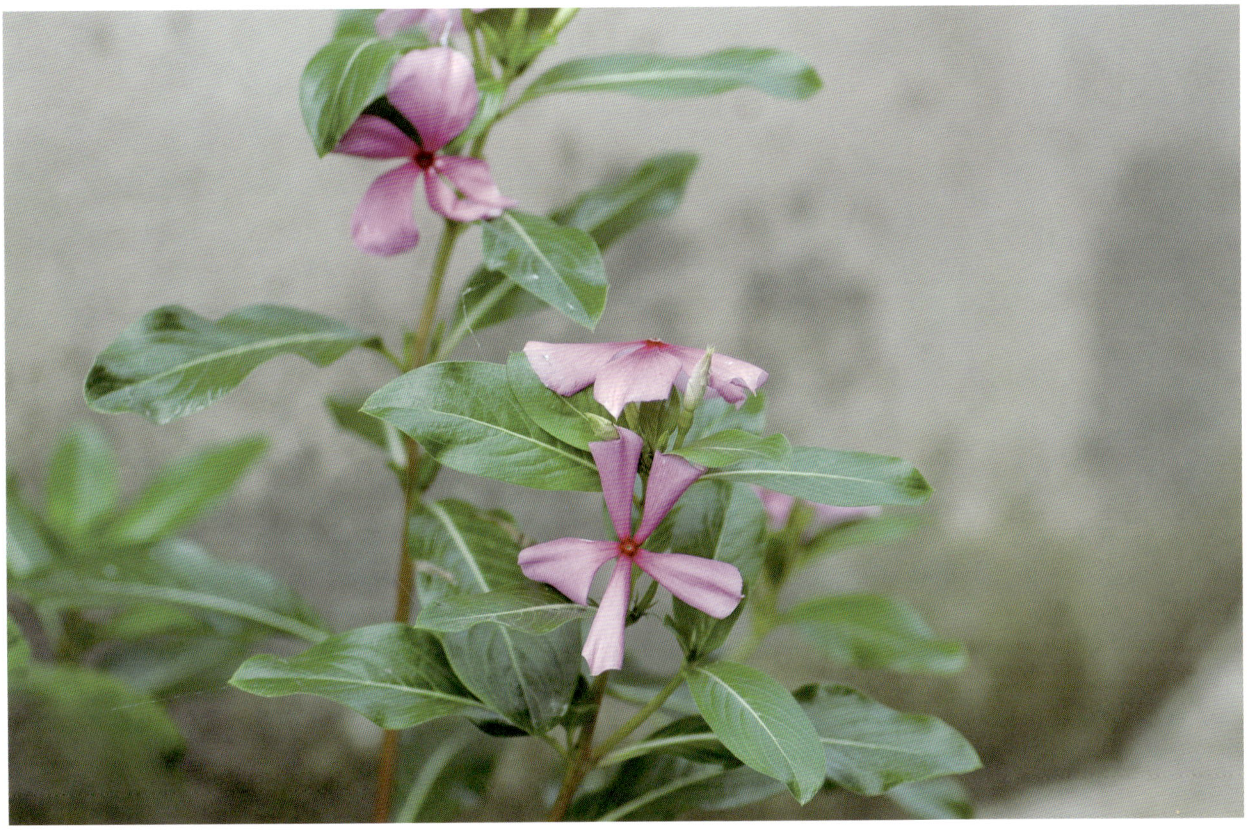

Hlat al pid 络石

【Bit hsenb 俗名】白花藤、羊角藤、软筋藤、钻骨风、爬墙虎、棉絮绳、酸树苞。

【Dios kob deis 基源】为夹竹桃科植物络石 *Trachelospermum jasminoides*（Lindl.）Lem. 的茎、叶。

【Niangb bet deis 生长环境】生于山野或寨边，多攀附于其他植物、岩石或墙上。分布于各地苗乡。

【Jox hsub 性味属经】性冷，味苦，属冷药，入热经。

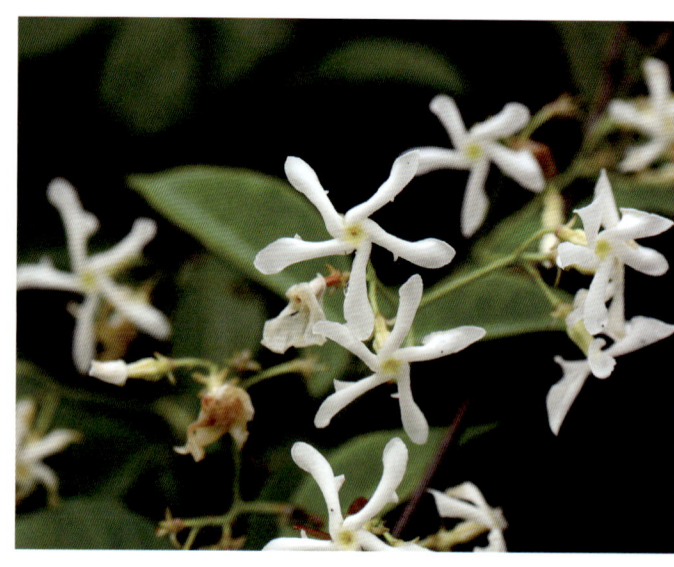

【Qet diel xid 功能主治】功能：hxub jent tongb hxud 祛风通络，seil hxangd tat jit hxangd 凉血化瘀。主治：mongb hsongd hxend 筋骨疼痛，yens xit lol hxangd 刀伤出血，nais pot yens jab 肺结核，od hxangd 吐血，xit daib eb wat lol not 产后恶露不绝。

【Ed not xus 用法用量】内服，煎汤，15～25 g；或浸酒饮；或入散剂。外用，捣汁洗。

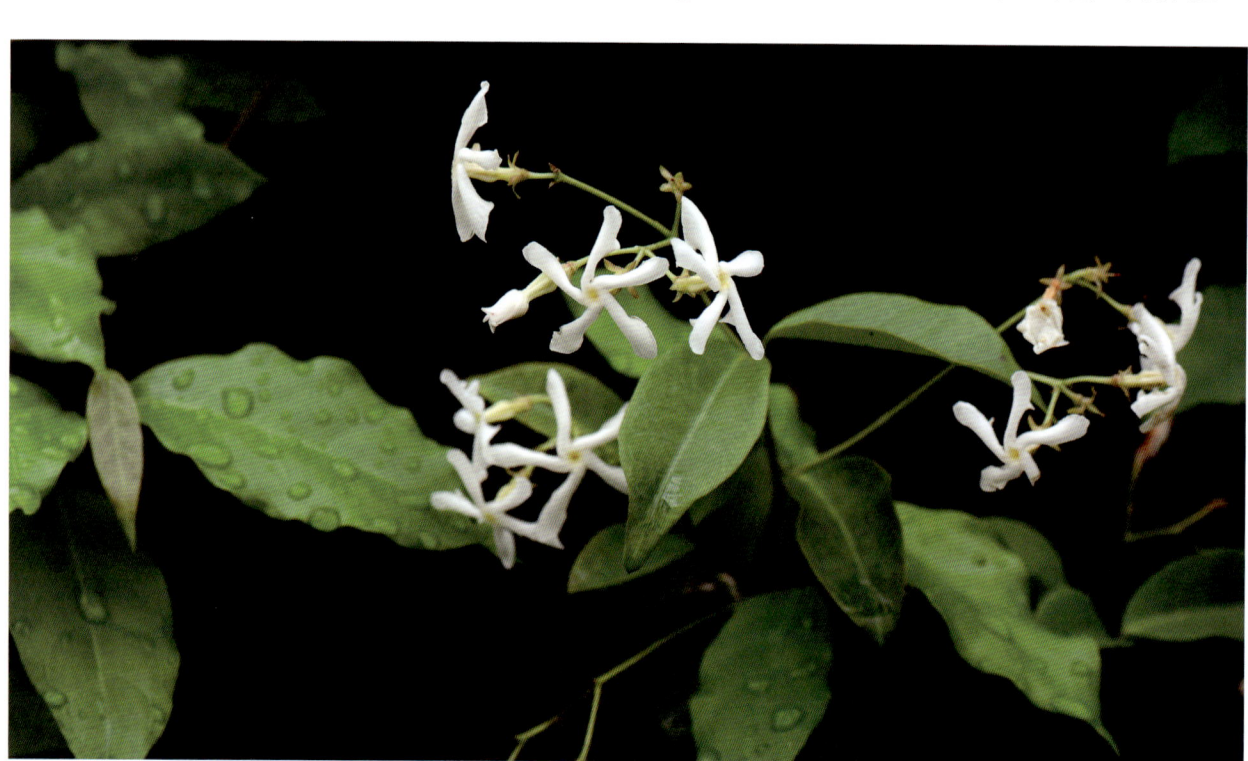

Hlat al pid dles 紫花络石

【Bit hsenb 俗名】石帮板、打鼓藤、羊股藤、石龙藤、石气柑、吸墙藤、墙络藤。
【Dios kob deis 基源】为夹竹桃科植物紫花络石 *Trachelospermum axillare* Hook. f. 的茎或根。
【Niangb bet deis 生长环境】生于山地疏林中、山谷水边。分布于各地苗乡。
【Jox hsub 性味属经】性冷，味苦涩，属冷药，入热经。
【Qet diel xid 功能主治】功能：hxenk angt dangf mongb 消肿止痛，hxub jent tongb hxud 祛风通络。主治：mongb hsongd hxend 筋骨疼痛，dlad jus hxub mongb 腰膝酸痛，yens jent mongb ghut hsongd 风湿性关节炎，yens xit lol hxangd 刀伤出血，nais pot yens jab 肺结核。
【Ed not xus 用法用量】内服，煎汤，15～25 g；或浸酒饮；或入丸、散剂。外用，捣烂敷。

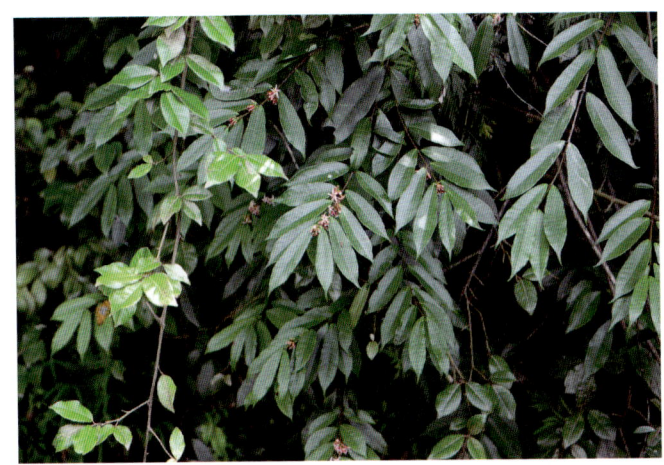 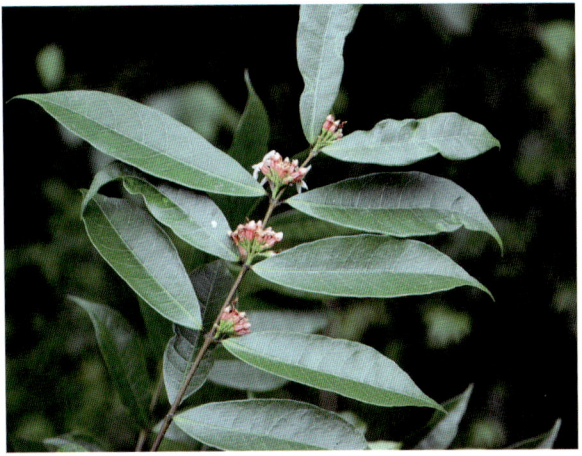

Bas gheik yex 帘子藤

【Bit hsenb 俗名】小花藤、花拐藤、腰骨藤、长角胶藤。
【Dios kob deis 基源】为夹竹桃科植物帘子藤 *Pottsia laxiflora* (Bl.) Kuntze 的根及白乳汁。
【Niangb bet deis 生长环境】多生于杂木林中、山谷灌木丛内。分布于部分苗乡。
【Jox hsub 性味属经】性热，味苦辛，属热药，入冷经。
【Qet diel xid 功能主治】功能：hxub jent hxenk net 祛风除湿，ves hxangd tongb hxud 活血通络。主治：dliangd bil dib sangb 跌打损伤，xus hxangd 贫血，ghut hsongd mongb jangx bod 痛风，ax hsot ud 闭经。
【Ed not xus 用法用量】内服，煎汤，15～25 g。外用，捣烂敷。

Hlat jit hsaib 毛杜仲藤

【Bit hsenb 俗名】香藤、土杜仲、鸡头藤、藤杜仲、鹤嘴藤。

【Dios kob deis 基源】为夹竹桃科植物毛杜仲藤 *Parabarium huaitingii* Chun et Tsiang 的枝、根。

【Niangb bet deis 生长环境】生于山谷疏林下、山涧溪旁灌木丛中。分布于部分苗乡。

【Jox hsub 性味属经】性平，味苦涩，属冷热两经药，入两经。

【Qet diel xid 功能主治】功能：yis diuf tiod jid 补肾强壮，ves hxangd hxenk angt 活血消肿。主治：mongb diub 腰痛，yens jent mongb hsongd 风湿骨痛，dib yens dus hsongd 跌打损骨，jib daib zeib ghangb 小儿麻痹，mongb qub 腹痛。

【Ed not xus 用法用量】内服，煎汤，15～25 g；或浸酒饮。

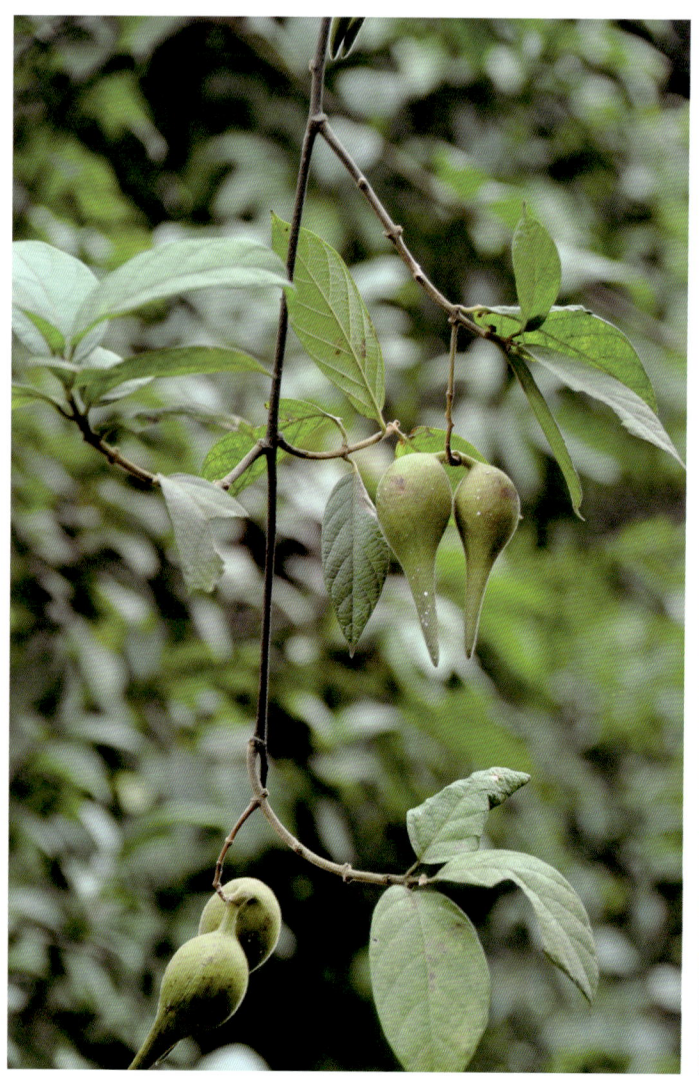
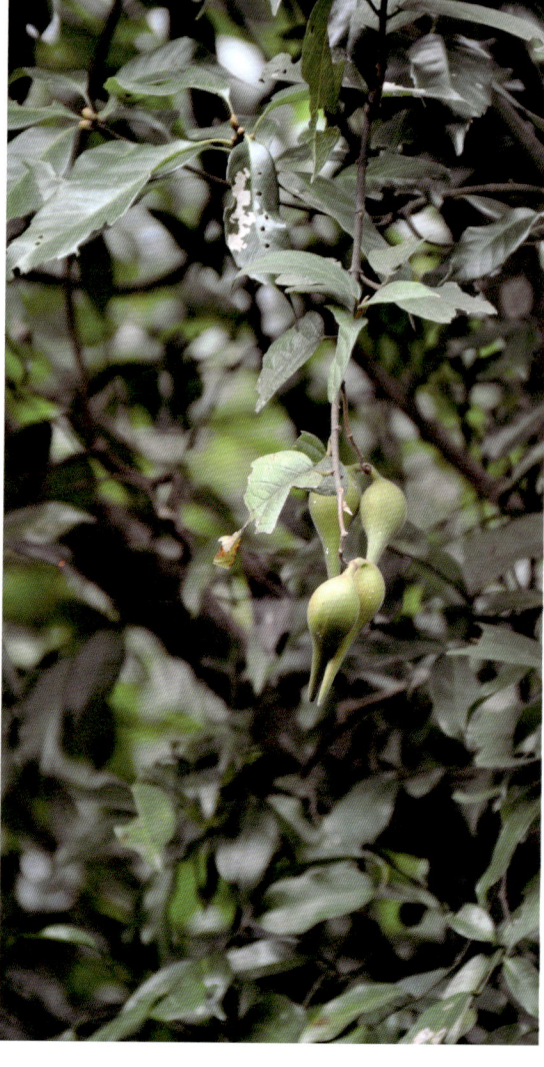

Jab ob nix yut 羊角棉

【Bit hsenb 俗名】三台高、见血飞、阿斯木、闹狗药。

【Dios kob deis 基源】为夹竹桃科植物羊角棉 Alstonia mairei Lévl. 的叶或根。

【Niangb bet deis 生长环境】生于中山地区灌木林中多岩石处。分布于部分苗乡。

【Jox hsub 性味属经】性热，味辛，属热药，入冷经。有大毒。

【Qet diel xid 功能主治】功能：dias bus liangs ngix 排脓生新，tat jit hxangd dangf mongb 散瘀止痛。主治：kib seil 疟疾，yens xit lol hxangd 刀伤出血，niangb hsab pob mongb 无名肿毒，jangx ghab dliax gangb 毒疮。

【Ed not xus 用法用量】内服，煎汤，15～25 g。外用，捣烂敷或捣汁涂搽。

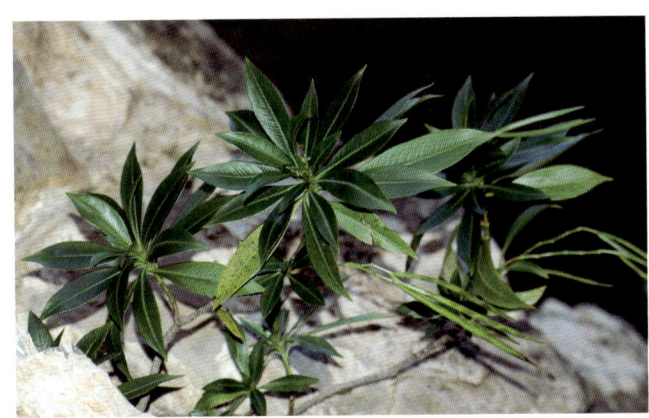
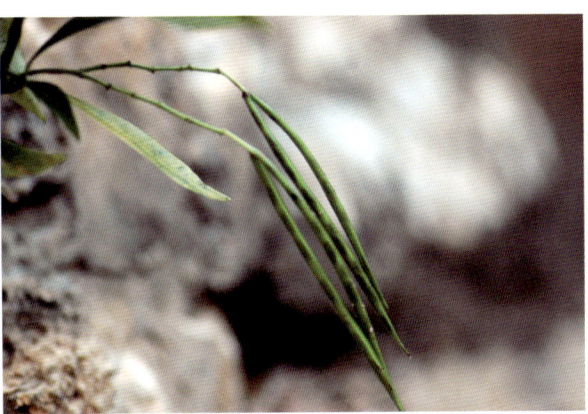

Det dangf zal 止泻木

【Bit hsenb 俗名】止痢速、泻痢木、野羊角、止泻木皮。

【Dios kob deis 基源】为夹竹桃科植物止泻木 Holarrhena antidysenterica Wall. ex A. DC. 的树皮或嫩叶。

【Niangb bet deis 生长环境】生于阔叶林中。分布于部分苗乡。

【Jox hsub 性味属经】性冷，味苦，属冷药，入热经。

【Qet diel xid 功能主治】功能：dangf zal dangf ghad dongk 止泻止痢，tiod nat mangs buk dux 健脾和胃。主治：kib jid 发烧，ghab qub dit bongt 肠胃胀气，hot ax yangx gad 消化不良，zal ghad dongk hxangd 血痢，zal ghad 腹泻。

【Ed not xus 用法用量】内服，煎汤，15～25 g。外用，煎水洗。

Det zend naf 萝芙木

【Bit hsenb 俗名】刀伤药、十八爪、山辣椒、红果木、鱼胆木、萝芙藤、毒狗药。

【Dios kob deis 基源】为夹竹桃科植物萝芙木 *Rauvolfia verticillata*（Lour.）Baill. 的根、枝叶。

【Niangb bet deis 生长环境】生于山谷灌木丛中、坡塝疏林内、林缘。分布于部分苗乡。

【Jox hsub 性味属经】性冷，味苦，属冷药，入热经。

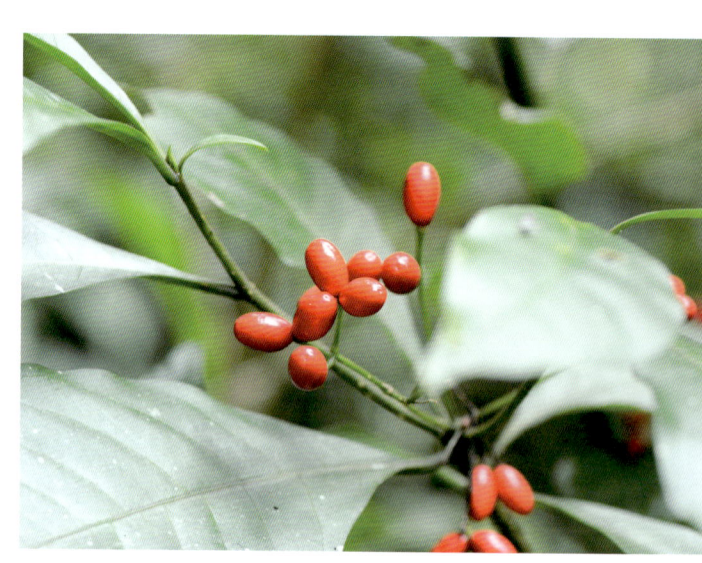

【Qet diel xid 功能主治】功能：hxub kib tat jab 清热解毒，tok hfud nais kib 降肝火。主治：dliangd bil dib sangb 跌打损伤，nit diongx hxangd 高血压，mangb hfud mongb khob 感冒头痛，mongb ghongd niangs 咽喉痛，xenb od nul 胆囊炎，gos dliangb bil 癫痫。

【Ed not xus 用法用量】内服，煎汤，15～25 g；或浸酒饮。外用，捣烂敷。

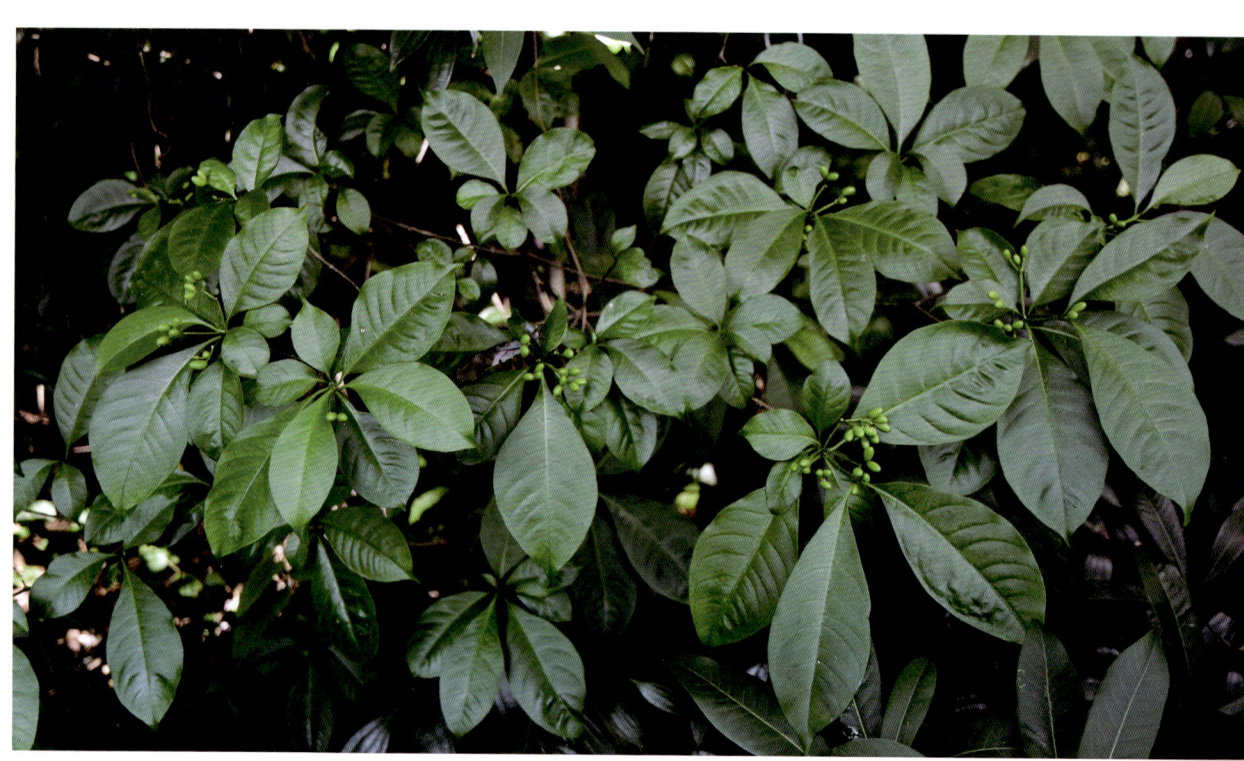

萝藦科

Bangx zab gib 萝藦

【Bit hsenb 俗名】苦丸、飞来鹤、羊角菜、奶浆藤、细丝藤、婆婆针线包。

【Dios kob deis 基源】为萝藦科植物萝藦 *Metaplexis japonica*（Thunb.）Makino 的全草或根。

【Niangb bet deis 生长环境】生于坡塝灌木林中、山脚下、河边灌木丛内。分布于各地苗乡。

【Jox hsub 性味属经】性平，味甘辛，属冷热两经药，入两经。

【Qet diel xid 功能主治】功能：hxub kib tat jab 清热解毒，yis hxangd vut bongt 补血益气。主治：ait gheb bal jid 劳伤，diuf od nul pob jid 肾炎水肿，ax maix wel lol 缺乳，jib daib ngas naix mais 小儿疳积，got ax gek 阳痿，ghad eb dlub lol not 白带过多，yens nangb gik 毒蛇咬伤。

【Ed not xus 用法用量】内服，煎汤，25～30 g；或浸酒饮。外用，捣烂敷。

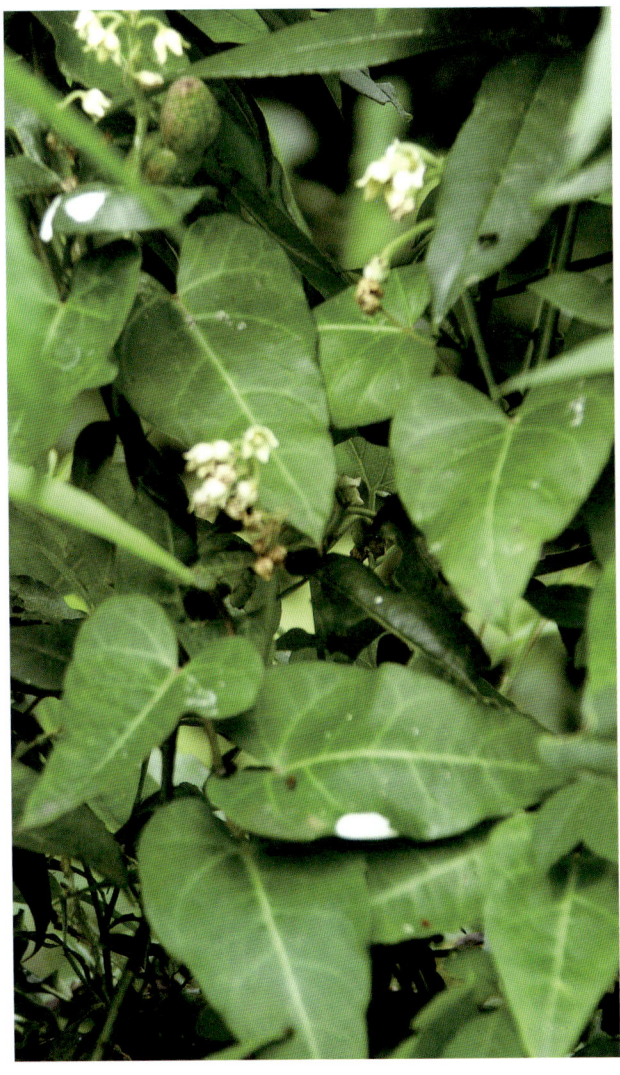
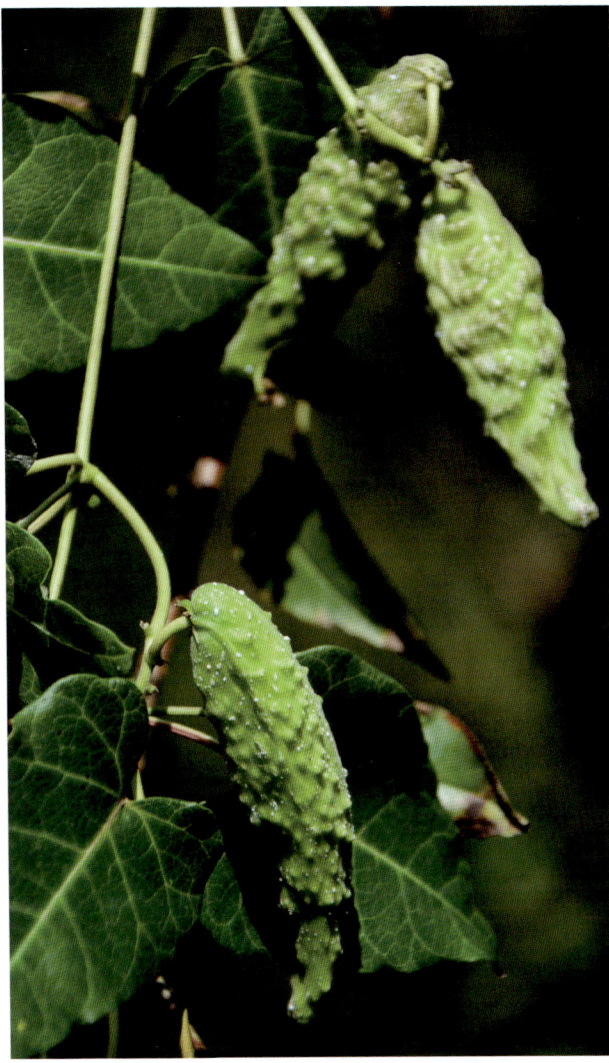

Bas eb wel yut 华萝藦

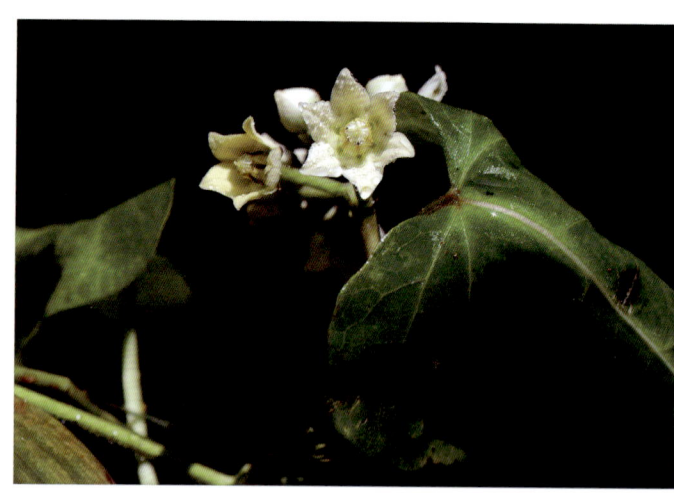

【Bit hsenb 俗名】萝藦、过路黄、白环藤、奶浆草、奶浆藤、细丝藤。

【Dios kob deis 基源】为萝藦科植物华萝藦 Metaplexis hemsleyana Oliv. 的全株或根。

【Niangb bet deis 生长环境】生于山谷草丛内、山脚阴湿灌木丛中。分布于部分苗乡。

【Jox hsub 性味属经】性平，味甘辛，属冷热两经药，入两经。

【Qet diel xid 功能主治】功能：hxub kib tat jab 清热解毒，yis diuf xongf ves 补肾壮阳。主治：ax maix wel lol 缺乳，ait gheb bal jid 劳伤，diuf bal ves 肾亏，dal ghad got 遗精症，got ax gek 阳痿。

【Ed not xus 用法用量】内服，煎汤，15～25 g；或入丸、散剂。

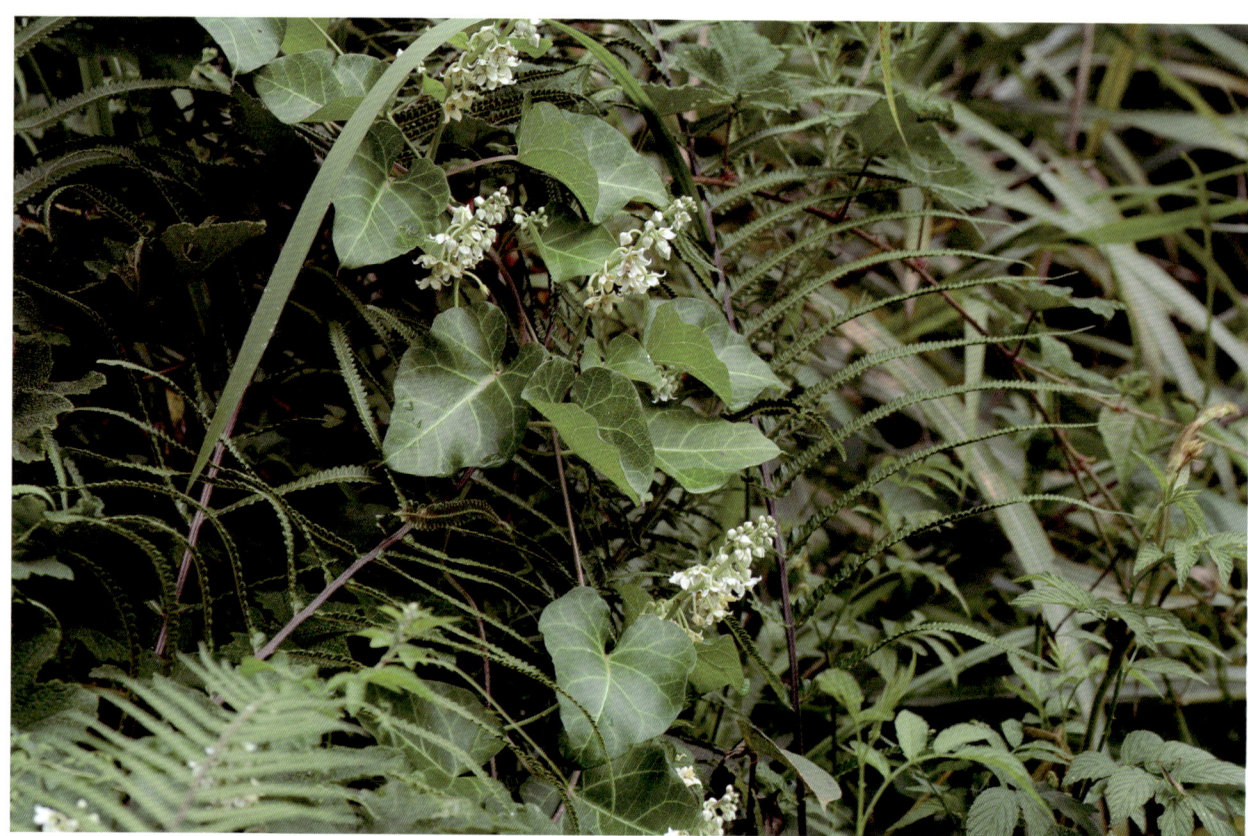

Hlat guaib mil 通光散

【Bit hsenb 俗名】下奶药、大苦藤、乌骨藤、奶浆藤、地甘草、黄木香。

【Dios kob deis 基源】为萝藦科植物通光散 *Marsdenia tenacissima*（Roxb.）Wight et Arn. 的藤、根、叶。

【Niangb bet deis 生长环境】常生于杂木林中，多攀缘于岩石壁或他树上。分布于部分苗乡。

【Jox hsub 性味属经】性冷，味苦甘，属冷药，入热经。

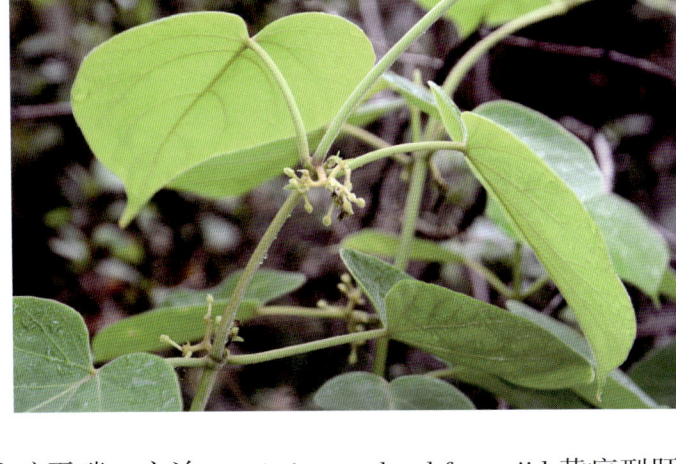

【Qet diel xid 功能主治】功能：hxub kib tat jab 清热解毒，dangf ngol vut bongt 止咳平喘。主治：nais jongt od nul fangx jid 黄疸型肝炎，mongb daif gad 胃痛（胸口痛），los link ghongd 吊小舌，lax lot niangs 口腔糜烂，dix gangb 疔疮，niangb hsab pob mongb 无名肿毒。

【Ed not xus 用法用量】内服，煎汤，15～25 g。外用，煨水含漱或捣烂敷。

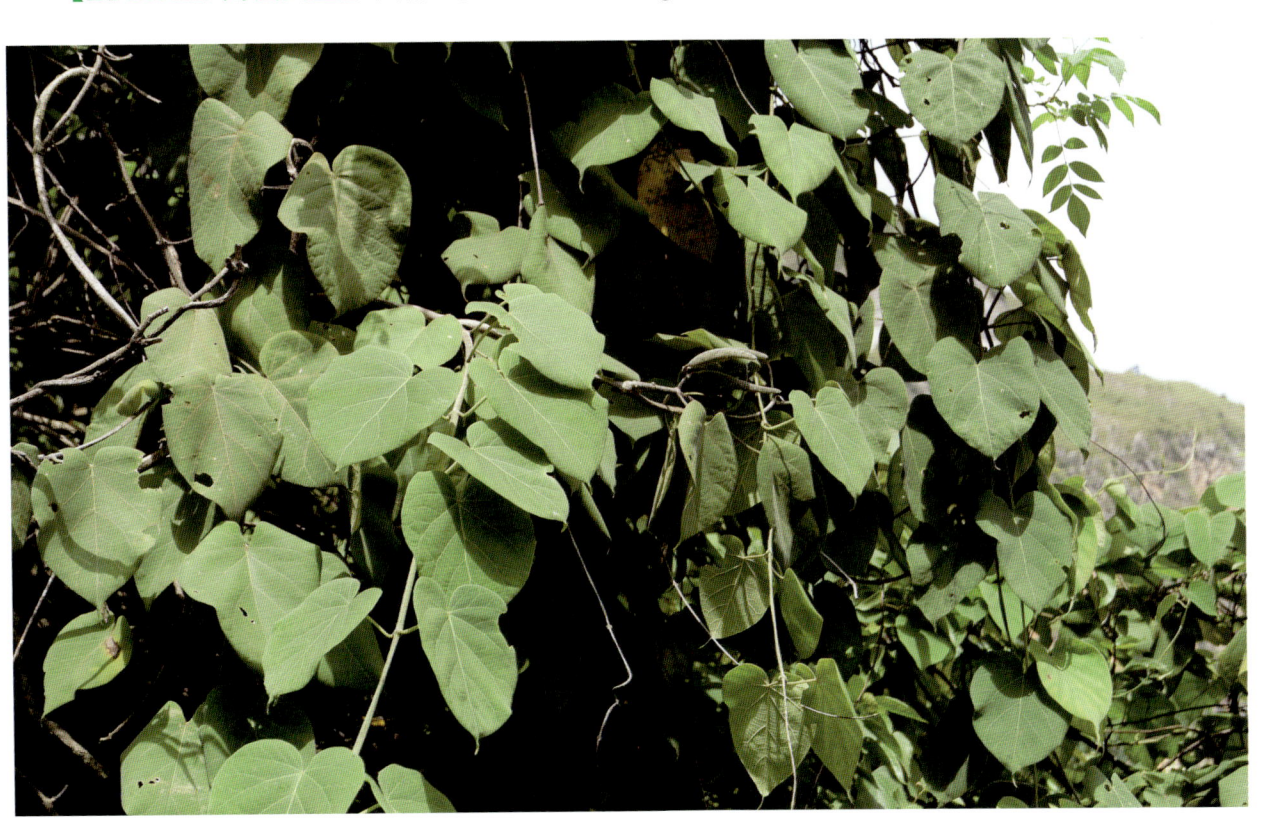

Det bax lit 马利筋

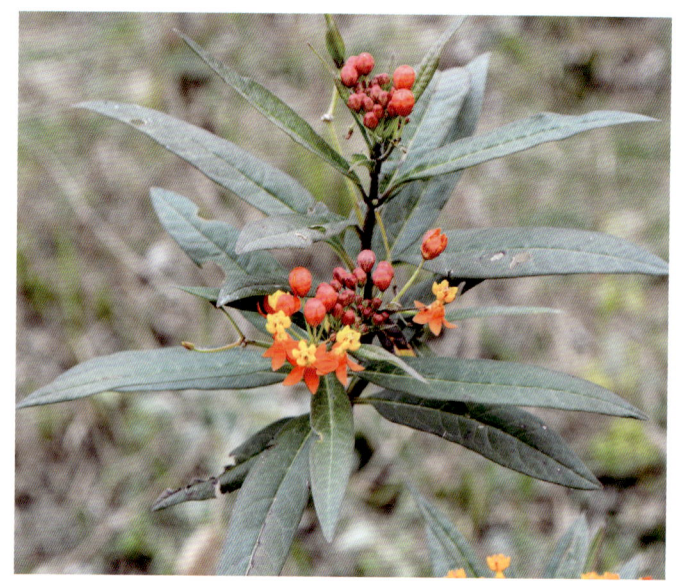

【Bit hsenb 俗名】羊角丽、芳草花、状元红、草木棉、野辣子、金银花台。

【Dios kob deis 基源】为萝藦科植物马利筋 Asclepias curassavica L. 的全草。

【Niangb bet deis 生长环境】喜生于灌木林地中、路旁、农地边，有栽培。分布于部分苗乡。

【Jox hsub 性味属经】性冷，味苦辛，属冷药，入热经。有毒。

【Qet diel xid 功能主治】功能：hxub kib hxenk ongd hsongd 清热消炎，ves hxangd dangf hxangd 活血止血。主治：yens xit 刀伤，yens pot bangd 枪伤，los link ghongd 吊小舌，hsot ud ax jangx hxib 月经不调，diongx wal od nul 尿道炎。

【Ed not xus 用法用量】内服，煎汤，20～25 g。外用，捣烂敷或取汁涂。

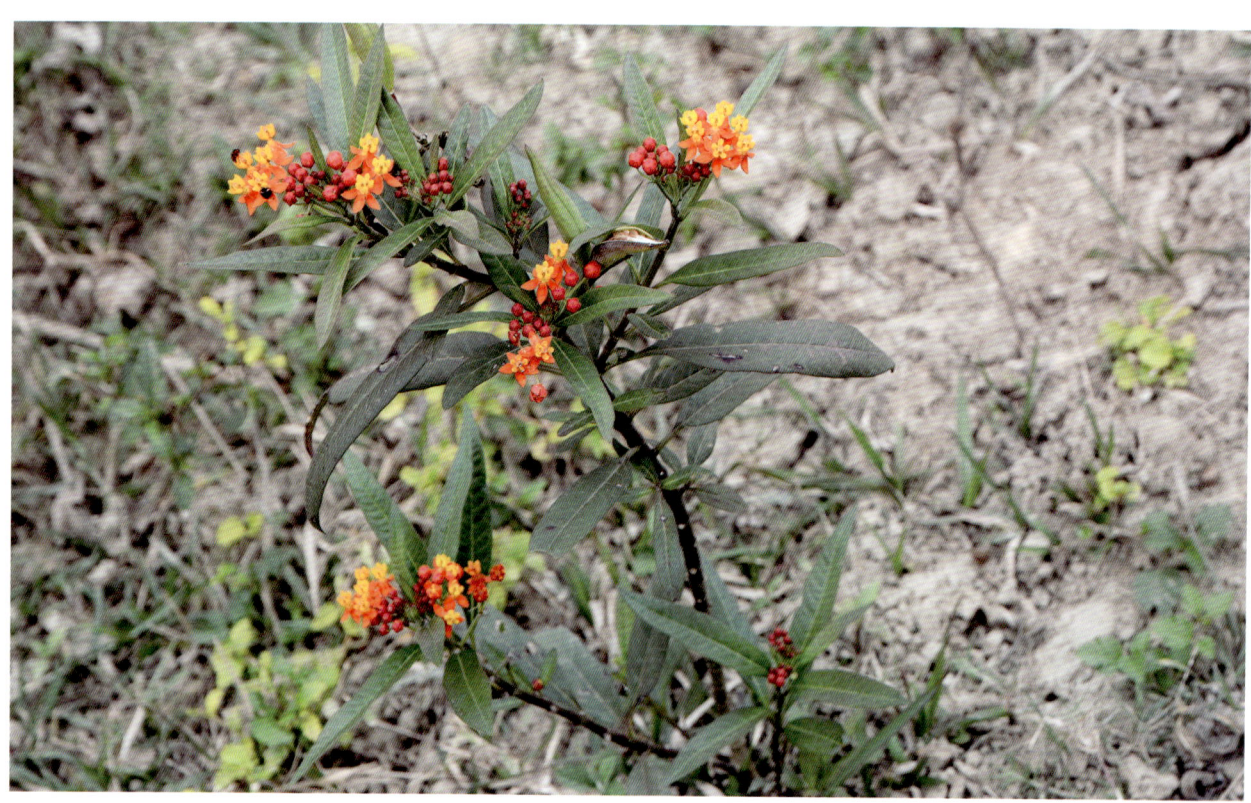

Bas yend 娃儿藤

【Bit hsenb 俗名】一见香、七层楼、老儿藤、老君须、黄茅细辛。

【Dios kob deis 基源】为萝藦科植物娃儿藤 *Tylophora ovata* (Lindl.) Hook. ex Steud. 的根。

【Niangb bet deis 生长环境】生于中山地区灌木林中、疏林下、灌木丛内。分布于部分苗乡。

【Jox hsub 性味属经】性热，味辛，属热药，入冷经。有小毒。

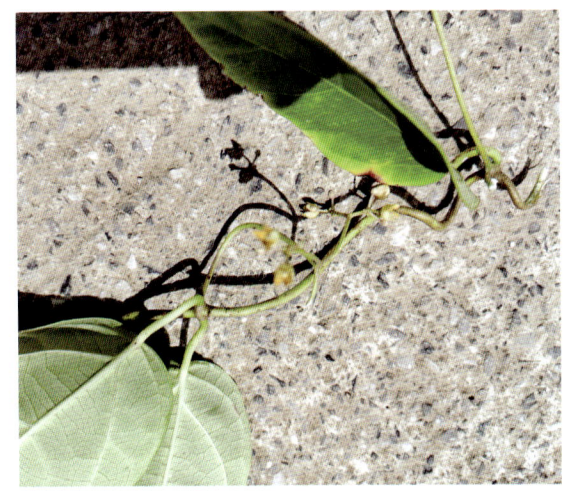

【Qet diel xid 功能主治】功能：hxub jent yangx ghad ngol 祛风化痰，tat jit hxangd dangf mongb 散瘀止痛。主治：dliangd bil dib sangb 跌打损伤，ghut hsongb pob mongb 关节肿痛，jib daib hxib jent 小儿惊风，mongb qub 腹痛，laib lot ongd hsongd 口腔炎，ghab naix hmid ongd hsongd 牙龈炎，ait ngol heik bongt 咳嗽痰喘，mongb ghongd dlub 白喉。

【Ed not xus 用法用量】内服，煎汤，10～25 g；或研末吞服。外用，捣汁敷。

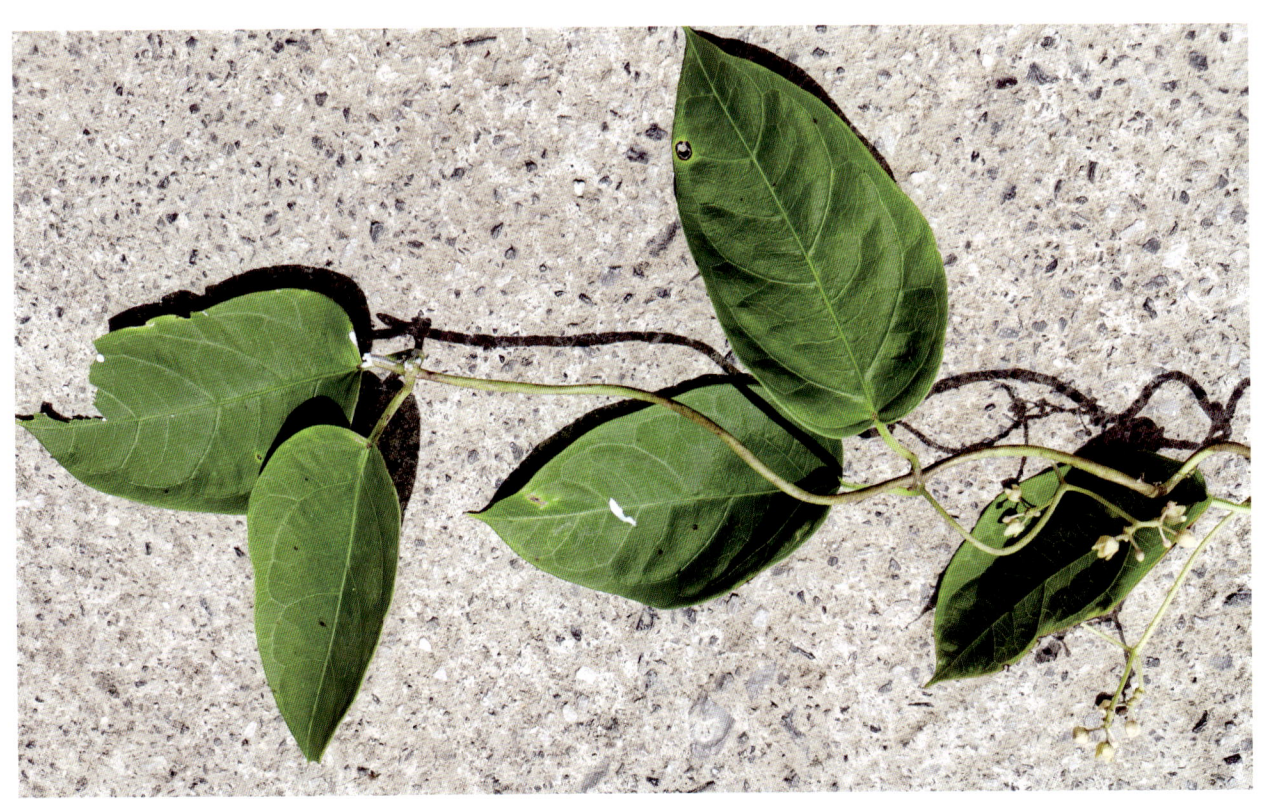

Bas yend mif 云南娃儿藤

【Bit hsenb 俗名】白藤、白龙须、娃儿藤、水辣子根、老妈妈针线包。

【Dios kob deis 基源】为萝藦科植物云南娃儿藤 *Tylophora yunnanensis* Schltr. 的根。

【Niangb bet deis 生长环境】生于低山地区坡塝草地上、灌木丛旁。分布于部分苗乡。

【Jox hsub 性味属经】性热，味苦涩，属热药，入冷经。

【Qet diel xid 功能主治】功能：hxub kib hxenk ongd hsongd 清热消炎，tat hxend ves hxangd 舒筋活血。主治：kib seil 疟疾，nais jongt od nul 肝炎，dliangd bil dib sangb 跌打损伤，yens jent mongb hsongd 风湿骨痛，buk dux lax nial 胃溃疡。

【Ed not xus 用法用量】内服，煎汤，5～15 g。外用，捣烂敷。

Vob nings jit 大叶牛奶菜

【Bit hsenb 俗名】牛奶菜、奶浆菜。

【Dios kob deis 基源】为萝藦科植物大叶牛奶菜 *Marsdenia koi* Tsiang 的全株。

【Niangb bet deis 生长环境】生于杂木林中或溪涧旁。分布于部分苗乡。

【Jox hsub 性味属经】性冷，味苦涩，属冷药，入热经。

【Qet diel xid 功能主治】功能：los eb hxenk angt 利水消肿，tiod nat mangs buk dux 健脾和胃。主治：pob lob pob bil 手脚水肿，ghad eb dlub lol not 白带过多，mongb qub zal ghad 腹痛腹泻。

【Ed not xus 用法用量】内服，煎汤，15～25 g；或入丸、散剂。

Bas yend yut 圆叶娃儿藤

【Bit hsenb 俗名】芒尾蛇、哮喘草、三十六根、双飞蝴蝶、落地金瓜。

【Dios kob deis 基源】为萝藦科植物圆叶娃儿藤 *Tylophora trichophylla* Tsiang 的根。

【Niangb bet deis 生长环境】生于山野草地上或路旁草丛中。分布于部分苗乡。

【Jox hsub 性味属经】性热，味苦辛，属热药，入冷经。

【Qet diel xid 功能主治】功能：ves hxangd tat jit hxangd 活血化瘀，dangf ngol yangx ghad ngol 止咳化痰。主治：ngol hvuk 喘咳，dliangd bil dib sangb 跌打损伤，ghab hsangb ongd hsongd 伤口发炎，yens jent mongb 风湿痛，yens nangb gik 毒蛇咬伤。

【Ed not xus 用法用量】内服，煎汤，15～25 g。外用，捣烂敷。

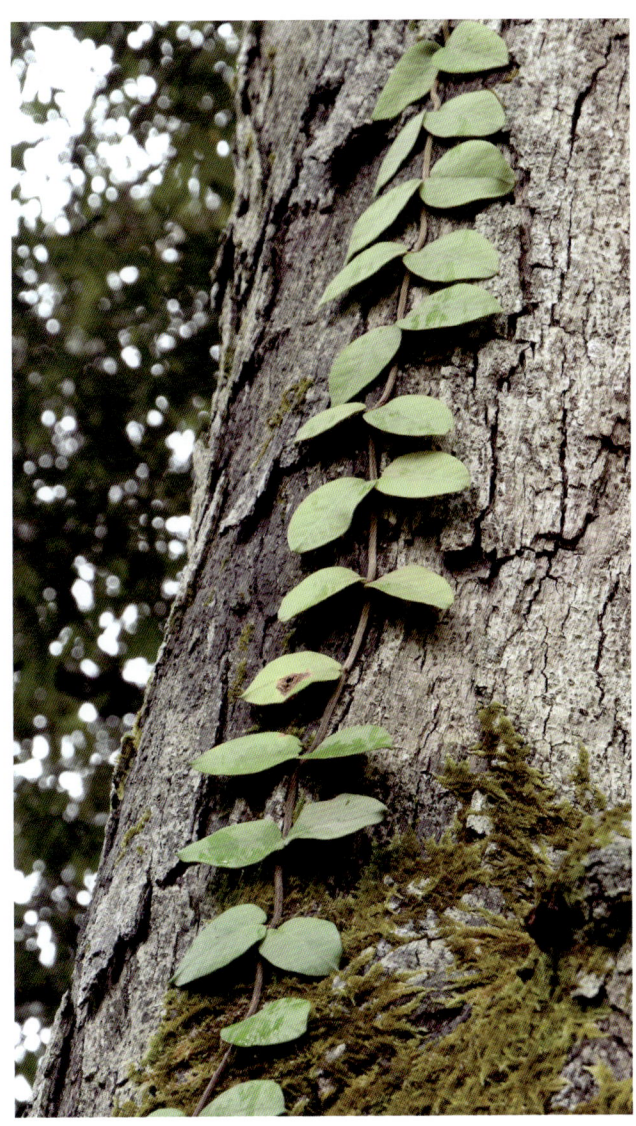
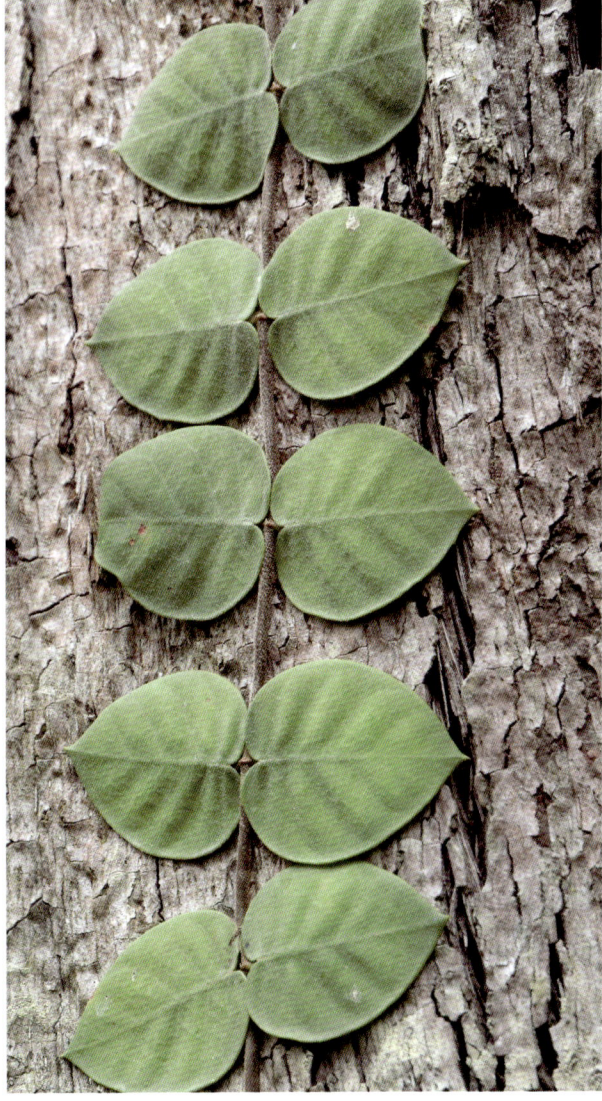

Vob ghab ghut 白薇

【Bit hsenb 俗名】三百根、上天梯、节节空、双角果、苦胆草、山老瓜瓢。

【Dios kob deis 基源】为萝摩科植物白薇 *Cynanchum atratum* Bunge 的根。

【Niangb bet deis 生长环境】生于低山地区荒山草地上、林缘草丛中。分布于各地苗乡。

【Jox hsub 性味属经】性冷，味苦咸，属冷药，入热经。

【Qet diel xid 功能主治】功能：hxub kib seil hxangd 清热凉血，hxenk od nul dangf mongb 消炎止痛。主治：heb ves kib jid 体虚发烧，bit dangx lol hniangk 体虚盗汗，yens jent mongb ghut hsongd 风湿性关节炎，hxongb nangl 瘰疬，jib niangb dal wal 妇人遗尿，diongx wal od nul 尿道炎。

【Ed not xus 用法用量】内服，煎汤，8～15 g；或入丸、散剂。

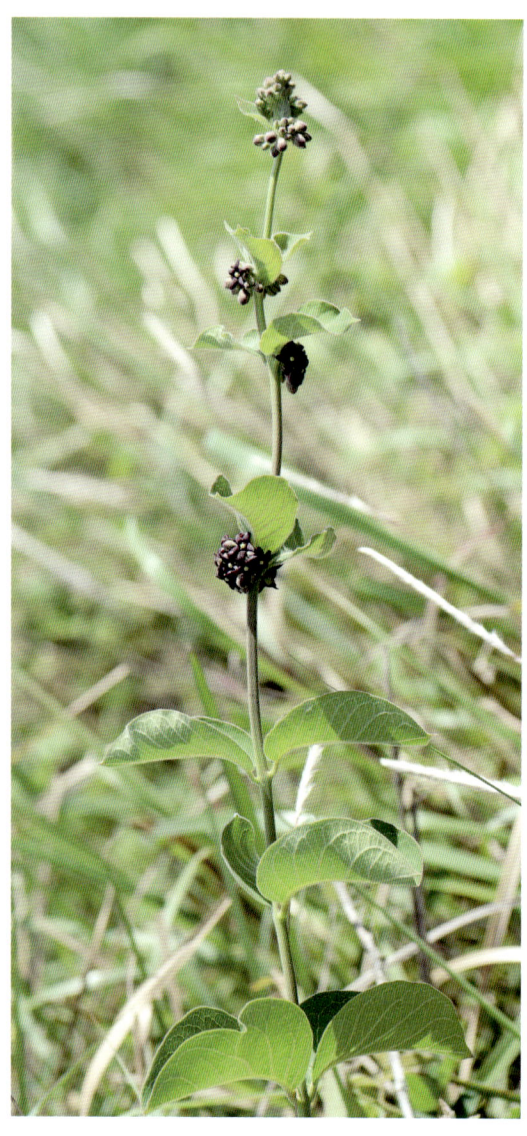
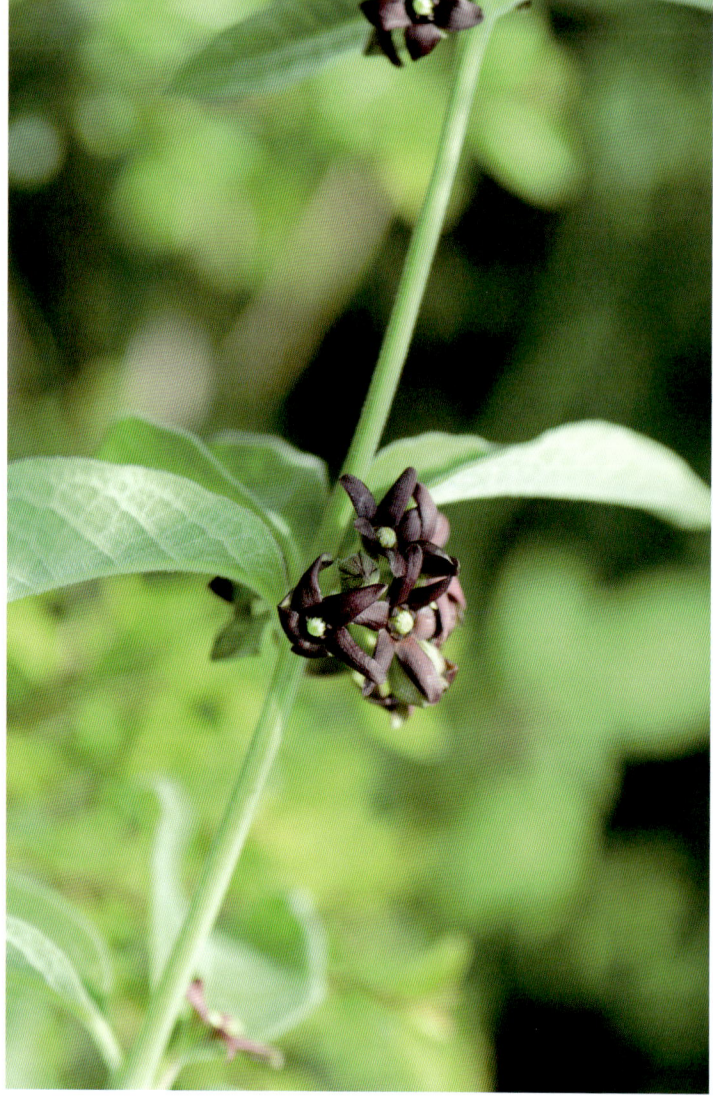

Jab liuf qongb 柳叶白前

【Bit hsenb 俗名】水柳、白前、石蓝、嗽药、大鹤瓢、水杨柳。

【Dios kob deis 基源】为萝藦科植物柳叶白前 *Cynanchum stauntonii*（Decne.）Schltr. ex Levl. 的根及枝。

【Niangb bet deis 生长环境】生于溪涧河边、塘库边沙堆上、山谷阴湿处。分布于部分苗乡。

【Jox hsub 性味属经】性热，味辛甘，属热药，入冷经。

【Qet diel xid 功能主治】功能：xongf hxend tiod hsongd 强筋壮骨，dangf ngol yangx ghad ngol 止咳化痰。主治：dliangd bil dib sangb 跌打损伤，ait gheb bal jid ait ngol 劳伤咳嗽，pob lob pob bil 手脚水肿，ait ngol heik bongt 咳嗽痰喘，jib daib ngas naix mais 小儿疳积，hsot ud ax jangx hxib 月经不调。

【Ed not xus 用法用量】内服，煎汤，15～25 g。外用，捣烂敷。

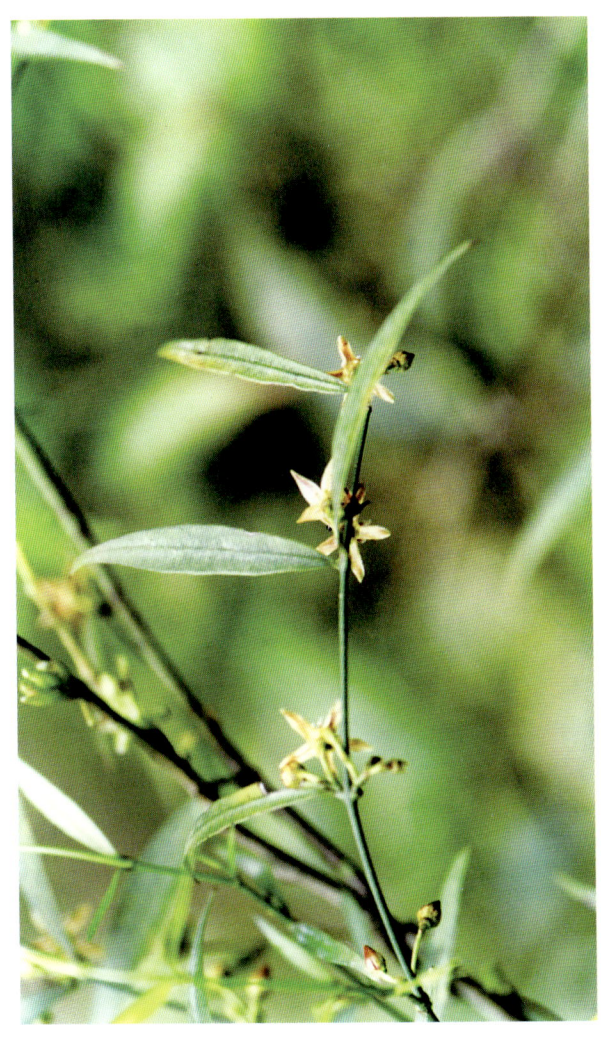
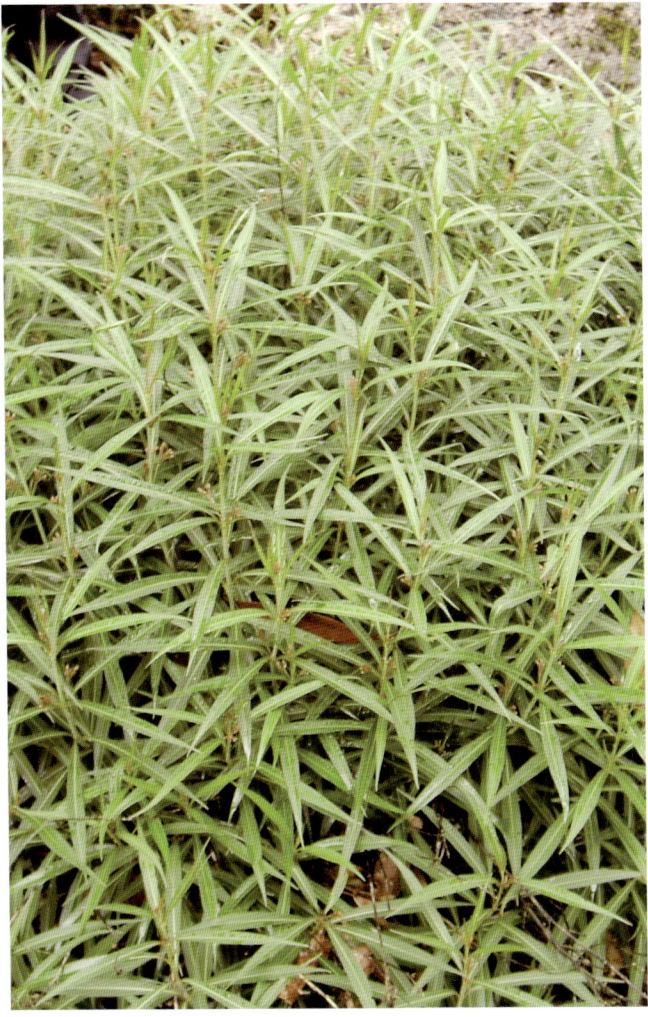

Jab liuf qongb mif 轮叶白前

【Bit hsenb 俗名】石蓝、嗽药、水杨柳、乌梗子、消结草、溪瓢羹。

【Dios kob deis 基源】为萝藦科植物轮叶白前 Cynanchum verticillatum Hemsl 的根。

【Niangb bet deis 生长环境】生于溪涧河边沙堆上、山谷阴湿处。分布于各地苗乡。

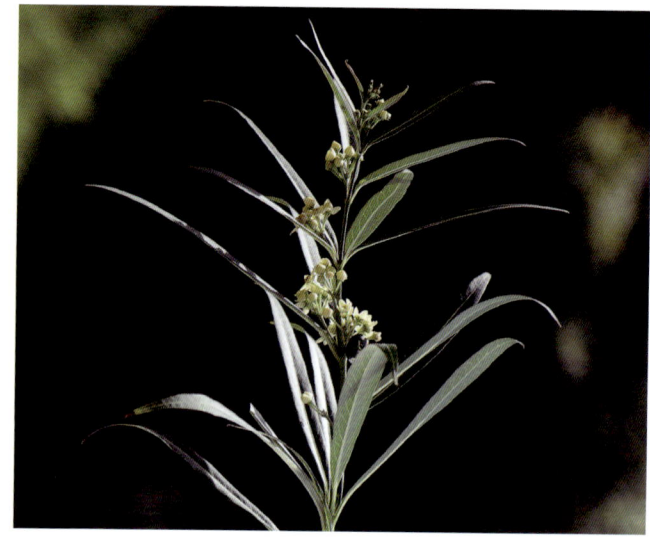

【Jox hsub 性味属经】性热，味辛甘，属冷热两经药，入两经。

【Qet diel xid 功能主治】功能：dangf ngol yangx ghad ngol 止咳化痰，xongf hxend tiod hsongd 强筋壮骨。主治：dliangd bil dib sangb 跌打损伤，ait gheb bal jid ait ngol 劳伤咳嗽，pob lob pob bil 手脚水肿，ait ngol heik bongt 咳嗽痰喘，hfud qub dit mongb 胃脘胀痛，jib daib ngas naix mais 小儿疳积。

【Ed not xus 用法用量】内服，煎汤，15～25 g。外用，捣烂敷。

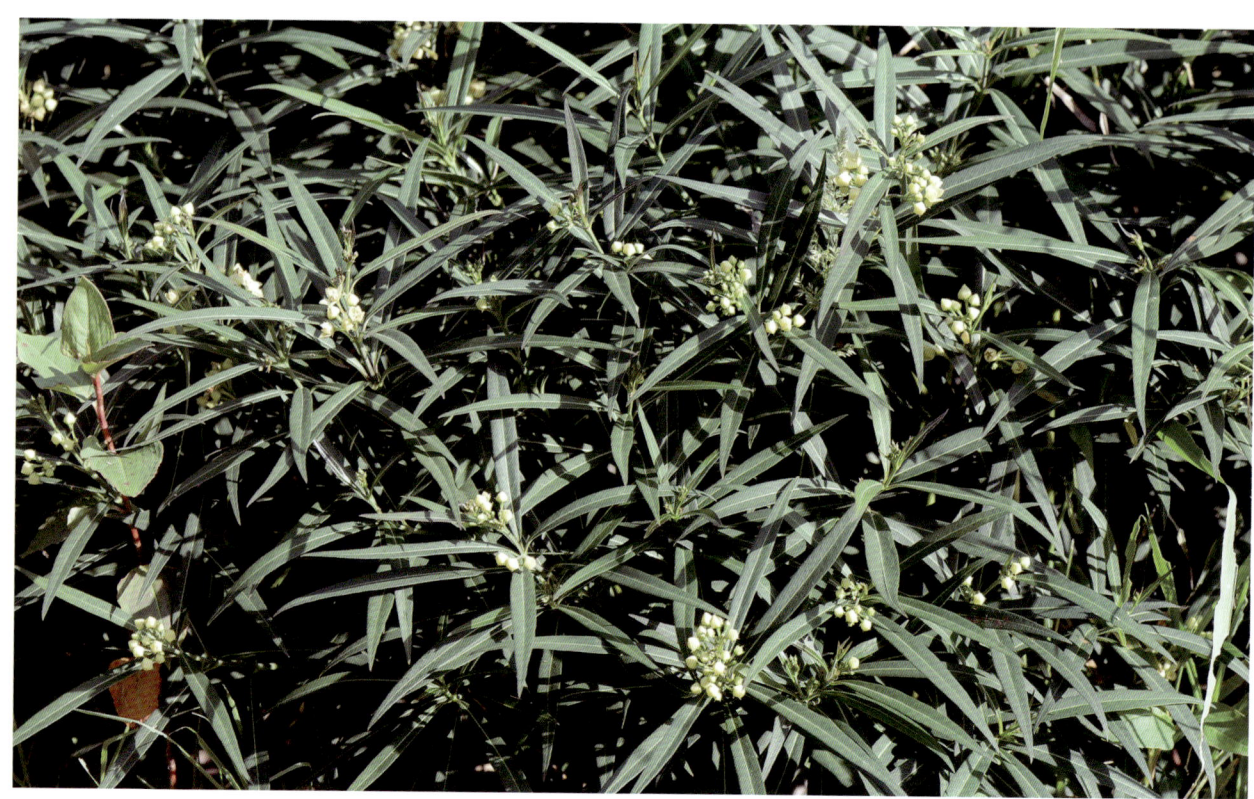

Hlat gib liod lul 古钩藤

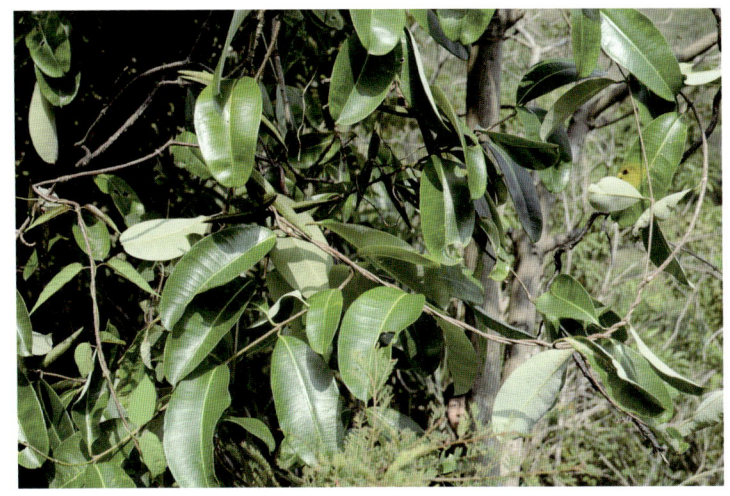

【Bit hsenb 俗名】牛角藤、白叶藤、白浆藤、半架牛、断肠草、白马连鞍。

【Dios kob deis 基源】为萝藦科植物古钩藤 *Cryptolepis buchananii* Roem. et Schult. 的根。

【Niangb bet deis 生长环境】生于坡塝灌木林中，多攀缘缠绕他树。分布于部分苗乡。

【Jox hsub 性味属经】性平，味淡，属冷热两经药，入两经。

【Qet diel xid 功能主治】功能：ves hxangd hxenk angt 活血消肿，dangf mongb 止痛。主治：dliangd bil dib sangb 跌打损伤，lod hsongd 骨折，mongb diub 腰痛，mongb qub 腹痛，pob lob pob bil 手脚水肿。

【Ed not xus 用法用量】内服，煎汤，15～25 g；或入丸、散剂。

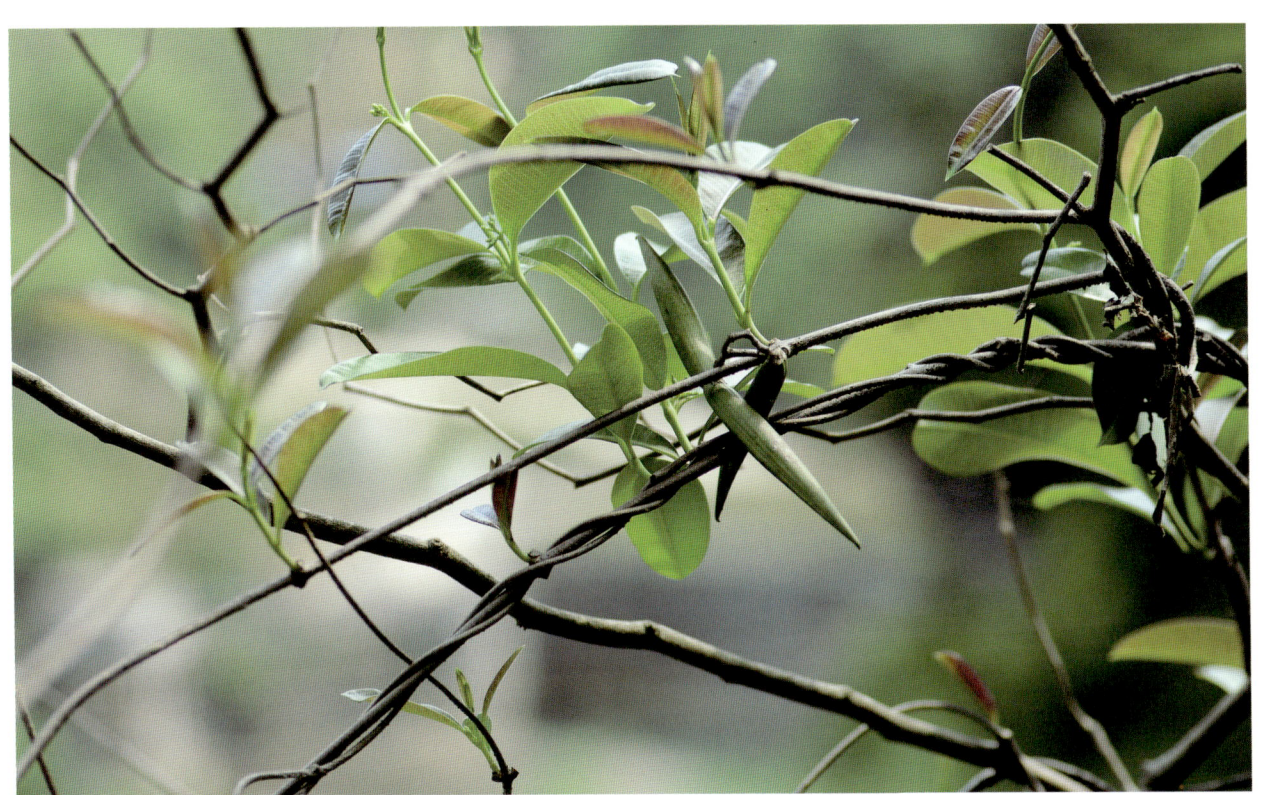

Bas eb wel vud 铰剪藤

【Bit hsenb 俗名】奶浆果、牛奶子、奶奶果、奶浆藤。
【Dios kob deis 基源】为萝藦科植物铰剪藤 *Holostemma annulare*（Roxb.）K. Schum. 的全株。
【Niangb bet deis 生长环境】生于荒坡草丛中、灌木丛边。分布于各地苗乡。
【Jox hsub 性味属经】性冷，味苦涩，属冷药，入热经。
【Qet diel xid 功能主治】功能：yis lal ves jongt bend 补虚固涩，yis hxangd vut bongt 补血益气。主治：kib seil 疟疾，xit daib xus dliangl ves 产后虚弱，ax maix wel lol 缺乳。
【Ed not xus 用法用量】内服，煎汤，25～30 g；或炖肉食。

Bas gib lid 须药藤

【Bit hsenb 俗名】水羊角、水逼药、羊角藤、发汗药、香根藤。
【Dios kob deis 基源】为萝藦科植物须药藤 *Stelmacrypton khasianum* (Kurz) Baill. 的根。
【Niangb bet deis 生长环境】喜生于山谷杂木林中。分布于部分苗乡。
【Jox hsub 性味属经】性热，味甘辛，属热药，入冷经。
【Qet diel xid 功能主治】功能：hxub jent tat seil 疏风散寒，hxub jent tongb hxud 祛风通络。主治：mangb hfud seil 风寒感冒，mongb daif gad 胃痛（胸口痛），hot ax yangx gad 消化不良，mongb ghongd gus 气管炎，yens jent xuf mongb 风湿疼痛。
【Ed not xus 用法用量】内服，煎汤，8～15 g。根的制剂有催吐作用。

Hlat hmongb ninx 贵州醉魂藤

【Bit hsenb 俗名】奶汁藤、奶浆藤、泡通藤、催乳藤。
【Dios kob deis 基源】为萝藦科植物贵州醉魂藤 *Heterostemma esquirolii* (Levl.) Tsiang 的根或藤茎。
【Niangb bet deis 生长环境】生于坡塝丛林中。分布于部分苗乡。
【Jox hsub 性味属经】性热，味甘苦，

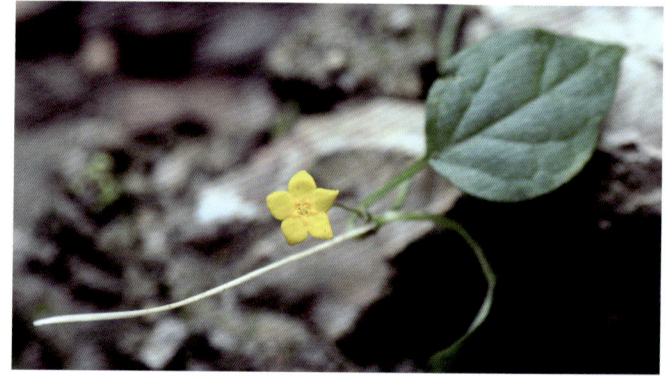

属热药，入冷经。

【Qet diel xid 功能主治】功能：xongf hxend tiod hsongd 强筋壮骨，bongx eb wel 下乳。主治：ait ngol 咳嗽，dib yens dus hsongd 跌打损骨，lod hsongd 骨折，ax maix wel lol 缺乳，ax lol eb wel 乳汁不通，xit daib xus dliangl ves 产后虚弱。

【Ed not xus 用法用量】内服，煎汤，15～25 g；或浸酒饮。外用，捣烂敷。

Bas ad mangl 马莲鞍

【Bit hsenb 俗名】奶藤、毛青才、古羊藤、老鸦嘴、南苦参、有毛老鸦嘴。

【Dios kob deis 基源】为萝藦科植物马莲鞍 *Streptocaulon griffithii* Hook. f. 的根或叶。

【Niangb bet deis 生长环境】生于山谷疏林下、灌木丛中、林缘。分布于部分苗乡。

【Jox hsub 性味属经】性冷，味苦，属冷药，入热经。

【Qet diel xid 功能主治】功能：hxub kib tat jab 清热解毒，tad dud tat seil 解表散寒。

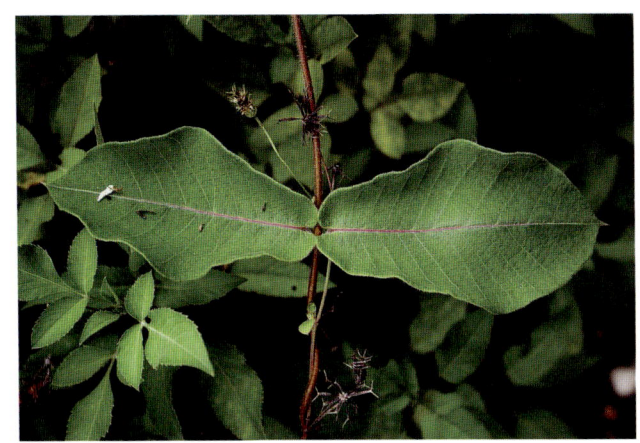

主治：kib seil 疟疾，mangb hfud kib jid 感冒发烧，dib yens jit hxangd angt mongb 跌打瘀血肿痛，diuf od nul lax 慢性肾炎，yens nangb gik 毒蛇咬伤，zal ghad dongk xok 细菌性痢疾。

【Ed not xus 用法用量】内服，煎汤，15～30 g。外用，捣烂敷或研末撒。

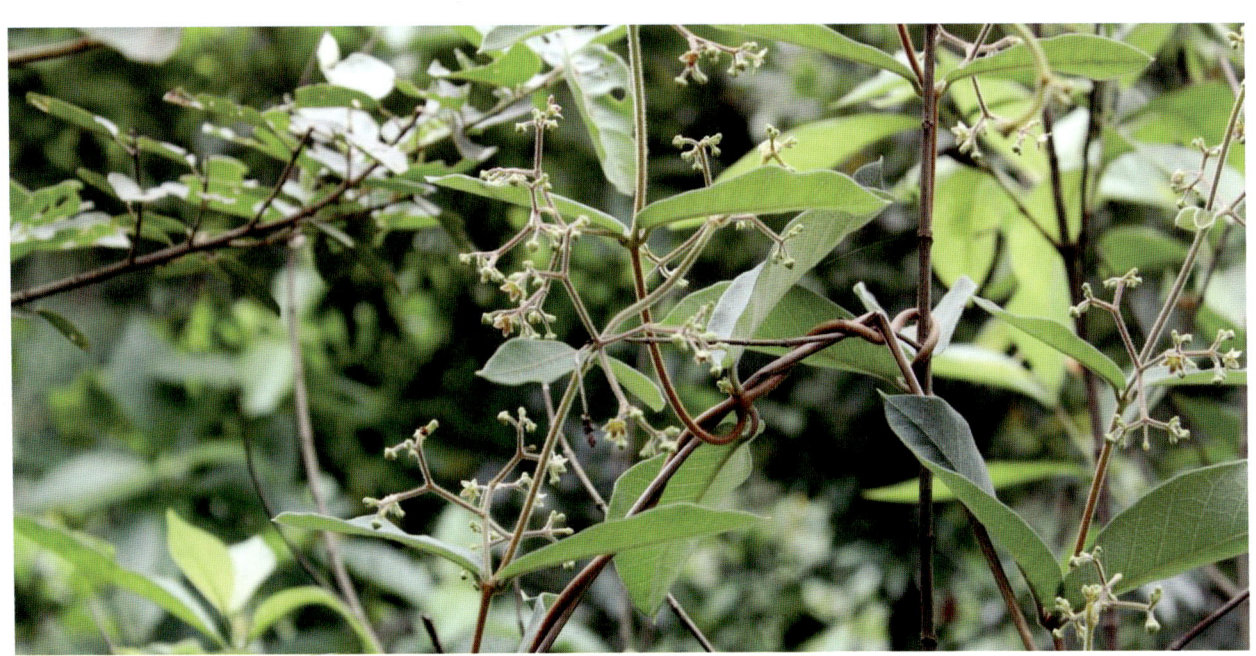

Hlat dlaib hongl 青蛇藤

【Bit hsenb 俗名】乌骚风、鸡骨头、青蛇风、铁夹藤、黑乌骨、黑骨头。

【Dios kob deis 基源】为萝藦科植物青蛇藤 *Periploca calophylla* (Wight) Falc. 的枝或根。

【Niangb bet deis 生长环境】生于中山地区杂木林下、灌木丛中。分布于部分苗乡。

【Jox hsub 性味属经】性热,味辛苦,属热药,入冷经。

【Qet diel xid 功能主治】功能:hxub jent hxenk net 祛风除湿,tad dud tat seil 解表散寒。主治:yens jent juk jik 风湿麻木,dliangd bil dib sangb 跌打损伤,dib yens jit hxangd 跌打瘀血,ax maix dlangl ves 虚弱,mongb diub 腰痛,yens nangb gik 毒蛇咬伤。

【Ed not xus 用法用量】内服,煎汤,15～30 g;或浸酒饮。外用,煎水洗或研末调敷。

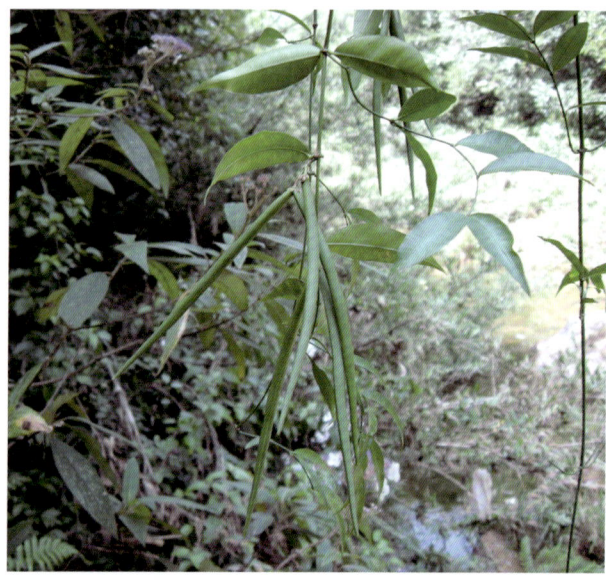

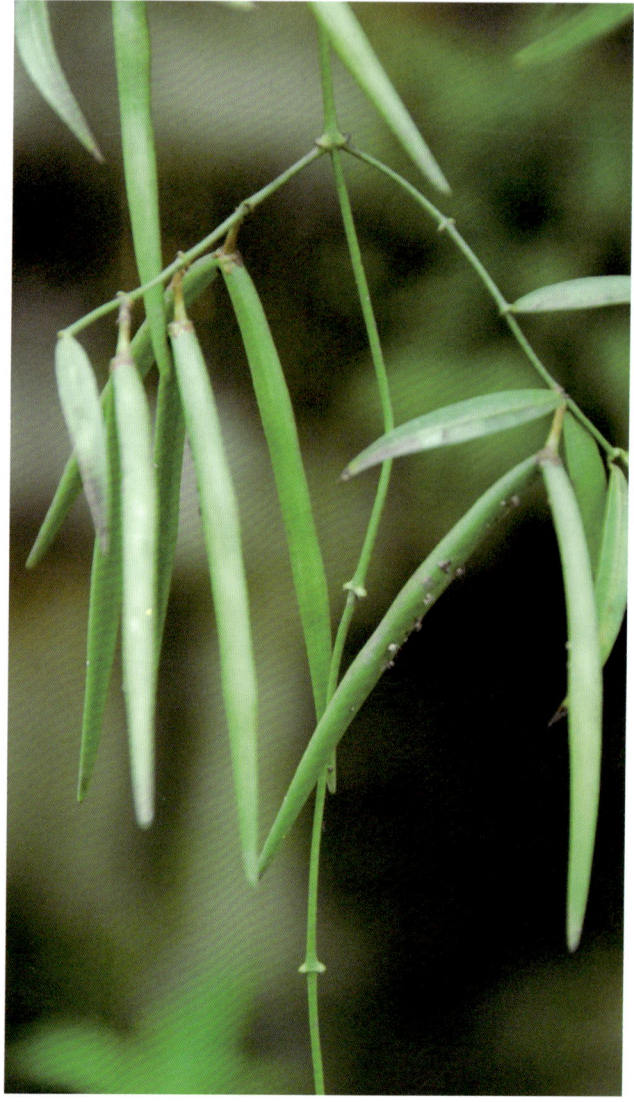

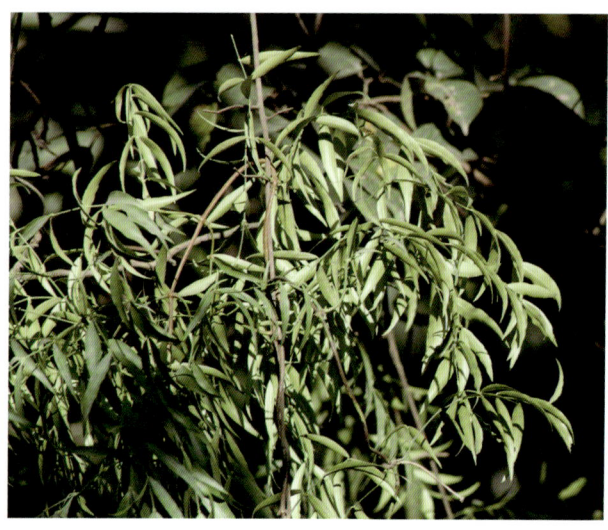

Bas kob yongs 球兰

【Bit hsenb 俗名】蜡兰、狗舌藤、金丝叶、金雪珑、爬岩板、草鞋板、大石仙桃。

【Dios kob deis 基源】为萝藦科植物球兰 *Hoya carnosa*（L. f.）R. Br. 的全株。

【Niangb bet deis 生长环境】生于山谷阴湿处岩石壁上。分布于部分苗乡。

【Jox hsub 性味属经】性热，味甘苦，属热药，入冷经。

【Qet diel xid 功能主治】功能：hxenk od nul dangf mongb 消炎止痛，hxub kib yangx ngol 清热化痰。主治：nais pot od nul 肺炎，yens jent mongb ghut hsongd 风湿性关节炎，ax maix wel lol 缺乳，git got ongd hsongd 睾丸炎。

【Ed not xus 用法用量】内服，煎汤，15～25 g；或捣汁饮。外用，捣烂敷或煨水洗。

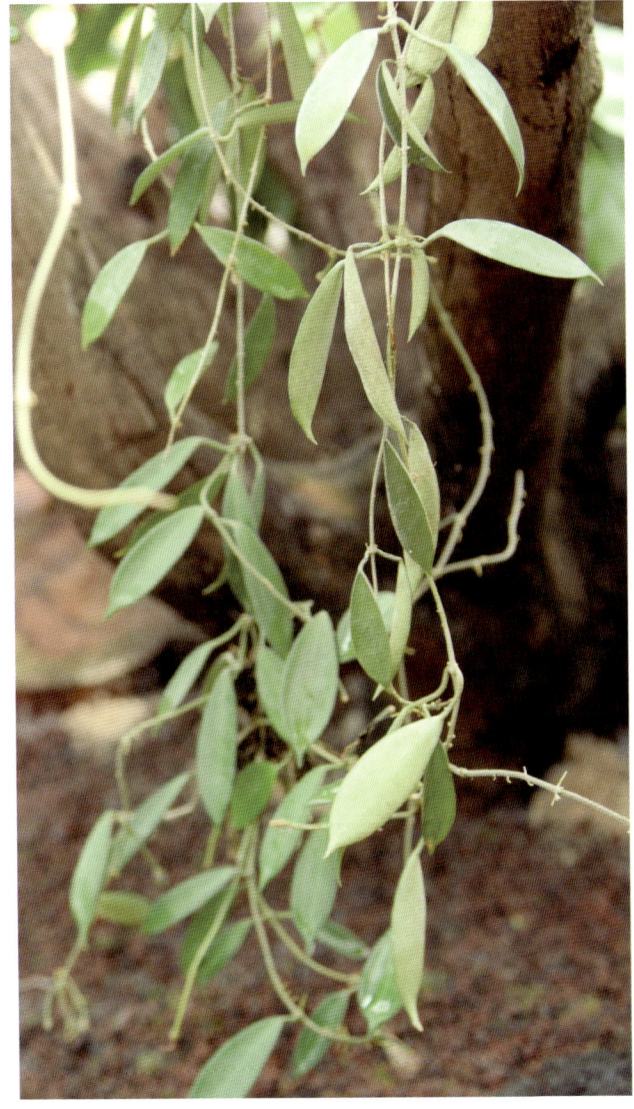
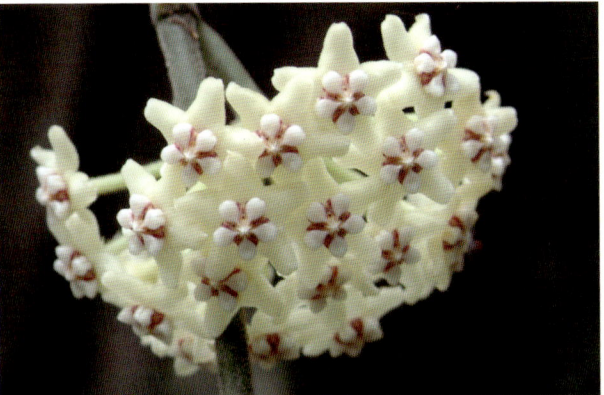
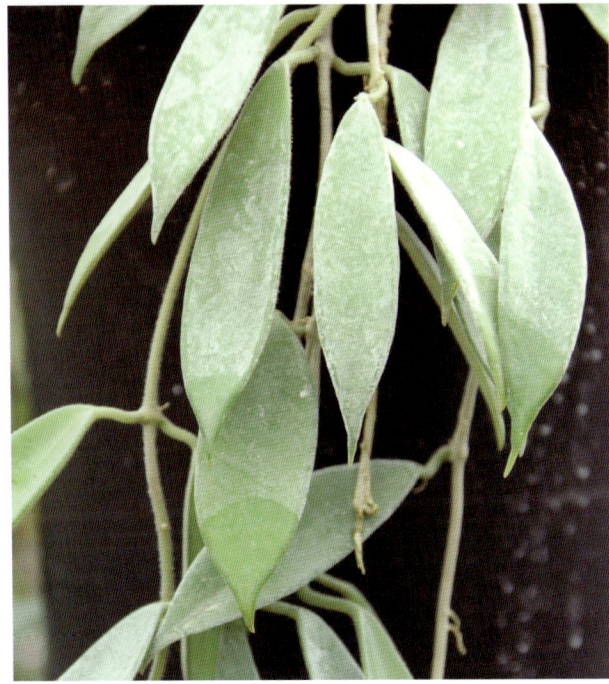

Bas kob yongs mif 香花球兰

【Bit hsenb 俗名】蜡兰、石草鞋、金雪球、草鞋板、铁草鞋、爬岩板、铁加杯。

【Dios kob deis 基源】为萝藦科植物香花球兰 *Hoya lyi* Levl. 的全草。

【Niangb bet deis 生长环境】生于坡塝杂木林中，攀缘于他树或岩石上。分布于部分苗乡。

【Jox hsub 性味属经】性热，味辛酸，属热药，入冷经。

【Qet diel xid 功能主治】功能：hxub jent hxenk net 祛风除湿，yangx gad los gangd 消食化积，tat jit hxangd 散瘀血。主治：dliangd bil dib sangb 跌打损伤，xongl yens jit hxangd pob angt 挫伤瘀肿，hniongd gheb mongd lob 劳累脚痛，dinx gad xangd dit 食积饱胀。

【Ed not xus 用法用量】内服，煎汤，15～30 g。外用，捣烂敷或煨水洗。

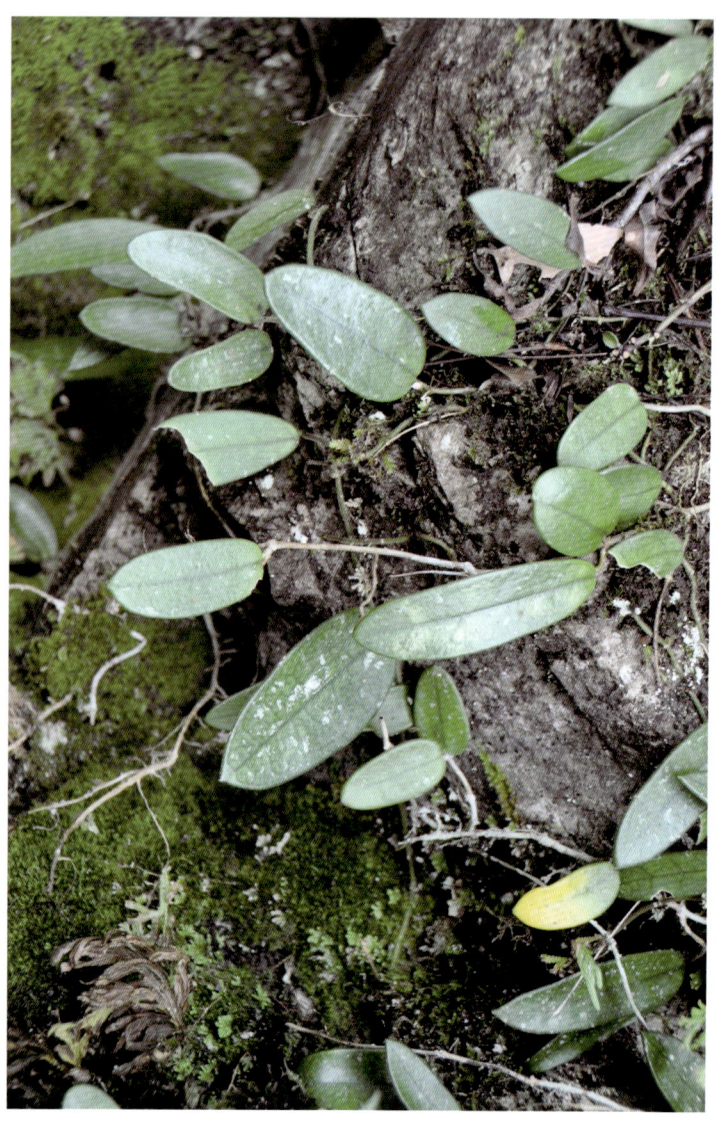
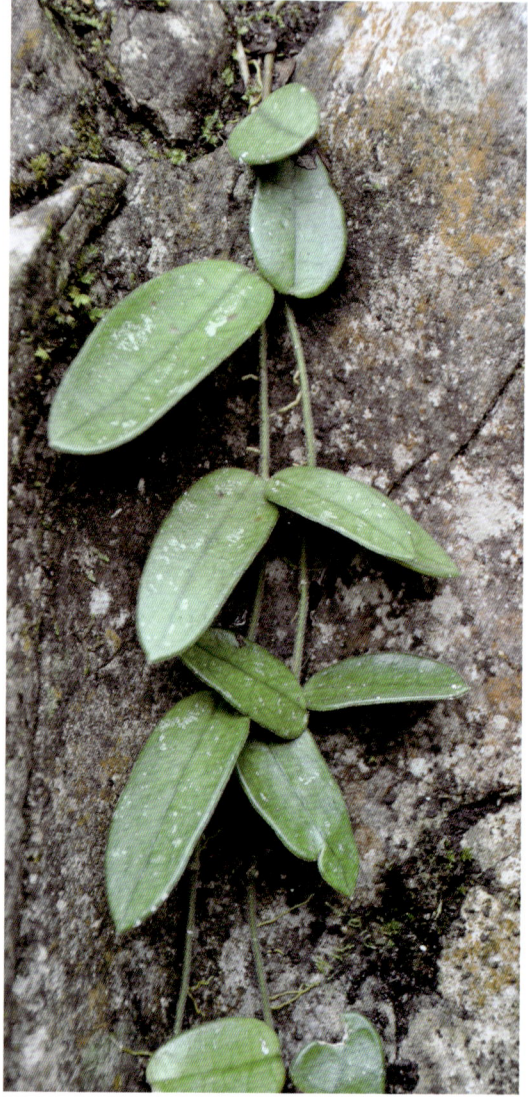

Bas ghab nex gik 长叶吊灯花

【Bit hsenb 俗名】戈头、蕤参、吊灯花、双剪菜。

【Dios kob deis 基源】为萝藦科植物长叶吊灯花 *Ceropegia dolichophylla* Schltr. 的根。

【Niangb bet deis 生长环境】喜生于山野草地上、灌木丛边。分布于各地苗乡。

【Jox hsub 性味属经】性热，味辛微苦，属热药，入冷经。

【Qet diel xid 功能主治】功能：hxub kib tat jab 清热解毒，yis dliangl yis ves 补虚损。主治：ait gheb bal jid 劳伤，lax gangb liax 脚湿气（脚癣），niangb hsab pob mongb 无名肿毒。

【Ed not xus 用法用量】内服，煎汤，15～25 g；或炖肉食。外用，捣烂敷患处。

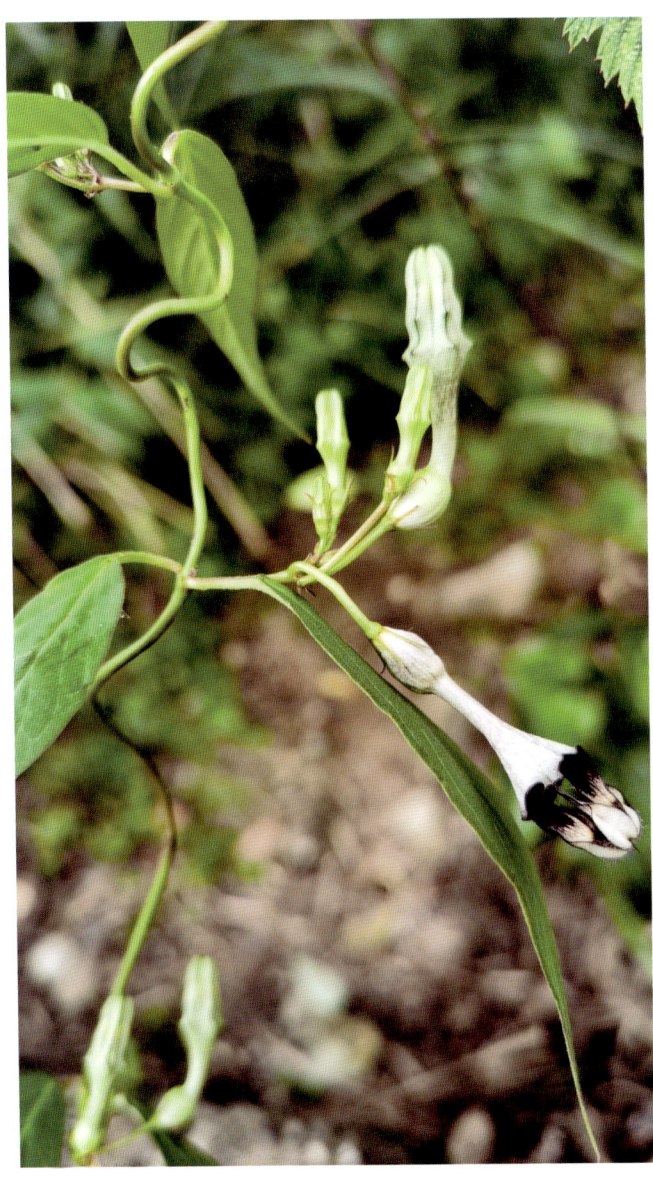
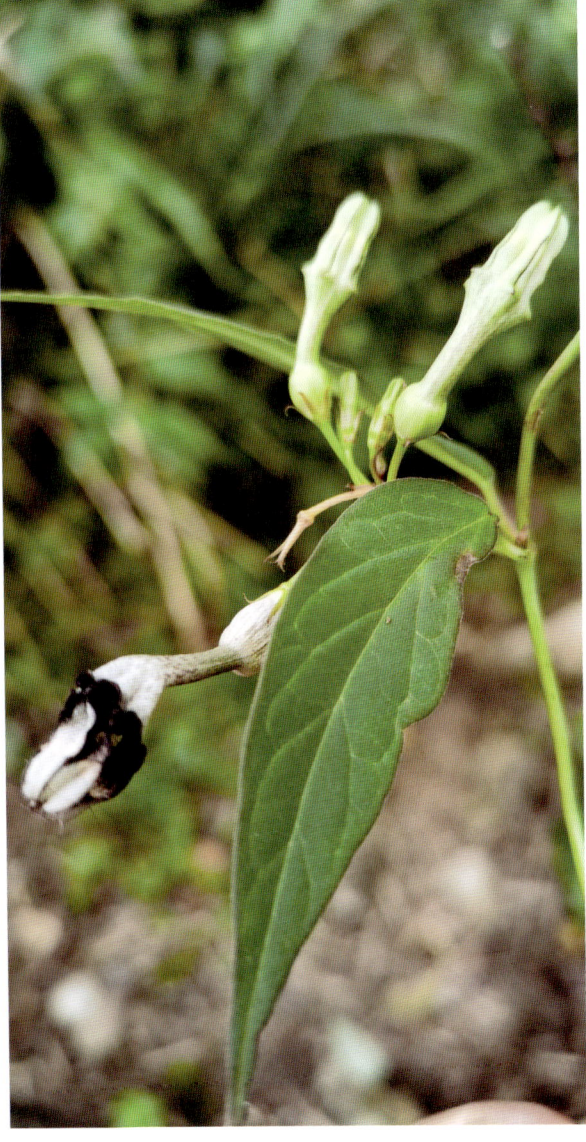

Bas ghab nex bongl 西藏吊灯花

【Bit hsenb 俗名】对叶林、对叶藤、双叶藤。

【Dios kob deis 基源】为萝藦科植物西藏吊灯花 Ceropegia pubescens Wall. 的全草。

【Niangb bet deis 生长环境】喜生于坡塝草地上、疏林草丛中。分布于部分苗乡。

【Jox hsub 性味属经】性冷，味辛，属冷药，入热经。

【Qet diel xid 功能主治】功能：hxub kib tat jab 清热解毒，vuk gangb liangs ngix 敛疮生肌。主治：dix gangb 疔疮，jangx fangf 癀，niangb hsab pob mongb 无名肿毒。

【Ed not xus 用法用量】内服，煎汤，15～30 g。外用，捣烂敷患处。

Bas ghab nex laid 短序吊灯花

【Bit hsenb 俗名】对叶藤、双叶藤、吊灯花、小鹅儿肠。

【Dios kob deis 基源】为萝藦科植物短序吊灯花 Ceropegia christenseniana Hand.-Mazz. 的全草。

【Niangb bet deis 生长环境】喜生于岩石山岩缝中、溪河边荫蔽处。分布于部分苗乡。

【Jox hsub 性味属经】性平，味酸，属冷热两经药，入两经。

【Qet diel xid 功能主治】功能：hxub kib tat jab 清热解毒，vuk gangb hxenk dix bus 敛疮消痈。主治：lod hsongd 骨折，niangb hsab pob mongb 无名肿毒，jangx ghab dliax gangb 毒疮。

【Ed not xus 用法用量】内服，煎汤，15～30 g。外用，捣烂敷患处。

Ghab det fub lenf 竹灵消

【Bit hsenb 俗名】绒针、牛角风、九连苔、正骨草、老君须、婆婆针线包。

【Dios kob deis 基源】为萝藦科植物竹灵消 *Cynanchum inamoenum*（Maxim.）Loes. 的根或全株。

【Niangb bet deis 生长环境】生于坡塝丛林边、疏林间。分布于部分苗乡。

【Jox hsub 性味属经】性冷，味苦涩，属冷药，入热经。

【Qet diel xid 功能主治】功能：yis diuf gek bend 补肾固涩，qet hsot ud dangf ghad eb 调经止带。主治：pob wox 浮肿，ait ngol heik bongt 咳嗽痰喘，ait gheb bal jid ait ngol 劳伤咳嗽，hsot ud ax jangx hxib 月经不调，gangb xent 疥疮。

【Ed not xus 用法用量】内服，煎汤，15～25 g。外用，捣烂敷。

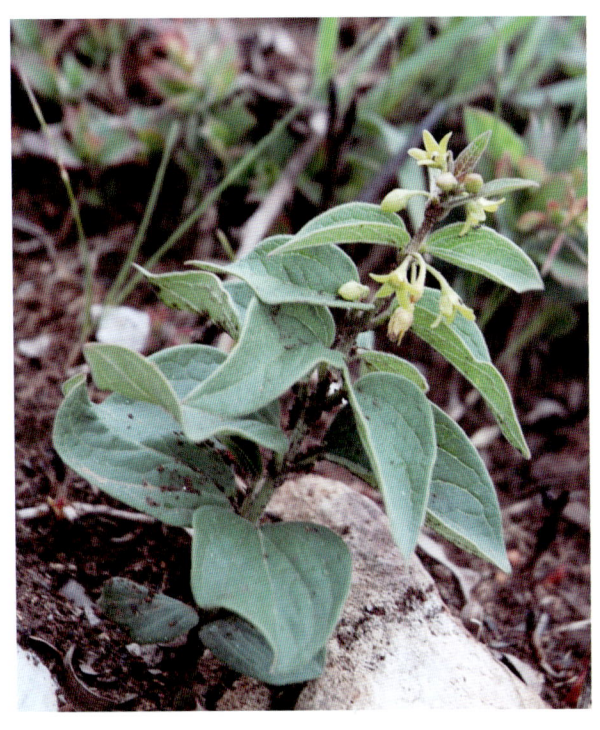

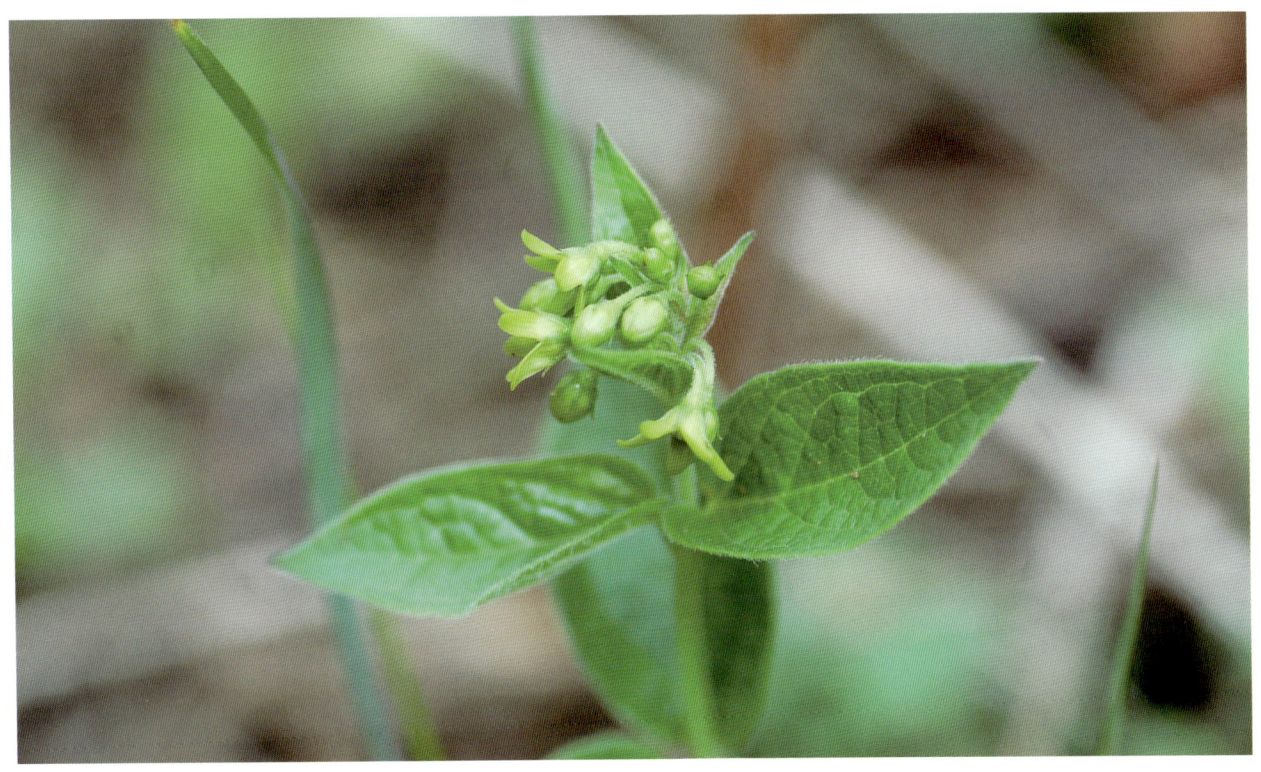

Jab ghab nex gix 徐长卿

【Bit hsenb 俗名】药王、了刁竹、牙蛀消、对叶莲、对月草、痢止草。

【Dios kob deis 基源】为萝藦科植物徐长卿 *Cynanchum paniculatum*（Bunge）Kitagawa 的全株。

【Niangb bet deis 生长环境】生于坡塝草丛中、荒山草地上。分布于各地苗乡。

【Jox hsub 性味属经】性热，味辛，属热药，入冷经。

【Qet diel xid 功能主治】功能：hxenk angt dangf mongb 消肿止痛，net nais pot dangf ngol 润肺止咳。主治：dliangd bil dib yens pot mongb 跌打肿痛，yens jent mongb 风湿痛，mongb hmid 牙痛，mongb ghongd gus 气管炎，zenb dongb 精神病，jangx gangb nangb 带状疱疹，zal ghad dongk xok 细菌性痢疾，mongb qub zal ghad 腹痛腹泻，yens nangb gik 毒蛇咬伤。

【Ed not xus 用法用量】内服，煎汤，15～25 g；或入丸、散剂。外用，捣烂敷或煎水洗。

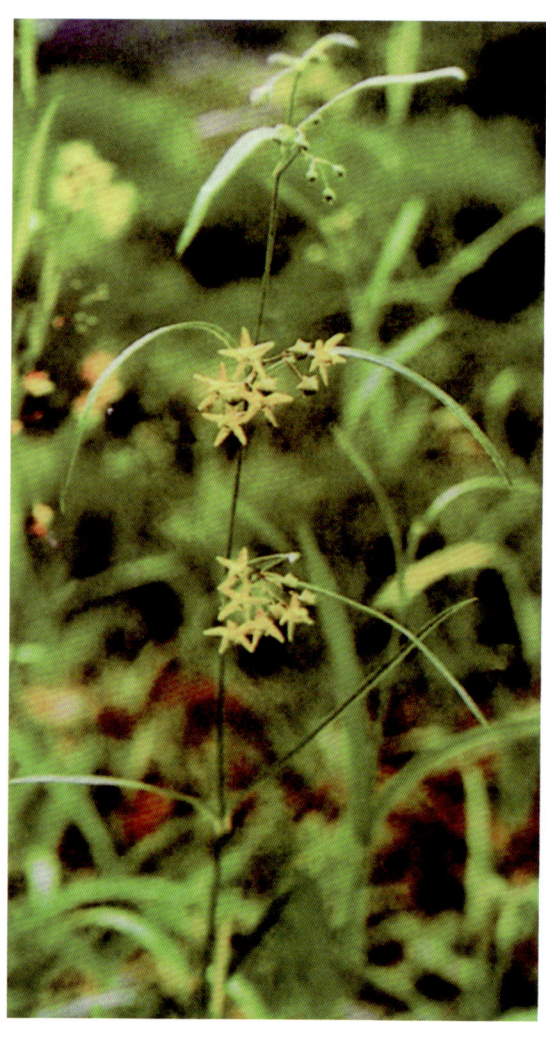
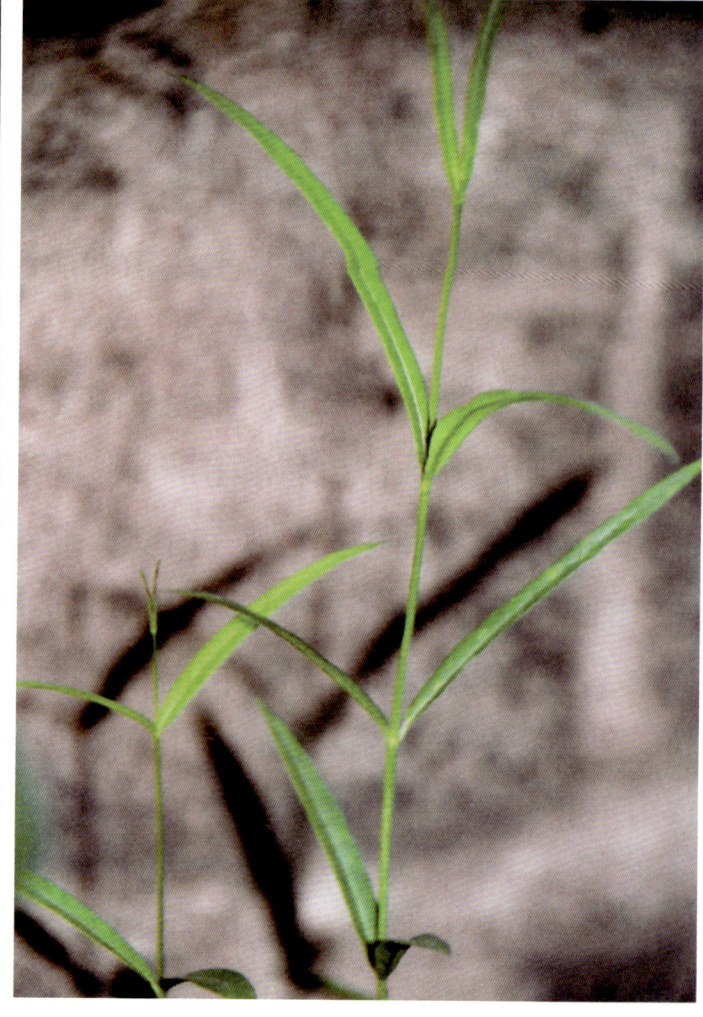

Gangb dul dab 青羊参

【Bit hsenb 俗名】地藕、牛尾参、白石参、奶浆草、青阳参、闹狗药、大耳白薇。

【Dios kob deis 基源】为萝藦科植物青羊参 *Cynanchum otophyllum* Schneid. 的根。

【Niangb bet deis 生长环境】生于荒山上、疏林下、灌木丛中。分布于部分苗乡。

【Jox hsub 性味属经】性热，味甘辛，属热药，入冷经。有毒。

【Qet diel xid 功能主治】功能：hxub jent hxenk net 祛风除湿，yis diuf tiod ghab dlad 补肾强腰。主治：yens jent mongb hsongd 风湿骨痛，mongb diub 腰痛，niel khob 头晕，gos dliangb bil 癫痫，yens dlad zeb nex gik 狂犬咬伤。

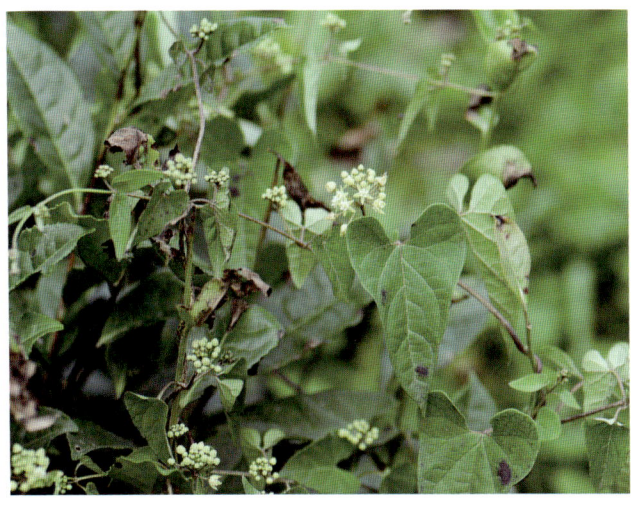

【Ed not xus 用法用量】内服，煎汤，15～25 g。外用，捣烂敷或煨水洗。

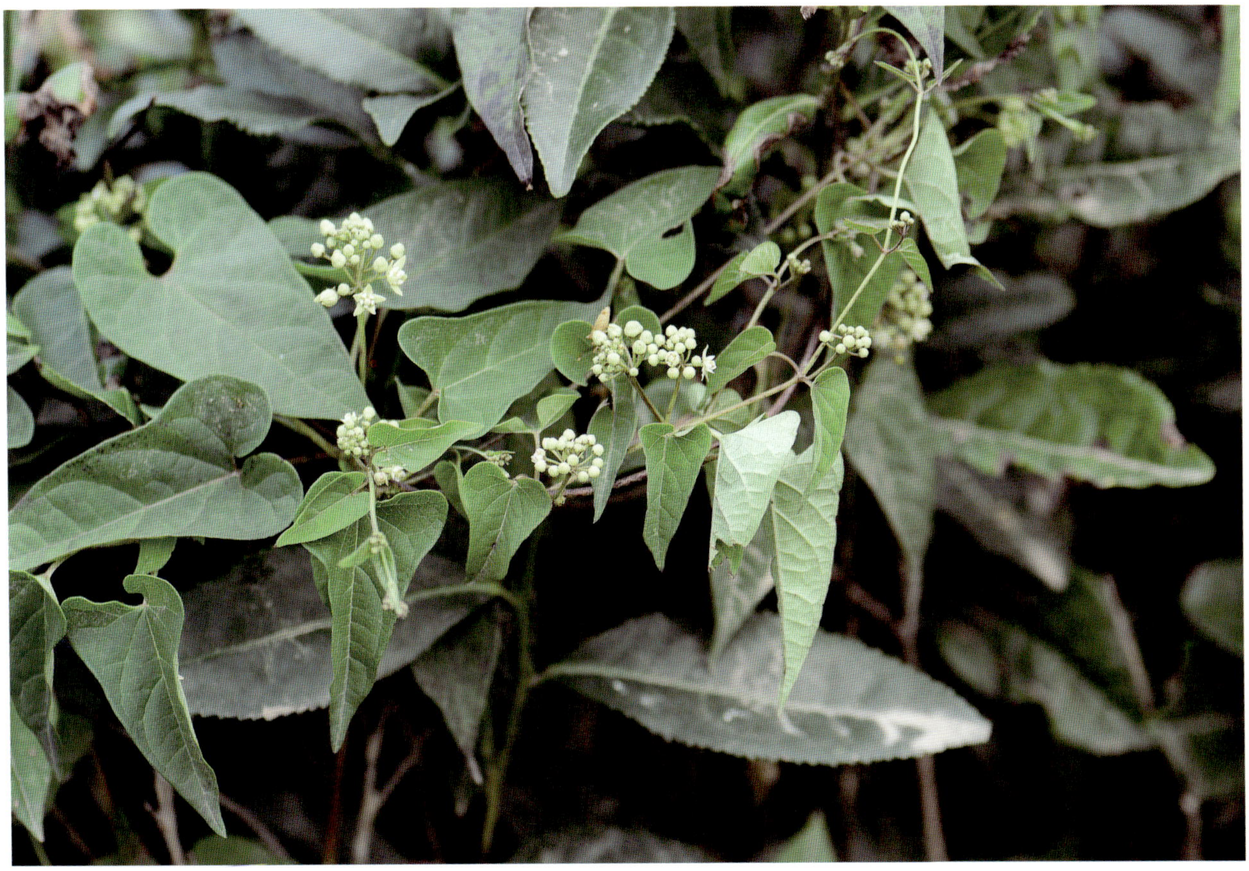

Bas yex xok 朱砂藤

【Bit hsenb 俗名】朱砂莲、奶浆藤、赤奶浆藤。

【Dios kob deis 基源】为萝藦科植物朱砂藤 *Cynanchum officinale* (Hemsl.) Tsiang et Zhang 的根。

【Niangb bet deis 生长环境】生于坡塝灌木丛中、疏林下。分布于各地苗乡。

【Jox hsub 性味属经】性热，味苦，属热药，入冷经。

【Qet diel xid 功能主治】功能：xongf hxend tiod hsongd 强筋壮骨，yis hxangd vut bongt 补血益气。主治：dliangd bil dib sangb 跌打损伤，mongb daif gad 胃痛（胸口痛），ax maix dlangl ves 虚弱，hvuk juk sot gangt 痿痹羸瘦，mongb qub 腹痛，xit dail lol mongb qub 产后腹痛。

【Ed not xus 用法用量】内服，煎汤，15～25 g；或炖猪脚吃。外用，捣烂敷。

Bas jongb hsab 昆明杯冠藤

【Bit hsenb 俗名】对节参、怀冠藤、青洋参、断节参、假马兜铃、团花奶浆根。

【Dios kob deis 基源】为萝藦科植物昆明杯冠藤 *Cynanchum wallichii* Wight 的根。

【Niangb bet deis 生长环境】生于中山地区坡塝草地上、灌木丛中、山谷间。分布于部分苗乡。

【Jox hsub 性味属经】性热，味甘苦，属热药，入冷经。

【Qet diel xid 功能主治】功能：xongf hxend tiod hsongd 强筋壮骨，yis diuf tiod ghab dlad 补肾强腰。主治：dliangd bil dib sangb 跌打损伤，lod hsongd 骨折，diuf xus dlial ves mongb diub 肾虚腰痛，mongb dangf heb ves 病后体虚。

【Ed not xus 用法用量】内服，煎汤，30～50 g；或炖肉食；或泡酒饮。外用，鲜品捣烂敷。

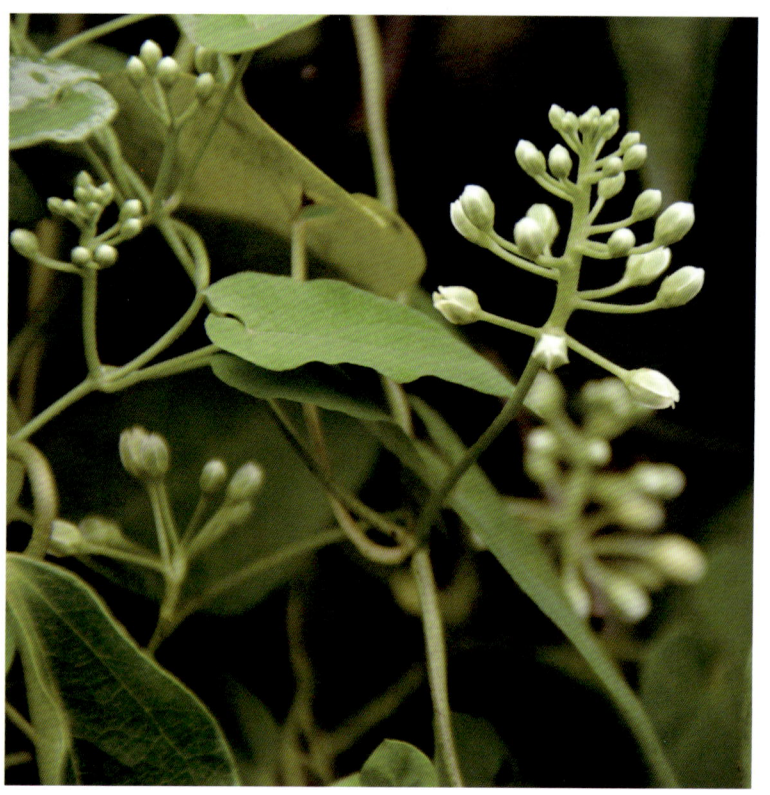

Vob bod teb 牛皮消

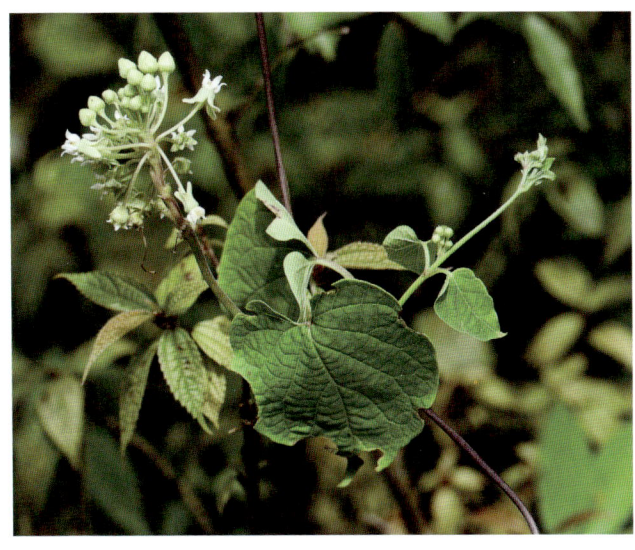

【Bit hsenb 俗名】飞来鹤、牛皮冻、奶浆藤、和平参、隔山楸、野红苕。

【Dios kob deis 基源】为萝藦科植物牛皮消 Cynanchum auriculatum Royle ex Wight 的块根、茎叶。

【Niangb bet deis 生长环境】生于坡塝疏林下、山路旁。分布于各地苗乡。

【Jox hsub 性味属经】性热，味甘辛，属热药，入冷经。

【Qet diel xid 功能主治】功能：yis dlangl bud lal ves 养阴补虚，tiod buk dux yangx gad 健胃消食。主治：dinx gad xangd dit 食积饱胀，hot ax yangx gad 消化不良，langk ghangk 噎嗝，mongb daif gad 胃痛（胸口痛），buk dux qib bongt mongb 胃气痛，ax maix wel lol 缺乳，jib daib ngas naix mais 小儿疳积。

【Ed not xus 用法用量】内服，水煎，15～25 g；或炖肉食。

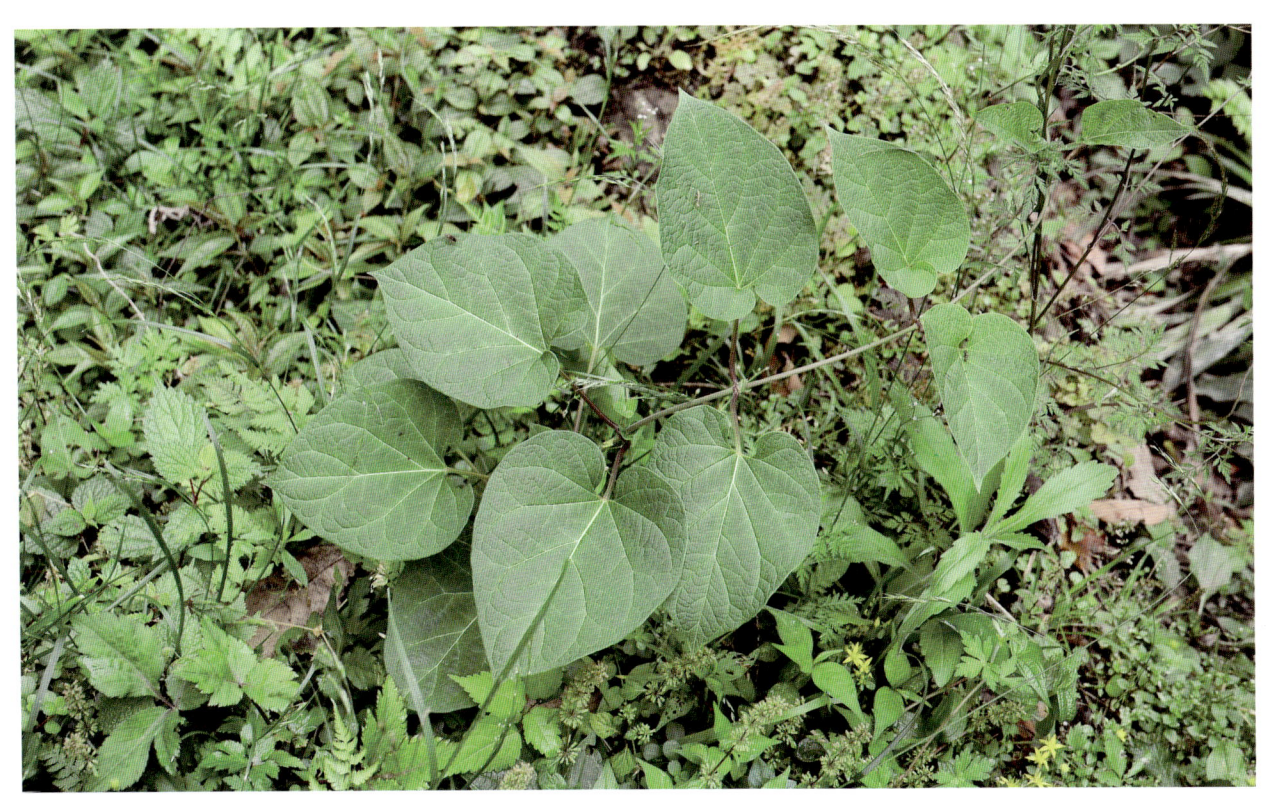

Hlat hxab 杠柳

【Bit hsenb 俗名】臭槐、羊交叶、羊奶条、羊角桃、香五加皮、狭叶萝藦。

【Dios kob deis 基源】为萝藦科植物杠柳 *Periploca sepium* Bunge 的根皮。

【Niangb bet deis 生长环境】生于坡塝上、山谷灌木丛多岩石处。分布于各地苗乡。

【Jox hsub 性味属经】性热，味苦辛，属热药，入冷经。有毒。

【Qet diel xid 功能主治】功能：hxub jent hxenk net 祛风除湿，xongf hxend tiod hsongd 强筋壮骨。主治：yens jent mongb ghut hsongd 风湿性关节炎，hvuk hxid 抽筋，hxuk hvub lob 脚转筋，pob lob pob bil 手脚水肿，xud wal lol ax hvit 小便不利。

【Ed not xus 用法用量】内服，煎汤，15～20 g。外用，煎水熏洗。

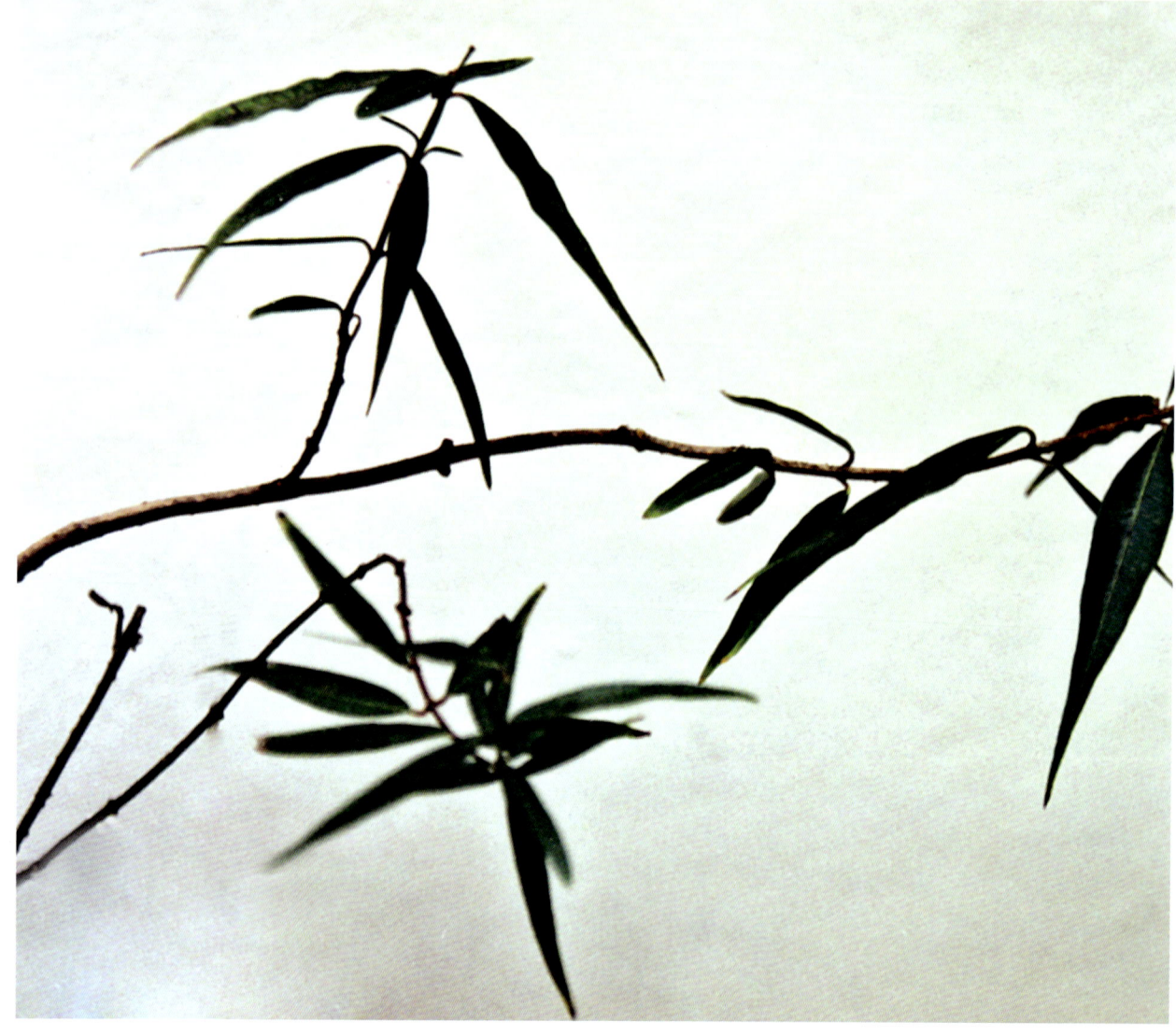

Hlat hxab lios 西南杠柳

【Bit hsenb 俗名】小青蛇、山杨柳、牛尾藤、奶浆藤、黑骨头、黑龙骨。

【Dios kob deis 基源】为萝藦科植物西南杠柳 *Periploca forrestii* Schltr. 的根或全株。

【Niangb bet deis 生长环境】生于杂木林中、疏林下。分布于各地苗乡。

【Jox hsub 性味属经】性冷，味苦，属冷药，入热经。有小毒。

【Qet diel xid 功能主治】功能：tad hxid dlongs lis 舒筋活络，hxub jent hxenk net 祛风除湿，hxenk od nul dangf mongb 消炎止痛。主治：yens jent mongb ghut hsongd 风湿性关节炎，dliangd bil dib sangb 跌打损伤，ait gheb bal jid 劳伤，laib lot ongd hsongd 口腔炎，mongb daif gad 胃痛（胸口痛），hsot ud ax jangx hxib 月经不调。

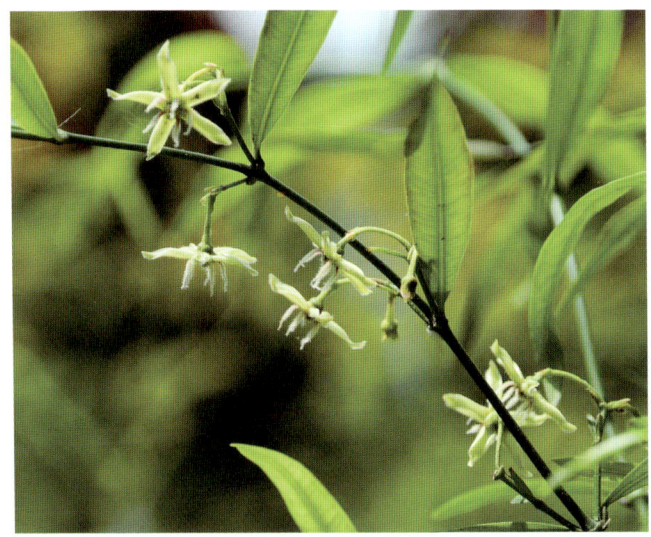

【Ed not xus 用法用量】内服，煎汤，15～20 g；或浸酒饮。外用，煎水熏洗。

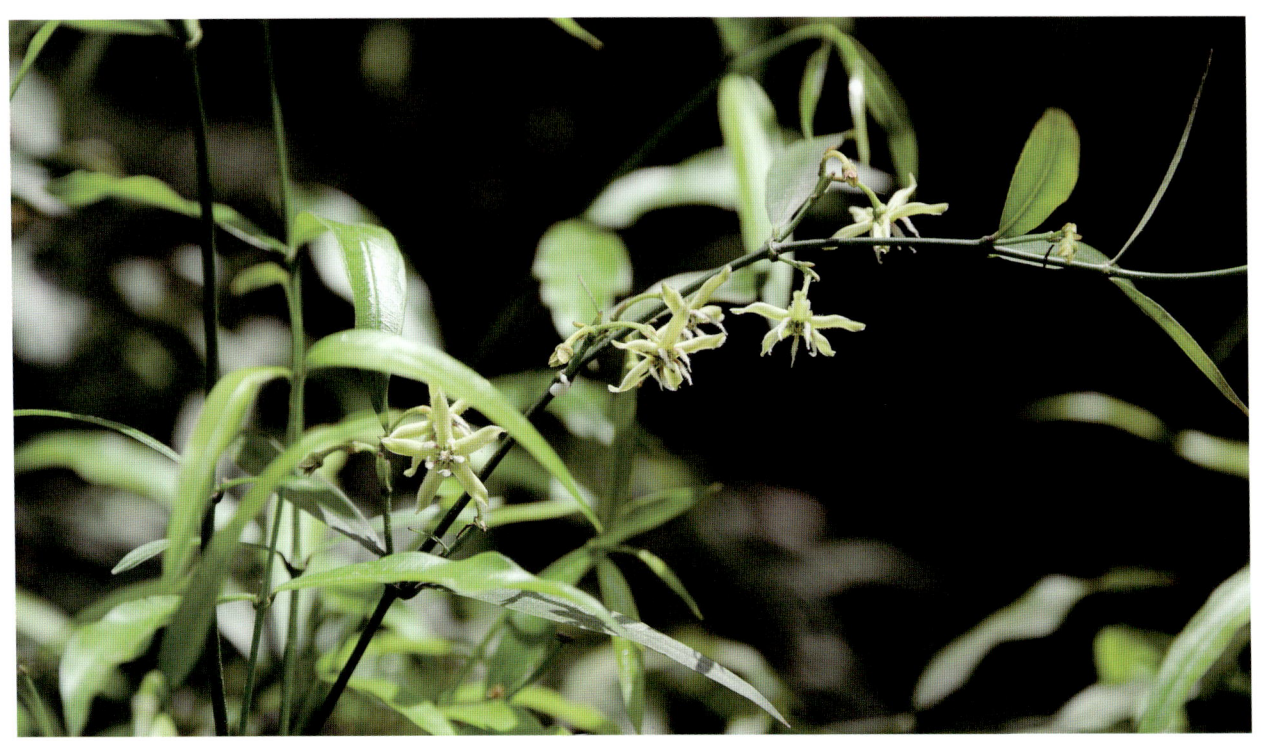

旋花科

Bas ghab hxangb nix 白鹤藤

【Bit hsenb 俗名】一匹绸、白缎藤、银背藤、绸缎藤、白背丝绸。

【Dios kob deis 基源】为旋花科植物白鹤藤 *Argyreia acuta* Lour. 的枝叶或根。

【Niangb bet deis 生长环境】生于山野灌木丛边、坡塝林缘。分布于部分苗乡。

【Jox hsub 性味属经】性冷，味苦辛，属冷药，入热经。

【Qet diel xid 功能主治】功能：yangx ghad ngol dangf khangk 化痰止咳，yis hxangd vut bongt 养血益气。主治：mongb niangs od hxangd 内伤吐血，dib yens jit hxangd angt mongb 跌打瘀血肿痛，yens jent mongb 风湿痛，mongb ghongd gus 气管炎，ghad eb dlub lol not 白带过多，hfak bangb hxangd 血崩。

【Ed not xus 用法用量】内服，煎汤，15～25 g；或入丸、散剂。外用，鲜品捣烂敷。

Bas hniub fab 金瓜核

【Bit hsenb 俗名】小耳环、瓜子金、瓜子藤、石仙桃、乳汁藤、树上瓜子。

【Dios kob deis 基源】为旋花科植物金瓜核 *Dischidia esquirolii*（Lev.）Tsiang 的全草。

【Niangb bet deis 生长环境】生于山野灌木丛中，多寄生于豆科等植物上。分布于各地苗乡。

【Jox hsub 性味属经】性冷，味苦，属冷药，入热经。

【Qet diel xid 功能主治】功能：hxub kib yangx ngol 清热化痰，seil hxangd tat jab 凉血解毒。主治：nais pot kib ngol hxangd 肺热咳血，dliangd bil dib yens pot mongb 跌打肿痛，jib daib ngas naix mais 小儿疳积，jib daib dix eb bus 小儿脓疱疮，zaid wel jangx dix bus 乳痈，dix gangb lax bus 痈疽疮疡。

【Ed not xus 用法用量】内服，煎汤，8～15 g。

Bas liangl ghab 菟丝子

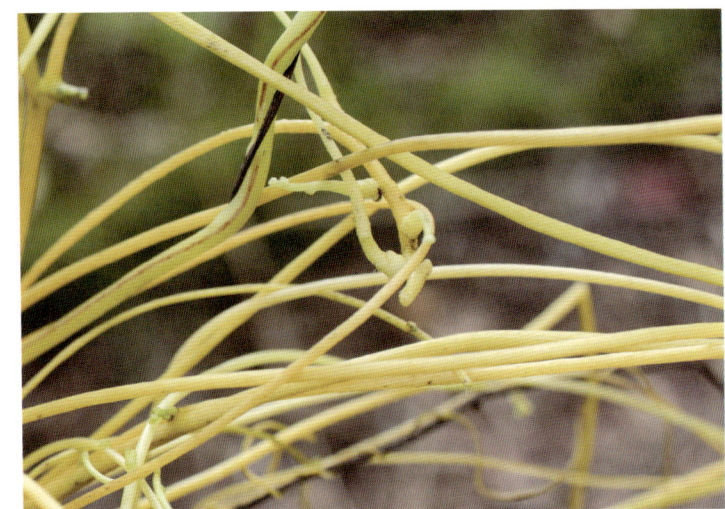

【Bit hsenb 俗名】无根藤、金丝藤、莫娘藤、黄乱丝、黄蜡须。

【Dios kob deis 基源】为旋花科植物菟丝子 *Cuscuta chinensis* Lam. 的全草或种子。

【Niangb bet deis 生长环境】多寄生于山谷、田边灌木丛其他植物上。分布于各地苗乡。

【Jox hsub 性味属经】性平，味甘苦，属冷热两经药，入两经。

【Qet diel xid 功能主治】功能：hxub kib tat jab 清热解毒，lal nais jongt xend mais 清肝明目。主治：dlad jus hxub mongb 腰膝酸痛，mongb ghad nial mais 火眼，dal ghad got 遗精症，dix khangd ghad angt mongb 痔疮肿痛，ax lol wal 尿闭，dal wal 遗尿。

【Ed not xus 用法用量】内服，煎汤，8～20 g。外用，鲜品捣烂敷或煨水熏洗。

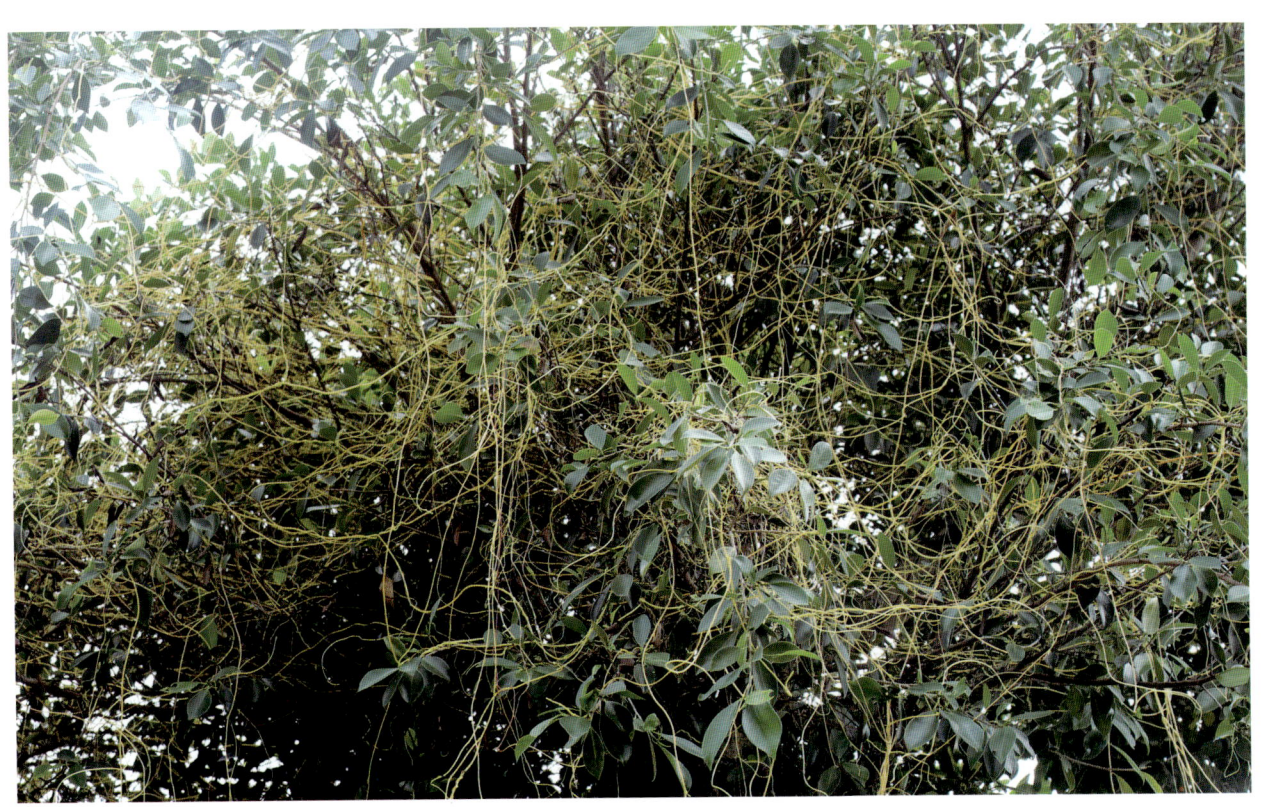

Bas liangl ghab 日本菟丝子

【Bit hsenb 俗名】无根藤、金丝草、金线草、莫娘藤、缠豆藤、黄蜡须。

【Dios kob deis 基源】为旋花科植物日本菟丝子 *Cuscuta japonica* Choisy 的种子或全草。

【Niangb bet deis 生长环境】多寄生于草本植物上。分布于各地苗乡。

【Jox hsub 性味属经】性平，味甘苦，属冷热两经药，入两经。

【Qet diel xid 功能主治】功能：hxub kib tat jab 清热解毒，seil hxangd tat jit hxangd 凉血化瘀。主治：mongb diub 腰痛，hniub mais pob xok mongb 目赤肿痛，jib daib jangx gangb khob 小儿头疮，xud ghad hxangd 便血，zal ghad dongk 痢疾，ax lol wal 尿闭。

【Ed not xus 用法用量】内服，煎汤，15～25 g。外用，煎水洗、捣烂敷或捣汁涂。

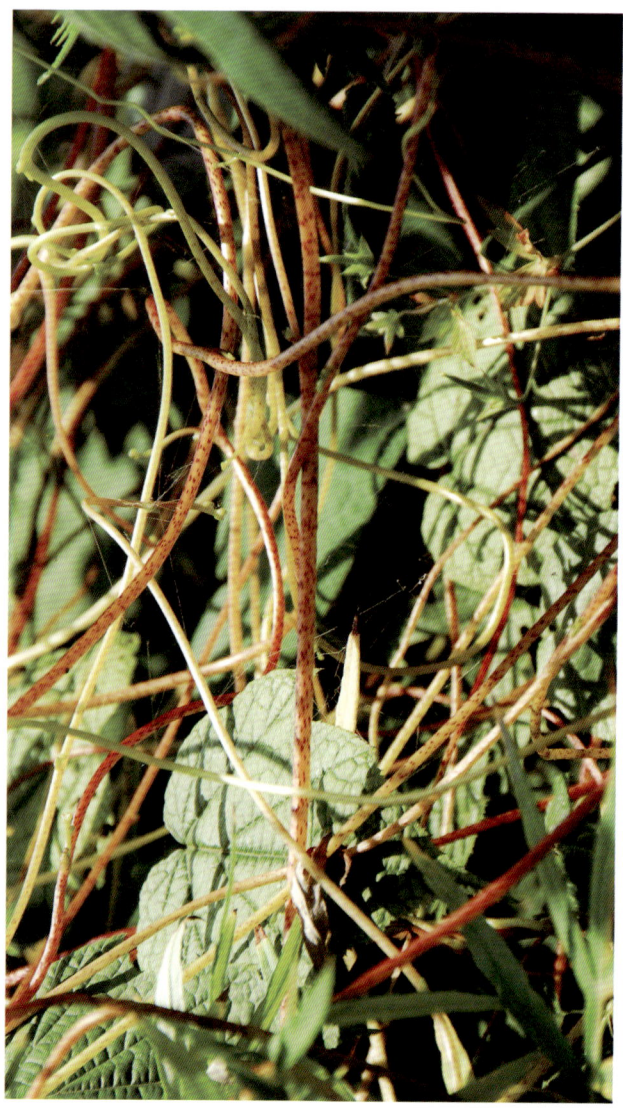
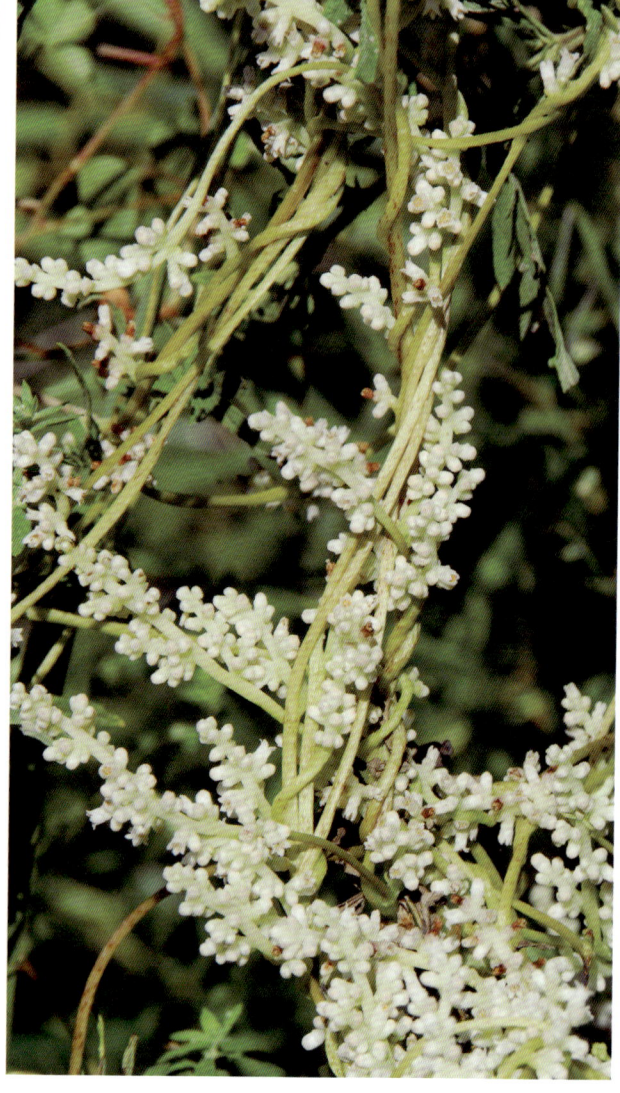

Vob bas nangs 牵牛

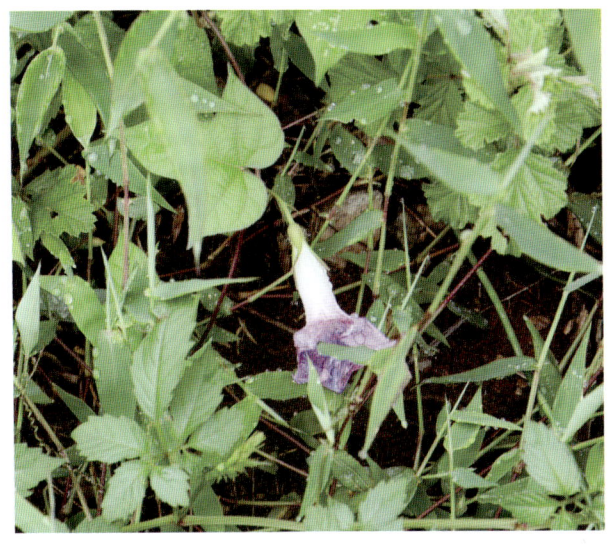

【Bit hsenb 俗名】草金铃、狗耳草、喇叭花、勤娘子、黑白丑、裂叶牵牛。

【Dios kob deis 基源】为旋花科植物牵牛 *Pharbitis nil*（L.）Choisy 的种子。

【Niangb bet deis 生长环境】生于农地边、村寨边、路旁，有栽培。分布于各地苗乡。

【Jox hsub 性味属经】性冷，味苦辛，属冷药，入热经。有毒。

【Qet diel xid 功能主治】功能：hxub kib los xuf 清热利湿，dib gangb 杀虫。主治：pob wux qub 水臌病，pob lob pob bil 手脚水肿，ngol hvuk 喘咳，hniub mais pob xok mongb 目赤肿痛，jib daib ghab qub dit bongt 小儿腹胀，jib ghad 便秘，gangb not mongb qub 虫积腹痛。

【Ed not xus 用法用量】内服，煎汤，8～15 g；或入丸、散剂，0.5～1.5 g。孕妇及胃弱气虚者忌服。

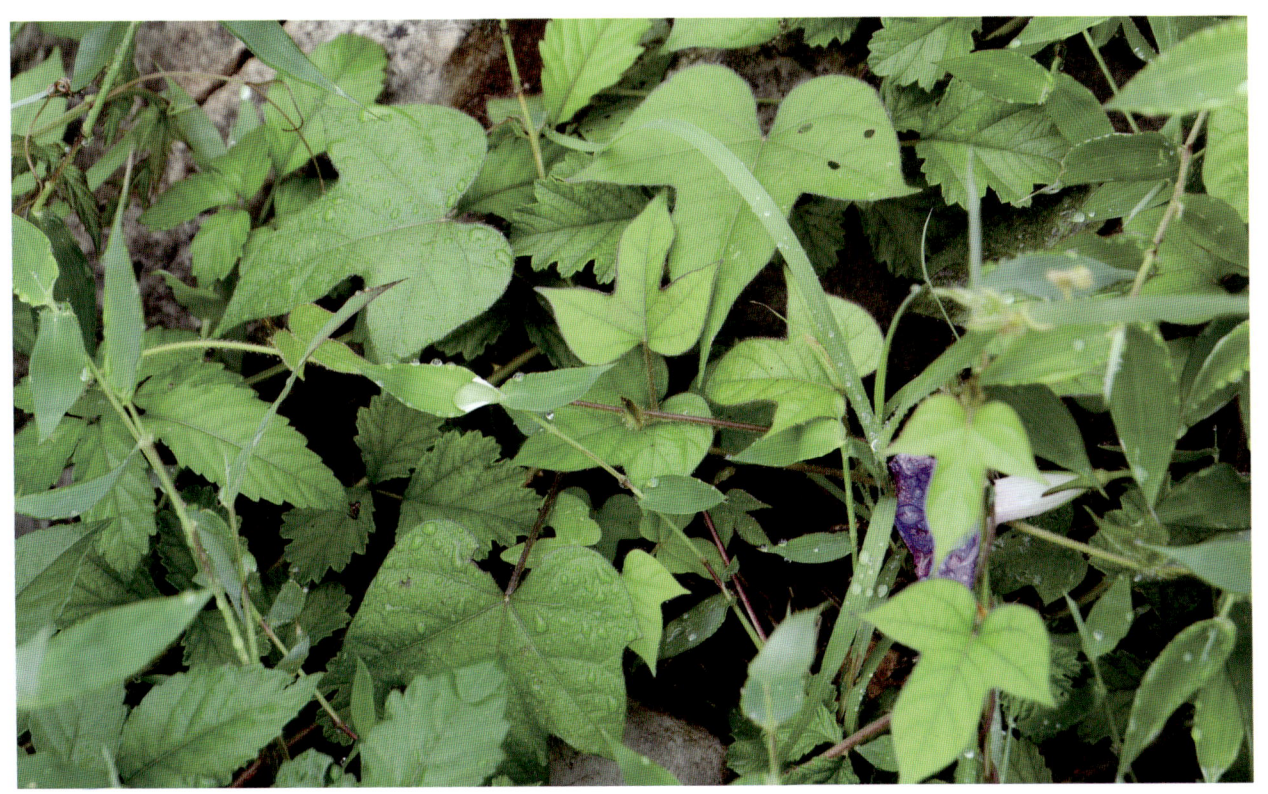

Vob bas nangs dles 圆叶牵牛

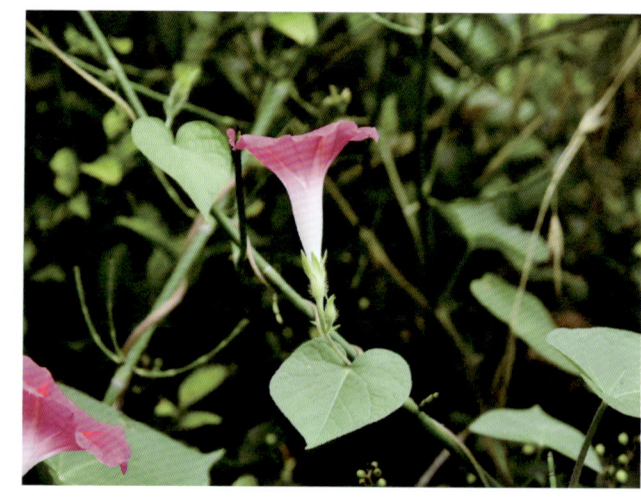

【Bit hsenb 俗名】金铃、黑丑、草金铃、黑牵牛、紫花牵牛。

【Dios kob deis 基源】为旋花科植物圆叶牵牛 Pharbitis purpurea (L.) Voigt 的种子。

【Niangb bet deis 生长环境】生于田野灌木丛中、村边篱笆处、墙脚下。分布于各地苗乡。

【Jox hsub 性味属经】性冷，味苦，属冷药，入热经。有毒。

【Qet diel xid 功能主治】功能：hxub kib los xuf 清热利湿，dib gangb 杀虫。主治：pob lob pob bil 手脚水肿，pob wux qub 水臌病，ngol hvuk 喘咳，hniub mais pob xok mongb 目赤肿痛，jib daib ghab qub dit bongt 小儿腹胀，gangb not mongb qub 虫积腹痛，jib ghad 便秘。

【Ed not xus 用法用量】内服，煎汤，8～15 g；或入丸、散剂，0.5～1.5 g。孕妇及胃弱气虚者忌服。

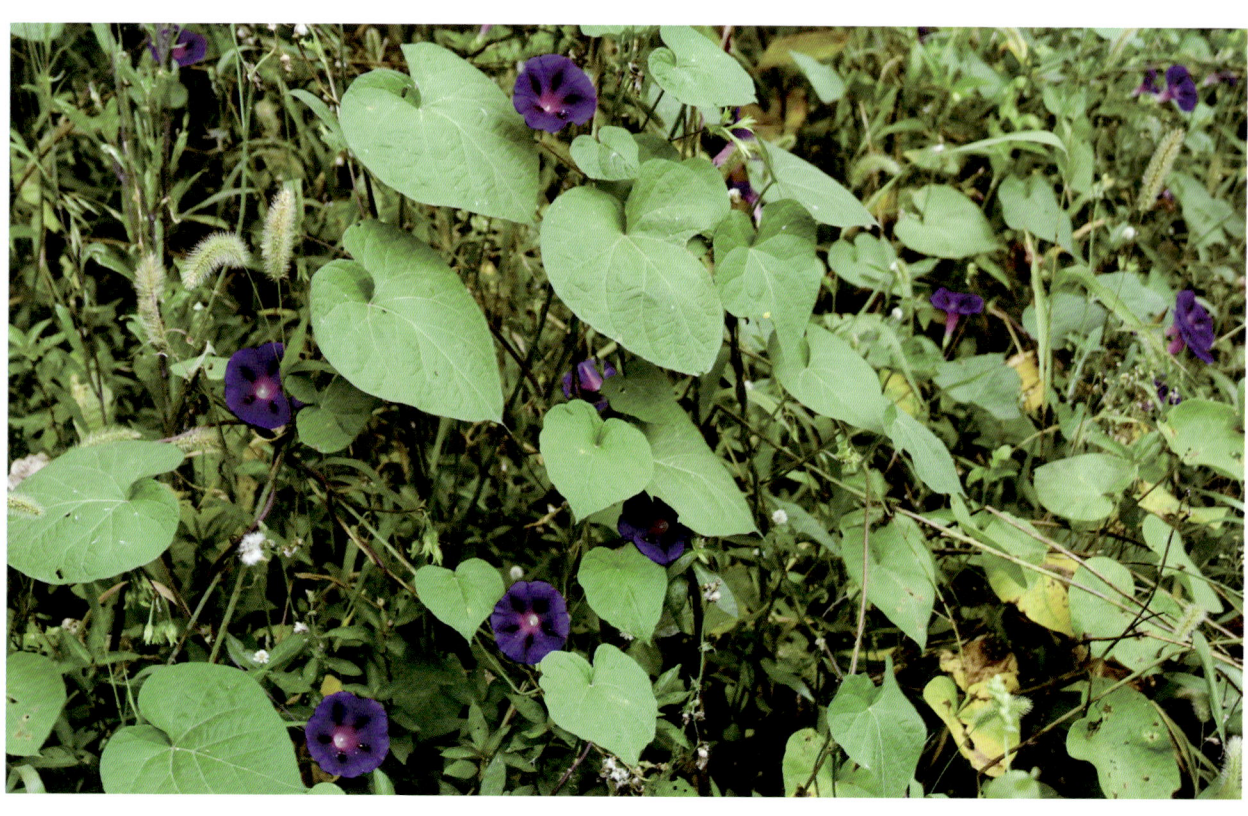

Bas benx laob 飞蛾藤

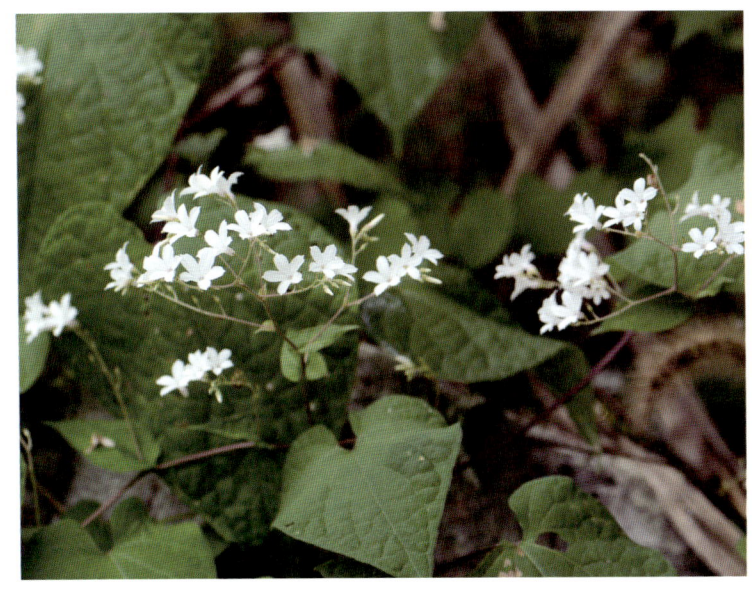

【Bit hsenb 俗名】小元宝、马郎花、白花藤、打米花。

【Dios kob deis 基源】为旋花科植物飞蛾藤 *Porana racemosa* Roxb. 的根或全草。

【Niangb bet deis 生长环境】生于野地灌木丛边、路旁。分布于各地苗乡。

【Jox hsub 性味属经】性热，味辛，属热药，入冷经。

【Qet diel xid 功能主治】功能：hangb bongt ves hxangd 行气活血，hxenk od nul dangf mongb 消炎止痛。主治：kib jid bongt 高烧，ait gheb bal jid mongb 劳伤疼痛，niangb hsab pob mongb 无名肿毒。

【Ed not xus 用法用量】内服，煎汤，15～30 g；或泡酒饮。外用，煎水洗患处。

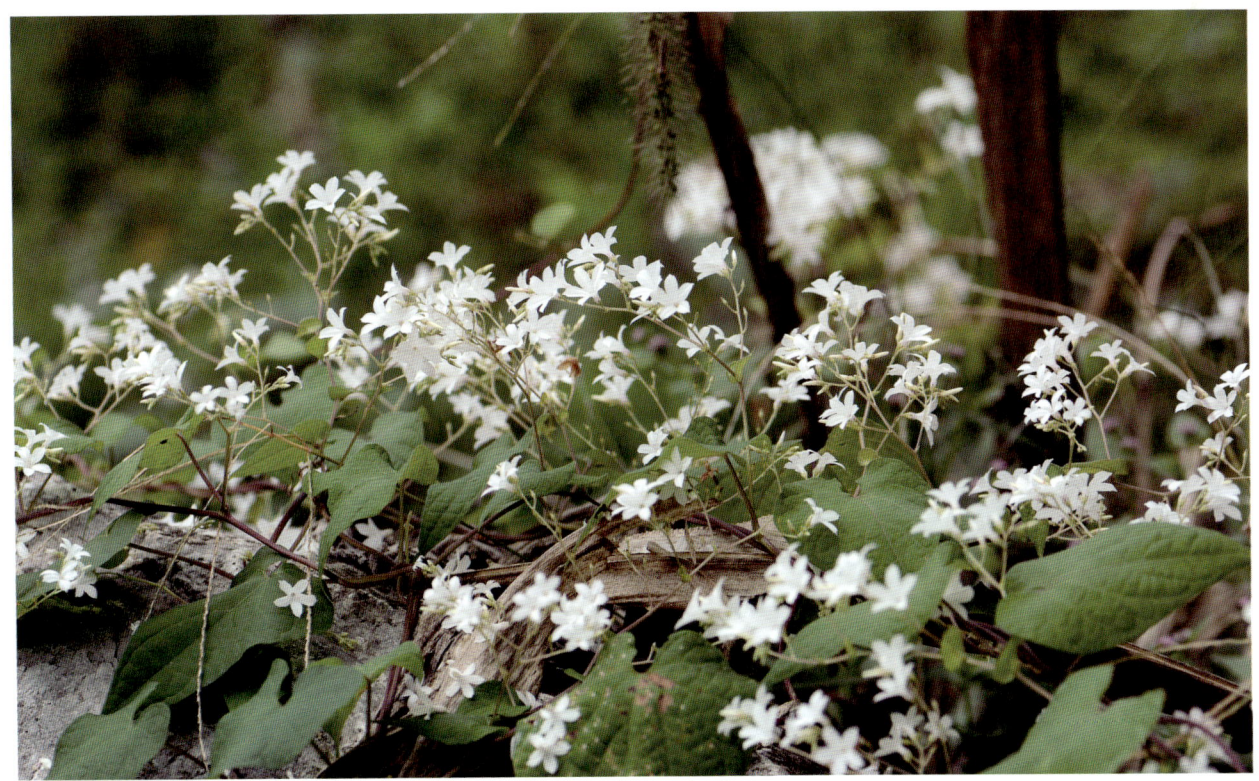

Vob diongx bas 蕹菜

【Bit hsenb 俗名】瓮菜、无心菜、空心菜、空筒菜、藤藤菜。

【Dios kob deis 基源】为旋花科植物蕹菜 *Ipomoea aquatica* Forssk. 的茎、叶、根。

【Niangb bet deis 生长环境】生于湿地或水沟边，有栽培。分布于部分苗乡。

【Jox hsub 性味属经】性平，味淡，属冷热两经药，入两经。

【Qet diel xid 功能主治】功能：hxub kib seil hxangd 清热凉血，qet hsot ud dangf ghad eb 调经止带。主治：lol hxangd nais 鼻衄，mongb gangb hmid 虫牙痛，ghad eb dlub lol not 白带过多，dix khangd ghad 痔疮，xud ghad hxangd 便血，yens nangb gik 毒蛇咬伤，yens gangb kuk gik 蜈蚣咬伤。

【Ed not xus 用法用量】内服，煎汤，30～50 g；或捣汁饮。外用，煎水洗或捣烂敷。

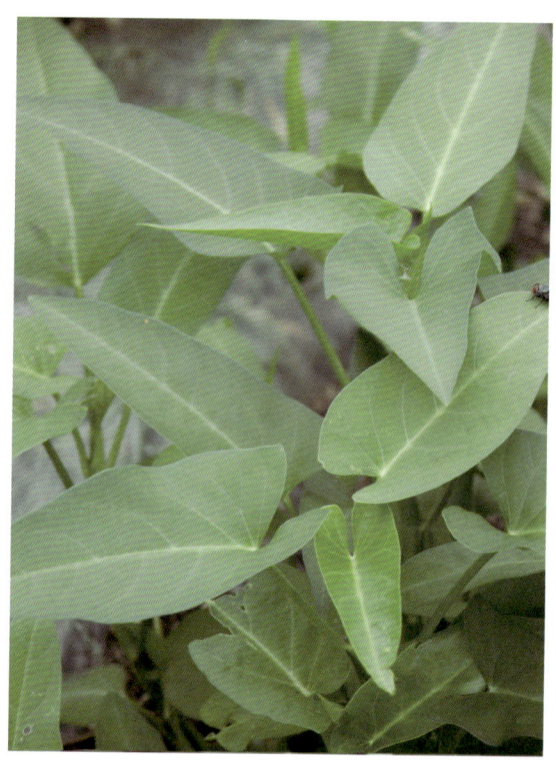

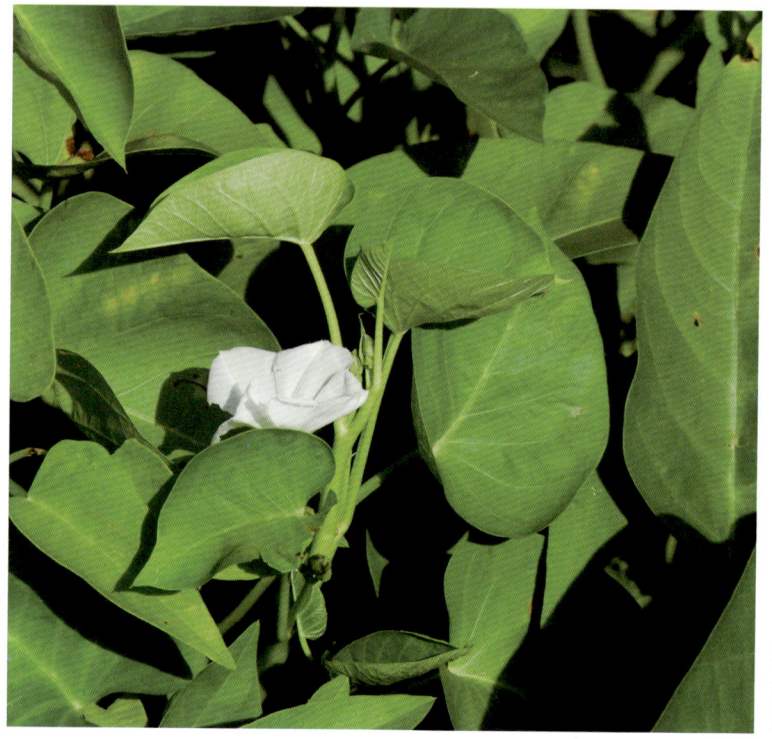

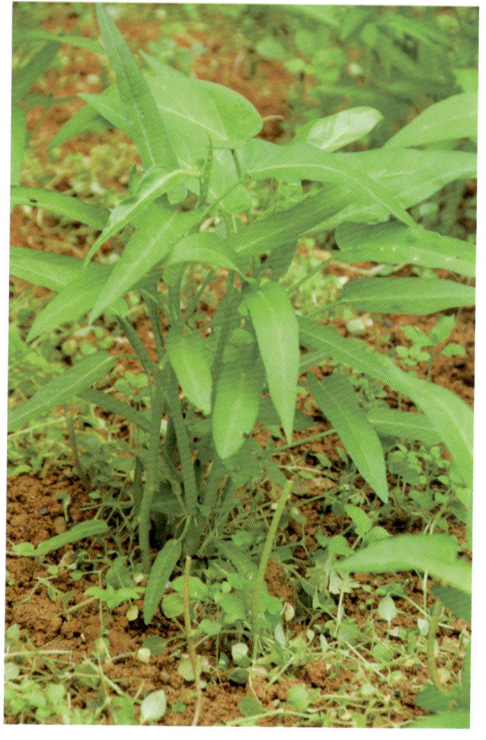

Nax eb 番薯

【Bit hsenb 俗名】甘薯、红苕、朱薯、白薯、金薯、饭薯、香薯蓣。

【Dios kob deis 基源】为旋花科植物番薯 *Ipomoea batatas*（L.）Lam. 的块根、藤、叶。

【Niangb bet deis 生长环境】主要农作物之一，有栽培。分布于各地苗乡。

【Jox hsub 性味属经】性热，味甘，属热药，入冷经。

【Qet diel xid 功能主治】功能：hxub kib tat jab 清热解毒，hxub kib nef ngas gangt 清热润燥。主治：net kib fangx jid 湿热黄疸，jil wel jangx gangb 乳疮，gangb yangf ongd hsongd 疮毒发炎，jib ghad 便秘。

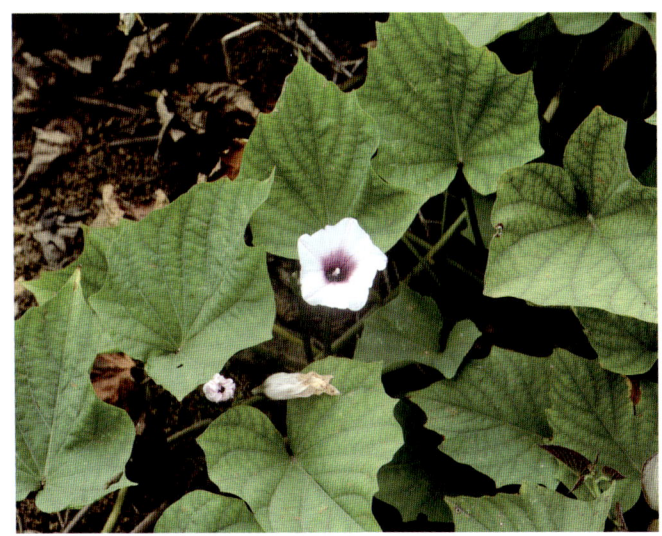

【Ed not xus 用法用量】内服，煮食或生食。外用，捣烂敷。

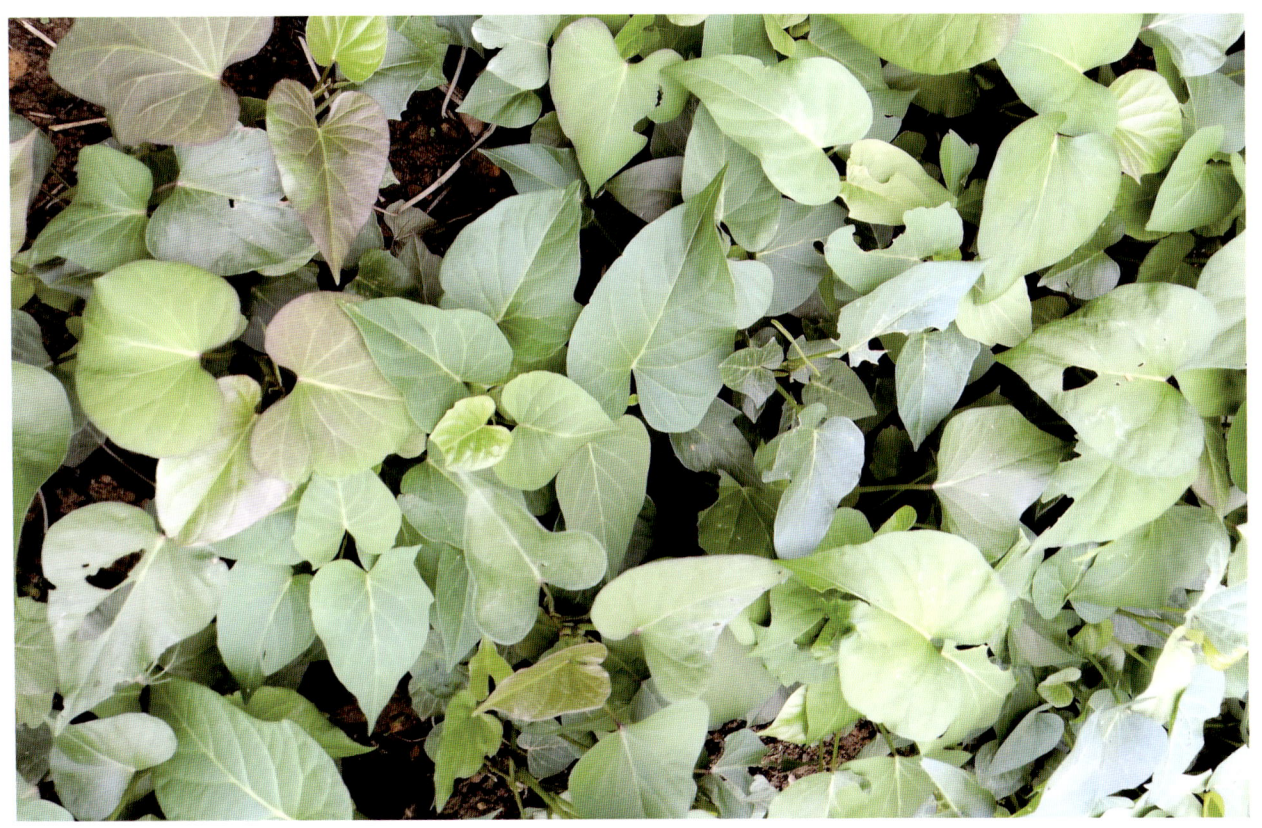

Bas mat nax 旋花

【Bit hsenb 俗名】饭藤、美草、天剑草、筋根花、鼓子花、篱打碗。

【Dios kob deis 基源】为旋花科植物旋花 *Calystegia sepium*（L.）R. Br. 的花、藤、叶、根。

【Niangb bet deis 生长环境】生于荒地上、灌木丛边、路旁。分布于各地苗乡。

【Jox hsub 性味属经】性热，味甘苦，属热药，入冷经。

【Qet diel xid 功能主治】功能：yis hxangd vut bongt 补血益气，hsenk hsongd hsenk hxend 续筋接骨。主治：yens xit 刀伤，ait gheb bal jid 劳伤，khak eb bus jid 糖尿病，mongb qub 腹痛，ax lol wal 尿闭，fal gangb xok 丹毒。

【Ed not xus 用法用量】内服，煎汤，8～15 g；或捣汁饮。外用，捣烂敷。

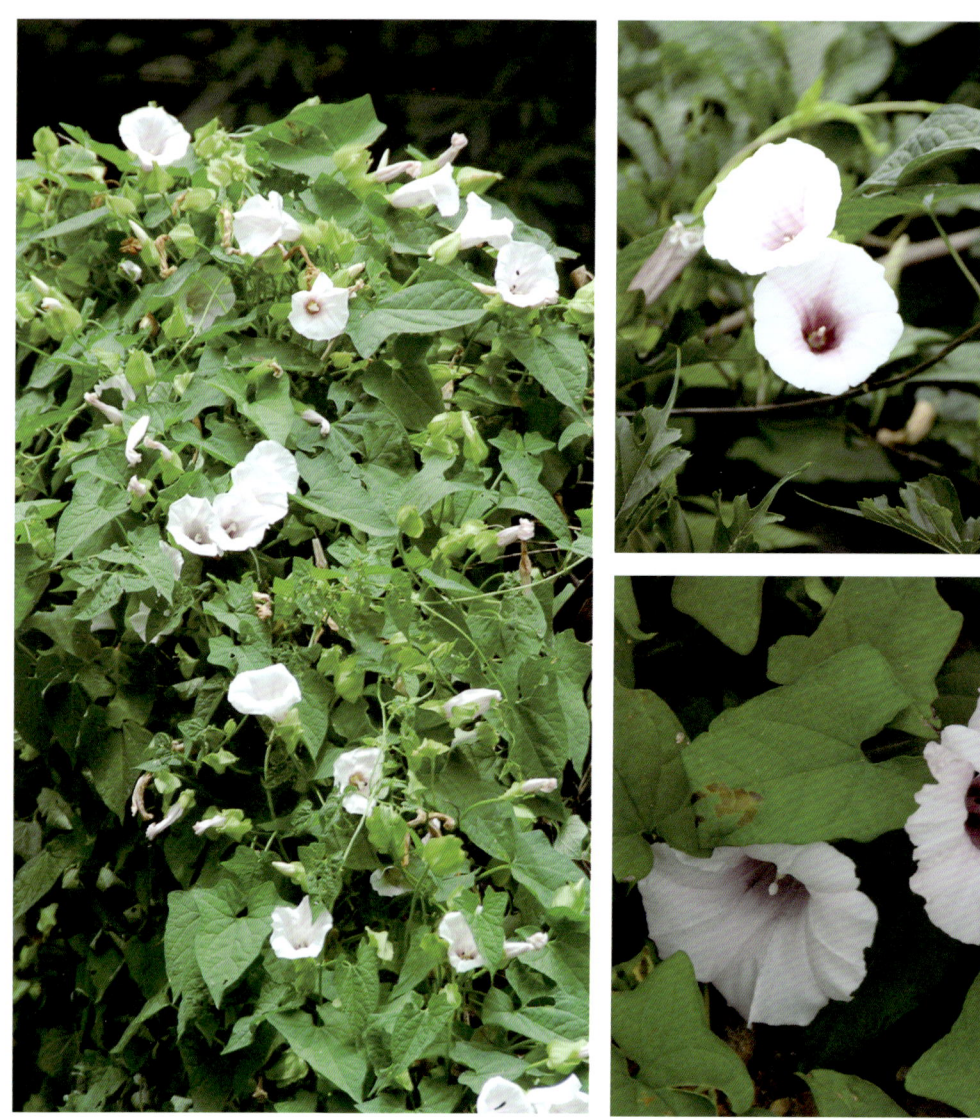

Bas mat nax yut 打碗花

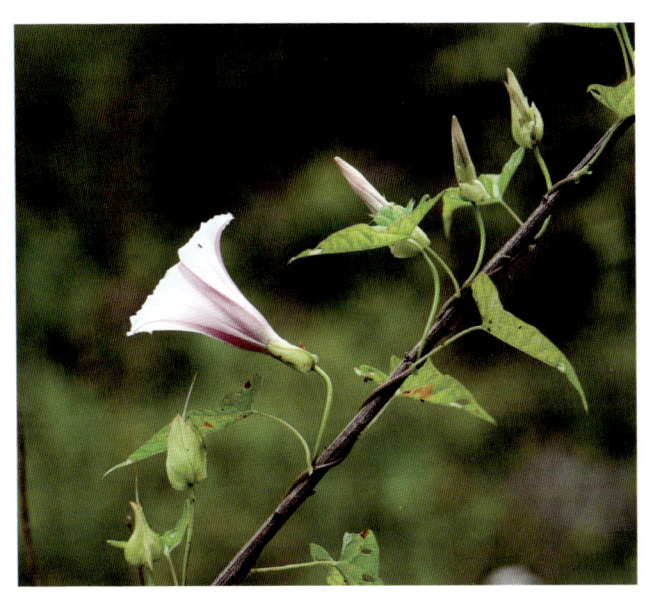

【Bit hsenb 俗名】小旋花、奶浆藤、狗儿蔓、狗娃秧、兔儿苗、秧子根。

【Dios kob deis 基源】为旋花科植物打碗花 *Calystegia hederacea* Wall. 的全草。

【Niangb bet deis 生长环境】生于田埂上、园边、路旁、沟边。分布于部分苗乡。

【Jox hsub 性味属经】性平，味淡甘，属冷热两经药，入两经。

【Qet diel xid 功能主治】功能：hxub kib tat jab 清热解毒，ves hxangd hsot ud vut 活血调经。主治：diuf xus dliangl ves wab naix 肾虚耳鸣，jib daib sot gangt heb jangb 小儿瘦弱，hsot ud ax jangx hxib 月经不调，dix gangb 疔疮。

【Ed not xus 用法用量】内服，煎汤，10～25 g；或捣汁饮。外用，捣烂敷。

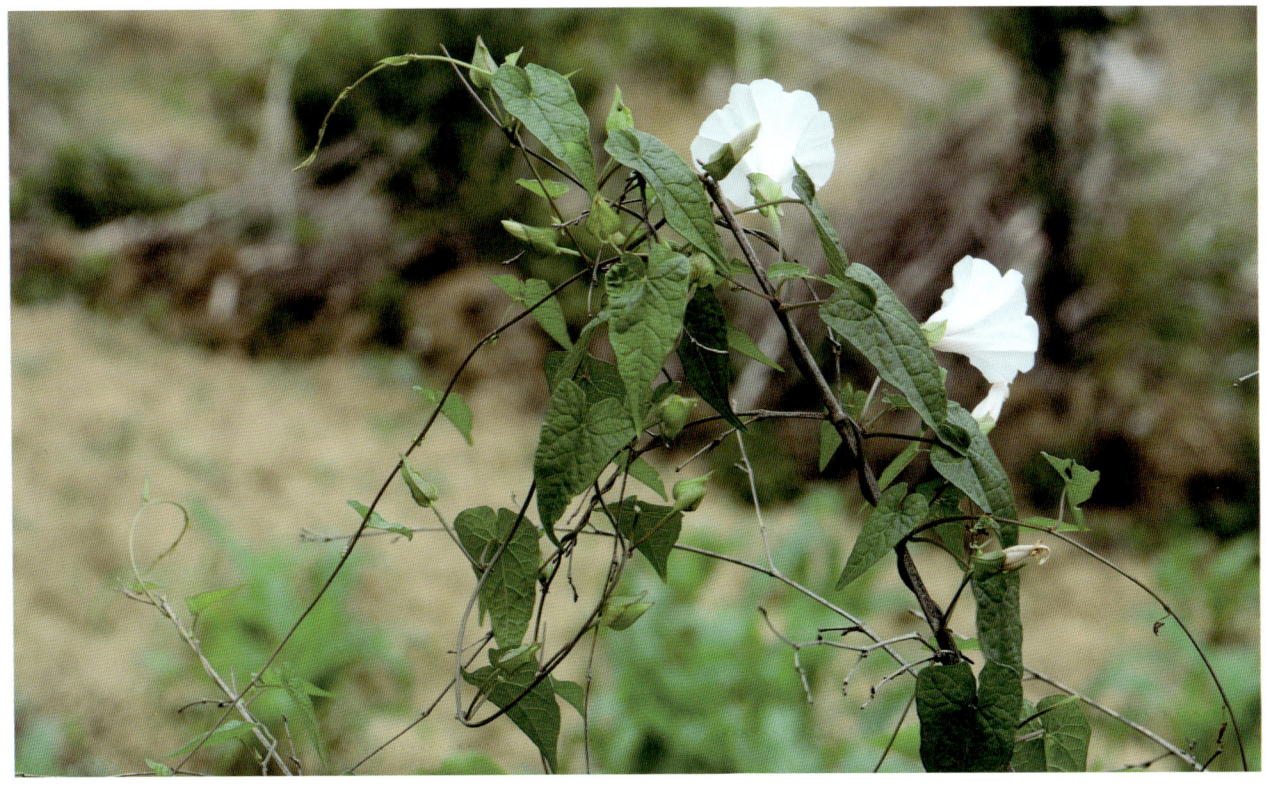

紫草科

Jab hsob 紫草

【Bit hsenb 俗名】地血、紫丹、紫芙、鸦衔草、红石根、紫草根。

【Dios kob deis 基源】为紫草科植物紫草 Lithospermum erythrorhizon Sieb. et Zucc. 的根。

【Niangb bet deis 生长环境】生于松林坡上、矮坡草丛中。分布于部分苗乡。

【Jox hsub 性味属经】性冷,味苦,属冷药,入热经。

【Qet diel xid 功能主治】功能:hxub kib tat jab 清热解毒,seil hxangd ves hxangd 凉血活血。主治:ait gheb kib jid 麻疹高烧,ait gheb 麻疹,fangx mais fangx jid 黄疸,lol hxangd nais 鼻衄,od hxangd 吐血,yens dul kib 烧伤,zaid ghend wal od nud 泌尿系感染。

【Ed not xus 用法用量】内服,煎汤,15~25 g;或入丸、散剂。外用,熬膏涂。

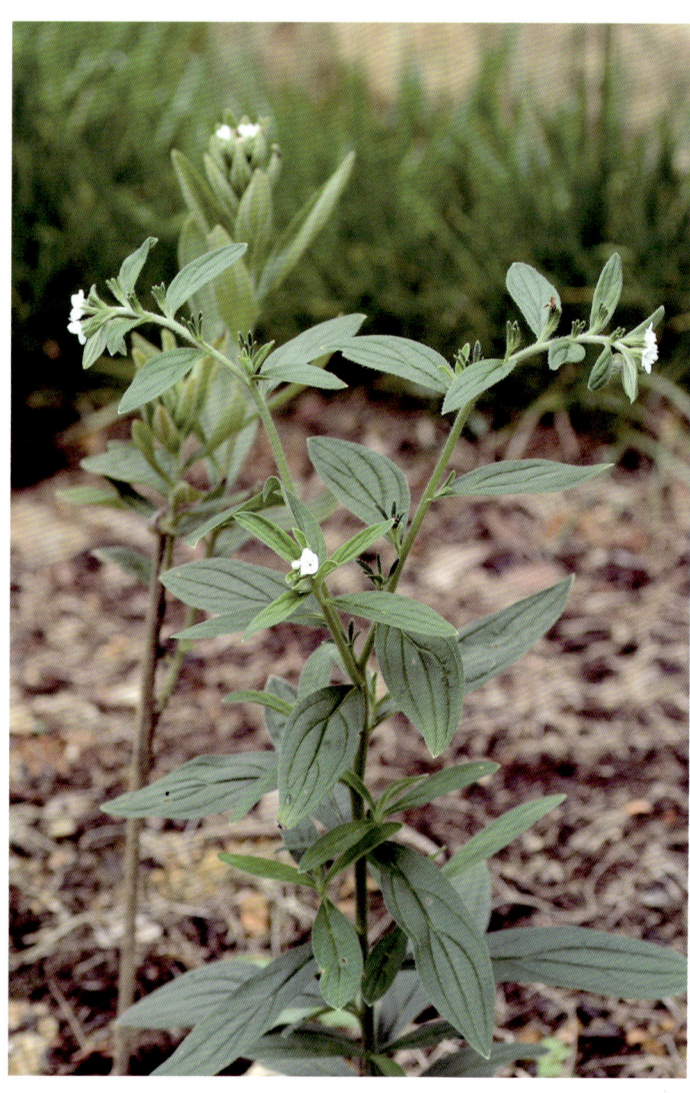
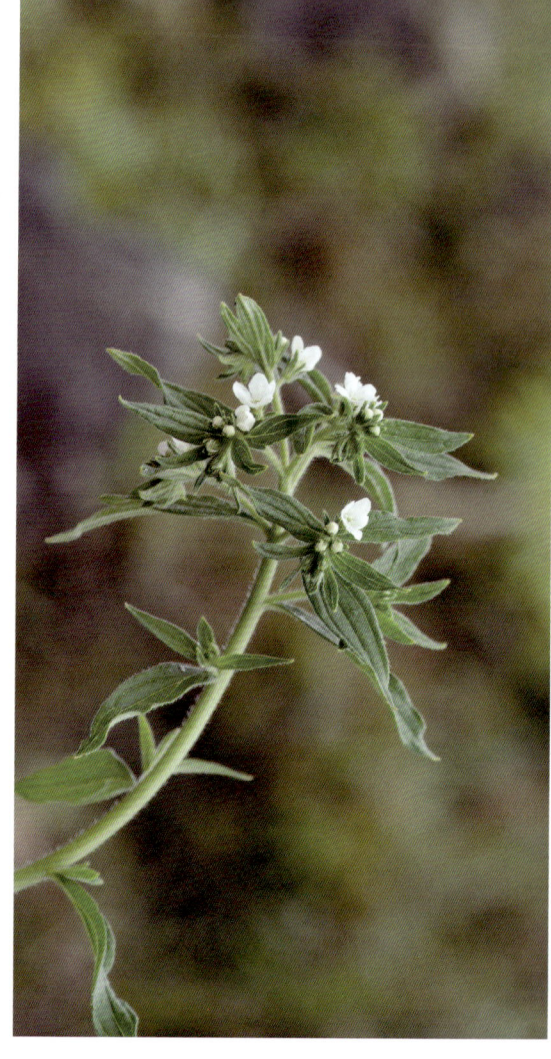

Jab hsob yut 滇紫草

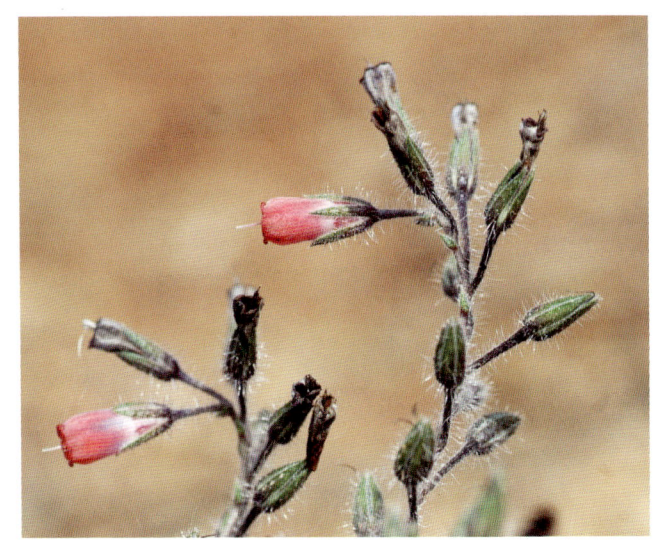

【Bit hsenb 俗名】地血、紫丹、紫芙、红石根。

【Dios kob deis 基源】为紫草科植物滇紫草 *Onosma paniculatum* Bur. et Franch. 的根。

【Niangb bet deis 生长环境】生于松林坡上、小山坡草丛中。分布于部分苗乡。

【Jox hsub 性味属经】性冷，味苦，属冷药，入热经。

【Qet diel xid 功能主治】功能：seil hxangd ves hxangd 凉血活血，hxub kib tat jab 清热解毒。主治：lol hxangd nais 鼻衄，od hxangd 吐血，ait gheb 麻疹，ait gheb kib jid 麻疹高烧，fangx mais fangx jid 黄疸，yens dul kib 烧伤，zaid ghend wal od nud 泌尿系感染。

【Ed not xus 用法用量】内服，煎汤，15～25 g；或入丸、散剂。外用，熬膏涂。

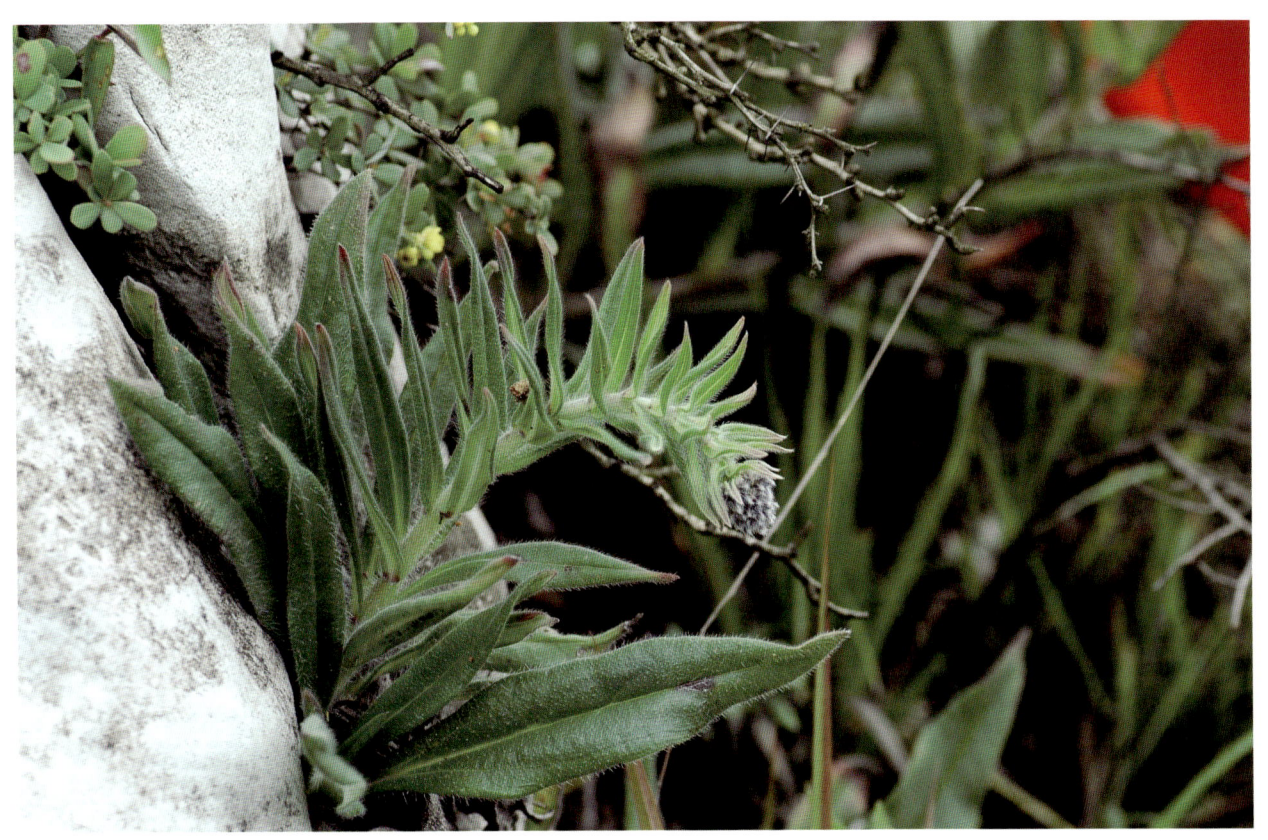

Bil ghad hsab 琉璃草

【Bit hsenb 俗名】生扯拢、粘姑娘、贴骨散、铁箍散、猪尾巴、毛舌头草。

【Dios kob deis 基源】为紫草科植物琉璃草 *Cynoglossum zeylanicum*（Vahl）Thunb. ex Lehm. 的根、皮、叶。

【Niangb bet deis 生长环境】生于坡塝草地上、疏林下。分布于各地苗乡。

【Jox hsub 性味属经】性热，味甘辛，属热药，入冷经。

【Qet diel xid 功能主治】功能：hxenk angt dangf mongb 消肿止痛，ves hxangd dangf hxangd 活血止血。主治：yens xit lol hxangd 刀伤出血，ngol hvuk 喘咳，hfak bangb hxangd 血崩，git got pob mongb 睾丸肿痛，los ghad ghof 疝气。

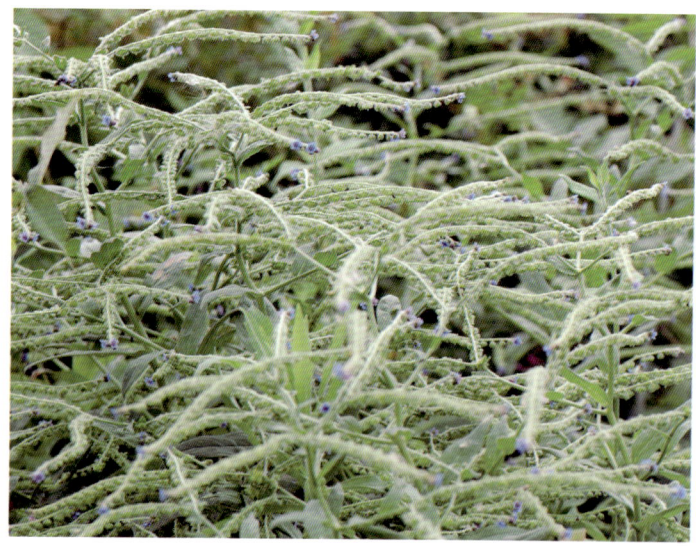

【Ed not xus 用法用量】内服，煎汤，15～25 g。外用，捣烂敷。

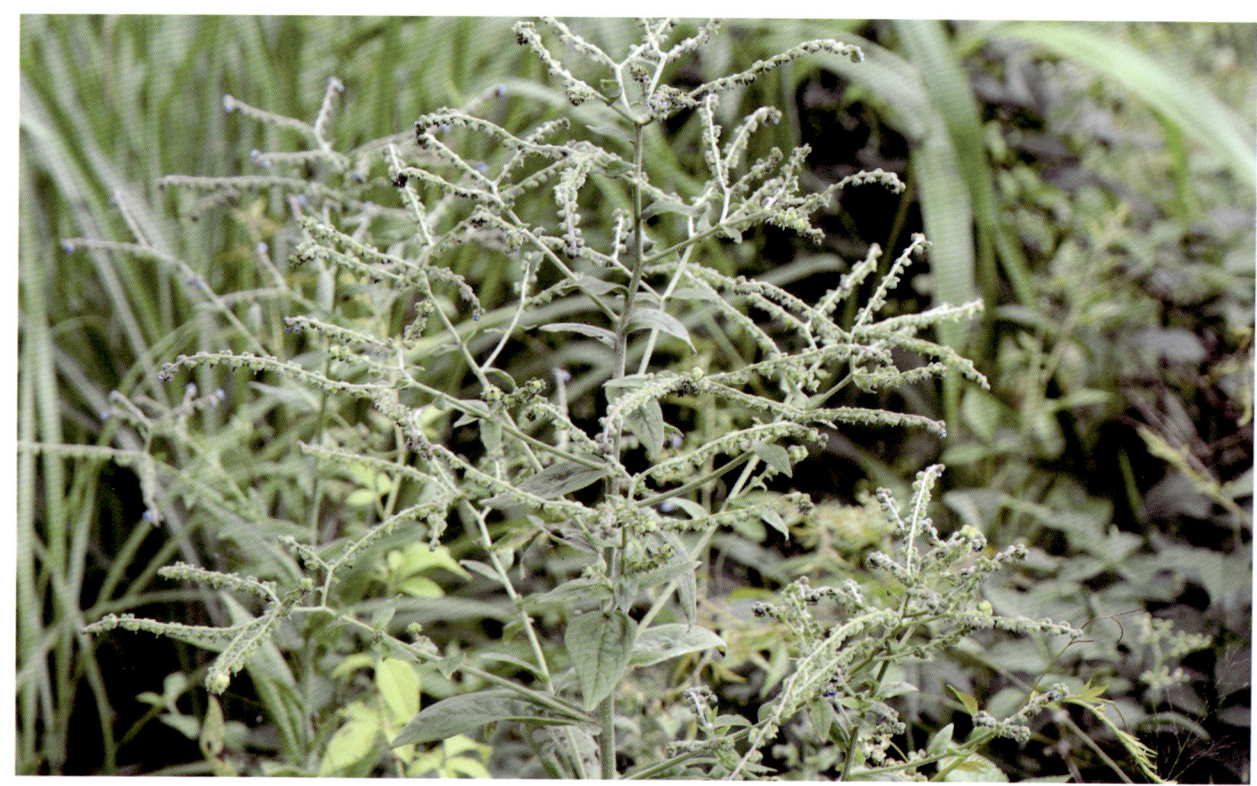

Vob bangf vud 倒提壶

【Bit hsenb 俗名】山萝卜、大肥根、龙须草、绿花心、蓝布裙、蓝花参。

【Dios kob deis 基源】为紫草科植物倒提壶 *Cynoglossum amabile* Stapf et Drumm. 的果实。

【Niangb bet deis 生长环境】喜生于荒坡草地上、路旁草丛中。分布于各地苗乡。

【Jox hsub 性味属经】性冷，味苦涩，属冷药，入热经。

【Qet diel xid 功能主治】功能：hxub nais pot yangx ghad ngol 清肺化痰，dangf hxangd 止血。主治：yens xit lol hxangd 刀伤出血，od hxangd 吐血，ait ngol 咳嗽，mongb diux ghongd hsangd ghongd 喉痹失音，yens dlad zeb nex gik 狂犬咬伤。

【Ed not xus 用法用量】内服，煎汤，25～50 g；或入丸、散剂。

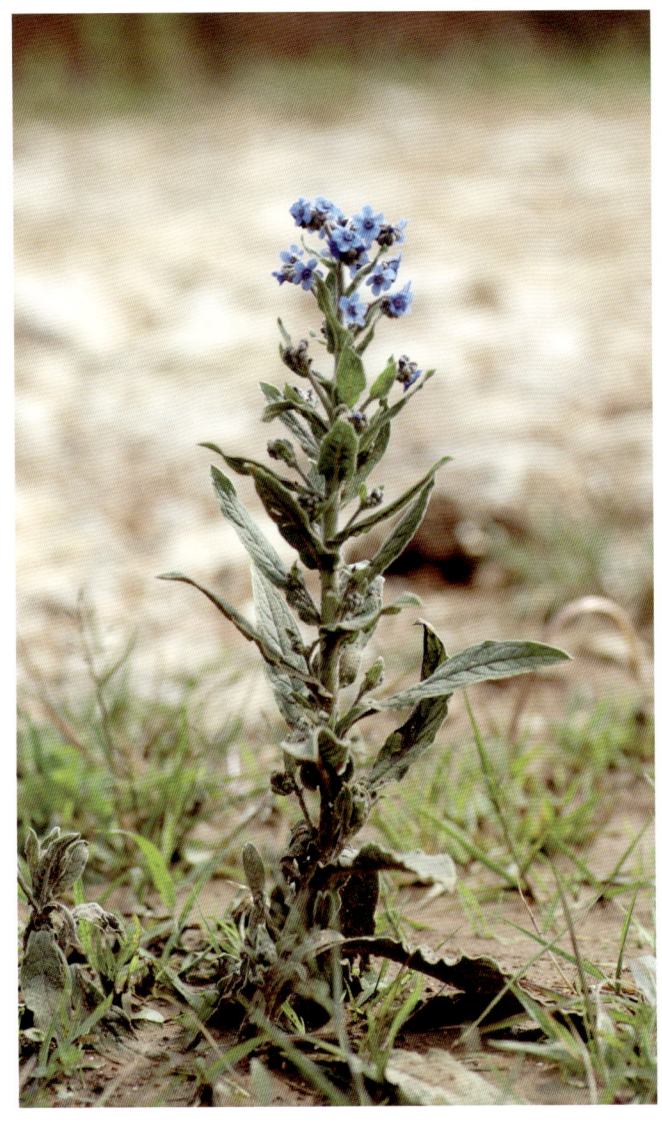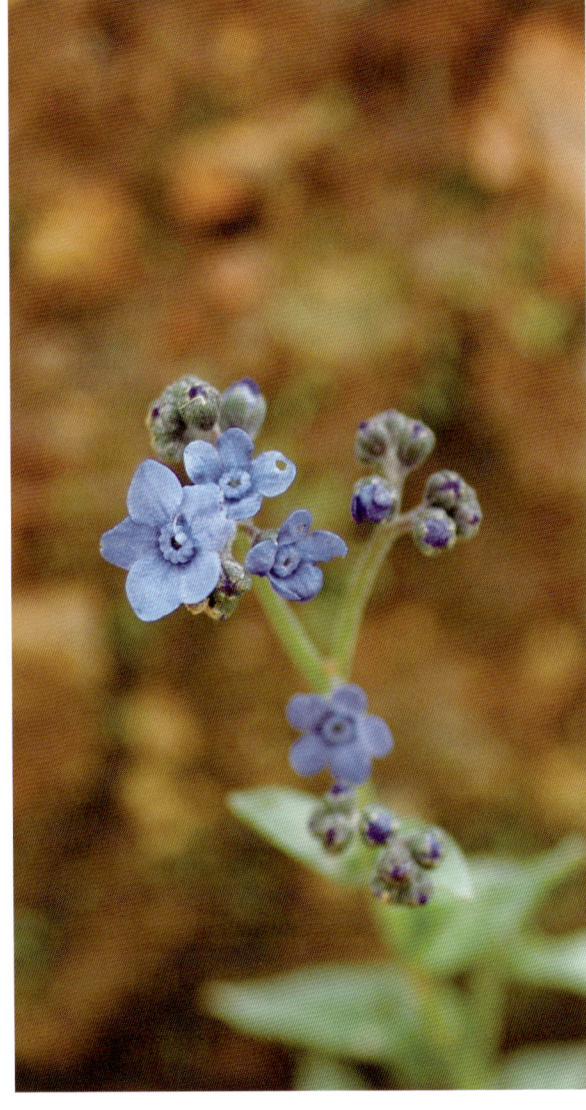

Vob zux jangb 附地菜

【Bit hsenb 俗名】地胡椒、鸡肠草、爬地菜。

【Dios kob deis 基源】为紫草科植物附地菜 *Trigonotis peduncularis* (Trev.) Benth. ex Baker et Moore 的全草。

【Niangb bet deis 生长环境】生于低山地区疏林下、灌木丛中、路旁。分布于各地苗乡。

【Jox hsub 性味属经】性冷，味苦辛，属冷药，入热经。

【Qet diel xid 功能主治】功能：hxub kib tat jab 清热解毒，hxenk angt dangf mongb 消肿止痛。主治：hfud gangb hsongd mongb 胸骨痛，lob bil juk jik 四肢麻木，jib daib ngas naix mais 小儿疳积，mongb hmid 牙痛，dit qub 腹胀，dix yangf 恶疮。

【Ed not xus 用法用量】内服，煎汤，15～25 g。外用，捣烂敷。

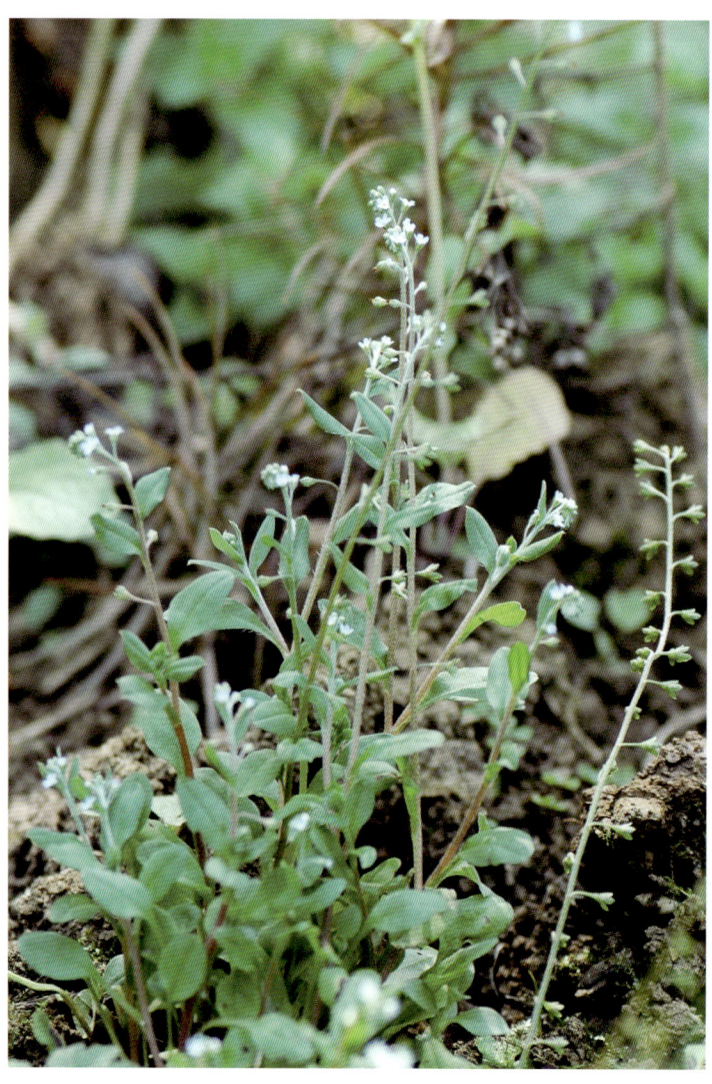
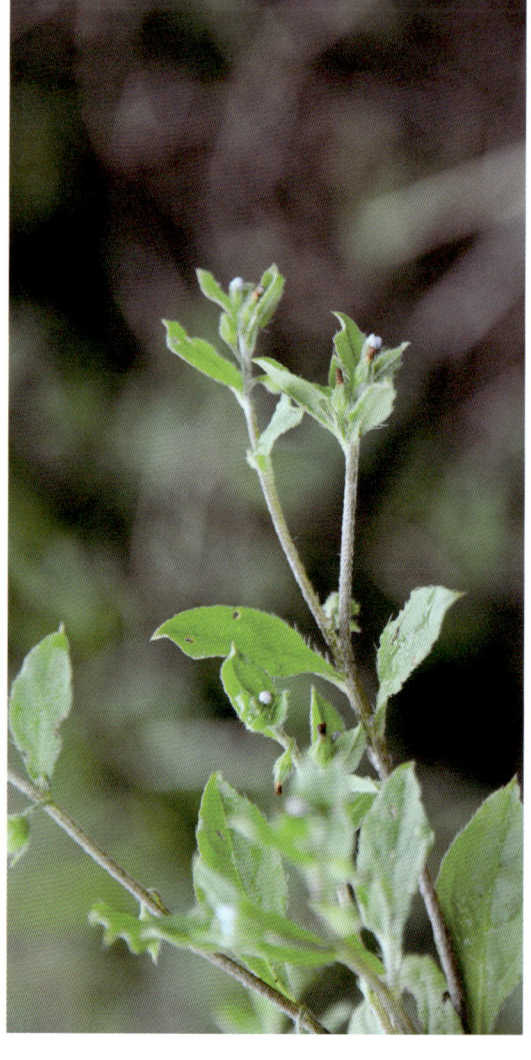

Vob jid jix 盾果草

【Bit hsenb 俗名】果草、橄果草。

【Dios kob deis 基源】为紫草科植物盾果草 *Thyrocarpus sampsonii* Hance 的全草。

【Niangb bet deis 生长环境】生于山野草丛中、岩石山上、灌木丛内。分布于部分苗乡。

【Jox hsub 性味属经】性冷，味苦涩，属冷药，入热经。

【Qet diel xid 功能主治】功能：hxenk od nul dangf mongb 消炎止痛。主治：ghab hsangb ongd hsongd 伤口发炎，dix yangf 恶疮。

【Ed not xus 用法用量】内服，煎汤，15～25 g。外用，捣烂敷。

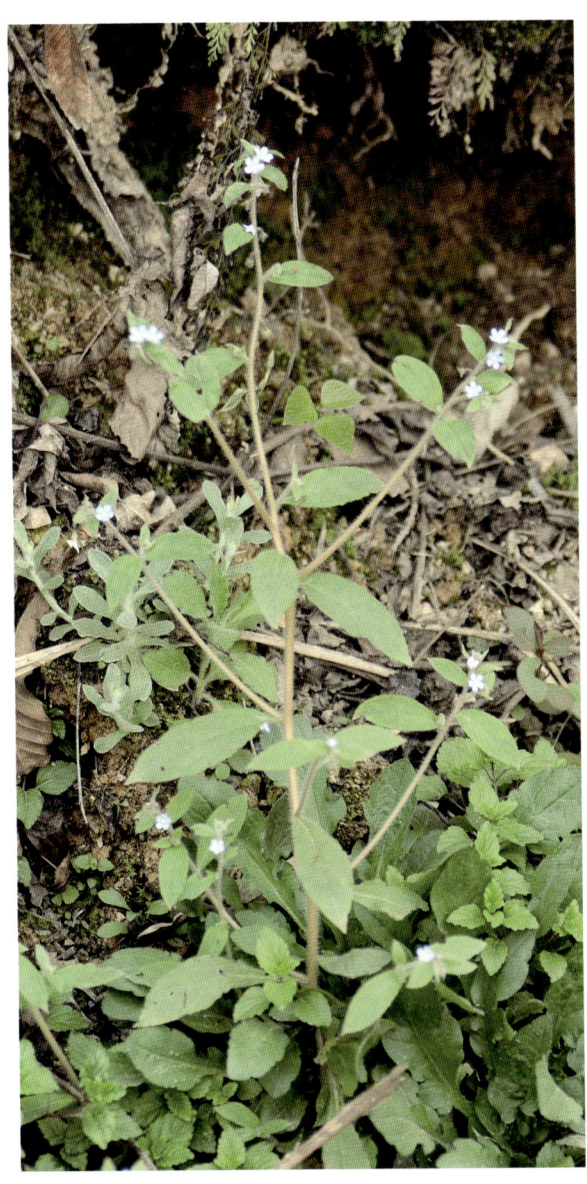
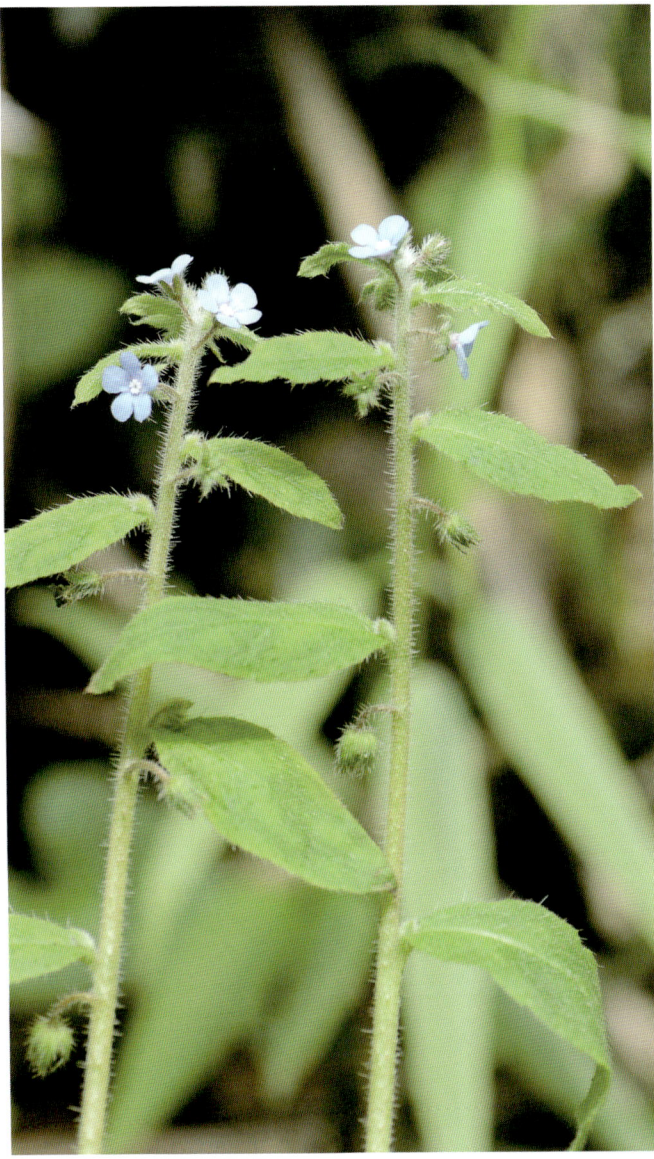

Vob dlaib ghangb 长蕊斑种草

【Bit hsenb 俗名】土玄参、白紫草、黑阳参、黑元参、牛舌头菜。

【Dios kob deis 基源】为紫草科植物长蕊斑种草 Antiotrema dunnianum（Diels）Hand.-Mazz. 的根。

【Niangb bet deis 生长环境】生于中山地区坡塝疏林下、荒坡草丛中。分布于部分苗乡。

【Jox hsub 性味属经】性冷，味苦甘，属冷药，入热经。

【Qet diel xid 功能主治】功能：hxub kib tat jab 清热解毒，yis dliangl vut bongt 养阴益气。主治：kib jid 发烧，niel khob 头晕，laib lot ongd hsongd 口腔炎，niangb hsab pob mongb 无名肿毒。

【Ed not xus 用法用量】内服，煎汤，15～25 g。外用，捣烂敷或煨水含漱。

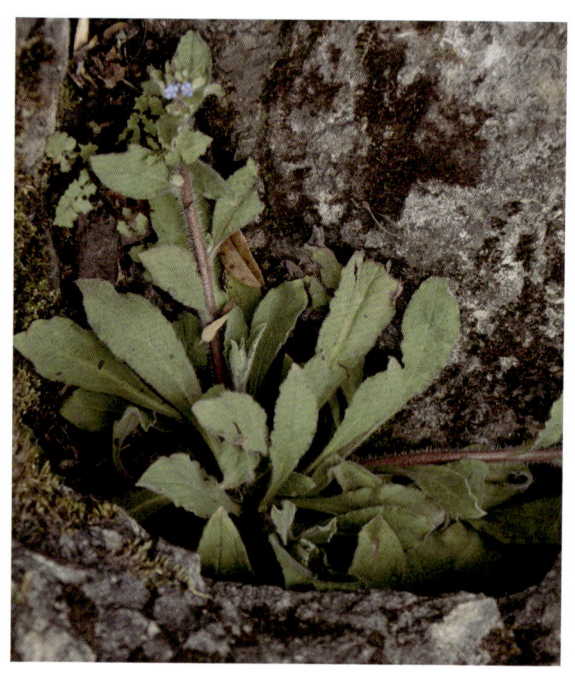

Vob dlaib ghangb mad 柔弱斑种草

【Bit hsenb 俗名】鬼点灯、小马耳草、细茎斑种草。

【Dios kob deis 基源】为紫草科植物柔弱斑种草 Bothriospermum tenellum（Hornem.）Fisch. et Mey. 的全草。

【Niangb bet deis 生长环境】生于坡塝草丛中、荒地上。分布于部分苗乡。

【Jox hsub 性味属经】性冷，味苦涩，属冷药，入热经。

【Qet diel xid 功能主治】功能：dangf ngol yangx ghad ngol 止咳化痰，dangf hxangd 止血。主治：od hxangd 吐血，ait ngol 咳嗽。

【Ed not xus 用法用量】内服，煎汤，15～20 g；治吐血应先炒焦后再煎服。

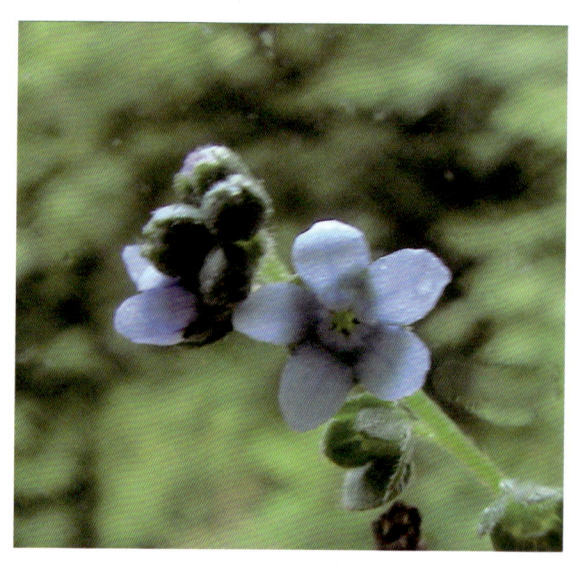

马鞭草科

Jab lob gheib 马鞭草

【Bit hsenb 俗名】凤颈草、退血草、疟马鞭、狗牙草、铁马鞭。

【Dios kob deis 基源】为马鞭草科植物马鞭草 *Verbena officinalis* L. 的全草或带根全草。

【Niangb bet deis 生长环境】生于田园周围草地中、荒地上、路边。分布于各地苗乡。

【Jox hsub 性味属经】性冷,味苦,属冷药,入热经。

【Qet diel xid 功能主治】功能:hxub kib tat jab 清热解毒,ves hxangd tat jit hxangd 活血化瘀,los eb hxenk angt 利水消肿。主治:mangb hfud 感冒,fangx mais fangx jid 黄疸,pob wux qub 水臌病,ghab naix hmid ongd hsongd 牙周炎,ghab diux ghongd angt mongb 咽喉肿痛,ax hsot ud 闭经。

【Ed not xus 用法用量】内服,煎汤,25～30 g;或入丸、散剂。外用,捣烂敷或煎水洗。

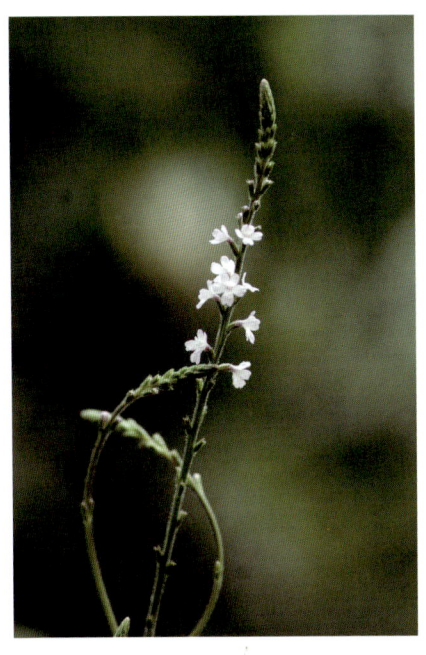

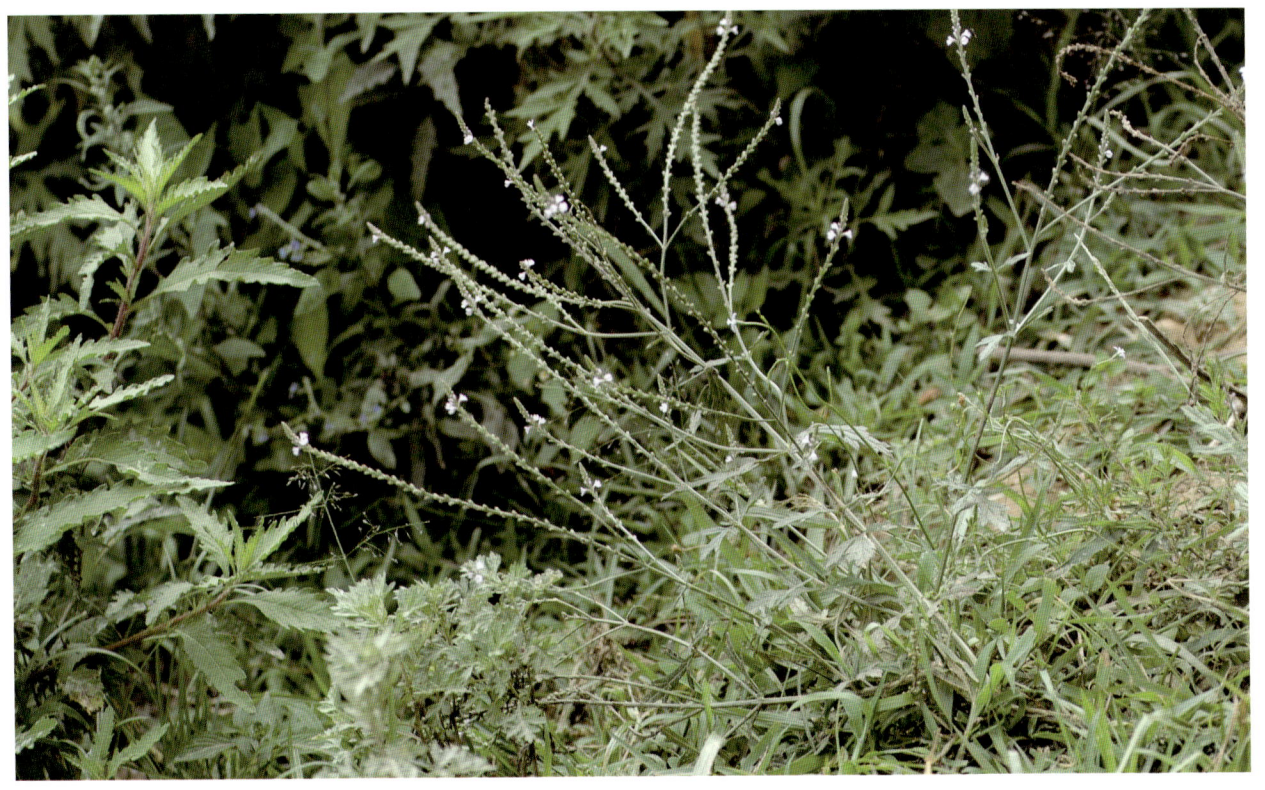

Det jid mof 蔓荆

【Bit hsenb 俗名】白布荆、白背草、海风柳、蔓青子、小刀豆藤、白背木耳。

【Dios kob deis 基源】为马鞭草科植物蔓荆 *Vitex trifolia* L. 的果实、根、叶。

【Niangb bet deis 生长环境】喜生于山野草地中、荒地上、河边。分布于各地苗乡。

【Jox hsub 性味属经】性冷，味苦辛，属冷药，入热经。

【Qet diel xid 功能主治】功能：tat jent zangl kib 疏风散热，hxib khob hxib mais 清利头目。主治：yens xit lol hxangd 刀伤出血，dliangd bil dib sangb 跌打损伤，mongb khob 头痛，hniub mais pob mongb 眼涩肿痛，mongb daif gad 胃痛（胸口痛）。

【Ed not xus 用法用量】内服，煎汤，10～15 g。外用，捣烂敷患处。

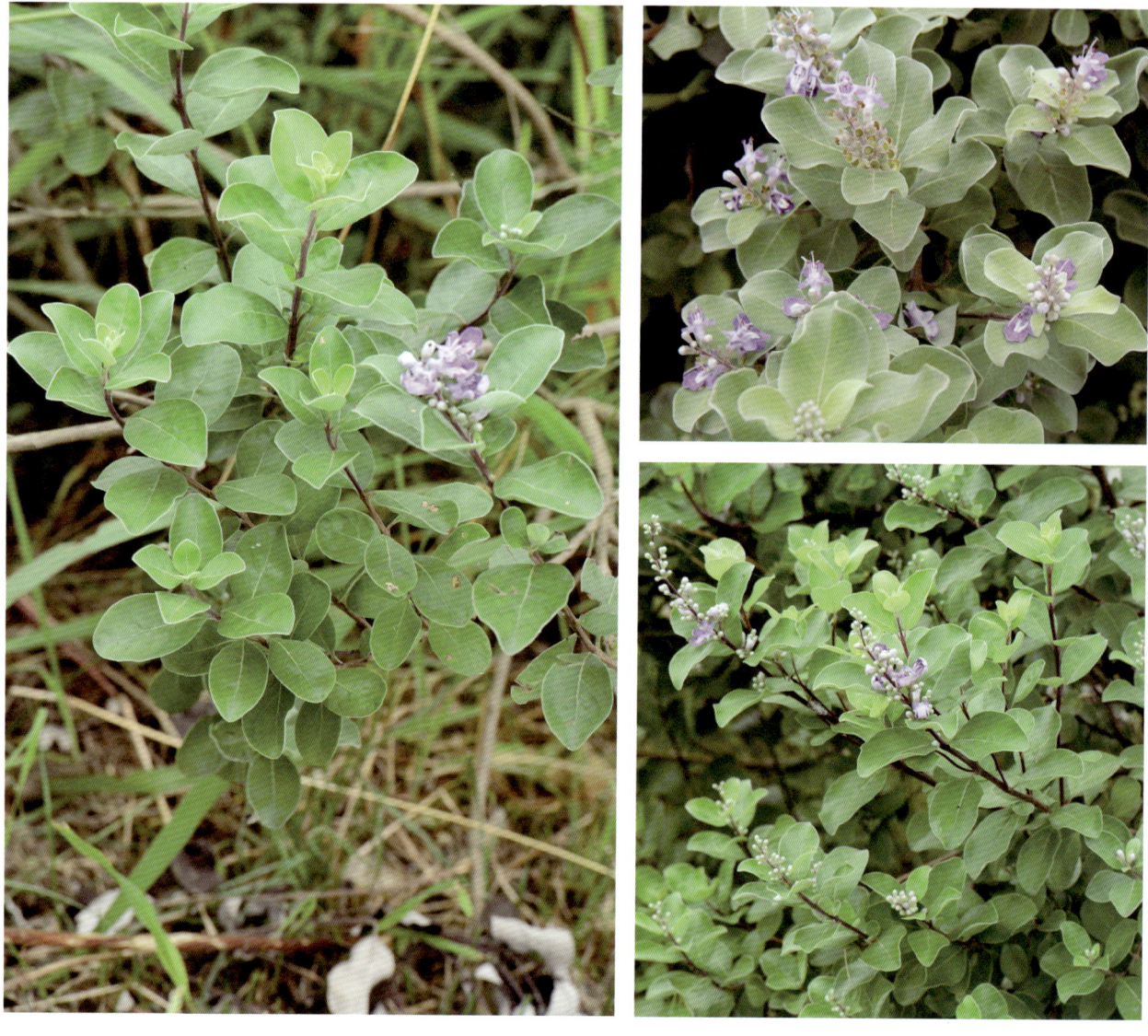

Det mal jenb 黄荆

【Bit hsenb 俗名】山黄荆、土柴胡、黄荆条、蚊烟柴、黄金子、七叶黄荆。

【Dios kob deis 基源】为马鞭草科植物黄荆 *Vitex negundo* L. 的果实、枝、叶、根。

【Niangb bet deis 生长环境】生于坡塝灌木丛中、农地边、溪沟边。分布于各地苗乡。

【Jox hsub 性味属经】性热，味苦辛，属热药，入冷经。

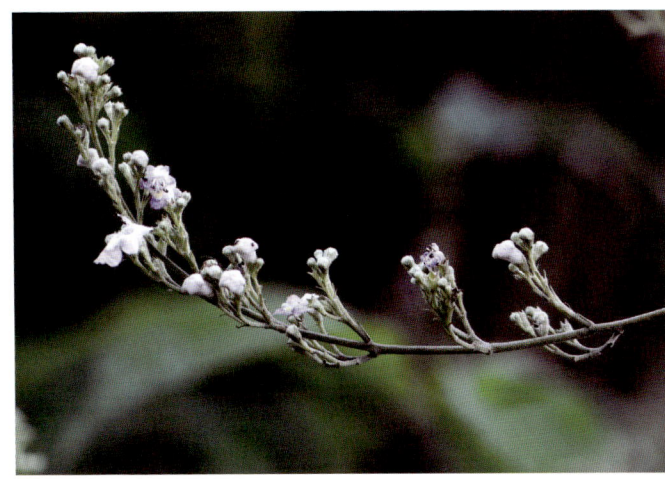

【Qet diel xid 功能主治】功能：hxub kib tat jab 清热解毒，hxub jent dangf mongb 祛风止痛。主治：mangb hfud ait ngol 感冒咳嗽，mongd seil kib jid 伤寒发烧，fal sab mongb qub 发痧肚痛，mongb daif gad 胃痛（胸口痛），mongb hmid 牙痛，yens dlad zeb nex gik 狂犬咬伤。

【Ed not xus 用法用量】内服，煎汤，15～25 g。外用，捣烂敷患处。

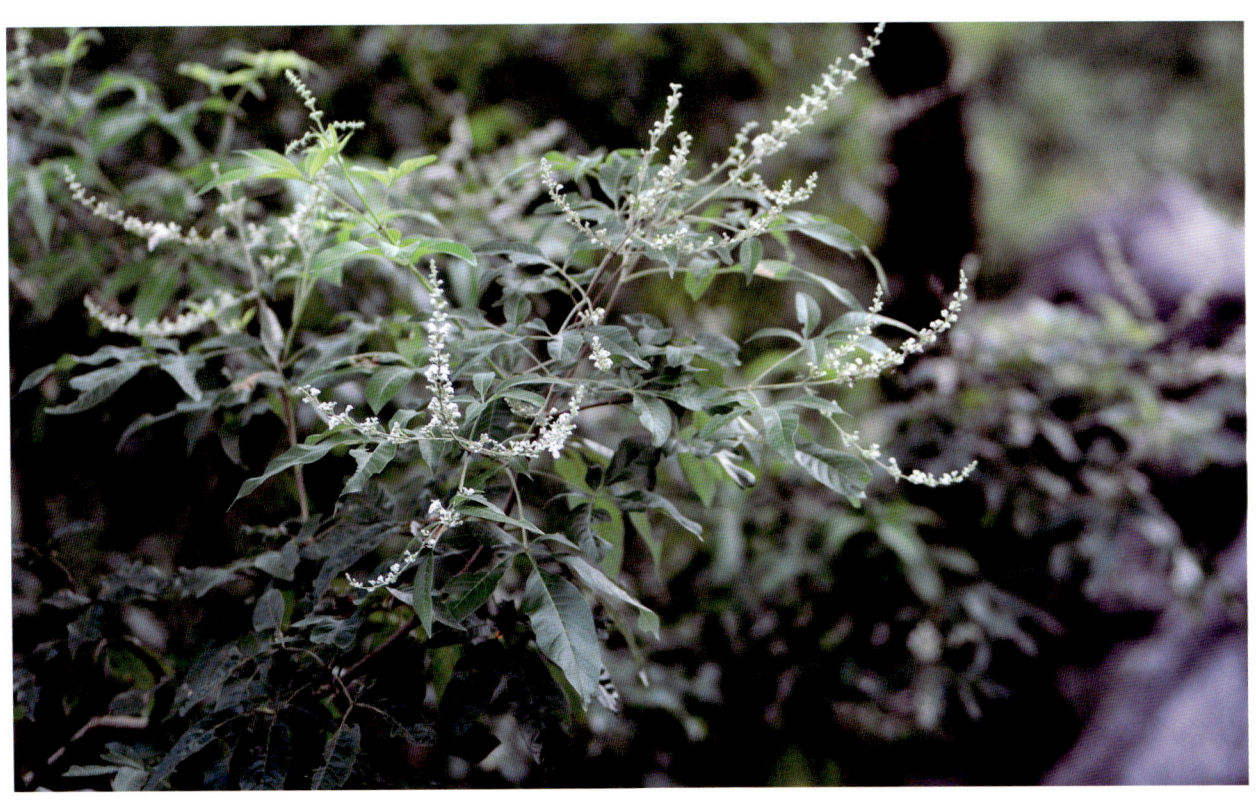

Det mal jenb nox 牡荆

【Bit hsenb 俗名】荆、荆条、土柴胡、布惊草、午时草、蚊香草、蚊子柴。

【Dios kob deis 基源】为马鞭草科植物牡荆 *Vitex negundo* L. var. *cannabifolia*（Sieb. et Zucc.）Hand.-Mazz. 的根、枝、叶。

【Niangb bet deis 生长环境】生于坡塝林缘、农地边灌木丛中、山谷内。分布于各地苗乡。

【Jox hsub 性味属经】性热，味苦辛，属热药，入冷经。

【Qet diel xid 功能主治】功能：hxub kib dias jent 清热祛风，qet bongt dangf mongb 理气止痛。主治：mangb hfud ait ngol 感冒咳嗽，gos kib 中暑，dlongx naix 耳聋，yens dul kib 烧伤，langl hek nix wel 停哺奶胀，los ghad ghof 疝气。

【Ed not xus 用法用量】内服，煎汤，15～25 g。外用，捣烂敷患处。

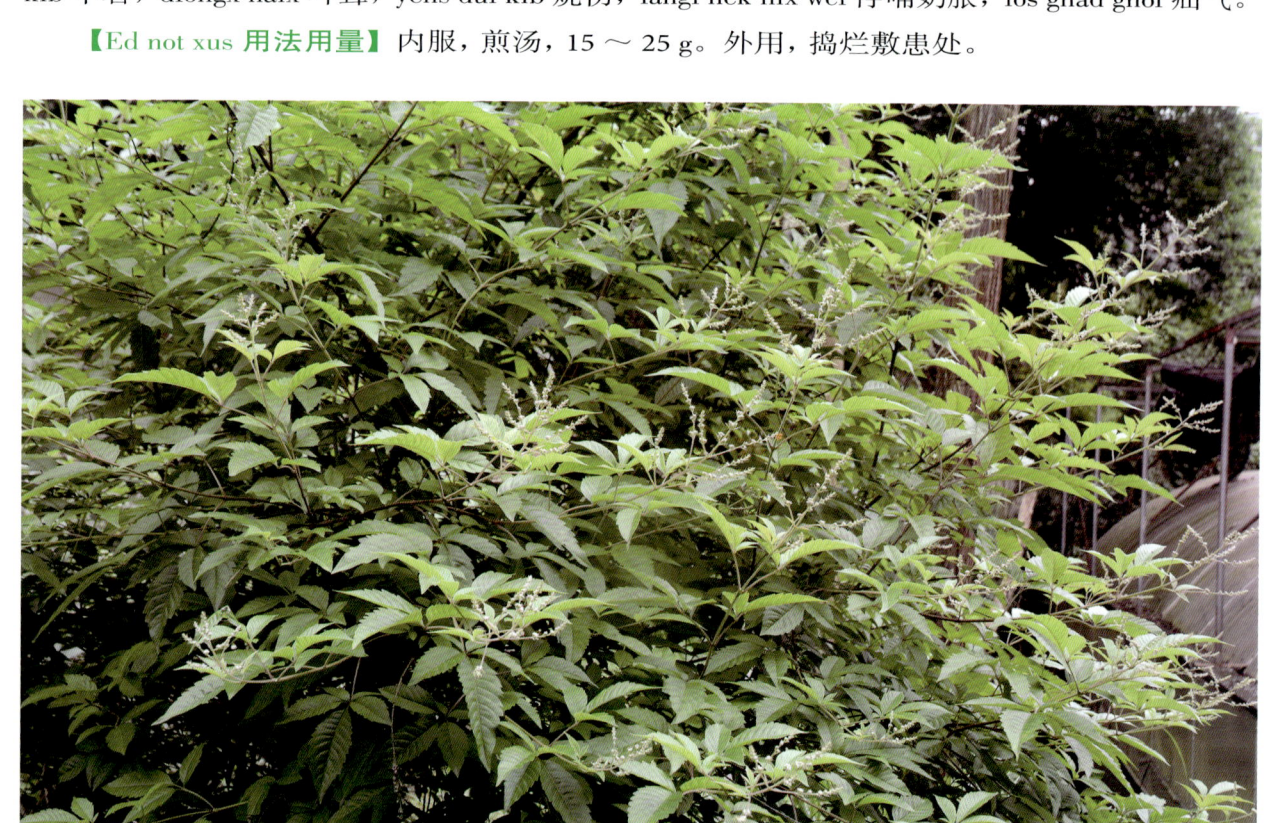

Det mal jenb bil 山牡荆

【Bit hsenb 俗名】山紫荆、五指风、布荆叶、黄荆条。

【Dios kob deis 基源】为马鞭草科植物山牡荆 *Vitex quinata*（Lour.）Will. 的根、枝、叶。

【Niangb bet deis 生长环境】生于路旁山谷溪边及灌木丛中。分布于部分苗乡。

【Jox hsub 性味属经】性平，味淡，属冷热两经药，入两经。

【Qet diel xid 功能主治】功能：hxub kib los xuf 清热利湿，tind nais pot dangf bet ngol 宣肺平喘。主治：jib daib kib jid 小儿发烧，mongb khob hxud 神经性头痛，mongb ghongd gus 气管炎，ngol hvuk 喘咳。

【Ed not xus 用法用量】内服，煎汤，15～25 g。外用，捣烂敷患处。

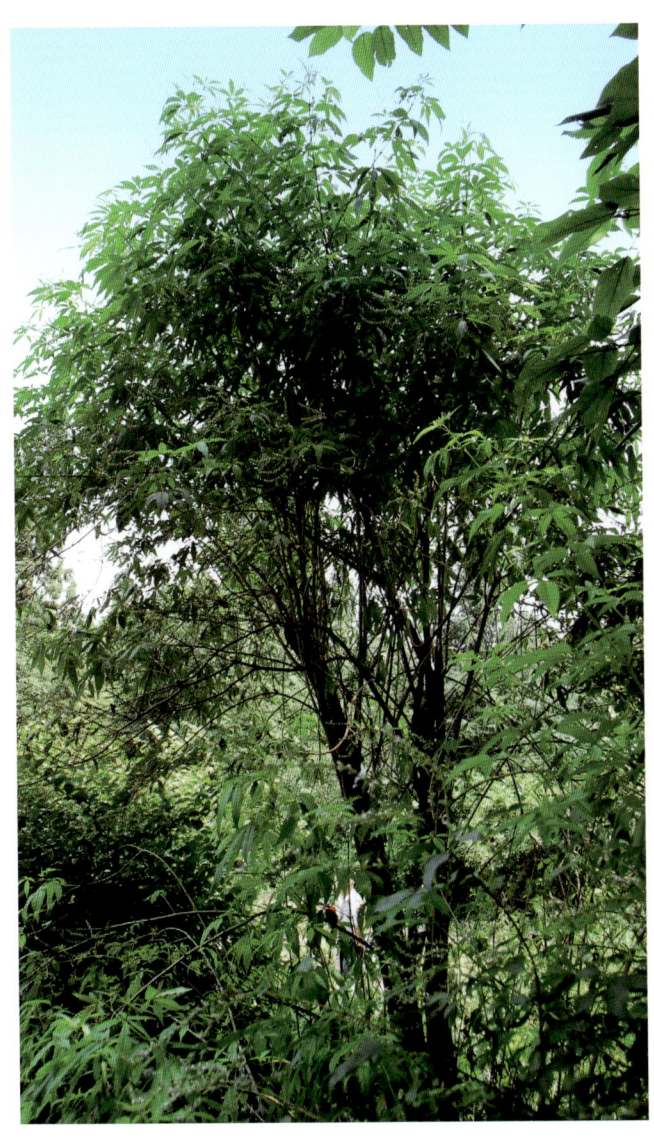
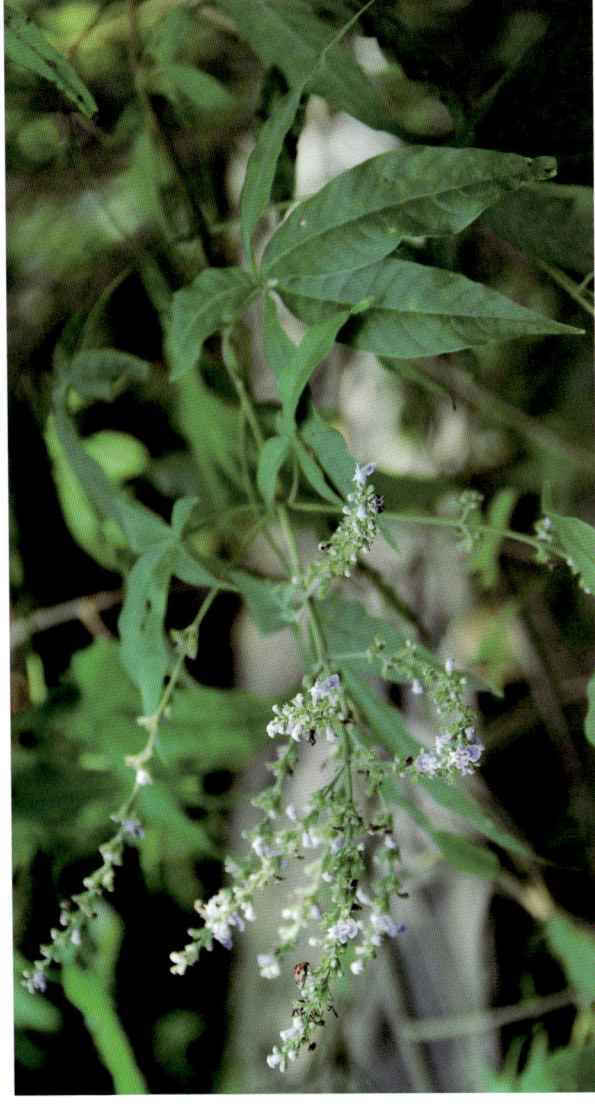

Det dad nex 大青

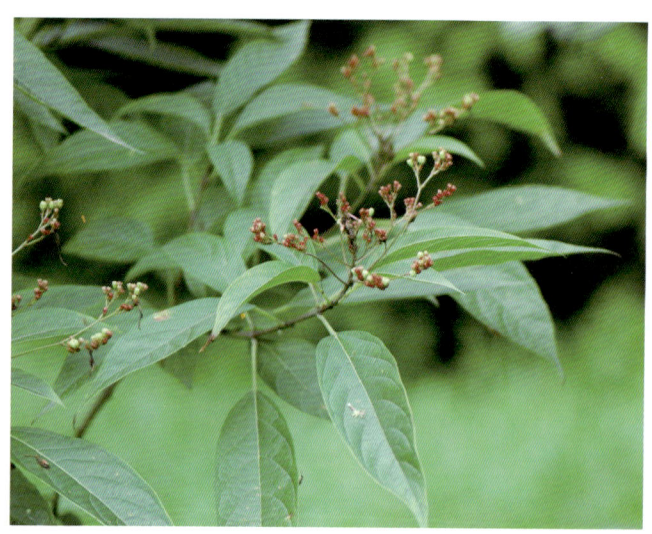

【Bit hsenb 俗名】山漆、大百解、鸡屎菜、臭大青、绿豆青、野地骨。

【Dios kob deis 基源】为马鞭草科植物大青 Clerodendrum cyrtophyllum Turcz. 的根。

【Niangb bet deis 生长环境】喜生于低山地区小山丘上、草地上、路旁。分布于各地苗乡。

【Jox hsub 性味属经】性冷，味苦甘，属冷药，入热经。

【Qet diel xid 功能主治】功能：hxub kib tat jab 清热解毒，hxub jent hxenk net 祛风除湿。主治：mangb hfud kib jid 感冒发烧，nit diongx hxangd mongb khob 高血压头痛，mongb pit khob 偏头痛，mongb daif gad 胃痛（胸口痛），yens jent mongb ghut hsongd 风湿性关节炎，lol hxangd nais 鼻衄。

【Ed not xus 用法用量】内服，煎汤，15～25 g。外用，捣烂敷或煎水洗。

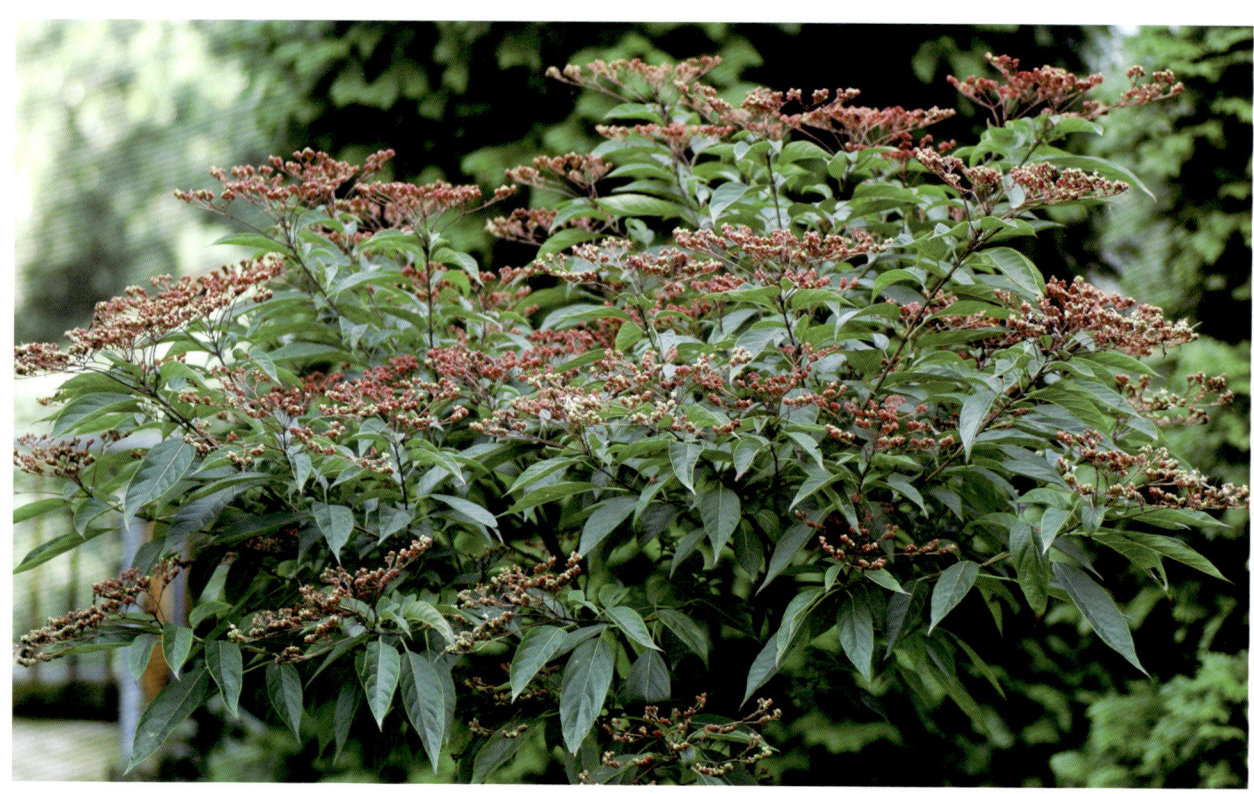

Det od lit 三对节

【Bit hsenb 俗名】三台花、三百棒、山利桐、山枇杷、大罗伞、大常山。

【Dios kob deis 基源】为马鞭草科植物三对节 *Clerodendrum serratum* (Linn.) Moon 的全草。

【Niangb bet deis 生长环境】喜生于疏林间、灌木丛中。分布于部分苗乡。

【Jox hsub 性味属经】性冷，味苦辛，属冷药，入热经。

【Qet diel xid 功能主治】功能：hsenk hsongd dangf mongb 接骨止痛，hxub kib dait kib seil 解热截疟。主治：kib seil 疟疾，mongb khob 头痛，lod hsongd 骨折，dliangd bil dib sangb 跌打损伤，yens jent xuf mongb 风湿疼痛，gangb eb fangx 黄水疮。

【Ed not xus 用法用量】内服，煎汤，15～25 g；或浸酒饮。外用，捣烂敷。

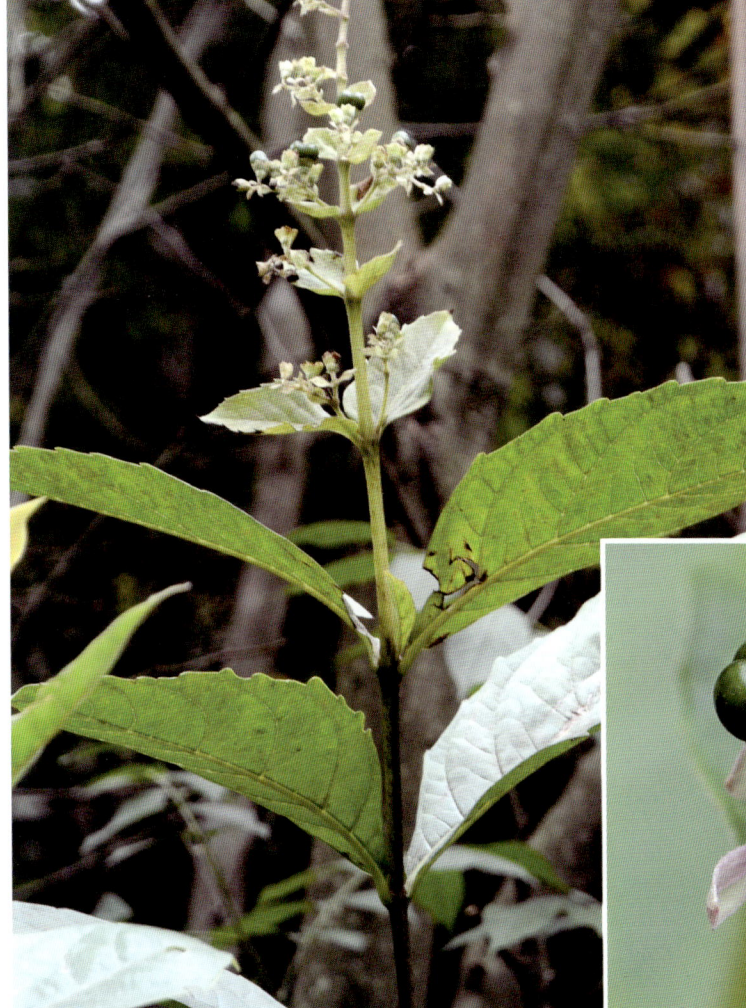

Det ghad hxab 红紫珠

【Bit hsenb 俗名】对节树、小红米果、红叶紫珠、细米油珠。

【Dios kob deis 基源】为马鞭草科植物红紫珠 *Callicarpa rubella* Lindl. 的叶。

【Niangb bet deis 生长环境】生于坡塝杂木林中、疏林内。分布于各地苗乡。

【Jox hsub 性味属经】性冷，味苦辛，属冷药，入热经。

【Qet diel xid 功能主治】功能：seil hxangd dangf hxangd 凉血止血，hxenk od nul dangf mongb 消炎止痛。主治：dliangd bil dib sangb 跌打损伤，yens xit lol hxangd 刀伤出血，od hxangd 吐血，xud wal hxangd 尿血。

【Ed not xus 用法用量】内服，煎汤，10～15 g。外用，研末敷。

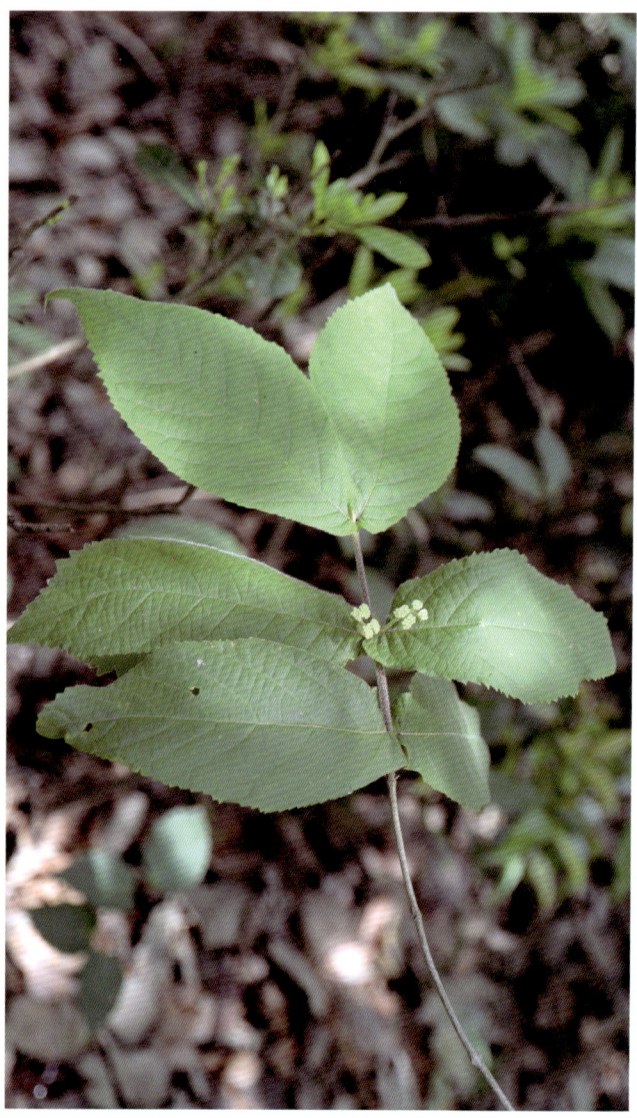
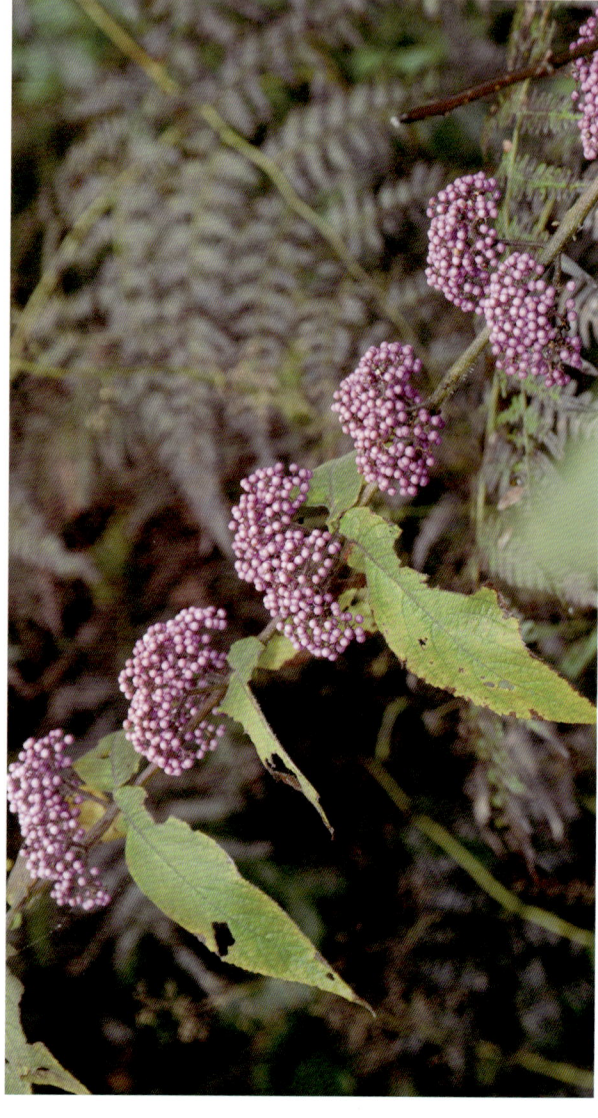

Det ghad hxab hlieb 大叶紫珠

【Bit hsenb 俗名】紫珠、大风叶、止血草、白骨风、紫珠柴、大叶鸦鹊饭。

【Dios kob deis 基源】为马鞭草科植物大叶紫珠 *Callicarpa macrophylla* Vahl 的果、根、叶。

【Niangb bet deis 生长环境】喜生于坡塝灌木丛中、疏林下。分布于各地苗乡。

【Jox hsub 性味属经】性冷，味苦辛，属冷药，入热经。

【Qet diel xid 功能主治】功能：tat jit hxangd hxenk angt 散瘀消肿，dangf hxangd dangf mongb 止血止痛。主治：dliangd bil

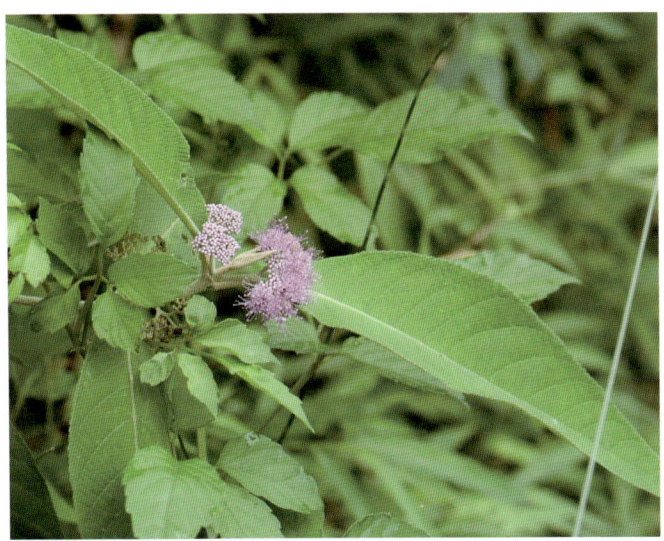

dib yens pot mongb 跌打肿痛，yens jent mongb hsongd 风湿骨痛，yens xit lol hxangd 刀伤出血，lol hxangd nais 鼻衄，dex hmid lol hxangd 拔牙出血。

【Ed not xus 用法用量】内服，煎汤，15～30 g。外用，捣烂敷患处。

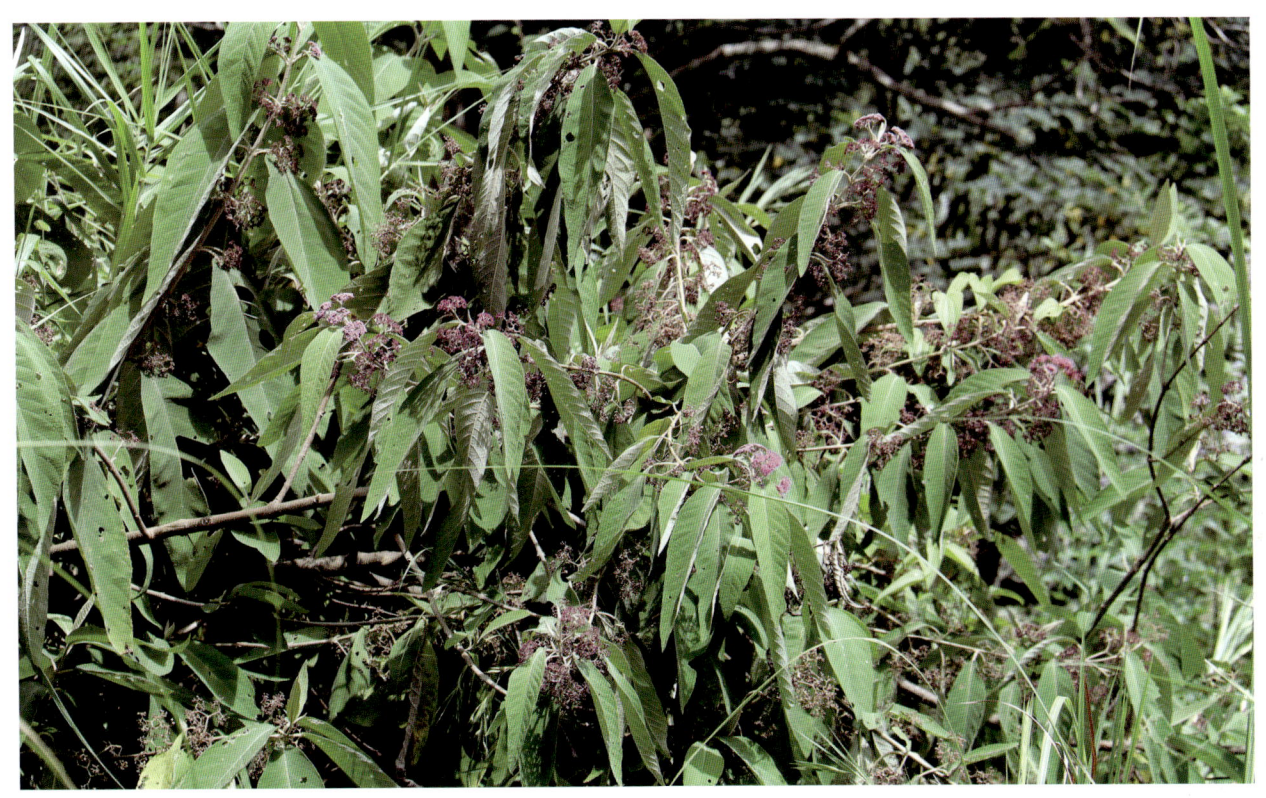

Det ghad hxab vud 杜虹花

【Bit hsenb 俗名】柴荆、紫珠、止血草、白毛柴、鸦鹊板、粗糠仔、雅目草。

【Dios kob deis 基源】为马鞭草科植物杜虹花 *Callicarpa formosana* Rolfe 的叶。

【Niangb bet deis 生长环境】生于坡塝灌木丛中、疏林间。分布于各地苗乡。

【Jox hsub 性味属经】性冷,味苦,属冷药,入热经。

【Qet diel xid 功能主治】功能:seil hxangd dangf hxangd 凉血止血,hxub kib tat jab 清热解毒。主治:mongb ghongd niangs 咽喉痛,mongb ghad nial mais 火眼,yens xit lol hxangd 刀伤出血,lol hxangd nais 鼻衄,od hxangd 吐血,ngol lol hxangd 咳血,xud ghad hxangd 便血。

【Ed not xus 用法用量】内服,煎汤,25～30 g;或3～5 g 研末吞服。外用,捣烂敷或研末撒。

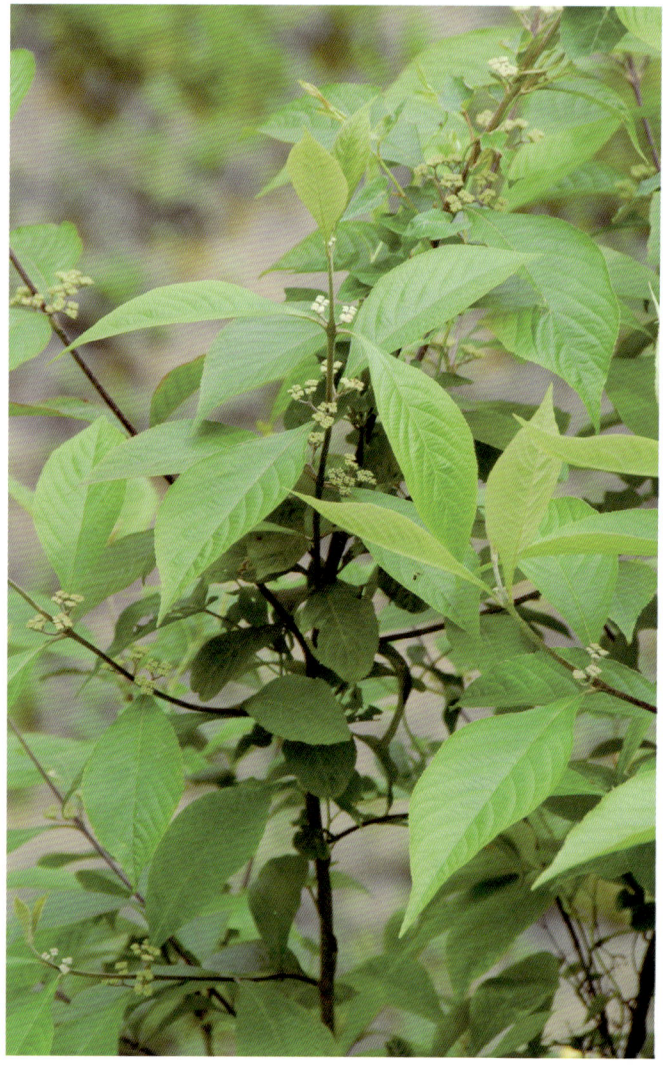
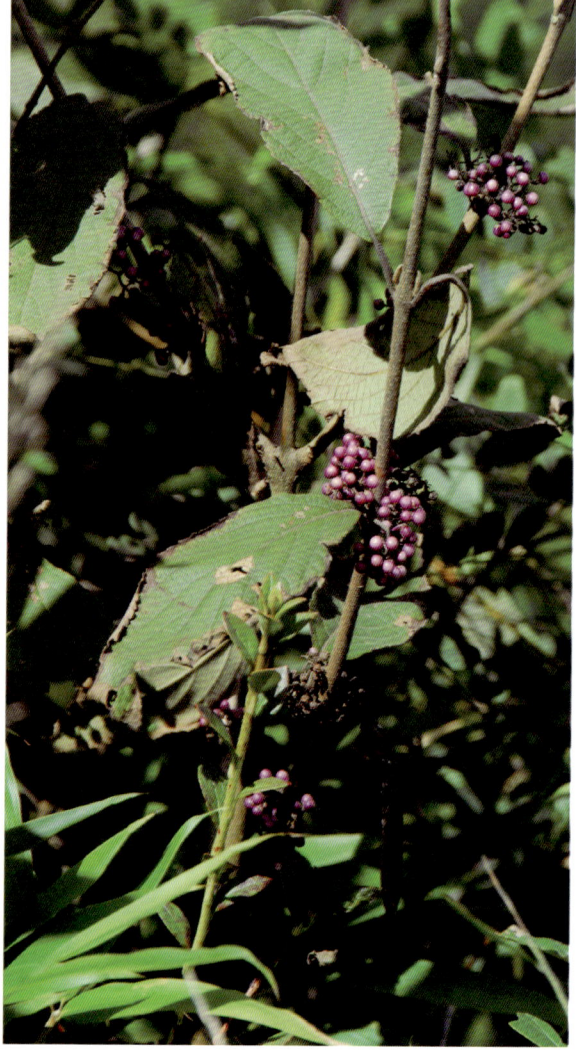

Det dongb xenb 老鸦糊

【Bit hsenb 俗名】万年青、红泡果、没翻叶、鸡米树、菜子木、大麻雀米。

【Dios kob deis 基源】为马鞭草科植物老鸦糊 *Callicarpa giraldii* Hesse ex Rehd. 的果实、根、枝、叶。

【Niangb bet deis 生长环境】生于坡塝疏林下、山谷边。分布于部分苗乡。

【Jox hsub 性味属经】性冷，味苦辛，属冷药，入热经。

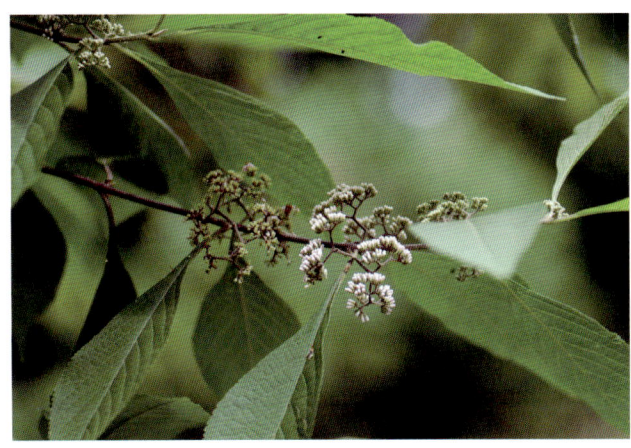

【Qet diel xid 功能主治】功能：hxub jent hxenk net 祛风除湿，ves hxangd dangf hxangd 活血止血。主治：dliangd bil dib sangb 跌打损伤，yens xit lol hxangd 刀伤出血，yens niangs lol hxangd 内伤出血，jit hxangd 瘀血，mongb ghut hsongd 关节痛，niangb hsab pob mongb 无名肿毒。

【Ed not xus 用法用量】内服，煎汤，15～25 g。外用，捣烂敷或煨水熏洗。

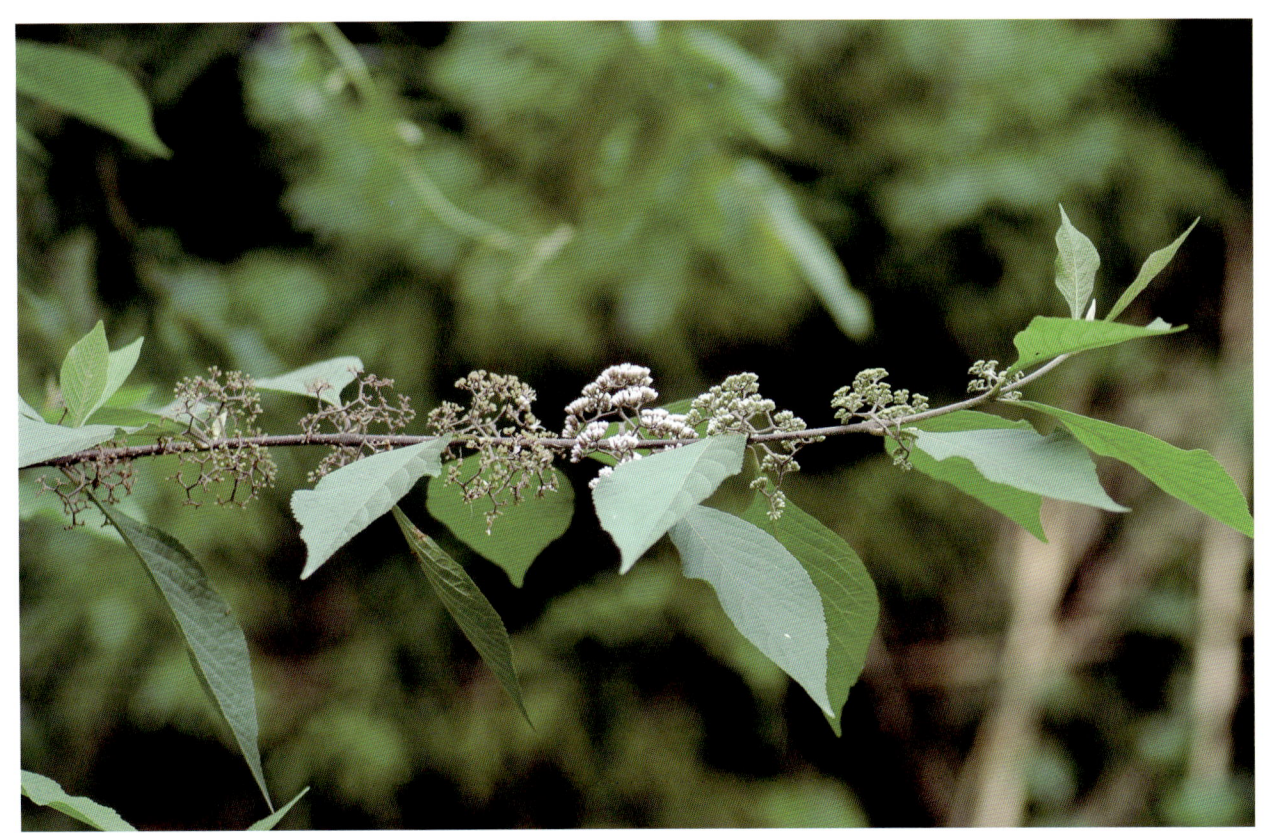

Vob qif yal 兰香草

【Bit hsenb 俗名】山薄荷、石仙草、对对花、独脚球、紫罗球、婆缄花。

【Dios kob deis 基源】为马鞭草科植物兰香草 Caryopteris incana (Thunb.) Miq. 的全株。

【Niangb bet deis 生长环境】生于坡塝疏林下、路旁、溪边灌木丛中。分布于各地苗乡。

【Jox hsub 性味属经】性热，味苦辛，属热药，入冷经。

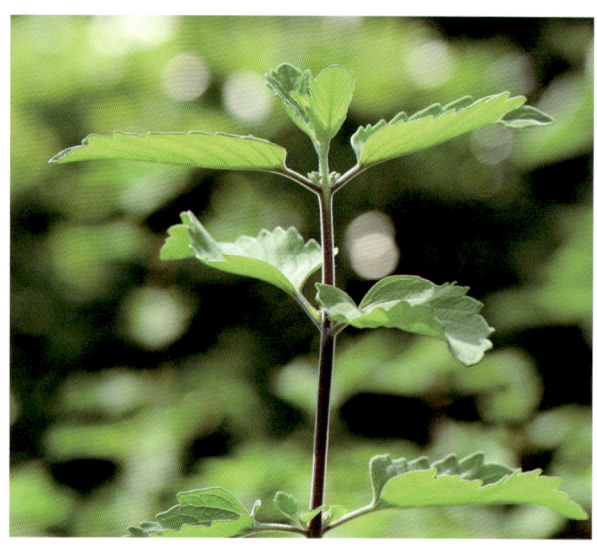

【Qet diel xid 功能主治】功能：ves hxangd tat jit hxangd 活血化瘀，hxub jent hxenk net 祛风除湿。主治：mangb hfud kib jid 感冒发烧，mongb khob 头痛，dliangd bil dib yens pot mongb 跌打肿痛，yens jent mongb hsongd 风湿骨痛，mongb daif gad 胃痛（胸口痛），hsot ud ax jangx hxib 月经不调，ghad eb dlub lol not 白带过多。

【Ed not xus 用法用量】内服，煎汤，15～25 g；或浸酒饮。外用，捣烂敷或捣汁涂。

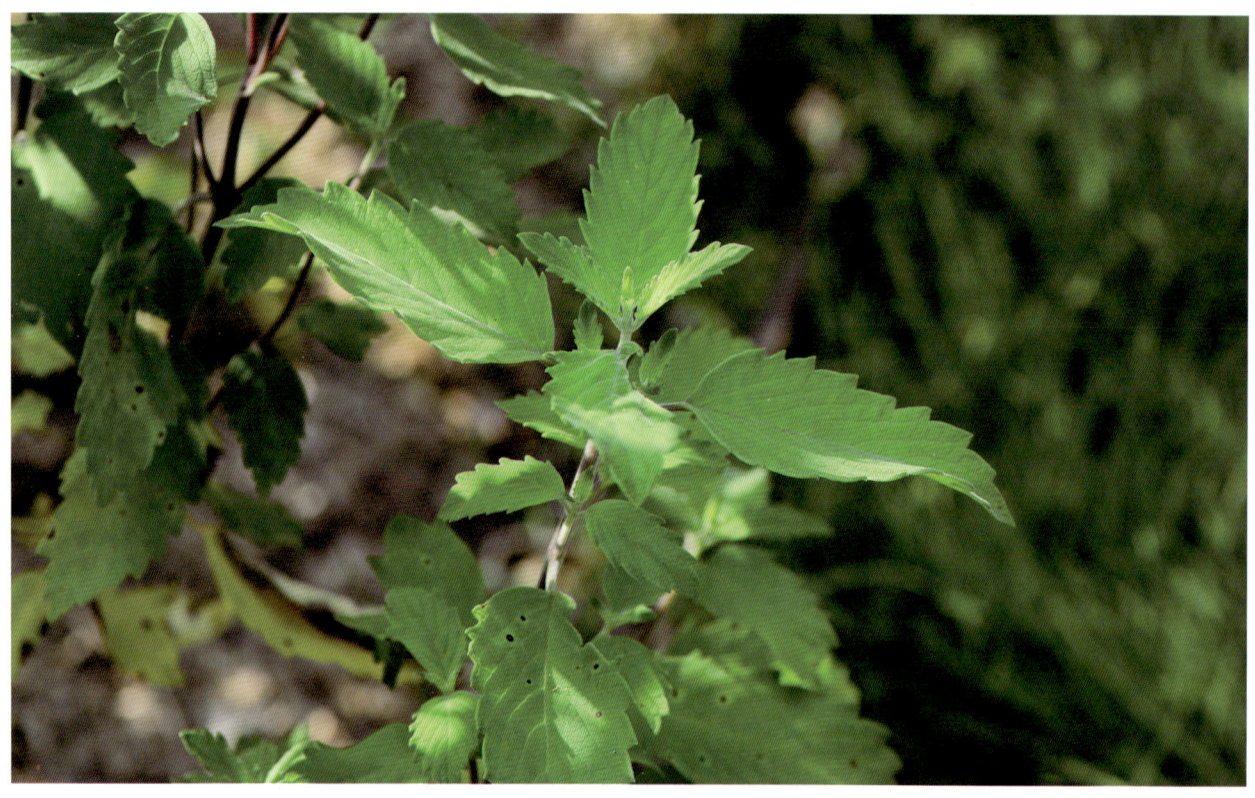

Vob hniangk 紫珠

【Bit hsenb 俗名】鱼子、米筛子、里鳝子、菊盘花、珍珠柳、鲤鱼下子。

【Dios kob deis 基源】为马鞭草科植物紫珠 *Callicarpa bodinieri* Levl. 的根、种子、枝、叶。

【Niangb bet deis 生长环境】生于中山地区坡塝疏林下、溪边灌木丛中。分布于各地苗乡。

【Jox hsub 性味属经】性平，味辛，属冷热两经药，入两经。

【Qet diel xid 功能主治】功能：ves hxangd tongb hxud 活血通络。主治：mangb hfud mongb khob mongb jid 感冒头痛身痛，yens jent xuf mongb 风湿疼痛，mongb qub 腹痛，hsot ud ax jangx hxib 月经不调，xit daib jit hxangd 产后瘀血。

【Ed not xus 用法用量】内服，煎汤，15～25 g；或煮甜酒吃。外用，捣烂敷。

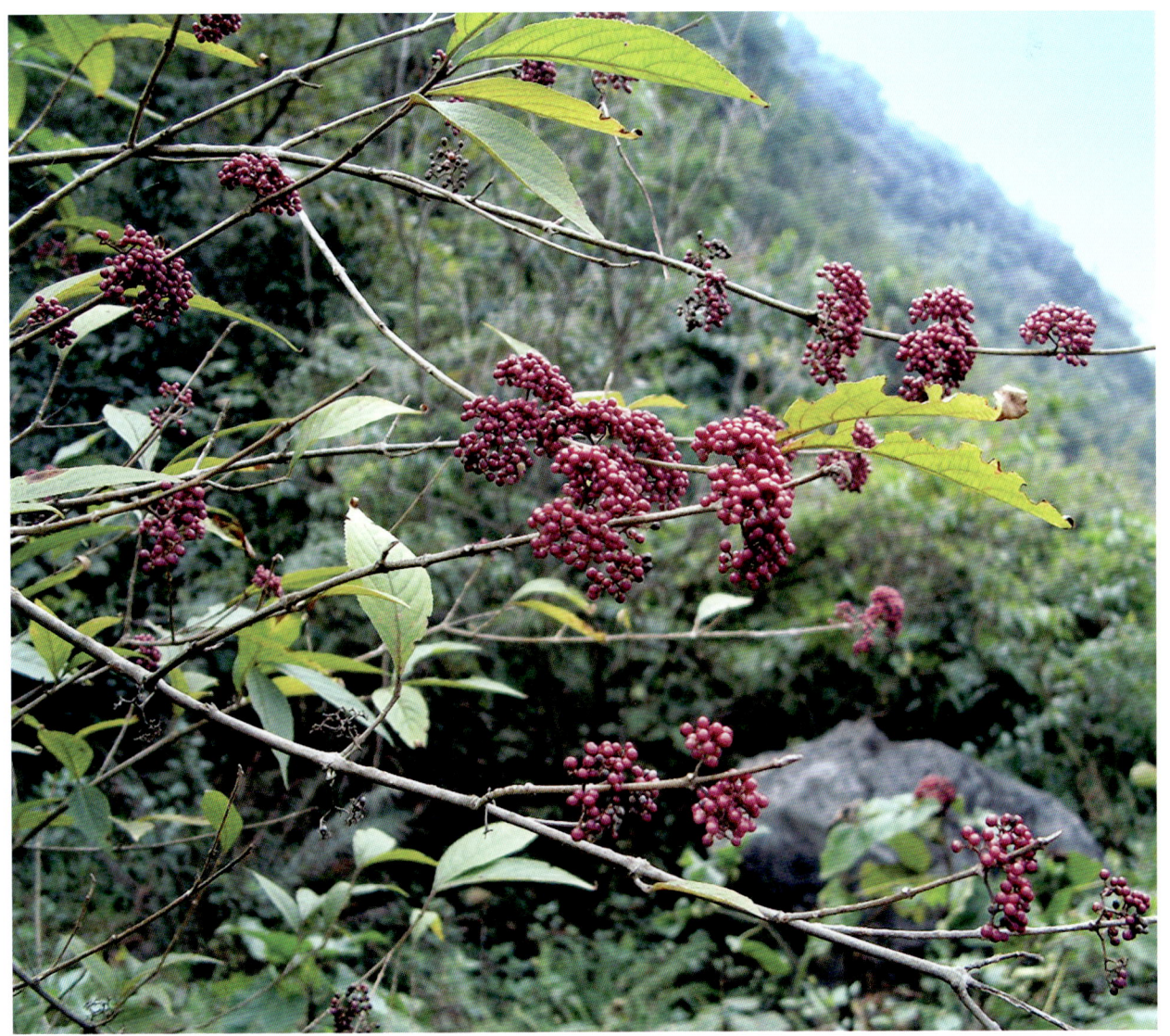

Bangx mof lid bat 臭茉莉

【Bit hsenb 俗名】小将军、山茉莉、冬地梅、蜻蜓叶、臭矢茉莉。

【Dios kob deis 基源】为马鞭草科植物臭茉莉 *Clerodendrum philippinum* Schauer var. *simplex* Moldenke 的根、茎、叶。

【Niangb bet deis 生长环境】喜生于山谷两侧、溪沟边、灌木丛中。分布于部分苗乡。

【Jox hsub 性味属经】性平，味淡，属冷热两经药，入两经。

【Qet diel xid 功能主治】功能：ves hxangd hxenk angt 活血消肿，hxub jent hxenk net 祛风除湿。主治：bus diangd 骨髓炎，yens jent mongb hsongd 风湿骨痛，dix khangd ghad 痔疮，dlif ghab neib ghangb 脱肛。

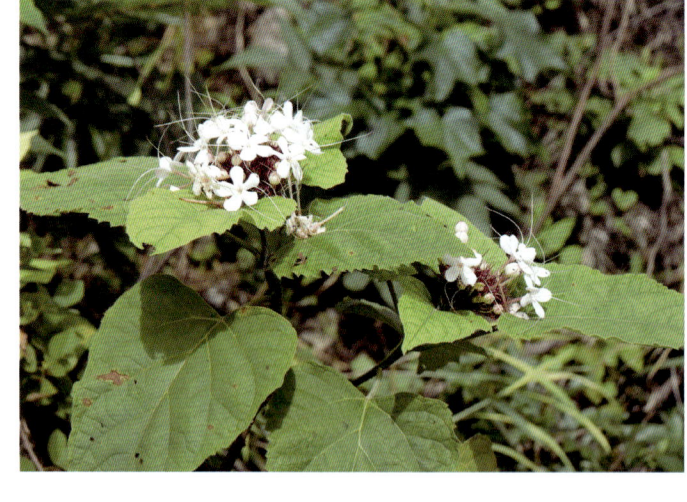

【Ed not xus 用法用量】内服，煎汤，15～25 g；或入丸、散剂。外用，捣烂敷。

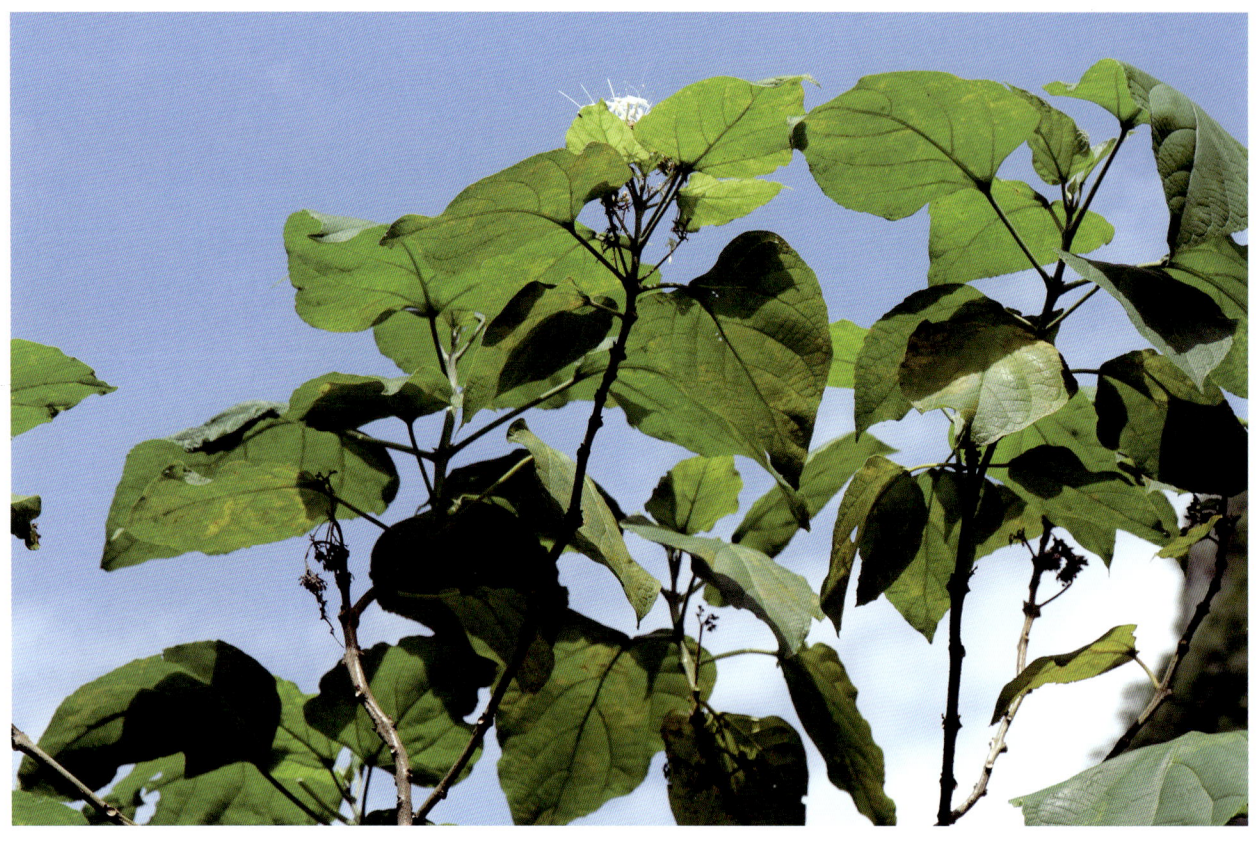

Det dob nex 豆腐柴

【Bit hsenb 俗名】腐婢、六月冻、观音柴、虱麻柴、追风散、凉粉叶、狐臭树。

【Dios kob deis 基源】为马鞭草科植物豆腐柴 *Premna microphylla* Turcz. 的根、枝、叶。

【Niangb bet deis 生长环境】生于坡塝疏林下、沟谷边、灌木丛中。分布于各地苗乡。

【Jox hsub 性味属经】性冷，味苦，属冷药，入热经。

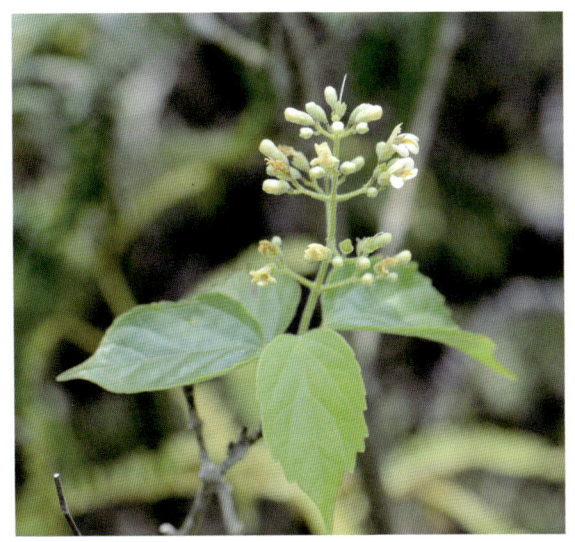

【Qet diel xid 功能主治】功能：hxub kib tat jab 清热解毒，hxenk angt dangf mongb 消肿止痛。主治：dliangd bil dib sangb 跌打损伤，yens xit 刀伤，hfud nais pot yens jab 肺痨，mongb hmid 牙痛，yens dul kib 烧伤，yens gangb hniub bangd 蜂子蜇伤，dix gangb 疔疮，niangb hsab pob mongb 无名肿毒。

【Ed not xus 用法用量】内服，煎汤，15～25 g。外用，捣烂敷。

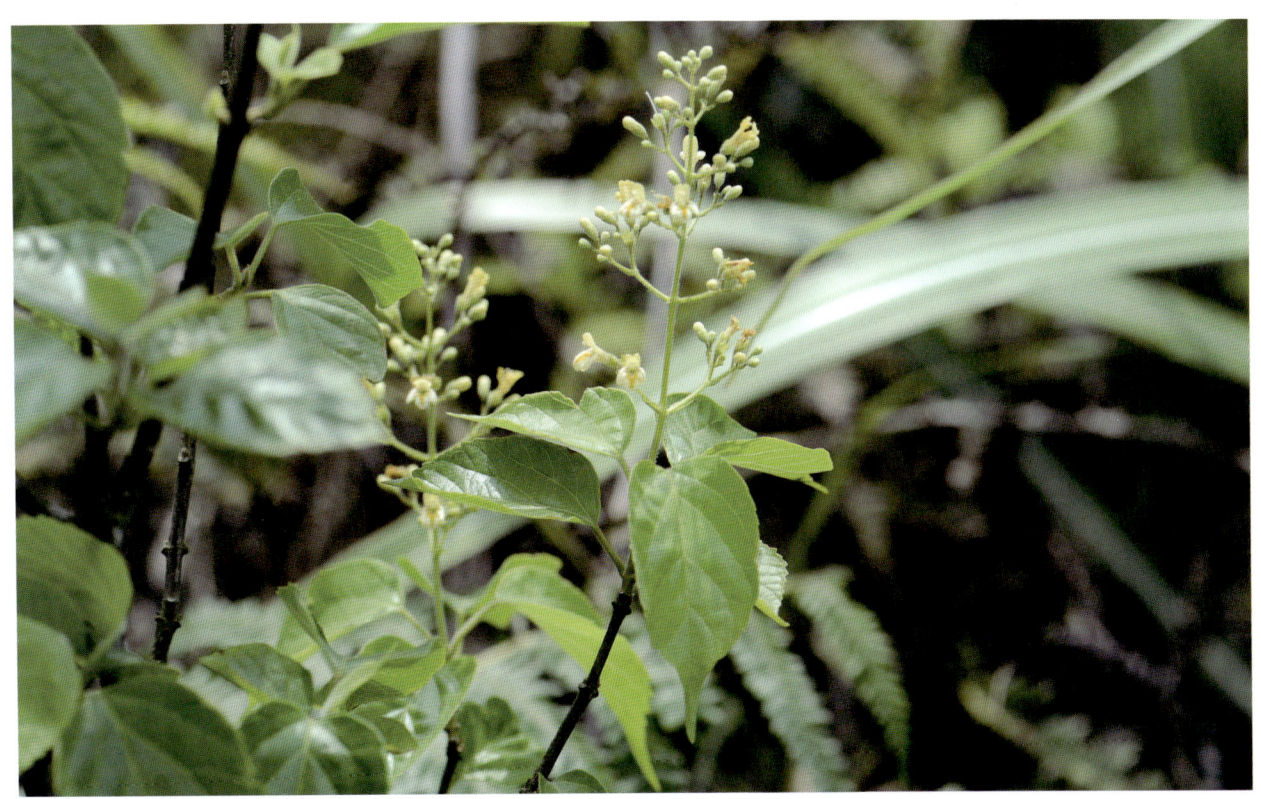

Det hxub hangt hseib 臭黄荆

【Bit hsenb 俗名】腐婢、小青树、虫麻柴、狐臭柴、斑鸠占、斑鸠叶豆腐。

【Dios kob deis 基源】为马鞭草科植物臭黄荆 *Premna ligustroides* Hemsl. 的根、叶。

【Niangb bet deis 生长环境】生于坡塝杂木林中、山坡路旁。分布于各地苗乡。

【Jox hsub 性味属经】性平，味淡，属冷热两经药，入两经。

【Qet diel xid 功能主治】功能：hxub kib tat jab 清热解毒，hxenk angt dangf mongb 消肿止痛。主治：mongb khob 头痛，pob lob pob bil 手脚水肿，mongb hmid 牙痛，dix khangd ghad 痔疮，dlif ghab neib ghangb 脱肛。

【Ed not xus 用法用量】内服，煎汤，15～100 g；或泡酒服；或煮豆腐吃。外用，研末油调涂患处。

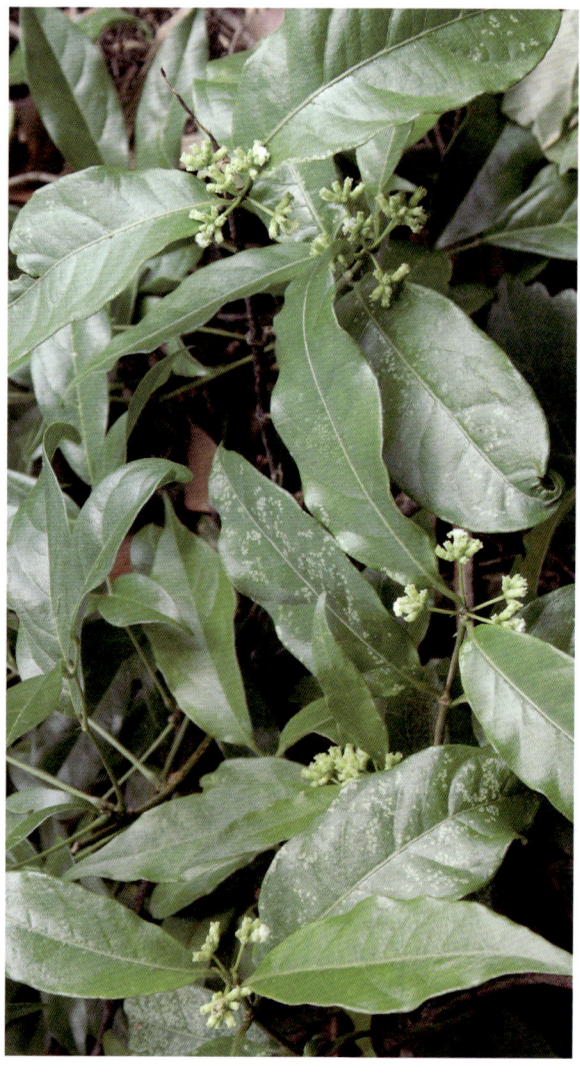
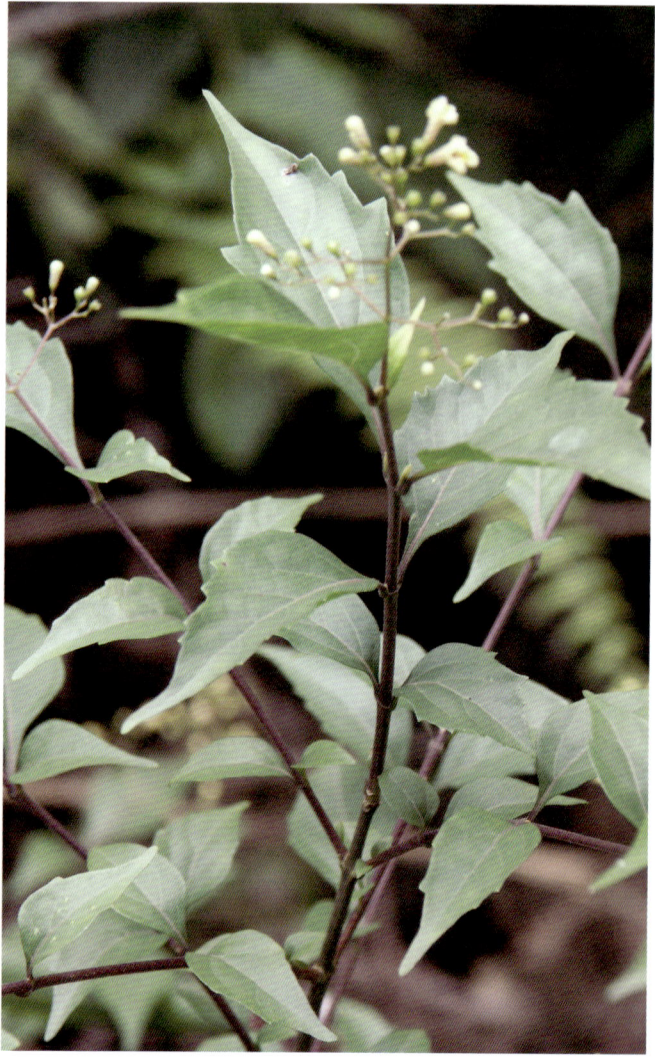

Det hxub hangt hseib dad 狐臭柴

【Bit hsenb 俗名】小青树、斑鸠占、斑鸠叶豆腐、神仙豆腐柴。

【Dios kob deis 基源】为马鞭草科植物狐臭柴 *Premna puberula* Pamp. 的根、叶。

【Niangb bet deis 生长环境】生于坡塝杂木林中、疏林下。分布于各地苗乡。

【Jox hsub 性味属经】性平，味辛甘，属冷热两经药，入两经。

【Qet diel xid 功能主治】功能：hxub kib zangl xuf 清热除湿，hsot ud vut dangf mongb 调经止痛。主治：yens jent mongb ghut hsongd 风湿性关节炎，pob lob pob bil 手脚水肿，hsot ud ax jangx hxib 月经不调，niangb hsab pob mongb 无名肿毒。

【Ed not xus 用法用量】内服，煎汤，15～100 g；或泡酒服；或煮豆腐吃。外用，研末油调涂患处。

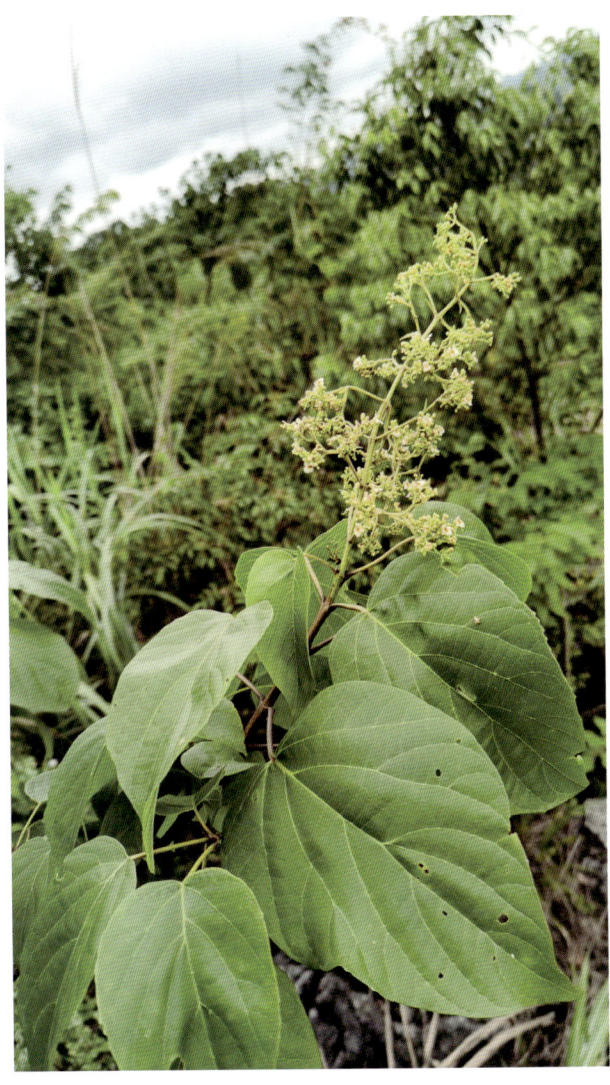
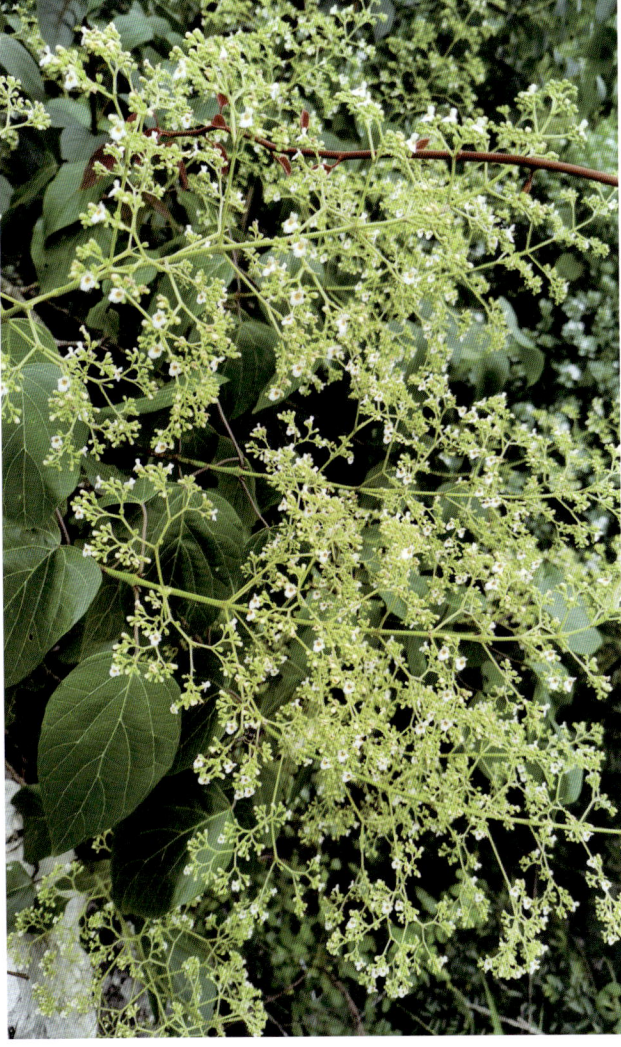

Det dlongx xok 赪桐

【Bit hsenb 俗名】朱桐、大将军、红虫木、合包花、百日红、龙船花、香斗花。

【Dios kob deis 基源】为马鞭草科植物赪桐 *Clerodendrum japonicum*（Thunb.）Sweet 的花、根、叶。

【Niangb bet deis 生长环境】生于坡塝杂木林中。分布于部分苗乡。

【Jox hsub 性味属经】性热，味甘，属热药，入冷经。

【Qet diel xid 功能主治】功能：hxub kib los xuf 清热利湿，yis hxangd vut bongt 补血益气。主治：yens jent mongb hsongd 风湿骨痛，nais pot kib ait ngol 肺热咳嗽，fangx mais fangx jid 黄疸，bit ax dangx 失眠，los ghad ghof 疝气，mongb hmid 牙痛。

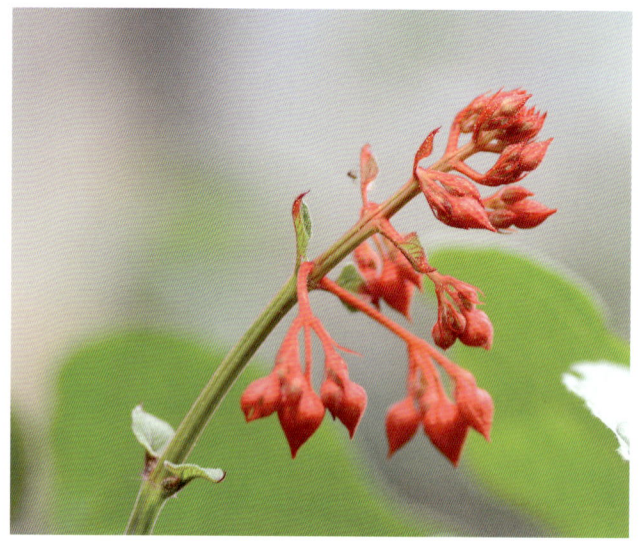

【Ed not xus 用法用量】内服，100 g，泡酒饮。外用，捣烂敷或捣汁涂患处。

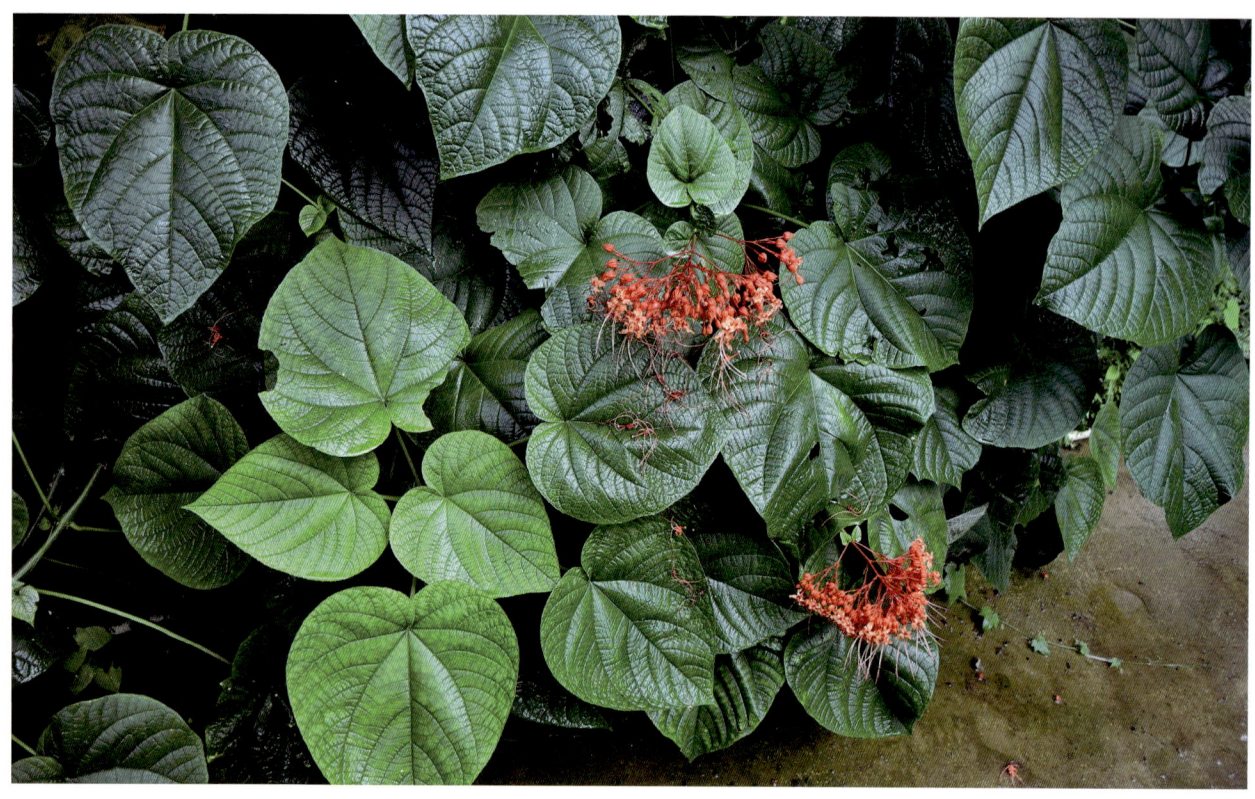

Vob jab daib 臭牡丹

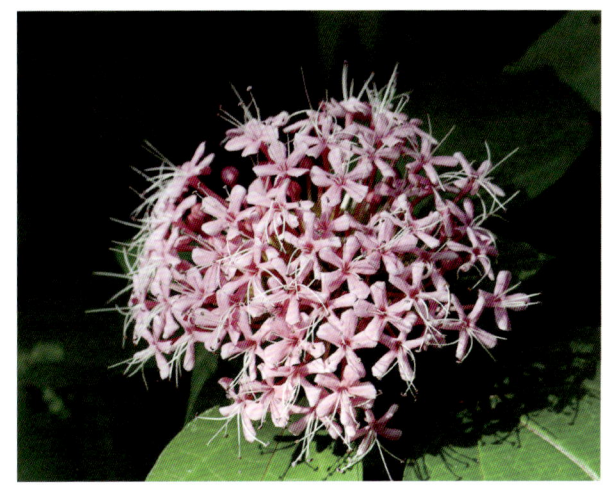

【Bit hsenb 俗名】大红袍、矮脚桐、臭八宝、臭珠桐、逢仙草。

【Dios kob deis 基源】为马鞭草科植物臭牡丹 *Clerodendrum bungei* Steud. 的根、枝、叶。

【Niangb bet deis 生长环境】生于山脚林边、山沟中、屋边，有栽培。分布于各地苗乡。

【Jox hsub 性味属经】性冷，味苦涩，属冷药，入热经。

【Qet diel xid 功能主治】功能：ves hxangd tat jit hxangd 活血化瘀，tat jab hxenk angt 解毒消肿。主治：mongb khob 头痛，yens jent mongb ghut hsongd 风湿性关节炎，mongb hmid 牙痛，jil wel od nul 乳腺炎，dix guk 背痈，dlif ghab neib ghangb 脱肛。

【Ed not xus 用法用量】内服，煎汤，15～25 g；或入丸、散剂。外用，捣烂敷或煎水熏洗。

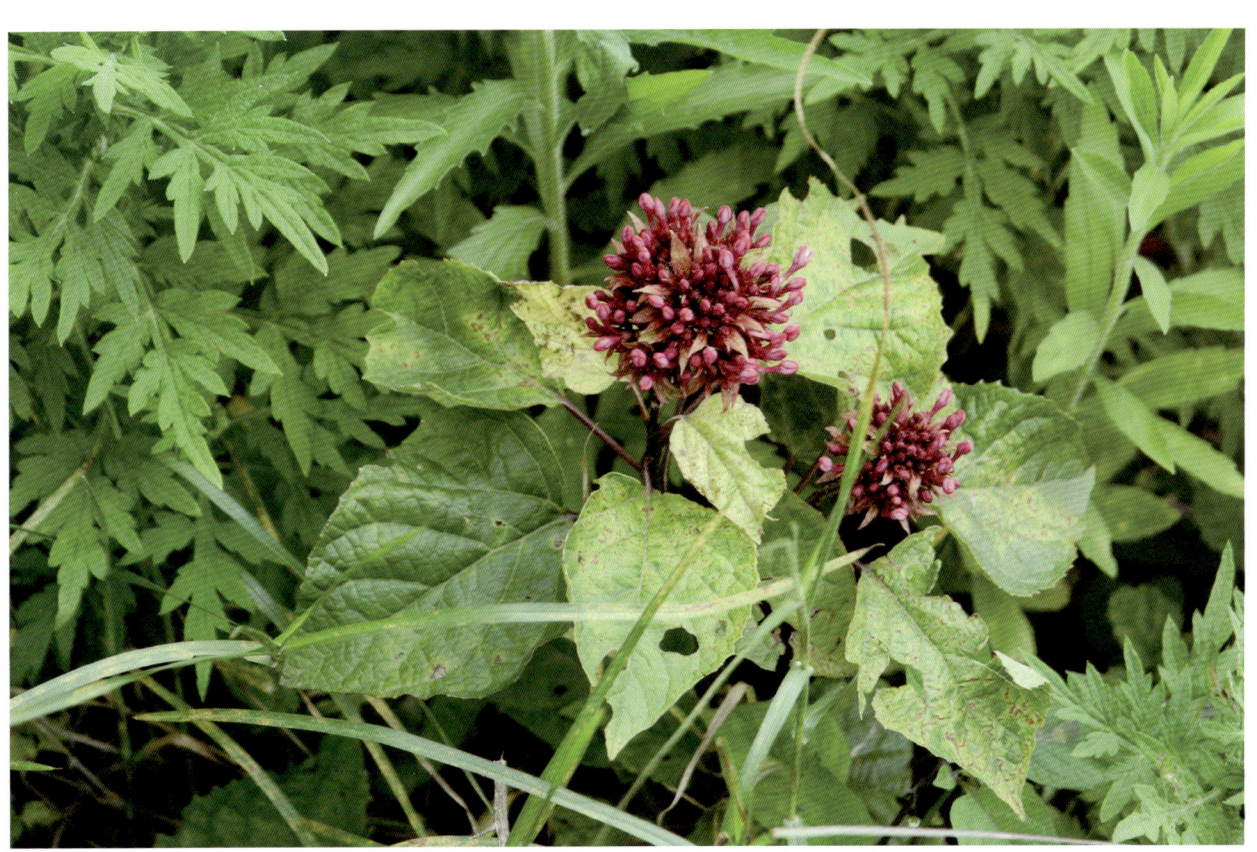

Zend yex vud 臭梧桐

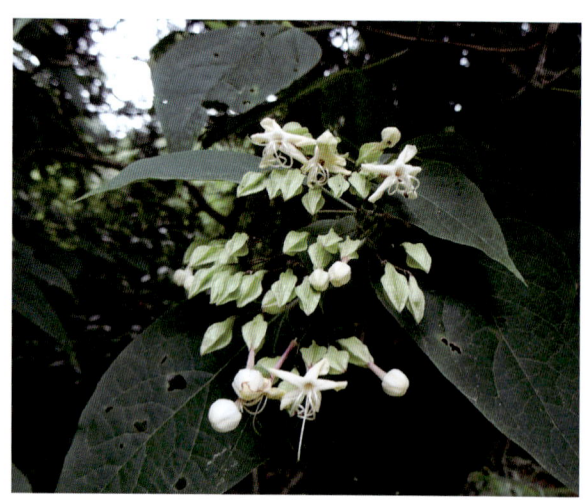

【Bit hsenb 俗名】秋叶、泡花桐、臭芙蓉、矮桐子、八角梧桐、楸叶苍山。

【Dios kob deis 基源】为马鞭草科植物臭梧桐 *Clerodendrum trichotomum* Thunb. 的根、嫩枝叶、花。

【Niangb bet deis 生长环境】生于坡塝灌木林、杂木林、疏林下。分布于各地苗乡。

【Jox hsub 性味属经】性冷，味苦甘，属冷药，入热经。

【Qet diel xid 功能主治】功能：hxub jent hxenk net 祛风除湿，hxenk od nul dangf mongb 消炎止痛。主治：dliangd bil dib sangb 跌打损伤，yens jent mongb 风湿痛，hvangb jid zeib ghangb 半身不遂，mongb hmid 牙痛，mongb pit khob 偏头痛，dix khangd ghad 痔疮，zal ghad dongk xok 细菌性痢疾。

【Ed not xus 用法用量】内服，水煎，20～30 g。外用，煎水熏洗。

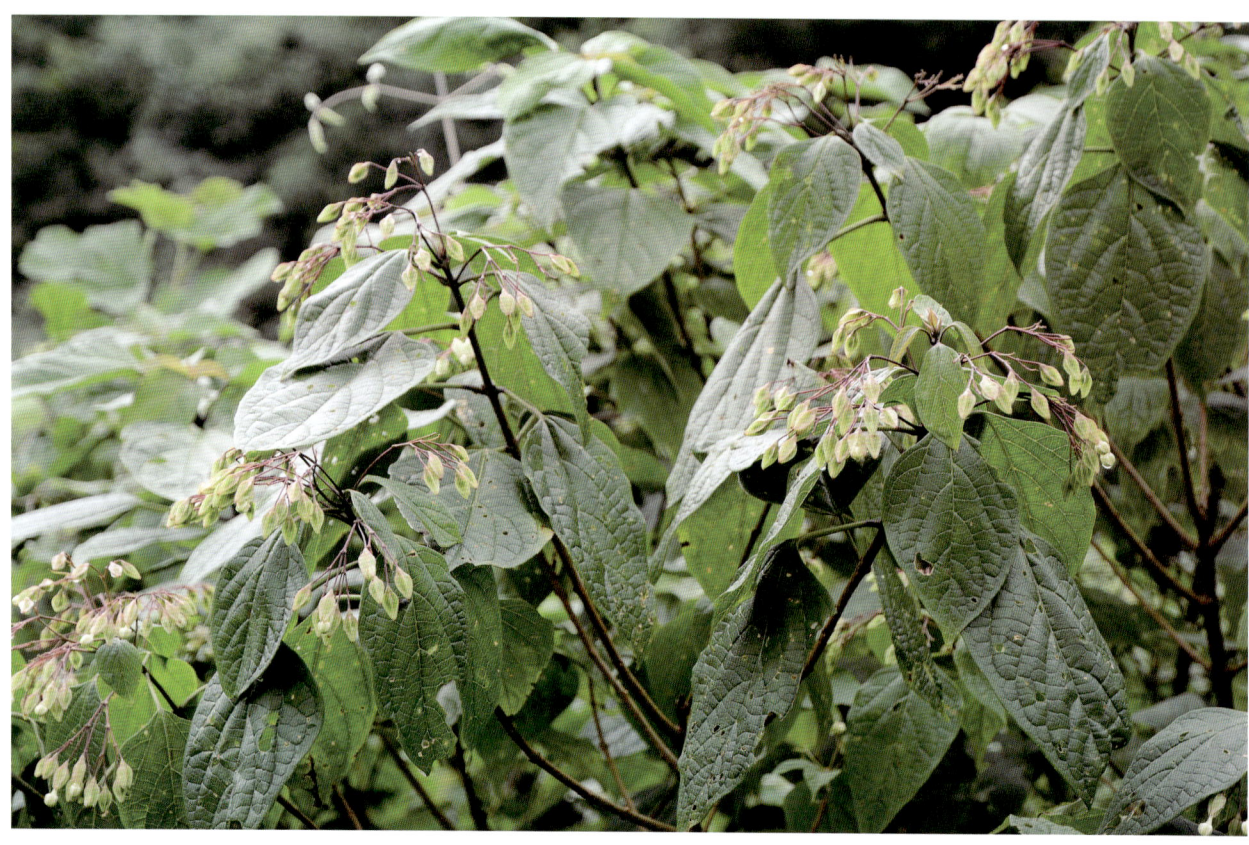

Bas maob gub 过江藤

【Bit hsenb 俗名】水黄芹、红蛇头、旺梨草、和尚头、苦舌草、雷公锤草。

【Dios kob deis 基源】为马鞭草科植物过江藤 *Phyla nodiflora*（L.）Greene 的藤茎或全草。

【Niangb bet deis 生长环境】生于低山地区溪边、山谷中、田园边、路旁。分布于各地苗乡。

【Jox hsub 性味属经】性冷，味酸微苦，属热药，入冷经。

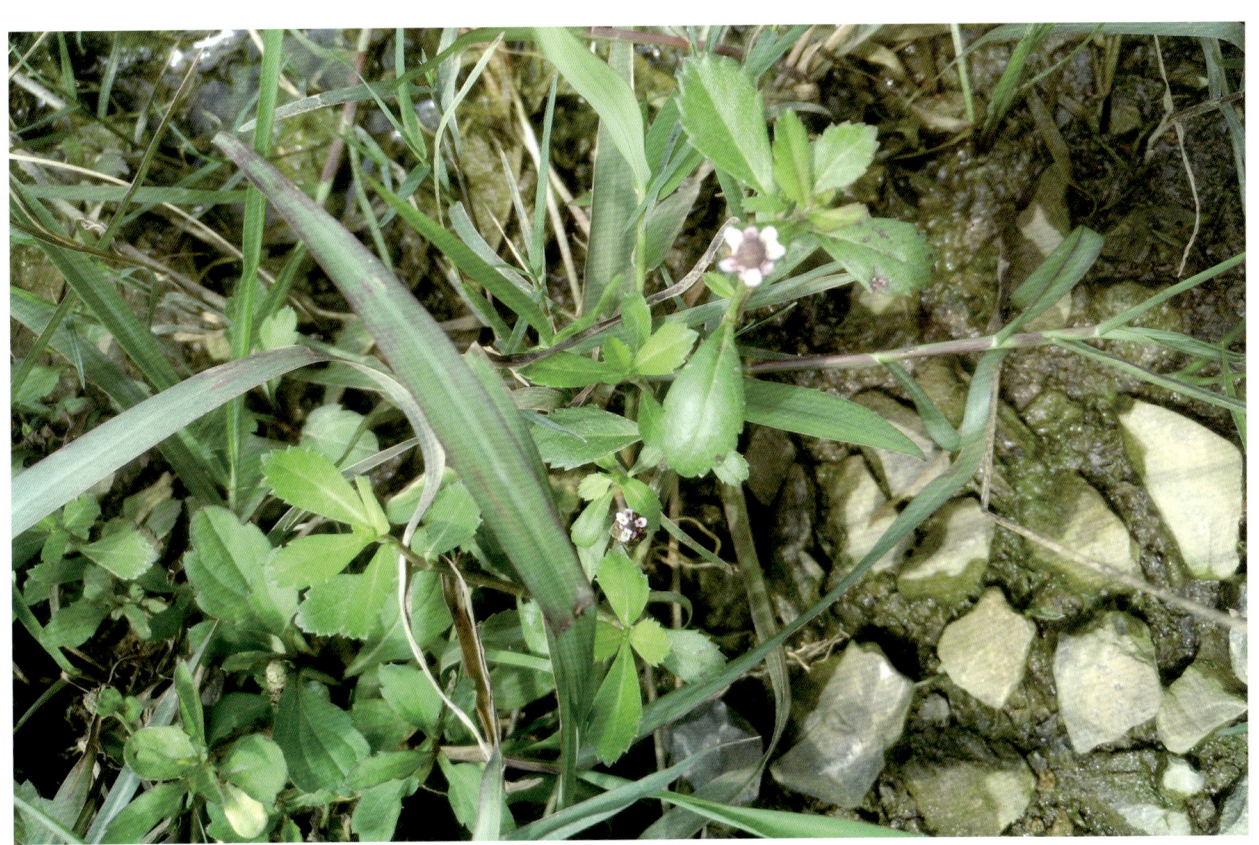

【Qet diel xid 功能主治】功能：hxub kib los xuf 清热利湿，hxenk angt dangf mongb 消肿止痛。主治：los link ghongd 吊小舌，jangx gangb nangb 带状疱疹，mongb git ghab naix 腮腺炎，yens dlad zeb nex gik 狂犬咬伤，mongb qub zal ghad 腹痛腹泻。

【Ed not xus 用法用量】内服，煎汤，3～9 g。

唇形科

Jab vob jox mib 藿香

【Bit hsenb 俗名】广藿香、土藿香、排香草、野藿香、藿香菜。

【Dios kob deis 基源】为唇形科植物藿香 *Agastache rugosa*（Fisch. et Mey.）O. Ktze. 的全草。

【Niangb bet deis 生长环境】生于低山地区农地边、村寨边，有栽培。分布于部分苗乡。

【Jox hsub 性味属经】性热，味辛，属热药，入冷经。

【Qet diel xid 功能主治】功能：gangt xuf zangl seil 燥湿散寒，tiod nat mangs buk dux 健脾和胃。主治：yens xit lol hxangd 刀伤出血，niak qub niangb ax dangf 胎动不安，kib seil 疟疾，mangb hfud seil 风寒感冒，seil kib mongb khob 伤寒头痛，od 呕吐，hangt lot 口臭。

【Ed not xus 用法用量】内服，煎汤，10～20 g。外用，煎水含漱或烧存性研末调敷。

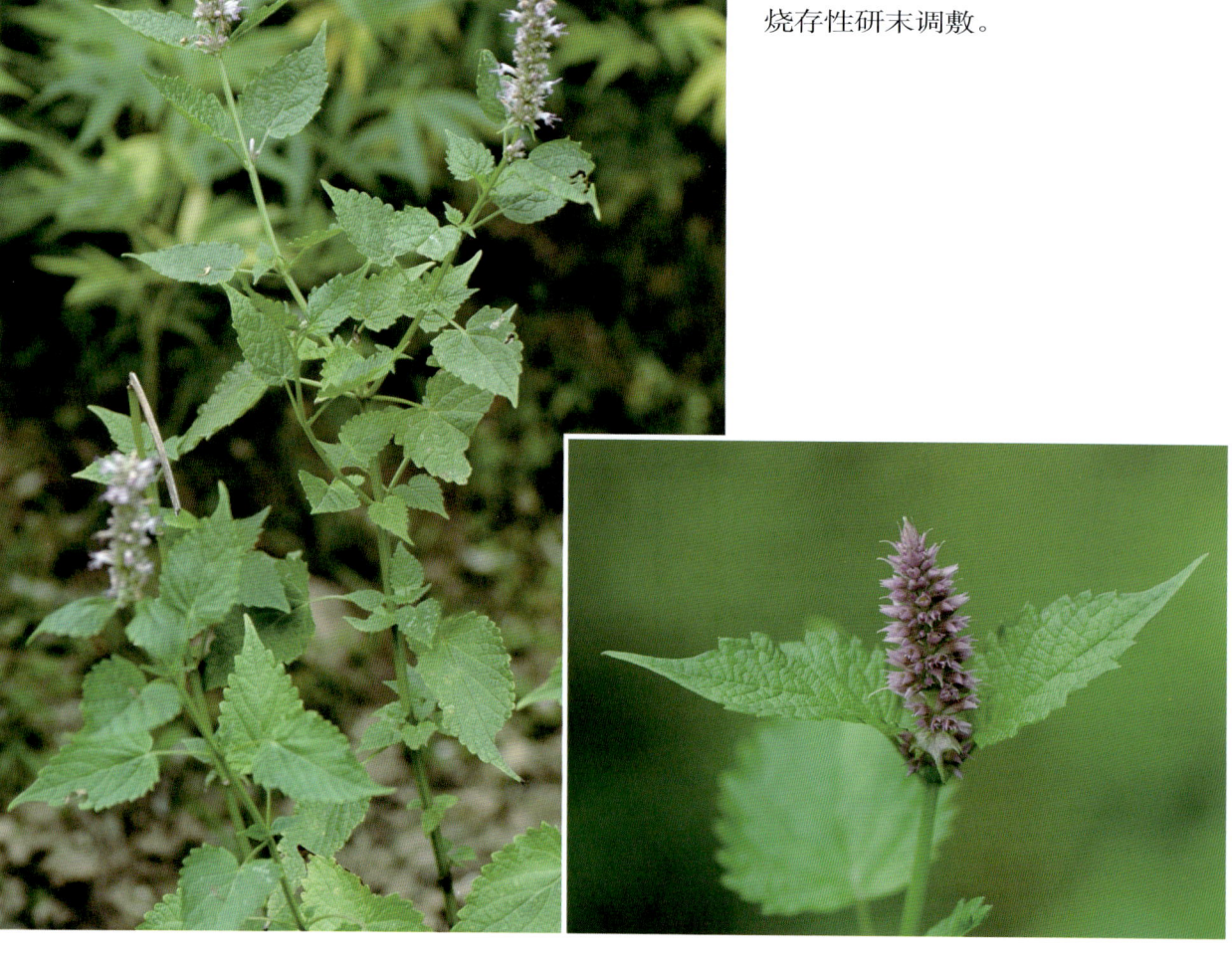

Jab hsenk hsongd 金疮小草

【Bit hsenb 俗名】苦草、白喉草、散血草、天青地红、雪里开花。

【Dios kob deis 基源】为唇形科植物金疮小草 Ajuga decumbens Thunb. 的全株。

【Niangb bet deis 生长环境】生于荒地上、田园边、河边、路旁。分布于部分苗乡。

【Jox hsub 性味属经】性冷，味苦，属冷药，入热经。

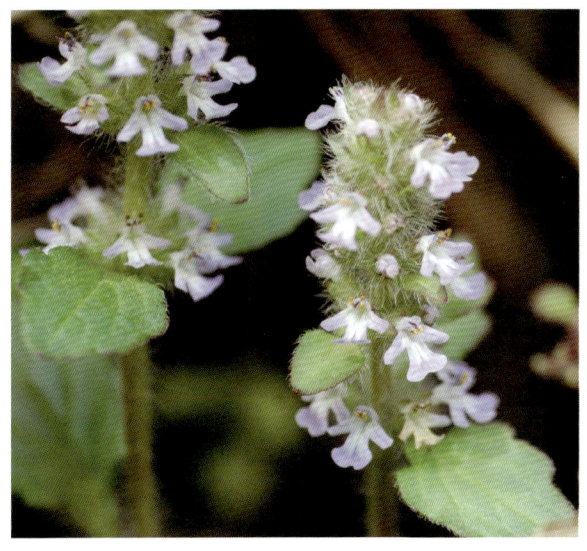

【Qet diel xid 功能主治】功能：hxub kib tat jab 清热解毒，dangf ngol yangx ghad ngol 止咳化痰，seil hxangd 凉血。主治：dliangd bil dib sangb 跌打损伤，mongb ghongd gus 气管炎，od hxangd 吐血，mongb ghongd niangs 咽喉痛，dix khangd ghad 痔疮，yens dlad zeb nex gik 狂犬咬伤。

【Ed not xus 用法用量】内服，煎汤，15～25 g；或捣汁饮。外用，捣烂敷或捣汁含漱。

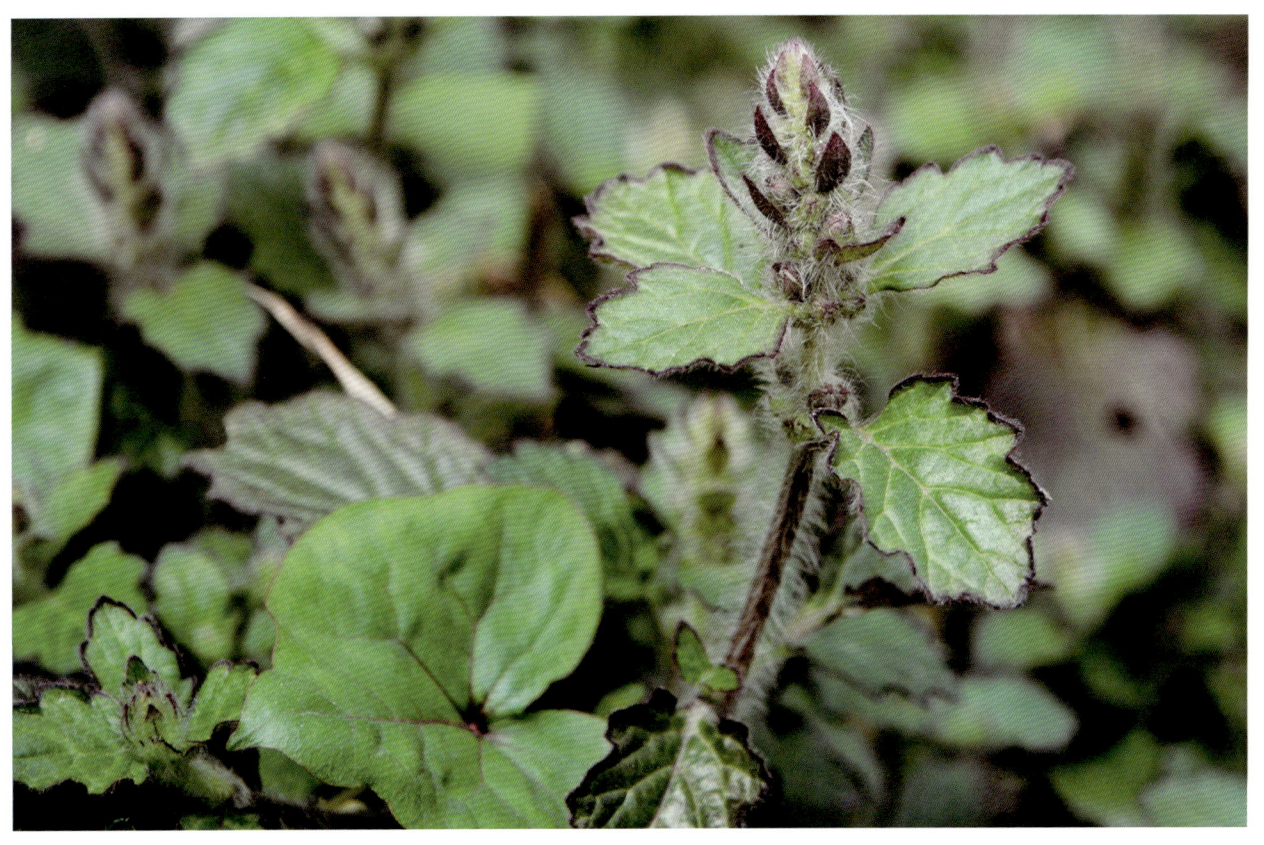

Vob bangx ged xok 尖头花

【Bit hsenb 俗名】红头花。

【Dios kob deis 基源】为唇形科植物尖头花 Acrocephalus indicus（Burm. f.）O. Ktze. 的全草。

【Niangb bet deis 生长环境】生于野地杂草丛中、林缘。分布于各地苗乡。

【Jox hsub 性味属经】性冷，味苦涩，属冷药，入热经。

【Qet diel xid 功能主治】功能：hxub kib tat jab 清热解毒，hxub jent hxenk net 祛风除湿。主治：mangb hfud seil 风寒感冒，mongb pit khob 偏头痛，ghab liut dud qut qat 皮肤瘙痒，gangb daid eb 湿疹，zal ghad dongk xok 细菌性痢疾。

【Ed not xus 用法用量】内服，煎汤，15～25 g。外用，捣汁搽或煎水洗。

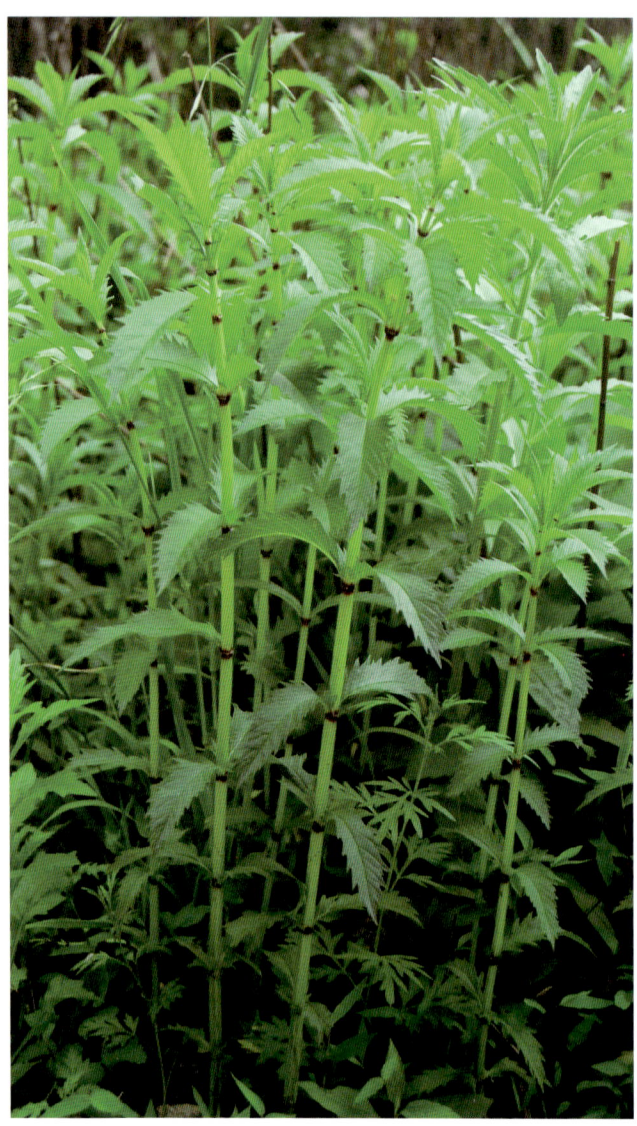
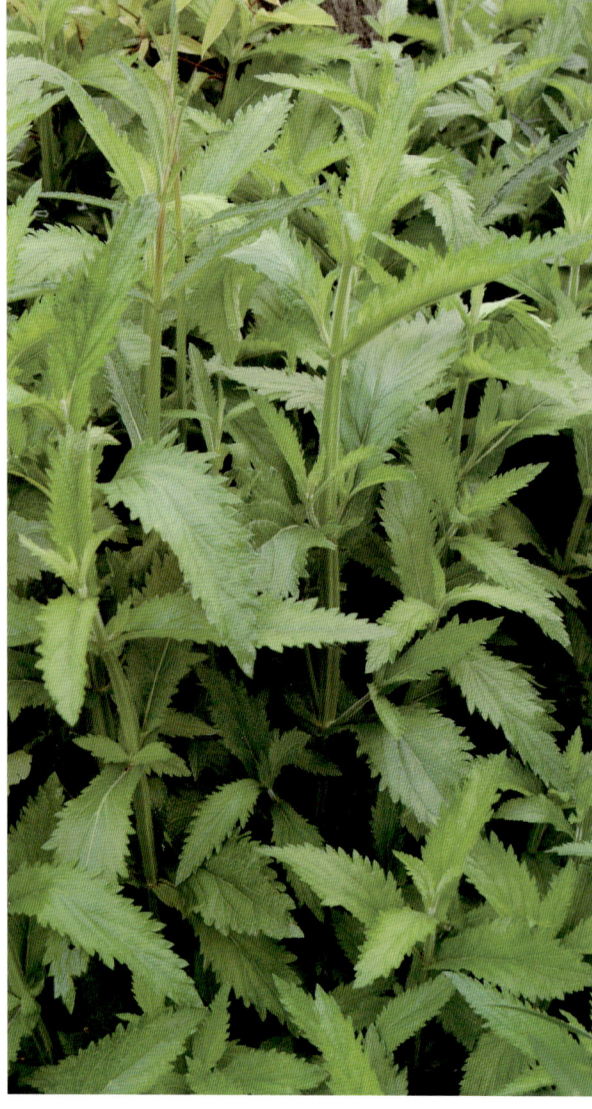

Vob mongl leif 防风草

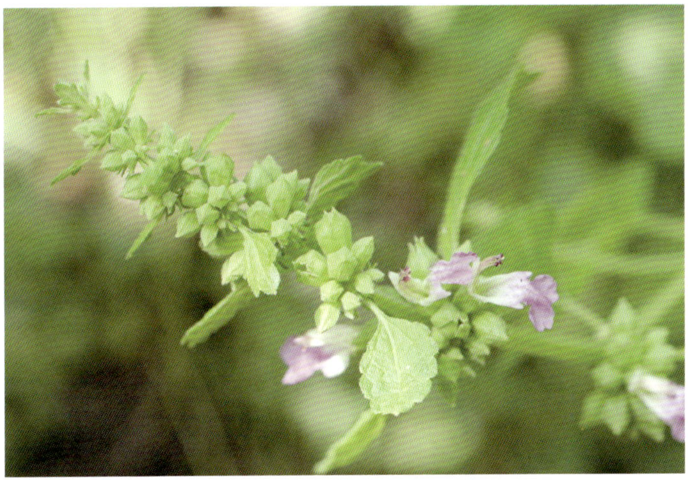

【Bit hsenb 俗名】臭苏、大羊骚、四方茎、排风草、野苏麻、落马衣。

【Dios kob deis 基源】为唇形科植物防风草 *Anisomoeles indica*（L.）O. Kuntze 的全草。

【Niangb bet deis 生长环境】喜生于荒地草丛中、农地边、路旁。分布于各地苗乡。

【Jox hsub 性味属经】性热，味辛苦，属热药，入冷经。

【Qet diel xid 功能主治】功能：hxub kib tat jab 清热解毒，hxub jent hxenk net 祛风除湿。主治：nit diongx hxangd 高血压，mongb hsongd hxend 筋骨疼痛，mangb hfud kib jid 感冒发烧，yens nangb gik 毒蛇咬伤。

【Ed not xus 用法用量】内服，煎汤，15～30 g。外用，捣烂敷或煨水洗。

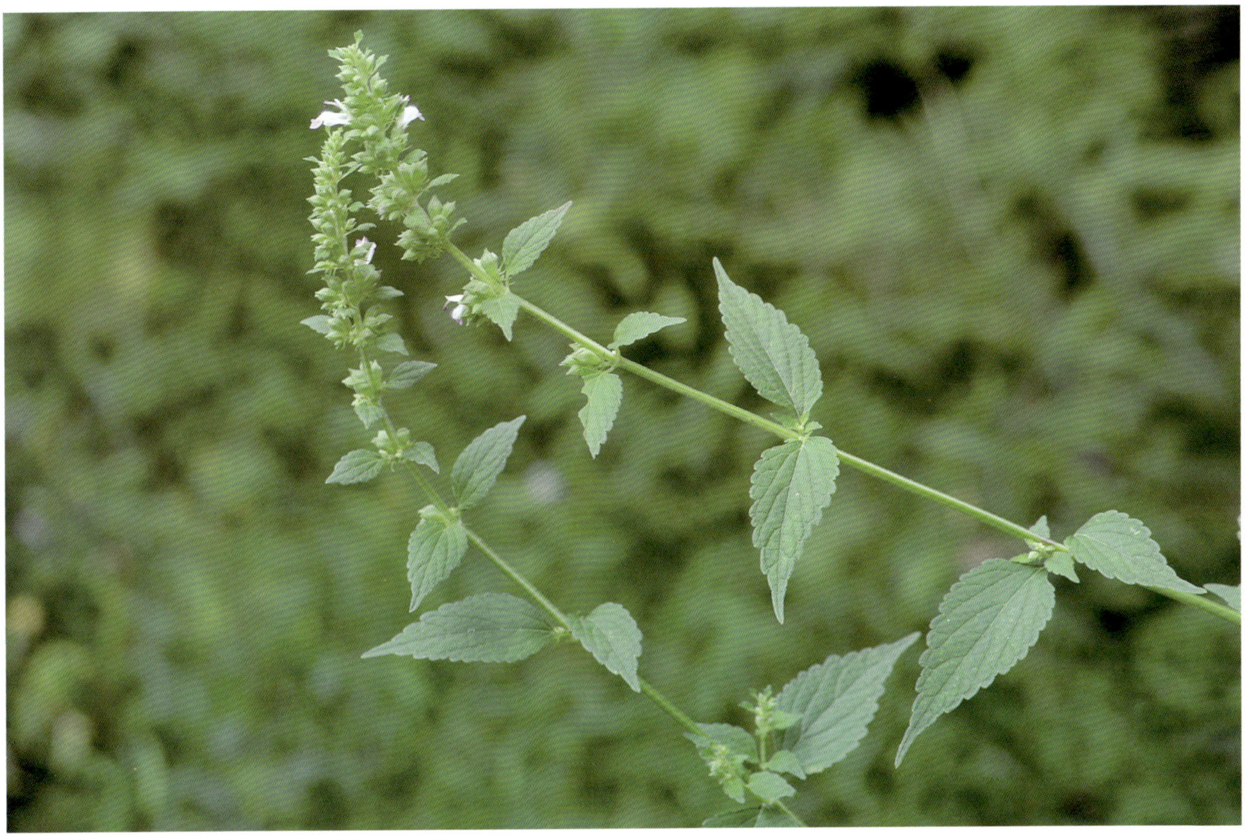

Jab got xot 风轮菜

【Bit hsenb 俗名】九层塔、九塔草、节节草、苦地胆、蜂窝草、落地梅花。

【Dios kob deis 基源】为唇形科植物风轮菜 *Clinopodium chinense*（Benth.）O. Ktze. 的全草。

【Niangb bet deis 生长环境】生于荒坡洼地上、园地边、沟边、路旁。分布于各地苗乡。

【Jox hsub 性味属经】性冷，味苦辛，属冷药，入热经。

【Qet diel xid 功能主治】功能：tat jent hxub kib 疏风清热，tat jab hxenk angt 解毒消肿。主治：mangb hfud kid seil 感冒寒热，mongb ghad nial mais 火眼，xenb od nul bongt 急性胆囊炎，jib daib ngas naix mais 小儿疳积，jangx gangb xint qut qat 皮肤疮痒，yens dlad zeb nex gik 狂犬咬伤。

【Ed not xus 用法用量】内服，煎汤，10～15 g。外用，捣烂敷患处。

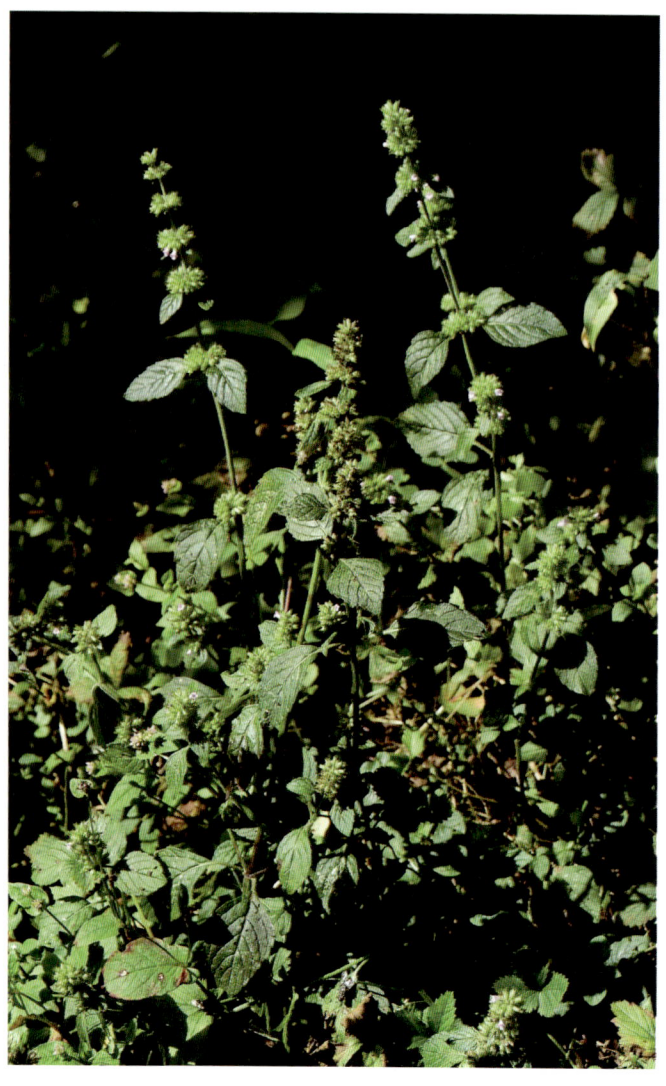
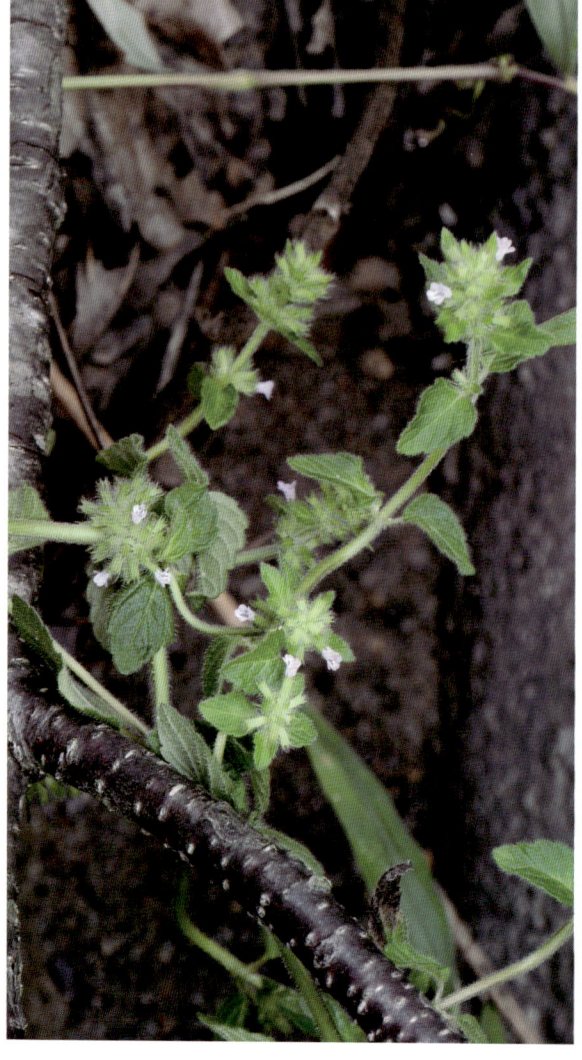

Jab got xot sot 细风轮菜

【Bit hsenb 俗名】九层塔、节节花、蜂窝草、苦地胆、野薄荷、落地梅花。

【Dios kob deis 基源】为唇形科植物细风轮菜 Clinopodium gracile (Benth.) Matsum. 的全草。

【Niangb bet deis 生长环境】生于荒坡洼地上、园地边、沟边、路旁。分布于各地苗乡。

【Jox hsub 性味属经】性冷，味苦辛，属冷药，入热经。

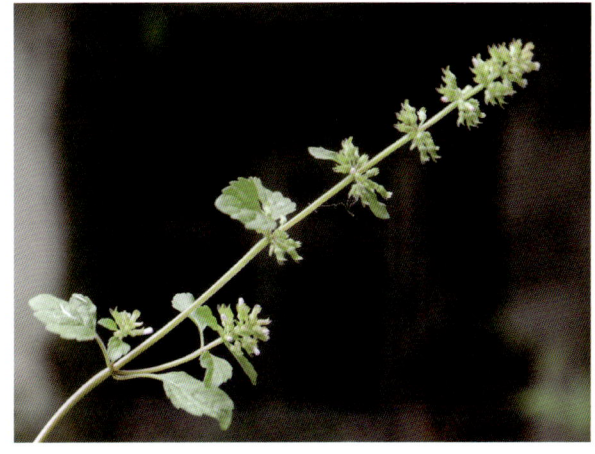

【Qet diel xid 功能主治】功能：hxub kib tat jab 清热解毒，tat jent zangl kib 疏风散热，tat jit hxangd hxenk angt 散瘀消肿。主治：dliangd bil dib sangb 跌打损伤，mangb hfud mongb khob 感冒头痛，gos kib 中暑，jib daib gad ax los 小儿食积，zaid wel jangx dix bus 乳痈，hfak bangb hxangd 血崩。

【Ed not xus 用法用量】内服，煎汤，15～25 g。外用，捣烂敷患处。

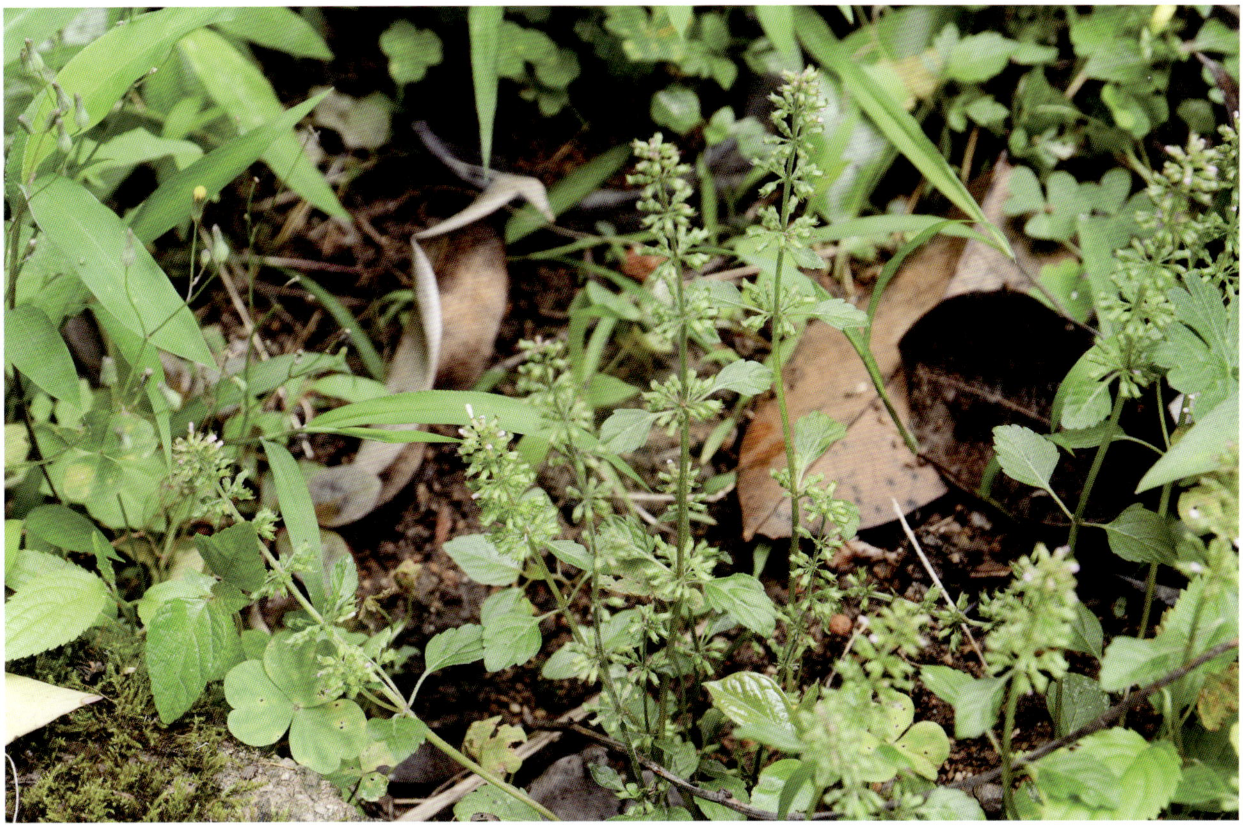

Ghad nangd vud 天人草

【Bit hsenb 俗名】野苏、火胡麻、半边苏、节节花、野鱼香。

【Dios kob deis 基源】为唇形科植物天人草 *Comanthosphace japonica* (Miq.) S. Moore 的全草。

【Niangb bet deis 生长环境】生于山坡草丛中、路旁。分布于各地苗乡。

【Jox hsub 性味属经】性热，味辛苦，属热药，入冷经。

【Qet diel xid 功能主治】功能：hxub jent bongx hniangk 祛风发汗，hxub kib tat jab 清热解毒。主治：mangb hfud mongb khob 感冒头痛，ait gheb bal jid od hxangd 劳伤吐血，zeib ghangb 瘫痪，vangl dail ongd hsongd 子宫炎，jangx ghab dliax gangb 毒疮。

【Ed not xus 用法用量】内服，煎汤，15～25 g。外用，捣烂敷患处。

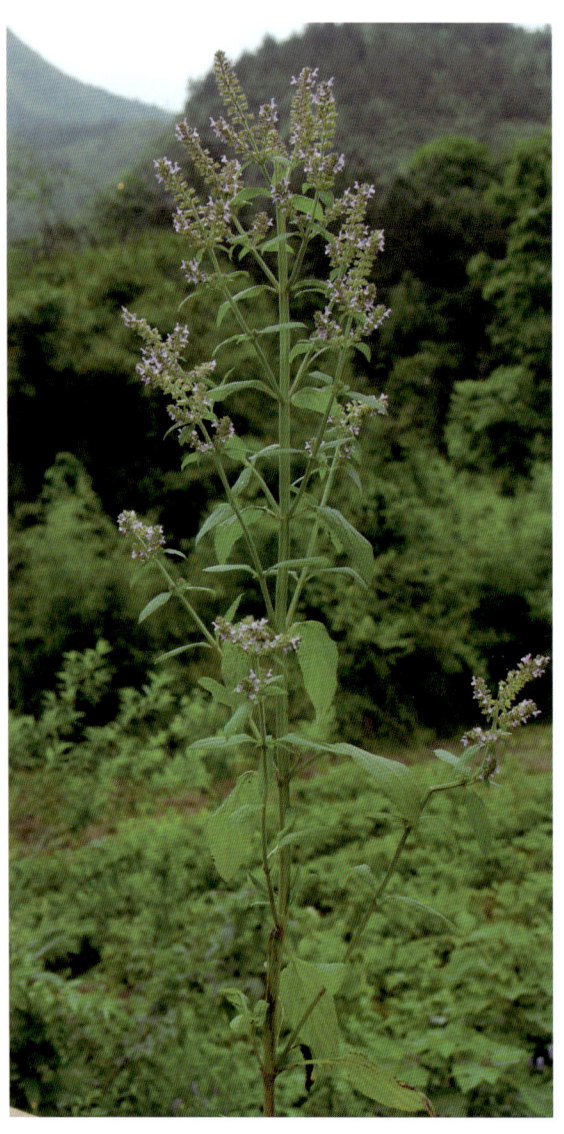
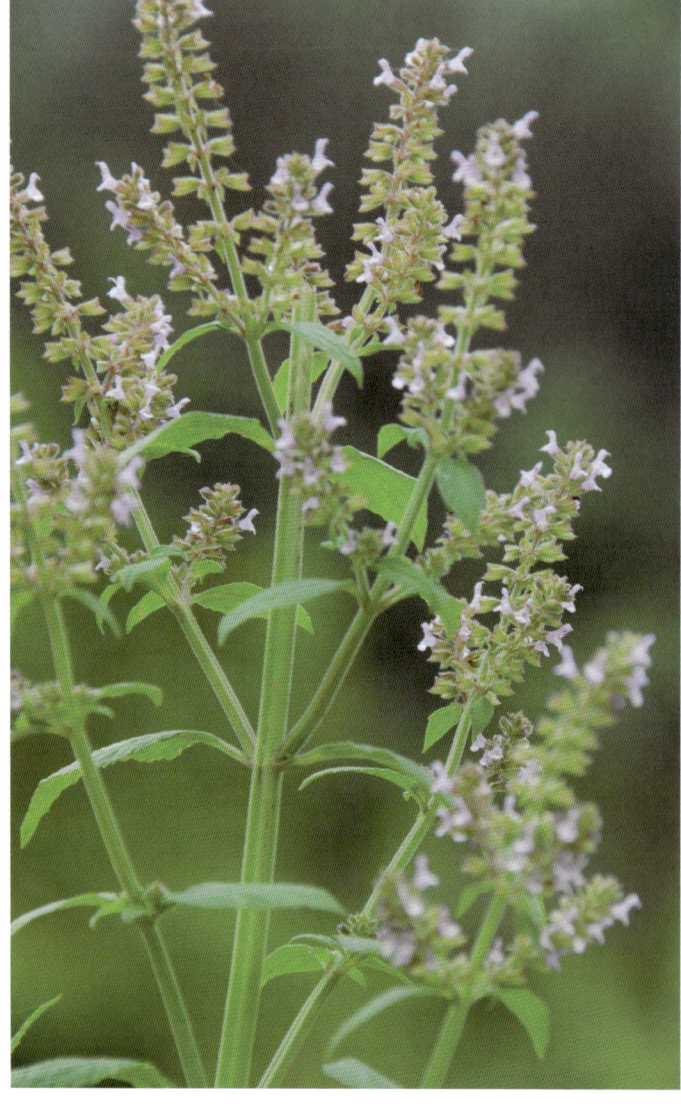

Vob nix ngol 活血丹

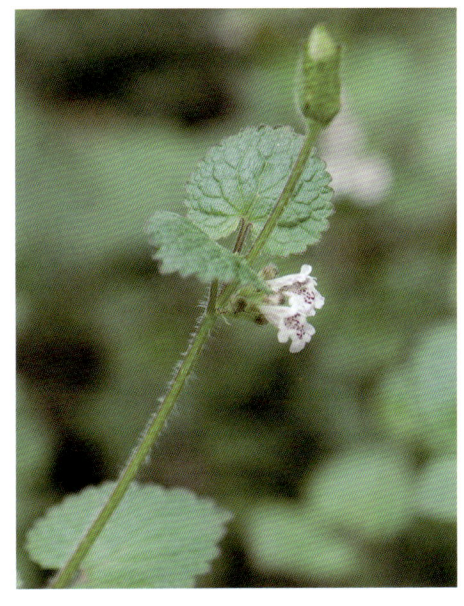

【Bit hsenb 俗名】风草、马蹄草、团经药、铜钱草、透骨消、马蹄筋骨草。

【Dios kob deis 基源】为唇形科植物活血丹 Glechoma longituba（Nakai）Kupr. 的带根全草。

【Niangb bet deis 生长环境】生于疏林间、农地边、荒地上、河边。分布于部分苗乡。

【Jox hsub 性味属经】性冷，味苦辛，属冷药，入热经。

【Qet diel xid 功能主治】功能：hxub kib tat jab 清热解毒，vut eb wal hxenk pob 利尿消肿。主治：yens jent mongb ghut hsongd 风湿性关节炎，fangx mais fangx jid 黄疸，diuf od nul pob jid 肾炎水肿，cad wal nies vib 膀胱结石，jib daib ngas naix mais 小儿疳积，dix eb bus 脓疱疮，hsot ud ax jangx hxib 月经不调。

【Ed not xus 用法用量】内服，煎汤，15～25 g；或浸酒饮、捣汁饮。外用，捣烂敷或绞汁涂。

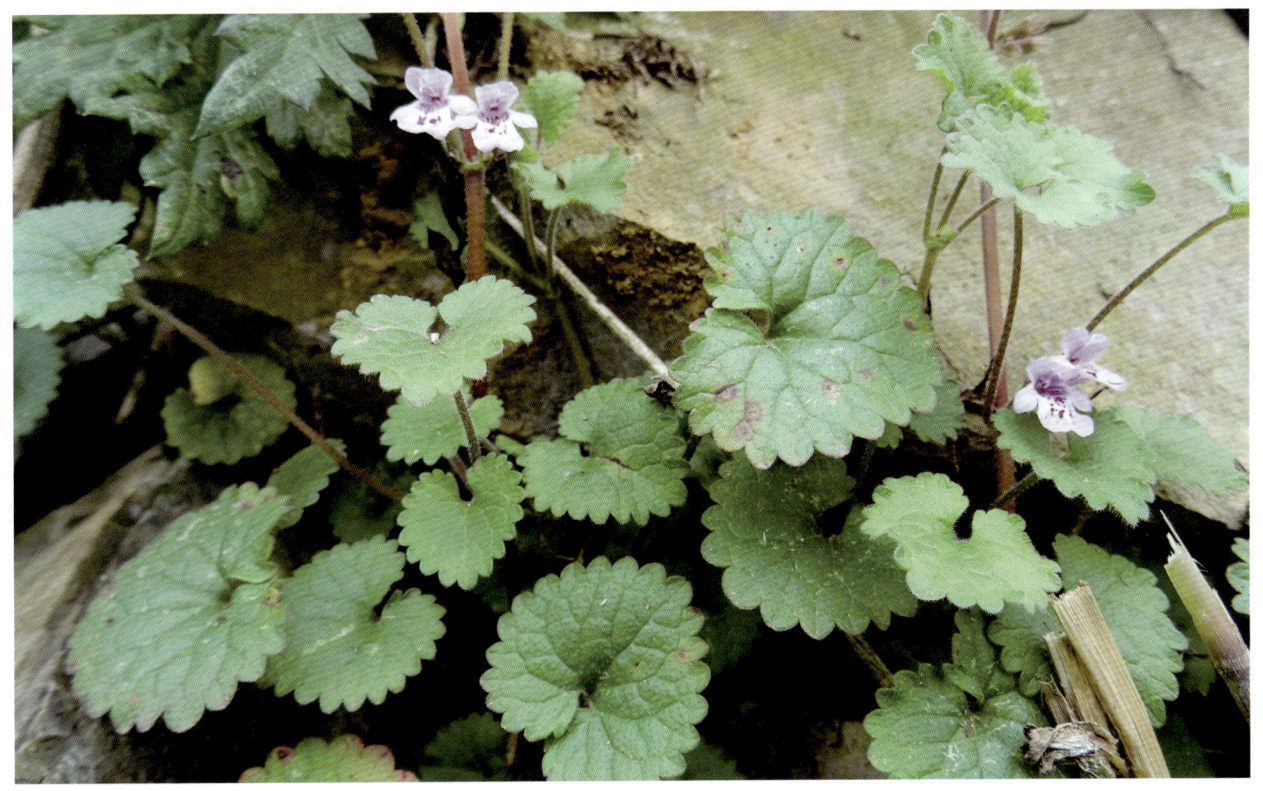

Vob khok vud 香薷

【Bit hsenb 俗名】水荆芥、火胡麻、半边苏、臭荆芥、野苏麻、野鱼香菜。

【Dios kob deis 基源】为唇形科植物香薷 *Elsholtzia ciliata*（Thunb.）Hyland. 的全草或根。

【Niangb bet deis 生长环境】喜生于山野草地上、疏林下。分布于各地苗乡。

【Jox hsub 性味属经】性热，味辛微苦，属热药，入冷经。

【Qet diel xid 功能主治】功能：hxub jent bongx hniangk 祛风发汗，hxub kib tat jab 清热解毒。主治：mangb hfud seil 风寒感冒，zeib ghangb 瘫痪，ait gheb bal jid od hxangd 劳伤吐血，vangl dail ongd hsongd 子宫炎，jangx ghab dliax gangb 毒疮。

【Ed not xus 用法用量】内服，煎汤，15～25 g。外用，捣烂敷患处。

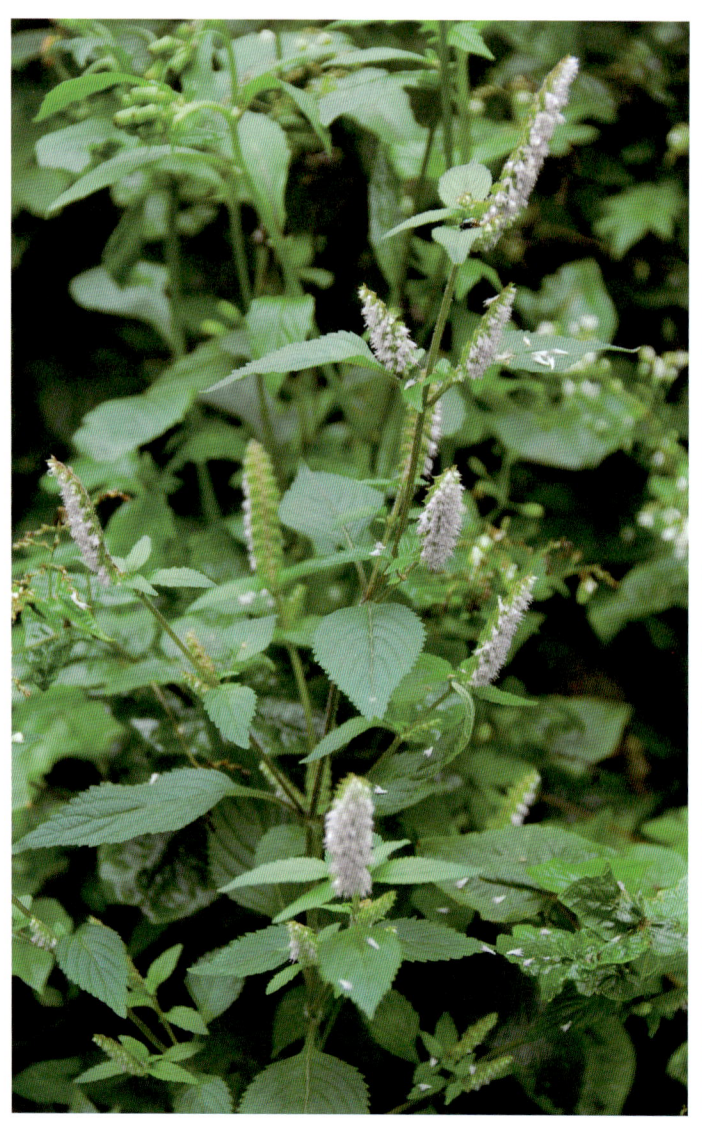
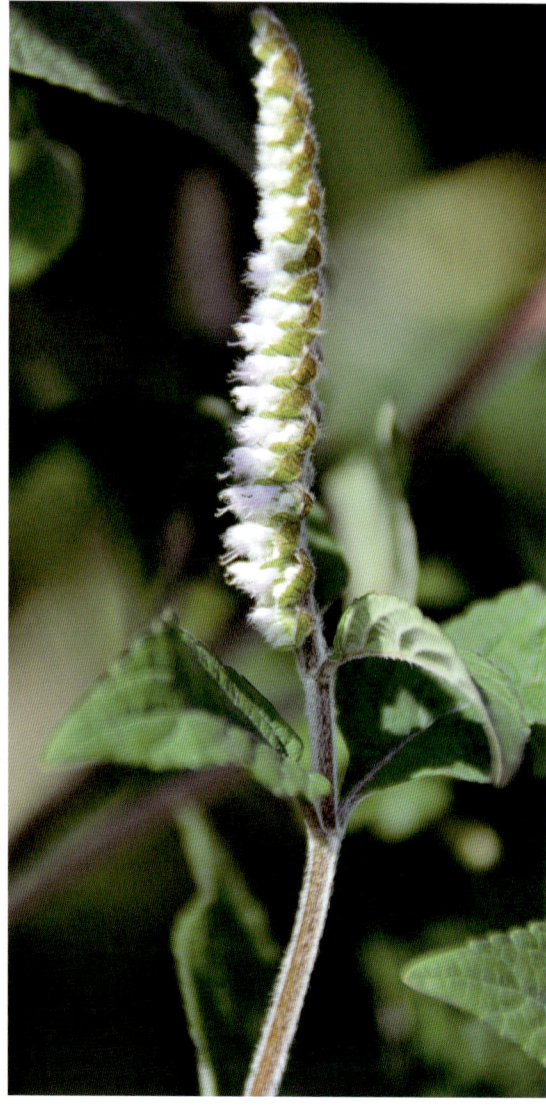

Gad hnangd bat 四方蒿

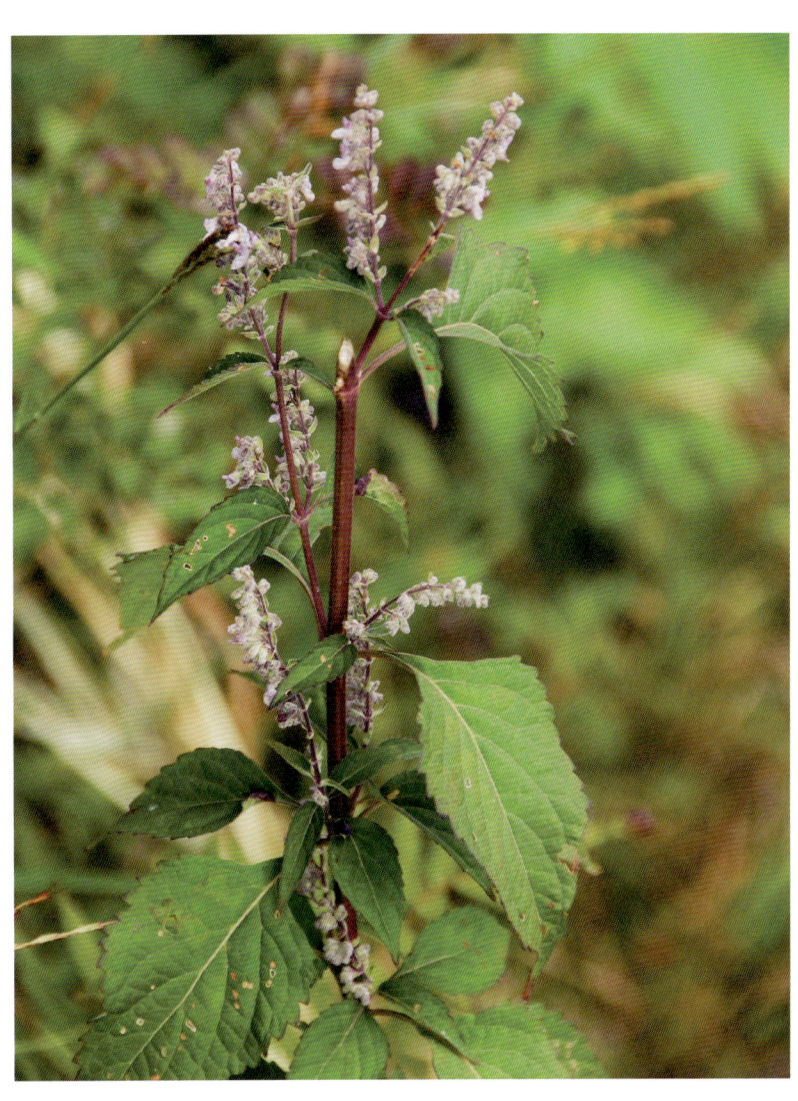

【Bit hsenb 俗名】野苏、四棱蒿、鸡肝散、铁扫把、滇香薷、黑头草、细野菝子。

【Dios kob deis 基源】为唇形科植物四方蒿 Elsholtzia blanda Benth 的全草。

【Niangb bet deis 生长环境】生于山野荒地上、农地边、路旁。分布于各地苗乡。

【Jox hsub 性味属经】性冷,味苦辛,属冷药,入热经。

【Qet diel xid 功能主治】功能：hxub kib tat jab 清热解毒, hxenk od nul dangf mongb 消炎止痛。主治：nais jongt od nul 肝炎, mangb hfud seil 风寒感冒, yens xit lol hxangd 刀伤出血, diongb hmangt ait mais gheib 夜盲症, wef xet hangt sul 腋臭, mongb qub zal ghad 腹痛腹泻。

【Ed not xus 用法用量】内服,煎汤,15～20 g。外用,捣烂敷或煨水洗。

Vob bongt kid 姜味草

【Bit hsenb 俗名】香草、小香草、小姜草、生姜菜、灵芝草、柏枝草。

【Dios kob deis 基源】为唇形科植物姜味草 Micromeria biflora (Buch.-Ham. ex D. Don) Benth. 的全株。

【Niangb bet deis 生长环境】生于石灰岩地区荒山草坡上及疏林下。分布于部分苗乡。

【Jox hsub 性味属经】性热,味苦辛,属热药,入冷经。

【Qet diel xid 功能主治】功能:qet bongt dangf mongb 理气止痛,tiod buk dux yangx gad 健胃消食。主治:dit qub 腹胀,dinx gad xangd dit 食积饱胀,hxud hxangd od 恶心呕吐,los ghad ghof mongb 疝气痛。

【Ed not xus 用法用量】内服,煎汤,15～25 g;或捣汁饮。

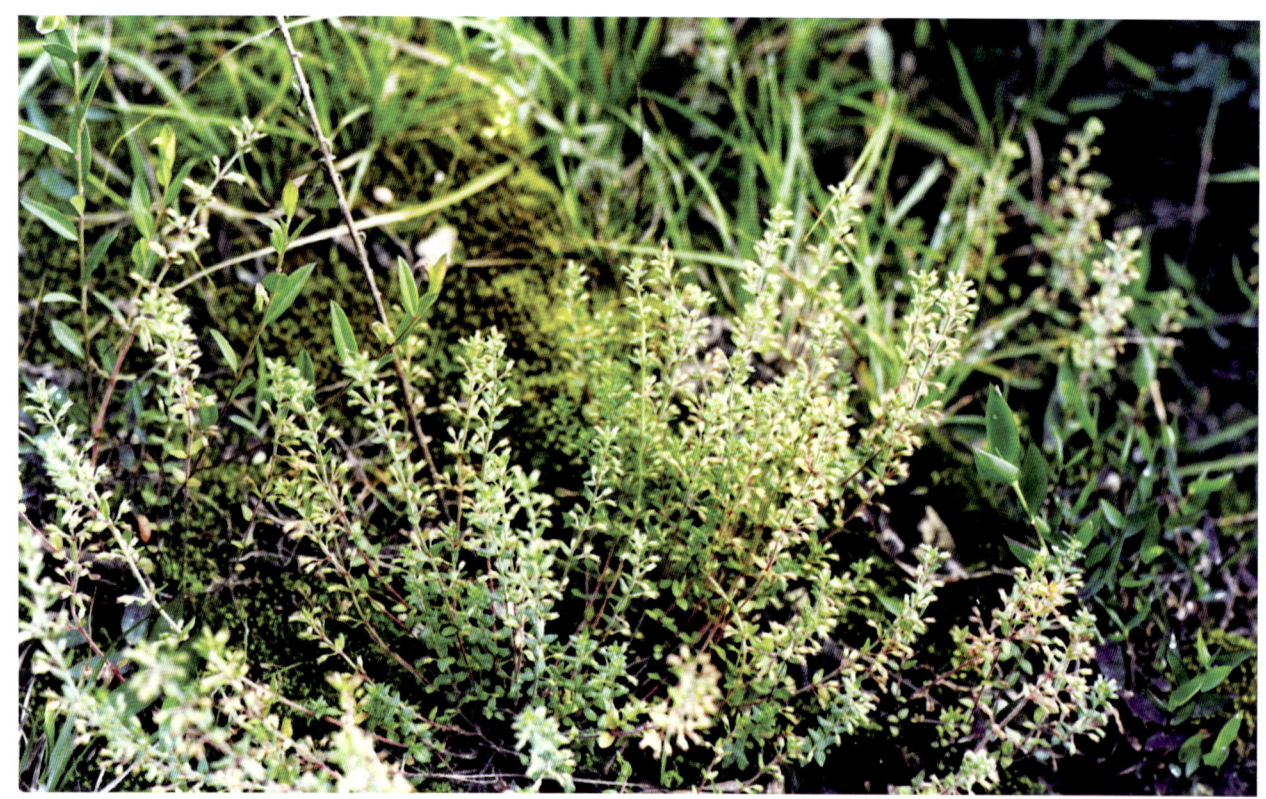

Jab got xot dut 灯笼草

【Bit hsenb 俗名】寸金草、田螺菜、断血草、断血流、瘦风轮、荫风轮、野薄荷。

【Dios kob deis 基源】为唇形科植物灯笼草 *Clinopodium polycephalum* (Vaniot) C. Y. Wu et Hsuan 的全草。

【Niangb bet deis 生长环境】生于山野荒地上、路旁草丛中。分布于部分苗乡。

【Jox hsub 性味属经】性热,味甘辛,属热药,入冷经。

【Qet diel xid 功能主治】功能:qet bongt hxed jid 理气温中,tad dud tat seil 解表散寒。主治:diel diel lol hxangd 各种出血,mangb hfud seil 风寒感冒,mongb qub 腹痛,niangb hsab pob mongb 无名肿毒。

【Ed not xus 用法用量】内服,煎汤,15～30 g;捣汁或制成丸剂。外用,捣烂敷。

Vob dol hxangt 鸡骨柴

【Bit hsenb 俗名】双翎草、老妈妈棵。

【Dios kob deis 基源】为唇形科植物鸡骨柴 *Elsholtzia fruticosa*（D. Don）Rehd. 的根、茎。

【Niangb bet deis 生长环境】生于坡塝荒地上、溪涧河边、村寨边。分布于各地苗乡。

【Jox hsub 性味属经】性热，味苦，属热药，入冷经。

【Qet diel xid 功能主治】功能：hxub jent hxenk net 祛风除湿，hxed hxend tongb hxid 温筋通络。主治：yens jent mongb hsongd 风湿骨痛，yens jent mongb ghut hsongd 风湿性关节炎。

【Ed not xus 用法用量】内服，水煎，15～30 g；或泡酒饮。外用，泡酒搽。

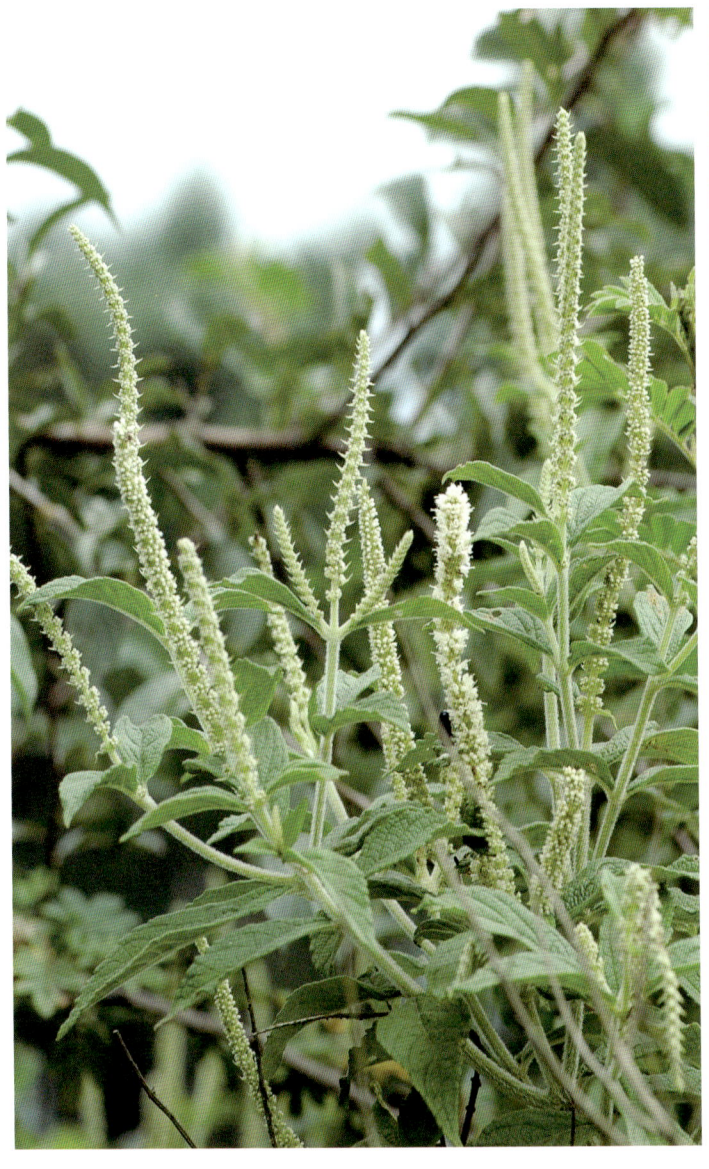
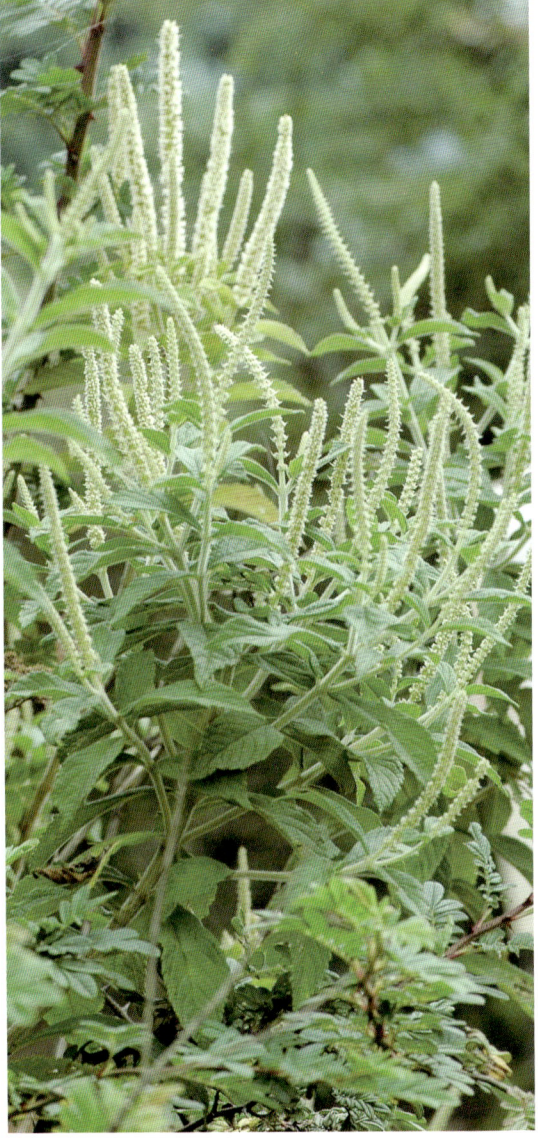

Jab vob jox mib vud 冠唇花

【Bit hsenb 俗名】山藿香、藿香菜、野藿香。

【Dios kob deis 基源】为唇形科植物冠唇花 *Microtoena insuavis*（Hance）Prain ex Briq. Dunn 的全草。

【Niangb bet deis 生长环境】生于坡埅疏林下、灌木林中、冲沟内。分布于部分苗乡。

【Jox hsub 性味属经】性热，味苦，属热药，入冷经。

【Qet diel xid 功能主治】功能：tiod nat mangs buk dux 健脾和胃，qet bongt hxed tongb 理气温通。主治：mangb hfud seil 风寒感冒，ait ngol heik bongt 咳嗽痰喘，dins bongt mongb qub 气滞腹痛，hot ax yangx gad 消化不良，mongb qub zal ghad 腹痛腹泻，zal ghad dongk xok 细菌性痢疾。

【Ed not xus 用法用量】内服，煎汤，15～25 g。外用，捣烂敷或煨水洗。

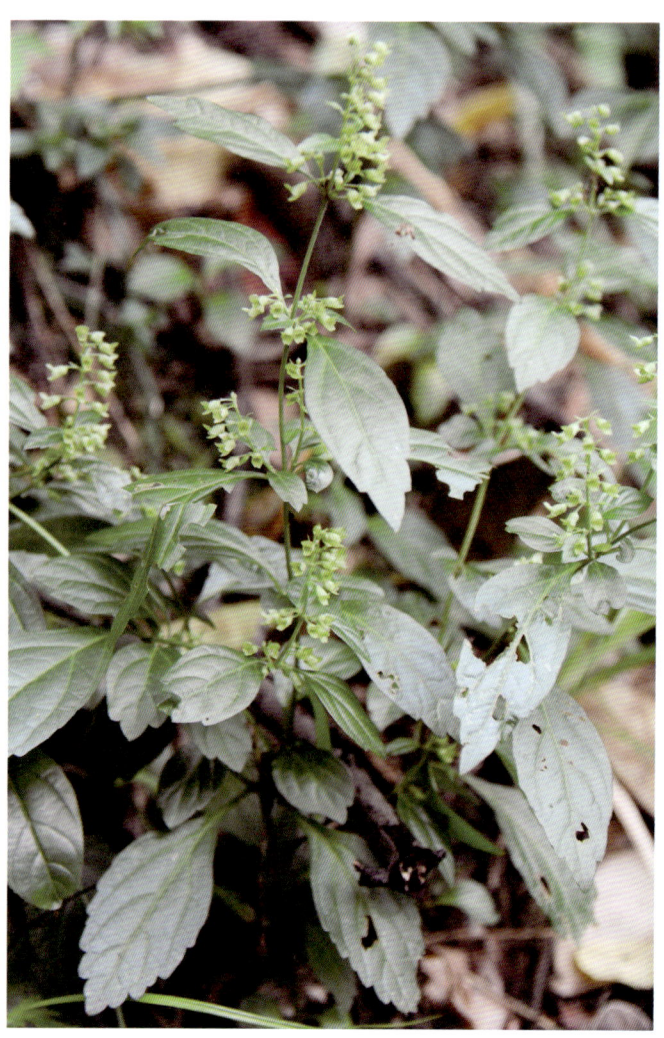
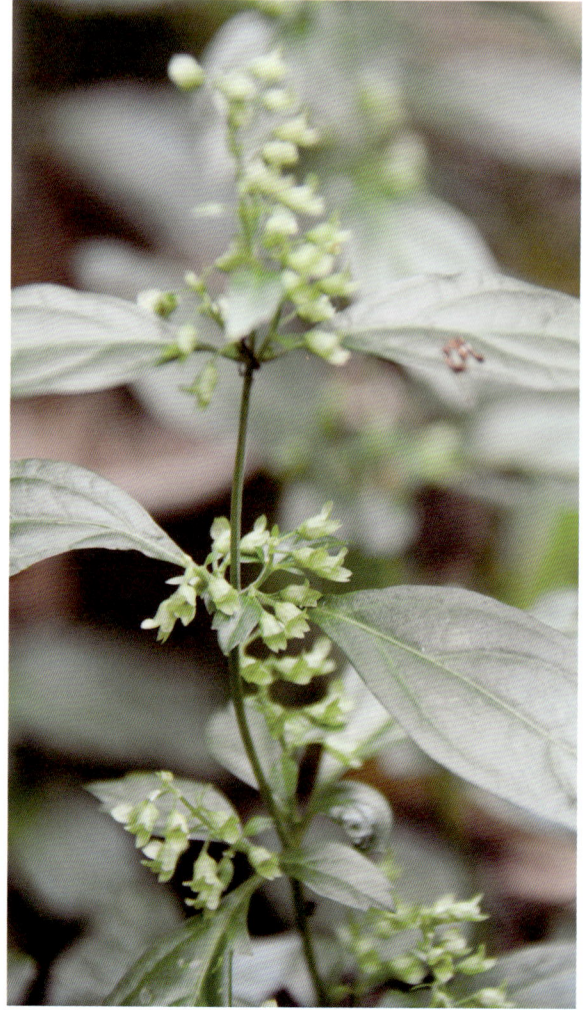

Vob khok eb 薄荷

【Bit hsenb 俗名】水薄荷、升阳菜、夜息花、蕃荷菜、猫儿薄荷。

【Dios kob deis 基源】为唇形科植物薄荷 *Mentha haplocalyx* Briq. 的茎、叶或全草。

【Niangb bet deis 生长环境】生于山谷溪边、低洼湿地上、农地边，有栽培。分布于各地苗乡。

【Jox hsub 性味属经】性冷，味辛，属冷药，入热经。

【Qet diel xid 功能主治】功能：tat jent zangl kib 疏风散热，bail wat tat jab 辟秽解毒。主治：mangb hfud kib jid mongb khob 感冒发烧头痛，mongb khob 头痛，ghab diux ghongd angt mongb 咽喉肿痛，ghab liut mais lax xok 眼睑赤烂，hxangd nais lol ax dangf 衄血不止，mongb ghab naix 耳痛，yens gangb hniub bangd 蜂子蜇伤，hxongb nangl 瘰疬。

【Ed not xus 用法用量】内服，煎汤，15～25 g；或入丸、散剂。外用，捣汁涂或滴耳。

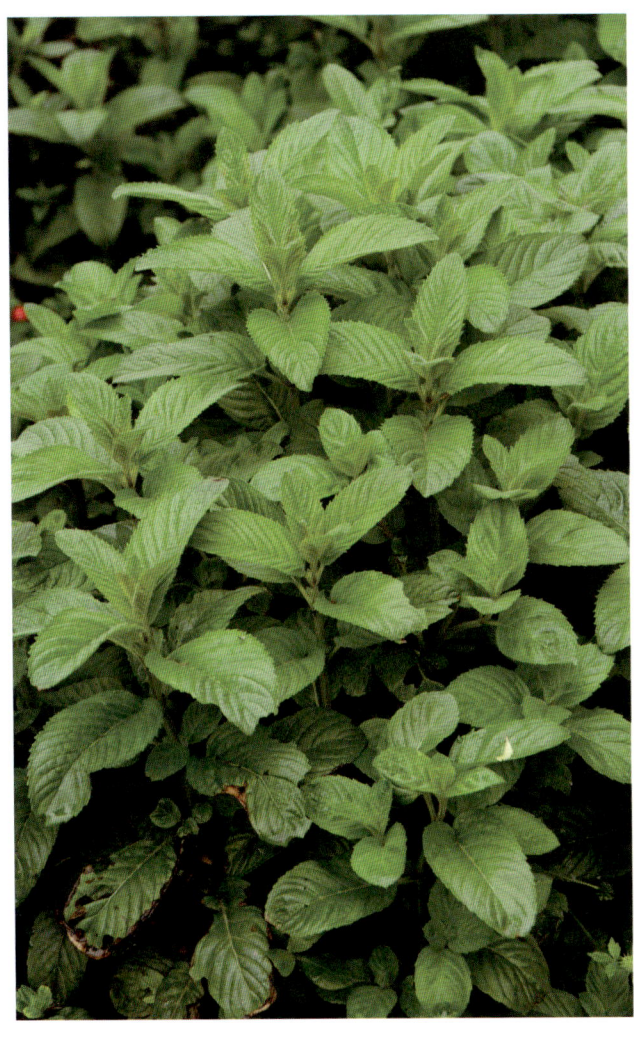
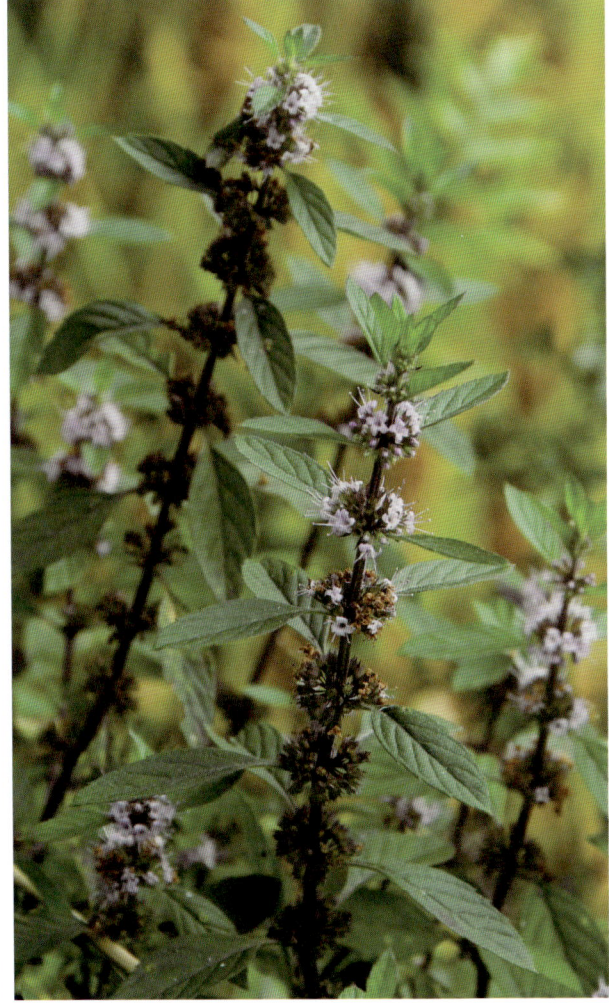

Vob khok eb dlenx 圆叶薄荷

【Bit hsenb 俗名】土薄荷、血香菜、鱼香草、狗肉香、圆叶留兰香。

【Dios kob deis 基源】为唇形科植物圆叶薄荷 *Mentha rotundifolia*（Linn.）Huds. 的茎、叶或全草。

【Niangb bet deis 生长环境】生于山野田园边、沟边，有栽培。分布于部分苗乡。

【Jox hsub 性味属经】性冷，味辛，属冷药，入热经。

【Qet diel xid 功能主治】功能：tat jent zangl kib 疏风散热，hxenk angt 消肿。主治：jox jid juk jik 全身麻木，yens seil mangb hfud 伤风感冒，buk dux qib bongt mongb 胃气痛，lol hxangd nais 鼻衄，xok hniub mais 目赤，jib daib jangx gangb xut 小儿疮疖。

【Ed not xus 用法用量】内服，煎汤，3～9 g。外用，煎水熏洗或研末调涂。

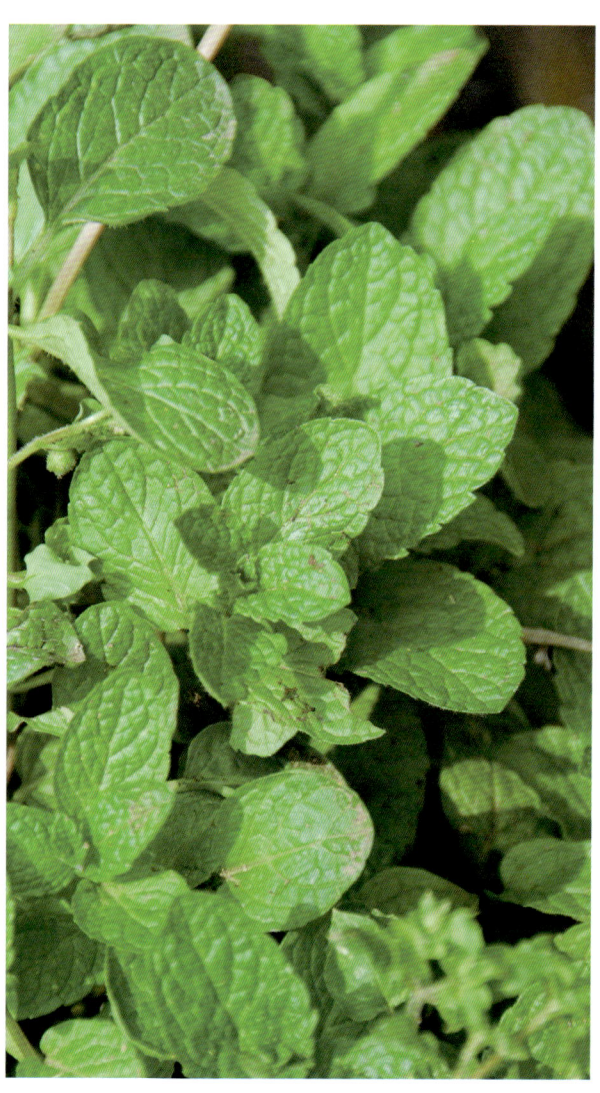
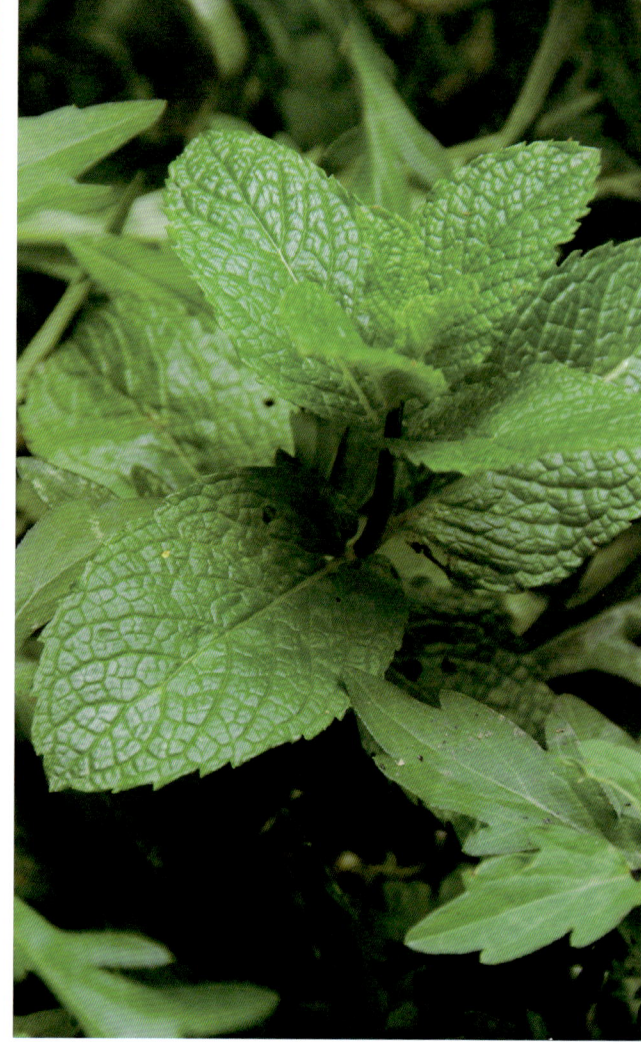

Vob khok eb nox 留兰香

【Bit hsenb 俗名】土薄荷、青薄荷、香花菜、绿薄荷。

【Dios kob deis 基源】为唇形科植物留兰香 *Mentha spicata* Linn. 的全草。

【Niangb bet deis 生长环境】生于溪沟边、路边阴湿处，有栽培。分布于各地苗乡。

【Jox hsub 性味属经】性热，味辛甘，属热药，入冷经。

【Qet diel xid 功能主治】功能：qet bongt dangf mongb 理气止痛，hxub jent zangl seil 疏风散寒。主治：mangb hfud mongb khob 感冒头痛，mangb hfud ait ngol 感冒咳嗽，hfud qub dit mongb 胃脘胀痛，dib yens jit hxangd angt mongb 跌打瘀血肿痛，hsot ud mongb qub 痛经。

【Ed not xus 用法用量】内服，煎汤，15～25 g。外用，捣烂敷。

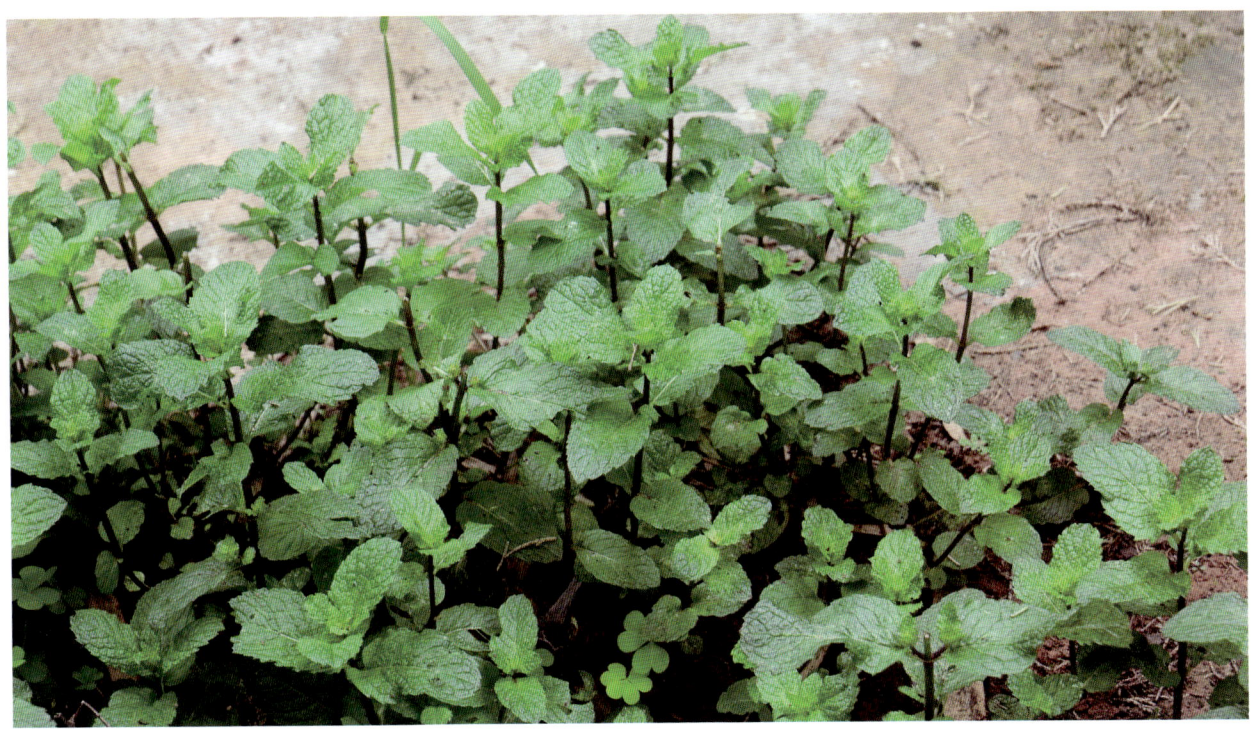

Vob maob gub ndox 石香薷

【Bit hsenb 俗名】广香草、五香草、痧药草、野紫苏、细叶香薷。

【Dios kob deis 基源】为唇形科植物石香薷 *Mosla chinensis* Maxim. 的全草。

【Niangb bet deis 生长环境】生于坡塝草丛中、山野荒地上、农地边。分布于各地苗乡。

【Jox hsub 性味属经】性热，味苦辛，属热药，入冷经。

【Qet diel xid 功能主治】功能：qud kib qet bongt 解暑理气，hxed buk dux mongs bongt 暖胃顺气。主治：mangb hfud seil 风寒感冒，mongb daif gad 胃痛（胸口痛），gos kib mongb qub 中暑腹痛，gos kib od gad 中暑呕吐，gangb daid eb 湿疹，gangb daid eb qut qat 湿疹瘙痒。

【Ed not xus 用法用量】内服，煎汤，15～25 g；或研末吞服。外用，煎水洗或捣烂敷。

Vob khok xok 野草香

【Bit hsenb 俗名】红草香、鱼香草、鱼香菜。

【Dios kob deis 基源】为唇形科植物野草香 *Elsholtzia cypriani*（Pavol.）C. Y. Wu et S. Chow 的茎、叶。

【Niangb bet deis 生长环境】生于山野林缘、山谷两侧、路边。分布于各地苗乡。

【Jox hsub 性味属经】性冷，味辛，属冷药，入热经。

【Qet diel xid 功能主治】功能：hxub kib tat jab 清热解毒，tad dud tat seil 解表散寒。主治：yens seil mangb hfud 伤风感冒，los link ghongd 吊小舌，khangd nais mongb lol bus 鼻渊，dix gangb 疔疮。

【Ed not xus 用法用量】内服，煎汤，15～25 g；或捣汁饮。外用，捣蓉敷或塞鼻。

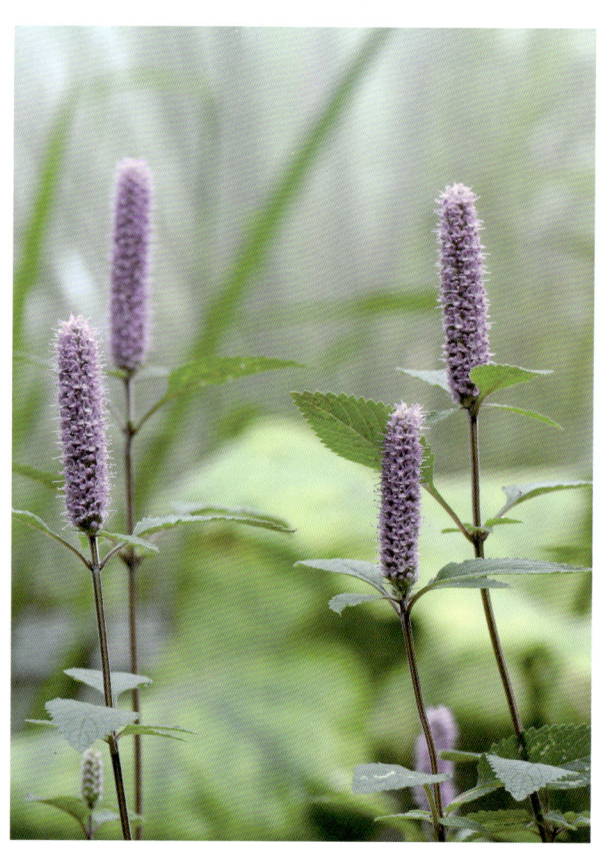
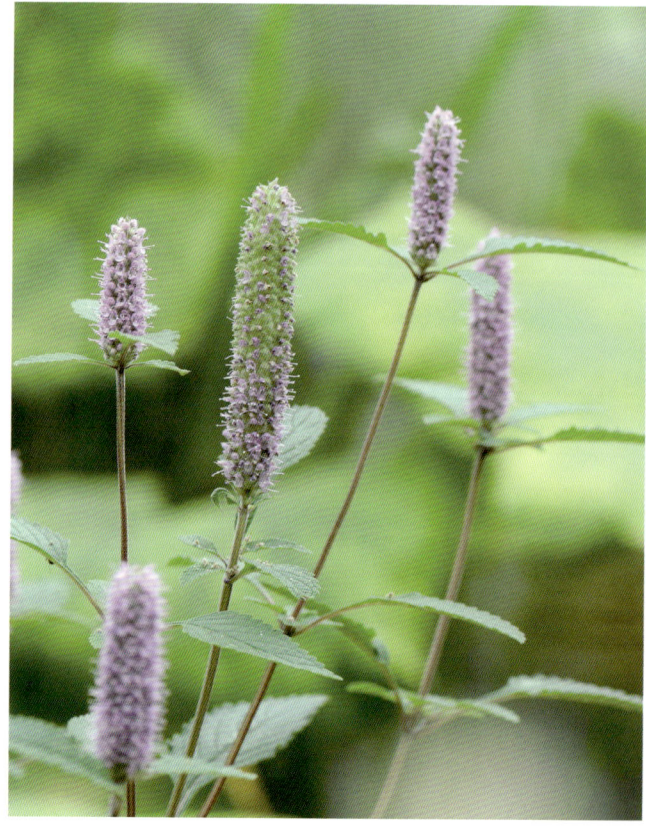

Vob maob yend yut 小鱼仙草

【Bit hsenb 俗名】香茹、土荆芥、华荠苎、热痱草、大叶香薷。

【Dios kob deis 基源】为唇形科植物小鱼仙草 *Mosla dianthera* (Buch.-Ham.) Maxim. 的全草。

【Niangb bet deis 生长环境】生于山谷灌木丛边、沟边阴湿处。分布于各地苗乡。

【Jox hsub 性味属经】性平，味苦辛，属冷热两经药，入两经。

【Qet diel xid 功能主治】功能：tad dud tat seil 解表散寒，dib gangb dangf qut qat 杀虫止痒。主治：yens seil mangb hfud 伤风感冒，gos kib mongb qub 中暑腹痛，kib hnaib mongb khob 中暑头痛，gangb daid eb 湿疹，khangd hfak qut qat 阴道奇痒，dix khangd ghad angt mongb 痔疮肿痛。

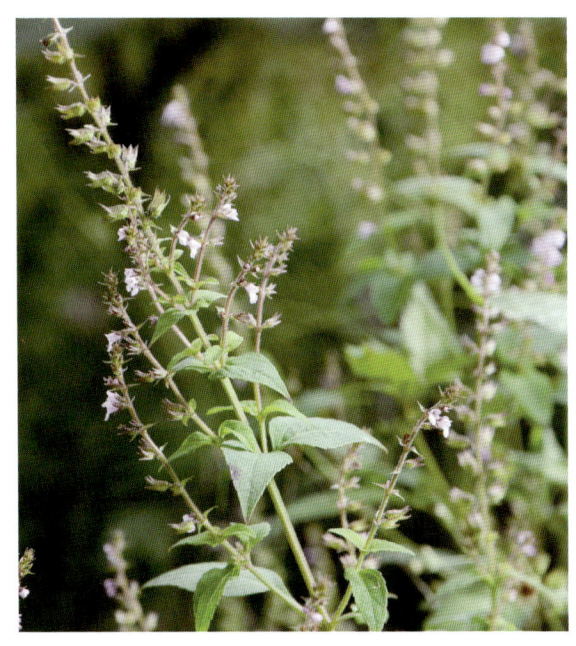

【Ed not xus 用法用量】内服，煎汤，20～25 g。外用，煎水熏洗或捣烂敷。

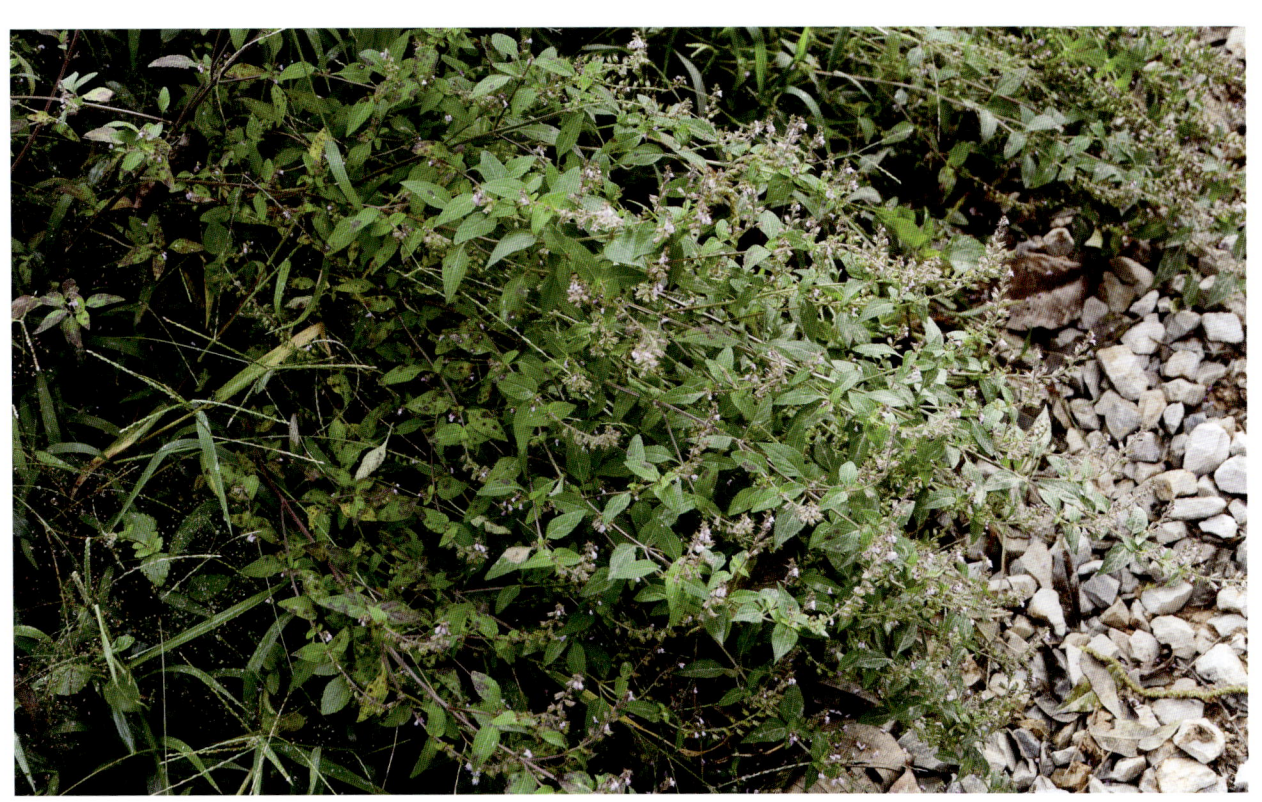

Vob maob yend lad 石荠苎

【Bit hsenb 俗名】土荆芥、鬼香油、香茹草、痱子草、紫花草、小鱼仙草。

【Dios kob deis 基源】为唇形科植物石荠苎 *Mosla scabra* (Thunb.) C. Y. Wu et H. W. Li 的全草。

【Niangb bet deis 生长环境】喜生于坡塝疏林下、山谷两侧、沟边。分布于部分苗乡。

【Jox hsub 性味属经】性冷，味苦辛，属冷药，入热经。

【Qet diel xid 功能主治】功能：hxub kib tat jab 清热解毒，tad dud tat seil 解表散寒。主治：kib seil 疟疾，yens seil mangb hfud 伤风感冒，yens jent kib mongb hfud kib jid 风热感冒发烧，gangb eb hniangk 热痱，yens jent jangx dliangb dul qut qat 风疹瘙痒。

【Ed not xus 用法用量】内服，煎汤，15～25 g。外用，煎水洗或捣烂敷。

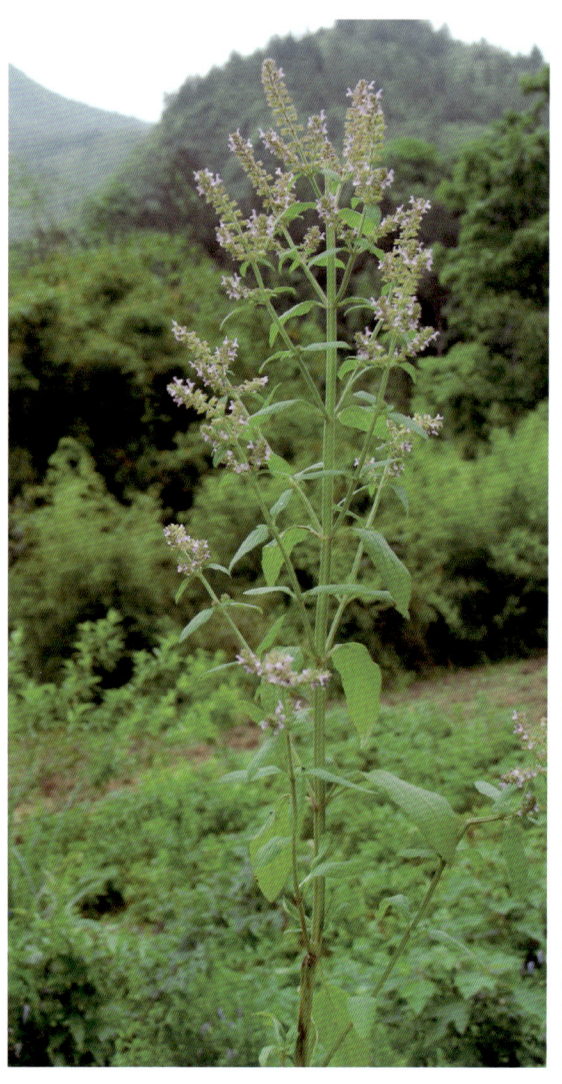
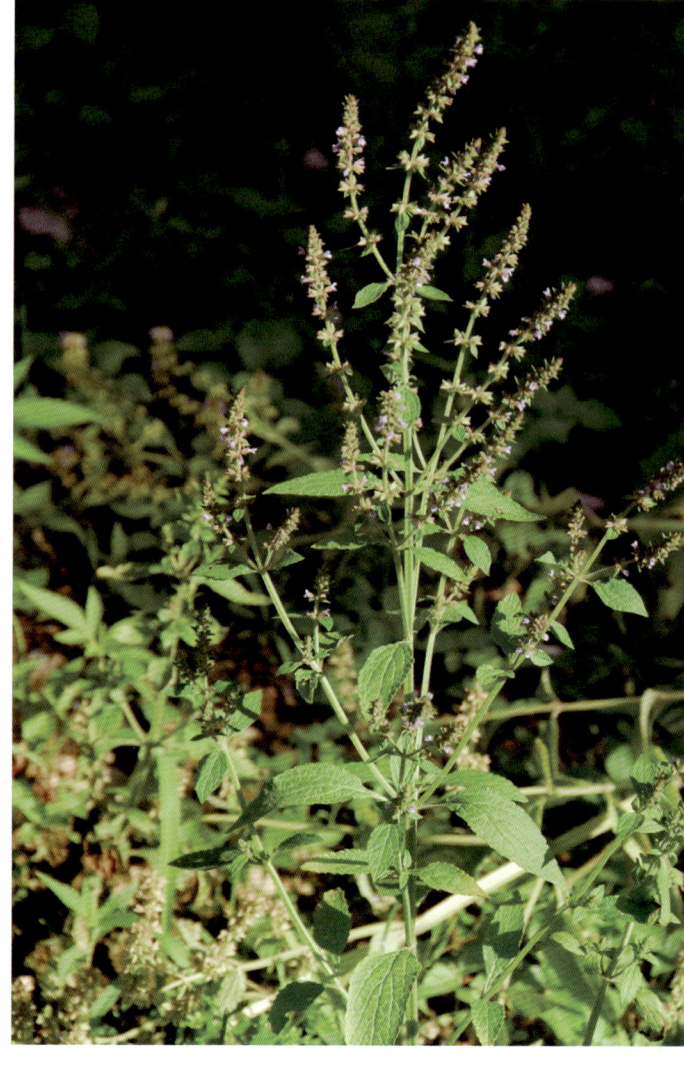

Nangx fud yongx 龙头草

【Bit hsenb 俗名】龙草。

【Dios kob deis 基源】为唇形科植物龙头草 *Meehania henryi*（Hemsl.）Sun ex C. Y. Wu 的全草。

【Niangb bet deis 生长环境】生于深山疏林下、溪涧边。分布于部分苗乡。

【Jox hsub 性味属经】性热，味辛麻，属热药，入冷经。

【Qet diel xid 功能主治】功能：tad dud tat seil 解表散寒，qet bongt dangf mongb 理气止痛。主治：mangb hfud seil 风寒感冒，yens nangb gik 毒蛇咬伤。

【Ed not xus 用法用量】内服，煎汤，15～25 g。外用，捣烂敷。

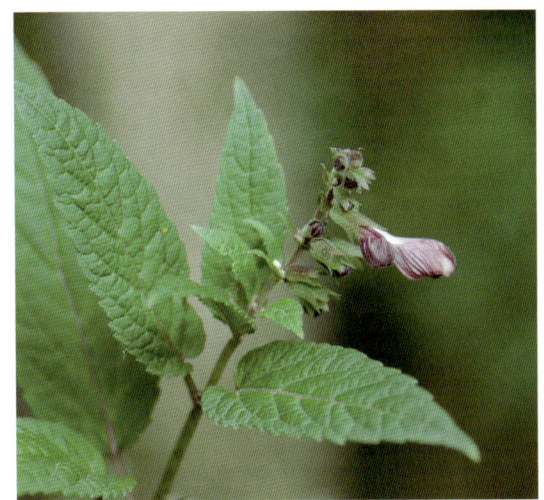 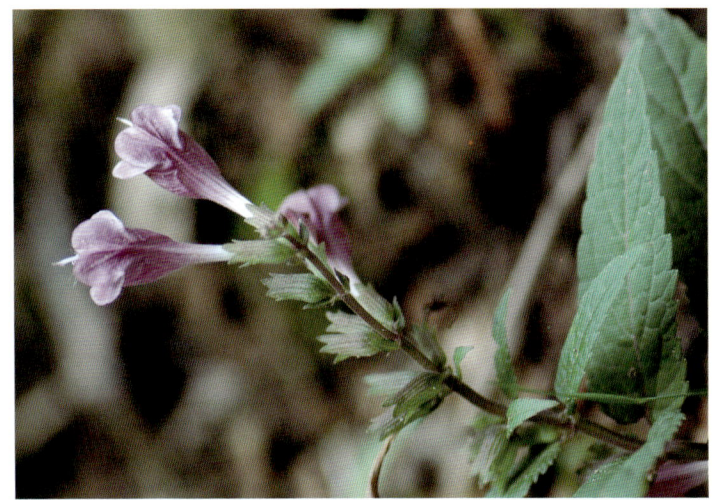

Vob dlaid fat 夏至草

【Bit hsenb 俗名】风轮草、灯笼棵、假艾蒿、白花夏枯草。

【Dios kob deis 基源】为唇形科植物夏至草 *Lagopsis supina*（Steph. ex Willd.）lk.-Gal. ex Knorr. 的全草。

【Niangb bet deis 生长环境】喜生于荒山草地上、路边。分布于各地苗乡。

【Jox hsub 性味属经】性热，味苦，属热药，入冷经。

【Qet diel xid 功能主治】功能：ves hxangd hsot ud vut 活血调经，tat jit hxangd hxenk angt 散瘀消肿。主治：dliangd bil dib yens pot mongb 跌打肿痛，hvangb jid zeib ghangb 半身不遂，hsot ud ax jangx hxib 月经不调，xus hxangd 贫血。

【Ed not xus 用法用量】内服，煎汤，15～30 g。外用，捣烂敷患处。

Vob dongs sangx bangx 益母草

【Bit hsenb 俗名】四棱草、月母草、扒骨风、益母艾、益母蒿、野油麻。

【Dios kob deis 基源】为唇形科植物益母草 Leonurus artemisia (Lour.) S. Y. Hu 的全草。

【Niangb bet deis 生长环境】生于山野荒地上、农地边、溪河边。分布于各地苗乡。

【Jox hsub 性味属经】性冷，味苦辛，属冷药，入热经。

【Qet diel xid 功能主治】功能：ves hxangd tat jit hxangd 活血化瘀，qet hsot ud dangf ghad eb 调经止带。主治：mongb qub 腹痛，hsot ud ax jangx hxib 月经不调，ax hsot ud 闭经，deik ghongd daib 难产，ud niak ax lol 胎衣不下，xud wal hxangd 尿血。

【Ed not xus 用法用量】内服，煎汤，15～25 g；或熬膏入丸、散剂。外用，煨水洗。

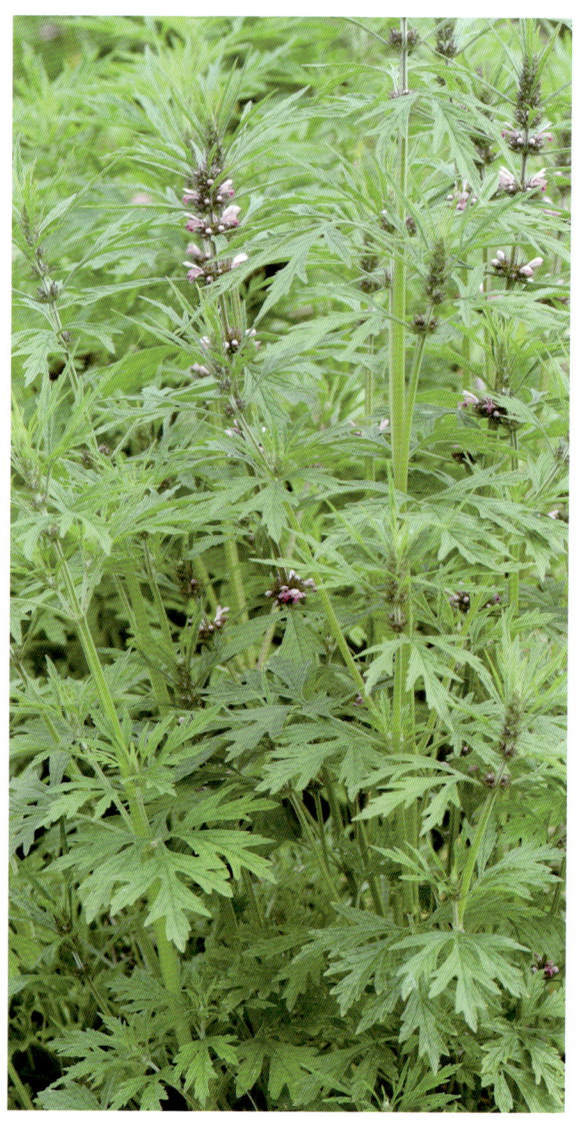
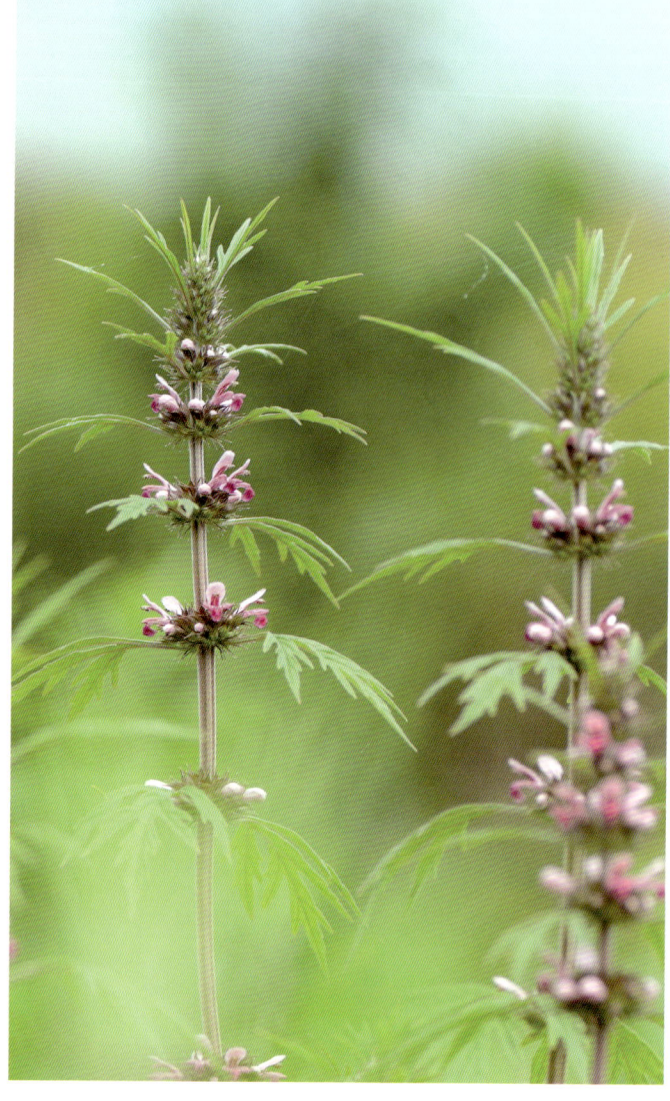

Nangx xangf senx 宝盖草

【Bit hsenb 俗名】风盏、佛座、灯笼草、珍珠莲、接骨草、毛叶夏枯草。

【Dios kob deis 基源】为唇形科植物宝盖草 *Lamium amplexicaule* L. 的全草。

【Niangb bet deis 生长环境】生于山野荒地上、草丛中、路旁。分布于各地苗乡。

【Jox hsub 性味属经】性热，味辛苦，属热药，入冷经。

【Qet diel xid 功能主治】功能：hxub jent tongb hxud 祛风通络，hxenk angt dangf mongb 消肿止痛。主治：baix dab lod hsongd dait hxend 高坠断骨伤筋，lob bil juk jik 四肢麻木，hvangb jid zeib ghangb 半身不遂，dliangd bil dib sangb 跌打损伤，wix lot nenk mais 口眼㖞斜，jif hxongb 淋巴结结核。

【Ed not xus 用法用量】内服，煎汤，10～25 g；或入丸剂；或浸酒饮。外用，捣烂敷。

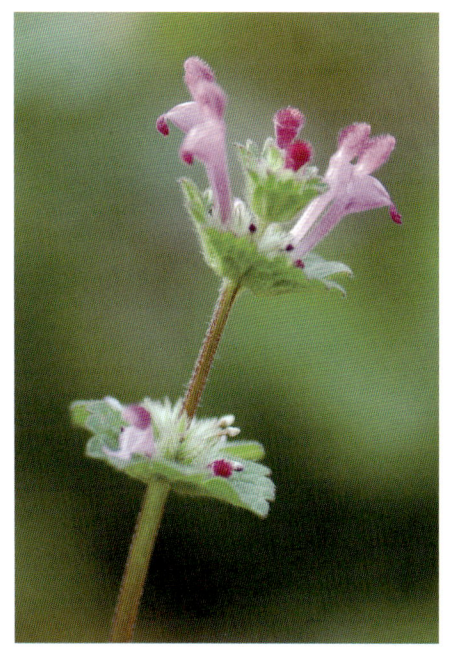

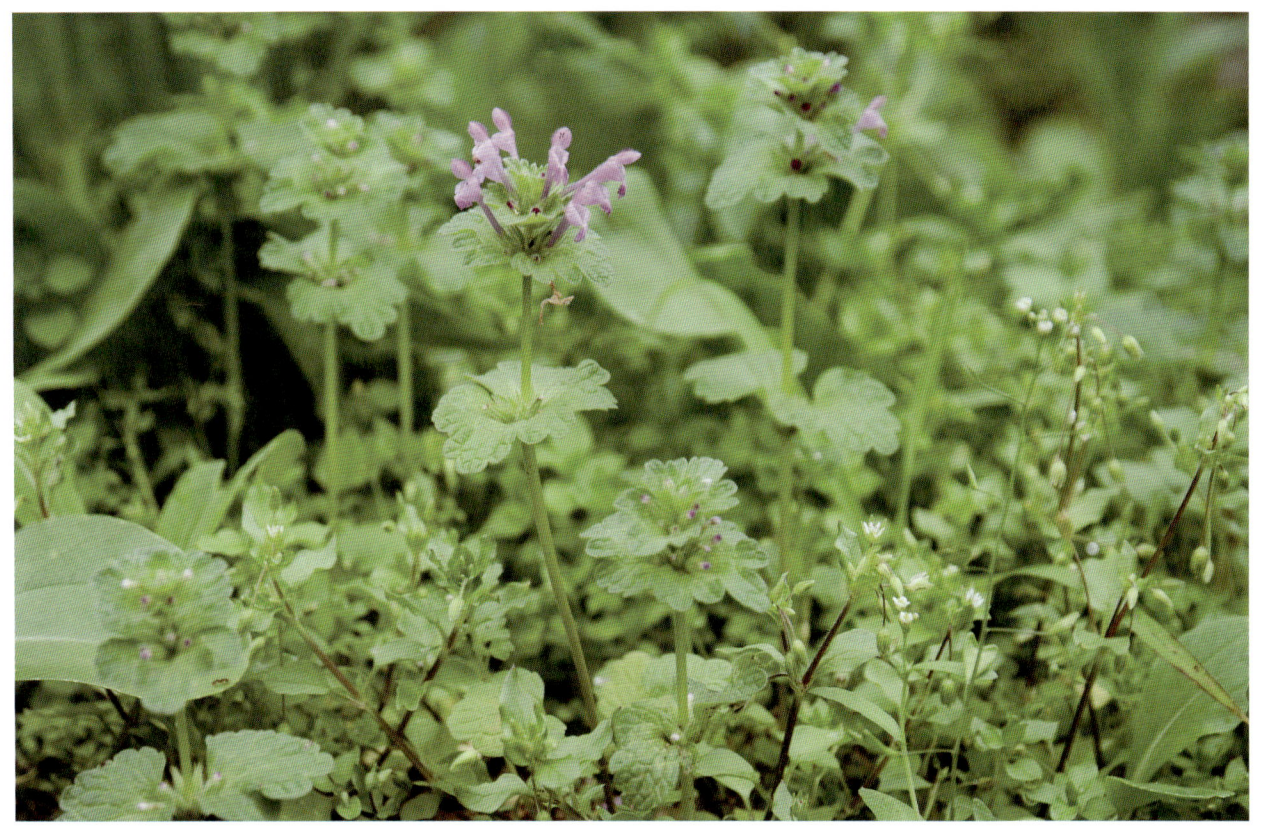

Vob yax wex 地笋

【Bit hsenb 俗名】地瓜、地参、地藕、水三七、地蚕子、野三七。

【Dios kob deis 基源】为唇形科植物地笋 Lycopus lucidus Turcz. 的全草。

【Niangb bet deis 生长环境】生于阴湿山间、山沟中、溪河边。分布于各地苗乡。

【Jox hsub 性味属经】性热，味苦，属热药，入冷经。

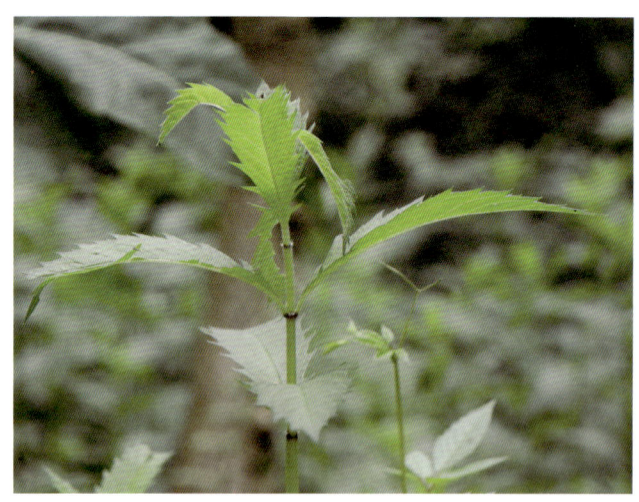

【Qet diel xid 功能主治】功能：dus hxangd tat jit hxangd 破血散瘀，hangb eb hxenk angt 行水消肿。主治：dliangd bil dib sangb 跌打损伤，pob wox 浮肿，ax hsot ud mongb qub 闭经腹痛，xit dail lol mongb qub 产后腹痛，xit daib lol pob eb 产后水肿，hsot ud mongb diub 经期腰痛。

【Ed not xus 用法用量】内服，水煎或泡酒，10～15 g。

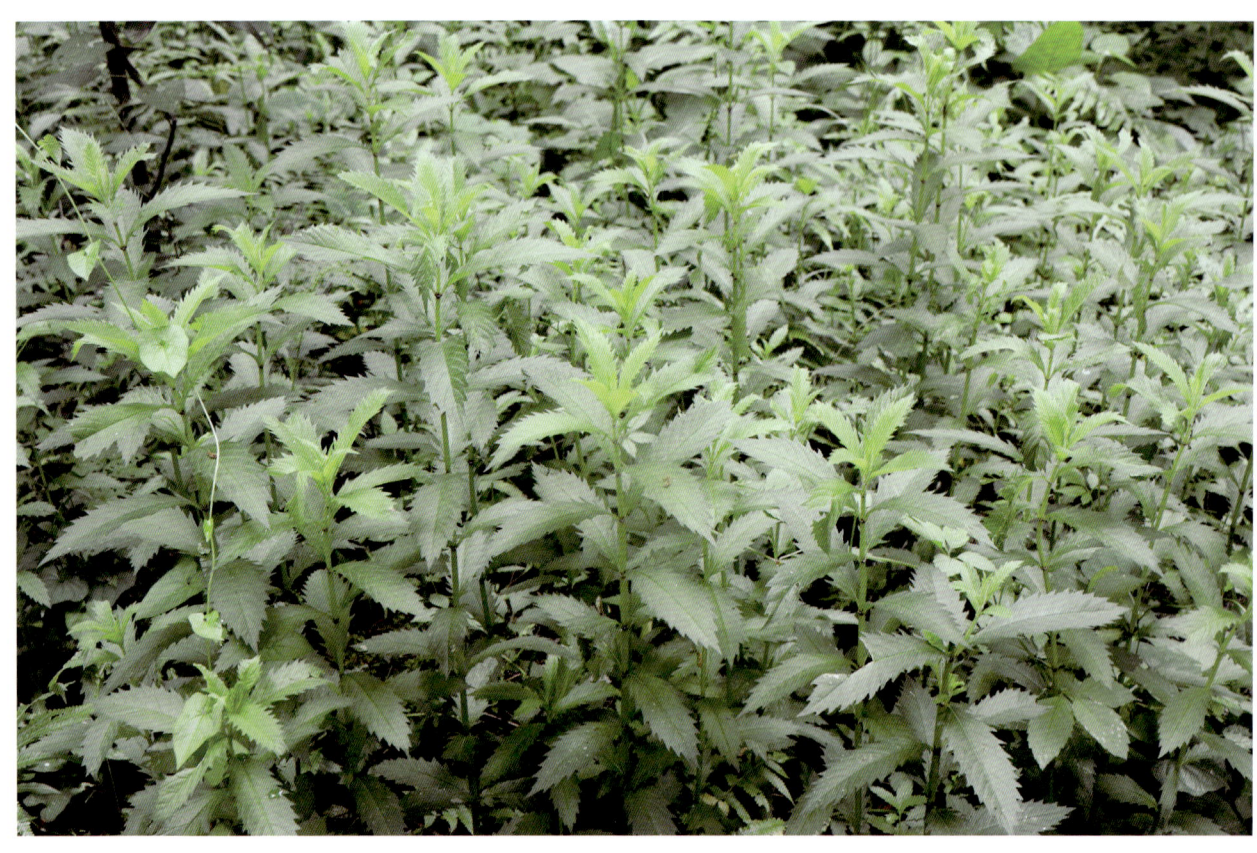

Vob sangx sangl 罗勒

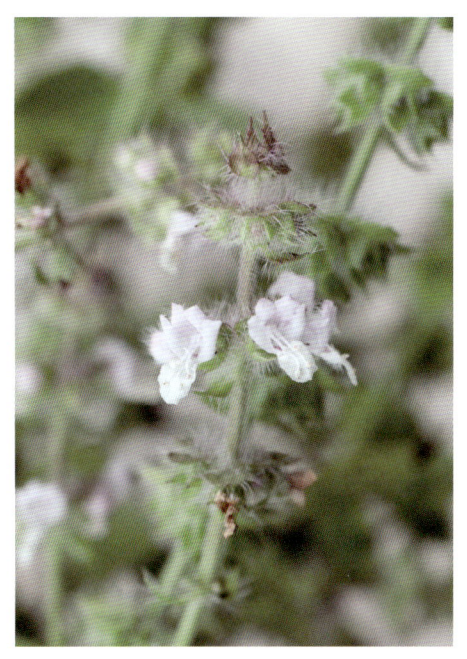

【Bit hsenb 俗名】鱼香、九层塔、苏薄荷、野金砂、翳子草、紫苏薄荷。

【Dios kob deis 基源】为唇形科植物罗勒 *Ocimum basilicum* L. 的子实、根或全草。

【Niangb bet deis 生长环境】生于山野荒地上、农地边、路旁，有栽培。分布于部分苗乡。

【Jox hsub 性味属经】性热，味辛，属热药，入冷经。

【Qet diel xid 功能主治】功能：hxub kib tat jab 清热解毒，yis nais jongt xend hniub mais 益肝明目。主治：kib jid ait ngol 发烧咳嗽，los ghab hlat mais dlub 眼翳，dib yens jit hxangd angt mongb 跌打瘀血肿痛，yens nangb gik 毒蛇咬伤。

【Ed not xus 用法用量】内服，煎汤，6～9 g；或捣汁饮。外用，捣烂敷或烧存性研末调敷。

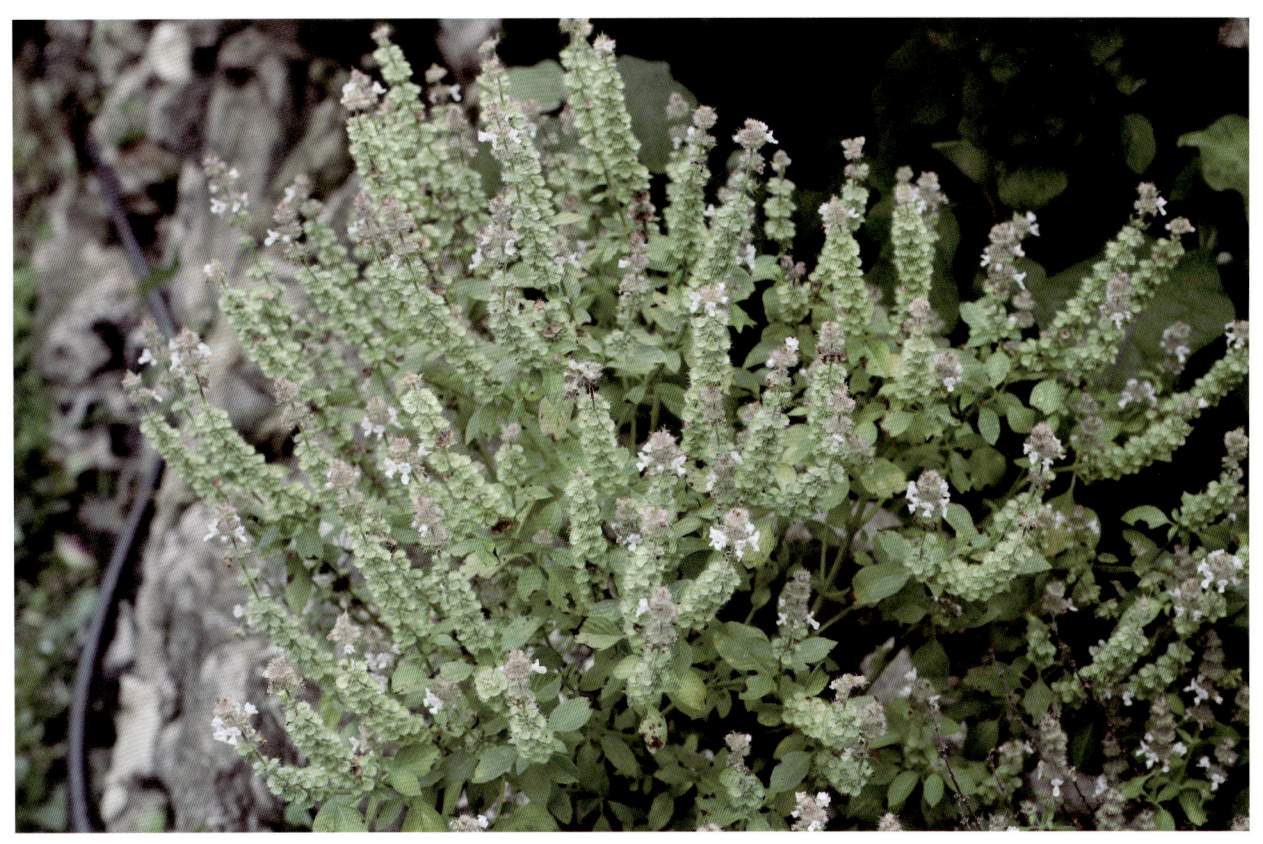

Vob khok eb vud 牛至

【Bit hsenb 俗名】小薄荷、土香薷、香香菜、对叶接骨丹。

【Dios kob deis 基源】为唇形科植物牛至 *Origanum vulgare* L. 的全草。

【Niangb bet deis 生长环境】生于山坡草地上、山谷草丛中、路旁。分布于部分苗乡。

【Jox hsub 性味属经】性冷，味辛，属冷药，入热经。

【Qet diel xid 功能主治】功能：qet bongt hxed tongb 理气温通，hxub kib los xuf 清热利湿。主治：yens seil mongb hfud kib jid 伤风发烧，fangx mais fangx jid 黄疸，dinx vob gad 食积，od 呕吐，ghad eb dlub lol not 白带过多，kib xuf qut qat 湿热瘙痒，zal ghad 腹泻。

【Ed not xus 用法用量】内服，煎汤，15～25 g。外用，煎水洗。

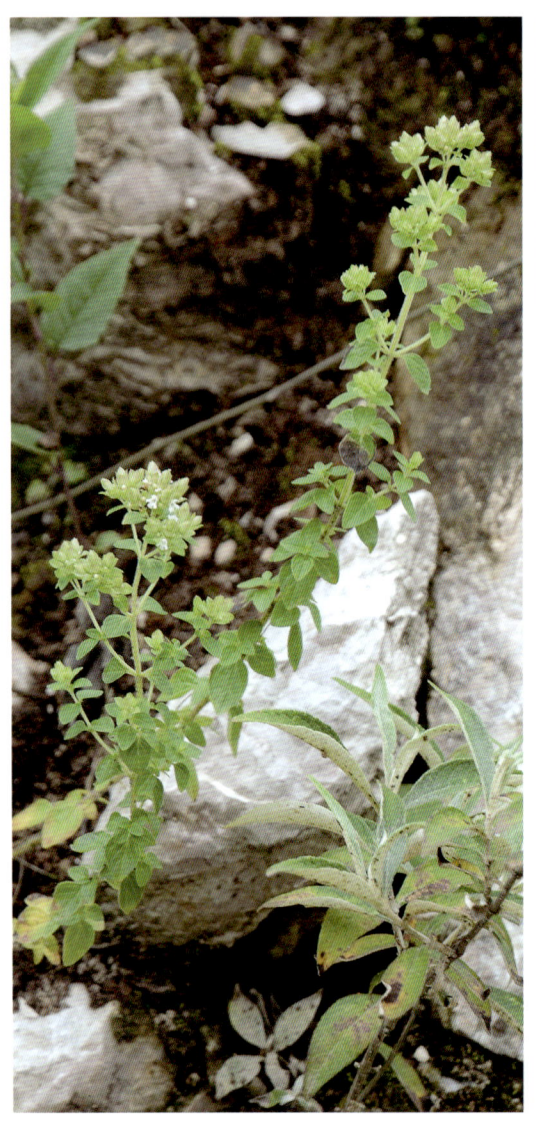
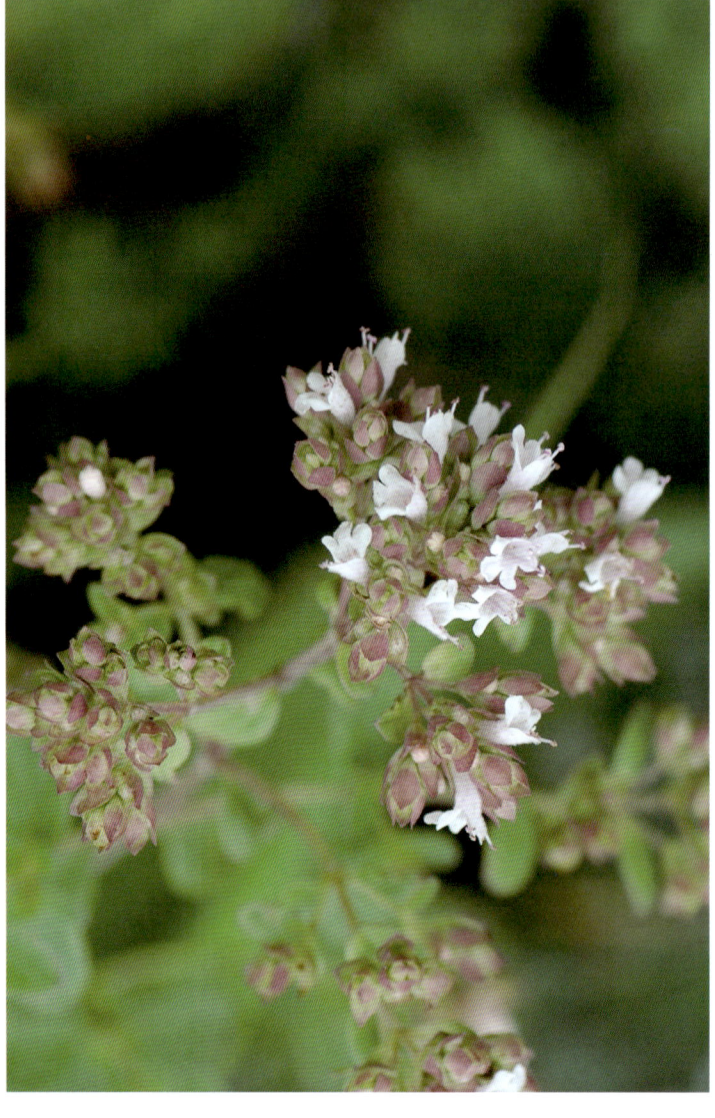

Vob sof gongb 韩信草

【Bit hsenb 俗名】大力草、耳挖草、笑花草、偏向花、顺经草、大叶半枝莲。

【Dios kob deis 基源】为唇形科植物韩信草 Scutellaria indica Linn. 的全草。

【Niangb bet deis 生长环境】生于山坡草丛中、疏林下、阔叶林中。分布于各地苗乡。

【Jox hsub 性味属经】性平，味苦辛，属冷热两经药，入两经。

【Qet diel xid 功能主治】功能：tat jit hxangd dangf mongb 散瘀止痛，hxub kib tat jab 清热解毒。主治：dliangd bil dib sangb 跌打损伤，nais pot od nul 肺炎，ngol lol hxangd 咳血，mongb ghongd niangs 咽喉痛，mongb hmid 牙痛，niangb hsab pob mongb 无名肿毒，yens nangb gik 毒蛇咬伤。

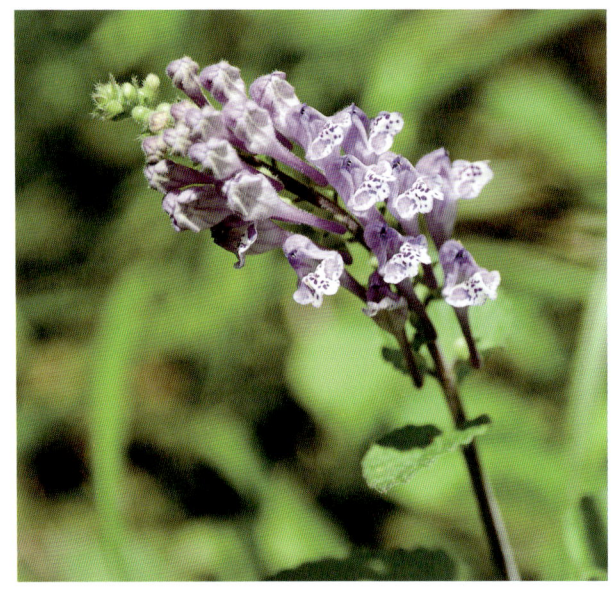

【Ed not xus 用法用量】内服，煎汤，15～25 g。外用，捣烂敷。

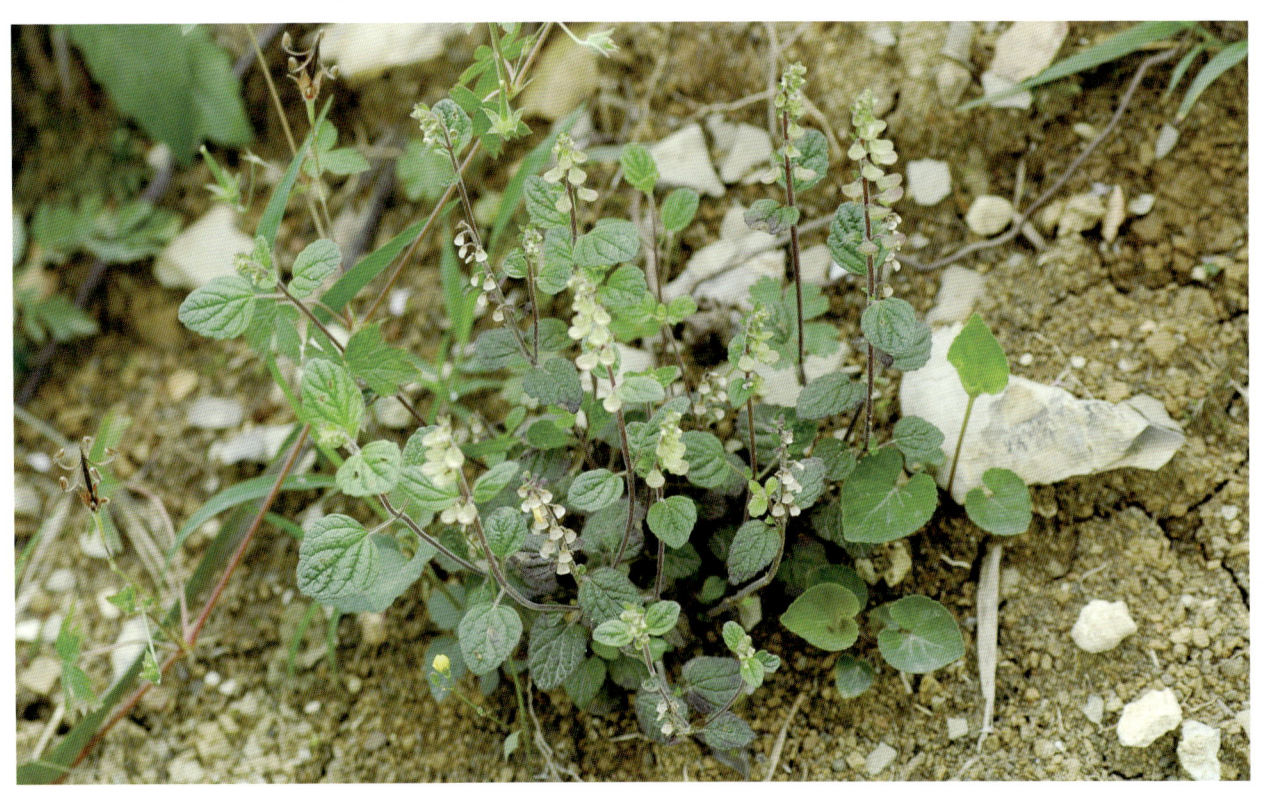

Vob bit jit nex 半枝莲

【Bit hsenb 俗名】四方草、牙刷草、半向花、再生草、紫连草、狭叶韩信草。

【Dios kob deis 基源】为唇形科植物半枝莲 *Scutellaria barbata* D. Don 的全草。

【Niangb bet deis 生长环境】生于山沟边、池塘边、田边、路旁。分布于各地苗乡。

【Jox hsub 性味属经】性平，味辛，属冷热两经药，入两经。

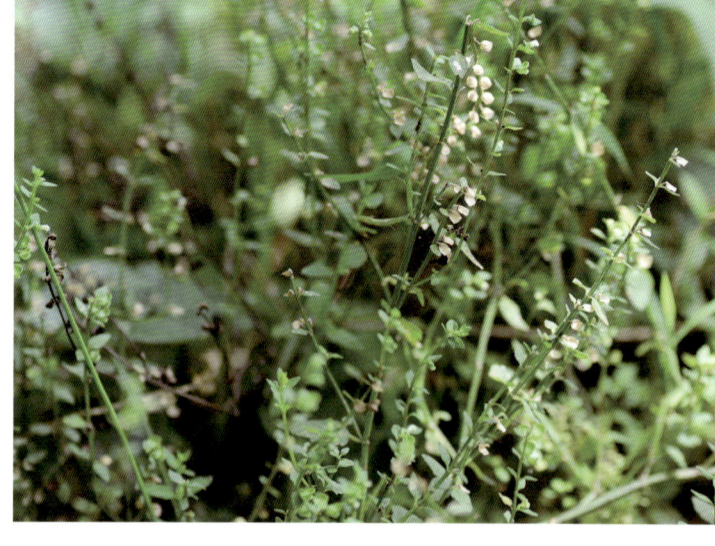

【Qet diel xid 功能主治】功能：hxub kib tat jab 清热解毒，tat jit hxangd dangf mongb 散瘀止痛。主治：dliangd bil dib sangb 跌打损伤，nais pot od nul 肺炎，mongb ghongd niangs 咽喉痛，los link ghongd 吊小舌，nais pot lax bus 肺痈，diongx wal od nul 尿道炎，yens nangb gik 毒蛇咬伤。

【Ed not xus 用法用量】内服，煎汤，15～30 g；或捣汁饮。外用，捣烂敷。

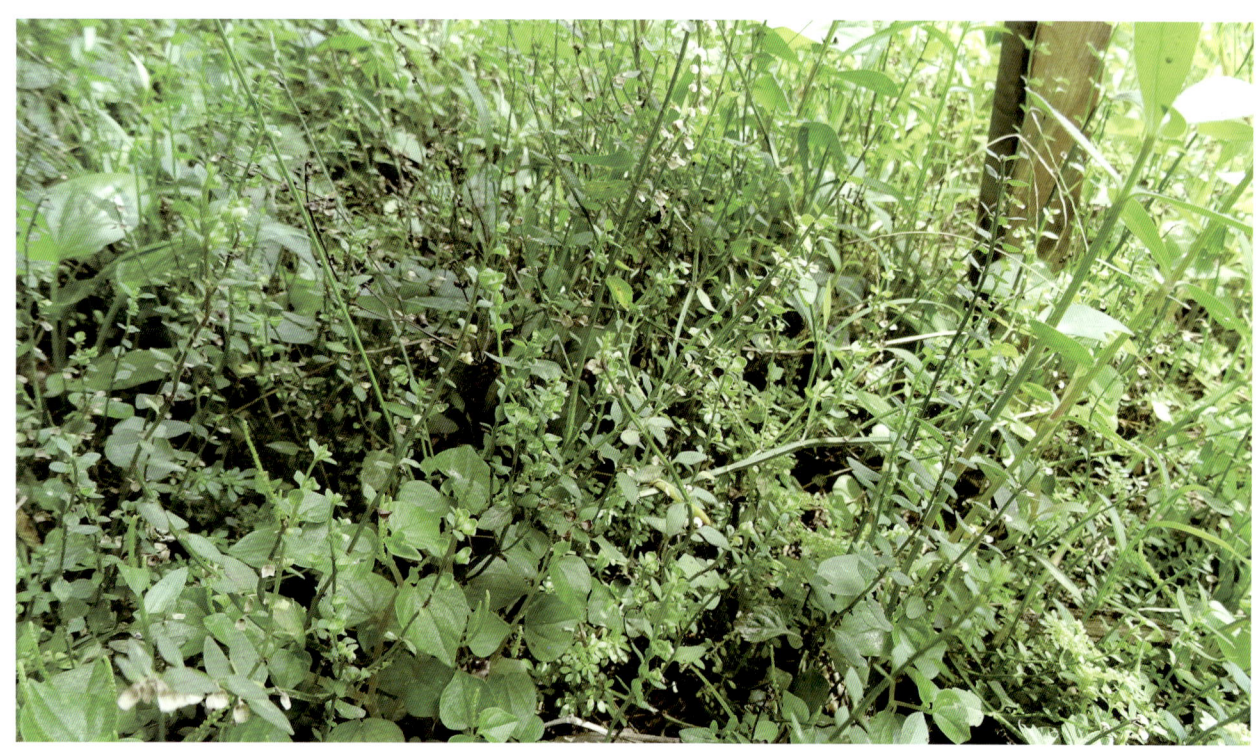

Jab ngif ghad dles 紫背黄芩

【Bit hsenb 俗名】一支箭、挖耳草、野黄芩。

【Dios kob deis 基源】为唇形科植物紫背黄芩 *Scutellaria discolor* Colebr. 的全草。

【Niangb bet deis 生长环境】生于中海拔地区林下、溪涧边、阴湿灌木丛中。分布于部分苗乡。

【Jox hsub 性味属经】性冷，味苦，属冷药，入热经。

【Qet diel xid 功能主治】功能：tad dud zangl kib 解表散热，hxenk od nul dangf mongb 消炎止痛。主治：mangb hfud kib jid 感冒发烧，mongb ghongd niangs 咽喉痛，khangd naix ongd hsongd 中耳炎，dix gangb 疔疮，mongb qub zal ghad 腹痛腹泻。

【Ed not xus 用法用量】内服，煎汤，15～30 g。外用，捣汁滴耳。

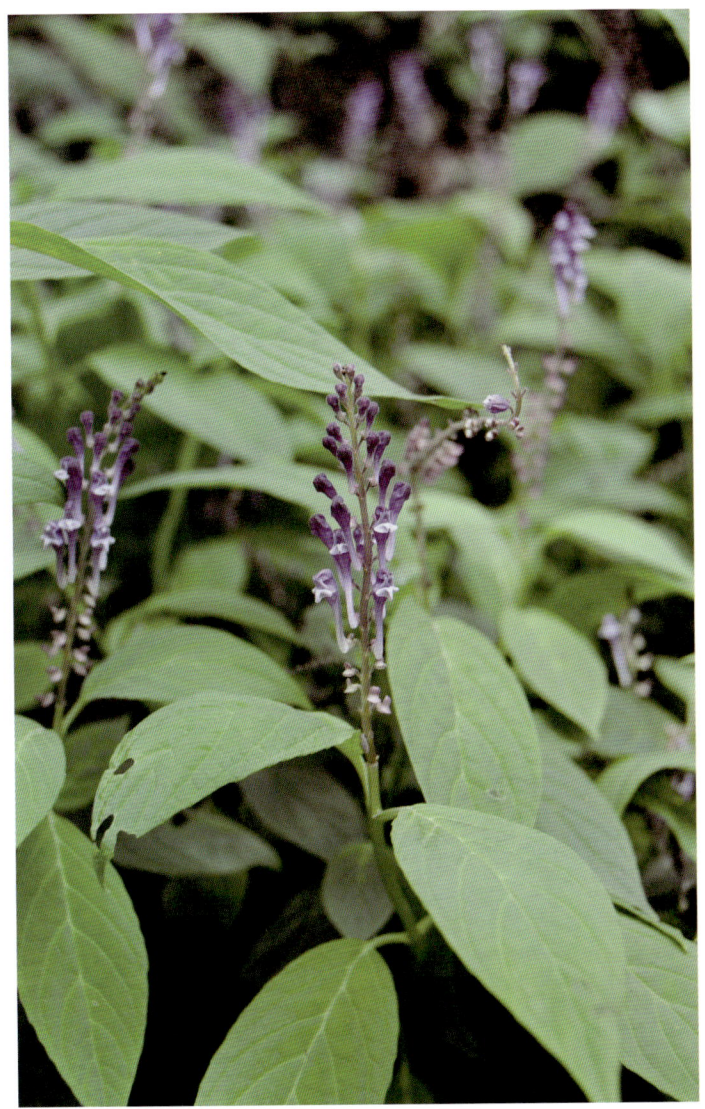
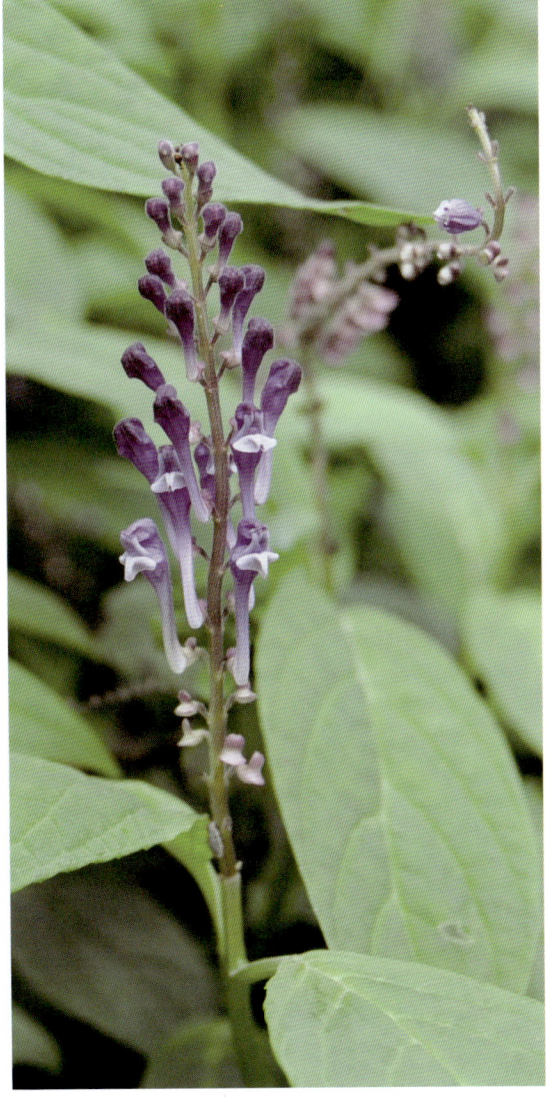

Vob sait niul 荆芥

【Bit hsenb 俗名】姜芥、假苏、鼠实、稳齿菜、四棱杆蒿。

【Dios kob deis 基源】为唇形科植物荆芥 *Nepeta cataria* L. 的全草、根。

【Niangb bet deis 生长环境】生于荒地上、农地边、林缘，有栽培。分布于部分苗乡。

【Jox hsub 性味属经】性热，味辛，属热药，入冷经。

【Qet diel xid 功能主治】功能：hxub kib dias jent 清热祛风，dangf hxangd 止血。主治：mangb hfud kib jid 感冒发烧，mongb khob 头痛，niel khob was mais 头晕目眩，wix lot nenk mais 口眼㖞斜，ghab diux ghongd angt mongb 咽喉肿痛，xit daib lol gos hxangd 产后血晕。

【Ed not xus 用法用量】内服，煎汤，15～25 g；或入丸、散剂。外用，捣烂敷或煨水含漱。

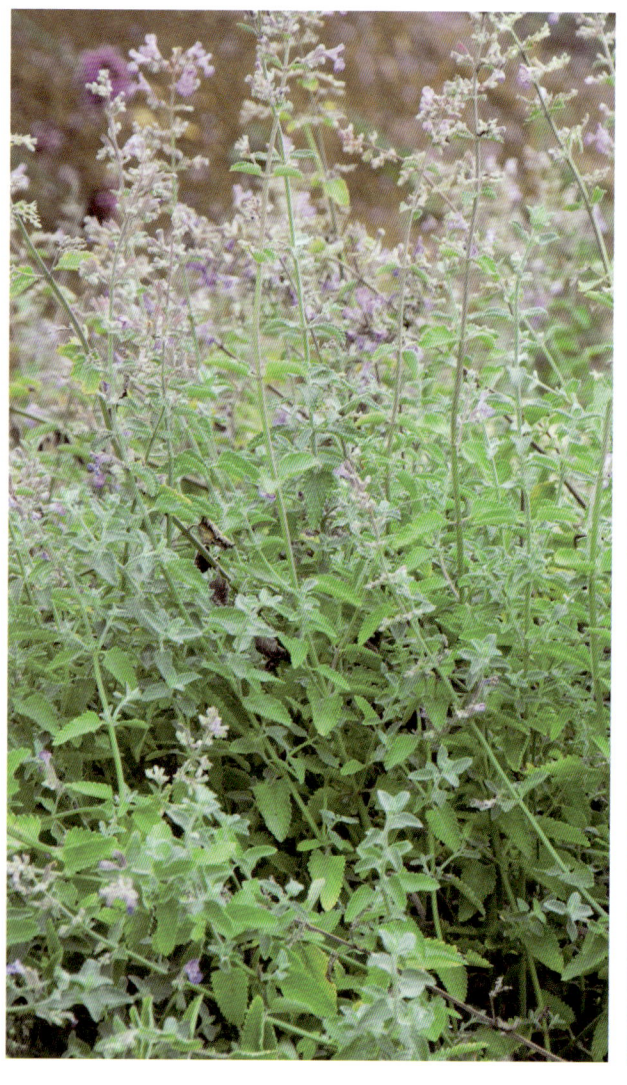
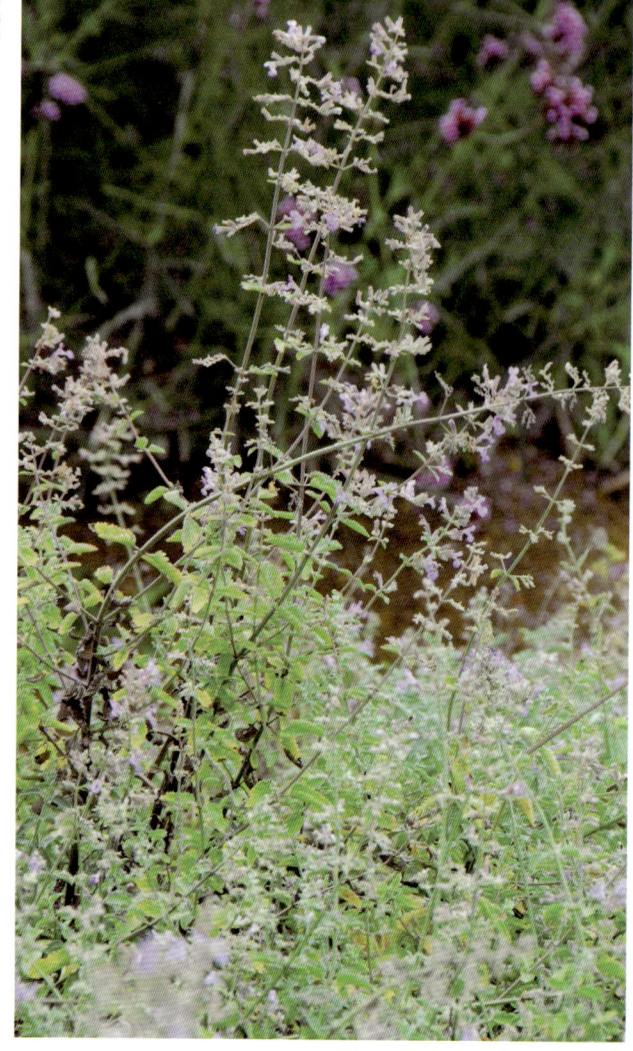

Vob gob eb 西南水苏

【Bit hsenb 俗名】地纽、冬虫草、地牯牛、草石蚕、破布草、甘露子。

【Dios kob deis 基源】为唇形科植物西南水苏 *Stachys kouyangensis* (Vaniot) Dunn 的块茎或全草。

【Niangb bet deis 生长环境】生于塘渠等近水处、山沟阴湿处。分布于部分苗乡。

【Jox hsub 性味属经】性冷，味苦咸，属冷药，入热经。

【Qet diel xid 功能主治】功能：hxenk od nul tat jab 消炎解毒，dex bus liangs ngix 拔脓生新。主治：yens jent kib mangb hfud 风热感冒，nais pot yens jab 肺结核，bus diangd 骨髓炎，dix gangb 疔疮。

【Ed not xus 用法用量】内服，煎汤，15～30 g；或研末服。外用，捣烂敷或煨水洗。

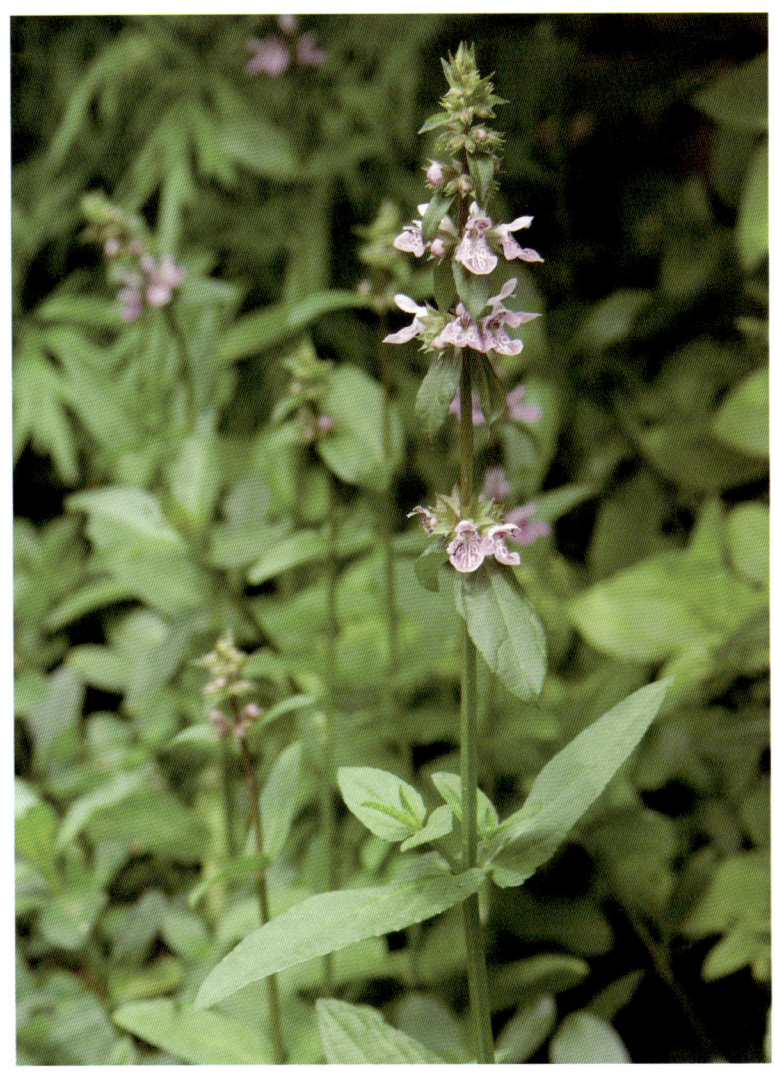
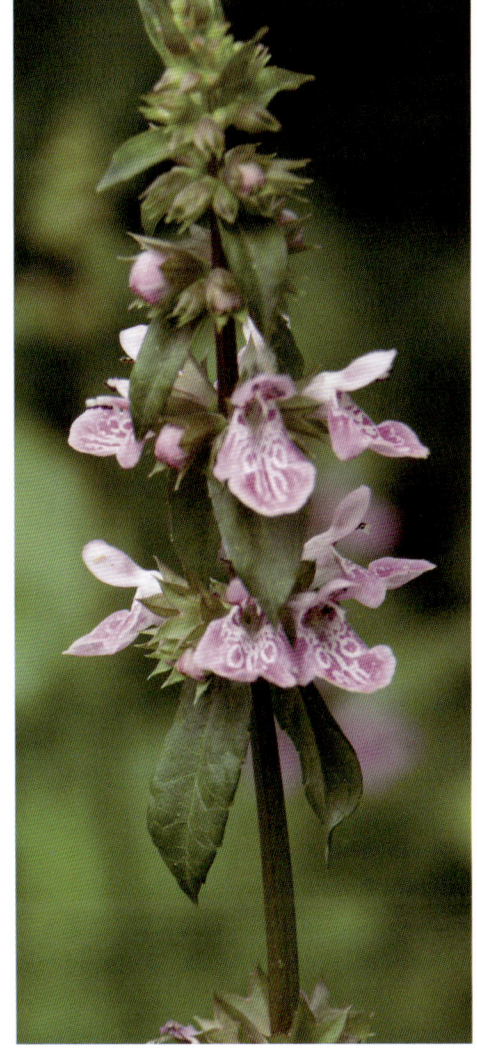

Gad hniangd vud 针筒菜

【Bit hsenb 俗名】地参、破布草、麻布草、野油麻、野苏麻、野紫苏。

【Dios kob deis 基源】为唇形科植物针筒菜 *Stachys oblongifolia* Benth. 的全草或根。

【Niangb bet deis 生长环境】生于河岸边、山野草丛中、路旁。分布于各地苗乡。

【Jox hsub 性味属经】性热，味辛，属热药，入冷经。

【Qet diel xid 功能主治】功能：yis hxangd vut bongt 补血益气，dangf hxangd liangs ngix 止血生肌。主治：mangb hfud seil 风寒感冒，mongb khob 头痛，fal sab 发痧症，mongb dangf heb ves 病后体虚，yens xit lol hxangd 刀伤出血，zal ghad dongk xok ax dangf 久痢不止。

【Ed not xus 用法用量】内服，煎汤，15～30 g。外用，捣烂敷患处。

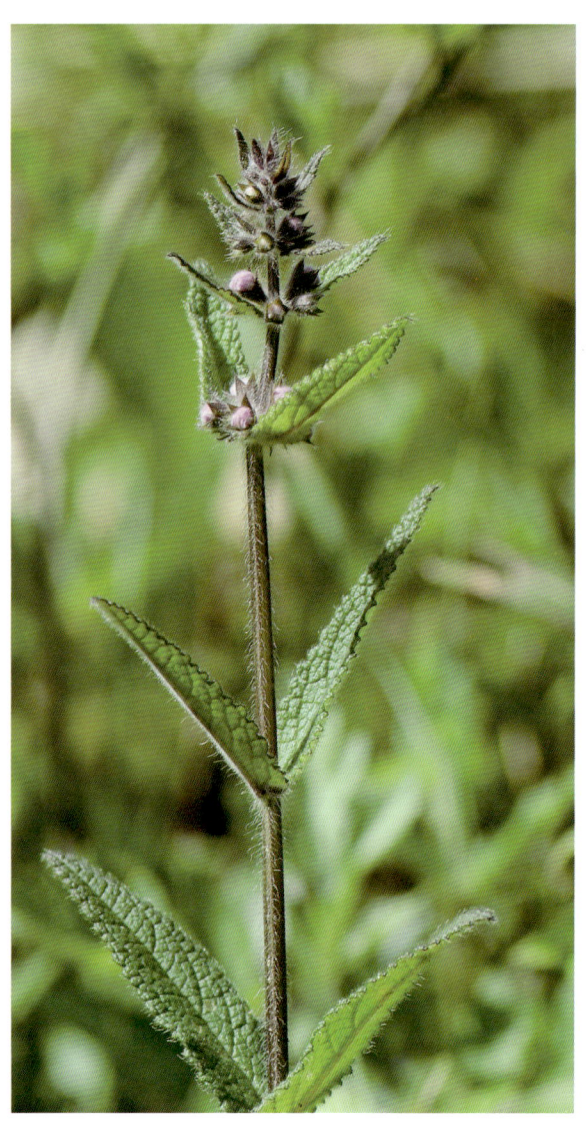
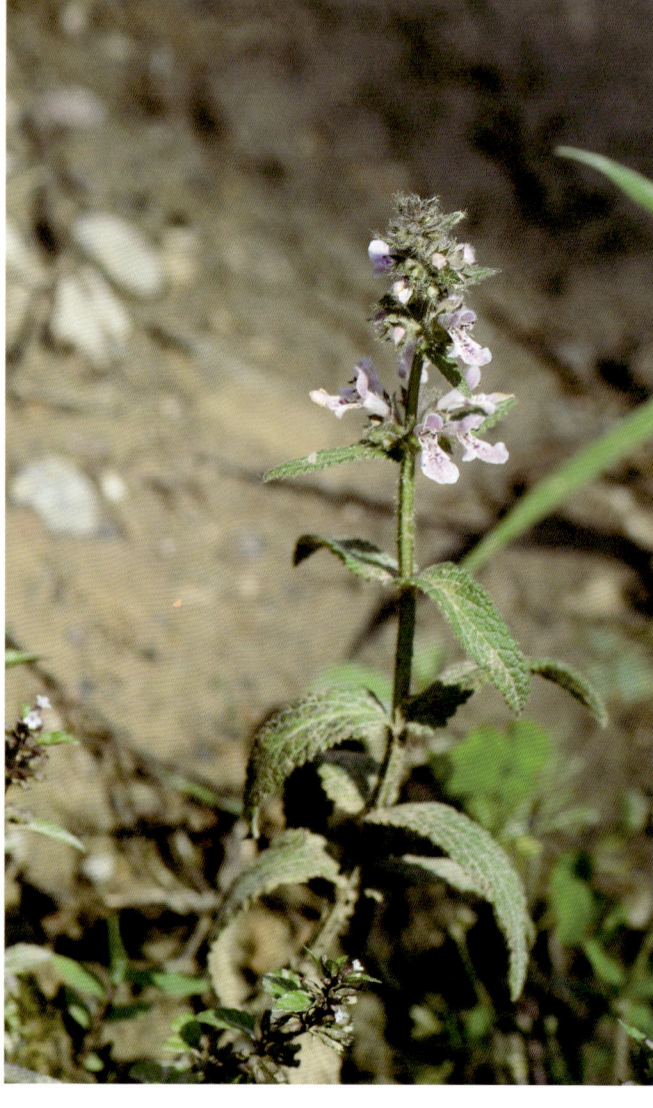

Vob jongx gangb 甘露子

【Bit hsenb 俗名】地蚕、土虫草、宝塔菜、蜗儿菜、地牯牛草。

【Dios kob deis 基源】为唇形科植物甘露子 *Stachys sieboldii* Miq. 的块根或全草。

【Niangb bet deis 生长环境】喜生于荒地上、农地边、水塘边，有栽培。分布于部分苗乡。

【Jox hsub 性味属经】性平，味淡微辛，属冷热两经药，入两经。

【Qet diel xid 功能主治】功能：hxub kib tad dud kib 清热解表，yis dliangl tiod jid 滋补强壮。主治：jib daib ngas naix mais 小儿疳积，yens jent kib mangb hfud 风热感冒，hfud nais pot yens jab 肺痨，ait gheb bal jid sot gangt 劳伤羸瘦，dinx gad xangd dit 食积饱胀。

【Ed not xus 用法用量】内服，煎汤，15～30 g；或炖猪肺吃。外用，捣烂敷患处。

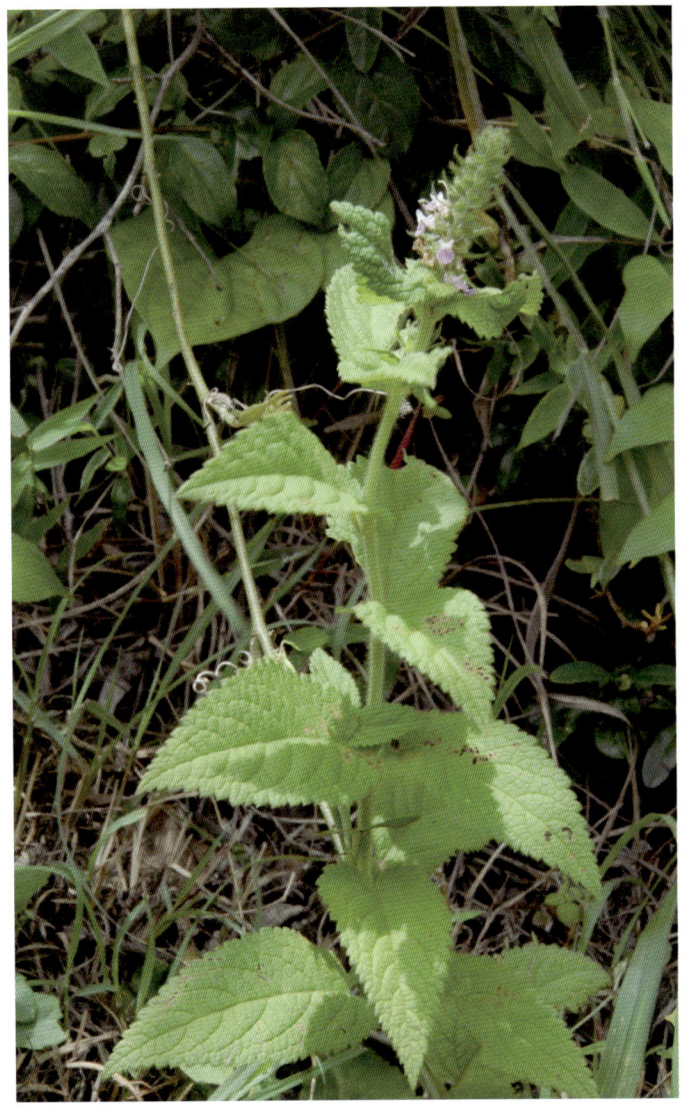
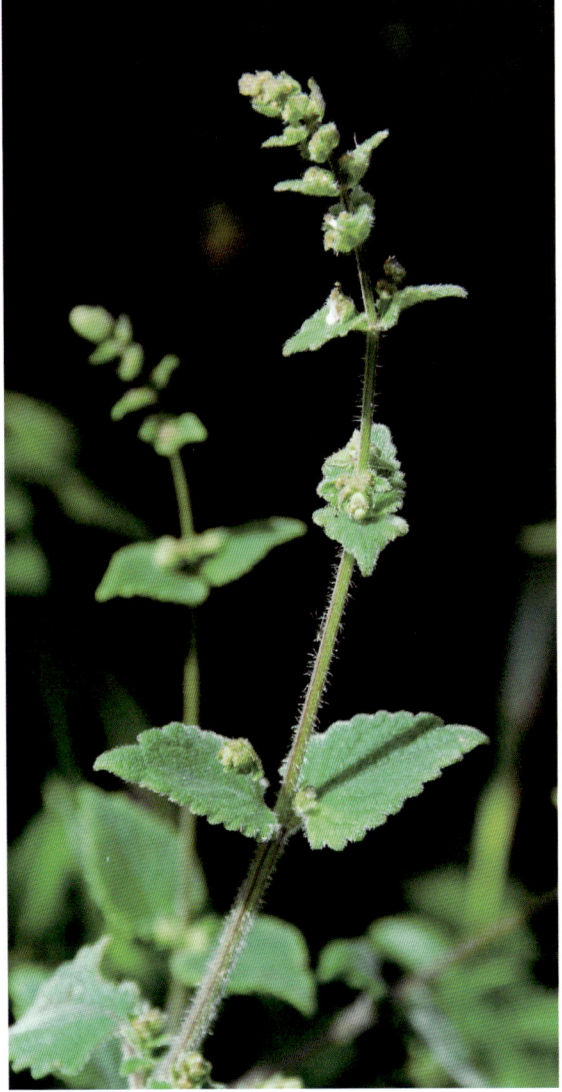

Vob niex xok 血盆草

【Bit hsenb 俗名】反背红、叶下红、红青菜、朱砂草。

【Dios kob deis 基源】为唇形科植物血盆草 Salvia cavaleriei Lévl. var. simplicifolia Stib. 的全草。

【Niangb bet deis 生长环境】生于山沟、山谷等潮湿处。分布于各地苗乡。

【Jox hsub 性味属经】性热，味苦辛，属冷热两经药，入两经。

【Qet diel xid 功能主治】功能：seil hxangd dangf hxangd 凉血止血。主治：yens xit lol hxangd 刀伤出血，yens niangs lol hxangd 内伤出血，lol hxangd nais 鼻衄，ngol lol hxangd 咳血，od hxangd 吐血，xit daib bangb hxangd 产后血崩，zal ghad dongk hxangd 血痢。

【Ed not xus 用法用量】内服，煎汤，15～30 g。外用，捣烂塞鼻。

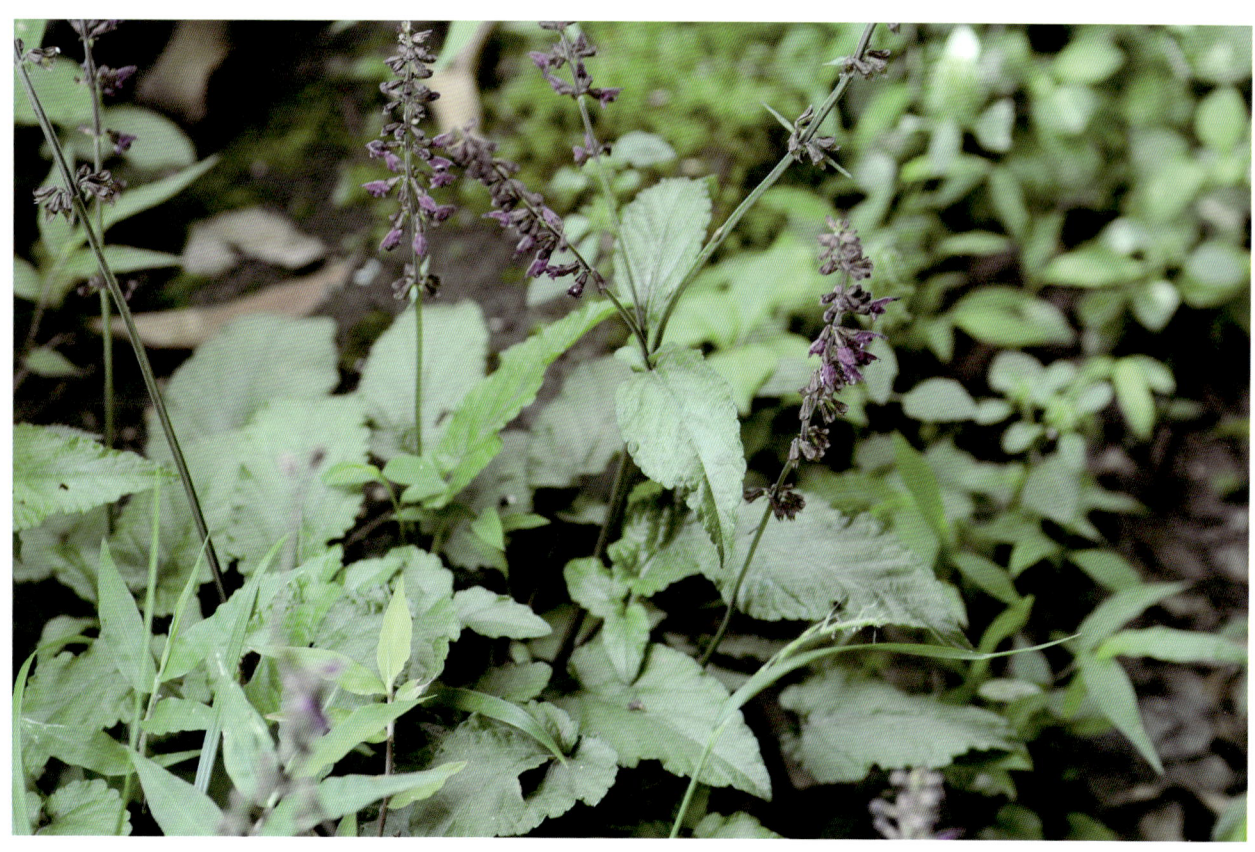

Jab xok jongx 丹参

【Bit hsenb 俗名】赤参、木羊乳、白毛串、地龙胆、活血草、退血草、紫丹参。

【Dios kob deis 基源】为唇形科植物丹参 *Salvia miltiorrhiza* Bunge 的全草。

【Niangb bet deis 生长环境】生于疏林下、坡塝草地上。分布于部分苗乡。

【Jox hsub 性味属经】性热，味苦，属热药，入冷经。

【Qet diel xid 功能主治】功能：dangf hnind dangf hvib 安神宁心，ves hxangd tat jit hxangd 活血化瘀。主治：mongb dliud 心绞痛，lal ghad bit ax dangx 神经衰弱，qub niangs jangx bod 腹中痞块，hsot ud ax jangx hxib 月经不调，ait niak baix lol hxangd bongt 堕胎后大出血，yens dul kid 烧伤。

【Ed not xus 用法用量】内服，煎汤，15～25 g。外用，捣烂敷患处或绞汁涂。

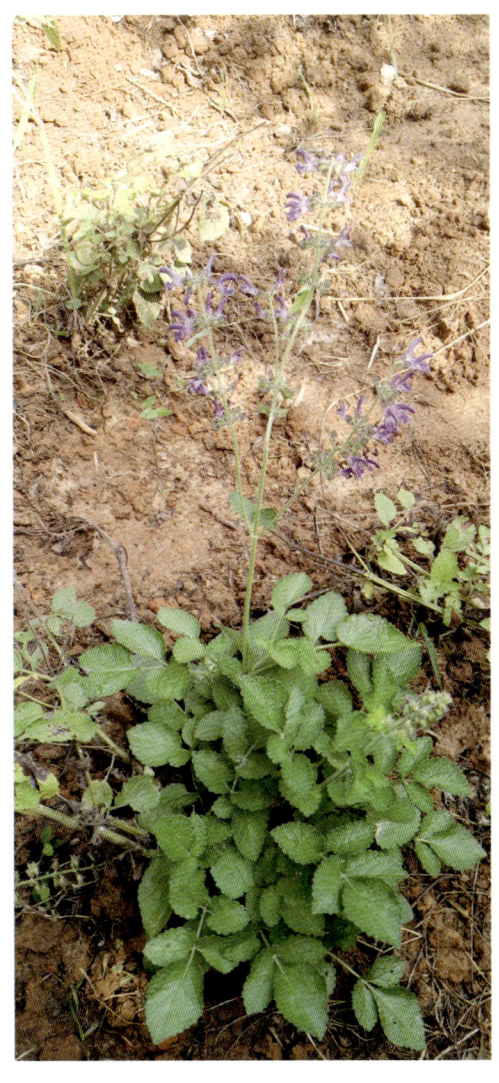
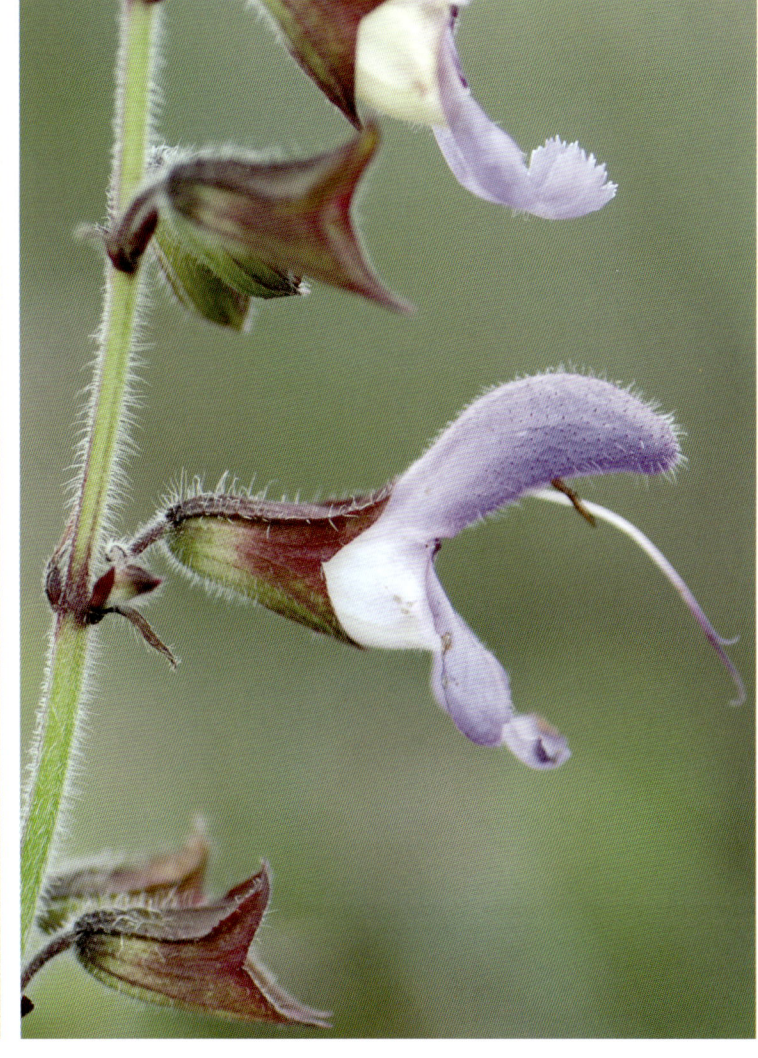

Vob jongx xok 云南鼠尾草

【Bit hsenb 俗名】红参、血参根、活血根、奔马草、密罐头、柴丹参、野红萝卜。

【Dios kob deis 基源】为唇形科植物云南鼠尾草 *Salvia yunnanensis* C. H. Wright 的根茎。

【Niangb bet deis 生长环境】生于疏林下、坡塝草丛中。分布于部分苗乡。

【Jox hsub 性味属经】性热，味苦，属热药，入冷经。

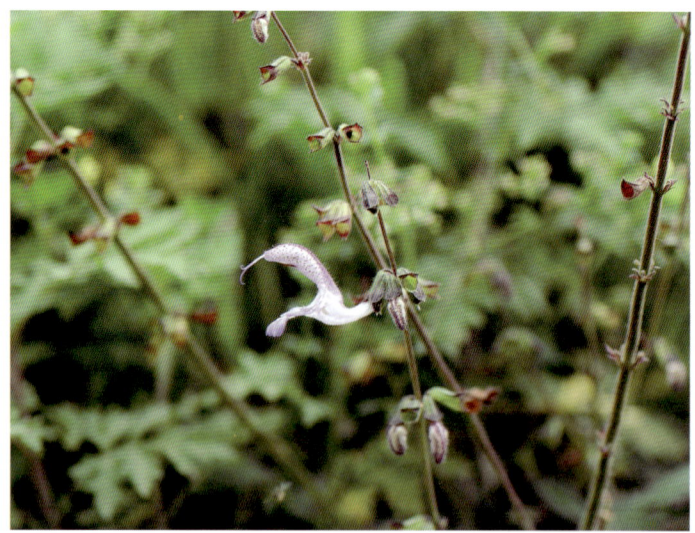

【Qet diel xid 功能主治】功能：ves hxangd tat jit hxangd 活血化瘀，dangf hnind dangf hvib 安神宁心。主治：nais jongt od nul 肝炎，lal ghad bit ax dangx 神经衰弱，qub niangs jangx bod 腹中痞块，hsot ud ax jangx hxib 月经不调，tongd daib lol hxangd bongt 流产大出血，xit daib jit hxangd mongb qub 产后瘀血腹痛，jil wel angt mongb 乳房胀痛。

【Ed not xus 用法用量】内服，煎汤，15～25 g。外用，捣烂敷患处或绞汁涂。

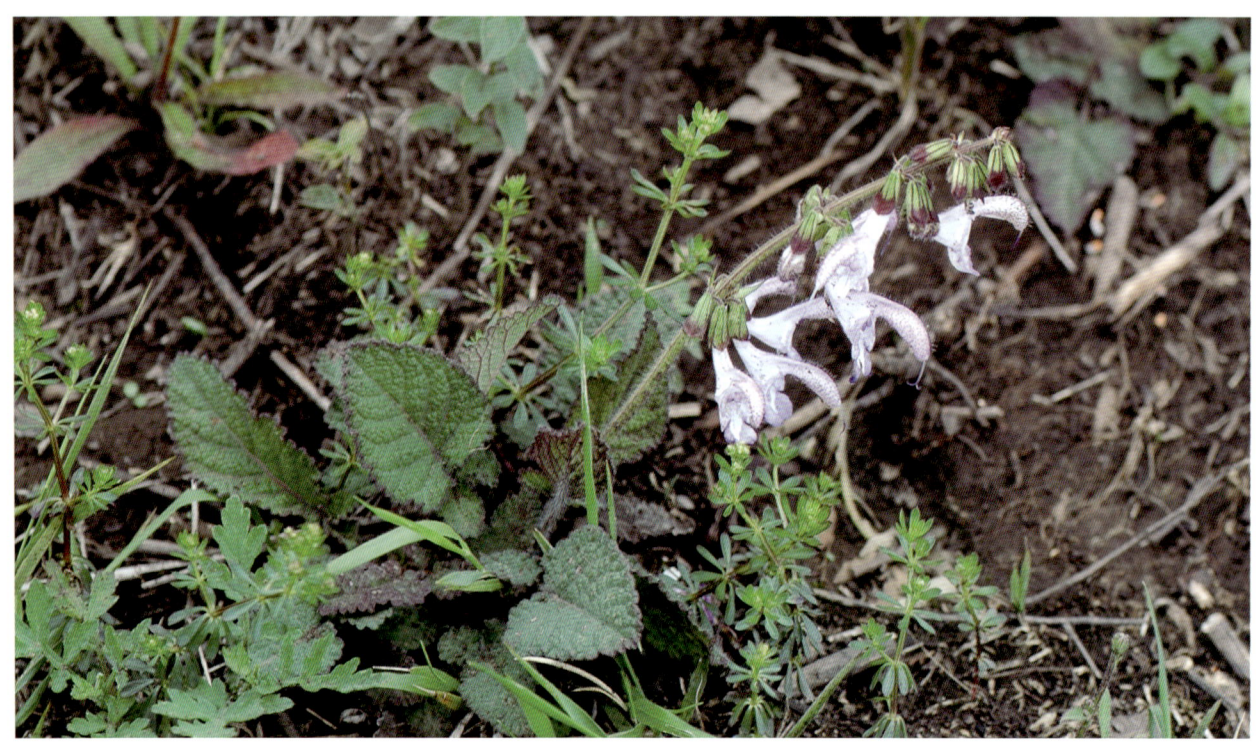

Vob jongx xok yut 地埂鼠尾草

【Bit hsenb 俗名】金槐、壶瓶花、荏子香、地埂鼠尾。

【Dios kob deis 基源】为唇形科植物地埂鼠尾草 *Salvia scapiformis* Hance 的全草。

【Niangb bet deis 生长环境】喜生于山谷两侧、溪沟边阴湿岩石上。分布于部分苗乡。

【Jox hsub 性味属经】性平，味辛，属冷热两经药，入两经。

【Qet diel xid 功能主治】功能：xongf hxend tiod hsongd 强筋壮骨，yis dliangl yis ves 补虚损。主治：ait gheb bal jid mongb 劳伤疼痛，hvuk juk sot gangt 痿痹羸瘦，niel khob was mais 头晕目眩，vangl dail ongd hsongd 子宫炎。

【Ed not xus 用法用量】内服，煎汤，15～25 g；或研末吞服。

Vob bob zangx 佛光草

【Bit hsenb 俗名】乌痧草、小灯台草、走茎丹参。

【Dios kob deis 基源】为唇形科植物佛光草 *Salvia substolonifera* Stib. 的全草。

【Niangb bet deis 生长环境】多生于坡塝草丛中、山野草地上。分布于部分苗乡。

【Jox hsub 性味属经】性平，味甘苦，属冷热两经药，入两经。

【Qet diel xid 功能主治】功能：seil hxangd tat jab 凉血解毒，dangf ngol yangx ghad ngol 止咳化痰。主治：fal sab 发痧症，od hxangd 吐血，ait ngol heik bongt 咳嗽痰喘，dix gangb 疔疮。

【Ed not xus 用法用量】内服，煎汤，20～35 g；或捣汁饮。

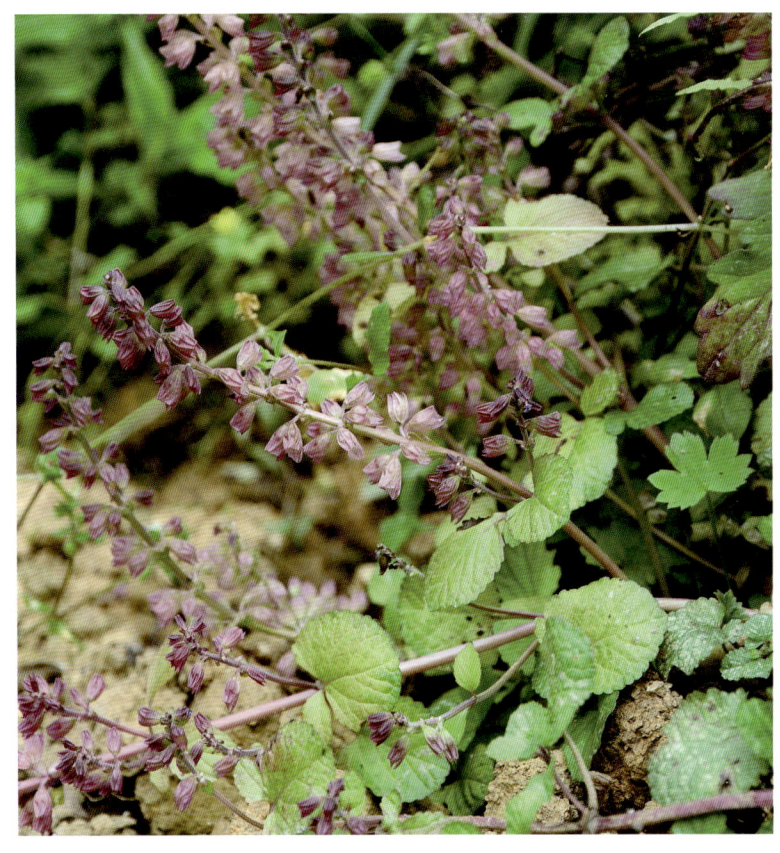

Vob bongf qat 荔枝草

【Bit hsenb 俗名】小活血、虾蟆草、雪里青、落地红、野苏麻、臌胀草。

【Dios kob deis 基源】为唇形科植物荔枝草 *Salvia plebeia* R. Br. 的全草。

【Niangb bet deis 生长环境】生于河边荒地、沟谷近水处。分布于部分苗乡。

【Jox hsub 性味属经】性冷，味辛，属冷药，入热经。

【Qet diel xid 功能主治】功能：seil hxangd tat jab 凉血解毒，hxenk net dib gangb 除湿杀虫。主治：dliangd bil dib sangb 跌打损伤，los link ghongd 吊小舌，od hxangd 吐血，mongb hmid 牙痛，jib daib ngas naix mais 小儿疳积，ghab hsangb yens jent od nul 破伤风，dix khangd ghad 痔疮。

【Ed not xus 用法用量】内服，煎汤，15～30 g；或入丸、散剂。外用，捣烂敷、捣汁含漱、煎水洗。

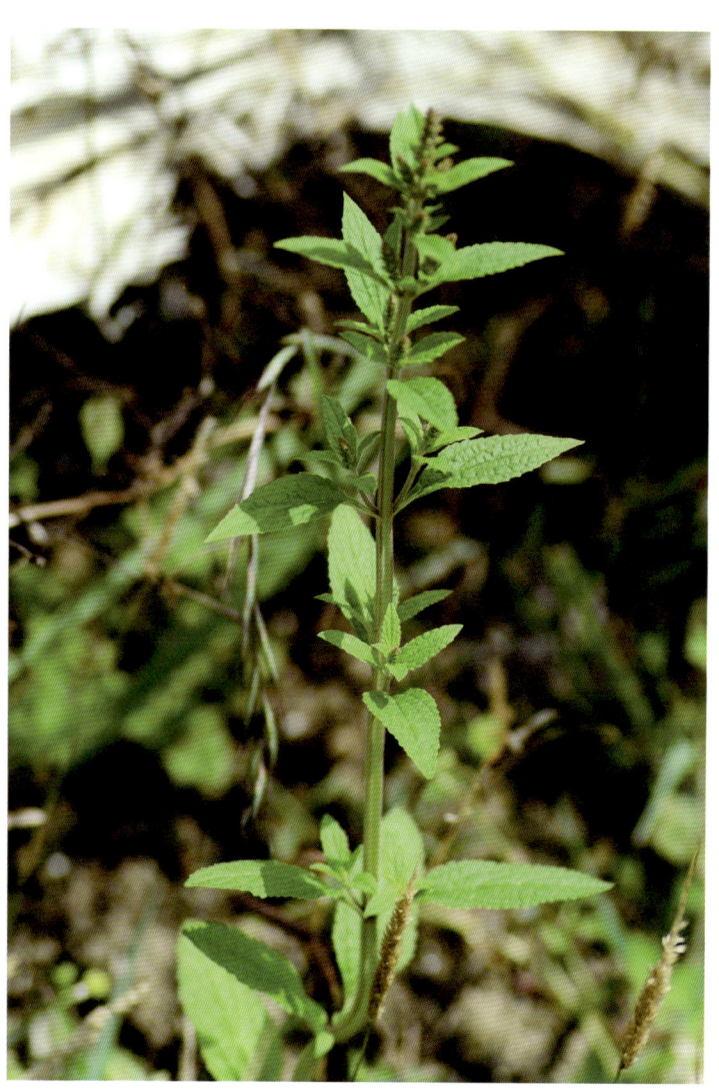
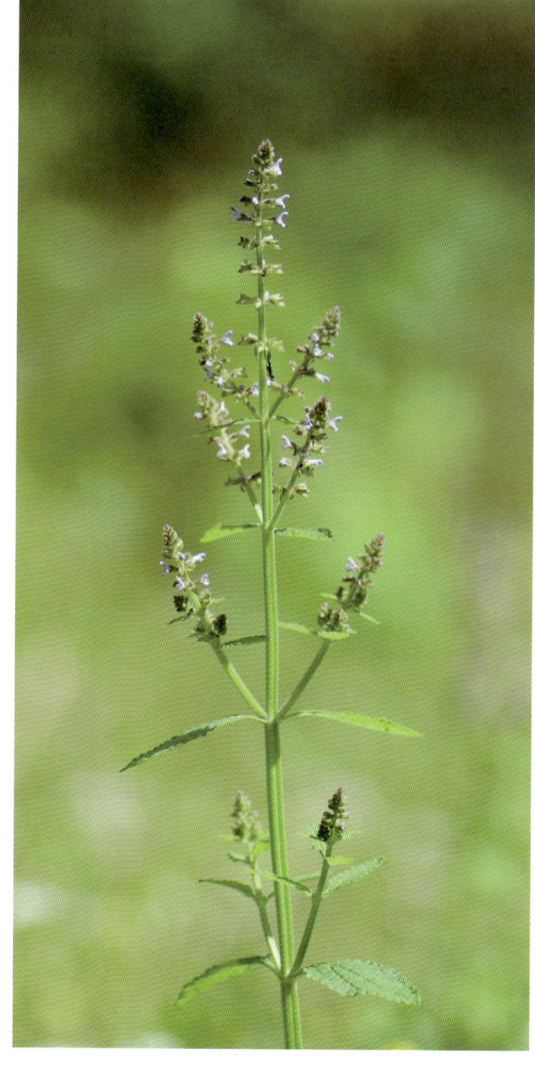

Gad hnangd eb dib 紫苏

【Bit hsenb 俗名】荏、白苏、臭苏、山苏子、白柴苏、野苏子。

【Dios kob deis 基源】为唇形科植物紫苏 *Perilla frutescens*（L.）Britt. 的茎、叶、果实。

【Niangb bet deis 生长环境】生于低山地区农地边、村寨边、荒地上，有栽培。分布于各地苗乡。

【Jox hsub 性味属经】性热，味辛，属热药，入冷经。

【Qet diel xid 功能主治】功能：tad dud tat seil 解表散寒，qet bongt dangf mongb

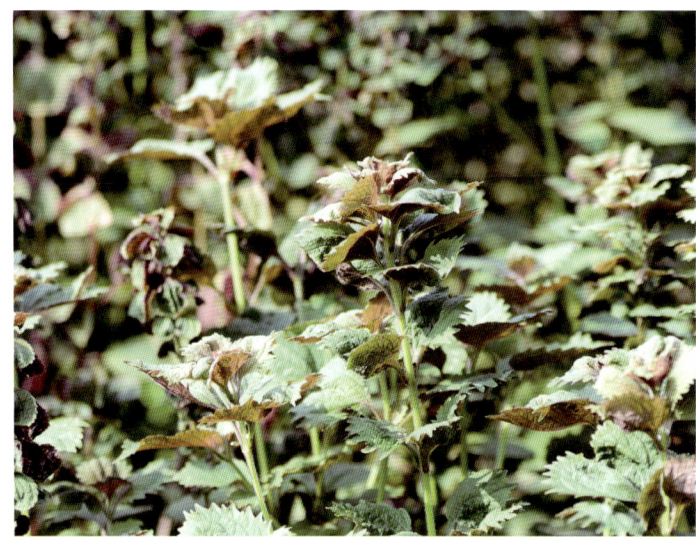

理气止痛。主治：dliangd bil dib sangb 跌打损伤，mangb hfud kib jid 感冒发烧，ait ngol heik bongt 咳嗽痰喘，dinx gad xangd dit 食积饱胀，pob lob pob bil 手脚水肿，jib ghad 便秘。

【Ed not xus 用法用量】内服，煎汤，15～30 g；或研末吞服。外用，捣烂敷。

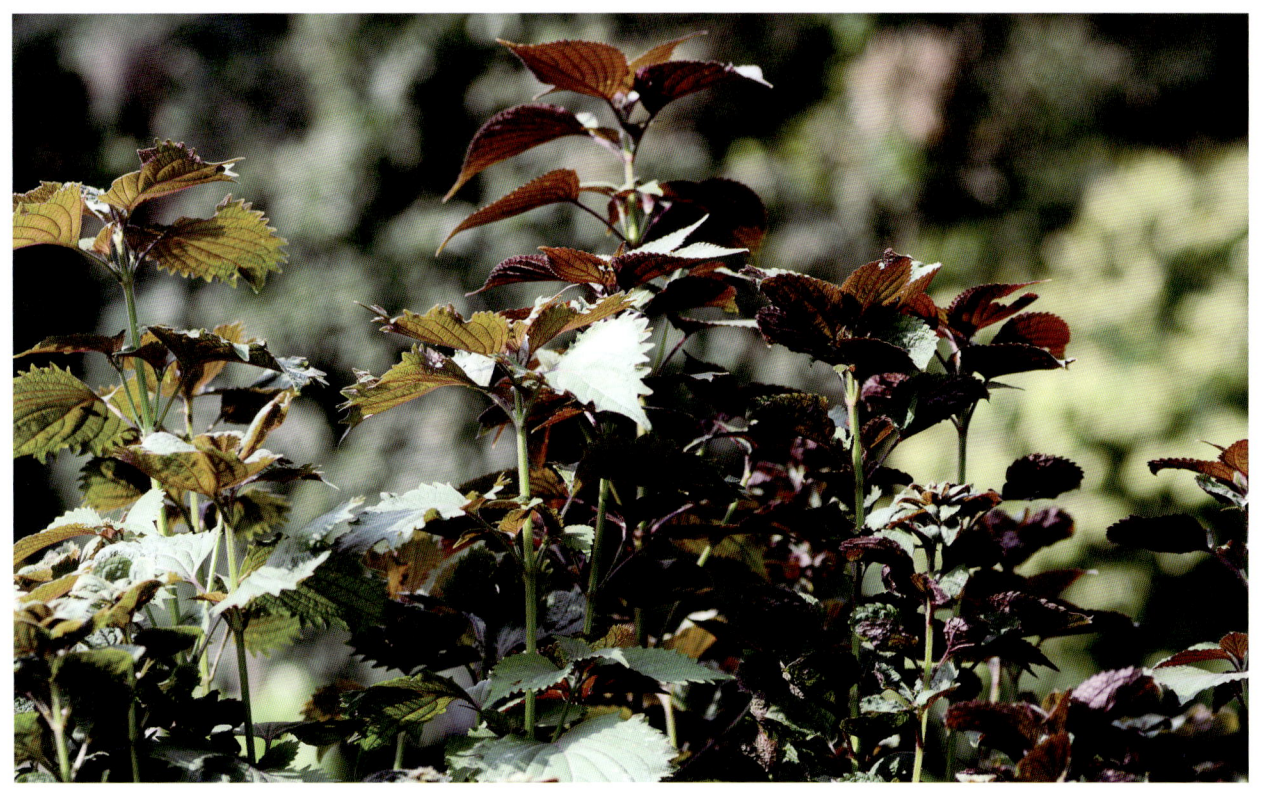

Gad hnangd ngil vud yut 皱紫苏

【Bit hsenb 俗名】山藿香、假紫苏、贼子草、鸡冠紫苏、黑苏子。

【Dios kob deis 基源】为唇形科植物皱紫苏 *Perilla frutescens* var. *crispa*（Thunb.）Hand.-Mazz. 的全草或叶。

【Niangb bet deis 生长环境】生于荒地上、路旁、农地边，有栽培。分布于各地苗乡。

【Jox hsub 性味属经】性热，味辛，属热药，入冷经。

【Qet diel xid 功能主治】功能：tat jab hxenk angt 解毒消肿，seil hxangd tat jit hxangd 凉血化瘀。主治：mangb hfud kib jid 感冒发烧，lol hxangd nais 鼻衄，yens jent mongb ghut hsongd 风湿性关节炎，dliangd bil dib sangb 跌打损伤，yens dlad zeb nex gik 狂犬咬伤。

【Ed not xus 用法用量】内服，煎汤，15～30 g。外用，捣烂敷或塞鼻。

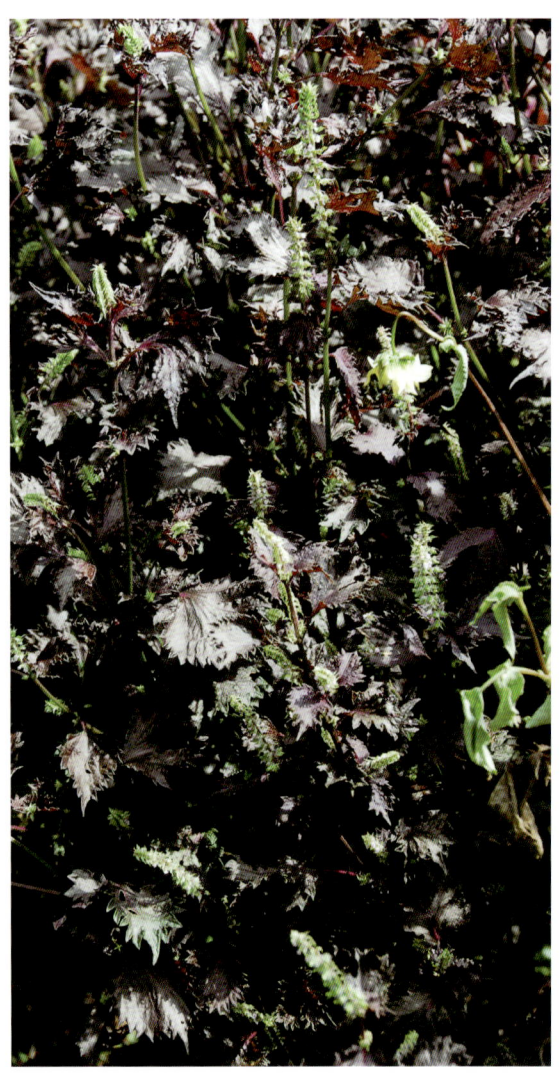
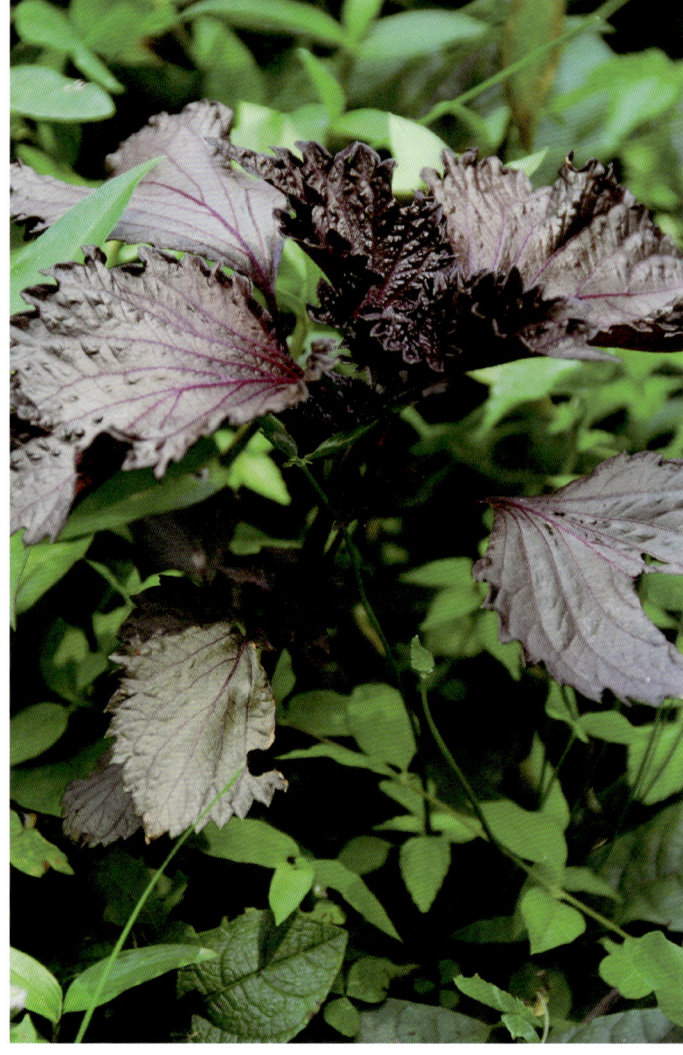

Vob bad nangl 夏枯草

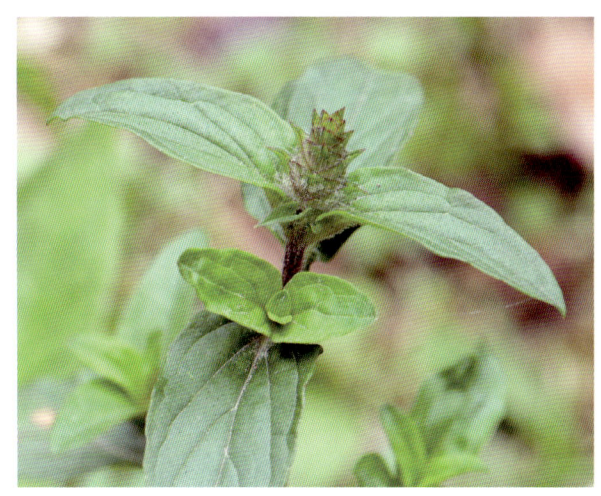

【Bit hsenb 俗名】大头花、六月干、铁色草、棒槌草。

【Dios kob deis 基源】为唇形科植物夏枯草 *Prunella vulgaris* L. 的果穗。

【Niangb bet deis 生长环境】生于山野荒地上、农地边、路旁草丛中。分布于各地苗乡。

【Jox hsub 性味属经】性冷，味苦辛，属冷药，入热经。

【Qet diel xid 功能主治】功能：zangl bod hangb hxangd 散结行瘀，lal nais jongt xend mais 清肝明目。主治：nais jongt od nul fangx jid 黄疸型肝炎，nais pot yens jab 肺结核，niel khob was mais 头晕目眩，wix lot nenk mais 口眼㖞斜，los link ghongd 吊小舌，gos dliangb lid 羊癫风。

【Ed not xus 用法用量】内服，煎汤，15～25 g；或熬膏入丸、散剂。外用，煎水洗或捣烂敷。

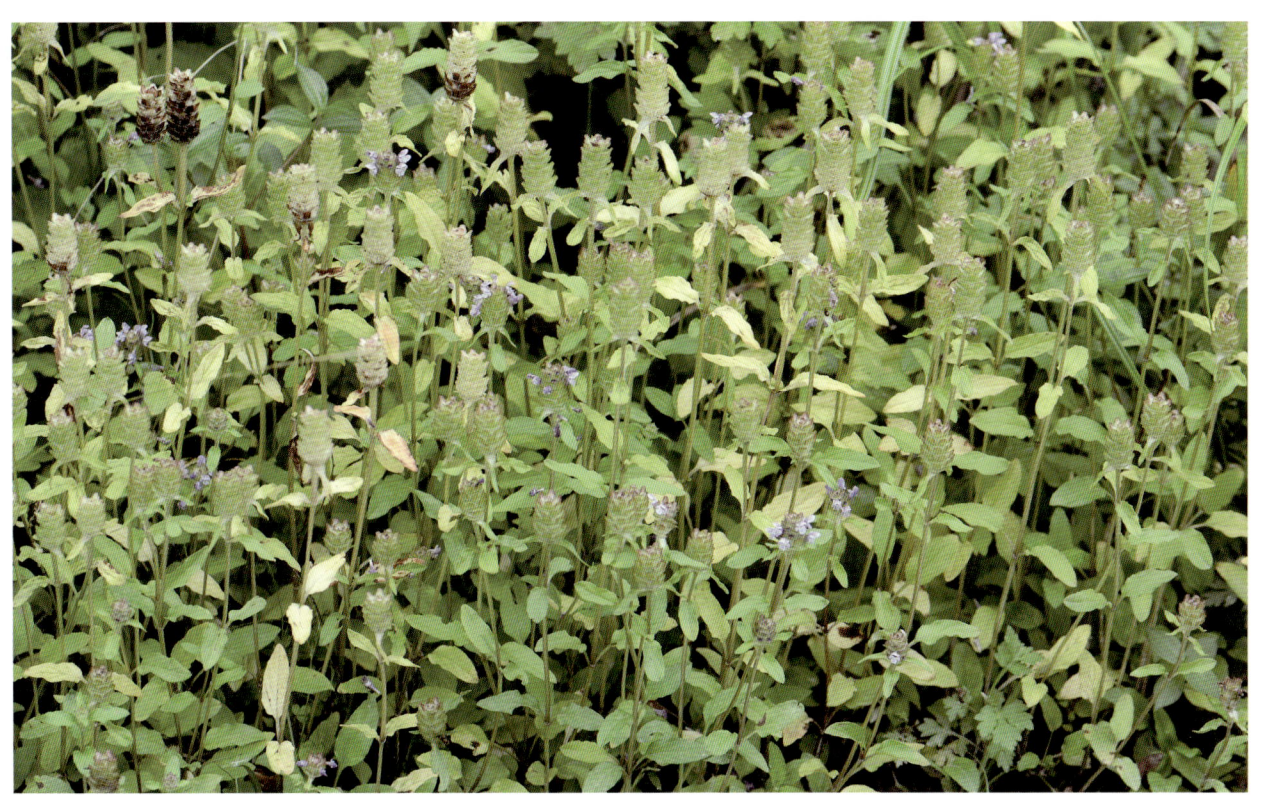

Vob kof duf 糙苏

【Bit hsenb 俗名】常山、山芝麻、山苏子、野苏子。

【Dios kob deis 基源】为唇形科植物糙苏 *Phlomis umbrosa* Turcz. 的全草。

【Niangb bet deis 生长环境】生于疏林下、山野荒地上、沟谷边。分布于部分苗乡。

【Jox hsub 性味属经】性平，味涩，属冷热两经药，入两经。

【Qet diel xid 功能主治】功能：tat jab hxenk angt 解毒消肿，tad dud tat seil 解表散寒。主治：mangb hfud seil 风寒感冒，mongb qub 腹痛，niangb hsab pob mongb 无名肿毒，dix gangb lax bus 痈疽疮疡。

【Ed not xus 用法用量】内服，煎汤，15～30 g。外用，捣烂敷或煎水洗。

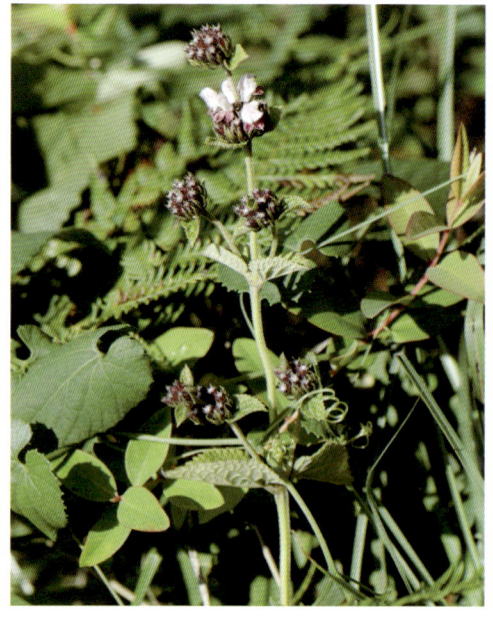

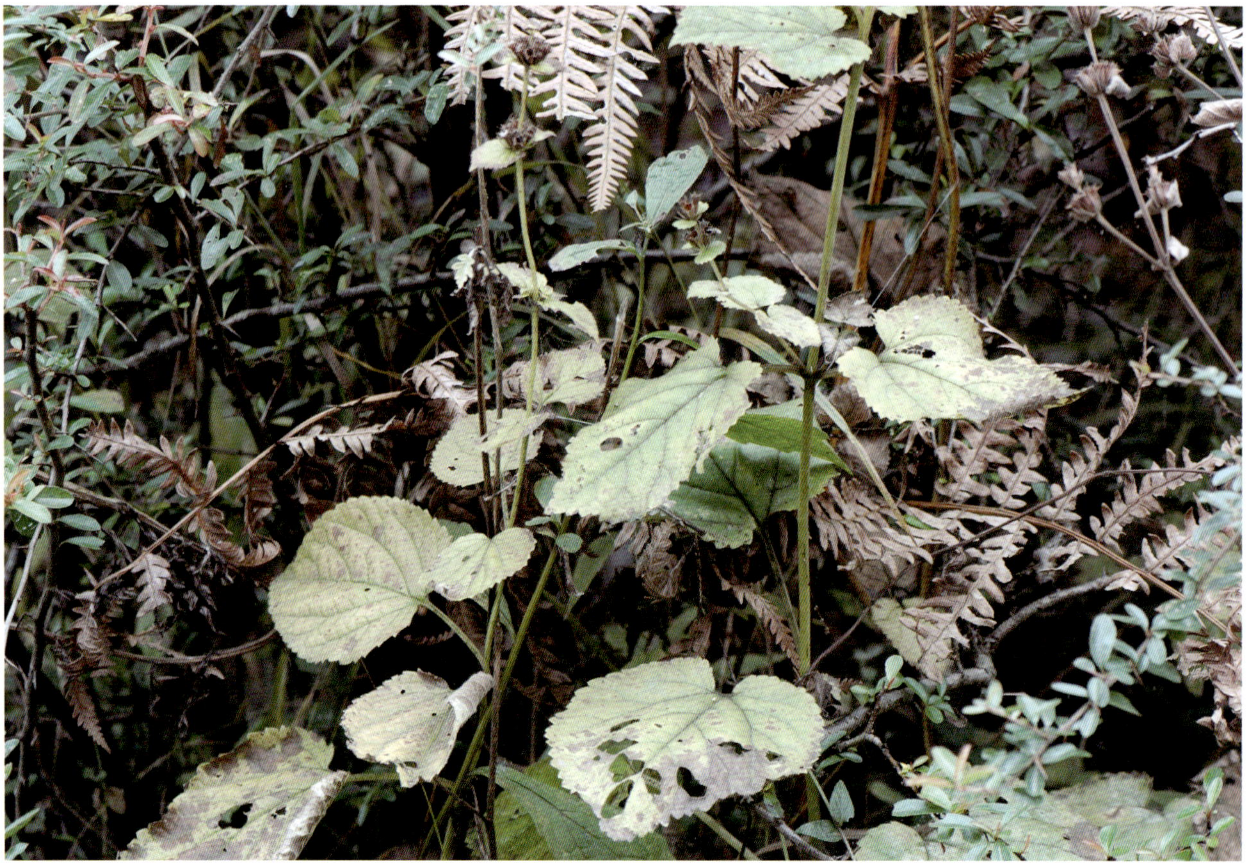

Vob baid gaid 碎米桠

【Bit hsenb 俗名】草香菜、野坝子、野拔子、野香菜、山香草。
【Dios kob deis 基源】为唇形科植物碎米桠 *Rabdosia rubescens* (Hemsl.) Hara 的全株。
【Niangb bet deis 生长环境】生于山野草地上、草坡上、灌木丛中。分布于部分苗乡。
【Jox hsub 性味属经】性热，味辛，属热药，入冷经。
【Qet diel xid 功能主治】功能：hxub jent hxenk net 祛风除湿，tad hxid dlongs lis 舒筋活络。主治：mongb ghut hsongd 关节痛，yens jent mongb hsongd hxend 风湿筋骨痛，mangb hfud mongb khob 感冒头痛。
【Ed not xus 用法用量】内服，煎汤，15～30 g；或泡酒饮。外用，捣烂敷或煎水熏洗。

Vob dib mongb 鸡脚参

【Bit hsenb 俗名】化积药、山萝卜、山槟榔、地葫芦。
【Dios kob deis 基源】为唇形科植物鸡脚参 *Orthosiphon wulfenioides*（Diels）Hand.-Mazz. 的根。
【Niangb bet deis 生长环境】生于山坡草地上、疏林下、林缘。分布于部分苗乡。
【Jox hsub 性味属经】性平，味辛甘，属冷热两经药，入两经。
【Qet diel xid 功能主治】功能：hxub jent hxenk net 祛风除湿，net nais pot dangf ngol 润肺止咳。主治：nongf lol hniangk 虚汗，niel khob 头晕，ait ngol 咳嗽，lod hsongd 骨折，yens jent mongb 风湿痛，gangb jongb jangx 蛔虫病。
【Ed not xus 用法用量】内服，煎汤，10～25 g。外用，煨水洗。

Jab gad hniangd vud 细锥香茶菜

【Bit hsenb 俗名】山苏子、疳积药、食疙瘩、野苏麻、野藿香、癞克巴草。
【Dios kob deis 基源】为唇形科植物细锥香茶菜 *Rabdosia coetsa* (Buch.-Ham. ex D. Don) Hara 的根。
【Niangb bet deis 生长环境】喜生于山野多岩石地区阴湿处、山谷沟边。分布于部分苗乡。
【Jox hsub 性味属经】性热，味苦辛，属热药，入冷经。

【Qet diel xid 功能主治】功能：hxub jent hxenk net 祛风除湿，tad dud tat seil 解表散寒。主治：mangb hfud kib jid 感冒发烧，wix lot nenk mais 口眼㖞斜，dinx gad xangd dit 食积饱胀，od 呕吐，yens jent juk jik 风湿麻木，gangb xent qut qat 疥疮瘙痒。

【Ed not xus 用法用量】内服，煎汤，20～35 g。

Jab vob gax nix 三叶香茶菜

【Bit hsenb 俗名】三姐妹、马鹿尾、虫牙药、牛尾草、伤寒草、三叶轮菜。

【Dios kob deis 基源】为唇形科植物三叶香茶菜 *Isodon ternifolius*（D. Don）Kudo. 的全草。

【Niangb bet deis 生长环境】生于山野潮湿处、荒地上、菜园边。分布于各地苗乡。

【Jox hsub 性味属经】性冷，味苦，属冷药，入热经。

【Qet diel xid 功能主治】功能：hxub jent zangl seil 疏风散寒，yangx ngol qet bongt 化痰理气。主治：mangb hfud ait ngol 感冒咳嗽，yens xit lol hxangd 刀伤出血，jib daib ngas naix mais 小儿疳积，mongb hmid 牙痛，yens nangb gik 毒蛇咬伤。

【Ed not xus 用法用量】内服，煎汤，15～25 g。外用，捣烂敷或煎水熏洗。

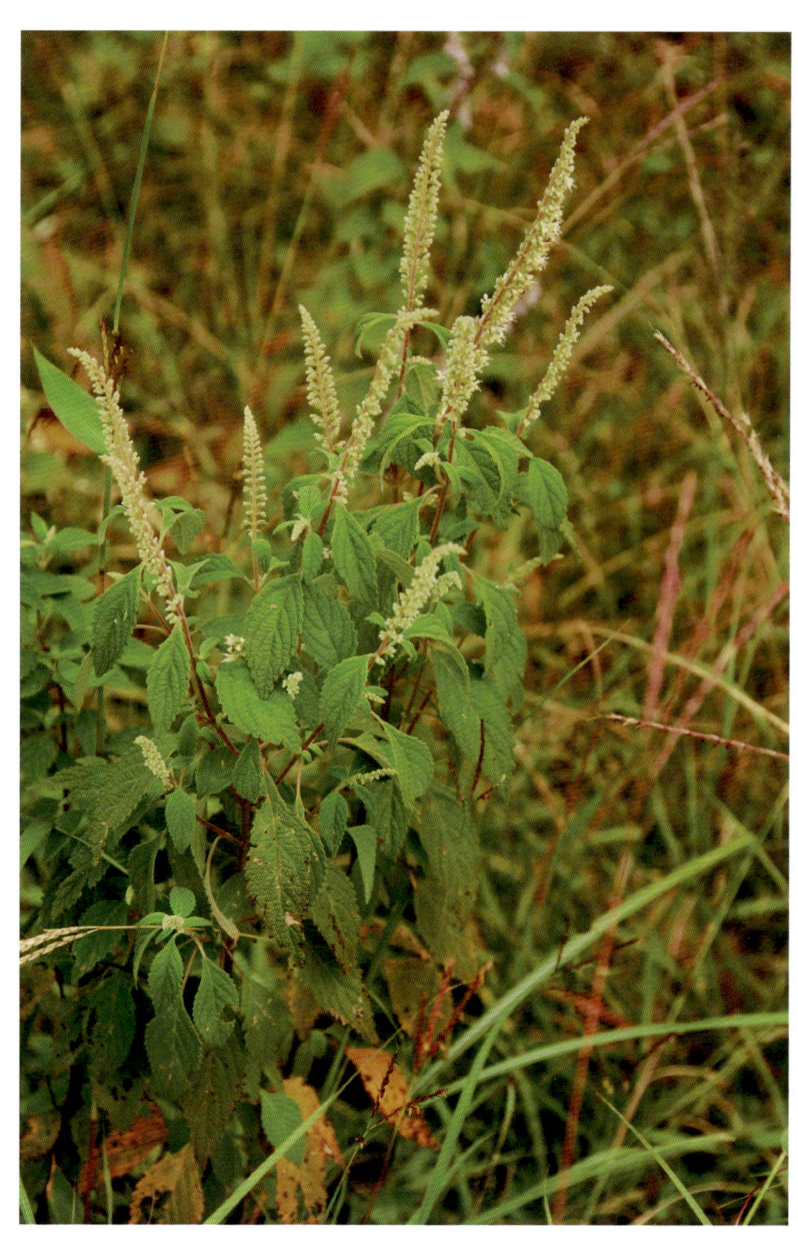

Jab gad hniangd lad 线纹香茶菜

【Bit hsenb 俗名】土黄连、四方蒿、血风草、碎米花、溪沟草、熊胆草。

【Dios kob deis 基源】为唇形科植物线纹香茶菜 *Rabdosia lophanthoides* (Buch.-Ham. ex D. Don) Hara 的全草。

【Niangb bet deis 生长环境】生于山谷溪沟湿地上、水塘边、村边。分布于各地苗乡。

【Jox hsub 性味属经】性冷，味苦，属冷药，入热经。

【Qet diel xid 功能主治】功能：hxub kib los xuf 清热利湿，seil hxangd tat jit hxangd 凉血化瘀。主治：dib yens jit hxangd angt mongb 跌打瘀血肿痛，nais jongt od nul fangx jid 黄疸型肝炎，xenb od nul bongt 急性胆囊炎，mongb qub zal ghad 腹痛腹泻，zal ghad dongk xok 细菌性痢疾。

【Ed not xus 用法用量】内服，煎汤，15～30 g。

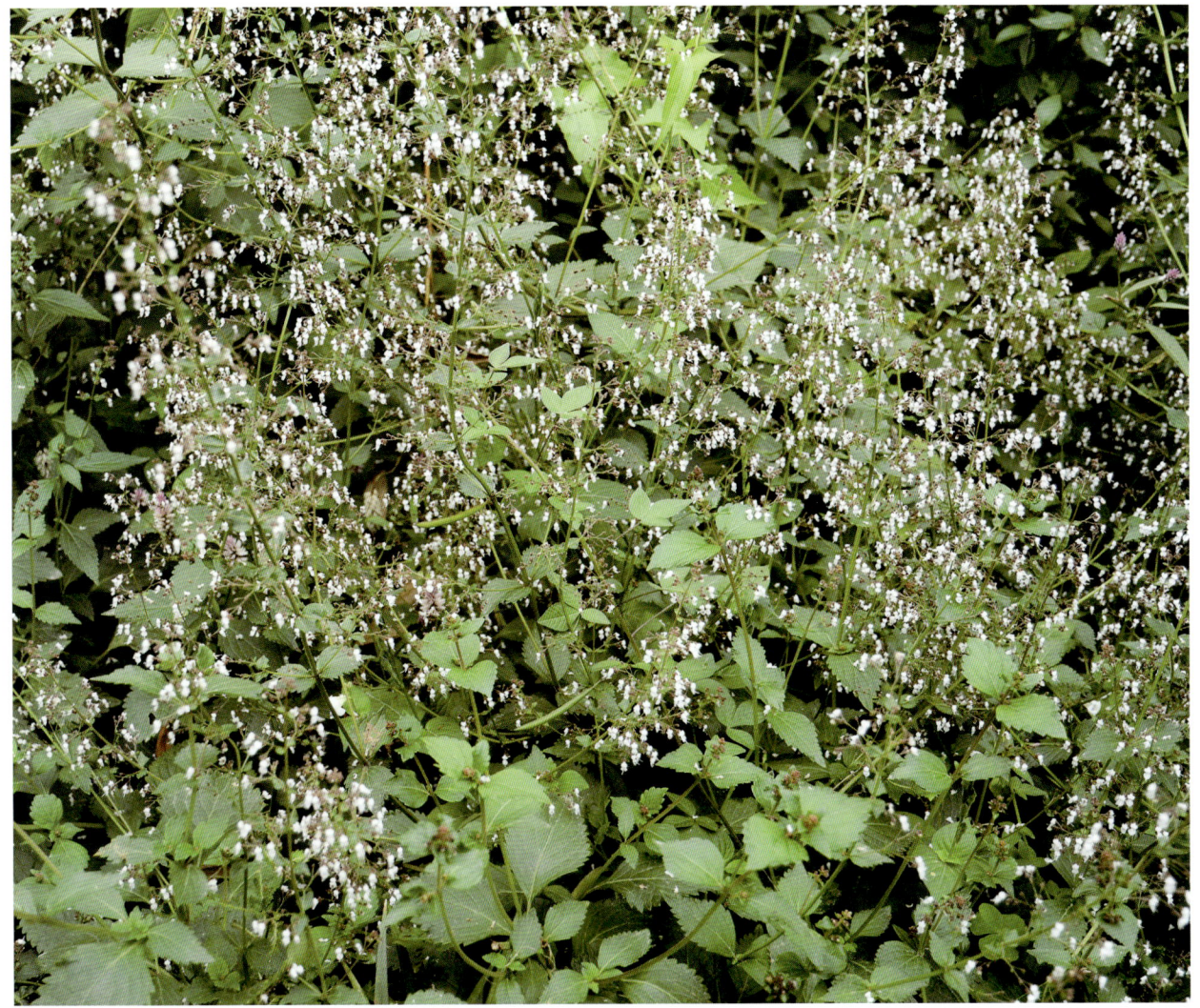

Vob hmix dlad 穗花香科科

【Bit hsenb 俗名】石蚕、土虫草、毛秀才、石蚕子。

【Dios kob deis 基源】为唇形科植物穗花香科科 *Teucrium japonicum* Willd. 的全草。

【Niangb bet deis 生长环境】生于高山区荒野中、溪沟山谷内。分布于高寒地区苗乡。

【Jox hsub 性味属经】性冷，味苦涩，属冷药，入热经。

【Qet diel xid 功能主治】功能：hxub kib tat jab 清热解毒，tad dud tat seil 解表散寒。主治：yens jent kib mangb hfud 风热感冒，nais pot lax bus 肺痈，zal ghad dongk xok 细菌性痢疾。

【Ed not xus 用法用量】内服，煎汤，15～30 g。

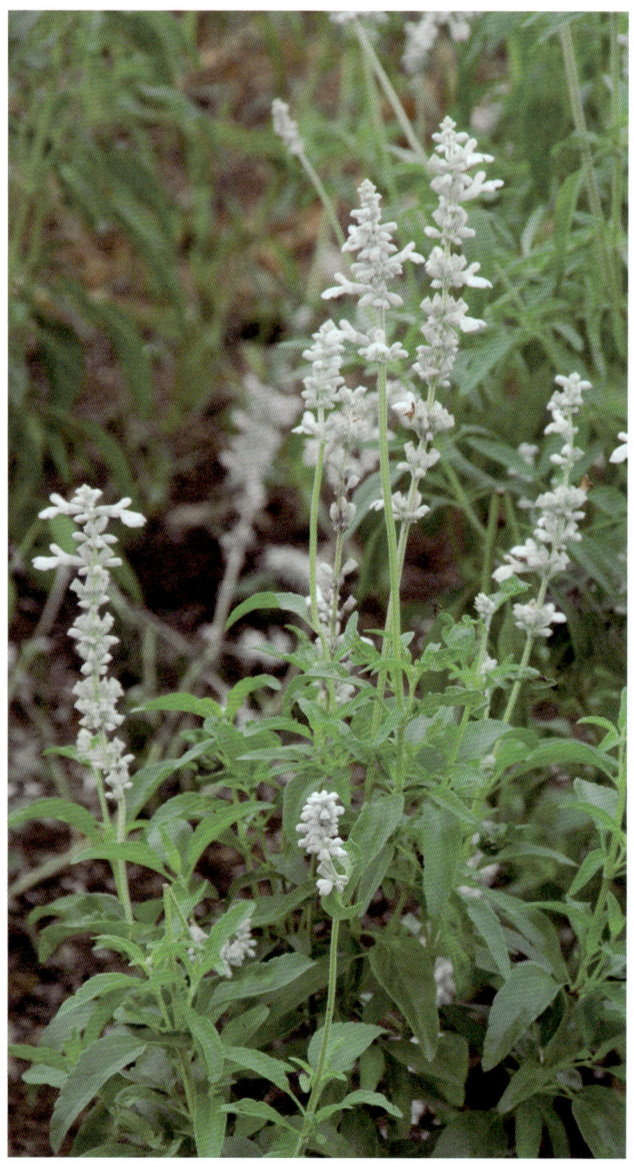
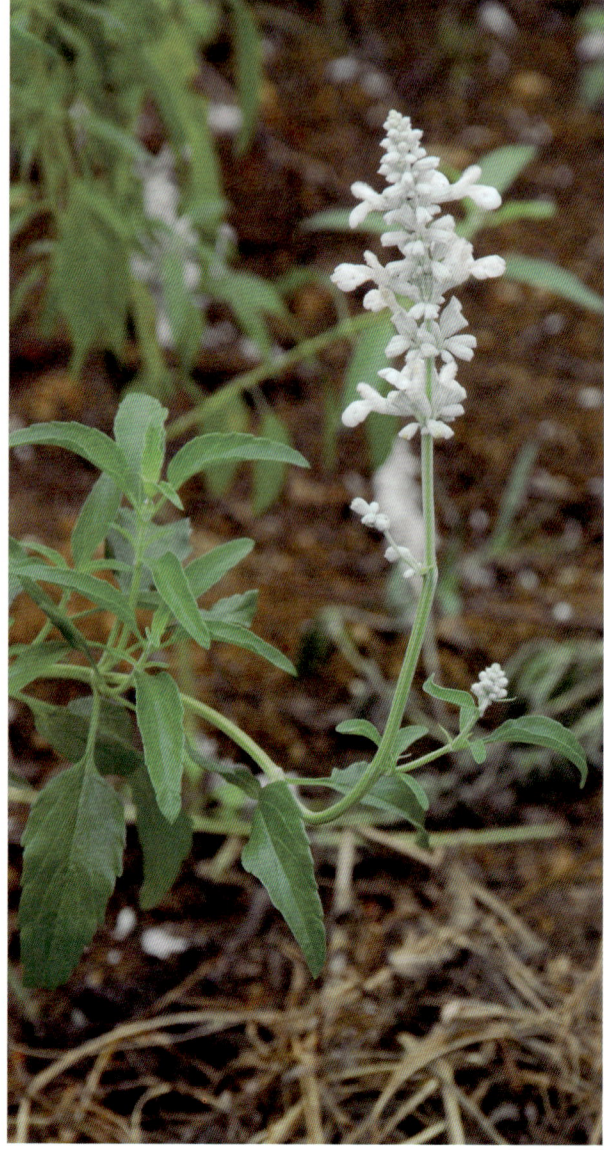

Nangx vut gek 铁轴草

【Bit hsenb 俗名】牛尾草、凤凰草、透声红、铁杆草。

【Dios kob deis 基源】为唇形科植物铁轴草 *Teucrium quadrifarium* Buch.-Ham. ex D. Don 的全草。

【Niangb bet deis 生长环境】生于坡塝疏林下、灌木丛中。分布于各地苗乡。

【Jox hsub 性味属经】性热，味辛苦，属热药，入冷经。

【Qet diel xid 功能主治】功能：hxub jent zangl seil 祛风散寒，tiod nat los net 健脾利湿。主治：mangb hfud seil 风寒感冒，yens xit lol hxangd 刀伤出血，yens jent pob mongb 风湿肿痛，ait ngol heik bongt 咳嗽痰喘，mongb ghab naix hmid 牙龈痛，jil wel angt mongb 乳房胀痛。

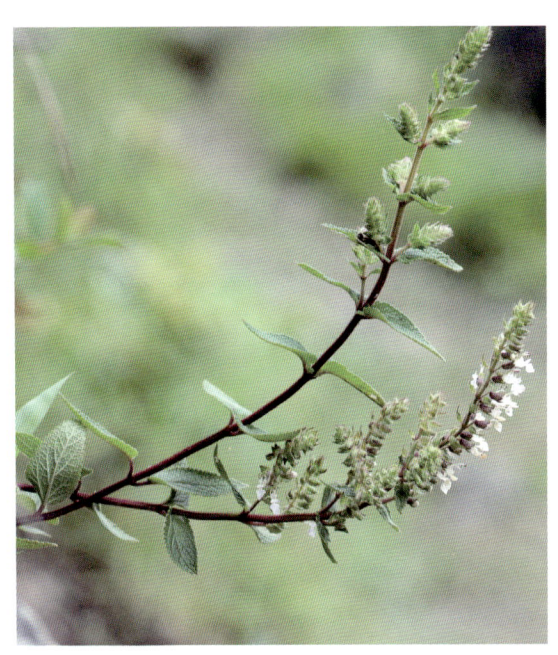

【Ed not xus 用法用量】内服，煎汤，15～30 g。外用，捣烂敷。

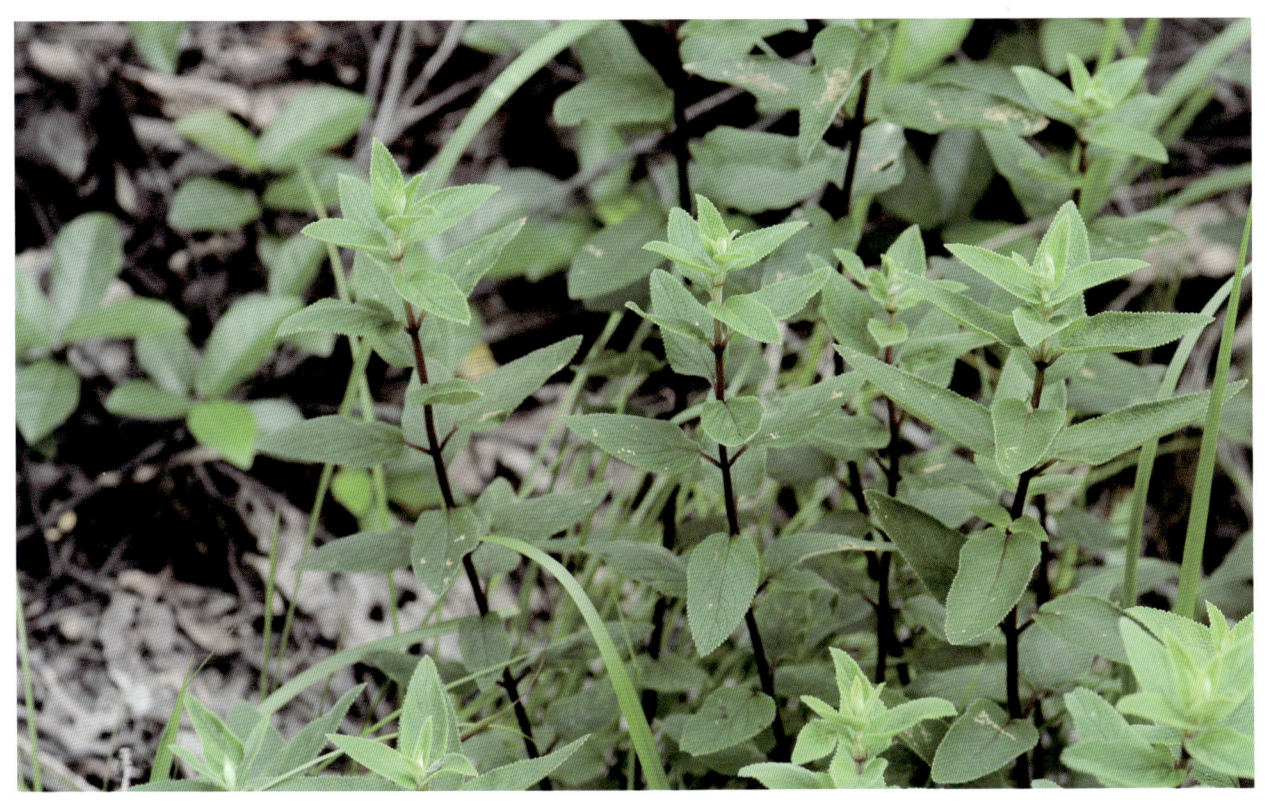

Vob jox mib bil 血见愁

【Bit hsenb 俗名】毛秀才、仁沙草、石蚕子、山藿香、苦药菜、野薄荷。

【Dios kob deis 基源】为唇形科植物血见愁 *Teucrium viscidum* Bl. 的全草。

【Niangb bet deis 生长环境】生于山野荒地上、农地边、沟谷中。分布于部分苗乡。

【Jox hsub 性味属经】性热，味苦辛，属热药，入冷经。

【Qet diel xid 功能主治】功能：seil hxangd tat jit hxangd 凉血化瘀，hxenk angt tad jab 消肿解毒。主治：yens jent mongb ghut hsongd 风湿性关节炎，mangb hfud kid jid ait ngol 感冒发烧咳嗽，lol hxangd nais 鼻衄，ngol lol hxangd 咳血，zal ghad dongk xok 细菌性痢疾，git got pob mongb 睾丸肿痛。

【Ed not xus 用法用量】内服，煎汤，15～30 g。外用，捣烂敷。

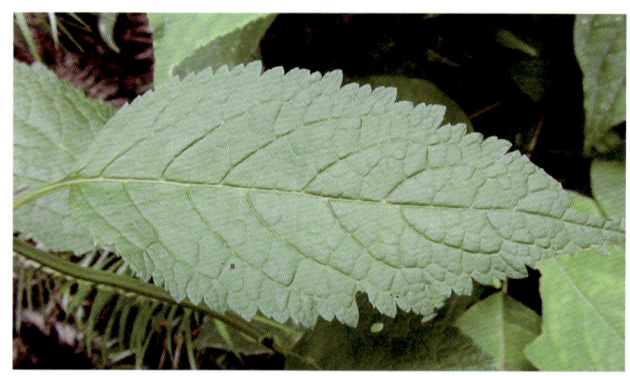
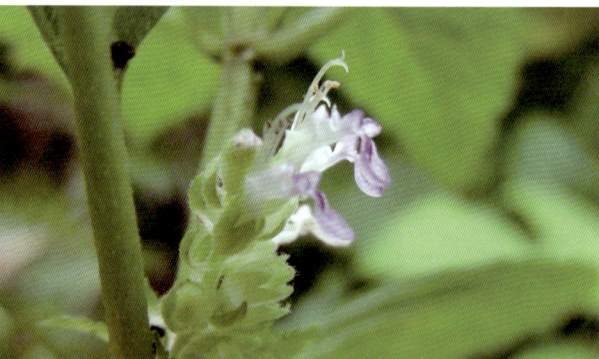
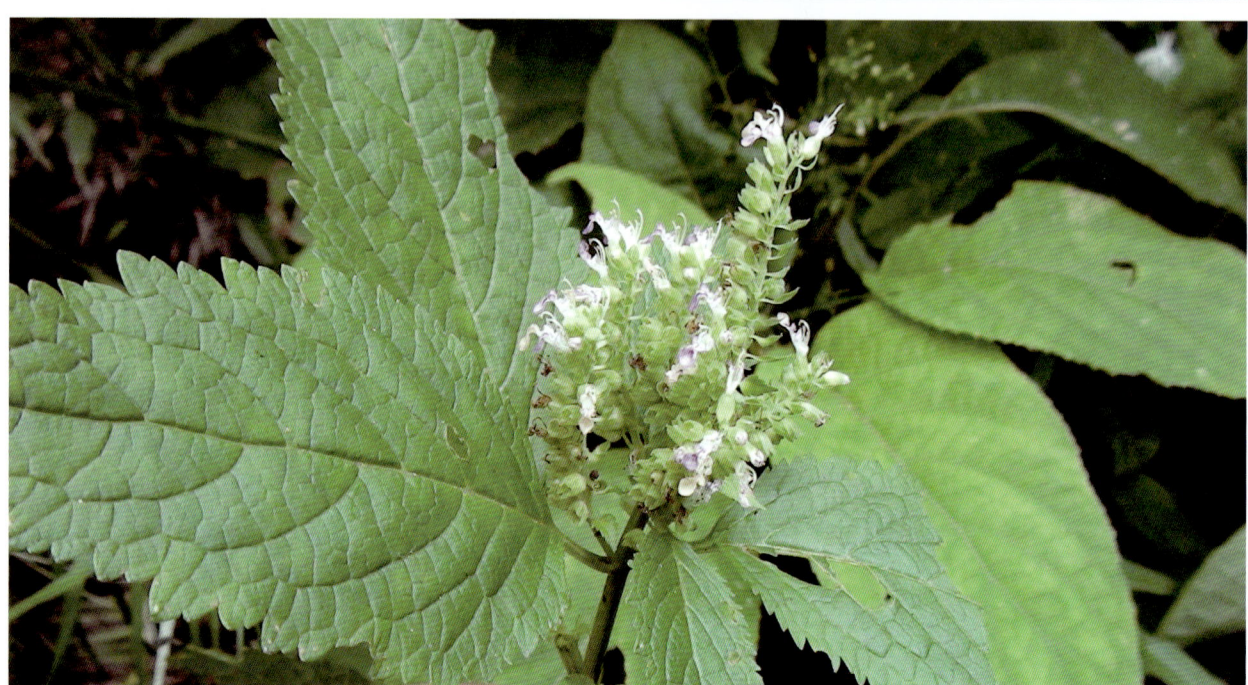

中文名索引

二 画

丁香杜鹃 /523
丁香蓼 /427
七星莲 /357
八角枫 /407
九管血 /541
了哥王 /384
刀豆 /79

三 画

三丫苦 /110
三叶爬山虎 /291
三叶崖爬藤 /285
三叶蝴蝶花豆 /47
三对节 /661
三味香茶菜 /718
三棱枝杭子梢 /48
三裂叶野葛 /71
三裂叶蛇葡萄 /270
土栾儿 /1
下果藤 /261
大叶三七 /459
大叶千斤拔 /29
大叶牛奶菜 /618
大叶乌蔹莓 /295
大叶爬山虎 /292
大叶胡枝子 /11
大叶紫珠 /663
大叶醉鱼草 /589

大花卫矛 /221
大豆 /78
大青 /660
大苞叶千斤拔 /30
大参 /455
大巢菜 /86
大戟 /157
大管 /114
小二仙草 /431
小叶三点金草 /92
小叶珍珠菜 /555
小叶黄花稔 /310
小叶蛇葡萄 /271
小远志 /154
小花八角枫 /408
小连翘 /339
小冻绿树 /257
小茄 /555
小果冬青 /210
小果吴茱萸 /134
小果野葡萄 /276
小鱼仙草 /693
小窃衣 /487
小柴胡 /470
小槐花 /41
小蜡 /578
山乌桕 /182
山血丹 /545
山合欢 /8
山豆花 /10

山牡荆 /659
山板凳 /194
山矾 /569
山油柑 /115
山茶 /329
山蚂蝗 /39
山扁豆 /89
山桐子 /362
山酢浆草 /102
山漆树 /197
山檨叶泡花树 /244
山橘 /117
千屈菜 /399
千根草 /159
川芎 /468
川楝 /146
广西过路黄 /552
广豆根 /64
卫矛 /216
女贞 /576
飞龙掌血 /111
飞蛾藤 /643
马甲子 /266
马利筋 /616
马莲鞍 /625
马桑 /195
马棘 /9
马缨杜鹃 /520
马醉木 /531
马鞭草 /655

四 画

天人草 /682
天师栗 /235
天胡荽 /472
天蓝苜蓿 /26
元宝草 /342
无毛崖爬藤 /286
无患子 /239
云实 /54
云南七叶树 /236
云南勾儿茶 /260
云南秋海棠 /373
云南娃儿藤 /618
云南葛藤 /72
云南锦鸡儿 /53
云南鼠尾草 /710
木半夏 /398
木竹子 /348
木芙蓉 /306
木荷 /334
木犀 /574
木蓝 /55
木蜡树 /204
木槿 /307
五加 /432
五倍子 /199
五裂械 /142
止泻木 /611
少花水芹 /478

少花柏拉木 /422
日本女贞 /577
日本菟丝子 /640
日本常山 /112
中华天胡荽 /473
中华木荷 /335
中华水芹 /477
中华青荚叶 /505
中华猕猴桃 /317
中华槭 /142
中国旌节花 /364
中南鱼藤 /32
水苋菜 /400
水芹 /476
水金凤 /250
水柳仔 /164
水黄花 /187
水晶兰 /518
牛大力藤 /19
牛奶子 /397
牛皮消 /635
牛至 /700
毛叶乌蔹莓 /296
毛叶南烛 /526
毛叶崖爬藤 /288
毛冬青 /214
毛当归 /464
毛花猕猴桃 /319
毛杜仲藤 /610
毛茎紫金牛 /535
毛枝崖爬藤 /287
毛果杜鹃 /522
毛果柃 /336
毛果算盘子 /184
毛果槭 /143
毛桐 /175
毛葡萄 /278

毛瑞香 /389
长叶吊灯花 /629
长叶冻绿 /258
长叶胡颓子 /394
长刺卫矛 /222
长春花 /607
长柄秋海棠 /377
长籽柳叶菜 /426
长萼堇菜 /353
长蕊珍珠菜 /557
长蕊斑种草 /654
月月红 /538
月叶西番莲 /368
风轮菜 /680
丹参 /709
乌鸦果 /530
乌桕 /181
乌蔹莓 /294
凤仙花 /246
勾儿茶 /259
火绳树 /315
心叶秋海棠 /372
心肺草 /500
巴东过路黄 /553
巴东醉鱼草 /590
巴豆 /168
双蝴蝶 /605

五　画

打碗花 /647
甘葛藤 /69
甘遂 /162
甘露子 /707
古钩藤 /623
石防风 /467
石虎 /136
石岩枫 /165

石荠苎 /694
石香薷 /691
石椒草 /130
石榴 /403
龙头草 /695
龙须藤 /98
龙胆 /594
北方獐牙菜 /599
北江荛花 /388
叶下珠 /166
叶头过路黄 /558
田皂角 /3
四川山蚂蝗 /40
四川冬青 /208
四川清风藤 /241
四方蒿 /685
四季秋海棠 /378
仙人球 /382
仙人掌 /380
仪花 /99
白车轴草 /88
白叶瓜馥木 /370
白花地丁 /360
白花杜鹃 /521
白饭树 /189
白刺花 /62
白树 /180
白背黄花稔 /309
白香草木犀 /25
白亮独活 /489
白珠树 /527
白粉藤 /289
白瑞香 /390
白楸 /179
白蔹 /274
白蜡树 /580
白鲜 /123

白鹤藤 /638
白薇 /620
白簕 /436
瓜子金 /150
瓜木 /408
丛林素馨 /584
印度草木犀 /24
冬青 /207
冬青卫矛 /218
冬葵 /300
闪光蛇葡萄 /272
兰香草 /666
半枝莲 /702
头花龙胆 /596
头状四照花 /508
尼泊尔水东哥 /326
尼泊尔老鹳草 /106
尼泊尔野桐 /177
母猪藤 /298
丝棉木 /232

六　画

老鸦糊 /665
老鼠矢 /570
老鼠刺 /215
老鹳草 /105
地八角 /2
地耳草 /343
地构叶 /172
地草果 /360
地桃花 /304
地笋 /698
地荪 /417
地梗鼠尾草 /711
地锦 /160, 293
地檀香 /529
扬子小连翘 /340

亚麻 /109	华萝藦 /614	赤豆 /76	附地菜 /652
过江藤 /675	血见愁 /722	赤楠 /410	鸡骨香 /169
过路黄 /550	血盆草 /708	扭肚藤 /585	鸡骨柴 /687
西南水苏 /705	血桐 /178	芫花 /386	鸡眼草 /65
西南杠柳 /637	合欢 /7	芫荽 /474	鸡脚参 /717
西南杭子梢 /49	伞叶排草 /564	花椒 /125	
西南槐树 /94	多花野牡丹 /415	花桐木 /66	**八　画**
西域青荚叶 /506	多花猕猴桃 /322	苏木蓝 /57	青羊参 /633
西域旌节花 /366	多枝常春藤 /451	杜茎山 /546	青荚叶 /504
西藏吊灯花 /630	多脉叶羊蹄甲 /97	杜虹花 /664	青麸杨 /202
有齿鞘柄木 /512	多蕊木 /458	杜鹃 /519	青蛇藤 /626
百两金 /543	决明 /50	杠柳 /636	拐枣 /262
百脉根 /13	羊舌树 /569	杏叶茴芹 /466	披针叶胡颓子 /393
灰毛浆果楝 /148	羊角棉 /611	杨叶藤山柳 /327	茉莉花 /586
灰叶南蛇藤 /226	羊踯躅 /524	豆茶决明 /51	苦皮藤 /224
夹竹桃 /606	米饭花 /529	豆腐柴 /669	苦枥木 /581
尖子木 /418	米碎花 /336	豆薯 /74	苦参 /63
尖叶四照花 /507	灯笼草 /686	两面针 /124	苦树 /140
尖头花 /678	江西囊瓣芹 /482	旱芹 /475	苦楝 /147
光叶小蜡 /578	异叶茴芹 /483	吴茱萸 /133	苹婆 /316
光滑囊瓣芹 /481	异叶梁王茶 /452	吴茱萸五加 /434	苘麻 /312
当归 /463	异果崖豆藤 /15	串玲 /252	苞叶木 /267
当归藤 /548	异药花 /421	针筒菜 /706	直刺变豆菜 /486
网脉葡萄 /281	防风 /465	牡荆 /658	杯叶西番莲 /367
肉穗草 /422	防风草 /679	秃叶黄皮树 /136	刺木通 /60
朱砂根 /540	红马蹄草 /501	皂角树 /100	刺五加 /433
朱砂藤 /634	红花龙胆 /597	佛光草 /711	刺异叶花椒 /127
朱槿 /308	红花越橘 /533	余甘子 /167	刺果卫矛 /219
竹节参 /457	红豆树 /67	含羞草 /27	刺桐 /61
竹叶柴胡 /471	红凉伞 /542	角叶鞘柄木 /511	刺通草 /449
竹叶椒 /128	红麸杨 /201	角花乌蔹莓 /297	刺葡萄 /277
竹灵消 /631	红紫珠 /662	迎春花 /587	刺楸 /454
乔木茴芹 /132	纤细老鹳草 /107	冻绿 /256	枣 /263
延叶珍珠菜 /555		君迁子 /568	轮叶白前 /622
华岩扇 /513	**七　画**	灵香草 /554	轮叶排草 /563
华南小蜡 /579	扶芳藤 /231	尾叶冬青 /209	软枣猕猴桃 /321
华素馨 /583	赤小豆 /77	尾叶远志 /152	齿叶黄皮 /138

齿果草 /155
齿萼凤仙花 /249
虎舌红 /539
虎尾珍珠菜 /559
虎刺楤木 /439
昙花 /383
昆明山海棠 /230
昆明鸡血藤 /20
昆明杯冠藤 /634
岩花椒 /126
罗伞 /460
罗伞树 /541
罗勒 /699
岭南山竹子 /349
垂枝泡花树 /245
垂珠花 /573
使君子 /409
侧生花远志 /154
金不换 /151
金爪儿 /561
金瓜核 /638
金丝桃 /344
金丝梅 /346
金疮小草 /677
金锦香 /419
乳浆大戟 /158
狐臭紫 /671
变叶树参 /448
变豆菜 /485
京梨猕猴桃 /325
油茶 /330
油桐 /174
泡花树 /244
波叶山蚂蝗 /42
波缘大参 /458
泽珍珠菜 /560
泽漆 /161

宝盖草 /697
定心藤 /328
宜昌木蓝 /57
帘子藤 /609
线纹香茶菜 /719
细风轮菜 /681
细叶百脉根 /14
细梗香草 /562
细锥香茶菜 /717
贯叶连翘 /341

九　画

珍珠花 /525
珊瑚冬青 /211
城口桤叶树 /514
荆芥 /704
茸毛木蓝 /56
荁 /359
革叶茴芹 /483
革叶猕猴桃 /324
荛花 /387
草木犀 /23
草沉香 /186
草棉 /311
茵芋 /131
茴香 /495
茶 /331
茶梨 /332
胡萝卜 /493
胡颓子 /392
荔枝草 /712
南岭山柳 /515
南蛇簕 /46
南蛇藤 /225
南酸枣 /205
柑橘 /118
柚 /122

柞木 /363
枸骨 /213
枸橘 /116
柳叶白前 /621
柳叶菜 /425
柳叶旌节花 /365
柊树 /575
柿 /567
树参 /447
树萝卜 /532
歪头菜 /87
厚皮香 /338
厚果鸡血藤 /21
牵牛 /641
点地梅 /549
点腺过路黄 /551
临时救 /551
显齿蛇葡萄 /272
星毛鸭脚木 /461
贵州金丝桃 /345
贵州崖豆藤 /17
贵州醉魂藤 /624
贵阳鹿蹄草 /516
响铃豆 /44
钝叶柃 /337
钩吻 /593
牯岭凤仙花 /250
香皮树 /243
香花球兰 /628
香花崖豆藤 /16
香须树 /6
香椿 /144
香槐 /95
香橙 /121
香薷 /684
秋海棠 /371
秋葡萄 /279

重阳木 /171
重瓣石榴 /404
复叶葡萄 /273
复羽叶栾树 /238
盾叶秋海棠 /374
盾果草 /653
须药藤 /624
食用土当归 /438
食用葛藤 /68
狭叶当归 /468
狭叶崖爬藤 /286
狭叶蓬莱葛 /592
独子藤 /227
独活 /490
亮叶杨桐 /333
美丽胡枝子 /10
美丽獐牙菜 /601
姜味草 /685
前胡 /491
穿心草 /603
冠唇花 /688
扁豆 /80
扁担藤 /288
娃儿藤 /617
柔毛堇菜 /354
柔弱斑种草 /654
结香 /391
络石 /608

十　画

珙桐 /405
珠子七 /458
蚕豆 /83
赶山鞭 /347
盐肤木 /200
莲座紫金牛 /536
莳萝 /496

栓叶安息香 /572	留兰香 /691	萝芙木 /612	假地豆 /36
桃叶珊瑚 /502	皱紫苏 /714	萝藦 /613	假地蓝 /45
桃叶黄杨 /193	饿蚂蝗 /38	菜豆 /81	假通草 /446
桃金娘 /411	栾树 /237	菟丝子 /639	麻风树 /180
核子木 /233	粉叶爬山虎 /290	梵天花 /303	鹿蹄草 /515
桉 /412	粉背南蛇藤 /227	梧桐 /314	鹿藿 /73
哥兰叶 /223	益母草 /696	雪下红 /537	旋花 /646
豇豆 /82	宽叶远志 /153	雀梅藤 /268	粗毛杨桐 /333
夏至草 /695	宽叶羌活 /469	常春卫矛 /222	清风藤 /240
夏枯草 /715	窄萼凤仙花 /248	常春油麻藤 /22	清香藤 /582
积雪草 /498	展毛野牡丹 /416	常春藤 /450	密花崖豆藤 /18
鸭儿芹 /479	通光散 /615	匙叶草 /602	密蒙花 /591
圆叶节节菜 /401	通脱木 /445	匙叶黄杨 /192	续随子 /188
圆叶牵牛 /642	桑叶葡萄 /280	野凤仙花 /247	绵毛猕猴桃 /320
圆叶娃儿藤 /619		野西瓜苗 /305	缎木 /532
圆叶鼠李 /255	**十一画**	野百合 /49	绿叶胡枝子 /12
圆叶薄荷 /690		野决明 /51	绿豆 /75
铁仔 /544	球兰 /627	野牡丹 /414	
铁冬青 /212	球序鹅掌柴 /444	野草香 /692	**十二画**
铁包金 /265	球果堇菜 /352	野胡萝卜 /494	喜马拉雅珊瑚 /503
铁扫帚 /58	琉璃草 /650	野鸦椿 /234	喜树 /406
铁苋菜 /185	堇菜 /351	野桐 /176	葫芦茶 /91
铁轴草 /721	黄牛木 /350	野扇花 /190	葛 /70
铁海棠 /163	黄牛奶树 /571	野漆树 /198	葛藟 /283
笔罗子 /242	黄毛楤木 /440	野豌豆 /85	葡萄 /275
倒挂金钟 /429	黄皮树 /137	蛇床 /497	落地梅 /565
倒提壶 /651	黄花月见草 /430	蛇葡萄 /269	落花生 /5
臭节草 /113	黄花远志 /155	崖枣树 /263	韩信草 /701
臭牡丹 /673	黄花倒水莲 /156	崖爬藤 /284	戟叶堇菜 /355
臭茉莉 /668	黄杨 /191	铜色胡颓子 /395	朝天罐 /424
臭黄荆 /670	黄连木 /206	铜锤草 /103	朝鲜当归 /488
臭梧桐 /674	黄金凤 /251	铰剪藤 /624	棱枝卫矛 /220
臭椿 /141	黄荆 /657	牻牛儿苗 /104	棕子木 /509
臭辣树 /136	黄葵 /303	甜橙 /120	椭圆叶花锚 /604
徐长卿 /632	黄蜀葵 /302	犁头草 /358	棘茎楤木 /441
狼毒 /385	黄檀 /33	假木豆 /37	酢浆草 /101
	黄檗 /139		

硬毛猕猴桃 /323
裂叶秋海棠 /376
紫云英 /4
紫花地丁 /361
紫花前胡 /492
紫花络石 /609
紫花堇菜 /356
紫苏 /713
紫果猕猴桃 /318
紫金牛 /534
紫荆 /90
紫草 /648
紫背天葵 /379
紫背黄芩 /703
紫背鹿蹄草 /516
紫珠 /667
紫薇 /402
紫藤 /31
掌叶梁王茶 /453
掌裂叶秋海棠 /375
黑风藤 /369
黑面神 /170
锈毛掌叶树 /462
锐叶茴芹 /484
短片藁本 /500
短序吊灯花 /630
短梗大参 /456
短梗南蛇藤 /228
鹅掌柴 /442
鹅掌藤 /441

番薯 /645
阔叶清风藤 /241
普通鹿蹄草 /517
疏花卫矛 /217

十三画

赪桐 /672
蓝桉 /413
蓖麻 /173
蓬莱葛 /592
楝叶吴茱萸 /135
槐 /93
楤木 /437
碎米桠 /717
雷公藤 /229
睡菜 /598
暖木 /243
蜀五加 /434
蜀葵 /301
锦鸡儿 /52
锦香草 /420
锦葵 /299
鼠李 /253
鼠掌老鹳草 /108
腺药珍珠菜 /556
滇龙胆草 /595
滇北球花报春 /566
滇白珠树 /528
滇紫草 /649
滇黔地黄连 /149

滇黔黄檀 /34
滨盐肤木 /203

十四画

截叶铁扫帚 /59
蔓性千斤拔 /28
蔓荆 /656
蔓胡颓子 /396
蔾薁 /282
楮头红 /423
酸枣 /264
酸橙 /119
酸藤子 /547
舞草 /43
算盘子 /183
獐牙菜 /600
漆树 /196
蜜甘草 /167

十五画

樗叶花椒 /129
樱叶乌蔹莓 /298
豌豆 /84
醉鱼草 /588
澜沧水东哥 /326

十六画

鞘柄木 /510
蕹菜 /644
薄片变豆菜 /484

薄叶鼠李 /254
薄荷 /689
黔羊蹄甲 /96
鹧鸪花 /145
磨盘草 /313
糙叶五加 /434
糙苏 /716
糙独活 /468

十七画

藁本 /499
穗花香科科 /720
穗序鹅掌柴 /443
翼茎白粉藤 /290
翼萼蔓 /599

十八画

藤山柳 /327
藤五加 /435
藤黄檀 /35

十九画

藿香 /676
蟹爪兰 /381

二十一画

露珠草 /428

二十二画

囊瓣芹 /480

苗文名索引

A

Ad det jib 树参 /447
Ad det jib dlib 变叶树参 /448

B

Bangx beb wuk 三叶蝴蝶花豆 /47
Bangx diongb mongl 黄花月见草 /430
Bangx dlangd yix 迎春花 /587
Bangx dliangx bok 结香 /391
Bangx dlub dab 水晶兰 /518
Bangx duf hniut 长春花 /607
Bangx gad senb 缨木 /532
Bangx hxend ed 蜀葵 /301
Bangx hxend fangx 黄蜀葵 /302
Bangx kuif yaix 山矾 /569
Bangx liangx lil 杜鹃 /519
Bangx liangx lil bil 马缨杜鹃 /520
Bangx liangx lil dlub 白花杜鹃 /521
Bangx liangx lil fangx 羊踯躅 /524
Bangx liangx lil gheib 丁香杜鹃 /523
Bangx liangx lil leib 毛果杜鹃 /522
Bangx lind jeed 昙花 /383
Bangx lind zongd dlub 白瑞香 /390
Bangx lind zongd vub 毛瑞香 /389
Bangx maox lid 茉莉花 /586
Bangx mof lid bat 臭茉莉 /668
Bangx nax xid 荛花 /387
Bangx nax xid vub 北江荛花 /388
Bangx qangb 凤仙花 /246
Bangx qangb dles 窄萼凤仙花 /248
Bangx qangb vud 野凤仙花 /247
Bangx qangb yeb 齿萼凤仙花 /249
Bangx qangb zat 牯岭凤仙花 /250
Bangx zab gib 萝藦 /613
Bas ad mangl 马莲鞍 /625
Bas bel diangd 藤五加 /435
Bas benx laob 飞蛾藤 /643
Bas daib mongs 清香藤 /582
Bas daib mongs mif 华素馨 /583
Bas eb wel vud 铰剪藤 /624
Bas eb wel yut 华萝藦 /614
Bas ghab hxangb nix 白鹤藤 /638
Bas ghab nex bongl 西藏吊灯花 /630
Bas ghab nex gik 长叶吊灯花 /629
Bas ghab nex laid 短序吊灯花 /630
Bas gheik nox 丛林素馨 /584
Bas gheik yex 帘子藤 /609
Bas gib lid 须药藤 /624
Bas hniub fab 金瓜核 /638
Bas hsod vongl 鹅掌藤 /441
Bas hxub gab 酸藤子 /547
Bas jongb hsab 昆明杯冠藤 /634
Bas kob yongs 球兰 /627
Bas kob yongs mif 香花球兰 /628
Bas lax vangl 藤黄檀 /35
Bas liangl ghab 菟丝子 /639
Bas liangl ghab 日本菟丝子 /640
Bas liangl ghad 钩吻 /593
Bas maob gub 过江藤 /675

Bas mat nax 旋花 /646
Bas mat nax yut 打碗花 /647
Bas vob eb feib 七星莲 /357
Bas yend 娃儿藤 /617
Bas yend mif 云南娃儿藤 /618
Bas yend yut 圆叶娃儿藤 /619
Bas yex xok 朱砂藤 /634
Bas zend mik 下果藤 /261
Bel benb jad 马甲子 /266
Bel bud nios 铁海棠 /163
Bel gent yof 枸骨 /213
Bel jit fis 云实 /54
Bel tiongd dlub 白楸 /179
Bil ghad hsab 琉璃草 /650
Bod hsat jif 珠子七 /458

D

Deb jenb kob 白蜡树 /580
Def bend 大豆 /78
Def bit vud 葫芦茶 /91
Def dab 落花生 /5
Def dab vud 天蓝苜蓿 /26
Def dangd 刀豆 /79
Def dliangb 野豌豆 /85
Def dliangb fangx 大巢菜 /86
Def dliangb hseik 歪头菜 /87
Def dos nail 中南鱼藤 /32
Def gad 赤小豆 /77
Def gad xok 赤豆 /76
Def gaib deid vud 假木豆 /37
Def ghab hxab hxongt 绿豆 /75
Def ghob 豇豆 /82
Def ghob gud 假地豆 /36
Def ghob nail dab 菜豆 /81
Def gib liod 百脉根 /13
Def hxab hxongt vud 马棘 /9
Def jenl dab 野百合 /49

Def nail bangl 扁豆 /80
Def nail bangl vud 山扁豆 /89
Def nangb ib 广豆根 /64
Def nangl diel 蚕豆 /83
Def xux 豌豆 /84
Def zeuk yeed yut 细叶百脉根 /14
Det bad xib 木蜡树 /204
Det bad xib ib 苦枥木 /581
Det bait mux 白背黄花稔 /309
Det bait mux yut 小叶黄花稔 /310
Det baix ged 笔罗子 /242
Det bal jod 少花柏拉木 /422
Det bangx dlenx 垂珠花 /573
Det bangx dles 紫薇 /402
Det bangx gad 米饭花 /529
Det bangx geid 木犀 /574
Det bangx hxab 磨盘草 /313
Det bangx nangl 木芙蓉 /306
Det bangx niat 木槿 /307
Det bangx niat xok 朱槿 /308
Det bangx tiongd 复羽叶栾树 /238
Det bangx tiongd dlaib 栾树 /237
Det bas menb 石岩枫 /165
Det bax lit 马利筋 /616
Det bed dlief 毛桐 /175
Det bed dlief mongl 尼泊尔野桐 /177
Det bed dlief vud 野桐 /176
Det bed dlief xok 血桐 /178
Det bel dal 雀梅藤 /268
Det bel diangd bad 糙叶五加 /434
Det bel diangd dlub 白簕 /436
Det bel diangd naf 吴茱萸五加 /434
Det bel dlub 白刺花 /62
Det bel muf 刺通草 /449
Det bel nangl 老鼠矢 /570
Det bel tiongd 五加 /432
Det bel tiongd 刺楸 /454

Det bel tongb 楤木 /437
Det bel tongd xed 虎刺楤木 /439
Det bel tongd xok 棘茎楤木 /441
Det bel xongb 柞木 /363
Det bel xongb fangx 黄毛楤木 /440
Det bel zek 多蕊木 /458
Det bend mongl 泡花树 /244
Det bend mongl hlieb 山桉叶泡花树 /244
Det bend mongl yut 垂枝泡花树 /245
Det bil jif 掌叶梁王茶 /453
Det bil jif vud 异叶梁王茶 /452
Det bil xed 通脱木 /445
Det bil xed bad 假通草 /446
Det dad nex 大青 /660
Det dangf zal 止泻木 /611
Det dangx bif 粗毛杨桐 /333
Det dangx pot 马醉木 /531
Det das gheib 合欢 /7
Det das gheib vud 山合欢 /8
Det def bud 香须树 /6
Det def dlongx 珙桐 /405
Det def dul 西南杭子梢 /49
Det def longf 大叶胡枝子 /11
Det def mongl 美丽胡枝子 /10
Det def nail 鹿藿 /73
Det def nangl 三棱枝杭子梢 /48
Det def nox 绿叶胡枝子 /12
Det def nox 决明 /50
Det def vud eb 豆茶决明 /51
Det def vud yeb 野决明 /51
Det def xux 仪花 /99
Det deis 有齿鞘柄木 /512
Det dens nix xok 茸毛木蓝 /56
Det diaib nox 黑面神 /170
Det diangs nex 茶梨 /332
Det diangx gheib 乌桕 /181
Det diangx gheib xok 山乌桕 /182

Det dib gangb 使君子 /409
Det diel bad 八角枫 /407
Det diel bad yut 小花八角枫 /408
Det dix hsaid 夹竹桃 /606
Det dlaib lob 罗伞树 /541
Det dliof hxangt 黄牛木 /350
Det dlongx 刺桐 /61
Det dlongx bel 刺木通 /60
Det dlongx xok 赪桐 /672
Det dlox jel bat 尼泊尔水东哥 /326
Det dlox jel vub 澜沧水东哥 /326
Det dlul bas 亮叶杨桐 /333
Det dob nex 豆腐柴 /669
Det dod 中华槭 /142
Det dod hlieb 五裂槭 /142
Det dod yut 毛果槭 /143
Det dongb xenb 老鸦糊 /665
Det dos nail 黄檀 /33
Det gab lib dail 香皮树 /243
Det gad dlub 白饭树 /189
Det gad dlub 野扇花 /190
Det gad xent 珍珠花 /525
Det gad xent nix 毛叶南烛 /526
Det gaix lib fangf 黄皮树 /137
Det gaix lib lab 秃叶黄皮树 /136
Det gaix lib vud 齿叶黄皮 /138
Det gangx luit 黄檗 /139
Det gek gend 冻绿 /256
Det gek gend dad nex 长叶冻绿 /258
Det gek gend yut 小冻绿树 /257
Det gek lix bas 勾儿茶 /259
Det gek lix bat 苞叶木 /267
Det gek lix nex 云南勾儿茶 /260
Det gent yof 柊树 /575
Det ghab dens nix 木蓝 /55
Det ghab lail 蟹爪兰 /381
Det ghab lail bob 仙人球 /382

Det ghab liux ved 紫荆 /90
Det ghab nex bangx 青荚叶 /504
Det ghab nex diel 鞘柄木 /510
Det ghab nex diel hlieb 角叶鞘柄木 /511
Det ghab nex jenl 茶 /331
Det ghad hseik 厚皮香 /338
Det ghad hxab 红紫珠 /662
Det ghad hxab hlieb 大叶紫珠 /663
Det ghad hxab vud 杜虹花 /664
Det ghad lid 鼠李 /253
Det ghad lid dlenx nex 圆叶鼠李 /255
Det ghad lid mongl nex 薄叶鼠李 /254
Det gheid liod 红豆树 /67
Det ghob bil 杜茎山 /546
Det git gheib bil 南酸枣 /205
Det guk naib 野鸦椿 /234
Det hangd bix xok 红花越橘 /533
Det hfab hxangt 赤楠 /410
Det hfib jeex 蔓性千斤拔 /28
Det hfib jeex hlieb 大叶千斤拔 /29
Det hfib jeex mif 大苞叶千斤拔 /30
Det hfib jeex mif 紫藤 /31
Det hlat box 黔羊蹄甲 /96
Det hlat pot 火绳树 /315
Det hlat pot vud 苹婆 /316
Det hsat gheib yeb 老鼠刺 /215
Det hseib gheib 鸡骨香 /169
Det hseik 漆树 /196
Det hseik bix 山漆树 /197
Det hseik vud 野漆树 /198
Det hsub lid 日本常山 /112
Det hxob nox 梧桐 /314
Det hxub hangt hseib 臭黄荆 /670
Det hxub hangt hseib dad 狐臭紫 /671
Det jab hxet 密蒙花 /591
Det jangb veeb niul 灰毛浆果楝 /148
Det jel 木荷 /334

Det jel bix 中华木荷 /335
Det jend luf 无患子 /239
Det jib hlod 岭南山竹子 /349
Det jib hlod mif 木竹子 /348
Det jid mof 蔓荆 /656
Det jit hsaib dlub 丝棉木 /232
Det jit hsaib vud 核子木 /233
Det kax eb 吴茱萸 /133
Det kax eb bix 楝叶吴茱萸 /135
Det kax eb mongb 小果吴茱萸 /134
Det kax eb vud 石虎 /136
Det kax eb yut 臭辣树 /136
Det langx xed dlub 山豆花 /10
Det laob liut 暖木 /243
Det laox fangx 钝叶柃 /337
Det lax vangl yeb 滇黔黄檀 /34
Det lef hlieb 喜树 /406
Det lias khxaid 地檀香 /529
Det lob gas 鹅掌柴 /442
Det lob gas dlenx 球序鹅掌柴 /444
Det lob gas hlieb 穗序鹅掌柴 /443
Det longf lod 毛果柃 /336
Det lux hsangb 星毛鸭脚木 /461
Det lux zangd 锈毛掌叶树 /462
Det mait nangx 黄连木 /206
Det mal jenb 黄荆 /657
Det mal jenb bil 山牡荆 /659
Det mal jenb nox 牡荆 /658
Det mongl nix 黄牛奶树 /571
Det nangl lid 铁包金 /265
Det nax yib gek 铁冬青 /212
Det nax yib zat 珊瑚冬青 /211
Det nenl wud 梵天花 /303
Det nenl wud yut 地桃花 /304
Det nex bangx hlieb 中华青荚叶 /505
Det nex bangx yut 西域青荚叶 /506
Det nex gangt 小蜡 /578

Det nex gangt hlieb 华南小蜡 /579
Det nex gangt lal 光叶小蜡 /578
Det nex yib 冬青 /207
Det nex yib 女贞 /576
Det nex yib bix 尾叶冬青 /209
Det nex yib leix 小果冬青 /210
Det nex yib yeb 四川冬青 /208
Det ngais 桉 /412
Det ngais yut 蓝桉 /413
Det nis dles 崖枣树 /263
Det nos vud 苘麻 /312
Det od lit 三对节 /661
Det pab bat 滨盐肤木 /203
Det pab bil bel 仙人掌 /380
Det pab nox 青麸杨 /202
Det pab xok 红麸杨 /201
Det pit diek 哥兰叶 /223
Det pot 黄杨 /191
Det pot vud 桃叶黄杨 /193
Det pot vud 山板凳 /194
Det pot yut 匙叶黄杨 /192
Det qangd qangt 桃叶珊瑚 /502
Det qangd qangt zos 喜马拉雅珊瑚 /503
Det qud wub 赶山鞭 /347
Det sab lul 米碎花 /336
Det sob ib 三丫苦 /110
Det sob mongb 樗叶花椒 /129
Det sob zat 岩花椒 /126
Det tongf xok 重阳木 /171
Det vit hxangb 栓叶安息香 /572
Det vob gif gek 苏木蓝 /57
Det vob gif gek mongl 铁扫帚 /58
Det vob gif gek yut 宜昌木蓝 /57
Det vob yangl 香椿 /144
Det vob yangl vub 鹃鸪花 /145
Det wid jenl 瓜木 /408
Det wik ak 马桑 /195

Det wik lieef 城口桤叶树 /514
Det wik lieef yut 南岭山柳 /515
Det wik zat 中国旌节花 /364
Det wik zat mongl 柳叶旌节花 /365
Det wik zat vud 西域旌节花 /366
Det wus 臭椿 /141
Det xeed ninx 桃金娘 /411
Det xenb ib 苦树 /140
Det xongb nox 天师栗 /235
Det xongb nox mik 云南七叶树 /236
Det yangf huaif 槐 /93
Det yangf huaif vud 西南槐树 /94
Det yangf huaif yut 香槐 /95
Det yangk denb 椋子木 /509
Det yangl dlub 白树 /180
Det yef leix dliet 羊舌树 /569
Det yongb lif 大参 /455
Det yongb lif bix 波缘大参 /458
Det yongb lif yut 短梗大参 /456
Det yux vud 麻风树 /180
Det zaid linx 大花卫矛 /221
Det zaid linx hlieb 常春卫矛 /222
Det zaid ted 杯叶西番莲 /367
Det zaid ted baib 月叶西番莲 /368
Det zend ghad dlaib 乌鸦果 /530
Det zend ghut khob 乔木茵芋 /132
Det zend jenl 油茶 /330
Det zend jenl vud 山茶 /329
Det zend kax niul 花榈木 /66
Det zend kongt 滇白珠树 /528
Det zend naf 萝芙木 /612
Det zend pab 盐肤木 /200
Det zend yux 油桐 /174
Det zod guf 皂角树 /100
Dliangb dliek 饿蚂蝗 /38
Dliangb dliek def 小槐花 /41
Dliangb dliek vit 山蚂蝗 /39

733

Dliangb dliek vud 四川山蚂蝗 /40
Dliangb dliek yut 波叶山蚂蝗 /42

G

Gad hnangd bat 四方蒿 /685
Gad hnangd eb dib 紫苏 /713
Gad hnangd ngil vud yut 皱紫苏 /714
Gad hniangd vud 针筒菜 /706
Gad yux mangx 亚麻 /109
Gangb dul dab 青羊参 /633
Ghab det fub lenf 竹灵消 /631
Ghad nangd vud 无人草 /682

H

Hlad beed hxangd 昆明山海棠 /230
Hlad hsongd hab vud 独子藤 /227
Hlat ab pid 南蛇藤 /225
Hlat ab pid nios 灰叶南蛇藤 /226
Hlat ab pid nios 粉背南蛇藤 /227
Hlat ab pid yut 短梗南蛇藤 /228
Hlat ak pieeb 南蛇簕 /46
Hlat al pid 络石 /608
Hlat al pid dles 紫花络石 /609
Hlat bangx jenl 扭肚藤 /585
Hlat bangx qet 蓬莱葛 /592
Hlat bangx qet yut 狭叶蓬莱葛 /592
Hlat bel diel 藤山柳 /327
Hlat bel diel mongl 杨叶藤山柳 /327
Hlat bel diel mongl 定心藤 /328
Hlat dlaib hongl 青蛇藤 /626
Hlat dlob gib 翼茎白粉藤 /290
Hlat geix ged leib 三叶爬山虎 /291
Hlat geix ged leix 地锦 /293
Hlat geix ged maox 大叶爬山虎 /292
Hlat geix ged mongl 粉叶爬山虎 /290
Hlat ghad hlet 异果崖豆藤 /15
Hlat ghad hlet dlub 昆明鸡血藤 /20

Hlat ghad hlet ib 香花崖豆藤 /16
Hlat ghad hlet mif vud 密花崖豆藤 /18
Hlat ghad hlet mif zat 牛大力藤 /19
Hlat ghad hlet yut 贵州崖豆藤 /17
Hlat gheid meid 白粉藤 /289
Hlat gib liod lul 古钩藤 /623
Hlat guaib mil 通光散 /615
Hlat hfib 食用葛藤 /68
Hlat hfib gad 甘葛藤 /69
Hlat hfib ib 云南葛藤 /72
Hlat hfib vud 葛 /70
Hlat hfib yeb 三裂叶野葛 /71
Hlat hmongb hxangt 常春油麻藤 /22
Hlat hmongb lil 清风藤 /240
Hlat hmongb lil yut 四川清风藤 /241
Hlat hmongb lil yut 阔叶清风藤 /241
Hlat hmongb ninx 贵州醉魂藤 /624
Hlat hmub dlaib 黑风藤 /369
Hlat hmub dlaib dlub nex 白叶瓜馥木 /370
Hlat hxab 杠柳 /636
Hlat hxab lios 西南杠柳 /637
Hlat jeex bix zat 崖爬藤 /284
Hlat jeex bix zat yet 三叶崖爬藤 /285
Hlat jik zat bab 狭叶崖爬藤 /286
Hlat jik zat leib 毛叶崖爬藤 /288
Hlat jik zat nangl 毛枝崖爬藤 /287
Hlat jik zat xok 无毛崖爬藤 /286
Hlat jil jenb vongx 扁担藤 /288
Hlat jit hsaib 毛杜仲藤 /610
Hlat ngangl dangb 苦皮藤 /224
Hlat nif dlad 多脉叶羊蹄甲 /97
Hlat sab yux 龙须藤 /98
Hlat xangx yangl 扶芳藤 /231
Hlod hsat jif 竹节参 /457
Hsat jif hlieb 大叶三七 /459

J

Jab ax mal 尖子木 /418
Jab bib lil jib 朱砂根 /540
Jab bib lil jib yut 九管血 /541
Jab caf yenb 草沉香 /186
Jab def dlongx 巴豆 /168
Jab det dlongx 罗伞 /460
Jab dos nail 醉鱼草 /588
Jab dos nail hlieb 大叶醉鱼草 /589
Jab dos nail yut 巴东醉鱼草 /590
Jab fangx bil 了哥王 /384
Jab gad hniangd lad 线纹香茶菜 /719
Jab gad hniangd vud 细锥香茶菜 /717
Jab gent 异药花 /421
Jab ghab nex gix 徐长卿 /632
Jab ghab bas lab 显齿蛇葡萄 /272
Jab gongx saib 苦参 /63
Jab got xot 风轮菜 /680
Jab got xot dut 灯笼草 /686
Jab got xot sot 细风轮菜 /681
Jab hsenk hsongd 金疮小草 /677
Jab hsob 紫草 /648
Jab hsob yut 滇紫草 /649
Jab hxent yof 常春藤 /450
Jab hxent yof mif 多枝常春藤 /451
Jab hxut 雷公藤 /229
Jab jat sait 龙胆 /594
Jab jat sait gef 头花龙胆 /596
Jab jat sait xok 红花龙胆 /597
Jab jat sait yut 滇龙胆草 /595
Jab liongx 水黄花 /187
Jab liuf qongb 柳叶白前 /621
Jab liuf qongb mif 轮叶白前 /622
Jab lob gheib 马鞭草 /655
Jab lol lies jif 紫金牛 /534
Jab lol lies jif leix 毛茎紫金牛 /535

Jab lol lies jif xok 虎舌红 /539
Jab lol lies jif yut 莲座紫金牛 /536
Jab ngif ghad dles 紫背黄芩 /703
Jab nios tot bas 当归藤 /548
Jab ob nix yut 羊角棉 /611
Jab ot dos 百两金 /543
Jab ot dos xok 红凉伞 /542
Jab ot dos yut 铁仔 /544
Jab sul nox 牻牛儿苗 /104
Jab tok xok 朝天罐 /424
Jab vob gax nix 三味香茶菜 /718
Jab vob jox mib 藿香 /676
Jab vob jox mib vud 冠唇花 /688
Jab xok jongx 丹参 /709
Jenl ghaid 毛冬青 /214
Jenl ghut bat 山血丹 /545
Jenl ghut vud 月月红 /538
Jenl ghut yut 雪下红 /537
Jenl khab 日本女贞 /577

M

Mais hsenb 草棉 /311

N

Nangx beib jeed 小叶三点金草 /92
Nangx dail zok 地耳草 /343
Nangx fud yongx 龙头草 /695
Nangx ib eb 北方獐牙菜 /599
Nangx mal dlub 白香草木犀 /25
Nangx mal keb 印度草木犀 /24
Nangx meif did 草木犀 /23
Nangx pet longd 倒挂金钟 /429
Nangx tiub fangb 穿心草 /603
Nangx vob yof 小二仙草 /431
Nangx vut gek 铁轴草 /721
Nangx xangf senx 宝盖草 /697
Nangx xeed ghaib 齿果草 /155

Nangx yex bob 舞草 /43
Nax eb 番薯 /645
Nix vob yangx 细梗香草 /562

S

Senx lox vob 元宝草 /342
Sob gaf bat 花椒 /125
Sob gaf bat bel nex 两面针 /124
Sob gaf bel 刺异叶花椒 /127
Sob gaf dlad 竹叶椒 /128
Sob gaf vud 飞龙掌血 /111
Sob hsub lid 白鲜 /123
Sub bix diek 卫矛 /216
Sub bix diek bel 长刺卫矛 /222
Sub bix diek mongl 疏花卫矛 /217
Sub bix diek niul 冬青卫矛 /218
Sub bix diek vub 棱枝卫矛 /220
Sub bix diek zat 刺果卫矛 /219

V

Vab jab tok 楮头红 /423
Vob bad nangl 夏枯草 /715
Vob baid gaid 碎米桠 /717
Vob bab lal mangl 短片藁本 /500
Vob baix nangx 积雪草 /498
Vob bal dinl 肉穗草 /422
Vob bangf det 树萝卜 /532
Vob bangf fangx 胡萝卜 /493
Vob bangf fangx vud 野胡萝卜 /494
Vob bangf vud 倒提壶 /651
Vob bangx ged xok 尖头花 /678
Vob bangx tok 金锦香 /419
Vob bas nangs 牵牛 /641
Vob bas nangs dles 圆叶牵牛 /642
Vob bel diangd 刺五加 /433
Vob bel diangd 蜀五加 /434
Vob bel tongd 食用土当归 /438

Vob bend los 点地梅 /549
Vob biaob xeef 黄金凤 /251
Vob biaob xeef eb 水金凤 /250
Vob bit jit nex 半枝莲 /702
Vob bix seix bil xok 红马蹄草 /501
Vob bob zangx 佛光草 /711
Vob bod teb 牛皮消 /635
Vob bongf qat 荔枝草 /712
Vob bongt kid 姜味草 /685
Vob ceib baif 双蝴蝶 /605
Vob daib ghaib yut 小叶珍珠菜 /555
Vob deid dlongx vud 翼萼蔓 /599
Vob deid yenb 柳叶菜 /425
Vob deid yenb bat 长籽柳叶菜 /426
Vob det dlaib 川芎 /468
Vob dib mongb 鸡脚参 /717
Vob diongx bas 蕹菜 /644
Vob dix bens 泽漆 /161
Vob dlaib fat 夏至草 /695
Vob dlaib ghangb 长蕊斑种草 /654
Vob dlaib ghangb mad 柔弱斑种草 /654
Vob dles dab 紫背天葵 /379
Vob dlub zat 华岩扇 /513
Vob dol hxangt 鸡骨柴 /687
Vob dongs sangx bangx 益母草 /696
Vob dox lix 紫云英 /4
Vob eb feib 堇菜 /351
Vob eb feib bil 戟叶堇菜 /355
Vob eb feib dles 紫花堇菜 /356
Vob eb feib hlieb 长萼堇菜 /353
Vob eb feib leib 球果堇菜 /352
Vob eb feib yut 柔毛堇菜 /354
Vob fab send bix 响铃豆 /44
Vob gad langl 灵香草 /554
Vob gangb bangx 丁香蓼 /427
Vob gangb qef 甘遂 /162
Vob gangb yat 莸荽 /474

Vob geef lix bab 露珠草 /428
Vob geef lol 千根草 /159
Vob genk dend 糙独活 /468
Vob genk dend mongl 狭叶当归 /468
Vob ghab daib dles 小远志 /154
Vob ghab daib fangx 黄花远志 /155
Vob ghab daib fangx 黄花倒水莲 /156
Vob ghab daib hlieb 宽叶远志 /153
Vob ghab daib mes 侧生花远志 /154
Vob ghab daib xok 尾叶远志 /152
Vob ghab diangb hsenb 芫花 /386
Vob ghab ghut 白薇 /620
Vob ghab nangx bat xok 匙叶草 /602
Vob ghab ngenx 老鹳草 /105
Vob ghab ngenx yut 尼泊尔老鹳草 /106
Vob ghad ngenx mongl 纤细老鹳草 /107
Vob ghad ngenx mongl 鼠掌老鹳草 /108
Vob ghad xangb 叶下珠 /166
Vob ghad xangb 蜜甘草 /167
Vob ghent yenb 獐牙菜 /600
Vob ghent yenb xok 美丽獐牙菜 /601
Vob gis bat vud 铁苋菜 /185
Vob gis eb 水苋菜 /400
Vob gis eb yut 圆叶节节菜 /401
Vob gob eb 西南水苏 /705
Vob gof zenk 滇黔地黄连 /149
Vob guk ghab qaangb 地锦 /160
Vob hangt sob 石椒草 /130
Vob het nas 蛇床 /497
Vob hfib eb hlieb 落地梅 /565
Vob hfib eb hxangt 轮叶排草 /563
Vob hfib eb yut 伞叶排草 /564
Vob hmix dlad 穗花香科科 /720
Vob hnab khad 含羞草 /27
Vob hniangk 紫珠 /667
Vob hxed fangf 小茄 /555
Vob hxub ib 金爪儿 /561

Vob jab daib 臭牡丹 /673
Vob jab niangl 锦鸡儿 /52
Vob jab niangl bel 云南锦鸡儿 /53
Vob jaf hxub 酢浆草 /101
Vob jaf hxub hlieb 铜锤草 /103
Vob jaf hxub vud 山酢浆草 /102
Vob jex 水芹 /476
Vob jex bib bad 朝鲜当归 /488
Vob jex bib dad 独活 /490
Vob jex bib dlub 白亮独活 /489
Vob jex bil 当归 /463
Vob jex bil vud 毛当归 /464
Vob jex gongx 中华水芹 /477
Vob jex gongx bil 鸭儿芹 /479
Vob jex jab 囊瓣芹 /480
Vob jex jab lab 光滑囊瓣芹 /481
Vob jex jab yut 江西囊瓣芹 /482
Vob jex yut 少花水芹 /478
Vob jid jix 盾果草 /653
Vob jongx gangb 甘露子 /707
Vob jongx xok 云南鼠尾草 /710
Vob jongx xok yut 地梗鼠尾草 /711
Vob jox mib bil 血见愁 /722
Vob jub maix dad 虎尾珍珠菜 /559
Vob jub maix hlieb 长蕊珍珠菜 /557
Vob jub maix nail 腺药珍珠菜 /556
Vob jub maix xok 叶头过路黄 /558
Vob jub maix yut 延叶珍珠菜 /555
Vob jul diel 地构叶 /172
Vob khok eb 薄荷 /689
Vob khok eb dlenx 圆叶薄荷 /690
Vob khok eb nox 留兰香 /691
Vob khok eb vud 牛至 /700
Vob khok vud 香薷 /684
Vob khok xok 野草香 /692
Vob kof duf 糙苏 /716
Vob liaox bib eb 泽珍珠菜 /560

Vob liax lios eb 水柳仔 /164
Vob lix niel 过路黄 /550
Vob lix niel hlieb 临时救 /551
Vob lix niel jenb 广西过路黄 /552
Vob lix niel yut 点腺过路黄 /551
Vob lix niel yut 巴东过路黄 /553
Vob lix nios 瓜子金 /150
Vob lob gas 前胡 /491
Vob lob gas xok 紫花前胡 /492
Vob lol hsaib 变豆菜 /485
Vob lol hsaib bel 直刺变豆菜 /486
Vob lol hsaib yut 薄片变豆菜 /484
Vob luf lox 冬葵 /300
Vob lul faib dlub 白车轴草 /88
Vob mais gheib 鸡眼草 /65
Vob maob gub ndox 石香薷 /691
Vob maob yend lad 石荠苎 /694
Vob maob yend yout 小鱼仙草 /693
Vob mongl leif 防风草 /679
Vob mongx bat 革叶茴芹 /483
Vob mongx bat dlub 异叶茴芹 /483
Vob mongx bat yut 锐叶茴芹 /484
Vob naix xed 锦香草 /420
Vob nangx jit 假地蓝 /45
Vob nex diuk 小柴胡 /470
Vob nex diuk bad 竹叶柴胡 /471
Vob ngaib mik 金不换 /151
Vob niex xok 血盆草 /708
Vob nik sab 滇北球花报春 /566
Vob nil lios 贯叶连翘 /341
Vob nil lios bat 扬子小连翘 /340
Vob nil lios yut 小连翘 /339
Vob nings jit 大叶牛奶菜 /618
Vob nis mongl 心肺草 /500
Vob niux kab 犁头草 /358
Vob niux kab bat 地草果 /360
Vob niux kab dlub 白花地丁 /360

Vob niux kab mif 萱 /359
Vob niux kab xok 紫花地丁 /361
Vob qangk niel 防风 /465
Vob qangk niel yut 杏叶茴芹 /466
Vob qangk niel zat 石防风 /467
Vob qeb did 截叶铁扫帚 /59
Vob qend niel 野牡丹 /414
Vob qend niel mif 多花野牡丹 /415
Vob qend niel yut 展毛野牡丹 /416
Vob qif yal 兰香草 /666
Vob saif mongx 天胡荽 /472
Vob saif mongx hlieb 中华天胡荽 /473
Vob sait niul 荆芥 /704
Vob sangx sangl 罗勒 /699
Vob sob gheib 黄葵 /303
Vob sof gongb 韩信草 /701
Vob sux nail 小窃衣 /487
Vob tab hxenb 锦葵 /299
Vob tab hxend 野西瓜苗 /305
Vob veb 大戟 /157
Vob veb 狼毒 /385
Vob veb wel 乳浆大戟 /158
Vob wid xib vud 藁本 /499
Vob wof lad 续随子 /188
Vob wus zat 秋海棠 /371
Vob wus zat dab 盾叶秋海棠 /374
Vob wus zat dad 长柄秋海棠 /377
Vob wus zat dlenx 心叶秋海棠 /372
Vob wus zat mif 裂叶秋海棠 /376
Vob wus zat vud 云南秋海棠 /373
Vob wus zat xok 掌裂叶秋海棠 /375
Vob wus zat xux 四季秋海棠 /378
Vob xangb niul 千屈菜 /399
Vob xangb qenf 旱芹 /475
Vob xed gib 椭圆叶花锚 /604
Vob yangx gis 鹿蹄草 /515
Vob yangx gis dles 紫背鹿蹄草 /516

Vob yangx gis mongl 普通鹿蹄草 /517
Vob yangx gis vud 贵阳鹿蹄草 /516
Vob yangx hot 宽叶羌活 /469
Vob yax wex 地笋 /698
Vob zail wenx 睡菜 /598
Vob zux jangb 附地菜 /652

X

Xongx hxangb 茴香 /495
Xongx hxangb vud 莳萝 /496

Z

Zenb gheik baif 中华猕猴桃 /317
Zenb gheik baif dles 紫果猕猴桃 /318
Zenb gheik baif dlub 绵毛猕猴桃 /320
Zenb ghof baif leib 毛花猕猴桃 /319
Zend baob hlat 金丝桃 /344
Zend baob hlat niul 贵州金丝桃 /345
Zend baob yeex 金丝梅 /346
Zend biaob xeef bil 串玲 /252
Zend def eb 田皂角 /3
Zend diuf liangs 胡颓子 /392
Zend diuf liangs bas 蔓胡颓子 /396
Zend diuf liangs dad 长叶胡颓子 /394
Zend diuf liangs fangx 铜色胡颓子 /395
Zend diuf liangs yut 披针叶胡颓子 /393
Zend gangb hseik liod 蓖麻 /173
Zend geib bix 葛藟 /283
Zend ghab dab 豆薯 /74
Zend ghab nangs bongk 甜橙 /120
Zend ghab nangs hxub 酸橙 /119
Zend ghab nangs yut 香橙 /121
Zend ghad hlet dab liut 厚果鸡血藤 /21
Zend ghad liod 白珠树 /527
Zend gheib dlaib vud 秋葡萄 /279
Zend gheib dlub yut 桑叶葡萄 /280
Zend gheid 葡萄 /275

Zend gheid bas bel 刺葡萄 /277
Zend gheid dlaib 复叶葡萄 /273
Zend gheid dlub 白蔹 /274
Zend gheid fangx 母猪藤 /298
Zend gheid leib 毛葡萄 /278
Zend gheid nangb 蛇葡萄 /269
Zend gheid nangl 蘡薁 /282
Zend gheid nox 闪光蛇葡萄 /272
Zend gheid nox tiab nex 三裂叶蛇葡萄 /270
Zend gheid nox yut 网脉葡萄 /281
Zend gheid vud yut 小果野葡萄 /276
Zend gheid vud zat 小叶蛇葡萄 /271
Zend gheik lif jif 拐枣 /262
Zend gheik lis 柑橘 /118
Zend gheik lis mal 柚 /122
Zend gheik lis vud 山油柑 /115
Zend gheik lis vud 枸橘 /116
Zend gheik lis vud 山橘 /117
Zend gheik mong niul 革叶猕猴桃 /324
Zend gheik mongl gek 硬毛猕猴桃 /323
Zend gheik mongl leib 软枣猕猴桃 /321
Zend gheik mongl mik 多花猕猴桃 /322
Zend gheik mongs bas 京梨猕猴桃 /325
Zend ghut khob 茵芋 /131
Zend git gheib 枣 /263
Zend git gheib hxub 酸枣 /264
Zend git nangb 土栾儿 /1
Zend gud bat 乌蔹莓 /294
Zend gud bat hlieb 大叶乌蔹莓 /295
Zend gud bat lab 毛叶乌蔹莓 /296
Zend gud bat yut 樱叶乌蔹莓 /298
Zend gud bat zaid 角花乌蔹莓 /297
Zend jangb veeb 川楝 /146
Zend jangb veeb 苦楝 /147
Zend jul yel 木半夏 /398
Zend lot ongt 石榴 /403
Zend meif langl 余甘子 /167

Zend mil 柿 /567
Zend mil gheil 算盘子 /183
Zend mil gheil yut 毛果算盘子 /184
Zend mil leib 君迁子 /568
Zend naf vud 大管 /114
Zend nex niangb 尖叶四照花 /507
Zend nex niangb 头状四照花 /508
Zend ongt xongf 重瓣石榴 /404

Zend pab 五倍子 /199
Zend qangx nos 地苍 /417
Zend sob ghad 臭节草 /113
Zend vib lit 地八角 /2
Zend wel lid 牛奶子 /397
Zend yex vud 臭梧桐 /674
Zend yux vud 山桐子 /362

拉丁文名索引

A

Abelmoschus manihot (Linn.) Medicus /302
Abelmoschus moschatus Medicus /303
Abutilon indicum (Linn.) Sweet /313
Abutilon theophrasti Medicus /312
Acalypha australis L. /185
Acanthopanax gracilistylus W. W. Smith /432
Acanthopanax henryi (Oliv.) Harms /434
Acanthopanax leucorrhizus (Oliv.) Harms /435
Acanthopanax senticosus (Rupr. & Maxim.) Harms /433
Acanthopanax setchuenensis Harms /434
Acanthopanax trifoliatus (L.) Merr. /436
Acer nikoense Maxim. /143
Acer oliverianum Pax. /142
Acer sinense Pax. /142
Acrocephalus indicus (Burm. f.) O. Ktze. /678
Acronychia pedunculata (L.) Miq. /115
Actinidia arguta (Sieb. et Zucc.) Planch. ex Miq. /321
Actinidia arguta (Sieb. & Zucc.) Planch. ex Miq. var. *purpurea* (Rehd.) C. F. Liang /318
Actinidia callosa Lindl. var. *henryi* Maxim. /325
Actinidia chinensis Planch. /317
Actinidia chinensis Planch. var. *hispida* C. F. Liang /323
Actinidia eriantha Benth. /319
Actinidia fulvcoma Hance var. *lanata* (Hemsl.) C. F. Liang /320
Actinidia latifolia (Gardn. et Champ.) Merr. /322
Actinidia rubricaulis Dunn var. *coriacea* (Fin. & Gagn.) C. F. Liang /324

Adinandra hirta Gagnep. /333
Adinandra nitida Merr. ex Li /333
Aeschynomene indica Linn. /3
Aesculus wangii Hu /236
Aesculus wilsonii Rehd. /235
Agapetes moorei Hemsl. /532
Agastache rugosa (Fisch. et Mey.) O. Ktze. /676
Ailanthus altissima (Mill.) Swingle /141
Ajuga decumbens Thunb. /677
Alangium chinense (Lour.) Harms /407
Alangium faberi Oliv. /408
Alangium platanifolium (Sieb. et Zucc.) Harms /408
Albizia julibrissin Durazz. /7
Albizia kalkora (Roxb.) Prain /8
Albizia odoratissima (Linn. f.) Benth. /6
Aleurites fordii Hemsl. /174
Alstonia mairei Lévl. /611
Althaea rosea (Linn.) Cavan. /301
Ammannia baccifera L. /400
Ampelopsis bodinieri (Levl. et Vant.) Rehd. /272
Ampelopsis brevipedunculata (Maxim.) Trautv. var. *hancei* (Planch.) Rehd. /271
Ampelopsis brevipedunculata (Maxim.) Trautv. *vestita* (Rehd.) Rehd. /269
Ampelopsis delavayana Planch. /270
Ampelopsis grossedentata (Hand.-Mazz.) /272
Ampelopsis japonica (Thunb.) Makino /274
Androsace umbellata (Lour.) Merr. /549
Anethum graveolens L. /496
Angelica anomala Ave-Lall. /468

Angelica decursiva (Miq.) Franch. et Sav. /492

Angelica gigas Nakai /488

Angelica pubescens Maxim. /464

Angelica sinensis (Oliv.) Diels /463

Anisomoeles indica (L.) O. Kuntze /679

Anneslea fragrans Wall. /332

Antiotrema dunnianum (Diels) Hand.-Mazz. /654

Apios fortunei Maxim. /1

Apium graveolens L. /475

Arachis hypogaea Linn. /5

Aralia armata (Wall.) Seem. /439

Aralia chinensis L. /437

Aralia cordata Thunb. /438

Aralia decaisneana Hance /440

Aralia echinocaulis Hand.-Mazz. /441

Ardisia brevicaulis Diels /541

Ardisia crenata Sims /540

Ardisia crenata Sims var. *bicolor* (Walker) C. Y. Wu et C. Chen /542

Ardisia crispa (Thunb.) A. DC. /543

Ardisia faberi Hemsl. /538

Ardisia japonica (Thunb.) Blume /534

Ardisia mamillata Hance /539

Ardisia primulifolia Gardn. et Champ. /536

Ardisia punctata Lindl. /545

Ardisia pusilla A. DC. /535

Ardisia quinquegona Bl. /541

Ardisia villosa Roxb. /537

Argyreia acuta Lour. /638

Asclepias curassavica L. /616

Astragalus bhotanensis Baker /2

Astragalus sinicus L. /4

Aucuba chinensis Benth. /502

Aucuba himalaica Hook. f. et Thomson /503

B

Bauhinia championii (Benth.) Benth. /98

Bauhinia pernervosa L. Chen /97

Bauhinia lecomtei Gagnep. /96

Begonia fimbristipula Hance /379

Begonia grandis Dry. /371

Begonia labordei Lévl. /372

Begonia palmata D. Don /376

Begonia pedatifida Lévl. /375

Begonia peltatifolia H. L. Li /374

Begonia semperforens Link. et Otto /378

Begonia smithiana Yu ex Irmsch. /377

Begonia yunnanensis Lévl. /373

Berchemia lineata (L.) DC. /265

Berchemia sinica Schneid. /259

Berchemia yunnanensis Franch. /260

Bischofia javanica Bl. /171

Blastus pauciflorus (Benth.) Guillaum. /422

Boenninghausenia albiflora (Hook.) Reichb. ex Meisn. /113

Boenninghausenia sessilicarpa Levl. /130

Bothriospermum tenellum (Hornem.) Fisch. et Mey. /654

Brassaiopsis glomerulata (Bl.) Regel /460

Breynia fruticosa (Linn.) Hook. f. /170

Buddleja albiflora Hemsl. /590

Buddleja davidii Franch. /589

Buddleja lindleyana Fort. /588

Buddleja officinalis Maxim. /591

Bupleurum marginatum Wall. ex DC. /471

Bupleurum tenue Buch.-Ham. ex D. Don /470

Buxus harlandii Hance /192

Buxus henryi Mayr. /193

Buxus microphylla Sieb. et Zucc. /191

C

Caesalpinia minax Hance /46

Caesalpinia sepiaria Roxb. /54

Callicarpa bodinieri Levl. /667

Callicarpa formosana Rolfe /664

Callicarpa giraldii Hesse ex Rehd. /665

Callicarpa macrophylla Vahl /663

Callicarpa rubella Lindl. /662

Calystegia hederacea Wall. /647

Calystegia sepium (L.) R. Br. /646

Camellia japonica L. /329

Camellia oleifera Abel. /330

Camellia sinensis (L.) O. Ktze. /331

Camptotheca acuminata Decne. /406

Campylotropis delavayi (Franch.) Schindl. /49

Campylotropis trigonoclada (Franch.) Schindl. /48

Canavalia gladiata (Jacq.) DC. /79

Canscora lucidissima (Levl. et Vant.) Hand.- Mazz. /603

Caragana franchetiana Kom. /53

Caragana sinica (Buc'hoz) Rehd. /52

Caryopteris incana (Thunb.) Miq. /666

Cassia mimosoides Linn. /89

Cassia nomame (Sieb.) Kitagawa /51

Cassia tora Linn. /50

Catharanthus roseus (L.) G. Don /607

Cayratia carnosa (Lam.) Gagnep. /298

Cayratia corniculata (Benth.) Gagnep. /297

Cayratia japonica (Thunb.) Gagnep. /294

Cayratia japonica (Thunb.) Gagnep. var. *pubifolia* Merr.et Chun /296

Cayratia olibocarpa (Levl. & Vant.) Gagnep. var. *glabra* (Gagnep.) Rehd. /298

Cayratia oligocarpa Gagnep. /295

Celastrus angulatus Maxim. /224

Celastrus gemmatus Loes. /223

Celastrus glaucophyllus Rehd. et Wils. /226

Celastrus hypoleucus (Oliv.) Warb. ex Loes. /227

Celastrus orbiculatus Thunb. /225

Celastrus rosthornianus Loes. /228

Centella asiatica (L.) Urban /498

Cercis chinensis Bunge /90

Ceropegia christenseniana Hand.-Mazz. /630

Ceropegia dolichophylla Schltr. /629

Ceropegia pubescens Wall. /630

Chaydaia crenulata Hand.-Mazz. /267

Choerospondias axillaris (Roxb.) Burtt et Hill /205

Cipadessa cinerascens (Pellegr.) Hand.-Mazz. /148

Circaea cordata Royle /428

Cissus pteroclada Hayata /290

Cissus repens Lamk. /289

Citrus aurantium L. /119

Citrus grandi (L.) Osbeck /122

Citrus junos Sieb. ex Tanaka /121

Citrus reticulata Blanco /118

Citrus sinensis (L.) Osbeck /120

Cladrastis wilsonii Takeda /95

Clausena dentata (Willd.) Roem. /138

Clematoclethra actinidioides Maxim. var. *populifolia* C. F. Liang et Y. C. Chen /327

Clematoclethra lasioclada Maxim. /327

Clerodendrum bungei Steud. /673

Clerodendrum cyrtophyllum Turcz. /660

Clerodendrum japonicum (Thunb.) Sweet /672

Clerodendrum philippinum Schauer var. *simplex* Moldenke /668

Clerodendrum serratum (Linn.) Moon /661

Clerodendrum trichotomum Thunb. /674

Clethra esquiyolii Lévl. /515

Clethra fargesii Franch. /514

Clinopodium chinense (Benth.) O. Ktze. /680

Clinopodium gracile (Benth.) Matsum. /681

Clinopodium polycephalum (Vaniot) C. Y. Wu et Hsuan /686

Clitoria mariana Linn. /47

Cnidium monnieri (L.) Cuss. /497

Codoriocalyx motorius (Houttuyn) H. Ohashi /43

Comanthosphace japonica (Miq.) S. Moore /682

Coriandrum sativum L. /474

Coriaria sinica Maxim. /195

Cornus macphylla Wall. /509

Cratoxylum cochinchinense (Lour.) Bl. /350

Crotalaria albida Heyne ex Roth /44

Crotalaria ferruginea Grah. ex Benth. /45

Crotalaria sessiliflora L. /49

Croton crassifolius Geisel. /169

Croton tiglium L. /168

Cryptolepis buchananii Roem. et Schult. /623

Cryptotaenia japonica Hassk. /479

Cuscuta chinensis Lam. /639

Cuscuta japonica Choisy /640

Cynanchum atratum Bunge /620

Cynanchum auriculatum Royle ex Wight /635

Cynanchum inamoenum (Maxim.) Loes. /631

Cynanchum officinale (Hemsl.) Tsiang et Zhang /634

Cynanchum otophyllum Schneid. /633

Cynanchum paniculatum (Bunge) Kitagawa /632

Cynanchum stauntonii (Decne.) Schltr. ex Levl. /621

Cynanchum verticillatum Hemsl /622

Cynanchum wallichii Wight /634

Cynoglossum amabile Stapf et Drumm. /651

Cynoglossum zeylanicum (Vahl) Thunb. ex Lehm. /650

D

Dalbergia hancei Benth. /35

Dalbergia hupeana Hance /33

Dalbergia yunnanensis Franch. /34

Daphne genkwa Sieb. et Zucc. /386

Daphne odora Thunb. var. *atrocaulis* Rehd. /389

Daphne papyracea Wall. ex Steud. /390

Daucus carota L. /494

Daucus carota L. var. *sativa* Hoffm. /493

Davidia involucrata Baill. /405

Dendrobenthamia angustata (Chun) Fang /507

Dendrobenthamia capitata (Wall.) Hutch. /508

Dendropanax dentiger (Harms) Merr. /447

Dendropanax proteus (Champ.) Benth. /448

Derris fordii Oliv. /32

Desmodium caudatum (Thunb.) DC. /41

Desmodium heterocarpon (L.) DC. /36

Desmodium microphyllum (Thunb.) DC. /92

Desmodium multiflorum DC. /38

Desmodium racemosum (Thunb.) DC. /39

Desmodium sinuatum Bl. /42

Desmodium szechuenese (Craib) Schindl. /40

Desmodium triangulare (Retz.) Merr. /37

Desmodium triquetrum (L.) DC. /91

Dictamnus dasycarpus Turcz. /123

Diospyros kaki Thunb. /567

Diospyros lotus L. /568

Dischidia esquirolii (Lev.) Tsiang /638

Dolichos lablab L. /80

E

Echinopsis multiplex (Pfeiff.) Zucc. /382

Edgeworthia chrysantha Lindl. /391

Elaeagnus bockii Diels /394

Elaeagnus cuprea Rehd. /395

Elaeagnus glabra Thunb. /396

Elaeagnus lanceolata Warb. /393

Elaeagnus multiflora Thunb. /398

Elaeagnus pungens Thunb. /392

Elaeagnus umbellata Thunb. /397

Elsholtzia blanda Benth /685

Elsholtzia ciliata (Thunb.) Hyland. /684

Elsholtzia cypriani (Pavol.) C. Y. Wu et S. Chow /692

Elsholtzia fruticosa (D. Don) Rehd. /687

Embelia laeta (L.) Mez /547

Embelia parviflora Wall. /548

Epilobium hirsutum L. /425

Epilobium pyrricholophum Franch. et Savat. /426

Epiphyllum oxypetalum Haw. /383

Eriolaena spectabilis (DC.) Planch. ex Mast. /315

Erodium stephanianum Willd. /104

Erythrina arborescens Roxb. /60

Erythrina variegata Linn. var. *orientalis* (Linn.) Merr. /61
Euaraliopsis ciliata (Dunn) Hutch. /446
Euaraliopsis ferruginea (Li) Hoo & Tseng /462
Eucalyptus globulus Labill. /413
Eucalyptus robusta Smith /412
Euonymus acanthocarpus Franch. /219
Euonymus alatus (Thunb.) Sieb. /216
Euonymus angustatus Wight. /220
Euonymus bungeanus Maxim. /232
Euonymus fortunei (Turcz.) Hand.-Mazz. /231
Euonymus grandiflorus Wall. /221
Euonymus hederaceus Champ. ex Benth. /222
Euonymus japonicus Thunb. /218
Euonymus laxiflorus Cheng ex Benth. /217
Euonymus wilsonii Sprague /222
Euphorbia chrysocoma Levl. et Vant. /187
Euphorbia esula L. /158
Euphorbia helioscopia L. /161
Euphorbia humifusa Willd. ex Schlecht. /160
Euphorbia kansui Liou /162
Euphorbia lathylris L. /188
Euphorbia milii Ch. Des Moulins /163
Euphorbia pekinensis Rupr. /157
Euphorbia thymifolia L. /159
Eurya chinensis R. Br. /336
Eurya obtusifolia H. T. Chang /337
Eurya trichocarpa Korthals /336
Euscaphis japonica (Thunb.) Dippel /234
Evodia fargesii Dode /136
Evodia lepta (Spreng.) Merr. /110
Evodia meliifolia Benth. /135
Evodia rutaecarpa (Juss.) Benth. /133
Evodia rutaecarpa (Juss.) Benth. var. *officinalis* (Dode) Huang /136
Evodia rutaecarpa var. *bodinieri* (Dode) Huang /134
Excoecaria acerifolia F. Didr. /186

F

Firmiana platanifolia (L. f.) Marsili /314
Fissistigma glaucescens Merr. /370
Fissistigma polyanthum (Hook. f. et Thoms.) Merr. /369
Flemingia macrophylla (Willd.) Prain /29
Flueggea virosa (Roxb. ex Willd.) Voigt /189
Foeniculum vulgare Mill. /495
Fordiophyton faberi Stapf /421
Fortunella hindsii (Champ. ex Benth.) Swingle /117
Fraxinus chinensis Roxb. /580
Fraxinus insularis Hemsl. /581
Fuchsia hybrida Hort. ex Sieb. et Voss. /429

G

Gamblea ciliata var. *evodiifolia* (Franchet) C. B. Shang et al. /434
Garcinia multiflora Champ. ex Benth. /348
Garcinia oblongifolia Champ. ex Benth. /349
Gardneria angustifolia Wall. /592
Gardneria multiflora Makino /592
Gaultheria forrestii Diels /529
Gaultheria leucocarpa Bl. var. *cumingiana* (Vidal) T. Z. Hsu /527
Gaultheria yunnanensis (Franch.) Rehder /528
Gelonium glomeralatum (Bl.) Hassk /180
Gelsemium elegans (Gardn. & Champ.) Benth. /593
Gentiana cephalantha Franch. ex Hemsl. /596
Gentiana rhodantha Franch. ex Hemsl. /597
Gentiana rigescens Franch. ex Hemsl. /595
Gentiana scabra Bunge /594
Geranium nepalense Sweet /106
Geranium robertianum L. /107
Geranium sibiricum L. /108
Geranium wilfordii Maxim. /105
Glechoma longituba (Nakai) Kupr. /683
Gleditsia sinensis Lam. /100

Glochidion eriocarpum Champ. ex Benth. /184
Glochidion puberum (L.) Hutch. /183
Glycine max (Linn.) Merr. /78
Gossypium herbaceum Linn. /311
Gouania leptostachya DC. /261

H

Halenia elliptica D. Don /604
Haloragis micrantha (Thunb.) R. Br. /431
Hedera nepalensis K. Koch. /451
Hedera nepalensis K. Koch var. *sinensis* (Tobl.) Rehd. /450
Helwingia chinensis Batal. /505
Helwingia himalaica Hook. f. et Thoms. ex C. B. Clarke /506
Helwingia japonica (Thunb.) Dietr. /504
Heracleum candicans Wall. ex DC. /489
Heracleum hemsleyanum Diels /490
Heracleum scabridum Franch. /468
Heterostemma esquirolii (Levl.) Tsiang /624
Heynea trijuga Roxb. /145
Hibiscus mutabilis Linn. /306
Hibiscus rosa-sinensis Linn. /308
Hibiscus syriacus Linn. /307
Hibiscus trionum Linn. /305
Holarrhena antidysenterica Wall. ex A. DC. /611
Holostemma annulare (Roxb.) K. Schum. /624
Homonoia riparia Lour. Fl. /164
Hovenia dulcis Thunb. /262
Hoya carnosa (L. f.) R. Br. /627
Hoya lyi Levl. /628
Hydrocotyle chinensis (Dunn) Craib /473
Hydrocotyle nepalensis Hook. /501
Hydrocotyle sibthorpioides Lam. /472
Hypericum attenuatum Choisy /347
Hypericum erectum Thunb. ex Murray /339
Hypericum faberi R. Keller /340
Hypericum japonicum Thunb. ex Murray /343
Hypericum kouytchense Lévl. /345

Hypericum monogynum L. /344
Hypericum patulum Thunb. ex Murray /346
Hypericum perforatum L. /341
Hypericum sampsonii Hance /342

I

Idesia polycarpa Maxim. /362
Ilex chinensis Sims /207
Ilex corallina Franch. /211
Ilex cornuta Lindl. et Paxt. /213
Ilex micrococca Maxim. /210
Ilex pernyi Franch. /215
Ilex pubescens Hook. et Arn. /214
Ilex rotunda Thunb. /212
Ilex szechwanensis Loes. /208
Ilex wilsonii Loes. /209
Impatiens apalophylla Hook. f. /247
Impatiens balsamina L. /246
Impatiens davidi Franch. /250
Impatiens dicentra Franch. ex Hook. f. /249
Impatiens noli-tangere Linn. /250
Impatiens pinfanensis Hook. f. /252
Impatiens siculifer Hook. f. /251
Impatiens stenosepala Pritz. ex Diels /248
Indigofera bungeana Walp. /58
Indigofera carlesii Craib /57
Indigofera ichangensis Craib /57
Indigofera pseudotinctoria Matsum. /9
Indigofera stachyodes Lindl. /56
Indigofera tinctoria Linn. /55
Ipomoea aquatica Forssk. /644
Ipomoea batatas (L.) Lam. /645
Isodon ternifolius (D. Don) Kudo. /718

J

Jasminum duclouxii (Levl.) Rehd. /584
Jasminum elongatum (Bergius) Willd. /585

Jasminum lanceolarium Roxb. /582
Jasminum nudiflorum Lindl. /587
Jasminum sambac (L.) Aiton /586
Jasminum sinense Hemsl. /583
Jatropha curcas L. /180

K

Kalopanax septemlobus (Thunb.) Koidz. /454
Koelreuteria bipinnata Franch. /238
Koelreuteria paniculata Laxm. /237
Kummerowia striata (Thunb.) Schindl. /65

L

Lagerstroemia indica L. /402
Lagopsis supina (Steph. ex Willd.) Ik.-Gal. ex Knorr. /695
Lamium amplexicaule L. /697
Latouchea fokienensis Franch. /602
Leonurus artemisia (Lour.) S. Y. Hu /696
Lespedeza buergeri Miq. /12
Lespedeza cuneata (Dum.-Cours) G. Don /59
Lespedeza davidii Franch. /11
Lespedeza formosa (Vog.) Koehne /10
Lespedeza tomentosa (Thunb.) Sieb. ex Maxim. /10
Ligusticum brachylobum Franch. /500
Ligusticum chuanxiong Hort. /468
Ligusticum sinense Oliv. /499
Ligustrum calleryanum Decne. /579
Ligustrum japonicum Thunb. /577
Ligustrum lucidum Ait. /576
Ligustrum sinense Lour. /578
Ligustrum sinense Lour. var. *nitedum* Rehd. /578
Linum usitatissimum L. /109
Lithospermum erythrorhizon Sieb. et Zucc. /648
Lotus corniculatus Linn. /13
Lotus tenuis Kitag. /14
Ludwigia prostrata Roxb. /427
Lycopus lucidus Turcz. /698

Lyonia ovalifolia var. *elliptica* (Sieb. et Zucc.) Hand.-Mazz. /532
Lyonia ovalifolia (Wall.) Drude /525
Lyonia villosa (Wall. ex C. B. Clarke) Hand.-Mazz. /526
Lysidice rhodostegia Hance /99
Lysimachia alfredii Hance /552
Lysimachia candida Lindl. /560
Lysimachia capillipes Hemsl. /562
Lysimachia christiniae Hance /550
Lysimachia clethroides Duby /559
Lysimachia congestiflora Hemsl. /551
Lysimachia decurrens Forst. F. /555
Lysimachia foenum-graecum Hance /554
Lysimachia grammica Hance /561
Lysimachia hemsleyana Maxim. /551
Lysimachia japonica Thunb. /555
Lysimachia klattiana Hance /563
Lysimachia lobelioides Wall. /557
Lysimachia paridiformis Franch. /565
Lysimachia parvifolia Franch. /555
Lysimachia patungensis Hand.-Mazz. /553
Lysimachia phyllocephala Hand.-Mazz. /558
Lysimachia stenosepala Hemsl. /556
Lysimachia trientaloides Hemsl. /564
Lythrum salicaria L. /399

M

Macaranga tanarius (L.) Muell. Arg. /178
Macropanax oreophilus Miq. /455
Macropanax rosthornii (Harms) C. Y. Wu ex Hoo /456
Macropanax undulatus (Wall.) Seem. /458
Maesa japonica (Thunb.) Moritzi. /546
Mallotus barbatus (Wall.) Muell. Arg. /175
Mallotus nepalensis Muell. Arg. /177
Mallotus paniculatus (Lam.) Muell. Arg. /179
Mallotus repandus (Willd.) Muell. Arg. /165
Mallotus tenufiolius Pax. /176

Malva crispa Linn. /300

Malva sinensis Cavan. /299

Mappianthus iodoides Hand.-Mazz. /328

Marsdenia koi Tsiang /618

Marsdenia tenacissima (Roxb.) Wight et Arn. /615

Medicago lupulina L. /26

Meehania henryi (Hemsl.) Sun ex C. Y. Wu /695

Melastoma affine D. Don /415

Melastoma candidum D. Don /414

Melastoma dodecandrum Lour. /417

Melastoma normale D. Don /416

Melia azedarach L. /147

Melia toosendan Sieb. et Zucc. /146

Melilotus albus Desr. /25

Melilotus indicus (L.) All. /24

Melilotus suaveolens Ledeb. /23

Meliosma buchananifolia Merr. /244

Meliosma cuneifolia Franch. /244

Meliosma flexuosa Pamp. /245

Meliosma fordii Hemsl. /243

Meliosma rigida Sieb. et Zucc. /242

Meliosma veitchiorum Hemsl. /243

Mentha haplocalyx Briq. /689

Mentha rotundifolia (Linn.) Huds. /690

Mentha spicata Linn. /691

Menyanthes trifoliata L. /598

Metaplexis hemsleyana Oliv. /614

Metaplexis japonica (Thunb.) Makino /613

Micromelum falcatum (Lour.) Tanaka /114

Micromeria biflora (Buch.-Ham. ex D. Don) Benth. /685

Microtoena insuavis (Hance) Prain ex Briq. Dunn /688

Millettia congestiflora T. G. Chin. /18

Millettia dielsiana Harms. ex Diels. /16

Millettia heterocarpa Chum. /15

Millettia kweichowensis Hu. /17

Millettia pachycarpa Benth. /21

Millettia reticulata Benth. /20

Millettia speciosa Champ. /19

Mimosa pudica Linn. /27

Moghania bracteata (Roxb.) Li. /30

Moghania philippinensis (Merr. et Rolfe) H. L. Li /28

Monocelastrus monospermus (Roxb.) Wang et Tang. /227

Monotropa uniflora Linn. /518

Mosla chinensis Maxim. /691

Mosla dianthera (Buch.-Ham.) Maxim. /693

Mosla scabra (Thunb.) C. Y. Wu et H. W. Li /694

Mucuna sempervirens Hemsl. /22

Munronia henryi Harms /149

Myrsine africana Linn. /544

N

Nepeta cataria L. /704

Nerium indicum Mill. /606

Nothopanax davidii (Franch.) Harms ex Diels /452

Nothopanax delavayi (Franch.) Harms ex Diels /453

Notopterygium forbesii de Boiss. /469

O

Ocimum basilicum L. /699

Oenanthe benghalensis Benth. et Hook. /478

Oenanthe javanica (Bl.) DC. /476

Oenanthe sinense Dunn /477

Oenothera glazioviana Mich. /430

Onosma paniculatum Bur. et Franch. /649

Opuntia dillenii (Ker Gawl.) Haw. /380

Origanum vulgare L. /700

Orixa japonica Thunb. /112

Ormosia henryi Prain /66

Ormosia hosiei Hemsl. et Wils. /67

Orthosiphon wulfenioides (Diels) Hand.-Mazz. /717

Osbeckia chinensis L. /419

Osbeckia opipara C. Y. Wu et C. Chen /424

Osmanthus fragrans (Thunb.) Lour. /574

Osmanthus heterophyllus (G. Don) P. S. Green /575

Oxalis corniculata L. /101
Oxalis corymbosa DC. /103
Oxalis griffithii Edgeworth et Hook. f. /102
Oxyspora paniculata (D. Don) DC. /418

P

Pachyrhizus erosus (Linn.) Urb. /74
Pachysandra axillaris Franch. /194
Paliurus ramosissimus (Lour.) Poir. /266
Panax japonicus (T. Nees) C. A. Mey. /457
Panax pseudoginseng Wall. var. *japonicus* (C. A. Mey.) Hoo & Tseng /459
Panax transitorinus Hoo /458
Parabarium huaitingii Chun et Tsiang /610
Parthenocissus dalzielii Gagnep. /292
Parthenocissus semicordata (Wall.) Planch. /291
Parthenocissus thomsnii (Laws.) Planch. /290
Parthenocissus tricuspidata (Sieb. et Zucc.) Planch. /293
Passiflora altebilobata Hemsl. /368
Passiflora cupiformis Mast. /367
Perilla frutescens (L.) Britt. /713
Perilla frutescens var. *crispa* (Thunb.) Hand.- Mazz. /714
Periploca calophylla (Wight) Falc. /626
Periploca forrestii Schltr. /637
Periploca sepium Bunge /636
Perrottetia racemosa (Oliv.) Loes. /233
Peucedanum praeruptorum Dunn /491
Peucedanum terebinthaceum (Fisch.) Fisch. ex Turcz. /467
Pharbitis nil (L.) Choisy /641
Pharbitis purpurea (L.) Voigt /642
Phaseolus angularis (Wild.) W. Wight /76
Phaseolus calearatus Roxb. /77
Phaseolus radiatus L. /75
Phaseolus vulgaris Linn. /81
Phellodendron amurense Rupr. /139
Phellodendron chinense Schneid. /137
Phellodendron chinense Schneid. var. *glabriusculum* Schneid. /136

Phlomis umbrosa Turcz. /716
Phyla nodiflora (L.) Greene /675
Phyllagathis cavaleriei (Lévl. et Van.) Guillaum. /420
Phyllanthus emblica Linn. /167
Phyllanthus urinaria L. /166
Phyllanthus ussuriensis Rupr. et Maxim. /167
Picrasma quassioides (D. Don) Benn. /140
Pieris japonica (Thunb.) D. Don ex G. Don /531
Pimpinella arguta Diels /484
Pimpinella candolleana Wight et Arn. /466
Pimpinella coriacea (Franch.) de Boiss. /483
Pimpinella diversifolia DC. /483
Pistacia chinensis Bunge /206
Pisum sativum Linn. /84
Polygala arillata Buch.-Ham. /155
Polygala aureocauda Dunn /156
Polygala caudata Rehd. et Wils. /152
Polygala chinensis L. /151
Polygala japonica Houtt. /150
Polygala lateriflora Y. K. Yang et al. /154
Polygala sibirica L. /153
Polygala sibirca var. *megalopha* Franch. /154
Poncirus trifoliata (L.) Raf. /116
Porana racemosa Roxb. /643
Pottsia laxiflora (Bl.) Kuntze /609
Premna ligustroides Hemsl. /670
Premna microphylla Turcz. /669
Premna puberula Pamp. /671
Primula denticulata Smith subsp. *sinodenticulata* /566
Prunella vulgaris L. /715
Pternopetalum davidii Franch. /480
Pternopetalum kiangsiense (Wolff) Hand.-Mazz. /482
Pternopetalum nudicaule (de Boiss.) Hand.-Mazz. var. *esetosum* Hand.-Mazz. /481
Pterygocalyx volubilis Maxim. /599
Pueraria edulis Pamp. /68
Pueraria lobata (Willd.) Ohwi /70

Pueraria peduncularis Grah. /72
Pueraria phaseoloides (Roxb.) Benth. /71
Pueraria thomsonii Benth. /69
Punica granatum L. /403
Punica granatum L. var. *pleniflora* Hayne. /404
Pyrola atropurpurea Franch. /516
Pyrola calliantha H. Andr. /515
Pyrola corbieri Levl. /516
Pyrola decorata H. Andr. /517

Q

Quisqualis indica L. /409

R

Rabdosia coetsa (Buch.-Ham. ex D. Don) Hara /717
Rabdosia lophanthoides (Buch.-Ham. ex D. Don) Hara /719
Rabdosia rubescens (Hemsl.) Hara /717
Rauvolfia verticillata (Lour.) Baill. /612
Rhamnus crenata Sieb. et Zucc. /258
Rhamnus davurica Pall. /253
Rhamnus globosa Bunge /255
Rhamnus heterophylla Oliv. /263
Rhamnus leptophylla Schneid. /254
Rhamnus rosthornii Pritz. /257
Rhamnus utilis Decne. /256
Rhododendron delavayi Franch. /520
Rhododendron farrerae Tate ex Sweet /523
Rhododendron molle (Blume) G. Don /524
Rhododendron mucronatum (Blume) G. Don /521
Rhododendron seniavinii Maxim. /522
Rhododendron simsii Planch. /519
Rhodomyrtus tomentosa (Ait.) Hassk. /411
Rhus chinensis Mill. /199，200
Rhus chinensis var. *roxburghii* (DC.) Rehd. /203
Rhus delavayi Franch. /197
Rhus potaninii Maxim. /202
Rhus punjabensis var. *sinica* (Diels) Rehd. et Wils. /201

Rhus succedanea L. /198
Rhus sylvstris Sieb. et Zucc. /204
Rhus verniciflua Stokes /196
Rhynchosia volubilis Lour. /73
Ricinus communis L. /173
Rotala rotundifolia (Buch.-Ham. ex Roxb.) Koehne /401

S

Sabia japonica Maxim. /240
Sabia latifolia Rehd. et Wils. /241
Sabia schumanniana Diels /241
Sageretia theezans Brongn. /268
Salomonia cantoniensis Lour. /155
Salvia cavaleriei Lévl. var. *simplicifolia* Stib. /708
Salvia miltiorrhiza Bunge /709
Salvia plebeia R. Br. /712
Salvia scapiformis Hance /711
Salvia substolonifera Stib. /711
Salvia yunnanensis C. H. Wright /710
Sanicula chinensis Bunge /485
Sanicula lamelligera Hance /484
Sanicula orthacantha S. Moore /486
Sanicula stapfiana H. Wolff /500
Sapindus saponaria L. /239
Sapium discolor (Champ. ex Benth.) Muell. Arg. /182
Sapium sebiferum (L.) Roxb. /181
Saposhnikovia divaricata (Turcz.) Schischk. /465
Sarcococca ruscifolia Stapf /190
Sarcopyramis bodinieri Levl. et Van. /422
Sarcopyramis napalensis Wall. /423
Saurauia lantsangensis Hu. /326
Saurauia napaulensis DC. /326
Schefflera arboricola Hay. /441
Schefflera delavayi (Franch.) Harms ex Diels /443
Schefflera glomerulata Li /444
Schefflera minutistellata Merr. ex Li /461
Schefflera octophylla (Lour.) Harm. /442

Schima sinensis (Hemsl.) Airy-Shaw /335

Schima superba Gardn. et Champ. /334

Scutellaria barbata D. Don /702

Scutellaria discolor Colebr. /703

Scutellaria indica Linn. /701

Shortia sinensis Hemsl. /513

Sida alnifolia Linn. var. *microphylla* (Cavan.) S. Y. Hu /310

Sida rhombifolia Linn. /309

Skimmia arborescens Anders. Ap. Camble /132

Skimmia reevesiana Fort. /131

Sophora flavescens Alt. /63

Sophora japonica Linn. /93

Sophora maieri Pamp. /94

Sophora subprostrata Chun et T. C. Chen. /64

Sophora viciifolia Hance /62

Speranskia tuberculata (Bunge) Baill. /172

Stachys kouyangensis (Vaniot) Dunn /705

Stachys oblongifolia Benth. /706

Stachys sieboldii Miq. /707

Stachyurus chinensis Franch. /364

Stachyurus himalaicus Hook. f. et Thoms. ex Benth. /366

Stachyurus salicifolius Franch. /365

Stellera chamaejasme Linn. /385

Stelmacrypton khasianum (Kurz) Baill. /624

Sterculia nobilis Smith /316

Streptocaulon griffithii Hook. f. /625

Styrax dasyanthus Perk. /573

Styrax suberifolius Hook. et Arn. /572

Swertia angustifolia var. *pulchella* (D. Don) Burk. /601

Swertia bimaculata (Sieb. et Zucc) Hook. f. et Thoms. ex C. B. Clark /600

Swertia diluta (Turcz.) Benth. et Hook. f. /599

Symplocos glauca (Thunb.) Koidz. /569

Symplocos laurina (Retz.) Wall. /571

Symplocos stellaris Brand /570

Symplocos sumuntia Buch.-Ham. ex D. Don /569

Syzygium buxifolium Hook. et Arn. /410

T

Ternstroemia gymnanthera (Wight et Arn.) Beddome /338

Tetrapanax papyrifer (Hook.) K. Koch /445

Tetrastigma hemsleyanum Diels et Gilg /285

Tetrastigma obovatum (Laws.) Gagnep. /287

Tetrastigma obtectum var. *glabrum* (Levl. et Vant.) Gagnep. /286

Tetrastigma obtectum (Wall.) Planch. /284

Tetrastigma obtectum (Wall.) Planch. var. *pilosum* Gagnep. /288

Tetrastigma planicaule (Hook.) Gagnep. /288

Tetrastigma serrulatum (Roxb.) Planch. /286

Teucrium japonicum Willd. /720

Teucrium quadrifarium Buch.-Ham. ex D. Don /721

Teucrium viscidum Bl. /722

Thermopsis lupinoides (L.) Link /51

Thyrocarpus sampsonii Hance /653

Toddalia asiatica (L.) Lam. /111

Toona sinensis (A. Juss.) Roem. /144

Torilis japonica (Houtt.) DC. /487

Torricellia angulata Oliv. /511

Torricellia angulata Oliv. var. *intermedia* (Harms) Hu /512

Torricellia tiliifolia DC. /510

Trachelospermum axillare Hook. f. /609

Trachelospermum jasminoides (Lindl.) Lem. /608

Trevesia palmata (Roxb.) Vis. /449

Trifolium repens L. /88

Trigonotis peduncularis (Trev.) Benth. ex Baker et Moore /652

Tripterospermum chinense (Migo) H. Smith /605

Tripterygium hypoglaucum (Lévl.) Hutch /230

Tripterygium wilfordii Hook. f. /229

Tupidanthus calyptratus Hook. f. & Thoms. /458

Tylophora ovata (Lindl.) Hook. ex Steud. /617

Tylophora trichophylla Tsiang /619

Tylophora yunnanensis Schltr. /618

U

Urena lobata L. /304
Urena procumbens Linn. /303

V

Vaccinium fragile Franch. /530
Vaccinium sprengelii (G. Don) Sleumer /529
Vaccinium urceolatum Hemsl. /533
Verbena officinalis L. /655
Vicia sativa L. /86
Vicia sepium L. /85
Vicia unijuga A. Br. /87
Vigna faba L. /83
Vigna sinensis (L.) Endl. ex Hassk. /82
Viola betonicifolia J. E. Smith /355
Viola collina Bess. /352
Viola diffusa Ging. /357
Viola grypoceras A. Gray /356
Viola inconspicua Blume /353
Viola japonica Langsd. /358
Viola moupinensis Franch. /359
Viola patrinii DC. ex Ging. /360
Viola philippica Cav. /361
Viola philippica subsp. *malesica* W. Beck. /360
Viola principis H. de Boiss. /354
Viola verecunda A. Gray /351
Vitex negundo L. /657
Vitex negundo L. var. *cannabifolia* (Sieb. et Zucc.) Hand.-Mazz. /658
Vitex quinata (Lour.) Will. /659
Vitex trifolia L. /656

Vitis adstricta Hance /282
Vitis balanseana Planch. /276
Vitis davidii Foex. /277
Vitis ficifolia Bge. /280
Vitis flexuosa Thunb. /283
Vitis piasezkii Maxim. /273
Vitis quinquangularis Rehd. /278
Vitis romanetii Roman. /279
Vitis vinifera L. /275
Vitis wilsoniae Veitch /281

W

Wikstroemia canescens (Wall.) Meisn. /387
Wikstroemia indica (Linn.) C. A. Mey /384
Wikstroemia monnula Hance /388
Wisteria sinensis (Sims) Sweet /31

X

Xylosma racemosa (Sieb. et Zucc.) Miq. /363

Z

Zanthoxylum ailanthoides Sieb. et Zucc. /129
Zanthoxylum bungeanum Maxim. /125
Zanthoxylum dimorphophyllum var. *spinifolium* Rehd. et Wils. /127
Zanthoxylum espuirolii Levl /126
Zanthoxylum nitidum (Roxb.) DC. /124
Zanthoxylum planispinum Sieb. et Zucc. /128
Ziziphus jujuba Mill. /263
Ziziphus jujuba var. *spinosa* (Bunge) Hu ex H. F. Chow /264
Zygocactus truncatus K. Schum. /381